T0213346

CAMBRIDGE LIBRARY COLLECTION

Books of enduring scholarly value

Classics

From the Renaissance to the nineteenth century, Latin and Greek were
compulsory subjects in almost all European universities, and most early
modern scholars published their research and conducted international
correspondence in Latin. Latin had continued in use in Western Europe long
after the fall of the Roman empire as the lingua franca of the educated classes
and of law, diplomacy, religion and university teaching. The flight of Greek
scholars to the West after the fall of Constantinople in 1453 gave impetus
to the study of ancient Greek literature and the Greek New Testament.
Eventually, just as nineteenth-century reforms of university curricula were
beginning to erode this ascendancy, developments in textual criticism and
linguistic analysis, and new ways of studying ancient societies, especially
archaeology, led to renewed enthusiasm for the Classics. This collection
offers works of criticism, interpretation and synthesis by the outstanding
scholars of the nineteenth century.

Claudii Galeni Opera Omnia

Galen (Claudius Galenus, 129–c. 199 CE) is the most famous physician of the
Greco-Roman world whose writings have survived. A Greek from a wealthy
family, raised and educated in the Greek city of Pergamon, he acquired his
medical education by travelling widely in the Roman world, visiting the
famous medical centres and studying with leading doctors. His career took
him to Rome, where he was appointed by the emperor Marcus Aurelius as his
personal physician; he also served succeeding emperors in this role. A huge
corpus of writings on medicine which bear Galen's name has survived. The
task of editing and publishing such a corpus, and of identifying the authentic
Galenic texts within it, is a hugely challenging one, and the 22-volume
edition reissued here, edited by Karl Gottlob Kühn (1754–1840) and
published in Leipzig between 1821 and 1833, has never yet been equalled.

Cambridge University Press has long been a pioneer in the reissuing of out-of-print titles from its own backlist, producing digital reprints of books that are still sought after by scholars and students but could not be reprinted economically using traditional technology. The Cambridge Library Collection extends this activity to a wider range of books which are still of importance to researchers and professionals, either for the source material they contain, or as landmarks in the history of their academic discipline.

Drawing from the world-renowned collections in the Cambridge University Library, and guided by the advice of experts in each subject area, Cambridge University Press is using state-of-the-art scanning machines in its own Printing House to capture the content of each book selected for inclusion. The files are processed to give a consistently clear, crisp image, and the books finished to the high quality standard for which the Press is recognised around the world. The latest print-on-demand technology ensures that the books will remain available indefinitely, and that orders for single or multiple copies can quickly be supplied.

The Cambridge Library Collection will bring back to life books of enduring scholarly value (including out-of-copyright works originally issued by other publishers) across a wide range of disciplines in the humanities and social sciences and in science and technology.

Claudii Galeni
Opera Omnia

VOLUME 11

EDITED BY KARL GOTTLOB KÜHN

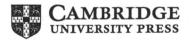

CAMBRIDGE UNIVERSITY PRESS

Cambridge, New York, Melbourne, Madrid, Cape Town,
Singapore, São Paolo, Delhi, Tokyo, Mexico City

Published in the United States of America by Cambridge University Press, New York

www.cambridge.org
Information on this title: www.cambridge.org/9781108028370

© in this compilation Cambridge University Press 2011

This edition first published 1821-3
This digitally printed version 2011

ISBN 978-1-108-02837-0 Paperback

MEDICORVM GRAECORVM

O P E R A

QVAE EXSTANT.

EDITIONEM CVRAVIT

D. CAROLVS GOTTLOB KÜHN

PROFESSOR PHYSIOLOGIAE ET PATHOLOGIAE IN
LITERARVM VNIVERSITATE LIPSIENSI PVBLICVS
ORDINARIVS ETC.

VOLVMEN XI.

CONTINENS

CLAVDII GALENI T. XI.

LIPSIAE

PROSTAT IN OFFICINA LIBRARIA CAR. CNOBLOCHII

1826.

ΚΛΑΥΔΙΟΥ ΓΑΛΗΝΟΥ

ΑΠΑΝΤΑ.

CLAVDII GALENI

OPERA OMNIA.

EDITIONEM CVRAVIT

D. CAROLVS GOTTLOB KÜHN

PROFESSOR PHYSIOLOGIAE ET PATHOLOGIAE IN
LITERARVM VNIVERSITATE LIPSIENSI PVBLICVS
ORDINARIVS ETC.

TOMVS XI.

LIPSIAE

PROSTAT IN OFFICINA LIBRARIA CAR. CNOBLOCHII

1826.

CONTENTA TOMI XI.

ΓΑΛΗΝΟΥ ΤΩΝ ΠΡΟΣ ΓΛΑΥΚΩΝΑ ΘΕΡΑΠΕΥΤΙΚΩΝ ΒΙΒΛΙΟΝ Α.

Ed. Chart. X. [344.]   Ed. Baf. IV. (197.)

Κεφ. α΄. ῞Οτι μὲν οὐ τὴν κοινὴν μόνον ἁπάντων
ἀνθρώπων φύσιν, ὦ Γλαύκων, ἐπίστασθαι χρὴ τὸν ἰατρὸν,
ἀλλὰ καὶ τὴν ἰδίαν ἑκάστου, πάλαι τε πρὸς Ἱπποκράτους
ὀρθῶς εἴρηται καὶ ἡμῖν δὲ ἐπ᾽ αὐτῶν, ὡς οἶσθα, τῶν ἔργων
τῆς τέχνης ἱκανῶς ἐσπούδασται. οὐ μὴν γράφειν γε δυνατὸν,
ὥσπερ τὴν κοινὴν, οὕτω καὶ τὴν ἰδίαν ἑκάστου, ἀλλ᾽ ὑπεν-
αντίως ἔχει τὰ γράμματα πρὸς τὰς πράξεις, ἄλλοθί τε πολ-
λαχόθι καὶ οὐχ ἥκιστα ἐν τοῖς νῦν ὑπ᾽ ἐμοῦ προκειμένοις.
ἠξίωσας μὲν γὰρ ἡμᾶς, ἰαμάτων τινά σοι καθόλου μέθοδον

GALENI AD GLAVCONEM DE ME-
DENDI METHODO LIBER I.

Cap. I. Non communem folum omnium hominum
naturam o Glauco, fed et cujusque propriam noffe medicum
oportere et ab Hippocrate olim recte enunciatum eft et a
nobis in ipfis artis operibus, ut nofti, ftudiofe obfervatum;
Fieri tamen non poteft ut propria cujusque perinde atque
communis fcribatur, fed oppofito fe habent ordine fcripta et
opera cum in aliis plerisque, tum maxime in his quae nunc
docere ftatuimus. Efflagitafti enim ut tibi univerfalem me-

ὑποτυπώσασθαι· περαίνεται δὲ αὕτη διά τε ποιότητος καὶ
ποσότητος ἑκάστου τῶν βοηθημάτων καὶ τοῦ τρόπου τῆς
χρήσεως αὐτῶν καὶ τοῦ πάντων τούτων χαλεπωτάτου δια-
γνωσθῆναι καιροῦ. περὶ ὃν ὀξὺν ἱκανῶς ὄντα, καθάπερ που
καὶ τοῦτό φησιν ὁ πάντων ἡμῖν τῶν καλῶν ἡγεμὼν Ἱπποκρά-
της, σφαλλομένους πολλάκις ὁρᾷς οὐ τοὺς τυχόντας μόνον,
ἀλλὰ δὴ καὶ τοὺς ἀρίστους ἰατρούς. καὶ μὲν δὴ καὶ μέγα τὸ
ποσὸν εὐστόχως συναρμοσθὲν εἰς δύναμιν ὁ αὐτὸς ἀνὴρ
ἔγραψεν. ὅταν οὖν εἰς μὲν τὸ καλῶς ἰᾶσθαι μέγα συντελεῖν
φαίνοιτο ὅ τε καιρὸς καὶ ἡ ποσότης τῶν βοηθημάτων, ἴδια
δὲ ταῦτα καθ᾽ ἕκαστον τῶν νοσούντων εὑρήσεις καὶ μηδὲν
ἴδιον ἑρμηνεύεσθαι δύναται τῷ λόγῳ, τὸ κοινὸν οὕτως ἀναγ-
καζόμεθα γράφειν, κἂν τῇ χρείᾳ δεύτερον ᾖ. καὶ γὰρ οὖν καὶ
ἐπισκοπούμεθά τινας ἀῤῥώστους πολλάκις, οἷς ἔμπροσθεν
ὑγιαίνουσιν οὐκ ἐνετύχομεν· [345] οὔκουν οὐδ᾽ ὅπως εἶχον
χροιᾶς, ἢ σχέσεως, ἢ τῆς κατὰ φύσιν θερμασίας, ἢ τῆς τῶν
ἀρτηριῶν γινώσκοντες, ἵν᾽ εἰδότες ἱκανοὶ κριταὶ γενοίμεθ᾽ ἄν

dendi methodum delinearemus, haec autem qualitate quan-
titateque remedii cujusque et utendi modo ac occafione, quae
horum omnium cognitu difficillima eft, perficitur. Citra
quam admodum praecipitem, ut alicubi auctor nobis bono-
rum omnium Hippocrates docet, plerumque medicos non
vulgares modo, fed et certe optimos falli vides. Quin etiam
recta affequi conjectura medicamenti quantitatem pro vi-
rium ratione corpori accommodandam difficilem effe idem
vir fcripfit. Quum igitur ad recte medendum magnopere
conferre tum occafionem tum quantitatem remediorum con-
ftet, fint autem haec fingulis aegrotis propria, nihil vero
quod proprium fit verbis explicari poffit, hac ratione quod
commune eft fcribere cogimur, tametfi id ufu fit fecundum.
Plerumque enim aegrotos quosdam invifimus, quibuscum
antea dum fani effent verfati non fuimus, proinde quem co-
lorem, quam corporis habitudinem, quem nativum calorem
arteriarumque pulfum ante habuerint ignoramus, quae fi
ante perfpecta nobis fuiffent, morbi utique magnitudinem

Ed. Chart. X. [345.]   Ed. Baſ. IV. (197.)

ποτὲ τῶν νοσημάτων τοῦ μεγέθους. εἰς ὅσον γὰρ ἐξίσταται
τῆς φύσεως ἕκαστον, εἰς τοσοῦτον καὶ μεγέθους ἥκει. τὸ δ'
ὅσον ἐξίσταται, γνῶναι δυνατὸν μόνῳ τῷ τὸ κατὰ φύσιν
ἀκριβῶς ἐπισταμένῳ. τοῦτ' οὖν ἀγνοοῦντες ἐπ' αὐτῶν, ἵνα
μὴ παντάπασιν ἀπορῶμεν, ἐπὶ τὸ κοινὸν ἀφικνούμεθα.
πλέον δέ τι κἂν τούτῳ τῶν ἀτέχνων ὁ τεχνίτης ἔχει. καὶ τί τὸ
πλέον; Ἱπποκράτης μὲν καὶ τοῦτο πρῶτος ἁπάντων ὧν ἴσμεν
γέγραφεν. ὑπεμνήσαντο δὲ ἐπὶ πλέον τῶν μετ' αὐτὸν ὅσοι
τῶν ἐκείνου συνῆκαν γραμμάτων, ὧν εἷς ἦν καὶ Μνησίθεος
ὁ Ἀθηναῖος, ἀνὴρ τά τε ἄλλα ἱκανὸς πάντα τὰ τῆς τέχνης
καὶ εἰς ὅσον χρὴ μεθόδῳ τὴν ἰατρικὴν τέχνην ἀσκεῖν, οὐδενὸς
ἐπιγνῶναι δεύτερος. οὗτος ὁ Μνησίθεος ἀπὸ τῶν πρώτων
καὶ ἀνωτάτω γενῶν ἀρξάμενος ἀξιοῖ τέμνειν αὐτὰ κατ' εἴδη
τε καὶ γένη καὶ διαφοράς. εἶτ' αὖθις τὰ τεμνόμενα τέμνειν
ὁμοίως κἀκεῖνα πάλιν ὡσαύτως, ἔστ' ἂν ἐπί τι τοιοῦτον εἶδος
ἀφικώμεθα μεθ' ὃ τέμνοντες, ἀχρὶς οὗ τὸ τεμνόμενον, εἰς
ἓν τῷ ἀριθμῷ καὶ ἄτομον ἤδη τελευτήσομεν. ταῦτ' ἀρκεῖ
μοι πρός γέ σε διὰ βραχέων ἃ βούλομαι δεδηλῶσθαι. καὶ

probe judicare potuiſſemus. Cujusque enim morbi magnitudo
tanta eſt quantum a naturali ſtatu recedit. Quantum vero
recedat ſolus is novit, qui naturalem habitum ad amuſſim te-
nuerit. Quod quum in illis ipſis ignoremus, ne omnino hae-
ſitemus, ad id quod commune eſt confugimus. Nam in hoc
artis peritus imperito plus nonnihil poteſt. Quid vero plus?
Hippocrates quidem omnium quos novimus id primus lite-
ris mandavit. Qui autem poſt hunc fuerunt, ejusque ſcripta
intellectu conſequuti ſunt, fuſius ſunt interpretati, inter
quos fuit Mneſitheus Athenienſis, vir cum in omnibus aliis
quae ad artem pertinent non mediocriter eruditus tum in
exercenda arte quantum via ac ratione licet nulli peritia
ſecundus. Hic Mneſitheus a primis ſummisque generibus au-
ſpicatus, ea in alia item genera, ſpecies et diſſerentias ſecanda
eſſe cenſuit. Haec denuo in alia ſimiliter, quae rurſus eo-
dem modo diſtribuerentur, dum ad aliquam talem deſcen-
deremus ſpeciem, quae diviſa in unum numero ac indivi-
duum deſineret. Mihi vero ſatis eſt tibi ſententiam mean

Ed. Chart. X. [345.]   **Ed. Baf. IV. (197.)**

γὰρ ἂν εἴην γελοῖος, εἴ σε διδάσκοιμι τὰ σὰ ὥσπερ οὐχὶ παρὰ
Πλάτωνος αὐτὰ πάλαι μεμαθηκότα. οὐδὲ γὰρ ὥστε διδάξαι
σέ τί πως περὶ τῆς κατὰ τὴν τοιαύτην διαίρεσιν μεθόδου τὴν
ὑπόμνησιν ἐποιησάμην, ἀλλ᾽ ὅτι μοι πρὸς τὸν ἐφεξῆς λόγον
ἅπαντα χρήσιμον αὐτὴν ἔσεσθαι νομίζω· καὶ τὴν αἰτίαν, ὧν
ἑκάστοτε σφαλλομένους ὁρᾷς τοὺς πλείστους τῶν ἰατρῶν,
ἀξιοῦντί σοι μαθεῖν οὐκ ἐνῆν ἄλλως ἐνδείξασθαι. καὶ γὰρ
καὶ τὰ κατὰ τὰς ἄλλας αἱρέσεις σφάλματα καὶ ὅσα νῦν ἐπὶ
τῶν νοσούντων οἱ πολλοὶ τῶν ἰατρῶν ἁμαρτάνουσι, πρώτην
καὶ μεγίστην αἰτίαν ἔχει τὸ μοχθηρὸν τῆς διαιρέσεως. οἱ μὲν
γὰρ ἐπὶ τῶν πρώτων καὶ ἀνωτάτω γενῶν μένουσιν, ἀρκού-
μενοι ταῖς ἀπὸ τούτων ἐνδείξεσιν· οἱ δὲ μέχρι μέν τινος ἔτε-
μον, οὐ μὴν πρός γε τὸ τέλος ἐξίκοντο· πολλοὶ δὲ καὶ μοχθη-
ραῖς ἐχρήσαντο διαιρέσεσιν. ὅστις δὲ καὶ τὰ κατὰ φύσιν
ἅπαντα καὶ τὰ παρὰ φύσιν εἰς τὴν τοιαύτην ἀνάγων μέθο-
δον, ἐξ ἁπάντων τούτων τῶν κατὰ τὴν διαίρεσιν ἀνενδεῆ
λαμβάνοι τὴν ἔνδειξιν, μόνος ἂν οὗτος εἰς ἀνθρωπίνην δύνα-
μιν ἀναμάρτητος εἴη περὶ τὰς ἰάσεις· καὶ τούς τε γινωσκο-

brevibus explicuiſſe. Nam ridiculus forem ſi te tua docerem,
tanquam ea pridem ex Platone non didiceris. De hac re igi-
tur meminimus, non ut te dividendi rationem doceremus,
ſed quod ad ea quae poſt dicentur omnia non inutilem fore
ſperaremus, quodque aliter tibi cauſas, ob quas medicorum
plurimos paſſim errare contingit, eſſlagitanti non alia via
melius indicare poſſemus. Etenim quicquid tum in aliis ſe-
ctis, tum a multis medicis in morborum curationibus delin-
quitur, primam id maximamque cauſam habet vitioſam di-
viſionem. Quidam enim in primis ſummisque generibus ſta-
tim conſiſtunt, ſolis indicationibus quae ab illis deſumuntur
contenti, quidam quadantenus dividendo proceſſerunt, ſed
ad diviſionis metam von pervenerunt, multi autem perpe-
ram diviſerunt. At quisquis omnia et quae ſecundum et
praeter naturam ſunt ad hanc viam ac rationem revocarit
et ex omnibus iis quae per diviſionem inventa ſunt integras
ſumpſerit indicationes, ſolus is quantum per humanas vires

Ed. Chart. X. [345.]   Ed. Baf. IV. (197.)

μένους ἄμεινον τῶν ἄλλων ἰῷτο καὶ τοὺς ἀγνοουμένους εἰς
ὅσον οἷόν τε καὶ τούτους ἐγγυτάτω τῶν γινωσκομένων. εἰ γὰρ
διορίσαιτό τις πρῶτον μὲν τὴν κατὰ τὰς ἡλικίας διαφορὰν,
ἐφεξῆς δὲ τὴν κατὰ τὰς κράσεις καὶ τὰς δυνάμεις καὶ τἄλλα
τὰ τοῖς ἀνθρώποις ὑπάρχοντα, χροιὰς λέγω καὶ θερμασίας
καὶ σχέσεις καὶ σφυγμῶν κινήσεις καὶ ἔθη καὶ ἐπιτηδεύ-
ματα καὶ τὰ τῆς ψυχῆς ἤθη, προσθείη δὲ τούτοις καὶ τὴν
ὡς ἄρρενος πρὸς θῆλυ διαφορὰν, ὅσα τε κατὰ τὰς χώρας
καὶ τὰς ὥρας τοῦ ἔτους καὶ τὰς ἄλλας τοῦ περιέχοντος
ἡμᾶς ἀέρος καταστάσεις, ὡς χρὴ διορίσασθαι, πλησίον ἂν
ἥκοι τῆς ἰδίας τοῦ κάμνοντος φύσεως. ἀλλὰ πάντων τού-
των τὰ μὲν ἐν τοῖς περὶ σφυγμῶν, τὰ δὲ ἐν τοῖς περὶ
κράσεων διώρισται· ὥσπερ γε καὶ τῶν παρὰ φύσιν ἁπάν-
των ὅσαι κατ᾽ εἴδη τε καὶ γένη διαφοραὶ τυγχάνουσιν
οὖσαι, πάσας ἐν τῷ περὶ παθῶν διοριζόμεθα λόγῳ. νυνὶ
δὲ ὁ μὲν λόγος ἡμῖν ἅπας ἔσται περὶ τῶν τοιούτων ἀρρώ-
στων ὧν τὴν φύσιν ἀκριβῶς ἐπιστάμεθα πρὸ τῆς νόσου·
συνεπινοηθήσονται δὲ αὐτοῖς καὶ οἱ λοιποὶ πάντες ὧν

licet medendo non erraverit, notos quidem aliis melius, igno-
tos vero quam fieri poterit maxime fecundum illos curaverit.
Si quis enim probe diftinxerit primum aetatum, deinde tem-
peramentorum differentias et vires multaque id genus quae
hominibus infunt, cujusmodi eft color, calor, corporis habitus,
arteriarum motus, confuetudo, ftudia et animi mores, quibus
addiderit maris et foeminae difcrimen, et quae ad regiones
anni tempora et alias ambientis nos aëris conftitutiones, ad
propriam aegrotantis naturam prope accedet. Verum alia
quidem horum omnium in libris de pulfibus, alia vero in
libris de temperamentis difputata funt, quemadmodum et
quae praeter naturam funt univerfa, ut inter fe formis ac
generibus differant, in libris de affectibus a nobis definita
funt. Nunc vero omnis noftra difputatio de iis aegrotis erit,
quos exacte antequam morbum contraherent noveramus,
cum quibus tamen et reliquos omnes, quorum nobis non
erat perfpecta natura, intelligemus. Siquidem difficile non

6   ΓΑΛΗΝΟΥ ΤΩΝ ΠΡΟΣ ΓΛΑΥΚ. ΘΕΡΑΠΕΥΤ.

Ed. Chart. X. [345. 346.]   Ed. Baf. IV. (197.)
ἠγνοοῦμεν. οὐδὲν γὰρ ἦν χαλεπὸν ἀπὸ τοῦ [346] τελέως
διωρισμένου καὶ τὸ μὴ τοιοῦτον ἐξευρίσκειν.

Κεφ. β'. Ἀρξώμεθα οὖν ἀπὸ τῶν πυρετῶν, ἐπειδὴ
καὶ σὺ τῆς τούτων ἰάσεως μάλιστα ἠξίου σοι τὴν μέθοδον
λεχθῆναι, καὶ πρῶτον εἴπωμεν περὶ τῶν ἁπλουστάτων, οὓς
Ἱπποκράτης ἐφημέρους καλεῖ. οὗτοι δέ εἰσιν οἵ τε διὰ
κόπους γινόμενοι καὶ μέθας καὶ ὀργὰς καὶ λύπας καὶ θυμοὺς
καὶ τὰς ἄλλας φροντίδας τῆς ψυχῆς τὰς συντόνους. καὶ οἱ
ἐπὶ βουβῶσι δὲ πυρετοὶ τούτου τοῦ γένους εἰσί, πλὴν εἰ μὴ
χωρὶς ἕλκους φανεροῦ γένοιντο. τηνικαῦτα γὰρ ὕποπτοί τέ
εἰσι καὶ οὐδαμῶς ἐπιεικεῖς. καὶ ἀγρυπνία δὲ πολλάκις ἤνεγκεν
ἁπλοῦν πυρετόν, ὥσπερ οὖν καὶ ψύξις ποτὲ καὶ ἔγκαυσις.
οὗτοι πάντες οἱ πυρετοὶ ῥᾷστα λυθῆναι δύνανται· χρὴ γὰρ
ἐπί τε λουτρὰ ταχέως ἄγειν αὐτοὺς καὶ τὴν ἄλλην τὴν συνήθη
δίαιταν. ὡς ὅσοι γε τὴν πολυθρύλλητον διάτριτον ἐπὶ πάν-
των τῶν τοιούτων ἐκδέχονται, δριμυτέρους πολλάκις εἰργά-
σαντο τοὺς πυρετούς, καί τι καὶ ἄλλο προσεξαμαρτάνοντες,
ὥσπερ οὖν ὁρᾷς τοὺς πολλοὺς αὐτῶν καθ᾽ ἑκάστην εἴσοδον

fuerit ex eo quod perfecte diſtinctum eſt id etiam quod
tale non ſit invenire.

Cap. II.   Igitur a febribus, quoniam harum curanda-
rum methodum habere cupiebas, auſpicemur, primumque de
ſimpliciſſimis, quas Hippocrates ephemeras vocat, differamus.
Hae autem ex laſſitudine naſcuntur, temulentia, ira, moerore,
excandeſcentia furoreve, aliisque vehementibus animi curis.
In hoc genere continentur et quae a bubone originem du-
cunt, exceptis iis quae ſine manifeſto ſiunt ulcere. Hae
namque ſuſpicione non vacant, minimeque mites ſunt. Sed
et pervigilium ſimplicem febrem ſaepe attulit, quemadmo-
dum et algor, nonnunquam et ardor. Omnes hae febres ſol-
vi facillime poſſunt, ſiquidem ad balneas aliamque uſitatam
vivendi rationem aegrotum ſtatim ducere oportet. Itaque qui
multorum ſermone celebratam illam diatriton, id eſt tridua-
nam inediam, in omnibus iis admittunt, febres reddunt ſaepe
acriores, tametſi etiam alioqui delinquunt.   Quemadmodum
ex ipſis videre eſt non pancos, qui quoties aegrotos inviſunt

Fd. Chart. X. [346]   Ed. Baf. IV. (197. 198.)

ἁμαρτάνοντας, ὡς καὶ χειροποίητα ὄντως ἐργάσασθαι νοσή-
ματα. τὰ μὲν δὴ τῆς θεραπείας τοῖς (198) τοιούτοις πυρε-
τοῖς πρόχειρα, τὰ δὲ τῆς διαγνώσεως ἀκριβείας πλείονος
δεῖται καὶ οὐδεὶς πρό γε ἡμῶν ἔγραψεν αὐτὰ εἰς ὅσον ἐχρῆν.
ὥστ᾽ οὐδὲν θαυμαστὸν εἰς τοσοῦτον ἁμαρτάνειν τοὺς πολ-
λοὺς ἐν ταῖς ἰάσεσιν, εἰς ὅσον κἂν ταῖς διαγνώσεσι σφάλλον-
ται. πολλάκις γὰρ ἤρξαντό τινες νοσημάτων χαλεπῶν κατά
τινα συντυχίαν, οἷον οἰνωθέντες, ἢ ἐγκαυθέντες, ἢ ψυχθέντες,
ἢ κοπωθέντες, ἢ ἀγρυπνήσαντες, ἢ θυμωθέντες, ἢ ὁπωσοῦν
ἄλλως αἰτίᾳ τινὶ συσχεθέντες τῶν καθ᾽ αὐτὰ βλάπτειν πεφυ-
κότων· εἶτα οἰηθέντες τὸ πᾶν διὰ τὸ προηγησάμενον αἴτιον,
οὐ δι᾽ ἄλλην τινὰ γεγονέναι διάθεσιν, ἀφυλακτότερον διαιτη-
θέντες ἔλαττον ἑαυτοὺς εἰς ἀνίατον ἢ καὶ δεινῶς δυσίατον
ἐμβάλλοντες νόσημα. ταῦτ᾽ οὖν χρὴ περὶ παντὸς πρόνοιαν
πεποιῆσθαι, καθότι καὶ Ἱπποκράτης παραινεῖ προγινώσκειν
οὐ τὰ μέλλοντα μόνον, ἀλλὰ καὶ τὰ προγιγονότα καὶ τὰ
παρόντα. καὶ γὰρ οὖν καὶ τὸ νῦν προκείμενον ἐκείνου τοῦ
μέρους τῆς τέχνης ἐστί, καὶ ἡμεῖς αὐτὸ καθόσον οἷόν τε

ita aberrant, ut certe manu factos morbos inducant. Harum
igitur febrium prompta eft curatio, fed diligentiam exigit
majorem dignotio, de qua ante nos nemo quantum res po-
fcebat confcripfit. Itaque mirum non eft multos tantum cu-
rando hallucinari, quantum a dignotione aberrant. Non-
nulli enim cafu quodam in graves faepe morbos inciderunt,
velut temulenti vel fole exufli vel refrigerati vel labore fa-
tigati vel vigilias paffi vel furore concitati, aut alia quavis
caufa quae per fe laedere idonea fit affecti, deinde omnia
ob caufam quae anteceffit accidere, neque aliam fubeffe af-
fectionem arbitrati, negligentius victus rationem inftituentes
non intellexerunt fefe in incurabilem aut aegre quidem fa-
nabilem morbum ruere. Ob id igitur adhibenda omnino di-
ligentia eft, quemadmodum Hippocrates admonet, ut non
folum futura praenofcamus, fed et praeterita et praefentia
cognofcamus. Etenim quod nunc proponimus ad eam artis
partem attinet, quod et nos quam dilucide poterimus ex-

Ed. Chart. X. [346.]   Ed. Baf. IV. (198.)
σαφῶς γράψομεν. οὐ σμικρὰ γὰρ ἡ διαφορὰ λούειν ἤδη τὸν
κάμνοντα καὶ θαῤῥεῖν κελεύειν, ἢ διὰ πάσης φυλακῆς τε καὶ
ἀσφαλείας ἄγειν. εἰσελθόντας οὖν χρὴ πρὸς τὸν ἀσθενοῦντα
πρῶτον μὲν ἀπὸ τῶν μεγίστων σκοπεῖσθαι τὰ κατ᾽ αὐτόν·
ἔπειτα δὲ καὶ ἀπὸ τῶν ἄλλων μηδὲν ὡς οἷόν τε μηδὲ τῶν
ἐλαχίστων παραλείποντας. τὸ γὰρ μᾶλλον ἢ ἧττον τῇ παρὰ
τῶν μεγίστων ἐνδείξει πιστεύειν ἐκ τῆς τῶν ἄλλων προσθήκης
γίνεται. μέγιστα μὲν δὴ τοῖς πυρέσσουσιν ἅπασιν ἔν τε τοῖς
σφυγμοῖς ἔστι καὶ τοῖς οὔροις γνωρίσματα· προστιθέναι δὲ
χρὴ τούτοις καὶ τἄλλα σύμπαντα, τά τε περὶ τὸ πρόσωπον
παρ᾽ Ἱπποκράτους εἰρημένα καὶ τὰ τῶν κατακλίσεών τε καὶ
τὰ τῆς ἀναπνοῆς καὶ ὅσα κάτω τε καὶ ἄνω κενοῦται· καὶ
μὲν δὴ καὶ εἴ τι σύμπτωμα περὶ ὁτιοῦν μόριον τοῦ σώματος
ἢ ἐνέργειαν αὐτοῦ συνιστάμενον βλέποις, οἷα δὴ μυρία ἐπὶ
μυρίοις ἐκεῖνος ἔγραψε, μηδὲ τούτων ῥᾳθύμως μηδὲν παρέρ-
χεσθαι. ταῦτα μὲν δὴ ἐπὶ πάντων κοινὰ τῶν πυρετῶν.
ὥστε καὶ τοῖς ἁπλουστάτοις, ὑπὲρ ὧν ὁ ἐνεστηκὼς λό-
γος, οὐδὲν οὐδὲ τούτων χρὴ παραλιπεῖν. ἀλλ᾽ ἐπειδάν σοι

plicabimus. Neque parvi refert an aegrotum jam lavare
confidereque, an fibi cavere ac fe tueri jufferis. Acceden-
tes igitur ad aegrotum in primis quae in ipfo funt praecipua,
deinde vero alia contemplari oportet, ne minimum quid
dam, fi fieri omnino poffit, omittentes. Siquidem ut indica-
tioni quae a maximis fumitur magis aut minus credamus,
ex aliorum acceffione efficitur. Maxima vero figna in febri-
citantibus omnibus ex pulfibus et urinis petuntur, quibus
alia omnia quae in facie effe docet Hippocrates et quae ab
accubatione et refpiratione, quaeque ab excrementis tum
fuperiorum tum inferiorum partium fumuntur, atque etiam
fi quod appareat fymptoma in quacunque corporis parte
aut ejus actione, qualia ille fexcenta in fexcentis locis fcri-
pfit, addenda funt, neque ex his ullum ofcitanter praeter-
eundum eft. Haec quidem febrium omnium communia funt.
Itaque in his etiam fimpliciffimis, de quibus praefens eft
difputatio, nullum horum relinquendum eft. Perfpectis au-

BIBΛION A. 9

Ed. Chart. X. [347.]   Ed. Baf. IV. (198.)

[347] τά τε τῶν σφυγμῶν καὶ τὰ τῶν οὔρων ἐνδείξηται τὸ
ἦθος τοῦ πυρετοῦ· τῶν μὲν σφυγμῶν μήτε τὸ τῆς φλεγμονῆς
σημεῖον ἐχόντων μήθ᾽ ὅλως τὸ κατὰ μίαν προσβολὴν τῆς
ἀρτηρίας ἀνώμαλον· εἰ δὲ καὶ ἔχοιεν, τοῦτο μὲν παντάπασιν
ἀμυδρὸν ἐχόντων, τῶν οὔρων δὲ ἢ πάντῃ τοῖς κατὰ φύσιν
ἐοικότων ἢ μὴ πολὺ τῆς φύσεως ἐξισταμένων, τόθ᾽ ἥκειν χρὴ
καὶ ἐπὶ τἆλλα σύμπαντα τὰ πρόσθεν εἰρημένα. κἀπειδὰν
ὥσπερ χορὸς συμφώνως ἅπαντα φθέγγωνται, θαῤῥεῖν τε ἤδη
χρὴ καὶ, εἰ βούλοιο, προσανερέσθαι, μή τι προηγήσατο φανε-
ρὸν αἴτιον· εἰ γάρ τι καὶ τοιοῦτον ὁμολογήσει ὁ νοσῶν, ἀνα-
μείνας τὴν πρώτην λύσιν τοῦ πυρετοῦ, λούειν αὐτίκα, πιστο-
τέρας σοι τῆς διαγνώσεως καὶ κατ᾽ αὐτὸ τὸ τῆς λύσεως εἶδος
γινομένης· ἥ τε γὰρ τῶν ἀρτηριῶν κίνησις ἐν τῷδε κατὰ πᾶν
ἐξομοιοῦται τῇ τῶν ὑγιαινόντων, οὐδενὸς τῶν ἄλλων πυρε-
τῶν εἰς τὸ κατὰ φύσιν ἐπανιόντος, οὐδ᾽ εἰ πάμπολυς ὁ
μεταξὺ χρόνος τῆς τε προτέρας τελευτῆς καὶ τῆς δευτέρας
ἀρχῆς εἴη, καθάπερ ἐν τριταίοις τε καὶ τεταρταίοις, ἐν ἐκείνοις
μὲν γὰρ ἀεὶ παραμένει τὸ τοῦ πυρετοῦ σημεῖον, ἐν δὲ τοῖς

tem tum ex pulfibus tum urinis febris moribus, pulfibus
quidem nullam inflammationis notam, nullamque omnino
in uno arteriae percuffu inaequalitatem habentibus, aut fi
habeant, prorfus obfcuram, urinis vero vel eas quae fecun-
dum naturam habent omnino imitantibus vel a naturali fta-
tu parum deflectentibus, ad alia quae ante commemoravi-
mus omnia veniendum eft. Quumque omnia velut concentu
quodam confonent, jam fidendum eft quaerendumque, fi lu-
bet, ab aegroto, num qua caufa evidens praecefferit, quod
fi fateatur aeger, expectata prima febris folutione protinus
lavandus eft, quum fidelior tibi dignotio fiat ex ipfa folutio-
nis forma. Nam tunc arteriarum motus huic omnino, qui in
fanis eft, affimilatur. Quum is in nulla alia febre ad natu-
ralem ftatum redeat, etiamfi temporis fpatium inter prioris
accefſionis finem et fequentis initium longum fit, velut in
tertianis et quartanis, in quibus femper febris vefligium re-
linquitur. In diariis vero ceffante accefſione omnia fimul

10 ΓΑΛΗΝΟΥ ΤΩΝ ΠΡΟΣ ΓΛΑΤΚ. ΘΕΡΑΠΕΤΤ.

Ed. Chart. X. [347.]   Ed. Baſ. IV. (198.)

ἐφημέροις συνεξαλείφεται πᾶν τοῦ παροξυσμοῦ παυομένου·
τοῖς πλείστοις δὲ αὐτῶν καὶ νοτίδες· ἔστι δ᾽ οἷς καὶ ἱδρῶτες
ἐπιφαίνονται χρηστοί. ἢ πάντως γε οἷον ἀτμός τις πολὺς ἐκ
τοῦ βάθους ἀναφέρεται. ἀλλὰ καὶ τὰ οὖρα πολὺ βελτίω νῦν
ἢ κατὰ τὴν ἀρχὴν τοῦ πυρετοῦ φανεῖταί σοι. καὶ εἰ κεφαλῆς
ἤ τινος ἄλλου μέρους ἄλγημα συνεισέβαλεν, οὐδὲ τοῦτ᾽ ἂν ἔτι
μένοι. καὶ ἡ τοῦ κάμνοντος εὐφορία μέγιστόν τι καὶ αὐτὴ
σημεῖον οὖσα, καθάπερ τις σφραγὶς ἐπὶ πᾶσι τοῖς ἄλλοις
ἐνδείξεταί σοι τὴν ἐπιείκειαν τοῦ πυρετοῦ. καὶ εἰ λουομένοις
δὲ αὐτοῖς μήτε φρίκη ἀήθης διοχλοίη μήτ᾽ ἄλλη τις ἀηδία,
καὶ εἰ μετὰ τὸ λουτρὸν ἐφεξῆς ἐν εὐφορίᾳ μένοι, θαῤῥῶν ἤδη
τρέφοις ἂν αὐτοὺς καὶ οἴνου παρέχοις ἀδεῶς πίνειν ὅσον τοῖς
παροῦσι μέτριον. ἡμεῖς δὲ, ὡς οἶσθα, πειρώμεθα λέγειν αὐτοῖς
τὸ προηγησάμενον αἴτιον, οὐ περιμείναντες ἐρέσθαι τὸν
κάμνοντα, καὶ ἔστι μέγιστον σημεῖον εἰς τὸ μηδὲν σφάλλεσθαι
τὸ τοιαύτην τινὰ πεπορίσθαι δύναμιν. εἰ μέντοι μενόντων
ἔτι τῶν τῆς ψυχῆς παθῶν ἡ ἐπίσκεψις γίγνοιτο, διὰ τῶν
σφυγμῶν μάλιστα πειρᾶσθαι διαγινώσκειν, ὡς ἐν τοῖς περὶ

ſigna abolentur, harum tamen plurimae in madores ſolvun-
tur, nonnullae in ſuaves ac lenes ſudores, aut omnino ve-
lut vapor aliquis copioſus ex imo corpore exhalat. Sed et
urinae eo tempore longe quam per initia meliores tibi ap-
parebunt. Neque vero ſi quis cum ſebre caput aut partem
aliam dolor occuparit, is amplius manet. Si vero et aeger
facile morbum ferat, certiſſimum eſt indicium, quod velut
impreſſum quoddam ſigillum omnium maxime febris man-
ſuetudinem exprimet. Quod ſi, dum lavantur, inſolitum fri-
goris horrorem aliamque moleſtiam non ſentiant, ac deinde
poſt lavationem facile tolerent et bene ferant, cibus offeren-
dus vinumque potui dandum eſt ſine formidine, quantum
res praeſens efflagitat. Nos vero, ut noſti, ab aegroto ſciſci-
tari non ſuſtinentes cauſam quae praeceſſerit dicere cona-
mur, quod maximum eſt argumentum eum non errare, qui
talem ſit adeptus facultatem. Si vero manentibus adhuc
animi motibus aegrotum contempleris, maxime ex pulſibus,

σφυγμῶν γέγραπται· μετὰ τούτους δὲ καὶ τὴν ἀπὸ τῶν ἄλλων
ἀπάγειν διάγνωσιν. εἰ δ᾽ αἰτὰ μὲν εἴη πεπαυμένα, μένοι δὲ
ἡ διάθεσις, ἀμυδρὸν μέγ τι καὶ κατὰ τοὺς σφυγμοὺς εὑρήσεις
γνώρισμα τῶν ποιησάντων τὸν πυρετὸν παθῶν, ἀποχρήσει
δέ 'σοι καὶ χωρὶς τῶν σφυγμῶν τὰ λοιπά· κοινῶς μὲν γὰρ
ἅπασι τὰ οὖρα πυῤῥά. πρόσεστι δὲ τοῖς μὲν διὰ λύπην δρι-
μύτης μᾶλλον ἢ πλῆθος θερμασίας· ὡς τοῖς γε διὰ θυμὸν
ἔμπαλιν. ἀλλὰ καὶ ἡ ἰσχνότης τοῦ σώματος ἐπιδηλοτέρα
τοῖς λυπηθεῖσιν ἢ φροντίσασι· καὶ ἡ τῶν ὀφθαλμῶν κοιλότης
καί τις ἀήθης ἄχροια, ταῦτα μὲν δὴ καὶ τῶν ἄλλως ὁπωσοῦν
φροντισάντων κοινά. μάλιστα δὲ τοῖς ὀφθαλμοῖς διορίζειν
χρή· ἔνεστι γὰρ ἐκ τούτων τεκμαίρεσθαι κἂν τοῖς ὑγιαίνουσι
μὲν τὸ τῆς ψυχῆς ἦθος. καὶ νοσούντων δὲ σαφέστερα τὰ ση-
μεῖα τῷ γε δυναμένῳ συνορᾷν ἀκριβῶς. οὕτω μὲν οὖν τοὺς
διὰ μαθήματα καὶ θεωρίαν τινὰ φροντίσαντας τῶν λυπη-
θέντων διακρίνειν προσήκει. τοὺς δὲ ἐπ᾽ ἀγρυπνίαις διορίζει
μὲν καὶ τὸ τῆς ἀχροίας εἶδος, ὕποιδον γάρ ἐστιν αὐτοῖς τὸ

---

ut in libris de pulfibus declaratum eft, deinde ex aliis di-
gnotio petenda eft. Quod fi hi fedati fuerint, affectum vero
reliquerint, ex pulfibus quidem perturbationum quae fe-
brem attulerunt indicium obfcurum habebis, fed reliqua
fine pulfibus tibi fufficient, in omnibus enim ut plurimum
urinae rufae apparent. His vero qui ex moerore laborant
acrimonia potius quam caloris abundantia ineft, quemad-
modum contra iis qui ex iracundia. Sed et corporis macies
in his quos moeror quam quos cura confecit manifeftior
confpicitur, oculorumque cavitas et infueta quaedam deco-
loratio, quae quidem et aliorum qui quomodocunque cogi-
tationem exercuerint communia funt. Verum ex oculis
maxime difcernere licet, ex quibus et in fanis quoque animi
mores conjicere poffis. At in aegrotis perfpicua magis tibi
figna erunt, fi accurate confpicere queas. Sic illi quidem
ab affectis moerore diftinguendi funt, qui in difciplinis et
fpeculationibus mentem exercuerunt. Eos vero, qui ex per-
vigiliis febricitant, tum decolorationis differentia ab aliis

12 ΓΑΛΗΝΟΥ ΤΩΝ ΠΡΟΣ ΓΛΑΥΚ. ΘΕΡΑΠΕΥΤ.

Ed. Chart. X. [347. 348.]   Ed. Baf. IV. (198)

πρόσωπον, καὶ ἡ τῶν ὀφθαλμῶν δὲ κίνησις δήλη. μόλις γὰρ
ἐπαίρουσι τὰ βλέφαρα· καὶ ἡ ὑγρότης δὲ ἐν τοῖς βλεφάροις·
ξηρὰ γὰρ γίνονται τοῖς λυπηθεῖσιν ἢ φροντίσασιν. ἡ κοιλό-
της δὲ κοινὸν ἁπάντων σύμπτωμα, λύπης, [348] ἀγρυπνίας,
φροντίδος, οὐ μὴν ἤδη γε καὶ θυμοῦ, τούτων γὰρ οὔτε τὰ κοι-
λότητος τῶν ὀφθαλμῶν οὔτε τὰ τῆς ἀχροίας ἐπίδηλα. καὶ
ἡ θερμασία πλείων τε καὶ ὠκέως ἐκ τοῦ βάθους ἀναφερο-
μένη καὶ τὸ μέγεθος τῶν σφυγμῶν οὐ καθαιρεῖται, καθάπερ
ἐπ᾽ ἀγρυπνίας τε καὶ λύπης καὶ φροντίδος. ὥστε θυμοῦ μὲν καὶ
πάνυ σαφῶς αὐτὰ διοριεῖς· ἀλλήλων δ᾽ ἐκεῖνα, καθότι προεί-
ρηται. τῶν δ᾽ ἐπὶ κόποις πυρεττόντων τὸ δέρμα ξηρότερον
ἤπερ ἄλλῳ τινὶ τῶν ἐφημέρων πυρετῶν. ἀλλὰ τοῦτο μὲν
ἅπασι τοῖς ἐπὶ κόπῳ πυρέξασι κοινὸν ἕν γε τῷ μέχρι τῆς
ἀκμῆς τοῦ παροξυσμοῦ χρόνῳ. τὸ δ᾽ ἀπὸ τοῦδε τοῖς πλείστοις
μὲν, ὅσοι γε μὴ ὑπερεπόνησαν, ἰκμάδες τινὲς ἢ ἀτμὸς θερμὸς
ἐκ τοῦ βάθους ἀναφέρεται. τισὶ δὲ κἂν τοῖς μετὰ τὴν ἀκμὴν
χρόνοις ἡ ξηρότης παραμένει· γίνεται δὲ τοῦτο μάλιστα τοῖς
ὑπερπονήσασιν, ἢ ψυχθεῖσιν, ἢ ἐγκαυθεῖσιν ἅμα τῷ κόπῳ.

discriminat, ipfis enim fubtumida facies eft, tum manife-
ftus oculorum motus. Vix enim palpebras attollunt, palpe-
brisque ineft humiditas, nam moerore et cura affectis inare-
fcunt. Caeterum cavitas commune omnium fymptoma eft,
nempe triftitiae, vigiliarum et cogitationis et ftudii, non ta-
men iracundiae in qua nec oculorum cavitas nec decolora-
tio manifefta confpicitur. Calor quoque uberior eft, ex alio-
que corpore celeriter erumpit, nec pulfus magnitudo perit,
quemadmodum in vigiliis, moeftitia et cogitationibus. Ab ira-
cundia itaque evidentiffime haec diftinguuntur, illa vero in-
ter fe quemadmodum ante diximus. Quibus autem laffitudo
febrem intulit, aridior quam in alia quacunque diaria cutis
redditur. Quod omnium quidem ex laffitudine febricitan-
tium ad acceffionis usque vigorem eft commune, a quo tem-
pore plurimis qui quidem immoderate non laborarint, hu-
mor aut vapor calidus ex intimo corpore erumpit. Quibus-
dam vero poft vigorem ficcitas perfeverat, praecipueque la-
bore vexatis fupra modum aut refrigeratis aut exuftis una

Ed. Chart. X. [348.]   Ed. Baf. IV. (198. 199.)

καὶ μὲν δὴ καὶ τὰ τῶν σφυγμῶν οὐχ ὡσαύτως ἐν ἀμφοτέροις
ἔχει. μικροὶ μὲν γὰρ τοῖς ὑπερπονήσασι, μεγάλοι δ᾽ εἰσὶ τοῖς
ἄλλοις. οἱ δ᾽ ἐπὶ πυκνώσει τοῦ δέρματος γινόμενοι πυρετοὶ,
πυκνοῦται δὲ τοῦτο ἢ ψυχόμενον ἢ ποιότητος αὐτῷ στρυφ-
νῆς ἀθρόως προσπεσούσης, οἷόν τι καὶ τῷ λουσαμένῳ ἐν
ὕδατι τῷ στυπτηριώδει ἐγένετο· οὗτοι μόνοι πάντων τῶν
πυρετῶν στεγνόν εἰσι πάθος. ἔνεστι δὲ αὐτοὺς τῇ ἁφῇ διαγι-
νώσκειν, ὥσπερ καὶ τοὺς αὐχμώδεις τῶν πυρετῶν καὶ (199) τοὺς
ἐπὶ τοῖς κόποις καὶ τοὺς ἐπ᾽ ἐγκαύσεσιν. οὐδὲ γὰρ ἂν ἡ τού-
των πύκνωσις ἀφὴν γεγυμνασμένην διαλάθοι. ἀτὰρ οὖν καὶ
ἡ τῆς θερμασίας κίνησις ἐπαναδιδοῦσά πώς ἐστι, πραεῖα μὲν
κατὰ τὴν πρώτην ἐπιβολὴν τῆς χειρὸς φαινομένη, δριμεῖα δὲ
εἰ χρονίσειας ἐπὶ πλεῖον γιγνομένη· οὐ μὴν οὐδὲ τὰ οὖρα
πυῤῥὰ τοῖς τοιούτοις, οὐδὲ ὁ τοῦ σώματος ὄγκος συμπέπτω-
κεν· οὔκουν οὐδὲ οἱ ὀφθαλμοὶ κοῖλοι καὶ ξηροὶ γίνονται, ἀλλ᾽
ἔστιν οἷς ὑγρότεροί τε καὶ προπετέστεροι δύξουσιν εἶναι τῶν
κατὰ φύσιν. οὐδ᾽ οἱ σφυγμοὶ μικρότεροι, καθάπερ ἐπὶ λύπης
ἢ φροντίδος ἢ ἀγρυπνίας καὶ τοῖς ἄγαν ἀμέτροις γυμνασίοις
χρωμένοις. τοῖς δὲ ἐπὶ βουβῶσι πυρετοῖς ἐφημέροις οἱ σφυγ-

cum defatigatione. Nec etiam modo eodem habent pulſus in
utrisque.   Siquidem immodice defatigati parvos, alii vero
magnos obtinent.   Febres vero quae ex cutis denſitate na-
ſcuntur, haec autem denſatur aut frigore aut qualitate affa-
tim aſtringente, velut in eo, qui ſe aluminoſa laverat aqua,
omnium ſolae adſtricta ſunt affectio.   Has vero tactu depre-
hendere licet, quemadmodum et ſqualidas et quae ex laſſi-
tudine et ſolis ardore contrahuntur.   Neque enim earum
denſitas excercitatum tactum latere poteſt.   Caeterum caloris
motus expromitur, quem quidem primo occurſu mitem,
deinde acriorem, ſi diutius tangendo immoretur, manus ſen-
tiet, urinae tamen rufae non apparent neque corporis moles
concidit, proinde neque oculi cavi ſunt neque aridi, verum
in quibusdam humidiores ac prominentiores quam pro na-
turali conſtitutione viſuntur.   Sed nec pulſus ut in moerore,
cura, vigiliis aut immoderatis excercitationibus minores
ſunt. In diariis vero, quae ex bubone contrahuntur, pulſus

μοὶ μέγιστοι γίνονται καὶ πυκνοὶ καὶ ὠκεῖς, καὶ ἡ θερμασία
πολλὴ καὶ μετὰ τὴν ἀκμὴν εὐθὺς ἐκ τοῦ βάθους ἀναφέρεταί
τις ἱκμὰς θερμὴ μὲν, ἀλλ' ἡδεῖα. τὸ γὰρ δριμὺ καὶ τὸ δάκνον
ἥκιστα πυρετῶν πάντων τοῖς τοιούτοις ὑπάρχει· καὶ τὸ πρόσ-
ωπον ἐρυθρὸν αὐτοῖς γίνεται τοὐπίπαν καὶ ἐν ὄγκῳ μείζονι,
καὶ τὰ οὖρα ὑπόλευκα. κοινὸν δὲ τοῖς τοιούτοις ἅπασι πυρε-
τοῖς τοῖς ἐφημέροις ἡ ὁμαλότης τοῦ σφυγμοῦ. παντελῶς γὰρ
ἐξ αὐτῶν ὀλίγοι τὴν καὶ μίαν πληγὴν ἀνωμαλίαν ἐμφαίνου-
σιν· ἀλλ' οὐδ' οὗτοι πάνυ σαφῶς οὐδ' ἐναργῶς. τοιαῦτα
μὲν αὐτῶν τὰ γνωρίσματα.

Κεφ. γ'.   Θεραπεύειν δὲ χρὴ λουτρῷ μὲν ἅπαντας.

ἀλλὰ τοὺς μὲν ἐπὶ πυκνώσει τοῦ δέρματος ἢ ἐπὶ βουβῶσιν,
οὐδ' εἰ ἐν τῷ ἀέρι τοῦ βαλανείου χρονίσαι κελεύσειας, οὐδὲν
βλάψεις· τοὺς δ' ἄλλους ἅπαντας ὅτι τάχιστα τοῦ ἀέρος
ἀπάγειν. ἐν δὲ τῷ ὕδατι, κἂν ἐπὶ πλεῖστον ἐθέλοιεν διατρί-
βειν, ἐπιτρέπειν. ἐλαίῳ δὲ χλιαρῷ καὶ πολλῷ καὶ μαλακαῖς χερ-
σὶν ἀνατρίβειν ἐπιπλέον, μάλιστα μὲν τοὺς κοπωθέντας,
ἐφεξῆς δ' αὐτῶν τοὺς στεγνωθέντας· καὶ τρίτους τοὺς ἐπὶ

---

funt maximi, celeres ac crebri, calorque multus et a vigore
ſtatim humor quidam ex alto corpore ad cutem fertur cali-
dus, ſed tamen ſuavis. Ejusmodi enim febres omnium mi-
nime acres mordacesque ſunt: in his facies omnino rubi-
cunda, ac tumidiuſcula ſubalbidaeque urinae apparent. Com-
munis autem omnibus ephemeris eſt pulſus aequalitas. In
harum enim paucis admodum inaequalitas in uno arteriae
porcuſſu conſpicitur, ſed nec ipſa quidem omnino evidens
neque manifeſta. Hactenus de diariarum notis.

Cap. III.   Omnes quidem balneo curandae ſunt.
Quod ſi ex cutis denſitate aut bubonibus ſebricitantes in
balnei aëre immorari juſſeris, haudquaquam laedes. Reli-
qui vero omnes ab aëre abducendi quam citiſſime ſunt. At
in aqua diutiſſime verſari, ſi velint, permittendum. Caete-
rum amplius fricandi cum oleo ſunt tepente ac largo, molli-
bus manibus maximeque qui ex ſatigatione, poſt hos qui ex
aſtricta cute, deinde vero qui ex bubone febricitant. Hi au-

Ed. Chart. X. [348. 349.]   Ed. Baf. IV. (199.)

βουβῶσι πυρέξαντας. καὶ λούειν δὲ πολλάκις εἰς ὅσον ἐγχω-
ρεῖ τοὺς τοιούτους. ἐσθίειν δὲ τοὺς μὲν ἐπὶ τοῖς κόποις ἐνδέ-
χεται πολλάκις, οὐ μὴν οὔτε τοὺς στεγνωθέντας οὔτε τοὺς
ἐπὶ βουβῶσι πυρέξαντας· ἀλλὰ τούτοις ἀμφοτέροις ἡ λεπτὴ
δίαιτα χρηστή. τοὺς δ᾽ ἐπὶ τοῖς κόποις ὅσα καλῶς πέψαι δύ-
νανται κελεύειν ἐσθίειν, [349] ἀπεψίαν μόνον φυλαττομένους.
ἀλλὰ καὶ οἴνου πίνειν εἰς ὅσον ᾽ν καὶ τούτου κρατεῖν δύναν-
ται. σκοποὶ δ᾽ ἂν εἶεν τοῦ μέτρου οἵπερ δὴ καὶ τῶν ἄλλων
ἁπάντων, ἥ τε δύναμις καὶ ἡ ἡλικία τοῦ νοσοῦντος καὶ ἡ φυ-
σικὴ κρᾶσις, ἔθη τε καὶ ὧραι καὶ χῶραι καὶ τὰ ἄλλα τὰ
τοιαῦτα. τοὺς δ᾽ ἐπὶ βουβῶσι πυρέξαντας εἴργειν οἴνου,
πρινὴ τοὺς βουβῶνας λυθῆναι. τῶν δὲ στεγνωθέντων ἢ ψυχ-
θέντων τοὺς μὲν ἐπ᾽ ὀλίγον τοῦτο παθόντας ἥκιστά τε πλη-
θωρικοὺς οὐ χρὴ κωλύειν οἴνου προσφέρεσθαι, τοὺς δὲ ἐπὶ
πλέον ψυχθέντας ἢ πληθωρικοὺς κωλύειν συμφέρει. τοὺς
δ᾽ ἐπ᾽ ἀγρυπνίαις, ἤ τινι πάθει ψυχῆς πυρέξαντας, ἐπὰν
λούσῃς, ὑγραινούσῃ τε καὶ εὐχύμῳ τροφῇ διαιτᾶν. οἴνου δὲ
μάλιστα μὲν τοῖς ἀγρυπνήσασιν ἀδεῶς διδόναι πᾶσι, πλὴν

tem quam fieri poſſit creberrime lavandi ſunt, cibandi vero
faepe qui ex laſſitudine laborant, ſed non qui ex cutis aſtri-
ctione aut bubone, horum autem autrique tenuem efflagitant
victum. Fatigatis vero ea comeſſe quae probe conficiant im-
perare oportet, evitata ſola cruditate. Quin etiam vini tantum
bibere quantum concoquere poſſint. Horum autem modum
uti et aliorum omnium ex viribus, aetate, natura, temperie
et conſuetudine aegrotantis, anni tempore regione et id ge-
nus aliis metiri convenit. A vino vero, qui ex bubone fe-
brem conceperunt, donec is ſolutus ſit, arcendi ſunt. At
aſtricti vel refrigerati, ſi quidem affectus lenis ſit ac humo-
rum plenitudo minime adſit, prohiberi a vino non debent.
Quod ſi vehementius refrigerati ſint aut humorum plenitu-
dine laborent, vini abſtinentia confert. Qui vero ex vigiliis
aut aliquo animi affectu in febrem inciderunt, ubi ſe lave-
rint, humido et boni ſucci victu reficiendi ſunt. Vinum au-
tem maxime quidem omnibus iis qui pervigilarint intrepide

Ed. Chart. X. [349.]   Ed. Baf. IV. (199.)

εἰ μὴ κεφαλὴν ἀλγοῖεν ἢ οἱ κρόταφοι σφύζοιεν. ὃ δη-
λονότι καὶ ἐν τοῖς ἄλλοις φυλακτέον, ἀλλὰ καὶ τοῖς ὀρ-
γισθεῖσιν, ἢ λυπηθεῖσιν, ἢ φροντίσασιν οἴνου διδόναι· τοῖς
θυμωθεῖσι δὲ, ἡνίκα ἔξω παντελῶς τοῦ πάθους ὦσι, πρό-
τερον δ᾽ οὐκ ἀσφαλὲς οἴνῳ χρῆσθαι. πειρᾶσθαι δὲ καὶ τὸ
ἐναντίον ἀντεισάγειν ἀεὶ τῷ λυπήσαντι· κόπῳ μὲν ἀνά-
παυσιν, ἀγρυπνίᾳ δὲ ὕπνον, ὀργῇ δὲ καὶ λύπῃ καὶ θυμῷ
τὴν ἐν λόγοις τε καὶ πράξεσι καὶ θεάμασι καὶ διηγή-
μασι θυμηδίαν. οὕτω δὲ καὶ ὁ φροντίσας ἐπ᾽ αὐτῷ τε-
λέως ἀναπαυσάτω τὸν λογισμόν. καὶ ὁ διὰ βουβῶνα πυ-
ρέξας αὐτόν τε τοῦτον ἐξιάσθω καὶ πολὺ πρότερον αὐτοῦ
τὸ ἕλκος ἐφ᾽ ᾧ συνέστη. ταῦτά σοι πυρειῶν ἐφημέρων
ἔστω γνωρίσματά τε ἱκανὰ καὶ ἰάματα. τῶν δ᾽ ἄλλων
πυρετῶν οἱ μὲν ἐπὶ φλεγμοναῖς, οἱ δ᾽ ἐπὶ χυμοῖς ἀνά-
πτονται. καὶ εἰσὶν οἱ μὲν ἐπὶ ταῖς φλεγμοναῖς, οἷον
συμπτώματά τινα τῶν φλεγμαινόντων μορίων, καὶ τοὔ-
νομά γε τῷ νοσήματι παρωνύμως τὰ πολλὰ ἀπὸ τοῦ
πάσχοντος ὀργάνου φρενῖτις, ἢ περιπνευμονία, ἢ πλευρῖ-

dandum eſt, praeterquam quibus caput dolore afficitur aut
tempora pulſant. Quod et in omnibus aliis obſervandum eſt.
Sed et ira, triſtitia et cura affectis vinum exhibendum eſt,
excandeſcentia vero febricitantibus non ante quam ab eo
affectu omnino conquieverint, nam prius vino uti tuto non
poſſunt. Perpetuo autem infeſtanti cauſae contraria oppo-
nenda ſunt remedia, labori quidem quies, vigiliis ſomnus,
irae, triſtitiae et excandeſcentiae ſermones, actiones, ſpecta-
cula et rerum narrationes, quae animo voluptatem afferant.
Sic et qui cogitatione laborat, ab hoc omnino ceſſet. Et qui
ex bubone febrem contraxit, hunc ipſum curet, atque in
primis ulcus, ex quo ortum bubo habuit. Haec quidem de
diariarum tum ſignis tum remediis abunde dicta ſint. Aliae
vero febres aut ex inflammatione aut humoribus accen-
duntur. Et quae ex inflammatione ortum habent, inflamma-
tarum partium velut ſymptomata quaedam ſunt, morbusque
ab affecta parte denominationem ſere accipit, ut phrenitis,

Ed. Chart. X. [349.]   Ed. Baſ. IV. (199.)
τις ἤ τι τοιοῦτον ἄλλο   περὶ μὲν δὴ τῶν τοιούτων ὕστε-
ρον ἐροῦμεν.

Κεφ. δ'. Οἱ δ' ἐπὶ χυμοῖς ἀναπτόμενοι πυρετοὶ κα-
λοῦνταί τ' αὐτὸ τοῦτο πυρετοὶ καί εἰσιν οὐ συμπτώματα νο-
σημάτων, ἀλλ' αὐτοὶ νοσήματα. τούτων δὲ τινὲς μὲν ἄνευ
συμπτωμάτων, οἵπερ δὴ καὶ ἐπιεικέστατοί εἰσι· τινὲς δ' ἅμα
συμπτώμασιν ἐνοχλοῦσιν. εἰρήσεται δ' ἡμῖν περὶ προτέρων
τῶν ἄνευ συμπτωμάτων πυρετῶν· ἐν οἷς μάλιστα μὲν εἰ οἷόν
τε κατὰ τὴν πρώτην ἡμέραν διαγνωστέον οἷός τίς ἐστιν ὁ πυ-
ρετὸς, ἆρά γε χρόνιος ἢ ὀξύς, καὶ πότερον τῶν διαλειπόντων
καλουμένων ἢ τῶν συνεχῶν. εἰ δὲ μὴ οἷόν τε περὶ τὴν ἡμέραν
τὴν πρώτην, ἀλλὰ τῇ δευτέρᾳ γε πειρατέον ἐξευρεῖν τὴν ἰδέαν
τοῦ πυρετοῦ. μηδενὸς δὲ μηδ' ἐν ταύτῃ βεβαίως διαγνω-
σθέντος, ἐν γοῦν τῇ τρίτῃ πάντως φανήσεταί σοι σαφέστερόν
τι. παντελῶς γὰρ ὀλίγοι πυρετοὶ τῆς τετάρτης ἡμέρας δέον-
ται πρὸς ἀκριβῆ διάγνωσιν. ἐρῶ δέ σοι καθόσον οἷόν τε διὰ
βραχέων σημεῖα, δι' ὧν ἐπιγνώσῃ τὸ εἶδος τοῦ πυρετοῦ. μα-
κρότερον δὲ καὶ σαφέστερον ἑτέρωθι πάντα λέλεκται.

peripneumonia, pleuritis et alii id genus, de quibus poſtea
diſſeremus.

Cap. IV. Quae vero ex humoribus accenduntur et
eo ipſo nomine febres vocantur et ſunt, non autem morbo-
rum ſymptomata, ſed ipſae morbi, quarum aliae ſine ſymp-
tomatis, haeque ſane mitiſſimae ſunt, aliae vero una cum
ſymptomatis infeſtant. De prioribus quidem quae ſympto-
matis carent noſtra erit diſputatio, in quibus maxime ſi
fieri poſſit primo ſtatim die febris qualisnam ſit dignoſcenda
eſt, diuturnane an acuta, intermittens an continens. Quod
ſi die primo id aſſequi non poſſis, ſecundo ſaltem ejus ſpe-
ciem invenire tentabis. At ſi nec eo quidem die certi quic-
quam habueris, tertius certe omnino tibi manifeſtius quid-
piam adferet. Nam paucae admodum febres ad exactam ſui
dignotionem quartum diem deſiderant. Quibus vero ſignis
febris ſpecies deprehendi poſſit, quam breviſſime fieri pote-
rit tibi explicabo. Nam de his omnibus alibi fuſius atque
manifeſtius disputatum eſt.

18 ΓΑΛΗΝΟΤ ΤΩΝ ΠΡΟΣ ΓΛΑΤΚ. ΘΕΡΑΠΕΥΤ.

Ed. Chart. X. [349. 350.]　　　　　　　　　Ed. Baf. IV. (199.)

Κεφ. ε'. Τοὺς μὲν οὖν μετὰ ῥίγους εἰσβάλλοντας
οὐκ ἂν ἀπὸ τρόπου τῶν κατὰ περίοδον ἐνοχλούντων ὑπολά-
βοις εἶναι. τριταῖοι γὰρ καὶ τεταρταῖοι μετὰ ῥίγους τοὐπί-
παν παροξύνουσιν. [350] ἀλλ' οἱ μὲν τριταῖοι εὐθὺς ἐν τῇ
πρώτῃ καταβολῇ πολλάκις μετὰ σφοδροῦ τοῦ ῥίγους ὑπήρ-
ξαντο. τεταρταῖον δ' οὐκ οἴδαμεν μετὰ σφοδροῦ ῥίγους ἀρξά-
μενον, ἀλλ' ἐν τῷ χρόνῳ τὸ μέγεθος αὐτῷ προσγίνεται, σὺν
τῷ μηδ' εὐθὺς ἀπ' ἀρχῆς τὰ πολλὰ τὸν πυρετὸν τοῦτον εἰσ-
βάλλειν, ἀλλ' ἑτέρων προηγησαμένων συμπίπτειν. ὁ μὲν οὖν
τεταρταῖος τοῖς καλουμένοις πλάνησί τε καὶ πλανήταις ἐπι-
γίνεται πυρετοῖς διὰ φλέγμα. ὁ δ' ἀμφημερινὸς οὐδὲ χωρὶς
τοῦ τὸ στόμα τῆς γαστρὸς πεπονθέναι τὰ πολλὰ συνίστα-
ται· καθάπερ ὁ τεταρταῖος περὶ σπλὴνι κακοπραγοῦντι· ὁ
δὲ τριταῖος περὶ ἥπατι. τὸν μὲν δὴ μετὰ σφοδροῦ τοῦ ῥίγους
ἀρξάμενον εἰκὸς μᾶλλον τριταῖον ἢ τῶν ἄλλων τινὰ εἶναι
πυρετῶν. εἰ δὲ καὶ τἆλλα τὰ ἐφεξῆς εἰρησόμενα μαρτυροίη,
τοῦτον μὲν ἂν ἐναργῶς εὐθὺς ἐν τῇ πρώτῃ τῶν ἡμερῶν δια-
γινώσκοις εἶναι τριταῖον. εἰ δὲ μετὰ βραχέος ἄρξεται ῥίγους,

Cap. V.　Quae igitur cum rigore invadunt, non abs
re ex earum numero effe, quae circuitu quodam repetunt,
duxeris. Tertianae enim atque quartanae omnino cum ri-
gore accessionem faciunt. Sed tertianae faepe cum vehe-
menti rigore prima ftatim accessione incipiunt. Quartanam
vero nunquam cum vehementi rigore incipere vidimus, fed
temporis progreffu rigori vehementiam accedere. Adde quod
plerumque ab initio ftatim haec febris *fimul* non ingruit,
fed aliis antegreffis contingit. Quartana igitur erraticis, quas
vocant, febribus ob pituitam fuccedit. Vix autem citra oris
ventriculi iniuriam fit quotidiana, quemadmodum nec fine
lienis vitio quartana, nec tertiana absque jecoris offenfione.
Quin etiam fi cum vehementi rigore febris initium coeperit,
tertianam magis quam aliquam aliam effe jure fateberis.
Quod fi et alia quae deinceps dicentur confentiant, hanc
quidem ftatim primo die tertianam effe dignofces. Sin cum
levi rigore inceperit, tum aliae notae potius confiderandae

BIBΛION A. 19

Ed. Chart. X. [350.]   Ed. Baf. IV. (199. 200.)

τότε δεῖ καὶ μᾶλλον τοῖς ἄλλοις γνωρίσμασι τὸν νοῦν προσ-
έχειν, ὡς οὐκ ἀμφημερινοῦ καὶ τεταρταίου μόνον, ἀλλὰ καὶ
ἡμιτριταίου καὶ ἄλλου τινὸς τῶν συνεχῶν εἶναι δυναμένου.
τὰ δ᾽ ἄλλα γνωρίσματα τό τε τῆς θερμασίας ἐστὶ ποιὸν καὶ
καὶ ποσὸν καὶ ἡ τῶν ἀρτηριῶν κίνησις, αὐτό τε τοῦ
ῥίγους τὸ εἶδος αἰσθανομένου, ὥρα τε καὶ χώρα καὶ κατά-
στασις καὶ ἡ φύσις τοῦ νοσοῦντος καὶ ἡ ἡλικία καὶ τὰ προη-
γησάμενα καὶ τὰ παρακολουθοῦντα. τὴν μὲν γὰρ θερμασίαν
πολλὴν καὶ δριμεῖαν εἶναι χρή· τοὺς δὲ σφυγμοὺς μεγάλους
καὶ θερμοὺς καὶ σφοδροὺς καὶ ταχεῖς καὶ πυκνοὺς καὶ χωρὶς
πάσης ἀνωμαλίας, πλὴν τῆς πυρεκτικῆς. τὸ δὲ ῥῖγος, οἷον
νυττομένου τοῦ χρωτὸς ὡς ὑπό τινος ὀξέος μᾶλλον ἢ ψυχροῦ,
τῶν ἐν τεταρταίοις τε καὶ ἀμφημερινοῖς ψυχροῦ τοῦ ῥίγους
αἰσθανομένων. τὴν δ᾽ ὥραν (200) θερινήν, ὥσπερ οὖν καὶ
τὸ χωρίον θερμὸν καὶ τήν γε παροῦσαν κατάστασιν· ἔστω δὲ
καὶ ἡ φύσις τοῦ κάμνοντος θερμοτέρα τε καὶ χολωδεστέρα,
καὶ ἡ ἡλικία νεανίσκου· καὶ γυμνασία μᾶλλον ἢ ἀργία προη-
γείσθω, καὶ ἔγκαυσις μᾶλλον ἢ ψύξις, καὶ ἔνδεια μᾶλλον ἢ
πλησμονή. καὶ ἀγρυπνίαι δὲ καὶ λῦπαι καὶ κόποι καὶ σύντο-

funt, quum non quotidiana folum aut quartana, fed et fe-
mitertiana aut alia ex continuarum genere aliqua effe pof-
fit. Alia vero indicia ex caloris tum qualitate tum quanti-
tate arteriarumque motu et ex rigoris fenfus fpecie, anni
tempore, regione, aëris conditione, aegrotantis natura ac ae-
tate atque ex iis quae praecefferunt ac fequuntur petenda
funt. Nam calor quidem multus acrisque effe debet, pulfus
vero magni et calidi, vehementes, celeres ac frequentes, om-
nis inaequalitatis praeter quam febrilis expertes. Rigor
vero, velut quum corpus ab aliquo acuto magis quam fri-
gido pungitur; quum in quartanis et quotidianis frigidus
rigor fentiatur. Anni vero tempus aeftivum fit, quemadmo-
dum et regio calida et praefens aeris condifio, laborantis
quoque natura calidior ac biliofior fit, aetas adolefcentia,
praecefferitque exercitatio magis quam otium, aeftus quam
refrigeratio, victus parcus quam largus. Vigiliae quoque et
moerores et laffitudines pertinacesque curae ad id magnum

B 2

νοι φροντίδες εἰς τοῦτο συντελοῦσιν. εἰ δὲ καὶ πολλοῖς ἄλλοις
τῶν νοσούντων ἐν ἐκείνῳ τῷ χρόνῳ τριταίοις ἁλῶναι συμ-
βαίη καὶ τοῦτ᾽ ἂν εἴη πρὸς τοῖς εἰρημένοις μέγιστον γνώ-
ρισμα. εἰ δὲ τούτων ἁπάντων ὑπαρχόντων ἢ τῶν μεγίστων
τε καὶ ἐπικαιροτάτων δίψος τε αὐτοὺς ἔχει σφοδρὸν, ἔμετός
τε χολῆς ἢ ἱδρὼς ἐπιγένηται ἢ ἀμφότερα, νῦν μὲν ἂν καὶ
σαφῶς εἴη δῆλος. εἰ δὲ καὶ παύσαιτο μὲν πυρέττων ἐπὶ τοῖσδε
ὁ ἄνθρωπος τοῦτον δὴ τὸν φανερὸν ἅπασι καὶ ἐν κινήσει
πυρετὸν, ὑπολείποιτο δ᾽ αὐτῷ κατὰ τὴν τῶν ἀρτηριῶν κίνη-
σιν ἡ ἴδιος ἀνωμαλία τῶν πυρετῶν, βεβαίως ἂν οὕτως ἀπο-
φαίνοις τριταῖον ὑπάρχειν αὐτὸν, ὡς εἰ καὶ διὰ τρίτης ἤδη
παροξυνόμενον ἑώρας.

Κεφ. στ'. Ὁ δὲ τεταρταῖος, χρὴ γὰρ καὶ τούτου τὰ
γνωρίσματά σοι γράψαι, τὸ μὲν ἐναργέστατον ἑαυτοῦ τεκμή-
ριον ἐνδείκνυται κατὰ τὴν ἀρχὴν τῶν παροξυσμῶν, ἡνίκα
ῥιγῶσιν ἔτι οἱ νοσοῦντες. ἱκανῶς γὰρ ἀραιοὶ καὶ βραδεῖς αὐ-
τῶν οἱ σφυγμοὶ γίγνονται· κατὰ δὲ τὰς ἀκμὰς ἢ καὶ αὐξα-
νομένων ἔτι ταχεῖς μὲν ἀνάγκη καὶ πυκνοὺς εἶναι· σώζεται

habent momentum. Quod fi eo tempore multos tertianis cor-
ripi contigerit, maximum ejus febris unæ cum jam declara-
tis argumentum erit. Haec autem omnia fi adfuerint aut
eorum maxima et praecipua vehemensque fitis, vomitus
item biliofus vel fudor vel utrumque fuperveniat, jam tum
febris perfpicue apparebit. Quod fi poft haec a febre con-
quieverit aeger, hac inquam febre, quae ex fuo motu omni-
bus eft cognita, relinquatur vero propria febrium in arte-
riarum motu inaequalitas, aeque pro certo hanc effe tertia-
nam pronuntiare poffis, ac fi tertio jam die acceffionem vi-
deas rediiffe.

Cap. VI. Quartana vero, nam et hujus notas tibi
commemorare oportet, evidentiffimum quidem fui indicium
praebet initio ftatim acceffionis, quando ipfi adhuc aegroti
rigent. Pulfus enim admodum raros ac tardos obtinet, fed
neceffario dum ad vigorem pervenit vel adhuc etiam incre-

BIBΛION Λ. 21

Ed. Chart. X. [55o. 351.]   Ed. Baf. IV. (200)

δ' ὅμως καὶ τότε ἡ ἴδιος αὐτῶν βραδύτης τε καὶ ἀραιότης, εἰ τὸ
προσγεγονὸς τάχους καὶ τῆς πυκνότητος τῶν παροξυσμῶν λογί-
σαιο. καὶ γὰρ οὖν καὶ εἰ παραβάλοις τὴν ἀκμὴν τοῦ τεταρ-
ταίου πυρετοῦ, τῇ τοῦ τριταίου ἀκμῇ πολλῷ τινί σοι δόξουσι
θᾶττόν τε καὶ πυκνότερον ἐν τοῖς τριταίοις αἱ ἀρτηρίαι σφύ-
ζειν· καὶ αὐτῆς δὲ τῆς μιᾶς κινήσεως ἐν τῷ τεταρταίῳ πυ-
ρετῷ τὸ ἀνώμαλον ἐνδείκνυται τὴν ἰδέαν αὐτοῦ. τὴν γὰρ
κοινὴν ἁπάντων τῶν πυρετῶν ἐν μιᾷ προσβολῇ τῆς ἀρτηρίας
ἀνωμαλίαν ἐναργεστάτην ἐστὶν εὑρεῖν ἐν τούτῳ. [351] πολλῷ
γάρ τινι τήν τε ἀρχὴν τῆς κινήσεως καὶ τὸ τέλος ὠκύτερον
εὑρήσεις τῶν μέσων· οὐ μὴν δὲ ἐπὶ τῶν τριταίων ὧδ' ἔχει
βραχεῖα γὰρ ἐν αὐτοῖς ἡ ὑπεροχὴ τοῦ τάχους ἐστὶ καὶ μάλιστα
κατὰ τὰς ἀκμάς. ἀλλὰ καὶ τὰ τῆς θερμασίας γνωρίσματα δια-
φερόντως αὐτοῖς ἔχει. τὸ γὰρ θερμὸν καὶ τὸ διακαὲς καί τὸ
οἷον ζέον τῶν τριταίων πυρετῶν οὐκ ἂν εὕροις ἐν τεταρταίοις.
ταυτὶ μὲν οὖν τὰ μέγιστα σημεῖα, τὰ δ' ἄλλα τὰ ἔξωθεν.
οὐδὲ γὰρ χρὴ ταῦτα παραλιπεῖν, ἀλλὰ τήν τε φύσιν ἐπισκο-
πεῖσθαι τοῦ νοσοῦντος, εἰ μελαγχολικωτέρα· καὶ τὸν καιρὸν

fcit celeres ac crebros; fervatur tamen et tunc nativa eo-
rum tarditas ac raritas, fi celeritatem et frequentiam adje-
ctam acceffioni confideres. Etenim fi quartanae febris vi-
gorem cum tertianae vigore compares, multo celerius ac
frequentius in tertiana arteriae tibi micare videbuntur, at-
que unius motus in quartana inaequalitas ejus fpeciem com-
monftrat. Nam communem omnium febrium in uno appulfu
arteriae inaequalitatem evidentiffimam in hac invenire li-
cet: multo enim concitatius principium motus et finem
quam medium invenies, quod in tertianis non ita habet, in
his enim celeritatis exceffus maximeque in vigore brevis
eft. Quin etiam caliditatis notis hae febres diftinguuntur.
Tertianarum enim calorem et ardorem ac tanquam fervo-
rem in quartanis haudquaquam reperies. Haec quidem ma-
xima figna funt, reliqua vero externa, neque haec funt omit-
tenda. Quin aegrotantis natura confideranda eft, num ad
atram bilem magis declinet et an tempus anni autumnus

22 ΓΑΛΗΝΟΥ ΤΩΝ ΠΡΟΣ ΓΛΑΥΚ. ΘΕΡΑΠΕΥΤ.

Ed. Chart. X. [551.]   Ed. Baf. IV. (200.)
τοῦ ἔτους, εἰ φθινόπωρον· καὶ τὴν παροῦσαν κατάστασιν, εἰ
ἀνώμαλος. οὕτω δὲ καὶ τοῦ χωρίου τὴν φύσιν καὶ τῶν ἐπιδη-
μούντων νοσημάτων· καὶ εἰ σπλὴν μέγας εἴη καὶ ἄτακτοι
πυρετοὶ προηγήσαντο καὶ ἡ ἡλικία τῆς ἀκμῆς ἐπέκεινα καὶ εἰ
μεθ' ἱδρῶτος παύοιντο· χολῆς δὲ ξανθῆς ἔμετον ἐν τούτοις
τοῖς πυρετοῖς μὴ προσδοκᾷν, ὥσπερ οὐδ' ἐν τοῖς ἀμφημερι-
νοῖς, ἴδιον γὰρ τῶν τριταίων τοῦτο. παυσαμένων δὲ τοῦ
πυρέττειν, εἰ τὸ τοῦ πυρετοῦ σημεῖον ἔτι παραμένοι καὶ οἱ
σφυγμοὶ τῶν κατὰ φύσιν ἀραιότεροί τε καὶ βραδύτεροι γί-
γνονται, τεταρταῖος ἂν εἴη σαφῶς ὁ τοιοῦτος πυρετός.

Κεφ. ζ'. Ἀμφημερινὸν δὲ πυρετὸν τοῖςδ' ἂν μάλι-
στα γνωρίσαις· ὑγροτέραν γὰρ εἶναι χρὴ τὴν θερμασίαν αὐτοῦ
μετά τινος δριμύτητος, οὐ κατὰ τὴν πρώτην ἐπιβολὴν εὐθὺς
ὑποπιπτούσης, ἀλλ' ἐγχρονιζούσης τῆς χειρός. καπνώδη γάρ
τινα θερμασίαν ἀτμῷ πολλῷ συμμιγῆ δόξαις ἀνιέναι, κατα-
πνιγομένου μᾶλλον ἐν ὑγρότητι τοῦ πυρὸς πολλῇ ἢ αὐτοῦ
τῆς ὕλης κρατοῦντος. ἀλλὰ καὶ οἱ σφυγμοὶ τούτοις μικρότε-
ροι τῶν ἐν τεταρταίοις εἰσὶ πλέον ἢ ἐκεῖνοι τῶν ἐν τριταίοις.

fit, praefensque aëris conftitutio inaequalis. Sic vero et loci
et morborum tum ingruentium natura infpicienda et num
lien intumuerit, febresque inordinatae praecefferint et aetas
vigorem excefferit febrisque in fudores defierit; in hac enim
vomitus bilis expectandus non eft, quemadmodum neque in
quotidianis, quum id tertianarum proprium fit. Quod fi
pacata febre febris fignum adhuc permaneat et pulfus natu-
rali fit rarior ac tardior, palam eft ipfam quartanam effe.

Cap. VII. Quotidianam autem febrem his maxime
notis deprehendes. Calor neceffario humentior eft cum
quadam acrimonia, quam non protinus admota manus fed
permanens fentit. Caliditatem enim quandam fumofam cum
largo vapore commiftam exire putabis, igne in multa humi-
ditate potius fuffocato, quam ipfo materiam evincente. Sed
et harum pulfus minores funt quartanarum pulfibus, quam
quartanarum pulfus fint tertianarum. Rurfus quotidiana-

ἀραιότεροι δ᾽ αὖ πάλιν οἱ ἐν τοῖς ἀμφημερινοῖς τῶν ἐν τρι-
ταίοις τοσοῦτον, ὅσον τούτων οἱ ἐν τοῖς τεταρταίοις. βρα-
δύτητος δὲ ὡσαύτως ἐν ἀμφοῖν ἔχουσιν. ἧττον δὲ διψώδης ὁ
πυρετὸς οὗτος. λείπεται οὖν τεταρταίου τοσοῦτον, ὅσον
ἐκεῖνος τριταίου. καὶ ἡ γλῶσσα καὶ τὸ σύμπαν σῶμα ξηρό-
τατον μὲν ἐν τριταίοις, ὑγρότατον δ᾽ ἐν τούτοις ἐστὶ τοῖς
πυρετοῖς· καὶ οἱ ἔμετοι φλεγματώδεις καὶ ὅσα διὰ γαστρὸς
ἐκκρίνεται ψυχρότερα καὶ ὑγρότερα καὶ ὠμότερα καὶ ὑδατω-
δέστερα καὶ φλεγματωδέστερα. καὶ τὸ σύμπαν ἀπέπτων χυ-
μῶν ἀνάπλεων ἐν τούτοις τοῖς πυρετοῖς εὑρήσεις τὸ σῶμα. καὶ
γὰρ οὖν καὶ ἡλικίαις καὶ φύσεσι καὶ χώραις καὶ ὥραις ἔτους
καὶ κράσεσιν ὑγροτέραις συμπίπτουσι. νεανίσκον μέν γε χο-
λώδη καὶ ξηρὸν τῇ κράσει οὐκ εἶδον οὐδέπω ποτὲ ἁλόντα
τούτῳ τῷ πυρετῷ. παῖδες δὲ καὶ μάλιστα οἱ μικρότεροί καὶ
ὅσοι τῶν τελείων φλεγματικώτεροί τέ εἰσι καὶ τὴν ἕξιν τοῦ
σώματος παχεῖς καὶ ἀργὸν τὸν βίον ἔχοντες ἐν πλησμοναῖς
καὶ μέθαις καὶ λουτροῖς συνεχέσι καὶ μάλιστα τοῖς ἐπὶ τροφῇ
ἀμφημερινοῖς εὐάλωτοι· ἀτὰρ οὖν καὶ χωρία τὰ ὑγρότερα καὶ
τῶν ὡρῶν τοῦ ἔτους ὁ χειμὼν καὶ τῶν καταστάσεων αἱ ὑγρό-

cum pulſus tanto ſunt tertianarum pulſibus rariores, quanto
his quartanarum pulſus. At in utrisque eadem eſt tarditas.
Verum haec febris minorem adfert ſitim: hanc itaque quar-
tana tantum excedit, quantum quartanam tertiana. Atque
in tertianis quidem lingua totumque corpus aridiſſimum
eſt, in his vero febribus humidiſſimum, vomitionesque pi-
tuitoſae et quicquid per ventrem excernitur frigidius, humi-
dius, crudius, aquoſius et pituitoſius eſt. Et in hiſce febri-
bus univerſum corpus crudis humoribus ſcatet. Siquidem
hae aetatibus, naturis, anni temporibus et temperaturis hu-
midioribus accidunt. Nunquam enim adoleſcentem bilioſum
ac natura ſiccum hac febre correptum vidimus. Pueri vero
praeſertim natu minores, et ex grandioribus, qui pituitoſi ma-
gis ac corporis habitu craſſo ſunt, vitamque agunt otioſam
gulae indulgentes et ebrietati dediti, crebro balneis maxi-
meque a cibo utentes quotidianis facile corripiuntur, ſed et
locus humidior et tempus hibernum aërisque conſtitutio

τεραι, μάλιστα φέρουσι τὸν πυρετὸν τοῦτον· εἰ δὲ καὶ ἐπιδη-
μοίη τηνικαῦτα, καὶ τοῦτό σοι πρὸς τὴν διάγνωσιν ἐπὶ τοῖς
εἰρημένοις οὐ μικρὰ συντελέσει. οὐ μὴν οὐδὲ παύουσι τὰς πα-
ρακμὰς τούτων τῶν πυρετῶν οἱ ἱδρῶτες, ὥσπερ ἐν τριταίοις
καὶ τεταρταίοις, ὅθεν οὐδ᾽ εἰς ἀπυρεξίαν ἔρχονται σαφῆ, πλὴν
ὀλίγων δή τινων. τὰ δ᾽ οὖρα τὰ μὲν ἐπὶ προήκουσιν αὐτοῖς
γιγνόμενα τοὺς καιροὺς τῆς ὅλης νόσου διδάσκει· τὰ δ᾽ ἐν
ἀρχαῖς ἐνδείξεταί σοι καὶ αὐτὸ τὸ εἶδος τοῦ πυρετοῦ. τοῖς
μὲν γὰρ ἀμφημερινοῖς ἢ λευκὰ ἢ λεπτὰ ἢ παχέα καὶ θο-
λερὰ ἢ ἐρυθρά. τοῖς δὲ τριταίοις ἢ πυῤῥὰ ἢ ὑπόπυῤῥα. τοῖς
δὲ τεταρταίοις πολυειδῆ μὲν, ἀλλ᾽ ἄπεπτα πάντα. καὶ ταῦτα
μὲν τῶν διαλειπόντων πυρετῶν ἐστι γνωρίσματα.

Κεφ. η'. [352] Τοὺς συνεχεῖς δ᾽ ἂν γνωρίζοις μάλι-
στα μὲν ἐκ τοῦ μηδὲν αὐτοῖς παρεῖναι σημεῖον, ὧν εἴπομεν
ὑπάρχειν χρῆναι τοῖς διαλείπουσι, καὶ εἰ μὴ παύοιτο δὲ τῶν
τεττάρων καὶ εἴκοσιν ὡρῶν ἐντὸς ὁ πυρετός· εἰ δὲ καὶ ἀνώ-
μαλον ποιήσαιτο τὴν αὔξησιν, οὗτος μέν γε καὶ πρὸς τοῖς
ἄλλοις γνωρίσμασι καὶ χρόνον ὑποσημαίνει πλείονα· καὶ μὲν

humidior hanc maxime febrem invehunt, quae fi tunc
etiam in regione graffetur, praeter ante dicta maximam ad-
feret cognitionem. Verum harum febrium declinationes uti
tertianarum et quartanarum fudoribus non finiuntur, unde
neque ad manifeftam febris remiffionem paucis quibusdam
exceptis perveniunt. Urinae autem procedente febre totius
morbi tempora docent, initio vero febris fpeciem oftendunt.
In quotidianis enim aut albae vel tenues vel craffae et tur-
bulentae aut rubrae apparent. In tertianis rufae vel fubru-
fae. In quartanis vero variae, fed crudae omnes. Atque hae
quidem funt febrium intermittentium notae.

Cap. VIII. Febres autem affiduas ex eo quidem ma-
xime cognofces, quod nullum ex iis fignum habeant, quae
debere ineffe intermittentibus docuimus, et fi intra quatuor
et viginti horas non definant febres, quae fi inaequale fece-
rint incrementum, praeter alias notas majorem temporis
diuturnitatem praenunciant, atque adeo fi et, quod proprium

Ed. Chart. X. [352.]   Ed. Baf. IV. (200. 201.)

δὴ καὶ εἰ τὸ ἴδιον τῶν πυρετῶν σημεῖον ἐν τοῖς σφυγμοῖς ἐναργὲς ἔχοιεν. εἰ δὲ καὶ ἀταξία τις ἢ ἀνωμαλία προσείη αὐτοῖς ἢ ἀῤῥυθμία, καὶ τοῦτ᾿ ἂν εἴη σημεῖον τοῦ μεγέθους ἅμα καὶ ὡς οὐκ εἰσὶ τῶν διαλειπόντων. εἰ δὲ τοιοῦτοι μείναντες ἐν τῇ τρίτῃ τῶν ἡμερῶν μείζονα τὸν παροξυσμὸν ἐνδείξαιντο ἢ εἰ καὶ τὰ διαχωρήματα καὶ τὰ οὖρα παντάπασιν ἄπεπτα φαίνοιτο, τοὺς τοιούτους πυρετοὺς οὐκ ἐνδέχεται παρὰ τὴν ἑβδόμην κριθῆναι. εἰ δὲ καὶ ἡ τετάρτη τῶν ἡμερῶν ὁμοία φαίνοιτο τῇ τρίτῃ, καὶ ὁ πυρετὸς οἷον σμυχόμενος εἴη, καὶ τὸ πρόσωπον ἤ τε πᾶσα ἕξις τοῦ σώματος ἀσύμπτωτος, ὁ τοιοῦτος εἰς πλείονα χρόνον ἐκτείνεσθαι φιλεῖ. τοιαῦται μέν τινες αἱ διαφοραὶ τῶν ἄνευ συμπτωμάτων πυρετῶν.

Κεφ. θ´. Ἡ θεραπεία δὲ καθ᾿ ἕκαστον αὐτῶν ἐφεξῆς γεγράψεται· πρῶτον μὲν τῶν διαλειπόντων, δεύτερον δὲ τῶν συνεχῶν λεγομένων. ἐπὶ μὲν οὖν τοῖς διαλείπουσιν ὀξύτατός τε ἅμα καὶ ἐπιεικέστατος ὁ τριταῖός ἐστι· μακρότατος δὲ καὶ ἀκίνδυνος ὅσον ἐφ᾿ ἑαυτῷ ὁ τεταρταῖος. ὁ δ᾿ ἀμφημερινὸς μακρὸς καὶ οὐκ (201) ἀκίνδυνος, ὥστε καὶ τὴν δίαιταν εὐθὺς

efl febrium, evidens in pulfibus fignum obtineant. At fi neque ordinem neque aequalitatem neque numeros fervent, argumentum erit tum earum magnitudinis tum quod ex genere intermittentium non fiut. Quod fi tales permaneant et tertio die acceffio major alvique excrementa et urinae omnino crudae appareant, non poffunt feptimo ejusmodi febres judicari. Si vero dies quartus tertio fimilis videatur et febris velut langueat, nec facies nec univerfa corporis habitudo concidat, in longum tempus hoc febris genus protrahi folet. Atque hae quidem funt febrium differentiae, quae fine fymptomatis funt.

Cap. IX. Deinceps vero fingularum curatio tradetur ac primum quidem intermittentium, deinde continuarum, quas vocant febrium. Ex intermittentibus quidem breviffima fimul et manfuetiffima tertiana eft, longiffima vero fed tuta quantum in fe eft quartana. Quotidiana vero longa eft et periculo non vacat. Itaque victus rationem ftatim ab

ἐξ ἀρχῆς καθίστασθαι προσήκει, πρὸς τὸν ξύμπαντα χρόνον
τοῦ νοσήματος ἀποβλέποντας. τὰ μὲν γὰρ ὀξέα καὶ ταχέως
ἀκμάζοντα, κἄν εἰ πάνυ λεπτῶς θέλοι τις διαιτᾶν, οὐκ ἄν τι
μέγα βλάψει. ὅσα δὲ χρονιώτερα, ταῦτ᾽ εἰ μὴ κατ᾽ ἀρχὰς
ἁδρότερον διαιτήσειας, ἢ συναναιρήσεις τῷ νοσήματι τὸν ἄν-
θρωπον ἢ οὐκ ἐν καιρῷ τὴν δίαιταν ὑπαλλάξεις. οὐ γὰρ χρὴ
προσιούσης τῆς ἀκμῆς ἁδρότερον ἢ πρόσθεν διαιτᾶν, ἀλλὰ
τοὐναντίον τῆς ὅλης τοῦ πάθους διαίτης τὸ λεπτότατον εἰς
τὴν ἀκμὴν ἀποτίθεσθαι χρή· τοῦτο μὲν οὖν κοινὸν ἁπάντων.
πρὸς αὐτῷ δὲ δεῖ καὶ τὰ ἴδια τῶν διαλειπόντων ἐπισκοπεῖσθαι,
οἷον εὐθὺς ἐν τοῖς τριταίοις, οὐδὲν γὰρ χεῖρον ἐντεῦθεν ἄρξα-
σθαι, διοριζέσθω σοι κατ᾽ ἀρχὰς εἰ ἀκριβής ἐστι καὶ ὡς ἄν
τις εἴποι γνήσιος, ἢ οὐκ ἀκριβής, ἀλλ᾽ οἷον νόθος τις. ὁ μὲν
γὰρ ἀκριβὴς τριταῖος τὸ μακρότατον ἐν ἑπτὰ περιόδοις κρί-
νεται, πρὸς τῷ καὶ ἀκινδυνότατος εἶναι, τὸν ἕτερον δὲ τὸν
οὐκ ἀκριβῆ οἶδά ποτε φθινοπώρου μὲν ἀρξάμενον, ἦρος δὲ
παυσάμενον· εἶτα οἷα εἰκὸς ἐν τοσούτῳ χρόνῳ, τὸ μέν τι καὶ
αὐτοῦ τοῦ νοσοῦντος οὐ πάνυ τι πειθομένου τοῖς τῶν ἰατρῶν

initio inflituemus, univerfum morbi tempus confiderantes.
Nam in acutis et qui ad flatum celeriter perveniunt fi quis
tenuiter omnino cibum dare velit, haud magnopere laedet.
In longioribus vero, nifi per initia liberaliorem dederis ci-
bum, aut una cum morbo hominem necabis aut intempeflive
victus ratio mutanda erit. Neque enim accedente flatu ube-
rior victus quam prius inflituendus eft, fed contra omnium
qui per morbum exhiberi debeant tenuiffimus in id tempus
refervandus eft; hoc quidem omnium commune eft. Ad haec
vero quae intermittentibus propria fint, confiderare opor-
tet, velut flatim in tertianis, neque enim male ab his aufpi-
cabimur, diflinguendum per initia eft, num exquifita ac ut
ita dicam legitima, an minime exquifita, fed velut fpuria fit.
Tertiana enim exquifita feptem ut tardiffime circuitibus
judicatur, minimeque periculofa eft. Alteram autem non
exquifitam aliquando vidi autumno incipere et vere defi-
nere, poflea, ut par erat tanto tempore, tum quod aegrotus

προστάγμασιν, ἀλλὰ καὶ ἁμαρτάνοντός τι· τὸ δέ τι καὶ ὑπὸ
τῆς αἰτίας τοῦ χειμῶνος βλαπτομένου, σπλήν τε μέγιστος
ἐξήρθη καὶ ὑποχόνδρια διεφυσᾶτο· καί τις ἤδη καὶ ὕποιδος
ἦν ἄχροια περί τε τὸ πρόσωπον καὶ οὐχ ἥκιστα τοῖς σκέλεσιν,
ὥστε δεῖσαί τε ἡμᾶς ἀμφὶ τῷ μειρακίῳ καὶ δεηθῆναι μειζόνων
βοηθημάτων. οὕτως οὐδὲν ὅμοιον ἔχει ὁ τοιοῦτος τριταῖος
τῷ ἀκριβεῖ· διὰ τοῦτο οὖν φημι χρῆναι κατὰ τὰς ἀρχὰς
αὐτοὺς διορίζειν. εἰς ὅσον γὰρ τῇ φύσει διαφέρουσιν, εἰς
τοσοῦτον εὔλογόν ἐστι καὶ τὸν τῆς διαίτης τρόπον [353] ὑπαλ-
λάττεσθαι. ὅπως οὖν ἄριστα διορισθεῖεν, ᾽ρκεῖ μοι τὰ τῷ
μειρακίῳ συμπεσόντα γράψαι, παράδειγμά τε ἅμα τῶν οὐκ
ἀκριβῶν τριταίων καὶ ὑπομνήματά σοι γενησόμενα. ἦν μὲν
δὴ τοῦ ἔτους τὸ μεταξὺ πλειάδων τε δύσεως καὶ τῆς προγε-
γενημένης ἰσημερίας· ἤρξατο δὲ μετὰ φρίκης ὁ πυρετὸς τῷ
μειρακίῳ περὶ αὐτὴν σχεδὸν τὴν ἔω· ὥστε μήτε τῇ θερμα-
σίᾳ τριταίῳ τι δόξαι ἐοικέναι μήτε τοῖς σφυγμοῖς· ἀλλ᾽ οὐδὲ
χολῆς ἔμετος ἠκολούθησεν οὔτε ἱδρὼς ἱκανός· ἀλλὰ μόνον
ἐν τῇ δευτέρᾳ τῶν ἡμερῶν ὥρᾳ που τρίτῃ βραχεῖαι νοτίδες

imperanti medico non magnopere pareret, nonnihil etiam
delinqueret, tum vero hiemis injuria male afficeretur, ma-
xime lien intumuit et hypochondria flatu diſtenta ſunt, tu-
mor quidem decolor cum in facie tum maxime in cruribus
apparuit, adeo ut adoleſcenti timuerimus et majoribus uti
remediis neceſſum fuerit. Itaque haec febris nihil exquiſitae
tertianae ſimile habet, quare ab initio diſtingui oportere
dico. Nam quantum natura inter ſe differunt, tantum victus
rationem variari aequum eſt. Ut autem has optime diſtin-
guas, ſatis mihi ſuerit ea recenſere, quae adoleſcenti accide-
runt, quae exemplum documentaque tibi futura ſint febrium
non exquiſite tertianarum. Medium erat anni tempus inter
vergiliarum occaſum et quod hunc anteceſſerat aequino-
ctium, in quo adoleſcentem circa fere ipſam auroram febris
cum horrore corripuerat: quae neque in calore neque in
pulſibus tertianae ſimilis eſſe videbatur, imo nec vomitus
biliofus ſequutus eſt nec multus ſudor, poſtridie vero ad

Ed. Chart. X. [353.]   Ed. Baf. IV. (201.)

ἐγίγνοντο, ἐφ᾽ αἷς διεπνεῖτο μὲν ὁ πυρετὸς ἀτρέμα οὕτως,
ὥστε περὶ τὴν ἑσπέραν μόγις ἀπύρετον εἶναι δοκεῖν· ἔμενε δὲ
δηλαδὴ κατὰ τοὺς σφυγμοὺς τό τε τοῦ πυρετοῦ σημεῖον
αὐτῷ σαφὲς ἱκανῶς. ἀλλὰ τἄλλα γε πάνυ εὐφόρως εἶχε
κατὰ τὴν ἑσπέραν καὶ δι᾽ ὅλης τῆς νυκτός. αὖθις δὲ περὶ
τὴν ἕω τῆς τρίτης ἡμέρας δευτέρα καταβολὴ γίνεται, τὰ
πάντα τῇ πρώτῃ παραπλησία, πλὴν τοῦ χρόνου· τῆς γὰρ
ἐπιοίσης νυκτὸς ὀλίγον πρὸ τῆς ἡμέρας νοτίδες ἐγίγνοντο
καὶ ὁ πυρετὸς ἐπαύετο περὶ τὴν ἕω τῆς τετάρτης ἡμέρας·
καὶ τοῦ λοιποῦ δὲ παντὸς φθινοπώρου καὶ χειμῶνος, ἐν ᾧ
διενόσησε, τά τ᾽ ἄλλα πάντα καὶ ὁ χρόνος τῆς καταβολῆς
καὶ τῆς λύσεως τοῦ πυρετοῦ κατὰ ταὐτὰ διέμενον. ἦν δὲ
τὸ μειράκιον ἡλικία μὲν ἀμφὶ τὰ ὀκτωκαίδεκα ἔτη, λευκὸν
δ᾽ ἰδέσθαι καὶ πῖον, ἀργότερον τῷ βίῳ καὶ πολλάκις ἔμπρο-
σθεν ἐν μέθαις τε καὶ λουτροῖς συνεχέσι καὶ πλησμοναῖς
γεγενημένον, ὥστ᾽ οὐδὲ χρηστῶς ἔπεττε τὰ σιτία. συνεισέ-
βαλε δ᾽ αὐτῷ καὶ σκληρὸς σφυγμὸς ἐν μὲν τῇ πρώτῃ καὶ
δευτέρᾳ τῶν ἡμερῶν μετρίως, ἐν δὲ τῇ τρίτῃ καὶ τετάρτῃ

horam circiter tertiam paucus exiit mador, cum quo et fe-
bris evanuit, fed adeo fenfim, ut circa vesperam vix febris
expers aeger videretur, nimirum relicto tunc in pulfibus
evidente admodum febris figno. Verum reliqua circa ve-
fperam ac per totam noctem facile omnino aeger ferebat.
Rurfus vero circa tertii diei auroram fecunda acceffio
priori in omnibus praeter quam tempore fimilis rediit: fe-
quente enim nocte paulo ante diem exhalato vapore febris
deceffit circa quarti diei auroram, et reliquo toto autumno
ac hieme, quo tempore aegrotavit, tum reliqua omnia tum
acceffionis et folutionis febris tempus eadem permanferunt.
Adolefcens autem annos plus minus octodecim natus erat,
afpectu albus ac pinguis, vitae deditus otiofiori priusque
crebris tum crapulis tum lavationibus ufus ac fatietatibus,
proinde cibos improbe concoquebat. Acceffit vero et huic
pulfus durities mediocris quidem in primo et fecundo die,
in tertio vero et quarto et fequentibus usque ad feptimum

καὶ ταῖς ἐφεξῆς μέχρι τῆς ἑβδόμης εἰς τοσοῦτον ἧκε σκληρό-
τητος, ὡς ἄν τινα δόξαι τῷ σφυγμῷ μόνῳ πιστεύσαντα πολ-
λῶν εἶναι τὸ νόσημα μηνῶν· καὶ τοιοῦτος παρέμενεν ἄχρι τῆς
κατὰ τὸ ἔαρ ἰσημερίας, ἐν ᾗ πρῶτον ἤρξατο μαλάττεσθαι.
καὶ αὖθις ὕστερον ἡμέρᾳ τεσσαρακοστῇ τελέως ἀπαλλάττεται
τοῦ τριταίου, κατὰ βραχὺ τοῦ τε σφυγμοῦ μαλαχθέντος καὶ
τοῦ παροξυσμοῦ μικροτέρου γιγνομένου καὶ τῶν οὔρων ὑπό-
στασιν χρηστὴν ἐχόντων· καὶ γὰρ οὖν καὶ ταῦτα κἂν τῷ πρό-
σθεν χρόνῳ πάντα δεινῶς ἦν ἄπεπτα. τοιοῦτος μὲν δὴ ὁ
ἐναντιώτατος τῷ ἀκριβεῖ τριταίῳ. τοὺς δ᾽ ἄλλους τοὺς μεταξὺ
παμπόλλους ὄντας ἐκ τῶν ἄκρων ἀφωρισμένων οὐ χαλεπῶς
ἂν εὑρήσεις. ἃ γὰρ ἐν ἀρχῇ τοῦ λόγου τριταίων πυρετῶν
ἔγραψα γνωρίσματα, ταῦτα σύμπαντα εἰ παρείη, τὸν ἀκριβῆ
τριταῖον οὐκ ἐργάζεται, ᾧ πάντως καὶ ὁ τοῦ παροξυσμοῦ
χρόνος βραχὺς ὡρῶν τεττάρων ἢ πέντε ἢ ἓξ ἢ τὸ μήκιστον
ἕνδεκά που ἢ δώδεκα. καὶ μὲν δὴ καὶ τὰ οὖρα τῶν τοιούτων
ἐν τῇ τρίτῃ τῶν ἡμερῶν ἢ πάντως γε τῇ τετάρτῃ φέρει τι ση-
μεῖον πέψεως. οὕτω μὲν οὖν ἀκριβῆ τε καὶ οὐκ ἀκριβῆ γνωρί-

ad tantam pervenit duritiem, ut ſi quis ſoli pulſui credidiſſet,
multorum eſſe menſium morbum putaſſet, ac talis permanſit
usque ad vernum aequinoctium, in quo primum molleſcere
coepit. Poſtea rurſus quadrageſimo die ab hac tertiana pror-
ſus liberatus eſt, paulatim pulſu emolleſcente et acceſſione
decreſcente, urinisque probum ſedimentum habentibus, quae
prius vehementer crudae omnes erant.　　Haec quidem
certe maxime contraria eſt exquiſitae tertianae.　　Reli-
quas vero omnes intermedias quae permultae ſunt ex
definitis extremis haud difficile invenies.　　Si enim quae
initio commentationis ſcripſimus tertianarum ſigna omnia
adſuerint, exquiſitam tertianam eſſe teſtabuntur, cujus
acceſſionis tempus breviſſimum quidem omnino quatuor
aut quinque aut ſex horarum eſt, longiſſimum vero
undecim aut duodecim.　　Atque etiam harum urinae tertio
aut omnino quarto die concoctionis indicium oſtendunt.
His igitur notis abſoluta tertiana et ſpuria cognoſcuntur.

3o ΓΑΛΗΝΟΤ ΤΩΝ ΠΡΟΣ ΓΛΑΤΚ· ΘΕΡΑΠΕΤΤ.

Ed. Chart. X. [353. 354.]   Ed. Baſ. IV. (201.)

ζυις τριταῖον. ἀνάλογον δὲ καὶ τεταρταῖον καὶ ἀμφημερινόν.
ᾧ μὲν γὰρ ὑπάρχει πάνθ' ὅσα πρόσθεν ἔγραψα τεταρταίων
πυρετῶν γνωρίσματα, γνήσιός τε καὶ ἀκριβὴς τεταρταῖος. ᾧ
δὲ μὴ, νόθος τις ἐκεῖνος καὶ οὐκ ἀκριβής· καὶ ἀμφημερινῶν δὲ
ὅτῳ μὲν πάνθ' ὅσα γέγραπται πάρεστιν, ἀκριβής· ᾧ δὲ μὴ, ὁ
τοιοῦτος οὐκ ἀκριβής. οὐκ οὖν οὐδὲ χρόνιοι ὁμοίως τεταρ-
ταίῳ καὶ ἀμφημερινῷ οἱ οὐκ ἀκριβεῖς, ἀλλ' ὥσπερ τριταῖος
ὀξὺς ὁ ἀκριβής, οὕτω τεταρταῖός τε καὶ ἀμφημερινὸς χρόνιοι.
ταῦτα μὲν ἐν τοῖς κατὰ περίοδόν τινα πυρέττουσι σκοπεῖσθαι.
τῶν δ' ἄλλων πυρεττόντων οὐρά τε καὶ διαχωρήματα καὶ
τὴν ὅλην ἕξιν τοῦ σώματος ὁρᾶν· καὶ τὴν θερμασίαν καὶ τὴν
τῶν ἀρτηριῶν κίνησιν, ὅσα τ' ἄλλα πρὸς τούτοις ὁ Ἱπποκρά-
της τε [354] καὶ ἡ μακρὰ πεῖρα κελεύει σκοπεῖσθαι, χώρας καὶ
ὥρας καὶ καταστάσεις καὶ ἡλικίας καὶ κράσεις σωμάτων, ἔθη
τε καὶ τὰ προηγησάμενα τῶν αἰτίων καὶ τὰ συνεισβάλλοντα
τοῖς νοσήμασι καὶ ὅσα μεταξὺ ἐπιφαίνεται. παρῄνηται μὲν
οὖν ὡς ἄν τινι δόξῃ τὸ πᾶν; οὐ μὴν πρός γε τὴν ἀλήθειαν

Ad hunc vero modum quartana et quotidiana diſtinguun-
tur. Cui enim omnia inſunt ſigna, quae prius in febribus
quartanis ſcripſimus, germana exquiſitaque quartana eſt.
Sin minus, ſpuria minimeque exquiſita. Et ex quoti-
dianis legitima quidem eſt, cui omnia quae diximus inſunt,
quae ſi non adſint, exquiſita non eſt. Itaque febres ſpuriae
non tam longae ſunt quam quartana et quotidiana; Sed
quemadmodum vera tertiana acuta eſt, ſic quartana et quo-
tidiana diuturnae. Haec quidem in his quae circuitu repe-
tunt conſideranda ſunt. In aliis vero febribus urinas, alvi
excrementa et univerſum corporis habitum inſpicere opor-
tet, calorem quoque et arteriarum motum. Ad haec alia
quaecunque Hippocrates longaque experientia contemplanda
eſſe jubent, nempe regiones, anni tempora, aëris conſtitu-
tiones, aetates et temperaturas corporum, conſuetudines et
antecedentes cauſas, quaeque una cum morbis invadunt
quaeque medio tempore apparent. Omnia quidem ut cui-
piam videri poſſet monita ſunt, ſed revera haud ita res ha-

Ed. Chart. X. [354.]   Ed. Baſ. IV. (201.)

ὦδ' ἔχει. τὸ γάρ τοι μέγιστον μὲν ἁπάντων τούτων, ῥηθῆναι
δὲ μικρότατον, οὐδέπω γέγραπται. τί δ' ἐστὶ τοῦτο; ποσό-
της νοσήματος καὶ δυνάμεως· πρᾶγμα πρὸς μὲν τὴν δήλωσιν
ἑνὸς ὀνόματος δεόμενον· εἰς δὲ τὴν χρείαν μέγιστον. ·οὐδὲ γὰρ
οἷόν τε προγνῶναι καλῶς, ἄνευ τοῦ τὸ ποσὸν ἑκάστου τῶν
εἰρημένων ἀκριβῶς ἐκλογίζεσθαι. καὶ γὰρ εἴτ' ὀλέθριόν ἐστι
τὸ νόσημα, εἴτε μὴ, καὶ ὁπηνίκα μᾶλλον δυνατὸν ἢ τεθνήξε-
σθαι τὸν ἄνθρωπον ἢ ἀπαλλαγήσεσθαι τοῦ πάθους, εἰ μὴ
πάντων τῶν προειρημένων τὸ ποσὸν ἀκριβῶς διασκεψάμενος
ἀνάγοις εἰς δύο κεφάλαια τήν τε νόσον αὐτὴν καὶ τοῦ νοσοῦν-
τος τὴν δύναμιν, οὐκ ἂν οἷός τ' εἴης προγνῶναι καλῶς. τῆς
μὲν γὰρ δυνάμεως οὕτως ἰσχυρᾶς οὔσης ὡς περιγίγνεσθαι
τοῦ νοσήματος, ἀνάγκη σωθῆναι τὸν ἄνθρωπον. εἰ δὲ τοὔμ-
παλιν εἴη, πάντως τεθνήξεται. μὴ τοίνυν ὁποῖόν τι τὴν ἰδέαν
ἐστὶ τὸ νόσημα σκόπει μόνον, ἀλλὰ καὶ πηλίκον. οὐ μικρᾶς
δὲ τοῦτό γε δεῖται τριβῆς, τά τ' ἄλλα καὶ τῷ μήτε γραφῆναι
μήθ' ὅλως διδαχθῆναι λόγῳ δύνασθαι τὸ ποσὸν ἑκάστου.
καὶ εἴτι ἄρα τὸ ἡμέτερόν ἐστιν, οὐχ ὑπ' ἄλλου τινὸς εἰς το-

bet. Quandoquidem quod maximum horum omnium eſt,
dictu autem breviſſimum, nondum explicatum eſt. Quid
vero hoc eſt? Morbi et virium quantitas, res quidem quae
verbo uno explicari poſſit; ad uſum maxima eſt. Neque
enim bene praenoſcere poteris, niſi horum cujusque quan-
titate diligenter explorata. Non enim an morbus lethalis ſit
nec ne nec quando vel mori vel a morbo vindicari potius
homo debeat niſi omnium quae diximus quantitatem dili-
gentius contemplatus, in duo redegeris capita in morbum ip-
ſum et laborantis vires, praeſcire recte poteris. Nam ſi vi-
res adeo validae ſint, ut morbum evincant, neceſſario ſani-
tati homo reſtituetur. Sin contra omnino morietur. Non
igitur ſolum cujusnam ſit generis morbus, ſed et quantus
ipſe ſit inſpiciendum eſt. Hoc autem non parva eget peritia,
cum propter alia, tum quod nec ſcribi nec verbis explicari
ullo modo eorum cujusque quantitas poſſit. Si quid igitur
noſtrum eſt, id non tam ex alia re ulla quam ex crebra con-

σοῦτον ἀκριβείας ἥκει ἢ ἐκ τοῦ μάλιστα ἠσκῆσθαι περὶ τὸν
τῆς ποσότητος στοχασμόν· τοῦτο μὲν δὴ καὶ ἐπ᾽ αὐτῶν τῶν
ἔργων καὶ μαθεῖν καὶ διδάξαι δυνατόν. ὅσα δ᾽ ἐν τῇ ποιότητι
τὸν διορί(202)σμὸν ἔχει, ταῦτα γράψομεν ἀκριβῶς τε ἅμα καὶ
σαφῶς εἰς ὅσον ἐγχωρεῖ διὰ βραχέων.

Κεφ. ί. Τὸν μὲν οὖν ἀκριβῆ τριταῖον, ὡς ἂν ὑπὸ τῆς
ξανθῆς χολῆς κινουμένης δυναστευόμενον, ὑγραίνειν τε καὶ
ψύχειν εἰς τοσοῦτον, εἰς ὅσον ἂν οἷόν τε μάλιστα. τὰ γὰρ
ἐναντία τῶν ἐναντίων ἰάματά ἐστι, κολάζοντα μὲν τὸ ὑπερ-
βάλλον, ἀντεισάγοντα δὲ τὸ λεῖπον. ὁ δὲ τῆς ξανθῆς χολῆς
χυμὸς ἁπάντων τῶν ἐν τῷ σώματι χυμῶν θερμότατος καὶ
ξηρότατός ἐστι. προτρέπειν οὖν χρὴ τὸν μὲν εἰς τὴν γαστέρα
συῤῥέοντα, κενοῦσθαι δι᾽ ἐμέτων· τὸν δὲ κάτω ὑπιόντα ὡσαύ-
τως διὰ τῆς κάτω ἐκκρίσεως· τοῦτο μὲν δὴ καὶ αὐτόματον ἐν
τοῖς ἀκριβέσι γίνεται τριταίοις. καὶ τοῖς οὔροις δὲ καὶ τοῖς
ἱδρῶσι ποδηγεῖν· ἀγαθὴ δὲ καὶ ἡ διὰ τῶν κάτω τῆς χολῆς
κάθαρσις. ἀλλὰ τὴν μὲν γαστέρα μαλακοῖς κλύσμασι κενοῦν·
τὰ οὖρα δὲ προτρέπειν σελίνου τε καὶ ἀνήθου τοῖς πόμασιν

jiciendae quantitatis exercitatione percipitur, quod ex ope-
ribus et diſcere et docere poſſis. Quae vero qualitate diſtin-
guuntur, diligenter ſimul ac dilucide quam breviſſime fieri
poterit ſcribemus.

Cap. X. Exquiſitam autem tertianam, ut in qua
concitata bilis flava dominetur, quoad fieri maxime poteſt
humectare ac refrigerare oportet. Nam contrariorum con-
traria ſunt remedia, quae quod ſuperat coerceant, quod au-
tem deeſt ſarciant. Flavae autem bilis humor omnium qui
in corpore ſunt humorum calidiſſimus ac ſicciſſimus eſt. Ita-
que adhortandum eſt, confluentem in ventriculum vomitu,
deorſum vero ſubeuntem pari modo per inferiorem excre-
tionem vacuari, quod et ſponte exquiſitis tertianis accidit.
Per urinas quoque et ſudores iter moliri oportet, ſed com-
moda per inferna bilis purgatio. At mollibus clyſteribus
venter ſubducendus eſt, urinae vero potionibus iis in qui-
bus maduerit apium et anethum provocandae. Et ſi coctio-

Ed. Chart. X. [354. 355.]   Ed. Baſ. IV. (202.)

ἐναποβρέχοντα. καὶ ἤν σοι πέψεως σημεῖα προφαίνηται, θαῤῥῶν ἤδη καὶ τοῦ ἀψινθίου διδόναι· τοῦτο μὲν δὴ καὶ ἄλλως μέγιστον ἴαμα τοῦ στομάχου διὰ χολῆς δῆξιν καὶ μᾶλλον εἰ τῆς κόμης αὐτοῦ λαμβάνων ὅσον αὔταρκες ἐναποβρέχοις μελικράτῳ. λουτρὰ δὲ θερμὰ δι᾽ ὕδατος ποτίμου τὸ μέν τι κενοῖ τῆς χολῆς ἀπάγοντα, τὸ δέ τι καὶ τῇ ποιότητι μεγάλως ὀνίνησιν· ὑγραίνει γὰρ καὶ ψύχει κατὰ δύναμιν, ὅσα τοιαῦτα λουτρά. τὰ δὲ θαλάττια καὶ ἁλμώδη καὶ νιτρώδη καὶ θειώδη πλεῖον μὲν ἀπάγει τῆς χολῆς, πολὺ δ᾽ ἧττον ὠφελεῖ τῶν ποτίμων. ἄμεινον δ᾽ εἰπεῖν, οὐδ᾽ ὠφελεῖν αὐτὰ μειζόνως βλάπτοντα ταῖς ποιότησιν ἢ βοηθοῦντα ταῖς κενώσεσιν. ἀτὰρ οὖν καὶ οἶδά τινα κιβδήλῳ λογισμῷ τοιοῖσδε χρήσασθαι λουτροῖς ἀναπεισθέντα· εἶτα ξηρανθέντα τὴν ἕξιν τοῦ σώματος; εἰς τοσοῦτόν τε διαφθαρέντα, [355] ὥστε μαρανθεὶς ἀπέθανεν. ἐπέτεινε δὲ αὐτῷ καὶ ἡ ἄλλη πᾶσα δίαιτα πρὸς ᾿ην κένωσιν τῆς χολῆς. ἀεὶ δὲ χρὴ ποιότητας ἐναντίας τῇ κρατούσῃ παρὰ φύσιν ἀντεισάγειν· καὶ ὡς τὸ πολὺ βέλτιον τοῦτο τοῦ κενοῦν ὁπωσοῦν· ὅπερ οὔτ᾽ αὐτὸς ἐγίνωσκεν, οὔθ᾽ ἑτέρων

nis notae apparuerint, jam cum fiducia abſinthium dabis, quod alioqui ſtomacho quem erodens bilis infeſtat ſummum remedium eſt, praeſertim ſi ejus comae quantum uſus efflagitat in aqua mulſa maceraris. Sed et balnea calida ex aqua potabili proſunt, tum quod bilis aliquid educunt, tum quod ſua qualitate mirifice juvent; ea enim hujusmodi balnea humectant et facultate refrigerant. Marina vero, ſalſa, nitroſa, et ſulphuroſa plus quidem bilis exigunt, verum minus quam ex aqua dulci utilia ſunt: praeſtat vero nec ea utilia dicere, quando plus ſua qualitate laedunt quam vacuando proſunt. Equidem novi quendam, qui falſo adductus judicio hiſce balneis uſus eſt ac deinde reſiccato corporis habitu eo venit exitii, ut tabe interierit. Reliqua autem victus ratio illi bilis vacuationem adaugebat. At contraria qualitas qualitati praeter naturam excedenti perpetuo objicienda eſt, et plerumque id utilius eſt quam quovis modo vacuare; verum ipſe nec hoc noverat, neque ex aliis didicerat. In balneis

ἐμάνθανε λεγόντων. ἔν τε οὖν τοῖς λουτροῖς οὗτος ὁ σκοπὸς
γιγνέσθω, διαβρέξαι τε καὶ ὑγρᾶναι τὸ σῶμα· καὶ διὰ τοῦτο
μήτε νίτρου μήθ᾽ ἁλῶν μήτε νάπυος προσπάττειν, οἷα δὴ
τοὺς πλείστους ἐστὶν ἰδεῖν λυμαινομένους τοῖς ἀῤῥώστοις,
ἀλλ᾽ ὅτι μάλιστα θερμὸν ἔλαιον περιχέοντας ἐμβιβάζειν τε
τῷ ὕδατι καὶ διαβρέχεσθαι, καὶ εἴ γ᾽ ἐθέλοιεν νήχεσθαι ἐν αὐτῷ,
συγχωρεῖν αὐτοῖς εἰς ὅσον δύνανται. τοὺς δὲ φιλολουτροῦν-
τας, οὐδ᾽ εἰ δὶς τῆς ἡμέρας λούειν ἐθέλοις, ἁμαρτάνοις· ἀλλ᾽
ἐν καιρῷ μάλιστά σοι τοῦτο μνημονευέσθω. εἰ δὲ καὶ πέψεως
τῆς νόσου σημεῖα φαίνοιτο, κἂν εἰ πλεονάκις λούοις, οὐκ ἂν
ἁμάρτοις. οἴνου δὲ πρὶν μὲν πέττεσθαι τὸ νόσημα παντά-
πασιν εἴργειν, ἀρξαμένου δὲ πέττεσθαι, λεπτὸν καὶ ὑδαρῆ καὶ
ὀλίγον τὴν πρώτην διδόναι· πλησίον δ᾽ ἤδη τοῦ λύεσθαι γε-
νομένου πλείονα. σιτία δὲ ὅσα ὑγραίνει τε καὶ ψύχει, πάντα
χρήσιμα τριταίοις ἀκριβέσι. τὸ δὲ ποσὸν ἐν αὐτοῖς τοσοῦτον
ὅσον πλεῖστον καλῶς πέψαι δύνανται. λαχάνων μὲν ἀτράφα-
ξίς τε καὶ βλίτον καὶ λάπαθον καὶ μαλάχη καὶ θριδακίνη καὶ
κολοκύνθη. τῶν δ᾽ ἄλλων ὅ τε πτισάνης χυλὸς καὶ τὰ διὰ

igitur hic fcopus fit, ut corpus abluatur ac humefcat,
proinde neque nitrum neque fal neque finapi infpergenda
funt; id quod factitare plurimos videre licet aegrotos ene-
cantes. Ubi autem calente oleo plurimum perfuderis, in
aquam ducere ac proluere oportet, et fi in ea natare velint,
iis quantum poffunt permittendum eft. Qui vero balneis
delectantur, neque fi bis die lavare velis peccabis, fed prae-
cipue in memoria habeto, ut id opportune fiat. Nam fi co-
ctionis morbi fignis apparentibus frequentius laveris, non
erraveris. A vino vero, antequam morbus concoquatur, pror-
fus arcendi funt, ubi autem coctionis initium habuerit, pau-
cum, tenue et dilutum initio dandum eft, liberalius vero ubi
in propinquo morbi folutio eft. Cibus autem frigidus et hu-
midus omnis exquifitis tertianis confert. Tantus autem dari
debet quantus optime concoqui poffit. Ex oleribus quidem
atriplex, blitum, rumex, malva, lactuca et cucurbita. Ex aliis
autem cremor hordei et forbitio ex alica. Ex pifcibus vero

BIBΛION A.   **35**

Ed. Chart. X. [355.]   Ed. Baf. IV. (202.)

τοῦ χόνδρου ῥοφήματα, καὶ ἰχθύων οἱ πετραῖοι, καὶ τῶν
πτηνῶν τὰ μαλακόσαρκα, καὶ τῶν μὴ τοιούτων τὰ πτερά
καὶ μὲν δὴ καὶ ἀλεκτρυόνων τοὺς ὄρχεις διδόναι καὶ τῶν
συῶν τοὺς πόδας τε καὶ τοὺς ἐγκεφάλους· τῶν μικροτέ-
ρων δὲ εἰ καὶ τὰς σαρκὰς δοίης τακερὰς, οὐδὲν βλάψειας.
ἀλλὰ καὶ ᾠὰ συγχωρεῖν ῥοφεῖν καὶ μάλιστα τὰς λεκίθους·
ῥᾷον γὰρ αὗται πέπτονται τοῦ λευκοῦ. καὶ τῶν ὀπωρῶν
δέ γε συγχωρεῖν γεύεσθαι, τῶν γε μὴ παντάπασι δυσπέ-
πτων. ἀπέχειν δὲ μέλιτός τε καὶ νάπυος καὶ ταρίχου καὶ
τῶν δριμέων ἁπάντων καὶ οἴνων δὲ τῶν παλαιῶν ἱκανῶς
καὶ ὅσοι θερμοὶ φύσει. αὕτη μὲν οὖν ἡ δίαιτα τῶν πολλῶν
ἐστόχασταί σοι. ὅσοι δὲ μὴ τρυφῶσι, διαιτητέον ἐστὶ ὡς
οἶσθα κἀμὲ διαιτηθέντα ποτὲ ἐν ἀκριβεῖ τριταίῳ πυρετῷ
κατὰ τὸν Ἱπποκράτειον λόγον ἐν χυλῷ πτισάνης ἄχρι κρί-
σεως. ταῦτα μὲν ἐν τοῖς ἀκριβέσι τριταίοις.

Κεφ. ιαʹ. Ἐν δὲ τοῖς μὴ ἀκριβέσι προνοεῖσθαι
χρὴ μάλιστα καθ᾽ ὅσον οἷόν τε μήτ᾽ αὐξῆσαι τὸ νόσημα
μήτε καταβαλεῖν τοῦ νοσοῦντος τὴν δύναμιν ἐν χρόνῳ

faxatiles. Ex avibus quae molli funt carne et ex minime
talibus alae, gallorum quoque tefticuli et fuum pedes et
cerebra danda funt, parvulorumque porcellorum fi illique-
factas coctura carnes dederis, nihil offendes. Sed et ova for-
bilia permittuntur et maxime eorum lutea, ut quae quam
album facilius coquantur. Ex fructuum autem genere ii
guftari conceduntur, qui omnino eoctu difficiles non fint.
Melle vero, finapi, falfamentis et omnibus acribus abftinere
debent, et vinis admodum vetuftis naturaque calidis. Haec
quidem victus ratio efto multorum ad conjecturam tibi
tradita et expofita. Qui vero molliter non educantur, iis vi-
ctus inftituendus eft qualem me aliquando in exquifita ter-
tiana ex Hippocratis fententia dare vidifti, nempe ptifanae
cremorem usque ad febris judicium. Haec quidem in exquifi-
tis tertianis fervanda funt.

Cap. XI. Maxime vero in his quae exquifitae non
funt tertianis, quoad fieri poteft profpiciendum eft, ne mor-
bus increfcat, dejicianturque vires, ut quas longiore morbi

πλείονι ταλαιπωρεῖσθαι μέλλουσαν. ἔστι μὲν οὖν χαλεπὸν
ἀμφοῖν κρατεῖν, ὡς ἂν τῶν μὲν ἀσιτιῶν ὅσον εἰς τὴν πέψιν
τοῦ νοσήματος ὠφελουσῶν, τοσοῦτον ἢ καὶ ἐπὶ πλεῖον ἀδι-
κουσῶν τὴν δύναμιν· τῶν δὲ τροφῶν ὅσον εἰς ῥώμην συν-
τελουσῶν τῷ νοσοῦντι, τοσοῦτον ἐμποδιζουσῶν τὰς πέψεις.
ἀλλὰ κἀνταῦθά σοι γνωστέον, εἰς ὅσον μὲν ἥκει μεγέθους
ἡ νόσος, εἰς ὅσον δὲ καὶ ἡ δύναμις αὐτοῦ τοῦ νοσοῦντος· ἵνα
πρὸς τὰ μείζονος ἐπικουρίας δεόμενα ἀποβλέπων ἀσιτίαις
μὲν ἐν ἰσχυροτέρᾳ τῇ δυνάμει καὶ δυσπέπτῳ νοσήματι θαῤ-
ῥαλεώτερον χρήσῃ· τροφαῖς δὲ πλείοσιν ἐν ἀσθενεστέρᾳ μὲν
τῇ δυνάμει, νοσήματι δὲ μὴ πάνυ δυσπέπτῳ. ταῦτα μὲν δὴ
κἂν τοῖς ἄλλοις ἅπασι νοσήμασι χρὴ σκοπεῖν. [356] ἐν δὲ
τοῖς οὐκ ἀκριβέσι τριταίοις οὐδὲ λούειν εὐθὺς κατ᾽ ἀρχὰς
ἀγαθὸν, ἀλλ᾽ ἡνίκα ἂν φαίνοιτο ἤδη τὰ σημεῖα τῆς πέψεως,
οὐδὲ καθ᾽ ἡμέραν τρέφειν, ἀλλ᾽ ἀρκεῖ παρὰ μίαν. ἡσυχία δὲ
καὶ θάλψις τῶν καθ᾽ ὑποχόνδριον αὐτοῖς συμφέρει καὶ ῥοφή-
ματα τὰ εὔπεπτα καὶ κλύσματα τῆς κάτω γαστρὸς μὴ πάνυ
μαλακά. καὶ εἰ αἵματος ἀφαιρέσεως δέοιντο, μηδὲ τοῦτο

intervallo afflictum iri oporteat, utrumque enim tenere dif-
ficile eſt, quod inedia quantum ad morbi coctionem prodeſt
tantum vel plus etiam vires offendit, cibi vero quantum ad
aegrotantis vires conferunt, tantum coctionem impediunt.
Sed et hic noſcendum eſt, ad quam magnitudinem morbus
perventurus ſit et quantum laborantis vires ſint duraturae,
ut ea perſpiciendo, quae majori auxilio egent, cibi abſtinen-
tia quidem, ubi valentiores ſunt vires et morbus coctu dif-
ficilis, confidentius utaris, ubi vero imbecilliores vires et
morbus non omnino coctioni contumax eſt, largiori cibo.
Haec quidem et in omnibus aliis morbis conſideranda ſunt.
Neque vero ſtatim per initia in ſpuriis tertianis lavare ſalu-
bre eſt, ſed ubi primum coctionis ſigna apparuerint. Neque
quotidie cibum dare oportet, ſed alternis diebus abunde fue-
rit. Quies autem et praecordiorum fotus juvat et ſorbitio-
nes quae facilem admittant coctionem. Clyſteres quoque
non admodum molles alvo indantur. Quod ſi ſanguinis miſ-

παραλείπειν, ἀλλ᾽ εὐθὺς κατ᾽ ἀρχὰς διορισάμενος ἕξ ὧν οἶσθα
ἀποχεῖν αἵματος ὅσον τοῖς παροῦσι μέτριον. ἡ δ᾽ ὅλη τῆς
διαίτης κατάστασις οὐ ψύχουσα καὶ ὑγραίνουσα τὸ σύμ-
παν σῶμα ὡς ἐπὶ τῶν ἀκριβῶν ἐστι τριταίων, ἀλλά τι καὶ
τοῦ τμητικωτέρου καὶ τοῦ θερμοτέρου τρόπου προσεπιλαμ-
βανέσθω. μάλιστ᾽ οὖν ἁρμόσειεν αὐτοῖς ὁ τῆς πτισάνης
χυλὸς ἐμβαλλομένου πεπέρεως· ἢ καὶ ὑσσώπου ποτὲ καὶ
ὀριγάνου ἢ στάχυος νάρδου ἐμβαλὼν μελικράτῳ καὶ συνα-
φεψῶν διδόναι πίνειν καὶ τᾶλλα δ᾽ ὅσα οὖρα κινεῖ πλὴν
τῶν ἄκρως θερμαινόντων τε καὶ ξηραινόντων. μάλιστα δὲ
τοῦ ἀψινθίου διδόναι συνεχέστατα μετὰ τὴν ἑβδόμην ἡμέ-
ραν. καὶ μὲν δὴ καὶ ὀξύμελι πολλοὺς ὤνησε πινόμενον καὶ
τι τῶν ἐπιεικῶν ὑπηλάτων, οἷς οἶσθα καὶ ἡμᾶς χρωμένους
συνεχῶς. ὁ δὲ ἐπὶ τοῖς σιτίοις ἔμετος εἰς τοσοῦτον ἄρα
τοῖς ἐν τῷδε πυρετῷ χρονίζουσι χρήσιμος, ὥστε πολλοὺς
οἶδα τελέως ἀπαλλαγέντας εὐθέως ἐπὶ τοῖς ἐμέτοις.

Κεφ. ιβ´. Ἑξῆς δὲ περὶ τῶν τεταρταίων ἐροῦμεν,
οὓς καὶ αὐτοὺς κατ᾽ ἀρχὰς μετρίως τε καὶ πράως ἄγειν

fione opus fit, neque ea omittenda eft, fed initio ftatìm di-
ftinctis iis quas nofti rebus tantum detrahes, quantum fatis
effe in praefentia videatur. Tota vero ratio victus fit, non
quae ut in exquifita tertiana refrigeret et humectet, fed
quae vim aliquam incidendi et calefaciendi affumat. His igi-
tur maxime prodeft ptifanae fuccus cui injectum piper fit,
aut nonnunquam etiam hyffopum et origanum et mulfa cui
injecta nardi fpica eft et cocta potui datur, aliaque quae
ciendae urinae vim habent, nifi ea vehementer calefaciant
exficcentque. Frequentiffime vero abfinthii coma maxime
poft feptimum diem danda eft, mulfum acetum etiam multis
in potu profuit et aliquod ex iis quae blande purgant, qui-
bus nos faepe uti vidifti. Vomitus autem poft cibum adeo
fane utilis eft illis quibus haec febris inveteraverit, ut mul-
tos norim ftatim poft vomitiones a febre prorfus effe li-
beratos.

Cap. XII. Deinceps autem de quartanis differemus,
quas per initia moderate leniterque tractare oportet, nullum

χρὴ, μήτε φάρμακόν τι τῶν ἰσχυρῶν μηδὲν προσφέροντας
μήτε κένωσιν, εἰ μή τι ἄρα πάνυ σφόδρα φαίνοιτο πλεονάζον
αἷμα. καὶ εἰ διελόντι φλέβα τὸ ῥέον εἴη μέλαν καὶ παχὺ, μά-
λιστα δ᾽ ἐν τοῖς σπληνώδεσι τοιοῦτον εὑρίσκεται, θαῤῥεῖν τῇ
κενώσει· ξανθοῦ δὲ καὶ λεπτοῦ φανέντος, ἐπέχειν αὐτίκα.
τέμνειν δὲ φλέβα ἤτοι τὴν ἐντὸς ἢ τὴν μέσην ἀγκῶνος ἀρι-
στεροῦ, καὶ δίαιταν ἐφεξῆς ἄφυσόν τε καὶ χρηστὴν διαιτᾶσθαι,
μαλάττοντας τὴν γαστέρα, καθ᾽ ὅσον οἷόν τε διὰ τῶν (203)
συνηθῶν. εἰ δὲ μηδὲν ἀνύοι ταῦτα, κλύσμασι χρῆσθαι κατ᾽
ἀρχὰς μὲν μαλακοῖς, ὕστερον δὲ καὶ δριμυτέροις. χοιρείων δ᾽
εἴργειν αὐτοὺς κρεῶν καὶ πάντων ὅσα γλίσχρα καὶ βραδύπορα
καὶ τῶν ψυχόντων καὶ τῶν ὑγραινόντων ἐδεσμάτων ἁπάντων,
οἴνῳ δὲ χρῆσθαι λευκῷ τε καὶ λεπτῷ καὶ συμμέτρως θερμῷ.
καὶ πτηνῶν τοῖς εὐχύμοις καὶ οὐχ ἑλείοις· καὶ ἰχθύων τοῖς
εὐπέπτοις τε καὶ μαλακοσάρκοις καὶ μηδὲν γλίσχρον ἔχουσι.
καὶ ταρίχει δὲ χρῆσθαι καὶ νάπυϊ καὶ δι᾽ ἡμερῶν τινων τῆς
διὰ τριῶν πεπέρεων προσλαμβάνειν ἢ τοῦ διοσπολιτικοῦ
φαρμάκου· καὶ εἰ πεπέρεως μόνου σὺν ὕδατι καθ᾽ ἑκάστην

vehemens medicamentum aut vacuationem adhibentes, niſi
ſanguis admodum exsuperare videatur. Et ſi ſecta vena ſan-
guis niger ac craſſus, qualis maxime in lienoſis conſpicitur,
profluat, audacter mittendus eſt, ſin flavus ac tenuis, ſtatim
ſupprimendus. Secanda vero vel interna vel media ſiniſtri
cubiti vena eſt et victus deinceps qui flatus ſit expers pro-
bumque ſuccum generet adhibeatur, venterque ſi fieri poteſt
conſuetis emolliatur, quae ſi non profecerint, clyſteribus per
initia quidem mollibus, poſtea vero acrioribus ſollicitandus
eſt. A ſuilla autem carne cibisque omnibus glutinoſis et len-
tis ſeu tarde meantibus, quique refrigerant et qui exſiccant
arcendi ſunt aegroti, vino vero albo, tenui et mediocriter
calido utantur. Ex avibus autem quae boni ſucci ſint ac
non paluſtres, ex piſcibus qui facile coquantur et molli mi-
nimeque glutinoſa ſint carne dare oportet. Salſamentis vero
ac ſinapi utendum eſt et certis diebus interpoſitis medica-
mentum quod ex triplici pipere eſt ſumendum, aut dioſpo-

ἡμέραν λαμβάνοιεν, ὀρθῶς ἂν ποιοῖεν. τρίψεων δὲ καὶ περι-
πάτων καὶ λουτρῶν καὶ τῶν ἄλλων τῶν συνηθῶν μὴ παντε-
λῶς εἴργειν. εἰ δὲ καὶ παντάπασιν ἀπέχεσθαι λουτρῶν δύναιντο,
ταῖς τρίψεσιν ἀρκούμενοι μάλιστ᾽ ἂν ὀνίναιντο. καὶ εἰ βρα-
χὺς εἴη καὶ μὴ πάνυ βίαιος ὁ τεταρταῖος πυρετός, ἐν ταῖς
μέσαις τῶν ἡμερῶν οὐδὲν χεῖρον ἅπτεσθαι τῶν συνηθῶν
γυμνασίων. ταῦτα μὲν δὴ κατὰ τὰς ἀρχὰς καὶ μέχρι τῆς ἀκμῆς
πρακτέον. εἰ δ᾽ ἐν ἀκμῇ μάλιστά που δοκοίη τοῦ νοσήματος
εἶναι ὁ κάμνων, τότε χρὴ διαιτᾶν μὲν λεπτότερον ἢ πρόσθεν
τε καὶ ὄπισθεν· εὐθὺς δὲ καὶ ἡσυχάζειν εἰς μακρὸν κελεύειν·
[357] καὶ τῶν σπλάγχνων προνοεῖσθαι, καταιονῶντά τε καὶ
καταπλάττοντα τοῖς μαλάττειν τε καὶ χαλᾶν δυναμένοις. ἐφε-
ξῆς δὲ τοῖς διουρητικοῖς καλουμένοις χρῆσθαι φαρμάκοις· καὶ
εἰ τὰ τῆς πέψεως τοῦ νοσήματος σημεῖα φαίνοιτο, καθαίρειν
τηνικαῦτα τοῖς τοὺς μέλανας χυμοὺς κενοῦσι φαρμάκοις χρὴ
οὐχ ἅπαξ μόνον, ἀλλὰ καὶ πολλάκις, ἢν οὕτως δέῃ. χρῆσθαι
δὲ καὶ τοῖς ἀπὸ τῶν σιτίων ἐμέτοις τηνικαῦτα συνεχῶς, καὶ
μηδενὸς κωλύοντος ἐλλέβορον λευκὸν διδόναι τὴν πρώτην

liticon, folumque piper cum aqua recte quotidie praebebis.
A frictionibus vero, ambulationibus, balneis aliisque confue-
tis penitus arcendi non funt. Verum fi a balneis omnino
abftinere poffent, folis contenti frictionibus plurimum juva-
rentur.   Et fi brevis quartana fit minimeque violenta, non
male per acceſſionum intermiſſiones aegroti ad folitas
exercitationes fefe conferent. Haec quidem per initia usque
ad vigorem peragenda funt. Quod fi in morbi vigore confti-
tutus aeger jam effe videatur, tunc tenuiori quam ante vel
poft victus ratione uti debet, ftatimque longa quies impe-
randa eft, ac vifceribus providendum fotu ac litu, quibus
emolliendi laxandique vis infit. Deinde medicamentis quae
diuretica vocant urinas evocare oportet, et fi coctionis no-
tae apparuerint, tunc medicamentis quae atram bilem edu-
cunt non femel, fed faepe purgare, fi res ita exigere videa-
tur. A cibo vero aegrotum vomere oportet: tunc autem fi
nihil vetet, album veratrum faepe dandum eft primum ra-

ἐπιμιγνύντα ῥαφανίσιν· εἰ δὲ μηδὲν ἀνύει καὶ αὐτὸν τὸν
ἐλλέβορον. οἷς δ᾽ ἐμεῖν ἀδύνατον, τούτους σφοδρότερον καθή-
-ναντας κάτω τοῦ διὰ τῶν ἐχιδνῶν φαρμάκου πίνειν διδό-
ναι καὶ τῶν ἄλλων ὅσα πρὸς τοὺς τοιούτους ἐπαινεῖται
πυρετούς· ἐν οἷς ἐστι καὶ τὸ σύνηθες ἡμῖν ἀπάντων δοκι-
μώτατον, ὁποῦ τοῦ Κυρηναϊκοῦ λαμβάνον. ὅσοι δὲ κατ᾽
ἀρχὰς τῶν τοιούτων τι φαρμάκων ἔδοσαν ἢ ὅλως πρὸ τῆς
ἀκμῆς, ἁπλοῦν μὲν ὄντα τὸν τεταρταῖον διπλοῦν πολλάκις
ἐποίησαν, ἢ πάντως μείζονά τε καὶ χαλεπώτερον εἰργάσαντο·
διπλοῦν δὲ ὄντα τριπλοῦν ἐποίησαν, ἢ πάντως γε τοὺς δύο
χαλεπωτέρους τε καὶ μείζονας. οἶδα δέ τινα ἰατρὸν, ὅστις
ἐτόλμησεν ὑπὸ τριῶν ἐχομένῳ τεταρταίων δοῦναι τοῦ διὰ
τῶν ἐχιδνῶν φαρμάκου οὔπω τοῦ νοσήματος ἀκμάζοντος·
εἶτα οἷα εἰκὸς αὐξηθέντων ἀπάντων συνεχὴς διαδεξάμενος
πυρετὸς ἀπέκτεινε τὸν ἄνθρωπον.
    Κεφ. ιγ´. Ἀμφημερινὸν δὲ θεραπεύων ὀξυμέλιτί τε
χρῶ κατὰ τὰς πρώτας ἡμέρας καὶ τοῖς οὖρα καλῶς προτρέ-
πειν δυναμένοις καὶ τὸ σύμπαν σοι τῆς διαίτης κεφάλαιον

diculis immiſtum, quod ſi nihil profuerit, ipſum etiam vera-
trum. His vero qui vomere nequeunt, vehementius per in-
feriora purgatis medicamentum, quod ex viperis eſt tempe-
ratum, dandum eſt et alia quae adverſus has febres com-
mendantur, in quibus omnium probatiſſimum habetur, quod
ex liquore Cyrenaico conficitur, nobis uſitatum. Qui autem
per initia aliquod ex his medicamentis dederunt aut omni-
no ante morbi ſtatum ex ſimplici quartana duplicem ſaepe
aut omnino majorem ac difficiliorem, ex duplici vero tri-
plicem aut omnino duas ipſas difficiliores ac majores red-
diderunt. Novi enim medicum quendum, qui tribus quar-
tanis laboranti medicamentum ex viperis ante morbi vigo-
rem dare ſit auſus: deinde omnibus ut par erat adauctis
aſſidua febris ſucceſſit, quae hominem jugulavit.
    Cap. XIII. In curanda autem quotidiana primis die-
bus tum aceto mulſo tum his quae probe urinam cieant eſt
ntendnm, ac in ſumma victus ratio incidendi vi praedita eſſe

Ed. Chart. X. [357.]　　　　　　　Ed. Baſ. IV. (203.)

τμητικώτερον ἔστω. περὶ δὲ τὴν ἀκμὴν προνοεῖσθαι χρὴ τῆς
γαστρὸς, μάλιστα δὲ τοῦ στόματος αὐτῆς. κἄπειτ᾽ ἐμεῖν ἀπό
τε ῥαφανίδων καὶ σιτίων κελεύειν καὶ τοῖς φλέγμα κενοῦσιν
ὑπηλάτοις χρῆσθαι. τὰ δ᾽ ἄλλα τῆς διαίτης πρὸς τοὺς κοι-
νοὺς ἀποβλέπων σκοποὺς ἐξευρήσεις.

Κεφ. ιδ´. Τοὺς δὲ συνεχεῖς πυρετοὺς, οἷς μὲν ἡ ἀκμὴ]
τοῦ νοσήματος οὐ πορρωτέρω τῆς ἑβδόμης ἔσεσθαι μέλλοι καὶ
ἔστιν ἡ δύναμις ἰσχυρὰ καὶ τὰ τῆς ἡλικίας ὁμολογεῖ, τούτους
μὲν ἀκριβῶς τε πάνυ διαιτᾶν καὶ λεπτῶς. ὅσοις δ᾽ ἤτοι πορ-
ρωτέρω τῆς ἑβδόμης ἡ ἀκμὴ τοῦ ὅλου νοσήματος ἢ τὰ τῆς
δυνάμεως οὐκ εὔρωστα, κατ᾽ ἀρχὰς μὲν ἁδρότερον, ἐγγὺς δὲ
τῆς ἀκμῆς λεπτότερον, ἀκμαζόντων δ᾽ ἤδη λεπτότατον διαι-
τᾶν. εἶτ᾽ αὖθις ἁδροτέραν ἀεὶ καὶ μᾶλλον ὁμοίαν τὴν αὔξησιν
ποιούμενον τῇ πρὸ τῆς ἀκμῆς μειώσει. αἵματος δὲ ἀφαίρεσις
διά τε τὸ μέγεθος τοῦ νοσήματος καὶ οἷς πολὺ πλέον ἔρευθός
ἐστι τοῦ κατὰ φύσιν καί τις ὄγκος ἀήθης ὅλου τοῦ σώματος
μετέωροί τε καὶ τεταμέναι φλέβες, τούτων ἀφαιρεῖν, ἢν μή σε
τὰ τῆς δυνάμεως ἢ τὰ τῆς ἡλικίας ἤ τι τῶν ἄλλων ὧν κατ᾽

debet. Circa ſtatum vero de ventre maximeque ejus ore ſol-
licitum eſſe oportet: poſteaque jubere ut a raphanide et ci-
bis aſſumptis aeger vomat: hisque utatur medicamentis,
quae pituitam eliciant. Reliquam vero victus rationem ex
communibus ſcopis facile invenies.

Cap. XIV. In febribus autem continuis, quibus
morbi vigor non longius ſeptimo futurus eſt et vires validae
ſunt aetasque conſentit, exquiſitus omnino et tenuis victus
inſtituendus eſt. In quibus vero longius ſeptimo totius mor-
bi ſtatus erit aut virtus imbecilla eſt, per initia quidem li-
beralius, inſtante vero ſtatu parcius, vigente autem morbc
tenuiſſime alere oportet. Poſtea rurſus ſemper uberius eo-
dem modo cibum augendo, quo ante ſtatum minuebatur.
Sanguis vero et ob morbi magnitudinem et quibus rubor
major quam naturae conveniat ineſt et univerſum corpus
plus ſolito tumet aut venae eminentes ac diſtentae ſunt mit-
tendus eſt, niſi vires, aetas et alia quae initio commemorata

ἀρχὰς εἶπον ἀπείργει. ὑγραὶ δὲ δίαιται ὅτι τοῖς ὀξέσι πυρε-
τοῖς ἅπασι συμφέρουσιν ὀρθῶς εἴρηται πάλαι. πτισάνης τε
οὖν χυλὸν οἷς οὐκ ὀξύνεται διδόναι καὶ μελίκρατον οἷς οὐκ
ἐκχολοῦται καὶ τὰ διὰ τοῦ χόνδρου ῥοφήματα καὶ ἄρτον δι᾽
ὕδατος, ὅσα τ᾽ ἄλλα τῆς αὐτῆς ἢ παραπλησίας ἐστὶ δυνάμεως.
τοῖς δ᾽ ἰσχυρῶς θερμοῖς καὶ καυσώδεσιν, ὅταν πρῶτον ἴδῃς
τὰ τῆς πέψεως σημεῖα, θαρρῶν ὕδατος ἤδη ψυχροῦ διδόναι
πίνειν [358] τῆς δόσεως τὸ πλῆθος, μετρῶν ὥρᾳ τε καὶ χώρᾳ
καὶ ἡλικίᾳ καὶ φύσει καὶ ἔθει. τοιαύτη μέν τις ἐν τῷ καθόλου
φάναι τῶν ἄνευ συμπτωμάτων πυρετῶν ἐπιμέλεια.

Κεφ. ιϛ'. Τῶν δὲ μετὰ συμπτωμάτων πυρετῶν οὐκ
ἔθ᾽ ἁπλῶς οὕτως, ἀλλὰ μετρῆσαι χρὴ καθ᾽ ὅσον οἷόν τε πη-
λίκος μὲν ὁ πυρετός, πηλίκον δὲ τὸ σύμπτωμα τὸ τὸν κίνδυ-
νον ἐπιφέρον, καὶ πρὸς τὸ σφοδρότερον ἐν αὐτοῖς καὶ χαλεπώ-
τερον ἵστασθαι, μηδὲ θατέρου παντάπασιν ἀμελοῦντας.
φέρε γὰρ εἴ τις πυρέττοι μὴ τῆς καλουμένης πληθωρικῆς δια-
θέσεως παρούσης, ἀλλ᾽ ἐξ ἀπεψιῶν τε προσφάτων εἴη καὶ
δάκνοιτο καὶ θλίβοιτο τὸ στόμα τῆς γαστρὸς ἢ καὶ χυμόν

funt prohibeant. Quod vero humidus victus acutis omnibus
febribus conferat olim recte dictum eft. Cremor igitur pti-
fanae in quibus non acefcit exhibendus eft et mulfa quibus
in bilem non vertitur forbitionesque ex alica et panis ex
aqua aliaque quae aut eandem aut huic proximam facul-
tatem obtineant. Quod fi vehementer calidae fint deurant-
que febres, ubi primum coctionis notae apparuerint, cum
fiducia danda in potu frigida eft, cujus modum ex tempore,
regione, aetate, natura et confuetudine metimur. Haec qui-
dem in univerfum eft curandarum febrium quae acciden-
tibus carent ratio.

Cap. XV. Quae vero cum fymptomatis funt febres,
haud ita fimpliciter curantur, fed quoad fieri poteft expen-
dere oportet, quanta febris fit quantumque fymptoma, quod
periculum adferat, ac horum vehementiori moleftiorique
infiftendum, non neglecto tamen omnino altero. Age igitur
febricitet quispiam citra humorum redundantiam, fed cum
recenti cruditate os ventris mordente prementeque rejecerit

τινα μοχϑηρὸν ἐμημεκὼς εἴη καὶ τῇ τούτου διόδῳ μεγάλως
βεβλαμμένος, ὥστε καὶ δυσφορεῖν καὶ ἀλύειν· ἆρ᾽ ἐνταῦθα
πρὸς τὸν πυρετὸν ἀποβλέψαντες μόνον κενοῦν ἐπιχειρήσομεν
τὸ πλῆθος, ὅπερ ἄλλως ἂν ἀλύπως ἐπράξαμεν; ἢ πρότερον
τοῦ στόματος τῆς γαστρὸς προνοησόμεθα, κᾆπειθ᾽ οὕτως,
ἐπειδὰν ἡμῖν καλῶς ἔχῃ τοῦτο, τὴν ἐνδεχομένην τοῦ παντὸς
σώματος κένωσιν ποιησόμεθα; ἐμοὶ μὲν οὖν οὕτω δοκεῖ. πολ-
λάκις γοῦν εἶδον πολλοὺς τῶν τοιούτων, τοὺς μὲν ἀπολλυ-
μένους, τοὺς δ᾽ εἰς ἔσχατον ἀφικομένους κινδύνου, ἐπιχειρη-
σάντων αὐτοὺς κενοῦν τῶν ἰατρῶν, πρὶν ῥῶσαι τὸν στόμα-
χον. ἀλλ᾽ οὐδὲ εἰ μετὰ διαῤῥοίας ὁ πυρετὸς εἴη, χρῄζει τινὸς
ἄλλης κενώσεως, ἀλλ᾽ αὐτάρκης αὕτη, κᾂν μὴ κατὰ λόγον ᾖ
τοῦ πλήθους. ὅσοι γὰρ τῶν τοιούτων ὡς πλείονος χρῃζόν-
των ἀφαιρέσεως ἤτοι τοῦ αἵματος ἀπάγειν ἐτόλμησαν ἢ τὴν
γαστέρα κινεῖν, ἔτι μᾶλλον ὀξεῖς κινδύνους ἐπήνεγκαν. ἀλλ᾽
οὐδ᾽ εἰ σπώμενός τις ἅμα καὶ κενώσεως αἵματος εἴη χρῄζων,
οὐδὲ τούτῳ τοσοῦτον ἀφαιρεῖν προσήκει εἰσάπαξ ὅσου δεῖται
τὸ πάθος, ἀλλά τι καὶ τῷ συμπτώματι καταλειπτέον ἱδρῶτάς

vomitione humorem aliquem vitioſum, qui in tranſitu ita
vehementer aegrotum laeſerit, ut moleſte anxieque ferat.
Solamne multitudinem ad febrem tum reſpicientes vacuare
tentabimus, quod citra moleſtiam alioqui feciſſemus? An
prius ori ventris proſpiciemus ac poſtea ubi recte id habue-
rit univerſum corpus quantum res ipſa expoſcit vacuabi-
mus? Mihi ſane ita videtur. Tales igitur non paucos ſaepe
vidimus alios quidem interiiſſe, alios vero in ſummum peri-
culum fuiſſe adactos, quum eos vacuare ventris ore non-
dum confirmato medici tentaſſent. Sed nec ſi cum alvi pro-
fluvio febris fuerit alia vacuatione eſt opus. Verum ipſum
per ſe ſufficit, etiam ſi non ſit pro plenitudinis ratione. Qui-
cunque enim ab iis tanquam majori inanitione egentibus
vel ſanguinem ducere vel ventrem movere auſi ſunt, in gra-
via pericula praecipitarunt. At ſi quis convulſus ſit ſimul-
que ſanguinis miſſione egeat, ne ſic quidem ſemel et univer-
ſim tantum detrahes quantum affectus exigit, ſed et aliquid

44 ΓΑΛΗΝΟΥ ΤΩΝ ΠΡΟΣ ΓΛΑΥΚ. ΘΕΡΑΠΕΥΤ.

Ed. Chart. X. [358.]   Ed. Baf. IV. (203. 204.)

τε πολλάκις κινοῦντι καὶ ἀγρυπνίας προσφέροντι καὶ τὴν
ἰσχὺν καταβάλλοντι τοῦ νοσοῦντος. οὕτω δὲ καὶ εἰ ἀγρυπνία
σφοδρὰ καὶ εἰ ἄλγημα σύντονον ἐνοχλοίη τὸν νοσοῦντα, φυλα-
κτέον ἀθρόας τε καὶ πολλὰς κενώσεις. οἷον δέ τι σύμπτωμα
καὶ τὴν τοῦ περιέχοντος ἀέρος ὑπολογιστέον κρᾶσιν, ὅταν γε
ἀκριβῶς ᾖ θερμὴ καὶ ξηρὰ καθάπερ τῆτες ἐν τῷ μεταξὺ κυνὸς
ἀνατολῆς καὶ ἀρκτούρου. καὶ διὰ τοῦτο πάντες ἀπέθανον,
ὧν οἱ μηδ᾽ ὅλως ταῖς ὥραις προσέχοντες ἰατροὶ τὰς φλέβας
τεμεῖν ἐθάῤῥησαν. οὕτω δὲ καὶ εἰ ψυχρά τις εἴη πάνυ σφόδρα,
καὶ γὰρ οὖν καὶ τότε φυλακτέον ἀποχεῖν τι τοῦ αἵματος, εἰδό-
τας οὐ μικροὺς ἐν τοῖς τοιούτοις ἀκολουθεῖν κιν(204)δύνους.
ἀπόλλυνται δ᾽ οἱ μὲν ἐν ταῖς θερμαῖς πάνυ καταστάσεσιν οὐκ
ὀρθῶς κενωθέντες ὑπὸ τῆς καλουμένης συγκοπῆς τε καὶ δια-
φορήσεως. οἱ δ᾽ ἐν ταῖς ψυχραῖς ἐν ἀρχαῖς τῶν παροξυσμῶν
καταψυχθέντες σφοδρῶς οὐκέτ᾽ ἀναφέρουσι. ταῦτ᾽ ἄρα καὶ
τῶν χωρίων οὔτ᾽ ἐν τοῖς θερμοῖς ἄγαν οὔτ᾽ ἐν τοῖς ψυχροῖς
αἵματος ἀφαιρέσει θαῤῥοῦμεν. ἀλλ᾽ ἐὰν μὲν ὁμολογῇ τὰ τῆς
ὥρας τῷ χωρίῳ, παντάπασιν ἀπεχόμεθα· μὴ ὁμολογούν-

fymptomati eſt relinquendum, quod plerumque ſudores mo-
vet, vigilias adfert et robur dejicit aegrotantis. Ad eundem
autem modum ſi vehemens vigilia dolorque gravis aegrotum
infeſtet, ſubitas ac multas vacuationes vitare oportet. Aëris
vero ambientis temperatura, quum omnino calida et ſicca
eſt, qualis inter Canis et Arcturi exortum, ſymptomatis loco
habenda eſt. Quocirca omnes quibus medici neglecta tem
porum ratione venam ſecare auſi ſunt perierunt. Ad eun-
dem modum, ſi vehementer admodum frigida ſit, nam tum
quoque a ſanguinis miſſione eſt temperandum, quando in
talibus non parva ſequi pericula videmus. Etenim in calidis
vehementer aëris conſtitutionibus improbe vacuati ſyncope,
ut vocant, ac reſolutione intereunt. At in frigidis per acceſ-
ſionum initia vehementer refrigerati non amplius relevan-
tur. Igitur neque in calidis neque in frigidis ſvpra modum
regionibus ſanguinem mittere audemus. Quod ſi regioni
temporis conditio reſpondeat, omnino abſtinemus, at ſi non

των δὲ κενοῦμεν μὲν, ἀλλ᾽ ἔλαττον πολὺ ἢ ὡς εἰ μηδ᾽ ἕτερον ἐκώλυεν. οἷον δέ τι σύμπτωμα καὶ τὸ τοῦ νοσοῦντος εὐπαθὲς ὑφορᾶσθαι χρή. πολλοὶ γὰρ οὔτ᾽ ἐκενώθησάν ποτε οὔτε κένωσιν ἀθροωτέραν οἰδεμίαν οὔτ᾽ ἀσιτίαν μακροτέραν φέρουσιν· ἀλλ᾽ οἱ μὲν ἄῤῥωστοι τὴν ἅπασαν ἰσχὺν τοῦ σώματος [359] ἐπ᾽ αὐτοῖς γίνονται ῥᾳδίως· οἱ δ᾽ εὐθὺς τὸν στόμαχον φαύλως ἴσχουσιν, ὥστε ἀποστρέφεσθαι τὰ σιτία· καὶ εἰ βιασάμενοι λάβοιεν ἢ μὴ κατέχειν ἢ μὴ πέττειν καλῶς. ἐν τούτῳ τῷ μέρει τῆς διαγνώσεως καὶ τὴν κρᾶσιν τοῦ νοσοῦντος θεωρητέον. ὅσοι γὰρ θερμοὶ καὶ ξηροὶ φύσει τυγχάνουσιν ὄντες, οὗτοι πάντες ὑπὸ τῶν ἀθρόων κενώσεων ῥᾳδίως βλάπτονται. καὶ μὲν δὴ καὶ τὸ ἔθος οὐ μικρὰ μοῖρα πρός τε τἄλλα σύμπαντα καὶ οὐχ ἥκιστα πρὸς τὴν τῆς κενώσεως ἔνδειξιν. οἱ μὲν γὰρ οὔτ᾽ ἐκενώθησαν ἔμπροσθεν οὔτε ποτὲ κένωσιν ἀθρόαν ὑπήνεγκαν, παμπόλλοις σιτίοις ἐχρῶντο. τινὲς δ᾽ ἔμπαλιν οὔτε πολλοῖς χρῶνται σιτίοις καὶ κενώσεων ἐθάδες εἰσί. τούτους μὲν οὖν ἀδεῶς κενωτέον, ὅταν γε καὶ τἄλλα ὑπαγορεύῃ. τοὺς δ᾽ ἑτέρους τοὺς ἀήθεις οὐδ᾽ εἰ

confentit, vacuamus quidem, ſed longe minus quam ſi neutrum vetaret. Quin etiam velut ſymptoma quoddam ad ſuſcipiendam affectionem proclivitas conſideranda eſt. Multi enim nunquam evacuati fuerunt, neque ullam pleniorem vacuationem neque longiorem inediam ferunt, ut quae aliis omnes corporis vires facile dejiciant, aliis ſtatim os ventris adeo male afficiant, ut a cibis abhorreant et ſi aſſumere cogantur, aut non contineant aut improbe coquant. In hac dignotionis parte expendenda eſt aegri temperies. Natura enim calidi et ſicci omnes ab integra vacuatione prompte laeduntur. Conſuetudo quoque non parum habet momenti, cum ad alia omnia, tum maxime ad vacuationis indicationem. Alii enim nunquam ſunt vacuationem ante experti neque integram pertulerunt largoque cibo uſi ſunt. Alii contra amplo cibo nec utuntur et vacuationibus ſunt aſſueti. Hos igitur intrepide vacuare oportet, modo reliqua id faciendum dictent. Alios vero nempe inſolitos non item,

τἄλλα σύμπαντα προτρέποιτο. κατὰ ταυτὰ δὲ καὶ τὰς ἕξεις
τοῦ σώματος χρὴ σκοπεῖσθαι. τοῖς μὲν γὰρ πυκνὴν καὶ στε-
ρεὰν ἔχουσι τὴν σάρκα δυσπαθὴς ἡ ἕξις. ὥστ᾽ οὐδὲν χρὴ
δεδιέναι κενοῦν αὐτοὺς εἰσάπαξ, ἤν γε καὶ τἄλλα κελεύῃ. τοῖς
δὲ μαλακήν τε καὶ βρυώδη καὶ διαῤῥέουσαν ἑτοίμως εὐπαθής
ἐστι δεινῶς. ὥστε τῶν γε τοιούτων οὐδ᾽ εἰ πάντα τἄλλα
κελεύοι, τοῦ αἵματος ἀποχεῖν οὐδὲ τότε τολμητέον, ἀλλὰ καὶ
ταῖς ἄλλαις κενώσεσι καθ᾽ ὅσον οἷόν τε μετρίως τε καὶ εὐλα-
βῶς χρηστέον. ὁμοίως δὲ καὶ ὅσοι παχεῖς ὑπερβαλλόντως ἢ
ἰσχνοὶ, καὶ γὰρ καὶ τούτων τάς τε φλέβας τέμνειν φυλακτεον
καὶ τὰς ἄλλας κενώσεις τὰς ἀθρόας· εὐλαβητέον. εἴη δ᾽ ἂν ἐν
τούτοις καὶ ἡ ἡλικία, καθάπερ τι σύμπτωμα κωλυτικὸν ἀθρόας
κενώσεως· οὔτε γὰρ οἱ παῖδες οὔθ᾽ οἱ γέροντες ἀλύπως
αὐτὰς φέρουσι. πάντας οὖν τοὺς εἰρημένους, ὅταν αἱ δια-
θέσεις κένωσιν ὑπαγορεύωσιν, οὐχ ἅπαξ οὐδ᾽ ἀθρόως, ἀλλὰ
κατὰ βραχὺ κενωτέον, ἀσιτίαις τε συμμέτροις καὶ τρίψεσι καὶ
κλύσμασι μαλακοῖς, καταιονήσεσί τε καὶ καταπλάσμασι καὶ
βαλανείοις· ἑκάστου πάλιν τούτων τὴν ἔνδειξιν ἀπὸ τῶν

etiamſi reliqua omnia ſuadeant. Ad eundem vero modum
et corporis habitus contemplandi ſunt. Nam qui denſa ſoli-
daque ſunt carne, haud facile iis injuriis patent. Itaque ve-
rendum non eſt eos ſemel vacuare ſi et alia hortentur. Qui
vero mollem et algae modo teneram prompteque diffluen-
tem hanc habent, in gravem noxam facile ruunt. Quare ab
his etiamſi omnia alia ſuadeant, ſanguinem ducere non
audemus, verum aliis vacuationibus, quam moderatiſſime
promptiſſimeque fieri poteſt utimur. Similiter autem et his,
qui habitu ſunt immodice vel obeſo vel gracili venam ſae-
care et alio quovis modo affatim vacuare timendum eſt.
His vero aetas tanquam ſymptoma quoddam, quod affatim
vacuare prohibeat, annumerari poteſt, neque enim pueri
neque ſenes ſine moleſtia hanc vacuationem ſuſtinere poſ-
ſunt. Hos igitur commemoratos omnes efflagitante vacua-
tionem affectu non ſemel nec affatim ſed paulatim vacuare
oportet, mediocribus inediis, frictionibus, mollibus clyſteri-
bus, ſotibus, cataplaſmatis et balneis. Quorum omnium rur-

προειρημένων λαμβάνοντας. οὕτω δὲ καὶ εἰ δύο ποτὲ συμπτώ-
ματα ἐναντία παρακολουθοίη, σκέπτεσθαι χρὴ, ὁπότερον
αὐτῶν ἰσχυρότερόν ἐστιν. ὡσαύτως δὲ καὶ εἰ νοσήματα δύο
περὶ τὸν αὐτὸν ἄνθρωπον εἴη, μαχομένας τὰς ἐνδείξεις ποιού-
μενα καὶ γὰρ καὶ τότε πρὸς τὸ κατεπεῖγον ἵστασθαι χρὴ,
μηδὲ θατέρου παντάπασιν ἀμελοῦντας. τὰς δ᾽ ἀπὸ τῶν συμ-
πτωμάτων τε καὶ νοσημάτων ἐνδείξεις οὐχ ἁπλῶς, ἀλλὰ κατὰ
τὴν ἐργαζομένην ἕκαστον αἰτίαν χρὴ σκοπεῖν, οἷόν ἐστι ἡ λει-
ποθυμία καὶ ἡ ἔκλυσις. εἰώθασι γὰρ οἱ ἰατροὶ καθ᾽ ἑνὸς
πράγματος ἄμφω ταῦτα τὰ ὀνόματα φέρειν· αὐτὸ μὲν οὖν τὸ
πρᾶγμα ἕν ἐστιν, αἰτίαι δ᾽ αὐτοῦ πολλαί. λειποθυμοῦσι γὰρ
ἐπί τε χολέραις καὶ διαῤῥοίαις καὶ δυσεντερίαις καὶ λυεντερίαις
καὶ γυναικείῳ ῥῷ καὶ τραύμασιν, αἱμοῤῥόϊσί τε καὶ ἀναγω-
γαῖς αἵματος καὶ ταῖς διὰ ῥινῶν αἱμοῤῥαγίαις καὶ λοχείαις
καθάρσεσιν ἀμέτροις. ἤνεγκε δέ ποτε καὶ ἀπεψία μεγάλη λει-
ποθυμίαν καὶ μάλισθ᾽ ὅταν ἀμετρότερον ὑπαγάγῃ τὴν γα-
στέρα. καὶ ὁ βούλιμος δὲ καλούμενος οὐδὲν ἄλλο ἢ λειποθυ-
μία ἐστί. καὶ ὑστερικῆς πνίξεως ἁπάσης λειποθυμία προη-

fus indicationes ab iis quae ante memorata funt defumere
oportet. Ad eundem vero modum, fi quando duo fympto-
mata contraria fequantur, utrum eorum fit vehementius
confiderandum eft. Pari ratione fi duo morbi in eodem ho-
mine pugnantes habent indicationes, tunc enim urgenti eft
infiftendum, fed altero nequaquam neglecto. Quae autem a
fymptomatis et morbis fumuntur indicationes, non fimpli-
citer, fed pro caufa quae unumquodque attulit confideran-
dae funt, velut animi defectio ac exfolutio. Sunt enim pro
una eademque re ambo haec nomina a medicis ufitata, ipfa
quidem res una eft, fed ejus caufae multae. Anima enim
deficit ex cholera, diarrhoea, dyfenteria, lienteria, fluxu
muliebri, vulneribus, haemorrhoidibus, fanguinis tum ex ore
tum e naribus profufione, immodicisque ex partu purgatio-
nibus. Nonnunquam vero animae defectum attulit magna
cruditas, praefertim quum alvum immodice fubduxit. Et
ingens fames, quae bulimos dicitur, nihil aliud eft quam

γεῖται· καὶ ταῖς ἀναδρομαῖς τῶν ὑστέρων ἕπεται καὶ ταῖς πα-
ρεγκλίσεσι δὲ καὶ ταῖς φλεγμοναῖς αὐτῶν πολλάκις ἀκολου-
θει. προηγεῖται δ' ἀποπληξίας τε καὶ κακοήθους ἐπιληψίας
καὶ διαφορήσεων καὶ τῶν συγκοπῶν καὶ μαρασμῶν. ἀλλὰ καὶ
συνεισβάλλει ποτὲ καταβολαῖς πυρετῶν οὐκ ὀλίγαις καὶ μά-
λισθ᾽ ὅταν ἄκρως ἦ ξηρὸν καὶ αὐχμῶδες ἢ πληθωρικὸν ἀμέ-
τρως τὸ σῶμα. καὶ καυσώδει δὲ καὶ κακοήθει πυρετῷ συνεισέ-
βαλέ ποτε· καὶ τοῖς μεγάλως καταψυχθεῖσι τὰ ἄκρα τοῦ
σώματος ἐν ταῖς εἰσβολαῖς τῶν πυρετῶν· [360] καὶ ὅσοι διὰ
μέγεθος φλεγμονῆς ἢ ἥπατος ἢ κοιλίας ἢ στομάχου πυρέσ-
σουσι, καὶ οὗτοι λειποθυμοῦσι κατὰ τὰς ἀρχὰς τῶν παροξυσ-
μῶν· μάλιστα δ' οἷς πλῆθος χυμῶν ὠμῶν καὶ ἀπέπτων καί
τις ἔμφραξις ἐπικαίρου μορίου. λειποθυμοῦσι δὲ καὶ ὅσοις τὸ
στόμα τῆς γαστρὸς ἄρρωστον, ἢ ὑπὸ μοχθηρίας χυμῶν δάκνε-
ται ἢ ὑπὸ παχέων ἢ γλίσχρων ἢ ὑγρῶν ἢ ψυχρῶν βαρύ-
νεται. καὶ μὲν δὴ καὶ ψυχικῶν παθῶν ἰσχύϊ λειποθυμοῦσί
τινες· μάλιστα δὲ πρεσβῦται πάσχουσιν αὐτὸ καὶ οἱ ἄλλως
ἀσθενεῖς. καὶ γὰρ λυπηθέντες αὐτῶν πολλοὶ καὶ χαρέντες καὶ

animi deliquium. Omnem etiam uteri ftrangulatum antece-
dit lipothymia, quemadmodum ejus tum afcenfum tum de-
flexum in latus tum inflammationes faepe fequitur. Sed et
apoplexiam, comitialem morbum, fi quidem malignus eft, ie-
folutionem, fyncopen et marcorem anteit. Nonnunquam
cum febrium acccffionibus non paucis accedit: maxime fi
corpus fumme aridum fit ac fqualidum aut immodice ple-
num. Cum febre quoque ardenti ac maligna, aliquando et
quibus per febrium acceffiones extrema vehementer refri-
gerata funt, quique ob inflammationis vel jecoris vel fto-
machi magnitudinem febricitant, iis per acceffionum initia
anima deficit, praefertim ubi crudorum minimeque cocto-
rum humorum multitudo aut infignis alicujus partis ob-
ftructio infeftat. Item èt quibus os ventris aut imbecillum
eft aut a vitiofis humoribus mordetur aut craffis vel glu-
tinofis vel humidis vel frigidis ingravefcit. Quin et non-
nulli affectuum animi vehementia deficiunt, praecipue fenes
quique ex aliis imbecillitate aliqua laborant. Etenim ipfo-

Ed. Chart. X. [36ο.]　　　　　　　Ed. Baſ. IV. (204.)

Θυμωθέντες ἐλειποθύμησαν. ἀλλὰ καὶ νοτίδες ἔσϑ᾽ ὅτε μὴ
κατὰ καιρὸν τοῖς οὕτως ἔχουσιν ἐπιφαινόμεναι λειποθυμίας
ἐπιφέρουσιν, ὥσπερ καὶ τοῖς ἰσχυροτέροις ἱδρῶτες ἄμετροι.
καὶ εἰ ἀπόστημά τι ῥαγείη, βλάπτει τὴν δύναμιν ἰσχυρῶς·
καὶ μάλιστα εἰ ῥαγὲν ἀθρόως εἰς κοιλίαν ἢ εἰς στόμαχον
ἢ εἰς θώρακα συῤῥέοι. καὶ ἡμεῖς αὐτοὶ τέμνοντες ἀποστή-
ματα εἰ τὸ πῦον ἀθρόως ἐκκενώσωμεν, ἀνάγκη λειποθυμῆ-
σαι· καὶ εἰ καθαίροντες ἢ κλύζοντες ἢ ὁπωσοῦν κενοῦν-
τες, ἀθροώτερον αὐτὸ δράσωμεν· οὐδὲ γὰρ οὐδὲ τὸ ἐν τοῖς
ὑδέροις ὑγρὸν καί τοι περιττὸν ὂν καὶ παρὰ φύσιν ἀλύ-
πως ἀνέχεται τὴν ἀθρόαν κένωσιν, ἀλλὰ ἀνάγκη καὶ τότε
λειποθυμῆσαι τὸν ἄνθρωπον. ἀλλὰ καὶ διὰ μέγεθος ὀδύνης
ἐκλύσεις γίνονται δήξεών τινων ἢ στρόφων ἢ εἰλεῶν ἢ
κωλικῆς διαθέσεως ἐξαίφνης ἐμπεσούσης. ἀλλὰ καὶ νεῦρον
τρωθὲν καὶ μυὸς κεφαλὴ λειποθυμίαν ἤνεγκε καὶ τὰ ἐν
τοῖς ἄρθροις ἕλκη τὰ κακοήθη καὶ τὰ γαγγραινώδη καὶ
νομώδη σύμπαντα καί τις ἄμετρος ψύξις ἡ θερμασία καὶ

rum non paucis moeror, laetitia ac excandeſcentia hunc
animi defeclum intulerunt. Nonnunquam vero et intempe-
ſtive erumpentes vapores hoc modo aflectis animi deli-
quium induxernnt. Quemadmodum et robuſtioribus immo-
dici ſudores. Praeterea abſceſſus eruptio vires vehementer
laedit, maximeque ſi in ventrem, ſtomachum aut thoracem
affatim conſluit. Et ſi nos aliquando ſecto abſceſſu pus affa-
tim vacuemus, neceſſario deficit anima, quemadmodum ſi
uberius purgemus vel inaniamus ſeu clyſteribus ſeu alio
quovis modo idem malum adferemus, neque vero in hy-
drope humor, etſi abundet et praeter naturam ſit, ſemel to-
tus citra noxam vacuari poteſt, alioqui hominem deficere
animo neceſſe eſt. Sed et doloris vehementia vires proſter-
nit, nimirum ſi repente vel morſus incidat vel tormina vel
colicus affectus vel ileos vel aliud malum oboriatur. Porro
vulneratus nervus et muſculi caput animae deliquium in-
duxerunt, et maligna articulorum ulcera et gangraenoſa et
depaſcentia omnia ac immoderata quaedam frigiditas aut

ή του ζωτικού τόνου λύσις. αὗται μὲν αἱ τῆς λειποθυμίας
αἰτίαι. καθ᾽ ἑκάστην δὲ αὐτῶν ἡ θεραπεία ἴδιος, καὶ γρά-
ψαι νῦν ὑπὲρ πασῶν οὐκ ἐγχωρεῖ. τὰς γὰρ ἐν τοῖς πάθεσι
συνεδρευούσας οὐχ οἷόν τε χωρὶς ἐκείνων ἰάσασθαι. τοσοῦ-
τον οὖν ἐν τῷ παρόντι λόγῳ ἐροῦμεν περὶ αὐτῶν, εἰς ὅσον
ἄν τις μαθὼν ἱκανὸς εἴη τοῖς ἐξαίφνης ἐμπίπτουσιν ἐνίστα-
σθαι παροξυσμοῖς. οἷον ὅτι τοῖς μὲν χολέραις καὶ διαῤῥοίαις
καὶ ταῖς ἄλλαις ταῖς πολλαῖς καὶ ἀθρόαις κενώσεσιν ἐκλυομέ-
νοις ὕδωρ τε ψυχρὸν προσραίνειν καὶ τοὺς μυκτῆρας ἐπιλαμ-
βάνειν καὶ ἀνατρίβειν τὸ στόμα τῆς γαστρὸς καὶ κελεύειν
ἐμεῖν ἢ σπαράττειν τὸν στόμαχον ἤτοι δακτύλων ἢ πτε-
ρῶν καθέσεσιν· ἀλλὰ καὶ χεῖρας καὶ σκέλη καὶ πόδας διαδεῖν·
εἶναι δὲ χρὴ καὶ τοὺς δεσμοὺς πλείονας μὲν καὶ σφοδροτέρους
ἐν ταῖς χερ(2o5)σὶν, ὅταν διὰ τῶν κάτω μερῶν αἱ κενώσεις
γίγνωνται, καθάπερ ἐν ταῖς αἱμοῤῥοΐσι καὶ διαῤῥοίαις ὅσας
τε διὰ τῶν ὑστερῶν αἱ γυναῖκες κενοῦνται. τὸ γὰρ τὰ σκέλη
τηνικαῦτα σφοδρῶς διαδεῖν ἐπισπᾶταί τι κάτω πολλάκις.
ἔμπαλιν δ᾽ ἐν ταῖς διά τε ῥινῶν αἱμοῤῥαγίαις καὶ τοῖς ἐμέτοις
οἱ δεσμοὶ πλείονές τε καὶ σφοδρότεροι κατὰ τὰ σκέλη γιγνέ-

caliditas et vitalis roboris folutio. Hae quidem funt animae
deficientis caufae. Singulae vero earum propriam defide-
rant curationem, fed nunc de omnibus fcribendi locus non
eft. Nam quae affectibus infunt, fine his curari non poffunt‡
De his igitur in hac difputatione eatenus differam, quatenus
difcat aliquis, quomodo repente incidentibus acceffionibus oc-
currere poffit. Frigida exempli gratia iis fpargenda eft, qui
ex cholera, alvi profluvio ac aliis multis fubitisque vacua-
tionibus exfolvuntur. Nares quoque comprimendae funt et
os ventris perfricandum vomitusque imperandus aut fto-
machus infertis in os vel digitis vel plumis laceffendus, fed
brachia et crura vinoienda funt, manus quidem pluribus et
vehementibus vinculis, quum infernae partes vacuantur ut
in haemorrhoidibus, alvi fluxione et uteri vacuatione. Nam
tunc crura vehementer revincta deorfum faepe aliquid at-
trahunt. Contra vero in fanguinis e naribus eruptione et
in vomitionibus crura et pluribus. et valentioribus ligaturis

σθωσαν. καὶ μὲν δὴ καὶ ὅσοις ἐπὶ τρώμασιν αἱμοῤῥαγοῦ-
σιν, ὡσαύτως ἄνω μὲν ἐπὶ τοῖς κάτω· κάτω δ᾽ ἐπὶ τοῖς
ἄνω τὰ δεσμὰ περιβάλλειν. ἐξευρίσκειν δέ τι καὶ ἀνάῤῥο-
πον σχῆμα τῷ μέρει, μὴ μέντοι πάνυ σφόδρα· τεινόμενον
γὰρ ἐν τῷδε καὶ πονοῦν οὐδὲν ἧττον ἢ εἰ κατάῤῥοπον
ἦν παροξύνεται. τὸ δὲ σύμπαν ἢ ἐπὶ τὰ κοινὰ ἀντισπᾷν
τοῖς πεπονθόσιν ἢ ἐπὶ τὰ τῆς κενώσεως κατάρξαντα διὰ
τοῦτο τὰς μὲν ἐκ τῶν ὑστερῶν ἀθρόας κενώσεις αἱ παρὰ
τοὺς τιτθοὺς προσβαλλόμεναι σικύαι τάχιστα παύουσι·
τὰς δὲ [361] διὰ τῶν ῥινῶν ἥπατί τε καὶ σπληνὶ κατὰ
τὴν αἱμοῤῥαγοῦσαν ῥῖνα, καὶ εἰ δι᾽ ἀμφοτέρων ἀθρόον καὶ
πολὺ φέροιτο, τοῖς σπλάγχνοις ἀμφοτέροις προσβάλλειν.
ἰᾶται δὲ καὶ οἶνος ὕδατι ψυχρῷ κεκραμένος τὰς ἐπὶ ταῖς
ἀθρόαις κενώσεσιν ἐκλύσεις καὶ μάλιστα τῶν εἰς τὴν γα-
στέρα ῥεπόντων ῥευμάτων. ἐπισκοπεῖσθαι δὲ ἢν μή τι
κωλύῃ τὴν τοιαύτην δόσιν, οἷον εἰ σπλάγχνον τι φλεγμαῖ-
νον ἢ κεφαλῆς ἄλγημα σφοδρότερον ἢ παρακρουστικόν τι
πάθος ἢ πυρετὸς καυσώδης ἐν ἀπέπτῳ νοσήματι. μεγάλαι

ſtringenda ſunt. Quin etiam quibus ſanguinem vulnera pro-
fundunt, ſi quidem id in ſuperioribus partibus accidat, in-
fernae, ſin infernis, ſupernae vinculis adſtringendae ſunt
Invenienda enim vulnerato loco figura eſt quae ſurſum ver-
gat, non tamen ſupra modum, nam ſi adeo tendatur ũt do-
lorem ſentiat, non minus quam ſi deorſum vergeret ſluxiơ
irritabitur. In ſumma autem ad ea revellere oportet vel
quae communitatem cum affectis partibus habent, vel a qui-
bus humor decurrit, proinde vehementes uteri fluxiones
admotae mammis cucurbitulae celerrime compeſcunt, ſan-
guinis vero e naribus eruptionem, ‚ eaedem jecori et lieni
pro nare ſanguinem fundente aut ambobus viſceribus, ſi
cruor ex utraque nare affatim abundeque profluat, affixae
cohibent. Vinum quoque aqua gelida dilutum animi deſe-
ctiones ex immodicis vacuationibus ſanat, maxime ſi ad
ventriculum fluxio repat. Conſiderandum autem eſt, num
id adhiberi aliquid prohibeat, qualis eſt viſceris alicujus
inflammatio aut vehemens capitis dolor aut deliratio aut

γὰρ ἐν τοῖς τοιούτοις καὶ σχεδὸν ἀνίατοι ταῖς τῶν οἴνων
πόσεσιν ἕπονται βλάβαι. μηδενὸς δὲ κωλύοντος, ἐφεξῆς δεῖ
διορίζεσθαι τήν τε φύσιν τοῦ νοσοῦντος καὶ τὸ ἔθος καὶ
τὴν ἡλικίαν καὶ τὴν τοῦ περιέχοντος ἀέρος κρᾶσιν· εἰς
ταῦτα γὰρ ἀποβλέπων ἢ θερμὸν ἢ ψυχρὸν δώσεις τὸ πόμα.
τοὺς μὲν γὰρ ἀήθεις ψυχροῦ πόματος ἢ καὶ φανερῶς βλα-
πτομένους ὑπ᾽ αὐτοῦ καὶ ὅσοι φύσει ψυχρότεροι καὶ τοὺς
ἐν ἐσχάτῳ γήρᾳ ἢ καὶ χωρίῳ ψυχροτέρῳ φύσει ἢ καὶ
χειμῶνος εἴργειν τοῦ ψυχροῦ. τοῖς δ᾽ ἐναντίως ἔχουσιν
ἀδεῶς διδόναι πίνειν. ἔστω δὲ καὶ οἶνος ἐπὶ μὲν τοῖς εἰς
τὴν γαστέρα ῥεύμασι θερμός τε καὶ λεπτός, οἷος ὁ Λέσ-
βιος. ἐπὶ δὲ ταῖς αἱμορραγίαις παχύς τε καὶ μέλας καὶ
στρυφνός. ἐπὶ δὲ τοὺς τόπους αὐτοὺς ἐπιτιθέναι, γαστρὶ
μὲν καὶ μήτρᾳ καὶ στομάχῳ καὶ θώρακι τὰ τονοῦν πεφυ-
κότα. κεφαλῇ δὲ καὶ μετώπῳ καὶ ταῦτα καὶ τὰ ψύχοντα.
καὶ ἐφ᾽ ὧν ἐπιπολῆς καὶ κατὰ τοὺς μυκτῆρας φλεβῶν εἴη
τις ἐρρωγυῖα, τῶν ἐπεχόντων φαρμάκων τὸ αἷμα ἐπιτιθέ-
ναι. λουτρὰ δὲ τοῖς μὲν εἰς τὴν γαστέρα ῥεύμασιν ἐπιτη-

ardens febris cum morbo crudo. Magnae enim ac propemo-
dum incurabiles ex vini potu noxae fequuntur. Quod fi ni-
hil prohibeat, deinceps aegrotantis natura, confuetudo, ae-
tas et ambientis aëris temperies confideranda eft, quibus
perfpectis aut calidum aut frigidum potum dabis. Nam
qui frigidum bibere non confueverunt, aut eo manifefte lae-
duntur, quique natura frigidiores funt ac extreme fenes aut
in regione naturaliter frigida degunt aut hiberno tempore,
a frigido arcendi funt. Qui vero aliter habent potare intre-
pide poffunt. Quod fi ventriculus fluxione tentetur, vinum
calidum ac tenue, quale Lefbium eft, detur. Craffum vero
ac nigrum acerbumque in fanguinis eruptione. Locis au-
tem ipfis ventri quidem et utero et ftomacho et thoraci
quae robur parti inferere idonea fint admovere oportet.
Capiti vero et fronti tum haec tum quae refrigerent. Et
fi qua in fumma cute aut naribus rupta vena eft, aliquod
ex iis quae fanguinem fiftunt medicamentum imponendum
eft. Balneae autem commodiffimae funt, fi defluxionis iniu-

BIBΛION A. 53

Ed. Chart. X. [561.]   Ed. Baſ. IV. (205.)

δειότατα· τὰς δ᾽ αἱμοῤῥαγίας δεινῶς παροξύνει. καὶ ὅσοι διὰ
πλῆθος ἱδρώτων λειποθυμοῦσι, καὶ τούτοις ἐναντιώτατα, χρὴ
γὰρ αὐτῶν στύφειν τε καὶ ψύχειν, οὐ χαλᾶν τὸ δέρμα. καὶ
τὸν οἶνον ψυχρὸν μάλιστα διδόναι τούτοις καὶ μηδὲν ἅλως
προσφέρειν θερμόν. ἀλλὰ μηδὲ διαδεῖν τὰ κῶλα, μήδ᾽ ἀναγ-
κάζειν ἐμεῖν, μηδὲ κινεῖν ὅλως. καὶ πνευμάτων εἰσόδους ψυ-
χόντων ἐπιτεχνᾶσθαι καὶ τὸν ἀέρα τοῦ οἴκου τρέπειν εἰς
ψύχουσάν τε καὶ στρυφνὴν ποιότητα, μυρσίναις τε καὶ ἀμπέ-
λων ἕλιξι καὶ ῥόδοις καταστρωννύντα τοὔδαφος· τούτων
οὐδὲν χρήσιμον τοῖς εἰς τὴν γαστέρα ῥεύμασιν, αὔξεται γὰρ
εἰς ὅσον ἂν πυκνωθῇ τὸ δέρμα. τοῖς μὲν οὖν ἐπὶ ταῖς κενώ-
σεσιν ἐκλυομένοις οὕτω βοηθεῖν ἔν γε τῷ παραχρῆμα. τοῖς
δ᾽ ἐπὶ πλήθεσιν οὐκ ἔθ᾽ ὁμοίως, ἀλλὰ τρίβειν ἐπὶ πλεῖστον
ἐπ᾽ ἐκείνων τὰ κῶλα καὶ θερμαίνειν καὶ διαδεῖν. οἴνου δὲ καὶ
τροφῆς ἀπέχειν καὶ λουτρῶν, εἰ πυρέττοιεν· ἀρκεῖ δ᾽ αὐτοῖς
μελικράτου τε διδόναι πόμα ἢ θύμου ἢ ὀριγάνου ἢ γλή-
χωνος ἢ ὑσσώπου ἔχοντος ἐναφηψημένον. ἐπιτήδειον δὲ καὶ

riam venter patiatur, ſed ſanguinis eruptionem vehemen-
ter irritant. Atque iis etiam adverſiſſima ſunt, quibus ex ſu-
doris copia deficit anima, quando his cutis laxanda non
eſt, ſed adſtringenda ac refrigeranda. Vinum quoque frigi-
dum maxime eſt adhibendum, nihil vero quod calidum ſit
omnino dandum eſt. Sed nec membra ligare nec cogere
ad vomitum nec ullo modo movere oportet. Domus porro
aditus refrigeranti aurae expoſitus ſit, aerque in frigidam
denſantemque qualitatem mutetur myrti frondibus, vitium
capreolis ac roſis humi ſparſis, nihil horum fluxionibus
quae in ventrem feruntur confert, has enim tantum augent
quantum cutem denſant. His igitur qui ex vacuationibus
exſolvuntur, ſic in praeſens eſt ſuccurrendum. Qui vero hu-
morum multitudine animo deficiunt haud ita curantur, ve-
rum illorum artus plurimum fricandi ſunt, calefaciendi ao
ligandi. Caeterum a vino et cibis temperare debent, atque
etiam a balneis ſi febris adſit, contenti mulſae potu, in qua
thymum origanum, pulegium vel hyſſopum concoctum ſit.

ὀξύμελι. καὶ τὰς ἐφ᾽ ὑστέραις δὲ πεπονθυίαις ἐκλυομένας
ὡσαύτως ἰᾶσθαι, πλὴν ὀξυμέλιτος, καὶ διαδεῖν καὶ τρίβειν
σκέλη μᾶλλον ἢ χεῖρας. καὶ ὥσπερ ἐπ᾽ ἐκκρίσει πολλῇ παρὰ
τοὺς τιτθοὺς σικύας ἐπιτίθεμεν, οὕτως αἷς ἀνέσπασται καὶ
παρέσπασται, βουβῶσί τε καὶ μηροῖς προσάξομεν. καὶ ταῖς
μὲν ῥισὶν ὀσφραντὰ δυσωδέστατα, ταῖς δὲ μήτραις εὐώδη.
καὶ τὰ χαλᾶν καὶ θερμαίνειν δυνάμενα φάρμακα προσοίσομεν.
εἰ δ᾽ ἄῤῥωστος ὁ στόμαχος εἴη καὶ ταύτῃ λειποθυμοῖεν,
ἐπιπλάττειν μὲν τοῖς τονοῦν δυναμένοις, οἷα τά τε διὰ τῶν
φοινίκων ἐστὶ [362] καὶ οἴνου καὶ ἀλφίτων καὶ κρόκου καὶ
ἀλόης καὶ μαστίχης· ἐπιβρέχειν δὲ τοῖς δι᾽ ἀψινθίου καὶ μηλί-
νου καὶ μαστιχίνου καὶ νάρδου καὶ οἰνάνθης καὶ οἴνου. καὶ
εἰ ἐκκαίοιντο, μιγνύναι τι καὶ τῶν ψυχόντων, οἷον τῆς τε κο-
λοκύνθης τὸν χυλὸν καὶ τῆς θριδακίνης καὶ τῆς ἀνδράχνης καὶ
τοῦ στρύχνου καὶ τῆς σέριος καὶ τοῦ ὄμφακος. οὗτος μέν γε
οὐ ψύχει μόνον, ἀλλὰ καὶ στύφει. καὶ ψυχρὸν ὕδωρ τοῖς
διακαιομένοις τὸν στόμαχον ὤνησε πολλάκις ἐν καιρῷ δοθὲν,
ἄλλως δὲ μεγάλως βλάπτει. καὶ χρὴ μᾶλλον οἴνου θερμοῦ

Confert autem et acetum mulfum. Quae porro ex uteri af-
fectibus mulieres animo deftituuntur, eodem modo curantur,
excepto aceto mulfo. His etiam crura potius, quam brachia
deliganda funt atque perfricanda, et quemadmodum in larga
fluxione mammis cucurbitulas admovemus, fic quibus fur-
fum revulfus retractusque in latus elt uterus inguinibus et
femoribus. Naribus quoque objiclendi funt gravillimi odo-
res, utero vero fuaves. Adhibenda item funt laxantia ac
calefacientia medicamenta. Si vero ex ftomachi imbecillitate
animi deliquium fequatur, imponere quae roborandi vim
obtineant emplaftra, qualia funt quae ex palmulis confi-
ciuntur, vino, polentis, croco, aloë et·maftiche, perfundere
vero oleo ablinthino· melino, maftichino, nardino, oenanthino
et vino oportet. Aeftuante autem ftomacho, aliquid quod
refrigeret mifcendum eft, qualis eft cucurbitae, lactucae, por-
tulacae, folani, feris et uvae acerbae fuccus. Haec enim non
folum refrigerat, fed et adftringit et aqua frigida ardenti fto-
macho plerumque confert opportune data, alioqui maguo-

ΒΙΒΛΙΟΝ Α. 55

Ed. Chart. X. [562.]   Ed. Baf. IV. (205.)

διδόναι τοῖς ἀῤῥώστοις τὸν στόμαχον, εἰ μηδὲν ἄλλο κωλύει·
ὤνησε δὲ μεγάλως τοὺς τοιούτους στομάχους καὶ ἡ τῶν ἀκρω-
τηρίων τρίψις. εἰ δ᾽ ἐπὶ τούτοις βελτίους μὴ γένοιντο, τοὺς
μὲν ἐκκαιομένους ἐπὶ λουτρὸν ἄγειν τὴν ταχίστην. ὅσοι δὲ
ψύξεώς τινος αἴσθησιν ἔχουσι, τοῦ τε διὰ τριῶν πεπέρεων
φαρμάκου καὶ αὐτοῦ τοῦ πεπέρεως μόνου καὶ ἀψινθίου πινόν-
των. ὅσοι δὲ μοχθηρῶν χυμῶν δακνόντων τὸ στόμα τῆς γα-
στρὸς ἐκλύονται, διδοὺς ὕδωρ θερμὸν ἢ ὑδρέλαιον ἐμεῖν
κελεύειν. εἰ δὲ δυσεμεῖς εἶεν, θάλπειν χρὴ πρότερον αὐτά τε
τὰ περὶ τὸν στόμαχον χωρία καὶ πόδας καὶ χεῖρας. εἰ δὲ μηδ᾽
οὕτως δύναιντο, πτερὰ ἢ δακτύλους καθιέντας ἐρεθίζειν. εἰ
δὲ μηδ᾽ οὕτως, αὖθις αὐτοῖς ἔλαιον θερμὸν ὅτι κάλλιστον
δοτέον. εἴωθε δὲ πολλάκις τοὔλαιον οὐκ εἰς ἔμετον μόνον
ὁρμᾶν, ἀλλὰ καὶ τὴν γαστέρα λαπάττειν· ἔστι δὲ καὶ τοῦτο
οὐ μικρὸν ἀγαθὸν τοῖς παροῦσιν. ὥστ᾽ εἰ μὴ γένοιτο αὐτό-
ματον, ἐπιτεχνᾶσθαι χρή· μάλιστα δὲ τοῖς προσθέτοις αὐτὸ
πειρᾶσθαι δρᾷν· εἰ δὲ ῥᾷον ἐπὶ τοῖσδε γένοιτο, καὶ ἀψινθίου

pere laedit. Imbecillo autem ftomacho vinum calidum potius
dandum eft, modo nihil aliud prohibeat, ejusmodi autem
ftomachi frictionibus extremarum partium mirifice juvantur.
Quod fi ex his nihilo melius habeant, exaeftuantes quidem
celerrime ad balneum ducendi funt. His vero qui alicujus
frigoris fenfu afficiuntur, medicamentum quod triplici pipere
conftat folumque piper et abfinthium in potu dandum eft.
Qui vero ex vitiofis humoribus os ventris mordentibus
exanimantur, epota vel aqua calida vel hydrelaeo vomere
jubeantur. At fi non facile vomant, prius partes ftomacho
adjacentes et manus et pedes calefaciendi funt. Quod fi ne
fic quidem vomere poffint, immiffis in os vel pennis vel di-
gitis ftomachus irritandus eft. Sin neque fic vomant, rurfus
oleum calidum quam optimum adhibendum eft. Id autem
oleum faepe non folum vomitum provocare, fed et ventrem
mollire folet, id quod non parum ad rem de qua agitur fa-
cit. Quocirca nifi fponte accidat, arte procurare oportet,
maxime vero appofitis remediis, ex quibus fi facilius vomat,

κόμην ἐναφέψων μελικράτῳ διδόναι πίνειν καὶ οἶνον ἐφεξῆς· καὶ παντοίως ῥωννύναι τὰ μόρια διά τε τῶν ἔξωθεν ἐπιτιθεμένων φαρμάκων καὶ τοῦ ἀψινθίου ταῖς πόσεσιν. οὐ μὴν κατ᾽ ἀρχὰς κελεύω σε τοῦτο ποιεῖν οὕτως, ἀλλ᾽ ὕστερον, ἡνίκα μὲν ἤδη καθαρὰ τὰ περὶ τὴν κοιλίαν ᾖ· περιεχομένων ῥ᾽ ἔτι τῶν χυμῶν ἐν αὐτῇ μηδέπω στύφειν, ἀλλ᾽ ἀρκεῖ θάλπειν μόνον, ὡς ἔμπροσθεν εἴρηται. φλέγματος δὲ πολλοῦ καὶ ψυχροῦ κατὰ τὸ στόμα τῆς γαστρὸς ἠθροισμένου, καταντλεῖν μὲν ἐπὶ πλεῖστον, ἐλαίῳ συνέψων ἀψίνθιον· ἐφεξῆς δὲ τοῦ μελικράτου διδόναι ἢ ὑσσώπου ἤ τι τῶν ὁμοίων ἀποβρέχων ῥευμέλιτός τε καὶ πεπέρεως καὶ τοῦ διὰ τριῶν πεπέρεων καὶ τοῦ διοσπολιτικοῦ φαρμάκου. καὶ τὸ σύμπαν σοι τῆς διαίτης κεφάλαιον τμητικὸν ἔστω. τὰς δ᾽ ἐπὶ ταῖς ἰσχυραῖς ψύξεσιν ἐκλύσεις ὁμοίως τοῖς βουλίμοις ἰᾶσθαι, παντὶ τρόπῳ θερμαίνοντα. τόν τε οὖν οἶνον αὐτοῖς διδόναι θερμῷ κεκραμένον καὶ τροφὰς τὰς θερμαίνειν πεφυκυίας, ἀνατρίβειν τε καὶ θάλπειν παρὰ πυρί. τὰς δ᾽ ἐπὶ θερμασίᾳ πλείονι γινομένας λειποθυμίας τοῖς ἐμψύχειν τε καὶ τονοῦν δυναμένοις. ἐμπίπτου-

abfinthii coma aqua mulfa incocta in potu danda eft, deinde vinum, modisque omnibus roborandae partes funt tum medicamentis forinfecus impofitis tum abfinthii potu. At non per initia quidem, fed poft repurgato jam ventre id faciendum effe fuadeo, quando fi fuccos contineat, adftringendus non eft, fed calefaciendus, ut prius dictum eft. Si vero multa frigida pituita in ore ventriculi collecta fit, plurimum fovere oportet oleo, in quo abfinthium decoctum fit, deinde mulfam dare, in qua vel hyffopum vel id genus aliud maduerit et acetum mulfum et piper, quodque ex triplici pipere conflat medicamentum et diofpoliticum. Victus autem ratio omnino incidendi facultate fit praedita. Ex vehementi autem refrigeratione defectiones non aliter atque bulimum curamus, nimirum calefacientes modis omnibus. Itaque vinum in potu dandum eft calida temperatum cibique calefacere idonei. Fricare quoque ejusmodi aegrotos oportet, ad ignemque calefacere. Quae vero ex fupervacuo calore ortum habent lipothymiae, refrigerantia ac roborantia defi-

Ed. Chart. X. [362. 363.]   Ed. Baf. IV. (206.)

(206)σι γὰρ αὗται μάλιστα τοῖς ἐν ἀέρι πνιγώδει καὶ βαλα-
νείῳ χρονίσασι. ῥώσεις οὖν αὐτοὺς ἐν μὲν τῷ παραχρῆμα
τότε ψυχρὸν ὕδωρ προσραίνων καὶ ῥιπίζων καὶ πρὸς ἄνεμον
τρέπων καὶ τρίβων τὸ στόμα τῆς κοιλίας καὶ σπαράττων·
ἐφεξῆς δ᾽ ἤδη καὶ οἶνον διδοὺς καὶ τροφάς. τοὺς δὲ διὰ μέγε-
θος φλεγμονῆς ἢ καὶ κακοήθειαν σφοδροῦ πυρετοῦ λειποθυ-
μοῦντας ἐν ταῖς εἰσβολαῖς καὶ καταψυχομένους τὰ κῶλα
τρίβων ἰσχυρῶς καὶ θάλπων καὶ διαδῶν σκέλη τε καὶ χεῖρας,
ἐγρηγορέναι τε κελεύων καὶ σιτίου παντὸς ἀπέχεσθαι καὶ πό-
ματος. ἄριστον δ᾽ ἐπὶ τούτων προγνῶναι τὸ μέλλον ἔσε-
σθαι καὶ φθάνειν αὐτὰ πράξαντα πρὸ τοῦ παροξυσμοῦ. καὶ
τοὺς διὰ ξηρότητα δὲ συγκοπτομένους ἐν ταῖς τῶν παροξυσ-
μῶν ἀρχαῖς ἄριστον προγινώσκειν. [363] εἰ γὰρ ὥραις που
δύο ἢ τρισὶν ἔμπροσθεν πρὸ τοῦ παροξυσμοῦ θρέψαις, δια-
κρατεῖσθαί τε πόδας καὶ χεῖρας κελεύσειας, οὐκ ἂν ἀπόλοιντο.
εἶναι δὲ χρὴ τὰς τροφὰς εὐπέπτους τε καὶ εὐστομάχους. εἰ δὲ
καὶ σφοδρὸν τὸν κίνδυνον ὑπονοήσῃς ἔσεσθαι, φθάνειν οἴνου
διδόναι καὶ μάλιστ᾽ εἰς χόνδρον ἐφθὸν τὸν οἶνον ἐπιχέας προσ-
φέρειν. εἰ δὲ καὶ ἄρτον ἀντὶ χόνδρου δοίης, ἴσον δύναται.

derant. His enim maxime accidunt, qui diutius in aëre ae-
ſtuoſo et balneis verſati ſunt. In praeſens igitur robur his
reſtitues, ſi frigidam inſpergas ac ventiles et aurae expo-
nas, osque ventris frices ac irrites, poſtea vino et cibo refi-
cias. At quibus ob inflammationis magnitudinem aut vehe-
mentis febris malignitatem in acceſſionibus animus deficit,
quique refrigerantur, eorum artus fricare ac calefacere cru-
raque ac manus ligare, vigilias imperare, cibum potumque
in totum circumcidere oportet. Optimum porro in his quid
futurum ſit praenoſſe et ea ante febris acceſſionem efficere.
Quique ex ſiccitate per acceſſionum initia in ſyncopen la-
buntur praenoſſe optimum. Nam ſi duabus tribusve horis
ante acceſſionem cibum dederis et pedes et manus contineri
juſſeris, ſervari poterit. Cibus autem coctu facilis ſit et ſto-
macho accommodatus. Quod ſi vehemens fore periculum ſu-
ſpiceris, vinum maxime alicae elixae ſuperfuſum dare anti-
cipabis. Loco autem alicae panis eadem utilitate adhiberi

58 ΓΑΛΗΝΟΤ ΤΩΝ ΠΡΟΣ ΓΛΑΤΚ. ΘΕΡΑΠΕΤΤ.

Ed. Chart. X. [363.]   Ed. Baf. IV. (206.)

μετρίας δὲ τῆς συγκοπῆς προσδοκωμένης οὐδὲν οἴνου δεῖ, ἀλλ᾽
ἀρκεῖ τηνικαῦτα ῥοιῶν ἢ ἀπίων ἢ μήλων ἤ τινος ἄλλης ὀπώ-
ρας στυφούσης ταῖς τροφαῖς μιγνύναι. καὶ εἰ ἐπὶ τοῖσδε
μετρίως τὸν παροξυσμὸν ἐνέγκοιεν, αὖθις τρέφοντας οὐκ
ἀναγκαῖον ὀπώραις χρῆσθαι. ταῦτα μὲν πράττειν, εἰ προ-
γνοίης τὸ μέλλον ἔσεσθαι. τοῖς δ᾽ ἐξαίφνης εἰς τὸν κίνδυνον
ἐμπίπτουσιν οἴνου τε διδόναι θερμοῦ καὶ ἄρτου καὶ χόνδρου
σὺν αὐτῷ θερμοῦ παντελῶς ὀλίγον. εἰ γὰρ τούτοις πλεῖον
δοίης ἢ δυσπεπτότερα σιτία τοῖς οὕτως ἔχουσιν, οὐ συγκοπή-
σονται μόνον, ἀλλὰ καὶ πνιγήσονται τελέως. τοῖς δὲ δι᾽ ἔμ-
φραξιν ἐπικαίρου μορίου λειποθυμοῦσιν ὀξύμελί τε διδόναι
καὶ τὸ δι᾽ ὑσσώπου καὶ ὀριγάνου καὶ γλήχωνος καὶ μέλιτος
πόμα· καὶ τροφὰς τοῦ τμητικωτέρου τρόπου. τὰ γὰρ παχέα
καὶ γλίσχρα μεγάλας ἐν τοῖς τοιούτοις ἐργάζεται βλάβας.
ἀλλὰ καὶ τὰ κῶλα τρίβειν τε καὶ διαδεῖν οὐδὲν χεῖρον. ἀγα-
θὸν δὲ καὶ τοῖς οὖρα κενοῦσι χρῆσθαι πόμασιν, οἷα τά τε δι᾽
ἀνήθου καὶ μαράθρου καὶ σελίνου καὶ πετροσελίνου καὶ

poteſt. Si vero mediocris ſyncope expectetur, vino opus noii
eſt: ſed tunc abunde feceris, ſi mala punica vel pyra vel
mala vel pomum aliud quodpiam, adſtringendi facultate do-
natum, cum cibis miſcueris. Poſt haec vero ſi moderate ac-
ceſſionem ferant, quum iterum cibus datur, pomorum uſus
neceſſarius non eſt. Haec quidem agenda ſunt, ſi quod futu-
rum eſt praeſenſeris. Si qui vero inopinato in hoc diſcri-
men inciderint, vini calidi, panis et alicae cum eo calidae
momentum dare debebis. Nam ſi largiorem aut coctu diffi-
ciliorem hoc modo affectis cibum dederis, non ſolum in ſyn-
copen perducentur, ſed omnino ſuffocabuntur. Quibus au-
tem animus ex inſignis partis obſtructione deficit acetum
mulſum dandum eſt, potioque ex hyſſopo, origano, pulegio
et melle et cibi ex eorum qui valenter incidunt genere.
Craſſi enim ac glutinoſi magnopere in hoc affectu laedunt.
Nihil vero obſuerit artus perfricare ac ligare. Sed et utili-
ter potiones, quae ciendae urinae facultatem habent, adhi-
bentur, quales ex anetho, foeniculo, apio, petroſelino, ammi,

ἄμμεως καὶ δαύκου καὶ νάρδου στάχυος· ἐφ' οἷς φανερᾶς
οὔσης ἤδη τῆς ὠφελείας οἴνῳ χρῆσθαι λευκῷ καὶ λεπτῷ μὴ
πάνυ παλαιῷ. γνωριεῖς δὲ τὰς τοιαύτας ἐμφράξεις ταῖς τ'
ἄλλαις ἀνωμαλίαις τῶν σφυγμῶν καὶ μάλισθ' ὅσαι κατὰ μέγι
θός τε καὶ μικρότητα καὶ σφοδρότητα καὶ ἀμυδρότητα γίνον-
ται, μὴ παρούσης τῆς καλουμένης πληθωρικῆς συνδρομῆς.
εἰσὶ γὰρ κἀκείνης κοιναί. γίγνονται δὲ καὶ διαλείποντες ἐπὶ
ταῖς μεγάλαις τῶν τοιούτων διαθέσεων οἱ σφυγμοί. ταῦτα
μὲν οὖν ἐπὶ πλέον ἐν τοῖς περὶ σφυγμῶν λέγεται. νυνὶ δὲ
μεταβῶμεν ἐπὶ τὸν περὶ τῶν ὑπολοίπων ἐκλύσεων λόγον·
οἷον ὅσαι τε διὰ ῥῆξιν ἀποστήματος ἢ τομὴν γίγνονται καὶ
ὅσαι διὰ κένωσιν ἀθρόαν ἐν ὑδέροις. ἀπόχρη δὲ τούτοις ἐν
μὲν τῷ παραυτίκα τοῖς ὀσφραντικοῖς ἀνακτήσασθαι· μικρὸν
δ' ὕστερον ῥοφήμασιν εὐπέπτοις χρῆσθαι. εἰ δὲ διὰ λύπην
ἢ χαρὰν ἢ φόβον ἢ θυμὸν ἢ ἔκπληξιν ἐκλυθεῖεν, ὀσφρητι-
κοῖς τε καὶ ταῖς τῶν ῥινῶν καταλήψεσιν ἀνακινησάμενον ἐμεῖν
ἀναγκάζειν. ὡσαύτως δὲ καὶ τοὺς ἐπὶ τραύμασιν ἢ καθάρ-

dauco et fpica nardi funt, quae ubi jam manifefte juve-
rint, vino albo ac tenui non admodum vetere utendum eſt.
Noſcuntur autem hujusmodi obſtructiones cum ex aliis
pulſuum inaequalitatibus, tum maxime ex his quae in ma-
gnitudine et parvitate, vehementia et debilitate inveniuntur,
modo adjuncta ſyndrome, *id eſt concurſu,* quam plethori-
cam vocant, non fit. Ea enim communes cum obſtructione
inaequalitates obtinet. In ejusmodi autem affectibus, ſi qui-
dem magni ſunt, pulſus intermittunt. Verum haec fuſius in
libris de Pulſibus ſunt explicata. Nunc vero ad reliquarum
animi defectionum diſputationem tranfeamus, cujusmodi eſt,
quae ex abſceſſus vel ruptione vel ſectione et immodica in
his qui hydero laborant vacuatione fit. Satis enim ad prae-
fens fuerit rebus odoris hos reficere, paulo poſt autem ſor-
bitiones coctu faciles adhibere. At ſi ob triſtitiam, laetitiam,
timorem, excandefcentiam aut pavorem animo conſternan-
tur, odoramentis et narium comprehenſionibus refocillati ad
vomitum cogendi ſunt. Ad eundem modum ſi qui ex vul-

6o ΓΑΛΗΝΟΤ ΤΩΝ ΠΡΟΣ ΓΛΑΤΚ. ΘΕΡΑΠΕΤΤ.

Ed. Chart. X. [363. 364.]   Ed. Baf. IV. (206.)

σεσιν ἢ ἀλγήμασι τοῖς κατὰ τὰ ἄρθρα καὶ νεῦρα καὶ τῶν
μυῶν τοὺς τένοντας ἔν γε τῷ παραχρῆμα δεῖ ἀνακτᾶσθαι·
μετὰ δὲ ταῦτα τὴν προσήκουσαν ποιεῖσθαι τοῦ παθήματος
θεραπείαν. αἱ δ᾽ ἐπὶ τοῖς κωλικοῖς πάθεσιν ἢ τοῖς εἰλεοῖς
ἤ τινι τῶν οὕτω μεγάλας ἐπιφερόντων ὀδύνας ἑπόμεναι λει-
ποθυμίαι ταῖς τε τῶν πεπονθότων μορίων ἀλέαις μάλιστα
καθίστανται καὶ ταῖς τῶν ἄκρων τρίψεσιν. τὰς δὲ δι᾽ ἀῤῥω-
στίαν οἰκείαν τῶν διοικουσῶν τὸ σῶμα δυνάμεων ἐκλύσεις
ἐπὶ δυσκρασίᾳ τῶν μορίων ἐκείνων γιγνομένας, ὅθεν αἱ δυνά-
μεις ὁρμῶνται, ταῖς ἐναντίαις δυσκρασίαις ἰᾶσθαι προσήκει,
θερμαίνοντας μὲν τὰς ψυχρὰς, ψύχοντας δὲ τὰς θερμὰς, ἐπί
τε τῶν ἄλλων ἀνάλογον. ἡ μὲν οὖν ζωτικὴ καλουμένη δύνα-
μις, ἣν ἐκ καρδίας ὁρμωμένην ἐδείξαμεν, [364] ἐκ τῶν ἀμυ-
δρῶν σφυγμῶν γνωρίζεται. ἡ δ᾽ ἐξ ἥπατος μὲν ὁρμωμένη,
θρεπτικὴ δ᾽ ὀνομαζομένη, ταῖς αἱματώδεσι διαχωρήσεσι κατ᾽
ἀρχὰς μὲν ὑδατώδεσί τε καὶ λεπταῖς γιγνομέναις, ὕστερον δὲ
παχείαις, οἷαπερ ἡ ἀμοργή. τὴν δ᾽ ἀπ᾽ ἐγκεφάλου μὲν ὁρμω-
μένην δύναμιν ἐξαιρέτως δ᾽ ὑπό τινων ὀνομαζομένην ψυχι-

neribus, purgationibus doloribusque articulorum, nervorum
et tendonum mufculorum animo deficiant, in primis reficere,
poftea vero idoneum affectui remedium praeftare oportet.
Si vero colicos affectus aut iliofos aut eorum aliquem qui
vehementer affligunt animi deliquium fequatur, affectarum
partium fomentis calidis et extremarum frictionibus animus
reftituitur. Quae vero ob propriam facultatum corpus no-
ftrum moderantium imbecillitatem animi defectiones fiunt,
ab intemperie earum partium unde vires proficifcuntur con-
tractam, contraria intemperie curari debent, nempe frigidam
calefaciendo, calidam refrigerando atque in aliis eadem ra-
tione. Vitalis quidem vocata facultas, quam e corde prodire
docuimus, ex pulfuum debilitate deprehenditur. Quae au-
tem ex jecore oritur, hanc altricem vocant, ex cruentis alvi
dejectionibus initio quidem aquofis et tenuibus, deinde vero
amurcae in modum craffis. Quae vero ex cerebro originem
ducit facultas, animalem nonnulli peculiari nomine vocant,

κὴν, τῇ ἐπὶ τὰς προαιρετικὰς κινήσεις ἀῤῥωστίᾳ γνωρίζομεν.
ἀλλὰ περὶ μὲν τῶν τοιούτων διαθέσεων ἰδίᾳ σοι γράψομεν
ἐν ἑτέρῳ γράμματι, πάμπολλα γάρ ἐστιν ἐν αὐτοῖς παρορώ-
μενα τοῖς ἰατροῖς. Κεφ. ιστ'. Ἐπεὶ δὲ τὸν περὶ τῶν συμπτωμάτων λό-
γον πεποιήμεθα μέχρι δεῦρο, πάλιν ἐπάνιμεν πρὸς τὰ ἐξ ἀρχῆς
ἕνα κοινὸν ἐπὶ πάντων ἔχοντες σκοπὸν, ἐπισκέπτεσθαι τὴν
ἐργαζομένην ἕκαστον αὐτῶν αἰτίαν· αὗται γὰρ ἐνδείξονταί
σοι τὴν προσήκουσαν ἴασιν. οἷον εἴ τις ἀλγοίη τὴν κεφαλὴν,
εἰ μὲν ἀσώδης εἴη καὶ καρδιώττοι, κελεύειν ἐμεῖν, ἐμεῖται γὰρ
ἢ χολὴν ἢ φλέγμα ἢ ἄμφω. μηδενὸς δ᾽ ἐπισήμου κατὰ τὴν
γαστέρα παθήματος ὑποφαινομένου σκοπεῖσθαι, πότερον
πλῆθός ἐστιν ἢ ἔμφραξις ἢ φλεγμονή τινος τῶν ἐν τῇ κε-
φαλῇ μορίων· εὑρήσεις δὲ πρῶτον μὲν, εἰ δι᾽ ὅλης αὐτῆς
ἐκτέταται τὸ ἄλγημα πυνθανόμενος, εἰ κατά τινα τῶν μορίων
ἐρείδει σφοδρότερον. ἔπειτα δὲ πότερον μετὰ βάρους ἢ τά-
σεως ἢ δήξεως ἢ σφυγμοῦ. τὰ γὰρ μετὰ βάρους ἀλγήματα
πλῆθος δηλοῖ· τὰ δὲ μετὰ δήξεως ἢ ἀτμῶν ἢ χυμῶν δριμύ-

arbitrarii motus imbecillitate cognofcitur. In alio autem
opere de ejusmodi affectibus, ex quibus multa funt a medi-
cis praetermiſſa, feorfum tibi confcribemus.

Cap. XVI. Quoniam autem hactenus ſymptomata
diſputando profequuti fumus, rurfus ad ea quae initio pro-
poſita funt redeamus, unum omnium communem fcopum
habentes, nempe caufae a qua haec omnia fiant contempla-
tionem, ipfa enim conveniens remedium tibi oftendet, velut
in capitis dolore, ſi quis cibum faftidiat et ftomachi roſio-
nem fentiat, vomere juffus, vel bilem vel pituitam vel
utrumque vomitione ejiciet. Nulla vero nota ventris affe-
ctum teftante, confiderandum num repletio vel obftructio
vel inflammatio aliquam capitis partem obfideat, quod iu-
veniemus primum quidem interrogantes num dolor in uni=
verfum caput fparfus ſit, an in parte quapiam vehementius
inſideat. Poftea vero an cum gravitate, diftentione, morfu vel
pulfu affligat. Si enim cum gravitate urget, multitudinem,
cum morfu autem, acrimoniam vel vaporis vel humoris,

62 ΓΑΛΗΝΟΤ ΤΩΝ ΠΡΟΣ ΓΛΑΤΚ. ΘΕΡΑΠΕΤΤ.

Ed. Chart. X. [364.]   Ed. Baf. IV. (206. 207.)

τητα· τὰ δὲ μετὰ σφυγμοῦ φλεγμονήν· τὰ δὲ μετὰ τάσεως,
εἰ μὲν ἄνευ βάρους καὶ σφυγμοῦ καὶ πνεύματος ἀπέπτου καὶ
φυσώδους, πλῆθος· εἰ δὲ μετὰ σφυγμοῦ, καὶ φλεγμονὴν ὑμε-
νώδους σώματος· εἰ δὲ μετὰ βάρους, πλῆθος ἐντὸς τῶν ὑμέ-
νων ἐνισχόμενον. ὅταν οὖν παντάπασι ταῦτα διορισθείη,
τὴν ἐργαζομένην ἕκαστον αὐτῶν αἰτίαν σκοπεῖν χρή. ἐκείνη
γὰρ ἐνδείξεταί σοι τὴν θεραπείαν· οἷον εἰ πλῆθος εἴη περιεχό-
μενον ἀτμῶν ἢ χυμῶν, ἐπισκοπεῖσθαι, πότερον διὰ μέγεθος
πυρετῶν οἱ χυμοὶ χυθέντες τε καὶ οἱονεὶ ζέσαντες ἐπὶ τὴν
κεφαλὴν ὥρμησαν, ἢ διὰ τὴν τοῦ μέρους ἀρρωστίαν ἢ διὰ
τὴν ἐν παντὶ τῷ σώματι πλησμονήν· ταύτην μὲν γὰρ οὐκ
ἂν χαλεπῶς ἰάσαιο ταῖς τοῦ ὅλου κενώσεσι. τὴν δ' ἐπ'
ἀσθενείᾳ τοῦ μορίου τὸ μέν τι πάντῃ τοῦ σώματος ἀντι-
σπῶν, τὸ δέ τι ταῖς τοῦ μέρους ἰάσεσιν. ἀντισπάσεις μὲν οὖν
κλύσμασί τε δριμέσι καὶ δεσμοῖς καὶ τρίψεσι τῶν κάτω πολ-
λαῖς, καὶ ἢν οὕτω δέῃ, καὶ τοῦ αἵματος ἀπάγων τί. τὸ δὲ
μόριον ἐξιάσῃ, καθ' ὃν μὲν καιρὸν ἀντισπᾷς εἰς τὸ ὅλον
σῶμα, ταῖς ἀπωθεῖσθαί τι τῆς κεφαλῆς δυναμέναις (207) ἐπι-

cum pulfu inflammationem, cum diftentione autem citra
gravitatem quidem, ac pulfum crudi ac flatulenti fpiritus
copiam, cum pulfu vero, membranaceae fubftantiae inflam-
mationem, cum gravitate vero, retentam in membranis mul-
titudinem indicat. His igitur omnibus diftinctis caufa unde
fingula proficifcuntur eft confideranda. Si quidem illa cu-
randi rationem tibi commonftrabit, ut quum vel vaporis
vel humoris copia contineatur, confiderandum eft, an ob fe-
bris magnitudinem fufi ac velut fervefacti humores caput
fubierint, an propter partis imbecillitatem, an totius corpo-
ris plenitudinem; hanc etenim facile curaveris nimirum cor-
poris univerfi vacuatione. Eam vero quae ob partis fit imbe-
cillitatem partim quidem revocando in totum corpus, partim
vero affecto loco remedia adhibendo. Revocamus quidem
acribus clyfteribus et vinculis ac multis infernarum partium
frictionibus fanguinis etiam nonnihil, fi ita neceffitas urget,
detrahendo. Parti autem medemur, interim dum in corpus

βϱοχαῖς· μετὰ δὲ ταῦτα ταῖς κενούσαις· εἰς ὕστεϱον δὲ ταῖς
τονούσαις. ἀπωϑεῖται μὲν οὖν ἔλαιον τὸ καλούμενον ὠμο-
τϱιβὲς ἢ ἄλλο τι τῶν τοιούτων παϱαπλήσιον, οἷον ὀξυϱό-
δινόν τε καὶ ῥόδινον αὐτὸ καϑ᾿ αὑτῷ, καὶ ὅσα διὰ τῶν
τοῦ μήκωνος κωδιῶν καὶ ϑαλλῶν ἐλαίας τῶν ἁπαλῶν καὶ
κιττοῦ τῶν κοϱύμβων ἡδυόσμου τε τοῦ χλωϱοῦ καὶ σισυμ-
βϱίου σκευάζεται· χϱῆσϑαι δ᾿ αὐτοῖς ἐπὶ μὲν ὠμοτέϱου τε
καὶ ψυχϱοτέϱου πλήϑους χλιαϱοῖς· ἐπὶ δὲ ϑεϱμοτέϱου καὶ
χολωδεστέϱου ψυχϱοῖς. κενοῖ δὲ καὶ διαφοϱεῖ τὸ ϑεϱμὸν
ἔλαιον αὐτό τε καϑ᾿ αὑτὸ καὶ μᾶλλον εἰ παλαιὸν ἢ σι-
κυώνιον εἴη ἢ καὶ ἄνηϑον ἐναφηψημένον ἔχοι· τὸ γὰϱ μὴ
πάνυ παχείων μήτε γλίσχϱων χυμῶν πλῆϑος [365] ἱκανῶς
διὰ τῶν τοιούτων κενώσεις· ἀλλὰ καὶ ἢν σπονδύλιον ἢ
ἕϱπυλλον ἐναφέψοις ἢ γλήχωνος κόμην ἢ καλαμίνϑης ἢ
ἡδυόσμου τε καὶ σισυμβϱίου, κενώσεις οὕτω καὶ τὸ παχύ-
τεϱον. αὐτὰ δὲ ταῦτα καὶ τόνον τινὰ δίδωσι τοῖς μοϱίοις
καὶ ῥώννυσι τὰ ἠσϑενηκότα. χϱηστέον οὖν αὐτοῖς ἐφεξῆς,
μέχϱι παντελοῦς ἰάσεως. καὶ εἰ δεήσειε, διά τε ῥινῶν καὶ

totum revellimus, ea capiti infpergentes quae repellendi vim
obtinent, deinde vacuantes, poftea vero roborantes. Re-
pellit quidem oleum omphacinum dictum aut aliquod aliud
fimile, quale eft oxyrodinum et ipfum rofaceum per fe et
quae ex papaveris calycibus ac teneris oleae termitibus, he-
derae corymbis, viridi menta et fifymbrio comparantur, qui-
bus iu crudiore quidem et frigidiore plenitudine tepidis uti
licet, frigidis vero in calidiore ac biliofiore. Vacuat autem
ac digerit oleum calidum folum, praefertim fi vel vetus vel
ficyonium fit aut fi anethum in ipfo fuerit concoctum, haec
enim abunde vacuant humorum plenitudinem, non quidem
omnino crafforum ac lentorum, fed et fi vel fpondylium
vel ferpyllum oleo incoxeris vel pulegii comam vel cala-
minthae aut menthae et fifymbrii craffiorem etiam humo-
rem vacuabis. Eadem quoque robur quoddam partibus in-
ferunt ac debiles confirmant. His itaque continenter usque
ad integram curationem eft utendum. Et fi res poftulat,

64　ΓΑΛΗΝΟΥ ΤΩΝ ΠΡΟΣ ΓΛΑΥΚ. ΘΕΡΑΠΕΥΤ.

Ed. Chart. X. [365.]　　　　　　　Ed. Baf. IV. (207.)

ὑπερῴας καθαίρειν καὶ πταρμοὺς κινεῖν. καὶ ἢν ἐπὶ λου-
τρὸν ἀγάγῃς τὸν ἄνθρωπον, ἀνατρίβειν τε ξηραῖς σινδόσι
τὴν κεφαλὴν καὶ χωρὶς ἐλαίου διαπλάττειν, ἁλί τε καὶ νίτρῳ
καὶ νάπυϊ. ταῦτα μὲν δὴ τῆς ἐπ᾽ ἀῤῥωστίας τοῦ μορίου
κεφαλαλγίας ἰάματα. τῆς δ᾽ ἐπὶ μεγέθους πυρετῶν, τῆς μὲν
ἰαμάτων δεομένης, αἱ ψυχραὶ ποιότητες καὶ δυνάμεις δι᾽
ὑδρελαίου τε καὶ ὀξυροδίνου καὶ μήκωνος κωδιῶν ἐπιβροχαὶ
συγκείμεναι ἁρμόζουσι. τῆς δὲ κρίσιμον αἱμοῤῥαγίαν ἢ ἔμε-
τον δηλούσης ἰάματα μὲν οὐ χρὴ ζητεῖν· οὐδὲ γὰρ σύμ-
πτωμά τι τήν γε τοιαύτην νομιστέον, ἀλλὰ μᾶλλον ἀγαθὸν
σημεῖον, ὥσπερ καὶ τἄλλα τὰ πρὸ τῶν κρίσεων ἃ τοὺς μὲν
πολλοὺς ἐκφοβεῖ, χρηστὸν δέ τι δηλοῖ. κάλλιστον δὲ δύνα-
σθαι γνωρίζειν σῶμα ταραττόμενον ὑπὸ φύσεως παρα-
σκευαζομένης ἐπί τε τὰς ἄλλας ἐκκρίσεις καὶ οὐχ ἥκιστα τὰς
δι᾽ ἐμέτων τε καὶ αἱμοῤῥαγίας, ὧν ἀχώριστόν ἐστι σημεῖον
ἡ κεφαλαλγία. λέγεται δ᾽ ἐπὶ πλέον μὲν ἑτέρωθι πάντα. τὸ
δὲ νῦν εἰδέναι, καθ᾽ ὅσον ἐγχωρεῖ τὴν ἐξ ἀρχῆς φυλάττοντα
προαίρεσιν διὰ συντόμων εἰπεῖν, τὰ περὶ αὐτῶν εἰρήσεται.

etiam per nares et palatum purgabis fternutamentaque cie-
bis. Quod fi ad balnea hominem deduxeris, caput ficcis lin-
teis perfricabis falemque et nitrum ac finapi fine oleo in-
fperges. Haec quidem funt dolorum capitis ex ejus partis
imbecillitate remedia. Quum vero ex febris magnitudine
dolor accidit remediaque efflagitat, frigidae tum qualitates
tum facultates et quae ex hydrelaeo, oxyrodino et papaveris
calicibus fiunt perfufiones auxiliantur. Doloris autem capi-
tis decretoriam vel fanguinis eruptionem vel vomitionem
nunciantis curatio vefliganda non eft, non enim fymptoma,
fed falubre fignum potius fit exiftimandus, quemadmodum
et alia non pauca, quae multos quidem ante crifin terrent,
falutem vero promittunt. Optimum autem eft poffe cogno-
fcere corpus a natura perturbari, tum alias excretiones tum
maxime vomitum ac fanguinis eruptionem moliente, quo-
rum infeparabilis nota eft capitis dolor. De omnibus autem
in alio opere fufius tractatur. Quantum vero ad praefentem
cognitionem attinet, primum fervantes inflitutum de ipfis

Ed. Chart. X. [365.]   Ed. Baf. IV. (207.)

σκεπτέον οὖν πρῶτον μὲν τὸ τῶν πυρετῶν εἶδος, εἰ θερμοὶ
καὶ διακαεῖς. ἐκκρίσεσι γὰρ οἱ τοιοῦτοι φιλοῦσι κρίνεσθαι·
καθάπερ οἱ μαλακώτεροί τε καὶ οἷον σμυχόμενοι χρονίζουσί
τε καὶ εἰς ἀποστάσεις ὁρμῶσι τὰ πολλά. δεύτερον δὲ, εἰ σω-
τήριόν ἐστι τὸ νόσημα, τίς γὰρ ἀγαθὴ κρίσις ἐν τῷ ὀλεθρίῳ
νοσήματι ἐλπισθείη; τρίτον ἐπὶ τοῖσδε τὸν καιρὸν τῆς ὅλης
νόσου σκοπεῖν. εἰ γὰρ ἀρχῆς ἢ ἐπιδόσεώς ἐστι σημεῖον
μηδέπω δ᾽ ἀκμῆς μηδὲ πέψεως γνωρίσματα δι᾽ οὔρων ἢ
πτυσμάτων ἢ ἀποπατημάτων, οὐκ ἐνδέχεται κρίσιν ἀγαθὴν
γενέσθαι. ταῦτα μέν ἐστιν ἐξ ὧν ἄν τις ἐλπίσειε δι᾽ ἐκκρί-
σεως κριθήσεσθαι τὸ νόσημα. τοῦ δὲ νῦν ἤδη καὶ μηκέτι
μέλλοντος σημεῖα τάδε· δυσφορία προηγεῖται κρίσεως ἀπά-
σης· καὶ εἰ μὲν ἐν ἡμέρᾳ μέλλοι κριθήσεσθαι τὸ νόσημα,
νύκτωρ· εἰ δ᾽ ἐν νυκτὶ, δι᾽ ἡμέρας. εἰ οὖν τοιοῦτόν τι βλέ-
ποις, ἐπισκοπεῖσθαι δεῖ πόσην ἄγει τὴν ἀπὸ τοῦ νοσεῖν ἡμέ-
ραν ὁ ἄνθρωπος. εἰσὶ γὰρ καὶ αἳ κρίνειν πεφύκασι κἂν
βραχείας ὁρμῆς τῆς φύσεως λάβωνται. πολλοὶ δ᾽ ἐν μὲν
ταῖς σφοδραῖς κινήσεσιν ὅλως οὐ δύνανται τὸ μέγεθος συνο-

aliquid breviter dicemus. Primum igitur confideranda fe-
brium fpecies eft, an calidae fint ac ardentes. Solent enim
hae excretione judicari, quemadmodum mitiores et velut
languentes diutius durant ac in abfceffum plerumque finiun-
tur. Deinde vero an morbus falutaris fit, nam quis bonam
crifin in pernitiofo morbo fperaverit? Tertio ad haec uni-
verfi morbi tempus notare oportet. Nam fi principii vel in-
crementi, nondum vero ftatus aut coctionis notae apparue-
rint, per urinas aut fputum aut alvi dejectiones bona crifis
fieri non poteft. Haec quidem funt ex quibus morbum per
excretionem judicatum iri fperare poffis. Jam vero ejus
quod adeft nec jam futurum eft, hae funt notae: in tole-
rando difficultas univerfam crifin antecedit, noctu quidem
fi interdiu morbus judicari debet, interdiu vero fi noctu.
Igitur fi quid ejusmodi confpexeris, videndum eft quotum
morbi diem ducat aeger. Nam funt qui vel parvo naturae
impulfu decernere idonei funt. Sed multi ne in vehementi-
bus quidem commotionibus cognofcere omnino poffunt an

Ed. Chart. X. [365. 366.]   Ed. Baf. IV. (207.)

ϱᾶν τῆς ταραχῆς, εἰ κατὰ τὴν φύσιν ἐστὶ τῆς ἡμέρας. ἡ
μὲν γὰρ ἑβδόμη ἡμέρα καὶ κατὰ τὰς βραχείας παρασκευὰς
τῆς φύσεως ἐξορμᾷ πρὸς τὴν διὰ κενώσεως κρίσιν. ἡ δ᾽
ἔκτη μεγάλης τε δεῖται τῆς παρασκευῆς καὶ πολλάκις μὲν
οὐδ᾽ ἔκρινεν. εἰ δέ γε ἔκρινεν, οὔτε χωρὶς κινδύνου οὔτε
πιστῶς. οὕτω δὲ καὶ τῶν ἄλλων ἡμερῶν ἑκάστης ἐστί τις
ἴδιος φύσις, ἣν ἐν τοῖς περὶ κρισίμων διοριζόμεθα. φέρε
δὴ καὶ τὴν ἡμέραν εἶναι κατὰ τὸ τῆς ταραχῆς μέγεθος. εἶτ᾽
ἐφεξῆς σκοπεῖν, ὁποία τις ἡ κρίσις ἔσται· περὶ μὲν οὖν
τῶν ἄλλων οὐδὲν δεόμεθα λέγειν νῦν. εἰ δ᾽ ἔμετος ἢ αἵμα-
τος ἔκκρισις διὰ ῥινῶν ἔσεσθαι μέλλοι, ταύταις γὰρ ἐλέγο-
μεν ταῖς ἐκκρίσεσιν ἔν τι τῶν σημείων εἶναι τὴν κεφαλαλ-
γίαν, [366] ἐκ τῶνδε μάλιστα διορίζεσθαι πρῶτον μὲν εἰ
μὴ κατ᾽ ἀρχὰς εὐθὺς εἰσέβαλεν οἷον σύμπτωμά τι τοῦ
νοσήματος, ἀλλ᾽ ἐν τῇ πρὸ τῆς κρίσεως ταραχῇ. δεύτερον
δ᾽ εἰ καὶ ὁ τράχηλος συναλγοίη καὶ ὑποχόνδριον ἀνασπώ-
μενον εἴη καὶ εἰ δύσπνοιά τις αἰφνίδιος, οἱονεὶ στενοχωρου-
μένου τοῦ θώρακος. εἰ γὰρ ἐπὶ τούτοις ἅπασιν ἐξαίφνης

perturbationis magnitudo pro diei natura fit. Septimus enim
vel exiguo naturae inftructu crifin per vacuationem movet.
Sextus vero magno naturae conatu eget atque raro quidem
decernit. Quod fi decernat, id cum periculo et fine fide fit.
Ad eundem modum aliorum etiam dierum fingulis propria
quaedam natura ineft, quam in libris de diebus decretoriis
explicavimus. Agedum perturbationis magnitudini dies re-
fpondeat, poftea confiderato qualis futura crifis fit; de aliis
quidem nunc difputare neceffe non eft. An vero vomitus
futurus fit vel fanguis per nares fluxurus, in ejusmodi enim
crifibus fignum unum effe dicebamus, nempe capitis dolo-
rem, ex iis maxime deprehendere licet: in primis quidem fi
ab initio ftatim non invafit dolor, tanquam morbi fym-
ptoma quoddam, fed in perturbatione crifin praecedente.
Deinde fi condolefcat collum et hypochondrium retrahatur,
fpirandique difficultas quaedam repentina velut preffo tho-
race fuboriatur. Si enim omnibus his incidentibus repente

ὀγκούμενοι οἱ σφυγμοὶ μὴ καταπίπτοιεν εἰς μικρότητα μηδ᾽
ἀμυδροὶ γίγνοιντο, παραχρῆμα τὴν κρίσιν ἐλπίζειν· εἰ δὲ πρὸς
τῷ μὴ καταπίπτειν εἰς ὕψος ἀρθεῖεν καὶ σφοδρότητα προσ-
λάβοιεν, ἐπιβλέπειν ἤδη χρὴ τὸ πρόσωπον τοῦ νοσοῦντος· εἰ
γὰρ καὶ πάλλοιτό τι τῶν ἐν αὐτῷ μορίων ἢ σφύζοιεν αἱ ἐν
τοῖς κροτάφοις φλέβες ἢ μῆλον ἢ ῥὶς ἢ ὀφθαλμὸς ἐρυθρό-
τερα γίγνοιντο, τὴν κρίσιν μᾶλλον ἐλπίζειν. εἰ δὲ καὶ δακρύ-
ουσιν ἄκοντες ἢ μαρμαρυγὰς ὁρᾶν φαντάζοιντο καὶ τὰς
χεῖρας ἐπὶ τὰς ῥῖνας φέροιεν ὡς κνώμενοι, τηνικαῦτα μὲν
οὐκέτι μέλλον, ἀλλ᾽ ἤδη ῥέον ὄψει τὸ αἷμα. κνησαμένων γὰρ
αὐτῶν ἅπαξ που καὶ δὶς εὐθὺς ἐκρήγνυται. μὴ καταπλαγῇς
δ᾽ ἐν τούτοις, ἢν παραφρονοῦντα τὸν ἄνθρωπον καὶ ἀναπη-
δῶντα θεάσαιο. καὶ γὰρ καὶ ταῦτα τῆς ἄνω φορᾶς τῶν
χυμῶν γνωρίσματα. καθάπερ ἥ τε δύσπνοια καὶ τὸ ὑποχόν-
δριον ἀνασπώμενον, ὅ τε τράχηλος ἅμα τῇ κεφαλῇ βαρυνό-
μενος· ἀλλά σοι σὺν τούτοις ἕν τι σημεῖον ἔστω καὶ ἡ παρα-
φροσύνη. καὶ ταῦτα μὲν οὖν ἱκανὰ γνωρίσματα. προσέρχεται
δ᾽ αὐτοῖς πολλάκις ἥ τε τοῦ νοσοῦντος ἡλικία τε καὶ φύσις

pulſus turgeſcant nec in parvitatem recidant nec debiles
fiant, jamjam criſis eſt exſpectanda. Si vero praeterquam
quod non concidunt etiam in altum attollantur vehemen-
tioresque reddantur, jam inſpicienda aegrotantis facies eſt,
in qua ſi pars aliqua palpitet aut temporum venae micent
aut mala aut naris aut oculus rubicundior appareat, criſis
habendae major ſpes eſt. Quod ſi inviti illacriment aut
ſplendores ſe cernere ſibi videantur ac manus velut ſcaben
tes naribus admoveant, tunc jam non adfore, ſed adeſſe ſan-
guinis ſluxionem conſpicies. Statim enim ſemel ac iterum
ſcabentibus ſanguis erumpit. In his vero ne perterrearis
etiamſi delirare ac ſubſilire hominem videas. Haec enim
ſunt humorum ſurſum tendentium indicia. Quemadmodum
et ſpirandi difficultas et hypochondria retracta collumque una
cum capite degravatum, ſed et cum his delirium ſignum
quoddam ſit. Atque haec quidem ſigna ſufficiant. Saepe vero
et cum his accedit aegrotantis aetas et natura quae ſpem

βεβαιοῦσα τὴν ἐλπίδα καὶ προσέτι τοῦ ἔτους ὁ καιρὸς, ἤ τε
παροῦσα κατάστασις. εἰ γὰρ μειράκιον εἴη τὸ νοσοῦν ἢ
ἄλλως φύσει θερμὸν ἢ πολύαιμον, ἔτι μᾶλλον ἐλπίσεις. εἰ δὲ
καὶ πρόσθεν αὐτῷ πολλάκις αἷμα διὰ ῥινῶν ἐπεφάνη, νοσοῦντί
τε καὶ ὑγιαίνοντι, τοῦτο μὲν καὶ μόνον ἱκανὸν αἱμοῤῥαγίας
ἐλπίδα παρασχεῖν. εἰ δὲ καὶ τὸν καιρὸν τοῦ ἔτους ὁρῴης
θέρος, ἢ οὐ θέρος μὲν, ἄλλως δὲ θερμὴν τὴν παροῦσαν κατά-
στασιν, ἆρ' οὐκ ἄν τινα καὶ παρὰ τούτων ἔνδειξιν λάβοις;
εἰ δὲ καὶ πολλοὶ κατ' ἐκεῖνον τὸν καιρὸν αἱμοῤῥαγίας εἶεν
κεκριμένοι, καὶ τοῦτ' ἄν αὐξήσειέ σου τὴν ἐλπίδα, καὶ εἰ πληθω-
ρικὸν εἴη τὸ σῶμα καὶ εἰ συνηθῶν ἐκκρίσεων ἐπίσχεσις. ἐμοὶ
μὲν οὐδ' ὅλως χαλεπὸν εἶναι δοκεῖ, τοσαῦτα καὶ τοιαῦτα γνω-
ρίσματα μελλούσης αἱμοῤῥαγίας ἔχοντα δύνασθαι προγινώσκειν,
ἀλλ' ἄτοπόν τε καὶ δεινῶς ἀμαθὲς τὸ μὴ προγνῶναι. τῇ δ'
ὀλιγωρίᾳ τῶν νῦν ἰατρῶν θαυμάζεται τὰ μὴ θαυμαστά. καὶ
γὰρ εἴτ' ἐξ ἀριστεροῦ μυκτῆρος εἴτ' ἐκ δεξιοῦ ῥυήσεται τὸ
αἷμα, χαλεπὸν μὲν οὐδὲν ἐκ τῶν εἰρημένων προγινώσκειν, τοῖς
πολλοῖς δὲ τῶν ἰατρῶν οὐ μόνον χαλεπὸν, ἀλλ' οὐδὲ δυνατὸν

confirmat, praeterea anni tempus et praefens aëris confli-
tutio. Nam fi aeger adolefcens eft aut alioqui calidae na-
turae aut copiofi fanguinis, major fpes fuerit. Quod fi prius
eidem aut aegrotanti aut fano faepe fanguis per nares efflu-
xerit, vel hoc folum fatis fuerit ad fanguinis profufionis
fpem habendam. At fi anni tempus aeftas eft aut fi aeftas
non eft, fed aëris praefens conftitutio calida, nonne ex his
indicium aliquod defumes? Jam vero fi et multi eo tempore
per fanguinis profufionem crifin habuerint, praeterea fan-
guine corpus redundet et folitae excretiones fupprimantur,
haec quoque fpem tibi auxerint. Mihi quidem neque omnino
difficile videtur futuram fanguinis eruptionem poffe prae-
fciri, ubi tot ac talia figna habeas. Abfurda vero res eft ac
magna imperitia id non praenoffe. Sed funt qui medicorum
hujus tempeftatis culpa ac incuria ea demirentur, quae ad-
miratione digna non funt. Sive enim ex laeva five dextra
nare fanguis fluxurus fit, ex jam dictis haud difficulter
praefenties. Verum medicorum non pauci non folum id dif-

ὅλως εἶναι δοκεῖ· καί τοι καὶ ταύτας καὶ τὰς ἄλλας ἐκρίσεις ἁπάσας ἔνεστι προγνῶναι, δύο ταῦτα σκοπουμένῳ· τό τε ὅθεν ἡ ὁρμὴ τῆς φύσεως καὶ τὸ ποῦ. καὶ γὰρ συνεργήσομεν ταῖς ἐλλείψεσι καὶ κωλύσομεν τὰς ἀμέτρους γινομένας φοράς, εἰ ταῦτα γινώσκοιμεν· οἷον αὐτίκα τὰς ἀπὸ σπληνὸς αἱμοῤῥαγίας αἱ κατὰ τὸ ἀκρι(208)βέστερον ὑποχόνδριον ὑποτιθέμεναι μεγάλαι σικύαι ῥᾳδίως ἀντισπῶσι, τὰς δ' ἀπὸ τοῦ ἥπατος αἱ κατὰ τὸ δεξιόν. κἀπὶ τῶν ἄλλων ὁ αὐτὸς λόγος. ἐξ ἑνὸς γὰρ περὶ πάντων δυνήσῃ συλλογίζεσθαι τό γε καθόλου σκοπούμενος. ὥστε κἀγὼ τῇδε καταπαύσω τὸν παρόντα λόγον. ἐφεξῆς δὲ περί τε τῶν ἐπὶ ταῖς φλεγμοναῖς ἀναπτομένων πυρετῶν δίειμί σοι καὶ τῶν ἄλλων παθῶν, ὅσα καθ' ἕκαστον τῶν τοῦ σώματος μορίων συνίσταται. φλεγμονὰς δ' οἱ μὲν παλαιοὶ τὰς οἷον φλογώσεις ὠνόμαζον· οἱ δὲ νεώτεροι οὐ πάσας· [367] οὔτε γὰρ τὸν ἕρπητα οὔτε τὸ ἐρυσίπελας οὔτ' ἄλλο οὐδὲν τῶν τοιούτων ταῖς φλεγμοναῖς συναριθμοῦσιν, ἀλλ' ἑνὶ μόνῳ τῶν θερμῶν παθημάτων ἐπιφέρουσι τοῦτο τὸ

ficile effe, fed omnino fciri non poffe arbitrantur, tametfi tum hae tum aliae omnes excretiones pvaevideri poffint fi duo haec confideraveris, nempe unde naturae impetus fiat et in quam partem vergat. Quae fi noris, defectum fupplebis et immoderatum motum inhibebis, velut exempli gratia magna cucurbita finiftro hypochondrio admota ex liene, dextro vero ex jecore profluentem fanguinem facile retrahet. Eadem quoque in aliis partibus habenda eft ratio. Nam ex uno de omnibus idem colligere licet fi univerfale contempleris. Quocirca hoc loco praefenti libro finem imponam. Deinceps vero de febribus, quas phlegmonae accendunt atque de aliis affectibus, qui in fingulis corporis partibus confiftunt differam. Phlegmonae autem quafi phlogofes a veteribus dicebantur. a recentioribus vero non omnes. Neque enim herpes neque eryfipelas neque id genus aliud inflammationibus annumerantur, fed ex calidis affectibus uni tantum, cujus durus tumor et dolor pulfatilis comes eft,

ὄνομα, τὸ μετ᾽ οἰδήματος σκληροῦ καὶ ὀδύνης σφυγματώδους. οὐ μὴν τούτῳ γε μόνῳ πυρετοὺς καὶ πόνους ἑπομένους ὁρῶμεν, ἀλλ᾽ ἅπασιν ἁπλῶς τοῖς θερμοῖς καὶ οἷον ζέουσι πάθεσι. περί τε οὖν τούτων καὶ τῶν ἄλλων ὅσα τοιαῦτα νοσήματα τὸν ἑξῆς ποιησόμεθα λόγον.

hoc nomen tribuunt, tametfi non talem folum fed fimpliciter omnes calidos ac velut fervidos affectus, febres ac dolores fequi videmus. De his igitur atque aliis id genus morbis deinceps differemus.

ΓΑΛΗΝΟΥ ΤΩΝ ΠΡΟΣ ΓΛΑΥΚΩΝΑ ΘΕΡΑΠΕΥΤΙΚΩΝ ΒΙΒΛΙΟΝ Β.

Ed. Chart. X. [367.]   Ed. Baf. IV. (208.)

Κεφ. α'. Περὶ δὲ τῶν καθ' ἕκαστον μέρος τοῦ σώματος παθῶν, ὦ Γλαύκων, ἑξῆς ἐροῦμεν ἀπὸ φλεγμονῆς ἀρξάμενοι. καὶ γὰρ πλειστάκις αὕτη γίνεται καὶ πλείστας ἔχει διαφοράς· καὶ πάσαις αὐταῖς πυρετοὶ πεφύκασιν ἕπεσθαι. κοινὸν μὲν οὖν ἁπάσαις ἡ ἄμετρός ἐστι θερμασία καὶ οἷον φλόγωσις, ὅθεν περ καὶ τὸ τῆς φλεγμονῆς ὄνομα κατ' αὐτῶν ἐπιφέρειν ἔθος ἦν τοῖς παλαιοῖς. ἰδίαν δὲ καθ' ἑκάστην εὕροις ἄν τινα διαφοράν, ἐξ ἧς τό τε εἶδος αὐτῆς γνωριεῖς καὶ τῆς προσηκούσης εὐπορήσεις ἰάσεως. ἑτέρως μὲν γὰρ ἕρπη-

GALENI AD GLAVCONEM DE ME-DENDI METHODO LIBER II.

Cap. 1. De fingularum autem corporis partium affectibus, Glauco, deinceps differemus ab inflammatione exorfi. Haec etenim et frequentiffime incidit et plurimas habet differentias, hisque omnibus febres accedere folent. Itaque omnium communis eft immoderatus calor ac velut phlogofis, i. *inflammatio*, unde et ipfis phlegmones nomen veteres indidere. Harum autem cuique fuam inveneris differentiam, ex qua ejus tum fpecies cognofcitur, tum idoneum remedium fuppeditatur. Aliam enim herpetes, aliam eryfi-

Ed. Chart. X. [367. 368.]   Ed. Baf. IV. (208.)
τας, ἑτέρως δ᾽ ἐρυσιπέλατα, ἑτέρως δὲ φύγεθλα καὶ τἄλλα
τῶν φλεγμονῶν εἴδη θεραπεύσεις. ὥστε πάλιν ἡγεῖται κἀν-
ταῦθα διαγινώσκειν ὀρθῶς τὰ πάθη δύνασθαι. καί σοι
πειράσομαι τοῦτο πρῶτον γράψαι, διελόμενος ἐξ ἀρχῆς περὶ
τῶν κατὰ τὰς φλεγμονὰς πάσας διαφορῶν. πρώτη μὲν οὖν
διαφορὰ φλεγμονῆς ἐστι, καθ᾽ ἣν τὴν μὲν αὐτῆς ὑγρὰν, τὴν
δὲ ξηρὰν εἶναι συμβέβηκεν. ὑγρὰν μὲν ἥτις ἂν ἐκ ῥεύματος
θερμοῦ τὸ μόριον καταλαμβάνοντος γίγνεται· ξηρὰν δ᾽ ὅταν
μηδενὸς ἐπιῤῥυέντος τὴν σύμφυτον θερμασίαν ἐκπυρωθῆναι
συμβῇ. τοῦτο δὲ μέχρι μέν τινος οἷον πυρετός ἐστι τοῦ μορίου·
ἐπειδὰν δὲ εἰς ἄμε[368]τρον ἤδη θερμότητα καὶ ξηρότητα
προήκῃ, φθορὰ καὶ νέκρωσις παντελὴς γίγνεται, ὅθεν οὐδ᾽
εἰς πλείω τέμνεσθαι πέφυκεν, ὥσπερ ἡ ἑτέρα διαφορὰ καθ᾽
ἣν ἐπιῤῥεῖν τινας χυμοὺς ἐλέγομεν τῷ μέρει. πολλὰ γὰρ τα
ταύτης εἴδη· αἵματος μὲν γὰρ ἐπιῤῥυέντος ἕτερον· χολῆς δὲ
ξανθῆς ἕτερον· ἀμφοῖν δ᾽ ἅμα τρίτον ἄλλο. καὶ μὲν δὴ καὶ
καθ᾽ ἕκαστον αὐτῶν ἢ σεσηπός ἐστιν ἤδη τὸ ἐπιῤῥέον ἢ ἐν
τῷ μορίῳ σφηνούμενον σήπεται· καὶ ἤτοι παχὺ τὴν σύστασιν

pelata, aliam phygethla et aliam aliae inflammationum fpe-
cies curationem efflagitant. Quocirca hic quoque cognoſcen-
dorum recte affectuum facultas rurſus antecedit. Atque hoc
primum tibi ſcribere conabor, ubi omnium inflammationum
differentias ab initio diſtincte conſtituero. Prima itaque in-
flammationis differentia eſt, quae in humidam et ſiccam di-
ſtinguitur. Humidam quidem quae in calida defluxione par-
tem obſidente ſit, ſiccam vero in qua citra ullum deflu-
vium nativus calor accenditur. Hoc autem quadantenus ve-
lut febris partis ipſius eſt, quae quum ad immoderatam jam
caliditatem et ſiccitatem pervenit, exſtinguitur omnino ac
emoritur. Quocirca neque in plura poteſt dividi, quemad-
modum altera differentia, quae uti dicebamus ex humorum
defluxu in partem aliquam fit. Ejus enim multae ſunt ſpe-
cies, una ex ſanguinis, altera ex bilis, tertia ex utriusque
ſimul defluxione. Atque etiam in harum ſingulis aut jam
computruit quod defluit aut putreſcit in parte inſartum:
idque vel ſubſtantia craſſum eſt vel tenue vel ſuave vel

ἢ λεπτὸν ἢ χρηστὸν ἢ δριμύ. αἵματος μὲν οὖν χρηστοῦ καὶ
συμμέτρου τῷ πάχει ῥυέντος εἴς τι μόριον ἀθρόως καὶ διὰ
τὸ πλῆθος σφηνωθέντος, ὀδύνη σφοδρὰ καταλαμβάνει τὸν
ἄνθρωπον, ἤν γε μὴ παντελῶς δυσαίσθητον ᾖ τὸ μόριον·
καὶ σφυγμὸς ἀνιαρὸς ἐν τῷ βάθει καὶ τείνεσθαι πάντη νομίζει
καὶ θλᾶσθαι τὸ μόριον καὶ θερμασίας αἰσθάνεσθαι πλείονος,
ὡς διακαίεσθαι δοκεῖν καὶ ἀναψύχεσθαι ποθεῖν· καὶ ἔρευθος
ἐπανθεῖ τοιοῦτον, οἶον τοῖς λελουμένοις ἢ παρὰ τῷ πυρὶ
θαλφθεῖσιν ἢ πως ἄλλως θερμανθεῖσι. ταῦτο τὸ πάθος τὴν
τοῦ γένους ὅλου προσηγορίαν ἀπηνέγκατο καὶ καλεῖται φλεγ-
μονή, ἄλλοις παραπλησίως πολλοῖς εἴδεσι λαμβάνουσι τὸ τοῦ
γένους ἐπιφερόμενον ὄνομα. καὶ γίνεται συνεχῶς ἐπὶ πάσῃ
σχεδὸν προφάσει· καὶ γὰρ καὶ τρώσεσι καὶ σπάσμασι καὶ
θλάσμασι καὶ ῥήγμασι καὶ τοῖς ἐκ τῶν γυμνασίων καμάτοις,
ἐξαρθρήμασί τε καὶ κατάγμασι καὶ τοῖς αὐτομάτοις ἕλκεσιν
ἐπιγίγνεται· καὶ χωρὶς δὲ τούτων ἁπάντων, ὅταν εἰς ἄμετρον
χυμῶν πλησμονὴν αἱ φλέβες ἀφίκωνται, τότε τὸ περιττὸν
ἀποχέουσιν εἴς τι χωρίον, ὃ ἂν ἐπιτηδειότατον ᾖ τηνικαῦτα

acre. Si igitur fanguis bonus ac craffitudine mediocris uni-
verfim in aliquam partem fluxerit atque ob multitudinem
conftipetur, dolor vehemens, nifi pars omnino hebetem fen-
fum habet, hominem corripit, pulfusque in profundo infe-
ftat et diftendi partem ipfam usquequaque ac contundi ae-
ger putat, tantumque fentit calorem, ut deuri videatur ac
refrigerari cupiat, rubor quoque qualis ex balneis accedit
aut ad ignem efflorefcit vel alio quovis modo calefactis in
cute apparet. Affectus hic totius generis appellationem ac-
cepit vocaturque inflammatio, quemadmodum et aliae mul-
tae fpecies fui generis nomen adoptarunt. Oriturque fre-
quenter ex omni fere caufa, etenim et vulneribus convulfio-
nibus, contufionibus, rupturis, laffitudini quam exercitatio at-
tulit, luxationibus, fracturis et fponte natis ulceribus fuper-
venit, praeter haec omnia quum venae immodice plenae in
eam partem, quae tunc recipere maxime fit idonea, fuper-
vacuum humorem fundunt: ea autem pars caeteris eft aut

δέξασθαι πάντως δὲ τοῦτο τῶν ἄλλων ἢ ἀρρωστότερόν ἐστιν
ἢ μανώτερον ἢ ἕλκειν ἑτοιμότερον ἢ ἀκινητότερον, ἐξ ἡστινοσ-
οῦν αἰτίας, εἰς ταύτας ἀχθὲν τὰς διαθέσεις. οὐ γὰρ τοῦτό
γε νῦν πρόκειται λέγειν. χολὴ δὲ ξανθὴ ἡνίκα μὲν τὴν ἑαυ-
τῆς φύσιν σώζουσα σὺν τῷ αἵματι φέρεται πανταχόσε τοῦ
σώματος, ἴκτερος τὸ πάθος καλεῖται. μόνης δ᾽ ἀποκριθείσης
καὶ κατά τι μόριον ἱσταμένης, ἕρπης ὀνομάζεται· εἰ μὲν δὴ
παχεῖα τὴν σύστασιν εἴη, πᾶν ἑλκοῖ μέχρι τῆς ὑποκειμένης
σαρκὸς τὸ δέρμα, καὶ καλεῖ τούτους Ἱπποκράτης ἕρπητας
ἐσθιομένους. εἰ δὲ λεπτοτέρα εἴη, τὸ ἐπιπολῆς μόνον ὥσπερ
ἐπικαίει καὶ τοῦτο τὸ εἶδος ἀπηνέγκατο τὴν τοῦ γένους
προσηγορίαν, ἁπλῶς τε καὶ χωρὶς προσθήκης ἕρπης ὀνομα-
σθέν. τῶν γὰρ ἄλλων δυοῖν εἰδῶν τὸ μὲν ἤδη προειρημένον
ἐσθιόμενος ἕρπης ὀνομάζεται, θάτερον δὲ τὸ λοιπὸν κεγχρίας,
ὅτι καὶ τούτῳ συμβέβηκε, φλυκταίνας μικρὰς καὶ πολλὰς ἐπι-
πολῆς τοῦ δέρματος ἐπεγείρειν, κέγχροις ἐοικυίας. γίνεται δ᾽
ὁ τοιοῦτος ἕρπης ὑπὸ χολῆς μὲν καὶ αὐτός, ἀλλ᾽ ἧττον δρι-
μείας καὶ θερμῆς ἢ οἱ πρόσθεν. εἰ δ᾽ ἐξ αἵματος καὶ ξανθῆς

imbecillior aut rarior et folutior aut ad attrahendum
promptior aut immobilior, quacunque de caufa ad has affe-
ctiones perducta fuerit. De hoc enim difceptare nunc non
ftatuimus. Flava bilis, quando fuam fervans naturam per
univerfum corpus cum fanguine fertur, arquatum morbum
parit. Herpes vero vocatur, quum fola a fanguine fecreta
eft, ac in parte aliqua confiftit, quae fi craffa fit confiftentia
totam cutem usque ad fubjectam carnem exulcerat, atque
ejusmodi herpetas Hippocrates exedentes vocat. Sin tenuior
bilis fit, folam fuperficiem quafi deurit, atque haec fpecies
generis nomen accepit, fimpliciterque et fine adjectione her-
pes nominatur. Harum enim duarum formarum altera modo
commemorata herpes exedens, altera vero miliaris dicitur,
quod puftulae parvae ac multae in fumma cute excitentur
milio fimiles. Fit autem ejusmodi herpes etiam ab ipfa bile,
fed minus quam priores acri et calida. Quod fi ex fanguine
et flava bile jufto calidioribus fluxio mifta fuerit, aut ex

χολῆς θερμοτέρων τοῦ δέοντος μικτὸν εἴη τὸ ῥεῦμα, ἢ ἐξ
αἵματος μὲν, ζέοντος δὲ καὶ λεπτοτάτου τὴν σύστασιν, ἐρυσί-
πελας τὸ πάθος καλεῖται, θερμότερον πολλῷ τῆς φλεγμονῆς
τοῦτο καὶ ξανθότερον ἰδέσθαι. καὶ εἰ ἅψαιο, ῥαδίως ὑπο-
τρέχει τὸ αἷμα καὶ αὖθις ἐπιῤῥεῖ, λεπτὸν ἀκριβῶς καὶ ἐρυ-
θρὸν φαινόμενον, οὐ μὴν οὐδ' ὀδυνᾶται ὁμοίως τῇ φλεγμονῇ
τοῦτο. καὶ κατ' οὐδὲν δὲ τῶν τῆς φλεγμονῆς εἰδῶν οὔτε
σφυγμὸν οὔτε θλῖψιν οὔτε τάσιν ὁμοίαν ἐπιφέρει, ἀλλ'
ἔσθ' ὅτε καὶ πάνυ μετρίως ἐνοχλεῖ καὶ μάλισθ' ὅταν κατὰ
μόνου τοῦ δέρματος ἐκχυθῇ, μηδὲν ἀδικοῦν τὴν ὑποκειμένην
σάρκα· καὶ μὲν δὴ καὶ γίνεται τοιοῦτον ὡς τὰ πολλὰ καὶ
τοῦτό ἐστι τὸ ἀκριβὲς ἐρυσίπελας. ὡς τό γε καὶ τῆς ὑποκει-
μένης ἁπτόμενον σαρκὸς οὔτ' ἐξ ἀκριβῶς λεπτοῦ γίνεται τοῦ
ῥεύματος οὔτ' ἐρυσίπελάς ἐστι μόνον, ἀλλ' ἤδη μικτὴ διάθε-
σις ἐξ ἐρυσιπέλατός τε [369] καὶ φλεγμονῆς, ἐπικρατεῖ δ' ἐν
αὐτῇ ποτὲ μὲν τὰ τοῦ ἐρυσιπέλατος ἴδια συμπτώματα, καὶ
καλεῖται τὸ τοιοῦτον πάθος ὑπὸ τῶν νεωτέρων ἰατρῶν ἐρυ-
σίπελας φλεγμονῶδες· ποτὲ δὲ τὰ τῆς φλεγμονῆς, καὶ ὀνομάζου-
σιν αὐτὸ τηνικαῦτα φλεγμονὴν ἐρυσιπελατώδη. εἰ δὲ τὰ μηδε-

fanguine quidem, fed fervido ac fubftantia tenuiffimo affe-
tus eryfipelas vocatur, multo inflammatione calidior afpe-
ctuque flavior. Et fi tetigeris, fanguis facile fuffugit rurfus-
que affluit exquifite tenuis et vifu ruber, non tamen aeque
cruciat eryfipelas atque inflammatio. Neque fecundum ul-
lam inflammationis fpeciem aut pulfat aut premit aut dis-
tendit. Verum aliquando moderate omnino infeftat et ma-
xime quum in folam cutem fparfum eft, minimeque fubje-
ctam carnem laedit atque magna ex parte tale fit exquifi-
tumque eryfipelas eft. Quemadmodum id quod fubjectam
carnem invadit, minimeque ex plane tenui fluxione fit fo-
lum eryfipelas non eft, fed jam miftus ex eryfipelate et in-
flammatione affectus, in quo quum propria eryfipelatis fym-
ptomata praevalent a recentioribus medicis eryfipelas phle-
gmonodes, quum vero inflammationis, eryfipelatodes inflam-
matio dicitur. Quod fi neutrius luculenter vincant, fed pa-

Ed. Chart. X. [369.]　　　　　**Ed. Baf. IV. (208. 209.)**

τέρου ἐπικρατοίη σαφῶς, ἀλλ᾽ ἴσα φαίνοιτο, (209) φλεγμονὴ
καὶ ἐρυσίπελας μεμίχθαι λέγεται. τὸ μὲν οὖν ἀκριβὲς ἐρυσί-
πελας αὐτοῦ τοῦ δέρματος μόνου πάθος ἐστίν. οὐ μὴν ἤ γε
φλεγμονὴ μόνων τῶν ὑποκειμένων τῷ δέρματι μορίων, ἀλλὰ
μάλιστα μὲν τούτων, ἐνίοτε δὲ καὶ τοῦ δέρματος. καὶ ἔστιν
αὐτὴ τἄλλα μὲν ὀδυνηρὰ τῆς ἑτέρας οὐδὲν ἧττον, ἄπεστι δ᾽
αὐτῆς ὁ σφυγμός. ὅ ταν δὲ τὸ ἐπιῤῥέον αἷμα θερμὸν ἱκανῶς
ᾖ καὶ παχὺ, καθ᾽ ὅτι ἂν μόριον ἀθρόον ἐπιῤῥυῇ, τοῦτο καῦσαν
ἕλκος ἐσχάραν ἔχον εἰργάσατο. τὸ πέριξ δ᾽ αὐτοῦ πᾶν εἰς
φλεγμονὴν ἐξαίρει, ζέουσάν τε καὶ δεινῶς ἐπώδυνον. ὀνομά-
ζεται δὲ τὸ τοιοῦτον πάθος ἄνθραξ. ὅταν δὲ τὸ ἐπιῤῥέον
αἷμα μέλαν ᾖ καὶ παχὺ καὶ ἰλυῶδες καὶ ζέον, οἷόν περ τὸ
προειρημένον, ἅμα δὲ καὶ ἰχῶράς τινας λεπτοὺς μεμιγμένους
ἔχῃ, φλυκταίνας ἐπιπολῆς τοῦ δέρματος ἀνίστησιν, ὁμοίας ταῖς
ἀπὸ πυρὸς ὧν ἐκρηγνυμένων τὸ ἐσχαρῶδες ὑπ᾽ αὐταῖς ἕλκος
εὑρίσκεται· καὶ ἔστιν ἄνθραξ ἤδη καὶ τοῦτο. τὰ μὲν οὖν τῆς
φλεγμονῆς εἴδη τοσαῦτα κατά γε τὴν φύσιν αὐτὴν τοῦ πά-
θους διαιρούμενα. πολλὰ δ᾽ ἂν ἴσως δόξειέ τις παραλελεῖφθαι

ria cernantur, inflammatio et eryfipelas mifta effe dicuntur.
Itaque exquifitum eryfipelas folius cutis eft affectus. At in-
flammatio non folum fubjectarum cuti partium quamquam
maxime quidem harum, fed et cutis aliquando affectus eft.
Atque haec quidem non minorem alioqui quam illa dolorem
invehit, fed pulfatione caret. Quum vero fanguis admodum
calidus ac craffus eft, in quamcunque partem confertim fluxe-
rit, hanc exurit ulcusque cum crufta efficit. Quicquid vero
circumflat, in inflammationem attollit ferventem ac dolore
gravi conflictantem. Vocatur autem hujusmodi affectus car-
bunculus. Quod fi influens fanguis niger fit, craffus, faecu-
lentus ac fervidus, qualis eft prior, admixtamque faniem
quandam tenuem habeat, puftulae in cutis fuperficie oriun-
tur his quae ex igne fiunt fimiles, fub quibus ruptis cru-
ftofum ulcus invenitur. Eft et hic affectus etiam carbuncu-
lus. Tot igitur funt inflammationis fpecies fecundum affe-
ctus naturam divifae. Multas vero fpecies quispiam forte pu-

τῷ πλήθει τῶν ὀνομάτων ἐξαπατώμενος, οἷον βουβῶνάς τε
καὶ φύματα καὶ φύγεθλα καὶ ὀφθαλμίας καὶ περιπνευμονίας
καὶ πλευρίτιδας καὶ ἄλλα πολλὰ τῶν ὁμοίως ὀνομαζομένων.
ἅπαντα γὰρ ταῦτα φλεγμοναὶ μέν τινές εἰσιν, ἐν οἷς πρόσθεν
εἶπον εἴδεσι περιεχόμεναι, διαφόρου δ᾽ αὐτῶν ἕκαστον ἔτυχε
προσηγορίας, τῶν πρώτως θεμένων αὐτὰς σύνθετον νόησιν
αὐτοῦ τε τοῦ πάθους καὶ τοῦ δεδεγμένου ἅμα μέρους αὐτὸ,
δι᾽ ἑνὸς ἑρμηνεῦσαι βουληθέντων ὀνόματος. ἔστι γὰρ ὁ μὲν
βουβὼν καὶ τὸ φῦμα καὶ τὸ φύγεθλον ἀδένων παθήματα.
βουβὼν μὲν ἡ φλεγμονή· φῦμα δὲ τὸ ταχέως αὐξόμενον καὶ
πρὸς ἐκπύησιν ἐπειγόμενον· φύγεθλον δὲ τὸ λεγόμενον φλεγ-
μονῶδες ἐρυσίπελας ἢ ἐρυσιπελατώδης φλεγμονή. οὕτω δὲ
καὶ ὀφθαλμία μὲν ἡ τοῦ πεφυκότος ὑμένος τῷ κερατοειδεῖ
φλεγμονή· πλευρῖτις δ᾽ ἡ τοῦ τὰς πλευρὰς ὑπεζωκότος ὑμέ-
νος· συνάγχη δὲ φάρυγγος· ἡ περιπνευμονία δὲ τοῦ πνεύμο-
νος· ἑκάστου τε τῶν ἄλλων ἀνάλογον. τὰς μὲν οὖν ἐν τοῖς
φαινομένοις μέρεσι τοῦ σώματος φλεγμονὰς ἕτοιμον γνωρί-
ζειν· τὰς δ᾽ ἐν τοῖς ἀφανέσιν, αἳ καὶ τοὺς πυρετοὺς ἐπιφέ-

taverit effe praetermiſſas, nominum multitudine hallucina-
tus, cujusmodi ſunt bubones, phymata, phygethla, ophthalmiae,
peripneumoniae, pleuritides et alia multa ſimiliter nuncupata.
Omnia enim haec inflammationes quaedam ſunt in antedi-
ctis ſpeciebus comprehenſae, quarum quaeque diverſam ſor-
tita eſt appellationem. Quoniam qui primi haec nomina in-
diderunt compoſitam intelligentiam tum ipſius affectus tum
partis hunc continentis, verbo uno explicare voluerunt.
Sunt enim bubo, phyma et phygethlon glandularum affectus.
Bubo quidem inflammatio, phyma vero affectus eſt, qui et
celeriter augetur et ad ſuppurationem feſtinat, phygethlon
vero phlegmonodes, ut vocant, eryſipelas eſt aut inflamma-
tio eryſipelatodes. Ad eundem modum ophthalmia inflam-
matio eſt ejus membranae, quae corneae adhaeret, pleuritis
ejus quae coſtas fuceingit, angina faucium, peripneumonia
vero pulmonis, eadem quoque in reliquis eſt ratio. Quae
igitur in conſpicuis corporis partibus inflammationes exi-
ſtunt prompte cognoſci poſſunt, quae vero in abditis latent

ρουσι πάντως, οὐκέθ᾽ ὁμοίως· ἀλλ᾽ ἐμοὶ μὲν δοκεῖ γνώμης
τε πάνυ λεπτῆς ἡ τοιαύτη δεῖσθαι διάγνωσις, ἐμπειρίας τε τῆς
φύσεως τῶν μορίων, ἣν ἐξ ἀνατομῆς τε ἅμα καὶ ἀκριβοῦς
ἐπιστήμης ἐνεργειῶν τε καὶ χρειῶν ποριζόμεθα· περὶ μὲν δὴ
τούτων ἐν ἑτέραις εἴρηται πραγματείαις. νῦν δ᾽ οὐκέτ᾽
ἐγχωρεῖ, προστιθέναι τὸν περὶ τούτων λόγον, ἐξαίφνης σοι
προσπεσούσης ἀναγκαίας ἀποδημίας. ὅπως δ᾽ ἄν τις τὰς ἐν
τοῖς φαινομένοις μορίοις συνισταμένας φλεγμονὰς κάλλιστα
ἰῷτο, τοῦτό σοι πρῶτον δίειμι τὴν ἀρχὴν ἀπὸ τοῦ πολλάκις
τε γιγνομένου πάθους καὶ δι᾽ αὐτὸ τοῦτο ὅλου τοῦ γένους
τὴν προσηγορίαν ἀπενεγκαμένου ποιησάμενος. ἐφ᾽ οὗ τοῦτο
πρῶτον ἁπάντων φημὶ χρῆναι σκοπεῖν, ὅπερ κἂν τοῖς ἄλλοις
ἅπασι μεγίστην ἔχει δύναμιν, ἐξευρεῖν τὴν πρόφασιν τοῦ νο-
σήματος.

    Κεφ. β´. [370] Ἔστι γοῦν μία τις πρόφασις τῶν
φαινομένων φλεγμονῶν, οὐ πάνυ τι λανθάνουσα τὸ καλού-
μενον ῥεῦμα, πλὴν εἴποτε συνδράμοι ταῖς δι᾽ ἄλλην τινὰ πρό-
δηλον αἰτίαν δοκούσαις γεγονέναι. ἡνίκα μὲν γὰρ οὐδεμιᾶς

atque omnino febres adferunt non aeque, fed mihi quidem
videtur ejusmodi cognitio acri judicio egere, peritiaque na-
turae partium, quam ex anatome fimul et exquifita fcientia
tum actionum tum ufuum nobis comparamus, de quibus
in aliis operibus difputatum eft. Nunc vero de his quidem
retexere fermonem non vacat, quando te derepente peregre
proficifci neceffitas urget. Qua ratione autem inflammatio-
nes, quae in fumma cute exoriuntur, optime quis curare
poffit, tibi primum explicabo ab eo affectu aufpicatus, qui
quod plurimum incidat totius generis appellationem mere-
tur. In quo id in primis quod et in omnibus aliis maxi·
mam vim obtinet confiderare oportet, nempe ut morbi
caufa inveniatur.

    Cap. II. Igitur inflammationum quae in confpicuo
funt caufa una quaedam eft non admodum occulta, quae
fluxio appellatur, nifi aliquando cum his copuletur, quae ab
alia evidente caufa fieri videntur. Quando enim nulla ha-

BIBΛION B.

Ed. Chart. X. [370.]   Ed. Baf. IV. (209.)

79

ἐκείνων προηγησαμένης ἐξαίφνης ἐφλέγμηνε τὸ μόριον, ἡ μὲν
ἐργασαμένη τὸ πάθος αἰτία ῥεῦμα καλεῖται, τὸ πάθος δ᾽ αὐτὸ
ῥευματικὴ διάθεσις. καὶ χρὴ μάλιστ᾽ ἐπὶ τῶν τοιούτων φλεγ-
μονῶν τὰς ἀρχὰς τῶν ἰάσεων χρηστὰς εἶναι. τὰ γὰρ ἐν
αὐταῖς ἁμαρτήματα δυσιάτους ἢ καὶ παντάπασιν ἀνιάτους
ἐργάζεται τὰς διαθέσεις. μέγιστα δ᾽ ἁμαρτήματα δύο ταῦτα,
τό τε μηδεμίαν ὅλου τοῦ σώματος πρόνοιαν ποιεῖσθαι καὶ τὸ
θερμαίνειν μὲν καὶ ὑγραίνειν ἔτι τὸ μέρος. ἄμφω δ᾽ οἱ πολ-
λοὶ τῶν ἰατρῶν ἁμαρτάνουσι. τινὲς μὲν γὰρ εἰσιν ἐκ τῆς
μεθοδικῆς αἱρέσεως ἀναπεπεισμένοι καὶ τὰς φλεγμονὰς ἁπά-
σας στεγνὰ πάθη νομίζοντες καὶ χαλᾶν αὐτὰς ἡγούμενοι δεῖν.
εἰσὶ δ᾽ οἳ καὶ ἀλόγως τε καὶ ἀσκέπτως ἐκείνοις ἕπονται, μίαν
ἀπολογίαν τοῦ κακῶς ποιεῖν ἔχοντες τὸ σὺν πολλοῖς ἁμαρ-
τάνειν. ἀλλ᾽ οὔτε τῶν δογματικῶν ἰατρῶν τις οὔτε τῶν
ἐμπειρικῶν οὕτως ἐγίγνωσκεν. ἀλλ᾽ ὅπερ ὅ τε λόγος ὑπαγο-
ρεύει καὶ ἡ πεῖρα, τὸ μὲν ὅλον σῶμα κενοῦν ταῖς ἐνδεχομέναις
κενώσεσι συμβουλεύουσιν, αὐτὸ δὲ τὸ φλεγμαῖνον μέρος ἐπι-
βρέχειν τε καὶ καταπλάττειν τοῖς ἀπωθεῖσθαι μὲν τὸ ἐπιῤῥέον

rum praecedente pars repente inflammatione eſt obſeſſa,
cauſa quae affectum attutit rheuma, *i. fluxio,* morbus vero
affectio rheumatica dicitur. Atque in his praecipue inflam-
mationibus optima per initia curatio adhiberi debet. Nam
qui in ipſis error committitur, aut curatu difficiles aut
omnino immedicabiles reddit affectiones. Haec autem duo
maxima ſunt errata, nullam totius corporis rationem habere
et partem calefacere ac humectare. At in his duobus me-
dici maxime delinquunt. Nonnulli enim ex methodica ſecta
perſuaſi et inflammationes omnes affectiones aſtrictas eſſe
arbitrati, laxandas eſſe ſibi putaverunt. Sunt vero qui te-
mere et inconſiderate illos imitantur, unum mali agendi
habentes patrocinium, nimirum ſe cum multis errare. Sed
neque ex dogmaticis medicis neque empiricis quispiam ita
ſenſit. Verum quod et ratio et experientia ſuadet, corpo-
ris univerſi congruas vacuationes moliri jubent, partem
vero inflammatam perfundere ac illinire his quae influentis

Ed. Chart. X. [370.]   Ed. Baf. IV. (209.)

δυναμένοις, κενοῦν δὲ τὸ ἤδη περιεχόμενον ἐν τῷ πεπονθότι τόπῳ· τόνον δὲ καὶ ῥώμην ἐντιθέναι τοῖς ἤδη πεπονηκόσι μορίοις. εἰς ἃ δὲ χρὴ βλέποντας κενοῦν, εἴρηται μὲν ἤδη καὶ πρόσθεν, ἀλλὰ καὶ νῦν ἔτι δι᾽ ὀλίγων ὑπομνήσομεν· ὥστε κἂν τοῖς ἑξῆς ἅπασι μεμνημένον σε μηκέτι δεῖσθαι καθ᾽ ἕκαστον πάθος ἀκούειν τοὺς ἐνδεικνυμένους σκοποὺς τὰς κενώσεις. ἡλικίαν μὲν οὖν καὶ ὥραν καὶ χώραν καὶ τὴν παροῦσαν κατάστασιν καὶ τὴν ῥώμην τοῦ κάμνοντος καὶ τὴν ἕξιν καὶ τὸ ἔθος καὶ αὐτὴν τὴν τοῦ νοσήματος ὑπόθεσιν ἐπιβλέπειν ἐφάσκομεν δεῖν. ἐκ τούτων γὰρ, ὅτε χρὴ κενοῦν ἢ μὴ κενοῦν καὶ ὅθεν καὶ ὅπως, εὑρεθήσεται, οἷον ἐπὶ τῆς προκειμένης διαθέσεως· εἰς γόνυ φερέσθω τὸ ῥεῦμα καὶ τοῦτ᾽ ἐπὶ πλεῖστον ἀθρόως ἐξαιρέσθω. φαινέσθω δέ σοι καὶ τὸ σύμπαν σῶμα μεστὸν αἵματος καὶ ἡ δύναμις τοῦ νοσοῦντος ἰσχυρὰ καὶ ὁ καιρὸς τοῦ ἔτους ἔαρ ἔστω καὶ τὸ χωρίον εὔκρατον καὶ ὁ νοσῶν μειράκιον ἢ νεανίσκος, οὗτος αἵματος κενώσεως τῆς ἐκ τῶν ἄνω χωρίων δεῖται καὶ χρὴ τεμεῖν αὐτοῦ τῶν ἐν ἀγκῶνι φλεβῶν, ἤτοι τὴν ἐντὸς ἢ τὴν μέσην. εἰ δὲ τῶν ἄνωθέν τι

humoris repellendi vim habeant, et qui in affecto loco continetur vacuare, roburque ac vires affectis jam partibus inferere. Quae autem vacuando obfervari debeant, antea diximus, ac nunc quoque paucis explicabimus, ut deinceps fervata memoria jam te per fingulos affectus vacuationis indicationes edoceri neceffe non fit. Aetatem igitur, tempus, regionem, praefentem aëris conftitutionem, robur aegrotantis, habitudinem, confuetudinem atque ipfam morbi fpeciem animadvertendam effe diximus. Haec enim quando vacuandum aut minime vacuandum fit et unde et quo modo docent, velut in fubjecto affectu: confluat in genu humor atque repente vehementer intumefcat. Tibi vero univerfum corpus fanguine plenum effe videatur, valideque aegrotantis vires fint, anni tempus ver et regio modice temperata, adolefcensque vel juvenis fit aeger, huic fanguinem ex fupernis partibus mittere oportet, fecta cubiti vena vel interna vel media Quod fi fuperna pars affecta fit, ex inferna ducen-

ἐπεπόνθει, κάτωθεν ἀπάγειν τοῦ αἵματος. ἀεὶ γὰρ εἰς τοὐ-
ναντίον τὴν τοῦ ῥεύματος ὁρμὴν ἀντισπᾷν ξυμφέρει. κατα-
πλάττειν δὲ τῷ διὰ τοῦ ἀειζώου καὶ λεπισμάτων ῥοιᾶς ἐφθῶν
ἐν οἴνῳ καὶ ῥοῦ καὶ ἀλφίτων συγκειμένῳ· κάλλιστον γὰρ
τοῦτό γ᾽ ἔν τε τοῖς τοιούτοις καὶ πάνθ᾽ ὅσων δεόμεθα δρᾷν
δυνάμενον. ἀποκρούεται γὰρ τὸ ἐπιῤῥέον καὶ ξηραίνει τὸ πε-
ριεχόμενον καὶ ῥώννυσι τὰ πέριξ μόρια. καὶ ἄλλα δὲ μυρία
φάρμακα κατὰ τὸν αὐτὸν τρόπον ἔνεστί σοι συντιθέναι. ὧν
τὴν μέθοδον τῆς συνθέσεως ἐν τοῖς περὶ φαρμάκων μεμάθη-
κας. ὅθεν κἀγὼ καθ᾽ ἕκαστον ἔν τί σοι παραγράψω καὶ ὑπό-
μνημά τε ἅμα καὶ παράδειγμα τῆς τῶν ἄλλων δυνάμεως
ἐσόμενον. εἰ μὲν δὴ μὴ σφοδρῶς ὀδυνῶντο, τοῖς τοιούτοις
χρῆσθαι· σὺν ὀδύνῃ δὲ μείζονι τοῦ ῥεύματος ἐμπεσόντος οὐ
χρὴ μὲν οὐδ᾽ οὕτως οὐδ᾽ ὕδωρ θερμὸν οὔτ᾽ ἔλαιον [371]
οὔτε τὰ διὰ τῶν πυρίνων ἀλεύρων προσφέρειν καταπλάσ-
ματα. πολέμια γὰρ ἅπαντα τὰ τοιαῦτα ταῖς ῥευματικαῖς
διαθέσεσι, κἂν εἰ παραχρῆμα δόξειε ῥαστώνην τινὰ φέρειν.
ἀρκεῖ δὲ τῶν τοιούτων τινὶ παραμυθήσασθαι τὸ σφοδρὸν

dus eſt ſanguis. Nunquam enim incommode fluxionis impe=
tus in contrarium revellitur. Cataplaſma vero ex ſemper=
vivo et malicorio in vino decoctis, rhu polentaque impo=
nendum eſt, ut quod in his optimum ſit omniaque quibus
nobis opus eſt praeſtare poſſit. Repellit enim quod influit
et quod jam continetur exſiccat et circumſtantes partes con-
firmat. Alia autem ſexcenta medicamenta eodem modo mi-
ſcere potes, quorum componendorum rationem ex libris de
medicamentis didiciſti. Unde in ſingulis unum aliquod tibi
ſubſcribam, futurum monumentum ſimul et exemplum ejus
quae in aliis eſt facultatis. Ejusmodi vero remediis utendum
eſt, ubi dolor vehemens non eſt, ubi vero graviore cum do-
lore defluxio inciderit, neque aqua calida neque oleum ne-
que cataplaſmata ex triticea farina adhibenda ſunt Haec
enim omnia affectibus ex humorum influxu contractis ad-
verſantur, tametſi levamentum quoddam ſtatim adſerre vi-
deantur. Satis enim fuerit, doloris, vehementiam mitigare

82 ΓΑΛΗΝΟΤ ΤΩΝ ΠΡΟΣ ΓΛΑΤΚ. ΘΕΡΑΠΕΤΤ.

Ed. Chart. X. [371.]   Ed. Baf. IV. (209. 210.)

τῆς ὀδύνης, ὅσα διὰ γλυκέος τε καὶ ῥοδίνου καὶ κηροῦ
βραχέος ἐν ἀμφοῖν τετηκότος σύγκειται. χρὴ δὲ καὶ ταῦτ'
ἀναλαμβάνειν ἐρίοις ῥυπαροῖς, οἴσυπον ὡς πλεῖστον ἔχουσι
καὶ θέρους μὲν ψυχρά· χειμῶνος δὲ χλιαρὰ προσφέρειν.
οὕτω δὲ καὶ τὰ καταπλάσματα δι' ἀρνογλώσσου καὶ φα-
κῆς (210) καὶ ἄρτου καὶ ῥοδίνου. μικρὸν δ' ὑπεράνω τῶν
πεπονθότων χωρίων ἐπιτιθέναι σπόγγον οἴνῳ στρυφνῷ
βεβρεγμένον ἢ ὕδατι ψυχρῷ· κάλλιον δ' εἰ καὶ ὄξους ὀλί-
γον ἔχοι. καὶ εἰ μὲν ἐπὶ τοιούτοις ἀξιόλογός τις ὠφέλεια
γένοιτο καὶ μηδαμοῦ πῦον ὑποφαίνοιτο, τοῖς πρὸς τὰ
ῥεύματα μαλθακοῖς ἐμπλάστροις δεῖ χρῆσθαι· κάλλιστα δ'
αὐτῶν, ὅσα ξηραίνειν τε ἅμα καὶ ἀπωθεῖσθαι δύναται τὸ
ἐπιῤῥέον αἷμα χωρὶς ὀδύνης. ὥστε τά γε συντείνοντα σφο-
δρῶς καὶ διὰ τοῦτο ὀδυνῶντα πλεῖον ἀδικεῖ τοῖς ἀλγήμα-
σιν ἢ ὠφελεῖ ξηραίνοντα. τοιοῦτον οὖν εἶναι χρὴ τὸ φάρ-
μακον, οἷόν ἐστι τὸ σύνηθες ἡμῖν τὸ διὰ τῆς χαλκίτεως
ἀνιέμενον ῥοδίνῳ. εἰ δὲ καὶ καθαρὸν ἔριον οἴνῳ στρυφνῷ
βρέχων ἔξωθεν ἐπιβάλλοις αὐτῷ, πλέον ὀνήσεις. ὑποφαινο-

aliquo ex his quae ex paffo et rofaceo ac paucula cera cum
his ambobus liquata conficiuntur. Haec autem lana fuccida,
quae oefypi plurimum habeat excipienda funt, ac aeftate
quidem frigida, hieme vero tepida admovenda. Ad hunc
modum cataplafmata ex arnogloffo, lenticula, pane et rofa-
ceo adhibenda funt. Paulo vero fupra affectum locum ad-
movenda eft fpongia vino acerbo imbuta aut aqua frigida,
momentum autem aceti fatius fuerit huic immifcere. Quod
fi ex his utilitas aliqua memoratu digna accefferit et nus-
quam pus appareat, mollibus quae aäverfus fluxiones pa-
rantur emplaftris utendum eft, ex quibus optima funt, quae
exficcare fimul ac repellere fluentem fanguinem et citra do-
lorem poffint. Quocirca quae cutem vehementer tendunt
proindeque dolorem adferunt, haec plus laedunt quam exfic-
cando profint. Tale igitur effe debet medicamentum, quale
nobis in ufu crebro eft, quod ex chalcite conftat rofaceo
temperatum. Si vero lanam mundam vino acerbo madentem
extrinfecus fuperpofueris, majorem utilitatem attuleris. At

μένου δὲ κατὰ τὸ μόριον πύου, καταπλάττειν μὲν ἀναγ-
καῖον ἅπαξ ἢ δίς που. καὶ ἄμεινον εἰς τὰ παρόντα τὸ ἐκ
τῶν κριθῶν ἄλευρον. παραπλέκειν δ᾽ ὁμοίως τι κἀν τού-
τοις ἢ ὄξους ἢ οἴνου. καὶ διελόντα καὶ κενώσαντα τὸ πῦον
φυλάττεσθαι μὲν τοῦ λοιποῦ προσφέρειν ἔλαιον ἢ ὕδωρ.
καὶ εἰ ἀπονίψαι ποτὲ δέοι τὸ τραῦμα, μελικράτῳ τε ἢ
ὀξυκράτῳ καὶ οἴνῳ καὶ οἰνομέλιτι χρηστέον. ἐπιτιθέναι δ᾽,
εἰ μὲν ἔτι φλεγμαίνοι, τὸ διὰ τῆς φακῆς κατάπλασμα. μὴ
φλεγμαίνοντος δὲ τῶν τε ἄλλων φαρμάκων τι τῶν ἐμπλα-
στῶν, οἷς ἐπὶ ταῖς τοιαύταις τομαῖς χρώμεθα καὶ οὐχ
ἥκιστά γε τῷ διὰ τῆς χαλκίτεως. ἐπιτιθέναι δὲ κατ᾽ αὐτῶν
ἔξωθεν σπόγγον ἢ ἔριον οἴνῳ βρέχοντας στρυφνῷ. μὴ
παρόντος δὲ τοῦ στρυφνοῦ, τῷ ὕδατι μίξαντας ὄξους το-
σοῦτον, ὡς πίνειν δύνασθαι, τούτῳ βρέχειν. ἐπιτήδειοι δ᾽
εἰς ταῦτα καὶ ὅσοι θαλάττης ἔχουσιν οἶνοι. καὶ αὐτὸς δ᾽
ἂν ἐπὶ τοῦ καιροῦ τεχνήσαιο, μιγνύων ἁλῶν τῷ παρόντι
τῷ δὲ τραύματι μηδὲν τῶν λιπαινόντων φαρμάκων προσ-

ubi in parte ipfa pus apparuerit, femel aut bis cataplafma
ex neceffitate imponi debet. Ad praefens vero quod ex po-
lenta conftat utilius admovetur. Similiter autem his aceti
quippiam aut vini admifcendum eft. Poftmodum vero fecta
parte ac pure vacuato cavebis a caeteris, oleum vero five
aquam exhibebis. Quod fi vulnus forte abluere conveniat,
mulfa vel pofca, vino et vino mulfo utendum eft. Si vero
partem adhuc inflammatio occupet, cataplafma ex lenticula
imponendum eft. Sin ab hac fit libera, aliquod ex aliis me-
dicamentis quae emplafta dicuntur et quibus in ejusmodi
fectionibus utimur, eoque potiffimum quod ex chalcite con-
ftat. Quibus extrinfecus fpongia aut lana vino acerbo im-
buta fuperponenda eft. At fi acerbi vini copia non fit, aqua
cui tantum aceti admiftum fit, ut bibi poffit perfundenda
fpongia eft. Ad hoc autem faciunt etiam vina marina. Tu
vero fi occafio efflagitet, vinum arte conficere poteris, fale
vino, quod in promptu habueris admifto. Vulneri autem
nullum pingue medicamentum admovendum eft, quale eft

Ed. Chart. X. [371. 372.]　　　　Ed. Baf. IV. (210.)

φέρειν, οἷον τό τε Μακεδονικόν ἐστι καὶ τὸ τετραφάρμα-
κον καλούμενον· ἀκριβῶς γὰρ δεῖται ξηραίνεσθαι. οὕτω μὲν
ἰᾶσθαι δεῖ τὰς ἐπὶ ῥεύματι φλεγμονάς.

Κεφ. γ'　Τὰς δ' ἐπί τινι τῶν ἄλλων αἰτίων ὑγραί-
νειν τε καὶ θερμαίνειν οὐδὲν κωλύει. καὶ εἰ ἐκπυῆσαι βουλη-
θείης αὐτὰς, καταπλάττειν ἀλεύρῳ πυρίνῳ δι' ἐλαίου τε καὶ
ὕδατος ἡψημένῳ καὶ εἴποτε καὶ ἀποσχάζειν δεήσειεν, οὐδὲ
τοῦτο χρὴ δεδιέναι. τὰς δ' ἐπὶ τοῖς ῥεύμασιν εἰ ἀποσχάσαις,
μέγα τι κακὸν ἐργάσῃ καὶ μάλιστ' εἰ κατ' ἀρχάς. ὅσαι γὰρ
αὐτῶν χρόνου πλείονος οὖσαι μετά τε τὴν τοῦ παντὸς σώμα-
τος κένωσιν καὶ τὴν ἄλλην τὴν προσήκουσαν ἴασιν σκληρό-
τητάς τινας ἢ μελανότητας ἐν [372] τοῖς μέρεσιν ὑπολειπο-
μένας ἔχουσι, τούτων ἀπάγειν τοῦ αἵματος οὐδὲν ἄτοπον·
οὔτε γὰρ φλεγμονὰς τάς γε τοιαύτας ἔτι νομιστέον· ὥσπερ
οὐδὲ ἐρυσίπελας ἔτι τὸ ἤδη πελιδνόν. καὶ γὰρ οὖν καὶ τοῦτο
κατὰ τὰς ἀρχὰς μὲν ψύχειν χρὴ καὶ μάλισθ' ὅταν ἄνευ φανε-
ρᾶς γένηται προφάσεως. ἡνίκα δ' ἤδη τὸ ζέον ἄπεστιν αὐτοῦ,
καὶ σχάσαι συμφέρει καὶ καταπλάσαι θερμῷ τῷ κριθίνῳ καὶ

Macedonicum et quod tetrapharmacum vocant, diligenter
enim exficcandum eft. Ad hunc quidem modum inflammatio
quae ex defluxione eft curari debet.

Cap. III.　Quae vero ab aliis caufis fiunt, humectare
ac calefacere nihil vetat. Et fi ad fuppurationem has du-
cere velis, cataplafma ex triticea farina in oleo et aqua de-
cocta inducendum eft. Neque timenda fcarificatio eft, fi
quando ea opus fit. Quae vero ex humorum defluxu fiunt
inflammationes, non fine magno malo fcarificantur, maxime
per initia. Veterafcentibus autem quae poft totius corporis
vacuationem aliamque idoneam curationem duritiem quan-
dam ac nigrorem in partibus reliquerunt auferre fanguinem
non eft abfurdum, nam inflammationes amplius exiftiman-
dae non funt, quemadmodum neque eryfipelas, fi jam livo-
rem contraxit. Hoc enim per initia refrigerari defiderat, ac
potiffimum quum fine manifefta fit caufa. Quando vero jam
fervor abeft, confert fcarificare et cataplafma ex hordea-

κηρωτὴν καὶ ἄλλο τι φάρμακον ἐντιθέναι τῶν διαφορούντων.
οὐ μὴν ἀπό γε φλεβὸς αἷμα τῶν γε τοιούτων κενοῦν ἀναγ-
καῖον, ἀλλ᾽ αἱ διὰ τῆς κοιλίας ὑποκαθάρσεις ἀρκοῦσι. διδό-
ται δὲ φάρμακον, ὃ χολὴν ξανθὴν ἄγει. μικροῦ δ᾽ ὄντος
τοῦ παθήματος οὐδὲ τοῦτ᾽ ἀναγκαῖον, ἀλλ᾽ ἀρκεῖ κλύσαι
δριμεῖ. τὰ δ᾽ ἐφ᾽ ἕλκεσιν ἐρυσιπέλατα καὶ ὅσα οὕτω φανε-
ρὰς ἔχει τὰς αἰτίας, οὐδ᾽ εἰ παραχρῆμα βούλοιο καταπλάττειν
ἀλεύρῳ κριθίνῳ καὶ μάλιστα καὶ προαποσχάσας, οὐδὲν βλά-
ψεις. τὰς δὲ φλεγμονὰς τὰς ἐρυσιπελατώδεις καὶ τὰ φλεγμο-
νώδη τῶν ἐρυσιπελάτων ἰᾶσθαι, μικτὴν μὲν ὡς οἷόν τε
ποιούμενον τὴν ἐπιμέλειαν, ἐναντιούμενον δ᾽ ἀεὶ τῷ μᾶλλον
κρατοῦντι. καὶ βουβώνων δὲ καὶ φυμάτων καὶ φυγέθλων
παραπλησίαν ταῖς ἐν τοῖς ἄλλοις μέρεσι γιγνομέναις ὁμοίαις
διαθέσεσι τὴν ἐπιμέλειαν ποιεῖσθαι, πλὴν ὅσα δριμυτέρων
φαρμάκων ἐπὶ τοῖς αὐτοῖς παθήμασιν ἀνέχεσθαι πεφύκασιν,
ὡς ἀδένες. τοὺς δ᾽ ἕρπητας τὰ μὲν περὶ τὴν τοῦ σώματος
ὅλον κένωσιν ὁμοίως τοῖς ἐρυσιπέλασιν ἰᾶσθαι προσήκει· τὰ

cea farina calidum imponere et ceratum aliudque medica-
mentum, quod difcutiendi vim obtineat. Non tamen ex
veua fanguis in hifce neceffario mittitur, fed ventrem per
inferiora purgare fufficit, adhibito medicamento quod fla-
vam bilem ducat. Quod fi exigua fit affectio, ne hoc quidem
neceffarium eft, fed abunde erit acri uti clyftere. Quae vero
ex ulceribus fiunt eryfipelata, quaeque fimiliter manifeftas
habent caufas, neque fi ftatim cataplafma ex hordeacea fa-
rina praefertim loco antea fcarificato impofueris, laedes.
Inflammationi vero eryfipelatodi et eryfipelati phlegmonodi
mifta, quoad fieri poteft, curatio eft adhibenda atque ei
quod magis vincit femper reluctandum. Bubo vero et
phyma et phygethlon eadem ratione qua et aliarum par-
tium fimiles affectus curari debent, praeterquam in parti-
bus, quae iisdem affectibus laborantes acriora medicamenta
ferre poffunt, cujusmodi funt glandulae. Herpetes autem
quatenus ad univerfi corporis vacuationem attinet ut eryfi-
pelata curari debent, quatenus vero ad affectam partem,

δὲ περὶ τὴν αὐτοῦ τοῦ πεπονθότος μέρους οὐκ ἔθ᾽ ὁμοίως.
ἅπαντες γὰρ οἱ ἀναβιβρωσκόμενοι ψύχεσθαι μὲν ἐθέλουσιν,
ὡσαύτως τοῖς ἄλλοις ἕρπησί τε καὶ ἐρυσιπέλασιν· οὐ μὴν ὅσα
γε σὺν τῷ ψύχειν καὶ ὑγραίνειν φάρμακα πέφυκε, ταῦτά γ᾽
ἔτι φέρουσιν, ἀλλὰ μόνον τῶν ψυχόντων προσίενται τὰ
ξηραίνειν μάλιστα δυνάμενα. μὴ τοίνυν μήτε θριδακίνην
αὐτοῖς μήτε πολύγονον μήτε τὸν ἀπὸ τῶν τελμάτων φακὸν
ἢ τὸν ἕλειον λωτὸν ἢ ἀνθύλλιον ἢ ψύλλιον ἢ ἀνδράχνην ἢ
σέριν ἢ ἀείζωον ἤ τι τῶν οὕτως ὑγραίνειν τε καὶ ψύχειν δυνα-
μένων προσφέρειν, ἃ τοῖς ἐρυσιπέλασιν ἦν οἰκεῖα. ἀλλὰ
μήτε σπόγγῳ ποτὲ θαῤῥήσῃς ὕδατι ψυχρῷ βεβρεγμένῳ μήτε
στρύχνῳ, καί τοι καὶ τοῦτο ξηραίνειν τε καὶ ψύχειν πέφυκεν,
ἀλλὰ μετρίως. οἳ δ᾽ ἄρα σφοδροτέρας ἢ κατὰ τὸν στρύχνον
δέονται ξηρότητος. ἐπιπλάττειν οὖν αὐτοῖς χρὴ κατ᾽ ἀρχὰς
μὲν ἕλικας ἀμπέλου καὶ βάτου καὶ κυνοσβάτου καὶ ἀρνο-
γλώσσου. μετὰ δὲ ταῦτα τήν τε φακῆν μιγνύειν δεῖ καὶ
μέλιτός ποτε καὶ ἀλφίτων καὶ τὸ προγεγραμμένον πρὸς τὰς
ἐκ ῥεύματος φλεγμονὰς κατάπλασμα, περιελὼν αὐτοῦ τὸ

non eadem omnibus cura adhibenda eſt. Exedentes enim
omnes refrigerari volunt, quemadmodum et alii herpetes et
eryſipelata, non tamen medicamenta ferunt, quae praeter-
quam quod refrigerant etiam humectare idonea ſunt, ſed
ſolum refrigerantia admittunt, praeſertim quae exſiccare poſ-
ſint. Quocirca neque lactuca neque polygonum neque len-
ticula quae in paludibus naſcitur neque paluſtris lotus aut
anthyllium aut pſyllium aut portulaca aut ſeris aut ſem-
pervivum aut aliud id genus quod refrigerare ac hume-
ctare poſſit eſt adhibendum, quae quidem eryſipelatibus ſunt
familiaria. Sed nec ſpongiae frigida imbutae aliquando nec
ſolano ſidendum eſt, tametſi refrigerare ac exſiccare poſſint,
ſed modice. Herpetes vero vehementiorem quam ſolani ſic-
citatem expetunt. Igitur per initia imponendi vitium ca-
preoli ſunt ac rubi et canini rubi germina et arnogloſſum.
Deinde lenticula admiſcenda eſt, nonnunquam et mel et po-
lenta, quod praeſcriptum eſt ad inflammationes ex deflu-
xione cataplaſma, ſi ab eo ſempervivum detraxeris. Exul-

ἀείζωον. αὐτὰ δὲ τὰ ἡλκωμένα κατάχριε φαρμάκοις τοῖς
πρὸς ἕρπητας ἐπιγεγραμμένοις ἐν ταῖς φαρμακίτισι βίβλοις.
πολλὰ δ᾽ ἐστὶ ταῦτα παρὰ πᾶσι καὶ εἰς κυκλίσκους ἀναπλάτ-
τεται τὰ πλεῖστα καὶ δεῖται χρωμένους ἀνίεσθαι γλυκεῖ.
μὴ παρόντος δὲ γλυκέος, οἴνῳ λεπτῷ τε καὶ λευκῷ καὶ ὑποστύ-
φοντι, οἷος ὅ τε Φαλερῖνος καὶ ʽ Μασσαλιώτης καὶ ὁ Σα-
βῖνος καὶ Ἀδριανὸς καὶ Ἀρσύϊνος, μηδέπω μηδὲν ἐν τῇ γεύσει
δριμὺ διὰ παλαιότητα κεκτημένοι. καὶ ὀξυκράτῳ δ᾽ ὑδαρεῖ
ποτε χρησάμενος ἀντὶ τούτων οὐδὲν ἧττον ἂν ἔχοις. ἤδη δὲ
καὶ χρονιζομένων τῶν ἑλκῶν μήτε γλυκεῖ λύειν τοὺς κυκλί-
σκους μήτε ὑδαρὲς ἔτι τὸ ὀξύκρατον ἔστω. καὶ τῶν οἴνων
δ᾽ ὅσοι στύφουσιν ἱκανῶς ἀγαθοί· μάλιστα μὲν οἱ μέλανες,
εἰ δ᾽ ἀποροῦμεν αὐτῶν, λευκοί. φάρμακα δ᾽ ἐν τῷδε τῷ καιρῷ
μάλιστα μὲν ἁρμόσει αὐτοῖς, τό τε τοῦ [373] Πολυείδου καὶ
Πασίωνος καὶ τὸ Μούσα καὶ τὸ Ἄνδρωνος, ὅσα τ᾽ ἄλλα τού-
τοις ἔοικε. τοὺς δὲ τὰ ἐπιπολῆς μόνον ἑλκοῦντας ἕρπητας, εἰ
μὴ πάνυ τι κεχρονικότες εἶεν, οὐδὲν χρὴ καταχρίειν τούτων,
καίει γὰρ ἰσχυρῶς καὶ ξηραίνει σφοδρῶς, ἀλλ᾽ ἀρκεῖ τοῖς

cerata autem loca medicamentis ad herpetas in libris phar-
maceuticis, i. de compofitione medicamentorum infcriptis,
inungere oportet. Ejusmodi enim multa paffim habentur in
orbiculos digefta, qui dum ufus efflagitat paffo diluui
Quod fi in promptu paffum non fit, vino tenui et albo et
leviter aftringente utendum eft, quale Falernum eft Maffi-
lienfe, Sabinum, Adriaticum et Arfyinum, quae nondum gu-
ftus acrimoniam vetuftate contraxerint. Et fi in horum vir
cem interdum pofca aquofa utaris, nihil minus confequeris.
Jam vero inveteratis ulceribus neque paffo diluendi paftilli
funt, neque amplius aquofa pofca effe debet. At vina quae
aftringendi vim poffident plurimum juvant, maxime quidem
nigra aut fi ea defideremus alba. Ex medicamentis vero
quae hoc tempore accommoda funt optimum eft, quod Po-
lyidae afcribitur, Pafioni, Mufae, Androni et alia his fimilia.
Herpetes vero qui tantum fummam cutem exulcerant, nifi
admodum veteraverint, nullo horum inungere oportet,
urunt enim vehementer ac valide exficcant, fed ejusmodi

Ed. Chart. X. [373.]   Ed. Baf. IV. (210. 211.)

τοιούτοις ἔρπησιν, ὅσα κατὰ γλαυκίου δύναμίν ἐστι φάρμακα,
λύεσθαι δὲ μάλιστα μὲν ὕδατι. μηδὲν δ᾽ ἀνύοντος αὐτοῦ καὶ
ὄξους παραπλέκειν· εἰ δὲ καὶ στρύχνου δεύσειας χυλῷ ἢ ἀρνο-
γλώσσου, μειζόνως ὠφελήσεις. ἐν δὲ τῷ καθόλου τοῦτό σε
γιγνώσκειν χρὴ ἐπὶ παντὸς ἕλκους εἴτ᾽ αὐτομάτως εἴτ᾽ ἀπὸ
συμπτώματος εἴτε καὶ τρωθεῖσιν εἴη γεγενημένον, ὡς ξηραί-
νεσθαι μὲν ἀεὶ βούλεται, φαρμάκῳ δ᾽ ὡς Ἱπποκράτης φησὶ
μὴ περισκελεῖ τουτέστι μὴ δάκνοντι, μηδ᾽ ἐρεθίζοντι σφοδρῶς,
πλὴν εἰ μὴ κακόηθές τε καὶ μετὰ σήψεως εἴη. τὰ γὰρ τοιαῦτα
δριμυτάτων δεῖται φαρμάκων καὶ πυρὶ τὴν δύναμιν ἐοικότων,
(211) οἷόν ἐστι τό τε μίσυ καὶ ἡ χαλκῖτις καὶ ἀρσενικὸν καὶ
τίτανος καὶ σανδαράχη καὶ γὰρ οὖν καὶ καίει παραπλησίως
τῷ πυρὶ τὰ τοιαῦτα φάρμακα· πολλάκις δὲ καὶ τούτων νικω-
μένων αὐτῷ τῷ πυρὶ χρώμεθα. ταῦτ᾽ ἄρα καὶ τοῖς καλου-
μένοις ἄνθραξι κατ᾽ αὐτῆς τῆς ἐσχάρας, ἔνθα μάλιστα σήπεται
τὸ μόριον, ἡ τῶν τοιούτων φαρμάκων ἰδέα πρόσφορος, οὐ
μὴν τῷ πέριξ χωρίῳ, λήσεις γὰρ αὐτὸς ἑλκώσας αὐτὰ εἰς μηδὲν
δέον, ἀλλὰ τοῖς προειρημένοις κυκλίσκοις χρηστέον, οἷος ὁ

herpetibus fufficiunt, quae glaucii vim habent, maxime aqua
refoluta. Quod fi haec nihil profecerint, acetum mifcendum
eft, utilius autem fuccus folani et arnogloffi additur. Hoc
porro in fumma in omni ulcere cognofcendum eft, five id
fponte five ex cafu five ex vulnere acciderit, nimirum quod
femper exficcari defiderat medicamento, ut inquit Hippocra-
tes, non molefto, hoc eft neque mordente neque irritante
vehementer, nifi malignum ac putre fit. Nam id genus ul-
cera acerrima medicamenta efflagitant et quae igni vires
proximas habent, quale eft mify, chalcitis, arfenicum, calx et
fandarache, ignis enim modo deurunt ejusmodi medica-
menta, quae fi malo cedunt, faepe ipfo igne utendum eft.
Quocirca et carbunculis, ut vocant, fuper ipfam cruftam ubi
pars maxime putrefcit commode hoc medicamentorum ge-
nus adhibebis, intactis tamen vicinis partibus, ne imprudens
ea fine ulla neceffitate exulceres, fed paftillis ante comme-
moratis utendum eft, qualis eft Andronius. Quod fi rubor

Ed. Chart. X. [373.]   Ed. Baf. IV. (211.)

Ἀνδρώνιος. εἰ δέ ποτε ἔρευθος ἐπικρατοίη καὶ πολλὴ φλόγω-
σις, ἀνιέναι χρὴ γλυκεῖ τὸ φάρμακον ἢ ἀρνογλώσσου χυλῷ.
εἰ δ' ὄγκου μέγεθος ὑπάρχει, οἴνῳ μὲν στρυφνῷ τὸ πρῶτον,
ἔπειτα δὲ καὶ ὄξει. καταπλάττειν δὲ τῷ τῶν ὀρόβων ἀλεύρῳ
δι' ὀξυμέλιτος· καὶ πρὸ τούτων ἁπάντων εὐθὺς κατ' ἀρχὰς
ἀφαιρεῖν αἵματος ἱκανὸν, ἤν γε μηδὲν κωλύῃ.

Κεφ. δ'. Τοιαῦται μέν τινες αἱ τῶν τοιούτων παθῶν
ἰάσεις κατὰ γένος· ἐξαλλάττονται δὲ παρὰ τὰς τῶν πεπονθό-
των ὀργάνων φύσεις. τέτταρες δὲ ἀπὸ τούτων ἐνδείξεις εἰσὶν,
ἐκ τῆς κράσεως αὐτῶν, ἐκ τῆς διαπλάσεως, ἐκ τῆς θέσεως, ἐκ
τῆς δυνάμεως. ἐκ μὲν τῆς κράσεως, εἰ τὰ μὲν αὐτῶν ξηρό-
τερα φύσει, τὰ δ' ὑγρότερα, τὰ δὲ ψυχρότερα, τὰ δὲ θερμό-
τερα γέγονε· καὶ κατὰ συζυγίαν ἢ ὑγρότερα καὶ θερμότερα
ἢ ὑγρότερα καὶ ψυχρότερα ἢ ξηρότερα καὶ θερμότερα ἢ ξηρό-
τερα καὶ ψυχρότερα ἢ κατὰ πᾶν εὔκρατα. καὶ χρὴ σκοπὸν
εἶναί σοι ἐν ταῖς θεραπείαις τὴν φύσιν τοῦ μορίου. τὸ γὰρ
μέχρι πόσου ψυκτέον ἢ ξηραντέον αὕτη διδάσκει. τὰ γὰρ

aliquando locum occupet aut ingens ardor, medicamentum
paſſo diluendum eſt vel arnogloſſi ſucco. Sin tumor magnus
ſit, primum vino acerbo, deinde adjecto aceto diſſolvitur.
Cataplaſma autem ex ervina farina et mulſo aceto imponen-
dum eſt, atque in primis initio ſtatim tantum ſanguinis
quantum ſatis eſſe videbitur, niſi quid vetet, detrahen-
dum eſt.

Cap. IV. Haec quidem generatim ſunt ejusmodi af-
fectuum remedia, quae pro affectorum inſtrumentorum na-
tura mutantur. Quatuor autem ab his ſumuntur indicatio-
nes, ex eorum temperamento, conformatione, ſitu et facultate.
Temperamento quidem, ex iis quaedam ſunt natura ſic-
ciora, quaedam humidiora, alia autem frigidiora, alia vero
calidiora, et ex copulatis ſimplicibus aut humidiora et ca-
lidiora aut humidiora et frigidiora aut ſicciora et calidiora
aut ſicciora et frigidiora aut omnino temperata. Sitque tibi
in curando ſcopus partis natura. Haec enim docet, quate-
nus ſit refrigerandum aut exſiccandum. Carnoſae enim partes

Ed. Chart. X. [373. 374.]　　　　　　Ed. Baf. IV. (211.)

σαρκώδη φλεγμαίνοντα βραχέως δεῖται ξηραίνεσθαι· καὶ μὲν
δὴ καὶ ὅσα φλεβώδη, κἂν ᾖ μᾶλλον τῶν σαρκωδῶν ξηρότερα,
ἀλλ' οὐδ' αὐτά γε ἱκανῶς. ὅσα δ' ἀρτηριώδη τὴν φύσιν ἐστὶ
μόρια, μᾶλλον ἔτι τῶν φλεβωδῶν καὶ τούτων ἔτι μᾶλλον τὰ
νευρώδη, καὶ πολὺ δὴ μᾶλλον τούτων ὅσα χονδρώδη καὶ
ὀστώδη. πρὶν γὰρ εἰς τὴν οἰκείαν ἐπανέλθοι φύσιν τὸ μέρος,
οὐδέπω τέλος ἡγητέον ἔχειν τὴν ἴασιν ἐπανάγει δ' εἰς τὴν
ξηροτέραν μὲν κρᾶσιν, ὅσα φύσει ξηρότατα· εἰς δὲ τὴν ψυ-
χροτέραν ὅσα ψυχρότατα. καὶ κατὰ τὰς ἄλλας δὲ δύο ποιο-
τητας ὁμοίως· εἰς δὲ τὸ μέτριον ἐν ἑκάστῃ τὰ μέτρια. οὕτω
μὲν αἱ κράσεις τῶν μορίων ποικίλλουσι τὰς τῶν παθῶν θερα-
πείας. αἱ δὲ διαπλάσεις ὡδί· τὰ μὲν γὰρ ἔνδον αὐτῶν εὐρύ-
τητας ἔχει, τὰ δ' ἔξωθεν, τὰ δ' ἑκατέρωθεν, τὰ δ' οὐδετέρω-
θεν· [374] οἷον τῶν μὲν ἁπλῶν αἱ ἀρτηρίαι καὶ αἱ φλέβες
καὶ νεῦρα· αἱ μὲν ἐν τοῖς κώλοις ἔνδον αὐτῶν· αἱ δ' ἐντὸς
περιτοναίου καθ' ἑκάτερα· νεῦρα δὲ τὰ μὲν ἐν τοῖς κώλοις,
κατ' οὐδέτερον· ὅσα δ' ἐντὸς περιτοναίου, κατὰ θάτερον. τοῖς
δὲ σπλάγχνοις σχεδὸν ἅπασιν ἔνδοθέν τε καὶ ἔξωθέν εἰσιν

inflammatione obfeffae leviter funt exficcandae, et venofae
quidem licet fint carnofis ficciores, non tamen multum funt
exficcandae. Arteriofae vero natura partes funt magis quam
venofae, atque his magis nervofae, multo vero amplius car-
tilaginofae et offeae. Non enim ante quam ad propriam
naturam pars reducta fit, finem curationi impofitum effe
exiftimandum eft. Ad ficciorem autem temperaturam redu-
cunt medicamenta natura licciora, ad frigidiorem vero fri-
gidiora. Ad eundem quoque modum in reliquis duabus qua-
litatibus, ad mediocrem vero, quae in fingulis funt medio-
cria. Sic equidem partium temperamenta affectuum variant
curationes. Conformationes vero ad hunc modum: *partes*
quaedam intra fe, quaedam extra, quaedam autem utraque,
quaedam neutra parte habent fpatia, ut ex fimplicibus arte-
riae, venae et nervi, illae in artubus quidem intra fe, in
peritonaeo vero utraque parte, nervi autem in artubus
neutra, in peritonaeo vero altera parte. Fere autem vifcera
omnia tam intra fe, quam extra ampla fpatia obtinent. Ad

εὐρυχωρίαι μεγάλαι, καὶ προσέτι καὶ ἡ σὰρξ αὐτὴ ἡ μὲν τοῦ
πνεύμονος μανή· ἔμπαλιν δ᾽ ἡ τῶν νεφρῶν πυκνοτάτη· καὶ
μετὰ ταύτην ἡ τοῦ ἥπατος. ἡ δὲ τοῦ σπληνὸς εἰς ὅσον πυ-
κνοτέρα τῆς τοῦ πνεύμονος, εἰς τοσοῦτον μανωτέρα τῆς τοῦ
ἥπατος. ἐν ἅπασιν οὖν τούτοις ὅσα μὲν οὐδετέρωθεν ἔχει
κοιλότητας ἐκδεχομένας τὸ περιττὸν τοῦ ῥεύματος, ἰσχυρῶς
δεῖται ξηραίνεσθαι, κἂν μὴ πάνυ ξηρὰ τὴν φύσιν ᾖ, καθάπερ
τὰ νεῦρα καὶ μάλιστα τὰ ἐν τοῖς κώλοις. ὅσα δ᾽ ἔξω τε καὶ
εἴσω δύναται χαλάσαι τι τῆς φλεγμονῆς, οὐδὲν δεῖται τά γε
τοιαῦτα τῶν ἱκανῶς ξηραινόντων καὶ μάλιστ᾽ εἰ χαύνην ἔχοι
τὴν σάρκα, καθάπερ ὁ πνεύμων. ἡ δ᾽ ἀπὸ τῆς θέσεως ἔνδει-
ξις οὐδ᾽ αὐτὴ παροπτέα· δι᾽ ὧν τε γὰρ χρὴ κενοῦν καὶ ὅπως
καὶ ὅθεν, αὐτὴ μάλιστα διδάσκει. τῶν μὲν οὖν ἔτι ἐπιῤῥεόν-
των ἡ ἀντίσπασις, οὕτω γὰρ ὁ Ἱπποκράτης ὀνομάζει, τῶν δ᾽
ἤδη κατειληφότων τὸ μόριον ῥευμάτων, ἡ παροχέτευσις ἴαμα.
ἄμφω δὲ τὰ εἴδη τῆς κενώσεως διὰ τῶν κοινῶν ποιεῖσθαι
κελεύει φλεβῶν. οἷον τὰς ἐπὶ μητρῶν ἀντισπάσεις, εἰ τὴν ἐν
ἀγκῶνι τέμνοις φλέβα ἢ παρὰ τοὺς τιτθοὺς σικύας προσβάλ-

haec caro ipfa pulmonis quidem rara, contra vero renum
denfiſſima eſt poſt hanc jecoris. Lienis vero ſubſtantia tanto
denſior eſt quam pulmonis, quanto quam jecoris eſt rarior.
Itaque in omnibus his quaecunque neutra ex parte cavitates
habent, quae fluxionem ſupervacuam excipiant fortiter ſunt
ſiccandae, tametſi natura admodum ſiccae non ſunt, cujus-
modi ſunt nervi et qui in artubus potiſſimum. Quae vero
tam extra quam intra nonnihil inflammationis laxare poſ-
ſunt, vehementer exſiccantibus non egent, praefertim ſi fun-
goſa earum caro ſit, qualis éſt pulmo. Neque vero praeter-
mittenda eſt ea, quae a partis ſitu ſumitur indicatio, utpote
quae maxime doceat, per quae et quomodo et unde fieri de-
beat vacuatio. Confluentium igitur adhuc *humorum* revulſio,
quam antiſpaſin Hippocrates vocat, obſidentium vero jam
partem derivatio eſt remedium. Utrumque enim vacuationis
genus per communes venas fieri jubet. Ex utero verbi gra-
tia revelles, ſi cubiti venam ſecueris aut ſub mammis cu-

λοις ἢ εἰ τὰς χεῖρας θερμαίνοις τε καὶ ἀνατρίψαις καὶ διαδή-
σαις. παροχετεύσεις δὲ τὰς ἐν ἰγνύαις ἢ σφυροῖς διαιρῶν καὶ
σικύας μηροῖς προσβάλλων καὶ θερμαίνων καὶ ἀνατρίβων καὶ
διαδῶν τὰ σκέλη. καὶ εἰ μὲν ἡ δεξιὰ μήτρα πεπόνθοι, ἐκ
δεξιᾶς χειρὸς καὶ σκέλους ἀπάγων τὸ αἷμα. τῆς δ' ἀριστερᾶς
πεπονθυίας ἐκ τῶν ἐν ἐκείνῃ κατ' εὐθὺ κώλων. τὸ γὰρ καθ'
ἕξιν ὑπ' αὐτοῦ λεγόμενον αὐτὸ τοῦτ' ἔστι τὸ κατ' ἰσότητα.
τέμνειν δὲ τὰς ἔνδον φλέβας τοῦ Ἱπποκράτους· αὗται γὰρ
ἐγγυτέρω τε τῶν πεπονθότων μορίων καὶ μᾶλλον κατ' εὐθύ.
καὶ γὰρ εἰ σπληνὸς φλεγμαίνοντος κενοῦν αἵματος ἐθέλοις,
τῆς ἀριστερᾶς χειρὸς τὰς ἔνδον φλέβας τέμνειν, καὶ εἰ ἥπατος,
τῆς δεξιᾶς ὡσαύτως. εἰ δέ τι τῶν ἄνωθεν εἴη φλεγμαῖνον, ὡς
ἐν συνάγχαις τε καὶ ὀφθαλμίαις καὶ ὅσα περὶ κεφαλὴν, τὰς
ἔξωθέν τε καὶ κατ' εὐθύ· τῶν κώλων δ' αὐτῶν πεπονθότων
ἀπὸ τῶν ὁμοζύγων ἡ κένωσις, εἴτε ἀντισπᾷν εἴτε παροχετεύειν
ἐθέλοις, πλὴν εἰ μὴ χρόνιον εἴη τὸ πάθημα. τηνικαῦτα γὰρ
ἀπ' αὐτοῦ τοῦ πεπονθότος. οὕτως οὖν κἀπὶ τῶν συναγχι-

curbitulas admoveris aut manus calefeceris, fricueris ac li-
gaveris. Derivabis autem fi quae in poplite funt aut mal-
leolis venas diviferis, cucurbitulas femori admoveris, crura
calefeceris, fricueris et ligaveris. Atque fi dextra uteri pars
laboret, fanguis ex dextra manu et crure ducendus eft. Sin
laeva affecta fit, ex membris illi e directo refpondentibus.
Quod enim καθ' ἕξιν Hippocrates vocat, hoc ipfum eft fe-
cundum aequalitatem. Secare autem internas venas Hippo-
cratis etiam eft, quod hae et viciniores funt et e directo
magis refpondent affectis partibus. Etenim fi phlegmone
affecto liene ducere fanguinem velis, manus finiftrae fin
jecore, dextrae vena interna eodem modo fecanda eft. Si
vero aliqua ex fuperioribus partibus inflammatione tentata
fit, ut in angina et ophthalmia et alia in quacunque capitis
parte extiterit, externas et quae e directo refpondent *venas
fecabis*, membris vero ipfis affectis a conjugibus venis va-
cuabis, five revellere five derivare velis, nifi inveteratus
affectus fit. Nam tune ab affecta parte *fanguinem duces*.

BIBΛION B. 93

Ed. Chart. X. [374. 375]   Ed. Baf. IV. (211.)

κων τὰς ὑπὸ τὴν γλῶσσαν φλέβας τέμνομεν, ὅταν ἡμῖν τὸ
μὲν ὅλον ἤδη σῶμα κενὸν ᾖ, χρονίζῃ δὲ τὸ πάθος. οὕτω δὲ καὶ
σπληνὶ καὶ ἥπατι σικύας προσβάλλομεν. οὕτω δὲ καὶ ἄλλο
τι καὶ ἄλλο μέρος πεπονθὸς ἀποσχάζομεν, οὐκ ἐπιῤῥεόντων
ἔτι τῶν χυμῶν· ἐρεθιεῖς γὰρ αὐτοὺς ἐν τῷδε μᾶλλον καὶ διπλά-
σιον ἐργάσῃ τὸ κακόν· ἀλλ᾿ ὅταν ἤδη τὸ μὲν ὅλον ἀπέριττον
ᾖ σῶμα, μηδὲν δ᾿ ἐπιῤῥέῃ νῦν, ἴσχηται δέ τι τοῦ παλαιοῦ ῥεύ-
ματος ἐν τῷ μορίῳ. καὶ μὴν καὶ ὅτι τὰ μὲν ἐν τοῖς κυρτοῖς
τοῦ ἥπατος ἐπ᾿ οὖρα χρὴ προτρέπειν, τὰ δ᾿ ἐν τοῖς σιμοῖς
ἐπὶ τὴν κάτω διαχώρησιν, ἡ θέσις ἐδίδαξε τοῦ σπλάγχνου.
καὶ ὅτι θώρακα μὲν καὶ πνεύμονα διὰ βηχῶν ἐκκαθαίρειν·
γαστέρα δὲ καὶ στόμαχον δι᾿ ἐμέτων ἔντερα δὲ ταῖς κάτω
διαχωρήσεσιν· ὥσπερ οὖν καὶ σπλῆνα καὶ νεφροὺς μὲν ταῖς
δι᾿ οὔρων· μήτραν δὲ ταῖς διὰ τῶν καταμηνίων· ἐγκέφαλον
δὲ καὶ μήνιγγας ταῖς δι᾿ ὑπερῴας καὶ γαργαρεῶνος καὶ ῥινῶν
καὶ ὤτων. ἀλλὰ καὶ ὅτι τοῖς μὲν ἐπιπολῆς μορίοις τοιοῦ-
τον εἶδος χρὴ φαρμάκων προσφέρειν, οἷον δεῖται τὸ πάθος·
[375] τοῖς δ᾿ ἐν τῷ βάθει καὶ διὰ πολλῶν τῶν μεταξὺ μέλλου-

Itaque in angina venae fub lingua incidendae funt, ubi cor-
pus univerfum vacuaverimus et inveteratus fuerit affectus.
Ad hunc modum et lieni et jecori cucurbitulas admovemus.
Eadem ratione aliam quamcunque partem affectam fcarifi-
cabis, quum humorum fluxio reftiterit, alioquin enim hos
magis irritaveris et malum geminaveris. Sed quum jam uni-
verfum ab humore fupervacuo corpus liberum eft, neque
jam aliquid affluit, fed ex vetere defluxione impacta loco
affecto portio aliqua eft. Quod vero in gibbis jecoris per
urinas, fimis vero partibus per alvi excrementa ducere
oporteat, vifceris ipfius fitus indicat. Quodque thoracem
ac pulmonem tuffi repurgare conveniat, ventremque ac fto-
machum vomitu, interanea alvi dejectione, quemadmodum
lienem et renes per urinas, uterum per menfes, cerebrum
vero ac ejus membranas per palatum, gurgulionem, nares
et aures, *ex eorum fedibus palam eft.* Sed et quod partibus
in fuperficie *conftitutis* tale fit adhibendum medicamentum,
quale affectus efflagitat; quae vero in alto corpore demerfae

σιν ὁμιλήσειν ταῖς δυνάμεσειν αὐτῶν, οὐχ οἷον νῦν ἐστιν, ἀλλ᾿
οἷον ἔσεσθαι μέλλει παρὰ τῆς θέσεως τῶν μορίων ἐμάθομεν.
ὥστ᾿ εἴ τι τῶν ἔξωθεν ἐπιτιθεμένων εἴτε τῶν ἐσθιομένων ἢ
πινομένων εἴη τὸ φάρμακον, οὐ τὴν παροῦσαν αὐτοῦ δύνα-
μιν ἐπισκεπτέον, ἀλλ᾿ οἵαν ἕξει πλησιάζον τῷ πεπονθότι
μορίῳ. ταῦτ᾿ ἄρα ταῖς τοῦ πνεύμονος φλεγμοναῖς, ὅσα προσ-
φέρουσιν ἔξωθεν ἐπιπλάσματα, τῷ θώρακι περιβάλλοντες
ἰσχυρότερα πολὺ καὶ δριμύτερα τὴν φύσιν ἐστὶν ἢ εἰ αὐτῷ
τῷ σπλάγχνῳ προσεφέρετο. διὰ πολλῶν γὰρ τῶν μεταξὺ
σωμάτων τὸ ἐντυγχάνειν μέλλον τῷ πεπονθότι μορίῳ παρο-
δεῦον πάντως ἂν ἐξελύθη τε καὶ ἠμαυρώθη τὴν δύναμιν, εἰ
ἐξ ἀρχῆς ἦν ἀσθενές. τοσοῦτον οὖν αὐτοῖς ἐπικτήτου ἰσχύος
διδόναι προσῆκεν, ὁπόσον ἡ ὁδὸς ἀφαιρεῖται· ὥστε ἴσον
καθίστασθαι τὸ λειπόμενον τῷ διὰ τοῦ ψαύειν ὠφε(212)
λοῦντι. ταῦτ᾿ ἄρα καὶ αὐτοῦ τοῦ θώρακος τοῖς μὲν ἐπιπο-
λῆς φλεγμαίνουσιν ἱκανά, τὰ χαλᾶν μόνον δυνάμενα· τοῖς δ᾿
ἔνδον, ὥσπερ καὶ τῷ ὑμένι τῷ ὑπεζωκότι, δριμυτέρων δεῖ. καὶ
περὶ σπληνὸς δὲ καὶ ἥπατος καὶ πάντων τῶν ἔνδον τοῦ περι-

latent, quaeque ex longo intervallo medicamenti virtutem
experturae funt, his non quale nunc eſt, fed quale cum eo
pervenerit, tum futurum eſt, ex fitu partium dandum didi-
cimus. Quocirca medicamenti five id foris adhiberi five
devorari aut hauriri debeat vires non praefentes, fed qua-
les dum ad affectum locum pervenerint futurae fint, confi-
derandae funt. Igitur quae in pulmonis inflammationibus
pectori forinfecus imponuntur medicamenta, longe vehe-
mentiora et acriora natura, quam fi ipfi vifceri admoveren-
tur effe debent. Ejus enim quod per multa corporis membra
intermedia tranfiens ad locum affectum perventurum eſt, vires
fi quidem per initia effent imbecillae, omnino fatifcerent atque
evanefcerent. Tantum igitur adventitii roboris adjiciendum
eſt, quantum tranfeundo amittunt, ut quod fupereſt aequale
exiſtat ei quod tactu juvat. Itaque externis pectoris inflam-
mationibus abunde faciunt, quae folum laxare poffunt, in-
ternae vero, qualis eſt membrana coſtas fuccingens, acriora
defiderant Lienis vero et jecoris omniumque peritonaei

Ed. Chart. X. [375.]   Ed. Baf. IV. (212.)

τοναίου μορίων ὁ αὐτὸς λόγος. ἕλκοῦται γὰρ πολλάκις ὑπὸ
τῶν ἐπιτιθεμένων φαρμάκων τὸ δέρμα, καί τοι πολὺ σκληρό-
τερόν τε καὶ δυσπαθέστερον ὑπάρχον τῶν σπλάγχνων. καὶ εἰ
δυνατὸν ἦν αὐτοῖς τοῖς σπλάγχνοις ἐπιβάλλειν, ὧν ἑκάστοτε
δέονται, τοσούτῳ μαλακωτέρων φαρμάκων ἂν ἐδεήθησαν, ὅσῳ
καὶ ἡ φύσις αὐτῶν ἐστιν εὐπαθεστέρα. καὶ μὲν δὴ καὶ ὅσα
κελεύουσί τε ἐσθίειν καὶ πίνειν φάρμακα τοῖς τῶν σπλάγχνων
παθήμασιν ἀρωγὰ, καὶ ταῦτα πολὺ δριμύτερά τε καὶ ἰσχυρό-
τερά ἐστι ταῖς δυνάμεσιν ἢ οἵων δεῖται τὰ πάσχοντα μόρια,
πλὴν τῶν γαστρὶ καὶ στομάχῳ συμφερόντων· ταῦτα γὰρ μόνα
τοιαῦτα διδόασιν, οἵων χρῄζει τὰ πάθη· τὰ δ᾽ ἄλλα πάντα
δριμύτερα καὶ ἰσχυρότερα ταῖς δυνάμεσίν ἐστι· καὶ μάλισθ᾽
ὅσα νεφρῶν ἢ πνεύμονος ἕνεκα δίδονται. σκοπεῖν οὖν ὅσον
ἀριθμὸν μορίων διεξέρχεται, τὸ μέλλον εἰς πνεύμονα φέρε-
σθαι. πρῶτον μὲν στόμα καὶ φάρυγγα καὶ στόμαχον· ἔπειτα
δ᾽ αὐτὴν τὴν γαστέρα καί τινα τῶν λεπτῶν ἐντέρων· εἶτα
τὰς ἐν τῷ μεσεντερίῳ φλέβας· εἶτα τὰς ἐν τοῖς σιμοῖς τοῦ
ἥπατος· ἐξ ὧν εἰς τὰς ἐν τοῖς κυρτοῖς μεταληφθὲν, ἐντεῦθεν

partium inflammationes eadem ratione curantur. Saepe enim
cutis ab admotis medicamentis ulceratur, etfi vifceribus
longe durior fit, potentiusque refiftat. Quod fi ipfis vifceri-
bus medicamenta, quibus affidue egent, admoveri poffent, eo
mitiora effent imponenda, quo eorum natura facilius affici-
tur. Quae vero et vorare et haurire medicamenta jubent
curandis vifcerum affectibus idonea, longe acriora et vehe-
mentiora effe debent, quam quae affectae partes efflagitant,
exceptis his quae ventri et ftomacho conferunt; fola enim
haec talia adhibentur, qualia morbus pofcit, reliqua vero
omnia acriora et valentiora viribus effe oportet, ac ea ma-
xime quae ad renum et pulmonum vitia adhibentur. Con-
fiderare itaque oportet, quot numero partes permeat medi-
camentum, quod ad pulmones fertur. Primum quidem per
os tranfit, deinde fauces et ftomachum, poftea ventriculum
ipfum et quaedam ex gracilioribus inteftinis, deinde ad
mefenterii venas, poft ad jecoris partium fimarum, ex

εἰς τὴν κοίλην φλέβα ἔρχεται, μεθ᾽ ἣν εἰς καρδίαν· ἔπειθ᾽
οὕτως εἰς πνεύμονα. καὶ οὐκ ἔστιν εἰπεῖν, ὡς οὐ καθ᾽ ἕκα-
στον τούτων τῶν μορίων, χυμοῖς τέ τισιν ἀναμίγνυται καί
τινα μεταβολὴν καὶ ἀλλοίωσιν οἰκείαν τῇ φύσει τοῦ σπλάγ-
χνου δέχεται. ὥστε τὸ καταλειπόμενον αὐτοῦ τῆς δυνάμεως
παντελῶς ἐστι μικρὸν καὶ ἀμυδρὸν ἢ ὅσον αὔταρκες εἰς
τὴν ὠφέλειαν τοῦ πεπονθότος. ἡ μὲν οὖν παρὰ τῆς θέσεως
τῶν μορίων ἔνδειξις εἰς τοσοῦτον ἄρα τὴν θεραπείαν
ὑπαλλάττει· ἡ δὲ παρὰ τῆς δυνάμεως εἰς ὅσον νῦν ἐρῶ.
ἐπειδὴ τῶν μορίων τοῦ σώματος τὰ μὲν ἐπιῤῥύτοις διοι-
κεῖται δυνάμεσι, τὰ δὲ καὶ συμφύτοις τούτων δ᾽ αὐτῶν
τὰ μὲν ἑαυτοῖς μόνοις, τὰ δὲ καὶ ἄλλοις ἀρχαὶ δυνάμεών
εἰσι· καὶ τῶν μὲν ἴδιον τοὐργόν ἐστι, τῶν δὲ κοινὸν,
ἀναγκαῖον ὑπαλλάττεσθαι τὸ τῆς θεραπείας εἶδος ἐν ἑκάστῃ
τῶν εἰρημένων διαφορῶν. πολλὰ γὰρ τῶν προειρημένων
βοηθημάτων λύει μὲν τὰ πάθη, βλάπτει δὲ τὰς συμφύτους
τῶν μορίων δυνάμεις, ὧν δὲ ἡ βλάβη παντὶ τῷ σώματι
διαφέρει, διττῶς τούτου γιγνομένου, παρ᾽ ὅσον ἤτοι δυνά-

quibus ad gibberarum venas pervenit, ex his vero ad ca-
vum, poft quam ad cor, tandem ad pulmonem. Neque ne-
gare poffumus, quin in fingulis hifce partibus humoribus
quibusdam id mifceatur et mutationem quandam alteratio-
nemque naturae vifceris familiarem recipiat. Quapropter
quod de ejus facultate fupereft minus omnino ac hebetius
eft quam ut laefam partem juvare poffit. Quae igitur a fitu
partis fumitur indicatio, his modis curationem variat, qua-
tenus autem quae a facultate ducitur, nunc exponemus. Quo-
niam autem ex corporis partibus alias quidem influentes,
alias vero congenitae facultates moderantur, atque harum
ipfarum aliae fibi folis, aliae aliis facultatum funt origo, et
ex his quidem aliae proprium, aliae publicum habent offi-
cium, neceffario curationis forma in unaquaque harum dif-
ferentiarum mutanda eft. Siquidem multa ex commemoratis
remediis affectum quidem curant, caeterum nativas partium
facultates offendunt, quarum noxa in univerfum corpus
transfertur, quod bifariam fit, nimirum quatenus vifcus eft

μεώς ἐστιν ἀρχὴ τὸ σπλάγχνον, ἅπασι τοῖς μέρεσι κοινὴ ἢ
τοὔργον αὐτοῦ παντὶ τῷ σώματι χρήσιμον. ἧπαρ μὲν γὰρ καὶ
καρδία καὶ ἐγκέφαλος καὶ ὄρχεις ἀρχαὶ δυνάμεών εἰσι κοιναὶ ὅλῳ
[376] τῷ σώματι. γαστρὶ δὲ καὶ μήτρᾳ ἔμφυτοι μὲν αἱ δυνάμεις
καὶ οὐδενὸς ἄλλου κοιναί. τό γε μὴν ἔργον τὸ μὲν τῆς γαστρὸς
ἅπαντι τῷ σώματι χρήσιμον· τὸ δὲ τῶν μητρῶν οὐκέτι. βλά-
πτει δὲ πολλάκις ἡ τοῦ πάθους ἴασις τὴν δύναμιν τοῦ μέρους·
τά τε γὰρ ἀμέτρως χαλῶντα λύει τὸν τόνον, ὥστε καὶ τὴν
δύναμιν τοῦ μέρους· τὰ δ᾽ ὑπερβαλλόντως ψύχοντα σβέν-
νυσι τὸ ἔμφυτον θερμὸν, ὃ τάχα μὲν, ὥς τισιν ἔδοξε τῶν ἀρί-
στων ἰατρῶν τε καὶ φιλοσόφων, ἡ οὐσία τῶν δυνάμεών ἐστιν,
εἰ δὲ μὴ, ἀλλὰ τό γε πρῶτόν τε καὶ ἀναγκαιότατον αὐτῶν
ὄργανον. ἤδη δὲ καὶ ποιότητές τινες ἄτοποι καταλυτικαὶ
τῶν δυνάμεών εἰσιν. οὐδὲν οὖν τούτων χρὴ παρέρχεσθαι κατὰ
τὰς ἰάσεις, ἵνα μή ποτε λάθωμεν ἡμᾶς αὐτοὺς εἰπόντας τὸ
μὲν πάθος ἐθεραπεύθη, ὁ δὲ ἄνθρωπος ἀπέθανεν· ὅπερ ὁση-
μέραι γιγνόμενον ὁρᾷς ὑπὸ τῶν πλείστων, ὅσοι τήν τε ἄλο-
γον τριβὴν πρεσβεύουσι καὶ τὴν ἅπασι τοῖς τῆς τέχνης καλοῖς

facultatis origo totius corporis partibus communis, aut ejus
munus univerſo corpori utile eſt. Jecur enim, cor, cerebrum
et teſtes principia ſunt facultatum univerſo corpori com-
munia. Venter autem et uterus nativas facultates et nulli
alteri corporis parti communes habent. Caeterum ventris
munus toti corpori utile eſt, uteri vero non item. Plerum-
que autem affectionis remedium partis facultatem laedit,
aliud quidem immodice laxando robur ſolvit proindeque et
partis facultatem, aliud vero immodice refrigerando inſitum
calorem exſtinguit, qui fortaſſis, ut quibusdam tum medicis
tum philoſophis celeberrimis viſum eſt, ſubſtantia eſt facul-
tatum aut certe primarium ac neceſſarium ipſarum inſtru-
mentum. Jam vero et alienae quaedam qualitates vires diſ-
ſipare poſſunt. Nihil igitur horum curando praetermitten-
dum eſt, ne forte imprudentes dicamus, morbus quidem cu-
ratus eſt, homo vero periit, quod accidere plurimis quoti-
die videmus, qui irrationalem experientiam colunt metho-

Ed. Chart. X. [376.]   Ed. Baf. IV. (212.)

λυμηναμένην αἵρεσιν μεθοδικὴν, ἤ τινας λόγους μεταδιώκει δογματικοὺς μὲν, ἀλλὰ καὶ πολλῶν ἁμαρτημάτων ἀνάπλεως. ἐν τῇ παρὰ τῆς δυνάμεως ἐνδείξει τῶν μορίων εἴη δ᾽ ἄν καὶ τὸ δυσαίσθητον ἢ εὐαίσθητον ὑπάρχειν αὐτό. τὰ γὰρ εὐαίσθητα δριμέων οὐκ ἀνέχεται φαρμάκων, ὥσπερ οὐδὲ χυμῶν. ἐν γοῦν τῷ στόματι τῆς κοιλίας δριμέος τινὸς χυμοῦ περιεχομένου συγκόπτονται πολλάκις· εἰ δὲ τὰ μετριώτατα πάσχοιεν, ἀλύουσί τε καὶ ναυτιῶσι, ποτὲ μὲν ἐμοῦντες τὸν λυποῦντα χυμὸν, ἔσθ᾽ ὅτε δὲ μάτην σπαραττόμενοι· καὶ γίνεται τοῦτο κατ᾽ ἐκείνας μάλιστα τὰς διαθέσεις, ἐν αἷς εἰς τὸ στόμα τῆς γαστρὸς ὁ μοχθηρὸς ἀναπίνεται χυμός. ὁμοίως δὲ καὶ τοῖς ὀφθαλμοῖς ἐπιῤῥέων ὁ τοιοῦτος χυμὸς ὀδυνηρότατός ἐστι καὶ φλυκταίνας ἑλκώδεις τε καὶ δυσιάτους ἐργάζεται. ὡσαύτως οὖν οὐδὲ τῆς τῶν δριμέων φαρμάκων ὁμιλίας ὀφθαλμὸς ἀνέχεται διὰ τὴν εὐαισθησίαν, ὥσπερ οὐδὲ τὸ στόμα τῆς γαστρός. οὐ μὴν οὐδ᾽ ἐπικειμένου τινὸς ἔξωθεν βαρύνοντος, ἀνέχεται ταῦτα τὰ μόρια καὶ μᾶλλόν γε τῆς γαστρὸς ὁ ὀφθαλμός· ὅπου γ᾽ ἐνίοτε καὶ πρὸς τῶν ἐπιχριομένων φαρμάκων βαρύ-

dicamque fectam omnia ipfius artis bona pervertentem, quae rationes quasdam dogmaticas quidem, fed multis erroribus plenas fectatur. Sub indicatione autem quae a viribus partium petitur, fenfus hebes acutusque continetur. Nam quae infigniter fentiunt acria medicamenta non ferunt, quemadmodum nec humores. Si enim acer quidam humor os ventris occupet, in fyncopen aegri faepe labuntur, quod fi permodice afficiantur, anxietate et naufea premuntur, aliquando infeftum quidem humorem vomentes, aliquando vero fruftra enitentes, quod in his potiffimum affectibus accidit, quibus os ventris vitiofo humore imbuitur. Itidemque quum in oculos ejusmodi humor affluit, maximum dolorem invehit, ulcerofasque puftulas curatuque difficiles excitat. Eadem ratione neque oculi acrium medicamentorum contactum ob fentiendi praeftantiam fuftinent, quemadmodum nec os ventris. Neque vero quod degravet, fi foris imponas, ejusmodi partes patiuntur, minusque ventre oculus, utpote qui nonnunquam ab iis quae illinuntur medicamentis gravatur

νεται. τὰ δ᾽ ἀναισθητότερα μόρια καὶ καταπλασμάτων ἀνέ-
χεται βαρέων καὶ φαρμάκων δακνόντων. εἰ γοῦν πέμπτην τις
ἐθέλοι πρὸς ταῖς εἰρημέναις τέτταρσι τὴν ἀπὸ τῆς εὐαισθησίας
ἔνδειξιν ἀριθμεῖν, εἴτ᾽ οὖν περιλαβεῖν τὴν κατὰ δύναμιν, οὐδὲν
ὡς πρὸς τὸ καλῶς ἰᾶσθαι διαφέρει. τούτων οὖν ἀεὶ χρὴ μεμνῆ-
σθαι τῶν ἐνδείξεων ἐπὶ παντὸς μορίου πάσχοντος ὁτιοῦν πάθος.
ἥ τε γὰρ κρᾶσις αὐτοῦ καὶ ἡ διάπλασις ἥ τε θέσις καὶ ἡ δύνα-
μις ὑπαλλάξει τὰς κατὰ μέρος ἡμῶν ἐνεργείας φυλαττομένου
τοῦ κοινοῦ σκοποῦ· τοῦτον γὰρ ἔφαμεν ἐκ τοῦ πάθους ἀεὶ
δεῖν λαμβάνεσθαι. τὰ μὲν οὖν κατὰ ψιλὴν καὶ μόνην δυσκρα-
σίαν γιγνόμενα νοσήματα διὰ τῶν ἐναντίων ποιοτήτων θερα-
πεύεται· θερμὴ μὲν δυσκρασία διὰ τῶν ψυχόντων, εἴτ᾽ οὖν
πρώτως εἴτε καὶ κατὰ συμβεβηκὸς εἴη ταῦτα ψύχοντα· ψυ-
χρὰ δὲ διὰ τῶν θερμαινόντων. οὕτω δὲ καὶ ξηρὰ μὲν διὰ τῶν
ὑγραινόντων· ὑγρὰ δὲ διὰ τῶν ξηραινόντων. περὶ δὲ τοῦ
πρώτως θερμαίνοντος ἢ κατὰ συμβεβηκὸς ἐπὶ πλεῖστον, ὡς
οἶσθα, ἐν τῇ περὶ τῆς τῶν ἁπλῶν φαρμάκων δυνάμεως ἐπε-
σκεψάμεθα πραγματείᾳ, ἐπιδεικνύντες ἐνίοτε καὶ τὸ πρώτως

Partes vero quae hebetioris funt fenfus tum gravia cata-
plafmata tum mordentia medicamenta ferunt. Sive igitur
quis cum quatuor commemoratis indicationibus eam, quae a
fentiendi facilitate fumitur, quintam numerare velit, five in
ea comprehendere quae a facultate fumitur, nihil ad rectam
curationem refert. Hae igitur indicationes femper memoria
tenendae funt in omni parte, quocunque affectu laboret. Nam
ejus temperamentum, conformatio, fitus et facultas particu-
lares noftras actiones immutabunt, fervato communi fcopo,
quem perpetuo ex affectu fumendum effe docuimus. Qui
igitur ex nuda folaque intemperie nafcuntur morbi, contra-
ria qualitate curantur, calida quidem intemperies frigidis
feu primario loco feu ex accidente ea refrigerent, frigida
vero calidis. Ad eundem modum ficca humidis, humida fic-
cis. De eo autem quod primum aut ex accidente calefacit,
fufiffime, ut nofti, in opere de fimplicium medicamentorum
facultate differuimus, oftendentes nonnunquam id ex acci=

Ed. Chart. X. [376. 377.]   Ed. Baf. IV. (212. 213.)

ψῦχον θερμαίνειν κατά τι συμβεβηκὸς, ὥσπερ καὶ τὴν τοῦ
ψυχροῦ κατάχυσιν ὕδατος, ὅταν ἐπανάκλησιν θέρμης ποιῆται·
καὶ τὴν τοῦ θερμοῦ ψύξιν, ὅταν ἀραιῶσαν τὸ σῶμα διαφο-
ρήσῃ τὴν ἐν αὐτῷ θερμασίαν. αἱ μὲν οὖν κατὰ μόνας τὰς
δραστικὰς ποιότητας ἀλλοιώσεις τῶν σωμάτων ὑπὸ μόνης
τῆς διὰ τῶν θερμαινόντων τε καὶ ψυχόντων ὑγραινόντων τε
καὶ ξηραινόντων δυνάμεως εἰς τὸ κατὰ φύσιν ἄγονται, μὴ
δεόμεναι [377] κενώσεως αἰσθητῆς. αἱ δὲ δι᾽ ἐπιῤῥοὴν ὕλης,
εὐκράτου μὲν οὔσης αὐτῆς, κενώσεως χρῄζουσι μόνης, δυσ-
κράτου δὲ, κενώσεώς τε ἅμα καὶ τῆς διὰ τῶν ἐναντίων ποιοτή-
των ἀλλοιώσεως· κενώσεως μὲν, ὥσπερ αἱ ῥευματικαὶ καλού-
μεναι, περὶ ὧν ἐν ἡμῖν, ὡς οἶσθα, γέγραπται βιβλίον· ἐν ᾧ
καὶ τοῦτο εὐθέως· κατ᾽ ἀρχὰς ἐδείχθη, τὸ τῆς θρεπτικῆς
δυνάμεως ὅλου τοῦ σώματος ἀῤῥωστούσης, γίγνεσθαι τὰς
διαθέσεις ταύτας, ῥεούσης τῆς ἀθροιζομένης περιουσίας (213)
εἰς τὰ πάντων ἀτονώτατα μόρια. τοῦ μέν τοι ῥέοντος αἵμα-
τος εἰς τὰ τοιαῦτα μόρια κατὰ τὰς ῥευματικὰς διαθέσεις
ἔχοντός τινα κακοχυμίαν ἡ διάθεσις γίνεται μικτὴ· καὶ γίγνοιτ᾽

dente calefacere, quod primario loco refrigerat, ut in frigi-
dae afperfione, qua intro calor repellitur, et quod calefa-
cit refrigerare, quum calor calidae afperfione rarefacto cor-
pore difcutitur. Itaque corpus cum a folis agentibus quali-
tatibus alteratur, fola calefaciendi et refrigerandi, hume-
ctandi ac exficcandi facultate ad naturalem habitum citra
ullam fenfilem vacuationem reducitur. Quum vero folo ma-
teriae ejusque temperatae influxu laborat, fola vacuatione
eft opus. Sin intemperata materia fit, vacuationem fimul et
alterationem per contrarias qualitates defiderat, vacuatio-
nem quidem ut affectus, qui rheumatici dicuntur, de qui-
bus librum unum, ut nofti, confcripfimus, in quo ab initio
ftatim monftratum eft, ejusmodi affectiones fieri facultate
quae corpus univerfum alit, imbecillitate laborante, quum
collecta multitudo in omnium partium infirmiffimas diffluit.
Quinetiam fluente quidem fanguine quadantenus vitiato in
ejusmodi partes, in rheumaticis affectionibus promifcuus

BIBΛION B 101

ἂν ἴσως τοῦτο σπανιώτατα. διὰ παντὸς γὰρ ὤφϑη μοι, χω-
ρὶς φλέγματος ἢ ξανϑῆς χολῆς ἢ μελαίνης αἷμα τῇ συστάσει
λεπτὸν ἐπιῤῥέον. ἐξ ἄλλης δέ τινος αἰτίας εἰς ὄγκον ἀρϑέν-
τος τοῦ μορίου σκοπεῖν εἴτε φλεγμονὴ τὸ πάϑος ἐστὶν εἴτε
σκίῤῥος εἴτε οἴδημα, φλεγμονὴν ὀνομαζόντων ἡμῶν ἅπασαν
τὴν ϑερμὴν καὶ οἷον φλογώδη διάϑεσιν, ἧς τὰς διαφορὰς
ὀλίγον ἔμπροσϑεν εἴπομεν. ὥρα τοίνυν ἤδη περὶ τῶν οἰδημά-
των ὑποϑέσϑαι σοι διὰ βραχέων, ἀναμνήσεως ἕνεκεν ὧν κατὰ
διέξοδον ἤκουσας ἡμῶν λεγόντων.

Κεφ. ε'. Ὀνομάζομεν οὖν οἴδημα τὸν ἀνώδυνον μὲν
καὶ χαῦνον ὄγκον. ἐπιδέδεικται δ' οὗτος ἐκ φλεγματώδους
οὐσίας γιγνόμενος ἢ πνεύματος ἀτμώδους, ὁποῖόν τι καὶ κατὰ
τὰ νεκρὰ γίνεται σώματα καὶ κατὰ τοὺς πόδας τε καὶ σκέλη
πολλάκις, ἐν ὑδερικαῖς διαθέσεσι καὶ φϑόαις καὶ καχεξίαις
ἑτέραις. ἀλλ' ἐπ' ἐκείνων μὲν σύμπτωμά ἐστι τὸ τοιοῦτον
οἴδημα διαϑέσεων ἐπισφαλῶν, οὐδεμιᾶς ἰδίας ἐξαιρέτου ϑε-
ραπείας δεόμενον αὐτό. καὶ γὰρ ἀνάτριψις μόνη δι' ὀξυῤῥοδί-
νου καί ποτε δι' ἁλῶν καὶ ἐλαίου ἢ καὶ τῶν ἁλῶν ἐμβληϑέν-

oritur affectus, quod perraro fortaffis evenit. Semper enim
mihi fanguis fine pituita aut bile vel flava vel atra tenuis
fluere vifus eft. Quod fi alia quapiam caufa pars intumefcat,
videndum eft, an inflammatio, an fcirrhus, an oedema eiusmodi affectus fit. Inflammationem dicimus omnem calidam
ac quafi flammeam affectionem, cujus differentias paulo ante
retulimus. Itaque jam tempus eft, ut de oedematis pauca
tibi tradamus, quo in memoriam revoces, quae fufius me
explicante didicifti.

Cap. V. Oedema igitur nominemus tumorem mollem doloris expertem, quem ex pituitofo humore conftare
monftravimus, aut vaporofo fpiritu, qualis in cadaveribus
evenit et in pedibus faepe ac cruribus eorum qui hydero,
tabe et alio vitiato corporis habitu laborant. Verum in illis
periculofis affectibus ejusmodi oedema fymptoma eft, nullam
propriam praecipuamque curationem requirens. Sola enim
frictio alias ex oxyrrhodino, alias ex oleo cum fale aut

των τῷ ὀξυῤῥοδίνῳ κατέστησεν αὐτὸ καὶ ἄλλα πολλὰ τοιαῦτα.
διὰ δὲ τὸν φλεγματικὸν χυμὸν ἐπιῤῥυέντα μορίῳ, ἐπιγενομέ-
νου τοῦ πάθους, ἐνίοτε μὲν σπόγγος ὕδατι βεβρεγμένος ὀλίγον
ὄξους ἔχων κατέστησε τὸ πάθος· εἰ δὲ μὴ καταστήσειε, βραχὺ
πλεῖον ἐπιβλητέον τοῦ ὄξους, ὥστε τὸ μὲν σύμμετρον τοιοῦ-
τον εἶναι κατὰ τὴν κρᾶσιν, ὡς δύνασθαί τινα καὶ πίνειν
αὐτοῦ. τούτου δὲ τὸ μὲν ὑδαρέστερον ἐν ἀρχῇ παραληπτέον
ἐπὶ μαλακῶν μάλιστα σωμάτων· τὸ δ᾽ ἰσχυρότερον ἐπί τε
γενναίων καὶ σκληρὸν ἐχόντων δέρμα καὶ πρὸς τὰς πρώτας
ἐπιθέσεις τοῦ σπόγγου μηδὲν ὠφεληθέντων. εἶναι δὲ χρὴ
τὸν σπόγγον πάντως καινόν· εἰ δὲ μὴ παρείη τοιοῦτος, ἔστω
ἀκριβῶς ἐκπεπλυμένος ἀφρονίτρῳ τε καὶ νίτρῳ καὶ τῇ καλου-
μένῃ κονίᾳ στακτῇ. μὴ παυσαμένου δὲ μηδ᾽ ἐπὶ τούτοις τοῦ
οἰδήματος, ἐπεμβάλλειν χρὴ βραχὺ στυπτηρίας καὶ τὸν σπόγ-
γον πάντως ἐπιτιθέναι καινόν. εἰ δὲ καὶ κατά τι τῶν κώλων
τὸ τοιοῦτον οἴδημα γένοιτο, τῆς ἐπιδέσεως ἐκ τῶν κάτω με-
ρῶν ἀρχόμενον ἄνω τελευτᾶν τὴν ἐπιβολὴν καὶ τὴν πίεσιν
καὶ τὴν σύμπασαν νομὴν ὡς ἐπὶ καταγμάτων ποιούμενον. ὁ
γάρ τοι σκοπὸς τῆς θεραπείας ἐπὶ τῶν τοιούτων παθῶν

etiam oxyrrhodino ſalem habente ipſum ſedat, atque id ge-
nus alia multa. At ſi ex pituitoſo humore in partem af-
fluente oedema factum ſit, ſpongia aqua, quae aceti aliquid
acceperit, madefacta aliquando aflectum mitigat, qui ſi non
quieſcat, paulo plus aceti miſcebis ita attemperans, ut bibi
poſſit. Hoc autem aquoſius initio adhibendum eſt potiſſi-
mum mollibus corporibus, valentius vero robuſtis ac cu-
tem duram habentibus et quae primo ſpongiae impoſitu
minime juventur. Eſto autem ſpongia prorſus nova, cujus
ſi copia non adſit, curioſe abluatur aphronitro, nitro et li-
xivia dicta ſtillatitia. Non cedente autem his remediis oede-
mate, aluminis momentum adjiciendum eſt ac ſpongia
omnino nova imponenda. Si vero aliquos ex artubus oedema
occupet, *ſpongiam* deligabimus ab inferiore parte incipien-
tes ac ſuperiori finientes, injectionem, compreſſionem et
arctationem et omnem diſtributionem ut in fracturis facien-
tes. Curationis autem ſcopus in hiſce affectibus miſtus eſt,

μικτός ἐστι τὸ μέν τι διαφορεῖν τῆς οὐσίας αὐτῶν, τὸ δέ τι
συνάγειν καὶ σφίγγειν. εἰ τοίνυν ἐπὶ τοῖς προειρημένοις μὴ
καθίσταιτο, τότε τῶν ἰσχυροτέρων φαρμάκων ἃ μικτὴν ἔχει
τὴν κρᾶσιν ἐκ τῶν εἰρημένων δυνάμεων ἐπιβάλλειν. [378] ἐγὼ
δὲ ἐπὶ κεχρονικότος οἰδηματώδους ὄγκου προϋπαλείψας ἐλαίῳ
τὸ μόριον εἶτ᾽ ἐπιθεὶς σπόγγον ἐκ κονίας καὶ σφίγξας βιαιότε-
ρον, οἶδα τελέως ἐκθεραπευθὲν τὸ πάθος, οὐκέτι δηλονότι
τῆς τοιαύτης ἀγωγῆς σκοπὸν ἐχούσης, τὸ μικτὸν τῶν δυνά-
μεων, ἀλλ᾽ ἐπὶ τὸ διαφορητικόν τε καὶ τμητικὸν ἀποκλινάσης,
ὅπερ ἐπὶ τῶν χρονιζόντων σχεδὸν ἁπάντων ἴσμεν εὐδοκιμοῦν.
ἐπεὶ δὲ καὶ περὶ τῶν οἰδημάτων αὐτάρκως εἴρηται πρός γε σὲ,
περὶ τῶν σκιῤῥωδῶν ὄγκων ἐφεξῆς ἂν εἴη ῥητέον.

Κεφ. στ᾽. Ὁ μὲν οὖν ἀκριβὴς σκίῤῥος ὄγκος ἐστὶ
παρὰ φύσιν ἀναίσθητός τε καὶ σκληρός. ὁ δ᾽ οὐκ ἀκριβὴς
οὐκ ἀναίσθητος μὲν παντάπασι, δυσαίσθητός γε μήν ἐστι
πάντως. ὁ μὲν οὖν ἀναίσθητος σκίῤῥος ἀνίατος, ὁ δὲ δυσαί-
σθητος οὐκ ἀνίατος μὲν, οὐ μὴν εὐίατος. γίνεται γὰρ ἐκ
γλίσχρου καὶ παχέος χυμοῦ δυσλύτως ἐμπλαττομένου τοῖς

alter quidem, ut horum ſubſtantiae aliquid diſcutiatur, al-
ter ut cogatur ſtringaturque. Si igitur jam dictis remediis
morbus non ſedetur, tunc vehementiora miſtam temperatu-
ram habentia ex genere ſupra relatarum facultatum adhi-
benda ſunt. Ego vero in inveterato oedematode tumore
illitae prius oleo parti ſpongiam dein ex lixivio admovi, ea-
que arctius deligata malum vidi percuratum, non amplius
ſcilicet hac curandi ratione miſtam facultatem quaſi ſcopum
habente, ſed ad diſcutiendam incidendamque materiam de-
clinante, quod in omnibus fere diuturnis affectibus probari
non ignoramus. Poſtquam vero abunde ad te qvidem de oe-
dematis ſcripſimus, de ſcirrhoſis tumoribus deinceps diffe-
rendum eſt.

Cap. VI. Exquiſitus igitur ſcirrhus tumor eſt prae-
ter naturam ſenſu carens ac durus. Non exquiſitus autem
non ſine ſenſu quidem omnino eſt, ſed aegre tamen admo-
dum ſentit. Qui igitur ſine ſenſu eſt, curationem non admit-
tit. Qui vero hebetis ſenſus eſt, ut inſanabilis non eſt, fie

Ed. Chart. X. [378.]   Ed. Baf. IV. (213.)

σκιῤῥουμένοις μορίοις· ἐνίοτε μὲν οὖν εὐθὺς ἐξ ἀρχῆς κατὰ
βραχὺ συνίσταταί τε καὶ αὐξάνεται. τὰ πολλὰ δ᾿ ὑπὸ τῶν
ἰατρῶν κατασκευάζεται, στυψάντων κα᾿ ψυξάντων σφοδρῶς
ἐρυσιπέλατά τε καὶ φλεγμονάς. ἐὰν μὲν οὖν τις τὰ ἰσχυρῶς
διαφοροῦντα τοῖς σκιῤῥουμένοις σώμασι προσφέρῃ φάρμακα
καὶ σαφῆ μείωσιν ἐργασάμενος τοῦ σκίῤῥου, χρόνῳ βραχεῖ
θαῤῥήσει περὶ τῆς παντελοῦς θεραπείας οὐκ ἀληθῶς, ἀγνοῶν
ὅτι τῷ τοιούτῳ τρόπῳ τῆς θεραπείας τὸ λείψανον τοῦ πά-
θους ἀνίατον γίνεται. διαφορηθείσης γὰρ ἐξ αὐτοῦ τῆς
λεπτομεροῦς ὑγρότητος ἡ λοιπὴ ξηρανθεῖσα λιθώδης ἀποτε-
λεῖται. οὔκουν χρὴ σφοδρῶς ξηραίνοντι τὰ σκιῤῥούμενα μόρια
θεραπεύειν φαρμάκῳ, ἀλλὰ θερμασίαν μὲν ἔχειν χλιαρὰν,
ὑγρότητα δ᾿ οὔτε πολλὴν οὔτε παντάπασιν ἐλαχίστην. τὸ
μὲν γὰρ ὑπερβαλλόντως ὑγρὸν οὐδ᾿ ὅλως διαφορεῖ· τὸ δ᾿
ὀλιγοστὴν ἔχον ἰκμάδα ξηραίνει σφοδρότερον ἢ προσήκει. χρὴ
τοίνυν ὑπὲρ τοῦ μέλλοντος ὀνήσειν φαρμάκου. τὸ σκιῤῥούμε-
νον σῶμα τοῖς ἐν ἡλίῳ χεομένοις ὅμοιόν τι πάσχειν. ὀνομά-
ζεται δὲ τὰ τοιαῦτα φάρμακα μαλακτικά καὶ λέλεκται περὶ

nec curatu facilis. Fit autem fcirrhus ex glutinofo et craffo
humore fcirrhofis partibus ita infartus, ut facile folvi non
poffit; qui aliquando ftatim ab initio paulatim concrefcit ac
augetur. Saepe vero a medicis vehementer eryfipelata ac
inflammationes adftringentibus et refrigerantibus conflatur.
Si quis igitur medicamenta vehementer difcutientia partibus
fcirrhofis admoverit et fcirrhum manifefte minuerit, hic
brevi fe perfanaturum eum falfo fperabit, ignorans quod
haec curandi ratio affectum relinquit incurabilem. Refoluta
enim ex ipfo fubtiliori humiditate, quod reliquum eft exfic-
catum lapidofum efficitur. Non funt igitur fcirrhofae par-
tes medicamento vehementer exficcante curandae, fed tepi-
dum calorem habente, humorem vero neque multum neque
omnino paucum. Quod enim fupra modum humidum eft,
nihil prorfus difcutit, quod vero minimum, plus quam par
eft exficcat. Oportet igitur corpus fcirrho obfeffum a medi-
camento profuturo fimiliter atque haec quae in fole liquan-
tur affici. Vocantur autem hujusmodi medicamenta emol-

BIBΛION B. 105

Ed. Chart. X. [378.]   Ed. Baf. IV. (213.)

αὐτῶν ἐπὶ πλέον ἐν τῷ πέμπτῳ τῆς περὶ τῶν ἁπλῶν φαρ-
μάκων πραγματείας. καὶ τὰ παραδείγματα αὐτῶν εἴρηται, τά
γε ἁπλᾶ μυελοί τε σύμπαντες καὶ στέατα. πρωτεύει δὲ τῶν
μὲν μυελῶν πάντων ὁ ἐλάφειος· εἶτα ὁ μόσχειος. στεάτων δὲ
ἐν μὲν τοῖς πτηνοῖς ζώοις τὸ χήνειον· ἐν δὲ τοῖς πεζοῖς τὸ
λεόντειον. ἐφεξῆς δὲ χηνείῳ μὲν τὸ τῆς ἀλεκτορίδος· λεοντείῳ
δὲ τὸ τῶν παρδάλεων καὶ τὸ τῶν ἄρκτων· εἶτα τὸ τῶν ταύ-
ρων. τὸ δὲ τῶν αἰγῶν παχύτερόν τε τούτων ἐστὶ καὶ ξηρότε-
ρον ἔτι δὲ μᾶλλον αὐτοῦ τὸ τῶν τράγων. ὅτι δ᾽ οὐ δεῖται
τῶν ἰσχυρῶς ξηραινόντων φαρμάκων τὸ πάθος· τοῦτο, προεί
ρηται. περὶ δὲ τῆς κατὰ λεπτομέρειάν τε καὶ παχυμέρειαν
αὐτῶν διαφορᾶς ἐνδεικτικῶς μὲν εἴρηται, σαφῶς δ᾽ οὐδέπω.
διὸ νῦν ἀναμνῆσαί σε προσήκει τῶν ῥηθέντων ἡμῖν πρὸς
ἀλλήλους, ὅτε τὸ τοῦ Κερκυλλίου παιδάριον ἐθεράπευον, ἐξ
ἐρυσιπέλατος σφοδρῶς στυφθέντος τε καὶ ψυχθέντος ὄγκον
σκιῤῥώδη ἔχοντος ἐν ὅλῳ τῷ μηρῷ. λεπτομερῆ γὰρ ἡμῖν
ἐφαίνετο δεῖν εἶναι τὰ μέλλοντα θεραπεύειν αὐτὸ φάρμακα,
διὸ κατήντλουν ἐλαίῳ τὸν μηρὸν, ἐν σκάφῃ καθίζον βαθείᾳ

lientia, de quibus copiofius in quinto operis de fimplicibus
medicamentis proditum eft. Exempla quoque eorum tradita
funt, fimplicia quidem medullae omnes ac adipes. Ex me-
dullis vero primas tenet cervina, deinde vitulina. Ex adi-
pibus volucrum quidem animalium anferinus, terreftrium
vero leoninus. Gallinaceum autem anferinus, pardalium
vero ac urfinum leoninus *antecedit*, poft quos eft taurinus.
His autem craffior eft ac ficcior caprinus, atque hoc magis
hircinus. Quod autem ejusmodi affectus vehementer ficcanti-
bus non egeat, dictum eft ante. De differentia autem quae
ex eorum tenuitate ac craffitudine fumitur, docuimus qui-
dem, fed non perfpicue. Idcirco in memoriam tibi revo-
canda funt quae inter nos commentabamur dum Cercyllii
puerum curabam, cui ex eryfipelate vehementer adftricto et
refrigerato tumor fcirrhofus in toto femore relictus erat,
cui curandae tenuium partium medicamenta adhibenda effe
exiftimabamus, proinde pueri femur oleo fovebam in pro-

τὸ παιδάριον, ἐχούσῃ πλῆθος ἐλαίου τοῦ Σαβίνου, [379] διότι
λεπτομερέστατον ἔλαιον ἴσμεν ἁπάντων αὐτό. λουτροῦ δ᾽
ἀπεῖχον ὅτι μὴ διὰ πλειόνων ἡμερῶν ἕνεκα τῆς τοῦ παντὸς
ἐπιμελείας σώματος. μετὰ δὲ τὴν εἰρημένην κατάντλησιν τὰ
διὰ τῶν εἰρημένων μυελῶν τε καὶ στεάτων φάρμακα προσέφε-
ρον, ἐνίοτε δὲ καὶ βδελλίου τοῦ Σκυθικοῦ μιγνὺς καὶ μαστίχης
Αἰγυπτίας καὶ ἀμμωνιακοῦ θυμιάματος, τοῦ λιπαροῦ τε καὶ
μὴ παλαιοῦ καὶ χαλβάνης ὡσαύτως. καὶ ἐπειδὴ διὰ τούτων
προπαρεσκεύαστο, λύσας ἀμμωνιακὸν τὸ λιπαρώτατον ὄξει
δριμυτάτῳ κατέχρισα τὸν μηρὸν ὅλον ἐν κύκλῳ. κἄπειτα δι᾽
ἡμερῶν αὖθις ὀποπάνακος ἔμιξα τὸ λιπαρώτατον, ὄξει δρι-
μυτάτῳ ἐκλύων καὶ τούτου δηλονότι τὸν πρόσφατον, οὐ γὰρ
ἂν ἄλλως ἔτι διαμένοι λιπαρός ὥσπερ οὐδὲ τὸ βδέλλιον οὐδὲ
τὸ ἀμμωνιακὸν οὐδὲ ἡ χαλβάνη. καὶ ἀσκωλιάζειν δὲ κατὰ
θατέρου σκέλους ἐποίουν τὸ παιδάριον, (214) ὅπως ἐπ᾽ ἐκεῖνο
φέροιτο τὸ πλέον τῆς τροφῆς. ὕστερον δ᾽ ὡς ἤδη προσέσταλτο
μὲν ὁ σκιῤῥώδης ὄγκος, ἐδεδίειν δὲ μήτι λείψανον αὐτῷ μένοι
τοὐναντίον ἅπαν εἰργαζόμην, ἐπιχρίων τινὶ τῶν πιττωτῶν

fundo labro fedentis largum oleum Sabinum continentes,
quod non ignorarem, majore id partium tenuitate quam
caetera praepollere. Balneo vero nifi pluribus interjectis
diebus curandi totius corporis caufa prohibebam. Poft vero
dictum fotum medicamenta ex commemoratis medullis et
adipibus affecto loco imponebam, admiftis nonnunquam
bdellio Scythico, maftiche Aegyptia et ammoniaco thymia-
mate pingui, non vetere nec non et galbano, quibus prae-
munitum totum femur pinguiffimo ammoniaco, aceto acer-
rimo refoluto circumlevi, deinde per aliquot dies rurfum
panacis liquorem pinguiffimum aceto acerrimo diffolutum
adieci, eumque recentem, alioqni pinguis non perduraret,
quemadmodum neque bdellium neque ammoniacum neque
galbanum. Puerum vero alteri cruri innixum faltare juffi,
quo plus in id alimenti ferretur. Poftea vero redacto jam
ad aequalitatem fcirrhofo tumore veritus ne reliquiae fu-
pereffent contraria omnia feci, femur aliquo ex refinofis

φαρμάκων τὸν μηρόν. ἐφαίνετο δὲ σαφῶς ἐπὶ μὲν τοῖς δι᾽ ὄξους ἐπιχρίμασιν ἀξιολόγως καθαιρούμενός ὁ σκιῤῥώδης ὄγκος· ἐπὶ δὲ τοῖς χαλαστικοῖς μαλακυνόμενος μὲν, ἐλάττων δ᾽ οὐ γινόμενος. ἀλλ᾽ ἡ μετὰ μέτρου τοῦ προσήκοντος ἐναλλὰξ αὐτῶν χρῆσις ἐθεράπευσε τὸ παιδάριον. ὡς εἴγε διὰ θατέρου γένους μόνου τῶν φαρμάκων ἐποιεῖτό τις τὴν θεραπείαν αὐτῶν, οὐκ ἂν ἔλυσε τὸν σκίῤῥον. ἐπὶ δὲ τῶν τενόντων, ὀνομάζω δ᾽ οὕτω δηλονότι τὰς ἀπονευρώσεις τῶν μυῶν, ἐπὶ τῇ λεγομένῃ χρήσει τῶν φαρμάκων ἐναργεστάτην ὠφέλειάν ἐστιν ἰδεῖν, εἴ τις καλῶς χρήσαιτο τῇ διὰ τοῦ πυρίτου λίθου θεραπείᾳ· χρὴ δὲ διάπυρον αὐτὸν ἐργασάμενον ὄξει δριμυτάτῳ καταῤῥαίνειν, εἶτα διακινεῖν τὸ πεπονθὸς μόριον ὑπὲρ τὸν λίθον, ὡς ἂν ὑπὸ τῆς ἀναφερομένης ἀτμίδος ὁ σκίῤῥος λύοιτο. πολλὰ γὰρ ἤδη τελέως ἠγκυλωμένα τε καὶ κεκυλλωμένα διὰ τούτου τοῦ τρόπου τῆς θεραπείας, ἐν αὐτῷ τῷ διακινεῖν ἐθεραπεύθη τελέως, ὡς τὸ πρᾶγμα παραπλήσιον εἶναι μαγείᾳ. χρὴ δὲ προπαρεσκευάσθαι μεμαλαγμένον τὸ σκιῤῥῶδες μόριον ὑφ᾽ ὧν εἴρηκα βοηθημάτων. ἀλλὰ καὶ κατὰ ταύτην τὴν διὰ τοῦ πυρίτου λίθου θεραπείαν προκα-

medicamentis illinens. Perſpicue enim videbatur ſcirrhoſa moles inſigniter quidem concidiſſe medicamentorum, quae ex aceto conſtant litu, laxantium vero molleſcere, ſed non decreſcere. Verum alternatus eorum uſus moderatus puerum curavit. Nam ſi altero tantum genere medicamentorum ſcirrhum curare tentaſſes, hunc nequaquam ſanaſſes. Tendones vero, ſic enim nervoſas muſculorum propagines voco, ex commemorato medicamentorum uſu evidentiſſime juvari videmus, ſi quae pyrite lapide initur, curandi ratione probe utamur, hunc autem oportet igni candentem acerrimo aceto inſpergere, deinde affectam partem ſuper hunc dimovere, ut a vapore ſurſum exhalante ſcirrhus ſolvatur. Multae enim partes jam planae repandae curvataeque hac curandi via quae ſic verſando fit integre ſanatae ſunt, ita ut incantamentis ſimilis res eſſe crederetur. Scirrhoſam autem partem remediis ante dictis emollitam praemunire oportet. Quinetiam in hac quae pyrite fit curatione largo oleo Sabino per-

Ed. Chart. X. [379.]   Ed. Baf. IV. (214.)
ταντλεῖσθαι πολλάκις ἐλαίῳ δαψιλῶς θερμῷ Σαβίνῳ ἢ ἄλλῳ
τινὶ τῶν λεπτομερῶν· οὐ χεῖρον δὲ καὶ ἀνήθου τὴν κόμην
ἐναφεψήσασθαι καὶ μᾶλλον, εἰ χλωρὸν εἴη καὶ πρόσφατον.
εἰ δὲ μὴ παρείη πυρίτης, τῷ μυλίτῃ χρηστέον· ὀνομάζουσι δ᾽
οὕτως ἐκεῖνον τὸν λίθον, ἐξ οὗ τὰς μύλας κατασκευάζουσιν,
ἐφ᾽ ὧν ἀλήθουσι τὸν σῖτον.

Κεφ. ζ. Σπλῆνα μέντοι σκιῤῥούμενον οὐ μόνον
ἔξωθεν ἰσχυροῖς φαρμάκοις θεραπεύειν προσήκει, ἀλλὰ καὶ
διὰ πομάτων ἰσχυροτάτων. ἀνέχεται γὰρ καὶ τούτων ἀλύπως.
ἄριστα δ᾽ ἐξ αὐτῶν καππαρέως ῥίζης φλοιὸς καὶ σκολοπεν-
δρίου καὶ μυρίκης αἵ τε ῥίζαι καὶ οἱ ἀκρέμονες. ἕψειν δὲ τὰ
τοιαῦτα πάντα ποοσήκει ἐν ὄξει τε καὶ ὀξυμέλιτι. πολλάκις
δ᾽ ἁπτομένῳ φαίνεται μὲν ἀντίτυπος ὁ σπλὴν, οὐ μὴν σκιῤ-
ῥώδης ἐστὶν ὁ ὄγκος, ἀλλὰ πνευματώδης μᾶλλον. ἐφ᾽ οὗ
προαποβρέξαντα δι᾽ ἀψινθίου φάρμακον ἔμπλαστρον ἐπιτι-
θέναι χρὴ μικτῆς δυνάμεως, ὁποῖόν ἐστι τὸ διὰ θείου τε καὶ
στυπτηρίας. ἔστι δ᾽ ἀμέλει τὰ πλεῖστα τῶν ἐν ταῖς φαρμα-
κίτισι βιβλίοις γεγραμμένων φαρμάκων τοιαῦτα. πρόσεχε δὲ

quam calido faepe fovendus affectus eft, aut aliquo alio ex
fubtilium genere. Nec vero minus proderit anethi potiffi-
mum viridis ac recentis comam oleo incoquere. Quod fi py-
rites in promptu non fit, molari eft utendum, fic enim lapi-
dem ex quo molas parant, quibus frumentum molimus,
vocant.

Cap. VII. Lienem autem fcirrhofum non folum fo-
tis adhibitis vehementibus medicamentis curare oportet, fed
et validiffimis potionibus. Nam et has citra moleftiam per-
fert. Ex his autem optima funt radicis capparis cortex et
fcolopendrii et myricae tum radices tum ramuli. Haec au-
tem omnia in aceto et mulfo aceto incoquenda funt. Saepe
vero lien tangenti reniti videtur, tametfi fcirrhofus non fit,
fed potius flatulentus. In quo affectu ubi abfinthio prius
locum perfuderis, imponendum eft emplaftrum miftae facul-
tatis, quale eft quod ex fulphure et alumine conftat. Plu-
rima profecto id genus remedia in medicamentorum libris

Ed. Chart. X. [379. 380.]   Ed. Baf. IV. (214.)

οὐχ ἁπλῶς τῇ δυνάμει τῶν μεμιγμένων φαρμάκων, ἀλλὰ καὶ
τῷ πόσῳ τῆς μίξεως. [380] ἐπὶ γὰρ τῶν πνευματώδη τὸν
ὄγκον ἐχόντων σπληνῶν καὶ μᾶλλον ἐπὶ τῶν οἰδημάτων, κἂν
πολὺ τῶν στυπτηριῶν ἐμβάλλῃς, οὐδὲν βλάψεις. ἐπὶ δὲ τῶν
σκιῤῥωδῶν προσήκει ἐπικρατεῖν τὴν διαφορητικὴν δύναμιν,
ὀλίγον δ' αὐτῇ μεμίχθαι τῆς στυφούσης. ἐν γοῦν τῶν ἁπλῶν
τε καὶ αὐτοφυῶν φαρμάκων τοιοῦτον ὑπάρχον ἅλος ἄνθος
ἰᾶται σκιῤῥουμένους σπλῆνας, ἐπιτεθὲν ἔξωθεν αὐτοῖς ἐν κύ-
στει. ἥπατος δὲ σκίῤῥον ἀρχόμενον μὲν ἰασάμεθα πολλάκις·
ἐκταθέντα δ' εἰς πλείους ἡμέρας οὔτ' αὐτὸς ἠδυνήθην ἰάσα-
σθαι, οὔτ' ἄλλον τινὰ εἶδον ἰάσασθαι δυνηθέντα. πᾶσι μὲν
οὖν τοῖς οὕτω παθοῦσιν ἐξ ἅπαντος ὕδερος ἕπεται. διαφθεί-
ρονται δ' οἱ πλεῖστοι ἐν χρόνῳ μακροτέρῳ. τινὰς δ' ἱστόρησα
καὶ διὰ ταχέων ἀπολομένους, οἷς ἡ γαστὴρ διεχώρει πολλά.
πρόδηλον οὖν ὅτι τούτοις ἱκανῶς ἐστέγνωτο τὰ στόματα τῶν
μεταλαμβανόντων τὴν τροφὴν ἀγγείων, ἐκ τῶν σιμῶν τοῦ
ἥπατος εἰς τὰ κυρτά. τοὺς δ' οὖν θεραπευθέντας ἐξ αὐτῶν
ἡ προειρημένη τῶν ἐν τοῖς μυώδεσι σκίῤῥων ἀγωγὴ διέσωσεν.

fcripta funt. Non fimpliciter autem miftorum medicamento-
rum viribus animum intendere oportet, fed et quantum
mifceatur. Quum enim flatu lien aut potius oedemate in-
tumuit, etiamfi aluminis multum injeceris, nihil offenderis.
At fi fcirrho occupetur, difcutiendi facultas praepollere de-
bet, adftringendi vero exigua portio admifceri. Quum vero
unus ex fimplicibus fponteque nafcentibus medicamentis fa-
lis flos hac vi fit praeditus, fcirrhofum lienem fanat foris in
vcfica impofitus. Jecoris vero fcirrhum recentem faepe cu-
ravimus, inveteratum vero neque ipfe fanare potui neque
alium qui poffet novi. Omnes enim ita affectos omnino
fequitur hyderus. Plurimi autem longiore temporis fpatio
intereunt. Nonnullos vero brevi perire vidi, quibus alvus
multa dejiciebat. Palam igitur eft his ftipata effe vaforum
ora, per quae cibus ex fimis jecoris partibus in convexas
tranfmittitur. Quod fi qui ex his curati funt, non alia ra-
tione quam quae in mufculofarum partium fcirrhis mon-
ftrata eft, fanitatem funt adepti. Non enim hoc vifus ve-

οὐ γὰρ φέρει τὸ σπλάγχνον τοῦτο τὰ σφοδρὰ φάρμακα, καθά
περ ὁ σπλήν. ἐπιτείνειν οὖν χρὴ τὰ διὰ φλεγμονὴν αὐτῷ
προσαγόμενα τῇ μίξει τῶν μαλακτικῶν. ἦν δ᾽ ἐκεῖνα τὰ δι᾽
ἀψινθίου κόμης καὶ μυροβαλάνου πιέσματος καὶ νάρδων ἀμφο
τέρων Ἰνδικῆς τε καὶ Κελτικῆς, ἔτι δὲ κρόκου καὶ οἰνάνθης καὶ
μαστίχης Χίας καὶ μύρων τῶν διὰ ναρδοστάχυος σκευαζομένων,
ἔτι δὲ μαστιχίνου καὶ σχινίνου καὶ μηλίνου καὶ οἰνανθίνου. τού
τοις οὖν ἀμμωνιακόν τε θυμίαμα καὶ βδέλλιον, οἵ τ᾽ εἰρημέ
νοι μυελοὶ καὶ τὰ στέατα μιγνύμενα καὶ τὰ τέμνειν δυνάμενα,
τὸν γεννώμενον ἐν ἥπατι σκίῤῥον ἰάσαιντο μετὰ τῆς προσηκού
σης δηλονότι διαίτης καὶ τῶν ἅμα αὐτῇ πινομένων φαρμάκων,
σκοπὸν ἐχόντων ἐκφράξαι τε καὶ διαῤῥύψαι τὸν χυμὸν τὸν ἐν
τῷ σπλάγχνῳ. ἔστι δὲ ταῦτα πάντα καὶ τῶν ἐν νεφροῖς λίθων
θρυπτικά· καὶ γέγραπται πολλοῖς ἰατροῖς περὶ τῆς ὕλης
αὐτῶν. ἐπιμιγνύναι δὲ χρὴ τοῖς τοιούτοις καὶ τῶν οὐρητικῶν
τι· παμπόλλη δ᾽ ἐστὶ καὶ τούτων ἡ ὕλη, γεγραμμένη μὲν ὑπὸ
πολλῶν, εἰρημένη δὲ καὶ πρὸς ἡμῶν ἐν ταῖς περὶ τῶν φαρμά
κων πραγματείαις. διὸ καὶ νῦν ἀρκείτω καὶ πρὸς σὲ τὰ εἰρημένα.

hementia medicamenta, uti lien fuftinet. Remollientium igitur miftura quae inflammationis ratione vifceri admoventur
medicamenta augenda funt.   Erant autem illa ex abfinthii
coma et expreffo ex unguentaria glande oleo, *myrobalanu
piesma vocatur,* et utraque nardo, Indica et Celtica, praeterea croco et oenanthe, maftiche Chia et unguentis ex nardi
fpica temperatis, item maftichino, lentifcino, melino et oenanthino.   His igitur fi ammoniacum thymiama et bdellium
et commemoratae medullae ac adipes, quaeque incidere idonea funt, adjiciantur, jecoris fcirrhum fanat commoda victus ratione obfervata una cum medicamentorum potione,
quae obftructionem delent et humorem qui in vifcere retinetur abfumunt.   Haec autem omnia vim habent comminuendi etiam renum calculi, quorum materiam multi medici
tractarunt.   His autem quodpiam admifcendum eft ex illis,
quae urinam movere poffunt, quorum materia plurima tum
a multis aliis, tum a nobis in opere de medicamentis fcri-
pta eft. Quocirca quae nunc dicta funt tibi fufficiant.

Κεφ. η'. Μεταβῆναι γὰρ ἤδη καιρὸς ἐφ' ἕτερον ὄγκου
γένος, ᾧ τῆς γενέσεως ἡ ὕλη πνεῦμα φυσῶδές ἐστι. ὀνο-
μάζεται δ' οὐ μόνον φυσῶδες, ἀλλὰ καὶ φῦσα τὸ τοιοῦτον
πνεῦμα, παχὺ καὶ ἀτμῶδες ὑπάρχον, οὐκ αἰθερῶδες τὴν
οὐσίαν οὐδὲ λεπτόν· ἐννόησον δ' αὐτοῦ τὴν φύσιν ἐκ τοῦ
περιέχοντος ἡμᾶς ἀέρος ἀναμνησθεὶς, ὁποῖος μὲν ἐν νοτίοις
καταστάσεσιν, ὁποῖος δ' ἐν βορείοις γίνεται. τῷ μὲν γὰρ
ἐν νοτίοις καταστάσεσιν ἔοικε τὸ φυσῶδες· τῷ δ' ἐν βορείοις
τὸ κατὰ φύσιν ἐν ἡμῖν πνεῦμα· συμβάλλεται δ' εἰς τὸ μὴ
διαπνεῖσθαι τὸ τοιοῦτον πνεῦμα καὶ ἡ τῶν σωμάτων πύ-
κνωσις. ὥστε καὶ ἡ ἴασις τοῦ πάθους τούτου τὸν σκοπὸν
ἕνα καὶ κοινὸν ἀμφοῖν ἕξει τὴν τῶν πεπυκνωμένων σω-
μάτων ἀραίωσιν καὶ τὴν τῶν πεπαχυσμένων πνευμάτων
λέπτυνσιν. θερμαίνων γὰρ ἱκανῶς ἄμφω δι' οὐσίας λεπτο-
μεροῦς ἀραιώσεις μὲν τὸ πεπυκνωμένον, λεπτυνεῖς δὲ τὸ
πεπαχυσμένον. ἡ δὲ τῶν πασχόντων μορίων φύσις συνεν-
δείξεταί σοι τήν τ' ἐπιτήδειον ὕλην τῶν βοηθημάτων καὶ
τὸ μᾶλλόν τε καὶ ἧττον ἐν αὐτῇ. τὸ γάρ τοι πνεῦμα τοῦτο

Cap. VIII. Ad aliud enim tumoris genus jam trans-
ire tempus eſt, cui gignendo flatulentus ſpiritus materiam
ſuggerit. Dicitur autem non ſolum flatulentus, ſed et flatus
ejusmodi ſpiritus craſſus ac vaporoſus neque aethereus ſub-
ſtantia neque tenuis, ejus vero naturam intelliges, ſi qualis
in auſtrina qualisque in aquilonia conſtitutione ſit ambiens
aër in memoriam revocaris. Siquidem auſtrino flatulentus,
aquilonio vero naturalis in nobis ſpiritus eſt ſimilis, ejus-
modi autem ſpiritus difflationem corporis etiam denſitas
impedit. Quocirca ejus affectus curatio unum ac communem
utrique ſcopum habebit, nempe denſi corporis rarefactioni
et craſſi ſpiritus attenuationi. Nam ſi medicamentis tenui-
tate partium pollentibus utrumque ſufficienter calefeceris,
denſum quidem rarefacies, craſſum vero attenuabis. Affe-
ctarum autem partium natura ad idoneam remediorum ma-
teriam indicandam conferet, ejusque adhibendae majorem
minoremve modum. Nam id genus ſpiritus craſſus ac vapo-

τὸ παχὺ καὶ ἀτμῶδες ἔσθ᾽ ὅτε μὲν ὑπὸ τοῖς περιοστείοις
ὑμέσιν [381] ἀθροιζόμενον ἴσχεται· ποτὲ δ᾽ ὑπὸ τῷ περιτο-
ναίῳ· ποτὲ δ᾽ ἐντὸς τῶν ἐντέρων ἢ τῆς γαστρός. ἴσχεται
δέ ποτε καὶ ὑπὸ τῶν τοὺς μῦς περιεχόντων ὑμένων ἔνδον,
ὥσπερ γε καὶ ὑπὸ τῶν ὑμενωδῶν τενόντων. ἴσχεται δὲ καὶ
κατὰ τὰς λόγῳ θεωρητὰς χώρας ἔν τε τοῖς μυσὶ καὶ τοῖς
ἄλλοις σώμασιν· ὧν χωρίων τὴν φύσιν ἐν ταῖς ἀνατομικαῖς
ἔμαθες ἐγχειρήσεσιν. οὕτω γοῦν καὶ αὐτὸς ὁ μῦς ἐμφυσᾶται.
καὶ κατὰ τὸ τῆς γαστρὸς ἢ τὸ τῶν ἐντέρων σῶμα κατακλείε-
ται πνεῦμα φυσῶδες· ὅταν δὲ καὶ ψυχρὸν ἱκανῶς ᾖ τοῦτο, με-
γίστην ὀδύνην παρέχει. θεραπεία δὲ κοινὴ μὲν ἁπάντων, ὡς
εἴρηται, 'διὰ λεπτομεροῦς οὐσίας· καὶ ὅταν γε μετ᾽ ὀδύνης ᾖ
τὸ πάθημα, τοιαύτης τὴν φύσιν ὡς πραΰνειν τὰ ἀλγήματα
δύνασθαι. κατὰ δὲ τὴν τῶν πασχόντων μορίων διαφορὰν
ἤ θ᾽ ὕλη τῆς θεραπείας ὑπαλλάττεται καὶ ἡ δύναμις ἐπιτείνε-
ται καὶ ἀμβλύνεται. διὰ τοιοῦτον οὖν πνεῦμα τῆς ὀδύνης
γιγνομένης ἐν τῇ κάτω γα(215)στρὶ, τὸ λεπτομερὲς ἔλαιον
ἐνιεὶς ἅμα τοῖς ἐναφηψημένοις αὐτῷ φαρμάκοις, αὐτίκα παύ-

rofus nonnunquam quidem fub membranis offa tegentibus
collectus continetur, nonnunquam fub peritonaeo, aliquan-
do vero in inteftinis et ventre. Interdum et fub membranis
mufculos circumdantibus, quemadmodum et fub membrano-
fis tendonibus. Nonnunquam autem et in fpatiis quae cogi-
tatione percipiuntur tum mufculorum tum aliarum corporis
partium, quarum naturam ex anatomicis adminiftrationibus
didicifti. Ad hunc quidem modum et mufculus ipfe fpiritu
impletur. In ventre quoque aut inteftinis flatulentus fpiritus
concluditur, qui fi vehementer frigidus fit, maximum exci-
tat dolorem. Haec autem omnia curationem quidem, ut di-
ximus, habent communem ex tenuium partium materia, quae-
que fi doloris particeps fit affectus eam habeat naturam, ut
dolorem mitigare poffit. Pro differentia vero affectarum
partium tum curationis materia mutatur tum facultas in-
tenditur ac remittitur. Quum igitur ejusmodi flatus dolorem
in inferiore ventre peperit, oleo tenui una cum medicamen-

BIBΛION B. 113

Ed. Chart. X. [381.]   Ed. Baf. IV. (215.)

σεις αὐτήν· τὰ δ᾽ ἐναφηψημένα τῷ ἐλαίῳ φάρμακα θερμαί-
νοντα μετὰ λεπτομερείας ἔστω κύμινόν τε τὸ παρ᾽ ἡμῖν καὶ
μᾶλλον αὐτοῦ τὸ καλούμενον Αἰθιοπικὸν καὶ σελίνου καὶ
πετροσελίνου σπέρμα καὶ μαράθρου καὶ σίνωνος καὶ ἀνίσου
τε καὶ λιβυστικοῦ καὶ σεσέλεως καὶ δαύκου καὶ σπονδυλίου.
καὶ εἰ τεκμαίροιο ψυχρὰν εἶναι τὴν διάθεσιν τῶν ὀδυνωμένων
μορίων, καὶ πήγανον καὶ μάραθρον καὶ δαφνίδας ἐναφε-
ψήσεις καὶ μίξεις ἄσφαλτόν τε καὶ αὐτὸ τὸ δάφνινον, ὅσα
τ᾽ ἄλλα τῶν οὕτω θερμαινόντων ἐστίν. εἰ δὲ καὶ φλεγμονὴν
μεμίχθαι ταῖς τοιαύταις ὀδύναις ὑπολάβοις, ἀφαιρήσεις μὲν
τὰ δριμέα πάνυ καὶ θερμαίνοντα σφοδρῶς. ἐπὶ δὲ τὰ
μετρίως τοιαῦτα μεταβήσῃ χαλαστικὴν ἔχοντα δύναμιν. ἐνα-
φεψήσεις οὖν τῷ ἐλαίῳ τὸ ἄνηθον, οὐ τὸ πήγανον, καὶ
μίξεις στέαρ χήνειον ἢ ἀλεκτορίδος. ἀλλὰ ταῦτα μὲν ἐπὶ
μεγάλοις ἀλγήμασι. τὰ δὲ μέτρια καὶ ἡ ἔξωθεν ὤνησε πυ-
ρία, μάλιστα μὲν διὰ κέγχρων, ἡ γὰρ κουφότης αὐτῶν ἀλυ-
ποτάτη τοῖς ὀδυνωμένοις ἐστί. τούτων δὲ μὴ παρουσῶν
ἢ δι᾽ ἁλῶν θερμανθέντων ἢ δι᾽ ὠμόλινον ἢ ὁπωσοῦν ἄλλως.

tis quae in eo cocta fuerint infufo, ftatim eum fedabis. In-
cocta autem in oleo medicamenta cum partium tenuitate ca-
lefaciunt, quale eft cuminum quod apud nos nafcitur et eo
amplius quod Aethiopicum dicitur et apii petrofelinique fe-
men, foeniculi, finonis, amfi, libyftici, fefelis, dauci et
fpondylii. Quod fi dolentium partium affectum frigidum effe
conjeceris, in eo rutam, foeniculum et lauri baccas incoques
admifcebisque bitumen atque ipfum oleum laurinum, quae-
que fimili calefaciendi facultate funt praedita. At fi inflam-
mationem cum doloribus junctam effe fufpiceris, omnia
acria et vehementer calida demes. Ad ea vero, quae cum
his facultatibus mediocribus laxare poffunt, tranfibis. Itaque
in oleo incoquendum anethum eft, non ruta, mifcendusque
adeps anferinus aut gallinaceus. Sed haec quidem in ma-
gnis doloribus. Mediocres vero foris adhibito fotu juvantur
maximeque ex milio, ut cujus levitas nullam omnino parti-
bus dolentibus moleftiam adferat. Aut fi ejus copia non fit
excalefacto fale aut lino crudo aut alio quovis modo. At-

Ed. Chart. X. [381.]   Ed. Baf. IV. (215.)

καὶ σικύα δὲ μεγάλη μετὰ φλογὸς δαψιλοῦς ἄνευ τοῦ σχά-
σαι τὸ δέρμα πολλάκις ἀνωδύνους διὰ ταχέων εἰργάσατο. χρὴ
δὲ περιλαμβάνειν αὐτὴν τὸν ὀμφαλόν. εἰ δ᾽ ἐπὶ τούτοις ἐπι-
μένοιεν αἱ ὀδύναι, τολμήσεις χρήσασθαι τοῖς δι᾽ ὀπίου φαρ-
μάκοις, ὁποῖόν ἐστι καὶ τὸ τοῦ Ταρσέως Φίλωνος ἅπασι
τοῖς ἰατροῖς γινωσκόμενον, εἰδὼς μὲν ἐξ ἀνάγκης τινὰ βλάβην
τοῖς πεπονθόσι μορίοις ἐκ τῶν τοιούτων φαρμάκων ἐσομέ-
νην, ἀλλὰ πρὸς τὸ κατεπεῖγον ἐνιστάμενος αἱρήσῃ μετὰ
μικρᾶς βλάβης σῶσαι τὸν ἄνθρωπον ὑπὸ τοῦ τῆς ὀδύνης
μεγέθους συγκοπτόμενον. ἐξέσται γάρ σοι ταῖς ἑξῆς ἡμέραις
ἐπανορθώσασθαι τὴν γεγενημένην βλάβην ὑπὸ τοῦ φαρμάκου.
καλεῖται μὲν οὖν ἀνώδυνα φάρμακα τὰ τοιαῦτα τῷ παύειν
τὰς ὀδύνας. ἐργάζεται δὲ τὴν ἀνάπαυλαν αὐτῶν οὐ τὰς δια-
θέσεις θεραπεύοντα τελέως, ἀλλὰ τὴν αἰσθητικὴν δύναμιν
ναρκοῦντα. χρῆσθαι δὲ προσήκει τῷ Φιλωνείῳ φαρμάκῳ καὶ
πᾶσι τοῖς δι᾽ ὀπίου σκευαζομένοις οὐκ εὐθέως, ἀλλὰ μετὰ
χρόνον τῆς συνθέσεως ἐνιαύσιον ἢ πάντως γε μῆνας ἕξ.
μάλιστα μὲν οὖν καὶ τάχιστα διὰ τῶν πινομένων φαρμάκων

que magna cucurbita cum larga flamma fine cutis fcarifica-
tione praefens dolori faepe remedium attulit. Hac autem
cingendus eft umbilicus. Quod fi poft haec dolor perfeveret,
medicamentis ex opio, quale eft Philonis Tarfenfis omnibus
medicis cognitum, uti non formidabis, etiamfi neceffario no-
xam aliquam afflictis partibus ex his medicamentis acceffu-
ram non ignores. Sed certe ei quod magis urget obfiftendo,
hominem doloris vehementia animo delinquentem cum par-
va noxa fervare fatius erit. Nam fequentibus deinceps die-
bus noxam medicamento contractam emendare poteris.
Ejusmodi autem medicamenta, quod dolores fedent, anodyna
vocantur. At ipforum ferias conciliant, non affectus inte-
gre curant, fed fentiendi facultatem confopiunt. Utendum
autem eft Philonio et omnibus ex opio confectis medicamen-
tis non recentibus, fed annotinis aut omnino femeftribus.
Maxime igitur ac celerrime gracilium inteftinorum dolores
epotis medicamentis fedantur, quemadmodum iisdem in fe-

οἱ κάμνοντες ἀνώδυνοι γίγνονται, πεπονθότων αὐτοῖς τῶν
λεπτῶν ἐντέρων, ὥσπερ γε καὶ διὰ τῶν ἐντιθεμένων τῇ ἕδρᾳ
ταχέως ὠφελοῦνται τὰ τῶν παχέων ἐντέρων παθήματα. γίνε-
ται δὲ οὐ σμικρὰ τῆς δυνάμεως διάδοσις κἀκ τῶν πινομένων
τοῖς κάτω πεπονθόσι, κἀκ τῶν ἐντιθεμένων τῇ ἕδρᾳ τοῖς τὰ
ἄνω πάσχουσιν. ἢ γε μὴν ἐν τοῖς σαρκώδεσι μέρεσι τοῦ φυ-
σώδους [382] πνεύματος ἄθροισις ἔστιν ὅτε παντάπασιν
ἀνώδυνος γίνεται καὶ χρόνῳ παραμένει πλείονι καὶ μάλισθ᾽
ὅταν ἐγγὺς ᾖ διαρθρώσεως. ἐνταῦθα γάρ τοι καὶ οἱ μύες
αὐτοὶ νευρωδέστεροί τε καὶ πυκνότεροι καὶ σαρκωδέστεροί
τε καὶ ἀραιότεροι κατὰ τὰ μέσα σφῶν αὐτῶν. ἐθεράπευσα δὲ,
ὡς οἶσθα, τὰς τοιαύτας διαθέσεις τοῖς διὰ πίττης καὶ ῥητίνης
καὶ τερεβινθίνης καὶ στέατος λεοντείου καὶ ταυρείου φαρμά-
κοις. ἁρμόζει δ᾽ ἐπ᾽ αὐτῶν καὶ τὸ διὰ γλοιοῦ καὶ τιτάνου καὶ
τὸ διὰ τοῦ συκομόρου, καὶ συνελόντι φάναι τὰ λεπτομερῆ
γενναίως, ἐπιμιγνυμένων αὐτοῖς τῶν μαλακτικῶν.

Κεφ. θ΄. Ἐπειδὴ δὲ καὶ περὶ τούτων ἱκανῶς εἴρηται,
μεταβαίνειν καιρὸς ἐπὶ τὸν περὶ τῶν ἀποστημάτων λόγον.
ὀνομάζουσι δ᾽ οὕτω τὰς διαθέσεις ἐκείνας, ἐν αἷς ἀλλήλων

dem immiſſis, craſſorum affectus protinus juvantur. Caete-
rum non exiguam facultatis portionem epota medicamenta
infernis affectis partibus et in ſedem indita ſupernis dispen-
ſant. Quin etiam in carnoſas partes ſpiritus flatulentus col-
ligitur aliquando omnino ſine dolore et diutius durat, prae-
cipue juxta articulos, ubi muſculi ipſi tum nervoſiores tum
compactiores ſunt, in medio vero carnoſiores ac rariores.
Tales autem affectus, ut noſti, medicamentis ex pice, reſina,
terebinthina et adipe leonino et ſevo taurino curavi. Pro-
deſt autem et ipſis medicamentum, quod ex ſtrigmento
et calce paratur et quod ex ſycomoro conſtat, atque ut
ſemel dicam inſigniter tenuia, quibus remollientia ſint per-
miſta.

Cap. IX. Quoniam et de his abunde diximus, tem-
pus eſt, ut de abſceſſibus diſputemus. Sic autem has vocant
affectiones, in quibus ab invicem partium corpora, quae

ἀφίσταται τὰ πρότερον ἀλλήλων ψαύοντα σώματα. χώραν
οὖν ἀναγκαῖον ἐν τῷ μεταξὺ γενέσθαι κενήν, ἥτις ἤτοι πνευ-
ματώδη τινὰ οὐσίαν ὑγρὰν ἢ ἐξ ἀμφοῖν σύνθετον περιέξει.
μεθίστανται δ᾽ εἰς τοῦτο καὶ τῶν φλεγμονῶν ἔνιαι, καὶ τῶν
ἐρυσιπελατωδῶν δὲ καὶ φλεγμονωδῶν οὐκ ὀλίγαι. συνίστα-
ται δὲ καὶ χωρὶς τούτων ἡ τῶν ἀποστημάτων διάθεσις ἐκ
περιουσίας μέν τινων ὑγρῶν ἢ πνευμάτων ἀτμωδῶν, ἤτοι δ᾽
ἐν αὐτοῖς τοῖς πάσχουσι σώμασιν ἐν μέσῳ γεννωμένων ἢ ἐξ
ἑτέρων ἐπιῤῥεόντων, λόγῳ τῶν καλουμένων ἀποσκημμάτων.
ὀνομάζουσι δ᾽ οὕτω τὰς διαθέσεις ἐκείνας, ὅταν χυμοί τινες
ἐνοχλοῦντες πρότερον ἑτέρῳ μορίῳ καταλιπόντες ἐκεῖνο εἰς
ἕτερον μεταστῶσιν. ὅτῳ δ᾽ ἂν τρόπῳ γένηται διάθεσις ἀπο-
στήματος, ἡ μεταξὺ χώρα τῶν ἀφισταμένων σωμάτων πλη-
ροῦται τῶν ἐργαζομένων αὐτὴν ὑγρῶν. ἅπερ ἐνίοτε χρονί-
ζοντα πολυειδῶς ἀλλοιώσεις ἴσχει. καὶ γὰρ λίθοις καὶ ψάμ-
μοις καὶ ὀστράκοις τε καὶ ξύλοις, ἄνθραξί τε καὶ πηλῷ καὶ
γλοιῷ καὶ ἀμοργῇ καὶ τρυγὶ καὶ πολλοῖς ἄλλοις τοιούτοις
εὕρηται πολλάκις, ἐν ἀποστήμασιν ὅμοια περιεχόμενα σώματα.

prius mutuo fefe tangebant abfcedunt. Spatium igitur in
medio vacuum fieri necefſe eſt, quod materiam aliquam aut
flatuofam aut humidam aut ex utraque miſtam continebit.
Mutantur autem in abfceffum et inflammationes quaedam et
eryſipelatoſi phlegmonoſique tumores non pauci. Praeter
haec autem et abfceffus ex quorundam humorum aut fpiri-
tuum vaporoforum abundantia fiunt, five in affectarum par-
tium medio gignantur five aliunde, eorum modo quae apo-
fcemmata dicuntur. Sic enim eas affectiones vocant, quum
humores loco quem prius infeſtabant relicto in alterum
confluunt. Quocunque autem modo fiat abfceffus, id fpa-
tium quod abfcedentes partes interiacet, humoribus illum
afficientibus impletur. Qui fi diutius aliquando maneant, in
varias formas mutantur. Etenim lapidibus, arenis, teſtis,
lignis, carbonibus, luto, ſtrigmento, amurcae, feci, multis-
que id genus aliis fimilia corpora faepe in abfceffibus con-
tenta deprehenduntur. Qui igitur fub cute fumma conſi-

τῶν μὲν οὖν ἐπιπολῆς ὑπὸ τῷ δέρματι συνισταμένων ἥ τε
διάγνωσις ῥᾴστη καὶ ἡ ἴασις οὐ χαλεπή. διαγιγνώσκεται μὲν
γὰρ ἑτοίμως τῇ τῆς ἁφῆς ἰδιότητι. θεραπεύεται δὲ διὰ τῶν
ἔξωθεν ἐπιτιθεμένων φαρμάκων, διὸ οὐ δεόμεθα τῶν πινο-
μένων, ὥσπερ ὅσα διὰ βάθους καὶ μάλιστα κατὰ σπλάγχνα
συνίσταται. κατὰ μὲν οὖν τὰς διαγνώσεις εἴκει τοῖς ἐπερει-
δομένοις δακτύλοις τὰ ἐκπυΐσκοντα, τὴν ἀντιτυπίαν οὐκ ἔχοντα
τῶν φλεγμαινόντων μορίων. τὴν διάγνωσιν οὖν παρέχει σαφῆ.
ἰδιότης δὲ τῆς ἕξεως ἑτέρα μέν ἐστιν ἐπὶ λεπτοῖς ὑγροῖς, ἑτέρα
δ᾽ ἐπὶ παχέσι, καθάπερ γε καὶ ἐπὶ γλίσχρῳ καὶ μυξώδει χυμῷ.
πολλάκις δ᾽ ἡμῖν ὑποπίπτει μετὰ τάσεως πνευματώδους ἀφε-
στός τι μόριον, οὗ διαιρεθέντος εὑρέθη θρόμβος αἵματος,
ὥστε καὶ ὅστις ἐθεάσατο δὶς ἢ τρίς που τοιαύτην διάθεσιν,
ἐὰν φιλόπονος ᾖ καὶ μνήμων, ἱκανὸς ἔσται διαγινώσκειν ἐν
τοῖς τοιούτοις ὄγκοις περιεχόμενον θρόμβον ἐκ τοῦ παραθε-
σθαι τῇ μνήμῃ τὴν ἰδιότητα τῆς τάσεως καὶ τῆς εἴξεως. ἴσως
δ᾽ ἄμεινόν ἐστιν οὐκ ἰδιότητα λέγειν, ἀλλὰ ποσότητα τάσεώς
τε καὶ εἴξεως. ἡ θεραπεία δὲ τῶν ἐπιπολῆς φλεγμονῶν ἀφι-

ſtunt, facillime dignoſcuntur vec aegre curantur. Nam ta-
ctus proprietate prompte innoteſcunt. Curantur vero medi-
camentis foris impoſitis, non quemadmodum qui in imo
corpore maximeque in viſceribus conſiſtunt ea quae po-
tantur deſiderantes. Quod igitur ad dignotiones attinet, pre-
mentibus digitis abſceſſus ſuppurantes, more obſeſſarum in-
flammatione partium non renituntur. Itaque manifeſtum ſui
indicium praebent. Habitus autem proprietas alia quidem
in tenuibus, alia vero in craſſis humoribus eſt, quemadmo-
dum in glutinoſo et mucoſo humore. Saepe vero quae ab-
ſceſſit pars ſpiritu diſtenta nobis ſubjicitur, qua diviſa ſan-
guinis grumus invenitur. Itaque quisquis bis aut ter ejusme
affectum viderit, ſi diligens ſit ac memor an grumus in his
ce tumoribus contineatur, cognoſcere poterit revocando in
memoriam tenſionis et ceſſionis proprietatem. At forte prae-
ſtat non proprietatem, ſed quantitatem tenſionis et ceſſionis
dicere. Curantur autem quae per ſumma ſunt inflammatio-

118 *ΓΑΛΗΝΟΤ ΤΩΝ ΠΡΟΣ ΓΛΑΤΚ. ΘΕΡΑΠΕΤΤ.*

Ed. Chart. X. [382, 383]   Ed. Baf. IV. (215. 216.)

σταμένων ἀρχομένης μὲν ἔτι τῆς ἀποστάσεως διὰ τῆς ἀνωδύ-
νου τε καὶ χαλαστικῆς ἀγωγῆς, ἤδη δὲ προηκούσης ἐπὶ τὴν
πεπτικήν τε καὶ διαπυητικὴν ἰδίως ὀνομαζομένην μεταβαινόν-
των γίνεται· λέλεκται δὲ περὶ αὐτῆς, ὥσπερ οὖν καὶ περὶ
τῶν ἄλλων τοιούτων, ἐν τῷ πέμπτῳ περὶ τῆς τῶν ἁπλῶν
φαρμάκων δυνάμεως συντάγματι. ὕδατί τε οὖν ἐπὶ πλεῖον
καταντλεῖν προσήκει, καταχέοντας ἔλαιον θερ[383]μὸν τοῦ
φλεγμαίνοντος μορίου καὶ καταπλάττειν τῷ τῶν πυρῶν ἀλεύρῳ
δι᾽ ὕδατος καὶ ἐλαίου συμμέτρως ἕψοντας· θᾶττον γὰρ ἄγει
πρὸς διαπύησιν τοῦτο τοῦ δι᾽ ἄρτου καταπλάσματος. ἐκεῖνο
μὲν γὰρ διαφορητικώτατόν ἐστιν, ὡς ἂν ἁλῶν τε καὶ ζύμης
ἔχον, ὠπτημένον τε καλῶς. οὐδὲν δ᾽ ὑπάρχει τούτων τῷ δι᾽
ἀλεύρου πυρίνου. καὶ ὅταν γε τὴν ἀρχομένην ἐκπυΐσκεσθαι
φλεγμονὴν θεραπεύων ἐλπίσῃς κωλῦσαι τὴν ἐκπύησιν, ἐπὶ
πλεῖστον ἕψε τὸν ἄρτον, ἐλαίῳ δηλονότι καὶ ὕδατι φυράσας·
πολλαπλάσιον δ᾽ ἔστω τὸ ὕδωρ τοῦ ἐλαίου. μᾶλλον δ᾽ ἔτι
τούτου κωλύει τὴν ἐκπύησιν τὸ τῶν (216) κριθῶν ἄλευρον
ὁμοίως σκευαζόμενον. τὸ δ᾽ ἐν τῇ θεραπείᾳ ταύτῃ καταν-

nes, dum in abfceffum vertuntur, initio quidem abfceffionis
dolorem fedando ac laxando, ea vero jam procedente ad
maturandi et fuppurandi, fic enim proprie appellant, ratio-
nem tranfire oportet, de qua aliisque id genus in quinto de
fimplicium medicamentorum facultatibus libro differuimus.
Aqua igitur liberalius fovenda ac calente oleo perfundenda
eft pars inflammata imponendumve cataplafma ex triticea
farina in aqua et oleo temperate cocta, celerius enim ad
fuppurationem ducit, quam quod ex pane cataplafma con-
ficitur. Illud enim maxime difcutit, nimirum quod falem et
fermentum recipiat, exacteque fit coctum. Nihil vero ho-
rum obtinet, quod ex triticea farina fit. Et quum initio fup-
purationis inflammationis curationem moliris, fi fperes fup-
purationem prohibere poffe, panem cum oleo et aqua per-
miftum plurimum incoques, aquae autem quam olei major
fit portio. Farina autem hordeacea eodem modo parata fup-
purationem magis impedit. In hac autem curatione conco-

BIBΛION B. 119

Ed. Chart. X. [383.]　　　　　　　Ed. Baf. IV. (216.)

τλούμενον ὕδωρ ἡψημένην ἐχέτω μετ᾽ αὐτοῦ ῥίζαν ἀλθαίας.
εἰ δὲ τάσις εἴη τοῦ περὶ τὸ φλεγμαῖνον μόριον δέρματος ἰσχυρά,
σχάζειν αὐτοῦ δεῖ πολλάκις ἐπιπολαίαις ἀμυχαῖς· καὶ μετὰ
ταῦτα τὸ κρίθινον ἄλευρον ἔψοντας, ὡς εἴρηται, καταπλάτ-
τειν. ἐπειράθην δὲ πολλάκις ἐπιπολῆς τε καὶ πάνυ λεπτῶν
ἀμυχῶν· ἔμπαλιν δὲ ταύταις διὰ βάθους ἑτέρων μεγάλων
καὶ τρίτων ἄλλων μεταξὺ τῶν εἰρημένων ἐν μήκει τε καὶ
βάθει. αἱ μὲν οὖν ἐπιπολῆς ἀσθενῆ τὴν βοήθειαν εἶχον. αἱ
δὲ βαθεῖαί τε καὶ μακραὶ πλεῖστον μὲν ἐκένουν τοῦ αἵματος,
ὡς ἐγγὺς ἀφικνεῖσθαι λειποθυμίας· αὗται δὲ πάλιν ἰδίας
ἐδέοντο θεραπείας, ὥσπερ τραύματα. τὰς διὰ μέσου δ᾽ αὐτῶν
ἀμφοτέρων ἔξω τῶν εἰρημένων ἀτόπων καθεστηκυίας εὗρον
ἀεί· καὶ διὰ τοῦτο χρῆσθαι μᾶλλον εἱλόμην αὐταῖς πρὸ τῶν
ἄλλων. ἐφ᾽ ὧν μέν τοι δυσεκπύητός τε καὶ δυσδιαφόρητος ὁ
ὄγκος ἐστὶ, τοὺς ἐσφηνωμένους χωμοὺς ἡγητέον εἶναι παχυτέ-
ρους τε καὶ γλισχροτέρους. ἐν δὲ ταῖς τοιαύταις διαθέσεσι
μόναις ἐπιτήδειός ἐστιν ἡ διὰ τῶν βαθέων ἀμυχῶν ἴασις, ἐπι-
τήδειον δὲ καὶ τὸ διὰ τῶν ἡψημένων ἰσχάδων κατάπλασμα.

cta fit in aqua, qua locus fovetur althaeae radix. Si vero
cutis partis inflammatae vehementer diftendatur, hanc fre-
quentibus incifuris per fumma fcarificare oportebit, poftea
hordeaceam farinam modo declarato coctam imponere. Ten-
tavi autem faepe in fuperficie leves omnino incifuras facere,
alias vero his contrarias altas magnasque et alias tertias
inter has longitudine et altitudine medias. Quae igitur in
fumma cute fiebant, exiguam opem ferebant. Altae vero ac
longae plurimum fanguinis fundebant, adeo ut animi fere
deliquium adferrent, atque hae rurfus propriam curationem
uti vulnera defiderabant. Intermedias autem a dictis incom-
modis femper liberas effe deprehendi, quocirca his potius
quam aliis utendum effe duxi. In quibus· vero tumor aegre
ad fuppurationem ducitur, aegreque difcutitur infartos hu-
mores craffiores effe ac tenaciores credendum eft. Ejusmodi
autem affectus foli altis fcarificationibus recte curari poffunt,
quibus et cataplafma quod ex decoctis caricis conftat conve-

Ed. Chart. X. [383.]   Ed. Baf. IV. (216.)

χρὴ δ᾽ οὐκ αὐτὰς ἰσχάδας λαμβάνειν, ἀλλὰ τὸ ὕδωρ ἐν ᾧ διε-
τάκησαν ἡψημέναι. προσήκει δὲ δηλονότι γλυκείας τε καὶ
λιπαρὰς τὰς ἰσχάδας εἶναι, ὡς ἐν αὐταῖς ἔχειν ὑγρότητα πα-
ραπλησίαν μέλιτι· καὶ εἰ τοιαύτας λαβὼν ἑψήσειας ἄχρι πλεί-
στου, τὸ ἀφέψημα μέλιτι λεπτῷ κατὰ τὴν σύστασιν ἔσται
παραπλήσιον. τούτῳ τοιγαροῦν τῷ ὕδατι ποτὲ μὲν κρίθι-
νον ἄλευρον ἀναδεύειν προσήκει, ποτὲ δ᾽ ἄρτον συγκόμιστον·
ὀνομάζουσι δ᾽ οὕτω τὸν μέσον τοῦ τε ἀκριβῶς καθαροῦ καὶ
τοῦ πιτυρίτου καλουμένου. προσαγορεύουσι δ᾽ ἔνιοι τὸν
τοιοῦτον ἄρτον αὐτόπυρον· ἐπειδὴ τοῦ μὲν καθαροῦ τὸ ἄλευ-
ρον, οὐχ οἷόν πέρ ἐστι τῇ φύσει, τοιοῦτον εἰς τὴν ἀρτοποιΐαν
λαμβάνουσιν, ἀλλὰ προδιαττῶντες ἀποκρίνουσι τὸ πίτυρον.
ἔμπαλιν δὲ τοῦ πιτυρίτου προαφαιροῦσι τὸ καθαρώτατον. ὁ
δ᾽ αὐτόπυρος ἄρτος, οἷον περιέχει τὸ ἄλευρον, ὁ πυρὸς αὐτο-
φυῶς τοιοῦτον φυλάττει. χρὴ δὲ καὶ τὸν πυρὸν αὐτὸν, ἐξ
οὗπερ τὸ ἄλευρον λαμβάνεται, τῶν εὐγενῶν ὀνομαζομένων
εἶναι. τινὲς μὲν γὰρ πυροὶ πλεῖστον ἐν ἑαυτοῖς ἔχουσι τὸ
πίτυρον, οὓς δὴ καὶ ἀγενεῖς ὀνομάζουσιν· ἔνιοι δὲ τὴν σεμί-
δαλιν, οὓς, ὡς ἔφην, εὐγενεῖς προσαγορεύουσιν. οὔκουν χρὴ

nit. Non autem ipfae caricae, fed aqua in qua coquendo
contabuerint fumenda eft. Dulces autem ac pingues fint
caricae, ut earum humor melli fit fimilis, quod fi plurimum
has concoxeris, tenuis mellis craffitudinem decoctum reprae-
fentabit. Huic igitur aquae mifcenda eft interdum hordeacea
farina, interdum vero panis fyncomiftus, fic enim dicitur
medius inter exquifite purum et quem furfuraceum appel-
lant, fyncomiftum nonnulli hunc panem autopyrum dicunt,
quoniam in puro quidem farinam non qualis natura eft, fed
repurgatam furfure in panificium affumunt. Contra in fur-
furaceo puriffima farina eximitur. Cibarius autem panis
qualem triticum natura farinam habet, talem fervat. Opor-
tet autem triticum ex quo farina fumitur ex iis effe, quae
generofa dicuntur. Quoddam enim plurimum in fe furfuris
obtinet, idque ignobile dicitur. aliud vero fimilaginis, quod
ut dixi generofum vocant. Triticum igitur, ex quo utilis ad

BIBΛION B. 121

Ed. Chart. X. [383. 384.]   Ed. Baf. IV. (216.)

πιτυρίαν εἶναι τὸν πυρὸν, ἐξ οὗπερ χρήσιμον εἰς τὸ κατα-
πλασμα λαμβάνομεν ἄλευρον, ἀλλ' ὡς εἴρηται τῶν πολλὴν
ἐχόντων σεμίδαλιν. εἰ δ' ἐξ ἀγενοῦς σίτου λαμβάνοις τὸ ἄλευ-
ρον, ἀποκρίνειν αὐτοῦ χρὴ μέρος τι τοῦ πιτύρου καὶ οὕτω
τὸν μέσον ἄρτον ἐργάζεσθαι· τοῦ τοιούτου τοίνυν ἄρτου τὸ
μέσον καὶ ἁπαλὸν εἰς τὰ καταπλάσματα μιγνύναι, ὅταν ὡς
ἔφην ἐν τῷ μέσῳ κατὰ δύναμιν ἀλεύρου κριθίνου τε καὶ
πυρίνου βουληθῇς ποιῆσαι τὸ κατάπλασμα. τὸ μὲν γὰρ πύρι-
νον ἄλευρον ἐκπυητικώτατόν ἐστι καὶ πεπτικώτατον· τὸ δὲ
κρίθινον διαφορητικώτατον. ὁ δ' εἰρημένος ἄρτος ἐν τῷ
μεταξὺ τούτων, ὥσπερ γε καὶ τὸ ἄλευρον αὐτοῦ τῶν εἰρημέ-
νων ἀλεύρων πυρίνων μεταξύ. πρὸς ταῦτ' οὖν ἀποβλέπων
καὶ τῷ τῶν ἰσχάδων ἀφεψήματι μίγνυε, ὅ τι [384] περ ἂν
ἁρμόττειν σοι δοκῇ τῶν ἀλεύρων ἢ τῶν ἄρτων. εἰ δὲ διαφο-
ροῖτο μὲν ὁ ὄγκος, ἐλλιπέστερον δ' ἢ προσῆκε, συνέψειν χρὴ
ταῖς ἰσχάσιν ὕσσωπον ἢ ὀρίγανον. εἰ δὲ ἰσχυρότερόν ποτε
ξηρᾶναι βουληθείης τὸν ὄγκον, ἅλας ἐπιβάλλειν τῷ ἀφεψή-
ματι· κἄπειθ' οὕτως ἀναδεύσαντας αὐτῷ τὸ τῶν κριθῶν
ἄλευρον, ἀφαιρήσαντας δὲ καὶ τούτων τὸ πιτυρῶδες πᾶν,

cataplafma farina fumenda eſt, furfuraceum non fit, fed ut
diximus fimilaginofum. Quod fi ex ignobili tritico farina de-
fumatur, nonnihil furfuris detrahendum erit, atque ita panis
medius conficietur, cujus pars media ac tenera ad cata-
plafma mifcetur, quando ut dixi facultate medium inter hor-
deaceam et triticeam farinam cataplafma temperare in animo
fuerit. Nam triticea farina pus maxime movet ac conco-
ctionem juvat, hordeacea maxime difcutit. Commemoratus
vero panis mediam fortitur facultatem, quemadmodum ejus
farina inter antedictas farinas triticeas eſt media. Ad hoc
igitur refpiciens caricatum decocto mifceas, quod commodius
tibi videbitur five ex farinis five ex panibus. Quod fi tu-
mor difcutiatur quidem, fed minus quam par fit, cum caricis
incoquendum hyſſopum eſt aut origanum. Quando autem
valentius tumorem exliccare voles decocto fal adjiciendus eſt,
deinde hordeacea farina ei infpergenda, ex qua ubi quod
furfuraceum eſt totum excuſſeris, diutius coctum cataplafma

οὕτω καταπλάττειν ἐπὶ πλέον ἕψοντας. ἐπί γε μὴν τῶν
δυσδιαφορήτων ὄγκων εὐλαβητέον ἐστὶ τὸ λείψανον αὐτῶν
γενέσθαι σκιῤῥῶδες. ὥστε καὶ προσέχειν χρὴ τὸν νοῦν ἀκριβῶς
ἐφ᾽ ἑκάστης λύσεως, ἐφ᾽ ὅ τι μεθίσταται τῶν θεραπευομένων
ὄγκων ἕκαστος· ἡ γὰρ διὰ τῶν ξηραινόντων ἰσχυρῶς ἀγωγὴ
σκιῤῥῶδες αὐτῶν τὸ κατάλοιπον ἐργάζεται· γνώσῃ δὲ τοῦτο
καθ᾽ ἑκάστην λύσιν, ἁπτόμενος τοῦ πεπονθότος μορίου καὶ
παραβάλλων τῷ πρόσθεν ὄντι τὸ νῦν φαινόμενον. ἐὰν οὖν
ποτε τοιαύτην ὑποψίαν ἔχῃς, ἐναφεψεῖν τῷ ὕδατι σικύου
ἀγρίου ῥίζαν ἢ βρυωνίας ἢ ἀσάρου, πολλάκις μὲν καὶ αὐτῶν
μόνων, ἐνίοτε δὲ καὶ τῶν λιπαρῶν ἰσχάδων ἐπεμβάλλων·
εἶτα τῷ ὕδατι μιγνύειν τὸ ἄλευρον, ἀναμιγνύντα τι καὶ στέα-
τος αὐτῷ χηνὸς μάλιστα ἢ ἀλεκτορίδος· εἰ δ᾽ οὐκ ἔχεις ταῦτα,
τοῦ γε τῶν συῶν. καὶ αὗται δ᾽ αἱ ῥίζαι τῶν προειρημένων
βοτανῶν καὶ πρὸς αὐταῖς τῆς ἀλθαίας μετὰ τὴν σύμμετρον
ἀφέψησιν λειούμεναι σὺν ἄρτῳ τε καὶ στέατι τοὺς τοιούτους
ὄγκους διαφοροῦσιν. ἰσχυροτέρα δὲ τούτων ἐστὶν ἡ τοῦ δρα-
κοντίου· καὶ εἴποτε βουληθείης χρῆσθαι αὐτῇ λεπτομερεστέρᾳ

impones. At in tumoribus qui facile non difcutiuntur ti-
mendum eſt, ne reliquiae in ſcirrhum mutentur. Quocirca
diligenter animadvertendum eſt, quoties ſolvitur cataplaſma,
in quod omnis qui curatur tumor tranſeat, curandi enim
ratio quae vehementer exſiccantibus obitur, ſcirrhoſum affe-
ctum relinquit, id autem in quaque ſolutione deprehendes, ſi
affectam partem tractando praeſentem ejus ſtatum cum
praecedente comparaveris. Si igitur aliquando hanc con-
jecturam habueris, in aqua cucumeris agreſtis radicem aut
bryoniae aut aſari incoques, ſaepe quidem has ſolas, non-
nunquam vero et adjectis pinguibus caricis, deinde farina
cum aqua miſcenda eſt, cui et adipis maxime anſerini aut
gallinacei nonnihil adjicies, quorum ſi copia non ſit, ſuillus
eſt addendus. Dictarum autem herbarum et cum his althaeae
radices poſt mediocrem coctionem cum pane et adipe con-
tritae ejusmodi tumores diſcutiunt. His vero valentior eſt
dracunculi radix, cum qua ſi quando uti voles, quum

τε πολὺ τῶν εἰρημένων οὔσῃ καὶ διαφορητικωτέρᾳ, μίγνυε
πάντως τὸ στέαρ· εἰ μὴ γὰρ ὑγραίνοις τε καὶ μαλάττοις τοὺς
σκιῤῥουμένους ὄγκους, ἀλλὰ διαφορίης μόνον ἰσχυροτέροις
φαρμάκοις, ἐν μὲν ταῖς πρώταις ἡμέραις ἀξιολόγως αὐτοὺς
καθαιρήσεις, ἅμα τῷ σκληρύνειν τὸ καταλειπόμενον· αὐτὸ
δὲ τοῦτο σκληρυνθὲν ἔσται δύσλυτον. ἄμεινον οὖν, ὡς ἔφην,
τοῖς διαφοροῦσιν ἰσχυρῶς φαρμάκοις ἀναμιγνύναι τὰ μαλάτ-
τοντα, τὴν εἰς σκίῤῥον μετάπτωσιν αὐτῶν εὐλαβούμενον· καὶ
αὐτῶν δὲ τῶν σκιῤῥουμένων ἤδη τῆς θεραπείας τὸν τρόπον
ἔμπροσθεν ἤκουσας. αὖθις οὖν ἐπὶ τοὺς ἐκπυϊσκομένους ὄγκους
ἴωμεν· οὓς ὅταν ἀπογνῷς διαφορῆσαι, τοῖς διὰ τοῦ πυρίνου
ἀλεύρου καταπλάσμασι χρῶ. συλλαμβάνουσι γὰρ ἱκανῶς τῷ
τάχει τῆς ἐκπυήσεως. ἔπειτα στομώσας ἐὰν μὲν ἀκριβῶς ᾖ τὰ
πέριξ τῆς τομῆς ἀφλέγμαντα, τοῖς ἐμπλάστοις φαρμάκοις
θεράπευε. ξηραντικὴ δ' αὐτῶν ἡ δύναμις καὶ ἄδηκτος ἔστω,
μὴ διὰ τῶν στυφόντων συγκειμένη φαρμάκων, ἀλλ' ἤτοι τῶν
ἀλύπως διαφορούντων μόνον ἢ καί τι βραχὺ στύψεως ἐχόν-
των. ἐχρησάμην δ' ἐγὼ πολλάκις ἐπὶ τῶν τοιούτων τῷ διὰ

majore partium tenuitate et difcutiendi facultate, quam quas
modo commemoravimus polleat, admifcendus omnino adeps
eft, nifi enim humectaveris ac emollieris, fed tantum vehe-
mentioribus medicamentis fcirrhofos tumores difcutere fta-
tueris, primis quidem diebus hos infigniter minues, fimul id
quod relinquitur indurans, quod ubi in duritiem coactum
fuerit, aegre difcutietur. Itaque commodius, ut diximus, va-
lenter difcutientibus emollientia mifcebimus, quum in fcir-
rhum tumores mutari metuimus, cujus curandi ratio fupra
audita eft. Rurfus igitur ad fuppurantes tumores veniamus,
quos ubi difcutere poffe parum fperaveris, cataplafmatis ex
triticea farina utere. Nam ad celeritatem fuppurationis plu-
rimum confert. Deinde plaga facta, fi liberae omnino fint
ab inflammatione partes plagae vicinae, medicamentis em-
plaftis obeunda curatio eft. Ea autem citra morfum exficcan-
tis fint facultatis ex hisque temperentur quae minime ad-
ftringant, fed aut folum blande difcutiant aut leviter ad-

124 ΓΑΛΗΝΟΤ ΤΩΝ ΠΡΟΣ ΓΛΑΤΚ. ΘΕΡΑΠΕΤΤ.

Ed. Chart. X. [384. 385.]   Ed. Baf. IV. (216.)

τῆς ζύμης καὶ τῶν κεκαυμένων ὀστρέων. εἰ δέ τι τῶν πέ-
ριξ τῆς τομῆς φλεγμαίνοι, τῷ διὰ τῆς χαλκίτεως ἐλαίῳ
τήξας, ὅταν ἀτρέμα ψυχθῇ, κατακεράσας εἰς θυείαν, μα-
λάττων τε ταῖς χερσὶ καὶ οἶνον παραχέων, ὡς οἶσθα. πο-
λυχρηστότατον δ᾽ ἐστὶ τοῦτό μοι τὸ φάρμακον, ὡς ἐν
τοῖς περὶ συνθέσεως φαρμάκων ὑπομνήμασι λέλεκται. γε-
νήσεται δ᾽ ἂν θεὸς ἐθέλῃ καὶ περὶ τῶν κατὰ τὰ μόρια
παθῶν πραγματεία· καθ᾽ ἣν τάς τε δυνάμεις ἁπάντων τῶν
συνηθῶν μοι φαρμάκων ἀκριβῶς ἐξηγήσασθαι πειράσομαι
καὶ τὴν ἐπιτήδειον ὑφηγήσασθαι χρῆσιν. ἀλλὰ σύ γε τού-
των ἤδη τῶν φαρμάκων, ὧν ἐμνημόνευσα κατὰ τὸ βιβλίον
τοῦτο, τὰς συμμετρίας τε καὶ σκευασίας ἔχεις παρ᾽ ἡμῶν
λαβών. ὅταν γε μὴν ἐπὶ πλέον ἐκτακῇ τὸ δέρμα κατὰ
τὰς ἐκπυήσεις, ὡς ῥακῶδες γενέσθαι, δυσκόλλητον ἀποτε-
λεῖται τοῖς ὑποκειμένοις σώμασιν· [385] ὥστ᾽ ἀναγκαῖον
εἶναι, τῇ καλουμένῃ κατὰ πλάτος ἀγωγῇ θεραπεύεσθαι τὸ
ἕλκος.

ftringant. In ejusmodi autem affectibus medicamento quod
ex fermento et crematis conchis temperatur ego perfaepe
ufus fum. Quod fi pars aliqua circa plagam inflammatione
fit obfeffa, *medicamentum* quod ex chalcite conftat oleo li-
quatum, ubi fenfim refrixerit, et in pila contemperatum ma-
nibusque fubactum et vino, ut nofti, perfufum commode im-
ponitur. Hoc autem in plurimis affectibus utor, ut in libris
de Compofitione medicamentorum proditum eft. Opus au-
tem de affectibus partium corporis fi deo placet confcribe-
mus, in quo medicamentorum omnium quibus uti folemus
facultates diligenter exponere atque idoneum ufum expli-
care conabimur. Sed tu jam horum medicamentorum de
quibus in hoc opere memini mifcendorum ac temperando-
rum rationem ex me didicifti. Quum vero cutis in fuppura-
tionibus amplius extabuerit, ita ut attritis veftium fragmen-
tis fimilis reddatur, haud facile fubjectis corporibus coalo-
fcit, itaque emiffario largiore facto ulcus neceffario curan-
dum eft.

BIBΛION B. 125

Ed. Chart. X. [385.] Ed. Baf. IV. (216. 217.)

Κεφ. ιʹ. *Ὅταν δ᾽ ἐπὶ πλέον ἀκόλ(217)λητον ᾖ τὸ*
δέρμα τοῖς ὑποκειμένοις σώμασι, κόλπον ὀνομάζουσι τὸ τοι-
οῦτον πάθος· ἐφεξῆς δ᾽ ἀναμνήσω σε καὶ τῆς τούτου θερα-
πείας, ἣν ἐθεάσω με πολλάκις ἐπὶ πολλῶν ποιησάμενον.
οὔσης οὖν τοιαύτης διαθέσεως, βέλτιον μὲν αὐλίσκον εὐθύ-
τρητον ἢ ἐκ χαλκοῦ πεποιημένον ἢ ἐκ κέρατος ἡτοιμάσθαι
σοι· μὴ παρόντος δ᾽ ἐκείνου, τῶν καλουμένων πυουλκῶν ὅστις
ἂν εὐρύτατον ἔχοι τρῆμα· καὶ τό γε διὰ χάρτου κεκαυμένου
συντιθέμενον ἡμέτερον φάρμακον, οἶδάς με πολλάκις ὀλίγον
πολλῷ ῥοδίνῳ μιγνύντα, καὶ διὰ τοῦ τοιούτου πυουλκοῦ τοῖς
κόλποις ἐνιέντα· κἄπειτα μοτῷ τιλτῷ μύοντα τὸ στόμιον. ὅσα
δ᾽ ἔμπλαστὰ φάρμακα τήκοντες ῥοδίνῳ τοῖς τοιούτοις ἐνίε-
μεν, οὐ διεξέρχεται τὸν πυουλκόν· ἀλλ᾽ ἐπὶ τούτων κύστιν
προσήκει λαβόντα χοιρείαν, προστιθέναι τὸν εὐθύτρητον
αὐλίσκον. εἶναι δὲ χρὴ τὰ τηκόμενα φάρμακα δριμύτερα τῶν
ἐμμότων ὀνομαζομένων· ὁποῖα ταῦτ᾽ ἐστὶ τὰ συνήθη πᾶσι,
χλωρὰ τῇ χροιᾷ. προσήκει μὲν γὰρ αὐτὰ τοῦ ῥοδίνου κατὰ
τὴν τῆξιν οὐκ ὀλίγον ἔχειν, ὥστ᾽ ἐνίεσθαι τῷ κόλπῳ δύνα-
σθαι. καταλύεται δὲ τῶν ἐμμότων ἡ δύναμις ἐν ταῖς τοιαύ-

Cap. X. At quum amplius fubjectis corporibus coa-
lefcere cutis non poteft, ejusmodi affectus finus appellatur,
cujus curandi rationem, qua me faepe in multis uti vidifti,
deinceps memoriae tuae fubjiciam. In hoc igitur affectu fa-
tius eft fiftulam aut aeneam aut corneam recto ductu fora-
tam ad manum effe, aut fi hujus facultas non fit, aliquem
pyulcum vocatum, qui latiffimum habeat foramen, per quod
medicamenti noftri ex combufta charta temperati exiguam
portionem cum largo rofaceo miftam in finus immittere fae-
pe me vidifti, deinde eorum os concepto linamento clau-
dere. Emplaftra vero rofaceo liquata fi in hos injicere ten-
tes, pyulcum non permeant, fed in his fuillae veficae lati
foraminis fiftula adjungenda eft. Quae vero liquantur medi-
camenta his quae emmota dicuntur acriora effe debent, qua-
lia funt apud omnes in ufu colore viridia. Haec autem cum
largo oleo liquare oportet, ut indi in finum poffint. In hifce

ταις μίξεσιν. ὅσα τοίνυν ἔμπλαστὰ φάρμακα τελέως ὄντα,
καθάπερ τό τε τοῦ Μαχαιρίωνος καὶ τὸ τοῦ Ἐπιγόνου καὶ τὸ
προσαγορευόμενον Ἴσις εἰς τὴν τῶν ἐμμότων χρῆσιν ἀγό-
μενα κηρωτῆς μιγνυμένης δεῖται, ταῦτα γὰρ ἐπιτήδεια τοῖς
κόλποις ἐστί. δι᾽ ὃ γὰρ αὐτοῖς ἡ κηρωτὴ μίγνυται, διὰ τοῦτο
καὶ νῦν ἔστιν ἐπιτηδεία. μίγνυται δὲ διότι δακνώδη ταῖς δυνά-
μεσίν ἐστιν, εἰ τακείη μόνα αὐτὰ καθ᾽ αὑτὰ μὴ μιχθείσης
αὐτοῖς τῆς κηρωτῆς. ἀλλ᾽ ὅταν γε τὸ μὲν ἔλαιον ᾖ ῥόδινον
πολύ, τὸ δ᾽ ἐν αὐτῷ τηκόμενον φάρμακον ὀλίγον οὐκ ἔτι
μένει δριμέα. συμμέτρως δ᾽ ὑποσαρκωθέντος τοῦ κόλπου,
τῶν κολλητικῶν τι φαρμάκων ἐπιθήσεις, ὡς εἰ καὶ πρόσφα-
τον ἔναιμον ἐθεράπευες τραῦμα. πολλὰ δὲ τοιαῦτά ἐστι· τὰ
μὲν δι᾽ ἀσφάλτου σκευαζόμενα, καὶ καλοῦσιν οὐκ οἶδ᾽ ὅπως
αὐτὰ βαρβάρους ἐμπλάστρους· ἕτερα δὲ φάρμακα κιῤῥὰ ἢ
φαιὰ τὰ διὰ λιθαργύρου τε καὶ ἰοῦ μέχρι πλείονος ἑψηθέντα.
γίνεται γὰρ οὗτος ὁ ἰὸς κίῤῥος, ὁ δ᾽ ἐπ᾽ ὀλίγον ἑψηθεὶς τὰς
μηλίνας ὀνομαζομένας ἐμπλάστρους ἐργάζεται. γιγνώσκεις δ᾽

autem mifturis emmotorum vis refolvitur. Medicamenta
igitur exquifite emplafta, quale eft Machaerionis et Epigoni
et quod Ifis nuncupatur, quum in ufum emmotorum affe-
runtur, cerati admiftione egent. Haec enim in finubus op-
portuna funt. Nam ideo nunc funt commoda, quod admi-
ftum habeant ceratum. Mifcentur autem quoniam fi per fe
fola fine cerato liquarentur viribus mordacia effent. Quum
autem rofaceum oleum multum fit et quod in oleo liquatur
medicamentum paucum, nullam amplius acrimoniam retinet.
Ubi vero finus mediocriter carne repletus eft, aliquod ex
glutinantibus medicamentis adhibere oportet, perinde ac fi
recens vulnus et cruentum curares. Multa autem ejusmodi
medicamenta inveniuntur, alia quidem ex bitumine confe-
cta vocanturque nefcio qua ratione emplaftra barbara, alia
vero quia fulvi et fufci funt coloris cirrha et phaea nomi-
nantur et ex argenti fpuma et aerugine liberalius decocta.
Ad hunc enim modum aerugo fulvefcit, quae fi pauxillum
concoquatur, lutea, ut vocant, reddit emplaftra. Minime

ὅτι πάντα τὰ μεταλλικὰ φάρμακα λεπτομερέστερά τε καὶ
ξηραντικώτερα γίνεται μέχρι πλείονος ἑψόμενα. τοῖς γε μὴν ἐν
τῷ παραυτίκα κιῤῥοῖς φαρμάκοις ἀποτεθεῖσιν ἐπίπαγός τις
ἔξωθεν ἐπιπήγνυται φαιὸς, ὑφ' ᾧ τὸ βάθος τοῦ φαρμάκου
κιῤῥότερον ἢ ἐξ ἀρχῆς φαίνεται. καὶ διὰ τοῦτο τινὲς μὲν δι-
χρώμους ὀνομάζουσι τὰς τοιαύτας ἐμπλάστρους, τινὲς δὲ
διπροσώπους. ὅσῳ δ' ἂν ὦσι λεπτομερέστεραί τε καὶ ξηραν-
τικώτεραι, τοσούτῳ μᾶλλον ἐνεργήσουσιν ἐπὶ τὸν κόλπον. εἰς
βάθος γὰρ αὐτῶν χρὴ διϊκνεῖσθαι τὴν δύναμιν, εἰ τοῦ προ-
κειμένου σκοποῦ τυγχάνειν μέλλοιεν. αἱ δὲ τὰ πρόσφατα καὶ
ἔναιμα τραύματα κολλῶσαι, κἂν ἧττον τούτων ξηραίνωσι,
κολλῶσι τὰ χείλη τῶν τραυμάτων. ἐὰν μὲν γὰρ εἴη βραχέα τε
καὶ ἀβαθῆ, δι' αὐτὸ τοῦτο ῥᾷόν τε καὶ θᾶττον ἀ.ΰουσι τὸ
δέον, ἐὰν δὲ εἰς βάθος διήκῃ τὸ τραῦμα τὸ πρόσφατον, καὶ
ῥαφαῖς καὶ ἀγκτῆρσιν εἰώθαμεν αὐτὰ συνάγειν. οἱ μὲν οὖν
κόλποι πάντες οὐχ ἁπλαῖ διαιρέσεις εἰσὶν, ἀλλ' ἀναδέδαρται
συχνὸν ἐν αὐτοῖς ἄλλο[386]τε κατ' ἄλλο μέρος, ὅπερ οὐδ'
αὐτὸ χρὴ λανθάνειν σε. πρὸς μὲν γὰρ τὴν ἄνω χώραν ἀνατε-

vero te latet metallica omnia medicamenta majori partium
tenuitate ac ficcandi vi pollere, fi plufculum incoquantur.
Fulva vero medicamenta fimul atque repofita fuerint et re-
condita, fufcam quandam cruftam foris contrahunt, fub qua
in profundo medicamentum fulvius quam ab initio effet
confpicitur. Proinde nonnulli dichroma, alii diprofopa, *quafi
bicolora ac biformia* ejusmodi emplaftra vocant. Quo
autem majori partium tenuitate et ficcandi facultate praedita
fuerint, eo efficacius in finus injiciuntur. Horum enim vis
in altum ferri debet, fi propofitum fcopum affequi velimus.
Quae vero recentia et cruenta vulnera glutinant, tametfi
his minus deficcant, labra tamen vulnerum, fi quidem parva
funt minimeque profunda, glutinant. Quocirca facilius ac
celerius quod agendum eft perficiunt. Quod fi recens vul-
nus profundum fit, futuris ac fibulis ipfius oras committere
folemus. Itaque non omnis finus fimplex divifio eft, fed
frequenter alia atque alia parte laceratus eft, quod te latere

ταμένου τοῦ κόλπου, ῥᾳδίως ἐκρεῖ διὰ τοῦ στόματος ὁ ἰχώρ.
κατάντους δ᾽ ὄντος αὐτοῦ, μένων ἔνδον ἀναβιβρώσκει τι τῶν
συνεχῶν. ἐπὶ μὲν δὴ τῶν τοιούτων κόλπων, εἰ μὴ πρότερον
εἰς ὑπόῤῥυσίν τινα ποιήσῃς τομὴν, οὐδὲν ἀνύσεις οὔτ᾽ ἐν τῷ
σαρκοῦν αὐτοὺς οὔτ᾽ ἐν τῷ κολλᾶν. ἐπὶ δὲ τῶν ἄλλων οὐ
δεήσει διαιρέσεως, ἐάν γε μόνον φυλάττῃς τὸ προσῆκον σχῆμα
τῷ πεπονθότι μορίῳ, δι᾽ ὃ σχῆμα δυνήσῃ ποτὲ καὶ τὸν ἀνάῤ-
ῥοπον κόλπον ἐργάσασθαι κατάῤῥοπον καὶ τὸν κατάῤῥυπον
ἀνάῤῥοπον. εἶδες γοῦν ἐμέ ποτε τὸν ἐν τῷ πήχει κόλπον, οὗ
τὸ στόμιον ἦν ἐγγὺς τοῦ ἀγκῶνος, ἀναῤῥόπῳ σχήματι θερα-
πεύσαντα, χωρὶς ἀντιδιαιρέσεως. καὶ κατὰ μηρὸν δὲ ὁμοίως
τοῦ καταῤῥόπου κόλπου, πρὸς μὲν τῷ γόνατι τὸ πέρας ἔχον-
τος, ὑψηλὸν δὲ τὸ στόμα τῆς μέσης κατὰ τὸν μηρὸν χώρας
ἀνωτέρω, χωρὶς ἀντιδιαιρέδεως ἐθεάσω τὴν θεραπείαν γενο-
μένην; ὑποτιθέντος μου κατὰ τὴν ἰγνύαν ὑπαυχένιον μαλακὸν
ὡς ταπεινοτέραν ἔχειν τὴν θέσιν τὸν βουβῶνα τοῦ γόνατος.
ἤρκεσε δὲ καὶ ἐπὶ τούτου τοῦ κόλπου καὶ ἑτέρων μειζόνων
μελίκρατον μόνον ἐνεθὲν, ἐπιτήδειον εἰς κόλλησιν παρασχεῖν

non debet. Quum igitur furfum finus tendit, facile per ejus
os fanies effluit. Quum vero deorfum vergit, intus retenta
contiguas partes erodit. In quo quidem finu nifi prius fa-
cta ad effluxionem fectione nihil profeceris, five carnem
generare five glutinare velis. In alio vero incifione nihil
erit opus, modo *fitus* commodam affectae parti figuram fer-
ves, qua figura finus qui furfum vergit, ut deorfum decli-
net, et qui deorfum declinat furfum vergat efficere poffis.
Vidifti quidem aliquando me finum in cubito, cujus os
prope flexum erat et fitus furfum fpeutabat, citra ullam ex
adverfo plagam perfanaffe. Et in coxa itidem finum deor-
fum vergentem et ad genu terminatum, cujus os fublime
fupra femoris medium effet, fine ulla ex adverfa parte di-
vifione ad fanitatem perduxiffe, fubftrato popliti molli pul-
vino, quo demiffius inguen quam genu effet. Hujus porro
finus atque aliorum majorum, quamlibet profunditatem ad
conglutinationem aptam fola reddere poteft infufa mulfa:

BibΛΙΟΝ Β.

Ed Chart. X. [386.]   Ed. Baſ. IV. (217.)

ἅπαν τὸ βάθος αὐτοῦ. τινὲς μὲν δὴ κονίαν στακτὴν προσενίασιν, ἐξελέγχοντες ἑαυτοὺς ἐφ᾽ οἷς ἐνίεσαν ἔμπροσθεν φαρμάκοις ὑποσαρκοῦντες τὸν κόλπον. οὐ γὰρ οἷόν τε σάρκα νεωτέραν ἐπιτραφῆναι τῇ πρότερον οὔσῃ ῥύπου περικειμένου. πῶς οὖν αὐτάρκως σεσαρκωμένου τοῦ κόλπου τὸ κολλητικὸν ἐπιφέρουσι φάρμακον, εἴπερ ὡς ἱκανῶς ὄντα ῥυπαρὸν ἐπιχειροῦσι διαῤῥύπτειν τῇ κονίᾳ τῆς καθαρᾶς σαρκὸς, οὐδὲ τὸ δριμὺ μελίκρατον φερούσης; ἐπὶ ταύτης μὲν οὖν ἀρκεῖ τὸ τοιοῦτον ἐνιέμενον, ὡς ἂν καὶ πίνοι τις ἡδέως αὐτό. καὶ μετά γε τὸ μελίκρατον ἐφεξῆς εἴωθα, πρὶν ἐπιθεῖναι τὸ κολλητικὸν φάρμακον, ἐκκλύζειν τὸν κόλπον ποτὲ μὲν οἴνῳ μόνῳ, ποτὲ δὲ οἰνομέλιτι. πρὸς μὲν γὰρ τὸ περιῤῥῦψαί τε καὶ ἀποκαθῆραι τοὺς περὶ αὐτὸν ἰχῶρας ἄμεινον τὸ μελίκρατον· εἰς δὲ τὴν μέλλουσαν κόλλησιν ὁ οἶνος. ἔστω δὲ μέσος γλυκύτητός τε καὶ στύψεως. καὶ μέντοι καὶ μετὰ τὴν ἐπίθεσιν τοῦ κολλήσοντος φαρμάκου σπόγγος καινὸς ἐξ οἰνομέλιτος μόνος περιβαλλέσθω μαλακὸς ὡς ἔνι μάλιστα· καὶ ἡ ἐπίδεσις ἀπὸ μὲν τοῦ πυθμένος ἀρχέσθω τοῦ κόλπου, τελευτάτω δὲ ἐπὶ τὸ στόμιον. αἱ δὲ

Sunt qui etiam lixivium infundant, ſuam ipſorum inſcitiam ex his quae prius ad carnem in ſinu generandam medicamentis injiciebant prodentes. Nova enim caro priori adnaſci non poteſt, ſi ſordes locum obſederit. Quo modo igitur abunde repleto carne ſinu glutinans adhibent medicamentum, ſi tanquam vehementer ſordidum lixivio detergere tentent, quum pura caro ne mulſam quidem acrem ferre poſſit? Huic enim ſatisfacit ea quae bibi jucunde poſſit. Poſt mulſae uſum ſinum deinceps nunc quidem puro vino, nunc vero mulſo ante glutinantis medicamenti impoſitionem eluere conſuevi. Itaque ad detergendam expurgandamque ejus ſaniem utilior mulſa, ad glutinandum vero praeſtantius vinum eſt. Id autem medium ſit inter dulce et aſtringens. Quin etiam poſt glutinantis medicamenti impoſitionem ſola ſpongia nova ex mulſo circumponatur quam fieri poteſt molliſſima, et colligatio a ſinus profundo quidem incipiat et ejus ore finiat. Faſciarum vero ſpirae ſinus profundum

130 ΓΑΛΗΝΟΥ ΤΩΝ ΠΡΟΣ ΓΛΑΥΚ. ΘΕΡΑΠΕΥΤ.

Ed. Chart. X. [386.]   Ed. Baf. IV. (217.)

περιβολαὶ τῶν ὀθονίων σφιγγέτωσαν μὲν ἀνωδύνως τὸν
πυθμένα τοῦ κόλπου, κατὰ βραχὺ δ᾽ ἐκλυέσθω ἄχρι τοῦ
στομίου· καὶ τοῦτο δ᾽ αὐτὸ χαλαρὰν ἐπίδεσιν ἐχέτω τοῦ φαρ-
μάκου, τῆς περιβαλλομένης ἔξωθεν ἐμπλάστρου τῷ κόλπῳ
διεψαλισμένης κατὰ τὸ τοῦ κόλπου στόμιον, ὡς ἐκρεῖν δύνα-
σθαι εἴ τις ἰχώρ. ἐκκρίνοιτο δὲ διὰ τοῦ κόλπου, μικροῦ τινος
ἄλλου κατ᾽ αὐτοῦ ἐπιτιθεμένου ἐμπλάστρου μέχρι τῆς ἐπι-
λύσεως, ἣν διὰ τρίτης ποιησάμενος ἀφαιρήσεις αὐτὸ τοῦτο τὸ
οἷον ἐπίθεμα περικείμενον, ἐάσας τὸ καθόλου τοῦ κόλπου
περιβεβλημένον φάρμακον. ἔστω δέ σοι διάγνωσις, εἰ κεκόλ-
ληται τὸ βάθος τοῦ κόλπου καλῶς, ἐκ τοῦ ῥέοντος ἰχῶρος, εἰ
πολὺς ἢ ὀλίγος ἐστὶν ἢ πεπεμμένος ἢ ἄπεπτος· ἔτι δὲ καὶ κατ᾽
αὐτὸν τὸν κόλπον, εἰ μήτ᾽ ὀδύνη τις αἰσθητικὴ μήτ᾽ ὄγκος·
ἀλλὰ προσέσταλται τὸ χωρίον ἅπαν καὶ ξηρὸν καὶ ἀνώδυνόν
ἐστιν. ἐὰν δὲ καὶ πῦον εὔπεπτον ἐπὶ τοῦ στόματος ἴδῃς ὀλί-
γον, ἔτι μᾶλλον τὰς ἐλπίδας ἀγαθὰς ἕξεις περὶ τοῦ κεκυλλῆ-
σθαι τὸν κόλπον. ἐπιθείς τε τὸν σπόγγον αὖθις, ἐπιδήσας
τε πάλιν, ὡς εἴρηται, λῦε κατὰ τὴν ὑστεραίαν ἢ διὰ τρίτης
ὑπαλλάττων ἀεὶ τὸ κατὰ τοῦ κόλπου στομίου ἐπικείμενον

fine dolore arctent, quae paulatim usque ad os laxentur,
idque ipſum laxam deligationem habeat medicamenti, cir-
cumducto forinſecus emplaſtro ad os ſinus forſicibus
diſciſſo, ut ſanies aliqua effluere poſſit. Effluet autem e
ſinu ſuperpoſito aliquo alio parvo emplaſtro ad ſolutionem
usque, quam tertio quoque die faciens hoc ipſum tanquam
operculum circumpoſitum auferes, relicto quod totum ambit
ſinum medicamento. An vero altae ſinus partes coaluerint,
ex manente ſanie deprehendes, ſi ea multa vel pauca, cocta
vel cruda ſit; praeterea ſi neque in ipſo ſinu dolor ſentia-
tur nec tumor appareat, ſed totus locus aequabilis ſit, ſiccus
ac doloris expers. Quod ſi puris probe cocti portio exigua
in ore conſpiciatur, multo magis de glutinando ſinu ſperan-
dum eſt. Quumque ſpongiam rurſus impoſueris rurſusque,
ut diximus, adalligaveris, poſtero vel tertio die ſolvito, ut
dictum eſt, ſemper linteolum ſinus ori admotum permu-

ὀθόνιον ἐκ τῆς αὐτῆς ἐμπλάστρου κεχρισμένον, ὃ περιλήψεται
σύμπαν ἐν κύκλῳ τὸ στόμι(218)ον· εἶναι δ' αὐτὸ χρὴ μὴ πάνυ
προστετυπωμένον, ἀλλ' ὥστε δύνασθαι τὸν ἰχῶρα τοῦ κόλπου
πάντα κενοῦσθαι δι' αὐτοῦ. κατὰ μὲν οὖν τὴν πρώτην τε καὶ
δευτέραν ἡμέραν ἐὰν ἐκκρίνῃ ταύτης ἰχὼρ λεπτὸς ἐκ τοῦ κόλ-
που, μὴ πάνυ τῆς κολλήσεως ἀπέλπιζε. πολλάκις γὰρ ἡ τοῦ
περιβαλλομένου [387] φαρμάκου τῷ πεπονθότι μορίῳ δύνα-
μις ἐκθλίβει σφοδρῶς ἔκ τε τοῦ δέρματος αὐτοῦ καὶ τῆς ὑπο-
κειμένης σαρκὸς αὐτῷ ὑγρότητα λεπτήν, ὅταν γε οὕτως ἔχῃ
διαθέσεως τὸ τοῦ θεραπευομένου σῶμα διὰ φυσικὴν κρᾶσιν
ἢ μοχθηρὰν δίαιταν. ἧς ἐκθλιβείσης συμμέτρως ξηρὰ γενόμενα
τὰ χωρία κολλᾶται. κατὰ δὲ τὴν τρίτην ἡμέραν ἢ τετάρτην
ἀπὸ τῆς ἀρχῆς, ἐὰν ἄπεπτος ἰχὼρ φαίνηται διὰ τοῦ στόματος,
γίνωσκε μὴ κεκολλῆσθαι τὸν κόλπον. ἔστω δὲ πρὸ πάντων καὶ
τὸ περιβαλλόμενον τῷ πεπονθότι μορίῳ φάρμακον ἰσχυρῶς
μὲν ξηραῖνον, οὔτε δὲ δάκνον οὔτε συντεῖνον· οἷόν ἐστι τὸ
ἡμέτερον κιῤῥὸν, ὃ χωρὶς κηροῦ σκευάζεται διὰ μεταλλικῶν
φαρμάκων ἡψημένων καὶ ἐλαίου κικίνου καὶ ὄξους. ἐναίμων
τε τραυμάτων κολλητικὸν ἀλύπως καὶ ξηραντικὸν κόλπων.

tans; quod eodem emplaſtro illitum totum os ambitu cin-
gat; neque vero omnino oppreſſum eſſe debet, ſed ita ut
per id tota ſanies vacuari poſſit. Itaque ſi primo vel ſecundo
die tenuis quaedam ſanies ex ſinu manet, non eſt omnino
de glutinatione deſperandum. Saepe enim vis medicamenti
affectae parti admoti ex ipſa cute et ſubjecta carne tenuem
humiditatem vehementer exprimit, quoties ejus qui cura-
tur corpus ita affectum eſt ſive ex nativa temperie ſive
mala victus ratione. Hac humiditate expreſſa loca medio-
criter reſiccata glutinantur. Quod ſi tertio aut quarto ab
initio die ſanies cruda in ore apparuerit, ſcito ſinum non
eſſe glutinatum. In primis autem medicamentum, quod
affectae parti circumponitur vehementer quidem exiccet,
ſed nec mordeat, nec contrahat *cutem*, cujusmodi noſtrum
eſt, *quod a fulvo colore* cirrhum *dicitur*, ex concoctis me-
tallicis medicamentis et oleo ricinino et aceto ſine cera
confectum. Idem et cruenta vulnera citra moleſtiam glutinat

εἶδες δ' αὐτῷ καὶ σύριγγα θεραπευθεῖσαν, ἐφ' ἧς στενῆς τ'
οὔσης ὀπῆς καὶ μακρᾶς καὶ μηδέπω μοι φαινομένης ἔχειν ἔνδον
ἐν αὐτῇ τύλον, ἀλλὰ μόνον ῥύπον, ἐν ᾗ καὶ πρότερον ἔκλυσα
τὴν κονίαν, εἶτ' ἐπισχὼν ἐν τῇ σύριγγι μεῖναι τοσοῦτον χρό-
νον, ἐν ὅσῳ τὸν ῥύπον ἤλπισα τελέως ἐκπεσεῖν ἅπαντα, μετὰ
ταῦτ' ἐπέθηκα τὸ φάρμακον. οὕτω δὲ καὶ τοὺς ὑπ' αὐτῷ τῷ
δέρματι μόνῳ κόλπους σαρκώσεως μὲν οὐ δεομένους, ἀμαθῶς
δὲ θεραπευομένους ὑπό τινων, ἅμα τῷ παραλαβεῖν ἐκόλλησα
τῷ φαρμάκῳ τῷδε προεκκλύσας τῇ κονίᾳ, διὰ τὸ μηδενὶ τῶν
καθαιρόντων ἕλκους φαρμάκων χρῆσθαι τοὺς θεραπεύοντας.
ὅταν γε μὴν τῶν εἰς ἀπόστασιν ἀφικνουμένων ὄγκων ἡ τομὴ
γένηται βραδέως ἢ δι' ἀμαθίαν τῶν θεραπευόντων ἢ διὰ δει-
λίαν τῶν θεραπευομένων, οὐκ ἐπιτρεπόντων τεμεῖν, ἀλλὰ
περιμεινάντων ἐν χρόνῳ πλείονι διαβρωθῆναι τὸ δέρμα πρὸς
τοῦ πύου, συμβαίνει πολλάκις ἅπαν τὸ περὶ τῷ κατὰ τὴν
ἀπόστασιν ἀθροισθέντι πύῳ δέρμα λεπτὸν ἱκανῶς γενέσθαι,
καθάπερ τι ῥάκος· ὅθεν ἡγοῦμαι καὶ τοὔνομα αὐτῷ πρὸς
τῶν ἰατρῶν τεθεῖσθαι τὸ ῥακῶδες. ἔστιν οὖν τὰ τοιαῦτα

et finus exiccat. Hoc autem medicamento fiftulam angufti
et longi foraminis, in qua nondum callus intus, fed fola
fordes mihi apparuerat, perfanatam vidifti infufo primum
lixivio, quod in fiftula tantisper continui, dum fordem
omnem integre exterfam effe conjeciffem, poftea medica-
mentum impofui. Ad hunc autem modum finus, qui fub
fola cute erant, nec carnis generationem requirerent, infcite
vero a quibusdam curarentur, fimulatque curandos fufcepi,
hoc medicamento glutinavi lixivio, prius ablutos, quum
qui ulcera curarent nullum ex his quae expurgandi vim
habent medicamentum adhiberent. Quum vero tumores
qui in abfceffum vertuntur tarde inciduntur, aut medici
imperitia aut eorum qui curantur timiditate, fectionem non
admittentium, fed diutius protelando cutem ab ejusmodi
pure erodi fuftinentium, hanc univerfam a congefto in
abfceffu pure, attriti panniculi in modum, vehementer atte-
nuari faepe contingit; unde a medicis rhacodem appellari

δέρματα δυσκόλλητα, καὶ μάλισθ᾽ ὅταν τις αὐτοῖς ἐπιβάλῃ
ξηρὸν κατὰ τὴν σύστασιν φάρμακον· ὑπὸ τούτων γὰρ ἔτι
μᾶλλον γίνεται ῥακῶδές τε καὶ ξηρὸν τὸ δέρμα, παραπλήσιον
ταῖς τριβακαῖς διφθέραις. ἔδοξεν οὖν μοι προσηκόντως ἄν
τις χρήσασθαι πρὸς τὴν κόλλησιν αὐτοῦ τῇ συστάσει μὲν ὑγρῷ
φαρμάκῳ, τῇ δυνάμει δὲ ξηρῷ. λέλεκται δ᾽ ἐν τοῖς περὶ φαρ-
μάκων ὅτι δυνάμει ξηρὰ φάρμακα καλεῖν ἔθος ἐστὶ τοῖς
ἰατροῖς ὅσα ξηραίνειν πέφυκε. κάλλιστον δὲ πάντων τῶν
ὑγρῶν μὲν τῇ συστάσει, ξηρῶν δὲ τῇ δυνάμει τὸ συντεθὲν ὑπ᾽
ἐμοῦ φάρμακόν ἐστι, τὸ διὰ λιθαργύρου καὶ στέατος χοιρείου
παλαιοῦ καὶ χαλκίτεως, ἐχόντων ἔλαιον παλαιότατον. ἄμει-
νον δ᾽ ἐνεργοῦντος ἐπειράθην αὐτοῦ κατὰ τὰς τοιαύτας δια-
θέσεις, ὅταν μὴ πάνυ τι σκληρὸν ᾖ μηδ᾽ ἀκριβῶς ἀμόλυντον.
ἀλλὰ κἂν τοιοῦτον σκευασθῇ καὶ τῶν ἐναίμων μέν ἐστι τραυ-
μάτων κολλητικὸν καὶ πάντων δὲ τῶν ἑλκῶν ἐπουλωτικὸν,
ἀνιέμενόν τ᾽ ἐλαίῳ, κἄπειτα μετ᾽ οἴνου μετρίως παλαιοῦ
φυρώμενον, εἶτ᾽ ἐπιτιθέμενον ἐν κύκλῳ ταῖς τοιαύταις διαθέ-
σεσιν, ἀλύπως αὐτὰς ἐκόλλησε πολλάκις. ἁρμόττει δ᾽, ὡς

exiſtimo. Ejusmodi igitur cutis aegre coalescit, maxime ſi
ſubſtantia aridum medicamentum imponatur, ut a quo cutis
tenuior ſicciorque in modum attritae veſtis reddatur. Itaque
mihi commodum eſſe videtur, ſi quis ad ejus conglutinatio-
nem medicamento ſubſtantia humido, facultate vero ſicco
utatur. Diximus autem in libris de medicamentis, medicos
ſolere medicamenta facultate ſicca appellare, quae exiccare
ſuapte natura idonea fint. Omnium autem quae ſubſtantia
ſunt humida, facultate vero ſicca, optimum eſt quod a me ex
argenti ſpuma, adipe ſuillo vetere et chalcite contempera-
tum eſt, quibus vetuſliſſimum oleum admiſtum ſit. Ejus
autem vim in hiſce affectibus efficaciorem eſſe ſum expertus,
quum neque omnino durum eſſet, neque plane manus inqui-
naret. Sed et ſi ad eundem modum temperetur, cruenta
quoque vulnera glutinabit, omniaque ulcera ad cicatricem
ducet oleo reſolutum, poſtea cum vino mediocriter vetere
miſtum atque his affectibus circumpoſitum fine moleſtia ſaepe

134 *ΓΑΛΗΝΟΤ ΤΩΝ ΠΡΟΣ ΓΛΑΤΚ. ΘΕΡΑΠΕΤΤ.*

Ed Chart. X. [387 388.]   Ed. Baf. IV. (218.)

εἴρηται, ἐπὶ τῶν ῥακωδῶν δερμάτων οὐχ ἥκιστα καὶ τὸ μέλι
μέχρι συστάσεως ἐμπλαστρώδους ἑψηθέν. ἔστι δ᾽ ἡ συμμετρία
τῆς ἑψήσεως αὐτοῦ δυσκατόρθωτος τῷ μὴ τεθεαμένῳ. χρὴ
γὰρ αὐτὸ μήθ᾽ οὕτω γενέσθαι σκληρὸν, ὡς δυσπρόπτωτον
εἶναι, μήθ᾽ οὕτως ὑγρὸν, ὡς περιῤῥεῖν. τὸ μὲν γὰρ σκληρὸν
εἰς τὴν τοιαύτην ἀτοπίαν ἀφικνεῖται ταῖς σκληραῖς ἐμπλά-
στροις, τὸ δ᾽ ὑγρὸν, ὡσανεὶ ἐπικείμενον θερμῷ σώματι, περιῤῥεῖ
κύκλῳ καὶ ξηρὰν ἀπολείπει τὴν ὀθόνην, ἥτις οὐ μόνον οὐδὲν
ὀνίνησιν, ἀλλὰ καὶ πρὸς κακοῦ γίνεται τῷ κολληθησομένῳ
δέρματι. συμμέτρως γε μὴν ἑψηθὲν τὸ μέλι κάλλιστόν ἐστι
φάρμακον ἐπὶ τῶν [388] τοιούτων κόλπων. ἐπεὶ δ᾽ ἡ συμμε-
τρία τῆς ἑψήσεως αὐτοῦ δυστέκμαρτός ἐστιν, ἄμεινον ἔδοξέ
μοι καταπάττειν αὐτῷ χροώδη σμύρναν ἢ ἀλόην ἢ λιβανωτὸν
ἢ τινα τούτων ἢ πάντα ὁμοῦ· καὶ μάλισθ᾽ ὅταν ἐπὶ τῆς
ὀθόνης ἐγχρισθὲν ὑγρότερον φαίνηται. καταπάττειν δὲ αὐτὰ
διὰ κοσκίνου, μετεώρου κρατουμένου κατὰ τοῦ μέλιτος. ἀρκεῖ
δ᾽ ἅπαξ ἢ δὶς κροῦσαι αὐτὸ πρὸς τὴν συμμετρίαν τῆς διεκ-
πτώσεως. ἐνίοτε δὲ καὶ κατ᾽ αὐτὴν τὴν ἕψησιν ἐμπάττω τι

glutinavit. Confert autem, ut diximus, ubi cutis pellis
attritae modo tenuata eſt, mel maxime, ſi ad emplaſtri craſ-
ſamentum coctum ſit. Ejus vero coctionis temperamentum
recte aſſequi niſi animadvertas, difficile eſt. Ipſum enim
neque adeo durum eſſe debet ut aegre decidat, neque adeo
liquidum ut diffluat. Durum enim eadem adſert incommoda
quae dura emplaſtra. Liquidum vero tanquam calido corpori
admotum undiquaque effluit aridumque linteolum relinquit;
quod non ſolum non juvat, ſed et glutinaudae cuti officit.
Mediocriter autem coctum mel ejusmodi ſinibus commodiſſi-
mum remedium eſt. Quoniam autem ejus concoctionis me-
diocritas facile conjici non poteſt, ſatius mihi videtur myr-
rhae pollinem vel aloës vel thuris vel eorum aliquem,
vel ſimul omnes inſpergere; ac maxime ſi quod linteolo
inductum eſt, liquidius appareat. Hos autem per cribrum
inſpergere oportet, quod ſupra mel teneatur ſublime. Satis
enim ſuerit femel aut bis cribrum agitare, ut pollen medio-

Ed. Chart. X. [388.]   Ed. Baf. IV. (218.)

τῷ μέλιτι τῶν εἰρημένων φαρμάκων, καὶ μάλισθ᾽ ὅταν ὁ κόλ-
πος ᾖ μείζων τε καὶ βαθύτερος. ἐπειράθην δὲ καὶ τοῦ λεπτοῦ
κενταυρίου, θαυμαστοῦ φαρμάκου πρὸς τὴν τοιαύτην χρείαν·
ἐφεξῆς δ᾽ αὐτῷ σύμφυτον ἐπιτήδειόν ἐστι καὶ μετ᾽ αὐτὸ τῆς
Ἰλλυρίδος ἴρεως ἡ ῥίζα, μεθ᾽ ἣν καὶ τὸ τῶν ὀρόβων ἄλευρον.
εὔδηλον ὅτι κεκόφθαι τε καὶ διηθῆσθαι λεπτῷ κοσκίνῳ καὶ
μετὰ ταῦτά γε λελειῶσθαι τὰ τοιαῦτα πάντα πҏοσήκει. μιγνύ-
σθω δὲ τῷ μέλιτι κατ᾽ ἐκεῖνον τὸν καιρὸν, ἡνίκ᾽ ἂν ἀπὸ τοῦ
πυρὸς ἐξαίρεσθαι μέλλη, τοσοῦτον ἡμῶν ἐπιδιατριψάντων, ὡς
ἐνωθῆναι καλῶς αὐτὰ τῷ προηψημένῳ μέλιτι. κάλλιον δὲ καὶ
καθαιροῦντα τὴν κακάβην ἀπὸ τοῦ πυρός, ἐμπάττειν ἅπαντα
τὰ τοιαῦτα, κἄπειτα κινεῖν ἐπιμελῶς ἄχρις ἂν οὕτω γένηται
τὸ μέλι χλιαρὸν, ὡς ἐπιτιθέναι δύνασθαι τῷ θεραπευσομένῳ
σώματι.

Κεφ. ια´. Ἐφεξῆς δ᾽ ἂν εἴη τοῖς εἰρημένοις εἰπεῖν σοί
τι καὶ περὶ τῶν γαγγραινουμένων φλεγμονῶν. ὀνομάζουσι δ᾽,
ὡς οἶσθα, γαγγραίνας τὰς διὰ μέγεθος φλεγμονῆς νεκρώσεις
οὐκ ἤδη γεγενημένας, ἀλλὰ γινομένας ἔτι. τελέως μὲν γὰρ

cris excutiatur. Aliquando vero et inter coquendum aliquod
ex ante dictis medicamentis melli infpergo, maxime fi finus
et major et altior fit. Tenue autem centaurium in hunc
ufum mirabile effe remedium fum expertus, deinde fym-
phytum, poftea iris Illyricae radicem, ad haec ervinam fari-
nam. Neque vero dubium eft quin haec contundi et tenui
cribro excerni, poftea tenuiter conteri debeant. Melli vero,
dum ab igne tollendum eft, infpergantur tantisper nobis
cunctantibus, dum probe cum illo praecocto uniantur.
Satius autem fuerit exempto ab igne cacabo omnia haec
infpergere, deinde curiofe movere, dum mel ita tepidum
reddatur ut curando corpori imponi poffit.

Cap. XI. Confequens autem eft ut de his quae in
gangraenam transeunt inflammationibus differamus. Gan-
graenas autem, ut nofti, vocant quum pars corporis aliqua
ob inflammationis magnitudinem nondum emortua eft, fed

Ed. Chart. X. [388.]　　　　　　　　Ed. Baf. IV. (218.)

νεκρωθὲν μόριον ὡς νυττόμενον ἢ τεμνόμενον ἢ καιόμενον
ἀναίσθητον ὑπάρχειν ὢν πάσχει, τάχιστα χρὴ περικόπτειν
καθ᾽ ὃ ψαύει τοῦ πλησιάζοντος ὑγιοῦς. ἀλλὰ τὸ μὲν οὕτω
διατεθὲν μέλαν γίνεται, τὸ δ᾽ ἐν τῷ μεταξὺ καθεστηκὸς,
ὡς ὁδοιπορεῖν ἐπὶ τὴν νέκρωσιν, γάγγραινα ὀνομάζεται.
θεραπεία δ᾽ αὐτῆς γίνεται κενωσάντων ἡμῶν ὅσον οἷόν τε
πλεῖστον τοῦ κατὰ τὸ πάσχον μόριον αἵματος ἐσφηνωμένου,
δι᾽ ὃ καὶ ἡ νέκρωσις γίνεται, μὴ δυναμένων τῶν ἀρτηριῶν
ὑπὸ στενοχωρίας διαστέλλεσθαι, τῷ δ᾽ ὑπολοίπῳ διαπνοὰς
παρασχόντων. ἢ τοίνυν ὅλον τὸ δέρμα πολλαῖς βαθείαις
τομαῖς διαιρεῖν χρὴ, τέμνοντας ἅμα αὐτῷ τὴν ὑποκειμένην
οὐσίαν ἢ πολλαῖς ἀμυχαῖς βαθείαις ἀποσχάζειν, ἐάσαντα
δ᾽ ἀποῤῥυῆναι τὸ αἷμα τῶν φαρμάκων ἐπιτιθέναι τι τῶν
πρὸς τὰ σηπόμενα χρησίμων. ἔστι δὲ τοιαῦτα δι᾽ ὀξυμέλι-
τος καὶ ἀλεύρου ὀρόβων ἢ αἰρῶν, ἢ εἰ μὴ ταῦτα παρείη,
τὸ τῶν κυάμων· αὐτό τε μόνον τὸ ὀξύμελι. σφοδροτέρῳ
δὲ αὐτῷ χρῆσθαι βουλόμενος, ἁλῶν ἐπεμβάλλειν ἢ τῶν
κυκλίσκων τινὰ λειοῦν ἀκριβῶς, οἷος ὁ Ἀνδρώνιός ἐστι καὶ

adhuc emoritur. Nam quum pars omnino emortua eſt, ita
ut ſi hanc pupugeris vel ſecueris vel exuſſeris, ea non ſen-
tiat quae patitur, ad vivum usque recidenda eſt qua partem
ſanam vicinam attingit. At quae ſic quidem affecta eſt nigre-
ſcit. Quae vero in medio conſtituta eſt tenditque ad extin-
ctionem, gangraenoſa vocatur. Curatur autem vacuato quam
fieri poteſt plurimo ſanguine, in affecta parte impacto;
cujus occaſione ipſa emoritur, arteriis ob loci anguſtiam
ſeſe dilatare nequeuntibus, reliquo vero corpori perſpiratio-
nem ſuggerere. Cutis igitur univerſa vel multis profundis-
que ſectionibus una cum ſubjecta ſubſtantia ſecanda eſt, vel
frequentibus ac altis ſcarificationibus incidenda. Ubi vero
manare ſanguinem permiſerimus, aliquod ex medicamentis
quae ad putria ulcera faciunt imponi debet; cujusmodi eſt
quod ex mulſo aceto conſtat et ervina aut loliacea farina;
vel ſi harum facultas non ſit, fabacea, atque ipſum per ſe
acetum mulſum. Quo ſi vehementiore uti velis, adjiciendus
ſal eſt vel aliquis ex paſtillis curioſe tritus, qaulis eſt An-

BIBΛION B. 137

Ed. Chart. X. [388. 389.]   Ed. Baf. IV. (218. 219.)

ὁ Πολυείδου καὶ ὁ Πασίωνος. ἀλλὰ καὶ τὸ τοῦ Μούσα
φάρμακον ἐπιτηδειότατόν ἐστιν εἰς ταῦτα, ὃ κατὰ τὸν
Ἥρα γέγραπται τόμον. χρῶ δὲ τούτοις καὶ οἷς προείρηκα,
προσέχων τὸν νοῦν τῷ σώματι τοῦ κάμνοντος. ἀγροίκου
μὲν γὰρ ὄντος αὐτοῦ καὶ σκληροῦ φύσει, τῶν ἰσχυροτάτων
δεῖ(219)ται φαρμάκων τὸ σῶμα· γυναίου δὲ ἁπαλοσάρκου,
τῶν ἀσθενεστέρων. οὕτω δὲ καὶ τῶν ἀνδρῶν ὅσοι λευ-
κοί τε καὶ ἁπαλόσαρκοι καὶ φιλόλουτροι καὶ ἀγύμναστοι
μαλακῶν δέονται φαρμάκων. δῆλον δ᾽ ὅτι καὶ τὰ παιδία.
κἂν ἐκτέμοις δέ ποτε τὸ σεσηπὸς καὶ νενεκρωμένον μέρος
ἀσφαλείας ἕνεκα, τοῖς εἰρημένοις ἄρτι χρῶ φαρμάκοις, ἀπο-
βλέπων εἰς τὰς τῶν νοσημάτων [389] φύσεις, ἅμα τῷ καὶ
τὴν αὐτοῦ τοῦ πεπονθότος μορίου φύσιν ἐπισκοπεῖν· τινὰ
γὰρ τάχιστα σήπεται καὶ βέλτιον ἀσφαλείας ἕνεκα, ὅταν
ἐκτέμῃς ἢ περιτέμῃς τὸ σεσηπός, τὴν οἷον ῥίζαν αὐτοῦ
συνημμένην τοῖς ἀπαθέσι καίειν, ὡς ἐπὶ τῶν αἰδοίων εἰώ-
θαμεν ἐργάζεσθαι πολλάκις, ἐνίοτε μὲν αὐτοῖς τοῖς πεπον-
θόσι μορίοις τὰ καυτήρια προσφέροντες, ἐνίοτε δὲ καὶ

dronis, Polyidae et Pafionis. Quin etiam Mufae medicamen-
tum, quod in Herae tomo fcriptum eft, his commodiffime
imponitur. His autem et aliis quae ante commemorata funt,
confiderato aegroti corpore utendum eft. Ruftici enim cor-
pus, quod natura durum eft, vehementiffima remedia efflagitat, mulieris vero molli carne praeditae imbecilliora. Ad
eundem modum virile corpus, quod quidem album fit et
molle et balueis affuetum et inexercitatum, mollia expofcit
medicamenta. Neque vero dubium eft quin et pueris haec
conveniant. Si vero aliquando putrem ac emortuam partem
excideris fecuritatis gratia, modo dictis medicamentis utere,
non neglecta tum corporum tum affectae partis natura;
quaedam enim partes promptiffime putrefcunt, easque tutius
eft, ubi quod computruit refecueris vel amputaveris tan-
quam radicem ejus incolumi parti conjunctam adurere, quem-
admodum faepe in pudendis partibus facere confuevimus.
Aliquando admoto quidem partibus affectis candente ferro,

Ed. Chart. X. [389.]　　　　　　　　Ed. Baf. IV. (219.)

προϋποβάλλοντες μότον. μετά γε μὴν τὴν καῦσιν εἰώθαμεν, ὡς οἶσθα, χυλῷ πράσου χρῆσθαι, μὴ παρόντος δὲ τούτου, τοῖς προειρημένοις ὀλίγον ἔμπροσθεν. ὅταν δὲ φαίνηταί σοι τούτων γιγνομένων πεπαῦσθαι τὸ σηπόμενον, ὅπως ἀποπέσῃ θᾶττον ἡ ἐσχάρα, τῷ κεφαλικῷ καλουμένῳ φαρμάκῳ μετὰ μέλιτος χρῶ. κάλλιον καὶ καταπλάττειν ἔξωθεν ἢ δι ὑδρελαίου τὸν ἄρτον ἕψοντας ἢ κρίθινον ἄλευρον οὕτω σκευάζοντας, ἢ μετὰ αὐτοῦ μῖξαι πύρινον. καὶ μὴν καὶ τὸ τετραφάρμακον ὀνομαζόμενον, ἔτι τε τὸ μακεδονικὸν, ἐπιτήδεια πρὸς τὰς διαπυήσεις τε καὶ ἀποπτώσεις τῶν ἐσχαρῶν, ὁμοίως δὲ καὶ πάντα ὅσα διαπυΐσκει. καὶ ἄρτος δὲ μετὰ σελίνου λειωθεὶς ἢ ὠκίμου περιῤῥήσσει καὶ χωρίζει τὰς ἐσχάρας ἀπὸ τῶν ὑγιεινῶν. τῶν δ᾽ ἁπλῶν φαρμάκων μετὰ μέλιτος ἶρις ἢ ῥίζα πάνακος ἢ ἀριστολοχίας ἢ ἀκόρου. ἐπὶ δὲ τῶν μαλακῶν σωμάτων ἀρκεῖ καὶ τὸ τῶν ὀρόβων ἄλευρον μετὰ μέλιτος ἢ λιβανωτοῦ. ὁμοίως δὲ ἀφαιρεῖ τὰς ἐσχάρας καὶ τὸ τοῦ Μαχαιρίωνος φάρμακον καὶ ἡ Ἴσις ἔμμοτα μετὰ μέλιτος. ὅταν

aliquando prius fubmiffo linamento. Poft exuftionem vero porri fucco, ut nofti, art fi is non adfit, medicamentis paulo ante commemoratis uti confuevimus. His autem peractis, quum finem feciffe putredo tibi vifa fuerit, ut crufta citius excidat, medicamento quod cephalicum vocant ex melle utendum eft. Cataplafma autem quod ex pane in hydrelaeo cocto, aut hordeacea farina eodem modo parata, aut cum ea admifta triticea foris commodius imponitur. Quin etiam medicamentum, quod tetrapharmacum dicitur, praeterea et macedonicum tum ad pus movendum tum ad cruftas refolvendas idonea funt, quemadmodum et omnia quae ad fuppurationem perducunt. Panis vero cum apio aut ocimo intritus rumpit ac feparat cruftas a fanis partibus. Ex fimplicibus autem medicamentis iris ex melle vel radix panacis aut ariftolochiae aut acori. In mollibus autem corporibus abunde facit ervi farina cum melle aut thure. Ad eundem modum cruftas elidit Machaerionis medicamentum et Ilis

BIBΛION B. 139

Ed. Chart. X. [389.]   Ed. Baf. IV. (219.)

δὲ ἐκπέσωσιν αἱ ἐσχάραι, καὶ διὰ τῶν ἐπιτυχόντων φαρμά-
κων σαρκοῦνται τὰ τοιαῦτα τῶν ἑλκῶν.

Κεφ. ιβ'. Ἐπεὶ δὲ καὶ περὶ τούτων εἴρηται μετρίως,
περὶ τῶν καρκινωδῶν ἑξῆς ἂν εἴη ὄγκων εἰπεῖν, γινομένων
ἐν ἅπασι τοῖς μορίοις, μάλιστα δὲ τοῖς τιτθοῖς τῶν γυναι-
κῶν, ὅσαι μηκέτι καθαίρονται τὴν κατὰ φύσιν κάθαρσιν·
ἥτις ὅταν ὡς χρὴ γένηται, τελέως ἄνοσος ἡ γυνὴ διατελεῖ.
πάντες οὖν οἱ τοιοῦτοι παρὰ φύσιν ὄγκοι τὴν γένεσιν ἐκ
μελαγχολικοῦ περιττώματος ἴσχουσι, ὑπὲρ οὗ λέλεκται καὶ
ἐν τοῖς κατὰ φυσικῶν δυνάμεων ὑπομνήμασι, γεννᾶσθαι μὲν
ἡμῶν δειξάντων ἐν ἥπατι κατὰ τὴν ἐξαιμάτωσιν ἀνάλογον
τῇ κατὰ τὸν οἶνον τρυγὶ, καθαίρεσθαι δὲ διὰ τοῦ σπληνός.
ἐκ γὰρ τοῦ τοιούτου χυμοῦ τρέφεσθαι πέφυκεν. ὅταν οὖν ἡ
φυσικὴ κρᾶσις τοῦ ζῴου τὸν χυμὸν τοῦτον ὀλίγον ᾖ γεννῶσα
καὶ ἡ δίαιτα συντελῇ καὶ ὁ σπλὴν ἀξιολόγως ἕλκῃ τὸ γεννώ-
μενον εἰς ἑαυτὸν, οὐδὲν ἀθροίζεται κατὰ τὰς φλέβας τοιού-
των περίττωμα. ὅταν δὲ τἀναντία ᾖ, ἀθροίζεται πολὺ κατὰ

emmota. Elapfis vero cruftis ulcera ejusmodi quibuslibet
idoneis medicamentis carne replentur.

Cap. XII. Quoniam autem de his fatis diximus, de
cancrofis tumoribus deinceps eft differendum, qui cum in
omnibus corporis partibus fiunt, tum maxime in mulierum
mammis, quaecunque non amplius naturali purgatione pur-
gantur, quae quum opportune fit, integra fanitate mulieres
fruuntur. Omnes igitur hujusmodi tumores praeter naturam
ex atrae bilis redundantia gignuntur, de qua re in commen-
tariis de facultatibus naturalibus disputatum eft. Ubi docui-
mus faecis vini fimilem hunc humorem, dum in jecore fan-
guis conficitur, generari, repurgari vero a liene. Ab hoc
enim humore hoc vifcus ali folet. Quum igitur nativa ani-
mantis temperies hunc humorem paucum generat, ad idque
confert victus ratio, et lien ad fe quod gignitur valenter
trahit, nihil ejusmodi recrementi in venis colligitur. Quod
fi contraria adfint, multa in venis acervantur, ex quibus

Ed. Chart. X. [389. 390.]   Ed. Baf. IV. (219.)

τὰς φλέβας καὶ ἐργάζεται τὰ λεχθησόμενα νοσήματα. λέγω
δ᾽ ἐναντία τοῖς εἰρημένοις τὸ μὲν ἧπαρ εἰς γένεσιν ἐπιτή-
δειον τοῦ τοιούτου περιττώματος, τὴν δίαιταν δὲ διὰ τῶν
τοιούτων ἐδεσμάτων γινομένην, ἃ πέφυκε γεννᾶν αἷμα παχὺ
καὶ ἰλυῶδες· ἀσθενέστερον δὲ τὸν σπλῆνα φύσει καὶ ἀδυνα-
τώτερον ἕλκειν ἐφ᾽ ἑαυτὸν ἅπαν τὸ γεννώμενον. ἐν δὲ τῷ
τοιούτῳ σώματι θολοῦται καὶ παχύνεται τὸ κατὰ τὰς φλέ-
βας αἷμα. καὶ ποτὲ μὲν ὑπ᾽ αὐτῶν τῶν φλεβῶν, ἐχουσῶν γε
καὶ αὐτῶν ἀποκριτικὴν τῶν ἀλλοτρίων δύναμιν, ὥσπερ καὶ
τἄλλα πάντα δι᾽ αἱμοῤῥοΐδος ἐκκρίνεται· πολλάκις δὲ εἰς
κιρσοὺς κατασκήπτει, καὶ ποτὲ εἰς τὸ δέρμα πᾶν ὠθεῖται.
[390] καὶ τοῦτό ἐστι γένεσις τοῦ πάθους, ὃ καλοῦσιν ἐλέ-
φαντα. γίνεταί γε μὴν ἐνίοτε καὶ εἰς ἄλλα μόρια τοῦ σώματος,
ἅπερ ἂν ᾖ πάντων ἀσθενέστατα, φορὰ τοῦ τοιούτου χυμοῦ,
καὶ φαίνονταί γε σαφῶς αἱ κατὰ τὸ μόριον ἐκεῖνο φλέβες
μεσταὶ αἵματος μέλανός τε καὶ παχέος. καὶ ὅσον δ᾽ ἂν ᾖ
παχύτερόν τε καὶ μελάντερον, τοσοῦτον χεῖρόν ἐστι τὸ πάθος.
ἐπὶ δὲ τῶν τιτθῶν εἴδομεν πολλάκις ἀκριβῶς ὄγκον ὅμοιον

quos docebimus morbos iis contrahuntur. Contraria autem
his quae diximus intelligo jecur quidem ad ejusmodi ex-
crementi procreationem pronum, victus autem rationem ex
iis alimentis, quae fanguinem craffum ac faeculentum gene-
rare idonea fint, lienem vero natura imbecilliorem, ut qui
ad fe horum omnium excrementorum proventum attrahere
non poffit. In tali autem corpore turbulentus craffusque ef-
ficitur, qui in venis continetur fanguis. Et nonnunquam ve-
nae excernendi quod alienum eft, facultate praeditae, quem-
admodum et omnes aliae partes, hunc humorem per hae-
morrhoidas effundunt, faepe vero ad varices demittunt, ali-
quando autem ad univerfam cutem propellunt. Atque haec
quidem eft affectus origo, quem elephanta vocant. Aliquando
vero et in alias corporis partes, quae quidem omnium ma-
xime funt imbecillae, ejusmodi fuccus fertur, atque in ea
parte venae luculenter confpiciuntur atro et craffo fanguine
plenae. Quo autem is craffior ao nigrior fuerit, eo affectum
parit deteriorem. In mammis vero tumorem faepe vidimus

καρκίνῳ ζώῳ. καθάπερ γὰρ ἐπ᾿ ἐκείνου πόδες ἑκατέρωθέν
εἰσι τοῦ σώματος, οὕτω καὶ ἐπὶ τοῦδε τοῦ πάθους αἱ φλεβὲς
ἀποτεταμέναι. τοῦ παρὰ φύσιν ὄγκου τὸ σχῆμα καρκίνῳ παρα-
πλήσιον ἐργάζονται. τοῦτο τὸ πάθος ἀρχόμενον μὲν ἰασάμεθα
πολλάκις, εἰς μέγεθος δὲ ἀξιόλογον ἀρθὲν ἄνευ χειρουργίας
οὐδεὶς ἰάσατο. πάσης μὲν οὖν χειρουργίας ἐκκοπτούσης ὄγκον
παρὰ φύσιν ὁ σκοπός ἐστιν ἐν κύκλῳ πάντα τὸν ὄγκον
περικόψαι, καθ᾿ ἃ τῷ κατὰ φύσιν ἔχοντι πλησιάζει. διὰ δὲ
τὸ μέγεθος τῶν ἀγγείων, καὶ μάλισθ᾿ ὅταν ἀρτηρίαι τύχωσιν
οὖσαι, παραχρῆμά τε κίνδυνος αἱμορραγίας γίνεται βρόχοις
τε διαλαμβανόντων αὐτὰς συμπάθειαι ἕπονται. ἐὰν δὲ καὶ
καῦσαι τὰς ῥίζας αὐτοῦ πάθους προελώμεθα, καὶ κατὰ τοῦτο
κίνδυνος οὐ μικρὸς, ὅταν ἐγγὺς καιρίων μορίων ἡ καῦσις
γένηται. ἀλλ᾿ ἀρχόμενον γεννᾶσθαι, καθάπερ ἔφην, ἰασάμεθα
πολλάκις τὸ πάθος τοῦτο, καὶ μάλισθ᾿ ὅταν ὁ μελαγχολικὸς
χυμὸς φαίνηται μὴ πάνυ παχὺς ὑπάρχων. ὑπακούει γὰρ
οὗτος τοῖς καθαίρουσι φαρμάκοις ἑτοίμως, δι᾿ ὧν ἡ θερα-
πεία γίνεται. πρόδηλον δ᾿ ὅτι μελάνων εἶναι χρὴ κενωτικὰ

cancro animanti omnino fimilem. Nam quemadmodum ille
ex utraque corporis parte pedes, fic et hic affectus venas
praeter naturam intumefcentes exporrigit, effigiemque can-
cro fimilem reddit. Hunc affectum incipientem quidem faepe
fanavimus. Ubi vero in molem infignem crevit, citra chi-
rurgiam non curabis. Itaque univerfae chirurgiae tumorem
praeter naturam excidentis fcopus eft ut ejusmodi tumor,
qua fanis partibus conjungitur, totus circuncidatur. Verum
propter vaforum magnitudinem, maximeque arteriarum, fta-
tim profufionis fanguinis periculum imminet, quas fi laqueis
intercipias, confortii jure aliae partes afficientur. Quod fi
ejus mali affectus radices adurere in animo fit, neque in hoc
parvum erit periculum, fi juxta principes partes exuftio
fiat. Sed ejusmodi affectum recentem, ut diximus, faepe cu-
ravimus, maxime ubi melancholicus humor non admodum
craffus videbatur. Hie enim purgantibus medicamentis
prompte cedit, unde fit curatio. Certum autem eft quod

τὰ διδόμενα φάρμακα, καὶ τοῦτο συνεχῶς ποιητέον, ἄχρις ἂν
εἰς τὸ κατὰ φύσιν ἀκριβῶς ἐπανέλθοι τὸ μόριον, οὔσης
καὶ τῆς διαίτης εὐχύμου. κατὰ γοῦν τὴν Ἀλεξάνδριαν
ἐλεφαντιῶσι πάμπολλοι διά τε τὴν δίαιταν καὶ τὴν θερ-
μότητα τοῦ χωρίου. κατὰ δὲ τὰς Γερμανίας τε καὶ Μυσίας
σπανιώτατα τοῦτο τὸ πάθος ὦπται γινόμενον. καὶ παρά
γε τοῖς γαλακτοπόταις Σκύθαις σχεδὸν οὐδέποτε φαίνεται
γινόμενον. ἀλλ' ἐν Ἀλεξανδρείᾳ παμπόλλη ἡ γένεσις αὐτοῦ
διὰ τὴν δίαιτάν ἐστιν· ἀθάραν γὰρ ἐσθίουσι καὶ φακὴν
καὶ κοχλίας καὶ ταρίχη πολλά· τινὲς δὲ καὶ ὄνεια κρέα
καὶ ἄλλα τοιαῦτα παχὺν καὶ μελαγχολικὸν γεννῶντα χυ-
μόν. ἅτε δὲ θερμοῦ τοῦ περιέχοντος ὄντος καὶ ἡ ῥοπὴ
τῆς φορᾶς αὐτῶν πρὸς τὸ δέρμα γίνεται. τούτῳ μὲν οὖν
τῷ πάθει συμφέρουσιν αἱ εἰρημέναι καθάρσεις. ἐὰν δὲ τὰ
τῆς ἡλικίας καὶ τὰ τῆς δυνάμεως ἐπιτρέπῃ, φλεβοτομεῖν
πρότερον. ἐπὶ δὲ τῶν καρκίνων οὐκ ἀνάρμοστον μὲν οὐδ'
ἐπὶ τούτων, ἢν μηδὲν κωλύῃ, φλεβοτομεῖν· ἐφεξῆς δὲ κα-
θαίρειν· καὶ εἰ μὲν γυναῖκες εἶεν, ἔμμηνα κινεῖν αὐταῖς,

quae adhibentur medicamenta vim vacuandi atri humoris
habere debent, quod frequenter faciendum eft, donec pars
ad naturalem ftatum omnino fit reducta, victus etiam ra-
tione obfervata, quae probum humorem generet. Itaque in
Alexandria plurimi elephantiafi tum ob victus rationem
tum regionis caliditatem laborant. In Germania vero et
Myfia rariffime affectus is graffari vifus eft. Et apud lacti-
potas Scythas nunquam fere apparet. Sed in Alexandria ob
victus rationem frequenter generatur; vefcuntur enim pulte,
lenticula, cochleis multisque falfamentis, nonnulli vero et
afinina carne et id genus aliis craffam ac atram bilem gene-
rantibus. Quemadmodum fi ambiens aër calidus fit, horum
humorum impetus ad cutem fertur. Igitur huic affectui di-
ctae purgationes profunt. Quod fi aetas et vires fuaferint,
fanguis prius mittendus eft. Neque vero in cancris neque
in his, nifi quid prohibeat, inutile eft venam fecare, deinde
purgare, atque fi mulieres fint, menfes ciere, fi nimirum

ἐάν γε δηλονότι μηδέπω πεντηκοστὸν ἔτος ἄγωσι. κατὰ δὲ
τοῦ πεπονθότος μορίου χυλὸς ἐπικείσθω στρύχνου, κάλλι-
στον γὰρ τοῦτο φάρμακον εἰς τὰ τοιαῦτα. μὴ βουλομένου
δὲ τοῦ θεραπευομένου φάρμακον οὕτως ὑγρὸν ἐπιβαλέ-
σθαι, καὶ μάλισθ᾽ ὅταν προέρχεσθαί τε τῆς οἰκίας καὶ τὰ
συνήθη πράττειν ἀναγκάζηται, τὸ διὰ πομφόλυγος ἐπι-
βλητέον, ᾧ καὶ πρὸς τοὺς ἡλκωμένους καρκίνους οἶσθα
χρώμενόν με· καὶ τούτου μὴ παρόντος τῷ διὰ χαλκίτεως
ἡμετέρῳ φαρμάκῳ. κατὰ δὲ τὴν δίαιταν ἐν χυλῷ πτισά-
νης πλεοναστέον καὶ γάλακτος ὀῤῥῷ καὶ λαχάνοις, μαλάχῃ
καὶ ἀτραφάξει καὶ βλίτῳ, καὶ κατὰ καιρὸν ἐν ᾧ εἰσιν αἱ
κολοκύνθαι, (220) ταύταις χρηστέον. ἰχθύων δὲ τοῖς πε-
τραίοις καὶ ὄρνισι πᾶσι, πλὴν ἑλείων. ἐπὶ δὲ τῶν ἐλε-
φαντιώντων ἡ τῶν ἐχιδνῶν ἐδωδὴ θαυμάσιόν ἐστι φάρ-
μακον. [391] χρὴ δὲ ἐσθίειν αὐτὰς οὕτω σκευάζοντας ὡς
τοὺς θηριοτρόφους καὶ ἀσπιδοτρόφους Μάρσους ἐθεάσω,
πρῶτον μὲν ἀποκοπτομένης τῆς οὐρᾶς καὶ τῆς κεφαλῆς
ἄχρι δακτύλων τεττάρων, εἶτα τῶν ἔνδον ἁπάντων ἀφαιρε-

quinquagefimum annum nondum attingant. In affecta autem
parte folani fuccus imponatur, hoc enim medicamentum
ejusmodi affectibus utiliffimum eft. Quod fi aegrotus tam
liquidum medicamentum imponi nolit, praefertim quum do-
mo exire, folitaque opera exercere cogitur, medicamentum
ex pompholyge imponendum eft, quo et ad ulceratos can-
cros uti me vidifti; quod fi in promptu non fit, noftrum
quod ex chalcite conflat *eft adhibendum.* Quatenus vero
ad victus rationem attinet, pleniore ptifanae cremore, fero
lactis et ex oleribus malva, atriplice, blito, et quum per
tempus licuerit, cucurbita utendum eft. Ex pifcibus vero
faxatiles avesque omnes praeter paluftres *dare convenit.*
In elephantiafi vero viperae mira utilitate eduntur. Eas vero
eodem modo, quo Marfos parare vidifti, quos, *quia afpidi-
bus et ferpentibus vefcuntur,* afpidotrophos et theriotrophos
vocant, comeffe oportet, primum quidem cauda et capite ad
quaternorum digitorum longitudinem abfciffis, deinde inte-

θέντων καὶ τοῦ δέρματος δηλονότι, εἶθ' ὕδατι τοῦ σώμα-
τος αὐτῶν περιπλυθέντος. ἀλλὰ μέχρι μὲν τοῦδε, κἀπει-
δὰν τὴν θηριακὴν ἀντίδοτον καλουμένην σκευάζωμεν, οὕτω
πράττομεν· ἐφεξῆς δὲ διαφερόντως ἕψομεν, ἐπὶ μὲν τῆς
θηριακῆς ἐν ὕδατι προσεπεμβάλλοντες ἀνήθου καὶ βραχέων
ἁλῶν, ἐπὶ δὲ τῶν ἐλεφαντιώντων ἐν λοπάσι παραπλησίως
ταῖς ἐγχέλυσι σκευάζοντες διὰ λευκοῦ ζωμοῦ. γίνεται δὲ
οὕτως. ὕδατος μὲν δαψιλοῦς ἐμβληθέντος καὶ ἐλαίου βρα-
χέος καὶ σὺν αὐτῷ πράσου καὶ ἀνήθου. πρόδηλον δ' ὅτι
μέχρι τοσούτου τὰς σάρκας τῶν ἐχιδνῶν ἀφεψεῖν προσήκει,
μέχρις ἂν ἀκριβῶς γενηθῶσι μαλακαί. καὶ αὐτὸ δὲ τὸ δι' αὐ-
τῶν σκευαζόμενον φάρμακον, ὃ καλοῦσι θηριακὴν ἀντίδοτον,
ἐπιτήδειόν ἐστι πίνεσθαι τοῖς οὕτω κάμνουσι, καὶ εἰ βού-
λοιτό τις αὐτοῦ καὶ τὸ δέρμα χρίεσθαι. ταῦτα γὰρ ἅπαν-
τα ποιούντων ἔσθ' ὅτε λεπὶς ἀφίσταται τοῦ δέρματος,
ὁποῖον ἐπὶ τῶν ὄφεων τὸ καλούμενον γῆρας.

Κεφ. ιγ'. Τῶν δ' ἄλλων ὄγκων τῶν παρὰ φύσιν
οὐδενὸς μὲν ἠξίωσά σοι γραφῆναι χειρουργίαν· ἔλαβες γὰρ

raneis omnibus ac cute etiam exemptis, poftea aqua abluto
eorum corpore. Sed hactenus quidem nec aliter fane, quum
antidotum, ut vocant, theriacam temperantes facimus: cae-
terum diffimiliter coquimus In theriaca quidem anethum et
falis exiguum in aqua mifcemus. In elephantiafi vero non
aliter quam anguillas ex albo jure in olla paramus, quod ad
hunc modum fit. Aqua large *in ollam* conjicitur et olei exi-
guum, cum quo et anethum et porrum. Certum autem eft
viperarum carnes tantisper effe incoquendas, dum plane
molles reddantur. Compofitum autem ex his medicamentum,
quod theriacam antidotum vocant, utiliter in ejusmodi affe-
ctu bibitur, atque etiam fi lubuerit cuti illinitur. Peractis
enim omnibus his aliquando fquama e cute, quemadmodum
quae fenecta dicitur ex anguibus, refolvitur.

Cap. XIII.   Aliorum autem tumorum praeter natu-
ram nullius curandi rationem per chirurgiam ad te feri-

ΒΙΒΛΙΟΝ Β. 145

Ed. Chart. X. [391.]   Ed. Baf IV. (220.)

δοκιμώτατα τῶν παρ᾽ ἡμῖν φαρμάκων. ἐπὶ μὲν χοιράδων
τά τε προστέλλειν καὶ ξηραίνειν δυνάμενα καὶ διαπυΐ-
σκειν. ἐπὶ δὲ μελικηρίδων ὅσα καὶ ταύτας διαφορεῖ καὶ
πύου διαφορητικὰ φάρμακα καὶ ὕδατος ἐν ὀσχέῳ τε καὶ
κατ᾽ ἐπιγάστριον ἔλαβες, ὡς κἀπὶ τῶν ὑδερικῶν κεχρῆ-
σθαι. διττὸς γὰρ καὶ τούτων ὁ σκοπός, ἰᾶσθαί τε τοῦ
σπλάγχνου τὸν σκίῤῥον καὶ διαφορῆσαι τὸ συνειλεγμένον
ὑγρόν. εἴρηται δ᾽ ἔμπροσθεν ἡ τῶν σκιῤῥουμένων σπλάγ-
χνων θεραπεία. ὥστε καὶ ἡ τῶν ὑδέρων ἴασις εἰς τρεῖς
τούτους ἀνάγεται σκοπούς, ἰᾶσθαι τοῦ σκιῤῥουμένου
σπλάγχνου τὸν σκίῤῥον, ἐπιθέμασί τε καὶ διαφοροῦσι τὴν
ὑγρότητα χρῆσθαι· φάρμακά τε πίνειν διουρητικά. ταῦτα
μὲν οὖν εἰς ἀποδημίαν σοι μακρὰν στελλομένῳ νομίζω
συμμέτρως ἔχειν. ἐὰν δὲ, ὡς προείρηται, καὶ τὴν ἐπὶ τῶν
κατὰ γένος καὶ τόπους πεπονθότας φαρμάκων πραγμα-
τείαν ποιήσωμαι, κἀκείνην ἕξεις ἐπανελθὼν ἐκ τῆς ἀποδη-
μίας. ἔστι δὲ καὶ ἄλλη μεγάλη πραγματεία τῶν ἑταίρων

bendam effe duxi, quum tu probatiffima medicamenta a no-
bis acceperis. Ad ftrumas quidem quae repellere, exiccare et
pus movere queant. Ad meliceridas vero, et quae has difcu-
tiant et medicamenta pus difcutientia et aquam in fcroto
et abdomine et ut his in hydropicis uti oporteat didicifti.
Horum autem geminus fcopus eft, nempe vifceris fcirrhum
curare et collectam humiditatem per difcuffionem vacuare.
De fcirrhoforum autem vifcerum curatione ante difputavi-
mus. Itaque hyderi curatio ad hos tres fcopos reducitur,
nempe ut vifceris fcirrhum contrahentis fcirrhus fanetur,
medicamenta quae humiditatem difcutiant imponantur, et
quae urinam cient in potu dentur. Haec quidem tibi ad
longam peregrinationem accincto fat effe arbitror. Si vero,
ut ante dixi, opus de medicamentis fecundum genera et
affectos locos fcripfero, illud quoque a tua peregrinatione
reverfus ex me accipies. Aliud autem magnum opus de uni-
verfa curandi ratione efflagitantibus amicis confcribetur

Ed. Chart. X. [591.]   Ed. Baf. IV. (220.)
ἀξιωσάντων ἁπάσης τῆς θεραπευτικῆς μεθόδου. κατεχομένῳ
δ᾽ ἐπὶ πλέον ἔξω σοὶ πέμπειν οὐκ ὀκνήσω τῶν γραφομέ-
νων ἡμῖν ὑπομνημάτων ἕκαστον.

Quod ſi in ea peregrinatione diutius detinearis, omnes quot-
quot ſcripſerimus commentarios ad te mittere non gra-
vabimur.

ΓΑΛΗΝΟΥ ΠΕΡΙ ΦΛΕΒΟΤΟΜΙΑΣ ΠΡΟΣ ΕΡΑΣΙΣΤΡΑΤΟΝ ΒΙΒΛΙΟΝ.

Ed. Chart. X. [392.]   Ed. Baf. IV. (1.)

Κεφ. α'. "Αξιον εἶναί μοι δοκεῖ ζητήσεως οὐ σμι-
κρᾶς τί δή ποτε καὶ τᾶλλα τῆς τέχνης ἱκανὸς ὢν ὁ Ἐρασί-
στρατος, κᾂν τοῖς σμικροτάτοις οὕτως ἐπιμελὴς ὥστε καὶ
λαχάνων τινῶν καὶ καταπλασμάτων ἑψήσεις γράφειν, ἐφ' ὧν
ἤρκεσεν ἂν ἑτέρῳ πρὸς ὅ τι συμφέρει μόνον εἰπόντι τὸν τρό-
πον τῆς σκευασίας παραλιπεῖν, ὡς οὐδὲν μέγα καὶ αὐτόν
τινι τῶν ἐντυγχανόντων ἐξευρεῖν, ἐν οὕτως ἰσχυρῷ καὶ μεγάλῳ
βοηθήματι τῇ φλεβοτομίᾳ καὶ οὐδενὸς ἧττον τῶν δραστικω-
τάτων εὐδοκιμοῦντι παρὰ τοῖς πρεσβυτέροις αὐτοῦ λόγον

GALENI DE VENAE SECTIONE AD-
VERSVS ERASISTRATVM LI   R.

Cap. I.   Quaeſtione haud parva dignum eſſe mihi
videtur, cur tandem Eraſiſtratus tum in aliis artis partibus
abunde verſatus, tum in minimis adeo diligens, ut etiam
olerum quorundam et cataplaſmatum coctiones ſcriptis man-
darit, in quibus abunde erat, ubi ad quid conferrent tantum
explicaſſet, alteri confectionis modum relinquere, tanquam
nihil magnum et vulgare inveniendum, de ſanguinis miſ-
ſione praeſidio tam valido ac magno, quodque nihilo minus
quam efficaciſſima remedia ſeniores commendarunt, nullam

K 2

148 ΓΑΛΗΝΟΤ ΠΕΡΙ ΦΛΕΒΟΤ. ΠΡΟΣ ΕΡΑΣΙΣΤ.

Ed. Chart. X. [392. 393.]　　　　　　　Ed. Baf. IV. (1.)

οὐδένα πεποίηται. σχεδὸν γὰρ οὔτε τοὔνομα τῆς φλεβοτο-
μίας ἐστὶν εὑρεῖν ἐν οὐδενὶ συγγράμματι, πλὴν ἅπαξ ἐν τῷ
περὶ αἵματος ἀναγωγῆς, ἐπιμνησθέντος αὐτοῦ κατὰ τὸ πάρ-
εργον μᾶλλον, ὡς ἄν τῳ δόξειεν, ἢ μετά τινος ἀξιολόγου
σπουδῆς μάθοις δ' ἂν ἐξ αὐτῆς τῆς ῥήσεως ἐχούσης ὧδε
ἀποδέσεις δὲ ποιεῖσθαι παρά τε τὰς μασχάλας καὶ τοὺς βου-
βῶνας μὴ ὥσπερ ἔνιοι τῶν μιμουμένων τὰς θεραπείας οὐδὲν
παρακολουθοῦντες αἵματος χάριν ταῦτα ποιοῦνται, ἀλλ'
ἀποπιέζονται ἱκανῶς τοῖς δεσμοῖς. ἐν γὰρ τοῖς ἀποδουμένοις
μέρεσι τοῦ σώματος πλεῖον αἷμα ἀπολαμβάνεται· δηλοῖ δὲ
ἥ τε διάτασις τῶν φλεβῶν καὶ ἡ φλεβοτομία· πολὺ γὰρ πλεῖον
ῥεῖ, [393] ὅτε ἀποδεθῇ τὸ φλεβοτομούμενον μέρος τοῦ σώ-
ματος. ἐπὶ δὲ τῆς ἀναγωγῆς τοῦ αἵματος πλεῖστον ἀπολαμ-
βάνεται τοῦ αἵματος ἀπὸ τῆς ἀποδέσεως ἔν τε τοῖς σκέλεσι
καὶ τοῖς βραχίοσιν. ἐλάσσονος γὰρ γινομένου τοῦ περὶ τὸν
θώρακα καὶ ἐλαφροτέρα ἔσται ἡ ἀναγωγή. τὸ δ' αὐτὸ τοῦτο
βούλονται, ποιεῖν καὶ οἱ φλεβοτομοῦντες τοὺς ἀνάγοντας τὸ
αἷμα. ἀλλὰ πολὺ βέλτιον ὁ Χρύσιππος, οὐ μόνον τὸ παρὸν

mentionem fecerit. Quippe neque nomen fere detractionis
languinis in nullo ipfius commentario invenias, praeter-
quam femel in fermone de fanguinis eductione, ubi tamen
obiter magis, ut alicui videri poffit, quam ex infigni quodam
ftudio meminit, id quod ex verbis ipfius difces, quae hunc
in modum habent: *Deligaturas moliri oportet ad alas et
inguina, non ficut nonnulli qui curationes imitantur, non
intelligentes fe fanguinis gratia haec facere, quem tamen
abunde vinculis exprimunt. Nam in partibus corporis deli-
gatis copiofior fanguis recipitur, id quod indicat venarum
diftentio et venae fectio; multo enim largius fluit, quum
corporis pars, cujus vena fecatur, fuerit deligata. At in
eductione fanguinis plurimum fanguinis recipitur tum in
cruribus tum in brachiis, fi deligatura facta vinculis ex-
cipiatur. Nam ubi paucior fit is qui in thorace eft, levior
quoque erit eductio. Idem hoc moliri volunt etiam qui fan-
guinem rejicientibus venam fecant, fed multo melius Chry-*

BIBΛION. 149

Ed. Chart. X. [395.]   Ed. Baf. IV. (1.)

ἐπιβλέπων, ἀλλὰ καὶ τοῦ ἐπιφερομένου κινδύνου φροντίζων.
ἐχόμενος γὰρ τοῦ περὶ τὴν ἀναγωγὴν ὁ κατὰ τὴν φλεγμονὴν
κίνδυνος, ἐν ᾧ προσφέρειν μὲν οὐ ῥάδιον· φλεβοτομηθέντι
δὲ καὶ πολὺν χρόνον ἀσιτήσαντι κίνδυνος ἐκλυθῆναι· ὁ δὲ
τὴν ἐνυπάρχουσαν τροφὴν ἐν τῷ σώματι κατεργαζομένην εἰς
τόπους ἀλύτους μεταστησάμενος, καθ᾽ ὃν καιρὸν ὁ τῆς ἐκλύ-
σεως κίνδυνος· ὅταν δὲ οὕτως παραλλάξῃ, ἐξ ἑτοίμου ταῦτ᾽
ἤδη χρώμενος καὶ μὴ προσφέρειν ἀναγκαζόμενος, ἄκρως πε-
ριττὸς τῇ διανοίᾳ καὶ ἄξιος ἐπαίνου καὶ δι᾽ ὅλου ἀκολουθῶν
αὐτὸς ἑαυτῷ. ὅτι μικρὰ ταῦτα καὶ τὰ τυχόντα, καὶ οὔτε τῆς
Ἐρασιστράτου περὶ τὴν τέχνην ἀκριβείας οὔτ᾽ αὐτοῦ τοῦ
βοηθήματος τῆς δυνάμεως ἄξια, παντὶ δῆλον. εἰ μὲν μήτε παρ᾽
Ἱπποκράτει μήτε παρὰ Διοκλεῖ μήτε παρ᾽ Εὐρυφῶντι μήθ᾽
ὅλως παρ᾽ ἄλλῳ μηδενὶ τῶν Ἐρισιστράτου πρεσβυτέρων ἦν εὑρεῖν
τὸ βοήθημα γεγραμμένον, ἴσως ἄν τις ὑπενόησεν, εἰ μήπω
τῆς χρήσεως εὑρημένης ἢ μὴ παρὰ τοῖς εὐδόξοις εὐδοκιμούσης,
εὐλόγως αὐτὸν παραλιπεῖν. ἐπεὶ δὲ εὕροιντο ἄλλοι καὶ πολλή

fippus, non folum id quod praefens eft refpiciens, verum
etiam de imminenti periculo folicitus. Etenim periculo
quod ex eductione fanguinis accidit proximum eft illud,
quod inflammatio adfert, in quo offerre cibum fane non
facile eft. At ei qui venae fectionem expertus eft et longe
tempore inediam toleravit, periculum imminet ne exolvatur
Chryfippus autem, qui alimentum quod in corpore ineft
confectum in locos non folutos tranftulerit, quo tempore
exolutionis periculum eft, ubi autem ex promptu fic tra-
duxerit, tunc utatur, offerre id non coactus fumme pru-
dens et laude dignus eft, fibique per totum confentaneus.
Quod exigua haec et vulgaria neque Erafiftrati in arte dili-
gentiam teftentur, neque ipfius praefidii viribus digna exi-
ftant, omnibus manifeftum elt. At fi neque apud Hippocra-
tem neque Dioclem neque Euryphontem neque omnino
alium quemquam Erafiftrato feniorem remedium hoc fcri-
ptum effet, invenire forte aliquis cogitaret, fi nondum ufus
fuerit inventus, neque a claris viris probatus, bona ratione
ipfum omififfe. Quia vero inveniuntur alii apud quos fcri-

Ed. Chart. X. [393.]   Ed. Baf. IV. (4.)

τις χρῆσις ἤδη τοῦ βοηθήματος ἦν, οὐκ ἐφ' ἑνὸς μόνου οὐδὲ
τοῦ τυχόντος πάθους, ἀλλ' ἐπὶ τῶν πλείστων τε καὶ ὀξυτά·
των, οὕτως γὰρ ὁ Ἱπποκράτης γε αὐτὸς, ὁ τῶν καλῶν τῆς
τέχνης ἁπάντων ἡμῖν ἡγεμὼν, οἵ τ' ἄλλοι παλαιοὶ φαίνονται
χρώμενοι. τί δή ποτε παθὼν ὁ Ἐρασίστρατος ἠμέλησε τελέως
τὸν ὑπὲρ αὐτῆς διεξελθεῖν λόγον; καὶ γὰρ ἀρεσκόμενον ἐχρῆν
ἐπισημαίνεσθαι τοῖς πάθεσιν αὐτὸ προσαναγράψαντα, καθά-
περ τἆλλα βοηθήματα, καὶ ἀρεσκομένου εἰπεῖν αἰτίαν δι' ἣν
ἀρέσκεται. ὁ δὲ τοσοῦτον ἀποδεῖ τὸν λόγον ὑποσχεῖν περὶ
τῆς τοῦ βοηθήματος δυνάμεως, ὥστ' οὐδ' ὅτι χρηστέον ἢ μὴ
χρηστέον ἐμήνυσεν, οὐδ' ὅλως ἐτόλμησεν ἀποφήνασθαι ἦν
ἔχει γνώμην πλὴν ἅπαξ, ὡς εἶπον, ἐφ' ἑνὸς πάθους, καίτοι
κἀξ αὐτῶν ὧν σιωπᾷ κατάφωρον αὐτοῦ τῆς γνώμης τὸ
κεφάλαιον. οὐ γὰρ δὴ ἀρεσκόμενόν γ' ἂν αὐτῷ παρέλιπεν, οὐ-
δὲ τὰ μὲν σμικρὰ τῶν τοῖς πάθεσιν συμφερόντων γραφῆς ᾤετο
δεῖσθαι, τὰ δ' οὕτω μεγάλα δύνασθαί τινα καὶ χωρὶς τοῦ
παρ' ἐκείνου μαθεῖν αὐτὸν ἐξευρεῖν.

Κεφ. β'. Ἡ δ' αἰτία δι' ἣν οὐκ ἐχρῆτο φλεβοτομίᾳ,
τὸ μὲν ἀληθέστατον φάναι, τάχ' ἄν τῳ δόξειε μαντείας δεῖ-

ptum eſt, et multus jam praeſidii uſus erat, non in uno tan-
tum neque vulgari affectu, ſed in plurimis et acutiſſimis, ſic
enim Hippocrates ipſe, qui omnium artis bonorum auctor
nobis eſt, et alii veteres uti apparent, quid tandem Eraſi-
ſtrato accidit, ut prorſus illius meminiſſe neglexerit? Ete-
nim num in affectibus quibusdam ipſum adhibere conveniat,
quemadmodum et alia remedia, et cur conveniat, cauſam in-
dicare debebat. Sed ne innuit quidem utrum eo utendum
ſit, an minus, tantum abeſt ut ſermonem de illo inſtituerit,
imo non auſus eſt plane ſententiam ſuam pronunciare, niſi
ſemel, ut dixi, in uno affectu licet ex iis quae ſubticet ſen-
tentiae ipſius ſumma deprehendatur; non enim ſi ei place-
ret, omiſiſſet, neque exigua ſane affectuum remedia ſcriptis
indigere putaſſet, adeo vero magna poſſe aliquem, etiam ſi
non ab illo diſcevet, per ſe invenire.

Cap. II.   Cauſa vero propter quam ſectione venae
uſus non eſt ut ſane veriſſime dicam, alicui forſan divina

ΒΙΒΛΙΟΝ. 151

Ed. Chart. X. [5g5. 5g4.]   Ed. Baf. IV. (1)

σθαι. τί γὰρ ἄν τις εἰδείη πῶς Ἐρασίστρατος ἐγίνωσκεν
ὑπὲρ ὧν αὐτὸς οὐδὲν ἐμνημόνευσε διεξοδικῶς; ὅμως δ᾽ οὖν
ἐτόλμησάν τινες ἀπομαντεύσασθαι τῆς γνώμης αὐτοῦ. κατά-
φωροι δ᾽ εἰσὶν ἁμαρτάνοντες οὐχ ἥκιστα ἐξ ὧν πρὸς ἀλλή-
λους διαφέρονται. δοκεῖ γὰρ αὐτῶν οὐδενὶ τὰ αὐτὰ, καὶ τὸ
πάντων δεινότατον, ὅτι μηδ᾽ αὐτοῖς τοῖς συμφοιτηταῖς μὲν
τοῦ Ἐρασιστράτου, μαθηταῖς δὲ Χρυσίππου τοῦ Κνιδίου,
οὗπερ δὴ πρώτου τὸ δόγμα τοῦτ᾽ ἦν, μὴ χρῆσθαι φλεβοτο-
μίᾳ· οὐδὲ γὰρ ἐκείνοις ὁμολογεῖται περὶ τῆς Χρυσίππου
γνώμης οὐδέν. ἀλλὰ τὰ μὲν ὑπό τε Ἀποιμάντου καὶ Στρά-
τωνος εἰρημένα καταγέλαστα. [3g4] καὶ γὰρ τὸ σχάσαι τὴν
φλέβα δύσκολον εἶναί φασιν καὶ τὸ διαγνῶναι καὶ τὸ διαιρῆ-
σαι τὴν ἀρτηρίαν αὐτὴν, μετὰ δ᾽ ἐν τούτῳ κακὸν ἀποβαίνει,
εἰ ἀντὶ φλεβὸς ἀρτηρίαν διαιρεῖσθαι συμβαίνει· καὶ ὅτι δείσας
τις ἔθανεν, ὁ μὲν καὶ πρὸ τοῦ τμηθῆναι τὸ ἀγγεῖον, ὁ δὲ καὶ
τμηθεὶς οὐκ ἀνεκομίσθη καὶ ὅτι ἡμορράγησέ τις ἀνεπισχέτως·
τὰ δ᾽ ὑφ᾽ ἑτέρων λεγόμενα, τῶν μὲν, ὅτι τοῦ μέτρου τῆς

tione indigere videbilur. Quomodo enim quis fcire poffit,
quid Erafiftratus fenferit de illis, quorum ipfe nusquam late
fufeque meminit? attamen nonnulli fententiam ipfius divi-
nare non funt veriti. Verum iidem errare maxime depre-
henduntur, inde quod inter fe fententiis difcrepent. Siqui-
dem nullus ipforum eadem fentit, et quod omnium graviffi-
mum eft, ne ipfis quidem commilitonibus Erafiftrati, difci-
pulis autem Chrifippi Cnidii eadem videntur, cujus primi
hoc dogma erat fanguinis detractione non uti, neque enim
inter illos de Chryfippi fententia convenit. Sed quae fane
ab Apoemante et Stratone dicta funt, plane ridicula funt.
Nam fcarificare venam grave effe pronunciant, item digno
fcere dividereque ipfam arteriam, quod improfpere cedit, fi
venae loco arteria dividatur, item quod metu aliquis mor
tuus fit, alius etiam antequam vas divideretur, aliquis eo
fecto non ad fe redierit, item quod alicui fanguis adeo flu-
xerit, ut fifti non poffet; accedunt huc quae ab aliis dicun-
tur, nempe menfuram evacuationis conjecturā affequi effe

Ed. Chart. X. [394.]   Ed. Baſ. IV. (1. 2.)

κενώσεως ἐστοχάσθαι χαλεπὸν, ὥστε ἀναγκαῖον ἢ ἐνδεῶς
κενώσαντι μηδὲν εἶναι πλέον ἢ τὸ σύμμετρον ὑπερβαλόντι
μεγίστην ἀκολουθῆσαι βλάβην. τί γὰρ ἂν ἀποδέοι, φασὶ, σφα-
γῆς ἄμετρος φλεβοτομία; τῶν δὲ, ὅτι παρέμπτωσις τοῦ
πνεύματος ἐκ τῶν ἀρτηριῶν εἰς τὰς φλέβας γένοιτ᾽ ἂν, ἀκολου-
θήσει γὰρ ἐξ ἀνάγκης κατὰ τὰς συναναστομώσεις τοῦ αἵμα-
τος κενουμένου τὸ πνεῦμα· τῶν δ᾽, ὅτι τοῦ πάθους τῆς
φλεγμονῆς ἐν ἀρτηρίαις συνισταμένου, περιττὸν ἐκκενοῦν
τὰς φλέβας. τὰ δὲ τοιαῦτα κἂν εἴ τινι ἔδοξεν εἶναι πιθανά,
κατά γε τὴν ἀλήθειαν αὐτὴν οὔτε πιθανὸν οὐδὲν ἔχει καὶ
ψευδῆ φανερῶς ἐστι· πολλῷ γὰρ ἂν ἦσαν πιθανώτεροι ταῦτα
λέγοντες ἅπερ ἑτέροις τισὶν ἐκ τῆς τῶν χυμῶν φύσεως ὁρμω-
μένοις εἴρηται. καὶ τάχ᾽ ἂν ἴσως καὶ δέοιτό τις πρὸς ἐκείνους
λόγου πλείονος, ἀλλ᾽ οὐ νῦν καιρός· εἰς μακρόν τε γὰρ οὕτω
λόγον μῆκος ἐκπεσεῖν ἀνάγκη, καὶ ἄλλως οὐδὲν κατεπείγει τὰ
μήθ᾽ ὑπ᾽ Ἐρασιστράτου μήθ᾽ ὑπ᾽ ἄλλου τινὸς τῶν Χρυσίπ-
που μαθητῶν εἰρημένα νῦν ἐπιχειρεῖν ἐξελέγχειν.

Κεφ. γ'. (2) Ἄριστα οὖν μοι δοκῶ διαθέσθαι τὸν

difficile, ut neceſſarium ſit, ut vel qui parum evacuat pro-
moveat nihil, vel qui modum excedit haud mediocrem no-
xam inferat. Quid enim, inquiunt, abeſt immoderata ſangui-
nis miſſio a caede? nonullis, quod ſpiritus ex arteriis in ve-
nas concidentia fieri poſſet; ſequetur enim neceſſario ſpiri-
tus ſanguine per mutuas oſculationes evacuato; nonnullis,
quod affectu inflammationis in arteriis conſiſtente venas
evacuare ſit ſupervacuum. At ejusmodi quamvis alicui pro-
babilia eſſe videantur, re vera nihil habent probabile et
falſa manifeſto ſunt; multo enim ſide digniores eſſent qui
ea dicunt quao alii nonnulli ex humorum natura impulſi
pronunciarunt, et ſorte aliquis longiorem adverſus illos
orationem requiret, ſed hujus temporis non eſt, quippe in
prolixitatem ita ſermonem incidere eſſet neceſſe. Praeterea
nihil alioquin cogit ut vel Eraſiſtrati vel alterius cujusdam
Cbryſippi diſcipulorum dicta redarguere aggrediamur.
    Cap. III. Optime igitur ſermo procedere mihi vide-

λόγον, εἰ τἄλλα παραλιπὼν ἀπ' αὐτῶν ἀρξαίμην τῶν Ἐρασι-
στράτῳ δοκούντων· εἰρήσεται δ' ὡς ἔνι μάλιστα διὰ βραχυ-
τάτων. ἀρέσκει δὲ αὐτῷ πνεύματος μὲν ἀγγεῖον εἶναι τὴν
ἀρτηρίαν, αἵματος δὲ τὴν φλέβα· σχιζόμενα δ' ἀεὶ τὰ μείζω
τῶν ἀγγείων εἰς ἐλάττονα μὲν τὸ μέγεθος, ἀριθμὸν δὲ πλείω
καὶ πάντῃ τοῦ σώματος ἐνεχθέντα, μηδένα γὰρ εἶναι τόπον
ἔνθα μὴ πέρας ἀγγείου κείμενον ὑπάρχει, εἰς οὕτω σμικρὰ
πέρατα τελευτᾷν, ὥστε τῇ μύσει τῶν ἐσχάτων στομάτων κρα-
τούμενον ἐντὸς αὐτῶν ἴσχεσθαι τὸ αἷμα· καὶ διὰ τοῦτο καί-
τοι παρακειμένων ἀλλήλοις τοῦ στόματος τοῦ τε τῆς φλεβὸς
καὶ τῆς ἀρτηρίας, ἐν τοῖς ἰδίοις ὅροις μένειν τὸ αἷμα μηδα-
μόθι τοῖς τοῦ πνεύματος ἐπεμβαῖνον ἀγγείοις. μέχρι μὲν δὲ
τοῦδε νόμῳ φύσεως διοικεῖσθαι τὸ ζῷον· ἐπεὶ δέ τις αἰτία
βίαιος ἐκ τῶν φλεβῶν εἰς τὰς ἀρτηρίας τὸ αἷμα μεταχθῆναι,
αὐτὸ νοσεῖν ἀναγκαῖον ἤδη. αἰτίας δὲ καὶ ἄλλας τινὰς καὶ
οὐδεμιᾶς ἐλάττω τὸ πλῆθος εἶναι τοῦ αἵματος, ὑφ' οὗ δια-
τείνεσθαι μὲν τὸν χιτῶνα τῆς φλεβὸς, ἀναστομοῦσθαι δὲ τὰ
πρότερον μεμυκότα πέρατα, μεταχεῖσθαι δὲ εἰς τὰς ἀρτηρίας
τὸ αἷμα, κἀντεῦθεν τῷ παρὰ καρδίας φερομένῳ πνεύματι

bitur, fi aliis omiffis ab ipfis Erafiftrati placitis exordiar;
dicetur autem quam licet breviffime. Placet ei arteriam vas
effe fpiritus, venam autem fanguinis, majora autem vafa in
minorem propaginem diffundi et numerofiorem, per totum-
que corpus deferri; nullum enim effe locum ubi non ex-
tremum valis fitum in tam exiles terminos definat, ut extre-
morum ofculorum conniventia contentus in ipfis fanguis
coerceatur, atque idcirco licet ora tum venae tum arteriae
fibi mutuo vicina fint, fanguis in propriis permanet terminis,
nusquam fpiritus vafa ingrediens. Atque hactenus fane lege
naturae animal difpenfatur, quia vero caufa quaedam vio-
lenta ex venis in arterias fanguinem traducit, aegrotare
jam neceffe eft. Jam caufas etiam alias quasdam et nihilo
minus copiam effe fanguinis, a qua diftendi fane venae tuni-
cam, adaperiri autem extrema, prius conniventia. ac fangui-
nem in arterias transfundi atque inde in fpiritum qui a
corde fertur illidere, contraque hunc incumbere motum il-

154 ΓΑΛΗΝΟΤ ΠΕΡΙ ΦΛΕΒΟΤ. ΠΡΟΣ ΕΡΑΣΙΣΤ.

Ed. Chart. X. [394. 395.]　　　　　　　　Ed. Baf. IV. (2.)

προσκόπτον καὶ ἐνιστάμενον, ἀλλοιοῦντι τὴν ἐκείνου κίνησιν,
ἡνίκ᾽ ἂν ἐγγὺς ᾖ καὶ κατ᾽ εὐθὺ τῆς ἀρχῆς καὶ τοῦτ᾽ εἶναι τὸν
πυρετόν· ὠθούμενόν τε ὑπ᾽ αὐτοῦ πρόσω σφηνοῦσθαι κατὰ
τὰ πέρατα τῶν ἀρτηριῶν καὶ τοῦτ᾽ εἶναι τὴν φλεγμονήν.
οὕτω μὲν ἐπὶ πλήθει φλεγμονὴν ἐργάζεται τῷ λόγῳ τῷδε, ἐπὶ
τραύμασι δὲ φλεγμονὴν αἰτιᾶται μὲν, κἀνταῦθα τὴν παρέμ-
πτωσιν ἐκ τῶν φλεβῶν εἰς τὰς ἀρτηρίας τοῦ αἵματος, αὐτῆς
δὲ τῆς παρεμπτώσεως αἰτίαν εἶναί φησι τὴν πρὸς τὸ κενούμε-
νον ἀκολουθίαν. ὅταν γὰρ τῶν ἐν τῷ τετρωμένῳ μέρει
διαιρεθεισῶν ἀρτηριῶν ἐκχυθῇ, κατὰ τὴν τρῶσιν ἅπαν τὸ
πνεῦμα καὶ κίνδυνος ᾖ κε[395]νὸν γενέσθαι τόπον, ἕπεσθαι
κατὰ τὰς συναναστομώσεις τὸ αἷμα, τοῦ κενουμένου πνεύμα-
τος τὴν βάσιν ἀναπληροῦντος· ἀνεῳγότος μὲν οὖν τοῦ πνεύ-
ματος ἐκχεῖσθαι, κλεισθέντος δὲ καὶ μύσαντος ἔνδον ὠθού-
μενον ὑπὸ τοῦ παρὰ καρδίαν ἐπιπεμπομένου πνεύματος
ἀθροίζεσθαι πάλιν ἅπαν ἐν τοῖς περὶ τὸ τραῦμα τόποις, καὶ
τὴν φλεγμονὴν οὕτως ἐργάζεσθαι. ἄγε δὴ, συγχωρήσομεν γὰρ
αὐτὸν κατά γε τὸ παρὸν ἀληθεύειν ἅπαντα περί τε πυρετοὺς
καὶ φλεγμονὰς, καίτοι γ᾽ ὅτι μηδὲν αὐτῶν ἀληθές ἐστιν ἐν

lius immutantem, ubi prope fuerit et e directo principii,
atque hanc effe febrem; item propulfum ab eo prorfum in
arteriarum extremis conftringi, atque hanc effe iuflamma-
tionem. Ita fane ex copia inflammationem effici hac ratione.
In vulneribus inflammationem caufatur fane et hic conci-
dentiam fanguinis ex venis in arterias, ipfius porro conci-
dentiae caufam effe dicit confequentiam ad id quod evacua-
tur. Quum enim ex arteriis in vulnerata parte divifis fpiri-
tus totus inter vulnerandum evanuerit, ac periculum fit ne
locus fiat vacuus, per mutuas ofculationes fanguinem fequi,
fpiritu qui bafin replet evacuato: itaque vafe referato fpiri-
tum effundi, claufa autem et connivente iutro propulfum a
fpiritu qui a corde emittitur, rurfus totum in focis vulneri
vicinis colligi, atque ita generari inflammationem. Age jam,
donabimus enim ipfum in praefentia omnia de febribus et
de inflammatione vera dicere, etfi quod nullum ex ipfis

ἑτέροις ἀπεδείξαμεν, ἐφεξῆς ἡμᾶς διδαξάτω τὰ ἰάματα. φησὶ
γοῦν αὐτὸς ἔν τε ἄλλοις πολλοῖς, κἂν τῷ τρίτῳ περὶ πυρετῶν
κατὰ λέξιν οὕτω· περὶ μὲν οὖν τὰς ἀρχὰς τῶν ἀῤῥωστιῶν καὶ
τὰς τῶν φλεγμονῶν γενέσεις ἀφαιρετέον ἂν εἴη πᾶσαν προσ-
φορὰν ῥοφημάτων· καὶ γίνονται ὡς τὸ πολὺ αἱ τοὺς πυρε-
τοὺς ποιοῦσαι τῶν φλεγμονῶν διὰ πληθώραν. διδομένων οὖν
ἐν τοῖς τοιούτοις καιροῖς προσφορῶν καὶ τῆς πέψεως καὶ
ἀναδόσεως τὰς καθ' αὑτὰς ἐνεργείας ἀποδιδουσῶν, πληρουμέ-
νων τῶν ἀγγείων τῆς τροφῆς, ἐπὶ πλέον τε ἰσχυροτέρας συμ-
βήσεται τὰς φλεγμονὰς γίνεσθαι. ταῦτα μὲν ὑπὲρ τῶν περὶ
πλήθει χωρὶς τραύματος γιγνομένων φλεγμονῶν· ὑπὲρ δὲ τῶν
ἐπὶ τραύμασιν ἐν πρώτῳ πάλιν περὶ πυρετῶν ὧδέ πώς φη-
σιν. ἀκόλουθοι δὲ καὶ θεραπεῖαι τούτοις εἰς τὸ ἀφλέγμαντα
πάντα γίνεσθαι τὰ τραύματα· καὶ τῶν φαρμάκων τὰ μὲν
περιχριόμενα ἐπὶ τοὺς ὑγιεῖς τόπους ἀποστύφοντα καὶ μύοντα
κωλύει τὴν συνίωσιν τοῦ ἄνωθεν κεχυμένου αἵματος ἐπὶ τοὺς
διῃρημένους τόπους γίνεσθαι. ἐν δὲ τοῖς ἀπαθέσι τόποις πολ-
λῶν ἀνεστομωμένων ἀρτηριῶν τε καὶ φλεβῶν εἰς τοὺς αὐτοὺς
τόπους μετάληψις γίνεται εἰς τὰς φλέβας τοῦ παρεμπεπτωκότος

verum fit alibi demonftraverimus, deinceps nos doceat re
media. Ait itaque ipfe tum in aliis multis tum in tertio de
febribus ita ad verbum. *Circa initia morborum et inflam-
mationum generationes forbitiones in totum circumcidendae
fiunt, ac fiunt magna ex parte inflammationes, quae febres
inferunt ex plethora, in quibus temporibus quum cibi dan-
tur et concoctio diftributioque munia fua obeunt, vafis
alimenti infigniter repletis, validiores inflammationes ge-
nerantur* Haec fane de inflammationibus, quae ex copia ci-
tra vulnus nafcuntur, quae vero ex vulneribus proveniunt
in primo rurfus libro de febribus hunc in modum fcribit:
*Curationes his confentaneae, ut vulnera omnia citra in-
flammationem confervent, nam medicamentorum alia in-
uncta locis fanis, adftringendo reprimendoque fanguinis ex
fuperiori parte effufi impetum ad divifos locos fieri prohi-
bent, ex fanis autem locis, quum multae et arteriae et ve-
nae ofculis hient, in ipfos locos affectos fit tranffumptio,*

αἵματος εἰς τὰς ἀρτηρίας. εἶτα ἐφεξῆς πάλιν ἀκόλουϑον τού-
τοις καὶ τὸ μηδὲν προσφέρειν τοῖς τετραυματισμένοις ὑπὸ
τοὺς τῆς φλεγμονῆς καιρούς. κενούμεναι γὰρ αἱ φλέβες τῆς
τροφῆς ῥᾷον παραδέξονται τὸ παρεμπεπτωκὸς αἷμα εἰς τὰς
ἀρτηρίας. τούτου δὲ συμβαίνοντος ἧττον αἱ φλεγμοναὶ
ἔσονται. οὐκοῦν ὅτι μὲν χρὴ κενῶσαι τὸ πλῆϑος καὶ ὅτι δέξα-
σϑαι πάλιν εἰς ἑαυτὰς αἱ φλέβες οὐκ ἂν δύναιντο τὸ αἷμα
μεσταὶ τυγχάνουσαι καὶ διατεταμέναι, συμφωνεῖται τοῦτό γε
καὶ αὐτῷ τῷ Ἐρασιστράτῳ. τὸ δὲ ὅτῳ χρὴ τρόπῳ κενῶσαι
αὐτὰς τὸ ἀμφισβητούμενόν ἐστιν.

Κεφ. δ'. Ἐγὼ μὲν οὖν ᾤμην, ἐπειδὴ ἅπαξ τὸ κενού-
μενον ὡμολόγηται, ῥᾷστόν τε ἤδη καὶ ἑτοιμότατόν ἐστιν
τεμεῖν τὴν φλέβα· καὶ γὰρ ἂν τάχιστα οὕτω καὶ αὐτὰς μόνας
τὰς φλεγμονὰς ἐξεκενώσαμεν, ὡς αἵ γε ἀσιτίαι πρὸς τῷ χρό-
νου δεῖσϑαι μακροῦ καὶ ὅλην τὴν ἕξιν κενοῦσιν ὁμοίως· τὸ
δὲ οὐ χρή. τί γὰρ ἄν τις κενοίη τὸ μὴ δεόμενον κενώσεως ἢ
τί τὰς σάρκας ἐκτήκοι, παρὸν ἀποχεῖν τοῦ αἵματος; ἵνα
ταλλα ὅσα ταῖς μακραῖς ἀσιτίαις ἐξ ἀνάγκης ἔπεται κακὰ παρα-

fanguine ex venis in arterias elapfo. Deinde rurfus con-
fentaneum his eſt nihil offerre vulneratis per inflammatio-
nis tempora, liquidem venae alimento vacuae facilius fan-
guinem in arterias concidentem recipient. Quod ubi fit, mi-
nus erunt inflammationes. Proinde quod quidem copia eva-
cuanda fit, quodque venae plenae et diftentae nequeant rur-
fus fanguinem in fe recipere, id etiam cum ipfo Eraſi-
ſtrato confentit. At quomodo eas vacuare oporteat, de hoc
ambigitur. Cap. IV. Ego itaque putavi, quum fanguinem eva-
cuari in confeſſo ſit, et facillimum jam et promptiſſimum eſſe
venam fecare, etenim celerrime ita et ipfas folas inflamma-
tiones evacuavimus, quum inediae praeterquam quod longo
tempore indigeant, etiam totum habitum fimiliter evacuent;
hoc autem non convenit. Cur enim quis evacuet id quod
evacuatione non indiget? vel cur carnes eliquet, quum li-
ceat fanguinem effundere? ut alia incommoda omittam, quae

BIBΛION. 157

Ed. Chart. X. [595. 596]　　　　　　　　Ed. Baf. IV. (2)

λείπω, τήν τε δύναμιν κάμνουσαν καὶ τοὺς χυμοὺς ἐπὶ τὸ
χολῶδες καὶ πικρὸν τρεπομένους καὶ καρδιωγμοὺς πολλοὺς
καὶ ἄσην καὶ διαχώρημα ἰσχόμενον, καὶ πάνθ᾽ ἁπλῶς τὰ
περιττώματα δριμύτερα γιγνόμενα, ὧν οὐδὲν ὁ Ἐρασίστρα-
τος ἰδὼν, ὥσπερ οἱ τυφλοὶ, λείας ὁδοῦ καὶ πλατείας καὶ
εὐθείας ἐγγὺς οὔσης πολλάκις στενὴν καὶ τραχεῖαν καὶ
μακρὰν ἑλόμενοι περιέρχονται· καὶ αὐτὸς οὕτω παρακει-
μένην ὁδὸν σύντομον ἱκανῶς καὶ ἄλυπον παριδὼν ἐπὶ
μοχθηρὰν καὶ μακρὰν ἐλήλυθεν, τοῦτο μόνον θεασάμενος,
εἰ ἐφ᾽ ὃ βούλεται ἄγει αὐτὸν ἡ ὁδὸς, [396] οὐκ ἔτι δὲ εἰ
ταχέως καὶ ἀλύπως. ἄγει μὲν γὰρ ἐπὶ τὴν τοῦ πλήθους
κένωσιν καὶ ἡ ἀσιτία, σύμφημι τοῦτο, ἀλλ᾽ ἐν χρόνῳ τε
μακρῷ σὺν τῷ λυπῆσαι πολλά. καὶ ὅμως τηλικοῦτον βοή-
θημα παραλιπὼν ὁ σοφὸς Ἐρασίστρατος, ὃν ἀξιοῦσί τινες
Ἱπποκράτει παραβάλλειν, οὐκ αἰδεῖται μηδὲν πιθανόν τι καὶ
εὔλογον, ἀλλ᾽ ἀπομνημονεύσας ὥσπερ τινὸς τῶν φαυλοτά-
των τε καὶ οὐδενὸς ἀξίων. ἀλλ᾽ οὐχ Ἱπποκράτης, ὦ Ἐρα-
σίστρατε, μηδέν τι χείρων ἰατρός σου περὶ φλεβοτομίας

longas inedias neceffario comitantur, vires imbecilles, humo-
res ad biliofum et amarum converfos, multos ftomachi
morfus, naufeam, dejectionem impeditam, ac omnia
fummatim excrementa acriora malignioraque reddita, quo-
rum nullum Erafiftratus fciens, quemadmodum caeci, quum
via laevis, lata et recta propinqua fit, anguftam faepe, afpe-
ram et longam captantes oberrant, ita ipfe quoque juxta fi-
tam viam compendiofam admodum et moleftia carentem
praeteriens ad pravam longamque receffit, hoc tantum me-
ditatus, an ad quod velit ipfa ducat, non item an celeriter
et citra moleftiam ducat. Etenim ad copiae evacuationem
etiam inedia conducit, fateor, verum longo temporis proceffu,
praeter quod multum moleftet. Attamen tantum praefidium
fapiens Erafiftratus omittens, quem nonnulli Hippocrati
conferendum cenfent, non veretur nihil probabile et rationi
confentaneum adferre, fed mentionem ipfius tanquam pra-
viffimi cujusdam et nullius momenti facit At non Hippo-
crates, o Erafiftrate, nulla in re inferior te medicus de mif-

Ed. Chart. X. [396] Ed. Baf. IV. (2. 5)

ούτως επεγίνωσκεν· άλλ' ά σύ θαυμάζεις λόγω, ταύτ' έργω
ποιών ευρίσκεται. θαυμάζεις μεν γάρ την φύσιν, ως τεχνι-
κήν τε άμα καί προνοητικήν του ζώου, μιμῇ δ' αυτήν
ουδαμού· ή διά τί πολλάκις ιδών αίματος κενώσει την
φύσιν ιασαμένην πολλά νοσήματα, τούτο ουδ' εφ' ενός
έπραξας ουδέ πώποτε; τί δέ σιγάς τά της φύσεως έργα,
ήν επαινείς; διά τί παρά μέν Ιπποκράτει πολλά τοιαύτα
ευρίσκων γεγραμμένα, Γυναικί αίμα εμεούσῃ τών καταμη-
νίων ραγέντων λύσις· από χολής μελαίνης εις όμοιον αιμορ-
ροΐδες· αιμορραγίαι λαύροι τά πολλά ρύονται εκ ρινών·
παρά σοί δέ ουδέν τοιούτον, αλλ' άχρι λόγου μόνου επαι-
νουμένη ή φύσις, έργον δ' ουδέν ουδαμού φύσεως γεγραμ-
μένον; ήρκει μοι τά της φύσεως μόνης έργα μαθείν· ικανός
άν ήν εκ τούτου ορμώμενος ευρίσκειν τό δέον. άρά μοι
συγχωρήσουσιν οι θαυμάζοντές σε τό παρ(3)ιστάμενον ειπείν,
ή παντάπασιν ανόητός μοι δοκείς είναι ή μικρά τοίς της
φύσεως έργοις ωμιληκέναι. τό γάρ ή μηδ' όλως γινώσκειν
αυτά ή μή ζηλούν γινώσκοντα θατέρω τοίν δυοίν ένοχόν

fione fanguinis ita fenfit, fed quae tu admiraris verbis, ea re
facere invenitur. Admiraris enim naturam ut artificiofam
fimul et de animali providam, non autem ipfam ullo in loco
imiratis, quum fcias faepe fanguinis evacuatione naturam
multos morbos fanaffe, id ne in uno quidem unquam fe-
cifti. Cur autem taces naturae opera, quam commendas?
cur quum apud Hippocratem multa ejusmodi fcripta invenias.
*Mulieri fanguinem vomenti, menftruis erumpentibus, folu-
tio; atra bile infeftatis remedio funt haemorrhoides; item,
larga fanguinis profluvia magna* ex parte *per nares fol-
vuntur,* apud te nihil hujusmodi, fed naturam verbo tenus
tantum commendas, nullum vero opus ipfius usquam fcri-
pto mandafti? Mihi autem folius naturae opera condifcere
fatis erat, unde adjutus id quod convenit invenire abunde
potui. An mihi concedent qui te admirantur ut id quod
res eft dicam, nempe quod aut mentis inops omnino effe
videaris aut leviter in naturae operibus verfatus. Alterutri
enim obnoxius es; vel neutiquam ea intelligis, vel fi intelli-

BIBΛION. 159

Ed. Chart. X. [396.]   Ed. Baf. IV. (3.)

ἐστιν· ἢ γὰρ ἐν οἴκῳ τινὶ καθειργμένος ἔγραφες ταῦτα,
μηδένα μηδεπώποτε θεασάμενος ἄῤῥωστον· ὅθεν εἰκότως
ἀγνοεῖς τὰ τῆς φύσεως ἔργα, ἐθαύμασας μὲν ἀεὶ οὐκέτ'
ἐμιμήσω δεύτερον ἐσχάτως ἀνόητος. εἶτ' εἰ τοίνυν γράφειν
ἐπιχειρεῖς, τὸν νόμον τοῦ γράφειν ὑπερβὰς ἐχρῆν σε πρῶ-
τον γράψαι μοι τὰ τῆς φύσεως ἔργα, δεύτερον δ' ἐξηγή-
σασθαι, τινα μὲν ὁλοκλήρως καὶ ἀπηρτισμένως τοῖς οἰκείοις
λόγοις κινουμένη δρᾷ, τίνα δ' ἐλλιπῶς ὑπὸ τῶν κατὰ τὰς
νόσους αἰτιῶν κωλυομένη. ὁδὸς γὰρ αὕτη πρὸς εὕρεσιν
ἰαμάτων, ἵνα ἐκμαθὼν τὰ καλῶς ὑπ' αὐτῆς ἀποτελούμενα
τούτοις ἐπικουρεῖν δύνωμαι, τὸ λεῖπον προστιθείς· ἢ μηδ'
ὅλως κινουμένης, καὶ γὰρ καὶ τοῦτό ποτε πάσχει τῇ ῥώμῃ
τῶν νοσωδῶν αἰτιῶν νικηθεῖσα, τὸ πᾶν αὐτὸς ἐκπορίζω-
μαι· τούτων οὐδὲν ἐπέδειξας. ἴπως γὰρ, ὅπερ φασὶν, ὀλι-
γωρεῖς μὲν τοὺς ἀῤῥώστους θεᾶσθαι, μένων δ' οἴκοι τὸ
δόξαν ἔγραφες. ἀλλ' εἰ καὶ μὴ αὐτὸς ἐθεάσω, τὰ γοῦν
ὑφ' Ἱπποκράτους ἐνῆν ἀναγινώσκοντί σοι μανθάνειν ὅσα
μὲν ὁλοκλήρως καὶ ἀνελλιπῶς καὶ ὡς αὐτὸς ἐκεῖνος εἴωθεν

gas, non imitaris, aut ut qui in domo quadam conclufus
haec fcripferis, nullum unquam aegrotum confpicatus, unde
merito naturae opera ignoras, femper quidem ea admiratus,
nunquam vero deinde, quae tua fumma eft dementia, imi-
taris. Poftea fi fcribere aliquid aggrediaris, fcribendi legem
non fervas. Conveniebat enim primum naturae opera mihi
perfcribere, deinde explicare quaenam perfecte ac integre
proprio impetu concitata efficit, quae vero imperfecte, a
morbificis caufis impedita Via enim haec eft ad remediorum
inventionem, ut ubi didiceris quae probe ab ea obeuntur,
his poffis fuccurrere id quod deeft adjiciens, aut quum neu-
tiquam movetur, etenim hoc quoque nonnunquam ei acci-
dit morbificarum caufarum robore evictae, totum ipfi fup-
peditet; horum nullum oftendifti. Fortaffis enim, quod di-
cunt, negligis quidem aegrotos infpicere, domi autem ma-
nens opinionem tuam fcripto mandafti; attamen etiam fi
ipfe non videris, ab Hippocrate certe licebat legenti tibi
difcere quaenam abfolute ac perfecte, et ut ipfe ille dicere

Ed. Chart. X. [396. 397.]   Ed. Baf. IV. (3.)

λέγειν, ἀρτίως ἡ φύσις κινουμένη κρίνονται· πῶς δ᾽ ἂν
αὐτὴν κάλλιστά τις μιμήσαιτο, μηδὲ ἐγχειροῦσαν κρίσει· καὶ
πῶς ἐπιχειρούσῃ μὲν, ἀλλ᾽ ἐνδεῶς κινουμένῃ βοηθητέον. εἰ
γὰρ ἐν τούτοις ἐγυμνάσω, τοιαῦτα ἂν ἤκουόν σου συμβου-
λεύοντος, οἷα καὶ Ἱπποκράτους ἀκούω, τὰ κρινόμενα καὶ τὰ
κεκριμένα ἀρτίως μὴ κινέειν, μηδὲ νεωτεροποιεῖν μήτε φαρμα-
κίῃσι μήτε ἄλλοισιν ἐρεθισμοῖσιν, ἀλλ᾽ ἐᾶν. τοῦτο μέν σοι
φύσεως ὁλοκλήρως κινουμένης παράγγελμα· τὸ δὲ ἐφεξῆς
τούτῳ κινουμένης μὲν ἐπὶ κρίσιν, ἀλλ᾽ ἐνδεῶς· διὰ τοῦτο
αὐτῇ συνεργεῖν παρακελευόμενος ἐρεῖ· ἃ δεῖ ἄγειν, ταῦτα ἄγειν
ὅπῃ ἂν μάλιστα ῥέπει διὰ τῶν ξυμφε[397]ρόντων χωρίων.
βούλεται μὲν γὰρ ἡ φύσις τηνικαῦτα τὸ λυποῦν ἀπώσασθαι,
μὴ δυναμένη δ᾽ ἐπιθεῖναι τῷ ἔργῳ τὸ τέλος ὑπ᾽ ἀῤῥωστίας,
ἡμῶν βοηθῶν δεῖται. διὰ τοῦτο καὶ πλευριτικοὺς θεραπεύων
κατὰ τὴν ῥοπὴν τῶν χυμῶν κενοῖ. τί γὰρ φησίν; ἀλλ᾽ εἰ μὲν
ἡ ὀδύνη ἐς κληΐδα, ἢ ἐν βραχίονι βάρος, ἢ περὶ μαζὸν, ἢ
ὑπὲρ τῶν φρενῶν, τέμνειν χρὴ τὴν ἐν ἀγκῶνι φλέβα τὴν ἔσω

folebat, integre natura mota judicantur, quomodo rurfus
ipfam optime quis imitetur ne aggredientem quidem judi-
cium, et quomodo ei quum aggreditur quidem, fed minus ac
par eft movetur, fuccurrendum. Si enim in his fuiffes exer-
citatus, ejusmodi te confulentem audirem qualia et Hippo-
cratem audio: *Quae judicantur judicataque funt integre,
non movere oportet neque innovare vel medicamentis vel
aliis irritamentis, fed finere.* Hoc fane eft naturae perfecte
motae praeceptum, quod autem fequitur, quum ad judicium
quidem contendit, fed minus ac convenit, eoque ei opitulan-
dum praecipiens in hunc modum dicit: *Quae ducere opor-
tet, eo ducenda funt, quo potiffimum vergunt per loca
convenientia.* Cupit enim tunc natura noxium propellere:
*ubi finem operi imponere prae imbecillitate non poteft, no-
ftro auxilio indiget.* Idcirco et pleuriticos curans, quo hu-
mores vergunt, evacuat. Quid enim ait? *Verum fi dolor
ad jugulum pertingat, aut gravitas brachium vel mamil-
lam vel partes fupra feptum infeftet, in cubito fecanda*

καὶ μὴ ὀκνεῖν συχνὸν ἀφαιρεῖν, ἔστ᾽ ἂν ἐρυθρότερον πολλῷ
ῥυῇ ἢ ἀντὶ καθαροῦ τε καὶ ἐρυθροῦ πελιδνόν. ἀμφότερον
γὰρ γίνεται. ἢν δὲ ὑπὸ φρένας ᾖ τὸ ἄλγημα, ἐς δὲ τὴν κληῖδα
μὴ σημήνῃ, μαλθάσσειν χρὴ τὴν κοιλίην ἢ μέλανι ἐλλεβόρῳ ἢ
πεπλίῳ. πάλιν δ᾽ ἔν τινι τῶν νεφριτικῶν παθημάτων συν-
δρομῇ προειπὼν καὶ ἐς νεφρὸν ὀδύνη βαρείη, ἀρχὴ μηροῦ
κατ᾽ ἴξυν ἐπιφέρει, ἰγνὺν τέμνειν, τουτ᾽ ἐστὶ τὴν ἐν ἰγνύῃ
τέμνειν φλέβα.

Κεφ. έ. Ἐκεῖνο δὲ πῶς εἴρηται; ἐκ Στυμαργέω οἰκέ-
τιδος οὐδὲ αἷμα ἐγένετο, ὡς ἔτεκε θυγατέρα, ἀπέστραπτο τὸ
στόμα πρὸς ἰσχίον καὶ σκέλος, ὀδύνη παρὰ σφυρὸν τμηθεῖσα
ἐρά̈ισε, καίτοι τρόμοι τὸ σῶμα περικατεῖχον. ἀλλ᾽ ἐπὶ τὴν
πρόφασιν χρὴ ἐλθεῖν καὶ τῆς προφάσιος τὴν τροφήν. Ἱππο-
κράτης μὲν οὖν σοι τὴν πρόφασιν τοῦ νοσήματος ἐξετάζειν
κελεύει καὶ τῆς προφάσεως τὴν γένεσιν. ὅπερ εἴποις οὐκ ἂν
οἶμαι γε πλήθους αἵματος ἐνοχλοῦντος ἄλλο τι πρὸς τῆς φλε-
βοτομίας εἰρήσεσθαι. ἐπὶ γοῦν τῆς προειρημένης γυναικὸς,
καίτοι τρομώδους οὔσης, οὐκ ἐμέλησε τέμνειν τὴν φλέβα,

*eſt vena interior, et multum detrahere ſanguinis verendum
non eſt, donec multo rubicundior fluxerit, vel loco puri et
rubri lividus: utrumque enim accidit. Sin autem ſub
ſepto dolor urgeat, ad jugulum vero non pertineat, alvus
emollienda eſt aut veratro nigro aut peplio.* Rurſus in
aliquo nephriticorum affectuum concurſu praefatus, ac in
rene dolor gravis, ſtupor femoris e directo poſiti, infert po-
plitem ſecare, h. e. venam in poplite incidere.
Cap. V. Illud autem quomodo dictum eſt? *Stymargi
ancillae, cui neque ſanguis fluxerat, poſtquam filiam pepe-
riſſet, os autem uteri converſum eſſet, ac dolor in coxam et
crus perlingeret, ex talo ſanguis detractus profuit, etſi tre-
mores totum corpus occuparent.* Sed ad cauſam veniendum
et cauſae fomitem. Hippocrates itaque occaſionem morbi
examinari jubet et occaſionis originem; quod non dicere
poſſis, ut arbitror, aliud quidpiam ac ſanguinis copiam in-
feſtantem a ſecta vena juvari exponetur. In muliere igitur
ſuperius commemorata etſi tremula venam ſecare non ne-

μηδενὸς ἂν ἄλλου τολμήσαντος αἵματος ἀφελεῖν ἐν τρόμοις,
ὥσπερ οὐδὲ ἐν ὑδέροις οὐδ᾽ ἄλλῳ ψυχρῷ πάθει οὐδενί. δέον
γὰρ ἐν τοῖς τοιούτοις ψυγῆναι μὲν ἔτι καὶ μᾶλλον τὸ σῶμα
τῇ τοῦ θερμοῦ χυμοῦ κενώσει, καὶ πρότερον ἤδη τῷ πάθει
κατεψυγμένον σβεσθῆναι τὸ ἔμφυτον θερμόν. ἀλλ᾽ Ἱππο-
κράτης σκεψάμενος, ὡς αὐτὸς λέγει, τὴν πρὸ τοῦ πάθους ὅτι
τὸ πλῆθος ἦν τοῦ αἵματος. οὐ γὰρ ἐκαθάρθη τὸ γύναιον τὴν
λοχείαν καλουμένην κάθαρσιν. ἡ τροφὴ τῆς προφάσεως, τοῦτ᾽
ἔστι ἡ γένεσις καὶ ἡ πρώτη αἰτία τοῦ μὴ καθαρθῆναι καλῶς
ἡ διαστροφὴ τῆς μήτρας· ἀπέστραπτο γὰρ πρὸς τὸ ἰσχίον.
ἐνδειξαμένης οὖν αὐτῷ τῆς μὲν ἐπισχέσεως τὴν κένωσιν, τῆς
δὲ ἐπὶ μήτραν ῥοπῆς τὸν τόπον δι᾽ οὗ χρὴ κενῶσαι, τὴν
παρὰ σφυρὸν ἔταμε φλέβα. τοιοῦτος ἐν ἅπασιν ὁ Ἱπποκράτης.
ἀλλ᾽ ἵνα μὴ λυπῶ τοὺς Ἐρασιστρατείους ἐπιπλέον αὐτὸν
ἐπαινῶν, καὶ γάρ μοι δοκοῦσιν αὐτοί τε οὗτοι καὶ πρὸ αὐτῶν
ὁ Ἐρασίστρατος ἐριστικῶς ἔχειν πρὸς τὸν ἄνδρα, καταλεί-
ψωμεν ἤδη τὰ Ἱπποκράτους. ἐν ἑτέρῳ γάρ μοι καιρῷ πᾶσαν
αὐτοῦ τὴν περὶ τὰς κενώσεις τέχνην ἔξεστι δηλῶσαι. μεταβή-

glexit, quum nemo alius detrahere fanguinem in tremore
aufus fuiffet, quemadmodum neque in hydrope, neque in
alio frigido affectu ullo, quum in hujusmodi corpus adhuc
magis refrigefcat, calido humore evacuato, et calor nativus
corpore jam prius affectu refrigerato extinguatur. Verum
Hippocrates confiderans, ut ipfe inquit, affectus caufam co-
piam effe fanguinis: non enim purgata eft mulier iis quae
lochia vocantur purgamentis. Fomes occafionis hic eft, pri-
maque generatio et prima caufa, quod non recte purgata fit,
uteri converfio, ut quae in coxas diftorta effet Quum igitur
retentio vacuationem ei indicaret, ad uterum autem impetus
humorum, locum per quem evacuare oportet, venam in talo
fecuit. Talis in omnibus Hippocrates eft. Sed ne diutius
Erafiftratios offendam ipfum commendando, fiquidem mihi
videntur tum hi ipfi tum ante eos Erafiftratus cum viro
contendere, dicta Hippocratis jam relinquamus: alias enim
totam ipfius circa vacuationes artem licet indicare. Digre-

Ed. Chart. X. [397. 398.]   Ed. Baf. IV. (3.)

σωμεν δὲ ἐπὶ τοὺς ἄλλους ἄνδρας ἑκατέρας αἱρέσεως, ἐμπειρι-
κῆς τε καὶ λογικῆς. οὐδὲ γὰρ τουτων οὐδένα εὑρίσκω τῆς
φλεβοτομίας ἀποστάντα. δογματικὸν μὲν γὰρ οἶδα καὶ Διο-
κλέα καὶ Πλειστόνικον καὶ Διευχῆ καὶ Μνησίθεον, Πραξαγόραν
τε καὶ Φιλότιμον καὶ Ἡρόφιλον καὶ Ἀσκληπιάδην φλεβοτο-
μοῦντας. καίτοι φιλόνεικος οὕτως ἦν Ἀσκληπιάδης ὥστε
ὀλίγου δεῖν ἅπαντα κινῆσαι τὰ πρόσθεν δόγματα καὶ μήτ᾽
ἄλλου τινὸς τῶν πρὸ αὐτοῦ φείσασθαι μήθ᾽ Ἱπποκράτους, ὥστε
καὶ θανάτου με[398]λέτην τὴν τῶν παλαιῶν ἰατρικὴν οὐκ
ὤκνησεν εἰπεῖν. ἀλλ᾽ οὐδ᾽ οὗτος ἐπὶ τοσοῦτον ἀναίσχυντος ὥστε
τολμῆσαι παντάπασιν ἐξελάσαι φλεβοτομίαν τῶν ἰατρικῶν βοη-
θημάτων· ἀλλ᾽ οὐδέ τις οὔτε τῶν νεωτέρων οὔτε τῶν παλαιῶν,
οὐ Μαντίας, οὐκ Ἀθήναιος, οὐκ Ἀγαθῖνος, οὐκ Ἀρχι-
γένης, οὐχ ὁ τῶν ἐμπειρικῶν χορός. καὶ τούτων μὲν οὐδὲν
τῷ λόγῳ προσεχόντων ἑπομένων καὶ ἀεὶ τῇ πείρᾳ καταγνούς,
ἀλλ᾽ οὐκ ἄν ἔχοις εἰπεῖν οὐδένα. τί ποτ᾽ ο᾽ ν οἱ διαφωνοῦντες
ἐν ἅπασι σχεδὸν τοῖς ἄλλοις ἐν τούτῳ συμπεφωνήκασιν; ἐμοὶ
μὲν γὰρ οὐδὲν εἶναι δοκεῖ πιστότερον ἀνυπόπτου συμφωνίας.

diamur autem ad alios utriusque fectae, et empiricae et ra-
tionalis, viros: neque enim ex his ullum a venae fectione
abhorruiffe invenio. Nam dogmaticum novi et Dioclem et
Pliftonicum et Dieuchem et Menefitheum et Praxagoram
et Philotimum et Herophilum et Afclepiadem fanguinem
detrahere; etfi Afclepiades adeo fuerit contentiofus et gloriae
cupidus, ut fere omnia fuperiorum dogmata fubmoverit,
neque ulli alii qui ante ipfum fuerat, neque Hippocrati pe-
percerit, ut qui veterum medicinam mortis curationem di-
cere non fit veritus. Attamen adeo non fuit impudens, ut
plane venae fectionem ex medicis praefidiis eximere fit au-
fus, imo nec recentiorum aliquis nec veterum, non Mantias,
non Athenaeus, non Agathinus, non Archigenes, non empi-
ricorum chorus. At ex his qui rationi nunquam attendunt,
fed experientiae perpetuo adhaerent, nullum adferre poffis,
qui hoc tentarit. Cur igitur qui in omnibus fere aliis diffen-
tiunt, in hoc uno funt concordes? mihi enim nullum vide-
tur effe fide dignius, quam fenfus certus et fufpicione va-

παραλείπωμεν δ᾽, εἰ βούλει, τούτους, ἵνα μηδὲ τῷ πλήθει τῶν
μαρτύρων δυσωπητὰ τὰ τῆς φύσεως, ἣν ἐπαινεῖς ἔργα ποιή-
σωμεν. οὐχ αὕτη γυναῖκας μὲν ἁπάσας ἐφ᾽ ἑκάστῳ μηνὶ
κινοῖ τὸ περιττὸν ἀποχέουσα τοῦ αἵματος; ; ἔδει γὰρ, οἶμαι,
οἴκοι τὸ θῆλυ γένος οὔτ᾽ ἐν ἰσχυροῖς πόνοις διαιτώμενον
οὔθ᾽ ὁμιλοῦν ἡλίῳ καθαρῷ, καὶ δι᾽ ἄμφω ταῦτα πλῆθος ὑπο-
τρέφον ἅμα φυσικὸν ἔχειν τοῦ πλήθους τὴν κένωσιν. ἐν μὲν
τούτοις ἦν τῆς φύσεως ἔργον· ἕτερον δὲ ἡ μετὰ τόκον κάθαρ-
σις, καίτοι καὶ ἡ κίησις αὐτὴ κένωσις ἦν. ἐκ τοῦ τῆς μήτρας
αἵματος τὸ κυούμενον τρέφεται. καὶ ἡ μετὰ τὴν κύησιν δὲ
τοῦ γάλακτος ἐν μαστοῖς γένεσις οὐ σμικρὰ κένωσις οὐδ᾽
αὐτὴ τῷ πλήθει. μία γὰρ ἀμφοτέρων ἡ οὐσία καταμηνίου τε
καὶ γάλακτος καὶ κοιναὶ, καθάπερ ἄν τις εἴποι, πηγαὶ τῶν
ὀχετῶν ἑκατέρων αἱ φλέβες εἰσί. διὰ τοῦθ᾽ ὅσαις δι᾽ ἡλικίαν
ἤδη τὸ καταμήνιον μηκέτ᾽ ἔρχεται, ταύταις οὐδ᾽ ἐν μαστοῖς
ἀθροίζεται γάλα. καὶ ὅσαι καθαίρεσθαι μὲν ὥρας ἔχουσι,
ἀλλὰ θηλάζουσιν, οὐ καθαίρονται. καὶ ἢν θηλαζούσῃ γυναικὶ
δι᾽ ὑστερῶν ὁρμήσῃ τὸ αἷμα, σβέννυται τὸ γάλα. καὶ τῶν

cans. Relinquamus autem hos, fi ita vis, ne teftium multitu
dine naturae quam commendas opera reddamus dubia.   Non
haec mulieres quidem omnes fingulis menfibus evacuat, fan-
guinis fuperfluum effundens? Conveniebat enim, mea fen-
tentia, ut muliebre genus quod domi non in magnis degit
laboribus, neque in fole puro verfatur et propter haec ambo
copiam congregat fovetque, naturale remedium habeat pleni-
tudinis evacuationem. Atque unum fane hoc naturae opus
eft, alterum vero poft partum purgatio elfi etiam partus
ipfe evacuatio fit. Ex uteri fanguine foetus alitur: poftquam
in lucem editus eft, lactis in mamilla generatio non exigua
vacuatio menfium copiae refpondens exiftit; una enim am-
borum et menftrui et lactis fubftantia eft, ac communes, ut
ita dicam, utrorumque rivorum fontes venae exiftunt. Qua
de caufa quibus per aetatem menfes non amplius fluunt, his
neque in mammis lac colligitur, item quae purgationis tem-
pora quidem non excefferunt, fed lactant, non purgantur,
et fi mulieri lactenti per uterum fanguis effluit, lac evane-

ζώων ὅσα μὴ (4) κυΐσκεται, τούτοις οὐδὲ γάλα ἐστίν, καὶ
ὅσοις γάλα ἐστὶ, ταῦτα κυΐσκεσθαι φύσιν ἔχει. εἰ δὲ καὶ μάθοις
ἡλίκων ἐκ ταύτης τῆς κενώσεως ἀπολαύει τὸ θῆλυ γένος ἀγα-
θῶν καὶ ὅσα βλάπτεται μὴ κενούμενον, οὐκ οἶδα πῶς ὑπο-
μενεῖς ἔτι μὴ παντὶ τρόπῳ σπεύδων κενῶσαι πλεονάζον αἷμα.
γυνὴ οὐ ποδαγριᾷ, εἰ μὴ τὰ καταμηνία αὐτῆς ἐκλείπῃ, φησὶν
Ἱπποκράτης. καίτοι τί δέομαι τῶν Ἱπποκράτους φωνῶν
πρὸς ἄνθρωπον ἐχθρὸν Ἱπποκράτει; νομίζω τοίνυν αὐτὴν
λέγειν σοι τὴν ἀλήθειαν δι' ἐμοῦ κήρυκος, οὔτε ποδάγραις
οὔτε ἀρθρίτισιν οὔτε πλευρίτισιν οὔτε περιπνευμονίαις
ἁλίσκεται γυνὴ καλῶς καθαιρομένη. ἀλλ' οὐδὲ ἐπίληπτος οὐδὲ
ἀπόπληκτος οὐδὲ ἄπνους οὐδὲ ἄφωνος οὐδενὶ ἐν καιρῷ
ποτε γίνεται καθαιρομένη καλῶς. ἑάλω δέ ποτε φρενίτισι
ἢ ληθάργοις ἢ σπασμοῖς ἢ τρόμοις ἢ τετάνοις ἐπιμηνίων
ἰόντων. εἶδες δέ ποτε μελαγχολῶσαν ἢ μαινομένην ἢ πτύου-
σαν ἐκ θώρακος ἢ ἐμοῦσαν ἐκ γαστρὸς αἷμα, ἢ κεφαλαίᾳ
κάμνουσαν, ἢ συνάγχῃ πνιγομένην, ἤ τι τῶν μεγάλων καὶ ἰσχυ-

fcit: et quae animantia non concipiunt, his neque lac eft;
contra quibus lac eft, ea donec concipiunt lac habent. At fi
etiam didiceris quantis ex hac vacuatione bonis foemineum
genus frueitur, et quae ipfi noxae oboriuntur fi non evacue-
tur, haud novi quomodo fuftines adhuc non omni fludio
fanguinem redundantem evacuare. *Mulier non podagra cor-
ripitur, nifi menfes ipfius defecerint.* ait Hippocrates. At
quid opus habeo verbis Hippocratis contra hominem Hippo-
crati inimicum? Puto igitur ipfam veritatem per me praeco-
nem tibi dicere, mulierem, fi recte purgetur, non infeftari
podagra, neque morbo articulario neque pleuritide neque
peripneumonia, imo neque morbo comitiali neque apoplc-
xia, neque refpirationis neque vocis defectu in ullo tem-
pore moleftatur, fi recte purgetur menftruis. Sed quando
que correpta eft phrenitide aut lethargo aut convulfione
aut tremore aut tetano, menfibus emanantibus. Novifti au-
tem quandoque melancholia laborantem, aut infanientem,
aut fpuentem ex thorace, aut vomentem fanguinem ex ven-

166 ΓΑΛΗΝΟΤ ΠΕΡΙ ΦΛΕΒΟΤ. ΠΡΟΣ ΕΡΑΣΙΣΤ.

Ed. Chart. X. [398. 399.]   Ed. Baf. IV. (4.)

ρῶν παθημάτων ὑπομένουσαν, εἰ καλῶς ἐκκρίνεται τὰ κατα-
μηνία· ἰσχομένων δ᾿ αὖ πάλιν ἕτοιμον ἐν παντὶ κακῷ γενέ-
σθαι. καὶ αἱ κενώσεις ἰάματα. καταλιπὼν δὲ ἤδη τὰς γυναῖ-
κας ἐπὶ τοὺς ἄνδρας ἐλθὲ, καὶ μάθε, πόσοι μὲν αἱμορροΐδι
τὸ περιττὸν εἰθισμένοι κενοῦσθαι, πάντες ἀπαθεῖς νοσημά-
των διατελοῦσι, πόσοι δ᾿ ἐπισχεθείσης τῆς κενώσεως ἐν χαλε-
πωτάτοις ἐγένοντο. πότερον οὐδὲ τούτων ἀποκενώσεις τοῦ
αἵματος, οὐδ᾿ ἂν συναγχικοὶ γενόμενοι τύχωσιν, οὐδ᾿ ἂν
περιπνευμονικοί. ἀλλ᾿ ὑπὸ τοῦ μὴ ἀναθέσθαι τὰ κακῶς ἐγνω-
[399]σμένα περιόψει τοσούτους ἀπολλυμένους; σὺ μὲν ἴσως
τοῦτο δράσεις, ἐγὼ δ᾿ οὐ ταῦτα μόνον, ἀλλὰ καὶ σπασμὸν
καὶ ὕδερον αἵματος κενώσει πολλάκις ἰασάμην. οὕτως γὰρ
ἦτε μακρὰ πεῖρα διδάσκει με, ὅ τε λόγος οὕτως ἐπὶ τὴν πρό-
φασιν κελεύει ἔρχεσθαι καὶ τῆς προφάσεως τὴν ῥοπήν. ὅτι δὲ
καὶ ἡ πεῖρα, τὰ τῶν ἐμπειρικῶν ἀναγνοὺς εἴσῃ γράμματα.

Κεφ. στ´. Μὴ τοίνυν ἔτι φιλονεικεῖν Ἱπποκράτει μόνῳ
δόκει κενοῦν αἷμα παραινοῦντι, κἂν εἰς τρόμον, κἂν εἰς ὕδε-

triculo, aut oephalaea aegrotantem aut angina fuffocatam, aut
magnum aliquem validumque affectum fuftinentem, fi probe
menftrua excernerentur: iis autem retentis, quolibet vitio
effe opportunam, eique vacuationes mederi. Relictis autem
jam mulieribus ad viros accedito difcitoque, quotcumque
per haemorrhoides fuperfluum vacuari confuevit, hi omnes
a morbis immunes trafigunt, quibuscunque vero re-
tenta fuit evacuatio, graviffimis morbis conflictati funt.
Utrum neque ex his fanguinem evacuatis, neque fi angina
correpti fuerint, neque fi peripneumonia, anne perperam co-
gnita ponas, tot pereuntes negliges? Tu fane forfan id facis,
ego vero non haec tantum, fed etiam convulfionem et hy-
derum fanguinis vacuatione faepe ouravi. Sic enim et longa
me experientia docet, et ratio fic ad occafionem venire jubet
occafionisque incitamentum· Quod autem et experientia ita
praecipit, empiricorum libris perlectis condifces.
    Cap. VI. Ne igitur adhuc cum Hippocrate folo te
contendere putato, qui fanguinem vacuare praecipit five

ρον, κᾂν εἰς ἄλλο τι ψυχρὸν πάθος ἢ ἀνὴρ δι᾽ ἐπίσχεσιν
αἱμοῤῥοΐδος ἢ γυνὴ δι᾽ ἐμμηνίων ἐμπέσοι, ἀλλὰ καὶ τοῖς ἀπὸ
τῆς ἐμπειρίας ἅπασιν ἰατροῖς καὶ τῷ βίῳ τῶν ἀνθρώπων·
ἀνατρέπειν γοῦν μοι δοκεῖς τὸν κοινὸν ἁπάντων λογισμόν.
οὐκ ἂν φαίης κατὰ φύσιν εἶναι παντὶ τῷ λογίσασθαι κι-
νοῦν αἵματος διὰ πλῆθος. τίς οὐκ οἶδεν ὅτι τἀναντία
τῶν ἐναντίων ἰάματα; μὴ γὰρ Ἱπποκράτους ἡ γνώμη μόνον,
κοινὴ πάντων ἀνθρώπων ἐστίν. ἀλλά μοι δοκεῖς ὑπὸ τῆς
πρὸς Ἱπποκράτη φιλονεικίας καὶ τῶν ἄλλων ἀνοητότερος
εἶναι. ταῦτα γοῦν ὁσημέραι τῆς φύσεως ποδηγούσης αὐτὰ καὶ
τὴν ἔνδειαν προσφοραῖς ἰᾶται καὶ τὰς πλησμονὰς κενώσεσι
καὶ τὸ κρύος θάλψεσι καὶ τὰς θάλψεις ἐμψύξεσι. τί γάρ ἐστι
τροφὴν προσενέγκασθαι ἄλλο γε ἢ τὸ πλῆθος ἐκπορίσασθαι;
τί δ᾽ ἀποκρῖναι κόπρον ἢ ἔντερον πεπληρωμένον ἐκκενῶσαι;
τί δ᾽ οὐρῆσαι ἢ κύστεως πλησμονὴν ἰάσασθαι; ταῦτα μὲν
ζῶα καὶ κρύει πονούμενα φωλεοὺς ἑαυτοῖς καί τινας ἀλεεινὰς
εἰς τὴν γῆν καταδύσεις ἐκπορίζεται καὶ τῷ θάλπει κάμνοντα

in tremorem five in hyderum, five in aliud quoddam frigi-
dum affectum, aut vir ex haemorrhoidum fuppreſſioue aut
mulier ex menſtruis fuppreſſis inciderit, fed etiam cum
omnibus medicis empiricis et vita hominum: nam commu-
nem omnium rationem fubvertere mihi videris, nifi concef-
feris a natura cuivis conceſſum eſſe ut confideret fanguinem
vacuandum eſſe, ubi copia ipfius fubfit. Quis ignorat con-
traria contrariorum eſſe remedia? non enim Hippocratis fo-
lius fententia eſt, fed cunctis hominibus communis. Sed mihi
videris te nimio cum Hippocrate contendendi ſtudio etiam
aliis eſſe ſtolidiorem, quum haec ipfa natura quotidie tibi
fuggerat et inediam aſſamptione curet, repletiones evacua-
tionibus, frigus caliditate et calorem refrigeratione. Quid
enim aliud eſt alimentum aſſumere quam copiam fuppedi-
tare? quid autem excernere ſtercus quam inteſtinum reple-
tum evacuare? quid urinam mittere quam veficae reple-
tioni mederi? Jam pleraque animalia quum frigus fentiunt,
latebras fibi et quosdam calentes cuniculos fub terram com-

168 ΓΑΛΗΝΟΥ ΠΕΡΙ ΦΛΕΒΟΤ. ΠΡΟΣ ΕΡΑΣΙΣΤ.

Ed. Chart. X. [399.]   Ed. Baf. IV. (4.)

θέρους ὥρᾳ νήχεται μὲν ἐν ὕδατι ψυχρῷ, διατρίβει δ᾽ ἐν
τόποις συσκίοις τε καὶ προσηνέμοις. ἔγωγε κύνα πολλάκις
εἶδον ἔμετον ἐπιτηδεύοντα καὶ τὴν Αἰγυπτίαν ὄρνιθα κλυ-
στῆρα μιμησαμένην, ἀνθρώποις δὲ αὐτά τε ταῦτα, ὡς ἂν
λόγῳ χρωμένοις, εὐμηχανώτερα ἅπαντα. κάλεσον οὖν ἰδιώτην
ἰατρικῆς ἐπὶ ἄῤῥωστον εὐέκτην, νέον, πολύαιμον ὑπὸ συνάγ-
χης ἢ περιπνευμονίας πνιγόμενον, εἶτ᾽ ἐροῦ τὸν ἄνθρωπον
εἴ τι πρὸς τὸ πάθος ἐπινοεῖ, τίς οὕτως ἀνόητος ὡς μὴ κένω-
σιν αἵματος εἰπεῖν; ἀλλ᾽ Ἐρασίστρατος ὑπὸ τῆς πρὸς Ἱππο-
κράτη φιλονεικίας οὐδὲ τὰς κοινὰς ἁπάντων ἀνθρώπων
ἐννοίας φαίνεται διασώζων, ἀλλ᾽ ἔτι καὶ τῶν γεράνων ἀνοη-
τότερος εὑρίσκεται. μακρῷ τοιγαροῦν καὶ ταύτας, ὡς ἀετοὺς
μέχρι περάτων γῆς πετομένους ἐστὶν ἰδεῖν, ὑποφευγούσας ἐν
μέρει κρύος τε καὶ θάλπος, ἰωμένας τε διὰ παντὸς τοῖς ἐναν-
τίοις τὰ ἐναντία. τοῦτο μὲν οὖν, ὅπερ ἔφην, οὔπω τῆς Ἱππο-
κράτους ἄξιον τέχνης, ὡς χρὴ κενοῦν αἵματος οἷς διὰ πλῆθος
αἵματος ὁ κίνδυνος. ὅτῳ δὲ χρὴ τρόπῳ τὴν κένωσιν ποιεῖσθαι

parant; quum calore laborant, aeflate in aqua frigida natant,
deguntque in locis umbrofis et vento expofitis. Ego fane
canem frequenter vidi vomitum fibi provocantem, item
Aegyptiam avem clyfterem imitantem: at hominibus, ut qui
ratione utantur, haec ipfa omnia facilius praeftari poffunt.
Vocato igitur medicinae imperitum ad aegrotum boni habi-
tus, adolefcentem, fanguinolentum, qui ab angina aut peri-
pneumonia fuffocetur, poftea hominem interroga fi quid ad-
verfus affectum animadvertat: quis adeo demens, ut non
fanguinis vacuationem pronunciet? Verum Erafiftratus prae
contentione adverfus Hippocratem concepta ne communes
quidem omnium hominum notiones fervare videtur, fed
gruibus etiam adhuc ftolidior invenitur. E longinquo igitur
has quoque, ut aquilas, usque ad terrae fines volantes videre
licet viciffim et frigus et calorem fubterfugientes curantes-
que perpetuo contraria contrariis. Hoc igitur quod dixi
nondum Hippocratica arte dignum eft, nempe fanguinem
vacuandum effe, quibus ex copia fanguinis periculum immi-

καὶ ἐν ὅτῳ καιρῷ καὶ μέχρι τοσοῦτον, μᾶλλον ἐβουλόμην ἄν
μοι διαλέγεσθαι. τὸ γὰρ ἐπίστασθαι πηνίκα μὲν χρὴ τέμνειν
τὴν ἐν τῷ μετώπῳ φλέβα, πηνίκα δὲ τὰς παρὰ τοὺς καν-
θοὺς τῶν ὀφθαλμῶν ἢ τὰς ὑπὸ τῇ γλώττῃ ἢ τὴν ὠμιαίαν
[400] ὀνομαζομένην, ἢ τὴν διὰ μασχάλων, ἢ τὰς κατ᾽ ἰγνύας ἢ
παρὰ σφυρὸν, ὑπὲρ ὧν ἁπασῶν ἐδίδαξεν Ἱπποκράτης, τοῦτον
ἐγὼ νομίζω τὸν λογισμὸν ἰατρῶν εἶναι. τὸ δ᾽ ὅτι χρὴ τὰ
ἐναντία τοῖς ἐναντίοις ἰᾶσθαι καὶ ὡς τῷ πλήθει ἡ κένωσις
ἐναντίον, τοσούτῳ δέω θαυμάζειν ὥστε καὶ τοῖς ἀλόγοις
ζώοις μετεῖναι φημὶ τῆς ἐννοίας. εἰ δὲ βούλει μικρὸν ἀνοίξας
τὰ ὦτα, μᾶλλον δὲ τὴν ψυχὴν, ἀληθῆ λόγον καταδέξασθαι
τῆς πρὸς Ἱπποκράτη δυσμενείας ἐπιλαθόμενος, εἴποιμ᾽ ἄν
σοί τι τῆς ἐκείνου τέχνης ἄξιον. ἄχρι μὲν γὰρ τοῦδε καὶ Διο-
κλῆς ἠπίστατο καὶ Πλειστόνικος, Ἡρόφιλός τε καὶ Πραξαγό-
ρας καὶ Φιλότιμος ἄλλοι τε πολλοὶ τῶν ἰατρῶν· οὐκ αὐτοὶ
μὲν ἐξεῦρον, ἑπόμενοι δὲ Ἱπποκράτει, πηνίκα χρὴ τέμνειν
ἑκάστην ὧν εἶπον φλέβα. ὅτι δ᾽ ἀπὸ χολῆς μελαίνης εἰς

net. Quo autem modo vacuationem moliri conveniat et quo
tempore et quantam, magis cuperem mihi edifferi. Nam
ſcire quando ſane frontis vena ſecanda veniat, quando vero
ad oculorum angulos ſitae, vel ſub lingua vel humeralis
dicta vel quae per alas excurrit vel quae poplitem aut ta-
lum perreptant, e quibus omnibus mitti ſanguinem docuit
Hippocrates, hanc ego medicorum ratiocinationem eſſe ſen-
tio, ac quod contraria contrariis curare oporteat, quodque
copiae vacuatio ſit contraria, id etiam bruta intelligere puto,
tantum abeſt ut ego admirer. At ſi voles auribus paululum
apertis, imo potius animo verum ſermonem recipere, ſimul-
tatis erga Hippocratem oblitus dicam tibi quid illius arte
dignum ſit. Hactenus enim Diocles, Pliſtonicus, Herophilus,
Praxagoras, Philotimus aliique multi medici non ſua qui
dem induſtria verum Hippocratem ſequentes invenerunt
quando ſingulae quas diximus venae ſecandae ſint. Quod
autem atra bile vexatis haemorrhoides conferant, id nondum
omnes intelligunt, etſi manifeſto Hippocrates docuerit. Ve

ὅμοιον αἱμοῤῥοΐδι, τοῦτο οὐκ ἔτι πάντες γιγνώσκουσι, καίτοι
σαφῶς Ἱπποκράτους διδάξαντος, ἀλλ᾽ ὅσοι γνησίως ὡμίλησαν
αὐτοῦ τοῖς γράμμασιν, οὗτοι μόνοι πῶς μὲν αἱμοῤῥοῖς γίγνεται
μεμαθήκασι παρ᾽ αὐτοῦ, πῶς δὲ καὶ δυσεντερία, πῶς δὲ καὶ
κιρσὸς, ὅτι τε οὐ διὰ παντὸς ἕκαστον τούτων συνιστάμενον
κωλυτέον, ἀλλ᾽ ὅτι ὅτε συνεργητέον, ἢ τῆς φύσεως ἡσυχαζού-
σης, αὐτῇ τὸ πᾶν διατρεπτέον, ὅτε οὕτω συμφέρει τοσοῦτον
ἀποδέουσιν οἱ ταῦτα μαθόντες τὴν δυσεντερίαν καὶ κιρσὸν καὶ
αἱμοῤῥοΐδα πρὸ τοῦ καιροῦ σπεύδειν ἰᾶσθαι, ὥστε αὐτοὶ
μηχανῶνται μηδ᾽ ὅλως ὄντα ποιῆσαι. καὶ ἔγωγε πολλοὺς οἶδα
καὶ μελαγχολήσαντας καὶ ἄλλως ἐκμανέντας ἐπὶ τοιαύταις
κενώσεσιν ἰατρῶν ἀμαθείᾳ κωλυθείσαις. οἱ δέ τινες αὐτῶν
πλευρίτισι καὶ νεφρίτισιν ἑάλωσαν, ἄλλοι δὲ αἵματος ἤμεσαν
ἐκ γαστρὸς, ἢ ἐκ θώρακος ἀνέβηξαν, ἢ παραπληγίαις ἢ ὑδέροις
ἀπώλοντο. ταῦτ᾽ ἐγὼ χρῆναι γινώσκειν φημὶ τὸν ἰατρόν.
αὕτη μεγάλη περὶ τὰς κενώσεις τέχνη.

　　Κεφ. ζ'.　Τὸ δ᾽ ὅσον χρὴ κενοῦν αἵματος πλεονά-
ζοντος οὐδὲν μέγα. τί δήποτ᾽ οὖν παρεῖδεν ὁ Ἐρασίστρατος

rum qui fincere in fcriptis illius verfati funt, hi foli quo-
modo haemorrhois fiat ab ipfo didicere. Quomodo autem
et dyfenteria, quomodo varix, item quod non femper fin-
gula haec ne conftituantur prohibere, fed quod interdum
etiam promovere, vel dum natura conquiefcit totum ei com-
mittere oportet, quando ita conducit, adeo autem negligunt
qui haec didicerunt dyfenteriam, varicem et haemorrhoi-
dem mature curare aggredi, ut etiam ipfi quae non funt
convenientia facere machinentur. Ego fiquidem multos novi
et melancholia correptos et alias infanientes ob hujusmodi
evacuationes medicorum infcitia impeditas. Nonnulli vero
ipforum pleuritide et nephritide funt conflictati, alii autem
fanguinem ex vertriculo vomuerunt, aut ex thorace extuf-
fierunt, aut paraplexia vel hydero perierunt. Haec ego me-
dico nofcenda effe cenfeo, una cum magno illo circa vacua-
tiones artificio.

　　Cap. VII.　Quantum autem ex fanguine exuperante
vacuare oporteat, res non magni momenti.　Cur tandem

Ed. Chart. X. [400. 401.]   Ed. Baf. IV. (4. 5.)

αὐτὸ καθάπερ τι τῶν μεγάλων; ἢ τί ληοῦσιν οἱ πρὸς ἅπαν
ἐρίζειν ἑτοιμότατοι τῆς κενώσεως ἄγνωςον εἶναι φάσκοντες,
ὥσπερ καὶ τῶν ἄλλων βοηθημάτων τοτὸν κατηγοροῦντες;
ἢ τίνος ᾧ πρὸς θεῶν ἀκριβῶς οἴονται τ μέτρον λαβεῖν, ὡς
μήθ᾽ ὑπερβάλλειν τὸ ποσὸν μήτ᾽ ἐλλείπει; ἆρά γε κλυστῆρος,
ἢ τῶν καθαιρόντων τινὸς φαρμάκων, ἢ τῳ οὔρησιν κινούντων,
ἢ τροφῆς ἢ πόματος οὐδενὸς τῶν πάντω; ὥρα τοίνυν αὐτοῖς
εἰς ἅπαντα τὴν ὑπο(5)ψίαν ἐκτείνουσινἡσυχάζειν περὶ πᾶν.
τί ποτ᾽ οὖν αὐτὸς ὁ Ἐρασίστρατος καθαρουσι χρῆται φαρμά-
κοις καὶ οἶνον δίδωσιν ὕδατι ψυχρῷ κερνύς, ἄλλοις τέ τισι
καὶ χολερικοῖς. ἐνταῦθα μέν γε φορτικῶ ἱκανῶς ἐπαινῶν τὸν
διδάσκαλον Χρύσιππον, ὡς ἐξευρόντα ἰοήθημα μηδενὶ τῶν
ἔμπροσθεν ἐγνωσμένον, μόνον διαρκὲς ε ἴασιν χολερικῶν ἤδη
θανάτῳ πελαζόντων. οὐ γὰρ ἐν τῷ τχόντι δίδωσιν αὐτῷ
καιρῷ, ἀλλ᾽ εἰς ὀξὺ σφόδρα κατήγαγε ἱν χρῆσιν [401] τοῦ
βοηθήματος. καὶ οὐ μέμφομαι τοῦτο, εἰ τἀντα ἀκριβῶς ἐστο-
χάσατο τοῦ καιροῦ. θαυμαζέτω δέ τις εἶνο, πῶς ἐν οἷς μὲν

Erafiftratus omifit, ceu aliquid grande? aut quid nugantur
qui ad quodvis contendere paratiffimi funt, vacuationis igno-
rantem illum effe dicentes, quemadmodum etiam in aliis
praefidiis idem objicientes? aut cujus per deos menfuram
exacte tenere ipfum arbitrantur, ut neque excedat quanti-
tatem, neque in ea deficiat? num clyfteris an purgantis cu-
jusdam medicamenti an urinam cientis vel cibi vel potus
ullius? Tempeftivum igitur ipfis eft ad omnia fufpicionem
moventibus omnino conquiefcere ac filentium agere. Cur-
nam igitur Erafiftratus ipfe purgantibus utitur medicamen-
tis ac vinum aqua frigida temperatum cum aliis quibusdam
tum cholericis exhibet? Hic fane Chryfippum praeceptorem
fuum fatis invidiofe laudat, tanquam praefidium a nullo ve-
terum cognitum invenerit, quod unum cholericis jam morti
proximis fufficiat curandis. Non enim id quovis tempore
propinat, fed in anguftum adeo fpatium et brevem occafio-
nem praefidii ufum redegit. Ac id non accufo, fi omnes tem-
poris partes accurate conjectura deprehendat. Admiretur

Ed. Chart. X. [401.]   Ed. Baf. IV. (5.)

αὐτὸς εἴρηκεν, εἰ Χρυσίππειόν τι διδάσκει, τολμηρὸς ἱκανῶς
ἐστι καὶ οὐδὲν ἄρα τηνικαῦτ᾽ αὐτὸν, οὐκ ὀξύτης καιροῦ κατέ-
πληξεν, οὐ τοῦ μέτρου τὸ δύσληπτον, οὐ τοῦ πάθους τὸ
κινδυνῶδες, ἀλλ᾽ οὕτως οἴεται σαφῶς τε ἅμα καὶ ἀκριβῶς
αὐτό τε τὸ μέτρον καὶ τὸν καιρὸν ἐκδιδάσκειν, ὥστ᾽ οὐ μόνον
ἰατροῖς, ἀλλ᾽ ἤδη καὶ ἰδιώταις χρησίμους εἶναι τὰς ὑποθήκας
νομίζει. οἷς δ᾽ ἄν τινα δέοι τῶν πρεσβυτέρων ἰατρῶν ἐπαι-
νέσαι τῆς εὑρέσεως, ἐνταῦθα παντάπασιν ἀποδιδράσκει. φέρε
δὴ καὶ τοῦτο αὐτοῖς ἐπιδείξομεν, ὡς παντὸς οὑτινοσοῦν βοη-
θήματος ἐν φλεβοτομίᾳ τὸ μέτρον εὐληπτότερον. εἰ καὶ γὰρ
χρόας μεταβολὴν ἔνεστι πολλάκις τεκμήρασθαι καὶ διχῶς
τοῦτο ποιῆσαι, ποτὲ μὲν τοῦ ῥέοντος αἵματος, ποτὲ δὲ καὶ
τοῦ κάμνοντος αὐτοῦ. καὶ λειποθυμία ἐπὶ πολλῶν παθῶν
ὅρος ἐστὶ κενώσεως, καὶ ὁ τόνος τῆς ῥύσεως τοῦ αἵματος
ὀκλάζων, καὶ οἱ σφυγμοὶ τρεψάμενοι. καὶ μόνης ταύτης κενώ-
σεως αὐτοκράτορα τὴν ἐξουσίαν ἔχει ὁ ἰατρὸς παύειν ὅτε
βούλοιτο, τῶν δ᾽ ἄλλων οὐδεμιᾶς. ἀλλ᾽ εἴθ᾽ ὑπήλατον φάρ-

antem quis iftud, quomodo in illis quae ipfe protulit, fi
Chryfippicum quicquam doceat, audax et temerarius admo-
dum exiftat, ac nihil cum prorfus nec occafionis celeritas
nec difficilis menfurae comprehenfio nec affectus periculum
deterreat, fed adeo manifefte fimul et exacte menfuram et
occafionem ipfum id docere autumet, ut non medicis tantum,
fed jam etiam idiotis praecepta ipfius utilia effe cenfeat. Ubi
vero aliquem ex vetuftioribus medicis inventionis nomine
laudare debet, illic omnino fubterfugit.   Age jam etiam hoo
ipfis demonftremus, menfuram in fanguinis miffione facilius
quam in quovis alio remedio deprehendi poffe. Vel enim
coloris mutationem faepe conjicere licet, idque bifariam fieri,
interdum fluentem quidem fanguinem, interdum etiam ae-
grotantem ipfum infpiciendo.   Jam animi defectio in multis
affectibus vacuationis terminus eft et fluoris fanguinis tenor
labafcens ac pulfus immutari.   Jam medicus hujus folius
vacuationis fiftendae liberam habet poteftatem, ubicunque
voluerit, aliorum mullius. Verum five medicamentum quod

BIBΛION. 173

Ed. Chart. X. [401.]   Ed. Baſ. IV. (5.)

μακον δώσεις, εἴτε ἐμετήριον, εἴτε οὔρων κενωτικὸν, εἴτε
θώρακος, εἴτε κεφαλῆς καθαρτικὸν, πρώτη δόσις ἐπὶ σοὶ, τὰ
δ᾽ ἐφεξῆς ἡ τύχη βραβεύει καὶ μέγας ὁ κίνδυνος ἐπὶ φαρμάκων
καθαιρόντων δόσεσιν ἢ μὴ κινηθῆναι τὴν κάθαρσιν ἢ μὴ
ῥᾳδίως ἐκκριθῆναι τὸ συῤῥοῦν εἰς τὴν κοιλίαν, ἢ μετὰ πόνων
καὶ δήξεων καὶ στρόφων καὶ καταψύξεως καὶ ἀσφυξίας καὶ
λειποθυμίας ἐκκρίνεσθαι, ἢ ταραχθῆναι μὲν ὅλον τὸ σῶμα
σφοδρῶς, ὀλίγον δὲ κενωθῆναι ἢ ὑπερκενωθῆναι. καὶ γὰρ αὖ
καὶ τοῦτο γίνεται πολλάκις ἐν τῷδε, κακῶν ἔσχατον. οὐ γὰρ
ὥσπερ ἐπὶ τῆς φλεβὸς τῆς διῃρημένης ἐπιθεὶς τὸν δάκτυλον
εὐθὺς ἔπαυσας, τὸ ῥέον εἰς τὴν γαστέρα παύειν. ἀλλ᾽ ὅμως
οὐδεὶς ἰατρῶν ἀφίσταται δόσεως φαρμάκων, εὐλαβείᾳ τῶν ἐπι-
γιγνομένων συμπτωμάτων, ἀλλ᾽ ὡς σφαλεὶς νῦν οὕτω μηκέτι
χρῆσθαι προνοεῖται. τί λέγω καθαρτικὰ καὶ φαρμάκων ἰσχυ-
ρῶν μνημονεύων διατρίβω, σιτίου παντὸς ἡ διαμαρτία τοῦ
μέτρου μέγιστα βλάπτει; θεάσασθαι δέ ἐστιν ἐναργῶς τῆς
βλάβης τὸ μέγεθος ἐν τοῖς ὑπερίνοις μὲν καὶ ἀσθενέσι, ταχείας

alvum ſubducat, exhibueris, ſive quod vomitum provocet,
ſive quod urinas ducat, ſive quod thoracem aut caput purget,
prima exhibitio in tua poteſtate eſt, ſequentia autem fortuna
ſibi vindicat et magnum periculum comitatur medicamenta
quae purgant exhibita, ne vel purgatio non moveatur aut
ne id quod in ventrem confluit prompte excernatur aut
cum doloribus, roſionibus, torminibus, refrigeratione, pul-
ſus defectu et animi excernatur, aut totum corpus vehemen-
ter turbetur, exiguum autem evacuetur vel nimium, etenim
et hoc multoties malorum graviſſimum in hac medicatione
accidit. Non enim ut in vena diviſa digito impoſito ſtatim
ſiſtis, ita quod in ventrem confluit cohibes. Attamen medi-
corum nullus ſupervenientium ſymptomatum metu a medi-
camentis exhibendis abſtinet, ſed ubi jam errorem commi-
ſit, non amplius eo uti proponit. Quid dico purgantia et va-
lidorum medicamentorum mentionem faciens tempus con-
tero, quum in cibo quolibet peccatum in menſura admiſſum
maxime offendat? Licet autem noxae *m*agnitudinem contem-

174 ΓΑΛΗΝΟΥ ΠΕΡΙ ΦΛΕΒΟΤ· ΠΡΟΣ ΕΡΑΣΙΣΤ.

Ed. Chart. X. [401. 402.]　　　　　Ed. Baf. IV. (5.)

δὲ ἀναθρέψεως δεομένοις. ἐν οἷς τὸ μὲν ἔλαττον ἐνδεῶς τρέ-
φον μαραίνει τὴν δύναμιν, τὸ δ᾽ ὑπερβάλλον, ἄχθος ὂν τῇ
φύσει μᾶλλον ἢ τροφὴ, τελέως ἀπέπνιξέ τε κατέσβεσεν. ἆρ᾽
οὖν ἀποστήσει καὶ τοῦ σιτίου διδόναι, διότι τὸ μέτρον δυσ-
ληπτον; οὕτω μέν γε καὶ τοῦ ἰατρεύειν ἀποστήσῃ παντά-
πασιν. ὡς οὐδὲν γὰρ εὕροις τῶν κατ᾽ ἰατρικὴν ὃ μὴ σὺν μέτρῳ
τινὶ τὴν χρείαν παρέχει. φλεβοτομίας δὲ καὶ μόνης οὐδὲ
τοῦτ᾽ ἔχεις μέμψασθαι. ἄμφω τοῦ μέτρου αἱ διαμαρτίαι
μεγάλα βλάπτουσιν· αἱ μὲν γὰρ ὑπερβολαὶ βλαβερώταται, τίς
δ᾽ οὐ φησίν; ἀλλ᾽ οὐκ ἀναγκαῖον ὑπερβάλλειν ἐν ᾧ τοὐλάτ-
τονα κίνδυνον. ἔστω γὰρ, εἰ τύχοι, τριῶν κοτυλῶν ἡ σύμμετρος
ἀφαίρεσις, εἰ μὲν δ᾽ ἀφέλοις, ἔβλαψε μέγιστα· δύο δ᾽ εἰ ἐκκε-
νώσαις, ὠφέλησε μὲν ἱκανῶς, ἔβλαψε δ᾽ οὐδέν. ἔνεστι μὲν
γάρ σοι τὴν μίαν ἢ κλυστῆρσιν ἢ ἀσιτίαις ἢ τρίψεσιν ἢ ἱδρῶ-
σιν ἐκκενῶσαι. πρὸς τὸ μηδ᾽ εἰ αὖθις αἵματος ἀφελεῖν
ἐθέλοις κεκωλύσθαι. ἀλλὰ τί [402] πολλὰ λέγω φιλοτιμού-
μενος ἀντιπαρεξάγειν ἀνθρώποις ἀμαθέσιν, οἳ πρὸς τὸ μηδὲν

plari in effoetis et imbecillis hominibus, qui celeri refectione
indigent, in quibus alimentum minus ac par eft nutriens
facultatem marcore confumit, nimium autem, pondus potius
naturae quam alimentum, plane vires ftrangulat et extinguit.
An igitur etiam cibum offerre verebimur, quod menfura ae-
gre percipi queat? ita fane etiam a medendo prorfus abfti-
nebis, quippe nullum in re medica praefidium invenias,
quod non cum moderatione quadam ufum praebeat. At fo-
lam fanguinis miffionem ne in hoc quidem damnare poffis,
ambo menfurae errata vehementer nocent: etenim exceffus
perniciofiffimos effe quis non dixerit? Verum non neceffa-
rium eft excedere in quo minus eft periculum. Efto enim,
verbi caufa, trium heminarum moderata detractio, fi qui-
dem quatuor abftuleris, maxime laedes, duae vero fi detrac-
tae fint, plurimum quidem juvant, nihil autem laedunt: licet
etenim tibi unam vel clyfteribus vel inediis vel frictioni-
bus vel fudoribus evacuare, praeterquam quod neque fi
fecundo fanguinem voles dimittere, prohiberis. Sed quid
multa affero cum indoctis hominibus contendere inftituens,

ἐχόμενον λόγου φλυαρεῖν οὐδὲ τὰ πρὸς αὐτῶν ἐπαινούμενα
γινώσκουσι. θαυμάζουσι μὲν γὰρ τοὺς Ἐρασιστράτου λόγους
καὶ τοὔνομα ἐπ᾽ αὐτοῖς ἀπ᾽ ἐκείνου τίθενται, προσαγο-
ρεύοντες Ἐρασιστρατείους, οὕτω δὲ αὐτῶν ἀμαθεῖς εἰσιν
ὥστε πάντα μᾶλλον ἢ τὴν ἐκείνου γνώμην ἐξηγοῦνται. περὶ
γοῦν φλεβοτομίας οὕτω μακρὰ καὶ ἀλλόκοτα ληροῦσιν, ὡς
ἄν τινα μὴ τὴν ἀμάθειαν αὐτῶν μόνον, ἀλλ᾽ ἤδη καὶ τὴν
ἀναισχυντίαν θαυμάσαι. σαφῶς γὰρ αὐτοῦ λέγοντος Ἐρα-
σιστράτου ἐν τῷ περὶ αἵματος ἀναγωγῆς, ἐν ᾧ καὶ μόνῳ
φλεβοτομίας ἐμνημόνευσε, ὅτι Χρύσιππος ὑπὲρ τοῦ διαρ-
κέσαι τὸν κάμνοντα ταῖς ἀσιτίαις ἀναγκαίως παραληφθησό-
μενον διὰ τὰς φλεγμονὰς οὐκ ἀφῄρει τοῦ αἵματος, αὐτοὶ
πάντα μᾶλλον ἢ ταῦτα λέγουσιν. εἶτ᾽ οὖν ἐμὲ βούλει
προσέχειν ἀνθρώποις Ἐρασιστράτου φλυαροῦσιν, αὐτὰς
ἔχοντα Ἐρασιστράτου φωνάς; οὐδενὶ τὸν τρόπον ἡγοῦ-
μαι προσήκειν. ἀκούσωμεν οὖν αὐτοῦ τῶν φωνῶν. πολὺ,
φησὶ, βέλτιον ὁ Χρύσιππος ἐποίει, οὐ μόνον τὸ παρὸν
ἐπιβλέπων, ἀλλὰ καὶ τοῦ ἐπιφερομένου κινδύνου φροντί-

qui praeterquam quod nihil rationi confentaneum nugentur,
ne norunt quidem quae ab ipfis commendentur. Admirantur
enim Erafiftrati rationem et nomen fibi ab illo imponunt,
Erafiftrateos appellantes: adeo vero funt illius praeceptorum
ignari, ut omnia potius quam fententiam illius interpreten-
tur. De fanguinis itaque miffione adeo prolixa et abfurda
nugantur, ut aliquis non infcitiam modo ipforum, fed jam
etiam impudentiam demiretur. Quum enim manifefte Erafi-
ftratus dicat in capite de fanguinis eductione, in quo etiam
folo venae fectionis meminit, Chryfippum fanguinem non
detrahere, ut aeger qui ob inflammationes neceffario inediis
traducitur, fufficiat. Ipfi omnia potius quam haec dicunt.
Deinde visne me hominibus attendere, qui de Erafiftrato nu-
gantur, quum Erafiftrati verba habeamus? non puto con-
venire. Audiamus igitur ipfius verba. *Multo*, inquit, *rectius
Chryfippus fecit, qui non modo quod praefens eft infpicit,
fed etiam de imminenti periculo follicitus. Proximum enim*

Ed. Chart. X. [402.]   Ed. Baf. IV. (5.)

ζων. ἐχόμενος γὰρ τοῦ περὶ τὴν ἀναγωγὴν ὁ κατὰ φλεγμονὴν
κίνδυνος, ἐν ᾧ προσφέρειν μὲν οὐ ῥᾴδιον, φλεβοτομηθέντι δὲ
καὶ πολὺν χρόνον ἀσιτήσαντι κίνδυνος ἐκλυθῆναι. σαφῶς
γὰρ ἐνταῦθα τὸν καὶ ἔνδειαν κίνδυνον εὐλαβεῖσθαί φησιν
αὐτὸν, ὃν ἐξ ἀνάγκης ἀκολουνήσειν οἴεται πλείονι χρόνῳ, διὰ
τὴν φλεγμονὴν λιμαγχονουμένου τἀνθρώπον.

Κεφ. ή. Καὶ οὐ δέομαι πάλιν ἐνταῦθα ληρούντων
Ἐρασιστρατείων διὰ τί προσφέρειν τροφὰς τοῖς φλεγμαίνου-
σιν ἀνθρώποις εἶπεν, ἀλλ᾽ αὐτὸν Ἐρασίσερατον ἐξηγούμενον
ἑαυτὸν ἔχω δι᾽ ὧν ἔμπροσθεν ἐμνημόνευσα ῥήσεων. ἐκ μὲν
τοῦ τρίτου περὶ πυρετῶν ὑπὲρ τῶν ἐπὶ πλήθει γινομένων
φλεγμονῶν· ἐκ δὲ τοῦ πρώτου περὶ τραύματος. ἐν ἀμφοτέ-
ροις γὰρ βιβλίοις οὐχ ἅπαξ, ἀλλὰ πολλάκις ὑπὸ τῶν ἀσιτιῶν
κενουμένας τὰς φλέβας ἐπιτηδειοτέρας ἔσεσθαι φησὶ πρὸς
τὸ πάλιν εἰς αὐτὰς δέξασθαι τὸ παρεγχυθὲν αἷμα. τί γὰρ
φησίν; ἀκόλουθον δὲ τούτοις καὶ τὸ μηδὲν προσφέρειν τοῖς
τετραυματισμένοις ὑπὸ τοὺς τῆς φλεγμονῆς καιρούς. κενού-
μεναι γὰρ αἱ φλέβες τῆς τροφῆς ῥᾷον παραδέχονται τὸ

*periculo ex fanguinis eductione provenienti illud quod in-
flammatio fuggerit, in quo cibum offerre haud facile eft,
fanguinis autem miffionem et longo tempore inediam ex-
perto periculum obvenit ne vires diffolvantur.* Manifefto
enim hic ex inedia periculum cavere ipfum fcribit, quod
neceffario fequuturum arbitratur, ubi homo longiore tem-
pore propter inflammationem fame fit excruciatus.

Cap. VIII. Ac non opus habeo hic rurfus Erafiftra-
teorum nugis garrientium, cur cibum hominibus inflamma-
tionem expertis non offerre juferit, verum ipfum Erafiftra-
tum per verba quorum antea mentionem feci femel interpre-
tantem fequor, inprimisque ubi tertio febrium de inflam-
mationibus quae ex plenitudine fiunt, primo autem ubi de
vulneribus differit. In utrisque enim libris non femel, fed
faepe venas, quae per inedias evacuatae fint, ut fanguinem
affluentem denuo recipiant aptiores fieri dicit. Quid enim
ait? *His autem confequens eft ut vulneratis nihil offeramus
fub inflammationis temporibus. Etenim venae alimento va-*

παρεμπεπτωκὸς αἷμα εἰς τὰς ἀρτηρίας. ὡς κενωτικὸν οὖν
βοήθημα ἢ ἀσιτία φλεγμονὰς λύεται. οὐ γὰρ δι᾽ ἄλλο τι
φησὶν αὐτὴν ἐπὶ τῶν φλεγμαινόντων παραλαμβάνειν ἢ ὅτι
κενούμεναι αἱ φλέβες ῥᾷον παραδέξονται τὸ παρεμπεμπτω-
κὸς αἷμα εἰς τὰς ἀρτηρίας. εἶτα, ὦ πρὸς θεῶν, κενῶσαι
τις τὰς φλέβας βουλόμενος, ἐνὸν ἀλύπως καὶ ταχέως τοῦτο
ποιῆσαι, μακρὰ κάμνει. οὐκ οἶδα πῶς ἄν τις μᾶλλον ἑαυτῷ
περιπίπτων εὑρεθείη. οὐ φλεβοτομῶ, φησὶν, ἵν᾽ ὁ κάμνων
ἐξαρκέσῃ τὰς διὰ τὰς φλεγμονὰς ἀσιτίας. τίνος δὲ χάριν τὰ
φλεγμαίνοντα λιμαγχονεῖς; ἵνα κενώσω, φησὶ, τὰς φλέβας. τί
οὖν οὐκ ἀπ᾽ ἀρχῆς ἐκένους; ἐγὼ μὲν οὖν ἐλεῶ τῶν ἁμαρ-
τημάτων τὸν ἄνδρα. πρὸς γὰρ οἷς ἐναντίοις ἐστὶν, οὐ
τοῖς φαινο(6)μένοις μόνον κατὰ τὴν τέχνην ἔργοις, ἀλλὰ
καὶ τοῖς ἑαυτοῦ λόγοις, ἔτι καὶ τοῦτο ἀγνοῶν εὑρίσκεται,
τίνος ἕνεκεν ἀσιτίαι [403] παραλαμβάνονται, καίτοι τὴν
χρείαν αὐτῶν ἱκανῶς τε ἅμα καὶ σαφῶς Πραξαγόρας ἔφθα-
νεν γεγραφέναι, πρὸς τὸ μηδὲ Ἱπποκράτην παραλιπεῖν,
μηδὲ Διοκλέα, οὐδὲ οὕτω χρηστὸς ὥσθ᾽ ὑπὲρ τοῦ κενῶ-

cuae, facilius fanguinem in arterias concidentem recipiunt.
Itaque inedia tanquam auxilium evacuatorium phlegmonas
folvit. Non enim ob aliam quandam rem in inflammationi-
bus ipfam adhibendam cenfet quam ut venae vacuatae fan-
guinem in arterias illabentem facilius recipiant. Deinde, per
deos, quum quis venas evacuare volet ubi liceat id et fine
moleftia et cito praeftare, diu laborat, haud novi quomodo
potius feipfum circumvenire deprehenditur. Non venam feco,
inquit, ut aeger inediis ob inflammationes fufceptis fuf-
ficiat. Sed cujus gratia inflammatos fame enecas? ut venas,
inquit, evacuem. Cur igitur non ab initio evacuafti? pudet
enim me miferetque viri a vero aberrantis. Nam praeterquam
quod contrarius eft non apparentibus tantum in arte operi-
bus, fed etiam fuis ipfius fententiis, adhuc etiam haec igno-
rare deprehenditur, cujusnam gratia inediae adhibeantur,
etfi ufum ipfarum abunde fimul et manifefto Praxagoras fcri-
ptum reliquerit. Adde quod ne Hippocrates quidem neque
Diocles omiferit, ille vero adeo imperitus venis evacuandis

178 ΓΑΛΗΝΟΥ ΠΕΡΙ ΦΛΕΒΟΤ. ΠΡΟΣ ΕΡΑΣΙΣΤ.

Ed. Chart. X. [403.]   Ed. Baf. IV. (6.)

σαι τὰς φλέβας οἴεται τὰς ἀσιτίας παραλαμβάνεσθαι καὶ
ταύτῃ μόνον βοηθεῖν. εἶτα, πρὸς Διὸς, κενωτικοῦ δεόμενος
βοηθήματος' ἐπὶ τὸ πάντων ἀσθενέστατον ἀφίξαι, παρελθὼν
τὰ δραστικὰ καὶ ταχέως ἄγειν ἐφ᾽ ᾧ βούλει δυνάμενα. ἀλλ᾽
ἔστω, συγχωρείσθω σοι καὶ τοῦτο τὰς ἐπὶ τραύμασι φλεγμο-
νὰς οὕτω θεραπεύειν ὡς τὰς ἐπὶ πλήθει, τί ποιήσομεν αὐτὸ
τὸ πλῆθος ἐν ταῖς φλεψὶν ἔτι μένον καὶ διατεῖνον αὐτὰς, εἰς
δὲ τὰς ἀρτηρίας οὕτω παρὸν ὅπως ἰατέον; ἐγὼ μὲν γὰρ
ᾤμην ἐπὶ τῶν τοιούτων ἁπάντων ἑτοιμοτάτην εἶναι τὴν διὰ
φλεβὸς κένωσιν. ἐπὶ θώρακα φερέσθω τὸ πλῆθος, κινδυ-
νευέτω τι τῶν ἐν τούτῳ ῥαγῆναι ἀγγείων, οὐδ᾽ οὕτως φλεβο-
τομήσομεν, ἀλλ᾽ ἐρίοις δηλαδὴ διαδήσομεν τὰ κῶλα; καὶ
τοῦθ᾽ ἱκανόν. εἰ τῷ πρὸς θεῶν ἀντισπαστικῷ βοηθήματι χρώ-
μενοι οὐκ ἴστε ὅτι πολὺ τούτου δραστικώτερον ἀντισπάσεως;
φλεβοτομία. πολλῶν γοῦν ἀνεπισχέτως αἱμοῤῥαγούντων
τεμόντες φλέβα τὴν αἱμοῤῥαγίαν ἐστήσαμεν. Ἐρασίστρατον
δ᾽ οἶμαι καὶ τοῦτ᾽ ἀγνοεῖν. οὐδὲ γὰρ τὸ τυχόν ἐστιν εἰδέναι

inedias adhiberi putat, atque hac folum opitulandum cenfet.
Poftea evacuatorio indigens auxilio ad omnium mehercule
imbecillimum defcendit, praetergreffus efficacia et quae ce-
leriter ad quodcunque deducere velis poffes. Sed age tibi
concedamus inflammationes in vulneribus ita etiam curari
ut eas quae ob copiam contractae funt; quid faciemus quum
ipfa copia in venis adhuc fubfiftit easque diftendit, aut
quum in arteriis ita adeft, quomodo curabimus? Ego fane in
hujusmodi omnibus promptiffimam effe ex vena vacuationem
cenfeo. Jam ad thoracem copia deferatur, pericliteturque
aliquod vas in hoc rumpi, ne fic quidem venam fecabimus,
fed lanis nimirum artus excipiemus? Illi quidem hoc fuffe-
cerit. Nam quum revulforio remedio utatur, haud novit
venae fectionem in revulfione multo effe efficaciorem, quip-
pe ubi multis fanguis adeo flueret, ut coerceri non poffet,
vena fecta profluvium compefcuimus, id quod etiam Erafi-
ftratum ignorare arbitror. Neque enim vulgare eft, quales
venae in qualibus partibus fanguinem fundentibus fecandae

BIBΛION. 179

Ed. Chart. X. [4o3.]   Ed. Baf. IV. (6.)

ποίας ἐπὶ ποίοις μέρεσιν αἱμοῤῥαγοῦσι τμητέον φλέβας.
ὅταν οὖν αὕτη τὰ μέγιστα δρᾷ ὧν νῦν δεόμεθα, παρῆκε τὸ
κενοῦν καὶ τὸ ἀντισπᾷν. τί μέλλεις ἔτι καὶ τρίβεις τὸν χρόνον
καὶ τὸν ἄνθρωπον ἐπιτρίβεις, ἐνὸν κερδῆσαι καὶ τὴν ῥῆξιν
αὐτὴν τῶν ἀγγείων καὶ τὴν ἐπὶ ταύτῃ φλεγμονὴν καὶ τὰς
ὑπὲρ τοῦ τὴν φλεγμονὴν ἰάσασθαι παραλαμβανομένας λιμαγ-
χονίας; εἰ γὰρ τὸ πλῆθος ἐργάζεται τὴν ῥῆξιν, ἐκκενώσας τὸ
ἐργαζόμενον κωλύσεις τὸ ἐσόμενον· εἰ δὲ τοῦτο, καὶ τὴν
ἐπὶ τῇ ῥήξει φλεγμονήν· εἰ δὲ τοῦτο, οὐδὲ τῶν ἀσιτιῶν ἔτι
χρεία. σὺ δέ μοι δοκεῖς ὥσπερ ἐπιθυμῶν ἀσιτίαν συμβουλεύειν
αὐτὸς ἐργάζεσθαι πάθη χρήζοντα λιμαγχονίας. τί δεινὸν ἦν
τὸ λυπῆσον κενώσαντα μηδὲ ἔχειν πρᾶγμα;

Κεφ. θ'. Καίτοι μάτην πολλὰ κάμνω παρὸν ὑπο-
μνῆσαί σε τὸν λόγον. εἰ γὰρ οὐκ αὐτὸς ἡμᾶς ἐδίδαξας ἐν τῷ
προτέρῳ τῶν ὑγιεινῶν, ἔνθα γένεσιν τοῦ κατὰ τὰς φλέβας
πλήθους προειπὼν ἐφεξῆς γράφεις ἰάματα, σκοπὸν μὲν αὐτῶν
ἁπάντων κένωσιν θέμενος, ἄλλην δ' ἄλλῳ συμφέρειν φάσκων·

fint. Quum igitur ipfa venae fectio maxima praeftet quibus
nunc indigemus, ut quae et evacuare et revellere poffit,
quid cunctaris adhuc et tempus teris? hominem conficis,
quum liceat vitare et ipfam vaforum rupturam inflamma-
tionemque ob hanc ortam et inediae cruciatus curandae in-
flammationis gratia adhibitos. Si enim copia rupturam effi-
cit, evacuata ea quod futurum erat cohibebis; quod fi hoc
contingit, etiam inflammationem ex ruptura ortam; fin au-
tem hoc, ne inediarum quidem adhuc ufus reftat. At tu mihi
videris ceu cupiens inediam confulere ipfos affectus machi-
nari, qui inediae cruciatum requirant. Quid grave erat eo
quod vexat evacuato ne faceffere quidem negotium?

Cap. IX. At fruftra multum laboro, quum liceat
tui te fermonis admonere An enim non ipfe nos docuifti in
priore de fanitate tuenda, ubi venarum copiae generationem
praefatus, deinde fcribis remedia, fcopum fane ipforum om-
nium ftatuens evacuationem, aliam vero alfi conferre dicens;

180 ΓΑΛΗΝΟΥ ΠΕΡΙ ΦΛΕΒΟΤ. ΠΡΟΣ ΕΡΑΣΙΣΤ.

Ed Chart. X. [403. 404.]					Ed. Baf. IV. (6.)

πλὴν ἀλλά γε κενοῦντα τὴν πληθώραν, οὕτως γὰρ ἀξιοῖς
καλεῖν τὸ ἐν ταῖς φλεψὶ τροφῆς πλῆθος καὶ γυμνάσια καὶ λουτρὰ
πλείω καὶ λεπτὴν δίαιταν εἶναι κελεύεις. οὐ ταυτὸν δὲ πᾶσι
συμφέρειν φῂς βοήθημα κενωτικὸν, ὅτι μήτε πάντες εἰθισμέ-
νοι χρῆσθαι πᾶσιν, ἀλλ᾽ οἱ μὲν λουτροῖς μᾶλλον, οἱ δὲ γυμνα-
σίοις, οἱ δὲ τοῖς μετὰ δεῖπνον ἐμέτοις, καὶ ὅτι μὴ τοῖς αὐτοῖς
ἅπαντες εὐάλωτοι νοσήμασιν, ἀλλ᾽ ὁ μέν τις ἐπιληψίαις, ὁ
δ᾽ αἵματος πτύσεσι, ὁ δὲ τοῖς καθ᾽ ἧπαρ ἢ σπλῆνα πάθεσιν.
οὐκ οὖν οὔτε τὸν ἐπίληπτον ἐπιχειρήσομεν βαλανείοις κενοῦν,
ὡς σὺ φῂς, ὀρθῶς τοῦτο κελεύων, οὐθ᾽ ᾧ τι φόβος ἀγγεῖον
ἐν θώρακι ῥαγῆναι γυμνά[404]σομεν. κίνδυνος γὰρ δηλαδὴ
ταῖς τῶν γυμνασίων συντονίαις, εἰ καὶ μὴ πλῆθος ἦν, ἀλλ᾽ ὡς
διὰ ἀσθένειαν κατὰ θώρακα ῥαγῆναι γυμνασομένῳ. ὅπως
οὖν αὐτὸν ἰασόμεθα δίδαξον ἡμᾶς. ὅτι μὲν γὰρ κενωτέον
ἐστὶν ὁμολογεῖς καὶ σύ. κενωτικὰ δ᾽ εἴχομεν βοηθήματα
γυμνάσια καὶ λουτρὰ πλείω καὶ λεπτὴν δίαιταν. ἀλλὰ γυμνα-
σίοις μὲν οὐδ᾽ αὐτὸς ἀξιοῖς χρῆσθαι. περὶ δὲ λουτρῶν σὺ μὲν
ὅλως οὐδὲν εἶπας, οὔτ᾽ εἰ χρηστέον οὔτ᾽ εἰ μὴ χρηστέον ἐπὶ

quin et plethoram, fic enim copiam alimenti in venis con-
tenti appellandam cenfes, evacuas exercitiaque et balnea
complura et tenuem victum effe praecipis. Non idem vero
omnibus conferre praefidium evacuatorium, quoniam neque
omnes confueverunt omnibus uti, fed alii balneis magis, alii
exercitiis, alii a cibo vomitu, idem quod non omnes iisdem
morbis funt obnoxii, fed hic morbo comitiali, ille fanguinis
fputo, alius jecoris aut lienis affectibus. Non igitur comitiali
morbo obnoxium balneis evacuare aggrediemur, ut tu ais,
recte id praecipiens, nec cum, in quo ne vas aliquod thoracis
rumpatur metus eft, exercemus: periculum enim nimirum
in exercitiorum validis conatibus ne, etiam fi copia non fit,
ob imbecillitatem tamen in thorace vafa rumpantur, quomo-
do igitur ipfis medebimur nos doceto. Quod etenim vacuan-
dum fit tu quoque fateris, habeamus autem praefidia vacua-
toria, exercitia, balnea copiofiora et tenuem victum. Verum
exercitiis ne tu quidem ipfe utendum cenfes: de balneis tu
omnino obticuifti, utendumne fit an minus in ita affectis

BIBΛION. 181

Ed. Chart. X. [404.]   Ed. Baf. IV. (6.)

τῶν οὕτως ἐχόντων. ἐγὰ δ᾽ ἐρῶ τὸ φαινόμενον αὐτὸ καὶ τῇ
πείρᾳ κεκριμένον, εἰ δέ τι χρὴ καὶ περὶ σοῦ μαντεύσασθαι,
καὶ σοὶ τάχα ἄν δόξαν. σὺ γοῦν αὐτὸς ἐν τῷ περὶ αἵμα-
τος ἀναγωγῆς συγγράμματι διαδέσμοις τε ἅμα καὶ ἀσιτίαις
χρώμενος ὑπὸ τούτων μὲν ἀντισπόσαι τοῦ πλήθους, τοῦ δὲ
κενῶσαι βαλανείοις οὐ χρή. λογίζομαι γάρ σε φθέγγοντα τὸ
λουτρὸν ἐπὶ τῆς ἐῤῥωγυίας ἤδη φλεβὸς, οὐδ᾽ ἔφης, εἰ ἐπίδο-
ξος ἡ ῥῆξις, ἐθελῆσαι ἄν χρήσασθαι. εἰ δὲ καὶ μὴ σὺ οὕτως
ἐγίνωσκες, ἀλλ᾽ ἐμοὶ τὸ φαινόμενον ἥρκει. μεγίστη γὰρ αἱμοῤῥα-
γίαις ἁπάσαις ἡ ἐκ βαλανείου βλάβη καὶ ἡ αἰτία πρόδηλος, εἴγε
δὴ χεῖται μὲν τὸ αἷμα καὶ εἰς ἀτμοὺς λύεται καὶ πνεύματα τοῦ
τε θερμαινομένου, ὥστε καὶ εἰς κίνησιν προτρέπεσθαι καὶ
εἰς ὄγκον αἴρεσθαι. μαλακὰ δὲ καὶ ἀσθενῆ ταῖς θερμολου-
σίαις ἀποτελεῖται τὰ σώματα. πῶς δὴ οὖν οὐκ ἄν ῥᾷστα
παθοι αὐτά γε μαλακώτερα γενόμενα καὶ τοῦ ῥηγνύντος αὐτὰ
κίνησίν τε ἅμα καὶ ὄγκον προσλαβόντος; οὐκ οὖν οὐδὲ ἐν
βαλανείοις ἐπιχειρήσομεν κενοῦν οἷς φόβος δι᾽ αἵματος πλῆθος

hominibus. Ego id ipfum quod apparet experientia compro-
batum exponam: item fi de te quoque vaticinari licet, quid
forfan opinatus fis aperiam. Itaque tu ipfe in libro de fan-
guinis rejectione deligaturis fimul et inediis uteris, tanquam
his quidem revellere copiam, balneis autem vacuare non
conveniat Confidero enim te balneum in rupta jam vena
prohibiturum, neque dixifti, fi de ruptura fufpicic eft, velle
te uti: fin autem ne fic quidem fenfifti, mihi tamen id quod
apparet abunde eft. Maxima namque omnibus fanguinis
eruptionibus ex balneo laefio exiftit caufaque manifefta eft,
fiquidem fanguis funditur et in vapores fpiritusque folvitur
balneo calido, adeo ut etiam ad motum incitetur in tumo-
remque attollatur, corpora autem mollia et imbecillia ex ca-
lidis lavacris efficiuntur. Quomodo igitur non facile affician-
tur molliora reddita, quum etiam is qui rupturam vafis ex-
pertus eft, motum fimul et tumorem acceperit? Non igitur
balneis evacuare tentabimus eos quibus venas ob fanguinis
copiam rumpi metus eft. Supereft ut ad tertium evacuato-

ῥαγῆναι τὰς φλέβας. εἰς λοιπὸν τὸ τρίτον συγκλειόμεθα τῶν
κενωτικῶν βοηθημάτων τὴν λεπτὴν δίαιταν. ἄγε δὴ, ἐπει-
δὴ ταύτην αὐτὸς σὺν τρισὶ τρόποις ἐργάζῃ, λεπτὰ ἢ μικρὰ
καὶ ἄτροφα σιτία προσφέρων ἢ οὐδ᾽ ὅλως προσφέρων ἢ ἐμεῖν
ἀπὸ δείπνου κελεύων. ἴδωμεν οὖν ὅπως λεπτῶς διαιτήσομεν.
ἆρά γε μετὰ δεῖπνον ἐμεῖν κελεύσαντες; ἀλλ᾽ εἰς τὴν ἐν τοῖς
γυμνασίοις συντονίαν εὐλαβηθείημεν, εἴ πού γέ τι κατὰ τοὺς
ἐμέτους ἀδεῶς χρησόμεθα. τοῦτο μὲν οὐδ᾽ ἂν ἰδιώτην λάθοι.
λοιπὸν οὖν ἢ ἀσιτίαν προστάξομεν ἢ μικρὰ καὶ ἄτροφα σιτία
δώσομεν. ἀλλ᾽ εἰ καὶ μὴ ἰσχυρῶς τὰ τοιαῦτα, τρέφει γοῦν.
ἡμεῖς δ᾽ οὐ προσθεῖναι νῦν, ἀλλ᾽ ἀφελεῖν βουλόμεθα. λοιπὸν
ἄρα τὴν ἐπίπονον καὶ μοχθηρὰν ὄντως ὥσπερ τινὰ ἱερὰν
ἀγκύραν εἰς ἅπαντα πάθη διαρκῆ παραληψόμεθα λιμοκτο-
νίαν. εἶτα δηλαδὴ σκώψομεν Ἀπολλώνιον καὶ Δέξιππον ἐπὶ
λιμαγχονίᾳ; καίτοι καὶ τοῦτ᾽ αὐτὸς ἐδίδαξε, βούλομαι μᾶλλον
ὑπομνῆσαι. καὶ γὰρ αὐτός μοι δοκεῖς αἰσθάνεσθαι περὶ τῆς
ἀσιτίας ὡς οὐ κενωτικοῦ βοηθήματος. ἀποδείξας δὲ πρότε-

rium remedium confugiamus, nempe ad tenuem victus ratio-
nem. Age jam quoniam et hanc ipfe tribus modis moliris,
tenues, paucos, nec nutrientes cibos offerens, aut neuti-
quam exhibens aut vomitum a coena imperans. Videamus
igitur quomodo tenuiter aegrotum cibabimus, num a coena
vomere jubentes? At quod ab exercitiorum contentione ab-
ftinuerimus, fi modo vomitu intrepide ufuri fimus, id nemi-
nem vel imperitum latere puto. In pofterum igitur vel ine-
diam imperabimus, vel paucos vixque nutrientes cibos of-
feremus. Verum haec quamvis non infigniter, nutriunt ta-
men et ipfa, nos vero non addere aliquid, fed auferre potius
cupimus. Ultimo igitur laboriofam illam ac revera pernicio-
fam aeque atque facram aliquam anchoram, quaeque omni-
bus affectibus opitulari poffit, famem accerfemus, ac deinceps
et Apollonium et Dexippum ea gratia maledictis inceffemus?
At hic te recordari percuperem illorum, quae ipfe de hac re
docueris: nam tu ipfe de inedia fic videris fentire, tanquam
ea ex numero evacuatoriorum auxiliorum nequaquam effe

ρον ὅ βούλομαι, τηνικαῦτα δὴ καὶ τῆς παρὰ σοῦ μαρτυρίας
μνημονεύσω. ἡ ἀσιτία οὐ δήπου τῶν ὄντων τι πραγμάτων
ἐστὶν, οὐ μᾶλλον ἢ τυφλότης ἢ κωφότης, ἀλλὰ πάντα τὰ
τοιαῦτα στερήσεις τῶν ὑπαρχόντων εἰσί. αὐτὸ μὲν γὰρ τὸ
προσενέγκασθαι σιτία τῶν ὄντων ἐστὶν, ὅθεν αὐτὴν καὶ τοὔρ-
γον εὑρήσεις ὑπάρχειν θρέψιν τοῦ σώματος. τὸ μὴ προσενέγ-
κασθαι οὐ ταὐτὸν τῶν ὑπαρχόντων ἐστὶν, οὔτ᾽ ἔργον αὐτοῦ
δεῖξαι δυνήσῃ, καθάπερ ἱδρώτων μὲν καὶ φλεβοτομίας καὶ
κλυστῆρος κένωσιν, ἐδεσμάτων δὲ θρέψιν. μέση τοίνυν
ἀμφοῖν ἐστὶν ἡ ἀσιτία τοῦ τε κενοῦν καὶ τοῦ τρέ[405]φειν.
οὔτε γὰρ τρέφει οὔτε κενοῖ. πῶς οὖν, φησὶν, ἀπέθανον πολλοὶ
κατ᾽ ἔνδειαν ἀπορίᾳ σιτίων; οὐ τῇ τῶν σιτίων ἀπορίᾳ, φήσο-
μεν, ἐπεὶ οὕτω γ᾽ ἂν οὐδὲ τὰ φωλεύοντα ζῶα τροφῆς ἀπο-
ροῦντα διαρκεῖν ἐδύνατο. διαρκεῖ δέ γε, καὶ τοῦτ᾽ αὐτὸς ὁ
Ἐρασίστρατος λέγει καὶ τὴν αἰτίαν προσθίτησιν. ἅπαν γὰρ,
φησὶ, τὸ κατὰ τὴν ἐκτὸς ἐπιφάνειαν διαπνεῖσθαι πέφυκιν,
ἀλλ᾽ ἢ πλέον ἢ ἧττον, ὡς ἂν καὶ μα(7)νότητος ἔχει. τοῦ δ᾽

poſſit. Verum ſimul ac prius quod volo demonſtravero, tum
et teſtimoniorum quae adducis faciam mentionem. Nam
inedia inter res quae in naturam cadunt nullum obtinet lo-
cum, nihiloque magis ſubſiſtit quam vel caecitas vel ſurdi-
tas, quae omnium rerum exiſtentium privationes ſunt. Ipſa
enim ciborum adjectio ex rebus in uſum humanum cadenti-
bus habetur, unde et hanc opusque ejus corporis nutritio-
nem eſſe invenies; rurſum ſubtractio eorundem non eadem
cum rebus exiſtentibus eſt, neque etiam proferre poteris
aliquod opus illius, qualis ſcilicet illa eſt, quae in ſudoribus
venaeque ſectione ac clyſteribus contingit evacuatio, nec non
in eduliis nutritio. Media igitur amborum evacuationis et
nutritionis inedia eſt: neque enim nutrit neque vacuat.
Quomodo igitur, ait, multi ex inedia ciborum inopia intel-
lexiſſe dicemus, quoniam ita ne in latebris quidem degentia
animalia, ubi ſi alimenti laborant inopia, poſſent perdurare.
Perdurant autem etiam Eraſiſtrato aſſerente, qui et cauſam
apponit. Omnia namque illa, quia per exteriorem cutis ſu-

ἧττόν τε καὶ μᾶλλον γίνεσθαι μανὴν τὴν ἐπιφάνειαν ἄλλαι
τέ τινες αἰτίαι καὶ οὐδεμιᾶς ἐλάττους αἱ κατὰ θερμασίαν
καὶ ψύξιν καὶ ἡσυχίαν καὶ κίνησιν τροπαὶ τοῦ σώματος.
θερμοῦ μὲν γὰρ ὄντος τοῦ περιέχοντος ἀέρος καὶ τοῦ
ζώου γυμναζομένου πλεῖστον ἀποῤῥεῖν· ἐπὶ δέ γε τοῖς ἐναν-
τίοις κρύει τοῦ περιέχοντος καὶ ἀκινησίᾳ τοῦ ζώου πυ-
κνοῦσθαι μὲν τὴν ἐκτὸς ἐπιφάνειαν, ἀποῤῥεῖν δὲ ἢ μηδὲν ἢ
παντάπασιν ὀλίγον. καὶ διὰ τοῦτο μὴ δεῖσθαι τροφῆς τὰ
φωλεύοντα. ἅτε γὰρ ψυχρῶν μὲν καὶ ἀργῶν καὶ παχέων
τῶν καθ᾽ ὅλον τὸ σῶμα διὰ τὴν ἡσυχίαν γιγνομένων,
πυκνουμένης δὲ τῆς ἐκτὸς ἐπιφανείας ἐν τῷ χειμερινῷ κρύει,
καθ᾽ ἣν ὥραν φωλεύει τὰ ζῶα, μηδὲν ἐκτὸς ἀποῤῥεῖν.
οὐκοῦν οὐδὲ τοῦ πληρώσοντος τὸ κενούμενον δεῖσθαι.
χρεία δ᾽ ἦν αὐτῇ τροφῆς καὶ διὰ τοῦτ᾽ ἐπ᾽ αὐτὴν ἔρχεται
τὰ ζῶα τὴν ἐκ τῆς κενώσεως ἔνδειαν ἰώμενα. σαφὲς οὖν
ὅτι τῆς μὲν ἐνδείας ἡ καθ᾽ ὅλην τὴν ἐπιφάνειαν κένωσις
αἰτία καὶ χρεία σιτίων ὑπὲρ τοῦ τὸ κενούμενον ἀναπλη-

perficiem, prout aut magis aut minus rara exiſtunt, tran-
ſpirare difflarique ait. Ejus vero quod ſuperficies ipſorum
magis minusque rara efficitur, cum aliae cauſae quaedam
exiſtunt tum illae non minimae, quae calore, frigore, quiete
motuque corpus immutant. Ubi enim ambiens aér calidus
eſt et animal exercetur, alimento plurimum deſtitui difflari-
que contingit. E contrario quum ambiens frigidus eſt et
animal non movetur, extimam cutem denſari contingit ac
vel nihil vel omnino paucum per latentes meatus effluere,
eoque in latebris degentia alimento non indigent, utpote
quum frigida ſint, otioſa et toto corpore craſſa degantque in
quiete, cutis autem exterior hiberno algore denſetur, quo
tempore in latebris agunt animalia, ſit ut nihil foris effluat.
Quare nec eo quod impleat evacuatum indiget, alioquin
alimento opus eſſet, eamque ob cauſam id animalia expetunt,
inediae ex vacuatione factae medicantia. Itaque nemini du-
bium eſt inediae cauſam eſſe evacuationem, quae per to-
tam ſit ſuperficiem uſumque ciborum, ut id quod vacuatur

ρῶσαι. τῆς οὖν αἰτίας ἀπολλυμένης δι᾿ ἣν ὅλως ἐδεῖτο
τὰ ζῶα σιτίων, ἀνάγκη πᾶσα καὶ τὴν χρείαν συναπόλλυ-
σθαι, καὶ διὰ τοῦτο οὐ δεῖται τὰ φωλεύοντα σιτίων, ὅτι
μηδὲ προσθέσεως. σαφῶς οὖν ἐμάθομεν ὡς οὐχ ἡ ἀσιτία
κενοῦν πέφυκεν, ἀλλ᾿ ἡ τοῦ δέρματος μανότης. εἰ δὲ
τοῦτο πυκνώσαις ἡσυχίᾳ καὶ κρύει, τί τῆς λιμαγχονίας ἔτ᾿
ὄφελος; καὶ μὴν ἀναγκαῖον ἄμφω φυλάξασθαι, καὶ τὰ γυ-
μνάσια καὶ πᾶσαν ἀλέαν, ᾧ κίνδυνος αἷμα πτύσαι. τὰ μὲν
γὰρ τῇ συντονίᾳ ῥηγνύναι πέφυκε τὰς φλέβας· αἱ θερ-
μασίαι δὲ καθ᾿ ὃν λόγον καὶ τὰ λουτρά. μὴ θερμαίνων
μὲν ἄρα κενώσεις τὸ σῶμα, θερμαίνων δὲ ἢ γυμνασίοις
ἢ λουτροῖς μέγιστα βλάψεις τὴν πρὸς τὸ ῥήγνυσθαι τῶν
φλεβῶν αὐτῶν ἐπιτηδειότητα. τί δὴ λοιπὸν ἔτι συμβου-
λεύσομεν τοῖς ὧδε κάμνουσιν; αἱ μὲν γὰρ ἀσιτίαι χωρὶς
τοῦ γυμνάζεσθαι τὸν ἄνθρωπον ἢ ἄλλως ὁπωσοῦν θερ-
μαίνεσθαι κενοῦν οὐ δύνανται. φλεβοτομίαν δὲ, ὡς ἐοίκα-
μεν, ἐσχάτως φεύγομεν, ὥσπερ, οἶμαι, καὶ τὰς ἰσχυρὰς
καθάρσεις. θαυμαστή γε ἡ εὐπορία τῶν κενωτικῶν βοηθη-

repleatur. Quum itaque caufa interit, ob quam plane ani-
malia cibis indigebant, necefΙarium prorfus eſt etiam uſum
una aboleri: unde fit ut qui in latebris agant, cibis non in-
digeant, quoniam ne appofitione quidem. Clare igitur didi-
cimus inediam vacuare non poſſe, fed cutis raritatem. Hanc
autem fi denfaveris otio et frigore, quae famis cruciatus ad-
huc utilitas reſtat? Atqui necefΙarium ambo cavere et exer-
citia et omnem calefactionem, cui de fputo fanguinis pericu-
lum eſt: etenim validus conatus venas disrumpere folet, ca-
liditas autem qua ratione etiam balnea offendit. Itaque non
corpus calefaciendo evacuabis, fed vel exercitiis vel balneis
calore excitato maxime laedes venas ipfas rupturae op-
portunas. Quid itaque deinceps adhuc ita laborantibus
confulemus? fiquidem inediae, nifi homo exerceatur,
vel alio quovis modo incalefcat, vacuare nequeunt. San-
guinis autem miffionem ut confuevimus extreme vitamus,
ficut, opinor, validas purgationes. Mirum autem eſt quau-

ματων εἰς ἀσιτίαν κατακλεισθέντων. εἰ μεν μόνῃ χρησό-
μεθα, πλεῖον οὐδὲν ἕξομεν, οὐ γὰρ κενοῖ μόνη. σὺν ᾗ
κενοῦν πέφυκε, μείζονας ταῦτα τὰς ἄλλας βλάβας τῆς ἐκ τοῦ
κενοῦν ὠφελείας ἔχει.

ta evacuantium praeſidiorum quae inediae adjunguntur co-
pia ſuppetat. Si autem hac ſola non vacuet, illa vero
cum quibus vacuare ſolet, plus noxae quam commodi va-
cuando praeſtant.

ΓΑΛΗΝΟΤ ΠΕΡΙ ΦΛΕΒΟΤΟΜΙΑΣ ΠΡΟΣ ΕΡΑΣΙΣΤΡΑΤΕΙΟΤΣ ΤΟΤΣ ΕΝ ΡΩΜΗι.

Ed. Chart. X. [406.]   Ed. Baſ. IV. (7.)

Κεφ. α'. "Οτε τὸ πρῶτον ἧκον εἰς 'Ρώμην, εὑρόν
τινας ἰατροὺς εἰς τοσοῦτον φυλαττομένους φλεβοτομίαν ὥστε
ἐνίοτε διὰ πλῆθος ἀνθρώπου πνιγομένου, μηδὲ τότε χρῆ-
σθαι τῷ βοηθήματι. καί τινα γυναῖκα τῇ μὲν ἡλικίᾳ σχεδὸν
ἐτῶν κά, ἐξ ἐπισχέσεως τῆς ἐμμήνου καθάρσεως ἐρυθρόν τε
τὸ πρόσωπον ἔχουσαν καὶ βήττουσαν ἀτρέμα καὶ δυσπνοοῦ-
σαν ἤδη που σμικρὰ διαδοῦντας ἐρίοις δεσμοῖς τὰ κῶλα καὶ
ἀσιτεῖν κελεύοντας, οὔτε δὲ αὐτοὺς φλεβοτομοῦντας ἡμᾶς τε

GALENI DE VENAE SECTIONE ADVERSVS
ERASISTRATEOS ROMAE DEGENTES.

Cap. I. Quum Romam primum appuliſſem, com-
peri quosdam medicos, qui a venae ſectione tantum abhor-
rebant, ut quum aliquando homo propter plenitudinem prae-
focaretur, nequaquam tum hoc auxilio uterentur. Quandam
etiam mulierculam aetate prope viginti uniusque annorum,
quae ex menſtruae purgationis ſuppreſſione faciem rubicun-
dam habebat tuſſiebatque paululum et difficile jam ſpirabat,
illi artus ipſius laneis vinculis leviter excipiebant et inediam
ſubire jubebant, venam autem non ſecabant nosque ſecare

Ed. Chart. X. [406. 407.]   Ed. Baf. IV. (7.)

κωλύοντας· ἐπεὶ ᾧ συνῆθες εἶναι τοῖς οἰκείοις τῆς γυναικὸς
καὶ πρεσβύτεραι μᾶλλον ἐπιστεύοντο. πείθειν μὲν αὐτοὺς ἔτι
περὶ τῆς φλεβοτομίας οὐδὲ ἐπεχείρησα, προσανηρώτησα δ᾽ εἰ
μὴ κωλύοιεν ἐρεθίζειν ἐπὶ μήτραν τὸ αἷμα τοῖς τοῦτ᾽ ἐργά-
ζεσθαι δυναμένοις φαρμάκοις. ὡς δὲ συνεχώρησαν, ἑτοίμως
τὴν συνήθη τῇ καμνούσῃ μαιεύτριαν ἐξ[407]ευρὼν ἐπὶ τὴν
χρῆσιν αὐτῶν προὔτρεπον· ἡ δὲ κεχρῆσθαι καθ᾽ ὃν ἐχρῆν
καιρὸν ἔλεγεν, ἡνίκα ἐπίδοξος ἡ ἔμμηνος ἦν ἔσεσθαι κά-
θαρσις. ἐμέμνητό τε τῶν φαρμάκων ἃ προσήνεγκε τῇ
γυναικὶ, δοκίμων ἁπάντων ὄντων, ὡς μὴ δόξαι τινὰ τῇ
τούτων ἀσθενείᾳ τὴν βοήθειαν ἄπρακτον γενέσθαι. ταῦτα
τε οὖν ἐγὼ πυθόμενος, ἔτι τε πρὸς τούτοις ὅτι τέταρτος
εἴη μὴν πεπλησμένος τῆς ἐπισχέσεως τοῦ αἵματος, αὖθις
ἐντυχὼν τοῖς ἰατροῖς ἐπεχείρουν πείθειν ἐπὶ τὴν φλεβοτο-
μίαν ἀφικέσθαι. μὴ βουληθέντων δὲ θαυμάζων εἰ διὰ μὲν
τῆς μήτρας ἐκκενῶσαι τὸ περιττὸν αἷμα σπουδάζουσιν, ἀνα-
στομώσαντες δηλαδὴ φλέβας ἐνταῦθα πολλὰς, ἄλλης δέ

prohibebant. Quia vero domefticis ipfius mulieris familiares
erant et aetate fuperiores, iis major eft habita fides. Illis
quidem venae fectionem deinceps fuadere non conatus fum,
fed interrogavi num mihi liceret fanguinem per uterum re-
mediis id efficiendi facultatem habentibus provocare: quod
quum conceffiffent, promte compertam familiarem ipfius ae-
grotae obftetricem ad eorum ufum exhortatus fum. Verum
haec remediis hujusmodi, quo tempore decebat, fe ufum
fuiffe narrabat, quando menftrua purgatio in expectatione
erat, recitabatque medicamenta quae mulieri admoviffet
probata effe omnia, adeo ut nemo eorum imbecillitate reme-
dium effe irritum arbitratus fit. Quum igitur ego iftis aufcul-
tarem, atque etiamnum fuppreffionis fanguinis quartum
menfem completum effe animadverterem, rurfum cum me-
dicis colloquutus, ut ad venae fectionem fefe conferrent eis
perfuadere conabar. Quum autem noluiffent, obfervabam
ftupidus an per uterum vacuare fupervacaneum fanguinem
ftuderent, apertis videlicet venis quae illic funt multis, an

ΠΡΟΣ ΕΡΑΣΙΣΤ. ΤΟΥΣ ΕΝ ΡΩΜΗ. 189

Ed. Chart. X. [407.]   Ed. Baſ. IV. (7.)

τινὸς φλεβὸς τμηθείσης ἡγοῦνται βλαβερὰν ἔσεσθαι τὴν
κένωσιν. τῶν δὲ εἰπόντων ὑπὸ μόνης τῆς ἀσιτίας κενωθῆναι
δύνασθαι τὸ πλεονάζον αἷμα, χωρὶς τοῦ προσαχθῆναι βοή-
θημα τοιοῦτον, σιωπήσας ἀπηλλαττόμην, οὐδὲν χρηστὸν
ἐλπίζων ἐπὶ τῇ γυναικὶ, διά τε τὴν βῆχα καὶ τὴν δύσπνοιαν.
ἢ γὰρ αἷμά τι πτύσσειν αὐτὴν ἐκ θώρακος ἢ πνεύμονος,
ἀγγείου ῥαγέντος, ἢ πάντως γε συναγχικὴν ἢ πλευριτικὴν ἢ
περιπνευμονικὴν ἔσεσθαι προσεδόκουν. ἐβουλόμην τε μᾶλλον,
ὡς ἐν κακῶν αἱρέσει, πλευριτικὴν γενέσθαι τὴν γυναῖκα, δεδιὼς
τῆς μὲν ἐν συνάγχῃ τε καὶ περιπνευμονίᾳ τὴν ὀξύτητα τοῦ κιν-
δύνου, τῆς δὲ ἐν τῷ πνεύμονι ῥήξεως ἀγγείου τὸ θανατῶδες, ὅπερ
οὖν καὶ συνέβη γενέσθαι. βηξάσῃ γὰρ αὐτῇ συντονώτερον αἷμα
συνανήχθη. καὶ ἤδη καὶ τῶν ἰδιωτῶν οὐχ ὀλίγοι τοῖς κωλύ-
σασι φλεβοτομηθῆναι τὴν ἄνθρωπον ἐμέμφοντο. καὶ πάντως,
εἰ καὶ μὴ πρόσθεν, ἀλλὰ νῦν γοῦν ἤλπιζον αἰδεσθέντας
αὐτοὺς συγχωρῆσαι τῷ βοηθήματι. τῶν δὲ μηδὲ τότε ἐπι-
τρεπόντων, ἀλλὰ τά τε τῶν κώλων δεσμὰ ἐπεσφίγγειν σφο-

vero fecta altera quadam vena noxiam fore vacuationem
arbitrarentur. At iis proferentibus inedia fola vacuari poſſe
exuperantem fanguinem, etiam citra auxilii ejusmodi cele-
brationem tacitus discedebam, nihil fperans mulieri tum
propter tuſſim tum propter fpirandi difficultatem profutu-
rum. Aut enim fanguinem fputo ejecturam ipfam e thorace
vel pulmone, vafe rupto, aut omnino fynanchicam vel pleu-
riticam vel peripneumonicam fore praefagiebam, optabam-
que magis, veluti in malorum electione, pleuriticam fieri
mulierem, veritus illi tum in angina et peripneumonia peri-
culi celeritatem, tum ex rupto pulmonis vafe lethale vul-
nus, quod etiam obortum eſt. Dum enim ipfa tuſſiret vehe-
mentius, fanguis furfum educebatur, atque jam etiam vul-
gares non pauci conquerebantur de medicis, quod virum
mulierculae venam fecare prohibuiſſent, fperabantque omni-
no, etfi non ante, faltem tunc temporis verecundia ductos
ipfos hoc auxilium conceſſuros. Quum autem tunc haud con-
cederent, fed et artuum vincula vehementius conſtringere

δρότερον ἀξιούντων, ἐρεθίζειν τε διὰ μήτρας, ἐπιμένειν τε
ταῖς ἀσιτίαις, ἐγὼ μὲν ἐχωρίσθην, ὡς ἂν μηδὲν ἀνύσειν ἐλπί-
ζων διά τε τὴν ἡλικίαν τῶν ἀνδρῶν καὶ τὴν δόξαν. ἡ γυνὴ
δ᾿ ἀπέθανεν οὐ μετὰ πολὺν χρόνον, ἀνιάτῳ δυσπνοίᾳ συ-
σχεθεῖσα. καὶ μὲν δὴ καὶ συναγχικῶν ὑπὸ τῶν αὐτῶν τουτων
ἰατρῶν κωλυθέντων φλεβοτομῆσαι διὰ ταχέων ἀποθανόντων.
καὶ πάλιν ἄλλον τινὰ ἦρος ὥρᾳ, δι᾿ ὅλου μὲν τοῦ χειμῶνος
ἐμπεπλησμένον ἄνευ γυμνασίων, ἐρυθροὺς δὲ οὕτω τοὺς
ὀφθαλμοὺς ἔχοντα καὶ τὸ πρόσωπον ὅλον ὡς εἰ καί τις μὲν
ἐρείσας χαμαὶ τὴν κεφαλὴν, ὑψηλὰ δ᾿ ἀνατείνας τὰ σκέλη,
χρονίσει ἐν τούτῳ τῷ σχήματι, πεμπταῖος οὗτος δυσπνοήσας
ἐπνίγη. τετάρτην ἐπὶ τούτων γυναῖκα τῆς ἐμμήνου καθάρσεως
ἐπεσχημένης οὐκ ὀλίγου χρόνου κατὰ τὸν αὐτὸν τρόπον ἐπὶ
θάνατον ἐποδήγουν οἱ τῆς φλεβοτομίας ἐχθροὶ, τὰς τρεῖς μὲν
ἡμέρας ἐν πρώτοις ἐν ἀσιτίᾳ φυλάξαντες· καὶ γὰρ καὶ ὁ πυρε-
τὸς ἦν αὐτῇ συνεχής· τῇ τετάρτῃ δὲ δόντες αὐτῇ ὀλιγοστόν
τι ῥοφήματος, εἶτα τῇ πέμπτῃ πάλιν ἀσιτεῖν κελεύσαντες,
ἐν ᾗ καὶ παροξυνθεῖσα σφοδρότερον ἀνεπήδα τε παραφρονοῦσα

ac per uterum menſtrua provocare et inediae mulierem in-
cumbere juberent, ego et ob virorum aetatem et celebrita-
tem, ut me nihil peracturum credens dilceſſi. Mulier au-
tem non multo poſt tempore inſanabili ſpirandi difficultate
correpta interiit. Synanchici praeterea quoque ab iis ipſis
medicis, quod venam ſecari vetuiſſent, celeriter occubuerunt.
Imo et alium quendam, qui per totam hiemem ſine exerci-
tiis repletus fuerat, veris tempeſtate adeo rubentes oculos
habentem univerſamque faciem, quemadmodum ſi quis de-
miſſo in terram capite protentisque in altum cruribus, hac
in figura diu moratus fuerit, quintus dies prae ſpirandi diffi-
cultate ſuffocavit. Ad haec quartam mulierem non pauco
tempore menſtrua purgatione ſuppreſſa laborantem eodem
modo ad mortem prope deduxerunt iſti venae ſectionis ho-
ſtes, qui tribus quidem primis diebus eam jejunam retinue-
runt, quum febris ipſi eſſet continua, quarto vero pauxillum
quid ſorbitionis exhibuerunt, quinto poſt rurſum cibis eam
non uti imperarunt, quo tempore ipſa vehementius exacer-

καὶ διὰ τῶν θυρῶν ἐκτὸς ἔθει κεκραγυῖα, καὶ μόγις αὐτὴν οἱ
παρόντες ἠδύναντο κατέχειν. ἀλλὰ ταύτην γε ἡ φύσις ἔσωσεν,
αἷμα ἐκ μυκτήρων ἐκχέασα (8) πάμπολυ. καὶ ἦν θαυμάσαι
τε ἅμα καὶ διδαχθῆναι πηλίκην ἔχει δύναμιν εἰς τὴν τῶν
τοιούτων παθημάτων ἴασιν αἵματος ἀφαίρεσις. αὐτίκα γὰρ
ἐπὶ τῇ διὰ τῶν μυκτήρων αἱμοῤῥαγίᾳ πάντων ἀπήλλακτο τῶν
συμπτωμάτων ἡ γυνή. ἔμπροσθεν μὲν οὖν ἐδεδίειν εἰς λόγους
ἰέναι τοῖς ἰατροῖς, εἰκάζων ἃ μέλλουσιν ἐρεῖν εἰς τὸ μὴ χρῆ-
σθαι τῇ φλεβοτομίᾳ. φανερῶς δὲ δοξάσης ἅπασι σωθῆναι
τῆς γυναικὸς ἐπὶ τῇ κενώσει τοῦ αἵματος, ἀνέμνησα [408] αὐ-
τοὺς τῶν ἀποθανόντων, ὡς εἰ καί τις ἐκείνους ἐφλεβοτόμησεν,
ἴσως ἂν ἐσώθησαν, ἔλεγόν τε τινὰς ἐπὶ τούτων λογισμούς,
οἱ δὲ περιέπλεκον μὲν ἄνω καὶ κάτω τοὺς λόγους ἐλίττοντες,
ἐπέραινον δ᾽ οὐδὲν, ἀλλὰ καὶ τελευτῶντες ἐπὶ τὸν Ἐρασίστρα-
τον κατέφευγον, ἐν μὲν τῷ πρώτῳ περὶ αἵματος ἀναγωγῆς βιβλίῳ
φάσκοντες ἀποδεδεῖχθαι πρὸς αὐτοῦ κάλλιον εἶναι τοῦ φλεβο-
τομεῖν τὸ διαδεῖν τὰ κῶλα, κατά τε τὴν περὶ τῶν πυρετῶν

bata delira profiliebat et per januam vociferans foras curre-
bat, vixque ipfam aftantes retinere potuerunt. Verum eam
natura effufo e naribus copiofo fanguine fervavit. Atque li-
cebat admirari, ac fimul edifcere quantam vim habeat ad
ejusmodi affectum curationem fanguinis detractio, quam-
primum enim poft fanguinis per nares eductionem mulier ab
omnibus fymptomatis liberata eft. Prius itaque veritus eram
fermones inire cum medicis, conjiciens quae quo venae fe-
ctionis ufus prohiberetur dicturi fuiffent, fed manifefte
omnes mulierem fanguinis evacuatione falvam evafiffe cen-
fuerunt. Ipfis in memoriam revocavi mortuos, quibus fi quis
fanguinem detraxiffet, illi quoque fortaffis falvi convaluis-
fent, afferebamque ad haec quasdam rationes. Hi vero verba
ultro citroque involventes feipfos implicabant nihilque in-
ferebant, fed orationi finem imponentes ad Erafiftratum con-
fugiebant, quem primo de fanguinis eductione libro dice-
bant declaraffe, quod vincire ipfos artus quam venam fecare
praeftaret. Illum quoque in opere de febribus a principio

πραγματείαν, μηδὲ ἐπιμνησθῆναι τὴν ἀρχὴν τῆς φλεβοτομίας
αὐτόν, ὡς ἂν ὢν δὴ ἔδειξεν ἐν τῷ περὶ αἵματος ἀναγωγῆς
μεμνημένον. καὶ γὰρ ἂν ἦν, ἔφασαν, γελοῖος εἰ παραιτησάμε-
νος τῆς φλεβοτομίας ἐπὶ τοῦ μάλιστα δεῖσθαι δοκοῦντος πά-
θους ἔμελλεν ἔτι περὶ τῶν ἄλλων ἐρεῖν. τὸν αὐτὸν δὲ τοῦτον
Ἐρασίστρατον οὐ μόνον ἐν τῇ περὶ τῶν πυρετῶν πραγματείᾳ
σεσιγηκέναι περὶ τῆς φλεβοτομίας ἔλεγον, ἀλλὰ κἀν ταῖς
ἄλλαις ἁπάσαις. οὔτε γὰρ ἐν τῇ τῶν κατὰ τὴν κοιλίαν πα-
θῶν οὔτε ἐν τῇ τῶν παρέσεων οὔτε ἐν τῇ περὶ ποδάγρας,
ἀλλ᾽ οὐδὲ ἐν τῇ τῶν ὑγιεινῶν κεχρῆσθαι φλεβοτομίᾳ. καίτοι
τὸ πλῆθός γε τοῦ αἵματος ἐν τοῖς ὑγιεινοῖς συγγράμμασι
μάλιστα αὐτὸν αἰτιᾶσθαι τῶν νόσων. ἐμοῦ δ᾽ ἀποθαυμά-
ζοντός τε τὰ λεγόμενα καὶ τοσοῦτον ἔτι προσανερωτήσαντος
αὐτούς, εἰ μηδέποτε χρηστέον ἐστὶ φλεβοτομίᾳ, μηδ᾽ ἂν
περιπνευμονικός τις εἴη ἢ συναγχικῶς πνιγόμενος τύχοι, μηδ᾽
ἂν ἐξ ἐπισχέσεως ἐμμήνου καθάρσεως ἢ αἱμορροΐδος ἐπὶ θώ-
ρακα ὠθεῖται τὸ πλεονάζον αἷμα. καὶ πρὸς τούτοις ἀπεκρί-
ναντο προχειρισάμενοι τοὺς ἐν τοῖς τῶν διαιρέσεων βιβλίοις

haud meminiſſe venae ſectionis, quamquam eorum omninm
meminerit, quae in libro de ſanguinis detractione demon-
ſtraverat. Etenim ridiculus eſſet, inquiebant, ſi praetermiſſa
venae ſectione in eo praeſertim, qui ea indigere videbatur,
aſſectu de caeteris deinceps eſſet dicturus. Imo hunc ipſum
Eraſiſtratum non ſolum in tractatu de febribus, verum etiam
in caeteris omnibus affectibus de venae ſectione verba con-
ticuiſſe profitebantnr. Neque enim in eo qui de alvi affecti-
bus neque in eo qui de reſolntionibus neque in eo qui de
podagra diſſerit, imo neque in tractatu de ſanitate tuenda
venae ſectione uſum ſuiſſe, tametſi copiam ſanguinis in li-
bris de ſanitate tuenda praecipuam morborum eſſe cauſam
noverit. Quum autem ego quae dicebant demirarer ac tan-
topere etiamnum ipſos interrogarem, num nunquam venae
ſectione utendum ſit, neque etiam ſi quis peripneumonicus
fiat aut ſynanche praeſocetur, neque ſi ex menſtruae purga-
tionis aut haemorrhoidis ſuppreſſione in thoracem exube-
raus ſanguis impellatur. Atque ad haec reſpondebant, aegro-

ΠΡΟΣ ΕΡΑΣΙΣΤ. ΤΟΥΣ ΕΝ ΡΩΜΗι. 193

Ed. Chart. X. [408.]   Ed. Baf. IV. (8.)

Ἐρασιστράτῳ γεγραμμένους ἀῤῥώστους, καὶ μάλιστα αὐτῶν
τὸν Κρίτωνα καὶ τὴν ἐκ τῆς Χίου παιδίσκην. τὸν μὲν γὰρ ἐξ
ἀρχῆς συναγχικῶς ἐνοχλούμενον, ἅμα δὲ καὶ πληθωρικὸν
ὄντα, καθάπερ αὐτὸς ὁ Ἐρασίστρατος ἔγραψεν· τὴν δὲ τῶν
καταμηνίων ἐπεσχημένων καὶ τοῦ πλήθους ὁρμήσαντος ἐπὶ
πνεύμονα μὴ φλεβοτομῆσαι τὸν ἄνδρα. λεγόντων δ᾽ αὐτῶν ἔτι
ταῦτα Τεύθρας τις ἐμὸς πολίτης ἅμα καὶ συμφοιτητής, ἦν
δὲ πάνυ τὸν τρόπον ἐλεύθερος, οὐ κάμψεις, ἔφη, τούτους ποτὲ,
τοὺς μηδὲ ἄχρι τοσούτου σωφρονοῦντας, ὡς μεμνῆσθαι τῶν
δι᾽ Ἐρασίστρατον ἀποθανόντων. διὰ τί γὰρ ἄλλο, ἔφη, τοὺς
προκεχειρισμένους ὑπ᾽ αὐτῶν ἀῤῥώστους ἀποθανεῖν συνέβη,
πλὴν ὅτι παρελείφθη τὸ τῆς φλεβοτομίας βοήθημα; διὰ τί δὲ
ἄλλο τοὺς πρῳ ὑπὸ τούτων κωλυθέντας κενωθῆναι; καὶ
πάντας ἑξῆς αὐτοὺς ὀνόματι κατέλεξεν ἅμα ταῖς διαθέσεσιν
αἷς ἔσχον, ὧν ὀλίγον ἔμπροσθεν ἐμνημόνευσα. καὶ ταῦτα
μειδιῶν ἀνελιττόμενος τὴν χεῖρα καὶ βίαιον ἐπισπασάμενος
ἀπῆγε τῶν ἰατρῶν. τῇ δ᾽ ὑστεραίᾳ προκομίσας τὰ τῶν διαι-

tos ab Erafiftrato in divifionum libris fcriptos in medium
proferentes, ac praefertim inter eos Critonem ac ex Chio
puellam. Illi etenim a principio fynanche laboranti, fimul-
que plethorico exiftenti, quemadmodum ipfe fcriptis prodi-
dit Erafiftratus, huic vero menftruis fuppreffis ac ducto in
pulmonem redundantis fanguinis impetu, virum haud ve-
nam fecuiffe. Quum adhuc illi haec loquerentur, Teuthras
quidam, meus municeps fimulque condifcipulus, erat autem
moribus plane ingenuis, Non flectes, inquit, iftos unquam
qui non eo usque temperate fe gerunt, ut eos in memoriam
revocent qui Erafiftrato interiere. Quam enim ob caufam,
inquit, aliam propofitos ab ipfis aegrotos periiffe contigit,
quam quod venae fectionis praetermiffum fit auxilium?
Quam aliam ob caufam vacuari ab iis prohibitos ante tempus
occubuiffe? Et eos deinceps omnes una cum ipfis quos fub-
ierunt affectibus, quorumque paulo ante memini, nomina-
tim ac ordine recenfuit, haecque fubridens manu me com-
prehendit attrahensque invitum a medicis abduxit. Poftridie

ρέσεων Ἐρασιστράτου βιβλία τοῖς φιλοσόφοις ἅπασιν ἀνεγί-
νωσκε, ἅμα μὲν ἐπιδεικνὺς ὅτι δι᾽ Ἐρισίστρατον ἀπέθανον
ἥ τε ἐκ τῆς Χίου παιδίσκη καὶ Κρίτων ἅμα προσκαλούμενος
τοὺς πρεσβύτας ἰατροὺς εἰς διάλογον ἐκεῖνοι μὲν οὖν οὐκ
ἀφικνοῦντο, μικρότερον ἑαυτῶν εἶναι νομίζοντες ἁμιλλᾶσθαι
νεανίσκῳ. συνέβη γάρ πως ἐν ἐκείνῳ τῷ χρόνῳ καθ᾽ ἑκά-
στην ἡμέραν εἰς τὰ προβαλλόμενα λέγειν ἐν πλήθει. προεβλήθη
μὲν οὖν ὑπό τινος, εἰ δεόντως Ἐρασίστρατος οὐ κέχρηται
φλεβοτομίᾳ. διῆλθον δ᾽, ὡς ἔδοξε τοῖς τότε ἀκούσασιν, ὠφε-
λιμώτατον πρόβλημα. διὸ καὶ παρεκάλεσεν ὁ Τεύθρας ὑπα-
γορεῦσαι μεταλελεγμένα τῷ πρὸς αὐτοῦ πεμφθησομένῳ παιδί.
καὶ γάρ τοι καὶ μέλλων εἰς τὴν Ἰωνίαν ἐπιδημῆσαι καὶ ἐξορ-
μήσασθαι πάντως ἔφασκεν ἔχειν αὐτὰ βούλεσθαι. ἐγὼ μὲν
οὖν ἐπείσθην τε τῷ ἑταίρῳ [409] καὶ τὸν λόγον ὑπηγόρευσα.
συνέβη δ᾽ ἐκπεσεῖν εἰς πολλοὺς τὸ βιβλίον, οὐ κατὰ τὴν
γνώμην ὑπ᾽ ἐκείνου διαδοθέν. ὁ γάρ τοι λόγος οὐ συγγράμ-
ματι πρεπόντως, ἀλλ᾽ ἀκουστηρίῳ συνέκειτο, δεηθέντος τοῦ

vero productos in publicum Erafiftrati de divifionibus libros
coram Philofophis omnibus relegit, partim ut demonftraret
et Critonem et Chienfem puellam per Erafiftratum periiffe,
partim ut medicos natu majores ad colloquium provocaret.
Verum illi non accefferunt, rati decertare cum adolefcente
rem effe fibi deteriorem. Illo namque tempore pro more
contigit quotidie ad propofitas quaeftiones coram multitudine
dif.ferere. Quaefitum ergo eft a quodam, utrum decenter
Erafiftratus venae fectione ufus non fuerit. Hoc problema,
prout vifum eft iis qui aderant, auditoribus utiliffimum ex-
plicavi. Quamobrem et me Teuthras hortatus eft, prolo-
quuta puero dictare, quem ipfe ad me erat miffurus. Etenim
brevi in Ioniam peregrinaturus erat, atque profecturus ea
prorfus habere velle dicebat. Ego itaque et ab amico perfua-
fus fum et orationem dictavi. Contigit autem ad plerosque
librum excidiffe, non ex mea fententia ab illo divulgatum.
Nam oratio non operi, fed auditorio congruenter erat com-
pofita, efflagitante amico ad eum quo enarrata eft modum

Ed. Chart. X. [409.]   Ed. Baf. IV. (8.)

φίλου καθ᾽ ὃν ἐῤῥέθη τρόπον, οὕτως αὐτὸν ὑπαγορευθῆναι.
ἀλλὰ καὶ τοιοῦτος ὢν καὶ πολλὰ λείποντα ἔχων ὡς τὸ τέλεον,
ὅμως ἔοικεν ἠνυκέναι μεῖζόν τι τῆς ἐλπίδος. ἐπὶ γὰρ τοὐναν-
τίον ἀφιγμένοι πάντες εἰσὶν οἱ νῦν ὀνομάζοντες ἑαυτοὺς Ἐρα-
σιστρατείους, ἐφεξῆς τε φλεβοτομοῦσιν ἅπαντας, οὐ μόνον
οὓς ὀλίγον ἔμπροσθεν εἶπον, ᾿λλὰ καὶ τοὺς ὁπωσοῦν πυρέτ-
τοντας. ὥστε κατὰ τὸν Στησίχορον ἔοικα δεήσεσθαι παλινῳ-
δίας τινὸς, ἐν ᾗ παρακαλέσω τοὺς ἄνδρας ἐπὶ μὲν τῶν
κατὰ τοὺς λόγους διατριβῶν ἐρίζειν εἰς ὅσον βούλονται, φεί-
δεσθαι δὲ τῶν ἀῤῥώστων ἀποθεμένους τὸ σφοδρὸν τοῦτο τῆς
ἐφ᾽ ἑκάτερον ὁρμῆς. οὔτε γὰρ ἐπέχεσθαι χρὴ φλεβοτομίας διὰ
παντὸς, οὐδ᾽ ἡγεῖσθαι πάντας ὅσους ἂν Ἐρασίστρατος ἀσι-
τεῖν κελεύῃ δεῖσθαι φλεβοτομίας, ὅπερ οἱ νῦν Ἐρασιστράτειοι
φασίν. οὐ μὴν οὐδὲ ῥᾷστον εἶναι πάντας τοὺς χρῄζοντας
τοῦ βοηθήματος διαγνῶναι, καθάπερ οὐδὲ τὸ μέτρον εὑρεῖν
ἢ τὴν τμηθησομένην φλέβα καὶ τὸν καιρόν. τόν τε Ἐρασί
στρατον αὐτὸν διὰ τοῦτο οἶμαι παραλιπεῖν ἐφ᾽ ἑκάστου τῶν

fic eam dictavi. Quamquam et liber ejusmodi proftet et plu-
res quam perfectum deceat defectus complectatur, is tamen
quaedam expectatione majora peregiffe videtur. Contrariam
namque methodum ineuntes omnes qui nunc feipfos Erafi-
ftrateos nominant, deinceps cunctis non folum quos paulo
ante commemoravi, verum etiam quocunque modo febrici-
tantibus venam incidunt. Quapropter fecundum Stefichŏ-
rum videor quandam palinodiam emeruiffe, in qua viros
exhortabor ut in fermonum congreffu quantumcunque ve-
lint decertent et aegrotis ignofcant depofita ea quae in
utramque partem ruit impetus vehementia. Neque enim
femper venae fectio prohibenda eft neque arbitrandum qui-
buscunque Erafiftratus inediam praefcripfit, eos venae fec-
tione indigere, quod nunc Erafiftratei profitentur. Non ta-
men facilius eft omnes qui hoc egeant auxilio dignofcere,
quemadmodum neque fanguinis menfuram aut venam inci-
dendam opportunumque tempus invenire. Atque Erafiftra-
tum ipfum ob id opinor in unoquoque affectu adeo illam

N 2

Ed. Chart. X. [409.]   Ed. Baf. IV. (8.)

παθῶν, ὡς γε σαφῶς ἐν τῷ μάλιστα δεομένῳ φλεβοτομίας
ἐκώλυσε χρῆσθαι. ἀλλά τοι, φασὶν, ἀσιτεῖν κελεύων ἐν τοῖς τῆς
φλεγμονῆς καιροῖς αὐτοῖς ἔγραψε κατὰ λέξιν ὧδε· κενούμε-
ναι γὰρ φλέβες ῥᾷον παραδέξονται τὸ παρεμπεπτωκὸς αἷμα
εἰς τὰς ἀρτηρίας. τούτου δὲ συμβαίνοντος ἧττον αἱ φλεγ-
μοναὶ ἔσονται. εἴπερ οὖν ὡς κενωτικὸν βοήθημα τὴν ἀσι-
τίαν συμβουλεύει, πολὺ δήπου, φασὶ, μᾶλλον ἐπὶ φλεβοτομίας
ἀφίξεται. ὅτι μὲν οὖν ἐπὶ φλεβοτομίαν ἐχρῆν ἔρχεσθαι
μᾶλλον αὐτὸν ἔνθα ταχέως κενῶσαι βούλεται, κάλλιστα
λέγουσι, πλὴν ὅτι κἀνταῦθα παραλείπουσι τοὺς κωλύον-
τας ἐνίοτε σκοπούς, ὧν τοῦ λόγου προϊόντος ἐγὼ μνη-
μονεύσω.

Κεφ. β'. Ζητεῖται δὲ νῦν οὐχ ἁπλῶς τί βέλτιον ἐστὶν,
ἀλλ' εἰ φαίνεται χρώμενος Ἐρασίστρατος τῷ βοηθήματι.
τοῦτο δ' οἱ μὲν ἔμπροσθεν, ἡνίχ' ἧκον εἰς Ῥώμην τὸ πρῶ-
τον, ἅπαντες ἠρνοῦντο τῶν Ἐρασιστράτου μαθητῶν, οἱ δὲ
δοκιμώτατοι, οὓς αὐτὸς οἶδα, νῦν ὡς σμικρῷ τινι παραλ-
λάττουσιν αὐτῶν. ἵνα γὰρ ἐάσας τοὺς ἄλλους Στράτωνος

omififfe, praefertimque in eo qui phlebotomiam requirebat,
ut ea uti vetuerit. Imo, inquiunt, inediam praefcribens in
ipfis inflammationis temporibus fic ad verbum confcripfit.
*Quum enim venae evacuantur, fanguinem in arterias infi-
lientem facilius excipient: quod quum acciderit, inflamma-
tiones minus erunt* Si ergo tanquam evacuatorium auxilium
inediam confulat, multo fane liberius, ajunt, ad venae fe-
ctionem fefe contuliffet. Quod itaque ad venae fectionem li-
berius ipfum venire oporteat, ubi celeriter vacuare vult,
perbelle proferunt, praeterquam quod hic eos qui phleboto-
miam interdum prohibent praetermittunt fcopos, quos ego
procedente oratione recenfebo.

Cap. II. Nunc vero quaeritur, num quid abfolute
praeftantius fit, verum an hoc praefidium Erafiftratus ufur-
paffe videatur. Hoc autem, quum Romam primum appulif-
fem, omnes qui ex Erafiftrati difcipulis erant antea nega-
bant, nunc vero probatiffimi quos ipfe novi ab his tanquam
in re quadam parvi momenti difcrepant. Ut enim caetera

μνημονεύσω, διὰ παντὸς μὲν Ἐρασιστράτῳ συγγενομένου,
γράψαντος δ᾽ ἐπὶ τῆς οἰκίας αὐτοῦ καὶ διὰ τοῦτο λεγο-
μένου δεδουλευκέναι τἀνδρὶ, τά τ᾽ ἄλλα, φησὶν ἐκεῖνος, Ἐρα-
σίστρατον ἐπαινεῖσθαι δίκαιόν ἐστι καὶ ὅτι χωρὶς φλεβο-
τομίας ἐθεράπευεν ἃ μετὰ τοῦ φλεβοτομεῖν οἱ πρόσθεν
ἐπεχείρουν ἰᾶσθαι. καὶ μέντοι καὶ αὐτὸς ὁ Στράτων φαί-
νεται διὰ τῶν ἰδίων συγγραμμάτων ἀεὶ τὰς θεραπείας χωρὶς
φλεβοτομίας ποιούμενος. καὶ τί θαυμαστὸν Ἐρασίστρατον
ἕπεσθαι τὰ πάντα Χρυσίππῳ τῷ Κνιδίῳ, προῃρημένον ἀπο-
στῆναι τοῦ φλεβοτομεῖν ὥσπερ κἀκεῖνος; οὕτω δὲ καὶ Ἀρι-
στογένης καὶ Μήδιος, οἵ τ᾽ ἄλλοι πάντες οἱ ἀπὸ τοῦ
Χρυσίππου φαίνονται ποιοῦντες. ὅσον μὲν οὖν (9) ἐπὶ τῇ
τῶν καμνόντων σωτηρίᾳ, [410] πολὺ βέλτιόν ἐστι πεπεῖ-
σθαι φλεβοτομίᾳ χρῆσθαι τὸν Ἐρασίστρατον· ὡς δ᾽ ἐπὶ
τοῖς νῦν Ἐρασιστρατείοις, ἄμεινον μὴ πεπεῖσθαι. μανίας
γὰρ ἐσχάτης ἔργον οἴεσθαι διὰ τοῦτ᾽ Ἐρασίστρατον ἐφ᾽
ὧν εἰρήκαμεν ὀλίγον ἔμπροσθεν παθῶν σεσιγηκέναι τὴν
φλεβοτομίαν, ὅτι κενοῦσθαι τὰς φλέβας ἀξιοῖ καὶ τοῦτον

---

praetermittam, Stratonem commemorabo in omnibus Erafi-
ftrato adhaerentem, qui quum ad ejus familiam fcriberet
proptereaque diceret fe viro addictum effe, haec inter alia
ille protulit: Erafiftratum laudibus efferre juftum eft, quod
etiam citra venae fectionem eos affectus curaverit, quos cum
venae incifione fanare veteres conati funt. Quin etiam et
Strato ipfe fuis in commentariis perpetuo curationes citra
phlebotomiam moliri videtur. Et quid mirum, fi Erafiftratus
fectetur in omnibus Chryfippum Cnidium, qui prius affe-
ruit, quemadmodum ille, fe a venae fectione abftinuiffe? Sic
vero et Ariftogenes et Medius, ut et caeteri omnes Chryfippi
fectatores, praeftare videntur. Quantum ergo ad aegrotantium
falutem fpectat, multo melius eft credere venae fectione
ufum fuiffe Erafiftratum, quantum autem ad hodiernos Era-
fiftrateos, id non credere praeftiterit. Extremae namque
opus effet dementiae Erafiftratum arbitrari eapropter in af-
fectibus paulo ante commemoratis venae fectionem filentio

Ed. Chart. X. [410.] Ed. Baf. IV. (9.)

τίθεσθαι τῆς θεραπείας τὸν σκοπὸν, ὅγε τοι τούτῳ πει-
σθεὶς ἐφ᾽ ὧν ἂν εὕροι παθῶν Ἐρασίστρατον ἀσιτίαν συμβου-
λεύοντα. πρόδηλον γὰρ ὡς τοῦθ᾽ ἕπεται τοῖς ὁμότιμον
εἰποῦσιν εἶναι βοήθημα τὴν φλεβοτομίαν ταῖς ἀσιτίαις, εἰ δὲ
οὐκ ἔστιν ὁμότιμον, ἀλλὰ δεῖταί τινων διορισμῶν, οὓς ὁ
μαθὼν ἐξευρήσει, πηνίκα μὲν ἄμεινόν ἐστι διὰ φλεβοτομίας
μόνης τὴν κένωσιν ποιεῖσθαι, πηνίκα δ᾽ ἤτοι δι᾽ ἀσιτίας
μόνης ἢ δι᾽ ἀμφοτέρων, καταβάλλεται φανερῶς αὐτοὺς ὁ
λόγος· ἔγραψε γὰρ ὁ Ἐρασίστρατος τοὺς διορισμοὺς ἐκείνους,
εἴπερ, ὡς οὗτοί φασιν, ἔδοξε περὶ τῆς φλεβοτομίας ὡς ὁ λόγος
αὐτῶν ἑαυτὸν περιτρέπει καθ᾽ ἑκάτερον. εἰ μὲν γὰρ ὁμότιμον
ἐστὶ, διὰ τοῦτο παρέλιπεν ὁ Ἐρασίστρατος ἔν τε τῇ περὶ τῶν
πυρετῶν πραγματείᾳ καὶ ταῖς ἄλλαις ὧν ὀλίγον ἔμπροσθεν
ἐμνημόνευσα γράψαι τι περὶ φλεβοτομίας. εἰ δ᾽ οὐκ ἔστιν
ὁμότιμον πάντη τὸ τῆς φλεβοτομίας βοήθημα τῷ τῆς ἀσιτίας,
οὐκ ὀρθῶς αὐτοὶ λέγουσιν ἐξ ὧν ἐπὶ τῆς ἀσιτίας ἔγραψεν, ἐκ
τούτων ἡμᾶς χρῆναι τεκμαίρεσθαι περὶ τῆς φλεβοτομίας. καὶ
μὴν κατὰ τοῦτο πάλιν ὁ λόγος αὐτῶν ἑαυτὸν περιτρέπει, τὴν

praeteriiſſe, quod vacuari venas cenſeat, huncque ſtatuiſſe
curationis ſcopum, cui et crediderit, his in affectibus Eraſi-
ſtratum inediam conſulere animadverterit. Conſtat enim
iſtud iis evenire qui venae ſectionem facultate par inediis
auxilium eſſe pronunciant. Quod ſi facultate par non ſit, ſed
quasdam diſtinctiones poſtulet, quas doctus comperiet, quan-
do evacuationem per ſolam venae ſectionem opportunius eſt
fieri, et quando vel per inediam ſolam aut utrumque, evi-
denter eos ratio convincit. Scripſiſſet enim Eraſiſtratus di-
ſtinctiones illas, ſi, ut ipſi loquuntur, de venae ſectione recta
ſenſiſſet, adeo ut eorum oratio in utrumque remedium ſe-
ipſam convertat. Si etenim id facultate par exiſtat; ea re Eraſi-
ſtratus in tractatu de febribus aliisque libris quorum paulo
ante memini, de venae ſectione aliquid ſcriptis mandare
praetermiſit At ſi haud omnino par ſit venae ſectionis auxi-
lium inediae, non recte illi dijudicant qui nobis ex iis
quae de inedia ſcripſere de venae ſectione conjecturam fa-
ciendam eſſe proferunt. Ad hoc equidem rurſum eorum ora-

ΠΡΟΣ ΕΡΑΣΙΣΤ. ΤΟΥΣ ΕΝ ΡΩΜΗ. 199

Ed. Chart. X. [410.]　　　　　　　　　Ed. Baf. IV. (9)

ἀσιτίαν ἀποφαίνων ἄχρηστον. εἴπερ γὰρ ὅτι κενουμέναις ταῖς
φλεψὶ ἐν ταῖς ἀσιτίαις ἕπεται τὸ μειοῦσθαι τὰ πάθη, διὰ
τοῦτο αὐτὰς παραλειψόμεθα, πολλῷ βέλτιόν ἐστι ἅπαξ
ἐκκενώσαντας τὸ περιττὸν ἀποστῆναι τῶν ἀσιτιῶν, ἀηδίαν
τε πολλὴν παρεχουσῶν τοῖς κάμνουσι καὶ ἀγρυπνίαν καὶ ἄσην
ἐπιφερουσῶν, ἔτι τε στομάχου κάκωσιν καὶ χυμῶν διαφθορὰν
καὶ γαστρὸς, ἐνίοτε καὶ οὔρων ἐπίσχεσιν.

Κὲφ. γ'. Ὅτι δὲ ὄντως Ἐρασίστρατος οὐ κέχρηται
τῇ φλεβοτομίᾳ, δῆλον ἐναργῶς ἐστιν ἐκ τῶν ἐν τοῖς διαιρέ-
σεων βιβλίοις γεγραμμένων ἀρρώστων, ἐφ' ὧν διηγούμενος
ἅπαντα τὰ πραχθέντα κατὰ τὴν θεραπείαν οὐδαμῇ φαίνεται
φλεβοτομίας μνημονεύων. ἅπαντας μὲν οὖν αὐτοὺς προχειρί-
ζεσθαι μακρὸν, ἀρκεῖ δ' ἀναμνῆσαι μόνων ἐκείνων, ὧν ὀλίγον
ἔμπροσθεν ἔφην τοὺς πρεσβύτας ἰατροὺς μνημονεῦσαι. γέ-
γραπται δ' αὐτῶν ὁ μὲν ἐν τῷ προτέρῳ τῶν διαιρέσιων, ὁ δ'
ἕτερος ἐν τῷ δευτέρῳ. καίτοι καὶ νῦν ἤδη καιρὸς αὐτὰς τὰς
λέξεις παραγράψαι, καθ' ἃς ὁ Ἐρασίστρατος ἅπαντα διηγεῖ-
ται τὰ γενόμενα τοῖς ἀρρώστοις. ἐν μὲν οὖν τῷ προτέρῳ τῶν

tio feipfam implicat, quae inediam inutilem indicat. Nam fi
propterea inedias ipfas admittamus, quod evacuatis per eas
venis affectiones imminui fequatur, multo commodius fue-
rit evacuato femel fuperfluo ab inediis abftinere, ut quae
multas aegrotantibus moleftias et vigilias concitet, jactatio-
nem ftomachi, vitium, humorum et ventriculi corruptionem
et interdum urinae fuppreffionem inferat.

Cap. III. Quod autem Erafiftratus revera venae fe-
ctione non fit ufus, ex aegrotis quos in libris divifionum
fcripfit manifefte conftat, in quibus explicans quaecunque
in curatione facta fuerant, nullibi venae fectionem comme-
moraffe confpicitur. Caeterum aegrotos omnes in medium
proferre prolixum, fufficit eos folos recordari quorum me-
moriam paulo ante dixi feniores medicos celebrare. Ex il-
lis unus in priore, alter in pofteriore divifionum libro de-
fcriptus eft. Jam vero nunc etiam occafio eft ipfa afcribendi
verba, quibus Erafiftratus quaecunque circa aegrotos acta

200 ΓΑΛΗΝΟΥ ΠΕΡΙ ΦΛΕΒΟΤΟΜΙΑΣ

Ed. Chart. X. [410. 411.]   Ed. Baf. IV. (9)
βιβλίων οὕτως ἔγραψε· τῇ ἐκ τῆς Χίου παιδίσκῃ τὰ μὲν
γενόμενα τῶν καθάρσεων τοπρῶτον ἐπεσχέθη ἐπὶ πλείω
χρόνον. ἔπειτα εἵπετο τὰ βηχία καὶ ἀναγωγὴ φλέγματος.
χρόνου δὲ προϊόντος αἵματος ἀναγωγὴ ἐγένετο, κατὰ τὴν
τῶν καθάρσεων περίοδον ἑαυτῇ ἠκολούθει, ἐνίοτε μὲν διὰ
μηνῶν δ', ὁτὲ δὲ διὰ δύο. εἰ δέ πως ταῖς ἡμέραις ἐν αἷς αἱ
καθάρσεις ἐγίνοντο καὶ ἡ ἀναγωγὴ συνέβαινεν, παρηκο-
λούθει ἐφ' ἡμέρας τρεῖς ἢ τέσσαρας· ὥστε παντάπασιν
ἐμφαίνειν ὅτι ἀντὶ τῶν καθάρσεων ταύτην τὴν ἔκκρισιν λαμ-
βάνει. ἐπηκολούθει δὲ καὶ πυρετὸς ἐν ταύταις [411] ταῖς
ἡμέραις· ἔπειτα ἀπεκαθίστατο. ταῦτα προειπὼν ὁ Ἐρασί-
στρατος ἐφεξῆς γράφει περὶ τῶν ἰαμάτων αὐτῆς ὧδε· ἐν δὲ
τοῖς πρώτοις χρόνοις αὕτη ἐπεχείρησε θεραπεύεσθαι ποτή-
μασί τε καὶ πυριάσεσι τῆς ὑστέρας καὶ προσθέτοις καὶ
τῇ ἄλλῃ διαίτῃ πρὸς ταῦτα ἁρμοζούσῃ. ἦν γὰρ δή τις
καὶ περὶ τὸ στόμα τῆς ὑστέρας οὐκ ἰσχυρὰ σκληρότης,
οὐδαμῶς δὲ οὐδὲν ὑπακουούσης τῆς θεραπείας, ἀλλὰ κατά
τινα μίαν περίοδον εἰς τὴν ὀσφὺν βάρους ἀπαντήσαντος,

funt enarrat. In priore itaque libro ita fcripfit: Puellae Chi-
enfi ea acciderunt. Primum menftruae purgationes diutur-
niori tempore fuppreffae fuerant. Deinde fubfequutae funt
tufficulae ac pituitae ejectio. Tempore procedente fangui-
nis rejectio oborta eft. Quod ad purgationum circuitum fpe-
ctat, is interdum quarto, nonnunquam fecundo menfe ipfi
accedebat; iisdem prope diebus quibus purgationes fiebant
rejectio accidebat, quae triduum et quatriduum perdu) abat.
Quare perfpicuum omnino erat, loco purgationum eam ex-
cretio1em fortitam effe. Subfequuta autem fuerat hisce diebus
febris, quae poftea definebat. Haec Erafiftratus praefatus,
deinceps de remediis hoc pacto fcribit. Primis autem tempo-
ribus ipfa potionibus et fomentis uteri et fubditis peffariis,
et reliqua victns ratione ad haec idonea curari aggreffa eft.
Erat enim quaedam circa os uteri non gravis durities. Quum
autem non fuccederet curatio, imo quum uno quodam cir-
cuitu in lumbos gravitas incumberet, humiditasque nulla
adebet, et magis continuae febres obortae funt, vel etiam

ὑγρασίας δὲ οὐδεμιᾶς, οἵ τε πυρετοὶ συνεχέστεροι ἦσαν ἢ καὶ
τῷ σώματι ᾧ ἐνεδίδουν καὶ βῆχες ἠκολούθουν σφοδραί. τῆς
μὲν οὖν περὶ τὴν ὑστέραν θεραπείας ἀπέστημεν, ἐργῶδες
ὑπολαμβάνοντες εἶναι τῶν πυρετῶν μενόντων καθάρσεις
ποιεῖσθαι· τῇ δὲ λοιπῇ θεραπείᾳ χρώμεθα, ὡς εἰθίσμεθα
πρὸς τὰ τοιαῦτα τά τ᾽ ἄλλα καὶ πρὸς τὴν θεραπείαν περίο-
δον τῶν καθάρσεων προσλαμβάνοντες ὑπεστέλλομεν τὰ σιτία,
καὶ ἡ μὲν τοῦ αἵματος ἀναγωγὴ οὐκ ἐγένετο ἀλλ᾽ ἢ ἅπαξ
ἐπὶ βραχύ. ἀλλὰ μέντοι οὐδὲν ἔφρασεν, ἀλλά που καὶ ἀνέτρε-
χον ἤδη πυώδεις ἀναγωγαί. φλεβοτομίας λόγος ἐνταῦθα
οὐδείς, καὶ προσῆκον γ᾽ ἦν, ὡς ἅπαντες ἴσασιν οἱ τῶν ἔργων
τῆς τέχνης ἔμπειροι, τὴν ἀρχὴν τῶν βοηθημάτων ἀπὸ φλεβο-
τομίας ποιεῖσθαι. ἴσως τις φήσει τούτων τῶν ἁπάνθ᾽ ἑτοίμως
λέγειν οὐκ ὀκνούντων, ὡς οὐ παρ᾽ Ἐρασιστράτου τῆς θερα-
πείας προσισταμένου ταῦτ᾽ ἐγένετο. διηγεῖται δὲ αὐτὰ νῦν
ἡμῖν ἕνεκα τοῦ μηδὲν τῶν πραχθέντων λαθεῖν. ἀλλ᾽ ἐξελέγξει
γε τούτους τὸ ἐπιφερόμενον, ἔνθα φησὶ, τῆς μὲν οὖν περὶ τὴν
ὑστέραν θεραπείας ἀπέστημεν, ἐργῶδες ὑπολαμβάνοντες εἶναι

corpori correpto tuffes vehementes fuccefferunt. Ab admotis
igitur circa uterum remediis abftinuimus, arduum effe arbi-
trari permanentibus febribus menftruas purgationes moliri;
reliquis vero remediis ufi fumus, quemadmodum et in hu-
jusmodi et aliis affectibus confuevimus. Etiam ad curatio-
nem purgationum circuitu obfervato, cibaria fubtrahebamus
ac fanguinis ejectio non amplius quam femel et pauxilla fu-
pervenit. Sed certe nihil poftea, verum et quandoque recur-
rebant purulentae rejectiones. Venae fectionis verbum hic
nullum, atque confentaneum erat, ut omnes norunt operum
artis periti, principium auxiliorum a venae fectione ducere
Fortaffis aliquis eorum qui omnia prompte afferere non
gravantur dicet ab Erafiftrato curationis praefecto haec
facta non fuiffe, fed haec nunc ab eo prodita effe, quo nos
nihil eorum lateat quae acta effent. At hos evincet quod
infertur, ubi ait: A curatione igitur circa uterum adhiben-
da abftinuimus, periculofum effe arbitrari febribus duranti-

τῶν πυρετῶν μενόντων τὰς καθάρσεις ποιεῖσθαι, τῇ δὲ λοιπῇ
θεραπείᾳ χρώμεθα πρὸς τὰ τοιαῦτα, τά τε ἄλλα καὶ πρὸς
τὴν θεραπείαν περίοδον τῶν καθάρσεων προσλαμβάνοντες
ὑπεστέλλομεν τὰ σιτία. ἐν τούτοις γὰρ ὁ Ἐρασίστρατος
ἐνδείκνυται σαφῶς οὐχ ἑτέρων θεραπείαν διηγούμενος, ἀλλ᾽
ἑαυτὸν συναριθμῶν τε καὶ συνεπιγράφων ἅπασι τοῖς πρα-
χθεῖσι περὶ τὸν ἄνθρωπον. τὸ γὰρ ἀπέστημεν, καὶ ἀπο-
λαμβάνοντες, ἔτι τε τὸ χρώμεθα καὶ τὸ προσλαμβάνον-
τες, ἔτι τε πρὸς τούτοις τὸ ὑπεστέλλομεν τὰ σιτία, προδή-
λως ἐνδείκνυται δυοῖν θάτερον, ἤτοι γ᾽ αὐτὸν ἐξηγεῖσθαι τῆς
θεραπείας τὸν Ἐρασίστρατον ἢ τοῖς ὑφ᾽ ἑτέρου γιγνομένοις
ἀρέσκεσθαι. καὶ μὴν εἴπερ ἠρέσκετο τοῖς πραττομένοις, ἐναρ-
γὲς ἂν εἴη τεκμήριον αὐτοῦ τῆς γνώμης ἣν εἶχε περὶ φλεβοτο-
μίας. τὸ γὰρ ὑποστέλλειν τὰ σιτία δυοῖν τούτοιν τὸ ἕτερον,
ἤτοι ἀφαιρεῖν τελέως ἢ μειοῦν. ὅπερ ἐπὶ τῆς νοσούσης ὁ
Ἐρασίστρατος ἔφη πεπρᾶχθαι, καθ᾽ ὃν καιρὸν τῆς καθάρσεως
περίοδος ἦν, ὡς ὡμολόγει τοῖς ἄλλοις συγγράμμασι ἅπασιν
αὐτοῦ, καὶ ταῖς φλεβοτομίαις μὲν οὐδαμόθεν χρώμενος, συμ-

bus menſtruas concitare purgationes, reliquis vero remediis
uſi fumus ad ejusmodi et alios affectus, atque ad medendi
rationem circuitu menſtruorum purgationum obſervato, ci-
baria ſubtrahebamus. In his enim Eraſiſtratus aperte indi-
cat, ſe non aliorum curationem recitare, ſed ſuam ipſius
enumerare, ſimulque omnia circa aegrotam hominem pera-
cta perſcribere. Nam et *abſtinuimus* et *arbitrati* nec non
uſi fumus ac *obſervato* et *ſubtrahebamus cibaria,* alterum
ex duobus manifeſte declarat, aut quod Eraſiſtratus curatio-
nem enarret, aut probet quae ab altero facta ſunt. Quod ſi
certe curationem obeuntes probaverit, manifeſta erit ejus
quam de venae ſectione habuit ſententiae conjectura. Nam
cibos ſubducere ex his duobus alterum declarat, aut pror-
ſus adimere aut imminuere; quod Eraſiſtratus ſe in aegrota
feciſſe profert, quo tempore menſtruo purgationis circuitus
aderat. Sic caeteris omnibus illius ſcriptis conſentaneum eſt
ipſum venae ſectione nequaquam uſum fuiſſe, ſed inediam

Ed. Chart. X. [411. 412.]   Ed. Baf. IV. (9.)

βουλεύων δ' ἀσιτεῖν. εἰ μή τι ἄρα κἀνταῦθα φήσουσί γε
φλεβοτομεῖσθαι μὲν τὴν γυναῖκα, παραλελεῖφθαι δὲ ἐν τῇ διη-
γήσει τὸ βοήθημα, νοούντων ἡμῶν αὐτὸ προσῆχθαι, κἂν
μὴ ῥηθῇ. τί δή ποτ' οὖν καὶ περὶ τῆς ἀσιτίας οὐκ ἐσίγησε,
νοεῖσθαί τε δυναμένων καὶ ταῦθ' ὁμοίως; ὁ δ' αὐτὸς λόγος
καὶ περὶ τῶν ποτημάτων καὶ τῆς πυριάσεως καὶ τῶν προσ-
θέντων. εἰ γὰρ μηδ' ὅλως ἐγέγραπτο πρὸς Ἐρασίστρατον,
πάντως ἄν που συνήκαμεν ὑπὸ τῶν ἰατρῶν αὐτὰ πεπρά-
χθαι. ὡς τό γε συνιέντων πεπραγμένον, εἰ καὶ μὴ ἐγέ-
γραπτο, κοινὸν ἁπάντων ἐστὶ τῶν βοηθημάτων. ἀλλ' Ἐρα-
σίστρατός τε διηγεῖσθαι πάντα προὔθετο, σαφηνείας ἀκρι-
βοῦς ἕνεκεν, ἵνα μή τις τὴν ἐξουσίαν ἔχῃ τὰ μὲν προστι-
θέναι τῶν βοηθημάτων, ὡς προσαχθέντα τῇ καμνούσῃ, τὰ
δ' ἀφαιρεῖν, ὡς παραλειφθέντα, πρὸς τῷ καὶ μάχεσθαι τῇ
τούτων [412] δόξῃ τὴν διήγησιν αὐτοῦ. εἰ γὰρ ὅλον ἐφλε-
βοτομήθη τὸ γύναιον, ἡ ἀσιτία μάτην παρελαμβάνετο. μᾶλ-
λον δ', εἰ χρὴ τἀληθὲς εἰπεῖν, οὐ μάτην μόνον, ἀλλὰ καὶ

confuluiſſe. Niſi quid rurſum hic dicant, mulieri venam
quidem ſectam fuiſſe, verum id auxilium in enarratione
omiſſum eſſe, quum nobis exiſtimandum ſit id fuiſſe adhibi-
tum, quamquam non ſit enarratum. Cur ergo de inedia quo-
que non conticuit, quum et haec in ea ſimiliter animadver-
tere poſſimus? Eadem autem ratio eſt tum de potionibus
tum de fomentatione et admotis medicamentis. Si namque
de his nihil quicquam prorſus ab Eraſiſtrato ſcriptum fuiſſet,
omnino tamen a medicis ea peracta eſſe mente deprehendi-
mus, ut qui quod adminiſtratum eſt licet haud praeſcriba-
tur, id univerſis auxiliis eſſe commune animadvertimus. At
Eraſiſtratus accuratae perſpicuitatis gratia omnia ſimul enar-
rare propoſuit, ne quis auctoritatem adeptus haec quidem
adjiceret auxilia, prout aegrotae adhibita fuiſſent, illa vero
velut jam praetermiſſa ſubtraheret. Praeterea quoque ipſius
enarratio iſtorum opinioni repugnat. Si enim muliercula
venae ſectionem tulerit, inedia fruſtra eſt uſurpata; quin po-
tius, ſi veritas proferenda ſit, non fruſtra ſolum, verum

πρὸς κακοῦ. δείξω γὰρ ὀλίγον ὕστερον τοῦτο, νῦν δὲ ὅτι
μάτην ἁρμόττει πρὸς τὸν ἐνεστῶτα λόγον. ἐπεὶ γὰρ ἐν
(10) τῷ καιρῷ τῆς κατὰ περίοδον καθάρσεως ἐπὶ θώρακα
φερομένου τοῦ περιττοῦ κίνδυνος ἦν αἷμά τι πτύσαι τὴν
γυναῖκα, μειῶσαι τὸ πλῆθος ὁ Ἐρασίστρατος βουλόμενος ἐπὶ
τὴν ἀσιτίαν ἀφίκετο προδήλως ματαίαν οὖσαν, εἴπερ ἡ φλε-
βοτομία παρείληπτο, καθ᾽ ἣν ἐν ἀκαρεῖ χρόνῳ ῥᾷστον ἦν ἐκκε-
νῶσαι τὸ περιττὸν τοῦ αἵματος. οἱ γοῦν θεραπεύοντες ἐν
Ῥώμῃ τὰς γυναῖκας αὐτῇ τοῦ συμβαίνοντος ἐμπειρίᾳ μάλιστα
ἐπείσθησαν, ἐπὶ μὲν τὴν φλεβοτομίαν ἔρχοντες κατὰ τὸν καιρὸν
ἐκεῖνον ᾧ ἐπίδοξος ἡ φορὰ γενέσθαι τῶν καταμηνίων, μήτε
δ᾽ ἡσυχίαν προστάσσειν μήτ᾽ ἀσιτίαν, ἀλλὰ καὶ μελίκρατον
διδόναι καὶ τροφῆς ὑγραινούσης δαψιλῶς καὶ λουτροῖς χρῆ-
σθαι συγχωρεῖν, ἐφ᾽ οἷς εἴωθεν εἰς ταυτὸν, ὅτε γε μετρίως
ἀφαιρεθῶσι τοῦ αἵματος, ἡ κάθαρσις ἐπιφαίνεσθαι, καὶ μάλισθ᾽
ὅτε κατ᾽ ἰγνὺν παρὰ σφυρὸν ἡ φλεβοτομία γένηται. ὡς εἴγε
φλεβοτομήσας τις ἀσιτεῖν προστάξειεν, οὐ μόνον ἐπίσχῃ τι
τῶν ἔμπροσθεν μηνῶν, ἀλλὰ καὶ τὰς ἀμέμπτως κενουμένας

etiam non fine noxa. Sed id paulo poft demonftrabimus,
nunc vero eam fruftra congruere praefens explicat oratio.
Quum enim periodicae purgationis tempore exuberans in
thoracem reflueret fanguis, periculum erat portionem ejus
mulierem expuere, Erafiftratus plenitudinem minuere cu-
piens ad inediam fe contulit, quae plane fupervacanea eft
fi venae fectio ufurpetur, qua momento temporis exuberan-
tem fanguinem evacuare facillimum erat. Proinde qui Romae
mulieribus medebantur, ipfi rei quae contigerat experien-
tiae potiffimum fidem adhibuerunt, ad venae fectionem
circa id tempus accedentes, quo celebris menftruorum immi-
nebat eruptio. Neque vero quitem imperabant, neque ine-
diam, fed melicratum offerebant victuque humectante abun-
de uti ac lavacris concedebant, a quibus confueverunt ad id
mediocri fanguine detracto menftruae purgationes exoriri,
praefertimque quum ad poplitem prope malleolum venae
fectio fit. Quod fi quis vena fecta inediam ferre imperaverit,
non folum menftrua prius fluentia fupprimet, verum etiam

ΠΡΟΣ ΕΡΑΣΙΣΤ. ΤΟΥΣ ΕΝ ΡΩΜΗι. 205

Ed. Chart. X. [412.]   Ed. Baf. IV. (10.)

ἐπισχεθήσειεν νῦν καθάρσεις. ξηραίνεται γὰρ ἐν ταῖς ἀσιτίαις
καὶ παχύτερον ἑαυτοῦ γίνεται τὸ αἷμα, καὶ διὰ τοῦτο δύσρουν
ἀποτελεῖται. λουομέναις δ᾽ αὐταῖς καὶ μελικράτου μὲν προσ-
λαμβανούσαις, ἐς ὕστερον δέ τινα σιτία καὶ πινούσαις οἴνου μήτε
αὐστηροῦ μήτε παχέος αἱ καθάρσεις ἐπιγίνονται. διὰ τοῦτο οὖν
ἔφην οὐ μόνον ἐκ περιττοῦ παραλαμβάνεσθαι τὰς ἀσιτίας ἐπὶ
ταῖς φλεβοτομίαις, ἀλλὰ καὶ πρὸς κακοῦ. τῇ δὲ ἐκ τῆς Χίου
παιδίσκῃ καὶ ἐξ αὐτῶν τῶν ἐπιγινομένων εὔδηλόν ἐστι παραλε-
λεῖφθαι τὴν φλεβοτομίαν· αἵματός τι γὰρ ἔπτυσεν, οὐκ ἄν,
εἴπερ ἐκενώθη, πτύσασα, καὶ μετὰ δυσπνοίας ἀπέθανε, οὐκ ἄν
οὐδὲ τοῦτο παθοῦσα. μεγίστην δὲ βάσανον ἡ φλεβοτομία
παρεῖχε κατὰ τοὺς ἡμετέρους καιροὺς ἐν Ῥώμῃ διὰ τὸ πλῆθος
τῶν γυναικῶν ὕδωρ ψυχρότατον ἀπὸ χιόνος πινουσῶν, ἤτοι μηδ᾽
ὅλως ἢ ἐλλειπῶς καθαίρεσθαι. ἀλλ᾽ ὅμως ταύτας ἰατροὶ φλε-
βοτομοῦντες ὑγιαινούσας διαφυλάττουσιν, ὡς μήθ᾽ αἷμα
πτύσαι μήτε πλευρίτισι ἢ περιπνευμονίαις ἢ κυνάγχαις ἁλῶναι.
οὔκουν οὐδὲ ἐκ τῆς Χίου παιδίσκην ἤκουσαν ὑπ᾽ Ἐρασιστρά-

purgationes quae innoxie vacuabantur remorabitur. San-
guis enim per inedias arefit, ac fe ipfo craffior evadit, ob id-
que ad fluendum ineptus efficitur. At quae lotae fuerint et
mulfum primum, ac poftea cibos quosdam affumpferint et
vinum neque aufterum neque craffum biberint, his men-
ftruae purgationes oboriuntur. Ob idque inedias poft venae
fectionem non fruftra tantum, verum etiam cum noxa pro-
moveri dicebam. Caeterum venae fectionem puellae Chienfi
non promotam fuiffe, etiam ex his quae fupervenerant pa-
tet, fanguinis enim aliquantum expuebat, quem nequaquam
expuiffet, fi fuiffet vacuata, atque cum fpirandi difficultale
mortua eft, quod ipfi haudquaquam accidiffet. Maximum
autem fui experimentum Romae noftris temporibus exhibuit
venae fectio ob plenitudinem celebrata, quum mulieres quod
aquam frigidiffimam ex nive potarent, aut nullo prorfus mo-
do aut diminute purgarentur, has tamen medici venae fe-
ctione adeo incolumes confervarunt, ut neque fanguinem
fpuerent, neque pleuritide aut peripneumonia aut angina
corriperentur. Non ergo puellam Chienfem ab Erafiftrato

του φλεβοτομηθῆναι. οὔτε γε ἂν ἐν τῇ τῶν ἄλλων διηγήσει
παρέλιπεν ὡς μικρόν τι βοήθημα τῆς φλεβοτομίας, οὔτ' ἂν
ἐκεῖνος διὰ τὴν ἀσιτίαν, οὔτ' ἂν ὅλως ἀπέθανεν ὑπὸ τοῦ
πλήθους ἡ γυνὴ πνιγεῖσα. περὶ μὲν δὴ ταύτης ἀποχρήσει
πρός γε τὸ παρόν. ἐπὶ δὲ τὸν Κρίτωνα μεταβάντες ἤδη παρα-
γράψωμεν αὐτῇ λέξει τὴν Ἐρασιστράτου διήγησιν ὧν ἔπαθεν
ὁ ἄνθρωπος. ἔχει δὲ οὕτως· Κρίτωνι ἡ μὲν ἀρχὴ τῆς ἀρρω-
στίας ἐγένετο πληθώρα. συνέβη δὲ αὐτὸν ἐμπεσεῖν εἰς πλήθη
συναγχικά. ἔστι δὲ τὸ γινόμενον φλεγμονὴ τῶν τε παρισθμίων
καὶ τῆς ἐπιγλωττίδος. συμβαίνει οὖν τοὺς εἰς ταῦτ' ἐμπίπτον-
τας πνίγεσθαι, καὶ ἐὰν μὴ θᾶττον βοηθῶνται, συντόμως
ἀπόλλυσθαι. ἐν τούτοις οὖν ὄντος τοῦ Κρίτωνος τῇ μὲν
πρώτῃ ἡμέρᾳ βοηθοῦμεν πυριῶντες σπόγγοις τὸν εἰθισμένον
τρόπον, ὁπότε διελείποιμεν τὰ καταπλάσματα ἐπιθέμενα,
ὥστε διὰ παντὸς ἐν θεραπείᾳ εἶναι. ἐδόθη δὲ αὐτῷ καὶ κατα-
πότια τὰ διὰ τοῦ καστορίου πρὸς τὸ τὴν κοιλίαν ὑπάγειν, καὶ
πρὸς τούτοις ὑπήκουσεν ἀστείως. οὐδένα λανθάνειν οἶμαι
τὴν ἐπιμέλειαν τῆς διηγήσεως ἀπάν[413]των τῶν πραχθέντων

venae fectione curatam fuiffe fufpicentur. Neque ille in alia-
rum rerum enarratione auxilium venae fectionis tanquam
rem parvi momenti praetermififfet, neque ob inediam ille,
neque omnino a copia fanguinis praefocata mulier interiiffet.
Sed de hac impraefentiarum fufficiat. Translato vero jam ad
Critonem fermone, ipfi orationi Erafiftrati enarrationem
afcribemus de his quos homo patitur affectibus. Sic autem
fe habet: Critoni quidem plenitudo morbi fuit initium. Con-
tigit vero ipfum in plenitudinem fynanchicam incidiffe,
haec autem eft et parifthmiorum ligulaeque inflammatio.
Accidit itaque, qui in eam inciderint, eos fuffocari, ac nifi
celerrime illis fuccurratur, brevi interire. Quum autem in
horum numero effet Crito, primo die illum more confueto
fpongiis foventes opitulati fumus, quo tempore admota cata-
plafmata reliquimus, ut in curatione perpetuo effet. Exhi-
bita etiam ei funt catapotia ex caftoreo, ad alvum fubdu-
cendum, quae his commode fubducta eft. Neminem latere
arbitror diligentiam narrationis omnium quae circa Critonem

ἐπὶ τοῦ Κρίτωνος. καὶ γὰρ διὰ τῶν σπόγγων πυρίαν εἶπε καὶ
τὴν τῶν καταπλασμάτων χρῆσιν, ἔτι τε τὴν τῶν καταποτίων.
ἆρ᾽ οὖν ὅτι μὲν ἐπυριάσθη διὰ τῶν σπόγγων ἐδήλωσε καὶ
τἄλλ᾽ ἑξῆς ἐπιμελῶς διηγήσατο, περὶ δὲ τῆς φλεβοτομίας
ἑκὼν ἐσιώπησεν, ὅτι μικρότερον ἦν δηλαδὴ τοῦτο τὸ βοή-
θημα. μεμνῆσθαι δ᾽ οὐ προσήκει μοι τῶν πάνυ μικρῶν ἐν
τοιαύταις διηγήσεσιν. ἀλλά τοι κἀνταῦθα μετ᾽ ὀλίγα πάλιν
αὐτὸς ὁ Ἐρασίστρατος ἐρεῖ. ἐφαίνετο οὖν ἡμῖν μετάστασιν
εἰληφέναι τὰ πάθη, ἐπί τε τὸν πνεύμονα καὶ τὸ ἧπαρ καταρ-
ῥυῆσαι μὲν αὐτῷ τὴν συνάγχην, αὐξηθῆναι δὲ τοὺς πυρετοὺς
ἄνευ τῇ καθ᾽ ὑποχόνδριον ἐντάσει τὴν μετάσχεσιν ἐλογίσατο
γεγενῆσθαι τῶν παθῶν. ἔνθα τε καὶ μάλιστα τὸν νοῦν προσέ-
χειν ἀξιῶ σκοπούμενον οἷόν τί σοι διὰ τῆς λέξεως ταύτης, ἐν
ᾗ φησὶ μετάστασιν εἰληφέναι τὰ πάθη, πότερον αὐτῶν τᾶν
φλεγμαινόντων μορίων μεταβάντων ἢ τοῦ αἵματος, ὃ τὴν
φλεγμονὴν αὐτᾶν εἰργάζετο, μεταῤῥυέντων. ἐμοὶ μὲν γὰρ δοκεῖ
τὸ πρότερον μὲν τῶν προειρημένων μηδὲ νοηθῆναι δύνασθαι,
τὸ δεύτερον δ᾽ ἐξ αὐτῶν εἶναι τὸ ἀληθές. ἐγὼ μὲν γὰρ ἐνίοτε

acta funt. Nam et admotos ex fpongiis fotus et cataplas-
matum et praeterea catapotionum ufum retulit: proindeque
quod per fpongias fotus ac calefactus fuerit manifefte decla-
ravit, ac reliqua deinceps ftudiofe enarravit, fed de venae
fectione confulto filuit, quod fcilicet auxilium iftud vilius
aeftimaverit. At quae perexigua his in enarrationibus pro-
ftant commemorare mihi non congruit, verum hic paulo
poft rurfum ipfe Erafiftratus ait: Apparebat itaque nobis af-
fectus ipfos ad pulmonem heparque translationem cepiffe et
illuc fynanchen defluere, ac febres augeri. Hic affectuum
translationem fine hypochondriorum tenfione factam effe
recenfuit, ubi maxime mentem adhibendam effe cenfeo,
quae animadvertat quale quid tibi per hanc dictionem, qua
ipfos affectus translationem cepiffe ait, utrum ad ipfas quae
inflammantur partes permutatas pertineat, an ad fanguinis
qui earum inflammationem concitavit transfluxum. Mihi
fiquidem primum ex praedictis ne cogitari quidem poffe vi-
detur, alterum autem illorum verum effe conftat. Ego nam-

τὸ κατασκῆψαν εἰς τὸ μόριον πλῆθος ἴσχων, εἶτ᾽ αὐτὸ διώ-
σασθαι τῆς ἐν ἐκείνῳ δυνάμεως ἐφ᾽ ἕτερόν τι μεθίσταται.
τοῦτο τοίνυν φαίνεται καὶ τῷ Κρίτωνι συμβὰν, ἀλλ᾽ ὅμως
οὐδὲ τότε φλεβοτομίας ἐμνημόνευσεν ὁ Ἐρασίστρατος. ἀλλὰ
τί φησι; κατεπλάσσετο καὶ τὸν θώρακα ὅλως καὶ τὰ ὑποχόν-
δρια. ὥσπερ δὲ ἐκ τῶν κατὰ τὴν ἐπιγλωττίδα καὶ τὰ παρί-
σθμια μυρίων ἢ τοῦ πλεονάζοντος αἵματος ἐπὶ τὰ κάτω χωρία
μετάστασις ἐγένετο, κατὰ τὸν αὐτὸν τρόπον αὖθις ἐκ τῶν
κάτω μερῶν ἐπὶ τὴν κεφαλὴν ἀνεχθέντος αὐτοῦ τοὺς μὲν
πυρετοὺς καὶ συνέβη λωφῆσαι, σύμπτωμα δ᾽ ἐπιγενέσθαι τὴν
τῶν νεύρων ἀρχὴν ἐνδεικνύμενον πάσχειν. ἄκουσον δὲ καὶ
ταύτης τῆς Ἐρασιστράτου ῥήσεως. ὄντος δ᾽ αὐτοῦ ἀπὸ μὲν
γὰρ τῆς ἀρχῆς δεκαταίου, ἀπὸ δὲ τῆς ἐπιστάσεως ἑκταίου, ὅ τε
πυρετὸς εὖ μάλα ἐπανῆκεν καὶ παραστροφή τις ἐγένετο τοῦ τ᾽
ἰνίου, ὀψὲ δὲ τῆς ὥρας ἀναισθησία τις ἐγένετο, ὥστε καὶ τὸ
οὖρον ἐκ τοῦ στρώματος προΐεσθαι, καὶ μετ᾽ οὐ πολὺ ἐπίστα-
σις τοῦ πυρετοῦ. εἶτα ἐπιφέρων φησίν· ἐφαίνετο οὖν ἡμῖν
πάλιν μετάστασιν εἰληφέναι τὰ πάθη ἐπὶ τὴν κεφαλὴν, καὶ

que interdum decumbentem in partem plenitudinem cohibui,
quam illa propria facultate deinceps in aliam quandam pro-
pellendo transfert. Id ergo Critoni contigiffe apparet, verun-
tamen neque tunc temporis Erafiftratus venae fectionis un-
quam meminit. Sed quid ait? fe totum thoracem una cum
hypochondriis ipfis cataplafmatis fovifle. Quemadmodum
autem ex partibus quae circa lingulam et tonfillas funt fan-
guinis exuperantis translatio ad loca inferiora fiebat, eodem
modo contra illo ex inferioribus partibus furfum fublato
febres quidem fedari contingebat, fed fymptoma fuccedere,
quod nervorum principium affectum effe indicabat. Verum
audi et haec Erafiftrati verba : Quum autem ab hujus morbi
principio decimus dies adeffet, ab infultu vero fextus, quo
tempore tum febris vehementior rediit, tum cervicis obtortio
quaedam accidit, et fub horae ferum quidam ftupor abortus
ita eft ut et lotium e ftragulis emitteret neque multo poft
febris infultus. Deinde inferens ait: Videbatur itaque nobis
rurfum translationem ad caput affectum cepiffe, in eaque

κατὰ μὲν αὐτὴν τὴν μετάστασιν ἐπανηκέναι τὸν πυρετὸν,
ὕστερον δὲ πάλιν ἐπιτετακέναι ἐμπαθῆ γενόμενον τῶν περὶ
τὴν κεφαλήν. εἴπωμεν ἤδη τι καὶ ἡμεῖς ἐπὶ τῇδε τῇ ῥήσει
πρὸς τὸν ἄνδρα. κάλλιστα λέγεις ὦ Ἐρασίστρατε μετάστασιν
ἐπὶ τὴν κεφαλὴν γεγονέναι τῶν παθῶν. ἄμεινον δ᾽ ἦν εἰ μὴ
τῶν παθῶν εἴποις, ἀλλὰ παθῶν αἰτίου πλήθους. ὥσπερ
οὐκ ἄν τις φαίη τὰ μέρη τοῦ σώματος αὐτὰ τὰ πάσχοντα
εἰληφέναι, κατὰ τὸν αὐτὸν τρόπον οὐδὲ τὰ πάθη. βέλτιον
γὰρ οἶμαι φάναι παύσασθαι μὲν τὰ πρότερα πάθη, γενέ-
σθαι δ᾽ αὖθις ἕτερα τῆς αἰτίας μεταστάσης, ἥτις ἦν, ὡς αὐ-
τὸς ἐν ἀρχῇ τῆς ὅλης διηγήσεως ἔφη, πληθώρα. ταύ-
την οὖν εἴπερ ἐκένωσεν, οὐκ ἄν οὔθ᾽ ὁ κύων κατὰ τὴν ἐπι-
γλωττίδα τούτων εἰς τὸ κάτω τὴν μετάστασιν ἔλαβεν οὔτ᾽
αὖθις ἐκεῖθεν ἐπὶ τὴν κεφαλὴν ἀνηνέχθη. ὥστε φαίνεται καὶ
Κρίτων ὁμοίως τῇ Χίᾳ γυναικὶ διὰ τὸ παραλειφθῆναι τὴν
φλεβοτομίαν ἀποθανεῖν. ἀλλὰ τοῦτο μὲν δοκεῖ καὶ αὐτὸς ὁ
Ἐρασίστρατος αἰθέσθαι. τί γὰρ φησί; τοῦτο ἐδόκει αἰτία
τῆς ἀπωλείας γενέσθαι τὰ ἐπὶ τὸν πνεύμονα ἐπενεχθέντα,

translatione febrem rediiffe eamque poftea etiamnum, quum
partes capiti vicinae afficerentur, intenfam fuiffe. Nos ali-
quid jam adverfus virum hisce verbis differamus. Perbelle,
o Erafiftrate, dicis affectuum translationem ad caput factam
effe. Melius autem fuerat fi non affectuum dixiffes, fed af-
fectuum caufae plenitudinis. Ut nullus unquam dixerit ipfas
corporis partes affectus translationem cepiffe, eodem modo
neque ipfos affectus. Praeftaret, arbitror, dicere, ceffari
priores affectus et alios rurfum procreatos effe translata
caufa, quae erat, ut ipfe in principio totius narrationis dice-
bat, plethora. Hanc itaque fi evacuaffet, nequaquam colu-
mella fluxio ligulae ab his partibus deorfum translationem
cepiffet, nec rurfus illinc ad caput afcendiffet. Quapropter
Critonem eo modo quo et Chienfis mulier ob praetermiffam
venae fectionem interiiffe conftat. Sed id ipfe Erafiftratus vi-
detur praefenfiffe. Quid enim ait? Huic videntur caufa in-
teritus fuiffe ea, quae in pulmonem irruerunt, praeterquam
quod male non praevenerit haec evacuare, licet quampri-

Ed. Chart. X. [413. 414]　　　　　Ed. Baf. IV. (10. 11.)

πλὴν ὅτι κακῶς οὐκ ἔφθασεν ἐκκενῶσαι ταῦτα, καίτοι γινώ-
σκων εὐθὺς ἐξ ἀρχῆς ὡς πληθωρικὴ διάθεσις εἴη περὶ τὸν
ἄνθρωπον. ἐὰν οὖν τις ἐθέλῃ κατασκευάζειν [414] ὡς οὐκ
εἰκὸς ἦν Ἐρασίστρατον ἰατρὸν ἄριστον ὄντα, καὶ μέντοι καὶ
γνόντα Κρίτωνι μὲν ἐκ πληθώρας συμβῆναι τὰ πάθη, τῇ δὲ
ἐκ τῆς Χίου παιδίσκῃ διὰ τὴν τῶν ἐμμήνων ἐπίσχεσιν, ἑκόντα
παραλιπεῖν ἀφαίρεσιν τοῦ αἵματος, ἀλλ᾽ ἀφαιρεῖσθαι (11) μὲν
αἵματος καὶ τοῦτον καὶ ἐκείνην, παραλελεῖφθαι δὲ ἐν τῇ
διηγήσει, τί κωλύει κἀμὲ λέγειν ὅ τι περ ἂν ἄλλο βούλωμαι
τῶν κενωτικῶν βοηθημάτων, προσενηνέχθαι μὲν τοῖς κά-
μνουσι, παραλελεῖφθαι δὲ ἐν τῇ διηγήσει; καὶ τίς νοῦν ἔχων
ἰατρὸς ἀνέξεται ταῦθ᾽ ἡμῶν λεγόντων; ὅπως γε καὶ τὰ μέχρι
θανάτου συμπτώματα ταῦτ᾽ αὐτοῖς φαίνεται διὰ πλῆθος γινό-
μενα καὶ αὐτὸς ὁ θάνατος οὐ δι᾽ ἄλλην τινὰ αἰτίαν ἀκολου-
θήσας ἢ τὴν τὸ μὴ κενωθῆναι τὸ πλῆθος; τίς δ᾽ ἀνέξεται
λεγόντων ἀνθρώπων τὰ μὲν μικρὰ τῶν πραχθέντων ὑπ᾽
Ἐρασιστράτου γεγράφθαι, φλεβοτομίαν καὶ κάθαρσιν ὑπ᾽
ἐλλεβόρου τε καὶ σκαμμωνίας, ὅτι παντί πως ἐπίδηλα,
παραλελεῖφθαι; εἰ γὰρ ἐκ τοῦ μόνον εἰπεῖν τὸ κοινὸν ὡς ἢ

mum ab initio hominem plethorico affectu corripi cogno-
viſſet. Si quis igitur velit aſtruere, quod conſentaneum non
erat Eraſiſtratum, qui medicus praeſtantiſſimus habebatur,
quique certe affectus illos tum Critoni ex repletione tum
puellae Chienſi ob menſtruorum ſuppreſſionem accidiſſe no-
verat, conſulto ſanguinis detractionem praetermiſiſſe, imo et
huic et illi ſanguinem detraxiſſe, ſed in enarratione prae-
termiſiſſe. Quid prohibet et me dicere qualecunque aliud
velim ex vacuantibus remediis adhibitum quidem aegrotis,
in enarratione vero praetermiſſum eſſe? Et quis mentis
compos medicus me patietur haec dicentem? Quomodo et
quae adusque mortem ſymptomata ipſis apparebant, ea ob
plenitudinem accidiſſe, et ipſum interitum non aliam ob cau-
ſam inſequutum fuiſſe quam quod non enarrata fuiſſet ple-
nitudo? Quis etiam fieret homines qui ducunt pauxilla tan-
tum eorum quae acta ſunt ab Eraſiſtrato ſcripta eſſe, ſed
venae ſectionem, et eam quae ex elleboro et ſcammonio fit
purgationem, quod haec auxilia penitus conſpicua ſint, prae-

ΠΡΟΣ ΕΡΑΣΙΣΤ. ΤΟΥΣ ΕΝ ΡΩΜΗι. 211

Ed. Chart. X. [414.]   Ed. Baf. IV. (11.)
πληθώρα κενώσεως δεῖται, δεδήλωται φλεβοτομία, διότι
τῶν κενωτικῶν ἢ βοηθημάτων, τί κωλύει καὶ τῶν ἄλλων
ἕκαστον ἐρῆσθαι τῶν κενωτικῶν; μὴ τοίνυν μόνην τὴν φλε-
βοτομίαν ὑπ᾽ Ἐρασιστράτου προσῆχθαι τοῖς κάμνουσι λεγέτω-
σαν, ἀλλὰ καὶ τἆλλα πάντα, κλυστῆρας, ἐμέτους, καθάρσεις,
λουτρὰ, γυμνάσια, τρίψεις, αἰωρήσεις, χρίσματα, θερμαίνοντα
καταπλάσματα, πάνθ᾽ ἑξῆς ὅσα ἐκεῖνος. εἰ δ᾽ οὐκ ἀρκεῖ μόνον ὅτι
κενωτέος ὁ κάμνων ἐστὶν, οὐδὲ τούτων τὸ τέλος ὑπάρχει τῆς
τῶν βοηθημάτων διδασκαλίας, ἀλλὰ πρῶτον μὲν προσθεῖναι
χρὴ τὸν τρόπον τῆς κενώσεως, εἶτα τὴν ὕλην εἰπεῖν δι᾽ ἧς
ἄριστα πραχθήσεται, καὶ ταύτῃ προσθεῖναι τὸν καιρὸν καὶ τὸ
μέτρον καὶ τρόπον τῆς χρήσεως, ὅτε κοινὸν εἰπὼν σκοπὸν τῶν
βοηθημάτων οὐδέπως κατὰ μέρος οὐδὲν εἰρηκέναι. εἰ γὰρ
ἀρκεῖ τὸ κοινὸν εἰπεῖν, ἐκ περιττοῦ μνημονεύει καταπλασμά-
των τε καὶ ἀσιτίας καὶ πυρίας τῆς διὰ σπόγγων. εἰ τὸ μὲν
κατάπλασμά τε καὶ τὴν ἀσιτίαν οὐκ ἂν ἡμεῖς εὕροιμεν ἄνευ
τοῦ παρ᾽ ἐκείνου μαθεῖν; ἡ φλεβοτομία δὲ ἐστὶ δήλη πᾶσι,
κἂν Ἐρασίστρατος μὴ λέγῃ.

termiſiſſe? Si namque ex eo quod vulgus proferat, pletho-
ram evacuatione indigere, venae ſectio ſignificetur, quod in-
ter evacuantia remedia ſit, quid prohibet et caeterorum eva-
cuantium quodque intelligi? Ne igitur ſolam venae ſectio-
nem aegrotis ab Eraſiſtrato adhibitam eſſe dicant, ſed cae-
tera quoque omnia evacuantia, clyſteres, vomitiones, pur-
gationes, balnea, exercitia, frictiones, geſtationes, inunctio-
nes, calefacientia cataplaſmata, quaeque deinceps omnia ab
illo uſurpata ſunt. Si vero non ſolum ſufficit quod evacu-
andus aeger ſit, neque declarationis iſtorum auxiliorum finis
exiſtit, ſed in primis locum vacuationis adjicere, deinde ma-
teriam declarare per quam perfici queat, huicque occaſionem
addere et menſuram et utendi rationem oportet. Si enim
commune quid protuliſſe ſuffecerit, is fruſtra et cataplas-
mata et medias et fotus per ſpongias memoravit. An nos et
cataplaſma et inediam, niſi nos ille docuerit, indagare non
poſſumus? Venae autem ſectio, etiamſi Eraſiſtratus non do-
ceat, omnibus manifeſta eſt.

O 2

Ed. Chart. X. [414. 415.]   Ed. Baf. IV. (11.)

Κεφ. δ΄. *Ἀλλὰ κἂν τοῦτό τις αὐτοῖς συγχωρήσῃ, καίτοι φανερῶς ὂν ἄτοπον, ἄλλα μεγάλα καὶ πολλὰ λείπεται σκέμματα τῷ μέλλοντι χρήσασθαι προσηκόντως τῷ βοηθήματι. πρῶτον μὲν εἰ μηδὲν διαφέρει τέμνειν ἡντινοῦν φλέβα, καθάπερ οἴονταί τινες, ἢ καθ᾽ ἕκαστον τῶν πεπονθότων μορίων ἰδίαι φλέβες εἰσὶν αἱ ταχέως ἐκκενοῦσαι τὸ πλῆθος αὐτῶν. δεύτερον δ᾽ ἐπὶ τούτῳ σκέμμα, πότερον ἅπαξ ἢ πλεονάκις ἀφαιρεῖν προσήκει. καὶ τρίτον δ᾽ ἐπ᾽ αὐτοῖς σκοποὺς ἐξευρεῖν, οἷς προσέχων τις ἀκριβῶς στοχάσαιτο τοῦ μέτρου τῆς κενώσεως. καὶ τέταρτον ὁ καιρὸς ἐν ᾧ χρὴ μάλιστα ποιεῖσθαι τὰς φλεβοτομίας, εἰ μηδέν ἐστιν ἐξαίρετον, αὐτὸ τοῦτο σὺν ἀποδείξει διδάξεται. τῷ μὲν οὖν ὅλως ἀποστάντι φλεβοτομίας οἴχεταί τε καὶ συνανῄρηται τούτων ἁπάν[415]των ἡ σκέψις, τῷ προθεμένῳ δ᾽ ἐξ ἀνάγκης ἕπεται. καὶ γάρ τοι κἀπὶ τῶν ἄλλων βοηθημάτων ἁπάντων ὁ αὐτός ἐστι λόγος, οἷον ἐλλεβόρου, σκαμμωνίας, οἴνου, λουτροῦ, σιτίων. εἰ μὲν γὰρ μηδ᾽, ὅλως ἐστὶ χρηστέον ἐπὶ τῶν νοσούντων ὁτῳδήποτε τῶν εἰρη-*

Cap. IV. At quamvis id aliquis ipfis conceíferit, etfi manifefte abfurdum, huic tamen qui hoc auxilio decenter ufurus eft magnae ac multae confiderationes fuperfunt. Prima, an quemadmodum quidam autumant, quamlibet venam fecare nihil differat, aut propriae venae fint in fingulis affectis partibus, quae ipfarum plenitudinem celeriter evacuent. Secunda huic fuccedens confideratio, utrum femel aut multoties fanguinem detrahere conveniat. Ab his tertia, fcopos invenire, quibus accurate incumbens aliquis vacuationis menfuram conjecturis affequatur. Quarta denique occafio, qua potiffimum venae fectio, fi nihil exceptum fit, fieri debeat, haec ipfa cum demonftratione docebitur. Qui igitur a venae fectione prorfus abftinet, apud hunc harum omnium rerum confideratio perit, fimulque e medio tollitur, eam autem praefcribenti ifta fuccedere neceffe eft   Etenim et in caeteris omnibus praefidiis eadem eft ratio, veluti elleboro, fcammonio, vino, balneo et eduliis. Si namque in aegrotis quocunque dictorum haudquaquam prorfus utendum fit, ne-

μένων, οὔτε καιρὸς οὔτε ποσότης οὔτε τρόπος τῆς χρήσεως
οὔτ᾽ ἄλλο οὐδὲν ἔτι καὶ ζητηθήσεται τῷ καθ᾽ αὐτό. προσιε-
μένῳ δὲ τὴν χρῆσιν ἀναγκαῖόν ἐστι περὶ τούτων πάντων
διελθεῖν, οὐ μόνον ἐπὶ τῶν δραστικῶν βοηθημάτων, ἐν οἷς εἰ
παροφθείη τι σμικρὸν, ἡ βλάβη μεγίστη δι᾽ αὐτὸ γίνεται τοῖς
νοσοῦσιν, ἀλλὰ κἀπὶ τῶν ἐλαττόνων. καὶ φαίνεται τοῦτο
οὕτως γινόμενον ἑκάστης ἡμέρας ἐπὶ πάντων τῶν νοσούντων.
οὐδεὶς γοῦν εἰπὼν ἰατρὸς, ἄνθρωπος οὗτος τραφήτω, χαρίζε-
ται, μήτε τὸν καιρὸν ἔτι προσθεὶς, ἐν ᾧ κελεύει τραφῆναι
τὸν κάμνοντα, μήτε τὸ σιτίον ὁρίσας αὐτὸ, μήτε τὴν ποσό-
τητα μήτε τὴν σκευασίαν, ἢ τὴν τῆς χρήσεως τάξιν, ἀλλ᾽ ἕκα-
στον τούτων ἀκριβῶς.ἐκδιηγεῖται τοῖς παροῦσιν ὅπως δεῖ πρα-
χθῆναι. καὶ τοίνυν καὶ γράφουσιν ἐν τοῖς βιβλίοις ἅπασιν ἐφ
ὧν ἂν πράττουσι βοηθημάτων ἑξῆς ταῦτα σύμπαντα, καί
τινες γ᾽ αὐτῶν, ὅσοι οὐ μακρολογώτεροι, χρονίζουσιν τῇ διηγήσει,
οὐ μακρολογίαν, ἀλλ᾽ ἐπιμέλειαν ἡγούμενοι τὴν τοιαύτην
διδασκαλίαν. Ἱπποκράτης μὲν ἐν τοῖς πλείστοις τῶν ἑαυτοῦ
συγγραμμάτων ἐσχάτως βραχυλόγος ὤν, ὅμως οὐκ ὀκνεῖ γρά-

que occafio neque quantitas neque utendi modus neque
quicquam aliud etiamnum ac per fe inveftigabitur. Appro-
banti vero ufum neceffarium eft de his omnibus differere,
non folum in efficacibus auxiliis, in quibus fi quid parvi
momenti praetermiffum fit, laefio maxima ob id aegrotanti-
bus oboritur, verum etiam in minimis et id ita fingulis die-
bus apud omnes aegrotos evenire confpicitur. Nullus igitur
medicus qui dixerit, homo hic nutriatur, rem gratam facit,
qui occafionem etiam non addat, qua nutriendum effe labo-
rantem jubet, neque cibum ipfum praefiniat neque quanti-
tatem neque praeparationem vel utendi ordinem, fed horum
unumquodque ut accurate perfici debeat, aftantibus explicat.
Proinde etiam plerique in libris paffim inter ea quae admi-
niftrant auxilia haec univerfa ordine defcribunt, ipforum-
que nonnulli haud loquaciores in hujusmodi enarratione
morantur talemque difciplinam, non multiloquium, verum
fed ulitatem effe ducunt. Hippocrates quidem quum in plu-
rimis fuis operibus orationis brevitati fummopere ftudeat,

Ed. Chart. X. [415.]   Ed. Baf. IV. (11.)

φειν ἐπὶ τῆς φλεβοτομίας οὔτε τὸ μέρος τοῦ σώματος, ἐν ᾧ
χρὴ τμηθῆναι τὸ ἀγγεῖον, οὔτε τὸ μέτρον τῆς κενώσεως οὔτε
τὸν καιρόν. Ἐρασίστρατος δὲ, ὃν οἱ νῦν Ἐρασιστράτειοι φασὶ
χρῆσθαι φλεβοτομίᾳ, μακρολογότερος ὢν, ὡς ὀλίγον ὕστερον
δείξω, πρῶτον μὲν οὐδὲ αὐτὸ τὸ ὄνομα ὑπέμεινε προσγράψαι
τῆς φλεβοτομίας ἅμα τοῖς ἄλλοις βοηθήμασι· εἶτα παρέλιπεν ἑξῆς
πάντα τὰ κατειλεγμένα καὶ τὸν καιρὸν καὶ τὸ μέτρον καὶ τόπον
ἀγγείου καὶ τρόπον χρήσεως, ὁ μηδ᾽ ὡς χρὴ τὰ καταπλά-
σματα ἐφ᾽ ἕκαστον τῶν νοσούντων προσφέρειν ἢ τὴν μᾶζαν
φυρᾷν, ὀκνῶν προσγράφειν, ὁ μηδὲ περὶ τῆς τῶν λαχάνων
ἑψήσεως σιωπῶν. ἄκουσον γοῦν ἃς γράφει κατὰ τὴν περὶ τῆς
κοιλίας πραγματείαν προσφορᾶς. τὴν μὲν πρώτην προσφο-
ρὰν ἄλφιτα κριμνώδη πεφρυγμένα εὖ ἀποσεσεισμένα. ὅταν δὲ
προσφέρεσθαι μέλλῃ, ἔν τινι ψυκτῆρι ἐπιχέοντα ὕδωρ φυρά-
σαντα διδόναι, μηδ᾽ εἰς ἅπαξ δὲ ἅπαν ὃ ἂν μέλλῃς διδόναι
φυράσας, ἀλλὰ δὶς ἢ τρὶς, ὅπως μὴ ξηρὰ γενομένη ἡ μᾶζα
δυσάλωτος μὴ πολὺ τὸ ὑγρὸν ἀναδέξηται. οὐδὲν γὰρ τούτων
χρήσιμον. προσεσθίειν δὲ διδόναι τῶν κιχωρίων συχνὰ εἰς

de venae fectione tamen fcribere non neglexit, neque par-
tem corporis in qua vas fecari oporteat, neque vacuationis
menfuram neque occafionem. Erafiftratus autem, quem nunc
fui Erafiftratei venae fectione ufum fuiffe praedicant, multi-
loquus fuerit licet, tamen, ut paulo poft indicavero, primum
id ipfum venae fectionis nomen caeteris praefidiis ne adfcri-
bere quidem dignatus eft, deinde etiam quae recitata funt
omnia, et tempus et menfuram et vafis locum et utendi ra-
tionem, praetermifit, is qui neque, ut deceat, cataplafmata
unicuique aegrotantium efferre aut offam fubactam perfcri-
bere veritus eft, qui neque de olerum coctione fubticuit.
Audi itaque quae fercula in operibus de ventriculo fcribat:
Primum quidem ferculum eft farina craffior, tofta ac probe
excuffa.   Quum autem eam offerre volueris, in poculo quo-
dam frigido aquae infufam ac fubactam exhibeto, neque fe-
mel totum quod daturus es, verum bis terve fubigendo, ut
ne arida facta offa et folutioni inepta multum humiditatis
fufcipiat. Nihil enim id confert. Ad edendum vero exhiben-

Ed. Chart. X. [415. 416.]   Ed. Baf. IV. (11.)

ὄξος μὴ δριμὺ ἐμβάπτοντας καὶ ἐπὶ τῶν σιτίων ἀναλίσκειν. ἐφθὰ κιχώρια ἑψῆναι δεῖ δύο παρασκευάζοντας χυτρίδας, καὶ εἰς μὲν τὴν μίαν ἐμβάλλοντας εψεῖν, ὅταν δε ἤδη καθεψηθέντα εὖ μάλα ᾖ καὶ ἡ ἑτέρα χύτρα τοῦ ὕδατος ζέῃ, μεταγγίζειν αὐτὰ εἰς τὴν ἑτέραν. εἶναι δὲ δέσμια ὅπως εὐμετάθετα ᾖ. συνεψή- σαντα δὲ καὶ ἀποχέοντα τὸ ὕδωρ ἀρτύσαι ἁλὶ καὶ ἐλαίῳ καὶ διδόναι προσφέρεσθαι. ἆρ᾽ ἐπινοεῖς ἔτι δύνασθαί τι ἐπιμελέ- στερον γράψαι τὰ σμικρότατα τοῦ μηδ᾽ ὅτι χρὴ δεσμίδια ποιεῖν τῶν κιχωρίων, ὅπως εὐμετάθετα ᾖ, σιωπήσαντος; εὔδη- λον γὰρ ὅτι τὰ λελυμένα δυσμετάθετα γίγνονται καὶ διὰ τοῦτο κηδόμενος οὐ μόνον ἡμῶν ἰατρῶν, ἀλλὰ καὶ τῶν ἑψόντων τὰ λάχανα μαγείρων ἐδίδαξεν αὐτοὺς ὡς χρὴ συνδεῖν τὰ λάχανα. τοιοῦτος δ᾽ ἐστὶ κἀπειδὰν ἤτοι καταπλάσματός τινος γράφῃ σκευασίαν ἢ περιπατεῖν κελεύῃ τοσούσδε σταδίους ἢ τρίβεσθαι τρίψεις τοσαύτας, ἤ τι τοιοῦτον [416] ἕτερον, ἐφ᾽ οἷς ἤδη τινὲς οὐ μόνον οὐκ ἐπαινοῦσι τῆς περιττῆς ἐπιμελείας, ἀλλὰ καὶ ψέγουσι ὡς ὅρους καὶ μέτρα τιθέμενον ἐπὶ τῶν

da fuut crebro cichoria in aceto non acri macerata, et inter cibos confumenda. Pura cichoria coquenda funt, duas ollas praeparando. In unam projecta coquenda, quum autem jam probe admodum cocta fuerint et altera aquae olla ferveat, ipfa in alterum elutrianda. Ligata vero fint cichoria, quo fa- cille transponi queant. At perfecte cocta tum effufa aqua fale et oleo condenda funt, et ut offerantur exhibenda. Ita- que rurfum animadvertis poffe accuratius fcribi minima ab eo qui cichoriorum vincula, quo transpofitu facilia fint, con- ftruenda effe non filuit. Conftat enim quae foluta funt, ea non transpofitu facilia reddi, ob idque qui non folum nos medicos, verum etiam et coquos olera coquentes curae ha- bet, ipfos ut olera liganda fint edocuit. Talis autem eft et quum cataplafmatis alicujus fcribit praeparationem, vel tot ftadia obambulare vel tot tantasque moliri frictiones, aut hujusmodi aliquid aliud jubet. Ob quae jam quidam fuper- fluam curiofitatem non folum non laudant, verum etiam improbant, tanquam qui terminos modosque in rebus infi-

ἀόριστον ἐχόντων τὴν ποσότητα. τίς ἂν οὖν οὐ πεισθῇ τὸν
οὕτως ἐπιμελῆ κεχρῆσθαι μὲν ὁμοίως τοῖς ἄλλοις, φλεβοτομίας
μηδαμόθεν δ᾽ αὐτῆς μνημονεῦσαι πλὴν ἅπαξ ἐν τῷ περὶ αἵμα-
τος ἀναγωγῆς; οὐδ᾽ οὖν οὐδὲ τότε χρώμενον, ἀλλὰ τοὐναν-
τίον ἅπαν ἐπαινοῦντα τὸν Χρύσιππον ἐπὶ τῷ μὴ χρῆσθαι
φλεβοτομίᾳ καὶ τὴν ἀπόδειξιν αὐτοῦ καθ᾽ ἣν ἀποδεικνύναι
νομίζει τὸ Χρυσίππου δόγμα περὶ τῆς φλεβοτομίας, τοῦ
μᾶλλον τῶν αἷμα πτυσάντων κοινὴν εἶναι λέγοντος ἢ ἄλ-
λων ἁπάντων οἷς μόριόν τι τοῦ σώματος μέλλει φλεγ-
μαίνειν. ἀλλὰ περὶ μὲν τοῦδε καὶ αὖθις εἰρήσεται. νῦν
δ᾽ ὅπερ ἔλεγον (12) ἀναληπτέον, ὡς οὐκ ἂν Ἐρασίστρατος
ἐπὶ πλεῖστον ἐκτείνων ἅπαντας τοὺς λόγους, καὶ μέντοι καὶ
δὶς καὶ τρὶς ἐνίοτε διεξερχόμενος ἕνα λόγον ἐν διαφέρουσι
βιβλίοις, ὀλιγώρησιν· ἄν που κἂν ἅπαξ ἑ συλλαβὰς προσγρά-
ψαι παρενθεὶς ἅμα τοῖς ἄλλοις βοηθήμασι τὸ τῆς φλεβοτομίας
ὄνομα, πρὸς τῷ καὶ τὴν ποσότητα πάντως ἂν αὐτῆς εἰπεῖν·
ὡς ἐπὶ ἄλλων ἐποίησε, καὶ τὸν καιρὸν, ὡς εἴρηται πρόσθεν,
ὅσα τ᾽ ἄλλα τοιαῦτα. τινὲς μέν γε τῶν ἰατρῶν ἐπὶ σημείοις

nitam quantitatem habentibus conſtituerit. Quis ergo credi-
derit hunc ita accuratum caeteris quidem peraeque praeſidiis
uſum fuiſſe, hujus vero venae ſectionis nullibi praeterquam
ſemel in libro de ſanguinis ejectione mentionem feciſſe? Ne-
que igitur tum ea uſus eſt, ſed omnino e contra Chryſippum,
quod venae ſectionem non uſurpaverit, laudibus evexit ejus-
que demonſtrationem attulit qua Chryſippi de venae ſectione
dogma aſtruere putat, magis ſanguinem ſpuentibus eſſe con-
ſuetum aſſerentis, quam caeteris omnibus, quibus aliqua
pars corporis in phlegmonem lapſura ſit. Verum de his poſt-
hac differetur. Nunc vero quod locutus ſum repetendum eſt,
quod Eraſiſtratus etſi univerſos ſermones plurimum non pro-
trahat, atque etiam bis terve interdum in diverſis libris ean-
dem ſententiam recenſeat, illis tamen quamquam ſemel
quinque ſyllabas aſcribere neglexit, quibus cum caeteris au-
xiliis phlebotomiae nomen inſeruiſſet, ad hoc et illius quan-
titatem ut in aliis fecit et tempus, ejusmodi caetera prout
ante enarratum eſt prorſus explicare debuerit. Proinde

ΠΡΟΣ ΕΡΑΣΙΣΤ. ΤΟΥΣ ΕΝ ΡΩΜΗι. 217

Ed. Chart. X. [416.]   Ed. Baf. IV. (12.)

ὁρίζουσι τὸ ποσὸν τῆς κενώσεως, οἷον εἰ μεταβάλλοι κατα
τὴν χρόαν ἢ τὸν τόνον ἢ τὴν ῥύσιν τοῦ αἵματος, ἢ εἰ καταπι‐
πτοιεν εἰς ἀτονίαν οἱ σφυγμοὶ καί τινες ἱδρῶτες ἐπιφαίνοντο
ἐν αὐτῷ τῷ καιρῷ τῆς ἀφαιρέσεως. ταῦτα δ᾽ οὖν καὶ Ἱππο‐
κράτης πόνους φησὶν, καὶ τοὺς σφοδροτέρους τῶν ἐμέτων καὶ
τὰς ἀλογωτέρας διαχωρήσεις ἄλλοις διείρηκεν ἄχρι λειποθυ‐
μίας ἄγειν τὴν κένωσιν, ὁπόταν τι φαίνηται κατὰ τὸν λόγον
αὐτῇ γινομένῃ τῆς κενώσεως, οὐχ ὑπὸ χυμοῦ ῥυέντος εἰς
τὸ τῆς γαστρὸς στόμα. πολλάκις γὰρ ἐναργῶς φαίνεσθαι διὰ
χολὴν ἢ διὰ φλέγμα συῤῥυὲν ἐνταῦθα λειποθυμίαν γινομέ‐
νην. ἔνιοι δὲ τῇ τε τοῦ παντὸς σώματος μεταβολῇ κατὰ
χρόαν καὶ τῇ κατὰ τοὺς σφυγμοὺς ἐτεκμαίροντο τὴν σύμ‐
μετρον ἀφαίρεσιν καὶ διὰ τοῦτο εἰς ἅπαξ ἀπαγορεύουσιν ἢ
χρῆσθαι δαψιλεῖ τῇ κενώσει, βέλτιον εἶναι τοῖς ἐπιγινομέ‐
νοις τεκμηραμένους πρότερον οὕτως ἐπὶ τὴν τοῦ λυποῦν‐
τος ἔρχεσθαι κένωσιν. ἄλλοι δέ τινες ἐτόλμησαν ἤδη τι καὶ
μέτρον ὁρίζειν οἷον ἤτοι δύο κοτύλας Ἀττικὰς εἶναι τὴν
σύμμετρον ἀφαίρεσιν ἢ βραχὺ πλείω ἢ ἔλασσον, ὡς ἐκ τοῦ

nonnulli medici fignis vacuationis quantitatem definiunt, ut
fi aut color aut robur aut fanguinis fluxus mutetur aut in
imbecillitatem pulfus prolabantur, aut aliqui fudores ipfo
detractionis tempore fuboriantur, et ea quae Hippocrates la‐
bores vocat et vehementiores vomitus et immoderatiores
alvi dejectiones. Alter adusque animi defectum evacuationem
ducendam afferit, quum quid in ea dum fit pro evacuationis
portione oboriatur, non ab humore in ventriculi orificium
fluente. Multoties enim ob bilem aut pituitam illuc con‐
fluentem animi defectionem fieri manifefte confpicimus. Qui
dam vero prorfus negant fecurius effe, iis quae fuperveni‐
unt prius conjectis eatenus ad laborantis vacuationem acce‐
dere, quam copiofa uti vacuatione. Alii quidam etiamnum
aufi funt quandam menfuram veluti fcilicet duabus heminis
Atticis circumfcribere, eamque moderatam effe detractio‐
nem, aut paulo ampliorem aut parciorem cenfuerunt, quip‐
pe quum nos poffimus ex commoderata menfura eam inve‐

218 ΓΑΛΗΝΟΥ ΠΕΡΙ ΦΛΕΒΟΤΟΜΙΑΣ

Ed. Chart. X. [416. 417.]   Ed. Baf. IV. (12.)

συμμέτρου δυνησομένων ἡμῶν εὑρίσκειν τὸ μᾶλλόν τε καὶ
ἧττον ἁρμόττον ἑκάστῳ τῶν φλεβοτομουμένων καθ᾽ ἡλικίας
καὶ φύσεις καὶ ὥρας καὶ χώρας. οὐκοῦν Ἐρασίστρατον ἀρι-
θμὸν μέν τινα τρίψεως ὁρίζειν, ἵνα κἂν σφαλῶμεν τῆς
ἀκριβοῦς συμμετρίας, οὐδεμία μεγάλη βλάβη, μετὰ δὲ μηδὲν
εἰπεῖν ὅλως ἐπὶ φλεβοτομίας. ἐγὼ μὲν γὰρ εὖ οἶδα ὅτι καὶ
περὶ τῶν φλεβῶν αὐτῶν τῶν τμηθησομένων ἔγραψεν ἂν οὐκ
ὀλίγα καὶ μάλισθ᾽ ὅτι πολλάκις Ἱπποκράτης αὐτῶν ἐμνημό-
νευσεν. ἐνίοτε μὲν κατὰ ἰγνὺν ἢ παρὰ σφυρόν, ἐνίοτε δὲ τὴν
ὀρθίαν ἐν τῷ μετώπῳ καὶ αὖθις τὴν ἐπὶ τῇ γλώττῃ. περὶ μὲν
γὰρ τῶν κατ᾽ ἀγκῶνα τί δεῖ καὶ λέγειν ὡς οὐκ ἂν ἐσιώπησεν
ὁ Ἐρασίστρατος, εἴτε χρὴ πάσας ἐπὶ πᾶσι τέμνεσθαι νοσή-
μασι, εἴθ᾽, ὡς Ἱπποκράτης ἐκέλευεν, ἄλλην ἐπ᾽ ἄλλων; τοῦ
γὰρ οὕτως ἐπιμελῶς γράφοντος πάντα καὶ τοῦτο ἦν ἔργον
οἰκεῖον ὁρίσαι μέν τι ἄμετρον ἐν τηλικούτῳ βοηθήματι, προσ-
γράψαι δ᾽ ἣν ἔχει γνώμην ὑπὲρ τῶν φλεβῶν, ὥσπερ οἱ ἄλλοι
πεποιήκασιν ἰατροί, τινὲς μὲν οὐδὲν δια[417]φέρειν φάσκον-

nire, quae fingulis quibus venae fecanda eft pro aetatum,
naturarum, tempeſtatum et regionum ratione magis ac mi-
nus congruat. Proinde Eraſiſtratus certum frictionum nume-
rum definit, quo etiamſi ab exquiſita commoderatione aber-
remus, nulla noxa ſubſequatur, interea de venae ſectione
nihil prorſus loquitur. Ego ſiquidem certo ſcio ipſum et de
venis ipſis incidendis non pauca ſcripſiſſe, earumque maxime
Hippocratem ſaepe meminiſſe, interdum ejus quae infra po-
plitem propeque malleolum eſt, interdum et illius quae in
fronte recta eſt, earumque praeterea quae ſub lingua jacent.
De venis enim cubiti quid quoque dicendum eſt, ut quod
non conticuiſſet Eraſiſtratus, utrum omnes in omnibus mor-
bis ſecandae ſunt, an, quemadmodum imperavit Hippocra-
tes, aliae in aliis? Ejus enim ita accurate ſcribentis univerſa
id munus proprium fuerat quandam menſuram in tanto
praeſidio definire, ac quam de venis haberet ſententiam,
quemadmodum caeteri medici factitarunt, aſcribere. Quidam
nihil intereſſe dicebant quamcunque venam quis ſecare vo-

τες ὁποίαν ἄν τις ἐθέλοι τέμνειν φλέβα· κενοῦσθαι γὰρ ἐξ
ἑκάστης αὐτῶν ὁμοτίμως τὸ πᾶν· τινὲς δὲ πάμπολλα ἡγούμε-
νοι καὶ παρὰ τοῦτο γίνεσθαι διαφοράν. ἐνίας μὲν γὰρ αὐτῶν
θᾶττον, ἐνίας δὲ ἐν χρόνῳ πλείονι τὸ πεπονθὸς μέρος ἐκκε-
νοῦν. ὁ τοίνυν μήτε τούτων τι γράψας μήτε τοῦ μέτρου
τῆς φλεβοτομίας ὁρίσας τοὺς σκοποὺς, εὔδηλον διὰ τοῦτο
παραλελοιπὼς ἅπαντας τούσδε τοὺς λόγους ὅτι μηδ᾽ ὅλως
ἐχρῆτο τῷ βοηθήματι. ὥσπερ γὰρ ὁ μηδέποτε χρώμενος ἐπ᾽
ἀῤῥώστου καταπλάσμασι γράφειν οὐ δύναται τὰς διαφορὰς
αὐτῶν ἢ τὰς σκευασίας ἢ τὸν καιρὸν ἢ τὸν τρόπον τῆς χρή-
σεως, ἀναγκαῖον δ᾽ εἶναι τοῖς χρωμένοις, ὥσπερ Ἐρασίστρα-
τος ἐχρῆτο, καὶ περὶ τούτων ἑκάστου διορίσαι, κατὰ τὸν
αὐτὸν τρόπον ὅσοι μὲν μηδ᾽ ὅλως χρῶνται φλεβοτομίᾳ, και-
ρὸν καὶ τρόπον χρησεως καὶ σκοποὺς τοῦ μέτρου γράφειν
οὐ δύνανται. τοῖς χρωμένοις δ᾽ ἀναγκαῖόν ἐστι καὶ περ᾽
τούτων διορίσασθαι καὶ πολὺ μᾶλλον ὑπὲρ τῆς φλιβῶν δια-
φορᾶς, εἰ καὶ μηδὲν ἄλλο, τὸ γοῦν τοσοῦτον ὡς οὐδὲν δια-

luerit: ex earum enim unaquaque univerfum aequaliter va-
cuari profitebantur. Nonnulli plurimam ac in ea re contin-
gere diverfitatem arbitrabantur. Nam ipfarum aliquas cele-
rius, nonnullas longiori tempore partem affectam evacuare
afferebant. Qui igitur nihil eorum fcripferit neque menfu-
rae detractionis fanguinis fcopos definierit, perfpicuum eft
eum univerfas has rationes ideo praetermififfe, quod hoc
praefidio nunquam fit ufus. Quemadmodum enim qui nun-
quam in aegroto cataplafmatis ufus eft, is et ipforum diffe-
rentias aut praeparationes aut *admovendi* occafionem aut
utendi modum defcribere nequaquam poteft, ad eos vero
qui illa, ut Erafiftratus ufus eft, ufurparunt de horum fin-
gulis differere pertinet: eodem pacto quicunque venae fe-
ctione penitus non utuntur, occafionem et utendi modum et
menfurae fcopos fcribere nequeunt. Verum qui illa utuntur,
eos in primis ac de his multoque magis de venarum diffe-
rentia diftincte tractare operae pretium eft, etfi nihil aliud
faltem tanti momenti, ut nihil interfit hanc ante aliam fe-

φέρει τήνδε πρὸ τῆσδε τέμνειν, ὁμοίως ἁπασῶν ἐκκενοῦν
δυναμένων τὰ φλεγμαίνοντα μόρια.

Κεφ. ε΄. Τὸ δὲ μήτε τούτων τι γράψαι καὶ τὴν
χρείαν ὅλην ἀνελεῖν τοῦ βοηθήματος, ἐπὶ δὲ πάθους ὃ μάλι-
στα χρῄζειν αὐτοῦ πεπίστευται, πῶς οὐκ ἄν τις ἐναργὲς εἶναι
φαίη γνώρισμα τοῦ μηδέποτε Ἐρασίστρατον κεχρῆσθαι τῷ
βοηθήματι; τί γὰρ οὖν δύσκολον, ἡνίκα ἔγραψεν ἐν τῇ τῶν
πυρετῶν θεραπείᾳ κατὰ λέξιν ὧδε· περὶ μὲν οὖν τὰς ἀρχὰς
τῶν ἀῤῥωστιῶν καὶ τὰς τῶν φλεγμονῶν γενέσεις ἀφαιρετέον
ἂν εἴη πᾶσαν προσφορὰν ῥοφημάτων τε καὶ σιτίων, ἐνταῦθα
προσγράψαι, χρηστέον δὲ φλεβοτομίᾳ; ὥσθ᾽ ὅλην αὐτοῦ τὴν
ῥῆσιν γενέσθαι τοιάνδε· περὶ μὲν τὰς ἀρχὰς τῶν ἀῤῥωστιῶν
καὶ τὰς τῶν φλεγμονῶν γενέσεις ἀφαιρετέον ἂν εἴη πᾶσαν
προσφορὰν ῥοφημάτων τε καὶ σιτίων, χρηστέον δὲ φλεβοτο-
μίᾳ. γίνονται γὰρ ὡς τὸ πολὺ αἱ τοὺς πυρετοὺς ποιοῦσαι
φλεγμοναὶ διὰ πληθώραν. διδομένων οὖν ἐν τοῖς τοιούτοις
καιροῖς προσφορῶν καὶ τῆς πέψεώς τε καὶ ἀναδόσεως τὰς κατ᾽
αὐτὰς ἐνεργείας ἀποδιδουσῶν, πληρουμένων τε τῶν ἀγγείων

care, quum cunctae inflammatas partes peraeque evacuare
poſſint.

Cap. V.   At nihil quicquam eorum *quae dicta ſunt*
ſcribere, ac uſum omnem auxilii tollere eo in affectu qui
praeſidium illud potiſſimum efflagitare creditus eſt, qua ra-
tione quis conſpicuo exemplo eſſe non dicere Eraſiſtratum
hoc auxilio nunquam uſum, fuiſſe? Quid enim difficultatis
erat, quum in febrium curatione hisce verbis ita ſcriberet:
*Itaque per initia morborum ac inflammationum generatio-
nes omne ſorbitionum ciborumque ferculum auferendum
eſt,* ſi hic aſcripſiſſet, utendum vero venae ſectione, quo to-
tius ejus orationis ſeries eſſet ejusmodi: *Per morborum ini-
tia et inflammationum generationes omnis ſorbitionum ci-
borumque oblatio auferenda, venaeque ſectio celebranda eſt.
Inflammationes enim febrium procreatrices plerumque ex
repletione fiunt. Si ergo in hujusmodi temporibus exhi-
beantur fercula, eaque tum concoctio tum diſtributio pro
ſuis actionibus deferant et vaſa nutrimento impleantur,*

τῆς τροφῆς, ἔτι γε πλείστας τε καὶ ἰσχυρὰς συμβήσεται τὰς
φλεγμονὰς γίνεσθαι. βέλτιον οὖν μήτε διδόναι σιτία καὶ
τέμνειν φλέβα. τοιαύτη μὲν ἂν ἡ ῥῆσις ἐγένετο, βουληθέντος
αὐτοῦ ὥσπερ ταῖς ἀσιτίαις, οὕτω καὶ τῇ φλεβοτομίᾳ χρῆσθαι.
μὴ προσγράψαντος δὲ πῶς ἄν τις πιστεύσειε ἐπαινεῖν τὸν ἄνδρα
τὴν χρῆσιν τοῦ βοηθήματος; ὅτε δὲ μηδ' ἐν ἄλλῃ τινὶ πραγ-
ματείᾳ θεραπευτικῇ φαίνεται τοῦτο ποιεῖν, ἔτι καὶ μᾶλλον
ἄν τις πιστεύσειεν ὑπὸ τῆς γνώμης αὐτοῦ. τίς γὰρ ἂν δύναιτο
πεισθῆναι τὸν μακρολογώτατον Ἐρασίστρατον ὀκνῆσαι προσ-
θεῖναι συλλαβὰς ἤτοι δ' ἢ ἑ κἂν ἅπαξ που τῶν γεγραμ-
μένων αὐτῶν πραγματειῶν; ἐγὼ μὲν οὖν εἰ καὶ μηδὲν ἐσώζετο
Ἐρασιστράτου βιβλίον, ἀλλ' ἤδη πάντα ἀπολώλει, καθάπερ
τὰ Χρυσίππου κινδυνεύει παθεῖν, τοῦτο τοῖς μαθηταῖς ἂν
αὐτοῦ μᾶλλον ἐπίστευσα περὶ τοῦ διδασκάλου λέγουσιν ἢ
τοῖς μήτ' [418] Ἐρασίστρατον αὐτὸν ἰδοῦσι, ποτὲ μήτε
μαθητὴν αὐτοῦ, μήτε τῶν ὡς ἐκείνου φοιτησάντων ἢ τῶν
τούτοις συγγενομένων. ἀλλὰ μετὰ τοσαύτας ὅσων γενεὰς

etiamnum maximas ac vehementes inflammationes fieri con-
tinget. Melius itaque fuerit cibaria non exhibere et venam
fecare. Talis equidem effet textus feries, fi ille ut inediis, ita
et venae fectione uti voluiffet; verum quum ia fcriptis non
addiderit, quomodo quis virum crediderit ejus remedii ufum
laudaffe? Quum vero neque in alio quodam opere methodi
medendi hoc feciffe appareat, rurfumque magis aliquis ab
ipfius fententia fidem recipiet. Quis enim credere pof-
fet prolixae orationis *virum* Erafiftratum neglexiffe vel fe-
mel fuis quae fcripfit operibus quatuor aut quinque fyllabas
addere? Ego itaque etiamfi nullus Erafiftrati liber fuperef-
fet, fed jam omnes jacturam fubiiffent, qualem propemodum
fubire periclitantur Chryfippi *libri,* in ea re *tamen* difcipu-
lis illius magis crediderim in praeceptoris verba jurantibus
quam iis qui neque Erafiftratum ipfum unquam viderunt,
nullumque ejus difcipulum, ne etiam ex iis qui difcendi gra-
tia ad illum accederent, aut qui cum his commercium habe-
rent, fed poft tot annorum fecula audacter ea pronunciant

Ed. Chart. X. [418.]   Ed. Baſ. IV. (12.)

ἀποφαινομένων τολμηρῶς ὑπὲρ ὧν οὔτ᾽ εἶδον οὔτε ἰδόντος
τινὸς ἤκουσαν οὔτε ἀνέγνωσαν Ἐρασίστρατον γράψαντα
οὐδ᾽ ἄχρι τεττάρων ἢ πέντε συλλαβῶν, ὡς ἔφην. τὸ μὲν
γὰρ τεμεῖν φλέβα δ᾽ συλλαβῶν, φλεβοτομία δὲ αὕτη ἑ. τὸ
δ᾽ εἰς τὴν ῥῆσιν αὐτοῦ παραγραφὲν ὀλίγον ἔμπροσθεν ὑπ᾽
ἐμοῦ, τὸ, χρηστέον δὲ φλεβοτομίᾳ, διὰ θ᾽ λέγεται συλλαβῶν.
παυσάσθωσαν οὖν ἤδη λωβώμενοι τοῖς γε μανθάνουσι τὴν
τέχνην καὶ τοῖς νοσοῦσιν αὐτοῖς οἱ λέγοντες Ἐρασίστρατον
κεχρῆσθαι μὲν τῇ φλεβοτομίᾳ, λόγον δ᾽ οὐδένα πεποιῆσθαι
περὶ αὐτῆς, ὡς παραδήλου πᾶσιν οὔσης μᾶλλον ἢ τῆς τῶν
καταπλασμάτων τε καὶ λαχάνων ἑψήσεως. εἰ γὰρ διὰ τοῦτο
φλεβοτομήσουσιν οἱ μανθάνοντες τὴν τέχνην, διότι καθάπερ
ἐν ταῖς ἀσιτίαις αἱ φλέβες κενούμεναι λύουσι τὰς φλεγμονὰς,
οὕτω καὶ αἱ φλεβοτομίαι πάντας ἑξῆς φλεβοτομήσουσιν
ὅσους Ἐρασίστρατος ἀσιτεῖν κελεύει. καὶ τοῦτο μὲν ἔτι
σμικρόν.

Κεφ. στ᾽. Τὸ δὲ μήτε περὶ τοῦ μέτρου φλεβοτομίας
μήτε περὶ τῶν τμηθησομένων φλεβῶν ἀκούσαντάς τι τοὺς

quae neque ipſi noverunt neque ab aliquo qui noverit audi-
verunt, neque Eraſiſtratum adusque quatuor vel quinque
ſyllabas, ut protuli, ſcripſiſſe animadverterunt. Nam τεμνειν
φλέβα, *venam ſecare*, quatuor ſyllabis *exprimitur*: ipſa vero
venae ſectio quinque. Quod autem paucillum a me prius
ejus contextui additum eſt, puta, *utendum vero phlebotomia*,
novem ſyllabis effertur. Jam ergo ſileant illi qui tum artem
diſcentibus tum aegrotis ipſis illudunt, quum Eraſiſtratum
venae ſectione uſum fuiſſe proferunt, ſed nullum de ea ſer-
monem feciſſe, quod illa cataplaſmatum olerumque decoc-
tionis *confictione* multo evidentior eſſet. Si namque artis
candidati ob id venam ſecare velint, quod quemadmodum
venae per inedias evacuatae inflammationes ſolvant, ita ve-
nae ſectiones cunctos deinceps quos Eraſiſtratus inediam
ferre jubet ſanguinis detractione curabunt. Atque hoc etiam-
num pauxillum eſt.

Cap. VI. Adoleſcentes autem, qui neque de venae
ſectionis menſura, neque de venis ſecandis quicquam audi-

ΠΡΟΣ ΕΡΑΣΙΣΤ. ΤΟΥΣ ΕΝ ΡΩΜΗ. 223

Ed. Chart. X. [418.]   Ed. Baf. IV. (12. 13.)

νέους ἐπὶ (13) βοηθήματος παραγίνεσθαι, μεγίστην οἴσει
βλάβην τοῖς κάμνουσιν, ὥσπερ ἔφην εὐθὺς κατ' ἀρχάς. ἄμει-
νον οὖν αὐτοῖς μηδ' ὅλως ἐπιχειρεῖν φλεβοτομεῖν ἢ χωρὶς
τοῦ διορισθέντος περὶ τῶν εἰρημένων ἐπὶ βοήθημα παραγίνε-
σθαι. πλείονες γὰρ οὕτως ἀπώλλοντο τῶν ἔμπροσθεν εἴτ'
ἀπολλυμένων διὰ τοὺς μὴ φλεβοτομοῦντας. οἱ μέν γε τότε
πρεσβῦται μηδ' ὅλως φλεβοτομοῦντες ἄλλοις ἐχρῶντο κενωτι-
κοῖς βοηθήμασι ἐν μακροτέρῳ χρόνῳ ταυτὸν τῇ φλεβοτομίᾳ
δυναμένοις ἐργάζεσθαι, πλὴν εἴ που διὰ τὸ κύριον τοῦ πά-
σχοντος μέρος ἢ τὴν τοῦ πλήθους ὑπερβολὴν ἔφθασεν ἀπο-
θανεῖν ὁ κάμνων. οἱ δὲ νῦν οἰόμενοι δεῖσθαι πᾶσαν ἀρχὴν
πυρετοῦ φλεβοτομίας οὐ σμικρὰ λυμαίνονται τοῖς νοσοῦσιν.
οὕτως γὰρ πεπείκασιν ἑαυτοὺς περὶ τοῦ βοηθήματος, ὡς εἰ καὶ
πρὸς Ἐρασιστράτου ἐγέγραπτο καθ' ὃν ἐγὼ μικρὸν ἔμπροσθεν
ἐδήλωσα τρόπον, ἐνθεὶς αὐτὰς τῇ ῥήσει τὰς θ' συλλαβὰς ὡς
γενέσθαι τὴν λέξιν τοιαύτην, ἄνωθεν γὰρ αὐτῆς ἄμεινον μνημο-
νεῦσαι. περὶ μὲν οὖν τὰς ἀρχὰς τῶν ἀῤῥωστῶν καὶ τὰς τῶν
φλεγμονῶν γενέσεις ἀφαιρετέον ἂν εἴη πᾶσαν προσφορὰν ῥοφη-

verint, ad hoc auxilium accedere, maximam *id* aegrotanti-
bus laeſionem adferret, qaemadmodum retuli ſtatim per ini-
tia. Praeſtiterit igitur ipſos neque prorſus venae ſectionem
aggredi quam citra rerum dictarum diſtinctionem ad auxi-
lium ſeſe accingere. Plures enim ea ratione praecedenti ita
perierunt quam propter eos qui venas non ſecant pereunt.
Nam *medici* ſeniores venas nequaquam ſecantes, aliis eva-
cuatoriis remediis utebantur, quae longiori tempore idem ac
venae ſectio efficere poterant, niſi ob affectam principem la-
borantis partem aut plenitudinis exuperantiam mors aegro-
tum praeoccuparet. Sed qui nunc omne febris principium
venae ſectione indigere putant, aegrotos non parum laedunt.
Sic enim ſibi ipſis de hoc auxilio perſuaſerunt, ac ſi ab Era-
ſiſtrato ſcriptum eſſet, ſecundum quem ego paulo ante addi-
tis ipſis orationi novem ſyllabis modum declaravi, quo ſen-
tentia talis fieret: nam hujus ab initio meminiſſe ſatius fue-
rit. Itaque circa morborum principia et inflammationum
generationes omnis ſorbitionum ciborumque oblatio auferenda

Ed. Chart. X. [418. 419.]   Ed. Baf. IV. (13.)
μάτων τε καὶ σιτίων. χρηστέον δὲ φλεβοτομίᾳ. τοιαύτην γὰρ οἱ
νῦν εἶναι βούλονται τὴν Ἐρασιστράτου γνώμην οὐκ ἐπ᾽ ἀγαθῷ
τῶν καμνόντων, ἑτέρων μὲν ὑπαρχόντων καιρῶν καὶ σκοπῶν
ἀσιτίας, ἑτέρων δὲ φλεβοτομίας, οὓς ἐγὼ κατὰ τήνδε τὴν πραγ-
ματείαν ἐρῶ πάντας ἐν τῇ προσήκῃ τάξει. νυνὶ μὲν γὰρ ὥσπερ
εἰ τοῖς πρεσβύταις ἔμπροσθεν πεπεισμένοι κενῆς ὑπήρξαντο
παλινῳδίας, οὕτω κᾀμοὶ παλινῳδητέον ἐστὶ ἐπενεκτέον τε
καὶ τοὺς νῦν ἀλόγως φλεβοτομοῦντας ἐπὶ τὸ μηδ᾽ ὅλως φλεβο-
τομεῖν. ὡς γὰρ ὁ Πλάτων ἔλεγεν, ἧττον εἰκός ἐστι σφάλλε-
σθαι τοὺς μηδ᾽ ὅλως ἐγχειροῦντας οἷς οὐκ ἴσασιν τῶν πρατ-
τόντων ἃ μὴ γινώσκουσιν, ὅπερ οἱ νῦν ποιοῦσιν ἀναπεπεικό-
τες ἑαυτοὺς, οὕτω γὰρ ῥᾷστον εὑρεῖν πρῶτον μὲν οὓς χρὴ
φλεβοτομεῖν, εἶθ᾽ [419] ἕκαστον τῶν ἄλλων. ὧν ἐν ἅπαντι
νοσήματι κατὰ τὴν ἀρχὴν ὡς ἀσιτίαν, οὕτω καὶ φλεβοτομίαν
παραλαμβάνουσι. μᾶλλον δ᾽, εἰ χρὴ τἀληθὲς εἰπεῖν, ὑπηλ-
λάχασι τὴν Ἐρασιστράτου γνώμην. φλεβοτομοῦσι γὰρ καὶ
τρέφουσιν εὐθέως τοὺς φλεβοτομηθέντας, ἐκείνου τὸ φλεβο-
τομεῖν ἀπαγορεύοντος, τὸ δὲ μὴ τρέφειν συμβουλεύοντος.

eſt, utendum vero venae ſectione. Talem enim Eraſiſtrati
ſententiam non ad aegrotantium ſalutem eſſe volunt, quum
alia quidem tempora ſcopique ſint inediae, alia quoque ve-
nae ſectioni, quae ego omnia in praeſenti tractatu decenti
ordine explicabo. Nunc etenim quemadmodum ſi illi a ſenio-
ribus ante perſuaſi novam auſpicarentur palinodiam: ſio
mihi quoque propoſitum immutandum eſt, inducendumque
eos, qui temere venas ſecant, venas omnino non incidere.
Nam ut Plato eloquitur, minus eos aberrare conſentaneum
eſt, qui quae non norunt, ea non aggrediuntur, quam qui
moliuntur quae non agnoſcunt, quod et nunc iſti faciunt, ſibi
ipſis perſuadentes quod ita facilius ſit invenire primum eos
quibus vena ſecanda eſt, deinde unumquodque caeterorum,
quibus in omni morbo per initia ut inediam, ſic venae ſe-
ctionem uſurpant, magis autem, ſi veritas aſſerenda ſit, Eraſi-
ſtrati ſententiam ſubvertunt. Nam et venas ſecant et ex-
templo quibus vena ſecta eſt, cibos exhibent, quin ille et
venas ſecare prohibeat et haud nutrire conſulat. Quum au-

ἐπεὶ τοίνυν τὴν ἀλήθειαν οὗτοι τιμῶσιν, οὐκ Ἐρασίστρατον,
ἐπιδεικτέον αὐτοῖς ἐστιν ὡς ὁ γεγραμμένος ὑπ᾽ αὐτοῦ λόγος
ἐν τῷ περὶ αἵματος ἀναγωγῆς οὐκ ἔστιν ἴδιος ἐκείνου τοῦ
πάθους, ἀλλὰ κοινὸς ἁπάσης φλεγμονῆς. ἔχει γοῦν ἡ ῥῆσις
οὕτως· ἐχόμενος γὰρ τούτων περὶ τὴν ἀναγωγὴν ἢ περὶ τὴν
φλεγμονὴν κίνδυνος, ἐν ᾧ προσφέρειν μὲν οὐ ῥᾴδιον, φλεβο-
τομηθέντι δὲ καὶ πολὺν χρόνον ἀσιτήσαντι κίνδυνος ἐκλυθῆ-
ναι. οὕτως ὁ λόγος ἔχει πτύουσιν αἷμα. διὰ τοῦτο κωλύει
φλεβοτομεῖσθαι τοὺς κάμνοντας. ἀλλ᾽ ὅτι φλεγμονὴν ὑπείλη-
φεν αὐτὸς ἀκολουθήσειν, ἐν ᾗ φησὶ προσφέρειν μὲν οὐ ῥᾴδιον,
ὅπερ ἐστὶν διδόναι σιτία, φλεβοτομηθέντι δὲ καὶ πολὺν χρό-
νον ἀσιτήσαντι κίνδυνος καταλυθῆναι τὴν δύναμιν. οὐδὲ,
ἐνταῦθ᾽ ἴδιον αἵματος ἀναγωγῆς ἐστι, δι᾽ ὃ φυλάξαιτ᾽ ἄν τις
τὴν φλεβοτομίαν, ἀλλὰ ἄμφω κοινὰ καὶ πρὸς τοὺς πυρετούς,
τό τε μὴ δοῦναι σιτία διὰ τὰς φλεγμονὰς, τό τε τοῦτο πρατ-
τόντων ἐπὶ φλεβοτομίας κίνδυνος καταλυθῆναι τὴν δύναμιν.
εἰ δὲ προσέχοις τὸν νοῦν ἐπιμελέστερον, ὁ πρὸς Ἐρασιτράτου

tem hi veritatem, non Eraſiſtratum amplectantur, ipſis de-
monſtrandum eſt ſcriptum ab eo ſermonem in tractatu de
ſanguinis rejectione non eſſe illi affectioni proprium, ſed
omni phlegmonae communem. Sic autem ſe habet ſermo.
*Nam his imminet in ſanguinis rejectione, quod in phleg-
mone periculum in quo offerre non facile eſt. A venae vero
ſectione inediam longo tempore toleranti, ne virtus ejus
exolvatur, periculum imminet.* Sic ille de iis qui ſanguinem
vomunt verba facit et ea de cauſa eis venam ſecare prohi-
bet. Caeterum, quod ipſe inflammationem ſubſequi ſuſpica-
tus ſit, dum ait: offerre non facile eſt, hoc eſt dare cibaria:
et a venae ſectione inediam longo tempore toleranti, ne vir-
tus ejus exolvatur periculum imminet unicuique in conſpi-
cuo eſt. Neque enim illic ad ſanguinis rejectionem quic-
quam proprie ſpectat, quo quis a venae ſectione abſterreri
poſſit: verum utraque haec, hoc eſt neque propter inflam-
mationes cibos dare, atque id tempore venae ſectionis faci-
tantibus, periculum de reſolutione virium imminere, cum fe-
bribus quoque communia ſunt. Porro ſi diligentius arimum

λόγος εἰρημένος ἀπαγορεύειν σοι δόξει τὴν φλεβοτομίαν ἐπὶ
τῶν πυρεττόντων μᾶλλον ἢ τῶν αἶμα πτυόντων. ἐν ἀρχῇ
μὲν γὰρ τῆς ἀναγωγῆς τοῦ αἵματος οὐδέποτε φλεγμαίνει τὸ
ἐῤῥωγὸς ἀγγεῖον. αἱ δὲ ἀρχαὶ τῶν πυρετῶν ἐξ ἀνάγκης ἔχουσι
κατὰ τὸν Ἐρασίστρατον ἀρχὴν φλεγμονῆς. εἴπερ οὖν, ὡς
αὐτὸς ἐκεῖνος βούλεται, τοῖς ἐναργῶς φαινομένοις χρηστέον
ἐστὶ εἰς τὴν τῶν ἀδήλων πίστιν, ὅρα πολλὰ τῶν τραυμάτων
κολληθῆναι φθάνοντα, πρὶν φλεβοτομηθῆναι. δυνατὸν οὖν ἐστὶ
καὶ τὴν ἐῤῥωγυῖαν φλέβα μηδ᾽ ὅλως φλεγμῆναι φθασάντων ἡμῶν,
τἄλλα πρᾶξαι προσηκόντως, ἐκκενῶσαί τε τοῦ μέλλοντος ἐργά-
ζεσθαι τὴν φλεγμονὴν αἵματος, ὁπόσον ἂν βουληθῶμεν. εἴπερ
οὖν ἐν ᾧ χρόνῳ φλεγμαίνει τὰ φλεγμαίνοντά φησιν Ἐρασί-
στρατος ἀναγκαῖον εἶναι τὰς ἀσιτίας παραλαμβάνεσθαι καὶ
διὰ τοῦτο φοβεῖται προκαταλῦσαι τὴν δύναμιν τῇ φλεβοτομίᾳ,
πολὺ μᾶλλον αὐτὴν ἐπὶ τῶν πυρεσσόντων εὐλαβεῖσθαι προσή-
κει τῶν ἀναγόντων αἷμα. τούτων μὲν γὰρ ἐγχωρεῖ πρὸ τοῦ
φλεγμῆναι συμφῦναι τὴν ἐῤῥωγυῖαν φλέβα, καὶ μᾶλλον ὅταν

adverteris, reperies Erafiftrati fermonem hunc venae fectio-
nem in febricantibus multo magis quam fanguinem fpuenti-
bus detrectare: a principio enim dum fanguis rejicitur,
haudquaquam vas ruptum inflammatione corripitur: at fe-
brium initia vel Erafiftrato tefte neceffario inflammationis
principium habent. Proinde fi ad corroborandam rerum in-
certarum fidem iis quae manifeftae apparent utendum eft,
vidi ego plurima vulnera, quae priusquam aegris vena fe-
caretur, coalefcebant. Fieri ergo nihilo fecius poteft, quod
vas ruptum nullo pacto inflammetur, dummodo nos caetera
rite adminiftraverimus, fanguinisque quantum nobis vifum
fuerit in tempore evacuaverimus. Praeterea fi Erafiftratus
dicit, quod neceffarium fit tempore, quo affectae partes in-
flammatione corripiuntur, inedias fuftinere, ideoque virtutem
venae fectione antea diffolvere veretur, multo magis ab ipfa
in febricantibus quam in fanguinem rejicientibus nobis ca-
vendum eft. His etenim venam ruptam priusquam inflam-
matur coalefcere poffibile eft et multo magis fi evacuati

κενωθῶσι. τοῖς πυρέσσουσι δ᾽ ἀναγκαῖόν ἐστι φλεγμαίνειν
ἤδη τι μόριον. ὅτι δὲ ἐγχωρεῖ συμφῦναι τὸ ἀγγεῖον ἄνευ
τοῦ φλεγμῆναι πάρεστι μέν τινι κἀπὶ τῶν ἄλλων ἀπάντων
τραυμάτων πεισθῆναι. πολλάκις οἴδαμεν ἐπὶ τῶν μονο-
μαχούντων ὅλον ἀναπτυγέντα μηρὸν ἢ βραχίονα κολλη-
θέντα πρὶν φλεγμῆναι, καὶ μᾶλλόν γε ὅτε, ὡς Ἱπποκράτης
ἔφη, δαψιλὲς αἷμα παραχρῆμα συμβῇ ῥυῆναι. πολλάκις δὲ
καὶ σύντρησιν εἰς τὰ κενὰ καλούμενα τοῦ θώρακος ἐντὸς
τῆς τρίτης ἡμέρας ἐθεασάμεθα κολληθεῖσαν. ἀλλα καὶ
πρώην τις ἐν παλαίστρᾳ πληγεὶς σφοδρῶς ἀνέβηξεν αἵμα-
τος αὐτίκα κοτύλας ὡς δύο, φλεβοτομηθεὶς δὲ παραχρῆμα
καὶ τῶν ἄλλων ὡς ἐχρῆν γενομένων, οὔτε ἔβηξεν ἔτι
τελέως καὶ ὑγιής ἐστι, κἀκ τούτων [420] οἶμαί τινα συνο-
ρᾷν ὡς ἐπὶ τῶν ἤδη φλεγμαίνειν ἠργμένων ἀπέχεσθαι χρὴ
μᾶλλον, εἴ τις Ἐρασιστράτῳ πείθοιτο φλεβοτομίας, ἤπερ
ἐφ᾽ ὧν οὐδέπω φλεγμαίνει.

fuerint: febricitantibus autem partem aliquam jam inflam-
mari neceſſe eſt. Caeterum quod poſſibile ſit vas ſine in-
flammatione conglutinari, id alicui etiam ex reliquis vulne-
ribus credibile apparebit. Frequenter enim vidimus, quum
quibusdam ſingulari certamine pugnantibus integrum crus
brachiumve absciſſum eſſet, coaluiſſe tamen vulnus ante-
quam inflammatio oboriretur: quod quidem multo magis
continget, ſi, ut Hippocrates ait, ſanguis copioſus illico flu-
xerit. Saepius etiam foramen in cavas thoracis partes illa-
tum in tribus diebus conglutinatum conſpeximus. Quin
etiam nuper in palaeſtra aliquis inſigni plaga accepta, ex-
templo vehementer tuſſiendo duas ferme ſanguinis cotylas
rejecit: ſed ille, quia ei ſtatim vena ſecta aliaque quibus
opus habebat facta fuiſſent, neque omnino deinceps tuſſivit
et nunc quoque ſanus incolumisque degit. Ex his itaque di-
ſpicere licet, quod ſiquis vel adhuc Eraſiſtrato obtemperare
velit, abſtinere magis a venae ſectione in iis debeat quae
jam inflammari inceperint quam quae nondum inflamma-
tione ſunt correpta.

Ed. Chart. X. [420.]   Ed. Baf. IV. (15)

Κεφ. ζ΄. *Δῆλον δ' οὐδὲν ἧττον τοῦδε καὶ ὅτι τὰς*
φλεβοτομίας ὁ Ἐρασίστρατος οὔτε σὺν ταῖς ἀσιτίαις οὔτε
πρὸς αὐτῶν παραλαμβάνει. ἀλλὰ γὰρ εἰς τοσοῦτον ἥκουσι
τινὲς φιλονεικίας ἢ ἀνοίας ὥσθ' ὅταν ἀκούσωσι τῶν τοιού-
των λόγων, λύειν μὲν αὐτοὺς οὐδ' ὅλως ἐγχωροῦσι. ὥσπερ
δὲ μηδενὸς εἰρημένου λόγων ἀρχὴν ἰδίαν ποιοῦνται τὴν λέξιν
ἐκείνην μόνην προχειριζόμενοι, καθ' ἣν ὁ Ἐρασίστρατός φησιν·
ἀκόλουθόν ἐστι μηδὲν προσφέρειν κατὰ τοὺς τῆς φλεγμονῆς
καιρούς. κενούμεναι γὰρ αἱ φλέβες ῥᾷον παραδέξονται τὸ
παρεμπεπτωκὸς αἷμα εἰς τὴν ἀρτηρίαν. τούτου δὲ συμβαίνον-
τος ἧττον φλεγμοναὶ ἔσονται. κἄπειτ' ἐπ' αὐτῇ λέγουσιν
αὐτὸ πρόδηλον εἶναι τὴν ἐκ τῆς φλεβοτομίας χρείαν. ὅπου
γὰρ καὶ αὐτὴν τὴν ἀσιτίαν ὡς κενωτικὸν βοήθημα παραλαμ-
βάνει, πολὺ δήπου μᾶλλόν, φασιν, ἐπὶ τὴν φλεβοτομίαν ἀφί-
ξεται, πρὸς οὓς ἐάν τις εἴπῃ δι' ὧν λέγουσιν οὐ τομίαν τὸν
Ἐρασίστρατον ἐπιδεικνύειν αὐτούς, ἀλλὰ τὸ τῆς εἰρημένης
ἐπὶ τῆς ἀσιτίας ἀκόλουθον εἶναι τῷ καὶ τῇ φλεβοτομίᾳ χρῆ-

Cap. VII. Praeterea ne illud quidem minus clarum
eft, quod Eraſiſtratus venae ſectionem neque cum mediis
neque ante ipſas inedias unquam uſurpavit. Veruntamen
nonnulli eo contentionis dementiaeque pervenerunt, ut
quum ſermones hos audiverint, diſcutiendorum eorum nul-
lam ſane rationem inveniant: tanquam vero nihil illis ob-
jectum eſſet, propriam ſermonum ſarraginem auſpicantur
unam illam ſententiam in ore habentes, quam Eraſiſtratus
his verbis aſſerit: *Conſequens etiam eſt, quod circa inflam-*
mationis tempora vulneratis nihil ſit offerendum: venae
enim evacuatae ſanguinem qui in arterias inſilierit faci-
lius ſuſcipient: quod ubi contigerit, inflammationes minus
evenient. Et ſic illi perſuaſi, quod ipſe venae ſectione uſus
ſit, hinc aperte colligi poſſe ajunt. Quo enim loco ipſam ine-
diam veluti evacuationem praeſidium ille accerſit, multo ſane
magis, inquiunt, ad venae ſectionem ſe accinget. Adverſus
quos ſiquis dicat, quod per ea quae allegant Eraſiſtratum
quidem venae ſectione ante inediam uſum eſſe non demon-

ΠΡΟΣ ΕΡΑΣΙΣΤ. ΤΟΥΣ ΕΝ ΡΩΜΗ. 229

Ed. Chart. X. [420.]   Ed. Baf. IV. (13. 14.)

σθαι καταγελῶντες, εἶτα σὺ μὲν, φασὶ, γινώσκεις τὸ ἀκόλου-
θον, Ἐρασίστρατος δ᾽ οὐκ ἐγίνωσκεν; ἀγύμναστος ἦν δηλαδὴ
τὸν λογισμὸν, ὃν γεγύμνασαι σὺ μᾶλλον ἐκείνου, καὶ εἴπερ
ἔζη, συνεβουλεύσαμεν ἂν αὐτῷ παρὰ σὲ φοιτᾶν, ἵν᾽ ἐθισθῇ
γινώσκειν ἀκόλουθόν τε καὶ μαχόμενον. ἔπειτ᾽ ἐντεῦθεν
ἐκτραπόμενοι συνείρουσι τοὺς ἀσελγεῖς εἰς ὕβριν τῶν προσδια-
λεγομένων, οὕτω πολλοὺς ἐφεξῆς· ὡς μηκέτ᾽ ἂν ἐπιτρέπειν
φθέγξασθαι μηδενὶ, καὶ τοῦτ᾽ αὐτοῖς ἐστι τὸ τέλος τῆς συνου-
σίας. ἀλλ᾽ ἡμῖν γε νῦν (14) οὐχ ὡς ἄν τις ἀμείψαιτο τὸν
ὑπαρξάμενον λοιδορεῖσθαι ζητοῦμεν, ἀλλὰ πρῶτον μὲν εἰ Ἐρα-
σίστρατος ἐχρήσατο φλεβοτομίᾳ, δεύτερον δὲ περὶ τῆς δυνά-
μεως τοῦ βοηθήματος. ἑκατέρου δ᾽ αὐτῶν ἀποδείξεις εἰσὶν
ἴδιαι· τοῦ μὲν μὴ χρῆσθαι φλεβοτομίᾳ τὸν ἄνδρα τά τε
συγγράμματα αὐτοῦ καὶ τῶν μαθητῶν οἱ ἀξιοπιστότατοι καὶ
τοῦ Χρυσίππου διδασκαλεῖον ἅπαν, τῆς δὲ τῶν βοηθημάτων

ſtrent, ſed potius conſequens eſſe oſtendant, quod ipſe poſt-
ea illam uſurpaverit: ilti hunc ridentes. Tu tandem ajunt
quid conſequens ſit cognoſcis, Eraſiſtratus autem non cogno-
vit? quaſi vero ille ingenio exercitato non fuerit praeditus,
tuque illo multo ſis promptior, ac rationibus magis polleas.
Si itaque volueris, illi, ut te diſcendi cauſa frequentet, con-
ſulemus, quo ſcilicet quid ad quamque rem vel conſequens
vel pugnans ſit cognoſcere aſſueſcat. Atque his verbis ha-
bitis illinc diſcedunt: in poſterum vero, ut collocutoribus
aliquam contumeliam inurant, adjungunt ſibi hominum per-
frictae frontis catervam adeo copioſam, ut prae illorum cla-
moribus nemo loqui quicquam poſſit, ejusmodique ſinem
congreſſuum ſtatuunt. Sed nos impraeſentiarum eum non
quaerimus, qui convicia ſpargenti vices referat, verum in
primis quidem num Eraſiſtratus venae ſectione aliquando
ſit uſus? Secundo autem, quasnam hoc auxilium vires ha-
beat, indagamus. Atqui horum utriusque proprie habentur
demonſtrationes. Quod enim hunc venae ſectione non ſit
uſus, teſtantur et monimenta illius et diſcipuli fide dignis-
ſimi, Chryſippique univerſum auditorium. Caeterum de au-

230 ΓΑΛΗΝΟΥ ΠΕΡΙ ΦΛΕΒΟΤΟΜΙΑΣ

Ed. Chart. X. [420. 421.]　　　　　Ed. Baf. IV. (14.)

δυνάμεως οὐκ ἔτι ταῦτα, προτάσεις δέ τινες ἀληθεῖς ἅμα
τοῖς οἰκείοις συμπεράσμασι. εἰ δὲ ἐάσας τις ταῦτα πάντα τὴν
ἀκολουθίαν μόνην ἐπεκέλευεσθαι βούλοιτο, κινδυνεύσει τὰ
σαφῶς ὑπ᾽ Ἐρασιστράτου γεγραμμένα, μηδ᾽ ὅλως οἴεσθαι
γεγράφθαι. πρόσχες γοῦν μοι τὸν νοῦν ἐντεῦθεν ἀρξάμενος,
ἐν ᾧ περὶ αἵματος ἀναγωγῆς αὐτὸς ἐπαινῶν Χρύσιππον,
ὡς καλῶς ἀντὶ τῆς φλεβοτομίας τοῖς διαδέσμοις τῶν κώλων
[421] χρώμενον ἔγραψεν αὐτοῖς ὀνόμασι ταυτί· τὸ δὲ αὐτὸ
τοῦτο βούλονται ποιεῖν καὶ φλεβοτομοῦντες τοὺς ἀνάγον-
τας αἷμα. ἀλλὰ πολὺ βέλτιον ὁ Χρύσιππος οὐ μόνον τὸ
παρὸν ἐπιβλέπων, ἀλλὰ καὶ τοῦ ἐπιφερομένου κινδύνου
φροντίζων, ἐχόμενον περὶ τὴν ἀναγωγὴν ὃ περὶ τὴν φλεγ-
μονὴν κίνδυνος, ἐν ᾧ προσφέρειν μὲν οὐ ῥᾴδιον, φλεβοτο-
μηθέντι δὲ καὶ πολὺν χρόνον ἀσιτήσαντι κίνδυνος ἐκλυθῆ-
ναι. οὐκ ἔτι προσέθηκεν ἐνταῦθα τὴν αἰτίαν δι᾽ ἣν ἐν
τοῖς τῆς φλεγμονῆς καιροῖς ἀσιτίαν ἀξιοῖ. λέλεκτο γὰρ
αὐτῷ περὶ τοῦδε κατ᾽ ἐκείνην τὴν ῥῆσιν ἐν ᾗ φησίν·

xilii hujus facultatibus non eadem eft ratio: nam de his
enunciata quaedam quam veriffima, necnon et concluſiones
felectae afferuntur. Praeterea fiquis iftis quoque poſthabitis,
folum rerum ordinem fequi voluerit, vel fic fcripta Eraſi-
ſtrati, quia nihil tale in his proditum fit modis omnibus
periclitabitur. Reputa igitur haec in animo, praefertim ex-
ordio illinc fampto, ubi ille in libro de rejectione fanguinis
Chryſippum laudibus extollens, quod loco venae fectionis
membra vinculis excipere confueviffet, haec ad verbum
fcripfit: *Hoc ipfum autem facere volunt ii, qui fanguinem
rejicientibus venam fecant.* *At Chryſippus multo confultius
agit, ut qui non folum id quod inflat prae oculis habeat,
verum et impendentis periculi curam gerat: adhaeret
enim his tempore rejectionis ex inflammatione periculum, in
quo offerre non facile eft, a venae autem fectione inediam
longo tempore toleranti, ne virtus illius exolvatur pericu-
lum imminet.* Atqui hic caufam non adjecit, ob quam tem-
pore inflammationis inediam injungat, utpote quae ab illo
declarata eft, quum in hanc fententiam fcriberet: *Confe-*

ΠΡΟΣ ΕΡΑΣΙΣΤ. ΤΟΥΣ ΕΝ ΡΩΜΗ. 231

Ed. Chart. X. [421.]   Ed. Baf. IV. (14.)

ἀκόλουθον δὲ καὶ τὸ μηδὲν προσφέρειν τοῖς τετραυματισμένοις ὑπὸ τοὺς τῆς φλεγμονῆς καιρούς· στερνούμεναι γὰρ αἱ φλέβες τῆς τροφῆς ῥᾷον παραδέξονται τὸ παρεμπεπτωκὸς αἷμα εἰς τὰς ἀρτηρίας. τούτου δὲ συμβαίνοντος ἧττον αἱ φλεγμοναὶ ἔσονται. ὥστε τὴν ἀσιτίαν ἐν τοῖς τῆς φλεγμονῆς καιροῖς διὰ τοῦτο ἐπαινεῖ, διότι κενοῖ τὰς φλέβας. ἀλλὰ ἐὰν ἑνώσεις τοὺς εἰρημένους δύο λόγους, εἷς ἔσται τοιοῦτος. ὀρθῶς ὁ Χρύσιππος οὐκ ἐφλεβοτόμει τοὺς ἀνάγοντας αἷμα διὰ τὸ χρῄζειν αὐτοὺς ὀλίγον ὕστερον κενωτικοῦ βοηθήματος τῆς ἀσιτίας. οὕτως δ' αὐτὸς πάλιν ὁ λόγος, κἂν διὰ συντομωτέρων λεχθῇ, τοιοῦτός τις ἔσται. οὔκουν χρὴ κενοῦν τοὺς ἀνάγοντας αἷμα διὰ τὸ μικρὸν ὕστερον ἐν τοῖς τῆς φλεγμονῆς καιροῖς κενώσεως χρῄζειν. ἔτι δὲ σαφέστερον οὕτως ἂν ῥηθείη. πρὸ τοῦ καιροῦ τῆς φλεγμονῆς οὐ δεῖ κενοῦσθαι τὰς φλέβας, ὅτι κενουμένων αὐτῶν αἱ φλεγμοναὶ παύονται. καὶ μὴν προδηλός γε ὁ λόγος οὗτος ἐναντιοῦται πρὸς ἑαυτῶν. πλὴν οὖν εἰ τις αὐτῷ

quens eſt, quod vulneratis circa inflammationis tempora nihil ſit offerendum: venae enim evacuatae ſanguinem, qui in arterias inſilierit, facilius ſuſcipient: quod ubi contigerit, inflammationes minus contingent. Quapropter ille inedias tempore inflammationis ea cauſa laudat, quia illae venas evacuent, verum ſi ambas has ſententias in unum redegeris, ſermo integer talis erit: Chryſippus ſane recte fecit, qui non ſecuerit venam iis qui ſanguinem rejiciebant eo quod illi paulo poſt evacuatorio auxilio, puta inedia, indigebant. Praeterea idem iſte ſermo ſi compendioſius quoque dicatur, ejusmodi erit: Sanguinem rejicientes nequaquam ſunt evacuandi, quia paulo poſt inflammatione ingruente evacuatione opus habebunt. Etiam vero clarius is hoc pacto explicaretur: Ante inflammationis tempus venas evacuare non licet, ipſis quippe evacuatis inflammationes ceſſant. At ſermo iſte evidenter ſibi ipſi repugnat, niſi ſiquis ſuppetias illi laturus duo haec temere adjiciat, quod videlicet melius ſit ut corpus per inflammationis tempus evacuetur, non ante: quodque inedia

Ed. Chart. X. [421.]   Ed. Baf. IV. (14.)

βοηθῶν ἰταμῶς δύο ταῦτα εἰσηγοῖτο, τό τε βέλτιον εἶναι
κενοῦν τὸ σῶμα κατὰ τὸν τῆς φλεγμονῆς καιρὸν οὐ πρό-
σθεν, ἀσιτίαν τε μᾶλλον ἢ φλεβοτομίαν, ἀλλ᾽ ἐᾷν. ταῦτα
λέγοντα οὔτε ἀποδεδεῖχθαι τὸ προκείμενον φήσομεν οὔθ᾽
ὁμολογούμενον ὑπάρχον ἑαυτῷ. διαφέρεται γοῦν τοὺς
λόγους τὰ μέρη μὴ σώζοντα τὴν ἀκόλουθον. ἐναργῶς γὰρ
φαίνεται πᾶσιν ἀνθρώποις. ὅσοι γὰρ ἔχουσιν νοῦν τε καὶ
σμικρὸν ὥστε σκοπεῖν ὡς θεμένῳ, τὸ παρεμπεπτωκὸς εἰς
τὰς ἀρτηρίας αἷμα διὰ τοῦ κενῶσαι τὰς φλέβας εἰς τὴν
οἰκείαν ἐπανάγειν χώραν, ὅτι τάχιστα τοῦτ᾽ εἶναι πρα-
κτέον. ἐναργὲς δὲ καὶ ὅτι βοηθήματι κενωτικῷ χρηστέον
ἐλαχίστῳ τε χρόνῳ τὴν κένωσιν ἣν ποιήσασθαι δυναμένων
καὶ χωρὶς τοῦ κακῶσαι τὸ σῶμα. δέδεικται γὰρ ὀλίγον
ἔμπροσθεν ὅσα βλάπτουσιν αἱ ἀσιτίαι πολλάκις τοὺς κά-
μνοντας. ἐξεῖναι γοῦν τινὶ λέγειν οὑτωσὶ, γελοιοτάτους ἐγὼ
νομίζω τοὺς ὑπολαμβάνοντας Ἐρασίστρατον ἐπὶ τῶν ἀνα-
γόντων αἷμα χρῆσθαι φλεβοτομίᾳ. ὅπου γὰρ ἀσιτίαν ὡς
κενωτικὸν ἐπαινεῖ βοήθημα, πολὺ δήπου μᾶλλον αὐτὴν

fit magis quam ipfa venae fectio ufurpanda. Sed fi haec
dicat, nos hunc neque quod propofitum fuerat demonftraffe,
neque fibimet confentanea dixiffe, refpondebimus: in hocque
has partes difcrepare dicemus, quod ordinem fermonum non
obfervent. Omnibus enim hominibus, qui praefertim tantum
mentis poffident, ut confideratione etiam pauxillum quid
confequi poffint, perfpicuum eft quod huic qui fanguinem
in arterias tranfilientem per evacuationem venarum ad pro-
prium locum reducere velit, id primo quoque tempore fit
faciendum. Manifeftum etiam eft quod evacuatorio auxilio
quam celerrime utendum fit, ut quo et breviffimo temporis
fpatio et fine ulla corporis perturbatione evacuationem
quamvis perficere poffimus. Quantum enim inediae perfaepe
laedant, fuperius demonftratum eft. Proinde in hunc modum
alicui dicere integrum erit: Arbitror equidem ridendos effe
eos, qui Erafiftratum quandoque fanguinem rejioientibus ve-
nam fecuiffe putant, quandaquidem ubi inediam tanquam
evacuatorium praefidium laudat, multo hercle magis ipfam

Ed. Chart. X. [421. 422.]   Ed. Baf. IV. (14.)

ἐπαινέσει τὴν φλεβοτομίαν. ὅπου δὲ κατὰ τὸν τῆς φλεγμονῆς καιρὸν ἡγεῖται δεῖν ἔτι κενοῦν, εὔδηλον ὅτι μᾶλλον ἀρχομένης αὐτῆς ἢ μελλούσης ἐπαινέσει τὴν κένωσιν. οὐ γὰρ οὕτω γ᾽ ἦν ἀμαθὴς Ἐρασίστρατος, ὅτι θᾶττον πολὺ ἐκ τῶν ἀρτηριῶν εἰς τὰς φλέβας ἐπανάξει τὸ αἷμα κατὰ τὴν ἀρχὴν τῆς παρεμπτώσεως, οὔτε σφηνούμενον ἤδη σφοδρῶς, οὔτ᾽ ἐξικμασμένον ὑπὸ τῆς πυρετώδους θερμότητος, διὰ τοῦτο παχὺ γεγενημένον. ὁ ταῦτα λέγων ἆρ᾽ οὐκ εἶναι γελοῖον ἑαυτὸν [422] ἀποφαίνων οὐκ ἐκείνοις οἷς ἐγκαλεῖ. γεγραφότος γὰρ αὐτοῦ τοῦ Ἐρασιστράτου μὴ χρῆσθαι φλεβοτομίᾳ, διότι φυλάττειν ἄμεινον ἐστὶν ἐν τῷ τῆς φλεγμονῆς παραληφθήσεσθαι.

Κεφ. η΄. Ἴσχειν ἀνίατον ἢ πάντως γε δυσίατον, οἷα καὶ ταῖς αἱμορροΐσιν ἐπιγίνεται. λεγόντων δ᾽ ἡμῶν ὡς οἱ τῶν κώλων δεσμοὶ τὸ πλῆθος εἰς ἑαυτοὺς ἀγαγεῖν εἰσὶν ἱκανοὶ χωρὶς τῆς φλεβοτομίας, ἀδύνατον ἔφασκεν εἶναι γενέσθαι τοῦτο κατὰ τὰς πληθώρας, ἐφ᾽ ὧν αὐτὸς ὁ

venae fectionem laudaturus fuerit: ubi quoque inflammationis tempore evacuatione opus effe arbitratur, fub illius initium magis quam quum futura eft ipfam laudaturum fuiffe in confeffo eft. Neque etenim Erafiftratus rerum adeo imperitus erat, ut non multo citius fanguinem ex arteriis in venas reduci putaret, quum neque circa infultus initium ille vehementer effet denfatus, neque a calore febrili tantopere eliquatus, ut ob id craffiusculus efficeretur. Nam qui hoc ipfum affereret femet potius deridendum quam illos quos accufat exhibere: quandoquidem quum Erafiftratus ipfe fcribat venae fectionis ufum ea caufa non effe ufurpandum, quia inflammationis tempore longe melius fit, ut affumptionem evitemus.

Cap. VIII. Continere infanabile aut omnino curatu difficile, qualia et haemorrhoidibus accidunt. At quum nos membrorum deligaturas diceremus repletionem absque venae fectione adducere ad fefe effe idoneas, ille hoc ait impoffibile in plethoris effe, ob quas ipfe Erafiftratus brachia manusque ac

Ed. Chart. X. [422.]   **Ed. Baf. IV. (14.)**

Ἐρασίστρατος ἔφη παραπίμπρασθαι βραχιόνάς τε καὶ χεῖρας
καὶ κνήμας, τοῦτο γάρ τοι τὸ παραπίμπρασθαι γίνεσθαι διὰ
πλῆθος τοῦ αἵματος τεινομένων τῶν ἀγγείων. πῶς οὖν ἔτι
δυνατὸν εἰς αὐτὰς μεταστῆσαι τὸ κατὰ βάθος, ὁπότε φαίνε-
ται καὶ τὸ χωρὶς ἐκείνου κινδυνεύειν ἤδη ῥαγῆναι; καὶ μὴν
Ἐρασίστρατον γεγράφαμεν ἐπαινεῖν Χρύσιππον, οὐ μετὰ τοῦ
διωρίσθαι τὸν λόγον, ὡς νῦν ποιήσω, γράψας, ἀλλ᾽ ἁπλῶς
ἀποφηνάμενος. ἔχει γὰρ ἡ λέξις ὧδε. ἀποδέσεις δὲ ποιεῖσθαι
ἐρίοις παρ᾽ αὐτὰ τὰς μασχάλας καὶ τοὺς βουβῶνας. ἀποδέσεις
ἔφη ποιεῖσθαι, μηδὲν ἔτι προσθεὶς τῷ λόγῳ πότερον ἐπὶ μὲν
τῶν πληθωρικῶν οὐδὲν μὲν ἀνήσει τὸ βοήθημα, τοὺς δὲ
ἄλλους ὠφελήσει, ἀλλ᾽ ἁπλῶς ἀποφηνάμενος ἵν᾽ ἐπὶ πάντων
σκοπῶμεν. τί γὰρ, ἔφη, προσέθηκεν ἐπὶ πάντων ἀκούσωμεν
οὑτωσί πώς γράψας· ἀποδέσεις ποιεῖσθαι, ἐρειδέων ἐπὶ πάν-
των· ἀλλ᾽ ἁπλῶς εἶπεν, ἀποδέσεις ποιεῖσθαι ἐρίοις παρά τε
τὰς μασχάλας καὶ τοὺς βουβῶνας, ὡς ἡμῶν δυναμένων νοεῖν
ἐπ᾽ ἐκείνων εἰρῆσθαι τὸν λόγον, ἐφ᾽ ὧν ἐστι δυνατὸν εἰς τὰ

tibias aduri dixit, fierique id, quia vafa propter fanguinis
multitudinem intenderentur. Qua ratione ergo in illa id quod
in profundo eft delabi amplius, quum et fine illo ne ipfa rum-
pantur periclitari jam videntur? Atqui jam declaravimus, quod
Erafiftratus Chryfippum laudaverit non appofita, ut ego nunc
fcribendo faciam, aliqua fermonis diftinctione, verum abfo-
lute fententiam fuam prodens. Oratio namque fic habet:
Deligationes vero laneis vinculis circa alas ipfas ac inguina
faciendae. Deligationes enim, inquit, faciendae, neque inte-
rim utrum hoc auxilium plethoricis folis nihil commodi af-
ferat, aliisque e diverfo emolumento fit futurum fermoni ad-
didit, fed fimpliciter pronunciavit, quo de omnibus dictum
iftud intelligamus. Atqui, ajebat ille, fi de omnibus id intel-
ligendum effet, ipfemet iftud declaraffet in hunc modum fcri-
bens: Deligationes in omnibus faciendae, verum fimpliciter
protulit, Deligationes laneis vinculis circa alas inguinaque
faciendae, eo quod nos ipfi fufpicari poffemus orationem
hanc de illis tantum habitam effe, in quibus ad membra fan-
guinem transferri poffibile eft: nam in quibus id fieri nequit,

Ed. Chart. X. [422.]   Ed. Baf. IV. (14. 15.)

κῶλα μεταχθῆναι τοῦ αἵματος. ὡς ἐφ᾽ ὧν ἀδύνατον, οὐδὲ
ἐπιχειρητέον ἐστὶ τοῖς τῶν κώλων δεσμοῖς. τί δή ποτ᾽ οὖν,
ἔφαμεν, οὐκ αὐτὸ τοῦτο ἔγραψεν ὁ Ἐρασίστρατος ὡς σὺ νῦν
εἶπες; ὡς ἐπὶ μὲν τῶν οὕτω πληθωρικῶν, ἐν οἷς παραπίμ-
πρανται βραχίονές τε καὶ κνήμαις καὶ πήχεις, αἵματος ἀφαι-
ρεῖν προσήκει, τῶν δ᾽ ἄλλων διαδεῖν τὰ κῶλα; ὅτι, ἔφην,
ἀνθρώποις ἔγραψεν οὐ κοινοῖς δυναμένοις τὰ ἀκόλουθα γνῶ-
ναι καὶ πρᾶξαι ταῦτα, καὶ μηδὲ ἐπιχειρεῖν ὅλως ἀδυνάτοις.
μὴ δεῖν κελεύεις οὖν ἡμᾶς, ἔφαμεν, ὅταν μέν ποτε πληθωρικὴ
διάθεσις ᾖ κατὰ τὸ σῶμα, κἂν Ἐρασίστρατος μὴ γράψῃ φλε-
βοτομίαν. ἐναργὲς γάρ ἐστι τοῦτο καὶ φαίνεσθαι σαφῶς
ἅπασι καὶ διὰ τοῦτο μηδ᾽ ὑπ᾽ Ἐρασιστράτου γεγράφθαι, τὰς
ἄλλας διαθέσεις (15) ὅσαι χωρὶς πληθώρας εἰσὶν Ἐρασίστρα-
τος ἔγραψεν ἰᾶσθαι. τὸν δὲ πνεύσαντα πρὸς ταῦτα πρώτης
μὲν ἐπακοῦσαι τῆς ἐκ τοῦ τρίτου περὶ πυρετῶν ἠξίωσα ῥή-
σεως. ἐφεξῆς δὲ καὶ τῆς ἐκ τοῦ προτέρου τῶν ὑγιεινῶν. ἔστι
δὲ ἡμῖν ἐκ τοῦ τρίτου τῶν πυρετῶν ἥδε· περὶ μὲν οὖν τὰς

ne vincula quidem eorum membris funt adjicienda. Cur er-
go, ajebamus nos, hoc quod nunc dicis Erafiftratus non
fcripfit? an quia iis, qui adeo repleti funt, ut eis brachia
tibiaeque ac cubiti adurantur, fanguinem fubtrahere necef-
farium fit, caeteris vero fola membrorum deligatio fufficiat?
Quoniam, inquit, non hominibus vulgaribus fcripfit, verum
iis, qui ea quae res ipfas neceffario confequuntur coguofcere
atque operari poffint, impoffibiliaque nequaquam aggredi in
animum inducant. Nonne ergo, inquiebamus, fi aliquando
plethorica difpofitio corpus occupaverit, etiamfi Erafiftratus
iftud non fcripferit, venae fectione opus effe dices? In con-
feffo enim eft quod hoc omnibus cognitum fit ideoque ab
Erafiftrato non eft defcriptum: caeteros namque affectus
quicunque fine repletione fiunt, Erafiftratus feorfum mederi
juffit. Verum quum ille ad haec obftreperet, primum quidem
hortatus eum fum, ut fententiam ex tertio de febribus de-
fcriptam audiret: deinde vero et eam, quae in priore de Sa-
lutaribus commentario habetur. Nam quae in tertio de Fe-
bribus reperitur haec eft: *Igitur circa aegritudinum prin-*

Ed. Chart. X. [422. 423.]   Ed. Baf. IV. (15.)

ἀρχὰς τῶν ἀῤῥωστιῶν καὶ τὰς τῶν φλεγμονῶν γενέ[423]σεις
ἀφαιρετέον ἂν εἴη πᾶσαν προσφορὰν ῥοφημάτων τε καὶ
σιτίων. γίγνονται γὰρ ὡς τὸ πολὺ αἱ τοὺς πυρετοὺς ποιοῦ-
σαι τῶν φλεγμονῶν διὰ πληθώρας. διδομένων οὖν ἐν τοῖς
τοιούτοις καιροῖς προσφορῶν καὶ πέψεως καὶ ἀναδόσεως, τὰς
κατ᾽ αὐτὰς ἐνεργείας ἀποδιδουσῶν πληρουμένων ἀγγείων τῆς
τροφῆς, ἐπιπλέον τε καὶ ἰσχυροτέρας συμβήσεται τὰς φλεγ-
μονὰς γίνεσθαι. ἐν τούτῳ τῷ λόγῳ σαφῶς ὁ Ἐρασίστρατος
ἔγραψέ τε τὸ τῆς πληθώρας ὄνομα καὶ θεραπείαν αὐτῆς διδά-
σκων ἀσιτίας μὲν ἐμνημόνευσε, φλεβοτομίαν δὲ ἐσιώπησε.
ὥστε καὶ τετράκις ἐψεύσω βέλτιστε, πρὸς τὸν Ἐρασιστράτειον
ἔφην, ἐπειδὴ φαίνεται καὶ θεραπείας πληθώρας ὁ Ἐρασί-
στρατος γράψας. οὕτω δὲ κἂν τῷ προτέρῳ τῶν ὑγιεινῶν
μετὰ τοῦ προειπεῖν ὅπερ ἄν τις γνωρίζοι πληθώρας ἐφεξῆς
ἰάματα γράφων, πάντων μᾶλλον ἢ φλεβοτομίας ἐμνημόνευσεν.
ἔχει δὲ ἡ ῥῆσις ὧδε· μεγίστην δὲ ἔχειν τισὶν εἰς ὑγείας φυλα-
κὴν, ὡς ἔμπροσθεν συμβαλλόμενον τὸ γνῶναί τε καὶ φυλά-

cipia ac inflammationum generationes omnis ciborum for-
bitionumque oblatio fubtrahenda eft, plerumque enim in-
flammationes, quae febres fufcitant, ex repletione fiunt. Si
ergo in hujusmodi temporibus oblationes dentur et eas con-
coctio distributioque pro fuarum actionum facultate viciffim
diftribuant, venaeque alimento impleantur, adhuc longe
majores ac vehementiores inflammationes faepenumero fieri
accidit. His verbis Erafiftratus nomen repletionis aperte de-
fcripfit, modumque illius curandi tradens inediae comme-
minit, venae vero fectionem filentio plane praeteriit. Qua-
propter ad Erafiftrateum illum me convertens, Quater, in-
quam, o amiciffime, mentitus es, quandoquidem Erafiftratum
repletionis medicandae rationem feparatim fcripfiffe patet.
Idem namque vel in priore Salutarium libro, ipfaque illius
praefatione recitat, quo cuique cognitum effe poffit, illum
quum repletionis remedia ordine fcriberet, quidvis potius
quam venae fectionis meminiffe. Dictio autem fic habet:
Summam in quibusdam fanitatis curam rationemque ha-
bere oportet, ideoque qua via quis eum, qui in repletione

ξεσθαι δύνασθαι τὴν κατὰ πληθώραν διάθεσιν. δἰ ὧν μὴ
δεῖ μάλιστα μὲν ἀρχομένης αὐτῆς διαλύειν· εἰ δὲ μὴ, προσελ-
θούσης πρὸ τοῦ ἀρχὴν ἀῤῥωστίαν ποιῆσαι. πλείους δὲ
τρόποι τοῦ διαλύειν τὴν τοιαύτην διάθεσιν εἰσὶν καὶ οὐχ
οἱ αὐτοὶ πᾶσιν ἁρμόζουσιν, περὶ ὧν ἂν ἐφεξῆς εἴη τοῦ
λέγειν. τοῖς μὲν οὖν εἰθισμένοις διαπονεῖν τῶν σωμάτων
κράτιστον ἂν εἴη, τοὺς συνήθους πόνους μικρῷ πλείους
ποιοῦνται διαλύειν πειρᾶσθαι τὴν τοιαύτην διάθεσιν, μετὰ
δὲ τὰ γυμνάσια ἱδρῶτάς τε ἐν βαλανείῳ ἐκκρίνειν ἢ διὰ
πυριάσεως ἐξηράνθαι σύνηθες καὶ λουτρῷ πλείονι χρῆσθαι,
καὶ μετὰ ταῦτα πάντα ἐν ἡσυχίᾳ πλείονι γίνεσθαι πλείω
χρόνον μηδὲν προσφερόμενον. οὗτος γὰρ καιρὸς μάλιστα
συναιρεῖ τὴν πληθώραν ὁ ἀπὸ τῶν γυμνασίων καὶ τοῦ
λουτροῦ, ἐὰν μηδενὸς προσενεγκάμενός τις ἡσυχάζει πλέον.
χρόνον μετὰ ταῦτα, ἄριστον μὲν ἀφαιρεῖσθαι, τὸ δὲ δεῖ-
πνον ἔλασσον λαμβάνειν καὶ ὄγκους ἀτρόφους εἶναι τοὺς
προσφερομένους. εἴη δ' ἂν τοιαῦτα λαχάνων τε γένη

*fieri confuevit, affectum cognofcere atque obfervare poffit,
in primis colligendum eft. Incipiente enim ea, a diffolven-
tibus abftinendum quam maxime eft: fi autem illa nondum
adfit, antequam aegritudinis initium fiat, illis utitor. At-
qui plures modi extant, quibus hujusmodi affectus diffolvi
poteft, neque iidem cunctis quadrant. Sed de his jam
ordine dicere conftituimus. Qui ergo corpus laboribus
exercere confueverunt, his multo praeftantiffimum fuerit,
ut illos paulo plures quam pro confuetudine ineant, ipfis-
que affectum hunc diffolvere tentent: ab exercitiis vero
fudores in balneo proritent. Porro fiquid fupercalefactione
exiccatum eft, tum pluribus lavacris uti, hisque omnibus
peractis, in multa quiete longo tempore nullas oblationes af-
fumentem degere, confuetum eft. Illo enim tempore reple-
tio fummopere fuftollit, praefertimque fi poft exercitia et
lavacra quis longo temporis fpatio nulla oblatione utatur,
quiefcatque poftea aliquamdiu. Prandium vero fubtrahen-
dum eft, fed et coena minor folito affumenda. Tum qui
offeruntur cibi nutrimento fere careant, veluti funt olera*

ὠμῶν καὶ ἑφθῶν καὶ κολοκύνται καὶ συκιοὶ, πέπονές τε οἱ
ἁπαλοὶ καὶ σῦκα χλωρὰ καὶ τῶν ὀσπρίων τινὰ μετὰ λαχά-
νων ἑψόμενα, ἄρτος τε μὴ πεπονημένος. ἅπαντα γὰρ τὰ
τοιαῦτα τὴν μὲν κοιλίαν εὐέκκριτον ποιοῦσι, τὰ δὲ ἀναδι-
δόμενα ἀπ᾿ αὐτῶν οὐδὲ πολλὰ οὐδὲ ἰσχυρά ἐστι. κρεῶν καὶ
ἰχθύων καὶ τῶν ἑψημάτων τῶν μετὰ γάλακτος χόνδρου τε
καὶ ἀμύλου καὶ πάντων τῶν τοιούτων, ἀφεκτέον ἐν τῷ
εἰρημένῳ καιρῷ ἢ ὀλίγοις παντάπασι. χρῆσθαι δὲ τῇ ἀγωγῇ
τῆς ἐπιμελείας ταύτης, ὡς ἂν ἀσφαλῶς καθαιρεθῇ ἡ γενο-
μένη πληθώρα. οἷς δὲ μὴ σύνηθες τὸ μὴ διαπονεῖν τῷ
σώματι οὐκ ἐπιτήδειον γυμνάσια πλείω ἐμβάλλειν. ταῦτα
γὰρ ὁμοίως τοῖς πλείστοις ἀσφαλεῖς ποιεῖται τὰς κενώσεις.
χρήσιμον δὲ πᾶσι κοινὸν ὅσοι τυγχάνουσιν εὐεμεῖς ὄντες,
τοὺς ἀπὸ τοῦ δείπνου ἐμέτους ποιεῖσθαι, ἐὰν μὴ πρός τι
ἄλλο ἀνάρμοστοι ὦσι, μὴ πολὺν χρόνον διαλείποντας ἀπὸ
τῆς προσφορᾶς, ἵνα μετέωρά τε τὰ σιτία λαμβάνονται
πρὸς τὸ ἐμεῖν καὶ μὴ πολὺ πρὸ τοῦ ἐμεῖν τὰ ἀναδιδόμενα

pleraque tam cruda quam cocta cucurbitaeque ac cucu-
meres peponesque teneri et ficus recentes, legumina item
cum oleribus cocta: panis quoque omni vitio careat. Nam
fic univerfa talia partim alvum lubricam reddent, partim
nutrimenta, quae ex illis fiunt, neque copiofa neque fortia
efficient. Verum a carnibus pifcibusque ac omnibus rebus
cum lacte, chondroque et amylo elixatis et caeteris id ge-
nus alimentis dicto tempore abftinendum, vel prorfus pau-
cis utendum. Huic autem victus rationi diligenter ob id
infiftendum, quo repletio jam confiftens fecure fuftollatur.
Caeterum qui corpus laboribus exercere non funt affueti,
his plura exercitia commodum non eft injungere, quam-
quam haec alioqui, prout plurima alia, evacuationes tutas
faciant. Praeterea vero quicunque ad vomendum propen-
fi funt, ut a coena vomitiones inftituant, omnibus commu-
niter utile eft. Ne autem ad aliquid aliud minus idonei fi-
ant, vomitus ab oblatione non multum temporis intercedat,
fic enim cibi adhuc in fuperioribus partibus exiftentes faci-
lius evomentur: proindeque alimenta, quae ex ipfis cibis

ἀπ᾽ αὐτῶν. τῇ δὲ ὑστεραίᾳ ἀριστᾶν τε καὶ ἱδρῶτας καὶ
λουτρὰ ποιεῖσθαι. κενωθέντος δὲ τοῦ σώματος καὶ τῆς
πληθώρας ἀποκατάστασιν λαβούσης, συντόμως ἐπὶ τὰ εἰθισ-
μένα ἐπαναγαγεῖν. ἔν τε οὖν τούτῳ τῷ λόγῳ πάντα σαφῶς
ὁ Ἐρασίστρατος ἐδήλωσεν· ἄλλοις μὲν τοῖς βοηθήμασιν
[424] ἑαυτὸν χρώμενον ἐπὶ τῆς πληθωρικῆς διαθέσεως, οὐ
χρώμενον, φλεβοτομίᾳ καὶ πάλιν ἐν τοῖς κατωτέρω τοῦ
συγγράμματος, ἔνθα φησίν· ἐννοεῖν δὲ χρὴ καὶ τὰ τοιαῦτα
διότι οὐ πάντες ἄνθρωποι ἐπὶ ταῦτα φέρονται πάθη,
ἀλλὰ γενομένου περὶ πλείους τοῦ αὐτοῦ συμπτώματος,
λέγω δὲ πληθώρας, οἷς πᾶσιν ἐπὶ τοὺς τόπους εἴθισται ἡ
ὁρμὴ γίγνεσθαι, ἀλλὰ τοῖς μὲν ἐπὶ τὸ ἧπαρ, ἐνίοις δὲ ἐπὶ
τὴν κοιλίαν, ἄλλοις δὲ εἰς ἐπιληπτικὰ πάθη, τοῖς δὲ ἐπὶ
τὰ ἄρθρα. ἕκαστον οὖν δεῖ συνθρωτὰ εἰθισμένα ἑαυτῷ
συμβαίνειν τὴν ἁρμόζουσαν φυλακὴν γιγνομένοις πάθεσι
ποιεῖσθαι. οὐ γὰρ ὡσαύτως φυλακτέον τῷ εἰθισμένῳ εἰς
ἐπιληπτὸν φέρεσθαι καὶ τῷ εἰς αἱμοπτυϊκά, ἀλλὰ τῷ μὲν

generantur non multo ante vomitionem diftributa fint. Ad
haec poftero die lavacra fudoresque provocare oportet.
Quin etiam evacuato jam corpore atque repletione reftau-
rationem nacta, paulo poft ad confueta redeundum. His
ergo verbis Erafiftratus clare per omnia indicavit quod ad
repletionis affectum medicandum aliis omnibus auxiliis ufus
fit, venae autem fectionem nunquam adhibuerit, iftudque et
in fequente operis parte innuit, dum in hunc modum loqui-
tur: Haec vero animo revolvenda funt, quod non omnes
homines ad quosvis affectus aequaliter propenfi funt, fed
ubi aliquando idem fymptoma, veluti repletio eft, intra
plurimos contingat, in omnibus ad quae confuevit loca im-
petu fertur et in aliis quidem ad hepar, aliis rurfum ad
alvum, nec defunt quibus illa vel epilepticos affectus vel
articulorum dolores conciliet. Opus eft ergo, ut unusquis-
que ea quae illi contingere confueverunt confiderans cu-
ram affectibus provenientibus idoneam inftituat. Non enim
eadem ratione ad epilepfiam inclinato, qua fanguinem fpu-
enti curatio exequenda: verum illi perpetuo labore defati-

Ed. Chart. X. [424.]   Ed. Baf. IV. (15.)
εἰς πόνους ἀφειδῶς δοτέον· τῷ δὲ φυλακτέον τὰ ἐπιπονώ-
τερα γυμνάσια. κίνδυνος γὰρ ἂν ἦν ἐν τῷ διαπονεῖν ἀρχὴν
ῥήξεως γενέσθαι. ὁμοίως τῷ μὲν εἰς ἐπιληπτικὰ φερομένῳ
ἀφειδῶς αὐτὸν διδόναι εἰς ἀσιτίαν τε καὶ ὀλιγοσιτίαν. τὰ
δὲ πλείω λουτρὰ καὶ μεταβολὴν ἰσχυρὰν ποιοῦντα φυλα-
κτέον. τῷ δὲ ἐπὶ νεφριτικὰ πάθη φερομένῳ σιτία μὲν
ἐλαφρὰ ποιεῖν, λουτροῖς δὲ ἀφειδῶς χρῆσθαι, τό τε πινό-
μενον οὐκ ἐπιτήδειον συστέλλειν, ἵνα μὴ δριμέων τῶν
οὔρων γινομένων, ἀναδάκνονται οἱ τόποι δι᾽ ὧν φέρεται
ἡ ἔκκρισις, ἐργῶδές τε καὶ τὸ διαπονεῖν πλείω τοῖς τοιού-
τοις. οἷς δὲ ἐπὶ σπλῆνα ἢ τὸ ἧπαρ εἴθισται φέρεσθαι,
κόπους τε καὶ ψυχρολουσίαν εὐλαβητέον, ἀσιτίαις τε
καὶ ὀλιγοποσίαις καὶ λουτροῖς τὸ ἐπίπαν τὴν φυλακὴν
ποιεῖσθαι.

Κεφ. θ´. Ἐν τούτοις πάλιν ὁ Ἐρασίστρατος ἐναρ-
γῶς ἐνεδείξατο τὴν αὐτοῦ γνώμην. ἄγε τοὺς ἐκ πληθώρας
ἤτοι γ᾽ αἷμα πτύσειν μέλλοντας, ἢ τοῖς ἐπιληπτικοῖς ἁλι´-

gari, huic autem a laboriofis exercitiis cavere operae pre-
tium eft: verendum namque eft ne ex defatigatione initium
ruptionis fuboriatur. Sed et qui epilepticis affectibus obno-
xius eft, in labore continuo ac inedia et cibi paucitate fe
contineat, frequentia autem lavacra, quaeve vehementem
permutationem afferunt, modis omnibus evitet. Quos vero
renales affectus plerumque infeftant, his cibi concoctu faci-
les offerendi, ac lavacra affatim injungenda: potus autem
conftringendi facultate careat, ne lotium acrius redditum
loca per quae excretio ipfa fertur, arrodat: ad haec exer-
citiis diu infiftere hujusmodi hominibus noxium eft. Qui-
bus autem vel ad fplenem vel jecur fluxio ferri confuevit,
his a laboribus nimis frigidaque ablutione abftinendum,
inediisque et paucitate potationum ac lavacris curatio in
univerfum procuranda.

    Cap. IX.   In his rurfum Erafiftratus fuam fententiam
clare oftendit. Nam eos, quibus ex repletione vel fanguinis
fputum vel epilepticus morbus imminet, neque fortiter pur-

ΠΡΟΣ ΕΡΑΣΙΣΤ. ΤΟΥΣ ΕΝ ΡΩΜΗι. 241

Ed. Chart. X. [424. 425.]   Ed. Baf. IV. (15.)

σεσθαι πάθεσι, οὔτε διὰ τῶν ἰσχυρῶ῀ς καθαιρόντων φαρ-
μάκων ἐπεχείρησε κενοῦν, ἀλλ᾽ οὐδὲ διὰ πλήθους τρίψεως
ἀσθενεστέρου μὲν ἢ κατ᾽ αὐτὰ βοηθήματος, ἰσχυροτέρου δὲ
οὐ σμικρῷ μόνης τῆς ἀσιτίας. πλήθει γοῦν τρίψεως ἐνίους
τῶν τοιούτων ἐκενώσαμεν ὑπὸ μαλακείας ψυχῆς, οὔτε καθαῖ-
ρον φάρμακον ὑπομένοντας λαβεῖν οὔτε ἐπιτρέποντας τέμνειν
τὴν φλέβα. καὶ εἴπερ ἦν ἱκανὸν ἐπὶ πάντων τὸ βοήθημα
τοῦτο, τάχα ἄν τις ἀντὶ φλεβοτομίας αὐτῷ χρῆσθαι διηνεκῶς
ἐδύνατο. νῦν δὲ ἐστὶν ὅτε μικρότερον εὑρίσκεται τῆς κατὰ
τὸ σῶμα πληθώρας καὶ μάλιστ᾽ ἀηθῶν τρίβεσθαι κοπώδεσιν
αὐτίκα διαθέσεσιν ὁλισκομένων, ἢν ἐπιπλέον τριφθῶσιν. ἔνιοι
δὲ πυκνὸν καὶ σκληρὸν ἔχουσι τὸ δέρμα, κἂν πλείστη τρίψις
προσαχθῇ, κένωσις βραχυτάτη γίνεται. εἰ δέ τις ἰατρὸς ἐπι-
μελῶς ὁμιλήσει τοῖς ἔργοις τῆς τέχνης αὐτῇ τῇ πείρᾳ διδαχθείς,
οἶδεν ὅπως ἐπικαλεῖται παροξυσμὸν ἐπιληπτικὸν ἢ τοῦ στο-
μάχου κένωσις. ἔγνω δὲ καὶ τοὺς ἐπὶ κακοπραγίᾳ μόνῃ
στομάχου ταῖς ἐπιληψίαις [425] ἁλισκομένους, ὧν ἔνιοι

gantibus medicamentis evacuare unquam, neque frequenti
frictione uti voluit: quae ipfa etfi debilior fit quam quae
hujusmodi morbis adamuffim opitulari poffit, praeflantior
tamen non paulo una inedia exiflit. Frequenti enim frictione
non paucos iflorum evacuavimus, quum alias prae animi
ignavia, neque purgans medicamentum affumere auderent
neque venae fectionem fufferrent. Sique auxilium hoc in
omnibus fufficeret, forte quis ipfo venae fectionis loco fem-
per uti poffet. Conflat autem quod interdum multo minus de-
biliusque reperiatur quam quale corporis repletio exigat,
maximeque quia illi, qui frictionibus non affueverunt, fi plus
aequo perfricti fuerint, dolorofis affectionibus illico corri-
piantur. Nonnulli e contra denfam duramque cutim quum
habeant, etiamfi plurimam fubierint frictionem, nihilominus
quam pauciffimam evacuationem experiuntur. At fi quis me-
dicus in artis operibus diligenter verfabitur, ipfa experien-
tia edoctus, quantopere ftomachi inanitio ad accerfendum
paroxysmum epilepticum faciat, fine negotio cognofcet. Di-
fpiciet etiam illos, qui ob folam ftomachi laefam actionem

Ed. Chart. X. [425]   Ed. Baf. IV. (15. 16.)

βλάπτονται μεγάλως ὑπὸ τῆς ἀσιτίας, ὥσπερ γε καὶ Διόδω-
ρος ὁ γραμματικός. οὗτος γὰρ εἴ ποτε κατά τινα περίστα-
σιν γραμμάτων ἐπιπλέον ἄσιτος διετέλεσεν, ἐπιληπτικὸς
ἔσπατο. καὶ τοίνυν ἐπενοήσαμεν αὐτῷ βοηθήματι περὶ
τρίτην ὥραν ἢ τετάρτην ἄρτον προσλαμβάνειν ἐξ οἴνου
κεκραμένου. καὶ τούτῳ χρώμενος ἐτῶν ἤδη πολλῶν ὑγίαινε,
μόνου φροντίζων ἑνὸς τοῦ πέπτειν ὅτι κάλλιστα τὴν ἐπὶ
τῷ δείπνῳ τροφήν. καὶ ποτὲ διά τινα χρείαν πολιτικὴν
(16) ἀναγκασθεὶς ἐπὶ τῆς ἀγορᾶς ἕως μεσημβρίας ἄσιτος
διατρῖψαι, καταπεσὼν ἐσπάσθη. οὗτος μὲν οὖν, ὡς ἔφην,
ἐπὶ τῷ στομάχῳ κακοπραγοῦντι ταῖς ἐπιληψίαις ἡλίσκετο.
τοὺς δὲ ἄλλους εἰ καὶ μὴ μόνους, ἀλλ᾽ ὅταν ἐπιτηδείως
ἔχῃ, συμπαροξύνει τε κἀξέλκει διὰ ταχέων ὁ στομαχὸς
βλαβεὶς εὔδηλον. ἔστι δ᾽ ὅτε τὸ στόμα τῆς γαστρὸς ὀνο-
μάζεται στόμαχος ὑπὸ τῶν ἰατρῶν. ἐν ταύταις ταῖς διαθέ-
σεσι καὶ πολλοῖς γε ἤδη πρὸ ἡμῶν ἐγνώσθησαν αἱ τοιαῦ-
ται διαθέσεις ὑπὲρ ὧν ἑτέρωθι κάλλιον εἰπεῖν. ἐν δὲ τῷ

epilepfiis corripiantur, ex inedia vehementer laedi, velut et
Diodoro grammatico ufu venit. Is enim fi quando in quodam
ludo literario exiftens famem diutius fuftineret, illico epi-
lepfia convellebatur. Huic itaque praefentaneo remedio fuc-
currebamus jubentes ut circa tertiam aut quartam diei ho-
ram panem ex vino temperato affumeret: hocque praefi-
dio ufus annis permultis fanus degebat, quippe qui hujus fo-
lius rei curam gerebat, ut cibos in coena affumptos quam
optime concoqueret. Aliquando autem quum propter civilia
quaedam negotia in foro ad meridiem usque fine cibo per-
durare cogeretur, humi proftratus denuo convulfus eft. Ifte
igitur, veluti indicavi, propter ftomachi vitium epilepfia
vexabatur. Manifeftum etiam eft quod ftomachus laefus, fi
modo ad hoc idoneus fuerit, alias partes non paucas una fe-
cum exacerbet, ac ad confenfum trahat. Hoc loco autem ad-
vertendum eft, quod in hujusmodi affectibus os ventris fto-
machus a medicis appelletur. Caeterum vel multi ante nos
fuerunt, qui hos affectus jam pernoverant, ideoque de his
plenius tractare alibi praeftiterit: impraefentiarum vero hu-

ΠΡΟΣ ΕΡΑΣΙΣΤ. ΤΟΥΣ ΕΝ ΡΩΜΗι. 243

Ed. Chart. X. [425.]   Ed. Baf. IV. (16.)

παρόντι μέχρι τοσούτου λελέχθαι, μετρίως δηλούντων ἡμῶν
ὅτι πολλοὶ τῶν ἐπιλήπτων ὑπὸ τῶν μακροτέρων ἀσιτιῶν
κακούμενοι τὸν στόμαχον ἐξ αὐτοῦ τούτου παροξύνονται.
ὑποκείσθω τοίνυν ὁ μὲν ἄνθρωπος εἶναι πληθωρικὸς
οὕτως ὡς παραπεπρῆσθαι βραχίονάς τε καὶ τὰ περὶ μηροὺς
καὶ κνήμας, ἡ δ᾽ ὥρα τοῦ ἔτους ἔαρ εἰσβαλὸν, οὐδὲ γὰρ
οὐδὲ αὐτὴ σπάνιος ὑπόθεσις, ἀλλ᾽ ἡμεῖς μὲν καὶ πάνυ
πολλάκις ἐθεασάμεθα διακειμένους οὕτως ἀιθρώπους ἐν
ἐκείνῳ τῷ καιρῷ. προσυποκείσθω δὲ καὶ τρίψεων εἶναι καὶ
γυμνασίων ἀήθης ὁ τοιοῦτος, ὑπό τε τῆς ἀσιτίας κακού-
μενος, εἶτα ζητῶμεν ὅπως αὐτὸν κενώσωμεν. ἆρά γε λου-
τροῖς πλείοσιν ἢ γυμνασίοις ἢ τοῖς ἀπὸ δείπνων ἐμέτοις
ἢ ἀσιτίαις; ταῦτα γάρ ἐστιν Ἐρασιστράτῳ πλήθους ἰάματα.
γυμνάσια μὲν οὖν οὐδὲ αὐτὸς ἀξιοῖ χρῆσθαι τοὺς ἀήθεις.
λουτρῶν δὲ εἴργει πάντας ἁλῶναι πάθεσιν ἐπιληπτικοῖς.
εἴρξει δ᾽, οἶμαι, καὶ τῶν ἐμέτων αὐτοὺς ἐναργῶς πληρούν-
των κεφαλήν. ἡ δ᾽ ἀσιτία μόνη τῶν οὕτω πεπληρωμένων

usque dictum de ipfis fit, quo obiter declaremus multos epi-
lepticos ex folo ftomacho longioribus inediis perturbato in
exacerbationem incidere. Proponatur ergo homo effe adeo
repletus, ut brachia et cubitos, coxas tibiasque inflammari
fentiat, tempus vero anni ver incipiens: neque enim hoc
ipfum exemplum perraro contingit, immo nos per id tem-
poris homines faepiffime hoc pacto affici confpeximus: huic
accedat quod is exercitiorum ac frictionum fit penitus ex-
pers, facileque ab inediis laedatur: nobis porro inveftigan-
dum fuerit, qua ratione hunc evacuare debeamus. Numquid
ergo evacuationem inftituemus lavacris frequentibus aut
exercitiis aut mediis vomitionibusve a coena factis? Nam
praeter haec apud Erafiftratum nulla alia repletionis reme-
dia reperiuntur. Atqui ipfe exercitiis uti iis, qui id non con-
fueverunt, nequaquam concedit: a lavacris etiam illos quia
epilepticis affectibus obnoxii funt, arcet: arcebit item mea
quidem fententia eosdem a vomitionibus, ut quae caput evi-
denter replere foleant. Caeterum inedia inter ea quae ca-
put replent adeo eminet, ut ex illa tenfio vehemens circa

ὡς τάσεως σφόδρα αἰσθάνεσθαι κατὰ τὰ σκέλη καὶ τὰς
χεῖρας οὐχ ἱκανὴ κενοῦν αὐτάρκως μετὰ τοῦ καὶ βλάπτειν
ἰσχυρῶς, εἰ τὸν στόμαχον ἔχοιεν εὐπαθῆ. πῶς οὖν αὐτὸν
κενώσομεν; ἆρά γε μόναις τρίψεσιν, ὧν οὐδ᾽ ὅλως ἐμνημό-
νευσεν Ἐρασίστρατος; ἀλλὰ τοῖς ἀήθεσιν οὐχ οἷόν τε τρί-
ψιν τοσαύτην προσφέρειν ὡς αὐτάρκως κενῶσαι· ἢ διαδή-
σωμεν αὐτὸν ἐρίοις; ὅπερ οὐδὲ ὅλως εἶπεν ὁ Ἐρασίστρατος
ἐνταῦθα, καίτοι γε ἐν τῷ περὶ αἵματος ἀναγωγῆς εἶπεν.
ὑποκείσθω δ᾽, ὡς εἴρηκεν, ἐκ περιουσίας ἡ σκέψις γένηται.
ἀλλ᾽ εἴρηται καὶ πρόσθεν ὡς ἀνιαρόν τε ἀλλὰ καὶ ἀδύνα-
τον εἶναι τὸ βοήθημα τοῦτο, τοὺς εἰς τοσοῦτο πληθώρας
ἥκοντας ὡς εἰς τὰ κῶλα πιπρᾶσθαι νομίζειν. οὐδὲ ἐκεῖνο
δυνατὸν εἰπεῖν, ὅπερ ἐν τῷ περὶ αἵματος ἀναγωγῆς ὁ Ἐρα-
σίστρατος ἔγραψεν, ὡς ἐχόμενός τε περὶ τὴν ἀναγωγὴν
ὁ κατὰ τὴν φλεγμονὴν κίνδυνος ἐστίν. ἐν ᾧ τῶν ἀσιτιῶν
ἀναγκάζει, ὡς παραλαμβανομένων οὐ χρὴ τῇ φλεβοτομίᾳ
[426] προσκαταλελύσθαι τὴν δύναμιν. οὐδεμία γὰρ ἀνάγκη

brachia manusque oriatur: neque tamen ea quoque ad eva-
cuandum fatis virium obtinet, quin potius fiqui ftomachum
affici aptum habuerint, iis infignem laefionem infert. Quo-
modo igitur ipfam evacuationem adornabimus? num fri-
ctionibus folis, quarum Erafiftratus prorfus non meminit?
Praeterea fieri non poteft ut illae in infuetis tot tantaeque
fiant, quae fufficienter evacuent. Aut poftremo illum laneis
vinculis excipiemus? At Erafiftratus hujus rei nullam hoc
loco mentionem fecit, id remedium ad folam fanguinis reje-
ctionem cohibendam referens. Concipiatur autem in animo,
quod etiam de hoc ipfo confideratio fatis luculenta fit facta:
verum tamen illis, qui eo repletionis venerunt ut et membra
exteriora fibi aduri putent, auxilium hoc quam moleftiffi-
mum ac nullius momenti efle antea dictum eft. Neque
etiam credibile illud eft ab Erafiftrato in libro de fanguinis
rejectione recitatum, quod fcilicet rejectionis tempore ex
inflammatione periculum immineat: in quo ille ea propter
aegros fine cibis degere jubet, quoniam eorum quos curau-

φλεγμονὴν ἀκολουθῆσαι τῇ πληθώρᾳ φθασάντων αὐτὴν
κενῶσαι. ἀλλά τοι καὶ τούτου τοῦ πιθανοῦ μὲν οὐ μὴν
ἀληθοῦς κατὰ τὴν τῶν ὑγιεινῶν πραγμάτων ἐκποδῶν ὄντος,
ὅμως ὁ Ἐρασίστρατος οὐκ ἐτόλμησεν ἐκκενῶσαι διὰ φλεβο-
τομίας, τὸ μέλλον ἤτοι γ᾽ ἐπιληψίαν ἢ αἵματος ἀναγωγὴν
ἐργάζεσθαι πλῆθος. οὕτως ἄρα προκείμενόν ἐστιν αὐτὸ
διαφυλάττειν ἀεὶ τὸ τοῦ Χρυσίππου καὶ μὴ φλεβοτομίᾳ
χρῆσθαι, μήτε τινι τῶν ἰσχυρῶς καθαιρόντων φαρμάκων.
ἐνῆν γοῦν καὶ διὰ φλεβοτομίας, ἀλλὰ καὶ διὰ καθάρσεώς
γέ τινος ἐκκενῶσαι τὸ πλῆθος. οὐ μήν γε ὁ Ἐρασίστρατος
ἔγραψεν ὑπὲρ αὐτῶν, ὥσπερ γε οὐδὲ ἐν τοῖς περὶ παρα-
λύσεως ἢ περὶ ποδάγρας. αἰτιᾶται μὲν γὰρ κἀκεῖ τὴν
πληθώραν, οὔτε δὲ φλεβοτομίας οὐδέ τινι τῶν δραστηρίων
χρῆται καθαρτικῶν φαρμάκων. ἔτι δὲ ἐναργέστερον ἐδήλωσε
τὴν ἑαυτοῦ γνώμην ἐν τῷ περὶ αἵματος ἀναγωγῆς, ἐν
ἐκείνῳ τῷ μέρει τοῦ γράμματος ἔνθα φασὶν ἐνίους τῶν

dos fufcepimus virtutem venae fectione prius diffolvere non
liceat. Haudquaquam enim neceffe eft ut inflammatio reple-
tionem infequatur, dum illam evacuare praeoccupaverimus.
Et quanquam id quoque, fi quis eminus confideret, in rebus
falutaribus perfuafibile magis quam verum videatur, Erafiftra-
tus tamen plenitudinem, quae aut epilepfiam aut rejectio-
nem fanguinis effectura eft, evacuare per venae fectionem
nunquam eft aufus. Sic etenim in obfervandis Chryfippi pla-
citis pertinax eft, ut neque evacuare per venae fectionem
neque fortiter purgantibus medicamentis unquam uti in ani-
mum induxerit. Atqui tum venae fectione tum purgatione
aliqua plenitudinem commodiffime evacuare poterat. Tamen
Erafiftratus de his nihil fcripfit, quemadmodum neque quum
de paralyfi vel de podagra ageret: illic enim etiam in re-
pletionem caufam rejicit, ac deinceps neque venae fectione
neque aliquo efficacium illorum et purgantium medicamen-
torum utitur. Praeterea opinionem fuam in libro de fangui-
nis rejectione longe clarius prodidit, idque in illa operis
parte, ubi homines quosdam ex confuetae excretionis reten-

ἀνθρώπων εἰς κίνδυνον ἥκειν αἵματος ἀναγωγῆς ἐπισχεθεί-
σης αὐτοῖς συνήθους ἐκκρίσεως. μεμνημένος γὰρ ἅμα ταῖς
ἄλλαις ἐπισχέσεσι καὶ τῆς τῶν ἄλλων αἱμορῥοΐδων ἀφαιρέ-
σεως, οὐχ ἁπλῶς εἶπεν ὅτι κενοῦν χρὴ τοὺς τοιούτους,
ἀλλὰ κατ᾽ εἶδος ἔγραψε τὰ κενωτικὰ βοηθήματα, καθά-
περ ἐν τοῖς ἄλλοις βιβλίοις, οὕτω κανταῦθα τὰ δοκοῦντα
αὐτῷ πάντα χωρὶς τῆς φλεβοτομίας. ἔχει δὲ ἡ ῥῆσις ὧδε·
τοῖς μὲν οὖν νῦν ἐνεστῶσιν οἷς ἔκκλυσις αἵματος πλείων
εἴθισται γίγνεσθαι, ἐκκρίσεις ἁρμόττοιεν ἂν οὐρήσεών τε
καὶ ἱδρώτων. ἁρμόζει δὲ καὶ συστολὴ τῶν προσφερομένων
καὶ περιπάτων πλῆθος ἐπιπέδων μὴ ταχέων. ἐν τούτοις
πάλιν ἱδρῶσιν καὶ οὔροις καὶ ἀσιτίαις καὶ περιπάτοις ἐκκε-
νῶν τὸ πλῆθος, οὐ χρῆται φλεβοτομίᾳ. καὶ μὴν εἰ μήτε
πρὶν γενέσθαι τὴν φλεγμονὴν μήτε γενομένης ἢ ὑπο-
πτευομένοις ἔσεσθαι παραλαμβάνειν φλεβοτομίαν ὡσαύτως
ἐδήλωσε δι᾽ ἑνὸς τούτου βιβλίου, περιττὸν ἦν κατ᾽ ἄλλην
πραγμάτων αὐτὸν μνημονεύειν φλεβοτομίας, ἐν ᾗ φλεγμονὴν

tione, fanguinis rejectionis periculo fubeffe afferit. Quum
namque inter alia retentionum genera haemorrhoidum quo-
que cohibitionem annumeraret, non fimpliciter has evacua-
tione indigere ait: verum prout in caeteris operibus confue-
vit, fic et ibi omnes quas ipfe compertas habuerat medela-
rum fpecies fola venae fectione excepta recenfuit. Dictio
autem fic habet: *Praefentibus igitur iis, quibus fanguinis
exuperantia frequenter fieri confuevit, fudorum et lotii ex-
cretiones quadrarent. Conveniret etiam fubtractio eorum
quae offeruntur, ao deambulationes in locis planis, non
celeriter peractae.* In his rurfum plenitudinem et fudoribus
et lotio et inediis inambulationibusque evacuandam cenfens
ufum venae fectionis non adhibuit. Praeterea fi neque prius
quam inflammatio fieret, neque quum facta jam effet neque
quum futuram fufpicarentur, venae fectionem ufurpandam
in hoc libro indicavit, fupervacaneum fane fuerat illum in
aliis operibus de eadem mentionem facere, praecipueque poft-
quam curationem inflammationis aut jam factae, veluti pri-

ἤτοι γεγενημένην ἤδη θεραπεύει, καθάπερ ἐν τῇ περὶ τῶν
πυρετῶν, ἢ μέλλουσαν, ἢ ὑποπτευομένην, ἢ ἀρχομένην ὡς
ἐν ταῖς ἄλλαις. ἀλλ᾽ οὐδὲν τούτων ὁρῶντες ἔνιοι τῶν
᾽Ερασιστρατείων εἴπερ φασὶ ὡς κενωτικοῦ τε βοηθήματος
χρῆται τῇ φλεβοτομίᾳ. καὶ γὰρ ᾽Ερασιστράτου σαφῶς εἰρη-
κότος αὐτὸ τὸ ἐναντιώτατον. ἐπειδὴ γάρ φησι κατὰ τὸν
φλεγμονῆς καιρὸν οὐκέτι ῥᾴδιον προσφέρειν σιτία τούτῳ
μὴ χρῆσθαι φλεβοτομίᾳ μελλούσης ἔσεσθαι φλεγμονῆς. ὁ
τοίνυν λόγος οὗτος ἄντικρυς ἐνδείκνυται φυλάττεσθαι φλε-
βοτομίαν, ἐφ᾽ ὧν μέλλομεν ἀσιτίαν συμβουλεύειν. οὐκ
οὖν ἐνδέχεται καθ᾽ ἕνα καὶ τὸν αὐτὸν ἄῤῥωστον ἄμφω
παραλαμβάνειν τὰ βοηθήματα, τὴν ἀσιτίαν καὶ τὴν φλε-
βοτομίαν. ὥστε εὔδηλον εἴποθ᾽ εὕροι ᾽Ερασίστρατος συμ-
βουλεύοντος τὴν ἀσιτίαν μὴ χρῆσθαι τηνικαῦτα φλεβοτομίᾳ,
διὰ τοῦτο γοῦν οὐδὲ ἐμνημόνευσεν, ὡς ἔφην, ἔτι τοῦ
βοηθήματος ἐν ταῖς ἄλλαις πραγματείαις. ἐν ἁπάσαις γὰρ
αὐταῖς, ὡς δέδεικται, συμβουλεύων ἀσιτίαν ἀναιρεῖ δη-

mo de febribus, aut futurae, aut de qua fufpicio effet, aut
incipientis, ut ex aliis patet, longe antea defcripferit. Verum-
tamen hoc quidam ex Erafiftrateis non animadvertentes di-
cere contendunt, illum evacuatorio auxilio, puta venae fe-
ctione, ufum fuiffe, quum tamen ipfemet Erafiftratus mani-
fefte contrarium afferat. Nam fimulatque circa inflammatio-
nis tempus offerre cibos perdifficile effe dixiffet, ea de caufa
futura jam inflammatione venae fectionis ufum explofiffe fe
indicavit. Ifta ergo oratione palam declaratur, quod qui-
bus inediam confulturi fumus, eisdem a venae fectione modis
omnibus interdicere debeamus. Non ergo confentaneum eft,
ut quis circa unum eundemque aegrotum utraque auxilia,
nempe inediam et venae fectionem, ufurpet. Hinc quoque
perfpicue patet Erafiftratum, fiquando is inediam aegrotis
injungit, eo tempore venae fectione non effe ufum, ac pro-
pterea illius in aliis operibus, ut et fuperius fignificatum eft,
nullam mentionem feciffe. In omnibus enim illis, veluti
declaravimus, inediam fuadens venae fectionem, perperam

λονότι την φλεβοτομίαν ούκ όρθως μὲν πράττων, ὥσπερ καὶ
καθ᾽ ἑκατὸν ἡμῖν πρότερον, ὡς ἔφην, ἐδείχθη γράμμα,
μικρότερον ἁμαρτανόντων τῶν [427] οἰομένων ἅπαντας
ὅσοι χρῄζουσιν ἀσιτίας, εὐθὺς τούτους δεῖσθαι φλεβοτο-
μίᾳ. ἐγὼ γὰρ ἐπιδείξω κατὰ τὸν ἑξῆς λόγον οὐ μόνον
ἅπαντας οὐ δεομένους φλεβοτομίας, ἀλλ᾽ οὐδὲ τοὺς πλη-
θωρικοὺς αὐτοὺς, ἐὰν μὴ πρότερον αὐτό τε τὸ πλῆθος
ὁποῖόν τι τὴν φύσιν ἐστὶ διορίσεται καὶ μετὰ τοῦτο τὴν
ἕξιν τοῦ κάμνοντος ἡλικίαν τε καὶ ὥραν καὶ χώραν καὶ
κατάστασιν, ὅσα τε προηγεῖται καὶ ὅσα πάρεστι τῷ κά-
μνοντι συμπτώματα. καθ᾽ ἕκαστον γὰρ τούτων ἐπιδείξω
πολλοὺς μὴ φέροντας ἀβλαβῶς τὴν φλεβοτομίαν. ὥσπερ
αὖθις πάλιν ἑτέρους ἐπιδείξω χωρὶς πληθώρας δεομένους
φλεβοτομίας. ἐπειδὰν δὲ ταῦτα διορίσωμαι, τόν τε καιρὸν
ἐρῶ τῆς φλεβοτομίας καὶ τὸ μέτρον, ἔτι τε πρὸ τούτων
τὴν ἐν τοῖς τμηθησομένοις φλεψὶ διαφοράν. εἰρήσεται δὲ

quidem iftud ille faciens, e medio fane tollit, ut a nobis alio
quoque prius in opere demonftratum eft: minus tamen pec-
cat quam illi, qui omnes illos, qui inedia utuntur, ftatim et
venae fectione opus habere exiftimant. Ego enim fequenti
commentario oftendere aperte conabor, quod non folum
omnes illi venae fectione non indigeant, verum ne plethorici
quidem ipfi, nifi prius qualem illa plenitudo naturam obti-
neat difcernatur, huicque accefferit de habitudine aetateque
aegrotantis, ac de tempore et regione atque conftitutione
confideratio: tum quaecunque anteceefferunt, quaeve ipfum
aegrotum etiammum moleftant fymptomata. Ob fingula enim
haec permultos venae fectionem, nonnunquam citra noxam
experiri non poffe oftendam. Praeterea et alios plerosque
tibi ob oculos ponam, qui absque repletione quum fint,
venae fectione nihilominus opus habent. Pofteaquam autem
de his figillatim differuero, tum et occafionem et menfuram
venae fectionis ordine explicabo. Addam etiam iftis eam,
quae in fecandis venis differentia eft. Declarabitur quoque
femelne an pluries fit fubtrahendum. Ad haec vero non

καὶ περὶ τοῦ πλεονάκις ἢ ἅπαξ ἀφαιρεῖν. ἐπί τε τούτων
οὐδὲν ἧττον ὥς τινες ἐν ἦρι φλεβοτομεῖν ἢ καθαίρειν ἔτι
ὑγιαίνοντας προσήκει.

minore opera difquiretur, quibusnam, qunm adhuc commoda
valetudine fruuntur, veris tempore vel purgationem vel ve-
nae fectionem ufurpare conferat.

ΓΑΛΗΝΟΥ ΠΕΡΙ ΦΛΕΒΟΤΟΜΙΑΣ ΘΕΡΑ-
ΠΕΥΤΙΚΟΝ.

Ed. Chart. X. [428.]   Ed. Baf. IV. (17.)

Κεφ. α΄. Τοῖς περὶ φλεβοτομίας σκοπουμένοις ἕν
μὲν καὶ πρῶτον ἐστὶ πρόβλημα σκέψασθαι τὰς διαθέσεις
τοῦ σώματος, ὅσαι δέονται κενώσεως. εἶθ᾽ ἑξῆς δεύτερον
ὅσαι τῆς διὰ φλεβοτομίας, ὡς πολλαὶ εἰσὶ διαθέσεις, ἄλλαι
μέν τινος κενώσεως, οὐ μὴν φλεβοτομίας δεόμεναι. τρίτον
ἐπὶ τούτοις σκέμμα διακρῖναι τοὺς δυναμένους ἀλύπως ἐνεγ-
κεῖν τὴν κένωσιν. εὑρίσκεται γὰρ ἡ μὲν διάθεσις ἐνίοτε
δεομένη φλεβοτομίας, ὁ κάμνων δ᾽ οὐ φέρει αὐτὴν ἤτοι δι᾽

GALENI DE CVRANDI RATIONE
PER VENAE SECTIONEM.

Cap. I. Qui de venae fectione fpeculantur vnum
fibi primumque proponunt, nempe ut quae corporis affe-
ctiones evacuatione indigeant, conliderent: ac deinde alte-
rum quaenam ea, quae fanguinis fit detractione: nam multi
funt affectus, qui alia quapiam evacuatione quidem indi-
geant, fed non fanguinis miffione. Tertio poft haec ut diju-
dicent, qui innoxie hanc ferre evacuationem poffint: quippe
quum faepe fiat, ut affectio venae fectionem defideret, cae-
terum laborans eam ferre nequeat five propter aetatem, five

ΓΑΛΗΝΟΥ ΠΕΡΙ ΦΛΕΒΟΤΟΜΙΑΣ ΘΕΡΑΠΕΥΤ. 251

Ed. Chart. X. [428. 429.]   Ed. Baf. IV. (17.)

ἡλικίαν, ἢ δι' ὥραν τοῦ ἔτους, ἢ διὰ τὴν τῆς χώρας φύσιν,
ἢ διὰ κάκωσιν τοῦ στόματος τῆς γαστρὸς, ὃ καταχρώμενοι
πολλάκις ὀνομάζουσι στόμαχον, ὥσπερ ἀμέλει καὶ νῦν ἐν
ὅλῳ τῷ λόγῳ χρώμεθα τῇ προσηγορίᾳ βραχυλογίας ἕνεκεν.
εἰσὶ δὲ οἳ καὶ διὰ τὴν ἕξιν ὅλου τοῦ σώματος οὐ φέρουσι
φλεβοτομίαν, εἰ καὶ μάλιστα αὐτῆς τυγχάνοιεν ὅσον ἐπὶ τῷ
νοσήματι δεόμενοι. ἢν δὲ δὴ καὶ ταῦτα διορίσηταί τις, ἡ περὶ
τοῦ μέρους σκέψις ἡμᾶς διαδέχεται, καθάπερ ἐπὶ παντὸς ἄλλου
[429] βοηθήματος. εἶθ' ἑξῆς ἡ περὶ τῶν φλεβῶν ἃς χρὴ τέ-
μνειν· ἐζήτηται γὰρ ἱκανῶς καὶ περὶ τούτων, ἆρά γε διαφέρει
μηδὲν ἢν ἄν ἐθελήσῃ τις τέμνειν φλέβα, ἅπασαι γὰρ ὡσαύτως
ὠφελοῦσιν ἁπάσας τὰς διαθέσεις, ἢ καθάπερ Ἱπποκράτης
καὶ οἱ δοκιμώτατοι τῶν ἰατρῶν ὑπειλήφασι πάμπολυ διαφέρειν
τὸ τήνδε πρὸ τῆσδε σχάσαι. διορισθέντος δὲ καὶ τούτου τοῦ
σκέμματος, ἔσται ἑξῆς ὁ περὶ τῶν σκοπῶν λόγος, οἷς ἄν τις
προσέχων τὸν νοῦν στοχάσοιτο τοῦ μέτρου τῆς κενώσεως.
ἐπὶ δὲ τούτοις ἅπασιν, ἐπὶ τινῶν μὲν ἅπαξ ἀφαιρεῖν ἄμεινον,
ἐπὶ τινῶν δὲ τὴν καλουμένην ἐπαφαίρεσιν ποιεῖσθαι προσήκει,

propter anni tempus, five propter regionis naturam, five ob
os ventriculi vitiatum, quod perfaepe per abufum ftoma-
chum appellitant: ac nos fane etiam compendii nimirum
caufa hac appellatione toto hoc utemur libro. Sed et funt
qui tametfi vel maxime quod ad morbum pertineat fectione
venae indigeant, ob totius tamen corporis habitum ferre ne-
queant. Quae fi quis etiam definire aggrediatur, particularis
excipiet contemplatio, ficuti in alio quovis auxilio. Mox
autem de venis quae veniunt fecandae: nam de iftis quaefi-
tum eft multum nihilne referat quam quis fecare venam vo-
let, omnes enim omnibus aeque affectibus prodeffe: an ficut
Hippocrati ac prope medicorum clariffimo cuique vifum eft,
multum interfit hanc an illam incideris. Porro hac quoque
fpeculatione abfoluta fuccedit de fcopis five intentionibus
oratio, quibus videlicet quis animum attendens vacuationis
menfuram conjectura queat affequi. Ad haec omnia, in qui-
bus femel auferre praeftet, in quibus vero repetitam facere
blationem, quam ἐπαφαίρεσιν nominant, expediat. Tum in

Ed. Chart. X. [429.]   Ed. Baf. IV. (17.)

καὶ τινὰς μὲν ἄχρι λειποθυμίας κενοῦν, ἐπὶ τινῶν δὲ φυλάτ-
τεσθαι ταύτην, ὡς μέγιστον κακόν. ταῦτα μὲν οὖν ἀναγκαῖόν
ἐστιν ἐπισκέπτεσθαι τὸν μέλλοντα καλῶς χρῆσθαι τῷ βοη-
θήματι.

Κεφ. β΄. Καὶ λέλεκται περὶ πάντων αὐτῶν ἤδη κατὰ
τὴν τῆς θεραπευτικῆς μεθόδου πραγματείαν, καθάπερ γε καὶ
πρὸς Ἐρασίστρατον ἰδίᾳ περὶ τοῦ κακῶς αὐτὸν ἀποστῆναι
τοῦ βοηθήματος. εἶτα αὖθις ἄλλο πρὸς ἐκείνους τῶν Ἐρασι-
στρατείων ὅσοι φασὶ κεχρῆσθαι τῷ βοηθήματι τὸν ἄνδρα.
διὸ καὶ μισήσειεν ἄν τις ἤτοι τὴν πανουργίαν τῶν μιαρῶν
σοφιστῶν, ὅταν γιγνώσκοντες ὅτι ψεύδονται, ἐπιτεχνάζονται
ἐπιθυμίᾳ καινοτομίας, ἢ τὴν δοξασοφίαν, ὅταν ἀγνοοῦντες
τὰ χρησιμώτατα, κατασκευάζουσι τῷ λόγῳ τἀναντία. τούτων
γάρ τοι τὸ ἕτερον· ὁ Κνίδιος Χρύσιππος ἔπαθεν ἐξελὼν παν-
τάπασι φλεβοτομίαν τῶν βοηθημάτων τῶν ἰατρικῶν. ἠκολού-
θησαν δ᾽ αὐτῷ καὶ οἱ μαθηταὶ Μήδιός τε καὶ Ἀριστογένης
ἔνδοξοι καὶ αὐτοὶ παρ᾽ Ἕλλησι γενόμενοι. τούτων δ᾽ ἐπὶ
μᾶλλον ὁ Ἐρασίστρατος εἰς δόξαν ἀρθεὶς λαμπροτάτην ἐφύ-

quibus inanire ad animi conveniat deliquium, in quibus au-
tem id tanquam fummum malum vitandum. Haec igitur pro-
fpiciat necefle eft qui probe hoc uti remedio volet.

Cap. II. Sane de omnibus iftis in medendi methodo
tractavimus, ficut et feorfum adverfus Erafiftratum, quod
perperam ab hoc abftinuit remedio. Deinde alium etiam li-
brum confcripfimus ad eos Erafiftrateos, qui ufum effe hoc
auxilio virum afferunt. Itaque odio fane digniffima eft fce-
leftorum fophiftarum tum verfutia, qui quum mentiri fe
fciant, aftu tamen contraria prae novarum rerum ftudio ad-
ftruant: tum fapientiae vanae aucupium, qui rerum utiliffi-
marum ignari, contraria tamen verbis affeverant. Horum
alterum Chryfippo Cnidio accidit, qui venae incifionem ex
omni medicinalium praefidiorum numero tollendam cenfuit.
Secuti hunc funt fui difcipuli et ipfi apud Graecos clari,
Medius et Ariftogenes. His etiam magis Erafiftratus, ad fum-

λάξε τὴν Χρυσίππου γνώμην. εἶθ' ἑξῆς οἱ τούτου μαθηταὶ
τό γε κατ' ἀρχὰς ἠκολούθησαν ἅπαντες τῷ τοῦ διδασκάλου
δόγματι, χρόνῳ δ' ὕστερον ἀπέστησαν τινὲς αὐτῶν αἰδε-
σθέντες ἀναίσχυντον αἰδώ. τί γὰρ ἂν ἄλλο τίς εἴπῃ πρὸς
τοὺς ὑπομείναντας ἀποφήνασθαι προσίεσθαι τὸ τῆς φλεβοτο-
μίας βοήθημα τὸν Ἐρασίστρατον, εἰ καὶ μηδαμόθι φαίνεται
τῶν συγγραμμάτων ἐπὶ μηδενὸς πάθους αὐτὸ συμβουλεύων;
ἀκόλουθον γὰρ οὖν ἦν φασὶ τῷ τὴν ἀσιτίαν ὡς κενωτικὸν
βοήθημα παραλαμβάνοντι καὶ τὴν φλεβοτομίαν πολὺ μᾶλλον
ἐκκρίνειν. οἱ δὲ ταῦτα λέγοντες ἅπαντες ἀξιώσουσι φλεβοτο-
μεῖν, ἐφ' ὧν Ἐρασίστρατος ἐκέλευσεν ἀσιτίᾳ χρῆσθαι. γεγρα-
φότος οὖν αὐτοῦ κατὰ τὴν τῶν πυρετῶν πραγματείαν, ἐν ταῖς
ἀρχαῖς τῶν νόσων ἀσιτίαν, ἀκόλουθόν ἐστιν ἅπαντας φλεβο-
τομεῖν, ὡς καὶ ὁ τούτων λόγος ἐν ἐκείνῳ τῷ καιρῷ. ἔστι
μὲν δὴ καὶ τοῦτο μέγιστον κακὸν, εἰ πεισθεῖεν οὕτω πράττειν
οἱ τὴν τέχνην μανθάνοντες νέοι. πολὺ δὲ τούτων χεῖρον, εἰ
μηδὲ τῶν ἄλλων ὧν διορίσασθαι προσῆκεν, ἐπισκέψονται.

mos evectus honores, Chryfippi fervavit fententiam. Poſt
quem ipſius difcipuli principio quidem praeceptoris decreto
infiſtebant, fed temporis fucceſſu eorum ex numero quidam
ab iis defecerunt, pudore affecti impudentiſſimo. Nam quid
aliud in illos dicam, qui aſſerere fuſtinent phlebotomiae au-
xilium recipere Eraſiſtratum, tametſi nusquam in commen-
tariis ullo in morbo hoc confulere confpicatur? Immo con-
fentaneum eſt, inquiunt, qui inediam tanquam evacuatorium
auxilium adhibeat, multo magis phlebotomiam admittere.
At qui haec afferunt, omnes ad ea tundendam eſſe venam
ajunt, ad quae Eraſiſtratus cibo abſtinendum praecepit. Cum
ergo ille in opere de febribus fcribat, adhibendam moibo-
rum principiis inediam, fequitur utique omnibus detrahen-
dum eſſe fanguinem, id quidem fane iſti etiam arbitrantur
illo utique in tempore. Verum maximum id malum fuerit, fi
ita faciendum adolefcentibus artem difcentibus perfuadeatur:
multoque etiam perniciofius, fi non alia quoque, quae difcer-
nere convenit, refpiciant. Quocirca alio libro ea exponere

Ed. Chart. X. [429. 430.]   Ed. Baf. IV. (17.)

ταῦτ᾽ οὖν ἠναγκάσθην αὐτὰ καθ᾽ ἕτερον γράμμα διεξελθεῖν,
ἐπιδεῖξαί τε τοῖς νέοις Ἐρασίστρατον οὔτε φλεβοτομίᾳ κεχρη-
μένον, ἄμεινον γὰρ τοῦτο πεισθῆναι τοῦ πάντας ἑξῆς φλε-
[430]βοτομεῖν, ὅσους ἐκεῖνος ἀσιτεῖν ἐκέλευσε, μεγίστην τε
τὴν ὠφέλειαν ἐκ τοῦ βοηθήματος γίγνεσθαι τοῖς κάμνουσιν,
ἐάν τις αὐτῷ προσηκόντως ᾖ χρώμενος. οὐκ οὖν ἔτι γε δέῃ
κατά γε τὴν ἐμὴν γνώμην ἄλλο τί μοι γραφῆναι περὶ φλεβο-
τομίας, ἐν μὲν τῇ θεραπευτικῇ πραγματείᾳ τῆς χρήσεως τοῦ
βοηθήματος εἰρημένης, ὥσπερ γε κἂν τοῖς ὑγιεινοῖς. ἐν δὲ
τοῖς δύο βιβλίοις, ὧν τὸ μὲν ἕτερον ἐγράφη πρὸς Ἐρασίστρα-
τον αὐτὸν, τὸ δὲ ἕτερον πρὸς τοὺς ἐν Ῥώμῃ Ἐρασιστρατείους,
ἐπιδεδειχότος μου τὰ κακῶς ὑπ᾽ αὐτοῦ δοξασθέντα, παρακα-
λεσάντων δὲ πολλάκις πολλῶν μὲν φίλων ἰατρῶν, οἳ δοκοῦσί
μοι τὴν θεραπευτικὴν πραγματείαν ὀκνεῖν ἀναγινώσκειν,
ἠναγκάσθην ὕστερον ἐπὶ τὴν ἐνεστῶσαν ἀφικέσθαι σοι διέξο-
δον, ὅπως μὴ δόξαιμι φθονεῖν αὐτοῖς, ἐφεξῆς δὲ ἅπαντα κατα
τὴν προσήκουσαν τάξιν ὑπὲρ τοῦ βοηθήματος εἰπεῖν. καὶ
τοίνυν ἤδη μοι καιρὸς ἄρξασθαι τοῦ λόγου.

neceſſe habui, quo videlicet adolefcentibus commonſtrarem
et Eraſiſtratum venae fectione haudquaquam uſum, id enim
praeſtat eos credere quam omnibus uno ordine venam inci-
dere, quibus ille ciborum uſu interdicit, et maximum labo-
rantibus inde provenire commodum, ſi quis recte utatur.
Itaque aliud mihi denuo mea quidem fententia de phlebo-
tomia fcribendum non fuit, quum nimirum remedii hujus
uſus quidem in medendi fit methodo expofitus, fimulque in
opere de tuenda valetudine: in duobus autem libellis, quo-
rum alter ad ipſum Eraſiſtratum infcribitur, alter ad Ro-
mae degentes Eraſiſtrateos, pravas illius opiniones indica-
rim. Quum tamen precibus me ſuis obtundere non ceſſarent
complures amicorum, quos piget, ut mihi videtur, curandi
librum perlegere, coactus tandem ſum ad haec fcribenda de-
fcendere, ne fcilicet invidere illis videar: mox vero ſerio
convenienti omnia, quae de hoc auxilio proferri poſſint enar-
rare. Atque adeo jam tempus eſt orationem ordiri.

Ed. Chart. X. [430.]   Ed. Baf. IV. (17.)

Κεφ. γ'. Τὸ μὲν τῆς διαθέσεως ὄνομα, καθότι καὶ
δι' ἄλλων ἡμῖν εἴρηται, παρὰ τὸ διακεῖσθαι γεγονός, ὁμοίως
ἐκείνῳ κατὰ πολλῶν λέγεται πραγμάτων. ἀλλὰ νῦν γε τὰς
εἰς τὸ περὶ φύσιν ἐκτροπὰς ὁποῖαι τινὲς ἄν ὦσι, διαθέσεις
ὀνομάζομεν ἐν ἅπαντι τῷ λογῷ. ζητήσομεν δὲ πρότερον ὁπό-
σαι καὶ ὁποῖαι τούτων εἰσὶν αἱ κενώσεως δεόμεναι, δεύτερον
δὲ τίνες ἐξ αὐτῶν αἱ φλεβοτομίας. ἐπεὶ δὲ τὰ ζητούμενα
πάντα δύο τῆς εὑρέσεως ὄργανα κέκτηται, λόγον καὶ πεῖραν
ἐν ἁπάσαις ταῖς τέχναις, οὐχ ἥκιστά τε καθ' ὅλον τὸν βίον,
ἀναγκαῖον οἶμαι καὶ νῦν ἤτοι διὰ τοῦ λόγου μόνου γενέσθαι
τῶν προκειμένων τὴν εὕρεσιν ἢ διὰ πείρας μόνης ἢ δι' ἀμφο-
τέρων. ἐπεὶ δὲ καὶ ὁ λόγος αὐτὸς ὁ μὲν ἐκ τῶν κοινῶν
ἐννοιῶν μόνων ἀρχόμενος εὑρίσκεται καὶ ἀποδείκνυσιν, ὁ δὲ
καὶ τοῖς ἐκ τούτων εὑρημένοις χρῆται πρὸς ἀπόδειξιν, ἑκατέ-
ρων τε τῷ λόγῳ ἐδείχθησαν ἡμῖν αἱ τέχναι πᾶσαι χρώμεναι,
καὶ ἡμεῖς νῦν ὁπότερος ἄν αὐτῶν εὑρίσκηται χρήσιμος, ἐκεῖνον
προσχειριούμεθα. τῷ μὲν οὖν προτέρῳ τῶν λόγων ἅπαντες

Cap. III. Affectionis vocabulum, velut alibi diximus,
ab afficiendo dictum, aeque atque illud de multis effertur re-
bus. Sed nunc receſſus in ſtatum praeter naturam, quales ·
cunque ii fuerint, affectiones ſive affectus toto hoc libro no-
minabimus. Quaeremus autem omnium primum, quot qua-
lesque eae ſint vacuationem poſcentes, deinde quaenam ex iis
venam incidi poſtulent. Quoniam autem omnia, quae in
quaeſtionem veniunt, duo inventionis organa obtinent nempe
rationem et experientiam: idque cum in artibus omnibus,
tum per omnem prope vitam, neceſſe eſſe arbitror et nunc
quoque me aut ratione ſola aut ſola experientia aut junctis
ambobus quae propoſita ſunt ſcrutari. Porro quoniam ratio
ipſa partim ex communibus tantum notionibus progrediens
invenit et demonſtrat, partim vero etiam quae ex iſtis in-
venta ſunt ad demonſtrationem adhibet, utraque ratione
omnes uti artes demonſtravimus: ac nos quoque in praeſen-
tia utra earum utilis reperietur, eam rebus noſtris accom-
modabimus. Sane priori ratione omnes per totam vitam ho-

ἄνθρωποι χρῶνται καθ᾽ ὅλον τὸν βίον, τῷ δευτέρῳ δ᾽ οὐχ
ἅπαντες· ἴδιος γάρ ἐστι τῶν τεχνιτῶν. ὁ γάρ τοι γεωμέτρης
τὸ μὲν πρῶτον θεώρημα τῆς αὐτοῦ τέ(18)χνης διὰ τοῦ προ-
τέρου λόγου μόνου δείκνυσιν, εἶτα τῷ δευτέρῳ μόνῳ χρῆται,
προσλαμβάνει δὲ εἰς τὴν ἀπόδειξιν αὐτῆς καὶ τὸ ἐκ τοῦ πρώ-
του κατασκευασθέν. ὅσῳ δ᾽ ἂν ἐπὶ πλέον ἀφίστηται τοῦ
πρώτου θεωρήματος, ἐπὶ τοσοῦτον ἀφίσταται καὶ τοῦ προ-
τέρου λόγου καὶ τελευτῶν ἐλαχίστοις χρῆται, διὰ τῶν ἀποδε-
δειγμένων ἀποδεικνὺς ἕτερα καὶ δι᾽ ἐκείνων αὖθις ἄλλα. καὶ
εἶτ᾽ ἂν αὖθις ἄλλα δι᾽ ἐκείνων, ὥστε ἔρχεσθαί ποτε τὴν δεῖξιν
αὐτῶν ἄχρι τῶν τοῖς ἰδιώταις ἀπίστων, ἡλίου καὶ σελήνης
καὶ γῆς, οὐ μόνον τῶν μεγεθῶν, ἀλλὰ καὶ τῶν διαστημάτων
τῆς γνώσεως, ἐξ ὧν εὑρεθέντων ὡρολόγιά τέ κατασκευάζουσι
καὶ κλεψύδρας οἱ τὴν ὁδὸν ταύτην βαδίσαντες, ἐκλείψεις τε
προλέγουσιν ἡλίου καὶ σελήνης. οὕτως οὖν καὶ ἡμῖν ὁ τεχνι-
κὸς λόγος ἀποδεδειγμένος ἐν ἑτέραις πραγματείαις χρήσεται
πολλοῖς, ἐνίοις μὲν ὡς δυνάμεις τινές εἰσι διοικοῦσαι τὰ ζῶα
πλείους, ὧν τὰς μὲν φυσικὰς, τὰς δὲ ψυχικὰς ὀνομάζομεν. αἱ

mines uti affolent, altera vero non omnes, nam proprie ad
artifices attinet. Etenim geometra primum artis fua theore-
ma per folam priorem rationem demonſtrat, deinde in fe-
cundo non fola ea utitur, fed ad ejus demonſtrationem quod
ex prima probatum eſt una adhibet. Quantum vero dein-
ceps a primo recedit theoremate, tantum etiam a prima ra-
tione abfcedit. Denique vero et pauciſſimis utitur, per ea
quae demonſtrata funt alia demonſtrans et per illa rurfum
alia et iterum per illa alia, ut tandem demonſtratio ad ea,
quae plebi incredibila funt, procedat, nempe ad solis, lunae
et terrae non folum magnitudinum, fed et diſtantiarum
cognitionem. Ex quibus tandem inventis horologia con-
ſtruunt et clepſydras, qui hac videlicet via incedunt lunae-
que ac solis deliquia praedicunt. Sic igitur et noſtra artifi-
cialis ratio multis utetur, quae in aliis operibus funt demon-
ſtrata, puta, quod complures funt facultates quae animalia
gubernant, quantum alias naturales, alias animales appella-

Ed. Chart. X. [430. 431.]   Ed. Baf. IV. (18.)

δ' ἀρχαὶ [431] τῆς γενέσεως ἅπασι τοῖς οὖσιν ὕλην ἔχουσι
τὰ τέτταρα στοιχεῖα, κεράννυσθαί τε πεφυκότα δι' ὅλων
ἀλλήλων καὶ δρᾷν εἰς ἄλληλα. διὰ τοῦτο οὐδὲ Ἀσκληπιάδου
μνημονεύσομεν ἔτι κατὰ τόνδε τὸν λόγον ἀποδεδεικότες αὐτοῦ
τὰ στοιχεῖα ψευδῆ, κατά γε τὸ τρισκαιδέκατον ὑπόμνημα
τῶν περὶ τῆς ἀποδείξεως καὶ κατὰ τὴν τῶν Ἀσκληπιάδου δο-
γμάτων πραγματείαν, ἐν ᾗ τὸ πέμπτον τε καὶ ἕκτον ἔλεγχον
ἔχει τῶν στοιχείων αὐτοῦ. δέδεικται δὲ κἀν τῷ περὶ τῶν
Ἱπποκράτους στοιχείων ὑπομνήματι περί τε τῶν δραστικῶν
ποιοτήτων, ὧν ὀνόματα θερμότης, ψυχρότης, ξηρότης, ὑγρό-
της, ἥ τε τῶν χυμῶν διαφορά τε καὶ γένεσις. εἴρηται δὲ καὶ
περὶ τῶν καθαιρόντων φαρμάκων ἕκαστον τῶν χυμῶν ὀλίγα
μέν τινα κἀν τῷ περὶ τῶν στοιχείων συγγράμματι, καὶ κατὰ
μόνας δ' ἐν ἑτέρῳ βιβλίῳ καὶ ἡ περὶ κράσεων δὲ πραγματεία
τῇ περὶ τῶν στοιχείων ἑπομένη χρησίμη πρὸς τὸν ἐνεστῶτα
λόγον. ἁπάντων δὲ μάλιστα τὸ περὶ πλήθους βιβλίον, ἐν ᾧ
δέδεικται τὸ μὲν ὡς πρὸς δύναμιν πλῆθος, τὸ δ' ὡς πρὸς
τὴν εὐρυχωρίαν, ἐν ᾗ περιέχεται ὑπὸ τῶν ἰατρῶν τὸ πλῆθος·

mus. Generationis autem principia in rebus omnibus pro
materia quatuor habent elementa, quae per fefe mutuo tota
mifceri inque invicem agere funt nata. Quapropter nulla
hoc libro Afclepiadis fiet mentio, ut cujus elementa falfa
oftendimus et in decimotertio de Demonftratione commen-
tario et in opere de Afclepiadis placitis, in quo quintus et
fextus elementorum ejus confutationem continent. Demon-
ftratum eft etiam et in commentario de Elementis ex Hip-
pocratis fententia confcripto, de qualitatibus effectricibus,
quarum nomina funt, caliditas, frigiditas, humiditas et fic-
citas, et de humorum tum differentia tum generatione. Por-
ro de medicamentis humorem unumquemque purgantibus
paucula quaedam in libro de Elementis, fed feparatim in alio
libro tractavimus. Utilis quoque in rem praefentem tracta-
tio de Temperamentis eft, elementorum fequens tractatio-
nem: verum omnium maxime liber de Plenitudine, in quo
oftenfa eft et ut ad vires plenitudo et ut ad capacitatem in

Ed. Chart. X. [431.]   Ed. Baf. IV. (18.)
τοῦτο κατὰ τὸ ἔγχυμα. κάλλιστον οὖν ἐστὶ τοῖς μέλλουσιν
ἐξετάζειν ἐπιστημονικῶς τὰ καιὰ τήνδε τὴν πραγματείαν εἰρη-
μένα τὲ περὶ πλήθους ἀνεγνωκέναι βιβλίον. ὅσων δ' αὖ
πάλιν ἐκεῖνο δεῖται προανεγνωσμένων αὐτὸ δηλώσει. θαυμα-
ζέτω δὲ μηδεὶς εἰ τοσούτων διόμεθα πρὸς τὸ καλῶς ἐπισκέ-
ψασθαι περὶ φλεβοτομίας. οὐ γὰρ εἰς τούτου μόνου τοῦ
βοηθήματος εὕρεσιν, ἀλλὰ καὶ τὴν τῶν ἄλλων ἁπάντων ἀναγ-
καία τῶν εἰρημένων ἐστὶν ἡ γνῶσις. ὡς εἴ γε χωρὶς τῆς ἐκεί-
νων ἐπιστήμης ἐνεχώρει θεραπεύειν ὀρθῶς, οὐκ ἂν ἐσπουδά-
σαμεν αὐτά. ταυτὶ μὲν οὖν ἀναγκαῖα ἦν προειπεῖν. αὐτοῦ
δ' ἤδη καιρὸς ἄρξασθαι τοῦ λόγου σκοπουμένοις ὁπόσαι
διαθέσεις εἰσὶν αἱ δεόμεναι κενώσεως. ἐὰν μὲν οὖν ἐκ πείρας
τις αὐτὰς ἠθροικὼς διέρχηται, μνήμης χρεία μόνης ἐστὶ πρὸς
τὴν δήλωσιν· ἐὰν δ' ἐκ λογικῆς ὁδοῦ, τὸ κοινὸν καὶ καθόλου
ἀναγκαῖόν ἐστιν εὑρεῖν, ἔπειτ' ἐκ τῆς ἐκείνου τομῆς εἰς εἴδη
τε καὶ διαφορὰς ἄχρι τῶν ἐσχάτων εἰδῶν εὑρίσκειν τὸν
ἀριθμὸν τῶν ἐνδεικνυμένων τὴν κένωσιν διαθέσεων. οὕτω

qua continetur.   Atque haec plenitudo a medicis κατὰ τὸ
ἔγχυμα nuncupatur.   Optimum ergo fuerit, ut qui fcienter
volet expendere quae hoc volumine dicenda veniunt, de
Plenitudine librum prius perlegat: quae vero et ille ante
perlecta requiret, ipfe indicabit.   Nec vero mirum cuiquam
videri debet fi tantis fit opus, ut probe de vena fecanda
contemplari liceat: non enim ad hujus folius auxilii inven-
tionem, fed et aliorum omnium neceffaria eft eorum quae
modo recitavimus cognitio.   Nam fi citra illorum notitiam
recte curare poffemus, haud effet cur ea tanti faceremus.
Sed haec praefari neceffe fuit.   Tempus autem nunc eft ora-
tionem ordiri, confiderando quot fint affectiones vacuatione
indigentes.   Ergo fi quis eas experientia collectas exponat,
fola opus eft ad explicationem memoria.   At fi via rationali,
commune et generale inveniat neceffe eft: ex illius deinde
in fpecies differentiasque fectione usque ad fpecies ultimas
effectuum numerus vacuationem indicantium invefligandus

γὰρ δείξομεν ἅπαντα συνιστάμενα τὰ διὰ λογικῆς ὁδοῦ τὴν
εὕρεσιν ἔχοντα.

Κεφ. δʹ. Τῆς οὖν ἰατρικῆς τέχνης ἔργον ἐχούσης
ἀπάσας τῶν μορίων τοῦ σώματος τὰς κατὰ φύσιν ἐνεργείας
ἀνασώζειν μὲν ὁπότε διαφθείροιτο, φυλάττειν δʹ ὁπότε
σώζοιντο, τούτων δʹ ἑπομένων τῇ φυσικῇ κατασκευῇ, ταύτην
ἀναγκαῖον ἐστι φυλάττειν τε παροῦσαν, ἀνακτᾶσθαι δὲ δια-
φθειρομένην. ἐπεὶ τοίνυν ἐδείχθησαν ὑπὸ τῶν ὁμοιομερῶν
σωμάτων αἱ πρῶται τῶν ἐνεργειῶν ἐπιτελούμεναι, διὰ δὲ τῶν
ὀργανικῶν αἱ δεύτεραι, ἐπισκεπτέον ἔστω σοι τὰ κατὰ τὸ
σῶμα περιεχόμενα τῶν ὑγρῶν ἥντινα τὴν ὠφέλειαν ἢ τὴν
βλάβην ἐργάζεται τοῖς μορίοις αὐτοῦ. δεδειγμένου τοίνυν ἐν
τῷ περὶ πλήθους βιβλίῳ διττῶς γίνεσθαί τε καὶ λέγεσθαι τὸ
πολύ, κατὰ μὲν τὸ ἕτερον τῶν σημαινομένων ὡς πρὸς τὴν
δύναμιν, κατὰ δὲ θάτερον ὡς πρὸς τὴν εὐρυχωρίαν τῶν
περιεχόντων τοὺς χυμοὺς ἀγγείων, ὅπερ ὀνομάζουσιν ἔνιοι
κατὰ τὸ ἔγχυμα, κενώσεως δέ ἐστιν ἑκατέρῳ χρεία, κἂν
ἐπὶ νοσοῦντος ἀνθρώπου κἂν ἐπὶ ὑγιαίνοντος ἐπιγίγνηται.
καθάπερ γε καὶ ὁ τὸ φορτίον βαστάζων οὐκ εὐθὺς ἅμα τῷ

eſt. Sic enim conſtare univerſa quae per rationalem viam
inventionem fortiuntur, monſtrabimus. Cap. IV. Igitur cum artis medicae officium ſit,
omnes partium corporis functiones ubi corrumpuntur qui-
dem recuperare, tueri autem ubi ſalvae fuerint, haeque ad
conſtitutionem ſeᵠuantur naturalem: neceſſe eſt hanc, dum
praeſens eſt, ſervare, intereuntem vero recuperare. Quum
ergo primarias actiones a ſimilaribus corporibus perfici oſten-
ſum ſit, ab inſtrumentariis vero ſecundarias, videndum eſt
tibi, qui in corpore continentur humores, quam aut utilita-
tem aut noxam partibus ejus afferant. Poſteaquam igitur in
libro de Plenitudine demonſtratum eſt bifariam et fieri et
dici plenitudinem, nempe uno ſignificato ut ad vires, altero
ut ad continentium humores vaſorum laxitatem, quod qui-
dem vocant κατὰ τὸ ἔγχυμα, utrique evacuatione eſt opus,
ſive in homine valetudinario ſive valente evenerit. Sane
quemadmodum qui onus geſtat, non protinus ubi gravatur

βαρύνεσθαί τε καὶ κάμνειν ἤδη καταπέπτωκέ τε καὶ νενίκηται
πρὸς αὑτοῦ, κατὰ τὸν αὐτὸν τρόπον, ὅταν ἡ δύναμις ὑπὸ
πλήθους βαρύνηται, δυνατόν ἐστι μηδέπω νο[432]σεῖν τὸν
ἄνθρωπον. εἰ γοῦν ἔνιοι τῶν ἔτι τὰς συνήθεις πράξεις πρατ-
τόντων λέγουσιν ὡς αἰσθάνονται βαρέων ἑαυτῶν καὶ νωθρῶν
καὶ ὀκνηρῶν καὶ δυσκινήτων, αὐτὸ τοῦτό ἐστι τὸ πλῆθος τὸ πρὸς
τὴν δύναμιν, ὥσπερ καὶ ὅταν ἀπὸ γυμνασίων τετάσθαι δοκῶσιν,
ὥσπερ Ἐρασίστρατος ἔφη, παραπίπρανται βραχίονές τε καὶ
πήχεις, οὐ μικρὸν γνώρισμί ἐστι θατέρου πλήθους, ὃ κατὰ τὸ
ἔγχυμα καλεῖσθαι πρὸς τινῶν εἶπον, ἐπειδὴ κατὰ τοὺς ἐγκεχυμέ-
νους τοῖς ἀγγείοις χυμοὺς συνίσταται καὶ νοεῖται. λέλεκται δ᾽ ἐν
τοῖς ὑγιεινοῖς ἑλκώδους αἰσθήσεως ἐν ὅλῳ τῷ σώματι γιγνομένης,
καὶ μάλιστα κατὰ τὰς κινήσεις, κακοχυμίας ἔγγονον εἶναι τὴν
τοιαύτην διάθεσιν. ἀλλ᾽ ὅμως καὶ τοῦτο φαίνεται γιγνόμενον
οὐκ ὀλίγοις τῶν πραττόντων ἔτι τὰς συνήθεις πράξεις. καὶ
κατὰ μόρια δέ τινα τοῦ σώματος οὐχ ὅλον ἐνίοτε τὸν ὄγκον
ἐπιφαίνεται τὰ σημεῖα τῶν ἐν ἐκείνοις τοῖς μορίοις ὁμοίων
διαθέσεων, ὁποῖαι τοίνυν εἴρηνται καθ᾽ ὅλον τὸ σῶμα συνί-

ac fatigatur jam cecidit et victus ab eo eſt, ad eundem mo-
dum ubi virtus a plenitudine gravatur, fieri poteſt ut non-
dum homo aegrotet. Siquidem nonnulli, qui confueta etiam-
num munia obeunt, fentire fefe graves, pigros, fegnes atque
aegre mobiles referunt, atque ea eſt ut ad virtutem pleni-
tudo: velut ubi poſt exercitia tendi videantur, quemadmo-
dum Eraſiſtratus dixit, implentur brachia et cubitus, non
exigua eſt ea alterius plenitudinis nota, quam κατὰ τὸ ἔγχυμα
vocari a quibusdam propofui, quandoquidem κατὰ τοὺς ἐγκε-
χυμένους, id eſt infufis per vafa humoribus, confiſtit et intelli-
gitur. Dictum autem eſt in libris de fanitate tuenda, ubi in
toto corpore fenfus provenit ulcerofus, ac potiſſimum dum
movemur talem affectum mali fucci effe fobolem. Attamen
id non paucis confuetas etiamdum res agentibus ufu venire
confpicitur. Quamquam autem et in partibus quibusdam
corporis, non in tota mole indicia exiſtunt affectionum illis
in partibus confiſtentium, fimilium iis quas in toto corpore

στασθαι. κεφαλῆς γοῦν μόνης αἰσθανόμεθα ποτὲ βαρυνο-
μένης ἢ ἑλκώδη τινὰ αἴσθησιν ἐχούσης, ἢ τῶν κροταφιτῶν
μυῶν τεινομένων ἤτοι γ᾽ ἁπλῶς ἢ μετὰ θερμασίας πλείονος.
οὕτω δὲ καὶ καθ᾽ ἧπάρ τε καὶ σπλῆνα καὶ γαστέρα καὶ πλευ-
ρὰς καὶ διάφραγμα βάρους αἰσθανόμεθα πολλάκις. ὡσαύ-
τως δὲ καὶ κατὰ τὸ στόμα τῆς γαστρὸς ἤτοι βάρους, ἢ
δήξεως, ἢ ναυτίας, ἢ ἀποστροφῆς σιτίων, ἢ ὀρέξεως παρα-
λόγου γίνεταί ποτ᾽ αἴσθησις, πρὸς τούτοις καὶ ὀδύναι καθ᾽
ὁτιοῦν ἐρείδουσαι μόριον, ἢ διὰ χυμῶν πλῆθος ἀθρόως ἐπε-
νεχθὲν ἢ διὰ πνεῦμα φυσῶδες ἐνδείκνυται κένωσιν, ὥσπέρ
γε καὶ διὰ χυμὸν δριμὺν ἐσθίοντά τε καὶ διαβιβρώσκοντα τὸ
μόριον. ἔνιαι δὲ κατὰ δυσκρασίαν γίνονται. καὶ τούτων
αὐτῶν τινὲς μὲν ψιλὴν ἄνευ χυμῶν, ἔνιαι δὲ μετὰ χυμων.
ἐφ᾽ ἁπάντων μὲν οὖν τῶν εἰρημένων αἱ κενώσεις τῶν λυπούν-
των χυμῶν καὶ ἀτμῶν ἀπαλλάττουσι τῶν παθημάτων τὸν
ἄνθρωπον, οὐ μὴν φλεβοτομίας δεόμεθά γε πάντως, ἀλλ᾽
ἀρκεῖ καὶ καθῆραι καὶ τρῖψαι καὶ λοῦσαι καὶ χρῖσαι τινὶ δια-

confiftere dictum nunc eft. Nam caput aliquando folum gra-
vari fentimus, aut ulcerofam quandam affectionem habere,
aut mufculos temporis, quos κροταφίτας nuncupant, intendi,
idque aut fimpliciter aut cum majore quadam caliditate.
Sic et in jecore, liene, ventre, coftis, fepto transverfo gra-
vitatem faepenumero percipimus. Similiter in ore ventri-
culi aut gravitatem aut morfum aut naufeam aut ciborum
faftidium aut abfurdum appetitum quandoque fentifcimus.
Ad haec autem fixi in parte quapiam dolores, idque aut ob
humorum copiam confertim ingruentium, aut propter fpiri-
tum flatuofum vacuationem indicant, ficut qui ab acri hu-
more partem exedente rodenteque proveniunt. Sunt autem
qui ab intemperie nafcantur, atque inter eos ipfos quidam
ab ea fola citra humores, alii vero cum humoribus. In
omnibus itaque iftis modo propofitis infeftantium tum hu-
morum tum vaporum evacuationes a pathematis, id eft paf-
fionibus hominem liberant. Non tamen vena fecta prorfum
eft opus, fed fufficit purgatio, frictio, balneum et inunctio

Ed. Chart. X. [432.]   Ed. Baf. IV. (18. 19.)

φορητικῷ φαρμάκῳ. τίνες οὖν εἰσὶν αἱ διὰ φλεβοτομίας ὠφε-
λούμεναι διαθέσεις ἐφεξῆς λεγέσθωσαν.

Κεφ. έ. Οὐ μόνον ἡ τροφὴ τοῖς τοῦ ζώου μέρεσιν
ἐξ αἵματός ἐστιν, ἀλλὰ καὶ ἡ κατὰ φύσιν θερμασία τὴν δια-
μονὴν ἐξ αἵματος ἔχει, καθάπερ ἐκ τῶν ἐπιτηδείων καίεσθαι
ξύλων τὸ κατὰ τῆς ἑστίας πῦρ, ὑφ' οὗ καὶ τοὺς οἴκους ὁρῶ-
μεν ὅλους θερμαινομένους. ὥσπερ οὖν τὸ πῦρ τοῦτο βλάπτε-
ται ποτὲ μὲν (19) ἀθρόως ξύλων ἐπιβληθέντων αὐτῷ, ποτὲ
δ' εἰ καὶ μὴ πολλῶν, ἀλλ' ὑγρῶν ἱκανῶς, ἐνίοτε δ' οὐδ' ὅλως
ἐπιτιθεμένων ἢ παντάπασιν ὀλίγων, οὕτω καὶ ἡ κατὰ τὴν
καρδίαν θερμότης ποτὲ μὲν ἐλάττων ἑαυτῆς διά τε πλῆθος
αἵματος ἢ ἔνδειαν πολλὴν ἢ ποιότητα ψυχρὰν ἀποτελεῖται,
ποτὲ δὲ πλείων ἤτοι διὰ ποιότητα θερμὴν αἵματος ἢ δι'
ἔνδειαν ὀλίγην. ὅ τι δ' ἂν ἡ καρδία πάθοι κατὰ ψύξιν ἢ
θερμότητα, τούτου καὶ τἄλλα μέρη τοῦ σώματος εὐθέως
μεταλαμβάνει. γίγνεται δὲ καὶ καθ' ἕν τι μέρος ἐνίοτε παρὰ
φύσιν ἤτοι θερμότης ἢ ψυχρότης, ὡς δέδεικται πολλάκις
ἐν ἑτέροις ὑπομνήμασι. καὶ γενέσεις δὲ τούτων ἐν διττῷ

cum digerente medicamine. Ergo qui vena inciſa juventur
affectus, deinceps dicamus.

Cap. V. Non ſolum nutrimentum animantis parti-
bus ex ſanguine eſt, ſed calor quoque naturalis perſeveran-
tiam ex ſanguine obtinet, quemadmodum ex lignis comburi
idoneis, qui in foco eſt ignis, a quo aedes totas calefcere con-
ſpicimus. Itaque quemadmodum ignis hic offenditur, inter-
dum quidem congeſtis in eum confertim lignis, interdum vero
tametſi non multis, tamen admodum madentibus, nonnun-
quam autem omnino impoſitis aut valde exiguis: ſic qui in
corde eſt calor interdum ſe ipſo minor efficitur aut propter
ſanguinis copiam, aut propter ingentem inopiam, aut propter
qualitatem frigidam: interdum vero major aut propter cali-
dam ſanguinis qualitatem, aut propter pauculam inopiam.
Quicquid autem cor in caliditate frigiditateque perpetitur,
ejus protinus et aliae corporis partes participes fiunt. Evenit
autem et una in parte perſaepe praeter naturam tum cali-
ditas tum frigiditas, ſicuti ſaepeuumero in aliis commenta-

[433] τρόπῳ, ποτὲ μὲν ἐπὶ χυμοῖς θερμοῖς ἢ ψυχροῖς, ἐνίοτε
δὲ καὶ κατὰ δυσκρασίαν μόνην. ἀλλ᾽ αἱ μερικαὶ θερμότητες
καὶ ψύξεις, ὅσαι μὲν ἐγγύς εἰσι τῷ πεπονθότι μορίῳ συμμε-
ταβάλλουσιν, εἰς ὅλον δ᾽ οὐκ ἐκτείνονται τὸ σῶμα πρὶν τὴν
καρδίαν ἀλλοιῶσαι. κατὰ δὲ τὸν αὐτὸν τρόπον ἐπεδείχθη καὶ
τὸ σῶμα τῆς καρδίας ἀλλοιούμενον διττῶς, ἤτοι κατὰ δυσ-
κρασίαν ἢ διὰ χυμοὺς θερμοὺς ἢ ψυχροὺς ἢ δι᾽ ἔνδειαν τινὸς
αὐτῶν. οἱ χυμοὶ δὲ ἐδείχθησαν θερμοὶ καὶ ψυχροὶ γινόμενοι
διά τε τὸ ποσὸν τῶν ἐσθιομένων τε καὶ πινομένων καὶ δι᾽
ἡσυχίας τε καὶ κινήσεις σώματός τε καὶ ψυχῆς πλείους. ὥσπερ
δὲ ἐν τῇ γαστρὶ πολλάκις αἱ πέψεις γίνονται μοχθηραὶ, φλεγ-
ματωδεστέρων ἢ χολωδεστέρων ἀποτελουμένων τῶν ληφθέν-
των, ἢ τινὰ παρὰ φύσιν ἑτέραν διαφθορὰν ἰσχόντων ἢ ὠμῶν
καὶ ἀμεταβλήτων ἄχρι πλείστου μενόντων καὶ πνευματουμένων,
οὕτω καὶ κατὰ τὴν τοῦ αἵματος γένεσιν ἀποτυγχανομένων.
ἀνάλογον ταῖς ἐπὶ τῆς γαστρὸς ἀποτυχίαις τῆς πέψεως, ἴσον
ται κατ᾽ αὐτὰς τὰς ἀρτηρίας καὶ τὰς φλέβας κατὰ τοὺς χυμοὺς

riis demonftravimus: idque duplici ratione provenit, in-
terdum ob humores calidos aut frigidos, interdum vero ob fo-
lam intemperiem. Caeterum quae membratim accidunt cali-
ditates aut frigiditates, eas quae parti quidem affectae vicinae
funt una alterant, at in totum extendi corpus priusquam
cor mutent nequeunt. Eundem in modum et cordis corpus
duplici modo alterari oftenfum eft, aut per intemperiem aut
propter humores calidos vel frigidos aut ob alicujus horum
inopiam. Porro humores calidos frigidosque fieri demonftra-
vimus pro cibi potusque modo et ob pleniorem corporis ani-
mique tum motum tum quietem. Caeterum quemadmodum
in ventre frequenter pravae fiunt coctiones, iis quae affum-
pta funt in pituitam aut bilem converfis aliamve praeter
naturam corruptionem perpeffis, aut crudis et alterationis
expertibus plurimo tempore manentibus et in flatum ver-
fis, ita ubi fanguinis fraudamur generatione, humorum in
arteriis venisque affectiones proportione refpondebunt iis,
quae a fruftrata in ventre concoctione proveniebant. Quo-

διαθέσεις. ἐπεὶ δὲ πάντα τὰ θερμὰ καὶ ὑγρὰ φαίνεται τάχι-
στα σηπόμενα, καὶ μάλισθ᾽ ὅταν ἐν θερμοῖς ᾖ χωρίοις, ἀναγ-
καῖον ἔσται καὶ τὴν ἐκ τῆς κοιλίας ἀναδιδομένην τροφὴν,
ὅταν μὴ κρατῆται καὶ μεταβάλληται πρὸς τῆς φύσεως εἰς
γένεσιν αἵματος χρηστοῦ, σηπεδόνας ἴσχειν ἄλλοτε ἀλλοίας.
ἐπεὶ δὲ τοῖς ἐξ ὕλης θερμοῦ σηπομένοις συμβαίνει γίνεσθαι
θερμοτέροις, διὰ τοῦτο θερμότερον ἔσται τὸ σηπόμενον αἷμα.
τούτου δὲ θερμοτέρου γιγνομένου καὶ τὸ μόριον ἐν ᾧ σήπεται
θερμότερον αἰσθητῶς ἔσται. ἐπεὶ δ᾽ ὑπὸ τῶν αἰσθητῶς θερ-
μῶν τὰ πλησιάζοντα συνθερμαίνεται, συνθερμανθήσεται τοῖς
οὕτω διακειμένοις μορίοις τὰ πέριξ ἅπαντα, δακνώδει καὶ
δριμείᾳ δηλονότι θερμασίᾳ, τοιαύτη γὰρ ἡ ἐκ σηπεδόνος.
ἐὰν οὖν ἀξιόλογόν τε τὸ μόριον ᾖ τὸ οὕτως θερμανθὲν, ἐκτεί-
νειν τε τὴν ἑαυτοῦ θερμασίαν ἐπὶ τὴν καρδίαν ἱκανὸν, ἤτοι
γε ὅτι πλησίον αὐτῆς ἐστὶν, ἢ ὅτι κύριον, ἢ ὅτι θερμὸν, συνεκ-
πυρώσει κἀκείνην, ἅτε φύσει θερμοτάτην οὖσαν. εἰ δὲ ἅπαξ
αὐτὴ πυρωθείη, ῥᾳδίως ἤδη τὸ πᾶν αὐτῆς σῶμα συνεκθερμαν-

niam autem calida fimul humidaque omnia celerrime putre-
fcere apparent, et praecipue fi in locis calidis fint, confequi-
tur neceffario, quod ex ventre diftribuitur nutrimentum,
quando a natura non fuperatur, inque fanguinis boni gene-
rationem non convertitur, alias aliam perpeti putredinem.
Atqui quum quae ex materia calida putrefcunt calidiora
etiam evadant, calidior quoque erit proinde fanguis putre-
fcens. Hic autem ubi calidior fuerit, calidior quoque fenfi-
biliter pars in qua putrefcit evadet. Porro autem, quoniam
a notabiliter calidis una quae vicina funt incalefcunt, una
quoque cum fic affectis partibus quae circumquaque ulte-
rius funt incalefcent, idque calore acri ac mordaci: ejus-
modi enim eft qui a putredine proficifcitur. Ergo fi pars,
quae hoc pacto incaluit, infignis fit et calorem fuum in eo pro-
tendere valeat, five quod vicina ipfi fit, five quod ex prin-
cipalibus, five quod calida, una et ipfum accendet, ut quod
natura calidiffimum fit. Quod fi femel illud accenfum fuerit,
facile totum ipfius jam corpus fimul excalfiet, quemadmo-

θήσεται, καθάπερ τινὸς ἑστίας φλόγα πολλὴν ἐχούσης ὁ
περιέχων αὐτὴν οἶκος. ὀνομάζουσι δὲ τὸ τοιοῦτον πάθημα
τοῦ σώματος οἱ Ἕλληνες πυρετόν. ἐνίοτε δὲ πρὶν ἄρχεσθαι
σήπεσθαι τὸ πλῆθος τοῦ αἵματος, ἐπί τι μόριον ἀθρόως
ἀφικόμενον ἤτοι τελέως ἐνέκρωσεν, ὥστε διαφθεῖραι τὴν
ἐνέργειαν, ἢ βλάβην ἀξιόλογον ἐνεγκεῖν. αἱ γοῦν ἀποπληξίαι
κατὰ τοῦτον γίνονται τὸν τρόπον, ἐπὶ τὴν ἀρχὴν τοῦ ζώου
ῥυέντος ἀθρόως αἵματος πολλοῦ. ὡς ὅταν γ' εἰς ἄλλο τι
κατασκήψῃ μόριον, ὄγκον ἐν τούτῳ παρὰ φύσιν ἐργάζεται.
ἐκ τούτου τοῦ γένους ἐστὶ καὶ ἡ φλεγμονή. ὅταν δὲ παχύτε-
ρόν τε καὶ μελαγχολικώτερον ᾖ τὸ κατασκῆψαν αἷμα, σκιῤ-
ῥώδης ὁ ὄγκος γίνεται, καθάπερ γε καὶ χαῦνος, ὅταν ᾖ φλεγ-
ματικώτερον τὸ ῥεῦμα· χολώδους δὲ ὄντος ἐρυσίπελας
ἀποτελεῖται. διωρισμένα δ' ἀκριβῶς ἔχεις ἅπαντα ταῦτα
κατὰ τὰς προειρημένας ἄρτι πραγματείας, ἀλλὰ νῦν γ', ὡς
ἔφην, ὑποθέσεις τῷ παρόντι λόγῳ τὰ δεδειγμένα ποιούμενος
ἀκολούθως αὐτοῖς τὸν περὶ τῆς φλεβοτομίας ἐπιδείκνυμι
λόγον. ὄντος οὖν πλήθους διττοῦ, κάλλιστον γὰρ ἐντεῦθεν

dum ab ingenti in foco flamma quae illam continet domus.
Vocant autem id pathema Graeci quidem πυρετὸν, Latini
vero febrem. Sed et nonnunquam priusquam putrefcere in-
cipiat fanguinis multitudo in partem aliquam confertim
decumbens aut prorfum eam extinxit, ut actio interiret, aut
certe non contemnendam noxam inflixit. Nam hoc pacto
apoplexiae proveniunt multo nimirum fanguine in princi-
pium animantis confertim incumbente. Nam ubi in aliam
partem praeceps ruit, tumorem inibi praeter naturam efficit:
ex hoc genere eft phlegmone. At ubi craffior eft, melancho-
liaeque magis naturam refert, qui decubuit fanguis fcirrho-
fus tumor efficitur: ficut fi pituitofior fit fluxio, laxus: fin
biliofa, eryfipelas exiftit. Difcriminata haec ad unguem habes
in iis quae modo recenfuimus operibus. Nunc autem, ut
dixi, quae funt demonftrata hypothefium loco, hoc in fer-
mone affumens, confequentem illis effe fermonem de venae
fectione demonftro. Igitur quum plenitudo duplex fit, opti-

ἄρξασθαι, καὶ τοῦ μὲν ὡς πρὸς τὴν δύναμιν εἰς σηπεδόνα
τε ῥᾳδίως ἀφικνουμένου καὶ μέντοι καὶ κατασκήπτοντος
ἐνίοτε εἰς μόριά τινα, κἂν τούτοις ἐργαζομένου τοὺς παρὰ
[434] φύσιν ὄγκους, ἑτέρου δὲ τοῦ κατὰ τὸ καλούμενον
ἔγχυμα, κατασκήπτοντος μὲν καὶ τούτου πολλάκις εἰς μόρια
καὶ γεννῶντος ὄγκους, ἀλλὰ καὶ τὰς ἀποπληξίας καὶ τὰς
ῥήξεις τῶν φλεβῶν ἐργαζομένου, πειρᾶσθαι χρὴ κενοῦν αὐτὸ
διὰ ταχέων, πρὶν ἄρξασθαί τι μέγα κακὸν ἐργάσασθαι περὶ
τὸν ἄνθρωπον. εἴρηται δ᾽ ἐπὶ πλέον ὅπως τε χρὴ διαγινώσκειν
ἄμφω τὰ πάθη καὶ ὅπως ἰᾶσθαι, κατὰ τὴν τῶν ὑγιεινῶν
πραγματείαν, ὥσπερ γε κἀπειδὰν ἤτοι πυρετὸς ἢ αἵματος
ἀναγωγὴ γένηται διὰ πλῆθος, ἤτοι τῶν ἀποπληκτικῶν ἀῤῥω-
στημάτων, ὅπως χρὴ καὶ τοῦτο θεραπεύειν ἐν τοῖς τῆς
θεραπευτικῆς μεθόδου γράμμασιν εἴρηται, διὸ καὶ περιττὴν
ἡγοῦμαι τήνδε τὴν συγγραφήν. εἰ μὲν γὰρ ὡσαύτως καὶ ἐν
ἐκείναις ταῖς πραγματείαις ἔγραψα, κἀνταῦθα γράφοιμι, δὶς
περὶ τῶν αὐτῶν ἀναγκασθήσομαι διέρχεσθαι, καὶ διὰ ταῦτα
μακρὸν ἀποτείνειν τὸν λόγον. εἰ δὲ ἐπὶ τὸ συντομώτερον
ἄγοιμι τὸν λόγον τόνδε, κινδυνεύσω παθεῖν δυοῖν θάτερον,

mum enim fuerit hinc aufpicari, et ea quae ad vires refer-
tur facile in putredinem perveniat, atque etiam interdum in
partes quasdam ingruens inibi tumores praeter naturam
excitet: et altera quoque, quae κατὰ τὸ ἔγχυμα appellatur,
faepe in partes decumbat ac tumores creet, immo et apple-
xias et ruptiones venarum moliatur: eam celeriter evacuare
tentandum, priusquam magnum aliquod malum in homine
admittat. Porro fulillime expofitum eft in tuendae valetudi-
nis volumine, quo pacto utramque affectionem et agnofcere
et fanare oporteat: ficut ubi febris aut fanguinis rejectio
prae plenitudine invafit, aut apoplecticarum infirmitatum
aliqua, quomodo et illas curare oporteat in Curandi metho-
do diximus. Quare de his nunc confcribere fupervacaneum
cenfeo. Nam fi perinde ut illis tractatibus fcripfi, ita et hic
fcribam, bis eadem de re verba facere cogar, ac propterea in
longum etiam fermonem extendere. Sin in compendium fer-
monem hunc contraham, duorum alterum fubibo periculum,

Ed. Chart. X. [434.]   Ed. Baf. IV. (19.)

ἢ ἀσαφῶς τι διὰ τὴν βραχυλογίαν εἰπεῖν, ἢ διορισμόν τινα
τῶν χρησίμων παραλιπεῖν. ἀλλ' ἐπεὶ μὴ κατὰ τὴν ἐμαυτοῦ
προαίρεσιν ἧκον ἐπὶ τὸν λόγον τοῦτον, εἴ τι γίγνοιτο τῶν
εἰρημένων τούτων ἐν αὐτῷ σφάλμα, τὴν αἰτίαν οἱ ἀξιώσαντες
ἕξουσιν, ὥσπερ γε καὶ εἰ κατορθωθείη καὶ φανείη χρήσιμος,
ἀποστήσομαι τῶν ἐπαίνων ἐκείνοις.

Κεφ. ς'. Ἥδε οὖν αὖθις ἀρχὴ γιγνέσθω τῷ λόγῳ.
τοῖς μὲν τὰ συνήθη πράττουσιν, ἤτοι δὲ τῶν κυρίων τι μορίων
καὶ σύμπαν τὸ σῶμα βαρυνομένοις ἢ τεινομένοις, ἀναγκαία
μέν ἐστιν ἡ κένωσις· εἰ δὲ κατὰ τὴν ἡλικίαν μήτε παῖδες εἶεν
ἔτι μήτε ἤδη γέροντες, ἐπισκέπτου περὶ φλεβοτομίας ἀποβλέ-
πων, μάλιστα μὲν εἰς τοὺς πρώτους σκοποὺς τούσδε, τήν τε
ποσότητα τοῦ πλήθους καὶ τὴν ποιότητα καὶ τὴν τῆς δυνά-
μεως ῥώμην ἢ ἀῤῥωστίαν, ἐφεξῆς δὲ τὴν φυσικὴν ἕξιν ὅλου
τοῦ σώματος, ὥραν τε καὶ χώραν καὶ τὸν προγεγενημένον
βίον, εἰ πλῆθος ἐδεσμάτων καὶ πομάτων καὶ μάλιστα πολυ-
τρόφων ὁ οὕτως ἔχων προσηνέγκατο τὸ ἔθος τε καὶ παρὰ
τὸ ἔθος, κινήσεις τε τίνας ἐκινήθη, ἐκκρίσεις τε τίνας ἔσχεν

aut ut ob brevitatem obfcurus fiam, aut diftinctionem ali-
quam utilem praeteream. Verum quoniam haud mea volun-
tate hunc aggreffus fum fermonem, fi quod dictorum pecca-
tum eveniat, ipfi culpam ferent, qui auctores fuerunt ut hoc
onus fufciperem: fic ut fi recte atque ex fententia accidat,
utilisque appareat, laudem illis omnem cedo.

Cap. VI.   Rurfus ergo orationi fumatur principium.
Qui res confuetas adhuc factitant, fed princeps illis pars ali-
qua aut totum corpus gravatur tenditurve, iis neceffaria eft
evacuatio. Porro fi aetate nec puerili fint, nec fenili, de fecan-
da vena confilium inito, prae oculis habens principales hofce
fcopos, nempe plenitudinis tum quantitatem tum qualitatem et
virium robur atque infirmitatem: deinde naturalem totius
corporis habitum tempusque et regionem vitamque anteactam,
tum an cibi potusque copia et praecipue affatim nutrientium,
qui fic affectus eft, fit ufus, ad haec confuetudinem et res
praeter confuetudinem actas, quosque motus exercuerit, quas
excretiones habuerit, aut praeter folitum compefcuerit: ad

Ed. Chart. X. [434. 435.]   Ed. Baf. IV. (19. 20.)
ἢ ἐπεσχέθη παρὰ τὸ ἔθος, ἐπὶ δὲ τούτοις ἅπασι πότερον
ἰσχνότερος ἢ παχύτερος ἐγένετο. ἡ μὲν δὴ τοῦ πλήθους ἑκα-
τέρου ποσότης ἐκ τοῦ μεγέθους τῶν ἰδίων ὁρισθήσεται
σημείων. εἰς ὅσον γὰρ ἑαυτῷ βαρύτερος ὁ ἄνθρωπος εἶναι
δοκεῖ, πρόδηλον ὅτι καὶ τὸ πρὸς τὴν δύναμιν πλῆθος εἰς
τοσοῦτον ηὔξηται. κατὰ δὲ τὸν αὐτὸν λόγον εἰς ὅσον ἡ τονώ-
δης αἴσθησις ηὔξεται, κατὰ τοσοῦτον καὶ τὸ ἕτερον πλῆθος,
ὃ καλεῖσθαι πρός τινων ἔφην κατὰ τὸ ἔγχυμα. τὴν ποιότητα
δ᾽ ἐφ᾽ ἑκατέρου τοῦ πλήθους ἔκ τε τοῦ χρώματος (20) δια-
γνώσῃ, μεμνημένος ὅτι τὸ χρῶμα χυμῶν ἐστιν, ἐπειδὰν μετρίως
ἔχει θερμότητος λείπων σῶμα φύσει. τοῖς μὲν γὰρ ψυχροτέ-
ροις ψυχροτέρα τοῦ παντὸς σώματος ἡ αἴσθησις ἕπεται, τοῖς
δὲ θερμοτέροις θερμοτέρα, καὶ τοῖς μὲν κατὰ τὰς φλέβας
ἠθροισμένοις χυμοῖς ὄγκος καὶ διάθεσις τῶν ἀγγείων, τοῖς
δ᾽ ἐν τῇ σαρκὶ, κατ᾽ ἐκείνην ἡ αἴσθησις ἤτοι τοῦ βάρους ἢ
τῆς τάσεως, ὥσπερ γε καὶ θερμότητος. αἱ δὲ τῶν διοικουσῶν
ἡμᾶς δυνάμεων ἀρρωστίαι τε καὶ ῥῶμαι ταῖς οἰκείαις ἐνερ-
γείαις ἐδείχθησαν κρινό[435]μεναι, προαιρετικαῖς μὲν κατὰ

omnia autem haec num gracilior aut craffior evaferit. Sane
utriusque plenitudinis quantitas ex propriorum fignorum
magnitudine definietur. Quanto enim gravior fibi homo vide-
tur, tantum et plenitudinem quoad vires creviffe conftat. Ad
eundem modum quantum auctus fuerit tenfionis fenfus, tan-
tum et alteram inauctam plenitudinem, quam a quibusdam
κατὰ τὸ ἔγχυμα vocari diximus. At utriusque plenitudinis
qualitatem partim ex coloribus agnofces, memor colorem
humorum effe, fiquidem modice a colore frigoreque externo
affectum totum corpus fuerit, partim ex iis, quae humorum
naturae conjuncta funt. Etenim calidiores calidior totius
corporis fenfus fequitur, frigidiores vero frigidior: tum eos
qui in venis quidem acervantur humores, tumor, vaforum-
que diftenfio: qui vero in carne, fenfus in ea aut gravitatis
aut tenfionis, ficut certe et caliditatis. Porro difpenfantium
nos facultatum infirmitatem ac robur propriis indicari fun-
ctionibus oftendimus: arbitrariis quidem ea quae in nervis

Ed. Chart. X. [435.]   Ed. Baf. IV. (20.)

τὰ νεῦρα καὶ τὴν τούτων ἀρχὴν τὸν ἐγκέφαλον, ταῖς δὲ κατὰ
τοὺς σφυγμοὺς κατὰ τὰς ἀρτηρίας τε καὶ τὴν καρδίαν, τῇ δὲ
κατ᾽ εὐτροφίαν τε καὶ ἀτροφίαν εὐχροιάν τε καὶ ἄχροιαν ἡ
τρίτη δύναμις ἡ θρεπτικὴ, ἢν ἐξ ἥπατος ὁρμᾶσθαι ἐδείκνυεν
τὴν διάγνωσιν ἐλάμβανεν. ὅταν οὖν ἐπὶ τοῖς τοῦ πλήθους
σημείοις αἱ δυνάμεις ἐῤῥωμέναι τυγχάνουσιν οὖσαι, φλεβοτο-
μήσεις δηλονότι κατὰ μὲν τὴν τονώδη διάθεσιν οὐδὲν ἐπιδιο-
ριζόμενος, ἔτι δὲ μᾶλλον οὐδὲ κατὰ τὴν φλεγμονώδη. τοῦ
δὲ βαρύνοντος πλήθους ἐνοχλοῦντος οὐ πάντως αἵματος
ἀφαιρετέον. ἐνδέχεται γὰρ ὠμὸν ἠθροῖσθαι κατὰ τὸ σῶμα
χυμὸν, ἐφ᾽ οὗ προσέχειν ἀκριβῶς χρὴ μέχρι πόσου μὲν ἡ
δύναμις ἔῤῥωται, μέχρι δὲ πόσου αὐτὸς ὁ χυμὸς ἔφυ. προκα-
ταλυθεῖσα γὰρ ὑπὸ τῶν τοιούτων διαθέσεων ἡ δύναμις ἐν
ταῖς φλεβοτομίας εἴωθε καταπίπτειν ἐς ἔσχατον, ὡς μηκέτ᾽
αὐτὴν ἀνακτήσασθαι δυνηθῆναι. τούτου δὲ γενομένου κίν-
δυνος οὐ σμικρὸς ἕπεται, μάλισθ᾽ ὅταν ἐπιπέσῃ πυρετὸς ἐν
καταστάσει θερινῇ στομάχου μοχθηρῶς ἔχοντος, ἢ τοῦ σώμα-
τος ὅλου μαλακοῦ τε φύσει καὶ ὑγροῦ τὴν κρᾶσιν ὄντος.

et horum principio cerebro: pulfativis autem ea quae in
arteriis et corde: at a functione, quae in bona editur nutri-
tione, aut nutritione abolita, tum colore bono aut malo, ter-
tia facultas, nempe nutrix, quam a jecore proficifci demon-
ftravimus, agnitionem fortita eft. Ubi ergo extantibus pleni-
tudinis fignis valentes facultates fuerint, venam incides, vi-
delicet fi tenfiva quidem fit affectio, nullo difcrimine magis-
que etiam in phlegmonode: fin infefta fit degravans plenitu-
do, haud femper fanguinis molienda detractio eft: fieri enim
poteft ut crudus per corpus collectus fit fuccus. In quo ad-
vertendum diligenter eft quantum valeat robuftaque fit vir-
tus, quantum humor ipfe fit refrigeratus: nam exoluta ab
id genus affectibus virtus, adhibita fanguinis miffione, in ex-
tremum malum recidere folet, ut nequaquam poftea reftitui
poffit. Quod ubi evenit, periculum non leve confequitur,
potiffimum fi febris accedat ftatu aeftivo, ftomachoque male
affecto, aut toto adeo corpore natura molli et temperie hu-

διαφοροῦνται γὰρ οἱ τοιοῦτοι συγκόπτονταί τε τάχιστα, κἂν
μὴ μέγας αὐτοῖς ἐπιπέσῃ πυρετός. εἰ δὲ μηδὲν εἴη τούτων,
ἀλλ᾽ ὁ χειμὼν ἢ τὸ χωρίον ὑπάρχει φύσει ψυχρὸν, ἥ τε φύσις
τἀνθρώπου ψυχροτέρα, καταψύχονταί τε δεινῶς ὅλον τὸ
σῶμα φλεβοτομηθέντες, ἐμπίπτει τέ τινα τῶν διὰ κατάψυξιν
ἰσχυρὰν ἑπομένων συμπτωμάτων. τοὺς οὕτω διακειμένους
οὐ προσήκει διὰ φλεβοτομίας κενοῦν, ἀλλὰ τρίψεσί τε καὶ
χρίσμασι μετρίως θερμαίνουσι καὶ πόμασι τέμνουσι τὸ πάχος
τῶν χυμῶν καὶ θερμαίνουσι μετρίως. ὅσα γὰρ σφοδρῶς θερ-
μαίνει καταλύει τὴν δύναμιν ἀθροότερον, ὡς μηκέτι ἐξαρκεῖν
τῇ θεραπείᾳ. πολλάκις δὲ καὶ τὸν πυρετὸν συνηύξησεν, ὥστε
κἀντεῦθεν βλάβην γίνεσθαι τῇ δυνάμει. διὸ δὲ τῶν τεμνόντων
τὸ πάχος χυμῶν, ἐδεσμάτων τε καὶ πομάτων ἡ κατὰ τὸ θερ-
μαίνειν δύναμις ἔστω μετρία.
        Κεφ. ζ´. Ὅσοι δὲ αἷμα πτύσαντες ἐθεραπεύθησαν
μὲν τῷ παραυτίκα, τοιαύτην δὲ ἔχουσι κατασκευὴν, ἐν τοῖς
κατὰ θώρακά τε καὶ πνεύμονα μορίοις, ὡς εἰ βραχὺ πλέον

mido: ejusmodi enim hominibus multa accidit per halitum
digeftio repentinaque fyncopa, etiam fi febris haud magna
invadat. Si vero horum nihil fit, caeterum hiems fuerit
regiove natura frigida, tum natura quoque hominis frigidior
iis per fanguinis miſſionem et totum corpus graviter refrige-
ratur, et accidunt nonnulla quae ad gravem fequuntur re-
frigerationem fymptomata. Quocirca qui fic affecti funt,
eos fanguinis miſſione vacuare non convenit, fed frictioni-
bus, mediocriterque excalfacientibus unctionibus, tum po-
tionibus humorum craſſitudinem incidentibus, ac modice cal-
facientibus. Nam quae valenter calfaciunt, nimis fubito vi-
res dejiciunt, ut in reliquam curationem non fufficiant:
faepe etiam febrem auxere: itaque et inde viribus noxa ob-
venit. Quapropter humorum incidentes craſſitudinem tum
cibi tum potus mediocris funto in excalfaciendo facultatis.
    Cap. VII. Porro qui fanguine ex pectore rejecto in
praefens quidem curati, caeterum eam fortiti funt corporis
ſtructuram in thoracis pulmonisque partibus, ut vel pauculo

ἀθροισθῇ θέλοι τὸ αἷμα, πάλιν αὐτοῖς ἤτοι γ᾽ ἀναστομωθῆ-
ναί τι τῶν ἀγγείων ἢ ῥαγῆναι, τούτους εἰ καὶ μηδὲν εἴη κατὰ
τὸ σῶμα μηδέπω σύμπτωμα, φλεβοτομεῖν χρὴ κατὰ τὴν ἀρχὴν
τοῦ ἦρος. ὡσαύτως δὲ καὶ τοὺς εἰς ἐπιληπτικὰ πάθη ῥᾳδίως
ἐμπίπτοντος ἢ ἀποπληκτικούς. κατὰ δὲ τὸν αὐτὸν τρόπον,
εἰ καί τισι τῶν ἄλλων νοσημάτων εὐάλωτον εἰδείημεν εἶναι
τὸν ἄνθρωπον, οἷον ἤτοι περιπνευμονικοῖς ἢ πλευριτικοῖς ἢ
συναγχικοῖς, ἄμεινον φθάνειν φλεβοτομοῦντας μὴ περιμένον-
τας φανῆναί τι σύμπτωμα πλήθους ἐναργές. ὡσαύτως δὲ καὶ
οἷς αἱμοῤῥοΐδες ἐπέσχηνται, καὶ μάλιστα εἰ μελαγχολικώτεροι
φαίνονται. καὶ ὅσοι δὲ καθ᾽ ἕκαστον ἔτος ἐν θέρει νοσοῦσιν
νοσήματα πληθωρικὰ, καὶ τούτους χρὴ κενοῦν εἰσβάλλοντος
ἦρος. ὡσαύτως καὶ ὅσοι κατ᾽ αὐτὸ τὸ ἔαρ [436] ἁλίσκονται
τοῖς τοιούτοις, ἔνιοι ὀφθαλμοὺς ἔχοντες ἀσθενεῖς, ἢ τοῖς
ὀνομαζομένοις σκοτωματικοῖς πάθεσιν εὐάλωτοι καὶ αὐτοὶ
κατὰ τὴν ἀρχὴν τοῦ ἦρος δέονται κενοῦσθαι, προσδιασκεψα-
μένων ἡμῶν ὁποῖόν τι τὸ ἀθροιζόμενον αὐτοῖς εἴη. τινὲς
μὲν γὰρ τὸν πικρόχολον ἀθροίζουσι χυμὸν πλέονα τῶν ἄλλων,

plus collecto ſanguine protinus, aut vaſis alicujus oſculum
referetur aut ipſum rumpatur: iis etiam ſi nullum in cor-
pore etiam dum ſymptoma extiterit, ineunte tamen vere ſan-
guinem mittere oportet. Similiter qui prompte morbum
comitialem aut apoplexiam incurrunt. Ad eundem modum
ſi aliorum morborum cuipiam obnoxium eſſe hominem co-
gnoverimus, puta peripneumoniae, pleuritidi, anginae, com-
mittendum non eſt ut expectemus dum aliquod evidens ple-
nitudinis ſymptoma appareat, ſed antevertere ſanguinis de-
tractione praeſtat. Eodem modo quibus haemorrhoides re-
tentae ſunt, potiſſimum ſi natura ſint atrabilaria. Quique
quotannis aeſtate plethoricis morbis corripi aſſolent, et hos
quoque veris initio vacuare expedit. Eadem ratione et qui
ipſo etiam vere illius modi malis vexantur. Sunt autem qui-
dam oculis imbecillioribus aut ſcotomaticis, quas vocant,
hoc eſt vertiginoſis obnoxii paſſionibus, qui et ipſi principio
veris inaniri poſcunt. Sed illud prius videndum, quid ſit
quod in illis acervetur. Siquidem nonnullis amara bilis

τινὲς τὸν μελαγχολικὸν ἢ φλεγματικὸν, ἔνιοι δὲ ὁμοτίμως
ἅπαντας ἐφ᾽ ὧν αἷμα πλεονάζειν λέγεται. τούτους οὖν
ἅπαντας κενώσεις; ὥσπερ καὶ τοὺς ποδαγρικούς τε καὶ ἀρθρι-
τικούς ἐν ἀρχῇ τοῦ ἦρος, ἀλλ᾽ ἤτοι φαρμακεύων ἢ φλεβοτο-
μῶν. ἐγὼ γοῦν πολλοὺς ἐτῶν ἤδη τριῶν καὶ τεττάρων ἐνο-
χλουμένους ἐκ διαλειμμάτων ἀλγήμασι ποδῶν ἰασάμην, ἤτοι
καθαίρων τὸν πλεονάζοντα χυμὸν ἐν ἀρχῇ τοῦ ἦρος ἢ αἵματος
ἀφαιρῶν. εὔδηλον δ᾽ ὅτι καὶ μέτριοι τινὲς οἱ τοιοῦτοι κατὰ
τὴν ὅλην εἰσὶ δίαιταν, ὡς τούς γε ἀκολάστους οἰνόφλυγάς τε
καὶ γαστριμάργους οὐδὲν ὀνήσεις μέγα, φαρμακεύων ἢ φλεβο-
τομῶν. ἀθροίζουσι γὰρ ἐν τάχει πλῆθος ὠμῶν χυμῶν, ἀκο-
λάστως διαιτώμενοι. τούτους μὲν οὐδὲ ἐπιχειρεῖν χρὴ θερα-
πεύειν, ὅπη δ᾽ εὐπειθεῖς εἰσὶν ὀνήσεις αὐτοὺς μέγιστα κατὰ
τὴν ἀρχὴν τοῦ ἦρος, προκενώσας μὲν πρῶτον, ἐφεξῆς. δ᾽ ἐπὶ
γυμνάσια καὶ δίαιταν ὑγιεινὴν ἀναγαγών. ἃ δ᾽ ἐπὶ τούτων
εἴρηκα, ταῦτά σοι νόμιζε καὶ περὶ πάντων εἰρῆσθαι τῶν
ἐπιτηδείων ἁλίσκεσθαι πάθεσιν οἷς ἀρτίως εἶπον, οἷον ἐπι-

fuccus plus caeteris colligitur, quibusdam bilis atrae aut
pituitae, aliis ex aequo omnes in quibus fanguis abundar?
dicitur. Hos ergo omnes vacuabis. Sicut etiam podagri-
cos et arthriticos veris principio, exhibito videlicet aut
medicamento purgante aut fanguinis diminutione. Equi-
dem complures ipfe fanavi, qui tribus quatuorve annis per
intervalla pedum laboraffent doloribus, exundante humore
veris initio expurgato aut fanguine diminuto. Caeterum
id neminem latere puto, illos in omni deinceps victus vitae-
que ratione agere moderatos. Nam intemperantes vinofos-
que ac ventri gulaeque deditos neque purgatione neque
fanguinis miffione magnopere adjuveris, nam per vitae in-
temperantiam crudorum humorum copiam ociffime colli-
gunt: verum his ne manum quidem admovere tentandum
eft. Eis vero qui praeceptis falutaribus obfequentur, fum-
mopere profueris, fi principio veris primum quidem eva-
cuaris, deinde autem ad exercitia victusque rationem falu-
brem deinceps perduxeris. Quae de iftis dixi, haec tibi di-
cta putato et de omnibus, qui morbis iis quos modo dice-

Ed. Chart. X. [436.]　　　　　　　　Ed. Baf. IV. (20.)
ληπτικοῖς, ἢ ἀποπληκτικοῖς, ἢ σκοτωματικοῖς, ἢ αἱμοπτοϊ
κοῖς, ἢ μελαγχολικοῖς.

Κεφ. ή. Οὐ μόνον δὲ πλήθους ὄντος, ἢ τοῦ πρὸς
τὴν δύναμιν ἢ τοῦ κατὰ τὸ καλούμενον ἔγχυμα, φλεβοτομία
μεγάλως ὀνίνησιν, ἀλλὰ καὶ χωρὶς πλήθους ἀρχομένην φλεγ
μονὴν, ἤτοι διὰ πληγὴν ἢ ὀδύνην ἢ ἀτονίαν μορίων. ἤ τε
γὰρ ὀδύνη πρὸς αὐτὴν ἐπισπᾶται τὸ αἷμα καὶ πολλάκις ἀτο
νία μορίων ἐργάζεται φλεγμονὴν ἄνευ τοῦ καθ᾽ ὅλον τὸ σῶμα
πλήθους. ἐδείχθη γὰρ ἐν τοῖς τῶν φυσικῶν δυνάμεων ὑπο
μνήμασιν, ὅταν ἀσθενὲς ᾖ φύσει μόριον, ἑτοίμως βαρυνόμενον,
εἰ καὶ βραχὺ πλεῖον ἀθροισθείη ποτὲ ἐν αὐτῷ περίττωμα. καὶ
μέντοι καὶ ὅτι δύναμιν ἔχει πᾶν μόριον ὥσπερ ἑλκτικὴν
τῶν οἰκείων, οὕτω καὶ τῶν ἀλλοτρίων ἀποκριτικὴν, ὅτι τε
διττὸν εἴη τὸ ἀλλότριον, ἕτερον μὲν τῷ ποσῷ, τῷ ποιῷ δ᾽
ἄλλο. διὸ κἂν μὴ βαρύνοιτό τι μόριον ὑπὸ τῶν καθ᾽ ἑαυτὸ
χυμῶν, ἴσχει δέ τινα περιττώματα κατὰ τὴν ποιότητα παρὰ
φύσιν, ἐπὶ τὴν ἀπόκρισιν αὐτῶν ὁρμᾶν διὰ τῶν ἐν αὐτῷ
φλεβῶν ὥσπερ δι᾽ ὀχετῶν, ἀλλ᾽ εἴθ᾽ αἷμα μοχθηρὸν εἴη τὸ

bam capi funt apti, nempe aut comitiali, aut apoplexia, aut
vertigine, aut fanguinis rejectione, aut melancholicis.

Cap. VIII .Porro non folum ubi adeft plenitudo, five
ea ut ad vires fit, five ut κατὰ τὸ ἔγχυμα, mirifice prodeft
venae fectio, verum etiam citra plenitudinem initio phlegmones, quae aut propter ictum aut propter dolorem aut
partium debilitatem provenit: quippe quum dolor fanguinem ad fe trahat et faepe et partium debilitas phlegmonem,
absque ut in corpore plenitudo fit, procreet: oftenfum eft
enim in virtutum naturalium commentariis, infirmam natura
partem prompte gravari, fi vel paulo plus acervetur aliquando in ea excrementi: quin etiam quod pars quaelibet vim
poffideat, ficut familiarium attractricem, ita quoque alienorum excretricem: tum quod duplex fit alienum, alterum
quantitate, alterum qualitate: itaque partem quamvis, quae
licet ab humoribus in fe contentis non gravetur, tamen excrementa quaedam habeat in qualitate praeter naturam, ad
eorum excretionem per venas inibi fitas tanquam per cales

Ed. Chart. X. [436. 437.] Ed. Baf. IV. (20. 21.)
ὠθούμενον, εἴτ᾽ ἄλλος χυμός, ἀνάγκη μὲν εἴς τι τῶν πλησίον
ἀφικέσθαι μορίων αὐτόν. ἐν ἐκείνῳ δὲ δυοῖν θάτερον, ἢ
πεφθέντα ἢ καὶ διαφθαρέντα, μηκέτ᾽ εἰς ἄλλο μεταρυῆναι
τρίτον, ἢ μηδετέρου τῶν εἰρημένων τυχόντα πάλιν ἐκ τοῦ
δευτέρου μορίου μεταρεῖν εἰς ἕτερον, εἴτ᾽ ἐξ ἐκείνου πάλιν εἰς
ἄλλο. καὶ τοῦτο μὴ παύεσθαι γιγνόμενον, ἄχρις ἂν εἴς τι
κατασκήψῃ τοιοῦτον, ὃ μηκέτ᾽ εἰς ἄλλο διώσασθαι δύναται
τὸ [437] πλεονάζον ἐν ἑαυτῷ. συμβαίνει δὲ τοῦτο τῶν μο-
ρίων ἐκείνοις ὅσα τὴν ἀποκριτικὴν δύναμιν ἀσθενεστέραν ἔχει
τῶν πλησιαζόντων ἁπάντων. οὐκέτι γὰρ ἀπώσασθαι τὸ
λυποῦν εἰς ἐκεῖνα δύναται τὰ μὴ παραδεχόμενα, διὰ τὴν ἐν
αὑτοῖς ἰσχύν. ἐδείχθη γοῦν καὶ τοῦτο ἡμῖν δι᾽ ἐκείνων τῶν
ὑπομνημάτων, ὡς οὐ μόνον ὠθεῖ τὸ περιττὸν ἕκαστον τῶν
μορίων εἰς τὸ πλησιάζον, ἀλλὰ (21) καὶ ὅτι δέχεται μὲν,
πολλάκις δ᾽ ἀντιπέμπει καὶ ἀντωθεῖ μὴ παραδεχόμενον εἰς
ἑαυτὰ, κἂν τούτῳ τὸ ἰσχυρότερον ἐκράτησε. διὸ καὶ τὰ πάν-
των ἀσθενέστερα μόρια πρῶτα τοῖς περιττωματικοῖς ἁλίσκε-
ται νοσήμασιν. ἐκ τοιούτου δέ τινος τρόπου καὶ τὰς καλου-

infurgere. Porro fi quod propellitur, pravus fit fanguis, five
alius quivis fuccus, ad propinquam primum veniat partem
neceffe eft: ubi rurfum duorum alterum eveniet, aut enim
concoctus aut corruptus in aliam tertiam haud transfluet:
aut fi neutrum affequatur, denuo ex parte fecunda in aliam
labetur, atque iterum ex illa in aliam: neque ceffabit quoad
in talem quampiam illabatur, quae amplius ex fe propel-
lere quod in ipfa redundat nequeat. Accidit autem id illis
partibus, quae vim excretricem vicinis omnibus imbecillio-
rem obtinent: fi quidem haud etiam in illas, quae prae vi-
rium robore non admittant, repellere quod moleftum eft
valent. Nam et hoc quoque nobis in illis monftratum eft
commentariis, quod non folum pars quaelibet recrementum
in vicinam protrudat, verum quod et recipiat quidem, fed
contra faepe remittat et contra repellat, in fefe haud ad-
mittens: quo in certamine victoria potitur validior. Qua-
propter partes infirmiores omnium primae excrementitiis
morbis corripiuntur. Hujusmodi quapiam ratione rheumati-

μένας ῥευματικὰς διαθέσεις ἴσθι γιγνομένας, ἀσθενοῦς μὲν
ὅλου τοῦ σώματος ὄντος, ὅπερ ἕν τι τῶν τῆς καχεξίας εἶδός
ἐστιν, εἰωθότων τῶν κυρίων αὐτοῦ μορίων βαρύνεσθαι, κἂν
ὀλίγον ἐν αὐτοῖς ἐστὶ τὸ αἷμα, διωθούμενόν τε τοῦτο πρὸς
τὰ κατὰ τὸ δέρμα μέρη τὰ σαρκώδη, καὶ μᾶλλόν γε εἰς τοὺς
ἀδένας ἐπιτηδείους ὄντας ὑποδέχεσθαι τὸ περιττὸν, διά τε
τὸ χαῦνον τῆς οὐσίας καὶ ὅτι τῶν ἄλλων μορίων ἀσθενεστά-
τας ἔχουσι τὰς φυσικὰς δυνάμεις, ὥσπερ γε καὶ ἡ πιμελή.
τεττάρων γὰρ αὐτῶν οὐσῶν, ὡς ἐδείχθη, πρώτης μὲν τῆς
ἑλκτικῆς, δευτέρας δὲ καθεκτικῆς καὶ τρίτης τῆς ἀποκριτικῆς,
καὶ τετάρτης τῆς ἀλλοιωτικῆς, τὰς μὲν ἄλλας τρεῖς ἀσθενε-
στάτας ἔχουσιν οἱ ἀδένες καὶ αἱ σάρκες, τὴν ἀλλοιωτικὴν δὲ
μόνην οὐ πολλῷ μείω τῶν ἄλλων μορίων. ἐφεξῆς δὲ τοῖς
ἀδένεσιν ὁ πνεύμων ἐστὶν ἑτοιμότατος δέξασθαι ῥεῦμα. καὶ
γὰρ οὗτος ἀσθενεῖς τε τὰς τρεῖς ἔχει δυνάμεις καὶ τὸ σῶμα
χαῦνον. εἶθ᾽ ἑξῆς ὁ σπλήν. ὁ δ᾽ ἐγκέφαλος ὅμοιος μὲν τού-
τοις ἢ καὶ μᾶλλον ἐπιτήδειος δέξασθαι ῥεῦμα. πλεονεκτεῖ
δ᾽ αὐτῶν ἐκ τῆς κατασκευῆς εἰς ἀπόκρισιν ἑτοίμης οὔσης ὧν

cos vocatos affectus provenire fcito, toto videlicet corpore
infirmo, quae una eſt mali habitus fpecies: principibus vero
illius partibus, paulum licet infit ipfis fanguinis, gravari ta-
men folitis, eumque ad carnofas cutis partes protrudentibus
potiſſimumque ad adenas excipiendis recrementis idoneos,
tum ob fubſtantiae laxitatem, tum quia omnium partium
minime robuſtas habeant naturales virtutes, ficut et pingue-
do. Nam quum quatuor eae fint, ut oftenfum eſt, prima at-
tractrix, fecunda retentrix, tertia excretrix et quarta altera-
trix, alias quidem tres imbecillimas, adenes carnesque obti-
nent: at unam alteratricem haud ita multo caeteris partibus
minorem. Poft adenas fequitur pulmo, fluxioni recipiendae
promptiſſimus. Nam et hic tres facultates infirmas poſſidet et
corpus ipfum laxum. Deinde eft lien. Porro cerebrum aut
perinde ut illi aut etiam plus excipiendo fluxu eft habile:
caeterum hoc illis potius eft, quod conſtructionem habeat re-
jiciendis iis quae accepit promptiſſimam: habet enim in-

Ed. Chart. X. [437.]   Ed. Baf. IV. (21.)

ὑπεδέξατο. κοιλίας μὲν γὰρ ἔχει μεγάλας κατάντεσι πόροις
ἐκκενουμένας. οἷς ἂν οὖν φύσει ῥωμαλεώτερος ᾖ τοῦ σαρ-
κώδους γένους ὁ πνεύμων τε καὶ ὁ σπλὴν καὶ ὁ ἐγκέφαλος,
ἐπὶ τούτων εἰς τοὺς ἀδένας καὶ τὰς σάρκας ἀφικνεῖται τὰ
ῥεύματα καὶ τοῦ σώματος ἕξεως ὅλης ἀσθενούσης, ὡς ἐπὶ
τῶν ῥευματικῶν ἐστι διαθέσεων. εἰκότως τοιγαροῦν ἡ θε-
ραπεία τούτων οὐ κένωσιν ἔχει τὸν σκοπὸν, ἀλλὰ τοῦ
παντὸς σώματος τὴν ῥῶσιν. ᾖ γε μὴν ἀρχὴ τῆς θεραπείας
ἀπὸ φλεβοτομίας αὐτοῖς γίγνεται. μοχθηρῶν δὲ τῇ ποιότητι
τῶν περιττωμάτων ὄντων καὶ κάθαρσιν παραλαμβάνομεν
ἐφ᾿ ὧν μάλιστα σωμάτων οὐδετέρου πλήθους ἀναμένειν
χρὴ τὸ οἰκεῖον σύμπτωμα, βάρος μὲν τοῦ πρὸς τὴν δύνα-
μιν, τάσιν δὲ τοῦ κατὰ τὸ ἔγχυμα. κατὰ δὲ τὸν αὐτὸν
λόγον ἐπὶ τῶν πληγέντων τι μορίων ἀξιολόγως, ἥτε ἄλλως
ὁπωσοῦν ἀρχομένην ἐχόντων φλεγμονὴν, ἐπειδὰν μεγάλην
αὐτὴν ἔσεσθαι προσδοκήσωμεν, ἀπὸ κενώσεως ἀρχόμεθα τῆς
θεραπείας ἢ καθαίροντες ἢ φλεβοτομοῦντες ὁποτέραν
κρίνομεν ἀμείνω κένωσιν ἔσεσθαι.

gentes ventriculos, qui pronis meatibus evacuantur. Quibus
ergo carnofo genere pulmo, lien ac cerebrum natura robu-
ftiora funt, in iis ad adenas et carnes fluxiones perveni-
unt, ubi totus nimirum habitus infirmus fuerit, velut in
rheumaticis affectibus accidere folet. Merito ergo his curan-
dis fcopus eft non evacuatio, fed corporis totius roboratio,
quamquam tamen curationis initium illis a miffo oriatur fan-
guine: ac fi excrementa pravam etiam qualitatem habuerint,
una adhibeatur purgatio: in quibus maxime corporibus neu-
trius proprium expectandum plenitudinis fymptoma eft, puta
gravitas quidem ejus, quae ut ad vires eft, tenfio vero ejus,
quae ut κατὰ τὸ ἔγχυμα. Eadem ratione in iis quibus pars
quaepiam graviter icta eft, aut utcunque aliter incipientem
habet phlegmonem, eam fi magnam fore fufpicamur, curatio-
nem ab inanitione aufpicamur, aut purgatorio medicamine
exhibito, aut vena incifa, prout nimirum alterum altero ma-
gis convenire judicamus.

Κεφ. θ'. Καλῶς οὖν ἐν τοῖς προκειμένοις τῶν περὶ
διαίτης ὀξέων παρῄνηται φλεβοτομεῖν ἡμᾶς, ὅταν ᾖ μέγα τὸ
νόσημα καὶ ἀκμάζῃ [ἡ νόσος, ἢ] ὁ νοσῶν καὶ ῥώμη παρῇ. καὶ
κακῶς ὁ Μηνόδοτος ἐπὶ τῇ καλουμένῃ πληθωρικῇ συνδρομῇ
μόνῃ τὰς [438] φλεβοτομίας λέγει τετηρῆσθαι. τοὐναντίον
γὰρ ἅπαν οἱ σκοποὶ τῆς φλεβοτομίας οὐ περιλαμβάνουσι,
πρῶτον ἐν αὐτοῖς τὸ πλῆθος, ἀλλὰ τὴν ὑποψίαν τοῦ γενομέ-
νου πάθους. εἰ γὰρ ἔσεσθαι φαίνοιτο μέγα, φλεβοτομήσομεν
πάντως, κἂν μηδὲν ᾖ τῶν τοῦ πλήθους γνωρισμάτων, ἐπισκο-
ποῦντες ἡλικίαν τε καὶ χώραν καὶ δύναμιν, ἃ μόνα φαίνεται
κἂν τοῖς προκειμένοις τῶν περὶ διαίτης εἰρημένα. τὸν μὲν
γὰρ ἀκμάζοντα διὰ τὰ παιδία καὶ τοὺς γέροντας εἰς διορι-
σμὸν παρέλαβεν. οἱ πρῶτοι δ' εἰσὶ καὶ κυριώτατοι σκοποὶ
τῆς φλεβοτομίας μέγεθος νοσήματος καὶ ῥώμη τοῦ κάμνοντος,
καὶ ταύτην χρὴ πρώτην λέγειν εἶναι συνδρομὴν, οὐ τὴν
πληθωρικὴν, ἐφ' ᾗ τετήρηται φλεβοτομία. περιέχεται γὰρ ἐν
αὐτῇ κἀκείνη τὸ μέγεθος αὐξάνουσα τοῦ νοσήματος. οὐ
μόνον γὰρ ὅταν ἤδη παρῇ τὸ μέγα νόσημα, φλεβοτομίας και-

Cap. IX. Recte ergo admonemur in iis quae ad-
jecta funt libro de victus ratione acutorum, fanguinem mit-
tere, fi magnus fit morbus et aeger florenti fit aetate robur-
que adfit. Perperamque Menodotus in fola fyndrome ple-
thorica fervari venae fectionem inquit. Contra enim pror-
fum fanguinis mittendi fcopi primum in fe plenitudinem
non comprehendunt, fed *fientis* paffionis fufpicionem. Nam
fi eam magnam fore apparet, omnino fanguinem mittemus,
etiamfi nulla exiftat plenitudinis nota, tantum infpecta aeta-
te, viribus et regione, quae fola in iis quae adjecta funt li-
bro de ratione victus recenferi confpiciuntur. Vigentes
enim aetate propter pueros et fenes in diftinctionem affum-
pfit. Caeterum primi principesque mittendi fanguinis fcopi
funt morbi magnitudo et laborantis robur: et hanc effe
primam dicendum eft fyndromen non plethoricam, in qua
fervata fit fanguinis miffio: in illa enim et haec comprehen-
ditur, ut quae morbi magnitudinem adaugeat. Quippe non
folum ubi jam adfit morbus gravis fanguinis detrahendi

278 ΓΑΛΗΝΟΥ ΠΕΡΙ ΦΛΕΒΟΤΟΜΙΑΣ

Ed. Chart. X. [438.]   Ed. Baf. IV. (21.)

ρός, ἀλλὰ κἀπειδὰν ἐπίδοξον ἔσεσθαι. φθάνει γὰρ ἡ παίδευ-
σις ἣν Ἱπποκράτης εἶπε διδάσκων ἡμᾶς, ὅσα παρόντων ἤδη
τῶν νοσημάτων ὀρθῶς ἂν πράξαιμεν, ἄμεινον εἶναι ταῦτα
κατὰ τὰς ἀρχὰς αὐτῶν ἢ μελλόντων ἄρχεσθαι φθάνειν
ποιοῦντας. ὥστε τοὺς εἰρημένους σκοποὺς ἐπὶ τοὺς ὑγιαίνον-
τας ἔστι μεταφέρεσθαι. καὶ γὰρ καὶ τούτους φλεβοτομήσεις
ἐπιδόξους γενομένους ἁλώσεσθαι μεγάλῳ νοσήματι, πρός τε
τὴν ἡλικίαν ἀποβλέπων καὶ τὴν ῥώμην. εἰ γὰρ ἐπιτήδειός τις
ἐν νοσήματι γενέσθαι μεγάλῳ, κἂν μηδὲν μηδέπω κατὰ τὸ
σῶμα παρῇ σύμπτωμα, φλεβοτομεῖν ἀξιοῦμεν. ἀρκεῖ γὰρ τὴν
ἡλικίαν ἐπισκέψασθαι μετὰ τῆς δυνάμεως, ὥστε τρία τὰ
συνέχοντα τὴν διάγνωσιν εἶναι, μέγεθος νοσήματος, ἤτοι
παρὸν ἢ προσδοκώμενον, καὶ ἡλικίαν ἀκμάζοντος καὶ ῥώμην
δυνάμεως. ἴσως δὲ μόνον ἀμελέστερον ἑρμηνεύεσθαι δόξει τὸ
τῆς ἡλικίας ἐν τοῖς προκειμένοις, ἐν τῷ περὶ διαίτης ὀξέων.
οὐ γὰρ τὴν τῶν ἀκμαζόντων εἰρῆσθαι μόνον ὀρθῶς ἔχει,
ἀλλὰ καὶ τὴν πρὸ αὐτῆς καὶ μετ᾽ αὐτήν, ὡς δύο μόνας ἐξαι-
ρεῖσθαι τοῦ διορισμοῦ, τήν τε τῶν παίδων καὶ τὴν τῶν γε-

tempus eſt, ſed ubi futurum ſuſpicamur. Antevertit enim
Hippocratis doctrina, qua nos docet quaecunque morbis jam
praeſentibus recte perageremus, melius eſſe ut ipſa mor-
bis incipientibus aut imminentibus autevertendo faciamus.
Quare et propoſitos ſcopos ad ſanos transferre liceat. Siqui-
dem et his ſanguinem mittere expedit, ubi nimirum magni
alicujus morbi metus imminet, ratione habita et aetatis et
virium. Nam ſi quis ut magnum incurrat morbum ſit habi-
lis, licet nullum etiam corpore ſymptoma acciderit, venam
tamen ſecandam cenſemus. Satis eſt enim aetatem et vires
inſpexiſſe. Itaque tria ſunt quae agnitionem continent, morbi
magnitudo aut praeſens aut imminens, aetas florens, et
virium robur. Forte vero negligentius in iis, quam adjecta
ſunt libro de victus ratione acutorum, expoſita videri poſſit
una aetatis particula. Nec enim florentem duntaxat dixiſſe
recte habet, ſed addenda eſt et quae illam praecedit et quae
ſequitur, uti videlicet duae tantum diſtinctioni eximantur,

Ed. Chart. X. [438.]   Ed. Baf. IV. (21.)

ρόντων. ἀλλ᾽ ἡ μὲν τῶν γερόντων ἐν τῷ τῆς δυνάμεως
λόγῳ περιέχεσθαι δύναται. ῥώμη γὰρ οὐδενὶ τῶν κατ᾽ αὐ-
τὴν τὴν ἡλικίαν ἐστίν. ἐνίοις δὲ τῶν ἰατρῶν οὐδὲ τοῖς
παισὶν ἔδοξεν ὑπάρχειν ῥώμην κακῶς ἐγνωκόσιν, ὡς ἐν ἑτέ-
ροις ἐπιδέδεικταί μοι. φλεβοτομήσομεν οὖν, εἰ μέγα τὸ
νόσημα προσδοκοίημεν εἶναι, ἢ παρὸν ἤδη θεωροίημεν ἢ ἀρ-
χόμενον, ἐπισκεψάμενοι τὴν ῥώμην τῆς δυνάμεως, ἐξελοῦντες
τοῦ λόγου μόνα τὰ παιδία, καὶ φήσομεν ἐλλειπέστερον εἰρῆ-
σθαι τὴν ἀπὸ τῆς ἡλικίας διάγνωσιν ὑπὸ τοῦ γράψαντος τὰ
προκείμενα τῷ περὶ διαίτης ὀξέων. ἀρκοῦσι γὰρ οὗτοι μόνοι
σκοποὶ πρὸς φλεβοτομίαν. οὐδὲ γὰρ ὁπότε πλῆθος ὠμῶν
χυμῶν ἤθροισται τοιοῦτον, ὡς κελεύεσθαι φλεβοτομεῖν, ὁ
λόγος ἐλέγχεται. ῥώμη γὰρ τούτοις δυνάμεως οὐ πάρεστι.
καὶ αὐτό γε τοῦτ᾽ ἐστὶ γνώρισμα τοῦ μὴ δύνασθαι φλεβοτο-
μίαν ἐνεγκεῖν αὐτοὺς, ὅταν ἅμα τῷ χρώματι τοῦ παντὸς
σώματος ἐμπεπτωκότι τοῦ δηλοῦντος αἷμα πλεονάζειν, ὁ
σφυγμὸς ἀνώμαλος ᾖ κατὰ σφοδρότητα καὶ μέγεθος ἐπικρα-
τούντων κατὰ τὴν ἀνωμαλίαν αὐτοῦ τῶν ἀμυδρῶν τε καὶ

nempe puerorum et fenum. Verum fenum aetas in virium
verbo comprehendi poteſt: nulli enim qui ea aetate eſt,
robur ineſt. Quibusdam vero medicis ne pueris quidem ro-
bur ineſſe viſum eſt, fed perperam rem intelligentibus, ſicut
alibi nos oſtendimus. Itaque ſi magnum fore morbum expe-
ctamus aut jam praeſentem infpicimus aut incipientem, ve-
nam tundemus virium habita ratione tai tumque ex oratione
exemptis pueris, dicemusque minus perfecte poſitam aetatis
dignotionem ab eo, qui confcripfit ea quae adjecta ſunt
libro de victus ratione acutorum: fatis enim funt ad inci-
dendam venam hi duntaxat fcopi. Neque enim ubi tanta
crudorum humorum copia accumulata eſt, ut fecandam ve-
nam prohibeat, ratio redarguitur: nam iſtis virium robur
non adeſt. Eſtque hoc indicium, eos haud poſſe fanguinis
miffionem praeferre, quando una cum colore corporis totius,
qui exciderit ab indicando fanguinem abundare, pulfus adeſt
in vehementia et magnitudine inaequalis, exuperantibus per

μικρῶν. ὡρισμένων οὖν τριῶν σκοπῶν φλεβοτομίας, μεγέ-
θους νοσήματος, ἤτοι παρόντος ἢ προσδοκωμένου ἢ ἀρχομέ-
νου, ἡλικίας ἀκμάζοντος, ῥώμης δυνάμεως ἔξω τῆς τῶν παίδων
ἡλικίας, ἐπὶ τὰ ἄλλα τὰ πρόσθεν εἰρημένα γνωρίσματα φλε-
βοτομίας, ἃ προσέθηκαν οὐκ ὀλίγοι τῶν ἰατρῶν ἀφίξομεν,
συνενδεικνύμενοι τὸ ποσὸν τῆς ἀφαι[439]ρέσεως, οὐκ αὐτὴν
τὴν φλεβοτομίαν, ὥστε ἐκ μὲν τοῦ νοσήματος καὶ τῆς ἡλικίας
καὶ τῆς δυνάμεως ὅτι φλεβοτομητέον γνωρίζεσθαι, τὸ ποσὸν
δὲ τῆς κενώσεως οὐκ ἐκ τούτων μόνων, ἀλλὰ καὶ τῶν ἄλλων
λαμβάνεσθαι. ταῦτα δέ ἐστιν ἥ τε πληθωρικὴ καλουμένη συν-
δρομὴ καὶ ἡ τοῦ περιέχοντος ἡμᾶς ἀέρος κρᾶσις, εἰς ὥραν
καὶ χώραν τεμνομένη καὶ τὰ κατὰ τὸν προηγούμενον βίον
γεγονότα περί τε ποιότητα καὶ ποσότητα τῶν ἐδηδεσμένων,
ἔκκρίσεις τε καὶ κινήσεις ἤτοι γεγοννίας ἢ μή. περὶ μὲν οὖν τῆς
ἐν τούτοις διαφορᾶς ὀλίγον ὕστερον ὀψόμεθα.

Κεφ. ι'. Περὶ δὲ τῶν ἑκατέρου τοῦ πλήθους γνωρι-
σμάτων ἐν τῷ παρόντι σκεψόμεθα, πότερον ἐπὶ φλεβοτομίαν
ἀφιξάμεθα πάντως ὅταν φαίνηται ταῦτα περί τινα τῶν ἔτι

ipfius inaequalitatem imbecillibus et parvis. Definitis itaque
tribus mittendi fanguinis fcopis, nempe morbi magnitudine
aut praefente aut imminente aut incipiente, aetate florente,
virium robore, extra puerorum aetatem: ad alia ante dicta
mittendi fanguinis indicia, quae non pauci medici adjicienda
cenfuerunt, nunc accedamus. Coindicant autem haec detra-
ctionis quantitatem, non ipfam fanguinis detractionem. Ita-
que ex morbo, aetate et viribus minuendus effe fanguis co-
gnofcitur: at vacuationis quantitas non ex iftis modo, fed
ex aliis deprehenditur. Ea funt plethorica vocata fyndrome,
aëris nos ambientis temperies in tempus et locum divifa,
eaque quae in anteacta acciderunt vita circa comeforum tum
quantitatem tum qualitatem, excretionesque ac motiones
aut factas aut non factas. Sed quaenam fit in his diverfitas
paulo poft viderimus.

Cap. X. In praefenti autem de utriusque plenitudi-
nis notis contemplabimur, an ubi eae in homine folita ne-
gotia obeunte apparuerint, mittendus illi omnino fanguis fit,

Ed. Chart. X. [439.]   Ed. Baf. IV. (21. 22.)

τὰ συνήθη πρατ(22)τόντων, ἢ οὐκ ἀναγκαῖον, ὅταν μηδεμία
προσδοκία μεγάλου νοσήματος. ἥντινα τοίνυν ἔχωμεν γνώ-
μην καὶ περὶ τούτου ἵστε πολλάκις αὐτοὶ παραγεγονότες μοι
συμβουλεύοντι, ἤτοι ποδαγρικοῖς ἢ ἀθριτικοῖς ἢ ἐπιληπτικοῖς
ἢ μελαγχολικοῖς, ἢ αἷμα πρόσθεν ἐπτυκόσιν, ἢ κατὰ θώρακα
πρὸς τοιοῦτον πάθημα κατασκευὴν ἐπιτηδείων ἔχουσιν, ἢ
σκοτοματικοῖς, ἢ συνεχῶς ἁλισκομένοις συνάγχῃ ἢ περιπνευ-
μονίᾳ, ἢ πλευρίτισιν, ἢ ἡπατίτισιν, ἢ ὀφθαλμίαις σφοδραῖς,
ἢ καθόλου φάναι μεγάλῳ νοσήματι. φλεβοτομίαν γὰρ ἐπὶ
τῶν τοιούτων ἁπάντων ἀναγκαῖον εἶναι φημὶ βοήθημα παρα-
χρῆμα προσαγόμενον, ἐπιδιωρισμένη τῇ δυνάμει τε καὶ ἡλικίᾳ.
ταῦτα εἰ μὴ λεχθείη ποτὲ, προσυπακούεσθαι χρή. τοῖς δὲ
μηδὲν τοιοῦτον πεπονθόσιν ἔμπροσθεν ἁπάντων τε τῶν μο-
ρίων τοῦ σώματος ἄμεμπτον ἔχουσι κατασκευήν, ἴστε δήπου
διττὴν ὁδὸν τῆς κενώσεως ὑποτιθέμενόν με, διὰ φλεβοτομίας
μὲν εἰ ἀκρατεῖς εἶεν τῇ διαίτῃ, χωρὶς δὲ ταύτης εἰ ἐγκρατεῖς.
ἔνεστι γὰρ καὶ τρίψει πολλῇ καὶ λουτροῖς καὶ περιπάτοις καὶ
ταῖς ἄλλαις κινήσεσι, ἔτι χρίσμασι διαφορητικοῖς, ταχέως ἐκκε-

an id neceſſarium non fit, ubi nulla magni affuerit morbi
expectatio. Porro quid hac de re ſentiam, neminem veſtrum
ambigere arbitror, ut qui ſaepe affueritis ſanguinis miſſionem
ſuadenti tum podagricis tum arthriticis tum epilepticis, ad
haec melancholicis, quique ſanguinem antea expuiſſent, aut
in thorace ſtructuram ſortiti eſſent ad id malum idoneam,
praeterea vertiginoſis, quique aſſidue corripi ſolent angina,
peripneumonia, pleuritidibus, hepatidibus, ophthalmiis ve-
hementibus, aut, ut in ſumma dicam, magno quopiam morbo.
Nam in illius modi omnibus neceſſarium eſſe remedium mi-
nutionem ſanguinis arbitror confeſtim adhibitam, poſthabi-
tam virium atque aetatis rationem. Haec enim ſi forte ali-
quando non dicantur, ſubintelligere oportet. At qui nihil
ejusmodi nunquam antea perpeſſi fuerint, omniumque cor-
poris partium inculpatam ſortiti conſtructionem, geminam
me vacuationis viam proponere noſtis, per venae fectionem
quidem, ſi in victu ſint intemperantes: citra hanc, ſi
temperantes. Licet enim frictionibus multis balneisque

Ed. Chart. X. [439.]   Ed. Baf. IV. (22.)
νῶσαι τὸ πλῆθος, εἰ μὴ ἄρα σοι δόξει ποτὲ παχέος αἵματος
εἶναι πλεονεξίαν. τοιοῦτον δέ ἐστι μάλιστα τὸ μελαγχολικὸν
ὡς τὰ πολλά. σπανίως δὲ που καὶ τὸ τῶν ὠμῶν καλουμένων
χυμῶν. ἀλλ᾽ ἐπὶ μὲν τῆς μελαγχολικῆς καλουμένης περιουσίας
φλεβοτομεῖν ἄμεινον, ἢ πάντως γε φαρμάκῳ χρῆσθαι μελάνων
καθαρτικῷ, τῶν δ᾽ ὠμῶν χυμῶν ἐπικρατούντων, πρὶν μὲν
ἄρξασθαι νοσεῖν, εὐλαβῶς ἀποκενώσεις, ἤδη δὲ πυρεττόντων,
ὡς ἔμπροσθεν εἶπον, οὐδ᾽ ὅλως. ἕξεις δὲ αὐτῶν γνώρισμα
τό τε τῆς χροιᾶς μολιβδῶδες ἢ ὀχρώλευκον ἅπαντά τε μᾶλλον
ἢ ἐρυθρὸν, καὶ τὴν τῶν σφυγμῶν ἀνωμαλίαν. εἰ δὲ ἱκανῶς
ηὐξημένον εἴη τὸ τοιοῦτον πλῆθος, καὶ τὸ βάρος τοῦ σώματος
αὐτοῖς σύνεστι καὶ πρὸς τὰς κινήσεις ὄκνος καὶ γνώμης νω-
θρότης καὶ αἰσθήσεων ἀμαυρότης. ἔμπαλιν δὲ τούτοις τοὺς
ἐξ ἐπισχέσεως αἱμοῤῥοΐδων ἠθροικότας αἷμα φλεβοτομήσεις
θαῤῥῶν, κἄν μὴ πρότερον ὦσι πεπειραμένοι μεγάλου νοσήμα-
τος. ἐνδέχεται μὲν γὰρ αὐτοὺς ἐπιτηδείους μὲν εἶναι πρός
τι τῶν τοιούτων, οὐδέπω δὲ πεπονθέναι διὰ τὴν ὑπὸ τῶν

et ambulationibus aliisque motionibus, ad haec unctio-
nibus digerentibus, celeriter plenitudinem exhaurire, fi
utique videbitur non effe craffi fanguinis abundantia. Ta-
lis eft ut plurimum melancholicus, raro vero crudorum
quos vocant humorum. Caeterum in redundantia humoris
melancholici fanguinem mittere praeftat, aut certe omni-
no medicamento uti atram bilem expurgante. At ubi cru-
di fucci exuperant, antequam morbus invaferit, caute va-
cuabis: fed ubi jam febris corripuerit, ut ante monui, ne-
quaquam. Habebis vero eorum indicium tum colorem veluti
plumbeum, aut ex pallido album omniaque potius quam
rubrum, tum pulfuum inaequalitatem. Si vero etiam admo-
dum creverit talis plenitudo, tum et corporis illis gravitas
ineft, atque ad motus pigritia, tum mentis tarditas et fenfus
habetudo. Contra vero fi quibus ex compreffis haemorrhoidi-
bus cumulatus in corpore fanguis extiterit, audacter venam
incides, etiam fi antea gravem experti morbum non fuerint.
Fieri enim poteft, ut apti quidem ad ejusmodi aliquem fue-
rit, caeterum ob inanitionem, quae ex hoemorrhoidibus fit,

Ed. Chart. X. [439. 440.]　　　　　Ed. Baf. IV. (22.)

αἱμοῤῥοΐδων κένωσιν. ἐὰν [440] δὲ καὶ φαίνωνται τινὰ μόρια
κατεσκευασμένοι μοχθηρῶς, καὶ μάλιστα τὶ κατὰ θώρακα,
πάντως αὐτοὺς φλεβοτομήσεις ἐν τάχει.

Κεφ. ια΄. Τὴν αὐτὴν δὲ γνώμην ἴστε με καὶ περὶ
γυναικῶν ἔχοντα τῶν ἐπεσχημένων τὴν ἔμμηνον κάθαρσιν.
οὐδὲ γὰρ οὐδ᾽ ἐπὶ τούτων ἀναβάλλεσθαι χρὴ τὴν κένωσιν.
οὐ μὴν ἀναγκαῖόν γε σχάσαι τὴν φλέβα. καὶ γὰρ αἱ τῶν σφυ-
ρῶν ἀποχαράξεις ἱκαναὶ κενῶσαι τὸ περιττὸν, ἔχουσαί τι καὶ
ἄλλο προτρεπτικὸν εἰς τὴν τῶν ἐμμήνων κίνησιν, ὥσπερ γε
καὶ αἱ κατὰ τὰ σφυρὰ καὶ τὰς ἰγνύας φλεβοτομίαι. τὰς γὰρ
ἐξ ἐπισχέσεως καταμηνίων ἀπὸ τῶν σκελῶν πάντως κενώσεις,
εἴτε φλέβα χρὴ τέμνειν, εἴτ᾽ ἀποσχάζειν. ἀντισπᾶν γὰρ εἴωθεν
ἡ ἐξ ἀγκῶνος φλεβοτομία τὰς τῶν γυναικῶν καθάρσεις,
ἀθροίζουσι δὲ καὶ τούτων αὐτῶν ὅσαι μὲν λευκότεραι λεπτό-
τερον αἷμα, καὶ διὰ τοῦτο ταῖς ἀπὸ τῶν σφυρῶν ἀμυχαῖς
ὀνίνανται μάλιστα. τὰς μελαντέρας δὲ φλέβας τέμνων θερά-
πευε. παχύτερον γὰρ ἀθροίζουσιν αἷμα καὶ μελαγχολικώτερον,
ἔτι δὲ μᾶλλον ἂν μεγάλας ἔχειν φαίνωνται τὰς φλέβας. ὑπάρ-

nondum perpeffi. Porro fi quae illis partes pravam fortitae
ftructuram appareant, ac potiffimum in thorace, omnino eis
ociffime fanguinem detrahes.

Cap. XI. Idem me fentire noviftis et de mulieribus,
quibus menftrua reftitit purgatio. Neque enim profecto pro-
roganda in his evacuatio eft, non tamen neceffe eft illis ve-
nam fcindere: quippe quum malleorum fcarificationes fuper-
fluitati quandoque evacuandae fatis effe queant· et quae et
alioqui hoc etiam habent, quod menfium evacuationem ciere
poffunt, ficut etiam in malleolis ac poplitibus incifae venae.
Nam plenitudines a fuppreffis menfibus ortas omnino per
crura evacuabis, five venam fecare oporteat five fcarificare.
Sectae enim in cubito venae mulierum revellere purgationem
affolent. Porro quae ex mulieribus albidiores funt, fangui-
nem acervare tenuem folent: quocirca adhibitis malleorum
fcarificationibus maxime juvantur. At quae nigriores funt
fecta vena curato: craffiorem enim fanguinem ac magis me-
lancholicum colligunt, magis vero etiam fi magnas habere

χει δὲ τοῦτο ἰσχνοτέραις τε καὶ μελαντέραις. εὐσάρκοις δὲ
καὶ λευκαῖς σμικρότης τῶν φλεβῶν, ἐφ᾽ ὧν ἀποσχάζειν
ἄμεινον τὰ σφυρὰ τοῦ τέμνειν τὴν φλέβα. καὶ γὰρ καὶ μι-
κρὰς αὗται τὰς ἐν τοῖς σκέλεσι φλέβας ἔχουσιν, ὥστε οὐδὲ
ῥεῖ τὸ σύμμετρον, εἰ καὶ καλῶς τμηθείη. οὐ χρὴ δὲ ὑμᾶς
καταφρονεῖν φλεβοτομίας ὡς οὐκ ἀντισπαστικοῦ βοηθήμα-
τος, ἑωρακότας ἐμὲ πολλάκις ἐπὶ τῆς ἐκ ῥινῶν αἱμοῤῥα-
γίας, ὅταν ᾖ σφοδρὰ, χρώμενον τῷ βοηθήματι καὶ παύοντα
τὴν ῥύσιν αὐτίκα. προσήκει δ᾽, ὡς ἐθεάσασθε, μὴ περιμέ-
νειν εἰς ἔσχατον ἀφικέσθαι καταπτώσεως τὴν δύναμιν, ἀλλ᾽
ὅταν ἤδη δοκῇ κεκενῶσθαι μὲν τὸ σύμμετρον, ἡ δ᾽ ὁρμὴ
τῆς φορᾶς τοῦ αἵματος ἰσχυρὰ διαμένῃ, τέμνειν ἐν ἀγκῶνι
φλέβα, δεξιοῦ μὲν αἱμοῤῥαγοῦντος μυκτῆρος τῇ δεξιᾷ χειρὶ,
θατέρου δὲ κατὰ τὴν ἀριστεράν· ἅμα δὲ τοῦτο τῷ ἔργῳ
καὶ τοῖς κώλοις περιβάλλειν δεσμοὺς ἐκ ταινίων ἢ ἐρίων
καὶ συκίαν ὑποχονδρίῳ προσβάλλειν ᾧ κατ᾽ εὐθύ· ταῦτα
γὰρ καὶ ἡμεῖς ποιοῦντες, ὡς ἴστε, διαπαντὸς ἐπέσχομεν
τὰς ἐκ ῥινῶν αἱμοῤῥαγίας, πειρασθέντες ἔμπροσθεν ὧν

venas appareant, quod illis accidit quae graciliores furt ac
nigriores. Carnofis vero et candidis parvae infunt venae,
quibus malleolos fcarificare quam venam fecare praeftiterit,
quippe quum hae parvas in cruribus venas habeant: itaque
etiam fi probe fecentur, quod juftum tamen fit non profluat.
Caeterum non contemnenda venae fectio eft, tanquam non
fit auxilium revulforium, quum me faepenumero confpexe-
ritis in valida fanguinis a naribus eruptiona eo ufum re-
pente fluxionem fedaffe. Expedit autem, uti vidiftis, non eo
usque fanguinem educere, dum ad extremum vires ducan-
tur, fed quoad quod fymmetrum moderatumque fit eductum
videatur prorumpentisque fanguinis impetus nondum flac-
cefcat, fed validus permaneat: fecare in cubito venam, fi
ex dextra nare prorumpat fanguis in brachio dextro: fin ex
altera, in finiftro. Simul autem cum hoc agis, artubus vin-
cula injicito aut ex lana aut ex canabe: tum hypochondrio
directe fuppofito cucurbitam admittito. Nam haec nos fa-
ciendo, ut fcitis, femper erumpentem ex naribus fanguinem

Ed. Chart. X. [440. 441.]   Ed. Baf. IV. (22.)

γεγράφασιν εἴς τε τὰς ῥῖνας ἐκτιθεμένων φαρμάκων, ἐπί
τε τοῦ μετώπου καταχριομένων πάντων ἀσθενῶν. ὥστε
πρὸς τοῖς εἰρημένοις περὶ φλεβοτομίας ἔμπροσθεν καὶ τοῦτο
καταβάλλει τὸν Μηνοδότου λόγον, ἡγουμένου τὴν πληθωρι-
κὴν ὀνομαζομένην συνδρομὴν ἀναμιμνήσκειν ἡμᾶς τοῦ βοη-
θήματος. ἡ γὰρ εἰρημένη νῦν διάθεσις ἐναντία σαφῶς ἐστὶ
τῇ πληθωρικῇ. παραλαμβάνομεν δ᾽ ἐπ᾽ αὐτῆς τὴν φλεβο-
τομίαν οὐχ ὡς κενωτικὸν, ἀλλ᾽ ὡς ἀντισπαστικὸν βοή-
θημα.

Κεφ. ιβ'. [441] Οὐδὲν οὕτω τὴν ἰατρικὴν τέχνην
ἐν ταῖς πράξεσιν ἀποφαίνει στοχαστικὸν, ὡς τὸ ποσὸν
ἑκάστου τῶν βοηθημάτων. εἰδότες γοῦν ἀκριβῶς πολλάκις
ὡς καιρὸς τοῦ δοῦναι τροφὴν ἢ ποτὸν ἤτοι θερμὸν ἢ ψυ-
χρὸν ἐνέστηκεν, ὁπόσον χρὴ δοῦναι βεβαίως οὐκ ἴσμεν
ὡσαύτως δὲ κἀπὶ τῶν καθαιρόντων φαρμάκων, ὅτι ἤτοι
χολῆς ξανθῆς, ἢ μελαίνης, ἢ φλέγματος, ἢ τῶν ὀῤῥωδῶν
περιττωμάτων ἐστὶ δοτέον τῷ κάμνοντι κενωτικὸν φάρμα-
κον ἀκριβῶς ἴσμεν ἐνίοτε, πόσον δὲ δοῦναι προσήκει οὐκ

compefcuimus, quum antea experiumdo quae fcribunt in
nares inferenda medicamenta, atque in frontem illinenda in-
firma omnia compererim. Itaque ad ea quae fupra de fan-
guinis miffione dicta funt et hoc quoque Menodoti opinio-
nem convincit, qui putarit plethoricam vocatam fyndromem
remedii nos admonere. Nam quae dicta eft affectio, plethori-
cae plane contraria eft. Adhibemus autem ad eam fanguinis
miffionem non ut evacuatorium, fed ut revulforium re-
medium.

Cap. XII.   Nihil aeque artem medicam in agendo
conjecturalem efficit, uti cujusque remedii quantitas. Etenim
quum frequenter compertum habeamus tempus inftare exhi-
bendi, aut cibi aut potus, ejusque aut calidi aut frigidi
quantum tamen dandum fit, certo haud novimus. Idem ufu
venit in purgantibus medicinis. Nam quod laboranti prae-
bendum fit medicamen, aut bilem tum flavam tum atram
aut pituitam aut ferofum excrementum evacuans, exacte
novimus: caeterum quantum praeberi debeat nefcimus.

ἐπιστάμεθα. ἀλλὰ τοιαύτη μὲν ἡ δόσης ἐπανόρθωσιν οὐδε-
μίαν ἔχει. τὸ γὰρ ἅπαξ εἰς τὴν γαστέρα καταποθὲν φάρμα-
κον οὐ δύναται μὴ καταπεπῶσθαι πᾶν, οὐδ᾽ ἔστιν οἷόν τε
μᾶλλον ἤδη καθαιρομένου τοῦ ἀνθρώπου μέρος ἀφελεῖν τι
τοῦ προσενηνεγμένου. ἐπὶ δὲ τῆς φλεβοτομίας ἀγαθὸν τοῦτο
μέγιστον ὑπάρχει, παύειν ὁπότε βούλοιο τὴν κένωσιν, εἶτ᾽
αὖθις πάλιν ἐν ᾧπερ ἂν ἐθελήσεις καιρῷ ῥεῖν ἐπιτρέπειν,
ἄχρις ἂν ὀρθῶς ἔχειν σοι φαίνηται. διόπερ ἄμεινον ἐστὶν, ἐὰν
μηδὲν ἐπείγῃ, τὴν πρώτην ἀφαίρεσιν ἐλλιπέστερον ποιησά-
μενοι, ἐπαφαιρεῖν αὖθις· εἰ δὲ βούλοιο, καὶ τρίτον. ἐφ᾽ ὧν
οὖν ἐστι κενώσεως μὲν χρεία πολλῆς, οὐκ ἰσχυρὰ δ᾽ ἡ δύναμις,
ἐπὶ τούτων προσήκει ταμιεύεσθαι τὴν κένωσιν, ὥσπερ ἀμέλει
κἀπὶ τῶν πλῆθος ἐχόντων ὠμοτέρων χυμῶν ἐθεάσασθέ με
πράττοντα. κενώσας γὰρ ὀλίγον αἷμα εὐθέως δίδωμι μελι-
κράτου καλῶς ἡψημένου μετά τινος τῶν λεπτυντικῶν φαρμά-
κων ἢ ὑσσώπου ἢ ὀριγάνου καὶ ποτὲ καλαμίνθης, ἢ γλήχωνος,
ἢ καὶ μετὰ τοῦ μελικράτου, ἢ ὀξυμέλιτος, ἢ ὀξυγλυκέως, εἶτ᾽
αὖθις ἐπαφαιρῶ ποτὲ μὲν ἐπὶ τῆς αὐτῆς ἡμέρας, ἐνίοτε δὲ

Atqui talis exhibitio corrigi poftea nequit. Nam quod femel
in ventrem devoratum eft medicamentum, quo minus
omne devoratum fit fieri non poteft: neque poffibile
eft, ubi plus quam conveniat jam purgetur homo partem
oblati auferre. At in fanguinis miffione fummum id bonum
eft, evacuationem dum voles poffe fiftere, ac rurfum, quo
videatur tempore, fluere finere, quoadusque recte habere
appareat. Quapropter praeftat, nifi quid urgeat, priori mif-
fione minus detrahere, iterumque eam repetere, immo fi lu-
bet, et tertio. Ubi ergo multa evacuatione eft opus, verum
vires funt imbecilliores, in his evacuationem partiri expe-
dit, uti nimirum et me feciffe vidiftis in iis, quibus crudio-
rum inerat humorum copia. Nam pauculo fanguine detracto,
protinus melicratum exhibeo probe coctum cum incidentium
medicaminum quopiam, velut hyffopo, origano, et interim
etiam nepita, aut pulegio, aut certe cum melicrato oxymel
aut oxyglycy ac fic rurfum fanguinem minuo vel ipfo eo-
dem nonnunquam die, interdum die poftero, in quo rur-

κατὰ τὴν ὑστεραίαν, ἐν ᾗ πάλιν ὁμοίως διδοὺς τῶν εἰρημένων
τι φαρμάκων αὖθις ἐπαφαιρῶ, καὶ κατὰ τὴν τρίτην ἡμέραν
δὶς ὡσαύτως. ἀλλ' ὅταν ᾖ ζέοντος αἵματος πλῆθος, ἀνάπτον
ὀξύτατον πυρετὸν, ἀθρόας ἐστὶ κενώσεως χρεία. καὶ τοῦτο
χρὴ πειρᾶσθαι κενοῦν, ἄχρι λειποθυμίας, ἐπισκεψάμενον τὴν
ῥῶσιν τῆς δυνάμεως. ὥστε ἐνίων οἶδα (23) κοτύλας ἓξ ἀφε-
λεῖν εὐθέως ἤτοι κατὰ τὴν δευτέραν ἢ τὴν τρίτην ἢ τὴν τετάρ-
την ἡμέραν. ἐνίοτε καὶ κατὰ τὴν πρώτην αὐτὴν, ὅταν μὲν
πυρετὸς ἄρξηται περὶ τὰ πρῶτα τῆς νυκτὸς ἢ τὰ μέσα, καλῶς
δ' ᾖ πεπεμμένα τὰ κατὰ τὴν προτεραίαν ἐδηδεσμένα. τινῶν
δὲ κατὰ τὴν προτεραίαν ἀνωμαλίαν ἵδρωτα ἢ ἄλγημα κεφα-
λῆς ἢ ἄλλου τινὸς μέρους ᾐτιασμένων, καὶ διὰ τοῦτο ἐνδεῶς
διαιτηθέντων, ἀρχομένων δὲ πυρέττειν, νυκτὸς ἤδη προηκού-
σης, οἶδα κατὰ τὴν πρώτην ἡμέραν τελευτῶσαν ἀφελὼν
αἵματος. ἐφ' ὧν γὰρ ἄν σοι φαίνηται ζέοντος αἵματος πλῆ-
θος, ὅτι τάχιστα πειρῶ κινοῦν αὐτὸ πρὶν ἐπί τι κατασκήψει
μόριον κύριον, ὥστε καὶ διὰ τῆς νυκτὸς οὐκ ὀκνήσεις τεμεῖν
ἐνίοτε φλέβα. γελοῖον γὰρ ὅπερ οἱ πολλοὶ πράττουσιν ἀπὸ

fum exhibito propofitorum medicamentorum quopiam ite-
rum de fanguine quid aufero: ac rurfum tertio die fimiliter
bis Caeterum ubi fervefcentis ineft fanguinis plenitudo, acu-
tiffimam accendens febrem fubito ac fimul evacuare expe-
dit: eamque inanire tentandum, vel ad animi deliquium us-
que, virium modo infpecto robore. Itaque memini quibus-
dam fex detractas protinus cotylas aut poftridie aut tertio
quartove: quibusdam primo etiam die, quum febris princi-
pio noctis coepiffet, aut medio, ac quae pridie comederant
probe fuiffent concocta. Nonnullis autem pridie inaequali-
tatem aut fudorem aut dolorem capitis alteriusve alicujus
partis fe fentire querentibus, ac proinde parce efitantibus,
ubi febris praecedente invafiffet nocte, primo etiam die me
fanguinem detraxiffe memini. Nam in quibus tibi fanguinis
ferventis copia apparet, quam ociffime eum vacuare cona-
tor, priusquam in principem aliquam partem ingruat. Quam-
obrem nec per noctem fanguinem aliquando mittere ve-
rearis. Siquidem ridiculum eft quod quidam factitant, a

Ed. Chart. X. [441. 442.]　　　　　　Ed. Baf. IV. (23.)

δευτέρας ὥρας ἡμέρας ἄχρι ἐ ἢ στ᾽ ἀφαιροῦντες μόνον αἵμα-
τος, ἐν ἄλλῳ δ᾽ οὐδενὶ χρόνῳ οὓς εἰ μὴ καὶ κλυστῆρσι καὶ
τροφῆς προσφορᾷ καὶ τοῖς [442] ἄλλοις βοηθήμασιν ἑώρων
χρωμένους ἐν ἅπαντι καιρῷ τῆς νυκτός, ἐνῆν ἄν μοι χαλεπὸς
ὁ πρὸς αὐτοὺς λόγος. ἐπεὶ δὲ πάντα πράττοντες οὐ τὸν
ὡρισμένον ἀριθμὸν ὡρῶν ἕνα καὶ κοινὸν ἐπὶ πάντων τῶν
νοσούντων, ἀλλ᾽ ὡς ἂν ὑπαγορεύῃ τὸ πάθος ἐπὶ μόνης τῆς
φλεβοτομίας τὸν εἰρημένον ἀρτίως ἀεὶ περιμένουσι καιρὸν,
εὐφωρότατον ἴσχουσι τὸ σφάλμα. τοὺς οὖν οὕτω διακειμέ-
νους ἀῤῥώστους, ὡς εἰρήκαμεν, προσήκει μέχρι λειποθυμίας
ἄγειν. ἐνίους γὰρ αὐτῶν οἶδα καταψυχθέντας μὲν ἐξ ἀνάγκης
ἐπὶ τῇ λειποθυμίᾳ, προσγενομένων δὲ νοτίδων ἐν ὅλῳ τῷ
σώματι καὶ τῆς γαστρὸς καταῤῥαγείσης ἐν τάχει παυσαμέ-
νους τῆς νόσου. προσέχειν μέντοι καλῶς ἔχει τῇ καθαιρέσει
τῶν σφυγμῶν, ἐφαπτόμενον αὐτῶν ἔτι ῥέοντος τοῦ αἵματος,
ὥσπερ κἀπὶ τῶν ἄλλων ἁπάντων εἴωθα πράττειν τῶν φλεβο-
τομουμένων, ὅπως μή ποτε λάθῃς αὐτὸν ἀντὶ λειποθυμίας
θάνατον ἐργασάμενος, ὅπερ οἶδα τρισὶν ἰατροῖς γενόμενον.

fecunda diei hora ad quintam aut fextam folummodo fan-
guinem mittentes, haud alio quovis tempore, quos fi non
clyfteres, cibum aliaque exhibere remedia quocunque tem-
pore noctis vidiffem, graviter profecto in illos inveherer.
Quoniam vero omnia agunt, haud praefinito uno horarum
numero omnibus morbis communi, fed ut affectus moneat, in
fola autem miffione fanguinis dictum modo tempus femper
obfervant, tolerabilis eft illorum error. Sic itaque affectis
aegrotis, ut diximus, expedit et ad usque animi defectum
fanguinem educere. Novi enim ex iis quosdam neceffario
ex animi deliquio refrigeratos, ac toto corpore affluentibus
madoribus et alvo rupta celerrime morbo liberatos. Utile
eft autem pulfuum diminutionibus animum advertere, tan-
gando eos fanguine etiamnum fluente, ficut in aliis omnibus,
dum fanguis mittitur, facere confuevi, ne videlicet nobis neo
opinantibus pro animi deliquio mors occupet, quod fane
tribus eveniffe medicis novi. Venam fecabat eorum unus mu-

Ed. Chart. X. [442.]   Ed. Baf. IV. (23.)

ἐφλεβοτόμησεν εἰς μὲν αὐτῶν γυναῖκα πυρέττουσαν, ἑκάτερος
δὲ τῶν ἄλλων ἄνδρα μέχρι λειποθυμίας τοσαύτης ὡς μηκέτι
ἀναληφθῆναι. καὶ διὰ τοῦτο αὐτὸ βέλτιόν ἐστι φυλάττε-
σθαι τὰς ἀθρόας κενώσεις, εἰ μή τις ἀνάγκη μεγάλη κελεύῃ.
καὶ μέντοι καὶ ἡ ἀντίσπασις οὐ μικρὸν οὖσα βοήθημα καὶ
διὰ φλεβοτομίας γιγνομένη πολλάκις ὅσῳ περ εἰς ἀριθμὸν
πλέονα τὰς κατὰ μέρος ἀφαιρέσεις αὐξήσεις, τοσοῦτον θρα-
στικώτερον γίνεται. ταῦτα μὲν οὖν ἀμείνω προεγνῶσθαι.
    Κεφ. ιγ'. Πάλιν δὲ ἐξ ἀρχῆς ἀνελθόντες ἐπὶ τὸ προ-
κείμενον σκέμμα διέλθωμεν ὅσα γιγνώσκομεν ἀναγκαιότατα
βουλομένοις ἀβλαβεῖς ἀεὶ τὰς φλεβοτομίας ἐργάζεσθαι. πρῶτον
μὲν ἐπίστασθαι προσήκει τοὺς εἰρημένους σκοποὺς τοῦ βοη-
θήματος αὐξομένους μὲν ἐνδείκνυσθαι πλέονα κένωσιν, ἐκλυο-
μένους δὲ καθαίρειν εἰς τοσοῦτον τὴν ποσότητα τῆς κενώσεως,
εἰς ὅσον ἐμειώθησαν αὐτοί. μέγεθος οὖν νοσήματος ἅμα
ῥώμῃ δυνάμεως οἱ πρῶτοι σκοποὶ φλεβοτομίας ἦσαν, ὃ μὲν
ὡς ἐνδεικνύμενος αὐτὸς ἃ χρὴ πράττειν, ὁ δ' ὡς οὐ κωλύων
ἐκεῖνον, ὅπερ ἀντιενδείκνυσθαι καλοῦσιν ἔνιοι τῶν νεωτέρων

lieri febricitanti, aliorum uterque viro, fed ad tantum animi
duxere deliquium, ut vires recuperari non poſſent. Proinde
fatius eſt tam copioſis vacuationibus abſtinere, niſi magna
incumbat neceſſitas. Quin et revulſionem, non leve et ipſam
auxilium, quodque ſaepe ſecta adhibetur vena, quanto majo-
rem in numerum particulares auxeris detractiones, tanto ef-
ficaciorem effeceris. Haec itaque praenoviſſe praeſtabat.
    Cap. XIII. Rurfum autem a principio ad propoſitam
reverſi ſpeculationem exponamus quae ſumme neceſſaria
eſſe compertum habemus iis, qui innoxie venae ſectionem
obire ſemper volent. Primum omnium ſcire convenit, dum
propoſiti ſcopi hujus praeſidii augentur, majorem indicare
evacuationem, dum vero exolvuntur, tantum detrahendum
de ſanguinis miſſione, quanto illi minores evaſerint. Morbi
itaque magnitudo cum virium robore primi erant mittendi
fanguinis ſcopi, ille quidem quae facienda ſunt indicans, hic
tanquam illum haud prohibens, id quod contra indicare ju-

Ed. Chart. X. [44a. 443.]   Ed. Baf. IV. (23.)
ἰατρῶν. ἐνίοτε γὰρ ἡ μὲν διάθεσις ὑπαγορεύει τὴν φλεβοτο-
μίαν, ἡ δ' ἀῤῥωστία τῆς δυνάμεως κωλύει. τούτων δ' ἀμφο-
τέρων τῶν σκοπῶν ὑπαρχόντων, δῆλον μὲν, ὡς ἐλέχθη
πρόσθεν, οὐδὲ πλῆθος ἐστὶ χυμῶν ὠμῶν τοσούτων τε καὶ
τοιοῦτον ὡς κωλῦσαι τὸ βοήθημα. συνεπισκέπτεσθαι δ'
ἐφεξῆς ὁποία ἡ φυσικὴ κρᾶσίς ἐστι τἀνθρώπου. τοῖς μὲν γὰρ
μεγάλας ἔχοντας τὰς φλέβας, ἰσχνούς τε μετρίως καὶ μὴ λευ-
κοὺς μηδ' ἀπαλοσάρκους ἀφειδέστερον κενάσεις, τοὺς δ'
ἐναντίους φειδομένως. αἷμά τε γὰρ ὀλίγον ἔχουσιν εὐδιαφό-
ρητόν τε τὴν σάρκα. κατὰ τοῦτον οὖν τὸν λόγον οὐδὲ τοὺς
παῖδας φλεβοτομήσεις μέχρι τεσσαρακαιδεκαετοῦς ἡλικίας,
μετὰ δὲ ταύτην ἐὰν αἷμα πάμπολύ τε φαίνηται ποτὲ ἠθροι-
σμένον, ἤ θ' ὥρα τοῦ ἔτους ἐαρινὴ καὶ τὸ χωρίον εὔκρατον
φύσει καὶ ἡ τοῦ παιδὸς φύσις εὔαιμος, ἀφαιρήσεις ἔτι μᾶλλον
αἷμα, εἰ κίνδυνος ἐφεδρεύει περιπνευμονίας, ἢ συνάγχης, ἢ
πλευρίτιδος, ἢ τινὸς ἄλλου [443] ὀξέος καὶ σφοδροῦ νοσή-
ματος. ἀφαιρήσεις δὲ τὸ πλεῖστον ἄχρι κοτύλης τὸ πρῶτον.
ἐὰν δέ σοι μετὰ ταῦτα ἐπισκεπτομένῳ δόξῃ τὰ τῆς δυνάμεως

niorum medicorum quidam appellant. Nonnunquam enim
affectio mittendum fanguinem commonet, caeterum virium
contra robur prohibet. Quibus ambobus fcopis praefentibus
conftat, ut ante diximus, nullam effe crudorum humorum
tantam talemque plenitudinem, quae hoc inhibere auxilium
poffit. Deinde confiderandum quae fit naturalis hominis
temperies. Nam quibus amplae funt venae, quique modice
graciles funt nec candidi, neque tenera carne praediti, co-
piofius evacuabis, contrarios autem parcius, quippe qui exi-
guum habeant fanguinis carnemque facile tranfpirabilem.
Hac ratione nec pueris venam tundes, usque ad quartum
decimum aetatis annum, poft quem fi multus congeftus fan-
guis appareat, tempusque anni vernum fuerit, regioque na-
tura temperata et pueri natura bene fanguinea, fanguinem
minues, multoque magis fi aut peripneumoniae aut angi-
nae aut pleuritidis aut alterius acuti gravisque morbi peri-
culum incumbat. Detrahes autem primum ut fummum ad
cotylam usque. Quod fi poftea perpendenti vires permanere

ἰσχυρὰ διαμένειν, ἥμισυ προσθήσεις κατὰ τὴν ἐπαφαίρεσιν.
ἔμαθες δὲ τῷ σφοδρῷ σφυγμῷ μετὰ ὁμαλότητος ὡς ἀψευ-
δεῖ σημείῳ πιστεύειν περὶ δυνάμεως ἰσχυρᾶς, ἐξ ἐπιμέτρου
δὲ καὶ τῷ μεγάλῳ. καὶ τοίνυν καὶ τοὺς ἑβδομηκοντούτας
φλεβοτομήσεις ὧν εἴρηκα σφυγμῶν παρόντων, ἐπειδὰν ἡ
διάθεσις κελεύῃ. εἰσὶ γὰρ ἔτι ραὶ κατὰ τὴν ἡλικίαν τήνδε
πολύαιμοί τινες ἅμα ῥώμῃ δυνάμεως, ὥσπερ ἕτεροι ξηροὶ,
καὶ ὀλίγαι μοι καὶ ῥᾳδίως μελαινόμενοι πῦν τὸ πληγὲν
μέρος. οὐ προσέξεις οὖν τῷ ἀριθμῷ μόνον, καθάπερ ἔνιοι
προσέχουσιν, ἀλλὰ τῇ τοῦ σώματος ἕξει. καὶ γὰρ ἑξηκον-
τοῦταί τινες οὐκέτι φέρουσι φλεβοτομίαν, ἑβδομηκοντοῦται
δὲ φέρουσιν. ἀλλὰ ἔλαττον ἀφαιρήσεις δηλονότι τούτων,
εἰ καὶ τὴν αὐτὴν ἔχειν φαίνονται διάθεσιν ἀκμαστικῷ
σώματι.

Κεφ. ιδ'. Κάλλιστον μὲν πρὸ τοῦ διαιρεῖν τὴν
φλέβα τὰ τοιαῦτα πάντα ἐπισκέπτεσθαι, καὶ μάλιστα περὶ
αἱμοῤῥοΐδων ἐπισχομένων καὶ γυναικείας καθάρσεως. ὁπότε
γὰρ σχασθείσης τῆς φλεβὸς ῥέῃ τὸ αἷμα, τῇ μεταβολῇ μὲν

validae videantur, dimidium ejus adjicies reiterata miffione.
Didicifti autem vehementi pulfui cum aequabilitate, tanquam
minime fallaci virium robuftarum figno, fidem femper ha-
bendam effe, ex abundanti autem et magno. Itaque et fe-
ptuagenariis modo dicti adfint pullus, fi affectus jubeat, ve-
nam fecabis. Sunt enim quidam et in hac aetate multi fan-
guinis viresque habent robuftas, ficut alii ficci et pauci fan-
guinis et facile arefcentes quavis percuffa parte. Itaque non
numero annorum folummodo animum adverte, quod qui-
dam faciunt, fed et corporis habitui. Nam funt qui fexage-
fimo aetatis anno venae fectionem non ferant, quum quidam
qui feptuaginta nati funt annos perferant. Veruntamen mi-
nus his utique dctrahes, etiam fi eaudem habere affectionem
quam florens corpus appareant.

Cap. XIV. Optimum autem fuerit, priusquam ape-
riatur vena, haec omnia confiderare et maxime haemorrhoi-
dibus fuppreffis aut muliebri purgatione. Ubi vero incifa
vena fanguis effluit, mutatione ejus et maxime quum adefi

αὐτοῦ, καὶ μάλισθ᾽ ὅταν ᾖ ἤδη φλεγμονὴ, καὶ τῷ τόνῳ δὲ
τῆς ῥύσεως ὀκλάζοντι, μάλιστα δὲ τῇ μεταβολῇ τῶν σφυγ-
μῶν ὡς ψευδεῖ γνωρίσματι προσέχειν δεῖ τὸν νοῦν καὶ
παύειν αὐτίκα μεταβάλλοντος ἢ κατὰ μέγεθος ἢ κατὰ
ἀνωμαλίαν ἠντινοῦν. περὶ μὲν γὰρ τῆς εἰς ἀμυδρότητα
μεταβολῆς τί δεῖ καὶ λέγειν; ἔμαθες γὰρ ἐν τῇ ποιότητι
ταύτῃ βεβαίαν γίγνεσθαι διάκρισιν ἰσχυρᾶς τε καὶ ἀσθε-
νοῦς δυνάμεως. ἐφ᾽ ὧν δὲ ἐγγὺς τῆς διαιρουμένης φλεβὸς
ἐστί τις φλεγμονὴ μεγάλη, κάλλιστον ἀναμένειν τὴν μετα-
βολὴν τοῦ αἵματος ἔν τε τῇ χροιᾷ καὶ τῇ συστάσει, καθά-
περ καὶ ὁ Ἱπποκράτης ἐδήλωσεν ἐν τῷ περὶ διαίτης ὀξέων,
ἐπὶ πλευρίτιδος ποιούμενος τὸν λόγον. ἕτερον γάρ ἐστι τὸ
κατὰ φλεγμονὴν αἷμα τοῦ κατὰ φύσιν, ἐπιθερμαινόμενον
ἐπιπλέον, εἰ μὲν ἦν ἔμπροσθεν ὠμότερον, ἐρυθρότερον καὶ
ξανθότερον γίνεται, εἰ δὲ τοιοῦτον ἦν ἔμπροσθεν, ἐπὶ τὸ
μέλαν ἐκτρέπεται κατοπτώμενον, διὰ τοῦτο ἔγραψεν ἐπὶ
τῶν πλευριτικῶν ὁ Ἱπποκράτης ὧδε· ὁποίαν δὲ χρὴ τέ-
μνειν τὴν ἐν ἀγκῶνι φλέβα τὴν εἴσω καὶ μὴ ὀκνεῖν

jam phlegmone, labafcentique fluxionis robori, potiffimum
autem pulfuum mutationi tanquam indicio haudquaquam
mendaci animus diligenter attendendus eft, continuoque
quiefcendum pulfu alterafcente aut in magnitudine aut in
quavis inaequabilitate. Nam de mutatione in imbecillitatem
quid attinet dicere? didicifti enim in hac qualitate certam
fieri difcretionem firmarum infirmarumque virium. In qui-
bus autem juxta fectam venam phlegmone eft ingens, opti-
mum eft fanguinis et in colore et in confiftentia mutationem
expectare, ficut indicavit Hippocrates in libro de acutorum
victu, quando de pleuritide verba facit; alius enim eft qui
in phlegmone eft fanguis ab eo qui fecundum naturam ut-
pote plus excalfactus. Nam fi antea crudior erat, rubrior
modo et flavior efficitur, fin ejusmodi prius fuerat, ad atre-
dinem vergit aduftione. Proinde Hippocrates de pleuriticis
hunc in modum fcripfit: *Secanda vero in cubito vena in-
terna: nec verearis multum detrahere, donec rubrior fla-*

συχνὸν ἀφαιρήσειν, ἔστ᾽ ἂν ἐρυθρότερόν τε καὶ ξανθότερον
πολὺ ῥυῇ, ἢ ἀντὶ καθαροῦ τε καὶ ἐρυθροῦ πελιδνόν. ἀμφό-
τερα γὰρ γίνεται, σημεῖον γὰρ τίθεται τοῦ μετειλῆφθαί τι
τοῦ κατὰ τὴν φλεγμονὴν αἵματος εἰς τὴν τετμημένην φλέβα,
τῷ φανῆναι μεταβολὴν ἐν αὐτῷ. οὐ μὴν ἐκ παντὸς τρόπου
περιμένειν χρὴ ταύτην, ἀλλ᾽ ἔσθ᾽ ὅτε καὶ πρὸ τοῦ γενέσθαι
παύεσθαι προσήκει διὰ διττὴν αἰτίαν, ἤτοι δυνάμεως ἀῤῥω-
στούσης ἢ κακοήθους φλεγμονῆς, ἐνίοτε γὰρ οὐδὲν μεθίησιν,
ἀλλὰ ἔσφικται σφοδρῶς. εἰ μέντοι ἡ δύναμις μὴ φαίνοιτο
καταλνομένη διὰ τῆς κενώσεως, εἴδη δὲ τοῦτο τῶν σφυ(24)
γμῶν ἁπτόμενος, ὅταν φλεβοτομούμενος ἀκμάζων εἴη, περι-
μένειν προσήκει τὴν μεταβολὴν, καὶ μᾶλλον εἰ τὸ περιέχον
εὔκρατον εἴη. δύο γάρ ἐστι ταῦτα δι᾽ ἃ μάλιστα γίγνεται στο-
χαστικὸν [444] τὸ ποσὸν τῆς κενώσεως ἐν τούτῳ τῷ βοηθή-
ματι, τοῦ τε κάμνοντος ἡ φύσις ὁποία τίς ἐστιν ἀδυνατούν-
των ἡμῶν ἀκριβῶς διαγνῶναι, τοῦ τε περιέχοντος ἡ κρᾶσις
ὁποία τις ἔσται μετὰ τὴν φλεβοτομίαν. ὁπόταν γὰρ ἡ μὲν
πυρετώδης θερμασία διαφορῇ πολὺ τοῦ αἵματος, ἐνδεῶς δ᾽
ὁ κάμνων ἢ διαιτώμενος, ἐξ ἀνάγκης ἐπιλίπῃ ταχέως αὐτὸν

*riorque multo fluat, aut pro puro et rubro lividus, utrum-
que enim evenit.* Siquidem fignum conftituit affumpti ali-
cujus in fectam venam ex phlegmone fanguinis, mutatio-
nem in eo apparere. Non tamen omni ex parte haec expe-
ctanda eft, fed eft quando, antequam fiat mutatio, ceffare
conveniat, idque duplici nomine, ob infirmas videlicet vires
aut phlegmones malignitatem, interdum enim nihil ab ea
emittitur, fed inibi fortiter conftrictus eft. Si tamen vires
exolvi evacuatione nondum videantur, id quod ex pulfu
fcies, et fi cui fanguis mittitur, aetate fit florenti, expectanda
eft mutatio, potiffimum fi ambiens fit temperatus. Duo enim
haec funt, ob quae maxime conjecturalis efficitur evacuatio-
nis in hoc auxilio quantitas, laborantis natura qualis fit,
quam utique adamuffim noviffe non liceat: et ambientis tem-
peries, qualis fit a miffo fanguine futura. Nam quum febri-
lis calor multum fanguinis digerit, atque abftinenter labo-
rans victitat, neceffario brevi illum nutrimentum ex fan-

ἡ ἐκ τοῦ αἵματος τροφὴ, κἂν τούτῳ καταλυθῇ ἡ δύναμις.
ἐκδαπανᾶται δὲ διὰ μὲν τὴν κρᾶσιν τοῦ νοσοῦντος, ὑγράν
τε καὶ θερμὴν οὖσαν, οἷά περ ἐστὶ καὶ ἡ τῶν παίδων, διὰ
δὲ τὸ περιέχον ἐν χώρᾳ θερμῇ καὶ ὥρᾳ θερινῇ. διὰ τοῦτ'
οὖν ἔλαττον ἀφαιροῦμεν ἢ τὸ πλῆθος ὑπαγορεύει, κατὰ μὲν
τὰς ἡλικίας ἐπὶ τῶν παίδων, κατὰ δὲ τὰς ἕξεις τοῦ σώματος
ἐπὶ τῶν ἁπαλοσάρκων καὶ λευκῶν, οἷοί περ εἰσὶν οἱ Κελτοὶ,
κατὰ δὲ τὰς ὥρας ὑπὸ τοῦ κυνός. παραπλησίως δὲ κατὰ τὰ
χωρία καὶ τὰς καταστάσεις. καθ' ἕτερον δὲ τρόπον, ὡς εἴρη-
ται καὶ ἔμπροσθεν ἐπὶ τῶν ἐναντίων, ὅπερ ἐστὶν ἐπὶ τῶν
ψυχρῶν ὡρῶν τε καὶ χωρῶν, εὐλαβούμεθα κένωσιν δαψιλῆ
διὰ τὴν ἑπομένην κατάψυξιν. οὔκουν οἷόν τε διὰ γραφῆς ἐφ'
ἑκάστῳ τῶν εἰρημένων ἐν ἀφορίσαι κενώσεως μέτρον. οἶδα
γὰρ ἐπ' ἐνίων μὲν αὐτάρκως ἀφελεῖν στ' λίτρας αἵματος, ὡς
τόν τε πυρετὸν αὐτίκα σβεσθῆναι καὶ μηδεμίαν ἀκολουθῆσαι
κάκωσιν τῆς δυνάμεως· ἐπ' ἐνίων δὲ μίαν καὶ ἡμίσειαν οὐκ
ἄνευ τοῦ βραχύ τι παραβλάψαι τὴν δύναμιν, ἐφ' ὧν εἰ δύο
τις ἐκένωσεν, ἔβλαψεν ἂν ἐσχάτως. διὰ τοῦτ' οὖν οἶδα καὶ

guine deſtituit, interimque virtus exolvitur. Abſumitur au-
tem ob laborantis quidem temperiem, ſi calida humidaque ſit,
cujusmodi eſt puerorum. ob ambientem vero, ſi regio ſit ca-
lida et tempus aeſtivum. Proinde minus detrahimus quam
plenitudo commonet, quod et aetates quidem attinet, in pue-
ris, quod ad corporis habitus, in candidis et quibus mollis
teneraque eſt caro, quales Galli ſunt, quod ad tempus, ſub
cane: ſimiliter etiam in regionibus et conſtitutionibus. Alia
vero ratione, ut et ante propoſitum eſt, in contrariis, hoc eſt
in frigidis tum temporibus tum locis largam evacuatio-
nem fugimus, propter inſequentem nimirum refrigerationem.
Quapropter unum definire in quoque dictorum vacuationis
modum ſcripto non licet. Memini enim quibusdam ad ſex
usque libras ſanguinem detractum fuiſſe, ita ut febris proti-
nus extingueretur nec ulla ſequeretur virium afflictio, qui-
busdam vero ſesquilibram haud citra leve ſaltem virium de-
trimentum, quibus ſi quis duas vacuaſſet, extreme laeſiſſet.
Quapropter utiliter quibusdam unamquoque detraxi ali-

μίαν ἀφῃρηκὼς λίτραν ἐνίοτε ὠφελίμως, καί ποτε καὶ ταύτης
ἐλάττονα, ἀπὸ φλεβὸς κατ᾽ ἀγκῶνα καὶ ἰγνύαν καὶ ἀστρά-
γαλον, ὡς ἔκ τε τῶν παρὰ τοὺς μεγάλους κανθοὺς τῶν
ὀφθαλμῶν ἢ ὑπὸ τὴν γλῶτταν, οὐδὲ ῥεῖν εἴωθεν ἀξιόλογον,
ὥσπερ οὐδ᾽ εἴ τις ἐν ποσὶν ἢ ἄκραις χερσὶ τέμνει φλέβα,
καθάπερ καὶ οἱ σπλῆνα θεραπεύσασθαι νομίζοντες ὑπὸ τῆς
παρὰ τὸν δεύτερον τῶν μικρῶν δακτύλων φλεβὸς τμηθείσης,
ὑπὲρ ἧς ἐπιπλέον ἐφεξῆς εἰρήσεται.

Κεφ. ιέ. Ὅσα οὖν καὶ περὶ τούτου τοῦ σκέμματος
εἴρηται τοῖς ἰατροῖς εἰ γράφοιμι, δεήσει μοι βιβλίου μεγά-
λου, καθ᾽ ἑαυτὸ δὲ πληρουμένου. καθάπερ δὲ ἐπὶ τῶν ἄλλων
ἃ μέχρι δεῦρο τοῦ λόγου διώρισται, τὴν ἐμαυτοῦ γνώμην
ὑμᾶς ἀνέμνησα, τεθεαμένους ἐπὶ τῶν ἔργων αὐτὴν μαρτυρου-
μένην, οὕτω καὶ νῦν πράξω, τὴν ἀρχὴν τοῦ λόγου ποιησά-
μενος ἐκ τῶν ἐναργῶς ὁσημέραι θεωρουμένων ἐπὶ τῶν
καμνόντων, ἃ πρῶτος Ἱπποκράτης ἀκριβῶς παραφυλάξας
ἔγραψεν. ἔστι δὲ αὐτῶν ἓν μὲν καὶ πρῶτον κεφάλαιον· ὅσα
κατ᾽ ἴξιν αἱμοῤῥαγεῖ, μεγίστην ὠφέλειαν ἐπιφέρειν τοῖς νοσοῦ-

quando, immo vero nonnunquam hac quoque minus, idque
ex vena aut cubiti aut poplitis aut tali. Nam ex venis, quae
ad magnos oculorum angulos confpiciuntur, aut fub lingua,
quod certe mentione dignum fit effluere non folet: ficut nec
fi quis fumma in manu aut pede venam fecet, quemadmodum
putant qui lienem curari ajunt a venae, quae ad fecundum
parvum digitum fita eft, fectione, de qua fufius deinceps
differetur.

Cap. XV. Quaecunque igitur de hoc fcemmate five
fpeculatione a medicis dicta funt, ea fi fcribere aggrediar,
opus erit libro iis fingillatim dicato, eoque ingenti. Caeterum
quemadmodum in aliis, quae hactenus definita funt, effeci,
ut fcilicet et mentem meam vobis exponerem, qui eam a
rebus ipfis probari vidiftis, idem nunc quoque faciam fump-
to initio ab iis, quae quotidie in laborantibus videntur,
quae quidem Hippocrates diligenter obfervata memoriae
prodidit. Eft vero eorum unum primariumque caput, hoc
fcilicet: Quibuscunque κατ᾽ ἴξιν eruptio fanguinis accidit,

Ed. Chart. X. [444. 445.]   Ed. Baf. IV. (24.)
σιν. τὸ δὲ κατ᾽ ἴξιν ὅτι κατ᾽ εὐθὺ λέγει, πᾶσιν ὡμολόγηται,
σαφῶς αὐτοῦ κεχρημένου πολλάκις ἐπὶ τοῦδε τοῦ σημαινομέ-
νου τῇ κατ᾽ ἴξιν φωνῇ. τὰ δ᾽ ἀνάπαλιν αἱμοῤῥαγοῦντα μηδὲν
ὠφελεῖν ἢ καὶ βλάπτειν ἐνίοτε τῷ καταλῦσαι τὴν δύναμιν
ἄνευ τοῦ τὸ πάθος κουφίσαι. οὔτε γὰρ ἐπὶ σπληνὶ μεγάλῳ
μυκτὴρ δεξιὸς αἱμοῤῥαγήσας οὔτε ἀριστερὸς ἐφ᾽ ἥπατι φέρει
τινὰ ὠφέλειαν, ἀλλὰ ἀντίσπασις μὲν ἐν τοῖς [445] κατ᾽ εὐθὺ
ἀντισπωμένοις ἐναργῆ τὴν ὠφέλειαν ἐν τάχει δεικνύει, ἐπὶ
δὲ τοῖς ἀνάπαλιν οὐκέτι. δεξιοῦ μὲν οὖν αἱμοῤῥαγοῦντος
μυκτῆρος ἡ κατὰ τὸ ὑποχόνδριον τὸ δεξιὸν ἐρειδομένη συκία
σαφῶς ἵστησιν ἐν τάχει τὴν αἱμοῤῥαγίαν, ὥσπερ καὶ ἡ κατὰ
τὸν ἀριστερὸν αἱμοῤῥαγοῦντος ἀριστεροῦ. καὶ φλεβοτομήσας
δὲ χάριν ἀντισπάσεως, ἐπὶ μὲν ταῖς κατ᾽ εὐθεῖαν αἱμοῤῥα-
γίαις ἐν τάχει θεάσῃ σαφῆ τὴν ὠφέλειαν. ἔμπαλιν δ᾽ εἰ
τέμνοις, οὐδὲν ὄφελος.

Κεφ. ιστ᾽. Οὕτω τοίνυν καὶ σπληνὸς πάσχοντος ἡ
τῆς κατὰ τὸν παράμεσον δάκτυλον φλεβὸς διαίρεσις ὤνησεν
ἐξ ἀριστερᾶς χειρός, ὡς εἰ καὶ τὴν ἐν ἀγκῶνι φλέβα τέμνῃς

fummum id commodum laborantibus affert. Hoc autem κατ᾽
ἴξιν quod in rectum intelligatur, omnibus confeſſum eſt,
quum clariſſime faepenumero hac voce κατ᾽ ἴξιν in hoc uta-
mur fignificato. Quibus vero contra evenit, nihil juvat, aut
etiam interdum nocet, quod vires fcilicet citra morbi leva-
men dejiciat atque exolvat. Non enim in liene turgente ex
dextra nare erumpens fanguis, nec in jecore ex finiftra ul-
lam fert utilitatem: fed revulſio quibus in directum adhibe-
tur, evidentem utilitatem celeriter oftendit: quibus contra,
haud etiam. Dextra igitur nare fanguis erumpens ad dex-
trum hypochondrium fixa cucurbitula clare celeriterque fi-
ftitur, ficut ad finiftrum ex finiftra erumpens. Porro revul-
fionis caufa, fi venam feces, in directe quidem oppofitis fan-
guinis eruptionibus citiſſime confpicuam videbis utilitatem,
at fi contra feces, nihil profuerit.
    Cap. XVI.   Sic affecto liene haud aeque adjuverit
circa anularem digitum finiftrae manus incifa vena, atque
fi internam cubiti fecueris, multum enim juvat afflictum lie-

την ένδον, ωφελεῖ γὰρ ἱκανῶς σπλῆνα κακοπραγοῦντα κένω-
σις αἵματος ἐξ ἀριστερᾶς χειρός, ἄμεινον δὲ μὴ ἅπαξ ἐκκενοῦν
τὸ σύμμετρον, ἀλλ' εἰς δύο μερίζοντας ἡμέρας. οὐ μὴν οἶδα
κατὰ τί ταῖς ἰατροῖς ἠμέληται τοῦ φλεβοτομεῖν τοὺς σπλη-
νώδεις. ἐγὼ γὰρ ἀεὶ μεγάλην ὠφέλειαν ἔγνων γινομένην, εἰ
καὶ λίτραν τις ἐκκενώσειεν μίαν, ἀλλὰ τό γε ποσὸν τῆς κενώ-
σεως ἐκ τῶν προειρημένων σκοπῶν χρὴ ποιεῖσθαι. καὶ μέν
γε κἀπὶ τῶν πλευριτικῶν ἡ κατ' εὐθὺ τοῦ πάσχοντος πλευ-
ροῦ φλεβοτομία τὴν ὠφέλειαν ἐναργεστάτην ἐπεδείξατο πολ-
λάκις, ἡ δὲ ἐκ τῆς ἀντικειμένης χειρὸς ἢ πάντως ἀμυδρὰν ἢ
μετὰ χρόνον. ὀδύνας τε πολλάκις ὀφθαλμὸν ἰσχυροτάτας
ἐντὸς ὥρας μιᾶς ἔπαυσεν ἡ κατ' εὐθὺ φλεβοτομία, τῆς
ὠμιαίας καλουμένης φλεβὸς τεμνομένης. πειρᾶσθαι δ' ἐπὶ
πάντων παθῶν ἄμεινον ἦν ἐπὶ ταῖς φλεβοτομίαις μετρίαις
γινομέναις τὴν καλουμένην ἐπαφαίρεσιν ποιεῖσθαι, ποτὲ μὲν
ἐπὶ μιᾶς ἡμέρας, ὅταν οὕτω πράττειν ἐγχωρῇ, ποτὲ δὲ καὶ
κατὰ τὴν ὑστεραίαν, πλὴν εἴποτε, ὡς ἔμπροσθεν εἴρηται,
μέχρι λειποθυμίας ἄγειν τὴν κένωσιν ἐπιχειροῖμεν. ἐπὶ μὲν

nem fanguinis ex finiftro brachio detractio. Praeftat autem
femel quantum conveniat extraxiffe, fed in duos dies id
partiri fatius eft. Invenire tamen nequeo, quam ob rem me-
dici lienofis fanguinem detrahere neglexerint, fiquidem ego
ingentem perpetuo utilitatem provenire confpexi fi vel li-
bra duntaxat una detracta foret. Vacuationis tamen men-
fura ex dictis fcopis conjicienda eft. Quin et pleuriticis
quae e directo laborantis lateris adhibita fuit fanguinis miffio
clariffimam faepe utilitatem attulit, quae vero ex brachio
oppofito aut omnino obfcuram aut certe poft temporis in-
tervallum. Ad haec oculorum perfaepe dolores graviffimos
e directo venae, quam humeralem nominant, fectio intra
horae unius fpatium compefcuit. Conari autem in omnibus
affectibus praeftat, poft modicam fanguinis miffionem iterato
mittere, interim eodem die, fi ita expedire videatur, interim
poftridie, nifi quando, ut ante dictum eft, ad animi deliquium
evacuationem ducere conveniat. Itaque dolentibus oculis hu-

οὖν τῶν ὀφθαλμῶν ἢ τ' ὠμιαία καλουμένη φλὲψ ἤ τ' ἐπ'
αὐτῆς κατασχιζομένη κατ' ἀγκῶνα τμηθεῖσα φανερὰν ἐν
τάχει τὴν ὠφέλειαν ἐπιφέρουσιν. ἐπὶ δὲ πλευρᾶς πεπονθυίας,
ἢ πνεύμονος, ἢ διαφράγματος, ἢ σπληνὸς, ἢ ἥπατός τε καὶ
γαστρὸς, ἢ διὰ μασχάλης ἐπὶ τὴν κατ' ἀγκῶνα διάρθρωσιν
ἀφικνουμένη. τέμνειν δὲ καὶ ταύτην, μάλιστα μὲν αὐτὴν τὴν
ἔνδον· εἰ δὲ μὴ, τὴν ἀπ' αὐτῆς ἀποσχιζομένην εἰς τὴν καμπὴν
τῆς διαρθρώσεως. ἴστε δή που μικρὸν ἔμπροσθεν ἀπὸ τῆς
ὠμιαίας φλεβὸς ἀποσχίζεσθαι τὴν προειρημένην συνάπτουσαν
αὐτήν. τρεῖς γὰρ οὗτοι τρόποι τῆς κατ' ἀγκῶνα φλεβοτομίας
εἰσὶν, ὅ τ' ἔνδον καὶ ὁ ἐκτὸς καὶ ὁ μέσος. ὁ μὲν οὖν ἔνδον
ἐπὶ τῶν τὰ κάτω τοῦ τραχήλου πεπονθότων ὠφέλιμος, ὁ δὲ
ἐκτὸς ἐπὶ τῶν ὑπὲρ τούτων ἢ προσώπου ἢ κεφαλῆς. ὁ μέσος
δὲ τόπος ἐνίοτε μὲν ἀμφοτέρας ἔχει τὰς ἀπεσχισμένας φλέβας,
εἰς τὸ πρόσω τῆς χειρὸς ἐκτεινομένας, εἶτ' ἐνταῦθα συναπτο-
μένας, ἐνίοτε δὲ διὰ ταχέων εἰς ταυτὸν ἀλλήλαις ἰούσας κατὰ
τὴν καμπὴν τῆς διαρθρώσεως, ἔστι δ' ὅτε σαφῆ μὲν τὴν ἑτέ-
ραν αὐτῶν, ἀσαφῆ δὲ τὴν ἑτέραν. ὅταν οὖν ἀσαφεστέρας

meralis vocata vena, quaeque ex ea derivata eſt in cubito
inciſae, luculentum celeriter commodum afferunt: affecto
vero latere aut pulmone aut ſepto transverſo aut liene aut
jecore aut ventriculo, ea quae per alas ad cubiti juncturam
pertingit.   Hoc autem caſu maxime interior ſecanda venit,
quod ſi non, certe ea quae ab ipſa diducta in juncturae ap-
paret flexura. Noviſtis ſane paulo ante ab humerali vena
praedictam diduci, ipſam connectentem. Nam hi tres ſunt
loci mittendi ex cubito ſanguinis, interior, exterior, medius.
Igitur interior utilis eſt in iis, quibus inferiores collo partes
patiuntur: exterior vero in iis, quibus quae his ſuperiores
ſunt, ut facies aut caput. Medius locus interdum utrasque
habet diductas venas in ulteriorem brachii partem tendentes,
ac deinde hic coëuntes, interim vero celeriter in unum mu-
tuo congredientes, in ipſo videlicet juncturae flexu, ac non-
nunquam obſcuram earum alteram, claram vero alteram.
Itaque ubi vena, quae parti affectae propria eſt, obſcurior

οὔσης τῆς οἰκείας τῷ πάσχοντι μορίῳ φλεβὸς, ἐπί τινα τῶν
μέσων ἥκῃς, πειρῶ τὴν ἀποσχιζομένην τῆς οἰκείας τέμνειν
μᾶλλον. ἔστι δ᾽ ὅτε καὶ τὰς κατωτέρας τῆς κατ᾽ ἀγκῶνα
διαρθρώσεως, ὅσαι κατὰ τὸν πῆχύν εἰσι, διαιρεῖν οὐδὲν κωλύει
μὴ [446] φαινομένων τῶν κατ᾽ ἀγκῶνα. καὶ τούτων αὐτῶν
τὰς κατ᾽ εὐθὺ τοῖς πεπονθόσιν, οὕτω δ᾽ ἐναργῆ διὰ ταχέων
ἐνίοτε τὴν ὠφέλειαν αἱ κατ᾽ εὐθὺ τῶν πασχόντων μορίων
φλεβοτομίαι φέρουσιν, ὥστε καὶ τοὺς πάσχοντας αὐτοὺς καὶ
τοὺς οἰκείους αὐτῶν ἐκπλήττεσθαι πολλάκις.

Κεφ. ιζ'. Ἐγὼ γοῦν οἶδα ποτε παρακληθεὶς ὑπό
τινος οἰκοῦντος ἐν προαστείῳ τῆς Ῥωμαίων πόλεως ἀνδρὸς
πλουσίου, θεάσασθαι τινὰ τῶν διοικούντων αὐτοῦ τὰ πράγ-
ματα, κινδυνεύοντα τυφλωθῆναι, τοῦτο γὰρ ἐκεῖνος ἔλεγεν,
ὀδυνώμενόν τε μεγάλως καὶ τοῦτο πάσχοντος σχεδὸν ἡμερῶν κ'.
ἦν δ᾽ ὁ τῆς οἰκίας τοῦ πλουσίου προϊστάμενος ἰατρὸς Ἐρασι-
στράτειος. ἔργον πεποιημένος ἀπέχεσθαι φλεβοτομίας ἀεί.
θεασάμενος οὖν ἐγὼ τὸν πάσχοντα, νεανίσκον ὄντα πο-
(25)λύαιμον, ἀνελκώτους μὲν ἔτι τοὺς ὀφθαλμοὺς ἔχοντα,

fuerit et ad mediarum aliquam accedas, conare quae a pro-
pria diducitur potius incidere. Eſt vero ubi et quae inferio-
res ſunt cubiti junctura, eas quae in ulna exiſtunt ſcilicet,
nihil ſecare prohibeat, ubi nimirum quae in cubito ſunt non
appareant, ſed eas certe quae in rectum ſunt affectis. Porro
tam perſpicuum ſaepe celereque remedium, quae e directo
affectis partibus venae ſecantur afferunt, ut et qui patiuntur
et familiares ipſorum ſaepenumero obſtupeſcant.

Cap. XVII. Itaque ego olim rogatus ſum a divite
quopiam in ſuburbiis Romanae urbis, ut rerum ſuarum oe-
conomum inviſerem, cui caecitatis imminebat periculum, nam
ita ille dicebat: certe magno dolore vexabatur idque diebus
jam viginti. Divitis autem illius familiae praefectus erat me-
dicus ſectae Eraſiſtrateae, anxie ſemper venae ſectionem re-
fugiens. Ubi ergo laborante inſpecto juvenem eum multi
ſanguinis cognoviſſem, ac oculos quidem nondum ulceratos

Ed. Chart. X. [446.]   Ed. Baf. IV. (25.)

φλεγμονὴν δὲ μεγίστην ἔχοντα καὶ ῥεῦμα καὶ δασύτητα ἐν
ἀμφοτέροις τοῖς βλεφάροις, ἐν θατέρῳ καὶ τραχύτητας ἤδη
τινὰς, ὑφ᾽ ὧν ἐπισκοτούμενος ἔτι καὶ μᾶλλον ὠδυνᾶτό τε
καὶ παρωξύνετο τὴν φλεγμονὴν καὶ τὸ ῥεῦμα. ταῦτα θεα-
σάμενος ἐγὼ καὶ γνοὺς ἅπασαν ἣν ἐποιεῖτο τῆς θεραπείας
ἀγωγὴν ὁ ἰατρὸς, αὐτὸν μὲν οὐκ ἔφη δύνασθαι συνεχῶς εἰς
τὸ προαστεῖον ἰέναι, χρῄζειν δὲ τὸν ἄνθρωπον ἄχρι τῶν
τριῶν ἡμερῶν τοὐλάχιστον οὐκ ἐκ μακρῶν διαλειμμάτων ὑπ᾽
ἐμοῦ θεωρεῖσθαι. δὸς οὖν αὐτὸν, εἶπον, τὰς τρεῖς ταύτας ἡμέ-
ρας ἐμοί. καὶ μὴν, ἔφη, παρακαλῶ τοῦτο καὶ χάριν εἴσομαι καὶ
ἤδη πρὸς τὴν σὴν οἰκίαν ἄπαγε τὸν ἄνθρωπον, ἧκέ τέ που
ὥρας ε᾽ καὶ ἀφῃρέθην τὴν πρώτην ἀφαίρεσιν εὐθέως αἵματος
λίτρας γ᾽, εἶτα ἄλλην μίαν ὥρας θ᾽. ἐν αἷς ἀνακαλύψας μεγά-
λως ὑπηλείφθη κατὰ τὴν ὑστεραίαν ἑνὶ τῶν ἁπαλῶν κολλυ-
ρίων μιχθέντος αὐτοῦ τοῦ δι᾽ οἴνου, καθάπερ εἰώθαμεν ἐπὶ
τῶν τοιούτων πράττειν, καθ᾽ ὑπερβολὴν τῆς μίλης τοῦ πυρῆ-
νος ὑπὸ τὰ βλέφαρα τῆς ὑπαλείψεως γιγνομένης. ἐπράχθη δὲ
τοῦτο πρῶτον μὲν ἕωθεν, εἶτα τετάρτης ὥρας, εἶτα θ᾽. ἐφ᾽

habere, caeterum phlegmonem maximam fluxionemque, tum
in ambabus palpebris denfitatem, atque in altera quasdam
etiam afperitates, a quibus oborta caligine aegrotus magis ma-
gisque dolebat, ac phlegmone fluxioque acerbabantur: his,
inquam, confpectis, cognitaque omni ratione curationis, qua
medicus ille ufus fuerat: me quidem affidue in fuburbium
venire poffe negabam, caeterum ex ufu effe, ut triduum ut
minimum hominem parvis temporum intervallis infpicerem.
Permitte igitur illum, inquam, mihi, fi videtur, tres hofce
dies. Immo vero, inquit, ut facias obfecro, gratiamque ha-
bebo: quin jam hominem tecum ad aedes tuas in urbem ad-
duc. Venit autem circiter horam quintam: ac prima proti-
nus detractione tres fanguinis libras exhaufi, deinde hora
nona aliam. A quibus mirifice refectus inunctus eft poftero
die mollium collyriorum quopiam, cui admixtum erat quod
vinum habet, ficuti in ejusmodi facere confuevimus, illitu
fub palpebris facto, fpecilli cufpide in fummo medicamen
impofitum ferente. Id primum quidem mane faciebam, dein-

αἷς ὑπαλείψεσιν ἐλούσατο περὶ δυσμὰς ἡλίου, κἄπειτα κατὰ
τὴν ὑστεραίαν ἐκστραφέντων τῶν βλεφάρων, ὑπηλείψατο δὶς
ἐπιμιχθέντος τῷ ἁπαλῷ κολλυρίῳ πολὺ πλείονος τοῦ δι'
οἴνου, καὶ μετὰ ταῦτα εἰς ἑσπέραν ἐλούσατο. κατὰ δὲ τὴν ἑξῆς
ἡμέραν ἔωθεν ἀπαντήσας τῷ πλουσίῳ κατά τι χωρίον
ἔνθα τῶν ὀχημάτων ἀποβαίνειν εἰσὶν εἰθισμένοι, προσηγό-
ρευσεν αὐτῷ, ἀνεωγόσι τε καὶ ἀφλεγμάντοις καὶ ἀρευματί-
στοις τοῖς ὀφθαλμοῖς, ὁ πρὸ δύο ἡμερῶν οὐδὲ διανοῖξαι τὰ
βλέφαρα δυνάμενος ὑπὸ τοῦ ῥεύματός τε καὶ τῆς ὀδύνης.
ἔδοξεν οὖν τὸ πρᾶγμα μαγείᾳ τινὶ γεγονέναι παραπλήσιον,
ὥστε ἐκεῖνόν τε αὐτὸν ἀνακραγεῖν θαυμάζοντά τε τὸ τά-
χος τῆς θεραπείας, ἅπαντάς τε τοὺς μετ' αὐτοῦ παραπλη-
σίως βοᾶν, οὐχ ἡμῶν μέγα τι ποιησάντων, ἀλλ' ἐκ τῆς
πρὸς τὸν οἰκεῖον ἰατρὸν αὐτοῦ παραβολῆς μέγιστα κατὰ
ὁρῶντα διὰ τὸ τῆς φλεβοτομίας δέος. ἔχρῃζε μὲν γὰρ ὁ
κάμνων ἀποσμηχθῆναι τὰς ἐκ τῶν βλεφάρων δασύτητάς τε
καὶ τραχύτητας, ἀδύνατον δ' ἦν τοῦ[447]το γενέσθαι χω-
ρὶς φαρμάκου δάκνοντος. οὐδὲν δ' ἐδύνατο φέρειν τοιοῦτον

de ad horam tertiam, poftea ad nonam. Poft quas inunctiones
fub occafum folis in balneum ductus eft. Poftero deinde die
palpebris extra verfis bis inunctus eft, majore copia collyrii
illius quod vinum recipit molli illi collyrio admixta: dein
ad vefperam lotus eft. Poftridie vero mane obvius diviti illi
egreffus, eo loci ubi ex vehiculis defcendere folent falutavit
illum oculis apertis phlegmoneque ae fluxione plane libe-
ris, qui ante biduum illos ne aperire quidem prae fluxione
atque dolore potuerat. Itaque res incantationi fimilis vifa
eft, adeo ut et ipfe ille curationis celeritatem admiratus
exclamaret, unaque qui cum eo erant omnes in clamorem
prorumperent, quum nos interim haud magnum quippiam
feciffemus, nifi tantum ex medici illius comparatione, qui
fummum malum attulerat venae fectionis metu. Porro ex
palpebris reftabant extergendae laboranti tum denfitales il-
lae tum afperitates, caeterum id fieri non poterat citra me-
dicamentum mordax. Atqui ferre illud neutiquam potuiffet,

Ed. Chart. X. [447.]   Ed. Baf. IV. (25.)
ἄνευ τοῦ προκενωθῆναι. λέλεκται γὰρ ἤδη καὶ δέδεικται
πολλάκις ἡμῖν ὡς ἅπαντα τὰ δριμέα φάρμακα προσφερό-
μενα μυρίοις τισὶν, ἐὰν μὴ κενὸν ᾖ τὸ σῶμα πᾶν καὶ
ἀκριβῶς ἀπέριττον, ἐπισπᾶται ῥεῦμα καὶ φλεγμονὴν ἐργά-
ζεται. τότε δ᾽ ὁ πλούσιος ἐπυνθάνετο τίς ἡ οὖν μαγεία
τῆς θεραπείας ἐγίνετο, καὶ πάντ᾽ ἀκούσας τὰ πραχθέντα,·
ἀπ᾽ ἐκείνου τὸν Ἐρασιστράτειον ἰατρὸν αἱμοφόβον ὠνόμα-
ζεν. αὕτη μὲν οὖν ἡ διήγησις ἀμφοῖν ἔνδειξιν ἔχει, τοῦ τε
χρῆναι φλεβοτομεῖν τὰς τοιαύτας διαθέσεις, ὅπερ οὐκ ἦν ἡμῖν
προκείμενον ἐν τῷ παρόντι λόγῳ, τοῦ τε φλεβοτομεῖν χρῆναι
κατ᾽ εὐθὺ τῶν πασχόντων μορίων καὶ τὰς ὠμιαίας ἐντέμνειν
φλέβας· ἐπὶ τῶν ἀνωτέρων μερῶν τοῦ θώρακος πασχόντων.

Κεφ. ιη΄. Ὥσπερ δὲ τὰ προειρημένα πάντα μόρια
ταῖς κατ᾽ ἀγκῶνα φλεβοτομίαις, ὡς εἴρηται, γιγνομέναις
ὠφελεῖται, κατὰ τὸν αὐτὸν τρόπον ὅσα κατωτέρω τούτων
ἐστὶ ταῖς ἐπ᾽ ἰγνύων τε καὶ σφυρῶν. ἔστι δὲ τῶν προειρη-
μένων κατωτέρω τὰ κατ᾽ ἰσχίον τε καὶ κύστιν καὶ μήτραν.
νεφροὶ δὲ ἐπαμφοτερίζουσι κάτω μὲν ὄντες ἤδη τῶν πρό-

nifi prius vacuatus foret: dictum enim faepe a nobis demon-
ftratumque eft acria omnia medicamenta parti cuivis admo-
ta, nifi vacuum corpus omne fuerit atque adamuffim excre-
menti expers fluxionem attrahere phlegmonemque efficere.
Percontatus itaque tunc dives, quaenam ea fuiffet incantatio,
reque omni intellecta, exinde Erafiftrataeum illum medicum
αἱμοφόβον, quafi dicas fanguifugum, nominabat. Haec itaque
narratio utriusque indicationem continet, tum quod in affe-
ctionibus ejusmodi venam fecare oporteat, quod in praefenti
oratione propofitum nobis haud erat, tum quod e directo
laborantium partium: praeterea humerales venas fecandas,
ubi fuperiores pectoris partes laborant.
     Cap. XVIII.   Porro quemadmodum praedictae omnes
partes in cubito fecta vena juvantur, ut dictum eft, fic quae
his inferiores funt illis quae per poplites et malleolos de-
currunt. Sunt autem dictis inferiores coxendix, uterus, ve-
fica. At renes cui parti adfcribi debeant ambigunt, fiquidem
inferiores funt iis quas prius recenfuimus, fuperiores vero

Ed. Chart. X. [447.]   Ed. Baf. IV. (25.)

τερον εἰρημένων, ἄνω δὲ τῶν δεύτερον, διὸ καὶ ταῖς ἐπ᾽ ἀγκῶνος ἐνίοτε φλεβοτομίας ὑπακούουσιν, ὅταν ἥ τε φλεγμονὴ πρόσφατος εἴη καὶ πλῆθος αἵματος. ἐφ᾽ ὧν δ᾽ ἡ διάθεσίς ἐστιν ἣν ἰδίως καλοῦσι νεφρῖτιν, τὴν κατ᾽ ἰγνύαν ἐπὶ τούτου χρὴ τέμνειν, ἢ πάντως γε τὰς κατὰ σφυρὰ φλέβας. αἱ δὲ τῆς μήτρας φλεγμοναὶ μᾶλλον ἔτι νεφρῶν ὑπὸ τῶν ἐν τοῖς σκέλεσι φλεβῶν τεμνομένων ὠφελοῦνται. ταῖς γὰρ ἐπ᾽ ἀγκῶνος κενώσεσι καὶ ἄλλο τι πρόσεστι μοχθηρόν. ἐπέχουσι γὰρ ἐμμήνους καθάρσεις, ἀντισπῶσαι τὸ αἷμα πρὸς τὰ τοῦ σώματος ὑψηλότερα. ταῖς δ᾽ ἀπὸ τῶν σκελῶν οὐ μόνον ἀντισπάσαι, ἀλλὰ καὶ προτρέπειν ὑπάρχει τὰ καταμήνια. καὶ ὅταν γε τοῦτο πρᾶξαι βουληθῇς κατὰ τὸν καιρὸν τῆς εἰωθυίας τῇ γυναικὶ περιόδου, προλαβὼν ἡμέρας ὡσεὶ γ´, ἢ δ´, ἤτοι φλέβα τεμὼν ἢ ἀποσχάσας τὰ σφυρὰ τοῦ ἑτέρου τῶν σκελῶν ἀποκένωσον ὀλίγον, εἶτα κατὰ τὴν ὑστεραίαν ὡσαύτως ἀπὸ θατέρου σκέλους, αὖθις ὁμοίως κένωσον ἅμα τῷ καὶ προνοεῖσθαι τῆς λεπτυνούσης διαίτης, ἐν αὐταῖς ταῖς ἡμέραις, ἐν αἷς οὕτως κενοῖς, καὶ πρὸ αὐτῶν ἄλλαις ἤδη τέσσαρσιν ἢ πέντε. γέγραπται δέ μοι περὶ τῆς λεπτυνούσης διαίτης εἰς

quam eae quas fecundo loco. Itaque miffo ex cubito fanguini interdum aufcultant, ubi videlicet recens fuerit phlegmone copiaque fanguinis affuerit, quibus vero affectio ineft, quam proprie nephritin nominant, eam quae in poplite eft fecare expedit, aut certe quae in malleolis funt. Porro uteri inflammationes magis etiam quam renum a venis in crure fectis juvantur. Nam quae ex cubito fiunt evacuationes aliud etiam habent adjunrtum malum, nempe quod purgationes menftruas comprimant, fanguinem ad fuperiores corporis partes retrahendo, quae vero fiunt ex cruribus tantum abeft ut retrahant, ut etiam menfes promoveant, ac ubi id facere volueris, tempus confueti mulieri circuitus tribus quatuorve diebus antevertens, aut vena incifa aut fcarificatis malleolis cruris unius pauculum evacuato, deinde poftero die fimiliter facito in crure altero: ut tamen etiam iftis diebus in quibus vacuas et ante eos quatuor aut quinque extenuantem victum procures. Confcriptus eft autem a nobis feorfum li-

κατὰ ἰδίαν λόγος. ἀλλὰ γυναιξὶ καὶ ἄνευ τοιαύτης διαίτης
ἱκανὰ προτρέψαι καταμήνια καὶ καλαμίνθην καὶ γλήχωνα.
διδόναι δὲ αὐταῖς ἀφεψῶν ἐν μελικράτῳ καὶ ξηρὰ κόπτων
καὶ διάττων λεπτῷ κοσκίνῳ καὶ τρίβων γε πάλιν χάριν τοῦ
ποιῆσαι χνοῶδες, ἐπιπάττε τῷ μελικράτῳ. καιρὸς δὲ τῆς
πόσεως ἄριστός ἐστι μετὰ τὸ βαλανεῖον, περιβεβλημέναις
ταῖς σίνδοσι. ταῦτα μὲν οὖν ἐπιεικῆ φάρμακα, σφοδρότερα
δὲ βράθυ καὶ δίκταμον. ἡ δὲ χρῆσις ὁμοία τοῖς προειρη-
μένοις. δίδοται δ᾽ ἐν τούτῳ τῷ καιρῷ καὶ τὸ πικρὸν ἰδίως
ὀνομαζόμενον φάρμακον, ὃ τὰς ρ᾽ ἔχει ◁ τῆς ἀλόης
μιγνυμένας ταῖς τῶν ἄλλων φαρμάκων ἐξ ἑκάστου. κάλλι-
στον δ᾽ ἐστὶν ὅταν λάβῃ κινάμωμον. ταῦτα [448] μὲν ἐν
παρέργῳ λελέχθω, καίτοι γ᾽ οὐκ ὄντα πάρεργα, διότι τῇ τοῦ
αἵματος ἐκ μήτρας φορᾷ συνεργεῖ, μετὰ τῆς ἀπὸ τῶν σκε-
λῶν κενώσεως, ἤτοι τῶν σφυρῶν ἀμυττομένων ἢ φλεβὸς
τεμνομένης παρὰ τὸν ἀστράγαλον ἢ κατ᾽ ἰγνύαν. οἶδα δὲ
καὶ ἰσχιάδας ἐν ἡμέρᾳ μιᾷ θεραπευθείσας ὑπὸ τῆς διὰ τῶν
σκελῶν κενώσεως, ὅσαι μὴ διὰ ψύξιν, ἀλλὰ πεπληρωμένων

ber de victu extenuante. Sed mulieribus fine hujusmodi vi-
ctus ratione menfes abunde provocant et nepita et pule-
gium. Exhibebis ea in melicrato cocta, fed antea contufa,
arida, cribroque fubtili difcreta, ac rurfum trita usque dum
pollinem tenuitate referant, ita denique melicrato infperge.
Porro convenientiffimum potui tempus eft balneo, involutis
adhuc linteo. Atque haec quidem medicamenta mitia funt.
Valentiora funt favina et dictamum, caeterum ufus ante
dictis fimilis. Datur autem et hoc tempore medicamentum,
quod et proprie amarum appellatur, centum habens drach-
mas aloes, mixtis aliorum medicaminum cujusque fex. Opti-
mum eft, ubi cinnamomum acceperit. Sed haec obiter fint
dicta, quamquam non a re ipfa aliena, quandoquidem fan-
guinis ex utero fluxui auxiliantur, cum evacuatione ex cru-
ribus, quae fiat aut malleolis fcarificatis aut incifa in talo
aut poplite vena. Memini me ifchiadas five coxendices uno
die facta ex crure evacuatione curaffe, nimirum ubi non ex

Ed. Chart. X. [448.]　　　　　　　Ed. Baf. IV. (25.)
αἵματος τῶν κατ᾽ ἰσχίον ἀγγείων ἐγένοντο. διὸ καὶ συμ-
φορώτερον τῆς ἀπὸ τῶν σφυρῶν φλεβοτομίας ἢ ἀπὸ τῆς
ἰγνύας ἐστὶ τοῖς οὕτω διακειμένοις. ἀπογάραξις δ᾽ αὐτοὺς
οὐδὲν ὀνίνησι σαφές.　Κεφ. ιθ´. Συνελόντι γε μὴν εἰπεῖν τὰς μὲν ἀρχο-
μένας φλεγμονὰς ἀντισπαστικῶς χρὴ κενοῦν, τὰς δὲ κεχρο-
νισμένας ἐξ αὐτῶν, εἰ οἷόν τε, τῶν πεπονθότων· εἰ δὲ μὴ,
τῶν ἐγγυτάτω τούτων. ἐπὶ μὲν γὰρ τῶν ἀρχομένων ἀπο-
στρέψαι χρὴ τὸ ἐπιῤῥέον, ἐπὶ δὲ τῶν κεχρονισμένων αὐτὸ
μόνον ἐκκενῶσαι τὸ εὐφηνωμένον ἐν τῷ πεπονθότι μορίῳ.
κενωθήσεται δ᾽ ἄριστα τοῦτο διὰ τῶν συνημμένων φλεβῶν
τοῖς κατ᾽ αὐτά. τούτῳ τῷ λογισμῷ καὶ ἡ πεῖρα μαρτυρεῖ.
καὶ διὰ ταῦθ᾽ ὅσα κατὰ φάρυγγα καὶ ἀρτηρίαν φλεγμαίνει
μεγάλως, ἐν ἀρχῇ μὲν ἡ κατ᾽ ἀγκῶνα, μετ᾽ ἐκείνην δὲ ἡ ἐπ᾽
αὐτῆς τῆς γλώττης βοηθεῖ μεγάλως, ἐντεμνομένων ἀμφοτέ-
ρων τῶν ἐπ᾽ αὐτῆς φλιβῶν. οὕτω δὲ καὶ τὰ κατὰ τοὺς
ὀφθαλμοὺς σκιῤῥώδη λείψανα τῶν φλεγμονῶν ἡ παρὰ τὸν
μέγαν κανθὸν φλὲψ ὀνίνησι διαιρουμένη, καθάπερ γε τὰ

frigore, fed impletis fanguine, quae in coxa funt, venis pro-
veniffent. Quare fecta in poplite vena commodior ita affe-
ctis eft quam in malleolo: fcarificatio autem nihil perfpicuo
illis prodeft. Cap. XIX. Porro, ut fummatim dicam, incipientes
phlegmonas revulfu evacuare oportet: quae vero inveteratae
jam funt, ex ipfis, fi fieri poteft, affectis partibus: quod fi ne-
queat, faltem ex vicinis. Etenim in incipientibus avertere
quod influit expedit, in inveteratis autem ipfum tantum
quod affectae parti infixum eft evacuare. Evacuabitur porro
id optime per venas conjunctas cum iis, quae in partibus
ipfis funt fitae. Huic rationi experientia quoque fubfcribit.
Quocirca quae in gutture et arteria gravi torquentur in-
flammatione, in principio quidem fecta in cubito vena, poft
principium autem fub ipfa lingua magnifice prodeft, incifis
videlicet venis quae fub ea funt ambabus. Sic induratae
phlegmonarum in oculis reliquiae, fecta quae ad magnum de-

τῆς κεφαλῆς βάρη καὶ τὰς διὰ πλῆθος ὀδύνας κεχρονικυίας
ἐν αὐτῇ κουφίζειν εἴωθε σαφῶς ἡ ἐν τῷ μετώπῳ φλὲψ
τμηθεῖσα, τὰς δ᾽ ἀρχομένας τε καὶ τὰς ἀκμαζούσας ἡ ἐπ᾽
ἰνίου ἀντίσπασις διὰ σικύας, ἐνίοτε μὲν αὐτῆς μό(26)νης,
ἐνίοτε δὲ καὶ μετὰ ἀμυχῶν γιγνομένης. προκεκενῶσθαι δὲ
χρὴ τὸ σύμπαν σῶμα. κατὰ δὲ τὸν αὐτὸν λόγον ὄπισθεν
τῆς κεφαλῆς ὀδύνας ἀρχομένας καὶ ἀκμαζούσας ἡ ἐν με-
τώπῳ φλὲψ ὠφελεῖ διαιρουμένη. τὰς μὲν γὰρ ἀντισπάσεις
ἅμα τῇ κενώσει ποιεῖσθαι χρὴ μᾶλλον ἐπὶ τῶν ἀρχομένων
ῥευμάτων. τὰς δὲ ἀπ᾽ αὐτῶν τῶν πεπονθότων μορίων ἢ
τῶν πλησίον αὐτοῖς, ἐπὶ τῶν οἷον ἐσκιῤῥωμένων φλεγμο-
νῶν. ἐφ᾽ ὧν δὲ σωμάτων οὐδὲν πάσχει μόριον οὐδέπω,
φθάνομεν δὲ κενοῦν ἦρος εἰσβάλλοντος, ἐπὶ τούτων ἐπὶ
μὲν εἰθισμένου τοῦ ἀνθρώπου νοσήμασιν ἁλίσκεσθαι πυρε-
τώδεσιν ὥρᾳ θέρους ἐκκενῶσαι τὴν χορηγίαν αὐτῶν ἐφιέ-
μεθα, πᾶν μέρος εἰς ἀφαίρεσιν αἵματος ὁμότιμον ἐστίν·
ὥσπερ γε καὶ εἰ ἀρθριτικὸς εἴη πᾶσι τοῖς ἄρθροις πεπον-

currit angulum vena) mirifice juvantur: sicut capitis gravi-
tates et inveteratos in eo ex plenitudine dolores levare
manifeste folet tufa in fronte vena: at incipientes aut etiam
vigentes per cucurbitam in cervice procurata retractio, in-
terim quidem folam, interim cum fcarificatione. Caeterum
praevacuatum effe corpus univerfum oportet. Eadem ratione
incipientes in occipitio dolores aut etiam vigentes incifa
frontis vena juvat. Quippe revulfiones cum evacuatione ad-
hiberi magis debent in fluxionibus incipientibus: quae vero
fiunt, ex ipfis partibus affectis aut illis vicinis in phlegmo-
nis quae velut fcirrhi naturam referunt. In quibus autem
corporibus nulla dum particula affecta eft, caeterum vacu-
ationem vere ineunte antevertimus, in iis, fi quidem talis fit
homo, qui quotannis aeftivo tempore febrilibus morbis ob-
noxius effe affolet, atque eorum fuppeditationem evacuare
ftudemus, aeque pars quaevis in fanguinis detractionem ac-
commoda eft, ficut fane etiam, fi arthriticus fit, omnibus arti-

θώς. οἷς δέ τι μέρος ἐξαιρέτως ἐνοχλεῖται μὴ προκενωθεῖσιν, οὐ χρὴ ποιεῖσθαὶ τὴν κένωσιν ὁμότιμον ἐξ ἁπάντων, ἀλλ' ὡς ἐπὶ τῶν ἀρχομένων ἤδη πάσχειν. διὸ τοὺς μὲν ποδαγρικοὺς ἐπ' ἀγκῶνος χρὴ κενοῦν, ἐπιληπτικοὺς δὲ καὶ σκοτωματικοὺς ἀπὸ τῶν σκελῶν μᾶλλον. εἰ δὲ δι' αἱμορροΐδος ἐπίσχεσιν ἐπὶ φλεβοτομίαν ἥκοις, εἰ μὲν ἐπέχειν αὐτὴν βούλοιο, τὰς ἐν ταῖς χερσὶν, εἰ δὲ προτρέψαι, τὰς ἐν τοῖς σκέλεσι χρὴ τέμνειν φλέβας. ἀλλ' ἐπί γε τῶν ἐπεσχημένων καταμήνια, [449] τὰς ἐν σκέλει διαπαντός. οὐ γὰρ ὥσπερ ἐπὶ τῶν αἱμορροΐδων, ἔνιοι μὲν ἀπηλλάχθαι τῆς τοιαύτης κενώσεως ἐθέλουσιν, ἔνιοι δὲ ἔχειν ἀγαπῶσιν, οὕτω κἀπὶ τῆς ἐμμήνου καθάρσεως. ἡ μὲν γὰρ ἐκ των αἱμορροΐδων κένωσις ὕποπτός ἐστιν ἀμετρίαν τοσαύτην ἐλθεῖν, ὡς ἤτοι παραχρῆμα τὸν ἄνθρωπον ἀνελεῖν, ἢ ὑδερώδη γε πάντως, ἢ καχεκτικὸν ἀπεργάσασθαι. ταῖς δ' ἐκ τῶν μητρῶν κενώσεσιν ὡς ἂν κατὰ φύσιν οὔσαις οὐδὲν τοιοῦτον συμπίπτει. συμβαίνει μέντοι ἐνίοτε καὶ τὰς μήτρας ἐξ ἀναβρώσεως αἱμορραγεῖν, ἐφ' ὧν οὐκέθ' ὁ

culis laborans. Quibus autem eximie pars quaepiam, ubi prius evacuati non fuerint, infeftetur, haud aeque liceat ex quavis parte evacuationem moliri, verum ficut in iis, qui pati jam occipiunt. Quamobrem podagricos ex cubito evacuato: comitialibus vero morbis vertiginibusque obnoxios potius ex cruribus. Caeterum fi retentae haemorrhoides mittendi fanguinis occafio fint, fiquidem cohibere eas voles, quae in brachio funt, fin provocare, quae in cruribus funt venas fecare convenit: at in iis, quibus repreffi funt menfes, femper in cruribus. Non enim ut in haemorrhoidibus quidam ejusmodi liberari evacuatione volunt, quidam habere etiam gaudent, ita quoque fe res habet in menfium purgatione. Quippe quum haemorrhoidum evacuationem vereamur, ne in tantam evadat immoderationem, ut hominem vel protinus interimat vel hydropicum aut cachecticum, hoc eft habitus mali reddat: at uteri purgationibus, ut quae fecundum naturam funt, tale nihil evenit. Accedit tamen aliquando ut ex utero per erofionem fanguis erumpat, in qui-

αὐτὸς σκοπὸς τῆς θεραπείας ἐστίν. οὐ γὰρ φέρεσθαι τὸ
αἷμα καθάπερ ἐκ τῶν καταμηνίων, ἀλλὰ παντάπασι στῆ-
ναι βουλόμεθα. κοινὸς οὖν ἐπὶ τούτων ἁπάντων ἧρος
εἰσβάλλοντος ἐπὶ φλεβοτομίαν ἡκόντων ὅδε ὁ λόγος ἐστὶν,
εἰ μὲν ἐξαιρέτως ἀσθενές τι μόριον ἔχοιεν, ἐφ᾽ ὃ τὸ
ἀθροιζόμενον πλῆθος διήκει, ἀντισπαστικῶς κενοῦν. εἰ δὲ
μηδὲν εἴη τοιοῦτον, ὅθεν ἂν ἑκάστῳ φίλον ᾖ, πλὴν τῶν
δι᾽ αἱμορροΐδος ἐπίσχεσιν ἢ καταμηνίων, ὡς ὀλίγον ἔμπρο-
σθεν διώρισται.

Κεφ. κ'. Εἴρηται μὲν οὖν δυνάμει καὶ περὶ τού-
του διὰ τῶν ἔμπροσθεν, ἄμεινον δὲ καὶ νῦν ἅπαντα διελ-
θεῖν, ἀθροίζοντα μὲν εἰς ἕνα λόγον τοῦτον ὅσα πρόσθεν
εἴρηται, προσεπιδιορίζοντα δὲ τὰ μὴ διωρισμένα. καθόλου
μὲν οὖν τοῦτο γνωστέον, ὡς οὐ χρὴ προσέχειν ἡμερῶν
ἀριθμὸν πρῶτον ἐπὶ φλεβοτομίας, ὥσπέρ τινες ἔγραψαν
καὶ ἔνιοι μὲν πάνυ γελοίως μετὰ τὸν τῆς τρίτης παροξυ-
σμὸν, ὁπόταν, ὡς φασὶν, ἤδη τινὰ διάγνωσιν ἔχωμεν ὁποῖα
τίς ἐστι κατά τε τὴν ἰδέαν καὶ τὸ ἦθος, ὅλην τε τὴν

bus non idem eſt curationis ſcopus, ſiquidem haud effluere
ſanguinem volumus uti ex menſibus, ſed plane ſiſtere conli-
lium eſt. Communis ergo in his omnibus, iis qui vere ine-
unte ad ſanguinis miſſionem accedunt, haec ratio eſt. Si-
quidem inſigniter infirmam partem aliquam habeant, in
quam quae colligitur plenitudo decumbat, per revulſionem
evacuare: at ſi tale nihil ſit, qua cuique magis placebit, ex-
cepta tamen aut haemorrhoidis, aut menſium retentione, ut
paulo ante definivimus.

Cap. XX. De hoc ſane poteſtate et ſupra dictum eſt,
veruntamen latius fuerit et hic quoque omnia percurrere,
omnibus quae ante dicta ſunt in unum collectis, et ſi qua
non diſtincta ſunt, una diſcretis. Igitur univerſim hoc ſcien-
dum, in ſanguinis miſſione dierum numero primum haud
eſſe attendendum, ſicut quidam ſcripſere: ac nonnulli ad-
modum ridicule poſt tertiae diei paroxyſmum, quando vi-
delicet, ut ajunt, dignotio quaedam habetur, qualis ſit in

Ed. Chart. X. [449.]   Ed. Baf. IV. (26.)

ἑαυτῆς φύσιν ἡ νόσος· ἔνιοι δὲ τὸν μὲν ἐξοχώτατον ὅρον
τῆς φλεβοτομίας ὥρισαν εἶναι τὴν τετάρτην ἡμέραν, ἐντὸς
δὲ αὐτῆς συγχωροῦσι φλεβοτομεῖν ἐν ταῖς τῶν παροξυσμῶν
διαλείμμασι, ὁπότε ἐθελήσαιεν· ἔνιοι δὲ σπεύδουσιν ἀφαιρεῖν
ἐφ᾽ ὧν ἂν ὁρίσωσιν αἵματος ἀφαιρέσεως εἶναι χρείαν, ἔτι
μεταῤῥέοντος αὐτοῦ, καὶ μηδέπω κατεχομένου βεβαίως ἔν
τινι μέρει δεξαμένῳ τὴν περιουσίαν ἓν μόνον ἐπισκοποῦν-
τες, εἰ μὴ διαφθορά τις εἴη γεγονυῖα τῆς ἐν τῇ γαστρὶ
πεπτομένης τροφῆς, ἢ βραδυπεψία τις, ἢ καὶ αἰτία περιεχό-
μενα κατ᾽ αὐτήν. ὅτι μὲν οὖν σπεύδειν προσήκει ἐφ᾽ ὧν
ἐστι χρεία κενώσεως, εἰ μή που προπεμφθῆναι δέον τὰ σιτία
καὶ τοὺς κατὰ τὰς πρώτας φλέβας ἡμιπέπτους χυμούς,
κάλλιστα λέγουσι καὶ πιστέον αὐτοῖς. ἀλλ᾽ ἐπεὶ πολλάκις
ἡμέρας πέντε ἤδη ἢ ἓξ ἄγοντός τινος ἀπὸ τῆς ἀρχῆς ἐπὶ
τὴν θεραπείαν αὐτοῦ καλούμεθα, καλῶς ἂν ἔχοι φλεβοτο-
μεῖν, εἰ καὶ παρελείφθη τοῦ βοηθήματος ὁ πρῶτος καιρός.
ἐν ᾗ γὰρ ἂν ἡμέρᾳ τοὺς σκοποὺς τῆς φλεβοτομίας ἐπὶ

forma et moribus, atque adeo tota natura fua morbus. Alii
extremum terminum mittendi fanguinis definiunt diem quar-
tum: intra quem miffionem fanguinis concedunt in paroxy-
fmorum intervallis adhibendam, electo quo libeat die. Alii
detrahere feftinant, quibus fanguinis detractionem ex ufu
effe ftatuerint, tranffluente etiamnum eo, ac ubi nec dum
firmiter in parte aliqua fuperfluitatem recipiente inhaeferit,
unum modo confiderantes, num corruptio aliqua cibi in
ventre concoquendi fit facta, ut tarda concoctio aut etiam
cibi in eo contineantur. Ergo quod maturandum fit in qui-
bus vacuatio ex ufu eft, nifi prius concoqui aut cibos aut
in primis venis contentos femicoctos fuccos oporteat, re-
ctiffime praecipiunt habendaque fides. Verum quoniam quin-
tum faepe diem aut fextum ab initio expectant, priusquam
nos ad curandum accerfant, expediet nihilo fecius quoque
fanguinem detrahere, etiamfi hujus auxilii primum tempus
fit omiffum. Quocunque enim die mittendi fanguinis fcopos

Ed Chart. X. [449. 450.]   Ed. Baf. IV. (26.)

τοῦ κάμνοντος εὑρίσκῃς, ἐν ἐκείνῃ πράξεις τὸ βοήθημα, κἂν
εἰκοστὴν ἡμέραν ἀπὸ τῆς ἀρχῆς ἔτυχεν εἶναι. τίνες δ᾽ ἦσαν
οἱ σκοποί; μέγα τὸ νοσήμα, ῥώμη τῆς δυνάμεως ὑπεξη-
ρημένης τῆς ἡλικίας παιδικῆς καὶ του περιέχοντος ἡμᾶς
ἀέρος ἱκανῶς θερμοῦ. ἐπεὶ δὲ προκαταλύεται τοῦ χρόνου
προϊόντος ἡ δύναμις ἐν τοῖς πλείστοις νοσήμασι, διὰ ταῦθ᾽
ὁ τῆς φλεβοτομίας καιρὸς ἀναιρεῖται τὸ πλῆθος τῶν ἡμε-
ρῶν, οὐ πρῶτος [450] τοῦτ᾽ ἐργαζομένου, ἀλλὰ διὰ μέσου,
πρὶν καταλυθῆναι τὴν δύναμιν. ὥστ᾽ εἰ κατὰ τὴν δευτέ-
ραν ἡμέραν μετὰ τὴν ἀρχὴν φαίνεται καταλυομένη ποθ᾽
ἡ δύναμις, ἀφεξώμεθα τῆς φλεβοτομίας.

Κεφ. κα΄.   Ὅτι δ᾽ ἐν αὐτῇ πάλιν ἐκείνῃ τῇ ἡμέρᾳ,
καθ᾽ ἣν φλεβοτομοῦμεν, ἐπιτηρῆσαι χρὴ τὴν παρακμὴν τοῦ
πυρετοῦ, πρόδηλον εἶναι νομίζω. καίτοι γ᾽ ἐνίοις ἐστὶν
οὐδὲ τοῦτο πρόδηλον, ὅσοι κελευουσιν ἕωθεν μόνον φλεβο-
τομεῖν, ἢ τὸ μακρότατον ἄχρι πέντε ἢ ἐξ ὡρῶν. ἀλλ᾽ εἰ
τῶν ἔμπροσθεν εἰρημένων ἐν ὅλῳ τῷ γράμματι μνημονεύει

in laborante inveneris, in eo auxilium illud adhibeto, etiamſi
vel vigeſimus is ab initio extiterit At quinam fuerint hi
ſcopi? Morbus ingens roburque virium, excepta aetate pue-
rili et aëre nos ambiente valde calido. Porro autem quo-
niam prius exolvitur temporis tractu in plerisque morbis
virtus, idcirco et mittendi ſanguinis occaſio dierum numero
deperditur, non tanquam primario id dies efficiant, ſed re
aliqua intercedente, nempe virium diſſolutione. Itaque ſi
quando vel ſecundo a principio die vires exolvi videantur, a
vena ſecanda abſtinebimus.

Cap. XXI. Sed enim quod in ipſo rurſum die, in
quo ſanguinem mittimus, obſervanda ſit febris declinatio,
clarere ſatis arbitror, quamquam quibusdam id non ſatis ſit
notum, qui mane tantum tundendam eſſe venam aut ad
ſummum in horam usque quintam aut ſextam exiſtimant.
Verum ſi quis memoria tenet quae toto ſupra libro ſunt
dicta, nihil tale committet, ſanguinem mittens quavis diei

Ed. Chart. X. [45o.]   Ed. Baf. IV. (26.)

τις, οὐδὲν τοιούτων σφαλήσεται φλεβοτομῶν ἐν ἁπάσῃ μὲν
ἡμέρας ὥρᾳ, πάσης δὲ νικτὸς, σκοπὸν ἔχων ἐπὶ μὲν τῶν
πυρεττόντων τὴν παρακμὴν τῶν κατὰ μέρος παροξυσμῶν,
ἐπὶ δὲ τῶν ἤτοι δι᾽ ὀφθαλμίαν ἢ δι᾽ ἄλλο τι τοιοῦτον
δεομένων τοῦ βοηθήματος χωρὶς πυρετοῦ, οὐ τὴν παρα-
κμὴν, οὐκ ὄντος γε ὅλως τοῦ πυρετοῦ, τὸ μέγεθος δ᾽
αὐτῆς τῆς ὀδύνης ἢ φλεγμονῆς ἢ ὅλης τῆς διαθέσεως, ἐν
ᾗ τῆς φλεβοτομίας ἐστὶ χρεία. μηδενὸς δὲ τοιούτου κατε-
πείγοντος ἢ κωλύοντος ἄμεινόν ἐστιν ἔωθεν φλεβοτομεῖν,
οὐκ εὐθέως ἅμα τῷ τῶν ὕπνων ἐξαναστῆναι, προγρηγορή-
σαντες δὲ χρόνον ὡς ὥρας μιᾶς, εἴρηται δὲ ὅτι καὶ λούειν
τινὰς ἄμεινον, εἰ δὲ τοῦτο, καὶ προπεριπατήσαντας ἐνίους,
ἐφ᾽ ὧν δὲ ἦρος εἰσβαλόντος ἐπὶ φλεβοτομίαν ἔρχεσθαι. διὰ
προσδοκίαν πυρετῶν οἶδα φλεβοτομήσας ἐνίους καὶ μετὰ
τὸ πρᾶξαί τινα τῶν συνήθων ἔργων, ἢ ἐν διδασκαλείοις,
ἢ ἐργαστηρίοις, ἢ κατ᾽ ἀγορὰν, ἢ ἐπὶ τῆς οἰκίας. ὅ γε
μὴν τῆς ἐπαφαιρέσεως καιρὸς, ἐφ᾽ ὧν μὲν ἁπλῶς κενῶσαι,

noctisque hora, modo refpiciat in febrientibus quidem parti-
cularium paroxyfmorum declinationem: in quibus autem
aut ob oculorum lippitudinem, aut aliud fimile, citra febrem
hoc opus eft auxilio, non declinationem omnino, quum
omnino febris non adfit, fed magnitudinem aut doloris, aut
phlegmones, aut totius affectus, in quo fecta opus eft vena,
infpicere convenit.   Quum autem nihil ejusmodi aut urgeat,
aut prohibeat, praeftat mane venam incidere, haud protinus
ex fomno excitis, verum circiter horam unam jam antea vi-
gilantibus.   Dictum eft autem, quod et lavacro uti quibus-
dam expedit: quod fi verum eft, et praeeunte quoque ambu-
latione nonnullis.   Caeterum in quibus vere ineunte venam
incidere aggredimur, aut propter febris metum aut alterius
cujuspiam affectus, fcio me fanguinem mififfe quibusdam
etiam, pofteaquam rerum folitarum quippiam obiiffent, five
in ludo literario, five in officinis, five in foro, five in aedibus.
Iteratae tamen detractionis tempus in quibus fimpliciter qui-
dem vacuare conamur, eodem die efto: at in quibus revel-

312 ΓΑΛΗΝΟΥ ΠΕΡΙ ΦΛΕΒΟΤΟΜΙΑΣ

Ed. Chart. X. [450. 451,]　　　　　　　Ed. Baf. IV. (26. 27.)

κἂν δύο ταῖς ἐφεξῆς ἡμέραις γένηται, βέλτιον ἐστί. προσ-
έχειν δ' ἐν ἅπασι τοῖς τοιούτοις σε χρὴ τὴν δύναμιν τοῦ
κάμνοντος, ἁπτόμενον τῶν αὐτοῦ ἀρτηριῶν. ἔνιοι γὰρ
εὐπαθεῖς εἰσι τὴν δύναμιν, ὡς μὴ φέρειν ἀθρόαν κένωσιν,
ἐφ' ὧν ἀνακτησάμενος ἐν τῇ πρώτῃ τῶν ἡμερῶν τὸν κά-
μνοντα, ἐπαφαιρεῖν ἐν τῇ δευτέρᾳ προσήκει.

Κεφ. κβ'. Ὅτι καὶ τὰς ἀρτηρίας φλέβας ὀνομά-
ζουσιν οἱ παλαιοὶ καὶ ἡμῖν ἑτέρωθι δέδεικται καὶ πρὸ ἡμῶν
ἄλλοις ὡμολόγηται. διά τε οὖν αὐτὸ καὶ προσέτι τὴν οἰ-
κειότητα τῶν διδασκαλιῶν καὶ βραχύτητα τοῦ λόγου, κάλ-
λιον ἔδοξέ μοι μὴ γράφειν ἕτερον βιβλίον ὑπὲρ ἀρτηριο-
τομίας, ἀλλὰ τῷ τῆς φλεβοτομίας συνάψαι λόγῳ, καὶ τοῦτό
γε αὐτὸ κατὰ τόδε τὸ μέρος, ἐν ᾧ σκοπούμεθα τίνας ἐπὶ
τίσι μέρεσι πεπονθόσι προσήκει διαιρεῖσθαι φλέβας. ὡς γὰρ
ἄλλας ἐπ' ἄλλοις ἐδείξαμεν, οὕτω δὴ καὶ τὰς κατὰ τοὺς
κροτάφους ἀρτηρίας καὶ τὰς τῶν ὤτων ὄπισθεν ἔθος ἐστὶ
τοῖς ἰατροῖς [451] διαιρεῖν, τὰς μὲν ἐν τοῖς κροτάφοις ἐπὶ
τοῖς ἐν ὀφθαλμοῖς (27) ῥεύμασιν, ὅσα θερμὰ καὶ πνευμα-

lere, ſi vel duobus deinceps diebus fiat, melius fuerit Porro
intento ſemper animo in omnibus id genus in laborantis vi-
res eſto, manu jugiter arteriis illius admota : ſunt enim qui-
dam tam ad patiendum apti ut conſertam inanitionem non
ferant, quo caſu refecto primo die aegroto iterare ſecundo
detractionem expedit.

Cap. XXII.　Quod autem arterias antiqui venas ap-
pellabant et a nobis alibi demonſtratum eſt et ante nos aliis
confeſſum extitit. Ob id ipſum ergo ac praeterea ob diſcipli-
narum affinitatem compendii gratia ſatius mihi viſum eſt
haud alium conſcribere librum de arteria ſecanda, ſed ora-
tioni de ſecanda vena annectere, atque id ipſum in hac parte,
in qua conſideramus, quas venas ob quas partes affectas ſe-
care oporteat. Sicut enim alias venas ob alias affectas partes
oſtendimus ſecandas, ſic quoque et quae in temporibus ſunt
arterias et quae poſt aures incidere medicis mos eſt, in tem-
poribus quidem, infeſtantibus oculos fluxionibus tum calidis

τώδη, τὰς δὲ ὄπισθεν τῶν ὤτων ἐπὶ σκοτωματικοῖς μά-
λιστα καὶ ὅσοι χρονίοις ἀλγήμασι κεφαλῆς θερμοῖς καὶ
πνευματώδεσι κάμνουσιν. ἤδη δὲ καὶ δι᾽ ἄλλα πάθη περὶ
τὴν κεφαλὴν συνιστάμενα χρόνια κέχρηνται τινὲς ἀρτηριο-
τομίᾳ τῶν ὤτων ὄπισθεν. οὐ μὴν ἐφ᾽ ἑτέρου γέ τινος
μορίου πάσχοντος ἐχρήσαντο τῷ βοηθήματι, καίτοι τῶν
πολλῶν δεομένων αὐτοῦ μᾶλλον ἢ φλεβοτομίας. ἔνθα γὰρ
ἐνοχλεῖ θερμὸν αἷμα καὶ πνευματῶδες ἐν ταῖς ἀρτηρίαις
ἠθροισμένον, ἐνταῦθα χρεία τῶν κοινῶν τῷ πάσχοντι μορίῳ
τεμνομένων ἀρτηριῶν. ἀλλὰ διὰ τὸ δυσεπίσχετον τῆς ἀρ-
τηρίας οὐ τολμῶσιν οἱ ἰατροὶ διαιρεῖν τὰς ἀρτηρίας, ὅπου
γε καὶ φλεβοτομοῦντες τινὲς, ὅταν ἀρτηρίαν τρώσωσιν ἐν
τῷ παραχρῆμα, δυσχερῶς ἱστῶσι τὴν αἱμορραγίαν, καὶ ὅταν
τὰ βέλτιστα πράξωσιν, εἰς οὐλὴν τῆς διαιρέσεως ἰούσης
ἀνεύρυσμα γίνεται.

Κεφ. κγ΄. Καὶ μέντοι καὶ ἀποθανόντας τινὰς
ἴσμεν ἐκ τῆς ὑποκειμένης ἀρτηρίας τῇ κατ᾽ ἀγκῶνα φλεβὶ
τῇ ἔνδον. ἐνίους μὲν ἐν τῷ παραχρῆμα διὰ τὸν περιβλη-

tum ſpirituoſis: poſt aures vero in vertiginoſis maxime et
iis, qui diuturnis doloribus capitis calidis ac ſpirituoſis aſſi-
guntur. Jam vero et ob alios quoque affectus in capite con-
ſiſtentes diutinos ſunt qui arteriarum poſt aures utuntur ſe-
ctione. Non tamen in ulla alia particula patiente eam adhi-
buerunt, tametſi multae ſint, quibus hoc potius auxilio
quam venae ſectione ſit opus: ubi enim calidus ſpirituoſus-
que inſeſtus eſt ſanguis in arteriis acervatus, illic communi-
bus parti affectae ſectis arteriis eſt opus: verum propter dif-
ficilem eruptionis ſanguinis compreſſionem arterias medici
incidere metuunt: quippe quum, ſi quis in ſecanda forte ve-
na arteriam vulneravit, aegre ſtatim ſanguinis eruptionem
compeſcat: ac ubi res optime cadat ad cicatricem perducta
diviſione, tamen aneuryſma fiat.

    Cap. XXIII. Quin et interiiſſe quosdam novi ab ar-
teria interiori in cubito venae ſubjecta, nonnullos quidem
protinus ob vinculum circumpoſitum, volentibus medicis ſi-

θέντα βρόχον, ἐθελησάντων τε τῶν ἰατρῶν ἐπέχειν, ὡς
τὴν αἱμοῤῥαγίαν εἰς γάγγραιναν ἐλθεῖν, ἐνίους δ᾽ ὕστερον
ἐν τῇ τῶν ἀνευρυσμάτων χειρουργίᾳ διαφθαρέντας, ἀναγ-
καῖον γὰρ ἐν ταύτῃ βρόχῳ διαλαμβάνεσθαι τὸ ἀγγεῖον. τὰς
μὲν οὖν ἀξιολόγους· κατὰ τὸ μέγεθος ἀρτηρίας διὰ ταῦτα
φεύγουσιν οἱ ἰατροὶ, τὰς δὲ μικρὰς ὡς οὐδὲν μέγα δυνα-
μένας ἀνύσαι. καίτοι καὶ αὗται πολλάκις ἡμῖν ὤφθησαν
οὐ μικρὰν ὠφέλειαν ἐπιφέρουσαι μετὰ καὶ τοῦ συνουλοῦ-
σθαι χωρὶς ἀνευρύσματος. καὶ μέντοι κἂν μείζων ἀρτηρία
ᾖ, καὶ αὐτὴ χωρὶς ἀνευρύσματος συνουλοῦται διαιρεθεῖσα
πᾶσα. καὶ πολλάκις τοῦτο αὐτὸ τὸν ἐκ τῆς αἱμοῤῥαγίας
κίνδυνον ἰάσατο. φαίνεται γὰρ σαφῶς ὅθ᾽ ὅλη δι᾽ ὅλης
ἑαυτῆς ἐγκαρσίως διακοπῇ, τῶν μερῶν ἑκατέρων ἀνασπω-
μένων ἑκατέρωσε, τὸ μὲν ἄνω τοῦ μορίου, τὸ δὲ κάτω.
τοῦτο μέν γε καὶ ταῖς φλεψὶν, ἀλλὰ μετρίου ὑπάρχει, ταῖς
δ᾽ ἀρτηρίαις ἀεὶ μᾶλλον τῶν φλεβῶν. ἔγωγ᾽ οὖν ὅθεν
ὁρμηθεὶς ἐπὶ τὸ διαιρεῖν ἀρτηρίας ἧκον ἤδη σοι φράσω.
προτραπεὶς ὑπό τίνων ὀνειράτων δυοῖν ἐναργῶς μοι γενο-

ftere fanguinis eruptionem, in gangraenam incidentes: alios
poftea in aneuryfmate manu curando defunctos; neceffe enim
hic eft laqueo vafculum conftringere. Itaque majufculas
proinde arterias medici refugiunt, parvas autem tanquam
haud ita multum profuturas: quamquam et ipfae quoque
nonnunquam haud parvum attuliffe commodum vifae funt,
quum hoc quod et citra aneuryfma cicatrice claudantur.
Quin et fi major fit arteria, et ipfa quoque citra aneuryfma
cicatrice includi poteft, tota nimirum diffecta: idque ipfum
faepenumero imminens ex fanguinis profluvio difcrimen fu-
ftulit: clare enim apparet, quum tota transverfim per fe to-
tam difcinditur, revulfis utrinque partibus ambabus, unam
furfum, alteram deorfum concedere. Atque id quidem et
venis, verum moderate, ufu venit, fed arteriis femper plus
quam venis. Sane vero quae mihi occafio exliterit fecandae
arteriae, nunc jam tibi edifferam. Monitus per quaedam in-
fomnia, quorum duo perfpicuo mihi vifa funt, accefli ad

Ed. Chart. X. [451. 452.]   Ed. Baf. IV. (27.)

μένων ἧκον ἐπὶ τὴν ἐν τῷ μεταξὺ λιχανοῦ τε καὶ μεγάλου δακτύλου τῆς δεξιᾶς χειρὸς ἀρτηρίαν, ἐπέτρεψά τε ῥεῖν ἄχρις ἂν αὐτομάτως παύσηται τὸ αἷμα, κελεύσαντος οὕτω τοῦ ὀνείρατος. ἐῤῥύη μὲν οὖν οὐδ᾽ ὅλη λίτρα. παραχρῆμα δ᾽ ἐπαύσατο χρόνιον ἄλγημα κατ᾽ ἐκεῖνο μάλιστα τὸ μέρος ἐρεῖδον, ἔνθα συμβάλλει τῷ διαφράγματι τὸ ἧπαρ. ἐμοὶ μὲν οὖν τοῦτο συνέβη νέῳ τὴν ἡλικίαν ὄντι. θεραπευτὴς δὲ τοῦ θεοῦ ἐν Περγάμῳ χρονίου πλευρᾶς ἀλγήματος ἀπηλλάγη δι᾽ ἀρτηριοτομίας ἐν ἄκρᾳ τῇ χειρὶ γενομένης, ἐξ ὀνείρατος ἐπὶ τοῦτο ἐλθὼν καὶ αὐτός. ἑτέρῳ δὲ τραύματος ἐν τῷ σφυρῷ γενομένου διαιρεθείσης ἀρτηρίας, οὐκ ἐπαύετο μὲν ἡ φορὰ τοῦ αἵματος, ἄχρι κληθεὶς ἐγὼ διέτεμον ὅλην αὐτήν, εἶτα τῷ διὰ τῆς ἀλόης καὶ μάννης καὶ τοῦ λευκοῦ τῶν ὠῶν ἐχρησάμην φαρμάκῳ λαγῴαις ἀναλαμβανομένῳ θριξί, καὶ χωρὶς μὲν ἀνευρύσματος ἐθεραπεύθη [452] τὸ τραῦμα περισαρκωθέντος τοῦ στόματος τῆς ἀρτηρίας, ὁ δὲ ἄνθρωπος ἐτῶν ἤδη τεσσάρων ἐκ διαλειμμάτων οὐ μικρῶν ὀδυνώμενος τὸ ἰσχίον, ἐξ ἐκείνου τελέως ὑγιὴς ἐγένετο. ταῦτα οὖν ἔπεισέ με πολλάκις ἐν ἄκροις

dextrae manus arteriam inter indicem et pollicem fitam, fique fluere, donec fponte fanguis refifteret, nam ita fomnium praeceperat: effluxit autem non tota libra. Subito itaque diuturnus extinctus dolor eft in illa maxime parte fixus, qua jecur fepto transverfo committitur. Mihi quidem hoc aetate juvenili evenit. At minifter dei Pergami diutino lateris cruciatu laborans liberatus eft arteria in fumma manu incifa, aggreffus et ipfe illud infomnii monitu. Porro alteri cui ex vulnere in malleolo inflicto diffecta arteria fuerat, fanguinis quidem curfus haud quievit, donec ego vocatus totam diffecui: ac medicamento ex aloe et manna et ovorum albumine, pilis leporum molliufculis impofito ufus fui: citraque aneuryfma curatum eft vulnus, obducta videlicet arteriae ofculo carne. Vir autem ille quartum jam annum haud exiguis temporum intervallis coxae dolore vexatus exinde prorfum fanus extitit. Haec itaque mihi perfuaferunt, ut fubinde in fummis artubus, immo et in capite arterias fe-

τε τοῖς κώλοις, καὶ μέντοι καὶ κατὰ τὴν κεφαλὴν ἀρτηρίας
διαιρεῖν, ἐπὶ πᾶσιν ἀλγήμασιν, ὅσα διὰ θερμὴν οὐσίαν ἢ πνευ-
ματώδη τὴν γένεσιν ἔχειν ἔδοξεν, καὶ μάλιστα κατὰ τοὺς ὑμέ-
νας, ὧν τὸ ἄλγημα νυγματῶδές τ᾽ ἐστὶ καὶ πλατυνόμενον
ἀτρέμα, τῆς μὲν νυγματώδους αἰσθήσεως καθ᾽ ἕν τι μέρος
ὡς ἂν κέντρον τοῦ πεπονθότος τόπου γινομένης, τάσεως δ᾽
αἴσθησιν ἴσχοντος τοῦ περὶ τὸ κέντρον τοῦ μυὸς παντός.

carem in omnibus doloribus, qui a calida fpirituofaque fub-
ftantia nafci videbantur: et maxime in membranis, quarum
dolor punctioni fimilis eft, ac fenfim expanditur pungente
quidem fenfu una in parte, tanquam in affecti loci centro
infixo, tenfionis vero fenfum percipiente omni circumcirca
ad centrum particula.

ΓΑΛΗΝΟΥ ΠΕΡΙ ΒΔΕΛΛΩΝ, ΑΝΤΙΣΠΑΣΕΩΣ, ΣΙΚΥΑΣ ΚΑΙ ΕΓΧΑΡΑΞΕΩΣ ΚΑΙ ΚΑΤΑΣΧΑΣΜΟΥ.

Ed. Chart. X. [453.]   Ed. Baf. IV. (27.)

Κεφ. α'. Θηρῶντές τινες τὰς βδέλλας κατακλείουσι
καὶ ἐπὶ πολλοῖς αὐταῖς χρῶνται. αὗται γὰρ ἐκμειλίττουσαι
ῥᾳδίως ἅπτονται τῶν σαρκῶν. τὰς δὲ νέον εἰλημμένας φυλάτ-
τειν χρὴ ἡμέραν μίαν, αἷμα ὀλίγον εἰς διατροφὴν ἐμβάλλον-
τας. οὕτως γὰρ διαπιεσθήσεται τὸ ἰῶδες αὐτῶν. ἐπὶ δὲ τῆς
χρείας τὸ βδελλισθησόμενον μέρος προεκνιτρούσθω καὶ κατα-
χριέσθω ἢ κνάσθω τοῖς ὄνυξι, ἑτοιμότερον γὰρ ἅψονται. δεῖ δὲ

GALENI DE HIRVDINIBVS, REVVL-
SIONE, CVCVRBITVLA, INCISIONE
ET SCARIFICATIONE.

Cap. I. Hirudines quidam venantes includunt, ac
in multis ipfis utuntur. Nam hae cicuratae facile carnibus
adhaerent. Recens autem captas diem unum affervare opor-
tet, et pauculum fanguinis in alimoniam injicere. Sic enim
quod iis inefl virulentum exprimetur. In ufu autem pars
cui hirudo admovenda eft, nitro prius perfricetur delina-
turque, aut unguibus fcalpatur: promptius enim adhaere-

ἐμβαλεῖν αὐτὰ εἰς ὕδωρ χλιαρὸν καὶ καθαρὸν ἀγγεῖον εὐρὺ,
ἔπειτα σπόγγῳ περιλαβόντες αὐτὰς καὶ τὸ γλοιῶδες ἀποκαθά-
ραντες διὰ τῶν χειρῶν προσέξομεν. μετὰ δὲ τὸ ἐμφῦναι
ἔλαιον χλιαρὸν ἐπιχέομεν τῷ μυρίῳ, ὥστε μὴ ψυγῆναι. ἐπὶ
δὲ χειρῶν ἢ ποδῶν αὐτὸ τὸ μέρος ἐμβαλεῖν χρὴ τῷ ὕδατι;
ἔνθα εἰσὶν αἱ βδέλλαι. εἰ δὲ ὀλίγον ἅψοιντο, ψαλίζειν χρὴ
τὰς οὐρὰς αὐτῶν. ἐκχεομένου γὰρ τοῦ αἵματος, ἕλκουσαι
οὐ παύονται, μέχρις ἂν ἡμεῖς ἅλας ἢ σποδὸν προσπάσσωμεν
αὐτῶν τοῖς στόμασι. μετὰ δὲ τὸ ἀποπεσεῖν σικύᾳ χρὴ τὸ
ἰῶδες ἐξέλκειν· εἰ δὲ μὴ, πυριατέον σπόγγοις. τὰ δὲ σώματα,
εἰ μὲν ὑποδακρύει, κύμινον ἢ ἄλευρον προσπαστέον, ἔπειτα
ἐρίῳ ἔλαιον βραχὺ κατειλικτέον. εἰ δὲ αἱμοῤῥαγείη, ὀθόνια
ἐπιβλητέον ἐξ ὄξους [454] ἢ κηκίδα κεκαυμένην, ἢ σπόγγον
δεύσας ὑγροπίσσῃ καὶ καύσας ἐπιθετέον. γινώσκειν δὲ χρὴ
ὡς αἱ βδέλλαι οὐ τὸ ἐν τῷ βάθει ἕλκουσιν αἷμα, ἀλλ' αὐτὸ
τὸ παρακείμενον τῇ σαρκὶ εἰσμύζουσιν. χρώμεθα δὲ αὐταῖς
ἀντὶ σικυῶν, ἀποσπῶμεν δὲ αὐτὰς, ὁπόταν εἰκάσωμεν τὸ

fcent. Injiciendae autem funt in aquam tepidam et vas mun-
dum et amplum; deinde fpongia comprehenfas, fordidoque
lentore earum abfterfo, manu admovebimus. Poftquam in-
haeferint, fuperfundendum eft paiti oleum tepidum, ne re-
frigeretur. At fi manibus pedibusve admovendae fint, ipfam
partem aquae, in qua infunt hirudines, indere oportet.
Quod fi pauco tempore adhaeferint, forfice caudam praeci-
dito: nam effluente fanguine trahere non definunt, donec
ipfi aut falem aut cinerem ipfarum ofculis infperferimus.
Ubi vero deciderint, cucurbitula virulentum extrahendum
eft, aut faltem fpongiis fovendum. Partes autem fi elacry-
ment, cuminum aut farinam infpergito, lanamque deinceps
oleo pauxillo madidam involvito. Sin fanguis erumpat,
lintea ex aceto injicito, aut gallam uftam aut fpongiam pice
liquida madentem pofteaque crematam imponito. Nofcere
enim convenit, hirudines non eum, qui in alto eft, fangui-
nem extrahere, fed eum tantum, quo caro imbuta eft, ex-
fugere. Utimur eis in vicem cucurbitularum. Porro detra-

Ed. Chart. X. [454.]   Ed. Baf. IV. (27. 28.)

ἥμισυ μέρος εἰλκύσθαι τοῦ αἵματος. ἐκκωλύομεν δὲ καὶ οὐκ
ἐῶμεν ἀποῤῥεῖν ἕως ἂν αὔταρκες ἀποκριθῇ, ἐπειδὴ τὸ μόριον
ψύχεται ὑπό τε τῶν βδελλῶν φύσει ψυχρῶν οὐσῶν καὶ ὑπὸ
τοῦ περιέχοντος.

Περὶ ἀντισπάσεως.

Κεφ. β. Τὰς σφοδροτάτας ἐπιῤῥοὰς τῶν χυμῶν
ἀντισπαστικοῖς βοηθήμασι κωλύομεν ἀθρόως κατασκήπτειν.
ἀντισπαστικὰ δέ ἐστι βοηθήματα ἐπὶ τῆς εἰς θώρακα καὶ
γαστέρα ῥοπῆς εἰς χεῖρας· ἔμετοι δὲ ἐπὶ τῆς εἰς τὰ κατω,
καθάπερ καὶ ἡ διὰ τῶν δριμυτέρων κλυσμῶν τῆς ἐπὶ τοὺς
ἐμέτους. ἄμφω δὲ ταύτας τὰς ῥοπὰς, λέγω δὲ τὰς (28) διὰ
τῆς ἄνω καὶ κάτω γαστρὸς, εἰς οὖρα καὶ ἱδρῶτας ἀντισπά-
σεις· καὶ μέντοι γε καὶ τὰ οὖρα πρὸς ἱδρῶτάς τε καὶ δια-
χωρήσεις γαστρός. ἀντισπαστικὸν δὲ βοήθημα καὶ ἡ παρὰ
τοὺς τιτθοὺς προβαλλομένη σικύα. ταῖς δὲ καθ' ὑποχόνδρια
ἐρειδομέναις ἀντισπάσεις τὴν ἐπὶ τοὺς μυκτῆρας ὁρμὴν τοῦ
αἵματος, ὥσπερ γε καὶ τὴν διὰ μήτρας ἄμετρον φοράν.
ἀντισπᾷ δὲ καὶ τὰ δριμέα φάρμακα τοῖς κόλποις ἐπιτιθέμενα

himus eas, ubi dimidiam fanguinis partem extractam conji-
cimus. Non autem finimus decidere, donec quod fatis fit
excretum fuerit; quandoquidem pars tum ab hirudinibus
natura frigidis tum ab aëre nos ambiente refrigeratur.
Cap. II. Vehementiſſimas humorum fluxiones revul-
foriis praefidiis univerfim ingruere prohibemus. Revulforia
funt praefidia humoris, quum is ad pectus aut ventriculum
vergit, ad manus retractio; vomitus, cum ad inferiora de-
clinat; ficut cum ad vomitum impetus eft, per acriores cly-
fteres revulfio. Duas vero has humoris propenfiones, tum
quae ad fuperiorem ventrem, tum quae ad inferiorem ver-
gunt, ad urinam fudoresque revelles. Quin et urina ad fu-
dores et alvi dejectiones retrahitur. Revulforium quoque
auxilium eft mammis admota cucurbitula. At hypochon-
driis defixa fanguinis ad nares impetum repellit, ficut et
immodicum ex utero effluxum. Porro vergentes ad caput
aut vifcera humores retrahunt acria in finus inteftinorum

τὰς ἐπὶ κεφαλὴν καὶ σπλάγχνα ῥοπὰς τῶν χυμῶν. καὶ ἁπλῶς
τὴν ἀντίσπασιν ποιητέον ἐπὶ μὲν τοῖς ἄνω ῥέουσι χυμοῖς
εἰς τὰ κάτω, ἐπὶ δὲ τοῖς εἰς τὰ κάτω τοὐναντίον, καὶ ἐπὶ
μὲν ταῖς ἔσω ῥοπαῖς ἔξω, καὶ πάλιν ἐπὶ ταῖς ἐκτὸς εἴσω,
κἂν πρὸς τὰ δεξιὰ ῥέπῃ, ἐπὶ τὰ ἀριστερὰ, καὶ εἰ πρὸς τὰ
εὐώνυμα, πρὸς τὰ ἐναντία. οὕτω δὲ καὶ τὰς μὲν ὀπίσω ῥο-
πὰς πρόσω, τὰς δ᾽ εἰς πρόσω ὄπισθεν.

                    Περὶ σικύας.

Κεφ. γ΄.   Σικύαι προκενωθέντων χρήσιμοι. πληθω-
ρικῶν γὰρ ὑπαρχόντων οὐ χρησόμεθα ταύταις. τῷ δὲ αὐτῷ
λόγῳ κἀπὶ τῶν κατ᾽ ἐγκέφαλον καὶ μήνιγγας φλεγμονῶν οὐ
χρησόμεθα σικύαις ἐν ἀρχῇ τῶν παθῶν, ὥσπερ οὐδ᾽ ἐπ᾽
ἄλλου μορίου φλεγμαίνοντος οὐδενὸς, ἀλλ᾽ ὅταν μὴ ἐπιῤῥῇ
μηδὲν ἔτι καὶ προκενώσωμεν ὅλον τὸ σῶμα, χρεία τε γένηται
ἢ κινῆσαί τε καὶ ἐκμοχλεῦσαι τὸ καταφλεγμαῖνον, ἢ πρὸς
τοὐκτὸς ἐπισπάσασθαι. γενομένων δὲ ἔτι τῶν παθῶν, οὐκ
αὐτοῖς τοῖς ἀρχομένοις κάμνειν μέλεσιν, ἀλλὰ τοῖς συνεχέσιν
αὐτῶν ἐπιθετέον τὴν σικύαν ἀντισπάσεως ἕνεκεν. κατὰ τὴν

data medicamenta. Summatim revulfio tentanda eſt humori-
bus furfum fluentibus ad inferiora; deorfum vero in con-
trarium; intro autem urgentibus foras; ac rurfum foras
tendentibus intro. Sin ad dextrum inclinent, ad finiſtram;
ad finiſtram vero recedentibus, in partem oppoſitam. Sic et
quae retrorfum recedunt, in anteriorem revelles; quae vero
antrorfum vergunt, retrorfum ages.

Cap. III.   Cucurbitula prius evacuatis conveniunt;
nam in plethoricis illis non utimur. Eadem ratione in cerebri
aut meningum inflammationibus per affectuum initia non
utimur cucurbitulis, ſicut nec alia in parte nulla inflamma-
tione obfeſſa; verum ubi nihil etiamnum influat, totum au-
tem praevacuatum corpus fuerit, opusque fit aut movere,
aut vehementius agitando amoliri quod in inflammatione
obfeſſa parte reſidet, aut foras extrahere. Porro dum na-
fcuntur adhuc affectibus, non in ipſis jam laborare incipien-

ἀρχὴν δὲ τοῖς ἀποκρουστικοῖς χρηστέον. σικύα δύναται τὴν
ὕλην κενῶσαι, ὀδύνην λῦσαι, φλεγμονὴν μειῶσαι, ἐμπνευμάτω-
σιν διαφορῆσαι, ὀρέξεις ἀνακτήσασθαι, ἄτονον στόμαχον
τονώδη ποιήσασθαι, λειποθυμίας ἀπαλλάξαι; τὰ ἐκ τῶν βά-
θεων μεταφέρειν ῥεύματα καὶ ξηρᾶναι καὶ αἱμοῤῥαγίας ἐπι-
σχεῖν, καὶ ἐμμήνων φθοροποιοὺς δυνάμεις ἑλκύσαι, καὶ
ἔμμηνα κουφίσαι.

[455] *Περὶ ἐγχαράξεως καὶ κατασχασμοῦ.*

Κεφ. δ´. Ἐγχαράξομεν μέρη τοῦ σώματος, ἤτοι φλεγ-
μαίνοντα, ἢ σκιῤῥούμενα, ἢ τεταμένα, ἢ ἐπωδύνως ἔχοντα,
ἢ ῥευματισθέντα, ἤδη στάσιν εἰληφότος τοῦ ῥευματισμοῦ, ἢ
δριμείας ὕλης παρακειμένης, ἢ ἰώδους δυνάμεως ἔξωθεν ἐμπε-
σούσης, ἢ βουλόμενοι μεταγαγεῖν ἐξ ἑτέρων μερῶν εἰς ἄλλο
τὴν ὕλην. οἷον σκέλη κατασχάζομεν κεφαλῆς πεπονθυίας ἢ
πλεοναζούσης ὕλης ἐν τῷ σώματι μειῶσαι θέλοντες. καὶ
μάλισθ᾽ ὅταν ὁ πλεοναομὸς γένηται δι᾽ ἐπιχὴν ὕλης εἰωθυίας
ἀποκρίνεσθαι συνήθως. οἷον αἱμοῤῥοΐδων ἐπισχεθεισῶν
ἐγχαράσσομεν σκέλη προλουσάμενοι ἢ ἐν θερμῷ πυριᾷν ῥ

tibus partibus, fed continuis ipfis, revulfionis caufa impo-
nenda eft cucurbitula. Cucurbitula poteft materiam evacu-
are, dolorem folvere, inflammationem minuere, inflationem
difcutere, appetitum reftituere; ventriculo infirmo robur
adjicere, animi defectione liberare, ex alto fluxiones trans-
ferre ac ficcare, fanguinis eruptiones cohibere, corruptrices
menfium facultates extrahere et menfes levare.

Cap. IV. Scarificamus partes corporis aut inflamma-
tione fcirrhove affectas, aut tenfas, aut dolore vexatas, aut
fluxionem expertas, quae jam radices egerit et confirmata
fit, aut acri materia infeftante, aut fi virulenta vis ab externo
inciderit, aut ubi materiam ex alia parte in aliam traducere
confilium eft; verbi caufa crura fcarificamus affecto capite,
aut quum materiam in corpore exuberantem minuere volu-
mus; potiffimum ubi redundantia provenerit a fuppreffione
materiae, quae evacuari confueverat; puta haemorrhoidi-
bus fuppreffis crura fcarificamus ante lavacro ufis, aut cali-

σπόγγῳ. τὸ μὲν γὰρ φλέβα διελεῖν πολλάκις τοῦ ἔτους οὐκ
ἐπιτήδειον ἐνόμισα. ἅμα γὰρ αἵματι πολλῷ συνεκκρίνεται τὸ
ζωτικὸν πνεῦμα. τούτου δὲ ἀναλισκομένου πυκνότερον ὅ τε
ὅλος ὄγκος καταψύχεται καὶ πάντα τὰ ψυχικὰ ἔργα χεῖρον
γίνεται. διὰ τοῦτο ἀπὸ τῶν ἀκυρωτέρων, οἷον σκελῶν, τὴν
ἀφαίρεσιν δεῖ ποιεῖσθαι. ὠφελεῖ δὲ ἡ ἐγχάραξις καὶ ὀφθαλ-
μοὺς χρονίως ῥευματιζομένους καὶ κεφαλῆς διαθέσεις καὶ
τὰ περὶ θώρακα καὶ μετάφρενα καὶ συνάγχας καὶ σφη-
νώσεις.

da per fpongiam fotis. Nam per annum venam faepius inci-
dere haud expedire arbitror, quod una cum fanguine vita-
lis excernatur fpiritus. Atqui fi hic copiofius abfumatur, fit
ut tota moles reddatur frigidior, animalesque functiones de-
terius perficiantur. Quamobrem ab ignobilioribus partibus,
puta cruribus, detractio facienda eft. Prodeft autem fcarifi-
catio et oculis diuturna fluxione vexatis, tum capitis affecti-
bus, tum iis qui pectori dorfoque eveniunt, ad haec angi-
nae atque impactis humoribus.

ΓΑΛΗΝΟΥ ΠΕΡΙ ΤΗΣ ΤΩΝ ΚΑΘΑΙΡΟΝΤΩΝ ΦΑΡΜΑΚΩΝ ΔΥΝΑΜΕΩΣ.

Ed. Chart. X. [462.]   Ed. Baf. II. (484.)

Κεφ. α΄. Κατὰ τὴν αὐτὴν αἰτίαν ἐοίκασιν οἱ παλαιότατοι τῶν ἰατρῶν τὰς πονηρὰς δόξας ἀνελέγκτους ἐᾶσαι, καθ᾽ ἣν καὶ τῶν νομοθετῶν οἱ ἀρχαιότατοι τὰ μέγιστα τῶν ἁμαρτημάτων ἀτιμώρητα. μετριωτέρας γὰρ οὔσης κατ᾽ ἐκεῖνον τὸν χρόνον τῆς κακίας καὶ μήτε ἀδικεῖν ἐπιχειρούντων τὰ μέγιστα μήτε ἀναισχυντεῖν ὑπομενόντων τὰ φανερώτατα, πῶς ἄν τις ἢ κόλασιν ὥριζε ταῖς μηδ᾽ ὅλως γεγενημένοις, ἢ ἔλεγχον ἐπῆγεν οἷς οὐδεὶς ὅλως εἶπεν; ἐπειδὴ δ᾽ ἐν τῷ χρόνῳ τῆς κακίας αὐξανομένης οὔτε ἀτόλμητον οὐδὲν ἔτι τοῖς

GALENI DE PVRGANTIVM MEDICAMENTORVM FACVLTATE.

Cap. I. Eadem de caufa medici vetuftiffimi pravas opiniones irreprehenfas omififfe videntur, qua graviffima etiam delicta antiquiffimi legumlatores inulta reliquerunt. Quum enim eo tempore moderatior effet hominum malitia, ut qui neque maxima crimina perpetrare aggrediebantur, neque manifeftiffimis impudenter contradicere, quomodo aliquis punitionem iis quae nondum admiffa erant praefcriberet, vel redargueret ea quae nemo prorfus dixerit? At quia temporis fpatio eo crevit hominum malitia, ut nihil

Ed. Chart. X. [462. 463.] Ed. Baf. II. (484)
ἀνθρώποις οὔτε ἄρρητον ἦν, οἱ μὲν νομοθέται πολλοὺς τρόπους καινοὺς ἐξευρίσκουσι τῶν ἐπὶ τοῖς ἀδικοῦσι τιμωριῶν.
[463] οἱ δ᾽ ἀλήθειαν τιμῶντες ἐλέγχων ἰδέας πολυτρόπους
ἐπὶ τοῖς σοφισταῖς, ὅπερ νῦν ἐοίκαμεν καὶ ἡμεῖς ἂν δράσειν,
ἐξελέγχοντες τοὺς ἀναιροῦντας μὲν τῶν καθαιρόντων φαρμάκων τὴν ἑλκτικὴν δύναμιν ὧν ἐκκενοῦσι χυμῶν, μεταβλητικὴν δέ τινα φάσκοντας ἔχειν ἁπάντων ὁμοτίμως τῶν πλησιαζόντων αὐτοῖς. λέλεκται δ᾽ οὐδὲν Ἱπποκράτει πρὸς τὴν
τοιαύτην δόξαν. οὔπω γὰρ οὔτ᾽ Ἀσκληπιάδης ἦν κατ᾽ αὐτὸν,
ὁ προφανῶς ἀναισχυντήσας τε καὶ ὥσπερ ἔπαθλόν τινα κατὰ
τῆς ἀληθείας ἀποδυσάμενος, οὔτ᾽ Ἐρασίστρατος, ὁ μετ᾽
αἰδοῦς μέν τινος, ὅλον δ᾽ ἀνατρέψας τὸ κεφάλαιον αὐτὸ, ὃ
περὶ τῶν καθαιρόντων φαρμάκων φανερῶς ὑπάρχει. τὴν
γάρ τοι δραστικωτάτην τε καὶ οἰκειοτάτην τῆς φύσεως δύναμιν
τὴν ἑλκτικὴν οὐκ οἶδεν Ἐρασίστρατος οὐδαμόθεν τῶν ἑαυτοῦ συγγραμμάτων, ἀλλὰ τῇ πρὸς τὸ κενούμενον ἀκολουθίᾳ
μᾶλλον ἀντ᾽ αὐτῆς χρῆται. μέρος δέ ἐστι τῆς τῶν οἰκείων

non aut facere aut dicere auſi ſint, legum conditores multas
ac novas ſuppliciorum formas adverſus ſceleratos adinve-
niunt; veritatis autem ſtudioſi varias contra ſophiſtas repre-
henſionum ſpecies excogitant. Quod nunc etiam nos in
praeſentia facturi videmur, eos qui medicamentorum pur-
gantium facultatem attractricem humorum, quos evacuant, e
medio tollunt, commutatricem vero quandam omnium ex
aequo ad ipſa prope accedentium habere dicunt, reprehen-
tes. Adverſus quam opinionem Hippocrates nihil prodidit.
Nondum enim vel Aſclepiades illius tempore vixerat, qui
manifeſtis impudenter refragatus eſt, et ſeu praemium ali-
quod contra veritatem reportaturus; vel Eraſiſtratus, qui
cum pudore aliquo totam illam ſummam, quae de medica-
mentis purgantibus manifeſto exiſtit, ſubvertere tentavit.
Etenim efficaciſſimam familiariſſimamque naturae facultatem
attractricem in nullo ipſius commentario Eraſiſtratus cogno-
vit, ſed conſequentia potius ad id quod evacuatur ipſius
loco utitur. At familiarium attractricis facultatis pars eſt

ἑλκτικῆς δυνάμεως ἢ ἐν τοῖς καθαίρουσι φαρμάκοις, ὥσπερ
γε καὶ καθ᾽ ἣν ἡ χολὴ διακρίνεται καὶ τὸ οὖρον, ἄλλα τε
πολλὰ κατά τε τὴν ὑγείαν τῶν ζώων ὑπὸ τῆς φύσεως ἀπο-
τελούμενα καὶ κατὰ τὰς ἰάσεις τῶν νοσημάτων καὶ κατὰ τὰ
νοσήματα, ὑπό τε τῶν ἰατρῶν καὶ αὐτῆς τῆς φύσεως οὐχ
ἥκιστα. ἐπεὶ τοίνυν Ἱπποκράτης οὐδὲν εἶπεν πρὸς τοὺς
ἀναιροῦντας ἐκ τῶν ὄντων τὴν ὁλκὴν, ὅτι μηδὲ προστάτην
οὕτως ἰταμὸν ὁ λόγος ἔσχεν, οἷοι πολλοὶ τῶν μετ᾽ αὐτῶν
ἐγένοντο, δίκαιον ἂν εἴη περὶ τῆς ἀληθείας ἀνθ᾽ Ἱπποκρά-
τους ἡμᾶς ἀγωνίσασθαι καὶ πρῶτον μὲν οἷόν τι λέγουσιν
ἀναμνῆσαι τοὺς ἄνδρας, εἶθ᾽ ἑξῆς ὡς οὐκ ὀρθῶς λέγοντας
ἐπιδεῖξαι. ὁ μὲν δὴ λόγος αὐτῶν τοιόσδε. τὸ καθαῖρον φάρ-
μακον, οὗπερ ἂν ψαύσῃ χυμοῦ, τοῦτον εἰς τὴν ἰδίαν ἰδέαν
ἀλλοιοῖ, χολὴν μὲν ξανθὴν ἐργαζόμενον, ὅπερ ὀνομάζουσι
χολαγωγὸν, ὥσπερ καὶ φλέγμα, ὃ καλοῦσι φλεγμαγωγόν·
ὑδατώδη δέ τινα φύσιν ἀποτελοῦν ὃ καλοῦσιν ὑδραγωγὸν,
ἄλλο γε μέλαιναν χολὴν ἀποφαῖνον οὗπερ ἂν ἅψηται χυμοῦ.

ea, quae in purgantibus medicamentis continetur; quemad-
modum etiam illa, qua bilis et urina fecernitur, aliaque
multa, quae in fecunda animalium valetudine a natura ob-
euntur, et in morborum curationibus morbisque ipfis tum
a medicis tum ab ipfa maxime natura perficiuntur. Quo-
niam igitur Hippocrates nihil dixit adverfus eos, qui ex re-
rum natura attractionem tollunt, oo quod neque tam auda-
cem patronum oratio tunc habebat, quales multi poft eum
extiterunt, aequum fuerit pro veritate Hippocratis loco nos
certamen fufcipere. Ac primum fane qualenam dicant ad-
monere viros oportet, deinde non recte ipfos dicentes
oftendere. Sententia ipforum ejusmodi eft. Purgans me-
dicamentum quemcunque humorem contigerit, hunc in pro-
priam ipfius fpeciem immutat, bilem quidem flavam effi-
ciens, id cholagogon appellant; quemadmodum et pituitam,
quod phlegmagogum dicitur; aquofam vero quandam natu-
ram efficiens, quod nominant hydragogum; aliud fane
atram bilem reddens, quemcunque attigerit humorem. In

Ed. Chart. X. [463.]   Ed. Baf. II. (484. 485.)

συνελόντα δὲ φάναι, μεταβολὴ καὶ ἀλλοίωσίς ἐστι τῶν ἐν
ταῖς φλεψὶ χυμῶν ἁπάντων, οὐ κένωσις ἑνὸς ἐξ αὐτῶν, ἡ
προσαγορευομένη κάθαρσις, ὡς ὁ τούτων λόγος. ἀλλ᾽ εἴπερ
ταῦτα βούλεσθε, λέγωμεν ἤδη πρὸς αὐτούς, ἄν τε χολῆς ἀγω-
γὸν, ἄν τε φλέγματος, ἄν τε μελαίνης, ἄν τε ὀῤῥώδους ὑγρό-
τητος λάβῃ τὶς φάρμακον, ἅπαντας κενοῦσθαι τοὺς ἐκ τῶν
φλεβῶν χυμούς. καὶ μὴν ταύτῃ μόνον ἄρα διαλλάττει τὸ
καθῆραί τινα τοιούτῳ φαρμάκῳ, τοῦ τέμνοντα φλέβα κενῶ-
σαι τὸ αἷμα, καθόσον ἐν μὲν ταῖς φλεβοτομίαις οἷόν περ
ἔμπροσθεν ἐνυπάρχει ἐκκρίνεται, κατὰ δὲ τὰς καθάρσεις ἐξαλ-
λαττόμενόν ἐστιν οὐ τῇ χρόᾳ μόνον, ἀλλὰ καὶ τῇ συστάσει.
τὸ μὲν γὰρ τῶν ὑδατω(485)δῶν ἀγωγὸν ὑγρὰ καὶ λεπτὰ
πάντα ποιεῖται τὰ κατὰ τὰς φλέβας, εἰ καὶ τύχοι πρότερον
ὄντα παχύτατα· τὸ δὲ τῆς μελαίνης ἔμπαλιν ἅπαντα παχέα
καὶ στάσιμα, κἂν εἰ πρόσθεν ἦν ὑγρότατα. καὶ τοίνυν καὶ
ἡ ἔκλεξις ἡμῖν τοῦ φλεβοτομῆσαί τε καὶ καθῆραι κατ᾽ ἄλλους
μέν τινας ἔσται σκοπούς, κατ᾽ αὐτὴν δὲ τὴν ἰδέαν τῶν κε-
νουμένων οὐκ ἔσται. τίνες δ᾽ ἄλλοι σκοποί; πολλοὶ μὲν

fumma, omnium humorum, qui in venis funt, mutatio alte-
ratioque eft, non unius ipforum vacuatio, quae appellatur
purgatio. Sic horum fententia habet. Sed age, fi placet,
dicamus jam ad ipfos, five bilem ducens, five pituitam,
five atram bilem, five ferofam humiditatem, aliquis medi-
camentum affumpferit, univerfos ex venis humores vacuari.
Atqui hac ratione fola purgatio ab ejusmodi medicamento
petita differt a fanguinis evacuatione per venae fectionem,
quod in hac ille qualis prius erat excernitur; in purgatio-
nibus autem alteratur, non colore tantum, fed etiam con-
fiftentia. Quod enim aquofa ducit, liquida et tenuia omnia
quae in venis funt efficit, etiamfi antea fuerint craffiffima;
quod autem atram bilem educit, e contrario omnia craffa
firmaque, etiamfi antea fuiffent liquidiffima. Proinde nobis
venae fectionis purgationisque fecundum alios fane quosdam
fcopos delectus erit; fecundum ipfam vero eorum, quae
evacuantur. fpeciem non erit. Sed qui alii fcopi exiftunt?

Ed. Chart. X. [463. 464.]   Ed. Baf. II. (485.)

ἑτοιμότεροι πρὸς φλεβοτομίαν εἰσὶ τῶν ἄλλων, ἔνιοι δὲ πρὸς
κάθαρσιν, ὥσπερ γε καὶ ἄλλοι θᾶττον ὁτιοῦν πάθειεν ἢ
φλεβοτομοῖεν. ἔνιοι δὲ ἀποκοπῆναι μᾶλλον ὑπομένουσι μό-
ριόν τι τοῦ σώματος ἢ καταπιεῖν φάρμακον. καὶ μὲν δὴ καὶ
τινὲς μὲν ἀνα[464]τρέπονται τὸν στόμαχον ὑπὸ τῶν καθαι-
ρόντων φαρμάκων, ἕτεροι δὲ ἀλύπως λαμβάνουσιν. ἀπὸ τῶν
τοιούτων οὖν σκοπῶν ἐνίους μὲν τῶν ἀνθρώπων φλεβοτομή-
σομεν, ἐνίοις δὲ τὸ καθαῖρον φάρμακον δώσομεν, οὐκ ἀφ᾽
ὧν ἐνόμιζον οἱ Ἀσκληπιάδαι, φλεβοτομίαν μὲν ὁμοτίμως
ἐκκενοῦν ἅπαντας τοὺς ἐν ταῖς φλεψὶ νομίζοντες χυμούς, τὴν
κάθαρσιν δ᾽ οὐχ ὁμοτίμως, ἀλλ᾽ ἕνα μέν τινα καὶ μόνον
ἐκεῖνον, οὗπερ ἂν ἀγωγὸν εἶναι λέγεται. διὸ καὶ καθαίρεσθαι
φασὶ τὸ αἷμα ὑπὸ τῶν τοιούτων φαρμάκων, οὐ κενοῦσθαι
καθάπερ ἐν ταῖς φλεβοτομίαις. ταῦτα ὑμῶν ἕπεται ταῖς ὑπο-
θέσεσιν ἑκόντων τε καὶ ἀκόντων.

           Κεφ. β'. Ἀναμνήσω δ᾽ αὐτῶν τὰ κεφάλαια. κατὰ
μὲν τοὺς Ἀσκληπιάδας ἁπάντων τῶν ἐν ταῖς φλεψὶ χυμῶν
ὁμότιμός ἐστιν ἡ ἐν ταῖς φλεβοτομίαις κένωσις, οὐχ ὁμότιμος

Multi quidem ad fanguinis miffionem aliis promptiores exi-
ftunt; nonnulli vero ad purgationem, ficut etiam alii quid-
vis citius patientur quam venae fectionem. Nonnulli vero
aliquam corporis partem potius praecidi fibi fuftinent quam
medicamentum bibant. Quin etiam aliquibus ftomachus a
medicamentis purgantibus fubvertitur: alii citra moleftiam
affumunt. Ex hujusmodi itaque fcopis aliis venam fecabi-
mus, aliis purgans medicamentum exhibebimus; non illis
aufcultantes opinionibus, quibus Afclepiadae fanguinis mif-
fionem aequaliter omnes in venis humores evacuare puta·
bant; purgationem vero non aeque, fed unum aliquem,
eumque folum cuicunque educendo efficax medicamentum
effe dicatur. Quare et fanguinem ab hujusmodi medica-
mentis purgari, non evacuari, ut in venae fectione tradunt.
Haec veftras hypothefes fequuntur, velitis nolitis.
         Cap. II. Commemorabo autem ipfarum capita. Afcle-
piadum fententia omnium qui in venis funt humorum
aequalis vacuatio per fanguinis miffionem eft; in purgatio-

Ed. Chart. X. [464.]   Ed. Baf. II. (485.)
δ' ἡ ἐν ταῖς καθάρσεσιν, ἀλλὰ τῶν ἄλλων ἀφαίρεσις, ὡς
καθαρὸν ἀποφῆναι τὸ αἷμα. κατὰ δὲ τοὺς περὶ Ἐρασίστρα-
τον ὁμότιμος ἁπάντων ἐστὶν ὥσπερ ἐν ταῖς φλεβοτομίαις,
οὕτω κἂν ταῖς καθάρσεσιν ἡ κένωσις, ἃς οὐδὲ καθάρσεις
ὄντως, ἀλλὰ κενώσεις ἅμα διαφθορᾷ καὶ ἀλλοιώσει τῶν
κενουμένων ὑπάρχειν ἐροῦσιν. ἥκοντες τοίνυν ἐπὶ τὸν ἆθλον
οἵ τε μετρίως ἀναίσχυνται τῶν σοφιστῶν οἵ τε ἐσχάτως ἀγω-
νιζέσθωσαν ὥσπερ ἐν σταδίῳ μὴ λόγοις πρός με μηδὲ λήροις
μακροῖς, ἀλλ' αὐτοῖς τοῖς ἔργοις εἰς ἃ προσκαλοῦμαι κατὰ
τὴν πολυανθρωποτάτην πόλιν τήνδε, μυρίων ὁσημέραι μὲν
κατ' αὐτὴν ἰκτεριώντων εὑρεθῆναι δυναμένων, μυρίων δὲ
ὑδερικῶν. ἀρκεῖ γάρ μοι περὶ τούτων πρῶτον ποιήσασθαι
λόγον. ἀγέτω τις πρός με τούτων δή τινα χωρὶς πυρετοῦ
μεστὸν ἔχων τῆς πικρᾶς χολῆς τὸ σύμπαν σῶμα, καὶ θεασάσθω
πῶς μετὰ τὸ παρασκευάσαι τὸν ἄνθρωπον ἡμέραις τισίν,
ὅταν ἤδη μοι καιρὸς εἶναι δοκῇ, δοὺς ὑπήλατόν τι τῶν χολα-
γωγῶν, εἰς τὸ κατὰ φύσιν ἐκ τῆς τοιαύτης καθάρσεως ἐπα-
νάγω τὸν ἄνθρωπον, οὐδὲν ὅλως ἔτι περὶ τὸ σῶμα πραγμα-

nibus autem non aequalis, fed aliorum detractio, ut fanguis
purus evadat. Erafiftrateorum judicio omnium ex aequo
par eft, ut in fanguinis miffione, ita etiam in purgationi-
bus vacuatio; quas neque purgationes revera, fed evacua-
tiones una cum corruptione et alteratione eorum quae
evacuantur effe dictitant. Itaque fophiftae, tum qui modice
tum qui extreme impudentes funt, ad certamen venientes
pugnent tanquam in ftadio mecum non verbis neque nu-
gis longis, fed ipfis operibus. Ad quae in hac urbe popu-
lofiffima provoco, quum quotidie in ea mille inveniri poffint,
qui arquato laborent, mille qui hydrope. Sufficit enim
mihi de his primum fermonem inftituere. Ducatur ali-
quis horum ad me, qui citra febrem totum corpus amara bile
refertum habeat, videatque quomodo, poftquam diebus aliquot
hominem praeparaverim, ubi jam tempus effe videatur dato
aliquo medicamento, quod per avum bilem ducat, ad na-
turalem habitum hujusmodi purgatione hominem reducam,
nihil prorfus adhuc de corpore follicitus. Atqui id nos non

ΦΑΡΜΑΚΩΝ ΔΥΝΑΜΕΩΣ. 329

τευσάμενος. ἀλλὰ τοῦθ᾽ ἡμεῖς οὐχ ἅπαξ ἢ δὶς, ἀλλὰ πάνυ
πολλάκις ἐπεδειξάμεθα τοῖς ἡμιμοχθήροις αὐτῶν, καὶ πολλοὺς
ἐπὶ τὰ βέλτια μετεστήσαμεν. οὐ μὴν τούτου γε ἕνεκεν, ὦ
σοφιστὰ, πιστεύειν σε κελεύω τοῖς μαρτυροῦσιν, ἀλλὰ σαυτὸν,
ὅτε βούλει, θεάσασθαι μιᾷ καθάρσει τὸν ἰκτεριῶντα, τὴν
κατὰ φύσιν ἀπολαμβάνοντα χρόαν. ὅταν οὖν ἴδῃς τοῦτο
γινόμενον, ὦ γενναῖε, τολμήσῃς ἐν τῷ μέσῳ καταστὰς λαμ-
πρᾷ τῇ φωνῇ, κήρυκος γοῦν δίκην αἴρων αὐτὴν, ἀποτεῖναι
λόγον μακρὸν, οἷον πολλάκις τοῖς μαθηταῖς, ὡς οὐχ ἕλκεται
τὸ οἰκεῖον ὑφ᾽ ἑκάστου τῶν καθαιρόντων, ἀλλὰ τὸ περιεχό-
μενον ἐν ταῖς φλεψὶν ἅπαν, ὁποῖον ἂν εἴη, μεταβάλλεται
πρὸς ἅπερ ἂν ἡ τοῦ φαρμάκου δύναμις ἀλλοιοῦν αὐτὸ φύσιν
ἔχῃ. καὶ νῦν οὗτος ὁ θεραπευθεὶς τὸν ἴκτερον οὐ τῷ κε-
νωθῆναι τὸν χυμὸν, ἀλλὰ τῷ κοινῷ λόγῳ τῆς κενώσεως
ὤνητο. θεάσασθε γοῦν ὅπως ἐγὼ τῶν οὕτως ἐχόντων ἕτε-
ρον ἤτοι φλεβοτομήσας, ἢ δοὺς ἄλλο τι τῶν ὑπηλάτων
ὁμοίως ὠφελήσω. ταῦτ᾽ εἰπὼν ἐφεξῆς μοι δύο τῶν ἰκτε-
ριώντων, τὸν μὲν φλεβοτόμησον, τὸν δὲ διά τινος τῶν τοιού-

femel aut bis, fed admodum oftendimus faepe femimalis iftis
ac multos in meliorem fententiam perduximus. Non tamen
fophiftis hujus gratia, o fophifta, fidem te vellem accomodare
teftimoniis, fed te ipfum cum voles intueri, arquato laboran-
tem ex una purgatione naturalem colorem recipere. Quum
itaque id fieri videas, o generofe, audesne in medio confi-
ftens, voce clara praeconis inftar elata longum fermonem
producere, qualem faepe difcipulis loqueris, nempe unum-
quodque purgans non familiare, fed id quod in venis conti-
netur totum, qualecunque fuerit mutare, ad quod medica-
menti facultas id alterare natura poteft. Atque nunc ille
qui arquatum curavit, non quia humor fit evacuatus, fed
communi evacuationis ratione juvit. Videte igitur, quo-
modo ego ex iis qui ita habent alterum vel fanguinis mif-
fione vel quodam alio quod ventri ducendo eft exhibito,
fimiliter juvero. Haec locutus, deinceps e duobus arquato
laborantibus alteri venam fecato, alteri ejusmodi quodam

Ed. Chart. X. [464. 465.]　　　　　　　Ed. Baf. II. (485.)

τῶν ὑπηλάτων [465] ἐκκένωσον, ὃ σύμπαντες μὲν ἄνθρωποι τὴν
μέλαιναν χολὴν κενοῦν, σὺ δὲ οὐ κενοῦν, ἀλλὰ γεννᾷν πέπεισαι.
κἄπειτ᾽ ἐὰν ὠφελήσῃς αὐτὸν, εὔχρουν ἀποφήνας τὸ σῶμα,
πᾶν ὁτιοῦν ἄν ἐθελήσας με παθεῖν, συγχωρήσω σοι, μηδὲν
μέντοι τὸν ἄνθρωπον ὀνήσας, ἀλλ᾽ εἰς τὸ ἔσχατον ἀγαγὼν
βλάβης, ἐπὶ τὰ βελτίω μετάστηθι καὶ τὴν Ἱπποκράτους ζήλω-
σον τέχνην. ἀλλὰ περὶ μὲν τῶν ἰκτεριώντων ἅλις. ἐπὶ δὲ
τὸν ὑδεριῶντα μεταβὰς θέασαι πάλιν καὶ τοῦτον οὐχ ὁμοίως
ὑπό τε φλεβοτομίας διατιθέμενον καὶ φαρμάκου τινὸς τῶν
ὑδραγωγῶν. εἰ γὰρ μὴ δείξαιμι τὸ κατὰ τὸ ἦτρον ὑδατῶδες
ἐκκενούμενον ὑπὸ φαρμάκου, τότ᾽ ἔνεστί σοι καταγνῶναι μὲν
τοῦ παλαιοῦ λόγου νομίζοντος οὐ γεννᾶσθαι τὸν τοιοῦτον
χυμὸν, ὡς σὺ φῂς, ἀλλ᾽ ἐκ τοῦ σώματος ἕλκεσθαι πρὸς τοῦ
φαρμάκου. καθ᾽ ἡμῶν δ᾽ ὅ τι βούλει πρᾶξαι, καὶ μὴν εἰ μελαί-
νης χολῆς ἢ ξανθῆς ἀγωγὸν δοίης φάρμακον, οὐ κενώσεις
τὸν ὄγκον, καὶ οὕτως ἕκαστον τῶν φαρμάκων οἰκείου τινὸς
ἑλκτικόν ἐστι χυμοῦ. σὺ δ᾽ εἰ νομίζεις ἅπαντας ὁμοίως

medicamento in alvum ciendam efficaci evacuato; quod uni-
verfi fane homines atram bilem vacuare, tu autem non
vacuare, fed generare perfuafum habes. Deinde fi juveris
ipfum, corpus reddens coloratum, quodcunque voles me
pati tibi concedam, fin autem nihil homini fueris opitula-
tus, fed fummam intuleris noxam, in optimum ftatum
reftituito et Hippocratis artem imitator. Verum de icteri-
cis fat multa. Ad eos qui hydrope laborant digreffus con-
templator rurfus hunc quoque, an fimiliter ex venae fectione
et medicamento aquam ducente afficiatur. Nifi enim often-
dero aquofam fuperfluitatem in inferiore ventre contentam
a medicamento evacuari, tunc vetus dogma damnare tibi
licebit, quod docet non hujusmodi humorem generari, ut
tu dicis, fed a medicamento ex corpore attrahi. Contra
nos autem quod voles facito, fi tamen medicamentum quod
atrae bili aut flavae ducendae eft dederis, non molem va-
cuabis. Atque ita fingula medicamenta proprium quendam
humorem attrahunt. Tu fi arbitraris omnes fimiliter im-

ἀλλοιοῦσθαι καὶ κένωσιν εἶναι κοινὴν, οὐ κάθαρσιν, τὸ γινό-
μενον, ἔξεστί σοι τέμνειν τὴν φλέβα. ταῦτα εἰ μὲν ἐν Ἰνδοῖς
τις ὢν γράφων προσεκαλεῖτο, χαλεπὸν ἦν ἐξελέγχειν αὐτόν.
ἐπεὶ δ᾽ ἄνθρωπος ἑκάστης μὲν ἡμέρας ὑφ᾽ ἡμῶν βλεπόμενος,
ἐπ᾽ αὐτὸν δὲ τὸν διὰ τῶν ἔργων ἔλεγχον προσκαλούμενος,
οὐκ οἶδα πῶς οὐκ αἰσχύνεσθε φλυαροῦντας. οὐ μέλλω λέγειν,
ὅτι παμπόλλων ἰκτεριώντων ἐξεκάθηρα τὸ σῶμα τοῦ χολώ-
δους χυμοῦ καθάρσει μιᾷ· καὶ γὰρ μυρίοι περὶ τούτου μαρτυ-
ροῦσιν· εἰ δὲ οἱ ἀναισχυντότατοι σοφισταὶ προσποιήσονται
πᾶσιν ἀνθρώποις ἀπιστεῖν, θεασάσθωσαν αὐτοὶ γιγνόμενον
αὐτὸ τὸ ἔργον, ὁποσάκις ἂν βουληθῶσι.

Κεφ. γ΄. Καίτοι τί λέγω θεασάσθωσαν; ἐπέδειξα
γὰρ ἤδη πολλάκις αὐτοῖς τοῦτο, καὶ μέμνημαί γε τινὰ καὶ
τοιαύτης τινὸς ἀντιλαμβανόμενον ἀδολεσχίας. ἔφησε γὰρ οὐχ
ἓν δή τι χυμῶν εἶδος ἕλκεσθαι πρὸς ἑκάστου τῶν φαρμάκων,
ἀλλὰ ἁπλῶς ἕκαστον μὲν αὐτῶν ἕλκειν ὥσπερ τὰ βδάλλοντα.
τῇ δὲ ὁλκῇ πρότερον μὲν ἀκολουθεῖν τὸ λεπτότερον ὃν τοῖς
χυμοῖς, ἐφεξῆς δὲ αὐτῷ τὸ παχύτερον, εἶθ᾽ οὕτως τὸ παχύ-

mutari et vacuationem eſſe communem, non purgationem,
id quod fit, integrum tibi eſt venam ſecare. Haec ſiquidem
apud Indos aliquis agens ſcripta citaret, difficile eſſet eum
reprehendere; quoniam vero homo quotidie a nobis conſpi-
citur, praeterea ex operibus reprehenſio adducitur, haud
novi quomodo vos non pudeat nugari. O:nitto dicere
quod multorum arquato laborantium corpus una bilioſi hu-
moris purgatione purum reddidi; id quod mille etiam teſta-
buntur. At ſi ſophiſtae impudentiſſimi fingant ſe omnibus
hominibus fidem non accommodare, videant ipſi id quod fit
opus, quomodocunque voluerint. Cap. III. At quid dico videant? quum jam ſaepius
id ipſis oſtenderim meminerimque cujuſdam, qui id genus
nugacitatem aliquam celebrat. Dixit enim non unam quan-
dam humorum ſpeciem a ſingulis medicamentis attrahi,
verum abſolute ſingulos ipſos trahere hirudinis modo;
attractionem vero id quod in humoribus tenuius eſt prius
ſubſequi; poſt illud id quod craſſius eſt; deinde ita craſſiſſi-

τατον. ὧν μὲν ἂν οὖν ἡ ῥώμη φαρμάκων ἐκλύηται θᾶττον,
ἐπὶ τοῖς ὑδατώδεσιν ἵστασθαι τὴν κένωσιν. ὧν δ' ἂν ἐπὶ
πλέον ἐξαρκεῖ, κενοῦσθαι τούτων καὶ τὴν ξανθὴν χολήν.
ὅσα δὲ ἰσχυρότατα, τούτων καὶ τὴν μέλαιναν ἐπισπᾶσθαι.
παραχρῆμα μὲν οὖν ἔδοξε τοῖς θιασώταις ὁ τοιοῦτος εὖ λέγειν
καὶ πάντες ἐπεβόων αὐτῷ καὶ δρόμῳ πολλῷ καταλιπὼν ἡμᾶς
ἀπηλλάττετο, γινώσκων, οἶμαι, βεβαίως ὅτι μένων ἐξελεγχθή-
σεται. δοθέντος μέντοι κατὰ τὴν ὑστεραίαν ὑφ' ἡμῶν τοῖς
χορευταῖς αὐτοῦ βιβλίου τινὸς, ἐν ᾧ τῶν οὕτως ἐξαίφνης
ἀποτετολμημένων ἦν ἔλεγχος, οὐκέτ' οὐδέποτ' αὐτοῖς ἐκεί-
νοις ἔθ' ὁμοίως ἦν πιθανὸς ἀπορῶν διαλύσασθαι τὰ προ-
βεβλημένα. ταυτὶ γὰρ ἐνεγέγραπτο τῷ βιβλίῳ, χθὲς μὲν ἀπέ-
δρας τὸν λόγον, ὅμοιόν τι ποιήσας ἀγωνιστῇ τὸν στέφανον
ἁρπάσαντι καὶ φυγόντι πρὶν ἀγωνίσασθαι, τήμερον δὲ οὐκ
ἐκφεύξῃ τὸν ἔλεγχον. ἀκολουθήσει γάρ σοι τουτὶ τὸ βιβλίον,
εἰς τὰς χεῖρας ἐμπεσὸν τῶν ἀμφί[466]σε χορευτῶν. οὐδὲ γὰρ
ἧττόν τις πρὸς ἐκείνους ὁ λόγος ἐστὶν ἢ πρός σε, τοὺς οὐδέ-
ποτε μὲν ἔμπροσθεν ἀκηκοότας σοῦ συγχωροῦντος ὑπάρχειν

mum. Quorum itaque medicamentorum robur citius dif-
folvitur, in aquofis vacuationem fiftere; quorum autem
diutius perdurat, flavam etiam bilem evacuare; quae valen-
tiffima inter haec exiftunt, atram quoque bilem attrahere.
Statim igitur talis bene dicere congerronibus vifus eft, ac
omnes ipfi acclamarunt, magnoque curfu relictis nobis dis-
ceffit, intelligens, opinor, certo, quod fi maneret, repre-
henfum iri. Poftridie quum librum quendam applauforibus
ipfius exhiberemus, in quo tam fubita facinora reprehende-
rentur; dum is poftea illis ipfis non fimiliter perfuadebat,
non habebant, quo propofita poffent diffolvere. Haec enim
in libello continebantur. Heri quidem disputationi te fub-
traxifti, fimile quid faciens pugili, qui corona arrepta aufu-
gerit, antequam certaret. Hodie vero reprehenfionem non
effugies; comitabitur enim te libellus hic in manus chorum
circa te ducentium incidens. Neque enim minus ad illos
quam ad te eft fermo, qui nunquam fane antea audiverint
te in ullo prorfus eorum, quae in rerum natura funt, attra-

ὁλκὴν ἐν οὐδενὶ τῶν ὄντων ἁπλῶς, χθὲς δὲ ὁμολογοῦντος
ἠκηκούτας ἕλκεσθαι κοινῇ πάντα τὰ περιεχόμενα κατὰ τὰς
φλέβας ὑπὸ τοῦ φαρμάκου. δίκαιον γὰρ ἦν αὐτοὺς μὴ ὅτι
θαυμάζειν ἢ ὅλως ἐπαινεῖν τὸ ῥηθὲν, ἀλλὰ προδοσίαν ὑπο-
λαμβάνειν ἅν ἐξ ἀρχῆς ἐτίθετο. περί(486)τε γὰρ οὔρων δια-
κρίσεως καὶ ξανθῆς χολῆς καὶ μελαίνης ἄλλων τε πολλῶν
ἐνεργειῶν κατὰ τὸ σῶμα παμπόλλους λόγους ἑκάστοτε ποιεῖ-
σθε, πάντα μᾶλλον ἢ ὁλκὴν εἶναι συγχωροῦντες ἐνέργειαν
τινὰ φυσικὴν ἑκάστῳ σώματι τῶν οἰκείων ἑαυτῷ, νυνὶ δὲ οὐ
μόνον εἶναι τὴν ὁλκὴν συγχωρήσαντες, ἀλλὰ καὶ πάντων
ἁπλῶς, ὅπέρ ἐστι πολὺ μεῖζον ὁμολόγημα τοῦ τῶν οἰκείων
φάναι. τὸ μὲν γὰρ ὥσπερ τις ἀποκριτικὴ τῶν ἀλλοτρίων ἐστὶ
δύναμις ἐν τοῖς ζώοις, οὕτως εἶναι τινὰ καὶ τῶν οἰκείων
ἑκάστῳ τῶν ὄντων ἑλκτικὴν, εὔλογον εἶναι δοκεῖ πᾶσιν ἀν-
θρώποις, ὅσοι γε μηδέπω τὴν ἡμετέραν σοφίαν σοφοί· τὸ
δ᾽ ἕλκεσθαι πάνθ᾽ ὁμοτίμως ὑπό τινος, ἄν τ᾽ οἰκεῖα ταῖς
ποιότησιν ἄν τ᾽ ἐναντιώτατα τύχῃ, θαυμαστῆς ἀλογίας με-
στόν. οὕτως οὐ μόνον ὡμολόγησας τὴν ὁλκὴν, ἀλλὰ καὶ

ctionem effe concedentem. Heri autem audiverunt omnia
communitur in venis contenta a medicamento attrahi confi-
tentem. Aequum enim erat, ipfos non folum admirari aut
dictum plane efferre laudibus, fed expofitionem eorum
quae ab initio propofita erant expectare. Nam de urina-
rum feeretione flavae bilis et atrae aliisque actionibus cor-
poris multae frequenter habetis orationes, quidvis potius
quam in unaquaque corporis parte familiarium fibi attra-
ctionem, effe functionem quandam naturalem concedentes,
nunc autem non folum attractionem effe admittentes, fed
etiam omnium fimpliciter; quae multo major eft confeffio
quam fi dicas familiarium. Etenim ficut facultas quaedam
alienorum expultrix ineft animalibus, ita familiarium uni-
cuique rerum attractricem aliquam effe omnibus hominibus
confentaneum videtur, qui nondum veftra fapientia fapiunt.
At omnia aequaliter a quodam attrahi five qualitatibus fami-
liaria, five maxime fint contraria, mirandam fatetur abfurdi-
tatem; ita non folum attractione conceffa, fed etiam multo

Ed. Chart. X. [466.]   Ed. Baf. II. (486.)
πολὺ χεῖρον ἢ ἐχρῆν οὐ μόνον τῶν οἰκείων, ἀλλ' ἁπλῶς
ἁπάντων εἰπών. οὕτω μὲν δή μοι δοκεῖς οὐκ ἐπαινεῖσθαι
μᾶλλον ἢ παροινεῖσθαι δίκαιος ὑπάρχειν ὑπὸ τῶν περί σε
χορευτῶν. ὅτι δὲ οὐδὲ κέχρησαι ποτὲ καθαίρουσι φαρμάκοις,
ἀλλ' ἰδιώτης τέ τις εἰ καὶ ἄπορος ἔργων ἰατρικῶν, ἐγώ μοι
δοκῶ καὶ τοῦτο διὰ ταχέων ἐπιδείξειν. ὅσα καθαίρειν πέφυκε
μέλαιναν χολὴν, εὐθέως ἐξ ἀρχῆς κενοῖ μέλαιναν. διαφέρουσι
δ' ἀλλήλων κενώσεις τῷ τὰ μὲν ὑγρότερα, τὰ δ' ἐφεξῆς αὐτῶν
ἀεὶ καὶ μᾶλλον εἶναι παχύτερα. αὐτὸ τοῦτο καὶ τοῖς τὸ
φλέγμα καὶ τοῖς τὴν ξανθὴν χολην ἐκκαθαίρουσιν ὑπάρχει.
ἕλκει μὲν γὰρ ἐξ ἀρχῆς ἕκαστον αὐτῶν τὸν οἰκεῖον χυμὸν,
ἀλλ' ἐν τῷ χρόνῳ παχύτερον, οὐ μὴν ὡς σὺ νομίζεις ἐπλή-
ρωσέ τις πρότερον ὅλην λεκάνην ὀῤῥώδους περιττώματος,
εἶθ' ἑξῆς ἄλλην χολῆς ξανθῆς, κἄπειτ' ἄλλην φλέγματος, εἶθ'
οὕτως κενοῦσθαι τὴν μέλαιναν. ᾧ δῆλον ὡς ὑπὸ μὲν τοῦ
φαρμάκου τὸ οἰκεῖον ἕλκεται, συνέπεται δὲ αὐτῷ τὸ ἐπιπο-
λάζον ὑδατῶδες. ἔνεστι δέ σοι τοῦτο θεάσασθαι νῦν, εἰ καὶ
μὴ πρότερον πλεῖστον μὲν ὑδατῶδες καὶ χολῶδες κενουμένους

deterius quam conveniebat non familiarium duntaxat, fed
abfolute omnium admiffa, fic fane videris mihi non magis
dignus effe, qui a commilitonibus tuis lauderis quam qui
reprehendaris. Porro quod neque unquam medicamentis
purgantibus ufus fis, fed imperitus ignarusve operum medi-
cinalium, ego id quoque celeriter demonftrare poffe vi-
deor. Quae purgare folent bilem atram, ftatim ab initio
atram vacuant. Differunt autem inter fe vacuationes, quod
liquidiora primum, deinde quae fequuntur femper magis
craffiora fint. Id ipfum et pituitam et flavam bilem pur-
gantibus ineft. Etenim initio haec fingula familiarem hu-
morem trahunt, fed temporis fpatio craffiorem; non tamen,
ut tu arbitraris, aliquis prius totam pelvim ferofo excre-
mento implevit, deinde aliam bile flava, poftea aliam pituita,
poftremo ita atram inanit. Quo conftat a medicamento
familiare attrahi, comitari autem ipfum aquofum quod
redundat, id quod tibi etiam nunc videre licet, fi nunquam
antea videris, plurimum quidem aquofum et biliofum ex

τοὺς ἀνθρώπους ἐπὶ ταῖς τοιαύταις τῶν φαρμάκων δόσεσιν, ὀλιγίστην δὲ τὴν σύμπασαν αὐτοῖς γιγνομένην κένωσιν ἐπὶ τοῖς τῆς μελαίνης ἀγωγοῖς. ἐχρῆν δὲ ἀεὶ πλεῖστον μὲν τὸ σύμπαν ἐπὶ τοῖς τῆς μελαίνης κινοῦσθαι κατά γε τὴν σὴν ὑπόθεσιν, ἐλάχιστον δὲ ἐπὶ τοῖς ὑδατώδεσίν τε καὶ χολώδεσιν. ἀσθενείᾳ γάρ που καὶ ῥώμη τῶν φαρμάκων ὁ λόγος σου διέκρινε τὴν τῶν κενουμένων ἰδέαν, ὡς ἐπὶ τοῖς τῆς μελαίνης ἀγωγοῖς. ἐπεὶ δὲ ῥώμη ταῦτα τῶν ἄλλων διαφέρει, παμπόλλη τις ἡ κένωσις γενήσεται, πρώτη μὲν τοῦ ὑδατώδους ἅπαντος, εἶτα τοῦ χολώδους, εἶτα τοῦ φλεγματώδους, εἶτ᾽ αὐτῆς τῆς μελαίνης. ἐπὶ δέ γε τῶν ἀσθενῶν ὑπηλάτων αὐτὰ μόνα κενωθήσεται τὰ ὑδατώδη. φαίνεται δὲ οὐδὲν τούτων γιγνόμενον, ὥστε ταῦτα τὰ φαινόμενα καταβάλλει σου τὸν λόγον. ἄξιον δὲ ἀποκρίνεσθαί σε καὶ διὰ τί τῶν παχυτέρων ἀεὶ μετὰ τὰ λεπτότερα κενουμένων ἡ μέλαινα χολὴ προτίρα τοῦ αἵματος ἕλκεται, καίτοι γε οἷον ἰλύς τις οὖσα τοῦ αἵματος, ὡς ἐν τοῖς οἴνοις ἡ τρύξ.

hujusmodi medicamentorum ufu homines evacuare, pauciffimam autem univerfam vacuationem ex iis, quae atram ducunt, ipfis fieri. Conveniebat autem femper plurimum fane totum ex his, quae atram bilem purgant, fecundum tuum inftitutum evacuari; pauciffimum vero ex iis, quae aquofa biliofaque movent. Etenim pro medicamentorum imbecillitate et robore ratio tua fpeciem eorum quae evacuantur difcernit, ut in iis quae atram bilem educunt. Quia vero robore haec ab aliis educentibus differunt, permulta erit evacuatio; primo fane totius aquofi excrementi, deinde bilioli, mox pituitofi, dein ipfius atrae bilis. At in blandis ventrem ducentibus *medicamentis* fola ipfa aquofa evacuabuntur, fed nullum horum fieri apparet. Quare haec apparentia rationem tuam fubvertunt. Aequum vero eft refpondere te, cur quum craffiora femper poft tenuiora evacuentur, atra bilis prior fanguine trahitur, etfi veluti limus quidam fanguinis exiftat, veluti in vinis faex.

Ed. Chart. X. [467.]   Ed. Baf. II. (486.)

Κεφ. δ΄. [467] Ἴσως οὖν ζητήσεις εἰ ἔστι τι φάρμα-
κον εὐθὺς ἐξ ἀρχῆς αἵματος ἀγωγόν. ἔστιν, ὦ βέλτιστε, χρή-
σαιτο δ᾽ ἂν οὐδεὶς αὐτῷ. διὰ τί; φήσεις ἴσως. ὅτι σφάξαι
τοῦτ᾽ ἂν εἴη τὸν ἄνθρωπον, οὐ καθῆραι. τὰ γάρ τοι καθαί-
ροντα δι᾽ αὐτὸ τοῦτο πρὸς ἁπάντων ὀνομάζεται καθαίροντα,
διότι καθαρὸν ἀποφαίνει τὸ αἷμα τῶν εἰρημένων περιττωμά-
τωνι οὐ μὴν εὕτω γέ τις ἐστὶ σοφὸς ἰατρὸς, ὡς ἐθελῆσαι
μὲν κενῶσαι ἅπαν τὸ αἷμα, καταλιπεῖν δ᾽ ἐν τῷ σώματι
τοὺς ἄλλους χυμούς. ὅθεν ἐν τοῖς δηλητηρίοις ἅπαντα τὰ
τοιαῦτα καταριθμοῦσιν, ὅσα κένωσιν αἵματος ἐργάζεται διὰ
τῶν κατὰ τὴν γαστέρα τε καὶ τὰ ἔντερα φλεβῶν. ἐχρῆν δὲ
οὐδὲ ταῦτα κατὰ τὴν σὴν ὑπόθεσιν ἐξ ἀρχῆς κενοῦν αἷμα.
τὰ δὲ ὀνόματα τῶν τοιούτων φαρμάκων, οὐδ᾽ εἰ βεβαίως
ἠπιστάμην; ἐδήλουν ἂν ἐν τοῖς γράμμασιν. ἀλλ᾽ ἐκεῖνό γε
μόνον ἀσφαλὲς εἰπεῖν μοι τὸ γενόμενον ἐν Θρᾳξὶ Βιθυνοῖς ἔτι
παίδων ἡμῶν ὑπαρχόντων. εὑρέ τις ἄνθρωπος τοιαύτην
βοτάνην, ὥστε τὸν προσαράμενον αὐτῆς ἀποκρίνειν αἷμα καὶ
οὕτως ἀπόλλυσθαι. πολλῶν οὖν ἀποθνησκόντων ὁμοίῳ

Cap. IV. Forfan igitur rogabis, an aliquod fit me
dicamentum, quod ftatim ab initio fanguinem ducat? Eft,
o praeftantiffime; verum nullus eo utetur. Fortaffis dices,
Quid ita? Quoniam hoc jugulare effet hominem, non pur-
gare; etenim purgantia ob hoc ipfum ab omnibus nominan-
tur purgantia, quod fanguinem a commemoratis excremen-
tis purum reddant. Non tamen adeo quis fapiens eft medi-
cus, ut totum quidem fanguinem velit evacuare, alios autem
humores in corpore relinquere; unde inter deleteria id
genus omnia annumerant, quae fanguinis vacuationem per
venas ventris et inteftinorum moliuntur. Sed neque haec
fecundum tuam hypothefin fanguinem evacuare ab initio
oportebat. Nomina hujusmodi medicamentorum, neque fi
certo fcirem, in libris vellem indicare; fed illud folum
tutum eft dicere, quid mihi cum apud Thraces Bithynos
effem puero adhuc accciderit. Invenit aliquis homo her-
bam ejusmodi, ut qui eam affumeret excerneret fangui-
nem atque ita periret. Quum igitur multi fimili modo

τρόπῳ, ζητήσεως ἀκριβεστέρας ἀξιώσαντες τὸ γινόμενον, εὗρόν τε τὸν φαρμακέα καὶ πρὸς τὸν ἡγούμενον τοῦ ἔθνους ἤγαγον. ἔργον δὲ ἐκείνου ποιουμένου μὴ μόνον αὐτὸν ἀποκτεῖναι τὸν ἄνθρωπον, ἀλλὰ καὶ εἴ τις ἄλλος ἢ ἐδίδαξεν αὐτὸν ἢ ἔμαθεν παρ᾽ αὐτοῦ, μαθεῖν μὲν παρ᾽ οὐδενὸς ἔφη τὴν πόαν, ἀλλ᾽ ἧπαρ ποτὲ χοίρειον εἴς τι προάστειον κομίζων, πηξάσης τῆς γαστρὸς, ἀποθέσθαι κατὰ βοτάνης αὐτὸ, κᾆπειτ᾽ ἀναιρούμενον αὖθις ἰδεῖν ἰχῶρας αἱματώδεις ἐξ ὅλου τοῦ ἥπατος ἐπὶ τὴν βοτάνην ἐκρέοντας, ἐντεῦθέν τε στοχασάμενον εἰκὸς εἶναι τὴν βοτάνην ἕλκειν αἷμα, δοῦναί τινι πεῖρας ἕνεκα τῶν ἐπιτυχόντων ἀνθρώπων, ὡς δ᾽ ἅπερ ἤλπισεν εὗρεν, ἐπὶ κακῷ χρῆσθαι τοῦ λοιποῦ. οὐ μὴν οὐδὲ δεῖξαι ἔφη βοτάνην ἑτέρῳ ἀνθρώπων. ταῦτ᾽ εἶπεν ὁ φαρμακεὺς ἐκεῖνος ἐπὶ πλεῖστον βασανιζόμενος. ὁ δὲ τοῦ ἔθνους ἡγούμενος, ἐπεὶ · ατὰ τὴν διήγησιν, ἢν ἐποιήσατο περὶ τῆς βοτάνης, παμπόλλην ἔφη πεφυκέναι πανταχόθεν, δεθέντα τοὺς ὀφθαλμοὺς ικέλευσιν αὐτὸν ἀπαχθῆναι τεθνηξόμενον, ὅπως μή τινι μεταξὺ δείξειεν. ὥστε, ὦ βέλτιστε, πολλὰ μὲν εἰκὸς εὑρῆσθαι φάρμακα τοιαύτην

interirent, inquirendum diligentius id quod fieret cenfuerunt inveneruntque veneficum, duxeruntque ad populi praefectum. Qui ubi ſtuderet non ſolum ipſum hominem occidere, ſed etiam ſi quis alius vel docuiſſet vel ab eo didiciſſet, ille ſane dixit a nullo ſe herbam didiciſſe, verum jecur quandoque porcinum in ſuburbium quoddam deferens coagulato ventre ipſum herbae ſuperpoſuiſſe; deinde cum rurſus attolleret, ſanies cruentas ex toto hepate ad herbam diffluentes conſpexiſſe, inde ſumta conjectura veriſimile eſſe herbam ſanguinem attrahere, dediſſe alicui eorum hominum in quos inciderat experimenti gratia; poſtquam vero quod ſperavit inveniſſet, perperam in poſterum uſum eſſe. Quin nec ſe indicaſſe alicui mortalium herbam affirmavit. Haec dixit veneficus ille diutiſſime inquiſitus. At populi praeſes quoniam ex narratione, quam de herba fecit, multam ubique naſci dixit, oculis obtectis neci traducendum juſſit, ne alicui interea oſtenderet. Quapropter, vir optime, multa ſane veri ſimile eſt, ejusmodi facultate praedita me-

Ed. Chart. X. [467. 468.]   Ed. Baf. II. (486.)

ἔχοντα δύναμιν, ὥστε εὐθὺς ἐξ ἀρχῆς ἕλκειν αἷμα. σιωπᾶ-
σθαι δ᾽ εὔλογον αὐτὰ, καθάπερ τὰ ἄλλα δηλητήρια πρὸς
ἁπάντων σιωπᾶται τῶν ἐχόντων νοῦν. ἐγένοντο γάρ τινες
ἤδη καὶ περὶ τὴν τούτων διδασκαλίαν ἄφθονοι, τερατώδη
τινὰ κοινωνίαν ἐπιδειξάμενοι καὶ γράψαντες ἑκάστου τῶν
δηλητηρίων σκευασίας, ἀλλ᾽ οὐκ ἐκ τῶν νοῦν ἐχόντων οἱ τοι-
οῦτοι, καθάπερ οὐδὲ ὑμεῖς, ἐὰν ἡμᾶς ἐρωτᾶτε τίνα τῶν φαρ-
μάκων αἵματός ἐστιν ἀγωγά. πάλιν τοίνυν τὸν λόγον ἐπὶ
τὸν ἐξ ἀρχῆς ἀναγάγωμεν σκοπόν. ὁ μὲν ἕλκεσθαι λέγων
ὁμοτίμως ἅπαντας τοὺς χυμοὺς, ἀλλὰ τοὺς μὲν εὐρουστάτους
πρώτους, ἐφεξῆς δὲ τοὺς ἄλλους ἀποκρίνεσθαι, προδίδωσι τὰ
φίλτατα, τὴν ἑλκτικὴν δύναμιν ὑπάρχειν ἐν τοῖς οὖσιν ὁμο-
λογῶν. ὑπὲρ ἧς ἀναισχυντεῖ ὁ χορὸς αὐτοῦ, περί τε χολῆς
καὶ οὔρου διακρίσεως, ἀναδόσεώς τε καὶ ἄλλων τοιούτων
ἀλλόκοτα λέγειν ὑπέμεινεν, ἔτι τε [468] τοῖς φαινομένοις
ἐναντία τίθεται, καθάπερ ἐδείξαμεν ἔμπροσθεν. εἰ γὰρ ἀλη-
θὴς ἡ ὑπόθεσις αὕτη, πλείστη μὲν ἡ σύμπασα κένωσις ἐπὶ
τοῖς τῆς μελαίνης ἀγωγοῖς, ἐλαχίστη δὲ ἐπὶ τοῖς τῶν ὀῤῥωδῶν

dicamenta inveniri, quae ſtatim ab initio ſanguinem trahe-
rent; verum ea ſubticeri ratio eſt, quemadmodum alia
deleteria ab omnibus qui mentem habent ſupprimuntur.
Fuerunt enim nonnulli, qui jam etiam de horum diſciplina
portentoſam quandam communionem indicarunt, ſcripſerunt-
que cujusque deleterii praeparationem; ſed non ex iis qui
mentem habeat tales exiſtunt, ſicut neque vos ſapitis, ſi nos
interrogetis, quae medicamenta ſanguinem ducant. Rurſus
igitur ſermonem ad id, quod ab initio inſtitutum eſt reduca-
mus. Qui omnes ex aequo humores attrahi dicit, ſed
maxime fluxiles primos, mox alios excerni, grata mihi
prodit, dum attractricem facultatem in rerum ſubſtantia eſſe
confitetur; pro qua chorus ipſius impudenter de bilis et
urinae ſecretione, diſtributione, aliorumque ejusmodi ab-
ſurda dicere ſuſtinet; praeterea apparentibus contraria
ſtatuit, quemadmodum ſupra indicavimus. Si enim vera
haec hypotheſis, copioſiſſima ſane univerſa evacuatio ex
his, quae atram bilem ducunt, pauciſſima vero in his quae

περιττωμάτων ἔσται. καὶ μὴν δείξω σοι μυριάκις, ἐὰν θελή-
σῃς, ὦ σοφιστὰ, κἂν νῦν γοῦν θεάσασθαι τὰ τῆς τέχνης
ἔργα, τοῖς μὲν ὑδραγωγοῖς φαρμάκοις ἑπομένην ἀεὶ πλεί-
στην κένωσιν, τοῖς δὲ τὴν μέλαιναν ἐκκαθαίρουσιν ἐλα-
χίστην. δείξω δὲ καὶ κατ᾽ ἀρχὰς εὐθέως ἐκκενουμένην τὴν
μέλαιναν.

Κεφ. ε'. Ὁ μὲν οὖν ἕλκεσθαι λέγων ὁμοτίμως ἅπαν-
τας τοὺς χυμοὺς εἰς τοσοῦτον ἀναίσθητός τε καὶ ἀμαθής
ἐστιν, ὁ δ᾽ ἀλλοιοῦσθαι θεασάσθω πάλιν εἰς ὅσον οὐδὲν
διοίσει κατ᾽ αὐτὸν ἢ φλεβοτομεῖν ἢ καθαίρειν χολαγωγῷ
φαρμάκῳ τὸν ἰκτεριῶντα. κατὰ δὲ τὸν αὐτὸν τρόπον ὁμό-
τιμόν ἐστι φλεβοτομῆσαί τε τὸν ὑδεριῶντα καὶ κενῶσαι τινὶ
τῶν ὑδραγωγῶν, εἶτα οὐκ αἰσχρὰ τὰ τοιαῦτα; καταγελῶσιν
οὐκ ὀρθῶς οἱ πολλοὶ τὰ τοιαῦτα ἀκούοντες ἀλλήλοις ἀντιλε-
γόντων τῶν ἰατρῶν, κατεγνώκασί τε τοῦ λόγου πάντες, ὀνο-
μάζουσί τε τοὺς ὁπωσοῦν τι φθεγγομένους λογιατρούς. ὃ
γὰρ εἴωθα λέγειν ἀεὶ, τοῦτο καὶ νῦν εἰπεῖν μοι καιρὸς, ἰδιώτης
ἅπας τοῦ τοιούτου (487)σοφιστοῦ κρείττων ἐστίν. εἰ γὰρ καὶ

ferofa excrementa purgant erit. Atqui indicabo tibi millies,
fi voles, o fophifta, vel nunc faltem artis opera contem-
plari, vacuationem fane copiofiffimam medicamenta aquam
ducentia comitari, ea quae atram bilem purgant paucif-
fima; oftendam autem et per initia ftatim atram illam
evacuari.

Cap. V. Qui igitur omnes ex aequo humores attrahi
pronuntiat, adeo ftupidus imperitusque eft, qui alterari, vi-
deat rurfus quam nihil ipfo auctore interfit, fanguinemne
mittas, an medicamento, quod bilem ducit, arquato laboran-
tem purges. Eodem modo idem par et aequale eft ex
hydropico venam fecare et medicamento quodam aquam
ducente eum evacuare. Deinde non indecora haec! Pleri-
que medicos fibi invicem contradicere audientes merito
derident damnantque omnes fermonem, atque eos, qui ali-
quid quomodocunque eloquuntur, nominant logiatros.
Quod enim dicere femper confuevi, id nunc quoque occafio-
nem habet, nempe quemlibet idiotam hujusmodi fophifta

Ed. Chart. X. [468.] Ed. Baf. II. (487.)

μηδὲν ἄλλο, τὰς γοῦν κατὰ φύσιν ἐννοίας οἱ ἰδιῶται διασώ-
ζουσιν, ἀπολλύντων καὶ ταύτας διὰ μοχθηροὺς ἐθισμοὺς τῶν
σοφιστῶν. ἔναγχος γοῦν τις ἰδιώτης οὐκ ἄφρων ἐξανθημά-
των αὐτῷ κατὰ πολλὰ μόρια τοῦ σώματος ἐξαίφνης γενομέ-
νων ἑλκωδῶν τε καὶ κακοχρόων ἧκεν ὡς τὸν ἰατρὸν, ἀξιῶν
ὅτι τάχιστα καθαρθῆναι. τοῦ δὲ φλεβοτομεῖσθαι μᾶλλον
αὐτὸν κελεύοντος, οὐ μαίνου, ἔφη, τῷ γὰρ διεφθαρμένῳ συν-
εκκενοῦσθαι τὸ χρηστὸν εὔλογον ὑπάρχει. ἀλλ᾽ οἱ πάντα
μᾶλλον ἢ τὸν Ἱπποκράτειον λόγον ἀληθεύειν βουλόμενοι καὶ
τὰς κοινὰς ἐννοίας προσαπολλύουσι τῇ φιλονεικίᾳ. κἄπειτ᾽
ἐπιπηδῶσι μὲν ἡμῖν ὡς διασπασόμενοι, τοῖς δὲ ἐπ᾽ αὐτῶν τῶν
ἔργων ἐλέγχοις ἄχθονται. δίκαιον δὲ ἦν ὡς ἡμεῖς ἐκείνους
ἐπηρεάσοντας ὑπὲρ ὧν οὐκ ἴσασιν Ἱπποκράτην φέρομέν τε
καὶ πείθειν ἐπιχειροῦμεν, οὕτω καὶ αὐτοὺς ὑπομένειν τοὺς
ἐλέγχους, καὶ μάλιστα μὲν, εἰ οἷόν τε, στέργειν τοὺς διδάξαν-
τας· εἰ δὲ μὴ, ἀλλὰ μὴ μισεῖν γε πάντως. ἀκούσας γοῦν τις
τῶν ἀπὸ τῆς τοιαύτης ἐμπληξίας ἰατρῶν, ὡς ἐγὼ παμπόλλους
ἐθεράπευσα μόνῃ καθάρσει. τούτων δὴ τῶν τὰς καλουμένας

eſſe praeſtantiorem. Si enim nihil aliud, certe naturales
notiones ſophiſtae conſervant, quum ſophiſtae has quoque
ex prava conſuetudine perdiderint. Ecce enim idiota quis-
piam non mentis inops, exortis ſibi derepente in plerisque
partibus puſtulis, tum ulceroſis tum diſcoloribus, venit ad
medicum, cupiens quam celerrime purgari. Quum autem
ille ſanguinem detrahere potius ipſi praecipiat; an inſanis?
inquit, nam una cum vitiato bonum ac benignum evacuari
conſentaneum eſt. Atqui omnia potius quam Hippocrati-
cum ſermonem verum eſſe volunt, communes notiones prae
contendendi ſtudio perdunt; ac deinde nos inſiliunt tanquam
diſcerpturi; in ipſis autem operibus reprehendi oderunt,
quanquam aequum ſit, ut nos illos incuſantes quod Hippo-
cratem ignorent toleramus, perſuadere aggredimur, ita
etiam ipſos ſuſtinere reprehenſiones, ac maxime ſi fieri
poſſit, docentes adamare; ſin minus, certe non omnino odiſſe.
Nuper enim quum aliquis ex hujusmodi attonitis medicis
audiviſſet, me complures qui alopecia laborarunt una pur-

ἀλωπεκίας ἐχόντων τοὐντεῦθεν ἤρξατο μισεῖν με. καί τις
ἄλλος ὅτι καρκινώδεις διαθέσεις ἀρχομένας, τούς τε καλουμέ-
νους ἐλέφαντας καὶ φαγεδαίνας, ἄλλα τε πολλὰ τῶν κακοή-
θων ἑλκῶν ὁμοίως ἐμίσησεν, ἄλλος δὲ ὅτι σκοτωματικοὺς
ἐθεράπευσα καθάρσεσι μόναις, ἄλλος δ' ὅτι μανιώδεις ἐπι-
λήπτους τε καὶ μελαγχολικοὺς, ἔτι δὲ καὶ κεφαλαίᾳ κάμνοντας
οὐκ ὀλίγους ἐξιασάμην καθάρσεσι μόναις, ὥσπερ γε καὶ ἰσχια-
δικούς. οὕτω δὲ καὶ ἀλγήματα χρόνια κατὰ πολλοὺς τόπους
ἐσπαρμένα καὶ τοῦτον δὴ τὸν ἔναγχος ὡς κωλικὸν ἤδη τριῶν
μηνῶν ὑπὸ τῶν ἰατρῶν θεραπευσάμενον, ἐπὶ τὸ χεῖρον προϊόν-
τα, πάντα [469] ἀποῤῥῖψαι κελεύσας ἐκεῖνα καθάρσεσι μό-
ναις ἰασάμην. ἰασάμην δὲ καὶ ῥοῦν γυναικεῖον, οὐκ ἀφανοῦς
τινος τῶν ἐν Ῥώμῃ γυναικῶν καθάρσεσι μόναις, ὥσπερ οὖν
καὶ ἄλλων πολλῶν ἀφανεστέρων αὐτό τε τοῦτο τὸ πάθημα
καὶ ἄλλα τινὰ τῶν κατὰ μήτραν συνισταμένων. ἐρυσιπελά-
των δὲ τί δεῖ καὶ λέγειν, ὡς οὐδέν ἐστι δραπτικώτερον βοή-
θημα χολαγωγοῦ φαρμάκου, καθάπερ ἐναντιώτατον αὐτοῖς
τὸ τοῦ φλέγματος ἀγωγόν. δι' ὅλης ἡμέρας ἔχω καὶ ἄλλα

gatione curaſſe, inde me odio coepit proſequi. Jam alius
quidam, quod cancroſas affectiones incipientes et elephantes
dictos, phagedaenas aliaque multa maligna ulcera ſimiliter
odio habuit. Alius autem quod tenebricoſa vertigine labo-
rantes ſolis purgationibus perſanaſſem; alius quod mania
correptos, epilepticos, melancholicos, praeterea cephalaea
laborantes non paucos ſolis purgationibus medicatus ſim,
ſicut et ischiadicos, pari modo dolores diuturnos multis
locis diſperſos. Item ex his colicum nuper, quum tribus
jam menſibus medici illum curarent et res in deterius ver-
geret, omnia illa abjicere jubens ſolis purgationibus curavi.
Item fluxum muliebrem non ignobilis cujusdam Romanae
mulieris, ſolis purgationibus curavi; ſicut et aliarum mul-
tarum obſcuriorum, tum eundem hunc affectum tum alios
quosdam in utero conſiſtentes. Quid opus eſt dicere, eri-
ſypelatum nullum eſſe praeſentius remedium, quam medi-
camentum bilem educens, ſicut maxime ipſis contrarium
quod pituitam movet? Dies me deficeret, ſi alia miranda

Ed. Chart. X. [469.]   Ed. Baf. II. (487.)

λέγειν ἔργα θαυμάσια καθάρσεσιν ἑπόμενα, περὶ ὧν ἀγνοεῖν
εἰκός ἐστι τοὺς μηδέποτε τὴν περὶ τὰ καθαίροντα φάρμακα
τέχνην μεμαθηκότας. ὅπου γὰρ οὐδ᾽ εἶναί τι νομίζουσιν
ὅλως καθαῖρον φάρμακον, ἤπού γε ἐπί τινων χρηστέον ἢ καθ᾽
ὅντινα τρόπον ἐπιστήσονται; διὰ τοῦτο θεραπεύουσιν μὲν
ἄλλοι τὰ παθήματα ψιλῇ καὶ μόνῃ ποδηγούμενοι τῇ πείρᾳ.
σοφοὶ δὲ ἡμῖν οὗτοι καὶ τὸν λόγον, οὐκ ἐφ᾽ ᾧ τι προσθεῖναι
τοῖς διὰ τῆς ἐμπειρίας εὑρημένοις, ἀλλ᾽ ἀνατρέψαι καὶ ταύτην
μεταχειριζόμενοι, πολὺ χεῖρον ἰατρεύουσι τῶν ἐπὶ ψιλαῖς καὶ
μόναις ὁρμώντων ταῖς ἀλόγοις τριβαῖς. ἁπάντων δὲ τού-
των ἀρχὴ καὶ πηγὴ μία τὸ πρὸς Ἱπποκράτην μῖσος, ἐξ ἧς
πηγῆς ἐῤῥύη μὲν καὶ ἄλλα πολλὰ, καὶ τουτὶ δὲ αὐτὸ τὸ
ἐνεστὸς σκέμμα, τὸ περὶ τῆς ἑλκτικῆς δυνάμεως, ἧς μέρος ἢ
εἶδος ἢ ὡς ἄν τις ἐθέλοι καλεῖν ἡ τῶν καθαιρόντων φαρμά-
κων δύναμις.

opera quae purgationes comitantur vellem recenfere, quae
ignorare verifimile eft illos, qui nunquam circa purgantia
medicamenta artem didicerunt.   Ubi enim ne effe quidem
prorfus aliquod medicamentum arbitrantur, an in quibus
aut quomodo utendum fit fcient?   Propter hanc caufam
alii nuda folaque experientia ducti affectibus medentur. Sa-
pientes autem hi etiam ratione, non quod aliquid per expe-
rientiam inventis adjicere, fed etiam hunc fubvertere
conentur, multo deterius medicantur quam qui fimplici
foloque ufu citra rationem nituntur; quorum omnium origo
et fons unus eft odium quod adverfus Hippocratem conce-
perunt.   Unde cum alia multa, tum haec ipfa praefens
confideratio de attractrice facultate emanavit, cujus pars aut
fpecies aut quomodocunque appellare lubet, purgantium
medicamentorum facultas exiftit.

ΓΑΛΗΝΟΤ ΤΙΝΑΣ ΔΕΙ ΕΚΚΑΘΑΙΡΕΙΝ ΚΑΙ ΠΟΙΟΙΣ ΚΑΘΑΡΤΗΡΙΟΙΣ ΚΑΙ ΠΟΤΕ.

Ed. Chart. X. [470.]   Ed. Baſ. II. (487.)

Κεφ. α'. Τοὺς ὑγιεινὰ τὰ σώματα ἔχοντας ἐργῶ-
δες καθαίρειν· καὶ γὰρ ἰλιγγιῶσι καὶ στροφοῦνται καὶ δυσχε-
ρῶς αὐτοῖς ἡ κάθαρσις προχωρεῖ, καὶ πρὸς τούτοις ἔτι
ταχέως ἐκλύόνται. γίνεται δὲ ταῦτα πάντα τοῦ καθαρτικοῦ
φαρμάκου τὸν οἰκεῖον ἕλκειν ἐφιεμένου χυμὸν, τῷ δ' ἀπορεῖν
αὐτοῦ τὸ αἷμα καὶ τὰς σάρκας συντήκοντος, ἵν' ἐξ ἐκείνων
ἕλξῃ τὸ οἰκεῖον. τοὺς δ' ὑγιαίνοντας μὲν ἔτι, νοσήσοντας

GALENI QVOS, QVIBVS CATHARTI-
CIS MEDICAMENTIS ET QVANDO
PVRGARE OPORTEAT.

Cap. I. Sana fortientes corpora purgare operoſum
eſt: etenim vertigines incurrunt et torminibus cruciantur
graviterque ipſis purgatio procedit, ac praeterea etiamnum
celeriter exſolvuntur. Haec autem oboriuntur omnia, dum
purgans medicamentum familiarem ſibi humorem attrahere
deſiderat; quod autem eo deſtituatur, ſanguinem carnesque
colliquat et abſumit, ut ex illis proprium eliciat. Qui autem

δ' ἂν, εἰ μὴ κενωθεῖεν, φθάνειν δεῖ κενοῦν εἰσβάλλοντος ἦρος
ἤτοι διὰ φλεβοτομίας, εἰ τοῖς πληθωρικοῖς ἁλίσκονται νοσή-
μασιν, ἢ διὰ καθάρσεως, εἰ τοῖς κατὰ διαφθοράν. ἡμεῖς γοῦν
καὶ ποδάγραν καὶ ἀρθρῖτιν ἀρχομένην καὶ μήπω περὶ τοῖς
ἄρθροις εἰργασμένην πώρους ἐκ τῆς τοιαύτης κενώσεως ἐτῶν
δὴ πολλῶν ἐκωλύσαμεν γίνεσθαι. κατὰ δὲ τὸν αὐτὸν τρόπον
ἀποπληξίαν, ἐπιληψίαν, μελαγχολίαν, ἄλλα τε τοιαῦτα χρό-
νια πάθη διὰ τῆς εἰρημένης κενώσεως ἐπὶ πολλῶν ἀνθρώπων
ἐπαύσαμεν. ἐνίοις μὲν οὖν συμφέρει τοὺς φλεγματώδεις
κενοῦσθαι χυμοὺς, ἐνίοις δὲ τοὺς πικροχόλους, ἐνίοις δὲ
τοὺς μελαγχολικοὺς, ἐνίοις δὲ τὸ ὀῤῥῶδες περίττωμα κατὰ
τὴν τῶν εἰθισμένων αὐτοῖς γίνεσθαι παθῶν οὐσίαν. αὐτίκα
καὶ μελαγχολίᾳ τις ἁλίσκεται καθ' ἕκαστον ἔτος, εἰ μὴ καθαρ-
θείη, καὶ καθαίρω γε αὐτὸν οὐκ ἦρος μόνον, ἀλλὰ καὶ
φθινοπώρου. οὕτω δὲ καὶ γυναῖκά τινα καθ' ἕκαστον ἔτος
εἰσβάλλοντος ἦρος ὁμοίως κενῶ, καρκινώδη διάθεσιν ἐν τῷ
μασθῷ ἔχουσαν, ἣν ἰασάμην ἰσχυρῶς κενώσας διὰ φαρμάκου
καθαίροντος μέλαιναν χολήν. καὶ εἰ μὴ παραληφθείη ποτὲ

fani adhuc funt, fed nifi vacuati fuerint, aegrotaturi, ad prae-
cautionem vacuandi funt, ineunte vere aut venae fectione, fi
a plenitudine; aut purgatione, fi ab humorum corruptione
oborientibus morbis corripi confueverint. Nos itaque et
podagram et arthritidem incipientem, quae nondum circa
articulos nodos produxerat, ejusmodi vacuatione annis jam
multis fieri prohibuimus. Eodem modo apoplexiam, epi-
lepfiam, melancholiam aliosque ejusmodi diuturnos affectus
dicta vacuatione plerisque in hominibus depulimus. Non-
nullis itaque pituitofos humores evacuari confert; nonnullis
biliofos; quibusdam melancholicos; quibusdam ferofum
excrementum pro affectuum, qui ipfis accidere confueve-
runt, fubftantia. Jam primum melancholia quidam, nifi
purgatus fuerit, quotannis corripitur; atque ipfum non fo-
lum vere, fed autumno quoque purgo. Ita et mulierem
quandam in mamma cancrum affectam habentem, fingulis
annis per veris initia fimiliter vacuo, quam medicamento
atram bilem purgante vehementer vacuatam perfanavi. Ac

Ed. Chart. X. [470. 471.]   Ed. Baf. II. (487.)

ἡ κάθαρσις, ὀδύνη διὰ βάθους αὐτῇ ἐγγίνεται. ἐλέφαντα δὲ
ἀρχόμενον ἑτέρῳ τὰ μὲν πρῶτα διὰ φλεβοτομίας καὶ καθάρ-
σεως ἰασάμην, ἑκάστου δ᾽ αὐτῷ ἔτους αὖθις ἀρκεῖ μία
καὶ [471] τούτῳ κάθαρσις, ἐκλειφθείσης δὲ αὐτῆς, αὐτίκα
τὸ πάθος ἐπισημαίνει. τὰ μὲν οὖν τοιαῦτα νοσήματα κα-
θάρσεως χρῄζει μελάνων χυμῶν· ἐπιληπτικὰ δὲ καὶ ἀπο-
πληκτικὰ καὶ ἀσθματικὰ τῶν φλεγματωδῶν· ἀρθριτικὰ δὲ
τὰ μὲν ἅμα θερμασίᾳ πολλῇ τῶν πικροχόλων, τὰ δὲ σὺν
ὄγκοις ψυχροῖς τῶν φλεγματικῶν. ἄλλος δέ τις ὥρᾳ θέρους
ἀεὶ τριταίοις ἁλισκόμενος πυρετοῖς, ἤδη πολλῶν ἐτῶν οὐκ
ἐπύρεξε, χολὴν ὠχρὰν φθάνων ὑφ᾽ ἡμᾶς καθαίρεσθαι κατὰ
τὴν τελευτὴν τοῦ ἦρος. οὕτως γὰρ ἄμεινόν ἐστι τοὺς τοι-
ούτους κενοῦν, ὡς τούς γε ἐπιληπτικούς, ἀρθριτικοὺς καὶ
μελαγχολικοὺς καὶ ὅσοι τ᾽ ἄλλοι διὰ παχεῖς χυμοὺς νοσοῦ-
σιν, εἰσβάλλοντος ἦρος ἄμεινον κενοῦσθαι. χρὴ δὲ προλε-
πτύνειν καὶ τέμνειν τοὺς παχεῖς χυμοὺς καὶ γλίσχρους καὶ
τοὺς πόρους δι᾽ ὧν οὗτοι μεταλαμβάνονταί τε καὶ ἕλκον-
ται πρὸ τῶν καθαρτικῶν φαρμάκων ἀναστομοῦν, εἰ ἡ

fi quandoque purgatio adfumta non fuerit, dolor in alto
ipfi oboritur. Elephantem alteri incipientem per initia
fane venae fectione et purgatione fanavi; huicque unica pur-
gatio quotannis iterando fufficit; ipfa vero intermiffa quam
primum affectus fe prodit. Proinde ejusmodi morbi nigrorum
humorum purgatione indigent; epileptici autem, apoplectici et
afthmatici pituitoforum; arthritici cum multo calore bilio-
forum; cum tumoribus frigidis pituitoforum. Alius quidam
aeftiva tempeftate tertianis febribus femper corripi folitus
multis jam annis non febricitavit, quod fub veris deceffum
flavam bilem per nos purgari praeveniret. Ita namque
fatius eft tales evacuare, quemadmodum epilepticos, arthri-
ticos, melancholicos; item qui caeteri ob craffos humores
aegrotant, eos inchoante vere vacuari praeftat. At ante
purgantia medicamenta, tum humores craffos lentosque
prius attenuare ac incidere, tum meatus per quos hi traji-
ciantur trahanturque referare ac aperire decet, fi purgatio
modis omnibus fucceffura fit, iis praefertim qui veratrum

346   ΓΑΛΗΝΟΥ ΤΙΝΑΣ ΑΕΙ ΕΚΚΑΘΑΙΡΕΙΝ

Ed. Chart. X. [471.]   Ed. Baf. II. (487. 488.)

κάθαρσις ἀρίστη μέλλει γίνεσθαι κατὰ πάντα καὶ μάλιστα
ἐπὶ τῶν ἑλλέβορον λαμβανόντων. ἡ γὰρ συντονία τῶν σπα-
ραγμῶν ἐκβάλλουσα τοὺς ἐσφηνωμένους δυσλύτως τοῖς πε-
πονθόσι μέρεσι χυμοὺς καὶ κατὰ τοῦτο τὰ χρόνια τῶν
παθῶν ὠφελοῦσα, ῥᾷον ἀπεργάσεται τοῦτο προλελεπτυ-
σμένων αὐτῶν. εἰ δὲ ἀμελήσουσι τούτων, δυσχερεῖς ἀπαν-
τῶσιν αἱ καθάρσεις, μετὰ στρόφων ἐνίοτε καί τινων ἰλίγ-
γων, ἄσης τε πολλῆς καὶ κακοσφυξίας, ἐκλύσεώς τε καὶ
δυσκολίας. τοὺς μέλλοντας δὲ ἑλλέβορον λήψεσθαι προ-
πειρᾶσθαι χρὴ τῆς φύσεως, ὅπως ἔχῃ πρὸς τὰς ἄνω καθάρ-
σεις, τουτέστι τὰς δι' ἐμέτων. γενέσθω δὲ ἡ πεῖρα διὰ
τῶν ἐμετικῶν φαρμάκων, ὅσα μέτρια. ἐὰν γὰρ μὴ ῥᾳδίως
φαί(488)νηται καθαιρόμενος, οὐ χρὴ τὸν τοιοῦτον ἄνθρω-
πον ἐπὶ τὸν ἑλλέβορον ἄγειν, ἄνευ τοῦ προπαρασκευάσαι.
γένοιτο δ' ἂν τοῦτο καὶ δι' αὐτῶν καὶ συνεχῶν ἐμέτων,
ἐθισθέντος ἑτοίμως ἐμεῖν τοῦ ληψομένου τὸν ἑλλέβορον.
γένοιτο δ' ἂν ἄμεινον καὶ διὰ τοῦ προΰγρᾶναι τὰ σώματα.
προΰγραίνεται δὲ πλείονι τροφῇ καὶ ἀναπαύσει. τὸ μὲν οὖν

affumunt. Contentio namque turbationum catharticarum
quum humores affectis partibus contumaciter impactos ejicit,
ob idque diuturnos affectus juvet, id opus facilius attenua-
tis prius humoribus perficiet. Haec autem fi negligant,
moleftae purgationes occurrent, interdum cum interiorum
torfionibus, quibusdam fingultibus, caliginofis vertiginibus,
multa jactatione, pravo pulfu, virium defectione et moleftia.
Qui autem elleborum affumturi funt, eorum natura prius
exploranda eft, quomodo ad purgationes per fuperiora, h. e.
per vomitus, fefe habeat. Exploratio vero fiet vomitoriis
medicamentis, quae moderata fint. Nifi enim facile pur-
gari videatur is homo, quin praeparatus fuerit, ad elleborum
minime ducendus eft. Id autem fiet, fi tum illis tum con-
tinuis vomitibus elleborum affumturus prompte vomere
affueverit. Opportunius quoque fiet praehumectatis corpo-
ribus. Haec autem praehumectantur tum uberiore cibo
tum quiete. Quod igitur ad quietem fpectat patet. Quem-
admodum enim exercitia ficcare nata funt, ita etiam quies,

Ed. Chart. X. [471.]   Ed. Baf. II. (488.)

τῆς ἀναπαύσεως δῆλον. ὡς γὰρ τὰ γυμνάσια ξηραίνειν πέφυκεν, οὕτως ἡ ἀνάπαυσις, ὅπερ ἐστὶν ἡσυχία τε καὶ ἀγυμνασία, φυλάττειν τὰς ὑγρότητας. τροφὴ δ᾽ οὐχ ἁπλῶς ἡ πλείων ὑγραίνειν πέφυκεν, ἀλλ᾽ ἥτις ἄνευ ποιότητος ἰσχυ‐ ρᾶς ᾖ, τουτέστι μήτε στρυφνὴ μήτε δριμεῖα μήθ᾽ ἁλυκὴ μήτε πικρά. δεδώκαμεν δὲ ἐνίοτε ῥαφανῖδας δι᾽ ὀξυμέλιτος πήξαντες αὐτὰς δι᾽ ὅλης ἡμέρας καὶ νυκτὸς ἑλλεβόρου κλῶ‐ νας λευκοῦ, καὶ εἴη ἂν ἀσθενὴς ἀφ᾽ ἑλλεβόρου κάθαρσις ἡ τοιαύτη. οἱ δὲ στέρνον ἔχοντε τὸν θώρακα καὶ διὰ τοῦτο καὶ συντεθλιμμένον, ἀνεπιτηδειότατοι τυγχάνουσιν εἰς τὰς διὰ τῶν ἐμετικῶν φαρμάκων καθάρσεις, τάς τε ἄλλας καὶ μάλιστα τὰς δι᾽ ἑλλεβόρου τοῦ λευκοῦ. ῥήγνυται γὰρ αὐτοῖς ἀγγεῖόν τι τῶν ἐν τοῖς ἀναπνευστικοῖς ὀργάνοις. χρὴ δὲ καὶ τὸν πικρόχολον χυμὸν ἄνω, τὸ δὲ φλέγμα κάτω κε‐ νοῦν· ἔστιν ὅτε μὴν ἔμπαλιν, εἰ κατὰ μὲν τὴν γαστέρα φλεγματικὸς, ἐν δὲ τοῖς ἐντέροις πικρόχολος ἀθροισθείη, τὸν μέντοι μελαγχολικὸν ἀεὶ κάτω. γέγραπται δὲ κατὰ τοὺς Ἱπποκράτους ἀφορισμοὺς περὶ τῶν ὡρῶν· θέρεος φαρμα‐

h. e. otium et ab exercitiis vacatio, humiditates fervare. At alimentum non fimpliciter uberius humectare folet, fed quod vehementis qualitatis expers, h. e. quod neque acerbum neque acre, neque falfum, neque amarum fit. Nonnun‐ quam radiculas ex oxymelite dedimus, ipfis ellebori albi ramufculis per integrum diem ac noctem transfixas; fuerit‐ que haec imbecilla ex elleboro facta purgatio. Caeterum qui anguftum habent pectus, ob idque *pulmonem* compref‐ fum, ad eas, quae vomitoriis medicamentis fiunt purgationes, cum ad alias, tum maxime ex albo veratro comparatas ineptiffimi funt; his enim vas fpirabilium organorum ali‐ quod rumpitur. Praeterea biliofum humorem per fuperiora, pituitam per inferiora purgare decet; licet interdum ćontra‐ rium moliendum fit, fi in ventriculo quidem pituitofus, in inteftinis vero biliofus acervatus fit. At melancholicus per‐ petuo per inferiora educendus. De anni autem tempeftati‐ bus in Hippocratis aphorismis fcriptum eft: *Aeftate fupe*‐

Ed. Chart. X. [471. 472.]   Ed. Baf. II. (488.)

κενεῖν τὰς ἄνω κοιλίας, χειμῶνος δὲ τὰς κάτω. τὸ δὲ ἀνάλο-
γον ταῖς ὥραις ἐπὶ τῶν χωρῶν σκοπεῖσθαι χρὴ, θερμότητί
τε καὶ ψυχρότητι διαιρουμένους· οὕτω δὲ κἀπὶ τῶν ἡλικιῶν.
καὶ μὴν καὶ τὸ ἔθος οὐ σμικρὰ μοῖρα πρὸς ἔνδειξιν κενώσεως.
οἱ μὲν γὰρ ἐμεῖν εἰθισμένοι φέρουσιν ἀλυπότερον τὰς διὰ
τῆς ἄνω κοιλίας καθάρσεις, οἱ δὲ ἀήθεις οὐκ ἄνευ κινδύνου,
[472] καὶ μᾶλλον ἐπὶ ἐλλεβόρου. καὶ τὸ τοῦ νοσήματος δὲ
εἶδος σκοπεῖσθαι προσήκει. ἐπὶ μὲν γὰρ τοῦ φλεγματίου
ὑδέρου φλέγματος ἀγωγῷ δεῖσθαι τῷ φαρμάκῳ πρότερον
μὲν διὰ τῆς κάτω γαστρὸς, εἶτα δι᾽ ἐμέτων, εἶτα δι᾽ ἀπο-
φλεγματισμῶν. δι᾽ ὅλου γὰρ τοῦ σώματος ἐκτεταμένου τοῦ
πλεονάζοντος ἁπάσας κενώσεις παραληψόμεθα. ἐπὶ δὲ τοῦ
ἀσκίτου ὑδέρου τῶν ὑδραγωγῶν τι δώσομεν φαρμάκων, ὥσπερ
γε κἀπὶ τῶν ἰκτερικῶν τῶν χολαγωγῶν. ἐκκαθαίρειν δὲ χρὴ
καὶ τούτων πολυειδῶς τὴν χολὴν ἄνω τε καὶ κάτω καὶ διὰ
οὔρων καὶ ὑπερῴας καὶ διὰ ῥινῶν. οὕτω δὲ κἂν ὁ μελαγχο-
λικὸς πλεονάσῃ χυμὸς, ὡς ἐν μελαγχολίᾳ καὶ καρκίνῳ καὶ

riores, hieme inferiores ventres purgandos effe. Quod
anni tempeſtatibus regionum eſt analogum, calore et frigore
diſtinguentes confiderare oportet: ita quoque de aetatibus
fentiendum. Ac certe etiam confuetudo ad vacuationis ju-
dicationem non parum confert. Nam qui vomere confue-
verunt, purgationes per fuperiorem ventrem minus moleſte
ferunt; infueti vero haud citra periculum magisque in
veratro. Praeterea morbi fpeciem fpectare conducit. Nam
in leucophlegmatia hydrope medicamento pituitam edu-
cente opus eſt, primo fane per ventrem inferiorem, deinde
vomitionibus, poſtremo apophlegmatismis. Quum enim
redundans *humor* per univerfum corpus eſt diffufus, omnes
evacuationes promovebimus. At in afcite hydrope hydra-
gogum aliquod medicamentum dabimus, quemadmodum
etiam in ictericis cholagogum. Atque his multifariam bilis
furfum, deorfum, per urinas, per palatum et per nares pur-
ganda eſt. Pari modo fi melancholicus humor redundave-
rit, ut in melancholia, cancro, et elephantiaſi quod atram

Ed. Chart. X. [472.]   Ed. Baf. II. (488.)

ἐλέφαντι, τὸ τῆς μελαίνης χολῆς κενωτικὸν φάρμακον διδόα-
μεν, ἐπιληψίας δὲ φλεγμαγωγοῖς καθαίρομεν. ἐξ ὧν δῆλον
ὅτι ἡ κατάστασις τῆς νόσου καὶ τὸν κενωθησόμενον δηλοῖ
χυμὸν καὶ τὸν τόπον δι᾽ οὗ χρὴ κενοῦν αὐτόν. ἀμέλει καὶ
τῶν κατὰ τὸ ἧπαρ φλεγμαινόντων, ὅταν πεφθῶσι, τὴν ἀπο-
κάθαρσιν ποιούμεθα· διὰ μὲν τῆς κάτω γαστρὸς, ὅταν ἐν
τοῖς σιμοῖς αὐτοῦ γίνηται τὸ πάθημα, δι᾽ οὔρων δὲ ὅταν
ἐν τοῖς κυρτοῖς. οὕτω δὲ κἀπὶ τῶν ἄλλων ἐπισκέψῃ, τόν τε
πλεονάζοντα χυμὸν καὶ τὸν πεπονθότα τόπον, ἐξ οὗ καθά-
περ αἰτίας ὁρμᾶται τὸ νόσημα. ταῦτα γάρ σοι καὶ τὸν
κενωθησόμενον ἐνδείξεται χυμὸν καὶ τὸν τρόπον τῆς κενώσεως
καὶ τὸν τόπον δι᾽ οὗ χρὴ κενοῦσθαι, καὶ πρὸς τούτοις
ἅπασι τὸν καιρόν. ἐν ἀρχῇ μὲν γὰρ τοὺς ὀῤῥώδεις τε καὶ
λεπτοὺς κενώσεις χυμούς. ἀναμενεῖς δὲ πέψιν ἐπὶ τῶν παχέων
καὶ γλίσχρων, οἷοι τὴν φύσιν εἰσὶν ὅ τε τοῦ φλέγματος καὶ
ὁ τῆς μελαίνης χολῆς. καὶ ἀπὸ τῶν παροξυσμῶν δὲ σκοπὸν
εἰς ἔνδειξιν τοῦ τρόπου τῆς κενώσεως ἕξεις, ἐκ μὲν τῶν ἄνω
ποιούμενος τὰς κενώσεις ἐν τοῖς παροξυσμοῖς, ἐκ δὲ τῶν

bilem medicamentum evacuet offerimus. Epilepfias vero
pituitam educentibus purgamus. Ex quibus conftat, morbi
conftitutionem tum humorem vacuandum, tum locum per
quem his humor vacuandus eft, prodere. Exempli gratia,
iis quibus hepar inflammatur, ubi concocti fuerint *humores*,
purgationem moliuntur; per inferiorem fane ventrem quum
in concavis ipfius partibus fuerit affectus; per urinas, quum
in convexis. Ita et in caeteris confiderabis et humorem
qui exuberat, et locum affectum, ex quo tanquam caufa mor-
bus ortum ducit. Haec enim tibi et humorem vacuandum
et vacuationis modum et locum, per quem vacuare deceat,
et cum his omnibus *vacuandi* occafionem indicabunt. Per
initia namque ferofos tenuesque humores vacuabis; in craf-
fis autem ac lentis, quales natura funt et pituitae et atrae
bilis, concoctionem expectabis. *Jam* ab acceffionibus con-
filium fumes ad modi vacuationis indicationem; per fupe-
riora quidem in acceffionibus vacuationes moliens, per infe-

κάτω κατὰ τὰς καλουμένας ἀνέσεις. καὶ γὰρ αὐτόματα οὕτως
ὠφελεῖ, ἐν μὲν τοῖς παροξυσμοῖς ἐμούντων τε πολλῶν καὶ
διὰ ῥινῶν αἱμοῤῥαγούντων, ἐν δὲ ταῖς ἀνέσεσιν οὔρων τε καὶ
διαχωρημάτων ἀποκρινομένων. φυλάττεσθαι δὲ χρὴ μάλιστα
τὸν χρόνον τῶν παροξυντικῶν καὶ κριτικῶν ἡμερῶν, ὁπόταν
ἐπιχειρῇς κάτω καθαίρειν πολλά. τῆς γὰρ ῥοπῆς τῶν χυμῶν
ἄνω γενομένης ἡ τοῦ καθαίροντος φαρμάκου δύναμις ἐμπο-
διασθήσεται. ἐπὶ δὲ τῶν ἤδη νοσούντων ἐν μὲν τοῖς χρονίοις
ἀεὶ δεῖ τὸν πεπασμὸν ἀναμένειν, ἐν δὲ τοῖς ὀξέσιν, ὅταν
ὀργᾷ, κατ᾽ ἀρχὰς οἷόν τε φαρμακεύειν· καὶ αὐτὸ τοῦτο μετὰ
πολλῆς εὐλαβείας καὶ περισκέψεως ποιεῖν. κίνδυνος γὰρ οὐ μι-
κρὸς ἐν ὀξεῖ νοσήματι κακῶς φαρμακεῦσαι τῷ πάντα μὲν τὰ
καθαίροντα φάρμακα θερμὰ ταῖς δυνάμεσιν εἶναι, δεῖσθαι δὲ
τὸν πυρετὸν ἢ πυρετός ἐστι κατὰ τὸν αὐτοῦ λόγον οὐχ
ὅπως τῶν ξηραινόντων καὶ θερμαινόντων, ἀλλὰ καὶ τῶν
ἐναντιωτάτων αὐτοῖς, τῶν ὑγραινόντων τε καὶ ψυχόντων.
οὔκουν οὐδ᾽ αὐτῆς ἕνεκα πυῤῥώδους θερμότητος ἡ κάθαρσις
ἡμῖν παραλαμβάνεται. ταύτην γὰρ ἴσμεν ὅσον ἐφ᾽ ἑαυτῇ

riora in remiſſionibus quas appellant. Etenim quae ſua
ſponte moventur, ita juvant; quum in acceſſionibus multi
et vomant et per nares ſanguinem fundant; in remiſſionibus
autem urinae et dejectiones excernantur. At maxime tem-
pus dierum acceſſoriorum et criticorum, quum deorſum
copioſa purgare aggrederis, cavere oportet. Ubi enim hu-
morum impetus ſurſum vergit, medicamenti purgantis facul-
tas impedietur. In iis autem qui jam aegrotant, ſi morbi
diuturni ſunt, ſemper eorum maturatio exſpectanda eſt: ſin
autem acuti quum turgent humores, per initia medicamentis
uti licet; idque ipſum multa cum religione et circumſpe-
ctione efficiendum eſt. Nam in morbis acutis male purgari
periculum haud leve eſt. Quod omnia purgantia medica-
menta calida facultatibus exiſtant, febris autem, qua febris
eſt, ſui ratione non ſolum non ſiccantibus et calidis, ſed
maxime ipſis contrariis, nempe humectantibus refrigeranti-
busque indigeat. Quare nec ipſius febrilis caloris gratia
purgatio nobis aſſumitur; hunc enim quantum per ſe laedat

Ed. Chart. X. [472. 473.]　　　　　　　　Ed. Baf. II. (488.)

βλαπτομένην, ἀλλὰ τῶν ἐργαζομένων αὐτὴν ἕνεκα χυμῶν. χρὴ
τοίνυν μείζονα τὴν ὠφέλειαν ἐκ τῆς τῶν λυπούντων χυμῶν
κενώσεως γίνεσθαι τῆς βλάβης, ἣν ἐξ ἀνάγκης βλάπτεσθαι τὸ
σῶμα πρὸς τῶν καθαρτικῶν φαρμάκων. ἔστι δὲ ἡ ὠφέλεια μεί-
ζων, ἐὰν ἀλύπως τε καὶ πᾶς ὁ βλάπτων κενωθῇ χυμός. ἵνα δὲ
τοῦτο γένηται, πρῶτον μὲν δεῖ περισκέψασθαι εἰ ἐπιτηδείως
ὁ κάμνων ἔχει πρὸς τὴν τοιαύτην κάθαρσιν. οἵ τε γὰρ ἐξ
ἀπεψιῶν πολλῶν ἢ γλίσχρων ἢ παχέων ἐδεσμάτων ὄντες,
ὡσαύτως δὲ οἷς ὑποχόνδρια τέταται καὶ πεφύσηται, ἢ
ὑπερβαλλόντως ἐστὶ θερμὰ καὶ πυῤῥώδη, ἢ καί τις αὐτόθι
σπλάγχνων [473] φλεγμονὴ, πάντες οὗτοι πρὸς τὰς κα-
θάρσεις ἀνεπιτήδειοι. χρὴ τοίνυν ἀπεῖναί τε ταῦτα καὶ τοὺς
χυμοὺς ὡς ἔνι μάλιστα τοῦ κάμνοντος εὐρουστάτους εἶναι,
τουτέστι λεπτούς τε καὶ ἧττον μετέχοντας γλισχρότητός
τινος, ἀναπεπταμένους τε τοὺς πόρους δι᾽ ὧν ἡ κάθαρσις
μέλλει γενήσεσθαι. ταῦτα γὰρ καὶ ἡμεῖς προπαρασκευάζο-
μεν, ἐπειδὰν μέλλομεν τινὰ καθαίρειν. ἀλλ᾽ ἔν γε τοῖς ὀξέσι
νοσήμασι κατ᾽ ἀρχὰς εὐθὺς, ἤτοι κατὰ τὴν πρώτην ἡμέραν,
ἢ οὐκ ἐξωτέρω τῆς δευτέρας, μέλλοντων ἡμῶν χρῆσθαι

scimus, sed humorum caufa, qui illum efficiunt. Convenit
igitur majus commodum ex noxiorum humorum evacuatione
provenire, quam laefionem, quae a medicamentis purganti-
bus neceffario corpori obvenit: eft autem commodum, fi
noxius humor et citra moleftiam et totus evacuetur. Quod
ut fiat, primum fane difpiciendum venit, num aeger ad ejus-
modi purgationem fit idoneus. Nam qui ex cruditatibus
multis aut lentis craffisve cibis laborant; item quibus hypo-
chondria diftenta funt inflataque, aut urina fupra modum
calida et ignea, aut fi etiam inibi vifcerum quaedam inflam-
matio affligat, omnes hi ad purgationes inepti funt. Proinde
et haec abeffe et humores quam maxime licet aegrotantis
fluidos effe oportet, h. e. tenues et nullius lentoris partici-
pes, meatusque, per quos purgatio futura eft, adapertos.
Haec enim et nos antea praeparamus purgaturi aliquem. At
in morbis acutis ftatim per initia vel primo die vel non
ultra fecundum, fi purgationibus ufuri fimus; quum pru-

ταῖς καθάρσεσιν ὅταν ὀργᾷ, τὴν τοιαύτην παρασκευὴν οὐκ
ἐγχωρεῖ γενέσθαι, πλὴν εἰ ἄρα σχοίη τις καιρὸν μελίκρατον ἄκρα-
τον δοῦναι ποιεῖν, ἐναφεψήσας ὑσσώπου τι ἢ θύμου, ἢ ὀριγά-
νου, ἢ τραγοριγάνου, ἢ γλήχωνος, ἤ τινος τῶν οὕτω λεπτυνόν-
των, ὥστ᾽ εὐλόγως ὀλιγάκις ἐν τοῖς ὀξέσιν νοσήμασι κατ᾽
ἀρχὰς γενήσεται ἡμῖν χρεία φαρμάκων, τῷ μήτε πολλάκις
ὀργᾷν ἐν ἀρχῇ τοὺς λυποῦντας, μήτε εἰ καὶ τοῦτο ὑπάρχει,
τοῦ νοσοῦντος ἂν ἐπιτηδείου πρὸς τὴν κάθαρσιν ὄντος, ἀλλὰ
μηδὲ καιρὸν ἡμῖν παρέχοντος ἐπιτήδειον παρασκευάσαι. ὀργᾷν
δ᾽ οἱ χυμοὶ λέγονται, ὅταν ἐν κινήσει σφοδροτέρᾳ γενόμενοι
καὶ μεταῤῥέοντες ἀπὸ μορίων εἰς μόρια, κατὰ τὴν ἀρχὴν τοῦ
νοσήματος ὀχλῶσι τὸν ἄνθρωπον, ἀλγοῦντες καὶ ἀσῶντες καὶ
γαργαρίζοντες καὶ ἡσυχάζειν οὐκ ἐπιτρέποντες. τοὺς οὖν τοιού-
τους ἐκκενοῦν προσήκει, τουτέστι τοὺς ἐν κινήσει καὶ φορᾷ καὶ
ῥύσει. τοὺς δὲ ἤδη καθ᾽ ἕν τι μόριον ἐστηριγμένους, οὔτ᾽ ἄλλῳ
τινὶ βοηθήματι χρὴ κινεῖν, οὔτε φαρμακεύειν πρὶν πεφθῆναι.
τηνικαῦτα γὰρ καὶ τὴν φύσιν ἕξομεν βοηθοῦσαν τῇ κενώσει.
φαίνεται γὰρ αὕτη μετὰ τὰς πέψεις, διακρίνουσά τε τοὺς

riunt, hujusmodi praeparationem fieri non licet, nifi quis
tempus forte habeat, ut mulfam meracam potui det, in qua
hyffopi aliquid, aut thymi, aut origani, aut tragorigani,
aut pulegii, aut cujusdam ita attenuantium decoctum fit.
Quapropter bona ratione raro in acutis morbis per initia
medicamentorum ufus nobis erit, quod neque frequenter
noxii humores per initia turgeant pruriantque, neque fi etiam
hoc exiftat, aegrotus ad purgationem fit idoneus; imo qui
ne tempus quidem nobis praebeat praeparandi idoneum. At
humores turgere dicuntur, quum motu vehementiori agitati
et a partibus in partes transfluentes per morbi initia homi-
nem moleftant, dolore afficientes, jactantes, irritantes et
quiefcere non permittentes. Tales igitur, h. e. qui in motu
funt, agitatione et fluore evacuare convenit. Parti autem
alicui infixos, neque alio quodam praefidio movere oportet
neque medicamentis folicitare, priusquam fuerint concocti.
Tunc enim et naturam vacuationi opitulantem habebimus;
fiquidem ea fecundum concoctiones et humores difcernere

χυμοὺς, ἀποθεμένη τε τὸ περιττὸν, ἐν ᾧ δὴ καιρῷ καὶ κρίσεις γίνονται. ἀλλὰ τελέως μὲν αὐτῆς κινουμένης, οὐδὲν δεῖ φαρμακείας· μετριώτερον δὲ καὶ ἀσθενέστερον ἐνεργούσης, τὸ λεῖπον αὐτοὺς χρὴ προστιθέναι φαρμακεύοντας, ἵν᾽ ἐξ ἀμφοῖν ἡ τοῦ λυποῦντος χυμοῦ γένηται κένωσις, ἀπωθουμένης μὲν τῆς φύσεως, ἕλκοντος δὲ τοῦ φαρμάκου. χρὴ δ᾽ εἰδέναι (489) ὡς αἱ μεταρρύσεις ἄλλοτε εἰς ἄλλο μόριον τῶν χυμῶν ὀλιγάκις γίνονται, τὰ δὲ πλείω ἡσυχάζει καὶ μένει καθ᾽ ἕν τι μόριον, ἐν ᾧ καὶ πέττεται καθ᾽ ὅλον τοῦ νοσήματος τὸν χρόνον ἄχρι λύσεως. ὅταν οὖν μὴ μόνον ὀξὺ πάθος ᾖ, ἀλλὰ καὶ μετὰ σφοδροτάτου πυρετοῦ, εὐλαβητέον εἰς τὴν δόσιν τοῦ καθαρτικοῦ φαρμάκου, καὶ μάλισθ᾽ ὅταν ἀπείρως ἔχῃ τις τῆς τοῦ κάμνοντος φύσεως. ἔνιοι μέν εἰσι φύσει δυσκάθαρτοι, τινὲς δ᾽ ἐπὶ βραχείᾳ πόσει φαρμάκου καθαίρονται δαψιλῶς. ὅταν οὖν ὁ πυρετὸς ᾖ μὴ σφοδρὸς, ἔμπειρός τε ᾖς τῆς τοῦ κάμνοντος φύσεως, ἐπὶ τὴν τοῦ φαρμάκου δύσιν ἀφιξῇ χρώμενος ἐλλεβόρῳ μέλανι ἤ τινι τῶν ὁμοιοτρόπων, ὧν ἐστι καὶ τὸ διὰ τῆς κολοκυνθίδος, ἱερὰν δ᾽ αὐτὴν συνήθως ὀνομάζου-

et fuperfluum deponere apparet; quo tempore etiam crifes accidunt. At ubi abfolute quidem ipfa movetur, nihil opus eft medicamentis; ubi lenius imbecilliusque actionem obit, id quod deeft nos medicamentis adjicere oportet, quo utriusque, et naturae expellentis et medicamenti trahentis opera fiat humoris molefti vacuatio. Caeterum fciendum eft humorum transfluxiones ex alia in aliam partem raro accedere, fed faepius una in parte quadam ipfos refidere, in qua per totum morbi tempus ad folutionem usque concoquuntur. Quum igitur non acutus modo affectus fuerit, fed etiam cum febre vehementiffima, cavendum eft purgans medicamentum exhibere, praefertim quum quis laborantis naturam non compertam habeat. Nonnulli fiquidem natura aegre purgantur, nonnulli vero exigua medicamenti potione abunde purgantur. Quum itaque febris non vehemens fuerit norisque aegrotantis naturam, ad medicamenti dofin defcendes, elleboro nigro utens aut aliquo confimili; in quorum grege eft diacolocynthidos, nominant

σιν. ποικίλως δ᾽ αὐτῆς σκευαζομένης, ἡ τὸν ἐλλέβορον εἰλη-
φυῖα, τὴν σκαμμωνίαν δ᾽ οὐκ ἔχουσα, κάλλιστόν ἐστι φάρμα-
κον ὑπήλατον. μετὰ δὲ τὸ ληφθῆναι τὸ καθαρτήριον συμ-
φέρει τῆς πτισάνης ἐπιῤῥοφεῖν, ὥς φησιν Ἱπποκράτης. αὐτὸ
μὲν γὰρ τὸ καθαρτικὸν φάρμακον, ὡς ἂν ὀλίγον ὄν, εἰς τὸν
πυθμένα τῆς κοιλίας ἀφικνεῖται, κατὰ δὲ τὴν δίοδον ὅ τε
στόμαχος ὅσον περὶ τῆς γαστρὸς ὑψηλὸν, οὐ μόνον τῆς ποιό-
τητος τοῦ καθαίροντος, ἀλλὰ καὶ τῆς οὐσίας προσιζούσης ἐν
τῇ διόδῳ μεταλαμβάνων μεγάλως βλάπτεται. χρήσιμος οὖν
ὁ χυλὸς τῆς πτισάνης ἐπιῤῥοφούμενος, ὡς ἂν ἀποῤῥύψαι μὲν
καὶ κατασῦραι κάτω τὸ προσπεπλασμένον ἐν τῇ διόδῳ δυνά-
μενος, ἐπικεράσαι δὲ καὶ ὑπαλλάξαι τὴν ἐνιζηκυῖαν τοῖς μο-
ρίοις [474] ποιότητα τοῦ φαρμάκου. διὰ ταῦτα μὲν οὖν ἐπὶ
τῇ τοῦ καθαρτικοῦ φαρμάκου πόσει κελεύει τῆς πτισάνης
ἐπιῤῥοφεῖν. ἀρξαμένης δὲ τῆς καθάρσεως γίνεσθαι οὐκέτι
βούλεται δίδοσθαι πτισάνης, εὐλαβούμενος ἐκλυθῆναι τὴν
ἐνέργειαν τοῦ καθαίροντος φαρμάκου. οὐκ ἐκκρίνει δ᾽ ἡ γα-
στὴρ ἐνίοτε καθαρτηρίου δοθέντος, ἤτοι διὰ τὴν ἰδιότητα

ipfam confueto nomine hieram. Quum autem varie ipfa prae-
paretur, quae elleborum recepit absque fcammonio, opti-
mum eft medicamentum ventri ducendo idoneum. Ubi
purgatio affumta fuerit, confert ptifanam fuperforbere, ut
ait Hippocrates: ipfum etenim purgans medicamentum ut
quod exiguum fit, ad ventriculi fundum pervenit; in tranfi-
tu autem ftomachus, quantum ad fuperiorem ventriculi
partem attinet, non modo qualitatis medicamenti purgantis,
fed etiam fubftantiae inter transeundum adhaerefcentis par-
ticeps factus, vehementer offenditur. Ad quod igitur cre-
mor ptifanae, fi fuperbibatur, conducit, ut qui id quod
in tranfitu affixum applicatumque eft, abftergere et deorfum
trahere, qualitatem vero medicamenti particulis infidentem
contemperare et alterare poffit. Propter haec igitur poft
purgantis medicamenti potionem ptifanam fuperforbere ju-
bet. At ubi purgatio fieri inceperit, non amplius ptifanam
dari fuadet, timens ne purgantis medicamenti actio diffol-
vatur. Porro alvus nonnunquam dato medicamento quod

Ed. Chart. X. [474.]   Ed. Baf. II. (489.)

τῆς τοῦ κάμνοντος φύσεως ἢ διὰ τὴν βραχύτητα τοῦ δοθέντος φαρμάκου. πολλάκις δὲ καὶ κόπρος ἐσφηνωμένη σκληρὰ κατά τινα τῶν ἐντέρων, ἐκκενωθῆναι δυναμένη διὰ κλυστῆρος, πρὶν δίδοσθαι τὸ καθαῖρον φάρμακον κωλύει τὴν κένωσιν. δύναται δὲ καὶ τῆς φύσεως ἐπὶ οὖρα τὴν ὁρμὴν πεποιημένης τὸ καθαρτικὸν μηδὲν ἀνύειν. ἐνίοτε μὲν ὅταν ἀποτύχῃ καθαίροντα, πρὸς τὸ βλάπτειν μηδὲν τὸ σῶμα καὶ τροφὴ γίνεται τοῦ ζώου, τὰ δὲ ἐπὶ τὸ φθαρτικὸν καὶ δηλητήριον ἐκτρέπεται. πάντων δὲ τῶν καθαιρόντων φαρμάκων κακούντων τὴν γαστέρα καὶ μάλιστα αὐτῆς τὸ στόμα, διὰ τὸ νευρωδέστατον εἶναι καὶ αἰσθητικώτατον ἡ μίξις ἐπινοήθη τῶν εὐωδῶν, ὅπως μὴ μόνη μηδὲ ἀκραιφνὴς ἡ δύναμις αὐτῶν ἅπτεται τοῦ σώματος τῆς γαστρός. χρὴ δὲ εἶναι τὰ μιγνύμενα σπέρματα τοιαῦτα, ἃ καὶ τὴν κακίαν πέφυκεν ἀμβλύνειν καὶ τὴν ἐνέργειαν αὐτῶν μὴ κωλύειν, λεπτυντικῆς τε καὶ τμητικῆς ὄντα δυνάμεως, ὥστε καὶ τοὺς παχεῖς χυμοὺς τέμνειν καὶ τὰς ὁδοὺς αὐτῶν, δι᾽ ὧν ἐκκενοῦνται, διανοίγειν τε καὶ ἀναστομοῦν. δεῖ δὲ

purget non excernit, vel ob aegri naturae proprietatem, vel ob medicamenti adhibiti paucitatem. Multoties autem et ſtercus impactum, durum, in aliquo inteſtino, quod clyſtere evacuari poſſet, antequam purgans medicamentum exhibeatur, vacuationem impedit. Jam fieri poteſt ut natura impetum ad urinas faciente purgans nihil proficiat. Interdum ſane quum purgantia fruſtrata fuerint actione, praeterquam quod nihil corpus laedunt, etiam alimentum animantis fiunt; quaedam ad corruptionem et deleterium convertuntur. At quum omnia purgantia medicamenta ventriculum vitient et praecipue ipſius os, eo quod maxime fit nervoſum et fenſile, odoratorum mixtura excogitata eſt, ne ſola neque ſincera ipſorum facultas os ventriculi attingat. Convenit autem ea quae miſcentur femina ejusmodi eſſe, quae et malignitatem poſſint obtundere et actionem ipſorum non prohibere, attenuante et incidente facultate praedita, qua craſſos humores incidat et vias ipſorum, per quas evacuantur, adaperiant recludantque. At purgantia quae miſcen-

Z 2

ὁμοειδῆ ἀλλήλοις τὰ μιγνύμενα καθαρτικὰ καὶ κατὰ μηδὲν στασιάζειν. ἡ δὲ στάσις αὐτῶν γίνεται, οὐχ ὅταν τὸ μὲν χολῆς, εἰ τύχοι, τὸ δὲ φλέγματος κενωτικὸν, ἀμφότερα γὰρ ἐκκινοῦσθαι δύναται κατὰ τὸν αὐτὸν τρόπον, ἀλλ᾽ ὅταν τὸ μὲν εὐθέως, τὸ δὲ μετὰ πολὺ τῆς προσφορᾶς πεφύκῃ κινεῖν τὴν κάθαρσιν. ἀνώμαλος γὰρ ἡ κένωσις οὕτω γίνεται, προσενεχθέντων ἅμα. λέγω δὲ ἀνώμαλον, ὅταν ἤδη παύεσθαι δοκούσης αὐτῆς ἀρχὴ πάλιν ἑτέρας κενώσεως γίνηται.

tur, fibi invicem congenera effe et nulla ex parte diffidere oportet. Diffident autem non quum aliud bilem verbi caufa, aliud pituitam evacuat: ambo enim eodem modo evacuari poffunt; verum ubi hoc ftatim, illud multo poftquam affumptum eft, purgationem movere folet: ita enim inaequalis fit evacuatio ex illis fimul affumtis. Dico autem inaequalem, quum una jam ceffante vacuatione altera rurfus incipit.

ΓΑΛΗΝΟΥ ΤΩ ΕΠΙΛΗΠΤΩ͵ ΠΑΙΔΙ ΥΠΟΘΗΚΗ.

Ed. Chart. X. [487.]   Ed. Baf. IV. (28.)

Κεφ. α΄. Ἐγὼ μὲν ᾦμην, ὦ Καικιλιανὲ, μηδὲν δεή-
σεσθαί σε τῶν ἡμετέρων ὑποθηκῶν εἰς τὴν τοῦ παιδὸς
νόσον. ὁ γὰρ τεθεαμένος αὐτὸν ἤδη καὶ μέλλων ἅμα σοι
πλευσεῖσθαι πάλιν ἐς Ἀθήνας, Διονύσιος, ἱκανός ἐστι καὶ
πρᾶξαι παρὼν τὰ δέοντα καὶ χωριζόμενος, αὖθις ὑποθήκας
διδόναι τῇ τοῦ νοσήματος ἕξει προσηκούσας. ἐγὼ δὲ μηδέπω
ποτὲ τεθεαμένος τὸν παῖδα τάχ᾽ ἂν πολὺ καὶ σφαλείην, οὔθ᾽
ὅπως ἐξ ἀρχῆς ἡ φύσις αὐτῷ πρὸ τοῦ νοσήματος οὔθ᾽ ὅπως
νῦν ὑπὸ τοῦ νοσήματος γινώσκων, ἀλλ᾽ ἢ μόνον αὐτὸ παρ᾽

GALENI PRO PVERO EPILEPTICO
CONSILIVM.

Cap. I. Ego te, Caeciliane, exiftimabam ad mor-
bum filii tui noftris fubfidiis haudquaquam indigere: nam qui
jam ipfam vidit et tecum Athenas iterum navigaturus eft,
Dionyfius, quae deceat idoneus eft et praefens facere, et
rurfus difcedens ad habitudinem morbi confentanea docu-
menta relinquere. Ego autem, qui nunquam hunc puerum
vidi, forfan multum decipi poffem, quum neque a principio,
qualis fuerit ante morbum ipfius natura, neque nunc qua-
lis in morbo fit cognoverim, fed a vobis hoc tantum audie-

Ed. Chart. X. [487. 488.]   Ed. Baf. IV. (28.)

ὑμῶν ἀκούων, ἐπιληπτικοὺς αὐτῷ γίνεσθαι παροξυσμούς.
ἐπεὶ δὲ ὀλιγωροῦντά με μᾶλλον ἢ ἀληθεύοντα νομίζεις ἀποδι-
δράσκειν τὴν γραφὴν, ὃ μηδέποτε πρότερον ἔπραξα, τοῦτο
νῦν ὑπομένω πρᾶξαι σοὶ χαριζόμενος, ὑποθήκας τινὰς γρά-
ψαι θεραπείας ἐπιλήπτου παιδός. ἐν αἷς ἀνάγκη τι καὶ
παρακοῦσαι τὸν ἰδιώτην καὶ σφαλῆναι περὶ τὸ μέτρον ἢ
[488] τὸν καιρὸν τῆς χρήσεως. ἀποδέδεικται γὰρ ἡμῖν ἐν
ἑτέροις ὡς οὐκ ἐνδέχεται χωρὶς τοῦ μέθοδόν τινα ἐκμαθεῖν
θεραπευτικὴν ἰάσασθαί τι καλῶς οὐδὲ τῶν σμικροτάτων νοση-
μάτων, μή τί γε τῶν οὕτω μεγάλων ἡλίκον καὶ τὸ τῆς ἐπι-
ληψίας ἐστί. καὶ ὅ γε Διονύσιος ἔφθανεν ἤδη κεκοινῶσθαί τε
ἐμοὶ καὶ συνδιεσκέφθαι περὶ τῆς ὅλης θεραπείας τοῦ παιδός,
πρὶν καί σε κελεῦσαι γράψαι τὰς ὑποθήκας τάσδε. ἀλλ'
ἐκείνῳ μὲν ῥᾳδίως τὴν ἐμαυτοῦ γνώμην ἐδήλωσα, συνιέναι τε
τῶν λεγομένων δυναμένῳ καὶ παρακοῦσαι μηδενὸς, ὡς ἱκα-
νῶς ἠσκημένῳ περὶ τὴν θεραπευτικὴν μέθοδον. σοὶ δὲ οὐδ'
ὅπως διέλθω τὸν λόγον οἶδα. τὸ μὲν γὰρ ἀκριβὲς ἐν αὐτῷ
διορισμῶν τε δεῖται πολλῶν καὶ ἀσαφέστερον ἢ κατὰ ἰδιώτην

rim, epilepticas ipfi fieri accelliones. Verum quum me ne-
gligentem magis quam veridicum duceres, fi fcriptum fub-
terfugerem, quod nunquam antea feci, id nunc moliri non
molefte facio, ut tibi rem gratam faciam, fcribendo quae-
dam medicinalia praecepta pueri epileptici, in quibus necelle
eft medicae artis imperitum decipi et aberrare circa menfu-
ram vel circa tempus utendi. Demonftratum enim a nobis eft
in aliis libris, quod non contingit quempiam recte mederi ne
minimis quidem morbis, nedum adeo magnis, ut eft epilepfia,
nifi methodum aliquem medendi noverit. Atqui Dionyfius
mihi jam communicavit et mecum confideravit de tota pueri
curatione, ac priusquam tu me haec documenta confcri-
bere fis adhortatus; fed illi meam fententiam facile manife-
ftavi, quum intelligeret omnia quae dicerem, nihil obaudi-
ret, ceu methodi curativae valde peritus. Tecum vero
neque quomodo fermonem inftituam novi; nam accuratus
in eo diftinctionibus multis indiget et obfcurior eft quam

ἐστὶ, τὸ δ᾽ αὖ σύντομόν τε καὶ σαφὲς οὐκ ἀκριβὲς ὑπάρχει. ταῦτά τοι καὶ γράφειν ὤκνουν τὰς ὑποθήκας, καίτοι πάνυ χαρίζεσθαί σοι προηρημένος, ὅμοιόν τι πείσεσθαι προσδοκῶν, οἷον ἂν ἔπαθε καὶ Φειδίας, εἰ μετὰ τὸ τῆς Ἀθηνᾶς ἄγαλμα πλάττειν ἠναγκάζετο δάκτυλον μὲν ἰδίᾳ, ἰδίᾳ δὲ αὖ βραχίονα καὶ πόδα καὶ ῥῖνα καὶ οὖς, ἕκαστόν τε τῶν ἄλλων μορίων. ἐμοὶ γὰρ οἷον ἄγαλμά τι γεγράφθαι νομίζω τὴν θεραπευτικὴν μέθοδον, ἐν ὑπομνήμασι πλείοσιν οὐχ ὅπως ἰδιώτας ὠφελεῖν δυναμένην, ἀλλ᾽ οὐδὲ τοὺς ἐπιτυχόντας τῶν ἰατρῶν. ἐπεὶ δὲ σὺ βιάζεις με περὶ μορίου ἑνὸς τῆς τέχνης ποιήσασθαι τὸν λόγον, ἄνευ τῆς ἄλλης ἁρμονίας, εἴκω τῇ βίᾳ καὶ (29) πείθομαι, καὶ γράφω σοι μὲν αὐτάρκεις ὑποθήκας, ἱκανὸν γὰρ ἰδιώτῃ μὴ μέγα τι καὶ ἀνήκεστον ἐξαμαρτεῖν ἐν ταῖς τῶν ἰατρῶν καὶ μάλιστα τῷ νομίμως μεμαθηκότι τοιούτοις ὁμιλεῖν ὑπομνήμασιν. ἐκείνοις μὲν οὖν ἡ τῆς θεραπευτικῆς μεθόδου πραγματεία γέγραπται, σοὶ δὲ καὶ τοῖς ἄλλοις ὅσοι τεχνῶν

imperito homini conveniat; concifus autem et manifeftus haud quaquam accuratus effe poteft. Quapropter fubverebar tibi documenta confcribere, quamvis rem tibi gratam facere percuperem, exiftimans mihi fimile quippiam eventurum, quale Phidiae utique accidiffet, fi, poftquam Palladis fimulacrum abfolvit, quispiam illum coëgiffet feparatim digitum, manum, pedem, nafum, aures fingulasque corporis partes effingere. Ego vero methodum medendi tanquam quoddam fimulacrum in pluribus commentariis a nobis fcriptum fuiffe arbitror, quae non modo imperitos homines, fed ne medicos quidem quoscunque juvare non poteft. Quoniam autem tu cogis me de parte una artis curativae fermonem facere citra aliam compagem, tuae cedo voluntati et pareo atque documenta fcribo quae tibi fufficient; fatis enim eft medicae artis inexperto non magnum aliquid et irremediabile in medicorum praeceptis committere, praecipue cum didiceris legitime verfari in his commentariis. Eruditis illis medendi methodi negotium fcriptum eft, tibi autem et aliis, qui nonnullarum rationalium artium fcientes

Ed. Chart. X. [488.]   Ed. Baf. IV. (29.)

μὲν τινῶν ἐστὲ λογικῶν ἐπιστήμονες, ἰδιῶται δὲ τῆς ἰατρικῆς,
γένοιτ᾽ ἂν ἴσως, οἶμαι, καὶ παρὰ τοῦδε τοῦ γράμματος ὠφέλεια.
    Κεφ. β᾽. Πειράσομαι δὲ ὡς οἷόν τε σαφέστατα διελ-
θεῖν, ᾧ χρώμενος ὁ παῖς τρόπῳ τῆς διαίτης ὀνίναιτό τε ἂν οὐ
σμικρὰ καὶ ἥκιστα βλάπτοιτο πρὸς τῶν ἐφ᾽ ἡμέρᾳ συμπιπτόν-
των ἀδοκήτως αὐτῷ. φυλάττεσθαι μὲν οὖν καὶ ταῦτα προσήκει,
καθ᾽ ὅσον ἐγχωρεῖ. περιπίπτειν γε μὴν ἀναγκαῖον ἐνίοτε καὶ
κρύει καὶ θάλπει σφοδρῷ καὶ ἀνέμοις ἰσχυροῖς καὶ λουτροῖς
μοχθηροῖς καὶ τροφαῖς ἐκπληκτικαῖς καὶ τροχοῖς περιδινουμέ-
νοις καὶ ἀστραπαῖς καὶ βρονταῖς, ἀγρυπνίαις τε καὶ ἀπεψίαις
καὶ λύπῃ καὶ θυμῷ καὶ κόπῳ καὶ ἄλλοις τοιούτοις, ὧν τὸ
κεφάλαιόν ἐστι, σφοδρῶς κινῆσαι καὶ ταράξαι τὸ σῶμα καὶ
τοῦ πάθους ἀναμνῆσαι καὶ παροξυσμὸν γεννῆσαι. ταῦτα δὲ
οὖν ἐκ πολλοῦ φυλάττεσθαι προσήκει, καὶ εἴποτε γεγεννημένων
αὐτῶν παρακολουθήσει παροξυσμός, ἀποσχέσθαι μὲν τελέως
τηνικαῦτα πάσης κινήσεως, ἐπὶ δὲ τῆς οἰκίας διατρῖψαι καὶ
πάνυ λεπτῶς διαιτηθῆναι, μέχρι περ ἂν ἀπόθηται τὸ σῶμα

eſtis, medicinae autem ignari, arbitror, fortaſſe nonnihil
utilitatis et in his commentariis proveniet.

Cap. II.   Conabor autem quantum fieri poterit ma-
nifeſtiſſime enarrare, quanam utens puer victus ratione non
parum juvetur et ab accidentibus quotidie ipſum inopinate
invadentibus minime laedatur.   Convenit igitur quantum
fieri poteſt haec obſervare.   Equidem puerum neceſſe eſt
interdum occurrere magis frigoribus, immenſis caloribus,
ventis validis, balneis malis, cibariis caput tentantibus,
rotarum obvolutionibus, corruſcationibus praeterea et toni-
truis et vigiliis et cruditatibus, triſtitiaeque etiam et iracun-
diae et laſſitudini atque aliis hujuscemodi rebus, a quibus,
ut ſummatim dicam, corpus vehementer moveri et pertur-
bari ſolet, atque in reminiſcentiam morbi referri et ad
generationem paroxysmi deduci.   Haec igitur convenit multo
ante caveri.   Etſi quandoque his praecedentibus paroxysmus
ſuccedet, tunc ab omni penitus motu oportet illum remo-
vere et domi continere et victu valde tenui illum nutrire,

[489] τὸν ἐκ τοῦ παροξυσμοῦ κάματον. ἥτις δὲ ἡ λεπτὴ δίαιτα καὶ γνώσκειν μὲν οἶμαί σε καὶ διὰ τῶν ἐφεξῆς ἀναγνοὺς, οὐδὲν ἧττον ἀκούσει τί περὶ αὐτῆς. ἄρξασθαι γὰρ οὖν ἤδη μοι τῶν ὑποθηκῶν καιρός.

Κεφ. γ΄. Εἰσβάλλοντος τοῦ ἦρος, καὶ γάρ πως οὕτως συμβαίνει κινεῖσθαι τὰ τῆς ἐπανόδου, καθῆραι φημὶ χρῆναι τὸν παῖδα μετρίᾳ καθάρσει. ταύτης δ᾽ ἂν ἐπιστατήσειε καὶ προσταίη παρὼν ὁ Διονύσιος, εἰδὼς ἀκριβῶς ὅπως τε χρὴ παρασκευάσαι πρὸς τὴν κάθαρσιν τὸ σῶμα, καὶ ᾧτινι χρήσασθαι φαρμάκῳ καὶ ἐν πόσῳ καὶ ὁποίῳ καιρῷ· καὶ μὲν δὴ καὶ μεθ᾽ ἡμῶν ὑπὲρ τούτων ἤδη διέσκεπται. ὥστε τὸ μὲν σῶμα παρὸν ἔχεις Ἀθήνησι τοῦ Διονυσίου, τὴν ψυχήν τε καὶ τὴν γνώμην ἅμα ἐκείνῳ καὶ τὴν ἐμήν. μετὰ δὲ τὴν κάθαρσιν, ὅταν ὅ τε Διονύσιος οἴχηται καὶ ὁ παῖς ὑπολείπηται κατὰ τὰς Ἀθήνας, ὧδε χρὴ διαιτᾶν αὐτόν. ἕωθεν μὲν ἐκ τῆς κοίτης ἀναστὰς, πρὶν τοῖς διδασκάλοις φοιτᾷν, περιπατείτω μετρία μὴ σφόδρα συντόνῳ βαδίσματι. τὸ δ᾽ ἀπὸ τοῦδε μέχρι τοῦ τῆς παλαίστρας καιροῦ τοῖς

donec a paroxysmi labore corpus liberetur. Quis autem fit tenuis victus, quamvis arbitrer te cognofcere, tamen fi ea quae fequuntur perlegeris, aliquid etiam de ipfo percipies. Tempus itaque eft ut ego documenta jam aggrediar.

Cap. III. Accedente vere (nam morbos quae reverti folent, quodam modo tunc moveri contingit) puerum purgandum affirmo mediocri purgatione. Huic autem purgationi Dionyfius praefens moderabitur et quae opus erunt imperabit, accurate cognofcens quonam modo ad purgationem corpus praeparare oporteat et quo uti debeat medicamento, quave quantitate et in quo tempore; nam de his inter nos faepe confultum eft. Quare Athenis praefentem habes Dionyfium, fed nihilominus cum ipfo mentem fimul et confilium habes meum. Poft purgationem autem quum receſſerit Dionyfius et puer Athenis remanferit, hanc oportet ipfum victus rationem obfervet. Quum a cubili mane furrexit, antequam ad praeceptorem accedat, moderate deambulet greſſu non admodum frequenti; pofthac autem usque ad

μαθήμασι σχολαζέτω, καθότι σύνηθες, ἐπειδὰν δὲ πρῶτον
αὐτῶν ἀπαλλαγῇ, περιπατήσας αὖθις, οὕτως εἰς τὸν παι-
δοτρίβην ἀπίτω. χρὴ δὲ τοῦτον, εἴπερ τινα καὶ ἄλλον τῶν
προνοησομένων τοῦ παιδὸς, ἱκανῶς εἶναι φρόνιμον. ἔστι
δὲ οὐ πάνυ τι ῥᾴδιον εὑρεθῆναι τοιοῦτον, ὡς ἂν ἐξ ἀν-
θρώπων τῆς ἐκλογῆς γινομένης ἀπαιδεύτων τοὐπίπαν καὶ
οὕτως ὀνωδῶν τε καὶ παχέων τὴν ψυχὴν, ὥσπερ καὶ τὸ
σῶμα. μὴ τοίνυν ὡς μικρὸν τοῦτο παρέλθοι σε, μηδὲ
ἐπιτρέψεις τὸν παῖδα τῷ προστυχόντι, γινώσκων ὡς τὸ μὲν
κεφάλαιον τῆς θεραπείας ἐν δυοῖν τούτοιν ἐστὶ τῇ χρήσει
τοῦ δοθέντος σοι πρὸς ἐμοῦ φαρμάκου καὶ τοῖς γυμνα-
σίοις. τὰ δ' ἄλλα πάντα παρασκευή τις ὑπάρχει πρὸς
ταῦτα. τὸν μὲν δὴ παιδοτρίβην συνεκλέξοιτό σοι Διονύ-
σιος. ἔστωσαν δ' αὐτῷ σκοποὶ τῶν γυμνασίων, ἐν μὲν τῇ
ποσότητι τό τε πρὶν κάμνειν ἀναπαύειν τὸν παῖδα καὶ τὸ
θερμῆναι σύμπαν τὸ σῶμα καὶ κενῶσαι συμμέτρως. ἄμφω
δ' εἰς ἕνα καιρὸν τὸν αὐτὸν συμβαίη ἡνίκα γὰρ αὐτάρκως
ἐκκενοῦται τὸ περιττὸν, ἐκτεθέρμανται δὲ ἱκανῶς ἤδη τὸ

palaeſtrae tempus diſciplinis vacet quibus aſſuevit: quum
primum autem ab illis diſceſſerit, ubi rurſus deambulaverit,
ſic ad paedotribam accedat. Hunc autem *praedotribam,*
ſi quem alium ex iis, qui puero praeſunt, multum oportet
eſſe prudentem; ſed talem invenire difficile eſt, praeſertim
quum electio fieri debeat ex hominibus ineruditis et ignaris,
non minus animam quam corpus hebetem et craſſam haben-
tibus Non igitur tanquam parvum hoc te fugiat; neque
cuivis e populo pueri curam tradas, probe cognoſcens quod
ſumma curationis in hiſce duobus verſatur, in uſu a me
tibi dati medicamenti et in exercitii modo; caetera vero
omnia ad haec praeparatio eſt quaedam. Paedotribam igitur
hunc tecum ſimul Dionyſius eliget. Sint autem ipſi exerci-
tiorum ſcopi, quibus ad quantitatem quidem, ut puerum, ante-
quam defatigetur, ceſſare faciat, nec non ut univerſum cor-
pus calefaciat et mediocriter evacuet. Ambo autem in
eodem tempore contingent; quod quum enim ſufficienter
evacuatur et quantum jam ſatis ſupervacaneum eſt, corpus

ΤΩι ΕΠΙΛΗΠΤΩι ΠΑΙΔΙ ΥΠΟΘΗΚΗ. 363

Ed. Chart. X. [489. 490.]　　　　　　　Ed. Baf. IV. (29.)

σῶμα, τηνικαῦτα καταπαύων τις τὰ γυμνάσια πρὶν ἄρχε-
σθαι πονεῖν ἀναπαύσεται, τὸ δ᾽ ἐπέκεινα τοῦδε τοῦ καιροῦ
γυμνάσιον ἅπτεται μὲν ἤδη τῶν στερεῶν σωμάτων καὶ
συντήκει τὴν ἕξιν, ἀθροίζει δ᾽ ἔν τε τοῖς ἄρθροις μάλιστα
καὶ τοῖς μυσὶ τὰ συντήγματα. κἀντεῦθεν ὅ τε κάματος ἕπε-
ται τῆς δυνάμεως, εἶθ᾽ ἑλκώδης αἴσθησις, ἐπειδὰν κινῆσαί
τι μόριον ἐπιχειρήσωσι, καὶ τοῦτ᾽ ἐστὶν ὁ κόπος. οὐ μόνον
τοίνυν φρόνιμον, ἀλλὰ καὶ τρίβωνα μετρίου γυμνασίου
εἶναι χρὴ τὸν παιδοτρίβην, ὡς μήτε θᾶττον τοῦ δέοντος
καταπαύοι, δεδιὼς τὸν ἀκολουθήσοντα κάματον, μήτε θερ-
μῆναι καὶ κενῶσαι τελέως ἅπαν τὸ περιττὸν ὀριγνώμενος
τῷ κόπῳ περιβάλλοι τὸν παῖδα. τοῦ μὲν δὴ μετρίου τῶν
γυμνασίων οὑ[490]τοι σκοποί· τῆς ποιότητος δὲ ῥῶσαι
σύμπαντα τὰ μόρια, καὶ μάλιστα κεφαλὴν καὶ γαστέρα, καὶ
ταύτης ἐξαιρέτως τὰ κατὰ τὸ στόμα τῆς γαστρός. ὅπως δ᾽
ἄν τις καὶ τούτου τυγχάνοι καὶ δὴ φράσω. πρῶτον μὲν
ἐπειδὴ τὰ σφοδρὰ γυμνάσια πληροῖ τὴν κεφαλήν, ἀπέχε-
σθαι τῶν τοιούτων κελεύω. δεύτερον, εἰ καὶ δεήσειέ ποτε

incalefcit, tunc fi quis ab exercitio ceffaverit, quiefcet ante-
quam in defatigationem incurrat. Exercitium vero ab hoc
tempore ultra, in folida jam agit membra et corporis habi-
tum colliquat; accumulat autem colliquamenta in articulis
maxime et mufculis; hincque fequitur facultatis laffitudo,
poftea ulcerofus fenfus, quum aliquam corporis partem mo-
vere tentaverit, et hoc eft ipfa laffitudo. Non folum igitur
paedotribam prudentem effe oportet, fed etiam mediocris
exercitii expertum, ne citius quam par eft puerum ab exer-
citio ceffare faciat, fecuturam timens laffitudinem; neve
fatagens calefacere et prorfus quod fuperflui eft evacuare,
in laffitudinem puerum ducat. Mediocrium igitur exerci-
tiorum in quantitate hujuscemodi funt fcopi: in qualitate
vero, ut corroborentur omnes corporis partes et maxime
caput et ventriculus et hujus praecipue quod ori circumftat.
Ut autem quispiam iftud affequi poffit, nunc dicam. Primo
quoniam exercitia vehementia caput replent, ab his abfti-
nere praecipio. Secundo fi quando his uti neceffe fuerit,

364 ΓΑΛΗΝΟΥ

Ed. Chart. X. [490.]   Ed. Baf. IV. (29.)

χρήσασθαι, τῆς κεφαλῆς ὀρθίας ἀνεστηκυίας κινείσθω τὰ
κάτω, καὶ τούτων μάλιστα τὰ σκέλη, καὶ τρίτον ἐπὶ τούτοις
ἀπὸ σμικρῶν καὶ βραδέων κινήσεων ἀρξάμενος ὁ παιδοτρί-
βης ἐπὶ τὸ σφοδρότερόν τε καὶ θᾶττον οὕτως ἀναγέτω.
τὸ δ᾽ ἀθρόως ἐπὶ τὸ σύντονον ἔρχεσθαι γυμνάσιον οὐ
τοῖς ἀσθενέσι μόνον, ἀλλὰ καὶ τοῖς ἰσχυροῖς σώμασιν ἐσχά-
τως βλαβερόν. ἡγεῖσθαι δὲ χρὴ καὶ τὴν τρίψιν εἶναι γυμνά-
σιον καὶ μάλιστα τοῖς ἀσθενεστέροις σώμασι, καὶ πολλάκις
γε καὶ μόνη καλῶς γιγνομένη, τῶν γε ἄλλων κινήσεων
οὐδὲν ἔτι προσδεῖται. χρὴ δὲ τὰ μὲν πρῶτα διὰ σινδόνων
ἀτρέμα ἄνωθεν κάτω τῶν χειρῶν φερομένων ἐρυθραίνειν
τὸ σῶμα, τὴν ἀρχὴν ἀπὸ βραχιόνων τε καὶ χειρῶν ποιου-
μένοις, εἶθ᾽ οὕτως ἐπὶ τὰ στέρνα τε καὶ γαστέρα προϊόν-
τας, ἑξῆς δὲ καὶ τὰ σκέλη τρίβειν ἱκανώτερον, ὡς ἐκ τῶν
ἄνω τι μεταρρέοι τῇδε, κἄπειθ᾽ οὕτως ἅπτεσθαι τῆς κεφα-
λῆς. τὸ δ᾽ εὐθὺς ἐξ ἀρχῆς ἐπὶ ταύτην ἰέναι σφαλερὸν, ἔτι
γὰρ μεστοῦ τοῦ σώματος ὄντος ἐπὶ τὸ πρῶτον θερμανθὲν
ἕλκεται τὰ περιττώματα. χρὴ τοίνυν τῶν ἄλλων ὑστάτην

capite erecto, quae infra funt moveantur et ex his maxi-
me crura. Tertio a parvis et tardis motionibus incipiat
paedotriba et fic ad vehementiores et celeriores motus ita
deveniat: nam fubito ab intenfis exercitiis incipere non
folum imbecillibus, fed etiam robuftis corporibus fumme pe-
riculofum eft. Confiderare praeterea oportet, quod frica-
tiones exercitii loco habentur, maxime in corporibus imbe-
cillibus; imo faepenumero folae, modo recte fiant, aliarum
motionum vicem fupplent. Opus autem eft primum mani-
bus molliter cum fidone a fupernis partibus ad infernas
delatis corpus ad rubedinem deducere, initio a brachiis et
manibus facto atque ad pectus et ventrem de venire; fubinde
etiam crura multum fricare convenit, ut fi quid ex fupernis
partibus illuc fuerit derivatum, commode abfumatur; po-
ftremo ad caput deveniendum eft, nam ftatim a principio ad
ipfum accedere periculofum; corpore enim adhuc pleno
exiftente, ad id quod primo calefacit fuperfluitates attra-

ΤΩ ΕΠΙΛΗΠΤΩ ΠΑΙΔΙ ΥΠΟΘΗΚΗ. 365

Ed. Chart. X. [490.]　　　　　　　　Ed. Baf. IV. (29.)

μορίων τρίβεσθαι τὴν κεφαλήν, ὡς εἴρηται νῦν, χωρὶς τοῦ
λίπους. ἐπειδὰν δὲ καὶ τὸ ἔλαιον προσαγάγῃς, οὐδὲν κω-
λύει σὺν καὶ τοῖς ἄλλοις, ὥστε τὸν μέν τινα τὴν κεφαλήν,
ἑτέρους δὲ δύο τὰ περὶ τὰ στέρνα τε καὶ τὴν γαστέρα καὶ
τοὺς ἄλλους δύο τὰ σκέλη τρίβειν. οὕτως δὲ καὶ μετὰ τὰ
γυμνάσια, καὶ μᾶλλόν γε τηνικαῦτα τρίβειν ἅμα σύμ-
παντα τὰ μέλη. θᾶττόν τε γὰρ οὕτως ἀναπαύεται τὸ σῶμα
καὶ ἧττον περιψύχεται. χρὴ δὲ, εἴπερ τινος ἄλλου, καὶ τού-
του φροντίζειν. ἀλουτεῖν δὲ προσήκει τὰ πολλὰ καὶ ταῖς
παλαίστραις μὴ εὐθὺς ἐξιέναι μετὰ τὸ γυμνάσιον, ἀλλ᾽
ἐπειδὰν ἀκριβῶς καταστῇ τὸ πνεῦμα καὶ παύσηται τελέως
ἡ ἐκ τοῦ γυμνασίου ταραχή, τηνικαῦτα δή που καὶ τὴν
κεφαλὴν ἐπιπλεῖστον τρίβειν σινδόνι, πολλάκις δὲ καὶ κτενὶ
προχρῆσθαι.

Κεφ. δ'. Μετὰ δὲ ταῦτα πρὸς τὸ ἄριστον ἰέναι,
καί τι πρό γε αὐτοῦ τῶν λαπαττόντων τὴν γαστέρα λαχά-
νων, ἢ καὶ ταρίχους, ἢ πτισάνης, ἢ ἐλαίων ἅμα τῷ τρίτῳ
μέρει τοῦ ἄρτου προσενεγκάμενον, εἰς τὸ δεῖπνον ἀποθέσθαι

huntur. Ultimo igitur loco poft alias corporis partes caput
confricari oportet, ut nunc diximus, absque oleo: quum
autem et oleum applicare libuerit, nihil prohibet capitis
fricationem fimul cum aliis fieri membris, ut unus caput
fricet, duo alii pectus et ventrem et totidem alii crura. Sic
autem et poft exercitia, imo vero magis tunc omnia fimul
confricentur membra; ita enim celerius ad quietem corpus
deducitur et minus refrigeratur. Oportet autem fi de qua-
piam alia re, de hac ipfa magnam curam habere. Non
lavari autem ut plurimum convenit, neque ftatim poft exer-
citium palaeftram exire, fed poftquam plane quieverit fpi-
ritus et ab exercitiis commotio prorfus ceffaverit: atque
tunc etiam findone caput multum fricare convenit et faepe-
numero pectine uti.

Cap. IV. Poft haec autem ad prandium eat, et ante
ipfum aliquid ex iis, quae ventrem molliunt, affumat, vel
olus, vel falfamentum, vel ptifanam, vel olivas cum tertia
parte panis; reliquas vero duas in coenae tempus feponat

τὰ λοιπὰ δύο μέρει μετὰ τῶν ἰσχυροτέρων ὄψων. εἰρήσεται δὲ
τὰ ἰσχυρότερα μικρὸν ὕστερον, (3ο) ἐπειδὰν πρότερον ἅπαντα
διέλθω τὰ χωρὶς βλάβης λαμβανόμενα. λαχάνων οὔτε θριδα-
κίνης οὔτε μαλάχης οὔτε ἀτραφάξυος οὔτε βλίτου τὸ σύμ-
παν εἴργεσθαι κελεύω, λαμβάνειν δ᾽ οὐκ ἀεὶ μὲν [491] ταυτό,
ἄλλοτε δὲ ἀπ᾽ ἄλλου τὸ μέτριον. ἐκ ταυτοῦ δὲ γένους ἐστὶ
καὶ τὸ τεῦτλον καὶ κράμβη. χρὴ γὰρ καὶ τούτων ἀπογεύσα-
σθαι τὰ σύμμετρα. πράσου δὲ καὶ σελίνου καὶ σμυρνίου
προσάψασθαί ποτὲ συνοίσει καὶ τῶν ὀπωρῶν ὅσαι μὴ παν-
τάπασιν ὠμαὶ καὶ δύσπεπτοι τὴν φύσιν εἰσίν. ἴσχουσί τε γὰρ
τὰ περιττώματα σφῶν αὐτῶν καὶ τῶν ἄλλων σιτίων. τά τε
οὖν μόρα καὶ τὰ πραικόκκια καλούμενα καὶ τὰ σῦκα καὶ εἴ
τινα τούτοις ἔοικεν, ἀλύπως διέξεισι, καὶ ἡ καλουμένη κολο-
κύνθη τῶν μαλακωτάτων λαχάνων οὐδενὸς ἀποδεῖ καὶ οἱ
πέπονες οἱ σίκυοι. μοχθηροὶ γὰρ ὅσοι μὴ τοιοῦτοι. καὶ βο-
τρύων πεπείρων ἅψασθαί ποτε συγχωρῆσαι τῷ παιδί, μήλων
δὲ καὶ ἀπίων ἐλάχιστά τε καὶ σπανιάκις προσφέρεσθαι, καὶ

cum valentioribus obfoniis. Quae autem hujusmodi exi-
ſtant paulo poſt dicentur, ſi prius enarravero ex olerum
genere omnia, quae absque laeſione ſumi poſſunt. Ex ole-
ribus nec a lactucis, nec a malva, nec ab atriplice, nec a
blito prorſus illum prohiberi jubeo; non tamen idem ſemper
copiat, verum alias aliud moderate. Ex eodem etiam eſt
genere beta et braſſica; oportet enim ex iis quippiam mode-
rate guſtare. Porrum quin etiam interdum et apium et
ſmyrnium deguſtare conferet; et de horariis fructibus qui-
cunque non ſunt penitus crudi aut ſuapte natura difficile
coquuntur: ii namque et ſua ipſorum excrementa et aliorum
etiam eſculentorum retinere conſueverunt. Ergo et mora
et quae praecocia nominantur et ficus et ſi qui ſunt ejusmodi
notae, ſine moleſtia deſcendunt; et quae cucurbita dicitur,
nihil ab oleribus ventrem mollientibus differre videtur; item
pepones cucumerini, nam qui tales non ſunt pravi ſunt.
Maturae etiam uvae aliquantulum quandoque puero concedi
poteſt; mala vero et pyra raro et in parva quantitate degu-

ΤΩι ΕΠΙΛΗΠΤΩι ΠΑΙΔΙ ΥΠΟΘΗΚΗ. 367

Ed. Chart. X. [491.]   Ed. Baf. IV. (3o.)

ταῦτα μὴ μόνον ἐπὶ τοῦ δένδρου κατειργασμένα καλῶς, ἀλλὰ
καὶ μετὰ τὴν ἀφαίρεσιν ἐπὶ τῆς οἰκίας. εὖ γὰρ εἰδέναι χρὴ
περὶ τῶν εἰς ἀπόθεσιν ἐπιτηδείων ἀκροδρύων ὡς οὐδὲν ὅμοιον
ἔχει τοῖς παλαιοῖς τὰ πρόσφατα, δύναται δὲ ἀποτίθεσθαι
μῆλά τε καὶ ἄπια καὶ τὰ πλεῖστα τῶν ἀκροδρύων καὶ τὰ
δαμασκηνὰ προσαγορευόμενα καὶ αἱ ἰσχάδες. τούτου τοῦ
γένους εἰσὶ καὶ αἱ βάλανοι τῶν φοινίκων, ὧν οὐδ᾽ εἴργω
τελέως, ἀλλ᾽ ἐν καιρῷ τε καὶ μέτρια προσφέρεσθαι συγχωρῶ.
τὸ δὲ καθ᾽ ἑκάστην ἡμέραν ἢ πολλὰ φυλάττεσθαι συμβου-
λεύω, καθόλου δ᾽ εἰπεῖν ὅσα κακόχυμα τῶν ἐδεσμάτων εἰσὶν,
ἢ ἐπέχοντα τὴν κοιλίαν, ἢ φυσώδη καὶ δύσπεπτα συνεχῶς, ἢ
πλείω τοῦ καιροῦ προσφερόμενα, βλάπτειν εἴωθεν οὐ τοῦτο
τὸ νόσημα μόνον, ἀλλὰ καὶ τἆλλα σύμπαντα. καὶ μέχρι γε
τοῦδ᾽ ἥκων ὁ περὶ τῆς διαίτης λόγος ἑτέροις ἂν κοινὸς εἴη
πολλοῖς ἀῤῥωστήμασιν. ὁ δὲ τοῦ πάθους ἴδιος καὶ ἐξαίρετος
ἐν τῷ φυλάττεσθαι μάλιστα τὰ φλεγματικὰ τῶν ἐδεσμάτων.

ftet; et haec ipfa non folum ut in arbore fua fint bene
cocta, fed etiam domi fervata ad maturationem recte per-
venerint. Scire autem oportet eadem poma, quae recenter
a matre funt decerpta et quae domi depofita refervantur,
permultum inter fe differre nullamque inter fe fimilitudinem
habere. Poffunt autem confervari poma pyraque, nec non
plurimi etiam alii fructus et pruna, quae vocantur Dama-
fcena. Ficus etiam, *quas carycas vocant*, ex hujuscemodi
funt genere; et ex arbore palma daetyli, quorum comeftio-
nem penitus illi non interdico, fed opportune et moderate
illis uti permitto; affidue autem et multum illis uti minime
velim. Atque ut femel concludam, quicunque mali fucci
funt cibi, vel alvum aftringunt, vel inflant, vel difficulter
concoquuntur, fi affidue vel plus quam conveniat affumantur,
non folum huic morbo, fed omnibus etiam aliis nocere fo-
lent. Atque hucusque fermo de diaetae modo protractus,
aliis etiam quam plurimis morbis conveniens erit. Hu-
jusce autem morbi peculiaris et proprius eft, ut caveamus
ab iis praecipue efculentis, quae pituitam generant. Unde

Ed. Chart. X. [491.]   Ed. Baf. IV. (5o.)

ὅθεν οὐδὲ τοῖς ἄλλοις μὲν ἀλύποις, γλίσχρον δέ τινα χυμόν,
ἢ ψυχρὸν ἢ παχὺν ἔχουσιν, ἐγχρονίζειν προσήκει. τοιαῦτα δέ
ἐστιν ἀτράφαξύς τε καὶ βλίτον καὶ μαλάχη, ὧν οὐκ εἴργο-
μεν ἅπτεσθαι, διὰ παντὸς δ᾽ ἐν αὐτοῖς καταγίνεσθαι κω-
λύω. τούτου δὲ τοῦ γένους εἰσὶ καὶ αἱ κολόκυνθαι, καὶ
πολὺ δὲ μᾶλλον αὐτῶν οἵ τε σικνοὶ καὶ τὰ μῆλα καὶ ἄπια
καὶ πάντων ὅσα φλεγματικὸν καὶ παχὺν ἢ γλίσχρον ἔχει
χυμόν, ἢ ἔδεσμα χείριστον, οἵ τε μύκητες ὀνομαζόμενοι. τού-
του μέν γε τελέως ἀπέχεσθαι συμβουλεύω, καθάπερ καὶ
τῶν γογγυλίδων, ὅσα τε ἄλλα τὴν ῥίζαν ἐδώδιμον ἔχει.
παχύχυμά τε γάρ ἐστι καὶ δυσκατέργαστα τοὐπίπαν, ὅσα
τ᾽ ἄλλα τοιαῦτα, πλὴν εἴ τινα τούτων ἔχει τι δριμὺ καὶ
θερμὸν ἐν ἑαυτοῖς, οἷον οἵ τε δαῦκοι καὶ αἱ ῥαφανίδες.
ἀλλὰ ῥαφανίδων μὲν ἐκ περιόδου τινὸς ἡμερῶν οὐ κωλύω
γενέσθαι. δαύκων δὲ καὶ ἀπέχεσθαι πειρᾶται, καὶ τούτων
ἔτι μᾶλλον γογγυλίδων. πλεονάζειν δὲ ἐν τῇ χρήσει τῶν
ἐδεσμάτων ὅσα δριμύ τι καὶ τμητικὸν ἔχει χωρὶς ἐπισήμου

in cibariis, quae tametſi in aliis non obſint, viſcoſos aut
frigidos aut craſſos humores generant, haudquaquam eſſe
immorandum cenſeo. Hujusmodi autem ſunt atriplex et
blitum et malva, quos ſane ut guſtet non prohibeo, aſſiduum
autem eorum uſum vehementer damno. Ex hoc genere
ſunt et cucurbitae multoque magis cucumeres et poma et
pyra et demum quaecunque humorem pituitoſum gignunt,
aut viſcoſum aut craſſum, vel quaecunque ſunt in genere
peſſimorum eſculentorum, quales ſunt qui vulgo appellantur
fungi: ab iis enim omnino abſtinere conſulo, quemadmo-
dum et a rapis et a quibuscunque radicibus, quae mandi
ſolent; craſſos enim habent ſuccos et male concoquuntur,
exceptis quibusdam, quae acrimoniam quandam et calidita-
tem in ſe habent, quemadmodum ſunt dauci et raphani; ſed
ex raphanis haudquaquam illum deguſtare prohibeo, verum
quodam intercedente ſpatio; a dauco autem abſtinere condi
ſcat magisque etiam a rapis. In eſculentorum autem uſu
abundentilla' quae acria ſunt et facultatem incidendi habent,

ΤΩι ΕΠΙΛΗΠΤΩι ΠΑΙΔΙ ΥΠΟΘΗΚΗ. 569

Ed. Chart. X. [491. 492.]   Ed. Baf. IV. (3o.)
κακοχυμίας, ή τινος ὀδμῆς ἅψασθαι τῆς κεφαλῆς δυναμέ-
νης. ἐκ τούτου δὲ τοῦ γένους ἐστὶ καὶ ὅσα διὰ θερμό-
τητα τὴν κεφαλὴν συμπληροῖ, καθάπερ οἶνός τε καὶ νᾶπυ καὶ
πετροσέλινον καὶ δαῦκος καὶ κρόμμυον καὶ σμύρνιον. ταῦτα
μὲν καὶ πέρα τοῦ δέοντος ἐστὶ καυ[492]σώδη τε κακόχυμα.
τὸ δὲ νᾶπυ καίτοι γ᾽ ἐπιτηδειότατον ὑπάρχον ὅσον ἐπὶ
τὸ τέμνειν τοὺς χυμοὺς, ὡς ἁπτόμενον τῆς κεφαλῆς παραι-
τητέον. ὀξυμέλιτι δὲ χρηστέον θαῤῥοῦντα, κἂν εἰ καθ᾽
ἑκάστην ἡμέραν βούλοιο. δύναται δὲ ἥ τε κάππαρις δι᾽ αὐ-
τοῦ λαμβάνεσθαι καί τινα ταρίχη τῶν μικρῶν, ἐλαίου
δηλονότι παραχεομένου βραχέος, εἰς ὅσον ἡδῦναι προσήκει
τὸ ὄψον. ἀλλὰ τοῦτο μὲν ὥσπερ τι φάρμακόν ἐστιν αὐτῆς
τῆς διαθέσεως. καὶ μᾶλλον εἰ καὶ τὸ ὄξος ἐσκευασμένον
εἴη διὰ τῶν σκιλλῶν, ὃ δὴ καλοῦσι συνήθως ἅπαντες ἤδη
σκιλλητικὸν, ὅπερ ἐγὼ μὲν, εἴπερ τι καὶ ἄλλο, καὶ τούτων
θάτερον ἐφ᾽ ἑκάστῃ κελεύω λαμβάνειν ἡμέρᾳ, λέγω δὲ τὴν
κάππαριν ἢ τὸ τάριχος ὀξυμέλιτος ἔχον. εἰ δὲ καὶ πίνειν
ἐθελήσειεν ὁ παῖς ὀξύμελι, ἔστω μὲν ἐσκευασμένον ἕτοιμον;

dummodo infigniter non fint mali fucci odoremque habeant,
qui caput tenet; quorum ex genere funt quaecunque per
caliditatem replent caput, quemadmodum vinum et finapi et
petrofelinum et daucus et cepe et fmyrnium; haec enim
ultra modum aeftuantia funt et malos humores generantia.
Sinapi vero licet conveniat ad humores craffos incidendos,
tamen ab eo abftinendum eft, quoniam caput tentat. In
oxymelitis autem ufu fecure confidat, etiamfi quotidie fu-
mere velit. Poteft autem cappares ex illo comeffe et parva
quaedam falfamenta oleo modico fuperinfufo, ut concinne-
tur obfonium; quod profecto hujuscemodi affectionis veluti
medicamentum quoddam reputari poteft, praecipue fi fit
acetum fcillis conditum, hoc omnes vulgo jam fcilliticum
vocant; quod ego fi quippam aliud in hoc cafu fane laudo,
horum vero alterutrum fingulis diebus affumere contende-
rim, dico autem vel cappares vel falfamenta oxymelite con-
dita. Si vero puer oxymel bibere velit, id fit in promptu

Ed. Chart. X. [492.]   Ed. Baf. IV. (3o)

οὐκ αὐτοσχέδιον ἐπὶ τοῦ καιροῦ συντιθέμενον ἐξ ὠμῶν
ἀμφοτέρων. ὡς δὲ χρὴ σκευάζειν αὐτὸ, γεγράψεται μετ᾽
ὀλίγον. ὕδατι δὲ κεραννύσθω πλείονι· καὶ γὰρ καὶ ἥδιον
οὕτω γένοιτ᾽ ἄν· καὶ χειμῶνος μὲν θερμὸν λαμβανέσθω,
θέρους δὲ οὐδὲν ἄν κωλύσειε καὶ ψυχρῷ χρῆσθαι πολλά-
κις, εἰ θάλπος γε ὑπερβάλλον εἴη καὶ δίψος σφοδρὸν καὶ
ὁ λαμβάνων μὴ παντάπασιν ἀήθης πόσεως ψυχροῦ. τά τε
γὰρ ἄλλα καὶ ἀδιψότατόν ἐστιν ὀξύμελι τὸ μὴ λίαν γλυκὺ
καὶ μᾶλλον εἰ ὕδατι ψυχρῷ κεραννύοιτο. καί μοι πολλάκις
ἤρκεσεν ἐπίληπτον παῖδα τελέως ἐξιᾶσθαι μετὰ τὴν πρώτην
κάθαρσιν, οὐδὲν τῆς ἀρχαίας διαίτης μεταποιήσαντι, πλὴν
τὰ περὶ τὴν δόσιν τοῦ ὀξυμέλιτος καὶ τὴν χρῆσιν τοῦ
φαρμάκου. ἀλλ᾽ ἐπεὶ μήτε γινώσκω τὴν φύσιν τοῦ παι-
δός σου, μήτ᾽ εἰς ὅσον ἰσχύος ἥκει τὸ πάθος οἶδα, μήτ᾽
αὐτὸς ἐφεστάναι μέλλω παρὼν, οὐκ ἔχω μαντεύσασθαι τίνων
ἐλαχίστων τὸν ἀριθμὸν δεῖται βοηθημάτων, ἀλλ᾽ ἄμεινον
εἶναί μοι δοκεῖ περὶ πάντων ὑποτίθεσθαι. μετὰ τοίνυν τὰ
γυμνάσια κατὰ τὸ ἄριστον ὀξυμέλιτί τε χρηστέον, ὡς εἴρη-

et ante praeparatum, et non ex tempore ex utrisque crudis
confectum; quo autem modo ipfum praeparare oportet,
paulo poft recenfebimus; caeterum plurima aqua commi-
fceatur, nam quod fic factum eft fuavius redditur, ac hieme
quidem calidum accipiatur, aeftate vero non prohibebitur
etiam plerumque frigidum fumi, fi et vehementes fuerint
calores, et ipfe vehementer fitiat, potuique frigido affueverit
antea; nam inter alia fitim egregie fedat oxymel non valde
dulce, praefertim fi aquae frigidae mifceatur. Mihique non
femel contigit puerum a comitiali morbo penitus liberaffe,
non immutata priftina victus ratione, quum poft primam
purgationem oxymel fumere eoque uti medicamento juffif-
fem. Verum quoniam neque filii tui naturam novi, nefcio-
que quantum virium is fibi adfciverit morbus, et ipfe affiftere
nequeo, divinare haudquaquam poffum, quam pauciffimis
indigeat remediis, melius mihi videtur de omnibus fermo-
nem facere. Igitur poft exercitium in prandio oxymelite,

ται, καὶ λαχάνοις τισὶν ἐλαίαις τε καὶ καρύοις καὶ σύκοις καὶ
ἰσχάσιν, οὐχ ἅμα πᾶσιν ἐφ᾽ ἑκάστης ἡμέρας. ἓν γάρ που καὶ
ἁπλοῦν ἔστω τὸ λαμβανόμενον, ἀλλ᾽ ὑπὲρ τοῦ ποικίλλεσθαι
τὴν δίαιταν ὑπὲρ ἁπάντων δίειμι. κατὰ δὲ τὸν καιρὸν
τοῦτον, ὡς ἐλέγετο, καὶ τῶν ἄλλων ἀκροδρύων ἁπτέον ἐπιθυ-
μοῦντος τοῦ παιδός, ἐπεὶ ἄλλως γε κάλλιον ἀπέχεσθαι μὴ ὅτι
νοσήματος ἰάσεως ἕνεκεν, ἀλλὰ καὶ πρὸς τὴν ὅλην ὑγείαν, ὡς
καὶ ἡμᾶς ὁρᾷς ἀπεχομένους ἁπάντων σχεδὸν τῶν ὡραίων
ἐδεσμάτων. ἀλλὰ γὰρ οὐ φιλοσόφοις γράφομεν ὑποθήκας
διαίτης ὑγιεινῆς, ὡς ἔμοιγε τοῦτ᾽ ἂν ἦν εὐκταιότατον, οὐκ
εἰς τὴν τοῦ πάθους ἴασιν μόνον, ἀλλὰ καὶ πρὸς τὸν σύμ-
παντα τοῦ παιδός σου βίον. ἐπιτρεπτέον οὖν αὐτῷ προσφέ-
ρεσθαι φανερῶς τε καὶ κατὰ καιρόν, ὅσα μὴ μεγάλας ἔχει
τὰς βλάβας, ἵνα μὴ λαθραίως τε καὶ ἀκαίρως ἀπολαβὼν
αὐτῶν βλάπτηται μειζόνως. καὶ γὰρ ἀθρόως καὶ πλείονως
ἐμπίπλανται τῶν ἐπιθυμουμένων οἱ φανερῶς ἐξειργόμενοι
μὴ χρῆσθαι. ταῦτά τοι καὶ συγχωρῶ τοῖς παισὶν ἐγὼ πολλὰ
τῶν οὐκ ἐπιτηδείων ἐδεσμάτων, ὅσα γε μὴ μεγάλως βλάπτει

ut dictum eſt, utatur, et quibusdam oleribus et olivis et nu-
cibus et ficubus cum ſiccis tum recentibus; verum non
ſimul quotidie omnibus, unum enim ſit et ſimplex quod
aſſumat; ſed ut victus ratio variari poſſit, de omnibus verba
feci. Eodem etiam tempore, ut dictum eſt, ſi deſideraverit
puer, alii etiam fructus concedi illi poſſunt; quum alioqui
ab ipſis melius ſit abſtinere, non ſolum morbi illius curandi
cauſa, ſed ad integram etiam totius valetudinis incolumi-
tatem, quemadmodum vides nos ferme ab omnibus horariis
fructibus abſtinere, Sed enim philoſophis ſalubris victus
praecepta non conſcribimus, ut quod mihi perquam optan-
dum erat non ſolum ad hujus affectus curationem, ſed ad
univerſam pueri tui vitam. Eſt igitur illi concedendum,
ut palam et tempeſtive eos comedat fructus, quicunque
magni non fuerint nocumenti, ne clam et inteſtive illos co-
medens magis laedatur: qui enim palam ab aliqua re quam
valde appetunt prohibentur, ii quum data eſt facultas plus
nimio ingurgitare ſe conſueverunt. Quamobrem pueris

Ed. Chart. X. [492. 493.]　　　　Ed. Baf. IV. (30. 31.)

φανερῶς τε καὶ κατὰ καιρὸν καὶ σὺν τῷ προσήκοντι μέτρῳ
προσφέρεσθαι μᾶλλον ἤ ὥστε διὰ τὴν σφοδρὰν ἐπιθυ-
μίαν ἀκαίρως ἀναγκασθῆναι πλείω τε ἅμα καὶ λάβρως
προσενέγκασθαι. τὰ μὲν δὴ κατὰ τὴν τροφὴν οὕτω δια-
τετάχθω.

Κεφ. ε´. [493] Μετὰ δὲ ταῦτα διαλιπόντα χρόνον
ὀλίγον ἀτρέμα περιπατῆσαι κελεύω πρὶν ἐπὶ τὰ μαθήματα
παραγίνεσθαι. καὶ μὲν δὴ καὶ ἀπαλλαγέντα τῶν μαθημάτων,
αὖθις ἀξιῶ περιπατῆσαι πρὸ τοῦ δείπνου, κἄπειθ᾽ οὕτως
τοῦ μὲν ἄρτου τὰς ὑπολοίπους δύο μοίρας προσφέρεσθαι,
τῶν δ᾽ ἄλλων (31) ἕκαστον ὡς εἴρηται, κρέας μὲν ἁπάντων
σχεδὸν τῶν πτηνῶν, πλὴν ὅσα λιμναῖα. τῶν τετραπόδων
δὲ μάλιστα μὲν ἁπάντων ἀπέχεσθαι· εἰ δ᾽ ἄρα ποτὲ καὶ δεήσει
χρήσασθαι, τοῦ μὲν ἡμέρου συὸς τοῖς ἀκρέοις τε καὶ τῇ
γαστρὶ, τοῦ δὲ ἀγρίου καὶ ταῖς σαρξὶ χρῆσθαι, γενέσθαι δὲ
καὶ τῶν ἐρίφων, ἔστι δ᾽ ὅτε καὶ τῶν λαγωῶν, ἁπάντων
ἠρτυμένων ἁπλῶς ἤ ὠπτημένων ἄνευ κνίσης. τὸ δ᾽ ἁπλῶς

ego plura efculenta concedere foleo ex iis, quae non valde
nocent, ut tempeſtive et palam illis moderate utentur po-
tius, quam, ut diximus, propter vehemens defiderium fur-
tim ex his et voraciter aſſumere feſtinent. Atque haec de
cibi ratione fufficienter fint dicta.

Cap. V. Poſt cibum autem ubi paululum temporis
intermiferit, priusquam ad ſtudia difciplinarum accedat, levi-
ter deambulet cenfeo; et rurfum ut id ipfum a ſtudiis
rediens ante coenam faciat, fane confulo; quo tempore duas
reliquas panis portiones, quas refervaverat aſſumat, item
aliorum unumquodque fic, ut dictum eſt, carnes quidem
ex omni fere avium genere praeter paluſtres; ab omnium
autem quadrupedum efu praecipue abſtineat. Quod fi quando
illis uti neceſſitas fuerit, domeſtici quidem fuis extremitati-
bus et ſtomacho vefcatur, fylveſtris vero carnibus univerfis
bene uti poteſt: haedorum quin etiam carnes deguſtet et non-
nunquam leporum etiam. *Carnes* autem omnes fint vel fim-
pliciter conditae, vel fine nidore aſſae. Simpliciter con-

ΤΩ· ΕΠΙΛΗΠΤΩ· ΠΑΙΔΙ ΕΠΙΘΗΚΗ. 373

Ed. Chart. X. [493.]   Ed. Baf. IV. (31.)
ἐστὶ δι᾿ ὕδατος ἄνηθον ἔχοντος ἥδυσμα καὶ πράσον, ἔλαιόν
τε καὶ ἅλας. ὡς δ᾿ ἄνευ κνίσης ὀπτηθείη κρέας καλῶς,
τὸν παρ᾿ ἡμῖν ἐθεάσω κλίβανον. ὅσα δὲ θαλάττια, τὰ μὲν
ὄστρεια σύμπαντα μοχθηρὰ, τῶν δ᾿ ἰχθύων οἱ πετραῖοι
μὲν ἄριστοι πάντων, ἅπτεσθαι δὲ δεήσει καὶ τῶν πελα-
γίων. ἡ νάρκη δὲ μόνη σχεδόν τι τῶν μαλακίων ἐπιτήδειος.
ὀσπρίων δὲ πτισάνη μὲν πρώτη, φακῆ δὲ καὶ χόνδρος καὶ
πίσον ἐφεξῆς τῇδε, τὰ δ᾿ ἄλλα μοχθηρά. καθόλου δ᾿
εἰπεῖν ὅσα γλίσχρα καὶ παχύχυμα καὶ φυσώδη καὶ περιτ-
τωματικὰ καὶ δύσπεπτα, καθότι καὶ πρόσθεν ἐλέγετο φυ-
λάττεσθαι πάντα. τὰ μὲν ὄστρεα καὶ τὰ σελάχη καὶ οἱ
βολβοὶ καὶ κοχλίαι καὶ τυροὶ καὶ μύκητις καὶ τὰ βόεια
κρέα καὶ τῶν ὠῶν τὰ κατειφηθέντα δύσπεπτα μέν ἐστι, ἀλλὰ
καὶ παχεῖς ἐργάζεται τῶν ἐσθιόντων ταῦτα τοὺς χυμούς.
ὁ χόνδρος δὲ καὶ τὰ χοίρεια κρέα χρηστοῦ μὲν αἵματός
ἐστι γεννητικὰ, ἀλλὰ γλίσχρου. τὰ δὲ λιμναῖα πάντα πε-
ριττωματικὰ, φυσώδη τε τὰ ὄσπρια, καὶ μάλιστα κύαμοί τε

diuntur, ſi aquae incoquantur, anethum, porrum, ſal et
oleum continenti. Quoniam autem modo ſine nidore recte
aſſetur caro, clibanum, quod apud me vidiſti, exemplo tibi
eſſe poteſt. Ex marino autem genere cruſta intecta qui-
dem omnia noxia. Ex piſcibus vero optimi ſunt petroſi;
ſumere etiam poterit pelagicos. Ex cartilagineo autem tor-
pedo fere ſola convenit. Ex leguminibus ptiſana quidem
praecipua eſt; hanc ſequitur lens, alica et piſum; caetera
mala. Et ut univerſaliter dicatur, quaecunque lentum et
craſſum generant ſuccum et flatulenta et excrementitia ſunt
et coctu difficilia, prout ante dicebamus, maxime ſunt ca-
venda. Oſtrea etiam et cartilaginea et ſquamis carentia,
praeterea bulbi et cochleae et caſei et ſungi bovinaeque car-
nes et ova in aqua durata, quae difficilis ſunt coctionis,
imo craſſos his utentibus generant humores. Alica vero et
carnes ſuillae bonum quidem generant ſanguinem, ſed vi-
ſcoſum. Paluſtria autem omnia excrementoſa ſunt. Legu-
mina vero omnia flatulenta ſunt, et praecipue ſabae et cice-

Ed. Chart. X. [493. 494.]   Ed. Baf. IV. (31.)

καὶ ἐρέβινθοι, καὶ ἡ πτισάνη δὲ μὴ ἀκριβῶς καθεψηθεῖσα
φυσώδης ἐστὶν, ὥστε καὶ ταύτην ἑψεῖν ἢ μὴ χρῆσθαι. καὶ
ἡ φακῆ δὲ καλῶς ἑψηθεῖσα πᾶν ἀποτίθεται τὸ φυσῶδες.
ἀλλ᾽ οὐ χρὴ πλεονάζειν ἐν αὐτῇ, παχὺν ὑποτρεφούσῃ χυ-
μόν. εἰς μὲν δὴ τὴν ἐφήμερον δίαιταν ἱκανὰ καὶ ταῦτ᾽
ἐστὶ παραγγέλματα.

Κεφ. στ᾽. Τῷ δὲ διὰ τῆς σκίλλης φαρμάκῳ τῷ
πρὸς ἡμῶν σοι δεδομένῳ μετὰ τὴν κάθαρσιν, ἣν εἰσβάλ-
λοντος τοῦ ἦρος ἠξίωσα γενέσθαι, χρήσεται καθ᾽ ἑκάστην
ἡμέραν ὁ υἱός σου, πρὶν εἰς τὴν παλαίστραν ἀπιέναι, καὶ
εἰ μὴ μεγάλη τις εἴη πάνυ καὶ [494] σκιρρώδης ἡ νόσος
ἐν τεσσαράκοντα ταῖς πάσαις ἡμέραις ἐλπίζειν ἐπὶ τῷδε
τῷ φαρμάκῳ τελέως αὐτὴν καταστήσασθαι, ὡς ἔγωγε
μυρίους ἤδη παῖδας ἰασάμην οὕτως, μηδὲν δεηθεὶς ἑλλεβό-
ρου. χρὴ δὲ μετὰ τὴν κάθαρσιν πρὸ τοῦ χρῆσθαι τῷ φαρ-
μάκῳ πιεῖν ἀψίνθιον καὶ ἅπαξ που καὶ δίς. ὀξύμελι δὲ
τὸ μὲν ὀξύτατον τέταρτον ἔχει μέρος τοῦ ὄξους ὡς πρὸς
τὸ μέλι. παραλαμβάνει δὲ τὸ γλυκύτατον ὄγδοον. τὰ δ᾽ ἄλλα

res; ptifanaque non diligenter cocta flatulenta eſt, quam-
obrem bene coquere illam oportet, vel ea non uti; lens
quoque bene decocta flatum omnem deponit; verum illa
non aſſidue crebrove uti oportet, quoniam humorem gene-
rat craſſum.   Caeterum ad victus quotidiani rationem haec
praecepta abunde fufficiunt.

Cap. VI.   Medicamento autem ex ſcilla, quod tibi
tradidimus purgatione praemiſſa, quodque primo vere fieri
juſſimus, fingulis diebus fecure filius tuus utatur, prius-
quam ad palaeſtram accedat; nam niſi valde magnus fuerit
morbus et contumax, ſperandum fane eſt quadraginta diebus
hoc medicamento illum perfecte ceſſaturum, ut jam innu-
meros nulla ellebori opera curavi.   Verum poſt purgatio-
nem prius quam hoc utatur medicamento femel aut bis
abfinthium fumere oportet.   Oxymel autem, id certe aci-
diſſimum, quod ad mellis proportionem quartam aceti habet
partem; dulciſſimum vero octavam excipit: aliae autem in-

ΤΩ. ΕΠΙΛΗΠΤΩ. ΠΑΙΔΙ ΥΠΟΘΗΚΗ. 375

Fd. Chart. X. [494.]   Ed. Baf. IV. (31.)

τὰ μεταξὺ μέτρα καθ' ὅσον ἂν ἑκατέρῳ τῶν ἄκρων προσ-
κεχώρηκε, κατὰ τοσοῦτον ὀξύτητος ἢ γλυκύτητος μετέχει.
χρὴ δὲ καὶ ἑψεῖσθαι πάντως αὐτό· καὶ γὰρ ἑνωθείη οὕτως
ἂν ἀκριβῶς ἄμφω τὰ μιχθέντα, καὶ τὸ σφοδρὸν τῆς τοῦ
ὄξους δυνάμεως καθαιρεθείη καὶ τὸ φυσῶδες ἐν τῷ μέλιτι
κολασθείη. καὶ γὰρ δὴ καὶ τὸν ἀφρὸν αὐτοῦ πάντως ὁ
ἕψων ἀφαιρήσει. κατὰ δὲ τὴν Ἑλλάδα καὶ τὰς πλείστας
τῶν νήσων οἶδα καὶ τὸ ἐκ τῶν κηρίων σκευαζομένων ὀξύ-
μελι. καί σοι καὶ τούτῳ χρῆσθαι πάρεστιν ἀδεῶς καὶ μά-
λιστα θέρους, Ἀθήνησί γε διατρίβοντος τοῦ παιδός.
ὁπηνίκα δὲ χρὴ γλυκύτερον ἢ ὀξύτερον αὐτὸ διδόναι καὶ
ὑδαρέστερον καὶ ἀκρατέστερον, οὐκ ἐμὸν ἔτι τοῦτο διελεῖν,
ὥσπερ οὐδὲ ἄλλα πολλὰ τῶν κατὰ μέρος, ἀλλὰ τοῦ παρόν-
τος τε καὶ θεωμένου τὸ θεραπευόμενον σῶμα καὶ δυναμέ-
νου τεκμήρασθαι περὶ τῆς τῶν χυμῶν διαθέσεως. ἐπὶ μὲν
γὰρ τοῖς παχέσι καὶ γλίσχροις ὀξυτέρῳ τε καὶ ἀκρατεστέρῳ
χρηστέον, ἐπὶ δὲ τοῖς μὴ τοιούτοις ὑδαρεστέρῳ καὶ γλυκυ-
τέρῳ. κατὰ δὲ τὸν αὐτὸν τρόπον καὶ τἄλλα σύμπαντα τὰ

termediae menfurae quanto ad extremorum alterutrum
appropinquant, tanto aciditatis aut dulcedinis participant.
Oportet autem ipfum penitus decoquere, ita enim mixta
accurate in unum ambo deveniunt, et acidae facultatis vehe-
mentia, quae in aceto eft retunditur, et quod in melle
flatulentum eft reprimitur: fpumam enim illius fane qui
decoquit prorfus auferet. Nec me praeterea latet in Grae-
cia et in plerisque infulis oxymel etiam ex favis confici,
quo etiam tibi fecure uti licet, puero praefertim aeftivo tem-
pore Athenis degente. Minime autem ad me pertinet de-
clarare, quando dulcius id aut acidius vel dilutius aut
meracius exhibere oportet; neque in aliis particularibus
immorari meum eft, fed illius qui et praefens fuerit et cu-
randum corpus quotidie infpexerit et de humorum habitu
recte conjectari poterit. In craffis enim et vifcofis *humori-*
bus acidiori et meraciori *oxymelite* utendum eft; in iis
autem qui hujusmodi non fuerint, dulciori et diluto magis.
Eodem etiam modo reliqua quae dicta funt omnia, pro

εἰρημένα ταῖς ἐφημέροις τοῦ σώματος καταστάσεσι, συμμετα-
βάλλεσθαί τε καὶ ποικίλλεσθαι προσήκει, καθάπερ καὶ τοῖς
ἄλλοις ἅπασι νοσήμασιν. ὅθεν οὐδ᾽ εἰ μυρίας τις ὑποθήκας
γράφοι μή πω κατὰ τὴν θεραπευτικὴν μέθοδον ἠσκημένῳ,
κἀκεῖθεν τετεχνημένῳ τὴν ψυχὴν, ἱκανὸν ἂν ἐργάσαιτο θερα-
πευτικὴν τὸν τοιοῦτον οὐχ ὅπως οὐ μεγίστων νοσημάτων,
ἀλλ᾽ οὐδὲ τῶν σμικροτάτων οὐδενός. ἔδειξα δ᾽ ἐναργῶς αὐτὸ
πολλάκις ἐγὼ καὶ ἕλκη χρόνια καὶ ὀφθαλμῶν διαθέσεις, διὰ
τῶν αὐτῶν ἰασάμενος φαρμάκων, οἷς οἱ πρόσθεν ἰατροὶ χρώ-
μενοι μηδὲν ἤνυον. ὁ γάρ τοι καιρὸς τῆς χρήσεως ἑκάστου,
καθάπερ Ἱπποκράτης ἔλεγε, μέγα τὸ ποσὸν εἰς δύναμιν
εὐστόχως συναρμοσθὲν, τὰ λοιπὰ τῆς ὠφελείης ἐστί. τὰ δὲ
φάρμακα μᾶλλον βοηθημάτων ὗλαί εἰσιν ἢ βοηθήματα, καθά-
περ καὶ τοῦτο τοῖς ἀρίστοις ἰατροῖς ἅπασιν ὡμολόγηται. καί μοι
τετελεύτηκεν ὁ λόγος εἰς ταὐτὸν ὅθεν περ καὶ ἤρξατο, μηδὲ
τοὐλάχιστον ἐπιδείξασθαι δύνασθαι καλῶς τὸν ἰδιώτην μεταχει-
ρίζεσθαι, ἀλλὰ χρῄζειν ἐπιστατοῦντος τοῦ τεχνίτου. ἐπειδὴ δὲ

quotidianis corpornm conflitutionibus commutare et variare
convenit, quemadmodnm et omnibns aliis morbis. Qua-
propter fi quis methodi medendi ignaro et inexperto innu-
mera etiam praefcripferit documenta, haudquaquam illum
fufficientem efficiet medicnm non modo non maximorum
morborum, fed ne minimorum quidem. lftud enim ego
faepenumero palam oftendi, quum inveterata ulcera malas-
que oculorum affectiones ad fanitatem redegiffem iisdem
fane medicamentis, quibus plerique ante me ufi nihil profe-
cerant. Et profecto temporis opportunitas in ufu cujusque,
ut Hippocrati placuit, poft quantitatem ad vires accurate
accommodatam reliquam utilitatis adfert; nam medica-
menta potius funt auxiliorum materia quam auxilia, quem-
admodum id etiam ab excellentibus affeveratur medicis. Et
ut meus quidem unde exordium fumfit finem accipiat fermo,
haudquaquam fieri poffe ut minimum quippiam quod ad
artem pertinet pertractare valeat is, qui artis penitus fit
ignarus, fed illi femper aftantis periti opus effe. Verum

οἱ πολλοὶ φαύλως τὸν χυλὸν τῆς σκίλλης ἐκλαμβάνουσιν, ἀξιώ-
σαντί σοι μαθεῖν ὅπως ἐγὼ τοῦτο πράττω, προσθήσω τῷ
λόγῳ τὴν σκευασίαν αὐτοῦ. τῶν μελιτηρῶν ἀγγείων, οὕτως δὲ
ὀνομάζουσιν οἱ Ἕλληνες ἐξ ὧν ἐκενώθη μέλι, παρασκευάσας
ἐμβάλλω σκίλλαν, εἰς λεπτὰ διατρίψας ταῖς χερσὶν, εἶτα πω-
μάσας στεγανῷ πώματι καὶ περιθεὶς ἔξωθεν ὅλῳ τῷ σώματι
τοῦ ἀγγείου δέρμα καὶ δήσας ἀκριβῶς, ἐν χωρίῳ κατατίθημι
πρὸς μεσημβρίαν μὲν ἐστραμμένῳ, σκεπτομένῳ δὲ ὑπὸ τῶν
βορείων πνευμάτων, ὡς μηδὲ ὅλως ὑπ᾽ αὐτῶν καταπνεῖσθαι.
ποιῶ δὲ τοῦτο κατ᾽ ἐκείνην τοῦ ἔτους τὴν ὥραν, ἐν ᾗ τὴν
τοῦ κυνὸς ἐπιτολὴν ἅπαντες Ἕλληνες πεπιστεύκασιν. αὗται
δέ εἰσιν ἡμέραι τεσσαράκοντα, πρὸ μὲν αὐτῆς τῆς ἐπιτολῆς
εἴκοσι, ἴσαι δὲ αὐταῖς τὸν ἀριθμὸν αἱ μετ᾽ αὐτὴν, ἀτρέμα
δέ πως ἔν τισι αὐτῶν ὑπαλλάττων τὴν θέσιν [495] τοῦ κερα-
μίου, θερμαίνεσθαι κατὰ πᾶν μέρος ὁμοίως αὐτὸ βουλόμενος,
εἶτα μετὰ τὸν χρόνον τοῦτον λύσας, εὑρίσκω τὸ ἀγγεῖον
ἐψημένῳ παραπλήσιον τὸ σῶμα τῆς σκίλλης ἔχον, ἐξερρυη-
κότα δέ τινα καὶ χυλὸν αὐτῆς, ὃν ἀνελόμενος ἠδύνω μέλιτι

quoniam plerique ſcillae ſuccum male excipiunt, tibi diſcere
poſtulanti quomodo id ego facio, ſermoni ipſius confectio-
nem adjungam. Vas accipio, a quo extractum fuerit mel,
meliterium id Graeci vocant, in quo ſcillam conjicio mani-
bus prius illam in exiguas diſcerpens particulas; poſtea bene
apto operculo illud obturans, extrinſecusque pelle circum-
dans et diligenter colligans in loco quopiam meridiem ſpe-
ctante colloco, qui a borealibus omnino non perfletur ventis.
Id autem facere ſoleo ea anni tempeſtate, in qua caniculam
exoriri omnes aſſeverunt Graeci: quadraginta autem hujus-
cemodi ſunt dies, viginti quidem ante, totidemque poſt
exortum; paulatimque in iis diebus vas illud ad ſolem con-
vertere ſoleo, ut ex omnibus ſimiliter partibus incaleſcat.
Transacto poſtmodum praeſtituto temporis ſpatio, vas illud
aperiens, in illo reperire ſoleo ſcillae partes elixis ſimiles,
ſuccumque ex illis in vaſis fundo quendam defluxum, quem
colligens quam optimo melle concinno. Hujus ſingulis
diebus cui dare voluero, cochlearis pleni menſuram praebeo,

378 ΓΑΛ. ΤΩι ΕΠΙΛΗΠΤΩ. ΠΑΙΔΙ ΥΠΟΘΗΚΗ.

Ed. Chart. X. [495.]   Ed. Baf. IV. (31.)

καλλίστῳ καὶ δίδωμι τούτῳ καθ' ἑκάστην ἡμέραν ἓν κοχλιά-
ριον μεστὸν, τοῖς μὲν παιδίοις μικρὸν, τοῖς τελείοις δὲ μέγα.
καὶ μέντοι καὶ τὸ σωματῶδες ὅλης τῆς σκίλλης κόψας ἀκρι-
βῶς καὶ λειώσας μετὰ μέλιτος, δίδωμι κἀκ τούτου κοχλιάριον
ἓν, ὡς προείρηται. δεύτερον τῇ δυνάμει τοῦτο γίνωσκε τοῦ
πρόσθεν εἰρημένου. ὅσοι δὲ ἑψήσαντες ἐν ὕδατι τὴν σκίλλαν
λειοῦσιν, ἐκλύουσι τὴν δύναμιν αὐτῆς, ὥσπερ ὅσοι δι' ὄξους,
ἰσχυρὸν μὲν σφοδρῶς ἐργάζονται τὸ φάρμακον, οὐκ ἀβλαβὲς
δὲ τῶν νεύρων.

pueris quidem minoris, adultis vero majoris. Quin etiam
fcillae ipfius carnes accurate contundens, illasque cum melle
diffolvens et conterens, ex illis cochleare unum, ut dictum
eft, praebere confuevi; quod fane quoad vires et efficaciam
fecundum a praedicto locum obtinet. Caeterum quicunque
fcillam in aqua elixantes illam poftea conterunt, illius pro-
cul dubio vires diffolvunt; quemadmodum, qui iftud ipfum
ex aceto faciunt, medicamentum quidem validum admodum
conficiunt, verum nervis non innoxium.

ΓΑΛΗΝΟΥ ΠΕΡΙ ΚΡΑΣΕΩΣ ΚΑΙ ΔΥΝΑΜΕΩΣ ΤΩΝ ΑΠΛΩΝ ΦΑΡΜΑΚΩΝ ΒΙΒΛΙΟΝ Α.

Ed. Chart. XIII. [1.]   Ed. Baf. II. (5.)

Κεφ. α'. Τὰς τῶν ἁπλῶν φαρμάκων δυνάμεις
ἀκριβῶς ἐπίστασθαι πηλίκον ὄφελός ἐστιν εἴς τε τὴν τῶν
ποικίλων σύνθεσιν καὶ τὴν τῶν εὑρημένων ἤδη χρῆσιν εὔκαι-
ρον, οὐ νῦν θέομαι δεικνύναι. τὸ μὲν γὰρ ἐν τοῖς τῆς περὶ
φαρμάκων συνθέσεως ἀποδειχθήσεται, τὸ δὲ ἐν τοῖς τῆς
θεραπευτικῆς μεθόδου γράμμασιν. ἀλλ' ὅπερ ἐστὶν ἐφεξῆς
τῆς περὶ κράσεων πραγματείας, τοῦτο ἐνταῦθα λεχθήσεται,

GALENI DE SIMPLICIVM MEDICA-
MENTORVM TEMPERAMENTIS AC
FACVLTATIBVS LIBER I.

Cap. I. Quantum conferat fimplicium medicamen-
torum facultates accurate cognofcere tum ad variorum
compofitionem tum ad jam inventorum opportunum ufum,
non opus habeo nunc oftendere. Nam id partim in opere
de medicamentorum compofitione, partim in medendi me-
thodo demonftrabitur. Verum quod deinceps ad tempera-
mentorum fequitur tractationem, id hic dicetur; ubi vide-

πρότερόν γε διαστειλαμένων ἡμῶν τὰ σημαινόμενα τῶν λέ-
ξεων καὶ τῶν ὀνομάτων οἷς χρησόμεθα κατὰ τόνδε τὸν λόγον.
φάρμακον μὲν δὴ πᾶν ὅ τί περ ἂν ἀλλοιωτικὸν ᾖ τῆς φύσεως
ἡμῶν ὀνομάζομεν, ὥσπερ, οἶμαι, καὶ τροφὴν ὅ τί περ ἂν
αὐξητικὸν ᾖ τῆς οὐσίας, ἄμφω γὰρ ἐν τῷ πρός τι. τὸ δὲ
ἁπλοῦν φάρμακον ὠνόμασται μὲν καὶ αὐτὸ κατὰ τὴν πρὸς
τὸ σύνθετον ἀντίθεσιν, ἔστι δὲ τὸ κατὰ τὴν ἑαυτοῦ φύσιν
ἔχον εἰλικρινῶς. ἡ δὲ δύναμις αἰτία τίς ἐστιν δραστική.
ταύτης δὲ δὴ ἡ μὲν κατ᾽ ἐνέργειαν, ἡ δὲ ἐν τῷ μέλλειν ἐστίν.
κατ᾽ ἐνέργειαν μὲν ἡ τοῦ [2] θερμαίνειν ἐν πυρὶ καὶ τοῦ ψύ-
χειν ἐν κρυστάλλῳ, ἐν τῷ μέλλειν δὲ ἡ τοῦ μὲν θερμαίνειν ἐν
πυρέθρῳ καὶ καστορίῳ καὶ τοῖς ὁμοίοις, τοῦ δὲ ψύχειν ἐν
ὑοσκυάμῳ καὶ μανδραγόρᾳ καὶ τοῖς παραπλησίοις. τὸ μὲν οὖν
εἶναί τινα δύναμιν, ἔν τε τοῖς καθαρτικοῖς φαρμάκοις καθαρ-
τικὴν καὶ τοῖς ἐμετικοῖς ἐμετικὴν καὶ τοῖς πταρμικοῖς πταρ-
μικὴν καὶ τοῖς βηχικοῖς βηχικὴν, καὶ καθ᾽ ἕκαστον δὴ τῶν
ἄλλων ἔργων παρώνυμον τῷ γιγνομένῳ πρὸς αὐτῶν, σχεδὸν
οὐδεὶς ἀμφισβητήσει. τίς δέ ἐστιν ἡ οὐσία τῆς δυνάμεως ταύ-

licet prius dictionum et vocabulorum, quibus in hoc utemur
libro, fignificata definierimus. Medicamentum fane omne
id dicimus, quod naturam noftram alterat; ficut, puto, et
nutrimentum, quicquid fubftantiam anget; refertur enim
utrunque ad aliquid. At medicamentum fimplex et ipfum
per oppofitionem ad compofitum nuncupatum eft. Eft autem
id quod fecundum naturam fuam fincerum eft. At facultas
caufa quaedam eft effectrix. Eaque partim actu, partim in
futuro eft; actu quidem ut calefaciendi in igne et refrige-
randi in glacie; in futuro autem ut calefaciendi et in py-
rethro et caftoreo et fimilibus; refrigerandi in alterco et
mandragora et affimilibus. Sane quandam effe facultatem
in purgatoriis quidem medicamentis purgatoriam, vomito-
riis vomitoriam, fternutatoriis fternutatoriam, tufficulariis
tufficulariam, et in unoquoque alio opere peragendo, quae
denominetur ab eo quod ipfa efficit, fere non eft qui ambi-
gat. At quae fit hujus facultatis effentia, quidam certe

Ed. Chart. XIII. [2.]   Ed. Baf. II. (5.)

της, ἔνιοι μὲν ἄγνωστον ὑπέλαβον, ὥσπερ οἵ τε σκεπτικοὶ
φιλόσοφοι καὶ τῶν ἰατρῶν οἱ κληθέντες ἐμπειρικοί. διηνέ-
χθησαν δὲ πρὸς ἀλλήλους καὶ οἱ γνωστὴν εἶναι φάντες. τινὲς
μὲν γὰρ εἴς τε τὰ μεγέθη καὶ τὰ σχήματα καὶ τὰς θέσεις τῶν
ὄγκων τε καὶ πόρων ἀναφέρουσιν, ἔνιοι δὲ εἰς θερμότητα καὶ
ψυχρότητα καὶ ὑγρότητα καὶ ξηρότητα, κατὰ τὴν στοιχείωσιν
ἑκάτεροι τὴν ἑαυτῶν, ὥστε καὶ ἡμεῖς διὰ τοῦ περὶ τῶν καθ'
Ἱπποκράτην στοιχείων ἐδείξαμεν συγγραμμάτων, ἐκ θερμοῦ
καὶ ψυχροῦ καὶ ξηροῦ καὶ ὑγροῦ τά τε τῶν ἄλλων ἁπάντων
σώματα καὶ τὰ τῶν ζώων γεγονέναι. ταύτας οὐσίας θησόμεθα
τῶν δραστικῶν δυνάμεων ἔν τε τοῖς ἄλλοις ἅπασι κἂν τοῖς
φαρμάκοις. οὕτω γὰρ κἂν τῷ τρίτῳ περὶ κράσεων ἐδέδεικτο·
καὶ χρή γε τὸν βουλόμενον ἕπεσθαι τοῖς νῦν λεγομένοις ἐν
ἐκείνῃ γεγυμνάσθαι τῇ πραγματείᾳ· καὶ γὰρ δὴ καὶ λέλεκται
πάνθ' ὅσα χρὴ καθόλου περὶ φαρμάκων ἐπίστασθαι δι' ἐκεί-
νου τοῦ συγγράμματος. καὶ νῦν μὲν οὐδὲν ἐροῦμεν ἐν ὅλῳ τῷ
γένει καινότερον· ὅσα δ' ἐν ἐκείνῳ γέγραπται γενικῶς, ταῦτα
ἐν τοῖσδε τοῖς ὑπομνήμασιν ἰδικῶς ἐξεργασόμεθα.

non poſſe cognoſci exiſtimarunt, quales ſunt ſceptici philo-
ſophi et qui inter medicos vocati ſunt empirici. Sed et qui
noſci poſſe arbitrantur, inter ſeſe diſſident. Quidam enim
ad magnitudines et figuras et polituras corpuſculorum ac
meatuum referunt; alii ad caliditatem, frigiditatem, humi-
ditatem ac ſiccitatem pro ſua videlicet utrique prima ele-
mentorum conſtitutione, ut et nos in libro de elementis
ſecundum Hippocratem ex calido, frigido, ſicco et humido
cum aliorum omnium corpora tum animantium conſtare
oſtendimus; has effectricum facultatum eſſentias tum in
aliis omnibus tum in medicamentis ſtatuemus. Sic autem
et in tertio de temperamentis demonſtratum eſt. Ac qui
volet quae nunc dicenda ſunt aſſequi, in eo tractatu ſe
prius exerceat oportet; quippe quum illic quae univerſim
de medicamentis noviſſe conveniat expoſita ſint. Nec hic
toto utique in genere quicquam novi dicemus; verum quae
illic generatim ſunt ſcripta, ea hic ſpeciatim elaborabimus.

Ed. Chart. XIII. [2.]   Ed. Baſ. II. (5.)

Κεφ. β'. Πρῶτον μὲν δὴ καὶ μάλιστα τὴν βάσανον
τῆς κρινομένης δυνάμεως ἀπ' αὐτοῦ χρὴ ποιεῖσθαι τοῦ πράγ-
ματος, πρὸς ὃ λέγεται. οὐδὲ γὰρ εἰ ἀνθρώπῳ ψυκτικὸν τὸ
κώνειον, ἤδη καὶ ψαρὶ, οὐδ' εἰ ψαρὶ ἀνθρώπων τρόφιμον, ἤδη
καὶ ἀνθρώπῳ. κατὰ ταυτὰ δὲ οὐδ' εἰ καθαρτικὸς ὁ ἐλλέβορος,
ἤδη καὶ ὀρτύγων, οὐδ' εἰ τρόφιμος ἐκείνοις, ἤδη καὶ ἀνθρώ-
ποις. ἐφεξῆς δὲ τὸ κατὰ συμβεβηκὸς διορίζεσθαι τοῦ πρώτως
τε καὶ καθ' ἑαυτό. τὸ μὲν γὰρ ψυχρὸν ὕδωρ θέρμης ἐπανά-
κλησίν ποτε ποιεῖται τῷ ψύχειν τὸ δέρμα καὶ συνάγειν
καὶ πυκνοῦν. ἕπεται γὰρ τούτῳ θέρμης ἐπανάκλησις, ὡς ἐν
τῷ τρίτῳ περὶ κράσεων ἐδείκνυτο. τὸ δὲ αὖ θερμὸν ψύ-
χει πολλάκις τῷ διαφορεῖν τὸν θερμαίνοντα χυμόν. εἰ γὰρ
ταῦτά τις διορισάμενος ἀκριβῶς ἐπὶ τὴν ἐξέτασιν ἀφίκοιτο
τῆς ζητουμένης δυνάμεως, οὐκ ἄν μοι δοκεῖ σφαλῆναι ῥᾳ-
δίως. ἀλλὰ τὸ μὲν ἀπὸ μηδενὸς ἄλλου ποιεῖσθαι τὴν
κρίσιν ἢ τοῦ πρὸς ὃ λέγεται καὶ πάνυ ῥᾴδιον, οὔτ' εἰ
φθαρτικόν ἐστιν τῶν ἐντόμων ζώων τοὔλαιον, οὔτ' εἰ

Cap. II. In primis quidem ac maxime ſumendum
eſt judicandae facultatis experimentum ab ea re, ad quam
dicitur. Siquidem non protinus, ſi hominem refrigeret
cicuta et ſturnum refrigerabit: aut ſi ſturnum nutriat, nutriet
et hominem. Eadem ratione neque ſi hominem purget
veratrum, jam purgabit et coturnices; neque etiam ſi hos
nutrire valeat, conſequens ſtatim eſt ut et homines. Pro-
ximum eſt ut quod ex accidenti eſt, diſtinguatur ab eo quod
primario ac per ſe. Nam aqua frigida calorem quandoque
revocat, cutem refrigerando contrahendoque ac conden-
ſando; ad id enim caloris conſequitur revocatio, velut in
tertio de temperamentis oſtendimus. Rurſum calida quo-
que ipſa ſaepenumero refrigerat, calefacientem humorem
diſcutiendo. Nam ſi quis his ad amuſſim diſtinctis ad ejus
quae inquiritur facultatis explorationem acceſſerit, haud
facile mea quidem ſententia ſalli queat. Caeterum a nullo
alio deſumi judicium quam ab eo ad quod dicitur, id quidem
perfacile eſt; non an infecta animalia oleum interimat,

λιπαρὸν ἢ γλίσχρον ἢ κοῦφον ἐπισκοποῦντας, ὁπότε ζητοῦ-
μεν εἰ θερμαίνειν πέφυκεν, ἢ ψύχειν, ἢ ξηραίνειν, ἢ ὑγραί-
νειν τὸ ἀνθρώπειον σῶμα. κατὰ δὲ τὸν αὐτὸν τρόπον οὔτ᾽
εἰ τὴν χροιὰν ἐρυθρόν ἐστιν τὸ ῥόδον, οὔτ᾽ εἰ λευκὸν ἐὸ ψιμ-
μύθιον. οὐ γὰρ ἐξ ἀνάγκης οὔτε τὸ ἐρυθρὸν θερμὸν οὔτε
τὸ λευκὸν ψυχρόν ἐστιν, ἀλλ᾽ εἰ προσφερόμενα τοῖς σώμασιν
ἡμῶν ἐκθερμαίνει πρώτως καὶ καθ᾽ ἑαυτὰ καὶ μήτε διὰ μέσου
τινὸς ἑτέρου μήτε κατὰ [3] συμβεβηκὸς εἴη, κἂν οὕτω γε,
θερμὰ τὴν δύναμιν, ὥσπερ εἰ καὶ ψύχει, ψυχρά. ἐπεὶ πόθεν,
ὦ πρὸς θεῶν, ἔχομεν εἰπεῖν εἰ θερμόν ἐστιν τὴν δύναμιν τὸ
λευκὸν πέπερι καὶ ὁ κόκκος ὁ Κνίδιος καὶ ὁ κνίκος καὶ ἡ τίτα-
νος καὶ ὁ λευκὸς ἐλλέβορος; ἢ πόθεν ὅτι ψυχρὸς ὁ Σάμιος
ἀστὴρ καὶ γῆ Σελινουσία καὶ ψιμμύθιον καὶ χιὼν καὶ γάλα;
λευκὰ μὲν γὰρ τὴν χρόαν ἐστὶ σύμπαντα τὰ εἰρημένα, κατὰ
μέντοι τὰς δυνάμεις αὐτῶν ἐναντιώτατα. ἔστι μὲν οὖν ἡ
χιών τε καὶ ἡ τίτανος τὴν χροιὰν ὁμοιότατα, κατὰ δὲ τὰς
δυνάμεις αὐτῶν ἐναντιώτατα, ἀλλὰ τὴν ἐναντίωσιν ἡ αἴσθη-
σις κρίνει. τῆς μὲν γὰρ χιόνος προσαγομένης, εὐθύς τε κατὰ

neque an pingue, aut lentum, aut leve fit confiderantes,
quum an calefacere, aut refrigerare, aut humectare, aut
ficcare corpus humanum valeat inquiritur: eundem in mo-
dum, neque an colore fit rubro rofa, neque an albo ceruffa;
fiquidem neceffarium non eft quicquid rubrum fit effe cali-
dum, neque quicquid album effe frigidum: fed an admota
corporibus noftris primario ac per fe calefaciant, ac neque
interveniente quopiam alio neque ex accidente; ac fi ita
quidem, facultate effe calida, ut, fi refrigerent, frigida. Nam,
per deos, undenam dicere poffumus an calidum fit facultate
album piper et granum Cnidium et cnicus et calx et vera-
trum album? aut unde quod frigidus fit Samius after et
terra Selinufia et ceruffa et nix et lac? omnia enim ifta
narrata colore quidem alba funt, facultatibus vero maxime
contraria. Sunt ergo nix et calx calore fimillima, faculta-
tibus autem maxime contraria; fed repugnantiam fenfus
dijudicat. Siquidem nivem applicatam protinus ac primo

Ed. Chart. XIII. [3.]   Ed. Baf. II. (5.)

πρώτην προσβολὴν ψυχρᾶς αἰσθανόμεθα καὶ μέχρι περ ἂν
ἅπτηται, ψυχούσης ἀεὶ καὶ μᾶλλον. ὁρῶμεν δὲ μήθ᾽ ὑπο-
μένουσαν ἔτι μήτε σωζομένην, εἰ βραχείας ἐπιλάβηται θερ-
μότητος. ἡ δὲ τίτανος οὔτε κατὰ τὴν πρώτην προσβολὴν
φαίνεται ψύχουσα, καὶ μέχρι περ ἂν·ἡμῖν πλησιάζῃ, θερμαίνει
σαφῶς ἀεὶ καὶ μᾶλλον. ᾧ καὶ δῆλον ὡς τῷ διαπαντὸς ἕν τι
ποιεῖν, ἄχρι περ ἂν ἡμῶν ἅπτηται τὸ φάρμακον, ἡ οἰκεία
αὐτοῦ δύναμις κριθήσεται.

Κεφ. γ'. Τὸ γὰρ ἀπ᾽ ἀρχῆς ἄχρι τέλους ἔστ᾽ ἂν
ὁμιλῇ, θερμαῖνον ἀεὶ καὶ μᾶλλον, οὐ κατά τι συμβεβηκός,
ἀλλὰ κατὰ τὴν ἑαυτοῦ φύσιν ἐστὶ τοιοῦτον. οὕτω δὲ καὶ τὸ
ψῦχον ἀπ᾽ ἀρχῆς μέχρι τέλους ψυχρόν ἐστιν κατὰ τὴν ἑαυ-
τοῦ δύναμιν, οὐ κατὰ συμβεβηκός. εἰ δὲ μήτε ἀναμείνας
χρόνον ἐξ ὑστέρου τε μετὰ τὴν πλύσιν ἐξετάσεις τὴν δύναμιν
αὐτοῦ, σφαλήσῃ πολλαχόθεν. καὶ ἴσως δέ ποτε καὶ τὸ ψυ-
χρὸν ὕδωρ οὐ ψυχρὸν μόνον ἐρεῖς τὴν δύναμιν, ἀλλὰ καὶ
θερμόν. ὅτε μὲν ψῦχον φαίνεται, διὰ παντός, ἔστ᾽ ἂν ἡμῖν
πλησιάζῃ, ψυχρὸν, ὅτε δὲ πολλάκις ἐπανάκλησιν θερμότητος

ſtatim occurſu frigidam percipimus; et quoad tangatur, magis
ſemper magisque frigefacere ſentimus; videmus autem ipſam
neque durare neque ſervari poſſe, ſi vel levis calor eam
occupet. At calx neque primo occurſu refrigerare perci-
pitur, et usque dum applicata manet, perſpicuo magis ac
magis calefacit. Ex quo conſtat, ex eo quod ſemper unum
idemque efficiat, quoad nos contingit medicamentum, pro-
priam ejus judicandam eſſe facultatem.

Cap. III. Etenim quod ab initio ad finem, usque
dum applicatum eſt, magis ſemper calefacit, id non ex acci-
dente, ſed ex ſua natura eſt tale. Sic etiam quod a prin-
cipio ad finem usque refrigerat, ex ſua facultate eſt frigidum,
non ex accidente. At ſane ſi nihil moratus atque ex poſte-
riore, ac poſt ablutionem facultatem ejus expendere voles,
ſaepenumero falleris. Ac forte nonnunquam aquam frigi-
dam non frigidam modo, ſed et calidam poſſidere faculta-
tem dices; ubi videlicet frigefacere perpetuo, dum nos con-
tigerit, apparebit frigidam; ubi vero ſaepenumero calorem

ἤνεγκεν θερμόν. οὔκουν χρὴ ταῦτα παραλιπεῖν ἀδιόριστα καὶ τῶν κρινομένων ἕκαστον φαρμάκων, ὡς κἂν τοῖς περὶ κράσεως ἐλέγετο. μηδεμιᾶς ἐπικτήτου ψύξεως ἢ θερμότητος ἔστω μετέχον, ἵνα μὴ νοθεύσῃ τὴν φυσικὴν αὐτοῦ δύναμιν ἢ ἐπίκτητος ποιότης. ἔτι τε πρὸς τούτοις, ὡς καὶ ταῦτ᾽ ἐλέ-
(6)γετο, διωρίσθω σοι καὶ τροφὴ φαρμάκου καὶ μνημονευέσθω πρός τι μὲν ἄμφω λεγόμενα, πολλαχόθι δὲ περὶ μίαν οὐσίαν συνιστάμενα, καθ᾽ ὅ τι καὶ τοῦτο ἐπεδείξαμεν. οὐδὲν δὲ ἧττον ὅτι τὰ μὲν ὅλαις ταῖς οὐσίαις εἰς ἄλληλα δρᾷ καὶ πάσχει, τὰ δὲ κατὰ μίαν ἢ δύο ποιότητας· καὶ πρὸς τούτοις τὰ μὲν εἶναι λεπτομερῆ, τὰ δὲ παχυμερῆ· λεπτομερῆ μὲν ὅσα ῥᾳδίως εἰς λεπτὰ καταθραύεται, παχυμερῆ δὲ τἀναντία. ἁπλῶς δὲ εἰπεῖν ἁπάντων μεμνῆσθαι χρὴ τῶν ἐν τῷ τρίτῳ περὶ κράσεων εἰρημένων διορισμῶν, ἵνα κατ᾽ ἐκείνους ἐξετάζηται τῶν πάντων εἴδους φαρμάκων ἡ δύναμις.

Κεφ. δ'. [4] Ἔστω δὴ πρῶτον ἡμῖν ὕδωρ εἰς σκέψιν προβεβλημένον, ὅτι καὶ κοινότατον ἅπασιν ἀνθρώποις ἐστὶν

revocabit calidam. Quare haec indefinita relinquenda non funt. Dandaque infuper opera ut quodcunque medicamentum in judicium vocare velis, id quod in libris de temperamentis monuimus, omnis fit expers alienae tum frigiditatis tum caliditatis, ne videlicet nativam ejus facultatem adfcititia qualitas adulteret. Ad haec, quae et ipfa praecepimus, nutrimentum a medicamento diftinguito, atque ea utraque ad aliquid dici memento; tum circa eandem faepe fubftantiam confiftere, velut etiam id quod demonftravimus. Nec fecius, quod quaedam tota fubftantia in fefe mutuo et agant et patiantur, quaedam vero una duntaxat aut duabus qualitatibus. Ad haec alia itidem effe tenuia, alia craffa; tenuia quidem quae contra. Atque, ut femel dicam, omnium meminiffe diftinctionum oportet, quas in tertio de temperamentis pofuimus, ut fecundum illas medicamentorum omnium fpeciei facultas explorari valeat.

Cap. IV. Efto fane prima nobis in contemplationem propofita aqua; quod et communiffima hominibus omnibus

ὑγιαίνουσί τε καὶ νοσοῦσιν καὶ ἀναγκαιότατον εἰς τὴν ζωήν.
καὶ πρῶτον μὲν εὐκράτῳ σώματι προσφερέσθω μήτε ψυχρὸν
ἐπισήμως μήτε θερμόν. ἐφεξῆς δὲ καὶ τοῖς δυσκράτοις φύσει
καὶ τρίτοις τοῖς κατὰ πάθος· οὕτω γὰρ ἀκριβῶς ἐπὶ πάντων
ἐξετάσαιμεν ἂν αὐτοῦ τὴν οἰκείαν δύναμιν. τῷ μὲν οὖν
εὐκράτῳ προσφερόμενον ἐν χρόνῳ πλείονι καταψύξει πάντως
αὐτό, τῷ δὲ δυσκράτῳ θᾶττον μὲν τὸ ψυχρότερον ψύξει,
βραδύτερον δὲ τὸ θερμότερον. ἀεὶ δὲ πάντα ψύξει, κἂν εἰ
μὴ πολλαῖς ἐφεξῆς ἡμέραις, ἀλλὰ μιᾷ τις αὐτῷ χρήσαιτο ἢ
πλείοσιν ὥραις· οὐδὲ γὰρ ἐπανάκλησιν ἐπ᾽ οὐδενὸς αὐτῶν
τόγε τοιοῦτον ποιήσεται θερμότητος. ἀκραιφνὲς γὰρ ψυχρὸν,
εὐσάρκῳ καὶ νέᾳ φύσει σώματος ὀλιγοχρονίως ὁμιλῆσαι ἀνα-
καλεῖται θερμασίαν· ἄλλως δὲ χρωμένων ἀεὶ καταψύξει. καὶ
μὲν δὴ κἂν εἰ τοῖς ἁπλῷ τινι νοσήματι νοσοῦσιν ἤτοι θερμῷ
τὴν κρᾶσιν ἢ ψυχρῷ προσαχθείη τὸ τοιοῦτον ὕδωρ, ἐμψύξει
καὶ τούτους σαφῶς· ἁπλοῦν γὰρ εἶναι χρὴ τὸ πάθος, ὡς κἂν
τῷ τρίτῳ περὶ κράσεων διώριστο, χάριν τοῦ μὴ κατὰ συμβε-

fit, tum fanis tum aegrotis et ad vitam maxime neceffaria.
Primumque temperamento corpori admoveatur neque frigida
infigniter neque calida. Deinde et natura intemperatis.
Tertio ex affectu intemperatis. Nam hoc pacto exacte in
omnibus propriam ejus facultatem utique perpenderi-
mus. Igitur temperato admota plufculo tempore ipfum
omnino refrigerabit; intemperato vero citius quidem frigi-
dior refrigerabit, tardius vero calidior. Semper autem
omnia refrigerabit, etiamfi non multis deinceps diebus, fed
vel una quis hora aut pluribus ea utatur; nec enim talis
in ullo ipforum calorem revocare poterit. Nam quae
fumme frigida eft, fi quadratae ac juvenili corporis naturae
pauculo tempore adhibeatur, caloris molietur revocationem;
fin aliter utaris, femper refrigerabit. Quin etiam fi iis quo-
que qui fimplici laborant morbo, five calido temperatura
five frigido ejusmodi admoveatur aqua, hos etiam manifefto
refrigerabit; nam fimplex fit affectio oportet, quemadmo-
dum in tertio de temperamentis definitum eft, quo videlicet

βηκὸς, ἀλλὰ διὰ τὴν ἑαυτοῦ φύσιν ἐμψύχειν τὸ προσαγόμε-
νον. ἐπείτοι πολλάκις συνθέτου τῆς διαθέσεως οὔσης πρώ-
τως μὲν ἄλλο τι γίνεται πρὸς τοῦ φαρμάκου, κατὰ συμ-
βεβηκὸς δὲ ἄλλο, καθάπερ ἐν ταῖς φλεγμοναῖς. ἔγγονον
μὲν γάρ ἐστι θερμοῦ ῥεύματος καὶ πολλοῦ τὸ πάθος. ὅσα
δὲ θερμαίνει μετρίως φάρμακα κενοῦτα τὸ περιττόν, εὐθὺς
οἶμαι καὶ ψυχρότερον τὸ πεπονθὸς ἐργάζεται. ἀλλ᾽ ὅταν
ἁπλῆ καὶ μία διάθεσις ᾖ τὸ κατὰ συμβεβηκός, ἐπ᾽ αὐτῆς
οὐκ ἐγχωρεῖ γενέσθαι. οὕτω γοῦν ἐξετάζοντί σοι πανταχό-
θεν φανεῖται τὸ πότιμον ὕδωρ ψυχρόν. οὐ μὴν τῶν ἄλλων
γε ὑδάτων τῶν αὐτοφυῶν, ὅσα δὴ θειώδη τε καὶ ἀσφαλ-
τώδη καὶ νιτρώδη ταῖς ποιότησίν ἐστιν, ἡ αὐτὴ δύναμις·
οὐδὲν γὰρ αὐτῶν ὅταν ἐπικτήτου θερμότητος ἢ ψυχρότη-
τος χωρισθὲν προσφέρηται, ψύχειν φαίνεται. καὶ μέν γε
καὶ ἡ θάλαττα καὶ αὐτή, πρὶν ἐπίκτητον ψῦξιν ἀκραιφνῆ
προσλάβῃ, οὐ πάνυ τι φαίνεται ψύχουσα. κατὰ μὲν γὰρ
τὸ πότιμον ὕδωρ, εἴ τις δι᾽ ὅλης ἡμέρας ἐννήχοιτο, μὴ
πάνυ ψυχρὸν ὑπάρχον, ἀλλ᾽ ὡς ἐξ ἡλίου χλιαρὸν ἐξ ἀνάγκης

quae adhibetur ex fua natura refrigeret, non ex accidente,
quippe quum frequenter, ubi compofitus fuerit affectus, aliud
primario medicamentum efficiat, aliud ex accidente velut in
phlegmone, eft enim ea affectio calidae copiofaeque fluxionis
foboles. At quae modice calefaciunt medicamenta, quum
fuperfluitatem evacuant, protinus, opinor, et quod affectum
eft frigidius efficiunt. Verum quum fimplex unaque fuerit
affectio, quod ex accidente fit, in ea provenire non poteft.
Ergo tibi hac ratione expendenti aqua poculenta undequaque
videbitur frigida. Non eft tamen eadem aliarum aquarum
nativarum, quae fulfur, bitumen aut nitrum qualitatibus
fuis referunt, facultas. Nam earum nulla, ubi alienae tum
caliditatis tum frigiditatis expers adhibita fuerit, refrigerare
confpicitur. Quin imo nec marinam ipfam, priusquam afci-
titium frigus fummum acceperit, admodum refrigerare
apparet. Nam fi quis in poculenta aqua totum diem inna-
tet, ut etiam non admodum fit frigida, fed velut ex fole

Ed. Chart. XIII. [4. 5.]   Ed. Baf. II. (6)
ψυγήσεται. θάλατταν δ᾽ ἀλύπως ἤνεγκαν, οὐ δι᾽ ὅλης ἡμέ-
ρας μόνον, ἀλλὰ καὶ διὰ νυκτὸς ἐνίοτε πάμπολλοι τῶν
νέων. ᾧ δῆλον ὡς τὸ μὲν ὕδωρ τὸ γοῦν πότιμον καὶ
γλυκὺ κατὰ τὴν ἑαυτοῦ φύσιν ἀεὶ ψυχρόν ἐστιν, ἡ θάλαττα
δ᾽ οὐχ ὁμοίως· εἰ δὲ καὶ μὴ προσθείη μέν ποτε ἐν τῷ
λόγῳ τὸ πότιμον, ἀλλ᾽ ἁπλῶς εἴποιμεν ὅσον ἐφ᾽ ἑαυτὸ
ψυχρὸν εἶναι τὸ ὕδωρ, οὐ χρὴ συκοφαντεῖν ὡς ἐλλιπῶς ἢ
ἀδιορίστως εἰρηκότας. ὅ τι γὰρ ἂν ἀκριβῶς τε καὶ εἰλικρι-
νῶς ὕδωρ ᾖ πάσης ἑτέρας οὐσίας ἄμικτον, ἐξ ἀνάγκης
ἐκεῖνο ψυχρόν ἐστι κατὰ τὴν ἑαυτοῦ δύναμιν· εἰ δ᾽ ἤτοι δι᾽
ἀσφαλτώδους, ἢ θειώδους, ἢ νιτρώδους, ἢ στυπτηριώδους
χωρίου διηθούμενον ῥύπτοιτό τι τῆς οὐσίας αὐτοῦ καὶ
ἅμα ἑαυτῷ παρασύροι, μικτὸν ἤδη τὸ τοιοῦτόν ἐστι καὶ
οὐκ ἀκριβῶς ὕδωρ, ὥσπερ εἰ καὶ σὺ βουληθείης αὐτὸς ἢ
ἁλῶν, ἢ στυπτηρίας, ἢ τινος ἑτέρου τοιούτου μῖξαι συχνὸν
ὕδατι ποτίμῳ, [5] καθάπερ καὶ ποιοῦμεν πολλάκις, ὅταν
ἀποροῦντες θαλάττης ἅλμην σκευάσαι βουληθῶμεν. ἐμβάλ-
λομεν γὰρ τηνικαῦτα τῶν ἁλῶν τῷ ὕδατι, καὶ τοσοῦτον

tepens, neceffario tamen refrigerabitur; at mare complures
juvenum interdum citra noxam pertulere non per diem
modo totam, fed etiam per noctem. Ex quo liquet aquam
poculentam certe et dulcem fecundum naturam fuam fem-
per effe frigidam, mare vero non aeque. Quod fi non fem-
per in fermone adjiciam poculentam, fed dicam fimpliciter
quantum ex fe eft aquam effe frigidam, haud calumniari
oportebit tanquam non plene et indiftincte loquutum. Nam
quae exacte ac fincere aqua eft, omnis alterius fubftantiae
mixtione vacans, ea ex neceffitate fua facultate eft frigida;
fi qua vero per bituminofa, fulfurofa, nitrofa aut alumi-
nofa loca diftillans fubftantiae ejus aliquid abfterferit
fecumque traxerit, mixta jam ea eft, non autem exacte aqua;
velut fi ipfe quoque volueris ant falem, aut alumen, aut
aliud id genus affatim aquae mifcere poculentae; ficut fane
faepenumero facimus in marinae inopia, quando muriam
facere volumus, tunc enim falem aquae indimus. Ac tan-

ΤΩΝ ΑΠΛΩΝ ΦΑΡΜΑΚΩΝ ΒΙΒΛΙΟΝ Α. 389

Ed. Chart. XIII. [5.]   Ed. Baf. II. (6.)

ἆρα τὸ διαλλάττον ἐστὶν τῆς δυνάμεως, ὥστε τὸ μὲν ὕδωρ
αὐτὸ τὸ γλυκὺ δηλονότι, τὸ μήτε ψυχρὸν ἐπιφανῶς μήτε
θερμὸν, ἀλλ᾽ οἷον τὸ καλούμενον εἰληθερὲς, εἰ προσφέρεις
ἐρυσιπέλατι, βλάβην οὐδεμίαν ἐργάσῃ περὶ τὸ σῶμα τἀνθρώ-
που. θάλατταν δὲ ἢ ἅλμην ἢ τι τοιοῦτον ὕδωρ ἐπίμικτον,
ἀσφαλτῶδες ἢ θειῶδες εἰ προσενέγκῃς, οὕτως βλάψαις τὸν
ἄνθρωπον, ὡς ἐπικαῦσαι τὸ μέρος. ὕδωρ μὲν οὖν αὐτὸ καθ᾽
ἑαυτὸ ψυχρὸν τὴν δύναμίν ἐστιν· εἰ δ᾽ ἐπίκτητον αὐτῷ
θερμότητα προσάψας ἐθέλοις καταντλεῖν ἀνθρώπου σῶμα,
νομιεῖς μὲν ἴσως ἁπλοῦν τι καὶ φυσικὸν προσεν.γνοχέναι, τὸ
δ᾽ ἄρα σύνθετόν πώς ἐστιν, ἤτοι μοῖράν τινα τῆς οὐσίας τοῦ
πυρὸς, ἢ τήν γε ποιότητα πάντως προσειληφώς. ὡς γὰρ εἰ
καὶ τῶν ἁλῶν ἐμεμίχεις αὐτῷ, σύνθετον ἂν ἦν ὁμολογουμέ-
νως, οὕτω καὶ μᾶλλον ἐπειδὴ πυρὸς ἔμιξας εἴτ᾽ οὖν ποιό-
τητος εἴτ᾽ οὐσίας εἰργάσω πως καὶ νῦν σύνθετον. ἔστι δὲ
δήπου καὶ τὸ ἰλυῶδες ὕδωρ σύνθετον ὡς καὶ τὸ τοῦ Νείλου
καὶ κατ᾽ Αἴγυπτον, ἀλλὰ διὰ τῶν κεραμίων ἀγγείων διηθού-
μενον ἀκριβῶς γίνεται καθαρόν. χρὴ δὲ μὴ ἅπαξ, ἀλλὰ καὶ

tum ipfa facultate jam diffidet, ut fi aqua dulcis videlicet
quae neque infigniter aut calida aut frigida fit, fed velut ex
fole tepida eryfipelati perfundatur, noxam omnino nullam
hominis corpori fit allatura; at fi marinam aquam, aut mu-
riam, aut id genus aquam mixtam, bituminofam videlicet
aut fulfuream admoveas, usque adeo hominem offenderis,
ut partem ipfam fis adufturus. Aqua igitur ipfa ex fefe fri-
gida eft facultate. Verum fi extraneum fibi calorem adc-
ptam corpori humano perfundas, putabis forfan fimplex
quoddam et naturale adhibitum medicamentum; at ea quo-
dam utique modo compofita eft, aut igneae effentiae partem
aliquam nacta, aut certe omnino ipfam qualitatem. Ut enim
fi falem illi mifcueris, ex confeffo fuerit compofita: fic
multo magis, quum igneam aut effentiam aut qualitatem
adjeceris, compofitam quodammodo et nunc effeceris. Eft
porro etiam aqua limofa quadantenus compofita, velut eft
aqua Nili, quae in Aegypto eft; fed ea per fictilia vafa per-

δὶς ἢ τρὶς διηθεῖν αὐτό, καίτοι καὶ οὕτως ἴσως ἀδύνατον
ἀκριβῶς ἐργάσασθαι καθαρόν· ἀλλ᾽ ὅταν ἐκφύγῃ πᾶσαν
αἴσθησιν ἡ ἐπιφερομένη τοῖς ὕδασιν ἰλὺς, ἀρκεῖ πρὸς γε
τὴν τοιαύτην χρείαν τὰ τοιαῦτα καθαρὰ καὶ εἰλικρινῆ λέ-
γειν ὕδατα.

Κεφ. ε´. Τρισὶ δ᾽ αἰσθήσεσιν κρίνεται ταῦτα, γεύ-
σει καὶ ὄψει καὶ ὀσφρήσει. γεύσει μὲν καθαρὸν, εἰ μηδεμιᾶς
προσλάβοι ποιότητος, ἀλλ᾽ ἀκριβῶς ἄποιον φαίνοιτο· τῇ
δ᾽ ὄψει καθαρὸν, ὅταν εἰλικρινὲς ᾖ καὶ διαυγὲς ἀκριβῶς.
οὕτω δὲ καὶ πρὸς τὴν ὀσμὴν οὐδεμίαν ἐμφαίνειν αὐτῷ χρὴ
ποιότητα, καθάπερ ἔνια τῶν ἐσχάτως μοχθηρῶν ὀξύτητος,
ἢ δριμύτητος, ἢ ἅλμης, ἢ σηπεδόνος, ἤ τινος ἄλλης κακίας
ἀῤῥήτου προσβάλλει. τὸ τοίνυν ἐκτὸς ἁπάντων τούτων ὕδωρ
ἔστι μὲν οὐδ᾽ αὐτὸ πρός γε τὴν φύσιν εἰλικρινὲς ἀκριβῶς,
ὥσπερ οὐδ᾽ ἄλλο τι τῶν τεττάρων στοιχείων τῶν αἰσθητῶν,
ὡς μέντοι πρὸς αἴσθησίν τε καὶ χρείαν εἰλικρινὲς ὑπάρχει.
τὸ γοῦν τοιοῦτόν ἐστι καὶ ψυχρὸν, ὡς εἴρηται, κατὰ τὴν
ἑαυτοῦ φύσιν, ἐπεί τοι θερμήνας σφοδρῶς οὐχ ὕδωρ μόνον,

coiata plane pura efficitur. Oportet autem non femel, fed
bis et ter percolare, quando ne fic quidem forfan ad amuf-
fim puram queas efficere; verum quando, qui aquae infertur
limus omnem effugerit fenfum, fatis tunc eft ut queas dicere
tales ut ad ufus ejusmodi puras et finceras effe aquas.

Cap. V. Judicantur autem hae tribus fenfibus, nem-
pe guftu, vifu et odoratu. Guftu pura eft, fi nullam offe-
rat qualitatem, fed ad unguem qualitatis expers appareat;
vifu pura eft, quum fincera fuerit ac plane perlucida. Sio
nec odoratu ullam prae fe ferre qualitatem debet, ut funt
quaedam extremae pravitatis, quae aut aciditatem, aut acri-
moniam, aut falfedinem, aut putredinem, aut aliud abdi-
tum aliquod vitium praeferunt. Igitur aqua quae absque
his eft omnibus, ut ad naturam certe ne ipfa quidem ad
amuffim fincera fuerit, ficut nec aliud ullum ex quatuor
elementis fenfibilibus, fed ut ad fenfum et ufum fincera eft.
Talis ergo, ut eft dictum, fecundum fuam naturam frigida
etiam eft; quippe fi valde calefactam non modo aquam, fed

ΤΩΝ ΑΠΛΩΝ ΦΑΡΜΑΚΩΝ ΒΙΒΛΙΟΝ Δ. 391

Ed. Chart. XIII. [5. 6.]   Ed. Baſ. II. (6. 7)

ἀλλὰ καὶ μανδραγόραν καὶ ὑοσκύαμον καὶ κώνειον καὶ μη-
κώνιον, οὐ μόνον ἂν ἐκθερμήναις προσφέρων, ἀλλὰ καὶ καύ-
σειας ἀνθρώπειον σῶμα. πάντ' οὖν τὰ δοκιμαζόμενα φάρ-
μακα πάσης ἐπικτήτου τε καὶ σφοδρᾶς θερμότητός τε καὶ
ψύξεως ἐκτὸς ἔστωσαν, μὴ μόνον ὕδωρ.

Κεφ. στ'. Ὅτι δὲ ψύχει σαφῶς ἅπαν ὕδωρ γλυκὺ
μάθοις ἂν κἀνθένδε. κηρωτὴν ὑγρὰν, εἰ δι' ὕδατος ψυχροῦ
μαλάξας καὶ ἀναδεύσας ἐπιμελῶς ἐπι[6]θείης θερμῷ τινι
παθήματι, παραχρῆμα καταψύξεις αὐτό. χρὴ δ' ὡς ὅτι
πλεῖστον μιγνύναι τοῦ ὕδατος, γένοιτο δ' ἂν ἡ μίξις ᾧδέ
πως ἄριστα. καθαρὸν ὡς ἔνι μάλιστα κηρὸν ἐλαίῳ χρὴ
τήξαντας ὑγρὰν ποιῆσαι κηρωτήν, ἔπειτα ψύξαντάς τε καὶ
ξύσαντας ἐν θυείᾳ μαλάττειν διὰ τῶν χειρῶν ὕδωρ ψυχρὸν
παραχέοντας, εἰς ὅσον ἂν ἡ κηρωτὴ δύνηται δέχεσθαι καὶ
μήπως περιρρέῃ τὸ ὕδωρ. ἐμψύχει τοῦτο καὶ τοὺς ἐν πυ-
ρετῷ καυσουμένους, εἰ κατὰ τῶν ὑπο(7)χονδρίων ἐπιτεθείη
καὶ φλεγμονὴν ἅπασαν, ὡσαύτως ἕρπητάς τε καὶ ἄνθρακας,
ἐρυσιπέλατα καὶ φύγεθλα καὶ πάντα ἁπλῶς εἰπεῖν τὰ

vel mandragoram, vel altercum, vel cicutam, vel meco-
nium admoveris, non ſolum calefeceris, ſed etiam uſſeris
corpus humanum. Omnia itaque quae examinanda venient
medicamenta, omnis extraneae valentisque tum caliditatis,
tum frigiditatis aliena ſunto, nedum aqua.

Cap. VI. At quod aqua omnis dulcis manifeſte refri-
geret, hinc quoque didiceris. Ceratum humidum ſi ex
aqua frigida ſubactum accurateque madefactum calido alicui
affectui imponas, protinus ipſum refrigerabis. Oportet
autem quam plurimam admiſcere ipſius aquae mixtioque hoc
maxime modo optime perficitur. Ceram quantum fieri ma-
xime poteſt puriſſimam, oleo liquantes humidum facere
ceratum oportet; deinde refrigeratum ac raſum in morta-
rio manibus ſubigere, aquam affundendo frigidam quantum
nimirum ceratum accipere valet, ac nondum aqua circum-
fluat. Id refrigerat et eos, qui in febre uruntur, ſi hypo-
chondriis ſuperponatur, et omnem phlegmonem, ſimiliter
herpetes quoque et carbunculos, tum eryſipelata et phy-

θερμὰ νοσήματα. μὴ τοίνυν ὕδωρ γλυκὺ, ἀλλὰ καὶ θάλατ-
ταν ἢ ἅλμην αὐτῷ παραμίξας; ἐφ᾽ ἑνὸς τῶν εἰρημένων ὅτου
βούλῃ χρήσασθαι, θεάσῃ γὰρ αὐτίκα διαφορὰν οὐ σμικρὰν,
οὐ μόνον οὐκ ἐμψύχοντος ἔτι τοῦ γενομένου φαρμάκου τῶν
εἰρημένων διαθέσεων οὐδεμίαν, ἀλλὰ καὶ προεκκαίοντος.
οὕτως ἄρα πολλὴ διαφορὰ τῶν ποτίμων ὑδάτων ἐστὶν πρὸς
ἅλμην τε καὶ θάλατταν. οὐχ ἧττον δ᾽ ἅλμης καὶ θαλάττης
τὰ θειώδη καὶ ἀσφαλτώδη, νιτρώδη καὶ χαλκάνθου καὶ μίσυος
καὶ χαλκίτεως, ἤ τινος ἁπλῶς τῶν φύσει θερμῶν φαρμάκων
ἐμφαίνοντος τῇ γεύσει, πολέμια πάντα ταῖς θερμαῖς τοῦ
σώματος ἡμῶν διαθέσεσιν ὑπάρχει. ᾧ δῆλον ὡς ταυτὶ μὲν
ἅπαντα θερμὰ ταῖς δυνάμεσίν ἐστιν. τὸ δὲ πότιμον ὕδωρ
μόνον ψυχρόν.
Κεφ. ζ´. Ὅτι δὲ καὶ ὑγρὸν τοῦτο μόνον τῶν εἰρημέ-
νων ὑδάτων ἀκριβῶς ἐκ τῆς αὐτῆς ἐπιγνώσῃ μεθόδου. τά
τε γὰρ ἕλκη τὰ πέρα τοῦ δέοντος αὐχμώδη καὶ ξηρὰ τούτῳ
τέγγων, αὐτίκα μάλα ποιήσεις ὑγρὰ καὶ πλαδαρὰ, τῶν ἄλλων
ἁπάντων ὑδάτων ξηραινόντων τὰ ἕλκη, τά τε τῶν ἁλιέων

gethla, ac breviter omnes morbos calidos. Ergo fi non
aquam dulcem, fed marinam aut muriam illi admifcens in
uno praedictorum quovis uti volueris, non parvam omnino
differentiam confpicies; quippe quum id medicamentum
adeo nullam propofitarum affectionum amplius refrigerabit,
ut infuper accendat potius. Adeo multa eft diverfitas inter
poculentas aquas et muriam marinamque aquam; aeque
autem ac muria marinaque aqua fulfurofae aquae et bitumi-
nofae et nitrofae et quae chalcanthum et mify et chalcitim,
vel aliquod fimpliciter ex natura calidis medicamentis guftu
referunt, inimicae funt omnes calidis corporum noftrorum
affectibus. Ex quo conftat has omnes facultatibus effe cali-
das, folam vero aquam poculentam frigidam.
Cap. VII. Quod autem haec quoque propofitarum
omnium aquarum fola fit humida, plane ex eadem difces
methodo. Nam ulcera, quae fupra modum fqualllida ficca-
que funt, fi hac irriges, ftatim admodum humida flaccidaque
reddes, quum aliae aquae univerfae ulcera deficcent; tum

ΤΩΝ ΑΠΛΩΝ ΦΑΡΜΑΚΩΝ ΒΙΒΛΙΟΝ Δ. 393

Ed. Chart. XIII. [6.]   Ed. Baf. II. (7.)

ξηρά τε καὶ τεταριχευμένα φαίνεται, τά τε τῶν βαλανέων
ὑγρὰ καὶ πλαδαρά. κἂν εἰ βουληθείης δὲ βρέχων μότον
ἐπιτιθέναι τοῖς ἕλκεσιν, ὑγρὰ μὲν ὑπὸ τοῦ ποτίμου, ξηρὰ
δὲ ὑφ᾽ ἅλμης τε καὶ θαλάττης εὑρήσεις γινόμενα. τὰ μέν-
τοι στυπτηριώδη τῶν ὑδάτων, οἷον τὰ κατὰ τὴν Ἰταλίαν
Ἄλβουλα προσαγορευόμενα, καὶ τοῖς ἄλλοις μὲν ἕλκεσίν
ἐστιν ἐπιτήδεια καὶ τὰ ῥευματικὰ δὲ πάντα ξηραίνει ῥᾳδίως.
οὕτως ἄρα τῶν ἄλλων ὑδάτων οὐδὲν ὑγραίνειν πέφυκεν,
ὅτι μηδ᾽ ὕδωρ ἐστὶν ἀκριβῶς, ἀλλ᾽ ἐπίμικτόν τε καὶ νόθον
ἤτοι στυπτηρίας τε καὶ χαλκίτεως, ἢ ἁλῶν, ἢ τινος ἄλλου
τοιούτου προσειληφός. ὅθεν αὐτῶν ἔνια παροξυντικὰ τῶν
ἑλκῶν ἐστιν, ὅσα τε δριμέα ἱκανῶς ὑπάρχει καὶ δακνώδη.
καὶ μὲν δὴ καὶ διψῶντι τὸ μὲν ὕδωρ παρηγορικὸν ἴαμα,
τὰ δ᾽ ἄλλα πάντα παροξυντικὰ, καὶ τοῖς ὑδερικοῖς ἐναν-
τιώτατον μὲν καὶ πόμα καὶ λουτρὸν τὸ ὕδωρ τὸ γλυκύ,
τὰ δ᾽ ἁλμυρώδη καὶ νιτρώδη καὶ θειώδη καὶ ἀσφαλτώδη
πάντα χρηστά· καὶ μιμήσασθαι δ᾽ ἂν δύναιο, καθάπερ

piscatorum ulcera adeo videntur ficca ac fi forent falita;
contra eorum qui in balneis verfantur humida apparent
ac flaccida.   Quin fi imbutum linamentum ulceribus impo-
nere libeat, humida quidem a potulenta, ficca vero a muria
marinaque reddi comperies.   Aquae quin etiam aluminofae,
quales funt in Italia vocatae Albulae, cum aliis ulceribus
idonea funt, tum vero quaecunque fluxionibus tentantur,
ea perfacile deficcant.   Sic nec caeterarum aquarum ulla
humectare poteft, quod videlicet non fit exacte aqua, fed
mixta et adulterata, accepto nimirum aut alumine, aut chal-
cite, aut fale, aut id genus aliquo.   Quocirca earum non-
nullae ulcera quoque exafperant, nempe quae acres admo-
dum funt et mordaces.   Quin etiam fitienti dulcis aqua le-
niens remedium eft; caeterae vero acerbiorem etiam fitim
relinquunt.   Tum aqua inter cutem laborantibus adverfiffi-
mum eft et poculum et lavacrum aqua dulcis: falfae vero
ac nitrofae et fulfurofae bituminofaeque omnes fane peruti-
les.   Imitari autem potes ficut marinam, fic aliarum quam-

Ed. Chart. XIII. [6. 7.]   Ed. Baf. II. (7.)

θάλατταν, ούτω καὶ τῶν ἄλλων ἕκαστον ἐπιμιξίᾳ τῆς
οὐσίας, ἥτις ἂν ἐν ἑκάστῳ φαίνηται κρατεῖν. θεῖον μὲν
γὰρ ἐμβαλὼν ὕδατι γλυκεῖ θειῶδες ὕδωρ ἐργάσῃ, στυπτηρίαν
δὲ στυπτηριῶδες, καὶ τῶν ἄλλων ἕκαστον.

Κεφ. η΄. [7] Αὕτη μὲν οὖν ἡ οἰκεία φύσις τοῦ ὕδα-
τος ὑγρά τε ἐστι καὶ ψυχρά. προσλαμβάνον δ᾽ ἐπίκτητον
θερμότητα, θερμαίνει μὲν καὶ ὑγραίνει τὰ πλησιάζοντα, πλὴν
οὐχ ὁμοίως ἄμφω πέφυκε δρᾶν ἅμα, ἀλλ᾽ ὑγραίνει μὲν ἄκρως,
ἄν τε χλιαρὸν ἄν τ᾽ εὔκρατον ἄν τε καὶ θερμότερον ὑπάρχῃ.
θερμαίνει δ᾽ οὐκ ἄκρως τό γε μὴ ζέον ἐσχάτως. ἐξεταζέσθω
δ᾽ ὁ λόγος ἐπὶ τῆς εὐκράτου φύσεως πρῶτον. ἂν τοίνυν
ταύτῃ προσφέρῃς ὕδωρ εὐκράτως θερμὸν, εἴτε λούων εἴτε
καταντλῶν ὅ τι δή ποτε μέρος, ὑγρότερον ἀποδείξεις ἑαυτοῦ
καὶ θερμότερον ἐν αὐτῷ τῷ χρόνῳ τῆς καταντλήσεως. εἰ δ᾽
ἐπὶ τούτῳ παύσαιο μὴ συναγαγὼν καὶ πιλήσας καὶ πυκνώ-
σας τὸ σῶμα ψυχροῦ χρήσει, μικρὸν ὕστερον εὑρήσεις αὐτὸ
ψυχρότερον ἑαυτοῦ γεγονέναι· ἀραιούμενον γάρ τι τὸ σῶμα
ψυχρότερον γίνεται, διαπνεομένης ἀμετρότερον τῆς ἐμφύτου

libet, fubftantia videlicet admixta, quae in quaque vincere
confpicitur; nam fulfure in aquam dulcem indito fulfurofam
effeceris; alumine aluminofam; ac eodem modo aliarum
unamquanque.

Cap. VIII.   Haec ergo propria aquae natura humida
eft et frigida.   Adventitium autem calorem adepta calefa-
cit quidem et humectat eos, quibus eft admota; verum
haud fimiliter ambo praeftare fimul poteft; fed fumme qui-
dem humectat, feu tepida fit, feu temperata, feu etiam
calidior; fumme vero non calefacit, nifi quae extreme fer-
veat.   Quod dico, in temperata primum exploremus na-
tura.   Igitur fi huic aquam afferas temperate calidam, five
laves, five perfundas partem aliquam in ipfo quidem per
fufionis tempore humidiorem fe ipfa ac calidiorem efficies.
Quod fi deinde quiefces, nec corpus frigidae ufu poftea con-
trahes, conftipabis, ac denfabis, paulo poft fe ipfo frigidius
fieri confpicies; quippe quum corpus rarefactum, tranfpi-

θερμασίας. οὐ μὴν ὥσπερ ψυχρότερον ἐς ὕστερον ἢ τοῦ θερ-
μοῦ χρῆσις, οὕτω καὶ ξηρότερον ἀποδείκνυσι τὸ σῶμα. καί-
τοι καὶ τοῦτ᾽ ἂν δόξῃ γίγνεσθαι διά τε τὴν ἀραίωσιν τῶν
πόρων καὶ μαλακότητα τοῦ σώματος καὶ χύσιν τῆς οὐσίας.
ἀτμίζειν γὰρ ἀνάγκη πλέον ἐπὶ ταῖς τοιαύταις διαθέσεσιν.
ὁ δ᾽ ἀτμὸς ὑγρόν ἐστι λελεπτυσμένον. ἀλλὰ γὰρ οὐχ ᾧδ᾽
ἔχει τἀληθές. ἥ τε γὰρ μαλακότης, ἣν ἐπὶ ταῖς θερμολου-
σίαις ἐπικτᾶται τὰ σώματα, μόνης ὑγρότητος ἴδιον καὶ ἀχώ-
ριστον σημεῖον ἐν ζώου σώματι, καθάπερ ἐν τοῖς περὶ κρά-
σεων ἐδείξαμεν, ἥ τ᾽ ἐν τοῖς ἡλκωμένοις μορίοις σὰρξ ἐναρ-
γῶς τὸ τοιοῦτον ἐμφαίνει, πλαδαρὰ καὶ βρυώδης ἐπὶ ταύταις
ταῖς δι᾽ ὕδατος θερμοῦ καταντλήσεσιν ἀποτελουμένη. κενοῦται
μέντοι τὸ σῶμα κατὰ τὰς τοιαύτας διαθέσεις, ὡς ἔλαττον
ἴσχειν ὑγρότητος ἐν ἑαυτῷ νῦν ἢ πρόσθεν. καὶ συγγνοίη τις
ἂν τοῖς οἰομένοις ἐπί τε ταῖς θερμολουσίαις καὶ ταῖς καταν-
τλήσισι τοῦ συμμέτρου θερμοῦ ξηραίνεσθαι τὸ σῶμα. παρα-
πλήσιον γάρ τι σφάλλονται τοῖς ὑπολαμβάνουσι τοὺς γέρον-

---

rante immoderatius calore nativo, frigidius efficiatur. Non
tamen ficut frigidius poftea calidae ufus, ita et ficcius cor-
pus efficit; quanquam profecto videri id poffit, tum ob
meatuum raritatem, tum ob corporis mollitiem, tum ob
fubftantiae fufionem; plufculum fiquidem in his affectibus
evaporetur necefle eft; atqui vapor humor eft extenuatus.
Verum non ita habet rei veritas. Nam mollities quam cali-
dae aquae lotionibus acquirunt corpora, folius humiditatis
proprium ac infeparabile fignum eft, in animantis videlicet
corpore, velut in opere de temperamentis eft demonftra-
tum. Sane ulceratarum partium caro id ipfum perfpicuo
oftendit, ut quae in iftis ex aqua calida perfufionibus flac-
cida atque algae ritu fluida efficitur; quanquam fane corpus
illiusmodi affectionibus inanitur, ut minus tunc in fefe ha-
beat humoris quam antea. Viderique venia digni poffunt
qui per calidas lotiones atque aquae moderate calidae per-
fufiones ficcari corpus exiftimant; nam fimilis horum eft
error atque illorum qui credunt fenes adolefcentibus effe

396 ΓΑΛΗΝΟΤ ΠΕΡΙ ΚΡΑΣ. ΚΑΙ ΔΤΝΑΜΕΩΣ

Ed. Chart. XIII. [7. 8.]   Ed. Baf. II. (7.)

τας τῶν νεανίσκων ὑγροτέρους εἶναι. περιττώματα μὲν γὰρ
ὑγρὰ πλείω τοῖς γέρουσιν, αὐτὰ δὲ τὰ πεφυκότα καὶ ὀργα-
νικὰ μόρια τοῖς νεανίσκοις ὑγρότερα, καθ᾽ ὅ τι δέδεικται καὶ
διὰ τοῦ δευτέρου περὶ κράσεων. οὕτω δὲ κἀπὶ τῶν καταιο-
νήσεών τε καὶ λουτρῶν ἔχει καὶ πάσης ἁπλῶς τῆς δι᾽ ὕδατος
θερμοῦ τέγξεως. αἱ μὲν γὰρ ἐν τοῖς ἀγγείοις καὶ ταῖς ἄλλαις
χώραις ταῖς κεναῖς ὑγρότητες ἐκκενοῦνται πᾶσαι, τὰ σώματα
δ᾽ αὐτὰ τῶν ἀγγείων καὶ σύμπαν τὸ σαρκῶδες γένος ὑγρό-
τερον ἑαυτοῦ γίνεται. καὶ ταύτην μόνην, ὡς ἔοικεν, οὐδέ-
ποτε ἀποβάλλει τὴν δύναμιν τὸ ὕδωρ τὸ γλυκὺ δηλοσότι.
οὐδὲ γὰρ ὅταν ζίον κατακαύσῃ τὰ σώματα, ξηρὰ τὰ καυθέντα
γίνεται, ὡς ἐν τοῖς ὑπὸ πυρὸς ὀπτηθεῖσιν. ὡσαύτως οὐδ᾽
ἐπειδὰν ἄκρως ψυχρὸν γενόμενον δι᾽ ὅλης ἡμέρας ἢ καὶ
πλείονι χρόνῳ καταντλῆταί τινος μορίου, ξηρότερον ἀπεργά-
ζεται τοῦτο, καίτοι ῥυσσόν γε φαίνεται καὶ πάνυ μικρόν.
ἀλλὰ ταῦτα μὲν αὐτῷ διὰ τὸ κεκινῶσθαι τὴν ἐκ τῶν ἀγγείων
τε καὶ τῶν ἄλλων [8] χωρίων ὑγρότητα συμβαίνει, τὰ πεφυ-
κότα δ᾽ αὐτὰ κατ᾽ οὐδὲν ἑαυτῶν γίνεται ξηρότερα. καὶ χρὴ

humidiores. Pluribus namque fenes excrementis humidis
redundant, fed genuinae organicaeque partes adolefcentibus
magis funt humidae; ut id quoque in fecundo de tempera-
mentis monftravimus. Perinde fe res habet in perfufioni-
bus ac lavacris omnique adeo ex aqua calida irrigatione.
Siquidem humores qui in vafis aliisque inanibus fpatiis funt
exhauriuntur omnes, at ipfa vaforum corpora et univerfum
genus carnofum fe ipfo fit humidius. Atque hanc folam
facultatem, ut confentaneum eft, nunquam aqua dulcis depo-
nit. Neque enim quum fervens corpora exurit, quae ufta
redduntur ficca, uti quae ab igne funt affa: rurfum nec
quum fummam adepta frigiditatem per diem totum, aut
etiam longiori tempore parti cuipiam perfunditur, eam fic-
ciorem efficit, tametfi rugofa atque admodum exilis relin-
quitur. Verum haec eveniunt, quod qui in vafis aliisque
fpatiis eft humor, exhauftus fit: at partes genuinae folidae-
que, nulla fua parte ficciores evadunt. Hujusque femper
meminiffe oportet; tum toto fermone perpetuo obfervan-

μεμνῆσθαι καὶ τούτου καὶ παρ᾽ ὅλον ἀεὶ φυλάττειν τὸν λόγον,
ὡς ἔκ τε τῶν ἐναργῶς φαινομένων συλλογίζεσθαι τὴ δύναμιν
ἑκάστου τῶν φαρμάκων, ἀεί τε πρὸς ὃ λέγεται θερμὸν ἢ ψυ-
χρὸν ἢ ὑγρὸν ἢ ξηρὸν εἶναι, πρὸς τοῦτο δοκιμάζειν.

Κεφ. θ'. Ἐξ ἐπιμέτρου δ᾽ εἰ βούλοιτό τις ἀπὸ τῶν
ἔξωθεν ἐπάγειν τὰς πίστεις, οὐ κωλύω μὲν οὐδὲ τοῦτο,
προσέχειν δ᾽ ἀκριβῶς τὸν νοῦν αὐτῷ συμβουλεύω. παραλο-
γισμοὺς γὰρ ἴσχει συχνούς· ἀλλὰ τούτους μὲν ἐν τοῖς ἐφεξῆς
ἐρῶ. ὃ δὲ μόνον ἄν τις ἀπὸ τῶν ἔξωθεν εἰς πίστιν τοῦ θερ-
μαίνειν ἢ ψύχειν τὸ κρινόμενον φάρμακον λαμβάνοι, τὸ
κατὰ τὴν τοῦ πυρὸς ὁμιλίαν ἐστίν. οὐ γὰρ ἀπὸ τρόπου τὸ
ῥᾳδίως ἐκπυρούμενον ὑπολαμβάνειν θερμὸν εἶναι δυνάμει.
μεμνήμεθα γὰρ, οἶμαι, τῶν τοῦ δυνάμει σημαινομένων
ἁπάντων ἐν τῷ τρίτῳ περὶ κράσεων διῃρημένων. ἐν οὖν ἐξ
αὐτῶν ἦν καὶ τὸ κατὰ τὴν οἰκείαν ὕλην τοῦ λεγομένου, τόδε
τι κατὰ δύναμιν ὑπάρχειν. εἰ δέ τι ῥᾳδίως εἰς πῦρ μετα-
βάλλοι, δυνάμει τοῦτο πῦρ ἐστιν, οὐκ ἐνεργείᾳ δηλονότι. τουτὶ

dum, ex evidenter apparentibus colligendam cujusque me-
dicamenti facultatem; ac femper, ad quod quid dicitur
calidum, frigidum, humidum, aut ficcum, ad id effe aefli-
mandum.

Cap. IX. Porro fi quis velit ex fuperabundanti a
rebus externis probationes ducere, ne id quidem prohibeo:
verum animum diligenter advertat confulo. Nam multos
obtinet paralogismos. Sed hos in confequentibus edifferam.
Caeterum quod folum quis ab externis rebus fumpferit, ut
id quod judicium fubit medicamentum aut calefacere, aut
refrigerare probet, id in ignis commercio contactuque
confpicitur. Neque enim usque adeo abfurdum eft,
quod facile in ignem vertitur, id calidum facultate pu-
tare. Memoria enim, opinor, tenemus omnia hujus vocis
facultate fignificata, quae in tertio de temperamentis defini-
vimus. Unum igitur ex iis erat et id quod ex propria ejus,
quod dicitur, materia tale eft facultate; fi quid enim facile
iu ignem vertitur, id facultate eft ignis, non actu fcilicet.

398 ΓΑΛΗΝΟΥ ΠΕΡΙ ΚΡΑΣ. ΚΑΙ ΔΥΝΑΜΕΩΣ

Ed. Chart. XIII. [8.]   Ed. Baf. II. (7. 8.)

μὲν γὰρ τὸ δυνάμει τῷ κατ᾽ ἐνέργειαν ἀντιδιαιρεῖται, θάτε-
ρον δὲ τὸ καθ᾽ αὑτὸ τῷ κατὰ συμβεβηκός. ἐν τούτῳ τοί-
νυν τῷ τρόπῳ τῆς κρίσεως ἐπισκέπτεσθαί τε καὶ διορίζεσθαι
προσήκει.

Κεφ. ί. Μεταβαίνειν δ᾽ ἀσφαλῶς βουλόμενον ἀπὸ
τῶν ἔξωθεν ἐπὶ τὰ τῶν ζώων σώματα σκοπεῖσθαι πρῶτον
μὲν εἰ λεπτομερές ἐστιν, ἢ παχυμερὲς τὸ δοκιμαζόμενον φάρ-
μακον, δεύτερον δὲ εἰ συνεχὲς αὐτῷ καὶ πυκνὸν ὅλον, ἢ δια-
λείμματ᾽ ἔχον καὶ ἀραιόν. καὶ διὰ (8) τοῦτο χρὴ πλείονα καὶ
περὶ τούτου ποιήσασθαι λόγον. ἀρχὴ γάρ τις ἔοικεν εἶναι καὶ
αὐτὸ καὶ οἷον στοιχεῖόν τι παμπόλλης θεωρίας δεόμενον.

Κεφ. ια΄. Φαίνεται τοίνυν οὐδὲν τῶν ὁμολογουμένων
θερμῶν ταῖς δυνάμεσιν ἡμᾶς θερμαῖνον, πρὶν εἰς λεπτὰ κατα-
θραυσθῆναι. πέπερι οὖν ἀδρομερὲς εἴ τις ἐπιπάττοι τῷ δέρ-
ματι, θερμότητος οὐκ ἂν οὐδεμιᾶς αἴσθοιτο. κατὰ ταὐτὰ δὲ
κἂν εἰ κατὰ γλώττης ἐπιθείη, κἂν εἰ καταπίοι, κἂν ὁπωσοῦν
ἄλλως ἀδρομερεῖ χρήσαιτο, μὴ λειώσας ἀκριβῶς καὶ διασήσας
καὶ πάνυ λειώσας, ὡς χνοῶδες γενέσθαι. τὸ μὲν γὰρ ὡς

Nam hoc quod eft facultate, ex adverfo ei dividitur quod
eft actu; alterum vero quod eft per fe, ei quod eft ex acci-
dente. Hanc ergo judicii rationem confiderare ac diftin-
guere convenit.

Cap. X. At quibus confilium eft tuto a rebus extra-
neis ad corpora tranfire animalium, videre primum debent
an tenuis fit effentiae an craffae, quod explorandum venit.
Secundo an fibi continuum denfumque ac folidum, an inter-
vallis interceptum ac rarum. Quocirca his immorandum
prolixius eft; videtur enim id quoddam effe principium ac
velut elementum multam confiderationem poftulans.

Cap. XI. Igitur eorum quae in confeffo eft facultate
effe calida, nullum omnino apparet nos calefacere prius-
quam in tenuia fit comminutum. Nam fi quis piper folidum
dum cuti infpergat, nullam plane caliditatem percipiat;
eadem ratione fi quis vel linguae imponat, aut deglutiat,
aut alio pacto utatur integro, haudquaquam diligenter trito
et cribrato, ac non adeo comminuto ut pollinem tenuitate

ΤΩΝ ΑΠΛΩΝ ΦΑΡΜΑΚΩΝ ΒΙΒΛΙΟΝ Δ. 399

Ed. Chart. XIII. [8 9.]   Ed. Baf. II. (8.)

χνους λεπτὸν κατὰ τοῦ δέρματος ἐπιπαττόμενον θερμαίνει,
καὶ μᾶλλον, εἰ ἀνατρίψαις αὐτὸ καὶ κατὰ τὴν [9] γλῶτταν
ἐπιβαλλόμενον καὶ εἰς τὴν γαστέρα καταπινόμενον· ὁλοσχερὲς
δὲ καὶ ἀδρομερὲς ἐπιτιθέμενον οὔτε δέρμα θερμαίνει καὶ τῇ
γλώττῃ καὶ τῇ γαστρὶ βραχεῖαν θερμότητος αἴσθησιν ἐπιφέρει.
ἐπεὶ τοίνυν λεπτομερὲς μὲν καλεῖται τὸ ῥᾳδίως εἰς λεπτὰ
καταθραυόμενον, ἀδρομερὲς δὲ τὸ ἐναντίον, ὑπάρχει δὲ τοῖς
μὲν σκληροῖς καὶ γλίσχροις ἢ μόγις καὶ χαλεπῶς ἢ οὐδ᾽ ὅλως
εἰς λεπτὰ καταθραύεσθαι, τοῖς δὲ κραύροις καὶ μαλακοῖς
ἄνευ γλισχρότητος ἑτοίμως εἰς λεπτότατα λύεσθαι, πρόδη-
λον, οἶμαι, τοὐντεῦθεν ὡς πολλὰ δυνάμει μέν ἐστι θερμὰ
καὶ ῥᾳδίως ἐκπυροῦται, θερμαίνει δὲ οὐ ῥᾳδίως ἡμᾶς. τὸ
μὲν γὰρ πῦρ ἁπάντων λεπτομερέστατόν τε ἅμα καὶ θερμό-
τατον ὑπάρχον εἴς τε τὸ βάθος αὐτὸ διικνεῖται ῥᾳδίως καὶ
καταθραύει καὶ λεπτύνει καὶ μεταβάλλει καὶ νικᾷ καὶ πρὸς
τὴν ἑαυτοῦ μεθίστησι φύσιν, ὁμιλοῦν πάντῃ καὶ κρατοῦν
τοῦ πλησιάζοντος, ἡ δ᾽ ἡμετέρα θερμασία πρὸς τῷ παχυμε-
ρὴς εἶναι καὶ ἀτμώδης ἔτι καὶ ἀσθενής ἐστιν, ὡς μὴ ῥᾳδίως

referat. Nam quod pollinis inftar tenue cuti infpergitur,
calefacit, ac maxime fi affricueris; praeterea quod linguae
admotum fuerit, aut in ventrem devoratum, aut quod foli-
dum integrumque imponitur, nec cutem calefacit et linguae
ventrique exiguum duntaxat caliditatis fenfum movet. Itaque
quum tenuium effe partium dicantur quae facile in tenues
partes comminuuntur, craffarum vero partium quae contra;
tum dura vifcofaque aegre ac difficile aut omnino in tenues
comminui non poffint; friabilia vero et quae citra lentorem
mollia funt, prompte in tenuiffimas folvantur; hinc con-
ftare arbitror multa effe facultate calida ac facile accendi,
verum nos haud facile calefacere. Nam ignis, ut qui
omnium eft tenuiffimus fimulque calidiffimus et in profun-
dum facile penetrat et comminuit et extenuat vincitque et
transmutat atque in fuam denique naturam convertit, unde-
quaque fcilicet fimile reddens, atque exuperans id quod
contingit. At noftra caliditas fupra quam quod craffae fit
effentiae et halituofa infuper infirma eft, ut non facile mutet

μεταβάλλειν τὸ πλησιάζον. ἐδείχθη δὲ ἐν τῷ τρίτῳ περὶ κρά-
σεων, οὗ χωρὶς ἕπεσθαι τοῖς ἐν τῷδε λεγομένοις ἀδύνατον,
ὡς οὐδὲν τῶν θερμαίνειν ἡμᾶς φαινομένων ὁμοίως τῷ πυρὶ
θερμαίνειν πέφυκεν, ἀλλ᾽ ὡς εὐέξαπτος ὕλη. τὴν γὰρ ἀρχὴν
τῆς μεταβολῆς ἐκ τῆς ἐν ἡμῖν θερμότητος λαμβάνοντα, καθά-
περ οἱ ξηροὶ κάλαμοι παρὰ τοῦ πυρὸς ἀντιθερμαίνει τε
ἡμᾶς καὶ οἷον μόρια ἄττα τῆς ἐμφύτου γίνεται θερμασίας,
ὡς ἐκεῖνοι τοῦ πυρός. ὃ γὰρ ἦν πρότερον κάλαμος, τοῦτο
νῦν γίνεται πῦρ, ὥστε καὶ τὴν οὐσίαν ὅλην αὐξάνειν τοῦ
μεταβάλλοντος αὐτὸ πυρός. ἐδείχθη δὲ καὶ ὡς ἔνια βρα-
χείας μεταβολῆς ἔξωθεν τυχόντα κατὰ τὴν ἑαυτῶν ἤδη φύσιν
ἐπὶ πλεῖστον ἀλλοιώσεως προέρχεται. ὥστ᾽ οὐδὲν θαυμαστὸν,
εἰ τὴν μὲν ἀρχήν τι τῶν φαρμάκων τῆς πρώτης μεταβολῆς
ἐκ τῆς ἐν ἡμῖν ἴσχει θερμασίας, ἐπὶ πλέον δ᾽ ἐντεῦθεν καὶ
αὐτοῦ τοῦ μεταβάλλοντος προέρχεται. ἡ γὰρ ἰδιότης ἑκά-
στου τῶν σωμάτων ἡ μὲν εὐφυὴς, ἡ δὲ ἀφυὴς εἰς θερμασίαν
ὑπάρχουσα ταῖς ἴσαις ἀρχαῖς οὐκ ἴσην τὴν αὔξησιν ἑπομέ-
νην ἴσχει.

quod contingit. Oftenfum eft autem in tertio de tempera-
mentis, quo fine quae hic dicuntur affequi eft impoffibile,
nullum eorum quae nos calefacere apparent perinde ut
ignem poffe calefacere, verum ut materiam accendi facilem,
fiquidem mutationis principium a noftra caliditate accipien-
tia, ut calami aridi ab igne, nos contra recalefaciunt et
velut partes fiunt quaedam caloris nativi, ficut illi ignis:
nam quod prius erat calamus, id nunc fit ignis, ut mutantis
ipfum ignis effentiam totam adaugeat. Monftravimus autem
quaedam, ubi vel levem fuerunt mutationem extrinfecus
adepta, fecundum naturam deinde fuam ad plurimam muta-
tionem procedere. Quamobrem mirandum non eft, fi
quaedam medicamenta primae quidem mutationis principium
a noftro calore nacta, inde jam pergant eum quoque qui
mutabat fuperare. Nam quum corporis cujusque proprie-
tas alia habilis fit ad fufcipiendum calorem, alia inhabilis, fit
ut paria principia non fequatur par incrementum.

Κεφ. ιβ'. Καὶ μὴν ὅτι γε τὸ μὲν σμικρὸν πάνυ σῶμα
ῥᾳδίως ἀλλοιοῦταί τε καὶ μεταβάλλεται πρὸς τοῦ πλησιά-
ζοντος, τὸ δὲ μεῖζον ἐν χρόνῳ τε καὶ μόλις αἰσθητὴν ἴσχει
τὴν ἀλλοίωσιν, οὐ τοῖς φυσικοῖς μόνοις ἀνδράσιν ἀποδεδει-
γμένον, ἀλλὰ καὶ πρὸς ἁπάντων ἀνθρώπων ἐξ αὐτῆς τῆς
τοῦ γινομένου πείρας πεπιστευμένον, ἱκανῶς μαρτυρεῖ τοῖς
νῦν λεγομένοις. εἰ γὰρ τὰ τοῦ πεπέρεως μόρια δεῖται ἀρχήν
τινα μεταβολῆς λαβεῖν ἐξ ἡμῶν, λαμβάνειν δὲ ῥᾷον ὅσῳπερ
ἂν ᾖ σμικρότερα, θαυμαστὸν οὐδὲν, εἰ θᾶττον αὐτῶν αἰσθα-
νόμεθα θερμαινόντων, ὅσῳπερ ἂν ἐπιμελέστερον εἰς ἐλάχιστα
καταθραύσωμεν.

Κεφ. ιγ'. [10] Ἀλλὰ μὴν ὅτι γε τὸ μὲν ἐκτὸς πέρας
τοῦ δέρματος καὶ τυλῶδές ἐστι καὶ σκληρὸν καὶ ψυχρόν, τὸ
δ' ὑπ' αὐτὸ βάθος ἅπαν, ὅσῳπερ ἂν εἴσω προερχώμεθα,
τοσούτῳ θερμότερον, οὐδεὶς ἀμφισβητεῖ. προσθεὶς δὴ τούτῳ
τῷ λόγῳ δύο ἑτέρας ἀρχὰς, ἐν ἄλλαις ἡμῖν πραγματείαις
ἀποδεδειγμένας, οὕτως ἤδη συλλογίζεσθαι δυνήσῃ τὸ πᾶν·
ἢ μὲν ἑτέρα τῶν εἰς τὴν ἀπόδειξιν ἀρχῶν, ἢ λημμάτων, ἢ

Cap. XII. Quin etiam quod corpus admodum exile
facilius alteratur mutaturque ab eo cui admotum eſt, quod
autem grandius eſt, non niſi temporis ſpatio ac vix tandem
etiam ſenſibilem alterationem ſuſtinet, id quum non modo
a phyſicis naturam ſcrutantibus ſit demonſtratum, ſed cuivis
etiam homini rei ipſius experientia notum, ſatis magnum
adfert teſtimonium iis quae modo dicebamus. Quippe ſi
piperis particulae a nobis accipere debent mutationis ini-
tium, eoque accipiant facilius quo fuerint minutiores,
mirandum non eſt, ſi eas tanto citius calefacere experiamur
quanto accuratius in minimas fuerint comminutae.

Cap. XIII. Quin etiam quod extima cutis ſuperficies
calloſa ſit duraque et frigida, tum quod ſub ea eſt totum
quanto profundius ſubeas, tanto eſt calidius, nemo ambigit.
Huic ſane rationi, ſi duo etiam principia in aliis a nobis
tractationibus demonſtrata adjecero, ita denique univerſum
poſſis colligere. Alterum quidem ad demonſtrationem prin-

ἀξιωμάτων, ἢ προτάσεων, ἢ ὅπως ἂν ἐθελήσῃς ὀνομάζειν,
ἐν τοῖς περὶ κράσεων ὑπομνήμασιν ἀποδέδεικται, συνεχὲς μὲν
ἑαυτῷ τὸ πᾶν εἶναι δέρμα κατὰ τὴν ἐξ ἀρχῆς γένεσιν, ἐν
χρόνῳ δὲ κατατιτρᾶσθαί τε καί πόρους ἔχειν παμπόλλους
ὁμοίως τοῖς κοσκίνοις. ἡ δ᾽ ἑτέρα τῶν εἰς τὸν συλλογισμὸν
χρησίμων προτάσεων ἐστὶ τὸ ἔκπνουν εἶναι καὶ εἴσπνουν τὸ
σῶμα πᾶν, ὡς Ἱπποκράτης ἔλεγεν. εἴρηται δὲ καὶ περὶ ταύ-
της ἐπιπλέον ἐν τῷ περὶ χρείας σφυγμῶν, ἐπιδεικνύντων
ἡμῶν ὡς, ἐπειδὰν εἰς ἑαυτὰς ἕλκωσιν αἱ ἀρτηρίαι διαστελ-
λόμεναι πανταχόθεν καὶ διὰ πάντων ἐπισπώμεναι τῶν πό-
ρων, οὐκ ἀέρα μόνον ἢ ἀτμὸν ἕλκουσιν, ἀλλὰ καὶ πᾶν ὅ τι ἂν
εὐέλκτόν τε καὶ λεπτομερὲς ὑπάρχον τῇ ῥύμῃ τῆς πνευμα-
τικῆς οὐσίας ἑτοίμως ἕπεται. τούτων οὕτως ἐχόντων πολλαὶ
φλέβες καὶ ἀρτηρίαι ἀναστομοῦνται εἴς τε τοὺς πόρους τοῦ
δέρματος καὶ εἰς τὴν ἐντὸς αὐτοῦ ἐπιφάνειαν, εἴς τε τὰς τῶν
πόρων κατατρήσεις οὐκ ὀλίγα στόματα διήκειν ἀρτηριῶν τε
καὶ φλεβῶν ὑποληπτέον. οὐχ ἧττόν τε πρὸς τὴν ἐκτὸς ἐπι-
φάνειαν ὡς περαίνειν τοῖς στόμασιν. ὅσον δὲ ἀκριβῶς χνοῦ;

cipiorum, five lemmatum, five axiomatum, five propofitio-
num, five utcunque nuncupare libebit, in commentariis de
temperamentis demonftratum eft, cutem videlicet omnem
in primo ftatim ortu fibi effe continuam; at temporis fpatio
perforari, ac plurima nancifci fpiramenta ritu cribrorum.
Alterum utilium ad ratiocinationem propofitionum eft, cor-
pus univerfum expirabile effe ac infpirabile, ut inquit
Hippocrates. Fufius autem de hac dictum eft in libro de
ufu pulfuum, ubi demonftravimus arterias, ubi fe dilatantes
undequaque et per omnes meatus attrahunt, non aerem
modo halitumque attrahere, fed quicquid etiam trahi facile
ac tenue fit, ad fpiritalis effentiae impetum expedite confe-
qui. Quibus fic fe habentibus multae venae arteriaeque
aperiuntur in cutis meatus et in ipfius fuperficiem inter-
nam: ac in meatuum perforationes haud pauca pervenire
venarum arteriarumque ofcula exiftimandum eft, nihiloque
fecius ad extimam fuperficiem, ita ut ipfae ofculis ibi
finiant ac terminentur. Tum quicquid piperis ad exactiffi-

ἐγένετο τοῦ πεπέρεως, ἐπισπᾶσθαι τὰς ἀρτηρίας ἅμα τῷ
πέριξ ἀέρι, εὐθὺς δὲ καὶ τοῦτο καὶ μεταβάλλεσθαι ὑπὸ τῆς
ἐμφύτου θερμότητος, διά τε σμικρότητα καὶ σύμφυτον ἐπι-
τηδειότητα, πρὸς τὴν ὑπὸ τῆς θερμασίας ἀλλοίωσιν. οὐ
γὰρ ἄλλο γέ τι ἦν αὐτῷ τῷ θερμῷ κατὰ δύναμιν ὑπάρχειν,
ἔξω τοῦ πεφυκέναι θερμαίνεσθαι ῥᾳδίως. εἰ δ᾽ ἅπαξ ὑπάρ-
ξει τοῦτο αὐτῷ, θαυμαστὸν οὐδέν ἐστι πάντη τοῦ σώματος
ἐν τῷ χρόνῳ φερόμενον ἀντιθερμαίνειν αὐτὸ, καὶ διὰ τοῦτο
πρῶτα μὲν καὶ μάλιστα πρὸς τῶν τοιούτων φαρμάκων θερ-
μαίνεσθαι τὰ πρώτως ψαύσαντα μόρια, δεύτερα δὲ τὰ τού-
τοις συνεχῆ καὶ οὕτως ἐφεξῆς ἤδη τρίτα τε καὶ τέταρτα
κατὰ τὴν τῆς θέσεως ἐγγύτητα συνεκθερμαίνεσθαι τῷ πρώ-
τως θερμανθέντι. ταῦτα ἐπιστημονικὴν μὲν ἔχει τὴν ἀπό-
δειξιν, οὐ μὴν πιστήν γε τοῖς ἀγυμνάστοις περὶ τὰ πρῶτα.
χρὴ γὰρ κἂν τοῖς περὶ στοιχείων λογισμοῖς γεγυμνάσθαι, κἂν
τοῖς περὶ κράσεων τε καὶ περὶ χρείας σφυγμῶν ὑπομνήμασιν
καὶ πρὸ τούτων ἁπάντων ἐν ταῖς ἀποδεικτικαῖς ἠσκῆσθαι
μεθόδοις. ὀλίγοι μέν εἰσιν οἱ διὰ πάντων ἰέναι δυνάμενοι.

mum redactum fuerit pollinem, fimul cum ambiente aëre
ab arteriis attrahi, ipfumque protinus a calore nativo trans-
mutari, idque tum ob parvitatem tum ob ingenitam ut a
calore alteretur aptitudinem; fiquidem haud aliud illi erat
facultate effe calido, quam facile poffe incalefcere. Quod
fi femel id illi infit, mirum non eft per omne corpus tem-
pore perlatum, ipfum recalefacere: ac proinde primum
maximeque ab id genus medicamentis incalefcere partes,
quas primum contigerit: deinde quae his funt proximae et
continentes; ac fic deinceps jam tertio quartoque loco, pro
fitus videlicet vicinitate, cum iis quae primo incaluerant
incalefcere. Haec fcientifica conftant demonftratione, non
tamen iis fatis credibili, qui in primis non fuerint exerci-
tati. Oportet enim in iis quae de elementis funt ratioci-
nationibus effe verfatum, atque in commentariis de tempe-
ramentis et ufu pulfuum et ante haec omnia in demonftrandi
methodis peritum. Sane paucis datum eft omnia percur-
rere. Verum his quidem fuffecerit, mea fententia, in evi-

πλὴν καὶ τούτοις ἀρκέσει, κατὰ γε τὴν ἐμὴν γνώμην, ἐν
αὐτοῖς τοῖς ἐναργέσιν ἀναστρέφεσθαι, βραχέων ἐπιλογισμῶν
ἁπτομένοις, ὥστε τὴν μὲν αἰτίαν δι᾽ ἣν οὐ θερμαίνει τὰ
τῶν ἀνθρώπων σώματα τὰ παχυμερῆ προσαγόμενα, κἂν
θερμὰ τὴν φύσιν ὑπάρχῃ, μόνοις τοῖς ἕπεσθαι δυναμένοις
εἰρῆσθαι νομιζέτωσαν, αὐτοὶ δὲ διαρκείσθωσαν τῷ φαινο-
μένῳ διὰ τῶν αἰσθήσεων ἐναργῶς. φαίνεται δὲ ἐναργῶς
μηδὲν τῶν παχυμερῶν, πρὶν ἀκριβῶς [11] καταθραυσθῆναί
τε καὶ λεπτυνθῆναι, μήτ᾽ αὐτὸ πάσχειν ὑπὸ τοῦ σώματος
ἡμῶν μήτ᾽ ἀντιδρᾶσαί τι δυναμένου. οὐ γὰρ μόνον ἐπὶ
πεπέρεως, ἢ νάπυος, ἢ κάγχρυος, ἢ τῶν ἄλλων ἁπάντων
τῶν θερμαινόντων ἡμᾶς, ἀλλὰ καὶ ἐπὶ τῶν ψυχρῶν ταῖς
δυνάμεσιν ὡσαύτως ἔχει. μανδραγόρου γοῦν ῥίζης φλοιὸν,
εἴ τις εἰς μεγάλα καταθραύσας ἐπιθείη κατὰ τοῦ δέρματος, ἢ
καταπλάττοι ἢ καταπίοι παντελῶς, οὐδὲν (9) ἀνύσει, λεπτουρ-
γηθεὶς δ᾽ ἱκανῶς ψύχειν πέφυκε. οὕτω δὲ καὶ τὸ τῆς μήκω-
νος σπέρμα καὶ τὸ τοῦ κωνείου, καίτοι τοῦτό γε σφοδρότατον
ὑπάρχει τῶν ψυγόντων πρὶν ἀκριβῶς καταθραυσθῆναι, πλη-

dentibus duntaxat verfari paucis attactis communibus ratio-
nibus, five epilogismis. Itaque caufam quamobrem non
calefaciunt corpora humana ea quae craffa adhibentur, etiam
fi natura fint calida, iis duntaxat qui rationem affequi valeant
dictam effe reputent: fibique fatis effe perfuadeant, quod
evidenter fenfibus apparet. Apparet autem evidenter craf-
forum omnium nullum prius quam ad unguem comminuatur
extenueturque, neque ipfum a corpore noftro quicquam
perpeti, neque rurfum in nos poffe agere. Nec enim folum
in pipere, napy, canchry caeterisque omnibus quae nos
calefaciunt ita fe res habet, fed aeque item in facultate fri-
gidis. Nam fi quis radicis mandragorae corticem in magnas
partes confractam cuti imponat, aut illinat, aut deglutiat,
plane nihil efficiet; at fi admodum fit comminuta, refrige-
rare poteft. Sic etiam papaveris femen et cicutae, quan-
quam hoc fit omnium refrigerantium valentiffimum, tamen
antequam exacte comminuatur, cuti noftrae impofitum plane

σιάζον ἡμῶν τῷ δέρματι, παντάπασιν ἀσθενὲς ὑπάρχει. μὴ
τοίνυν θαυμάσῃς, εἰ κάλαμοι ξηροὶ καὶ τρίχες εὐέκκαυτα μὲν
οὐ μὴν ἡμᾶς γε θερμαίνει πλησιάζοντα. τὴν ἀρχὴν γὰρ, οὐδὲ
μεταβάλλεται πρὸς τῆς ἐν ἡμῖν θερμασίας, ἵνα ἀντιθερμάνῃ
διὰ τὸ μὴ δύνασθαι καταθραυσθῆναι χνοωδῶς· ἐπεὶ ὅ γε
κάλαμος ὁ ἐξ Ἰνδίας, ὃν καὶ ἀρωματίτην ὀνομάζουσιν, τῷ
κόπτεσθαί τε καὶ διασσᾶσθαι καὶ ὅλως τῷ καταθραύεσθαι,
μᾶλλον τοῦ παρ' ἡμῖν ἐναργῶς φαίνεται θερμαίνων, ὡς καὶ
τοῖς πρεσβυτέροις ἡμῶν ἰατροῖς ὡμολόγηται πᾶσιν.

Κεφ. ιδ'. Ἐπισκέπτεσθαι δὲ, ὡς εἴρηται, μὴ μόνον
εἰ παχυμερής ἐστιν ἢ λεπτομερὴς ἡ τῶν ἐξεταζομένων φαρ-
μάκων οὐσία, ἀλλ' εἰ καὶ ἀραιὰ καὶ πυκνή. λέγω δὴ ἀραιὰν
ἧς τὰ μόρια διαλαμβάνεται χώραις κεναῖς, ἐπισταμένων ἡμῶν
δηλονότι καὶ μεμνημένων ἀεὶ πῶς λέγεται χώρα κενὴ πρὸς
τῶν ἡνῶσθαι φασκόντων τὴν οὐσίαν, ὅτι μὴ καθάπερ Ἐπι-
κούρῳ καὶ Ἀσκληπιάδῃ δοκεῖ, ἀλλ' ἔστιν ἀέρος πλήρης ἐν
ἅπασι τοῖς ἀραιοῖς σώμασιν ἡ κενὴ χώρα. τοιαύταις οὖν

eſt imbecillum. Ne te ergo magna teneat admiratio, quod
calami aridi pilique tametſi accendi promptiſſimi ſunt, non
tamen nos contactu calefaciant; quippe qui plane a noſtro
calore mutari nequeant, ut ſic recalefaciant, quod videlicet
pollinis ritu comminui non valeant; quandoquidem calamus
Indicus, quem et aromaticum appellitant, quum tundi, cri-
brari, ac plane magis quam qui apud nos naſcitur commi-
nui valeat, clare nos calefacere conſpicitur, ſicut uno ore
omnes qui aetate nobis majores ſunt medici confitentur.

Cap. XIV. Porro conſiderandum eſt, quemadmo-
dum propoſui, non ſolum ſi craſſarum ſit partium an tenuium
explorandum medicamentorum ſubſtantia, verum etiam ra-
rane an denſa. Voco ſane rarum, cujus partes ſpatiis ina-
nibus intercepta ſunt, intelligentibus videlicet nobis ac ſemper
per recordantibus quo pacto dicatur ſpatium inane ab iis
qui unitam eſſe dicunt ſubſtantiam, non quemadmodum
Epicuro et Aſclepiadi eſt viſum, imo aëre plenum eſt in
raris corporibus ſpatium inane. Ubi ergo ejusmodi ſpatiis

Ed. Chart. XIII. [11.]   Ed. Baf. II. (9.)

εὐρυχωρίαις πολλαῖς, ὅταν ᾖ διειλημμένον τὸ σῶμα, ῥᾷον
ἐκπυροῦται τῶν πυκνῶν, κἂν ὁμοίως αὐτοῖς τῆς κατὰ τὸ
θερμόν τε καὶ ψυχρὸν ἔχει κράσεως. ὁ γὰρ ἐν ταῖς εὐρυχω-
ρίαις ἀὴρ εὐπαθέστατος ὑπάρχων ἐκφλογοῦται μὲν αὐτὸς
εὐθέως κατὰ τὴν πρώτην τοῦ πυρὸς προσβολὴν, συνεκκαίει
δ᾽ αὐτῷ καὶ τὸ πᾶν σῶμα, πανταχόθεν ἕκαστον αὐτοῦ μό-
ριον προσλαμβάνον. εἴπερ οὖν τὰ σμικρὰ σώματα περιεχο-
μένης αὐτοῖς ἐν κύκλῳ φλογὸς ἐξάπτεται ἑτοίμως· φαίνεται
γὰρ τοῦτο ἐναργῶς εὐλόγως, τὸ ἀραιὸν σῶμα ταχέως ἐκπυ-
ροῦται, τῶν ἐν τῷ βάθει μορίων ἁπάντων αὐτοῦ ψαυούσης
τῆς φλογός. οὕτως οὖν καὶ τοὺς ξηροὺς καλάμους τὸ πῦρ
ἐκκαίει ταχέως, κἂν ἧττον ἑτέρας οὐσίας ὦσι θερμοὶ, διὰ
τὸ πλῆθος τῶν πόρων, οὓς πρότερον μὲν ἀὴρ κατειλήφει,
ψαύσαντος δὲ τοῦ πυρὸς ἡ φλὸξ ἐπινέμεται. ἀὴρ μὲν γὰρ
ἐκπυρωθεὶς φλόξ ἐστι, γῆ δὲ ἄνθραξ. ὅτι δ᾽ ἀερώδεις πόρους
παμπόλλους ὁ ξηρὸς κάλαμος ἔχει μέγιστον τεκμήριον ἡ κου-
φότης αὐτοῦ. ξηρὸν γὰρ φύσει σῶμα κοῦφον ἄλλως οὐκ ἐγχω-

multis corpus fuerit diftinctum, facilius quam denfum accen-
ditur, etiamfi quod ad caliditatis frigiditatisque attinet tem-
periem fimiliter illi fit affectum. Nam qui in iis fpatiis
continetur aër, quum fit ad patiendum promptiffimus, primo
flatim ignis occurfu accenditur atque inflammatur; una
vero fecum corpus univerfum accendit, unamquamque ejus
partem nimirum undequaque occupans. Ergo fi parva cor-
pora, cingente ea circumquaque flamma prompte accendun-
tur, nam id clare confpicimus, non fine ratione corpus
rarum celeriter accenditur, utpote quum profundas ejus
partes omnes flamma contingat. Sic itaque calamos aridos
ignis celeriter exurit, tametfi minus funt alia fubftantia ca-
lidi, idque ob meatuum multitudinem quos aer quidem
prius occupabat: ubi vero ignis contigit, flamma depafcitur:
aër enim accenfus flamma eft, terra vero carbo. Porro
quod aeris plenos meatus multos aridus calamus obtineat,
fummum argumentum eft ipfius levitas; nam ficcum natura
corpus leve effe alioqui nequeat, nifi inanitate fit praedi-

ΤΩΝ ΑΠΛΩΝ ΦΑΡΜΑΚΩΝ ΒΙΒΛΙΟΝ Α. 407

Ed. Chart. XIII. [11. 12.]   Ed. Baf. II. (9.)

ρεῖ γενέσθαι, εἰ μὴ ἔχει κενότητα. κατὰ δὲ τὸν αὐτὸν τρόπον καὶ κίσσηρις καὶ σπογγιὰ ξηρὰ καὶ πάνθ᾽ ὅσα σηραγγώδη καὶ πολύκενα, κοῦφα τοῖς σταθμοῖς ἐστιν. οὕτω μὲν καὶ ὁ κάλαμος οὐχὶ τῷ ξηρὸν εἶναι μόνον, ἀλλὰ καὶ τῷ πλείστου μετέχειν ἀέρος, ἑτοίμως ἐκφλογοῦται, τῷ δ᾽ ἡμετέρῳ σώματι δυσθέρμαντός ἐστιν, διὰ τὸ παχυμερὲς τῆς οὐσίας. [12] ὅταν οὖν τινος τῶν φαρμάκων ἐκ τῆς πρὸς τὸ πῦρ ὁμιλίας τεκμαιρόμενοι τὴν κρᾶσιν, εἰ καὶ πρὸς ἡμᾶς φαίνεται τοιοῦτον, ἐθέλομεν ἐξευρεῖν, εἰς τὴν τῆς οὐσίας αὐτοῦ σύστασιν ἀποβλεπτέον. εἰ μὲν γὰρ λεπτομερής ἐστι καὶ συνεχὴς ἑαυτῇ, τὴν αὐτὴν καὶ πρὸς ἡμᾶς ἐπιδείξεται φύσιν, ἥνπερ καὶ πρὸς τὸ πῦρ. εἰ δὲ ἀραιά τε καὶ παχυμερὴς, ἐνδέχεται πρὸς μὲν τοῦ πυρὸς ἀλλοιοῦσθαι ῥᾳδίως αὐτὴν, οὐ μὴν πρός γε τῆς ἐν ἡμῖν θερμασίας, καὶ διὰ τοῦτο μηδὲ ἀντιθερμαίνειν ἡμᾶς.

Κεφ. ιε. Ὅτε τοίνυν ταῦθ᾽ οὕτω διώρισται, πάλιν ἐπανέλθωμεν ἐπὶ τὸν περὶ τοῦ ὕδατος λόγον. ὅτι μὲν γὰρ λεπτομερές ἐστιν ἐκ τοῦ διαῤῥεῖν ἑτοιμότατα καὶ πλοκάμων καὶ ὑφασμάτων ἔνεστι τεκμήρασθαι. διά τε γὰρ ὑγρότητα

tum. Eundem in modum pumex et spongia sicca atque omnia adeo quaecunque fistulosa sunt multumque vacui obtinent, pondere sunt levia; sic sane et calamus non eo duntaxat quod siccus est, sed quod plurimi aëris est particeps, prompte accenditur; at a nostro corpore aegre proinde calefieri potest, quod essentiae sit crassae. Quando igitur medicamenti cujuspiam exignis commercio temperiem colligentes scrutari statuimus, an adversum nos eodem modo se gerat, substantiae ejus respicienda constitutio est. Nam si tenuis quidem sit, sed sibi ipsi continua, eandem et in nos naturam ostendet quam prius in ignem: sin autem rara sit et crassa, fieri potest ut ab igne quidem persacile alteretur, non tamen a calore nostro, ac proinde nec nos recalefaciat.

Cap. XV. Posteaquam igitur haec eum in modum definita sunt, rursum ad sermonem de aqua redeamus. Nam quod tenuis sit essentiae, argumento est quod promptissime per pilos et vestimenta perfluat; nam propter humiditatem

καὶ μαλακότητα καὶ τὸ μηδὲν ἔχειν γλίσχρον, εὔθραυστα
κέκτηται τὰ μόρια καὶ μέχρι σμικροτάτου, ῥᾳδίως διαιρού-
μενα τοιοῦτον δὲ ὂν ὅμως οὐδ᾽ ἡμᾶς θερμαίνει κατὰ τὴν
ἑαυτοῦ φύσιν οὔτ᾽ ἔστιν οἰκεία τροφὴ πυρὸς, ἀλλὰ πᾶν τοὐν-
αντίον ἀντίκειταί τε καὶ στασιάζει καὶ κατασβέννυσιν, ὡς
ἐναντιώτατον ὑπάρχον αὐτοῦ. καὶ οὐδὲν θαυμαστὸν, εἰ θερ-
μοτάτῳ καὶ ξηροτάτῳ τὴν φύσιν ὑπάρχοντι τῷ πυρὶ ψυχρὸν
καὶ ὑγρὸν ὂν ἀντιτέτακται τὸ ὕδωρ. στοχάζεται τοίνυν, ὡς
εἴρηται, κᾀκ τῆς πρὸς τὸ πῦρ ὁμιλίας, ὅπως ἔχει θερμότητος
ἢ ψύξεως ἕκαστον τῶν φαρμάκων. οὐ μὴν εὐθύς γε καὶ πρὸς
ἡμᾶς νομίζειν φαίνεσθαι τοιοῦτον, εἰ καὶ μὴ λεπτομερὲς εἴη καὶ
πυκνόν. οὕτω γοῦν καὶ τοὔλαιον, καίτοι ῥᾳδίως ἐκφλογούμενον
οὐ πάνυ τι ταχέως οὐδ᾽ ἐναργῶς ἡμᾶς θερμαίνει τῷ γλί-
σχρῳ καὶ παχυμερεῖ τῆς οὐσίας, δυσαπολύτως ἐμπλαττόμε-
νον οἷς ἂν ὁμιλήσῃ πρώτοις. καὶ διὰ ταῦτο μέχρι πλείστου
παραμένει πᾶσιν οἷς ἂν ἐπαλείφηται, μήθ᾽ ὑπὸ τοῦ περιέχον-
τος λεπτυνθῆναί τε καὶ διαφορηθῆναι ῥᾳδίως δυνάμενον,
ἀλλὰ μηδ᾽ εἴσω τοῦ σώματος ἑτοίμως μεταληφθῆναι. τὸ

mollitiemque, quodque nihil habeat adjunctum lentoris, divi-
fibiles partes obtinet et quae facile in minimas puſſint dis-
trahi. Talis quum ſit, tamen neque nos ex ſua natura
calefacit, neque proprium eſt ignis nutrimentum, imo omnino
contra adverſatur et diſſidet atque extinguit, ut quae illi ſit
adverſiſſima: nec mirum eſt, ſi cum igne natura tum cali-
diſſimo tum ſicciſſimo pugnet aqua, quae frigida eſt et hu-
mida. Conjectura igitur, ut dictum eſt, et ex ignis ſumenda
commercio, quo pacto quodque medicamentum in calore
frigoreque ſe habeat: non tamen protinus exiſtimandum tale
et ad nos videri, niſi tenuium ſit partium et ſpiſſum. Sic
oleum tametſi facile in flammam vertitur, non tamen admo-
pum celeriter nos calefacit, nimirum lenta craſſaque ſub-
ſtantia ſua tenaciter iis inhaerens quae primum contigit;
proindeque longiſſime omnibus perdurat, quibus fuerit illi-
tum, ſcilicet nec ab ambiente facile aut extenuari aut diſcuti
potens, nec intro in corpus prompte transumi. Aqua vero

ΤΩΝ ΑΠΛΩΝ ΦΑΡΜΑΚΩΝ ΒΙΒΛΙΟΝ Α. 409

Ed. Chart. XIII. [12. 13.]   Ed. Baf. II. (9.)

ὕδωρ τοὐναντίον εἰς ἀτμοὺς τάχιστα διαλυόμενον ἑτοίμως
διαφορεῖται. καὶ διὰ τοῦτο, κἂν ἕψῃς, εἰς ταὐτὸν ἀγγεῖον
ἐμβάλλων ἔλαιον ὕδατι, πρῶτον διαφορεῖται καὶ ἐκδαπανᾶ-
ται τὸ ὕδωρ. οὕτω κἂν λιθάργυρον, ἢ ψιμμύθιον ἢ ὁτιοῦν
ἄλλο μίξας ἀκριβῶς, ἀμφότερα ἑψεῖν ἐθελήσῃς, πρῶτον ὄψει
διαφορούμενον τὸ ὕδωρ.

Κεφ. ιστ'. Οὐκοῦν ἁπλῶς ὅ τι περ ἂν ἐκπυροῦται
θᾶττον, εὐθὺς τοῦτο καὶ πρὸς ἡμᾶς φαίνεται θερμότερον,
ἐδείχθη γὰρ καὶ πρόσθεν ὡς τῶν ἐνεργείᾳ θερμαινόντων τὸ
μὲν ἁπλῶς ἦν θερμὸν, ὥσπερ τὸ πῦρ, τὸ δ' ἐπικρατείᾳ θερ-
μὸν, ὥσπερ τὸ ἐν ἡμῖν. οὕτω καὶ τῶν δυνάμει θερμῶν τὸ
μὲν ὡς πρὸς τὸ πρῶτόν τε καὶ ἁπλῶς θερμὸν εἶναι τοιοῦτον,
τὸ δ' ὡς πρὸς τὸ κατ' ἐπικράτειαν λεγόμενον. ὥστ' οὐχ ἁπλῶς
ἀπὸ τῆς πρὸς τὸ πῦρ σχέσεως τῶν κρινομένων φαρμάκων
προσήκει μεταβαίνειν ἐφ' ἡμᾶς, ἀλλὰ μετὰ τὸ διορίσασθαι
τὸν εἰρημένον διορισμόν.

Κεφ. ιζ'. [13] Ὁ δ' αὐτὸς οὗτος διορισμὸς ἀναγκαῖός
ἐστι κἀπειδὰν ἐκ τοῦ πήγνυσθαί τι ῥᾳδίως ψυχρὸν εἶναι

o contrario et celerrime in halitum folvitur atque expedite
difcutitur, proinde etiamfi in idem vas conjectam aquam
oleumque decoquas, prior tamen aqua refolvitur et abfumi-
tur. Sic item fi lithargyro, aut ceruffa, aut id genus ali-
quo cum aqua diligenter commixto, fimul ambo decoquere
voles, priorem difcuti aquam experiere.

Cap. XVI. Non ergo fimpliciter quod citius accen-
ditur, protinus id etiam ad nos apparet calidius. Siquidem
ante oftenfum eft, ut calefacientium actu aliud fimpliciter
erat calidum, ut ignis; aliud exuperantia calidum, velut qui
in nobis eft calor: fic eorum quae facultate funt calida
aliud effe ejusmodi, ut ad id quod primo et abfolute eft ca-
lidum; aliud vero ut ad id quod per exuperantiam dicitur.
Quamobrem non abfolute ab ea quae adverfus ignem eft, in
judicium venientium medicamentorum difpofitione, ad nos
tranfire expedit, fed adjecta limitatione propofita.

Cap. XVII. Eadem haec limitatio itidem neceffaria
eft, quoniam ex eo quod quid facile conglaciatur frigidum

συλλογιζώμεθα. τῶν γὰρ ὡσαύτως ἐχόντων κατὰ λεπτομερὲς
ἢ παχυμερὲς τῆς συστάσεως τὸ θᾶττον ὑπὸ τοῦ ψυχροῦ
πηγνύμενον ψυχρότ·ρόν ἐστι τὴν κρᾶσιν. ὡς εἴη τὸ μὲν
λεπτομερέστερον, ὡς οἶνος εἰ τύχοι, τὸ δὲ παχυμερέστε-
ρον, ὡς ἔλαιον, οὐκ ἀναγκαῖόν ἐστι θᾶττον ἢ μᾶλλον
πήγνυσθαι τὸ ψυχρότερον. ἀλλ᾽ εἰ μὲν ὅσῳ θάτερόν ἐστι
ψυχρότερον, τοσούτῳ θάτερον εἴη παχυμερέστερον, ἅμα
μὲν ἄμφω παγήσεται, μᾶλλον δ᾽ ἂν δόξειε πεπῆχθαι τῇ
σκληρότητι τῆς συστάσεως τὸ παχυμερέστερον. εὔλογον γὰρ
οἶμαι τῶν ὁμοίως πεπηγότων τὸ παχυμερέστερον καὶ σκλη-
ρότερον γίνεσθαι. εἰ δ᾽ ἤτοι πλέον ψυχρότερον εἴη θάτε-
ρον, ἢ παχυμερέστερον τὸ λοιπὸν, ἢ ἔμπαλιν ἧττον ψυ-
χρότερον τὸ ἕτερον αὐτῶν, παχυμερέστερον δὲ τὸ λοιπὸν,
οὐκ ἔτ᾽ ἐν ἴσῳ χρόνῳ πήγνυσθαι τούτοις δυνατὸν, ἀλλὰ τὸ
μὲν πλέον ψυχρότερον ἢ παχυμερέστερον θάτερον, ἐν ἐλάτ-
τονι χρόνῳ, τὸ δ᾽ ἧττον ψυχρότερον ἢ παχυμερέστερον τὸ
λοιπὸν ἐν πλείονι· οὕτω δὲ καὶ τὸ μᾶλλον ἢ ἧττον φαίνε-

effe colligimus. Nam in iis quae eandem habent aut
tenuitatem aut craffitudinem confiftentiae, quod ocius a
frigore congelatur, temperamenti eft frigidioris. Nam fi
alterum fit tenuius, puta exempli caufa vinum, alterum
craffius, ut oleum : non cft neceffe aut citius aut magis con-
crefcere quod eft frigidius. Verum fi quanto alterum eft
frigidius, tanto alterum quoque eraffius fit, fic fimiliter ambo
concrefcent. Caeterum magis concretum videatur, ipfa
videlicet confiftentiae duritia, quod fuerit effentiae craffio-
ris. Nam rationabile eft, reor, fimiliter congelatorum quod
craffioris fuerit effentiae, itidem fieri durius. At fi vel
alterum plus fit frigidius quam reliquum effentiae craffioris:
ant contra minus frigidius quidem ipforum alterum, reli-
quum vero craffioris effentiae, haud etiam pari tempore
congelafcere eft poffibile; verum quod plus eft frigidius
quam alterum effentiae craffioris, minori temporis fpatio;
quod vero minus eft frigidius quam reliquum effentiae
craffioris, majori. Sic magis minusque utrumvis ipforum

σθαι σκληρὸν ὁπότερον αὐτῶν, ἀνάλογον τῷ μεγέθει τῆς
ὑπεροχῆς ἀναγκαῖον ἀποβαίνειν.

Κεφ. ιη′. Τούτων οὖν μεμνῆσθαι χρὴ, καὶ ὡς οὐ
ταὐτόν ἐστι τὸ ψύχεσθαι τῷ πήγνυσθαι, κἂν ὅτι μάλιστα
διὰ τὸ ψύχεσθαι γίγνηται. τὸ μὲν γὰρ ψύχεσθαι ψυχράν
ἐστιν ἐπιδέχεσθαι ποιότητα, τὸ δὲ πήγνυσθαι σκληρύνε-
σθαι διὰ ψύξιν. ὅσα τοίνυν ἐστὶ λεπτομερῆ σώματα, τῷ
πάσχειν ῥᾳδίως ἑτοίμως μὲν θερμαίνεταί τε καὶ (10) ψύχε-
ται, πήγνυται δὲ οὐκ ἔθ' ἑτοίμως, ὥσπερ ἀήρ τε καὶ πῦρ.
τὸ μὲν γὰρ ὅλως οὐ πήγνυται, ὁ δ' οὐχ ὁμοίως ὑάλῳ καὶ
πίττῃ καὶ κηρῷ καὶ ῥητίνῃ καὶ ἀσφάλτῳ, καίτοι θερμο-
τάτη γε ἡ ἄσφαλτος, ἀλλὰ τὸ παχυμερὲς αὐτῆς καὶ γεῶ-
δες εἰς τὸ πάχος τῆς πήξεως συντελεῖ. καὶ ἁψάμενος ἂν
εὕρης ἔτι θερμὴν ἤδη πεπηγυῖαν τελέως, ὥσπερ, οἶμαι,
καὶ ὁ μόλυβδος καὶ ὁ κασσίτερος ἔτι ζέοντα πέπηγεν
ὁμοίως. οὕτω ποι καὶ τὸ ὕδωρ Ἱπποκράτης ἔλεγεν, τὸ
ταχέως θερμαινόμενον καὶ ταχέως ψυχόμενον ἀεὶ κουφό-
τατον. ὅσῳ γὰρ ἂν ᾖ λεπτομερέστερον, τοσούτῳ ῥᾷον πά-

videri durum, id pro excessus proportione evenire est ne-
cesse.

Cap. XVIII.   Haec ergo memoriae mandare oportet,
tum quod non idem sint congelari et refrigerari et quod illud
maxime a refrigeratione proveniat.   Nam refrigerari est fri-
gidam accipere qualitatem, at congelari est durescere prae
frigore.   Ergo quaecunque corpora tenuis sunt essentiae,
quum facile perpetiantur, prompte tum incalescunt tum
refrigerantur; at non aeque prompte congelantur, ut aër et
ignis.   Nam hic plane non congelatur: ille autem nempe
aër non perinde ut vitrum, ut pix, ut cera, resina, bitu-
men; tametsi bitumen sit vel calidissimum, verum quod
ejus crassum est ac terreum, ad congelationis celeritatem
adjuvat; ac si tetigeris, calidum etiamnum, plane tamen con-
gelatum reperias: sicut, puto, et plumbum et stannum non
aliter concreta sunt etiamnum ferventia.   Sic aquam Hip-
pocrates, quae celeriter et incalesceret et refrigeraretur,
semper esse levissimam retulit: nam quanto tenuior fuerit,

σχει. λεπτομερέστερον δὲ τὸ γεώδους ἰλύος ἥκιστα μετέχον.
οὐχ ἁπλῶς οὖν οὐδ᾽ ὡς ἔτυχεν ἐκ τῶν πρὸς τὸ πῦρ
παθῶν τῆς ὕλης τεκμαίρεσθαι χρὴ τὴν πρὸς ἡμᾶς δύναμιν
αὐιῆς, ἀλλὰ μετὰ τῶν εἰρημένων διορισμῶν. ὅθεν οὐδ᾽
ἀσφαλὴς ἡ κρίσις ὁμοίως τῆς πρὸς ἡμᾶς αὐτούς. ἡ δὲ καὶ
ταύτης ἔτι προσωτέρω μετάβασις παντάπασιν σφαλερά
καίτοι γε χρῶνται ταύτῃ πάμπολλοι τῶν ἰατρῶν, οἱ μὲν
πᾶν τὸ γλίσχρον θερμὸν εἶναι λέγοντες, οἱ δὲ πᾶν τὸ
στῦφον, οἱ δὲ πᾶν τὸ γλυκὺ, τὸ δ᾽ αὐστηρὸν ἢ τὸ στρύ-
φνὸν ἕτεροι. τινὲς δὲ καθ᾽ ἕκαστον αὐτῶν τἀναντία τιθέ-
μενοι. περὶ μὲν δὴ τῶν ἐν τούτοις σφαλμάτων ἐφεξῆς
ἐρῶ. [14] νυνὶ δὲ συντελέσαι βούλομαι τὸν ἐνεστῶτα λό-
γον, ὡς εἰ κἀκ τῆς πρὸς τὸ πῦρ κοινωνίας ἐθέλοι τις
κρίνειν τὴν ὕλην, οὐχ ἁπλῶς οὐδ᾽ ἀορίστως προσήκει κρί-
νειν, οὐδ᾽ ὡσαύτως ἔχειν ἡγεῖσθαι τῶν κρινομένων ἕκα-
στον, πρὸς ἄνθρωπόν τε καὶ πῦρ. ὕδωρ μὲν οὖν ἐναν-
τιώτατόν ἐστιν πυρὶ, ψυχρὰν καὶ ὑγρὸν ὑπάρχον τὴν δύ-

tanto pati promptior eſt: atqui quae tenuior eſt, minimum
habet limi terreſtris. Non ergo abſolute, nec temere ex
materiae paſſionibus ad ignem, conjicere ejus ad nos facul-
tatem oportet, verum adjunctis limitationibus ſuprapoſitis.
Quare nec aeque ſecurum hoc judicium ac id quo ad nos
ipſos quid examinamus: at qui hoc etiam ulterius transeunt,
plane in multis errorum periculis verſantur. Quamquam
id faciunt medicorum complures, alii omne quod viſcoſum
eſt, calidum aſſerentes: alii quicquid adſtringit: nonnulli
quicquid eſt dulce, quidam vero etiam quod auſterum acer-
bumve eſt: ſunt autem qui ſingulis illorum contraria defen-
dant. Sed qui in iſtis errores committantur poſtea narrabo.
Nunc autem praeſentem ſermonem conſilium eſt abſolvere:
nempe ut ſi quis ex ignis commercio materiam judicare volet,
non abſolute, neque citra limitationem id faciendum: neque
perinde ad ignem et hominem habere quicquid judicatur
put mdum. Nam aqua igni adverſiſſima eſt, ut quae facul-
tatem ſortita ſit frigidam et humidam: muria vero, marina

ναμιν. ἄλμη δὲ καὶ θάλαττα καὶ τὸ ἀσφαλτῶδες ὕδωρ
καὶ τὸ θειῶδες οὐκ ἔθ᾽ ὡσαύτως. ἀποκεχώρηκε γὰρ ἅπαντα
τὰ τοιαῦτα τοῦ ὕδατος ἐπὶ τὸ θερμότερον. ἀλλὰ περὶ μὲν
τῶν αὐτοφυῶν ὑδάτων ἱκανὰ καὶ ταῦτα. καθ᾽ ἕκαστον γὰρ
τῶν φαρμάκων, ὧν τὰς ποιότητας αὐτὸ τὸ ὕδωρ δέδεκται,
τὸν λόγον ποιούμενοι, κἄν εἴ τι νῦν ὑπὲρ αὐτῶν ἀσαφέστε-
ρον ἢ ἐλλιπέστερον εἴρηται προσθήσομεν.
Κεφ. ιθ΄. Ἐπὶ δὲ τὰ λοιπὰ τῶν ὑγρῶν φαρμάκων
ἤδη μεταβαίνωμεν, ὧν ἐν τοῖς μάλιστα περὶ ὄξους ἠμφισβή-
τηται, τῶν μὲν ψυχρὸν εἶναι λεγόντων αὐτὸ, τῶν δὲ θερμὸν,
ἐνίων δὲ τινὰ μὲν θερμότητα διδόντων αὐτῷ, τινὰ δ᾽ ἀφαι-
ρουμένων. ὥσπερ οἱ λέγοντες οἶνον τεθνεῶτα καὶ νεκρὸν
εἶναι τὸ ὄξος. οὗτοι γὰρ ἀπολωλεκέναι μὲν αὐτό φασι τὴν
οἰκείαν οἴνου θερμότητα, σηπιδονώδη δέ τινα προσειληφέναι.
καὶ ἔγωγ᾽ ἂν ἐπῄνεσα τὴν γνώμην αὐτῶν, κἀξ ἑτοίμου προση-
κάμην καὶ συνεκινδύνευσα περὶ τὴν ἀπόφασίν τε καὶ δόξαν,
εἴ τινα μηχανὴν ἐξευρεῖν ἠδυνάμην, ὥσπερ ἐν γάλακτι τῶν

bituminofaque et fulfurofa aqua, non aeque, quippe quum
id genus omnes ab aqua ad calidius receſſerint. Verum de
ſponte natis aquis vel haec fufficiant. Siquidem ubi medi-
caminum uniuscujusque quorum qualitates accipere aquam
oftenſum eft ſermonem figillatim tractabimus, fi nunc aut
obſcurius quippiam aut imperfectius fit dictum, id tunc ad-
jicietur. Cap. XIX. Sed ad reliqua nunc liquidorum medica-
minum tranfibimus, inter quae vel maxima eft controverfia
de aceto, aliis frigidum, aliis contra calidum adftruentibus:
nonnullis calorem quidem quendam illi concedentibus, fed
quendam etiam auferentibus, velut qui acetum vinum eſſe
mortuum aſſerunt. Nam hi propriam vini caliditatem per-
didiſſe quidem, verum putredinofam aſſumpfiſſe aliam quan-
dam contendunt. Atque ego ſane non multum abeft quin
illorum laudem fententiam, in eamque prompte accedam,
proque hac aſſertione atque opinione pericula omnia fubeam,
fi quam machinam aut artem invenire queam, ficut in lacte

ἐναντίων μορίων τῆς διακρίσεως, οὕτω κἀνταῦθα. νυνὶ δ᾽
ὅτι μὲν τὸ γάλα μὴ σύμπαν ὁμοιομερές ἐστι, μηδὲ ταὐτὸν
ἑαυτῷ πάντη, σαφῶς ἐπιδείκνυσιν ἡ σχίσις αὐτοῦ πολλῶν
τοῖς ἀνθρώποις ἐξευρημένων τρόπων εἰς τὴν διάκρισιν τῶν
τυρωδῶν μορίων ἀπὸ τῶν ὀῤῥωδῶν. οὐ μὴν ἐπί γε τοῦ
ὄξους οὐθ᾽ εὕρηταί τι τοιοῦτον οὔτ᾽ ἐναργῶς ἀποδεῖξαι
δυνατὸν ὡς ὅσον μὲν αὐτοῦ λεπτὸν καὶ ὑγρὸν ἀκριβῶς ἐστιν,
τοῦτο μὲν ψύχει, τὸ δὲ κατὰ τὴν τρυγὸς οὐσίαν ἐμφερόμενον
αὐτῷ, καθάπερ κἂν τοῖς οἴνοις θερμαίνει· μόνως γὰρ ἂν
οὕτως ἐναργῶς ἐπιδείξειέ τις ἐξ ἐναντίων ταῖς δυνάμεσι συγ-
κείμενον αὐτὸ μορίων, ὥσπερ τὸ γάλα. πᾶσι μὲν οὖν τοῖς
ἐκ καρπῶν ἀποθλιβομένων γιγνομένοις ὑγροῖς ἐμφέρεταί τι
παχυμερές, ὃ δὴ καὶ ὑφιζάνει τῷ χρόνῳ, τρὺξ μὲν ἐπὶ τῶν
οἴνων, ἀμόργη δ᾽ ἐπ᾽ ἐλαίου καλούμενον. ἀνάλογον δὲ κἀπὶ
τῶν ἄλλων ἁπάντων ὑπάρχει, κἂν εἰ μὴ τέτευχεν ἰδίων ὀνο-
μάτων, ἡ οἷον τρὺξ ἐν αὐτοῖς. ἔστι δή τι τοιοῦτον κἂν τῷ
ὄξει καὶ τάχα, τὸ μὲν τῆς θερμότητος μετέχον ἐστὶ τοῦτο τὸ
δὲ τῆς ψύξεως, τὸ λεπτόν. ἴσως δὲ καὶ κατ᾽ αὐτὸ τὸ λεπτὸν

contrariarum partium feparationis, ita hic quoque. Nunc
autem quod lac univerfum non fit homoeomeres et fimilare,
neque undequaque fibi idem, clare monſtrat ejus fciſſio ex-
cogitata videlicet multis hominibus ratione, qua partes ca-
feofae a ferofis feparari poſſint. Atqui neque tale quid
repertum in aceto eſt: neque manifeſto demonſtrare poſſis,
quod quantum ejus eſt tenue atque humidum exacte, hoc
quidem refrigeret: quod vero fecundum faecis fubſtantiam
in eo defertur, velut in vinis calefaciat; nam ea folum ra-
tione aperte quis probaverit ipſum ex partibus facultate con-
trariis conſiſtere ſicut lac. Sane in omnibus liquoribus,
quos exprimendis fructibus conficiunt, craſſum defertur
quippiam, quod et temporis ſpatio fubſidit: faex vocatur in
vino, in oleo autem amurca; fed et in omnibus aliis ineſt,
quod illis proportione refpondet, tametſi proprium nomen
fortitum non ſit, quod velut faex eſt in illis; utique et in
aceto eſt ejusmodi quippiam et forfan ipſum eſt quod calo-
ris eſt particeps: quod vero frigoris, id quod tenue eſt; for-

ἐμφέρεταί τι σμικρὸν ἐν πολλῷ παρεσκευασμένον, τῆς ἑτέρας
φύσεως ἢ τὸ ὅλον ἐστιν. ὅτι μὲν γὰρ πλείονι μοίρᾳ ψυχρὸν
ἢ θερμόν ἐστιν, ἐναργῶς οἶμαι φαίνεσθαι τοῖς ἀληθῶς ἐξετά-
ζουσιν τὴν αὐτοῦ δύναμιν.

Κεφ. κ'. Καὶ θαυμάζω γε ὅπως εἰς τοσοῦτόν τινες
ἀπεφήναντο θερμὸν εἶναι τὸ ὄξος, ὡς καυτῆρι προσεοικέναι.
[15] ταύτῃ γοῦν φασι καὶ τὰς αἱμοῤῥαγίας ἐπέχειν αὐτό.
πρῶτον μὲν γὰρ οὐκ ἂν ἐλάνθανε τὴν αἴσθησιν ἡμῶν ἡ
τοσαύτη θερμότης. ἔπειτα δὲ καὶ κατὰ τὴν αὐτῶν ἐκείνων
τῶν θερμῶν εἰκόνα πάντως ἄν που τοιοῦτον ὑπάρχον ἐσχά-
ραν εἰργάζετο τοῖς θερμοῖς φαρμάκοις ὁμοίως. ὁρῶμεν γὰρ
ἐπὶ τούτων ἐναργῶς, ὅταν αἷμα δι' αὐτῶν ἐπισχεῖν βουληθῶ-
μεν, ἐσχάραν οὐ μικρὰν γενομένην, ὡς εἴ γε μὴ ποιήσῃς
ἐσχάραν, οὐδ' ἐπέχεις τὸ αἷμα. γίγνεται γὰρ οἷον ἐπίθεμά τι
τῶν αἱμοῤῥαγούντων σωμάτων αὕτη. καὶ διὰ τοῦτο καὶ τὰ
καυτήρια προσφέρομεν αὐτοῖς ἀκριβῶς ἐκπεπυρωμένα, γινώ-
σκοντες, οἶμαι, τὰ μὴ τοιαῦτα πρὸς τῷ μηδὲν ἀνύειν ἔτι
καὶ βλάπτοντα καὶ παροξύνοντα τὰς αἱμοῤῥαγίας. οὐ γὰρ

taflis vero et in ipfo tenui exiguum quiddam defertur multo
tempore praeparatum alterius naturae quam ipfum fit totum;
nam quod majori parte frigidius fit quam calidius, liquido iis
apparere arbitror, qui vere facultatem ejus expenderint.

Cap. XX.   Ac miror qua ratione ducti quidam ita
calidum effe acetum dixerint, ut cauterio ipfum affimilarint;
nam, hac, inquiunt, ratione fanguinis eruptiones reprimit.
Primum enim tanta caliditas fenfum noftrum non fugeret.
Deinde ad illorum calidorum imaginem omnino utique cru-
ftam efficeret, calidis medicamentis fimiliter. Nam id
plane in his confpicimus, ubi per ea fanguinem fiftere fta-
tutum eft, cruftam relinqui haud exiguam: fiquidem, nifi
cruftam effeceris, fanguinem haud reprefferis, nam ea velut
operculum fit corporibus fanguinem profundentibus. Proin-
de fane etiam cauteria plane candentia illis applicare con-
fuevimus, compertum nimirum habentes, quae non funt
ejusmodi praeterquam quod nihil proficiant, infuper lae-
dere ac fanguinis profluvium irritare.   Nec fane ignis ex

δὴ κατὰ τὸν ἑαυτοῦ λόγον οὐδὲ τῷ θερμαίνειν τὸ πῦρ ἐφίστησιν αὐτὰς, ἀλλὰ τὸ κατακαῦσαν οἷς ἂν ἐπιπέσοι, τὸ οἷον ὑπόλειμμα τῆς καύσεως ἀπεργάζεται πῶμα τῶν ὑποκειμένων, ὅπερ ἔθος ὀνομάζειν ἐστὶ τοῖς Ἕλλησιν ἐσχάραν. ἀλλὰ τό γε ὄξος οὐδενὶ τῶν ἐσχαρούντων φαρμάκων ὁμοίως, ἀλλὰ μᾶλλον, ὡς τὰ στύφοντα χωρὶς ἐσχάρας ἐπέχει τὰς αἱμοῤῥαγίας, ὥστε ταύτῃ μὲν οὖν οὐ θερμαίνειν ἄκρως, ἀλλὰ ψύχειν ὑποληφθείη. κάλλιον μέντοι, καθότι καὶ πρόσθεν εἴρηται, τῶν τοιούτων ἀποχωρῆσαι τεκμηρίων· οὐ γὰρ ἐπὶ τὴν αἴσθησιν ἀνάγει τὴν κρίσιν, οὐδ' ἐκ τῶν παρακειμένων οὐδ' ἐγγύθεν, ἀλλὰ πόῤῥωθέν τε καὶ διὰ μακρῶν λημμάτων συλλογίζεται. καὶ δείξω τὴν ἀτοπίαν αὐτῷ ἐπὶ πλέον ἐν τοῖς ἑξῆς λόγοις.

Κεφ. κα'. Ἡμεῖς μὲν οὖν κατὰ τὴν ἐξ ἀρχῆς μέθοδον ἐπί τε τῶν ἀμέμπτως ὑγιαινόντων πειρασόμεθα τῆς δυνάμεως αὐτοῦ, κἄπειτ' ἐφεξῆς ἐπὶ τῶν δυσκράτων, εἶτα καὶ τῶν νοσούντων. σπόγγον οὖν ἢ ἔριον ὄξει βρέξαντες ἐπιθήσομεν ὁτῳδήποτε μορίῳ τῶν ὑγιεινῶν σωμάτων, εἶθ'

fua ratione aut quod calefaciat, ipfum fiftere poteft: verum idcirco, quia quum urat quae contigerit, quod ex uftione reliquum eft, operculum fubjectis partibus relinquat, id quod Graecis appellari confuevit ἐσχάρα. At acetum haud perinde ut cruftam facientia medicamenta, fed potius ut adftringentia et refrigerantia citra cruftam fanguinis fluores cohibet: itaque hac quidem ratione non calefacere extreme, fed refrigerare putetur. Praeftat autem, ut et fupra monuimus, a talibus conjecturis recedere, utpote quae judicium ad fenfum haud referant, neque ex prope pofitis aut vicinis, fed e longinquo et longis fumptionibus rationem colligant. Aperiam autem copiofius illarum abfurditatem in libris fequentibus.

Cap. XXI. Nos autem fecundum methodum ab initio pofitam vim ejus experiemur, primum in iis quibus inculpata conftat fanitas, mox in intemperatis, deinde et in aegrotantibus. Itaque fpongiam aut lanam aceto madentem cuivis fani corporis parti fuperpone-

ὥσπερ εἴρηται ἔμπροσθεν, ἔν τε τῷ παραχρῆμα πευσόμεθα τῶν ἰδιωτῶν, ἀδεκάστως γὰρ ἐκεῖνοι τὰ τοιαῦτα κρινοῦσιν τῷ μὴ δουλεύειν δόγματι, πότερα ψύξεως ἢ θερμασίας αἰσθάνονται. δῆλον δ᾽ ὡς οὔτε ψυχρὸν ἄκρως οὔτε θερμὸν αὐτὸ προσοίσομεν. εἴρηται γὰρ ἤδη καὶ περὶ τούτου πρόσθεν. εἰ δὴ τοιοῦτον εἴη τὸ προφερόμενον ὄξος, καὶ μάλιστα εἰ μὴ παλαιὸν σφόδρα μηδ᾽ ἐσχάτως δριμὺ, σαφοῦς αἰσθήσονται ψύξεως, ἐκ τοῦ παραχρῆμα καὶ μετὰ μίαν ὥραν καὶ δύο καὶ τρεῖς καὶ τέτταρας, ἐξ ὑστέρου μέντοι καὶ θερμασίας τινὸς ἤδη κατὰ βραχὺ γεννωμένης ἐν τῷ μορίῳ, φαντασίαν τινὰ ἕξουσιν. δριμέος δ᾽ ἰσχυρῶς ὄντος τοῦ ὄξους κατὰ μὲν τὴν ἀρχὴν κἀπὶ τούτῳ ψύχεσθαι φήσουσιν, ταχέως μέντοι τῆς ὑποστρεφομένης αἰσθήσονται θερμασίας καὶ οὐ μετὰ πολὺν χρόνον, ὡς ἐπὶ τοῦ νεωτέρου τε καὶ μὴ πάνυ δριμέος ὄξους. ἐξ ὧν δῆλον ὡς ἔστι ψυχρὸν μὲν πάντως, ἤδη δὲ καὶ θερμασίας τινὸς (11) ὀλίγης μετέχον, ἢ τῷ λόγῳ τῆς δριμύτητος κατά τι συμβεβηκὸς ἐν τῷ χρόνῳ μετρίως ὑποθερμαίνει τὰ

mus: deinde ut ante eſt poſitum, protinus rogabimus, idiotas ſcilicet atque ex plebe aliquem, nam illorum in iſtiusmodi incorruptum eſt judicium, quia nulli videlicet dogmati ſerviliter ſunt addicti, nunquid calorem an frigus percipiaut. Id vero ſatis conſtat, quod illud nec ſumme frigidum nec calidum admovebimus: nam et de hoc ſupra verba fecimus. Sane ſi tale fuerit quod applicatui acetum; potiſſimum ſi non admodum inveteratum, neque extreme acre, manifeſtum principio frigus percipient; itidem et poſt unam, duas, tresve ac quatuor horas: poſtea vero poſt ſublationem ſcilicet ſenſim naſcentis in parte caloris opinionem habebunt. Porro ſi vehementer acre acetum extiterit, et hoc etiam refrigerari ſe principio dicent; celeriter tamen recurrentem calorem ſentient, non autem longo poſt tempore, velut in recentiore ac non valde acri aceto. Ex quibus conſtat omnino frigidum quidem eſſe acetum, ſed quendam etiam obtinere calorem, qui acrimoniae ratione per aliquod accidens ſpatio temporis mediocriter corpora

σώματα, καίτοι γ᾽ οὐδὲ τοῦτο διαπαντὸς, ἀλλ᾽ ἐπ᾽ ἐνίων πέ-
φυκε δρᾷν. ὅσα οὖν χαῦνα καὶ ἀνώδυνα τῶν οἰδημάτων οὔτ᾽
ἐν [16] τῷ παραχρῆμα θερμασίας αἴσθησιν, οὔτ᾽ εἰς ὕστερον
ἔχει χρωμένων ὄξει. κνῆσις μέντοι ἐπ᾽ αὐτῶν γίγνεται, δι᾽ ἣν
καὶ πολλάκις τοῖς ἄκρως χρωμένοις ἔρευθος ἐπιτρέχει λεπτὸν,
ὥστ᾽ οὐδὲ πρώτως, οὐδὲ κατὰ τὴν οἰκείαν τάξιν ὑποθερ-
μαίνειν δόξειεν ἂν, ἀλλ᾽ ἐρεθίζειν τῇ δήξει τῆς δριμύτητος.
ἐπεὶ δὲ ἅπαξ ἐπὶ τὰ παθήματα μετέβημεν ἀπὸ τῶν ὑγιαι-
νόντων σωμάτων, ἀναμνήσωμεν ὅσα πέφυκε δρᾷν ἐπὶ ταῖς
θερμοτάταις τε καὶ ψυχροτάταις διαθέσεσιν. ὅταν οὖν τις
ὑπὸ θαψίας ἐπαλειφθείσης διακαίηται, κατασβέννυσιν ὄξος
τὸ καῦμα. καὶ τοῦτ᾽ ἔξεστι τῷ βουλομένῳ πείρᾳ μαθεῖν,
ὥσπερ καὶ ἡμεῖς ἐποιήσαμεν ἐφ᾽ ἡμῶν αὐτῶν, ἐπὶ τῷ βάσα-
νον ἀκριβῆ λαβεῖν τῆς τοῦ φαρμάκου δυνάμεως, ἐπαλείψαντες
πολλαχόθι τὰς κνήμας, ἡνίκα μετὰ τέτταρας ὥρας καὶ πέντε
διακαίεσθαί τε καὶ φλεγμαίνειν ὑπήρξαντο, τῷ μὲν ὄξους, τῷ
δ᾽ ὕδατος προσερραίνομεν, ἑτέρῳ δ᾽ ἔλαιον, ἄλλο δὲ ῥοδίνῳ
ἐπηλείφομεν, ἄλλῳ δ᾽ ἄλλο τι τῶν ἢ δριμύτητας ἀμβλύνειν

excalefaciat, tametfi id non ubique, fed in quibusdam dun-
taxat poffit efficere. Nam laxis ac doloris expertibus tu-
moribus neque protinus neque poftea caloris fenfum aceti
ufus commovet, mordicatio tameii in illis quaedam perci-
pitur, ob quam faepenumero iis qui vehementer utuntur
tenuis quidam recurrit rubor. Itaque neque primario neque
proprio ordine calefacere videri poffit, fed acrimoniae
morfu irritare. Porro quandoquidem a fanis corporibus ad
affectus femel delapfi fumus, fuggeramus quae in calidiffi-
mis et frigidiffimis affectibus efficere queat. Ergo fi quis
ab illita thapfia uratur, ardor aceto reftinguitur; id quod
cui libitum eft experientia difcere licet, velut nos profecto
fecimus in nobis ipfis, quo accurate medicamenti potentiam
experiremur. Illitis enim multis in locis tibiis, ubi poft
quatuor quinqueve horas accendi et inflammari coepiffent,
huic quidem parti acetum, illi aquam infperfimus; alii vero
oleum, alii rofaceum inunximus; et aliis atque aliis alia
atque alia quae aut acrimoniam hebetare, aut calorem refri-

ἢ θερμότητας ἐμψύχειν πεπιστευμένων, καὶ πάντων αὐτῶν
ἐνεργέστερον τὸ ὄξος ἠυρίσκετο. δῆλον οὖν ὡς οὐχὶ τῷ τὰς
δριμύτητάς τε καὶ δήξεις ἀμβλύνειν, ὁμοίως ἐλαίῳ τε καὶ
ῥοδίνῳ, καὶ γὰρ καὶ αὐτὸ πέφυκε ποῖειν ταῦτα, ἀλλὰ τῷ ψύ-
χειν. εἰ γὰρ οὐκ ἐνδέχεται μὲν ἄλλως ἰᾶσθαι τὰς ἀπὸ τῆς
θαψίας φλεγμονὰς αὐτὸ, πλὴν ἢ τῷ ψύχειν ἢ τῷ τὰς δήξεις
τε καὶ δριμύτητας ἀμβλύνειν, οὐχ ὑπάρχει δ᾽ αὐτῷ θάτερον,
ἀνάγκη ἄρα κατὰ τὸ λοιπὸν ἰᾶσθαι· καὶ τῶν ἄλλων δὲ τῶν
θερμῶν ἁπάντων παθημάτων, τῶν μὲν μᾶλλον, τῶν δ᾽ ἧττον
ἐμψυκτικὸν ὑπάρχει, φλεγμονῶν, ἑρπήτων, φυγέθλων, ἐρυ-
σιπελάτων, ἀνθράκων. ὥστε εἰ μὴ τὸ σφοδρόν τε καὶ τραχύ
τῆς δυνάμεως αὐτῷ λυπηρὸν ἦν, οὐκ ἂν ἄλλῳ τινὶ πρὸς ἔμ-
ψυξιν ἐχρώμεθα.

Κεφ. κβ´. Καίτοι τινὲς αὐτὸ δὴ τοῦτο μέγιστον γνώ-
ρισμα τίθενται τῆς θερμότητος αὐτοῦ. μὴ γὰρ ἄν φασιν μήτε
δριμὺ μήτε δακνῶδες εἶναι μήτε διαβρωτικὸν μήτε τραχυντι-
κόν, εἰ μή γε θερμότητος αὐτῷ μέτεστι δαψιλοῦς. ὡς γὰρ
τοῦ ψυχροῦ τὸ συνάγειν τε καὶ πυκνοῦν, οὕτω τοῦ θερμοῦ

gerare creduntur; fed eorum omnium acetum compertum
eft efficaciffimum. Quocirca manifeftum eft, non eo quod
acrimoniam ac mordacitatem obtundat, ficut oleum et rofa-
ceum, nam id praeftare haec poffunt, fed quia refrigeret
tale effe. Quippe fi excitatas a thapfia phlegmonas aliter
fanare non liceat, nifi aut refrigerando aut morfum five
acrimoniam obtundendo: nec alterum praeftare valeat ace-
tum: confequitur utique neceffario per reliquam vim fanaffe.
Alias porro reliquas calidas paffiones omnes, phlegmonas
pura, herpetes, phygethla, eryfipelata, carbunculos, alias
plus, alias minus refrigerare confuevit. Quapropter nifi
vehementia illi atque afperitas facultatis molefta ineffet, haud
alio fane utendum ad refrigerandum foret.

Cap. XXII. Tametfi quidam reperiantur qui maxi-
mum id caliditatis ejus argumentum conftituunt. Non enim,
inquiunt, neque acre, neque mordax, neque afperum, ne-
que erodens foret, nifi affatim illi ineffet caliditas. Nam
ficut frigidi proprium eft contrahere ac condenfare, ita ca-

D d 2

τὸ τέμνειντε καὶ διαιρεῖν ὑπάρχον ἴδιον, ὅπερ οὐχ ἥκιστα
προσεῖναι τῷ ὄξει. τέμνειν γὰρ αὐτὸ καὶ διαβιβρώσκειν οὐ
τὰ τῶν ζώων σώματα μόνον, ἀλλὰ καὶ θρόμβους καὶ πώρους
καὶ λίθους καὶ κέραμον καὶ χαλκὸν καὶ σίδηρον καὶ μόλυβδον
καὶ σχεδὸν ὥσπερ τῷ πυρὶ καὶ τούτῳ πάντ᾽ εἶναι βάσιμά τε
καὶ πόριμα, μηδεμίας οὐσίας ὑπομενούσης αὐτὸ μηδ᾽ ἀντι-
στῆναι, ἢ ἀντισχεῖν τῷ βιαίῳ τῆς διεξόδου δυναμένης. εἶναι
γὰρ δὴ καὶ λεπτομερὲς αὐτὸ, παραπλησίως τῷ πυρὶ, καὶ τού-
του μαρτύριον οὐ σμικρὸν μὲν οὐδὲ τὴν ἁφὴν ὑπάρχειν, ἀλλὰ
γευομένοις τοιοῦτον φαίνεσθαι καὶ διηθεῖσθαι τῶν λεπτοτά-
των ὑφασμάτων, ἑτοιμότερον ὕδατος καὶ πάντα διαβιβρώ-
σκειν, ὡς ὀλίγῳ πρόσθεν εἴρηται. καὶ τί γὰρ ἄλλο ἢ πῦρ
τῷ λόγῳ τὸ ὄξος ἀποφαίνουσιν; ὥσπερ ἀμέλει καὶ οἱ τῇ
ψύξει φάσκοντες αὐτὸ διαλύειν τοὺς θρόμβους, ἐκ τοῦ θλί-
βειν τε καὶ πιλεῖν καὶ σφίγγειν, ἅπαντα πανταχόθεν ὥσπερ
ἂν εἰ καὶ τοῖς δακτύλοις τις τοῖς ἑαυτοῦ ἔθλασε λαμβάνων.
[17] ὑπερεκπίπτουσι δὲ καὶ αὐτοὶ πάλιν εἰς τοσοῦτον, ὡς
καὶ τῆς χιόνος ἀποφαίνειν αὐτὸ ψυχρότερον. ἀλλὰ τῆς μὲν

lidi fecare atque dividere: id quod in primis efficere acetum
valet, quippe quod fecet atque erodat non modo animan-
tium corpora, fed et grumos, callos, lapides, fictile, aes,
ferrum, plumbum; ac tantum non velut ignis cuncta per-
vadat ac penetret, nec ulla poffit fubftantia penetrationis
ejus vehementiam aut fuftinere, aut illi reluctari ac refi-
ftere; nam fubtile haud fecus effe atque ignem, non levi
teftimonio illi tactum effe: quin et guftantibus ita videri et
per fubtiliffima veftimenta promptius aqua perfluere omnia-
que exedere, uti paulo fupra diximus. Et quidnam obfe-
cro aliud ipfum actum his verbis quam ignem pronun-
ciant? Non aliter quam qui frigore grumos ipfum folvere
contendunt, premendo videlicet, denfando ac omnia unde-
quaque ftringendo, ac fi quis digitis amplectens comprefferit.
Nam hi rurfum adeo excedunt, ut et nive frigidius ipfum
adftruant. Sed utrorumque caftiganda immoderatio eft.

ἀμετρίας ἑκατέροις ἐπιτιμῆσαι δίκαιον. οὔτε γὰρ εἰ ψυχρὸν,
ἤδη καὶ χιόνος ἀποφαίνειν αὐτὸ ψυχρότερον· οὔτε εἰ θερμὸν,
θερμότατον. οὐδὲ γὰρ οὐδ᾽ ἂν ἠμφισβητεῖτο περὶ τῆς δυνά-
μεως αὐτοῦ, μὴ παρὰ τὸ μέσον πως τεταγμένου καὶ πολὺ
τῶν ἄκρων ἑκατέρων ἀποκεχωρηκότος. οὔτε γὰρ περὶ κωνείου
τις ἢ μανδραγόρου τῆς δυνάμεως ἠμφισβήτησεν οὔθ᾽ ὑπὲρ
καρδαμώμου καὶ κάγχρυος, ἀλλὰ τὰ μὲν ἅπασι τοῖς ἰατροῖς
ὡμολόγηται ψυχρὰ, τὰ δὲ θερμά. κατὰ δὲ τὸν αὐτὸν τρόπον
ὑοσκύαμος μὲν καὶ μηκώνιον ψυχρὰ, πέπερι δὲ καὶ νᾶπυ
θερμά. καὶ πρὸς τούτοις ἕτερα μυρία τὰ μὲν δυνάμει θερμὰ,
τὰ δὲ ψυχρὰ, πᾶσι τοῖς ἰατροῖς συμπεφώνηται.

Κεφ. κγ΄. Τὸ δ᾽ ὄξος, ὥσπερ οὖν καὶ τὸ ῥόδινον, ὅτι
μὲν οὔτ᾽ ἄκρως ψυχρὸν οὔτε θερμόν ἐστιν, ἐξ αὐτοῦ τοῦ
διστάζεσθαι πρόδηλον. οὐδέτερον δέ πως ἑκάτερον αὐτῶν
ἀναγκαῖον εἶναι. τριχῶς δὲ τῶν οὐδετέρων λεγομένων, ὥσπερ
καὶ Ἡρόφιλος διῃρεῖτο, τῶν μὲν τῷ μετέχειν ἴσον ἀμφοτέρων
τῶν ἄκρων, τῶν δὲ τῷ μηδετέρου, τῶν δὲ νῦν μὲν τοῦδε,
νῦν δὲ τοῦδε, πάντως που καὶ ταῦτα ἢ κατά τι τῶν σημαι-

Neque enim ut frigidum fit, jam nive frigidius; neque ut
calidum, omnium calidiffimum pronunciandum eſt; fiquidem
niſi juxta medium foret ac longe ab extremorum utroque
diffitum, non tanta incidiſſet de facultate ejus controverſia.
Nam de cicutae aut mandragorae viribus nemo ambigit,
neque de naſturtii et canchryos: verum illa omnibus medi-
cis in confeſſo eſt facultate eſſe frigida, haec vero calida·
eundem in modum altercum et meconium frigida, piper et
napy calida. Ad haec innumera ſunt alia, quae facultate
aut eſſe calida aut frigida, uno ore medici omnes fatentur.
Cap. XXIII. Caeterum acetum, ſicut utique et roſa_
ceum, neque eſſe ſumme calidum, neque rurſum ſumme
frigidum, ex ipſa dubitatione ſatis conſtat: neutrum vero
quodam modo, utrumque horum fit neceſſe eſt. Siquidem
quum neutra tripliciter dicantur, uti diviſit Herophilus, par-
tim amborum extremorum participatione, partim neutrius,
partim nunc illius, nunc hujus, omnino et haec aut aliquo

422 ΓΑΛΗΝΟΥ ΠΕΡΙ ΚΡΑΣ. ΚΑΙ ΔΥΝΑΜΕΩΣ

Ed. Chart. XIII. [17.]   Ed. Baf. II. (11.)

νομένων, ή τινα τῆς τῶν οὐδετέρων ἐστὶ φύσεως. ἐμοὶ μὲν
δὴ μᾶλλον δοκεῖ, τῷ μετέχειν ἑκατέρων τῶν ἄκρων καὶ τῷ
νῦν μὲν θερμαίνειν αἰσθητῶς δοκεῖν, αὖθις δὲ ψύχειν. οὕτως
οὖν οὐδέτερα λεχθείη ἂν καὶ ὄξος καὶ ῥόδινον. εἰ δέ τις καὶ
τῷ μηδετέρου τῶν ἄκρων μετέχειν ἐπιχειρήσειεν οὐδέτερα
δεικνύειν, εὐπορήσει μὲν ἴσως καὶ οὗτός τινων λόγων πιθα-
νῶν, οὐ μὴν ἀποδεικτικῶν τε καὶ ἐπιστημονικῶν. ἀκριβῶς
τοῦτο γινώσκειν μοι δοκῶ, καὶ μάλιστα περὶ ὄξους. τὸ μὲν
γὰρ ἑκατέρους εὐπορεῖν ἐπιχειρημάτων πιθανῶν, τούς τε ψυ-
χρότατον ἀποδεικνύντας αὐτὸ καὶ τοὺς θερμότατον, οὐ σμι-
κρὸν τεκμήριόν ἐστι τοῦ μετέχειν ἀμφοτέρων αὐτό. χαλεπὸν
μὴν ἱκανῶς πιστώσασθαι τῷ λόγῳ τὴν τῶν ἐναντίων μέθεξιν,
οὐκ ἔχοντας λῦσαι καὶ σχίσαι τὴν οὐσίαν αὐτοῦ, καθάπερ
ἐπί τε γάλακτος ἐργαζόμεθα καὶ ἄλλων παμπόλλων, ἃ
προϊὼν ὁ λόγος ἐκδείξει πάντα. καὶ διὰ τοῦτο ἐναργεστέρας
καὶ ἀκινδυνοτέρας ἀρχῆς ἐπιλαβέσθαι ποθοῦμεν. ἔστι δὲ,
ὡς ἐμοὶ φαίνεται, τὴν ἀρχὴν ἐκείνην θηρατέον, ἐκ τῆς λεπτο-

fignificatorum aut aliquibus, ex neutrorum natura fuerint.
Mihi fane magis videntur utriusque extremorum participa-
tione; et quod nunc fenfibiliter calefacere videantur, nunc
rurfum refrigerare. Sic ergo neutra dici poffint acetum et
rofaceum. Quod fi quis ea neutra oftendere conetur, quia
neutrum extremorum participent, ne illi quidem etiam
forte probabiles quaedam rationes deerunt, fed non erunt
demonftratoriae ac fcientificae. Id me exacte compertum
habere confido et maxime de aceto. Nam quod fuae utris-
que fint rationes probabiles, tum iis qui frigidiffimum de-
monftrant tum iis qui calidiffimum, non parvum indicium
eft ipfum utriusque effe particeps: admodum tamen diffi-
cile eft rationi contrariorum participationem concedere,
quum non liceat fubftantiam ejus aut folvere, aut fcindere,
velut in lacte facimus et aliis compluribus quae omnia fer-
monis progreffus aperiet. Proinde evidentius magifque
periculo vacans principium optamus affequi. Porro ut mihi
quidem videntur, indagandum illud principium eft ex na-

Ed. Chart. XIII. [17. 18.]　　　　　Ed. Baf. II. (11.)

μερους τε και παχυμερους φύσεως, υπερ ης ειρηται μεντοι μοι και πρόσθεν, αλλα και νυν αμεινον επιπλέον υπερ αυτης διελθειν, επειδη και Πλάτων φησι, περι των αρχων χρη τους πλείστους γίγνεσθαι λόγους.

Κεφ. κδ'. Τον αέρα τοίνυν ουκ εστιν οστις ουκ ειπε λεπτομερη, τω καταθραύεσθαι δηλονότι ραδίως εις λεπτα μόρια και δια πυκνοτάτων σωμάτων ετοίμως διέρχεσθαι, [18] η, ειπερ εξ αλλου τινος επιφέρουσιν αυτω το λεπτομερες ονομα, διδασκόντων ημας σαφως. ου γαρ δη εξ ογκων γε λεπτων, ως οι της ετέρας αιρέσεως ειποιεν αν ηγεμόνες, ερουμεν και ημεις συγκεισθαι τον αέρα. συνεχης γαρ εστιν και εις ολος, ουδαμόθι κενον εν εαυτω περιέχων ουδέν. εν δε τοιαύτη φύσει σώματος η λεπτομέρεια, τω τάχει της εις μικρα διαιρέσεως επινοειται μόνω. αλλ' ειπερ δια τουτο λεπτομερης ο αηρ, ουχ απαν πυρ εσται λεπτομερές. εστι μεν γαρ δήπου και χαλκος και σιδηρος και λίθος και ξύλον και παν οπερ ανθρακωθη πυρ, ου μην λεπτομερέστερον νυν η πρόσθεν. αι μέντοι φλόγες,

turae tum tenuitate tum craffitie, de qua dictum quidem fupra eft, verum nunc quoque copiofius de illa differere expedit, quandoquidem et Plato de principiis longum haberi fermonem oportere prodidit.

Cap. XXIV. Igitur nemo aërem non dicit effe tenuium partium, quod videlicet in tenues facile partes comminuatur, quodque per corpora denfiffima expedite penetret, aut li ex alia re quapiam tenuitatis partium vocabulum illi attribuant, clare nos doceat. Nec enim ex corpufculis exilibus tenuibusque, ut alterius fectae principes afferunt et nos quoque aërem conftitui fatebimur: nam continuus eft totusque unus, nihil usquam in fe vacui continens. Porro in ejusmodi corporis natura tenuitas partium intelligitur ex fola in tenuia divifionis celeritate. Verum fi ea ratione aër eft tenuium partium, haud omnis ignis tenuium erit partium, quippe quum aes, ferrum, lapis, lignum atque adeo quicquid in carbonem verti potefl, fit ignis, non tamen quam antea tenuiorum partium: flammae tamen, quum aliud fint

Ed. Chart. XIII. [18.]   Ed. Baf. II. (11. 12.)
ἕτερόν τι γένος πυρὸς, ὄντως εἰσὶ λεπτομερεῖς. οὔτ᾽ οὖν
πᾶν πῦρ λεπτομερὲς οὔτε λεπτομερὲς ἅπαν πῦρ. ὅτε γὰρ
ἄνθραξ πῦρ μὲν, οὐ λεπτομερὲς δὲ, ὅ τε ἀὴρ λεπτομερὴς
μὲν, οὐ πῦρ δὲ, τί ποτε ἐξ ἑτοίμου λαμβάνουσιν ὀλίγου
δεῖν ἅπαντες ἰατροί τε καὶ φιλόσοφοι τὰς προτάσεις πά-
σας, τήν τε τὸ πῦρ ἅπαν ἀποφαίνουσαν λεπτομερὲς τήν τε
τὸ λεπτομερὲς ἅπαν πυ(12)ρῶδες; εἰ γὰρ ἐπιστήσειέ τις
ἀκριβῶς καὶ προσέχοι τοῖς πράγμασιν τὸν νοῦν, οὐκ ἂν
εἴποι τὸν ἄνθρακα λεπτομερέστερον ἀέρος. ἀναμνησθῶμεν
γὰρ ἐν κρύει σφοδρῷ καὶ βορείᾳ καταπτάσει τὸ καθαρὸν
τοῦ περιέχοντος ἡμᾶς ἀέρος καὶ παραβάλλωμεν αὐτὸν, εἰ
βούλει, σιδήρῳ διαπύρῳ· γνωσόμεθα γὰρ ἐκ τῶν τοιούτων
παραδειγμάτων, ὡς ἔστι τι καὶ ψυχρὸν ἀκριβῶς λεπτομερὲς
καὶ θερμὸν παχυμερές.

Κεφ. κέ. Ὥσθ᾽ ὅταν ἐπὶ τοῦ δακνῶδες εἶναι τὸ
ὄξος, ὅτι λεπτομερές ἐστι καὶ θερμὸν ἀναλογίζονταί τινες,

ignis genus, re vera tenuium partium funt.   Quocirca non
omnìs ignis eſt tenuium partium, neque quicquid tenuium
partium, protinus et ignis fuerit: ſiquidem et pruna ignìs
quidem eſt, ſed non tenuium partium, et aër tenuium par-
tium, verum non ignis.   Quid ergo tam in promptu habent
haſce propoſitiones utrasque tum medici tum philoſophi
paulo minus omnes, omnem ignem eſſe tenuium partium et
quicquid tenuium partium ſit eſſe igneum?   Nam ſi acrius
quis attenderit animumque diligenter advertat, haudqua-
quam dixerit prunam aëre tenuiorum eſſe partium.   Memo-
ria namque repetamus ambientis nos aëris puritatem, ac
partium tenuitatem in vehementi frigore et boreali conſtitu-
tione: ipſamque, ſi lubet, cum ferro componamus ignito:
manifeſto enim ex illiusmodi exemplis cognoſcemus frigi-
dum quid eſſe quod ſit exacte tenuium partium, et calidum
quod ſit craſſarum.

Cap. XXV.   Quocirca haud concedendum arbitror
quibusdam qui acetum ex eo quod mordax ſit, tenuium

Ed. Chart. XIII. [18.]   Ed. Baf. II. (12.)

οὐ συγχωρητέον αὐτοῖς. οὐ γὰρ ἅπαν τὸ λεπτομερὲς θερμὸν
ἴσως μὲν οὖν οὐδὲ τὸ δακνῶδες ἅπαν λεπτομερές. ἀλλ᾽ ἔν
γε τῷ παρόντι συγκεχωρήσθω, καίτοι γ᾽ εἴχομεν λέγειν καὶ
χιὼν καὶ βορρᾶς καὶ ὕδωρ ψυχρὸν, οὐκ ὀφθαλμοῖς μόνον,
ἀλλὰ καὶ τοῖς ἕλκεσι καὶ πᾶσι τοῖς ἀραιοῖς σώμασιν ὑπάρ-
χει δακνῶδες· καθότι καὶ Ἱπποκράτης ἔλεγεν τὸ μὲν
ψυχρὸν δακνῶδες· ἀλλ᾽ εἰ καὶ τοῦτό τις, ὡς ἔφην, συγχω-
ρήσειε, τὸ πᾶν δακνῶδες εἶναι καὶ λεπτομερὲς, οὐκ εὐθὺς
καὶ θερμὸν εἶναι συγχωρήσει. οὐκοῦν τὸ ὄξος, ὅτι δακνῶ-
δες, διὰ τοῦτο καὶ θερμὸν, ἀλλὰ λεπτομερὲς μὲν ὥσπερ ἀὴρ
βόρειος, οὐ μὴν θερμόν γε.

Κεφ. κστ´. Πόθεν οὖν ἐνίοις αἴσθησις γίνεται θερ-
μότητος ἀμυδρᾶς; τάχα μὲν, ὡς ἔφην καὶ πρόσθεν, ἐξ ἐναν-
τίων σύγκειται δυνάμεων, ὁμοίως τῷ γάλακτι, τάχα δὲ καὶ
τῷ θερμότητος ἐπανάκλησιν ποιεῖσθαι. δύναιτο δ᾽ ἂν καὶ
τὸ τραχεῖάν τε καὶ ἀνιαρὰν ἔχον τὴν διέξοδον ἄλγημα ποιεῖν,
ἐπισπᾶσθαί τε ῥεῦμα θερμὸν τῷ τόπῳ. καὶ γὰρ τοῦτο
ἐναργές ἐστιν, ὡς ἐπιῤῥεῖ τι τοῖς ὀδυνωμένοις μορίοις. ἀλλὰ

partium et calidum effe colligunt. nec enim quidquid te-
nuium partium fuerit, id et calidum eft: forte vero neo
quicquid mordax fuerit, et tenuium partium. Verum in
praefens id illis detur, tametfi afferre liceret nivem, boream,
aquam frigidam ncn oculis duytaxat, fed et ulceribus et
raris corporibus omnibus mordaces, uti Hippocrates inquit,
ulceribus frigidum mordax. Verum etiam fi quis et illud,
ut dixi, concedat, quicquid mordax fuerit effe tenuium
partium, non ftatim et calidum concefferit. Itaque nec
acetum proinde quod mordax fit calidum fuerit, fed tenuium
partium, uti aër borealis, non tamen calidum.

Cap. XXVI. Undenam igitur quibusdam obfcurae
cujusdam caliditatis fenfus oboritur? Fortaffis, ut ante
dixi, ex contrariis facultatibus compofitum eft perinde ut
lac, forte vero caloris ipfius revocatione. Poffit etiam,
quum afperum moleftumque habeat tranfitum, dolorem inde
ciere atque eum in locum calidam elicere fluxionem, fiqui-
dem id palam eft, partibus dolentibus quippiam influere.

426 ΓΑΛΗΝΟΥ ΠΕΡΙ ΚΡΑΣ. ΚΑΙ ΔΥΝΑΜΕΩΣ

Ed. Chart. XIII. [18. 19.]　　　　　　　Ed. Baf. II. (12.)

πολὺ μὲν οὐκ ἂν ἐπιῤῥύῃ, τῷ ψυχρὸν εἶναι τὸ ὄξος καὶ
ἀποκρούεσθαι τὸ ἐπιφερόμενον. ὅσον δ᾽ ἀκριβῶς λεπτόν
ἐστι, [19] διαφεῦγον τοῦτο τὰς λαβὰς τοῦ φαρμάκου
παραῤῥεῖ τε καὶ στηρίζεται κατὰ τὸ μόριον, οὐκέτι παλιν-
δρομοῦν, ὥσπερ τὸ παχύτερον, ὀπίσω. φαίνεται γὰρ οὖν δὴ
καὶ λεπτὸν ἀκριβῶς, ἐπανθοῦν ἔρευθος τοῖς ὑπ᾽ ὄξους ἐρε-
θισθεῖσι μορίοις. ἴσως δὲ καὶ ἄλλη τίς ἐστιν αἰτία γνω-
σθῆναι μὴ δυναμένη. δι᾽ αὐτὸ γὰρ δὴ τοῦτο καὶ πόῤῥωθεν
ἄρχεσθαι τῆς τῶν δυνάμεων ἐξετάσεως ἐκωλυον, ὅτι περι-
πίπτειν ἀναγκαῖόν ἐστι φυσικοῖς προβλήμασιν, οὐ σμικρὰς
ἔχουσιν ἀπορίας· ἡμῖν δὲ νῦν οὐχ ὡς φυσικοῖς ἀνδράσι
πρόκειται πάντων τῶν πραγμάτων τὰς αἰτίας ἐξευρίσκειν,
ἀλλὰ τὰς δυνάμεις τῶν φαρμάκων ἐπιγνῶναι, πρὸς τὸ χρή-
σασθαί τε δεξιῶς αὐτοῖς ἀγαθούς τε δημιουργοὺς γίγνε-
σθαι τῶν συνθέτων. ὅτι γὰρ οὐχ οἷόν τε καλῶς οὔτ᾽
αὐτὸν συνθεῖναι φάρμακον οὔθ᾽ ὑπ᾽ ἄλλου συγκειμένῳ
χρήσασθαι, πρὸ τοῦ τὰς τῶν ἁπλῶν φαρμάκων δυνάμεις
εἰδέναι, διά τε τῆς θεραπευτικῆς μεθόδου καὶ τῆς περὶ

Verum multum influere nequeat, quandoquidem acetum fri-
gidum eſt et proinde id quod accurrit repellens.　At quod
plane tenue eſt, id medicamenti anſas effugiens praeterlabi-
tur atque in parte figitur, haud etiam retrorſum, ſicut id
quod craſſum eſt, repulſum.　Sane ad unguem tenuis qui-
dam effloreſcere rubor in partibus ab aceto irritatis conſpi-
citur.　Forte vero alia cauſa eſt quae comprehendi nequeat.
Nam ob id ipſum procul ordiendam facultatum exploratio-
nem prohibuimus, quia in naturalia incidere problemata
neceſſe eſt, eaque non levibus ambiguitatibus perplexa.
Nobis autem haud ſtatutum nunc eſt, ſicut iis qui naturam
rerum ſcrutantur, omnes omnium rerum cauſas exquirere,
verum medicaminum facultates cognoſcere, quo et illis
dextre uti et boni compoſitorum evadere artifices poſſimus.
Nam quod ſit impoſſibile, aut probe ipſum medicamentum
componere, aut eo quod ab alio compoſitum eſt idonee uti,
antequam ſimplicium medicaminum facultates pernoveris,
abunde in libris tum de curandi ratione tum de medicami-

Ed. Chart. XIII. [19.]   Ed. Baf. II. (12.)

συνθέσεως φαρμάκων ἱκανῶς ἐπιδείκνυται. τοῦτον οὖν
τὸν σκοπὸν ἐχούσης τῆς ἐνεστώσης πραγματείας, ἐπειδὰν
πρῶτον εὕρωμεν τὸ πρὸς αὐτῶν χρηστὸν, ἀποχωρεῖν δεῖ
προβλημάτων φυσικῶν, τορίας ἐχόντων συχνάς. ὑπὸ τίνος
γὰρ κράσεως ἐν τῷ καθόλου πέφυκεν ὀξύτης καὶ γλυκύτης
καὶ πικρότης, ἁλυκότης τε καὶ αὐστηρότης καὶ δριμύτης,
ἑκάστη τε τῶν ἄλλων ποιοτήτων γίγνεσθαι; καὶ αὐτοῖς τοῖς
φυσικοῖς ἀνδράσι ζητοῦσιν ἀπορίαι μέγισταί τε καὶ πάμ-
πολλαι κατὰ τοὺς λόγους ἀναφαίνονται. ταύτας οὖν ἐγὼ
φυλάττεσθαι παραινῶ καθάπερ τινὰ κρημνὸν, ἔχοντάς γε
λεωφόρον ὁδὸν, ᾗ κρίνειν ἐγχωρεῖ τὰ φάρμακα, καὶ πρῶτον
μὲν ὅπερ ἤδη μοι καὶ μικρὸν ἔμπροσθεν εἴρηται, λογίζε-
σθαι τὸ μηδεμίαν ἀμφισβητεῖσθαι δύναμιν τῶν ἰσχυρῶς
θερμαινόντων ἢ ψυχόντων φαρμάκων, ἀλλ᾽ οἷς τοῦτο συμ-
βέβηκεν, οὐδετέρας ὑπάρχειν. ἔπειτα δὲ ὡς ἐξ ἐναντίων
δυνάμεων σύγκειται πολλὰ τῶν ἁπλῶν ὡς πρὸς αἴσθησιν.
οὐ γὰρ τὸ γάλα μόνον, ἀλλὰ καὶ τὰ θειώδη καὶ τὰ ἀσφαλ-
τώδη καὶ τὰ νιτρώδη καὶ πάνθ᾽ ὅσα τοιαῦτα τῶν αὐτο-

num compofitione confcriptis oftenditur. Quum ergo is
nobis in hac tractatione propofitus fit fcopus, ubi primum
quod ab illis utile eft invenerimus, a phyficis problematis
recedendum eft, quae innumeris dubitationibus funt intri-
cata; quippe quum in qua in univerfum temperatura, aci-
ditas, dulcedo, lentor, amaritudo, falfedo, aufteritas, acri-
monia et aliarum qualitatum fingulae provenire funt natae,
phyfici viri fcrutari nituntur, haefitationes tum plurimae
tum maximae in oratione exiftere affolent. Has ego non
fecus vitandas cenfeo quam quaedam praecipitia, quum
praefertim ad manum fit via regia, qua medicamenta judi-
care liceat. Primumque, quod paulo ante praecepi, per-
pendendum nullam in ambiguo effe facultatem eorum medi-
camentorum quae vehementer aut excalfaciunt aut frige-
faciunt: verum de quibus ambigitur neutra fint necefle
effe: deinde pleraque ut ad fenfum fimplicia ex pugnanti-
bus conftare facultatibus; non enim folum lac, fed etiam
fulfurofae, bituminofae, nitrofae et quaecunque ejus funt

φυῶν ὑδάτων ἐστὶν, ἐξ ἐπιμιξίας ἐγένετο τῶν ἐναντίων δυ-
νάμεων, εἴ γε ψυχρὸν μὲν καὶ ὑγρόν ἐστι κατὰ τὴν ἑαυτοῦ
φύσιν τὸ ὕδωρ, ἄσφαλτος δὲ καὶ θεῖον καὶ μῖσυ καὶ χαλ-
κῖτις καὶ τἄλλα τὰ τοιαῦτα θερμά. μεμνῆσθαι δὲ καὶ
τοῦ πολλὰ μὲν τῶν θερμῶν εἶναι παχυμερῆ, πολλὰ δὲ τῶν
ψυχρῶν λεπτομερῆ καὶ κατὰ ταύτας τὰς ἀρχὰς ἀσφαλῶς
ἀποφαίνεσθαι περὶ τῆς τῶν φαρμάκων δυνάμεως. αὐτίκα
γὰρ ἀρκεῖ λεπτομερὲς εἰπεῖν. καὶ ψυκτικὸν καὶ ξηραντικὸν
τὸ ὄξος, ἀποχωρήσαντα τῶν φυσικωτέρων ὑπὲρ αὐτοῦ
λογισμῶν. ἐκ γὰρ τοῦ ταῦτα γινώσκειν εἴσεταί τίς ὅπως
χρὴ μιγνύναι τοῖς ἄλλοις φαρμάκοις αὐτό.

Κεφ. κζ'. Ταῦτα μὲν οὖν μέμφομαι τοῖς ἀδολε-
σχήσασιν περὶ τῆς δυνάμεως αὐτοῦ μακρὰ, καὶ τούτων ἔτι
μᾶλλον ὀλίγου δεῖν ἅπασι τοῖς ἰατροῖς, ὅτι μὴ διεστή-
σαντο κατὰ τὸ μᾶλλόν τε καὶ ἧττον ἁπάντων τῶν ἁπλῶν
φαρμάκων ἤρκεσεν αὐτοῖς ταυτὶ μὲν, εἰ τύχοι, θερμαίνειν
φάναι, ταυτὶ δὲ ψύχειν, καὶ ταυτὶ μὲν ξηραίνειν, ταυτὶ δὲ
ὑγραίνειν, οὐ γὰρ τοῦτο χρήσι[20]μον ἁπλῶς οὑτωσὶ γνω-

generis fponte provenientium aquarum, ex pugnantium
facultatum mixtura nafcuntur; fiquidem aqua ex fua natura
frigida eft et humida, bitumen autem, fulfur, mify, chal-
citis et ejus generis alia calida. Meminiffe vero etiam opor-
tet calidorum haud pauca craffae effe effentiae: nec pau-
ciora frigidorum tenuis: ac fecundum haec principia tuto
de medicaminum viribus pronunciare. Sat igitur fuerit
tenuium partium refrigeratorium exiccatoriumque acetum
dixiffe, omiffis fuper illis rationibus nimis phyficis, nam ex
illorum fcientia, quo pacto aliis medicamentis mifceri ipfum
liceat cognoveris.

Cap. XXVII. Quocirca non poffum eos non culpare
qui de viribus ejus prolixa quaedam nugantur et garriunt:
magis etiam paulo minus medicos omnes quibus curae non
fuit fimplicium omnium medicamentorum in majoris mino-
rifque ratione vires difcernere; fed fatis eis fuit haec qui-
dem verbi caufa calefacere dixiffe, illa vero refrigerare;
tum haec humectare, ifta exiccare. Nec enim abfolute fio

ΤΩΝ ΑΠΛΩΝ ΦΑΡΜΑΚΩΝ ΒΙΒΛΙΟΝ Α. 429

Ed. Chart. XIII. [20.]   Ed. Baf. II. (12.)

σθὲν, ἀλλὰ μέχρι πόσου μὲν ψύλλιον ψύχει, μέχρι πόσου καὶ
στρύχνος ἢ σκάνδυξ ἢ ψιμμύθιον, ἀνδράχνη τε καὶ θριδακίνη,
καὶ μέχρι πόσου μὲν κασία θερμαίνει, μέχρι δὲ πόσου
κινάμωμον, ἢ ἄμωμον ἢ ἀμάρακον. οὕτω δὲ καὶ ἐπὶ τῶν
ξηραινόντων τε καὶ ὑγραινόντων ταῖς δυνάμεσι φαρμάκων,
οὐ τὸ καθόλου μόνον ἐπίστασθαι χρὴ, ἀλλὰ τί μὲν πρῶ-
τον ἀποκεχώρηκεν τοῦ συμμέτρου τε καὶ μέσου τῶν ἐναν-
τίων ταῖς δυνάμεσιν, τί δ' ἐφεξῆς ἐκείνῳ, καὶ τρίτην δὴ καὶ
τετάρτην καὶ πέμπτην, εἰ δυνατὸν, ἀπόστασιν οὕτω δια-
στείλασθαι, σαφέσιν ὅροις ὁρισάμενον. ἐν γὰρ τῇ τοιαύτῃ
τῶν δυνάμεων ἐπιγνώσει τό τε τοῖς ἁπλοῖς αὐτοῖς χρῆσθαι
τεχνικῶς καὶ τὸ συνθεῖναι δύνασθαι κατὰ μέθοδον ἡμῖν
ὑπάρξει, καὶ πρὸς τούτοις καὶ αὐτοῖς ἤδη συγκειμένοις
ὀρθῶς χρήσασθαι. ἔστι μὲν οὖν χαλεπώτατον τοῦτο· καὶ
πολλῆς ἀκριβείας τε καὶ τριβῆς δεόμενον, ἄρχεσθαι μὲν γὰρ
ἀπὸ τῆς πείρας ἐν ἅπασι τοῖς τοιούτοις ἀναγκαῖόν ἐστιν,
ὥσπερ ἤδη εἴρηται, ἀσφαλῶς δὲ συλλογίσασθαι φυλαττό-

noviſſe expedit, ſed quatenus pſyllium refrigeret, quatenus
ſolanum, aut ſcandix, aut ceruſſa, aut portulaca, aut lac-
tuca: tum quatenus excalſaciat caſia, quatenus cinnamo-
mum, aut amomum, aut cardamomum, aut majorana. Sic
et in humectantibus et exiccantibus facultate pharmacis;
non enim utile eſt generale ſolum noviſſe, verum quid pri-
mum receſſerit a ſymmetro et medio contrariorum facultati-
bus: deinde quid illi proximum, tum tertium, quartum
quintumque, ſi fieri poteſt, receſſum ſive ordinem planis
limitibus diſcernentem definire oportet. Quandoquidem in
tali facultatum notitia, tum artificialis ſimplicium uſus con-
ſtitutus eſt, tum a ratione proficiſcens ac methodo compo-
ſitio. Facitque praeter haec, ut quae compoſita jam ſunt,
rite uſui accommodare poſſis. Sane id quidem difficultatis
atque laboris pleniſſimum eſt multamque poſcens tum dili-
gentiam tum uſum. Ab experientia vero auſpicari in id
genus omnibus neceſſe eſt, velut jam propoſitum eſt: tum
tuto ac diligenter colligere ambiguis quaeſtionibus ſe impli-

Ed. Chart. XIII. [20.]   Ed. Baf. II. (12.)

μένον· ἐμπλέκειν ἑαυτὸν ἀπόροις ζητήμασιν. ᾧ καὶ θαυμά-
σειεν ἄν τις τῶν τὰ τοιαῦτα ζητησάντων, ὁρῶν περιπί-
πτοντας αὐτοὺς ἑαυτῶν χερσὶν ἐν τοῖς πλείστοις οἷς
ζητοῦσί τε καὶ γράφουσιν, ὥσπερ Ἡρόδοτόν.

Κεφ. κη'. Ἐξ ἁπάσης γὰρ τῆς παλαιοτάτης ἱστο-
ρίας ἀρχόμενοι τῶν συνθέτων φαρμάκων, ἐπὶ τὴν ἐξέτασιν
ἔρχονται τῶν ἐν αὐτοῖς ἁπλῶν. ἐπειδὴ τοῖσδέ τισι τῶν
φαρμάκων θερμαίνουσιν, εἰ τύχοι, μέμικται τὸ ὄξος, οὕτως
ἤδη καὶ αὐτὸ θερμὸν ἀποφαίνοντες. οὔτε γὰρ εἰ καλῶς
μέμικται δῆλον τῷ πρὶν ἐξευρεῖν αὐτοῦ μόνον τὴν δύνα-
μιν, οὔτ᾽ εἰ καὶ συγχωρηθείη, γινώσκομεν ἤδη τὴν μέθο-
δον τῆς συνθέσεως τῶν φαρμάκων, ᾗ κρίνοντες ἐξευρήσομεν
ᾧτινι μέμικται λόγῳ θερμαίνουσιν πολλοῖς φαρμάκοις ἐν
ἐμψύχῳ, ἢ δή διαψύχουσιν θερμαῖνον. ὅτε δὲ καὶ διαθέ-
σεων ἀδήλων μνημονεύωσιν πρὸς ἃς ἁρμόττειν δοκεῖ, κᾄ-
πειτα δογματικαῖς ὑπολήψεσιν συνάπτωσιν παραλογισμοὺς
ἑτέρους, ἐκ ζητουμένων ζητούμενα καὶ ἐξ ἀδήλων ἄδηλα

care cavendo. Eoque mirari quispiam poffit eos qui talia
exquirunt, quum illos implicantes fefe quaeftionibus fcri-
ptisque animadvertat, quemadmodum confuevit Hero-
dotus.

Cap. XXVIII. Siquidem ab omni vetuftiffima com-
pofitorum medicaminum hiftoria orfi ad expendenda quae
in illis funt fimplicia transeunt. Ac quoniam his, exempli
caufa, calfacientibus medicamentis admixtum invenitur ace-
tum, proinde et ipfum effe calidum contendunt. Neque
enim an recte admixtum fuerit, conftare poteft priusquam
ejus fcorfum vim totam perfpexeris. Neque fi id detur,
etiam nota eft componendorum medicaminum ratio, per
quam judicantes inveniemus qua ratione multis excalfa-
cientibus medicamentis unum admixtum fit frigidum: aut
certe refrigerantibus quod calfaciat. Porro ubi etiam la-
tentes affectus memorant, ad quos congruere videantur, ac
deinde dogmaticis opinionibus paralogismos connectunt, ex
quaerendis quaerenda, ex obfcuris obfcura invicem colli-

Ed. Chart. XIII. [20. 21.]   Ed. Baf. II. (12. 13.)
δι' ἀλλήλων συλλογιζόμενοι, τότε δὴ καὶ μάλιστα καταμα-
θεῖν ἐστιν αὐτῶν τὴν ἀδολεσχίαν.

Κεφ. κθ'. Τῷ γὰρ λέγειν ὅτι καὶ τοῖς ἐμπειρικοῖς
ἀφορμὴν ἀντιλογίας πα(13)ρασκευάζουσιν, ἐξ ὧν ἑτοίμως
πιστεύουσιν ἁπάσαις ταῖς συνθέτοις δυνάμεσιν, ὥσπερ οὐκ
ἐγχωρεῖν ἡμαρτῆσθαί γε πολλὰς αὐτῶν καὶ μοχθηρῶς συγ-
κεῖσθαι. φήσουσι γὰρ οἶμαι καθάπερ καὶ λέγουσι, μάτην
ἡμῖν ζητεῖσθαι τὰς πρώτας τε καὶ δραστικὰς δυνάμεις ἑκά-
στου τῶν φαρμάκων, φθανούσης τῆς ἐμπειρίας ἀναρίθμητόν
τι ἔχειν φαρμάκων ἁπλῶν καὶ συνθέτων πλῆθος, ἃ καὶ παρ'
αὐτοῖς πεπίστευται τοῖς μάτην ζητοῦσι [21] τὰς πρώτας
δυνάμεις. εἰ γὰρ ἅπασαι μὲν αἱ κατὰ μέρος χρήσεις αὐτῶν
γινώσκονταί τε καὶ συμφωνοῦνται πᾶσιν, αἱ δ' αἰτίαι καθ'
ἃς ἐνεργεῖ μήπω συμπεφώνηνται, δῆλον ὡς οὐκ ἐκ τῆς
τῶν πρώτων δυνάμεων γνώσεως οὔθ' ἡ σύνθεσις οὔθ' ἡ
χρῆσις εὕρηται τῶν φαρμάκων, ἀλλ' ἡ μὲν ἐμπειρία ταῦτα
συνέθηκεν, ὁ λόγος δ' ἄχρι τοῦ πιθανοῦ προέρχεται μόνον.
ταῦτα μὲν οὖν καὶ τοιαῦθ' ἕτερα πολλὰ καλῶς δόξουσι

gentes, tum profecto vel maxime aliis fuas produnt ineptias
ac nugas.

Cap. XXIX. Nam omitto quod empiricis etiam re-
prehenfionis locum ipfi exhibent, ex quo prompte compofi-
tis facultatibus omnibus fidem habeant: tanquam fieri non
poffet, ut pars magna earum errore non vacaret perperam-
que effet compofita. Dicent enim, arbitror, ficut fane dicunt,
fruftra nos primas effectricesque cujusque medicaminis facul-
tates exquirere, quum ab experientia inventa jam antea fit
tum compofitorum tum fimplicium medicamentorum innu-
mera multitudo, quibus et ipfi fidem habent qui fruftra
primas facultates exquirunt. Quippe fi particulares eorum
ufus omnes comperti fint, eosque unanimiter omnes praedi-
cent, caeterum de caufis ob quas agunt, nondum conve-
niant, liquet non ex primarum facultatum notitia medica-
mentorum tum compofitionem tum ufum effe inventa, fed
ea compofuiffe experientiam, at rationem ad probabilitatem
usque duntaxat procedere.   Haec atque ejusmodi alia multa

λέγειν οἱ ἀπὸ τῆς ἐμπειρίας ἰατροὶ πρὸς τοὺς ἅπασι τοῖς
ὁπωσοῦν γεγραμμένοις φαρμάκοις πιστεύοντας, αἰτίας τε
πιθανὰς ἐφαρμόττειν ταῖς ἐπαγγελίαις αὐτῶν προαιρουμέ-
νους. ἐγὼ δὲ πρὸς τούτοις ἔτι κἀκεῖνο εἴποιμ᾽ ἄν, ὡς
Ἡρόδοτος μὲν ἁπάσας τὰς ἄλλας αἱρέσεις μοχθηρὰς ὑπο-
λαμβάνων, πλὴν τῆς πνευματικῆς, Μητρόδωρος δὲ πλὴν τῆς
Ἀσκληπιάδου, καὶ Ζήνων πλὴν τῆς Ἡροφίλου, καὶ Ἑρμο-
γένης πλὴν τῆς Ἐρασιστράτου, καὶ ἄλλος τις ἄλλος ἁπά-
σας πλὴν τῆς ἑαυτοῦ, περὶ τῶν συνθέτων φαρμάκων μόνων
ἀβασανίστως πιστεύουσιν ἅπασι τοῖς συγγράμμασιν, εἴθ᾽
ὁμοδόξων εἴτε καὶ τῶν ἐπιτυχόντων εἴη, καὶ πολλάκις γε
αἰτίας ἀποδιδόναι πειρᾶνται πιθανὰς κάκιστα συγκειμένων
φαρμάκων· καὶ τὸ τούτου θαυμασιώτερον, ὅτι μηδεμίαν
ἔχοντες ὧν ἐπαινοῦσι πεῖραν, ἀλλ᾽ ἑτέροις πεπιστευκότες,
ὥσπερ τις ἔναγχος ἐπαίνους μὲν διῄει πολλοὺς καὶ μεγά-
λους φαρμάκου ποδαγρικοῦ, μεταξὺ δ᾽ αὐτοῦ λέγοντος ἐπι-
στάντος τινὸς ποδαγρικοῦ μετρίως οὕτως ἔχοντος ὡς βαδί-
ζειν δύνασθαι, καὶ ἡμῶν κελευσάντων ἐπ᾽ ἐκείνου πρῶτου

qui experientiam profitentur medici rite in illos dlcere
videbuntur qui omnibus quomodocunque conlcriptis phar-
macis fidem habere non verentur, caufas tamen probabiles
interim titulis virium ac promiſſis eorum aptare nituntur.
At ego nec illud quoque in illos addere gravabor, Herodo-
tum alias fectas omnes pravas reputare praeter eam quae
fpiritibus omnia tribuit, Metrodorum omnes praeter Afcle-
piadeam, et Zenonem praeterquam quae ab Herophilo inventa
eſt, et Hermogenem praeter eam quae Erafiſtratum auctorem
habet, et alium atque alium omnes damnantem extra fuam.
De compoſitis tantum medicamentis citra probationem atque
experimentum fcriptis omnibus fidem tribuere, five a fectae
fuae hominibus fint fcripta five diverfae, five etiam a quo-
piam ex plebe.   Quin vero etiam caufas fubinde reddere
conantur probabiles medicamentorum peſſima ratione com-
poſitorum, et quod hoc eſt mirabilius, etiam fi nullum
eorum quae laudant fecerint periculum, fed aliis duntaxat

Ed. Chart. XIII. [21.]   Ed. Baf. II. (13.)

πεῖραν αὐτοῦ παρασχεῖν, ὁ μὲν ἐπέθηκε τῷ ποδὶ τὸ φάρ-
μακον, ὁ δ᾽ ἄνθρωπος ἄγρυπνός τε τῆς νυκτὸς ὅλης ἐγέ-
νετο καὶ κατὰ τὴν ὑστεραίαν οὐ μόνον οὐ βαδίζειν ὡς
πρόσθεν, ἀλλ᾽ οὐδὲ φέρεσθαι δυνατὸς ἦν. οὕτως ἀβασανί-
στως τε καὶ προπετῶς οἱ μὲν ἑτέροις πιστεύουσιν, οἱ δ᾽
ἑκόντες ἄλλους ἐξαπατῶσιν. εἰ δὲ καὶ πᾶσαι καλῶς εἶχον
αἱ συνθέσεις τῶν φαρμάκων ὧν μνημονεύουσιν, ἀλλὰ τὴν
γε χρείαν τῆς θεωρίας αὐτῶν ἀνατρέπουσιν ἐξ ὧν πράτ-
τουσιν. φασὶ γὰρ ἕνεκα τῆς τῶν συνθέτων φαρμάκων
κατασκευῆς τε καὶ χρήσεως ἐπισκέπτεσθαι τῶν ἁπλῶν τὰς
δυνάμεις, καὶ τούτων μάρτυρας ἐπικαλοῦνται σχεδὸν ἅπαντας
τοὺς παλαιούς, Ἐρασίστρατον, Ἡρόφιλον, Φιλότιμον, Διο-
κλέα, Πραξαγόραν καὶ αὐτὸν Ἱπποκράτην. παραγενόμενοι δ᾽
ἐπὶ τὴν ἐξέτασιν αὐτῶν, ὡς γινώσκουσιν ἡμῖν ἤδη τὰς
συνθέτους δυνάμεις ἁπάσας, οὕτω διαλέγονται. καὶ πῶς
οὐ μάτην ζητεῖτε τὰς τῶν ἁπλῶν, εἴποι τὶς οἶμαι πρὸς

credant; quemadmodum quum quidam nuper magnas mul-
tasque podagrici medicamenti laudes jactaſſet, atque eo
etiamnum loquente forte fortuna adveniſſet podagricus qui-
dam, qui tam mediocriter laborabat ut incedere etiam poſſet,
nosque juſſiſſemus in illo primum praeberet experimentum,
ille acquieſcens pedi pharmacum appoſuit. At vir ille no-
ctem totam infomnem egit, ac poſtero die tantum abeſt ut
commode ſicut antea incederet, ut ne geſtari quidem poſſet.
Adeo citra ullam explorationem ac temere tum aliis qui-
dem fidem habent, tum alios alii ſcientes ac ſponte fallere
gaudent. : Porro etiam ſi omnes medicamentorum quae
memorant compoſitiones probe eſſent comparatae, tamen
ſpeculationis eorum uſum iis quae factitant evertunt. Ajunt
enim ad praeparanda medicamenta compoſita eaque rite
utenda ſimplicium facultates inſpici ac conſiderari, inque
eorum teſtimonium tantum non omnes veterum citant, Era-
ſiſtratum, Philotimum, Dioclem, Praxagoram et ipſum
etiam Hippocratem. Porro ubi ad exploranda ea accedunt,
ita nobiscum agunt, ac ſi omnes perſpectas jam haberemus
facultates compoſitas. Atqui inquiet, opinor, ad eos quis-

αὐτοὺς, εἰ τὰς τῶν συνθέτων ἤδη γινώσκετε; εἰ γὰρ ὧν
ἕνεκα τὴν ζήτησιν τῶν ἁπλῶν ἐνεστήσασθε, ταύτας ἤδη
γινώσκετε, περιττὸν τὸ ζητεῖν ἐκείνας. εἰ καὶ τοῦτό τις
αὐτοῖς συγχωρήσειεν, ἀλλὰ τό γε καὶ πρόσθεν ἤδη λελεγ-
μένον οὐκ οἶδ᾽ ὅπως ἀνάσχοιτ᾽ ἄν τις, ὅταν ἐναντία τοῖς
ἐναργῶς φαινομένοις, ἐκ λόγων μακρῶν ἐπιχειρῶσι κατα-
σκευάζειν.
Κεφ. λ'. Ἤδη γάρ τινος εἰς τοσοῦτον ἐμπληξίας
ἥκοντος ἐπειράθην, ὡς καταφρονεῖν ἀξιοῦντος τῶν αἰσθή-
σεων. ὃν εὐθὺς μὲν ἤρετό τις, εἰ τὸ λευκὸν αὐτῷ πέπερι
δοκοίη θερμὸν ὑπάρχειν. ὁ δ, ὡς τὸ εἰκὸς, ὡμολόγησεν, εἶτ᾽
αὖθις ἐρωτηθεὶς ὁπόθεν γινώσκεις τοῦτο; καὶ τοιοῦτον
φαίνεσθαι φήσας, εἰκότως ὑπὸ τῶν παρόντων κατεγελάσθη
μὴ συνιεὶς ὅπερ ἐφθέγγετο. τοῦτο γὰρ αὐτὸ τὸ φαίνεσθαι
πιστὴν αὐτῷ τὴν αἴσθησιν ἀπέφαινεν, ἧς ὀλίγον ἔμπρο-
σθεν ὡς ἀπίστου κατεγίνωσκεν. ἐπεὶ πόθεν, ὦ πρὸς θεῶν,
ὅτι θερμόν ἐστι τὸ πῦρ ἴσμεν, ἐκ τίνος συλλογισμοῦ μα-

piam: quo pacto non fruftra fimplicium quaeratis facultates,
fi omnes compofitorum jam nofcitis? nam fi quorum gratia
fimplicium facultates inquiritis, eas omnes jam noviftis, fu-
pervacaneum eft illas exquirere. Caeterum fi vel hoc quo-
que quis illis concedat, faltem id quod et fupra pofitum eft
nefcio quo pacto quis perferat, quum pugnantia cum
evidenter apparentibus prolixis rationibus adftruere co-
nantur.

Cap. XXX. Siquidem in quendam etiam jam incidi
tantae ftupiditatis hominem, ut contemnendos effe fenfus
exiftimaret. Quem quum rogaffet quis, num ipfi piper
album videretur calidum, itaque ut par erat annuiffet, rur-
fumque alter perconctaretur unde id fciret, ac ille refpon-
deret, tale apparere: merito ab iis qui praefeutes erant
derifus eft, qui quod diceret non intelligeret. Ipfum enim
hoc apparere fidem haberi ab illo fenfui indicabat, quem
paulo ante tanquam fallacem contempferat. Nam per deos,
unde ignem fcimus calidum? aut quo fyllogifmo docti, aut

θόντες; ἢ διὰ ποίας ἀποδείξεως πιστωσάμενοι; πόθεν δ'
ὅτι ψυχρὸς ὁ κρύσταλλος ἄλλοθεν ἢ ἐκ τῆς αἰσθήσεως
ἐμάθομεν; εἶτά τις ταύτην ἐάσας ἀναπίμπλησι τὰ βιβλία
προβλημάτων φυσικῶν, ἢ οὐκ ἐξ ἐκείνων ἐστὶ καὶ τὸ διὰ
τίνα αἰτίαν ἀναζυμοῖ τὴν γῆν τὸ ὄξος; ἔνεστι γὰρ, οἶμαι,
λέγειν ἡμῖν ὡς ἀγνοοῦμεν, ὥσπερ καὶ ἄλλα πολλὰ τῶν τοιού-
των προβλημάτων. ἢν δέ τις ἐκ προχείρου λαμβάνῃ, διότι
θερμὸν ἢ διότι ψυχρὸν, ἑκάτερα γὰρ λέγουσιν, εἰς ἀμφισβη-
τουμένους καὶ εἰς ἀσαφεῖς ἑαυτὸν ἐμβάλλει λόγους.

Κεφ. λα'. Ἐγὼ δὲ ἀγαπήσαιμ' ἄν, εἰ καὶ τὰ παρα-
κείμενα τοῖς διὰ τῶν αἰσθήσεων φαινομένοις ἐξευρεῖν ἀκριβῶς
δυναίμην, ἀφορίζων ἐν αὐτοῖς καὶ διακρίνων τὸ καθ' ἑαυτὸ
τοῦ κατὰ συμβεβηκός, οἷον αὐτίκα θέρους ὥρᾳ πιόντες ὀξύ-
κρατον ἔνιοι, σαφῶς ἐμψύχονταί τε καὶ ἄδιψοι διατελοῦσιν,
ἀλλ' οὔπω δῆλον εἰ διὰ τὸ ὄξος, ὀλίγον γὰρ πολλῷ τῷ ὕδατι
κεραννύντες αὐτὸ κ͵ὶ οὐδὲ θερμὸν, ἀλλὰ ψυχρὸν ὡς ἔνι
μάλιστα προσφέρονται. τάχα οὖν τις φαίη, διότι βραδύτερόν
ἐστι τὸ ὕδωρ καὶ πλεῖστον χρόνον ἐν τοῖς ὑποχονδρίοις δια-

qua demonftratione perfuafi? tum unde glaciem frigidam
eſſe didicimus niſi ex fenſu? Ac poſtea reperiantur qui
ipſo ſenſu neglecto phyſicis problematis libros impleant. At
non illo ex genere eſt, quam ob cauſam acetum terram fer-
mentet: licet enim nobis dicere, quod nos lateat ſicut talium
problematum pleraque. Si vero quis prompte dicat, quia
aut calidum ſit aut frigidum, utrunque enim dicunt, in
ambiguas obſcurasque rationes ſe ipſum conjiciet.

Cap. XXXI. Mecum certe probe actum putem, ſi
quae fenſui apparentibus vicina ſunt atque in propinquo
poſita, exacte invenire poſſim, diſcernens in eis ac ſeparans
quod ex ſe eſt ab eo quod ex accidente provenit: velut
exempli gratia quoniam aeſtivo tempore oxycrati potu qui-
dam plane refrigerantur atque expertes ſitis permanent,
fed nondum conſtat an id aceti gratia eveniat, pauculum
fiquidem ejus copioſae aquae mixtum non calidum, ſed quam
fieri poſſet maxime frigidum ebibunt. Nam dixerit forte
quispiam, quia tardiuscule permeet aqua et plurimum tem-

Ed. Chart. XIII. [22.]   Ed. Baf. II (15)

μένει, μήθ᾽ ὑποβιβαζόμενον μήτ᾽ ἀναδιδόμενον, διὰ τοῦτο
αὐτῷ μίγνυσθαι τὸ ὄξος, οἷον ὄχημά τι τῆς πάντη φορᾶς
γενησόμενον. οὕτω δὲ κἂν μετ᾽ οἴνου ποθῇ τὸ ὕδωρ, ἀδι-
ψότερον ὑπάρχειν ἤπερ καθ᾽ αὑτό, ποδηγοῦντος αὐτὸ πρὸς
τὴν ἀνάδοσιν τοῦ οἴνου. τὴν μὲν οὖν ἔμψυξίν τε καὶ τὴν
τοῦ δίψους ἴασιν ἐπὶ τῷ ὕδατι γίγνεσθαι, ψυχρῷ καὶ ὑγρῷ
τὴν φύσιν ὑπάρχοντι. βοήθημα δ᾽ αὐτὸ καὶ οἷον πτέ-
ρωμα τῆς εἰς πάντα τὰ μόρια τοῦ ζώου φυρᾶς, τὸν
οἶνόν τε γίγνεσθαι καὶ ὄξος, οὐκ αὐτὰ ψύχοντά τε καὶ
ὑγραίνοντα. μόνα γὰρ ἂν οὕτω γε δίδοσθαι μᾶλλον ἢ
μετὰ ὕδατος, ὅτι ῥᾳδίως ὑπὸ λεπτότητος ἀναδίδοται καὶ
ἀποχωρεῖ τῶν ὑποχονδρίων. ἐπεὶ δὲ ἅπαξ εἰς τοῦτον ἀφι-
κόμεθα τὸν λόγον, οὐ χεῖρον ἀκριβῶς ἅπαντα διελθεῖν
αὐτόν. ὅτι μὲν γὰρ ἐγχωρεῖ καὶ ποδηγεῖν τῷ ὕδατι τὸ
ὄξος, οὐκ ἐμψύχειν αὐτὸ καὶ μὴ ποδηγεῖν μόνον, ἀλλὰ καὶ
ψύχειν, ἄντικρυς δῆλον. ὁπότερον δ᾽ ἀληθές ἐστιν ἐπισκέ-
ψεως δεῖται. διορισθείη δ᾽ αὐτό γε τοιοῦτον, εἰ δοίη μέν

poris moretur in hypochondriis, nec deorfum concedens
nec in corpus fe diffundens, idcirco illi acetum mifceri tan-
quam in omnem partem ferendae futurum vehiculum: fic
etiam fi cum vino bibatur aqua, fitim efficacius extingui,
quam fi fola, vino fcilicet ipfam ad diftributionem promo-
vente: itaque refrigerationem fitisque fedationem ab aqua
provenire, ut quae frigidae naturae fit et humidae; cae-
terum adminiculo effe, ac velut alas illi ad omnes corporis
partes permeandas addere tum vinum tum acetum, quae
ipfa nequaquam frigida funt et humida: fiquidem praeftare
fic fola exhiberi potius quam cum aqua, quod ea facile
prae tenuitate in corpus diftribuantur et ab hypochondriis
recedant.   Porro quoniam femel in hunc fermonem deve-
nimus, nihil obftat quo minus omnem exacte perficiamus.
Nam quod fieri poffit, ut et aquam acetum deducat nec
tamen ipfummet refrigeret, et non deducat folum, fed etiam
refrigeret, certo certius eft; verum utrum cum veritate
conjunctum fit, id confiderationem poftulat.   Diftingui au-

τινι καὶ οἶνον καὶ ὄξος, ἑκάτερον ἰδίᾳ καθ᾽ αὑτό. φαίνε-
ται γὰρ ἐπὶ μὲν τῷ οἴνῳ διψωδέστερος ἀεὶ γιγνόμενος ὁ
ἄνθρωπος, ἐπὶ δὲ τῇ τοῦ ὄξους πόσει ποτὲ μὲν διψωδέ-
στερός ἐστιν, ποτὲ δὲ ἀδιψότερος,

Κεφ. λβ′. ὅτι καὶ τὸ δίψος αὐτὸ διττῶς γίνεται,
τὸ μὲν ὑγρότητος ἐνδείᾳ, τὸ δὲ πλεονεξίᾳ θερμότητος· ὥστ᾽
οὐδὲν θαυμαστὸν εἰ τὸ μὲν πρότερον οὐκ ἰᾶται, θάτερον δ᾽
ἰᾶται. ὑγραίνειν μὲν γὰρ [23] οὐ δύναται, ψύχει δὲ οὐκ
ἀγεννῶς. οὔκουν οὔτε τὴν ἐπὶ ξηρᾷ διαθέσει δίψαν οὔτε τὴν
ἐπὶ θερμῇ καὶ ξηρᾷ δύναιτ᾽ ἄν ποτε ἰᾶσθαι πινόμενον ὄξος.
εἰ δὲ συνδράμῃ ποτὲ εἰς ταυτὸν ὑγρότης θερμότητι, τῆς
τοιαύτης δίψης ἄριστον ἴαμα τὸ ὄξος ἔσται. σπανία δὴ
τοιαύτη διάθεσις, ἐν ὑδρωπικαῖς ἐνίοτε παρεγχύσεσιν γι(14)
γνομένη, πλήθους ὑγροῦ ἁλμώδους ἠθροισμένου κατὰ τὴν
γαστέρα καὶ ὅσοις ἁλμυρὸν φλέγμα κατ᾽ αὐτὴν ἐμπέπλασται.
τοῖς δ᾽ ἄλλως διψώδεσιν ἔν τε καύσοις πυρετοῖς καὶ τοῖς
περικαέσιν ἅπασιν καὶ τοῖς ἐν θέρει καὶ θάλπει σφοδρῷ

tem id poffit tantummodo, ficut exhibeas acetum et vinum,
utrumque feorfum et per fe. Apparet enim a vino homini
femper fitim increfcere, ab aceto vero epoto interim quidem
augeri, interim vero fedari. Cap. XXXII. Quippe quum et fitis duplici ratione
provenire foleat, partim humoris inopia, partim caloris
copia. Quamobrem mirum videri non debet, fi priorem
quidem fanare nequeat, alteram poffit; fiquidem humectare
nequit ac refrigerat non inftrenue. Quapropter neque a
ficca difpofitione provenientem fitim, neque a calida et ficca
unquam fanare queat epotum acetum; at fi quando in unum
coeant humiditas atque caliditas, ejusce quidem fitis optima
medela acetum eft. Rara fane ejusmodi affectio eft, in
aquae inter cutem affufionibus nonnunquam proveniens,
congefta nimirum in ventre falfi humoris copia; tum etiam
fi quibus pituita falfa ventri illita inhaeferit. At qui aliter
fiti premuntur, puta in febribus ardentibus et aliis omnibus
exurentibus febribus, quique aeftate laborant ac gravi aeftu,

σύνθετος ή διάθεσίς εστιν εκ θερμότητός τε και ξηρότητος,
ωστ᾽ εικότως αυτοῖς εστι σύνθετον και το ίαμα, το μεν ὄξος
ουκ αγεννῶς γε ψῦχον και πάντη ῥᾳδίως διιὸν, το ὕδωρ δε
προς τῷ ψύχειν ἔτι και υγρότατον απάντων υπάρχον· ουδεν
γάρ εστιν υγρότερον ὕδατος.

Κεφ. λγ΄. Ὥσπερ οὖν ουκ ασφαλής εστιν ο πόῤῥω
της αισθήσεως του δοκιμαζομένου φαρμάκου συλλογισμος,
ούτως ουδ᾽ ή του μιχθέντος ετέρῳ χρῆσις. αυτο γαρ χρη
καθ᾽ αυτο μόνον εξετάζεσθαι το κρινόμενον επί τε των
υγιαινόντων σωμάτων ευκράτων τε και δυσκράτων επί τε
των νοσούντων. ευκράτων μεν οὖν, ώσπερ και πρόσθεν
είρηται δυσκράτων δε, ώσπερ Ἱπποκράτης ἔλεγε, πικροχό-
λοις μεν φύσεσιν χρηστότατον υπάρχει ὄξος, εναντιώτατον
δ᾽ είναι μελαγχολικοῖς την κρᾶσιν. επί δ᾽ αὖ των νοσούν-
των, ει απλοῦν εξ απλῆς εξετάζοιτο διαθέσεως. ει δε και
μίγνυτό ποτε μετ᾽ άλλου, χρη το μιγνύμενον αυτῷ μέσον
είναι την κρᾶσιν, ως εφ᾽ ὕδατός τε και κηρωτῆς ο πρό-

compofita iis eft affectio, ex caliditate videlicet et ficcitate;
quare non injuria compofita illis medela eft acetum, ut quod
ftrenue refrigeret et quovis expedite permeet; et aqua quae
fupra quam quod refrigeret, omnium fit vel humidiſſima;
nihil eft enim aqua humidius.

Cap. XXXIII. Quemadmodum ergo haud fatis fe-
cura eft procul a fenfu ducta de explorando medicamento
ratiocinatio, ita nec ipfius alteri cuipiam permixti ufus.
Siquidem ipfum per fe folum quod judicandum venit ex-
pendere oportet, tum in fanis corporibus iisque temperatis
et intemperatis, tum in morbo alicui obnoxiis. In tempe-
ratis quidem, velut fupra pofitum eft; in intemperatis ficut
dixit Hippocrates, *naturis picrocholis utiliſſimum eſſe ace-
tum; qui vero temperaturam fortiti fuerint melancholicam,
adverſiſſimum.* Porro in morbo aliquo affectis, fi fimplex
fuerit, in fimplici exploretur affectu: fin mixtum alicui, ne-
ceſſe eft quod commifcetur temperatura fit medium, ficut in

σθεν λόγος ἀπέδειξεν. εὐλόγως γὰρ, οἶμαι, τὸ τῷ μηδ-
ετέρῳ τῶν ἄκρων κατὰ τὴν κρᾶσιν, ἀλλ᾽ ὡς οἷόν τε μέσῳ
συμπεπλεγμένον αὐτὸ, τῶν ἀποτελουμένων αἴτιον γίγνε-
σθαι. τῇ γοῦν ἁπλῇ κηρωτῇ μήτε θερμαινούσῃ μήτε ψυ-
χούσῃ τὸ ψυχρὸν ὕδωρ μιχθὲν ἔψυξεν ὅτι ψυχρὸν ἦν τῇ
κράσει. εἰ δέ γε τῶν θερμαινόντων ἔμιξάς τι τῇ τοιαύτῃ
κηρωτῇ, θερμαῖνον ἄν σοι τὸ φάρμακον ἐγένετο, καθάπερ
πολλάκις εὐφόρβιον, ἢ καστόριον ἐπεμίξαμεν ἐπὶ πολλῶν
διαθέσεων. οὕτως οὖν, εἴπερ ὄξος ἀναμίξαις ἀκριβῶς ἁπλῇ
κηρωτῇ, ψυχρότερον ἐργάσῃ πολλῷ τῆς κηρωτῆς τὸ φάρ-
μακον, ὡς ἄν ψυχροῦ τοῦ μιχθέντος ὑπάρχοντος. καί σοι
τοῦτο πρὸς ἐρυσιπέλατα καὶ φλεγμονὰς ἕρπητάς τε καὶ
ἄνθρακας ἀγαθὸν ἔσται φάρμακον· εἰ δέ γε τὸ μικτὸν ὡς
ἁπλοῦν ἐξετάζοις, καὶ γὰρ αὖ καὶ τοῦτο ποιοῦσιν, ἁμαρ-
τήσεις τὰ μέγιστα. κολλητικὸν γὰρ ἑλκῶν οὐκ ὄξος χρὴ
λέγειν, ἀλλ᾽ ὀξύκρατον, ἕτερόν τι παρὰ πολὺ τὴν φύσιν

aqua et cerato fimplici fuperius deciaratum eft. Rationabile
quippe arbitror, quod nulli diverfi temperamenti fit mix-
tum, fed quam fieri queat medio conjunctum, ipfum eorum
quae perficiuntur caufam exiftere. Nam fimplici cerato
quod neque calefaciebat, neque refrigerabat, aqua admixta
frigida refrigeravit, quippe quae temperiem habebat frigi-
dam. Quod fi calefacientium quippiam ejusmodi cerato
commifcuiffes, profecto calidum id medicamentum evafif-
fet, quemadmodum in affectibus compluribus faepenumero
euphorbium aut caftorium temperavimus. Sic fi acetum
fimplici adamuffim cerato commifceas, cerato ipfo longe fri-
gidius medicamen effeceris: tanquam nimirum quod ad-
mixtum eft fit frigidum. Eritque tibi id remedium vel
optimum ad eryfipelata, phlegmonas, herpetes, carbuncu-
los. Sin autem quod mixtum eft tanquam fimplex expen-
das, nam id etiam moliuntur, longe maxime hallucinaberis.
Nam ulcerum glutinatorium non acetum, fed oxycratum
dicendum eft, aliam multo naturam ab aceto obtinens. Si-

Ed. Chart. XIII. [23. 24.]   Ed. Baf. II. (14.)
ὄξους ὑπάρχον. ὥσπερ γὰρ οὐδὲ σαρκωτικὸν ἕλκῶν ἰὸς,
ἀλλ᾽ ἡ κηρωτὴ προσλαβοῦσα βραχὺ μόριον ἰοῦ, κατὰ τὸν
αὐτὸν τρόπον οὐδ᾽ ὄξος κολλητικὸν, ἀλλ᾽ ὕδωρ ὄξους ἐλά-
χιστον προσλαβὸν, αὐτὸ δὲ καθ᾽ ἑαυτὸ μόνον καὶ ψιλὸν
ὄξος ἱκανῶς παροξύνει τὰ κολλήσεως δεόμενα τῶν ἑλκῶν,
ὡς ἂν τῇ λεπτομερείᾳ διαβρωτικόν τε καὶ ὀδυνηρὸν ὑπάρ-
χον. οὔτ᾽ οὖν τὰ τοιαῦτα δεόντως λέγουσιν οὔθ᾽ ὅταν
ἀγνώστοις ἄγνωστα συνάπτωσιν.

Κεφ. λδ΄. [24] Οὐδὲν γὰρ ἀποδείξαντες ἰδίᾳ περὶ
τῶν κολληθησομένων, ἢ σαρκωθησομένων, ἢ ἐπουλωθησο-
μένων ἑλκῶν ἐξ ἐπαγωγῆς συλλογίζονται, τὰ στύφοντα πάντα
φάσκοντες ἑλκῶν εἶναι κολλητικά. χρὴ δ᾽ οὐκ ἐξ ἐπαγωγῆς,
ἀλλὰ δι᾽ ἀποδείξεως ἐν τῷ καθόλου τὰ τοιαῦτα λαμβάνεσθαι,
καθάπερ ἡμεῖς ἐν τοῖς τῆς θεραπευτικῆς μεθόδου ποιήσομεν
ὑπομνήμασιν, ἀλλ᾽ ἁπλῶς γε οὕτως ῥηθὲν ὁτιοῦν τῶν τοιού-
των οὐ μόνον ἀναπόδεικτον, ἀλλὰ καὶ ψεῦδός ἐστιν. οὔτε
γὰρ χαλκῖτις, οὔτε κηκὶς, οὔτε αὐτὰ τὰ λέμματα τῶν ῥοιῶν,

quidem quemadmodum carnem producere in ulceribus ne-
quit aerugo, fed ceratum exiguum quiddam habens aerugi-
nis, ad eundem modum neque acetum conglutinat, fed
aqua aceti pauxillum accipiens; ipfum vero per fe ac fin-
cerum acetum ulcera, quae glutinationem defiderant mirum
in modum exafperat, utpote partium tenuitate erodens ac
dolorem excitans. Quamobrem haud merito nec conve-
nienter talia dictitant nec melius item faciunt, quum ignotis
ignota connectunt.

Cap. XXXIV. Quippe quum nihil feorfum de gluti-
nandis, aut carne implendis aut cicatrice obducendis ulceri-
bus demonftrarint, ex inductione tamen colligunt adftrin-
gentia omnia dicentes ulcerum effe conglutinatoria. Oportet
autem non inductione, fed per demonftrationem in genere
talia accipere, quemadmodum nos facturi fumus in curandi
rationis commentariis. Imo abfolute quidvis tale dictum
non modo indemonftratum eft, fed etiam falfum. Neque
enim chalcitis, neque galla, neque malorum punicorum pu-

ΤΩΝ ΑΠΛΩΝ ΦΑΡΜΑΚΩΝ ΒΙΒΛΙΟΝ Α. 441

Ed. Chart. XIII. [24.]   Ed. Baf. II. (14.)

οὔτε ὀμφάκιον, οὔτε στυπτηρία, πολὺ δὲ μᾶλλον οὔτε χαλ-
κὸς κεκαυμένος, οὔτε λεπὶς, οὔτε μίσυ κολλᾶν ἕλκη πέφυκεν,
ἕτερά τε μυρία τῶν στυφόντων ἐστὶν ἀδύνατα κολλᾶν. εἰ
δ᾽ ἄρα καὶ μὴ τοῦτό τις, ἀλλὰ τὰ κολλητικὰ πάντα στυ-
πτικὰ λέγοι, δειχθήσεται κἀνταῦθα πολλὰ κολλῶντα χωρὶς
τοῦ στύφειν. οὐδέτερος οὖν ἀληθὴς λόγος ἁπλῶς καὶ
ἀδιορίστως λεχθεὶς, οὔθ᾽ ὅταν ἅπαντα φάσκωσι τὰ στύ-
φοντα κολλᾶν ἕλκος, οὔθ᾽ ὅταν πάντα τὰ κολλώμενα διὰ
τῶν στυφόντων κολλᾶσθαι. πολὺ δὲ δὴ καὶ τούτων ἔτι
μᾶλλον ἄτοπά τε καὶ ψευδῆ λέγουσιν ἤδη καὶ περὶ τὴν
αἴσθησιν, ὅταν καὶ τὰ δακνώδη καὶ τὰ δριμέα καὶ τὰ
πικρὰ καὶ τὰ ἁλυκὰ καὶ πρὸς τούτοις ἔτι τὰ μαλακώτατα
καὶ ἥδιστα ταῖς ποιότησι στύφειν λέγουσιν, ὥσπερ οὐ τῆς
γεύσεως αἰσθητὸν τὸ στῦφον ὑπάρχον, ἀλλ᾽ ἐκ τῆς ἐκείνων
νομοθεσίας λαμβανόμενον. ἡ μὲν γὰρ ῥοιὰ καὶ τὸ μῆλον,
εἰ τύχοι, καὶ τὸ μέσπιλον, ἀπίων τέ τινα γένη καὶ μύρτα
καὶ οὖα καὶ οἶνος Ἀμυναῖος καὶ Μαρσὸς ἐναργῶς ἡμᾶς
στύφει. πυροὶ δὲ καὶ ζειαὶ καὶ κέγχροι Ηρόδοτον μὲν

tamina, neque omphacium, neque alumen, multoque minus
aes uftum, neque aeris fquama, neque mify ulcera glutinare
poffunt; aliaque innumera funt inter adftringentia quae glu-
tinare nequeant. Porro fi quis non hoc, fed glutinatoria
omnia adftringentia dixerit, proferentur et hic quoque non
pauca quae citra adftrictionem conglutinent. Neutra igitur
vera oratio eft, fi fimpliciter atque indefinite efferatur, neque
quum dicunt adftringentia omnia ulceris glutinatoria: neque
quum ajunt, quaecunque glutinantur adftringentium bene-
ficio glutinari. Porro multo fane etiam magis his tum
abfurda tum falfa, ad haec quae molliffimas jucundiffimas-
que fortita funt qualitates, adftringere dictitant; tanquam
ad fenforium guftus non pertineat quod adftringit, fed ex
illorum impofitione atque arbitrio debeat accipi. Malum
enim granatum et malum verbi caufa et mefpilum et pyro-
rum quaedam genera et myrta et forba vinumque tum Amy-
naeum tum Marfum evidenter nos adftringunt; at triticum
et zea et milium Herodotum forfan adftringebant, aliorum

ἴσως ἔστυφον, τῶν δ᾽ ἄλλων ἀνθρώπων οὐδένα.
μυρίων γὰρ ἐπυθόμην ἐγὼ καὶ περὶ τούτων καὶ πολὺ μᾶλλον ἔτι
περὶ ἀμύλου, καὶ γὰρ καὶ τοῦτο στύφειν Ἡρόδοτός φησιν,
ὥσπερ οὖν καὶ τὸ πέπερι, στῦφον μηδ᾽ αὐτὸ μηδένα τῶν
ἄλλων ἀνθρωπων, ὅσοι καθαρῶς καὶ ἀδεκάστως ἐξετάζουσιν
τὰς ποιότητας. ἀλλ᾽ Ἡρόδοτος μὲν συνέχεεν εἰς ταὐτὸν
ἅπαντα, καὶ τὰ δριμύτατα ταῖς δυνάμεσιν καὶ τὰ ἄκρως δια-
βρωτικὰ καὶ τὰ μαλακώτατα καὶ τὰ προσηνέστατα πάντα
στύφειν ἔφησεν, ὡς ἐν τῷ καταψεύσασθαί τισι τῆς αἰσθή-
σεως τὸ τοῦ νικᾷν ὑπάρχοντος. ἀλλ᾽ οὐκ αὐτὸ δή τοῦτο μέ-
γιστον δεῖγμα τῆς τῶν λόγων αὐτοῦ μοχθηρίας ἐσόμενον.
Κεφ. λε΄. Ὥσπερ δὲ ὑπερβάλλεσθαι βουλόμενος αὐ-
τὸν τοῖς κατὰ τῶν αἰσθήσεων ψεύσμασιν ὁ Ἀσκληπιάδης
Μητρόδωρος, ἀλλά τε καὶ ῥητίνην καὶ ἄσφαλτον οὐχ ὁμολο-
γεῖ θερμαίνειν ἡμᾶς, ἅπαντά τε τὰ στύφοντα καὶ ψύχειν
φησὶν, εἰ καὶ μηδενὸς ἄλλου χαλκίτεώς τε καὶ χαλκάνθης καὶ
μίσους ἱκανῶς μὲν στυφόντων, εἰς τοσοῦτον δ᾽ ἡκόντων θερ-
μότητος, ὥστε καίειν ἡμᾶς. οὔκουν ἔτι θαυμαστὸν οὐδὲν εἰ

autem omnium neminem. Sexcentos enim quandoque fuper
his fum perconctatus et inprimis fuper amylo; nam ipfum
adftringere ait Herodotus, ficut et piper: quod nec ipfum
ullum omnino aliorum hominum, qui fincere et incorrupte
qualitates expendunt adftringit. At Herodotus cuncta
confundere in idem non eft veritus, aitque et quae acerrima
funt facultate et quae fumme rodunt et quae molliffima funt
ac mitiffima, omnia adftringere: tanquam in hoc ut quos-
dam fenfu defraudaret, victoriam ftatueret. Verum non
ita fe res habet, quum ea vel maxima futura fit pravitatis
dictorum ejus probatio.
Cap. XXXV. Quin vero et Afclepiades Metrodorus,
tanquam illum etiam fuperare contenderet afferendis de fenfu
mendaciis, cum alia quaedam tum refinam et bitumen cale-
facere non denegat, atque adftringentia omnia refrigerare
dictitat; quum fi nihil aliud, faltem chalcitis, calchanthos et
mify, quae valenter aftringunt, tantam affequuta fint calidi-
tatem, ut nos etiam exurant. Nihil eft ergo mirandum, fi

ληροῦσί τε πολλὰ καὶ παραλογίζονται σφᾶς αὐτοὺς οἱ ἄνθρω
ποι, μηδὲ περὶ τῶν ἐναργῶς φαινομένων ὁμολογῆσαι τἀληθὲς
τολμῶντες.

Κεφ. λστ'.

Εἶτά τινες ἐξ αὐτῶν, ὥσπερ Ἡρόδοτος
καὶ Διοσκουρίδης, ἐκ τοῦ φάρμακα ἅττα διαῤῥοίας τε καὶ
δυσεντερίας ὠφελεῖν συλλογίζονται στύφειν αὐτὰ, καίτοι μηδ'
ἐλαχίστης μετέχοντα στύψεως, ἀλλ' αὐτὸ τοὐναντίον ἀραιό
τερα τε καὶ χαλαστικὰ ταῖς δυνάμεσιν ὑπάρχοντα τῶν στυ
φόντων, συναγαγόντων τε καὶ πιλούντων καὶ πυκνούντων
καὶ σφιγγόντων τὰ σώματα. καταφρονήσαντες γὰρ ἅπαξ τῆς
αἰσθήσεως ἀνέτρεψαν ἅπαντα καὶ συνέχεαν ἃ σαφῶς ἐστιν
αἰσθήσει διαγνῶναι, ταῦτα μοχθηρῷ λόγῳ πιστούμενοι. τὸ
γοῦν αἴγειον στέαρ ἐναντιώτατόν ἐστιν τοῖς στύφουσιν
ἅπασι καὶ γεύσει καὶ δυνάμει, καθάπερ καὶ τὸ τῶν πυρῶν
ἄλευρον, ἄμυλόν τε καὶ ἄλλα μυρία τῶν ἐμπλασάντων τε καὶ
παρηγορούντων καὶ δριμύτητας ἀμβλυνόντων καὶ ταύτῃ τοῖς
δακνώδη τε καὶ δριμέα διαχωροῦσιν ἀρηγόντων. καὶ εἰ διὰ
ταῦτα στύφει, ἔστω δὴ καὶ τὸ ἔλαιον ἡμῖν τῶν στυφόντων,

prolixa quaedam nugentur fe ipfosque nonnulli homines fallant, quum de manifefto apparentibus verum fateri non
audent.

Cap. XXXVI. Itaque ex iis quidam, puta Herodotus et Dioſcorides, medicamenta quaedam ex eo, quod diarrhoeis ac dyſenteriis medentur, aftringere ea colligunt
quanquam ne minimum quidem habeant aftrictionis, imo
prorfum contra rarefacientia nimirum fint et laxantia, quum
alioqui, quae aftringunt, corpora contrahant, condenfent,
conftipent atque conftringant. Nam femel fenfibus pro nihilo habitis, everterunt confuderuntque omnia quae plane
fenfu dignofcere eft, haec prava ratione afferentes. Nam
adeps caprinus omnibus quae aut guftu aut facultate funt
aftringentia adverfiffimus eft, velut etiam farina triticea et
amylum et innumera eorum quae vim habent tum emplafticam
tum mitigatoriam atque acrimonias hebetandi, eaque ratione
iis qui acria mordaciaque per alvum excernunt auxilientur.
Quod fi ob haec aftringant, efto fane et oleum ex aftringen-

ὅτι δὴ καὶ πολλάκις ὠφέλησεν τοὺς σφοδρῶς δακνομένους
ἐνεθέν. ἔσται δὲ καὶ κηρὸς καὶ στέαρ χοίρειον, ὀρνίθειόν
τε καὶ χήνειον καὶ χόνδρου καὶ τράγου χυλός. ἐνίεμεν γὰρ
καὶ ταῦτα καὶ κηρωτὴν ἐνίοτε τοῖς δακνομένοις ἰσχυρῶς,
ὥσπερ καὶ τὸ αἴγειον στέαρ. ἐναργεστέραν δὲ τὴν ὠφέ-
λειαν τὸ αἴγειον ἐπιδείκνυται τῷ ῥᾳδίως πήγνυσθαι ἐπα-
λείφεσθαί τε τοῖς ἐντέροις καὶ περιμένειν ἐπὶ πλεῖστον. εἴ-
τε δὲ διὰ πάχος, εἴτε δι (15) ἄλλην τινὰ αἰτίαν πήγνυται
ταχέως,. οὐδὲν δέομαι τάδε νῦν ζητεῖν ἐναργῶς φαινομένου·
τοῦ πράγματος. ἀλλ᾽ ὥσπερ ὅτι καὶ πήγνυται τάχιστα
καὶ τὰς δήξεις τῶν ἐντέρων ἀμβλύνει, τῷ φαίνεσθαι πι-
στότερόν ἐστιν, οὕτω δὴ καὶ ὅτι μηδεμιᾶς αὐτῷ μέτεστι
ψύξεως ἢ στύψεως. οὗτοι μὲν οὖν ἐξ ἀδήλων ὑπὲρ τῶν
φαινομένων συλλογίζονται. μᾶλλον δ᾽, εἰ χρὴ τἀληθὲς
εἰπεῖν, παραλογίζονται σφᾶς αὐτούς, ἡμᾶς δὲ τοσῷδε μᾶλ-
λον ἐπὶ τὴν αἴσθησιν ἀνέρχεσθαι προσῆκεν, ἐπιμελῶς τε
προσέχειν αὐτῇ διὰ παντὸς, ὅσῳ καὶ μᾶλλον οὐκ ὀλίγα
καταψεύδονται πάντες αὐτῆς οἱ σοφισταί. πάλιν οὖν ἀνα-

tium numero, quoniam faepius iis, qui graviter mordicaban-
tur, infufum profuit. Efto vero etiam et cera et adeps
fuillus tum gallinaceus et anferinus chondri tragique fuc-
cus: nam haec quoque infundimus et ceratum quandoque
iis qui vehementer mordicantur, ficuti et adipem caprinum.
Verum efficacius auxilium affert caprinus, quia fcilicet faci-
lius et concrefcit et inteftinis inungitur, plurimoque tem-
pore inhaeret. Porro five ob craffitiem, five aliam ob cau-
fam celeriter concrefcat, non eft opus in praefentia inqui-
rere, re ipfa evidenter apparente. Verum quemadmodum
quod ociffime concrefcat, atque inteftinorum morfus obtun-
dat ex rei evidentia credibilius eft, fic fane etiam quod ei
nulla infit aut frigiditas, aut aftrictio. Atque hi quidem ex
obfcuris ratiocinantur de apparentibus, imo autem fi verum
fatendum eft, fe ipfos potius decipiunt. At nos tanto decet
magis ad fenfum accedere, tantoque diligentius perpetuo illi
attendere, quanto plura in eo peccent fophiftae omnes fal-
faque de eo afferant. Rurfum ergo ubi prius in memoriam

ΤΩΝ ΑΠΛΩΝ ΦΑΡΜΑΚΩΝ ΒΙΒΛΙΟΝ Δ. 445

Ed. Chart. XIII. [25.] Ed. Baf. II. (15.)

μνήσαντες αὐτοὺς, ὅτι ἃ τοῖς μὲν ἰδιώταις ἐστὶ δῆλα καὶ
τούτοις ἦν, οἳ οὔπω διὰ φιλονεικίαν ὑπερεφρόνουν τῶν
αἰσθήσεων, ὕστερον δ᾽ ἀπώλετο διὰ περιττὴν σοφίαν, ἐπὶ τὸ
συνεχὲς τοῦ λόγου μεταβήσομαι.

Κεφ. λζ. Ἑκάστη τις φύσις τῶν αἰσθητῶν ἰδίᾳ
ὑποβέβληται· θερμότης μὲν καὶ ψυχρότης καὶ σκληρότης καὶ
μαλακότης ἁφῇ, λευκότης δὲ καὶ μελανότης καὶ ξανθότης,
ἐρυθρότης τε καὶ συλλήβδην εἰπεῖν ἅπαν τὸ τῶν χρωμάτων
γένος ὄψει, πικρότης τε καὶ γλυκύτης, αὐστηρότης τε καὶ
στρυφνότης, ὀξύτης τε καὶ ἁλυκότης καὶ δριμύτης, γεύσει καὶ
μαίνεσθαι δόξει σαφῶς, εἴ τις ἢ τὰς χροιὰς τῇ γεύσει κρίνειν
ἐπιχειρήσειεν, ἢ τοὺς χυμοὺς τῇ ὄψει. κατὰ ταὐτὰ δὲ καὶ
περὶ τῆς ἁφῆς χρὴ γινώσκειν καὶ περὶ τῶν ἄλλων αἰσθήσεων,
ὡς τὰς μὲν ἁπτὰς διαφορὰς ἁφῇ κριτέον ἐστὶ, τὰς δ᾽ ἀκου-
στὰς ἀκοῇ, τὰς δ᾽ ἐν ἀτμοῖς ὀσφρήσει. τούτων οὖν οὕτως
ἐχόντων ἀκούσωμεν εἰ βούλεσθε καὶ Πλάτωνος ὑπὲρ τῶν
γευστῶν διαφορῶν ἐξηγουμένου. χρὴ δὲ οὐ τῇ φυσιολογίᾳ
προσέχειν αὐτοῦ τὸν νοῦν. οὐ γὰρ ἂν ἐν καιρῷ μοι νῦν εἴη

revocaverimus quae idiotas non fugiunt ipfisque haud ignota
erant, quum nondum contendendi libidine in fenfus per-
veniffent contemptum, poftea autem per fupervacaneam
fapientiam amiferunt, ad id quod continuum orationi eft
transibimus.

Cap. XXXVII. Unaquaeque fenfilium natura priva-
tim fubjecta eft, tactui quidem caliditas ac frigiditas, duri-
ties et mollities; albedo vero, nigredo, flavedo, rubor, atque
ut fummatim dicam, univerfum colorum genus vifui: ama-
ror, dulcedo, aufteritas, acerbitas, aciditas, falfedo, acri-
monia guftui: planeque demens videatur fi quis guftu
colores judicare tentet, aut fapores vifu. Eodem modo de
tactu cognofcendum eft reliquisque fenfibus, fi quidem tactu
judicandae funt differentiae tangibiles, auditu audibiles, odo-
ratu odorabiles. Quae quum fic fefe habeant, audiamus,
quaefo, Platonem guftabiles differentias exponentem. Haud
tamen animus ipfius phyfiologiae attendendus eft. Nec enim

μνημονεύειν αὐτῆς, [26] οὐδ᾽ εἰς τοῦτο καλῶ μάρτυρα τὸν
ἄνδρα, μόνον δ᾽ ὑπὲρ τοῦ δεῖξαι κατὰ τίνος πράγματος ἕκα-
στον τῶν ὀνομάτων ἔθος ἐστὶν ἐπιφέρειν τοῖς Ἕλλησιν. ἄκουε
τοίνυν τοῦ Πλάτωνος λέγοντος· ὅσα μὲν γὰρ εἰσιόντα περὶ
τὰ φλέβια, οἷόν περ δοκίμια τῆς γλώττης, τεταμένα δ᾽ ἐπὶ
τὴν καρδίαν εἰς τὰ νοτερὰ τῆς σαρκὸς καὶ ἁπαλὰ ἐμπίπτοντα
γήϊνά τινα μέρη κατατηκόμενα ξυνάγει τὰ φλεβία καὶ ἀπο-
ξηραίνει, τραχύτερα μὲν ὄντα στρυφνά, ἧττον δὲ τραχύ-
νοντα αὐστηρὰ λέγεται. τὰ δὲ τούτων ῥυπτικὰ καὶ πᾶν τὸ
περὶ τὴν γλῶτταν ἀποπλύνοντα πέραν μὲν τοῦ μετρίου
τοῦτο δρῶντα καὶ προσεπιλαμβανόμενα, ὥστε ἀποτήκειν
αὐτῆς τι τῆς φύσεως, οἷον ἡ τῶν νίτρων δύναμις, πικρὰ πάνθ᾽
οὕτως ὠνόμασται. τὰ δὲ ὑποδεέστερα τῆς νιτρώδους ἕξεως,
ἐπὶ τὸ μέτριόν τε τῇ ῥύψει χρώμενα, ἁλυκὰ ἄνευ πικρότητος
τραχείας καὶ φίλα μᾶλλον ἡμῖν φαντάζεται. τὰ δὲ τῇ τοῦ
στόματος θερμότητι κοινωνήσαντα καὶ λεαινόμενα ὑπ᾽ αὐτοῦ
συνεκπυρούμενα καὶ πάλιν αὐτὰ ἀντικάοντα τὸ διαθερμῆναν,
φερόμενά τε καὶ ὑπὸ κουφότητος ἄνω πρὸς τὰς τῆς κεφαλῆς

nunc tempeſtive ejus miminero, neque in hoc viri teſtimo-
nium cito, ſed tantum ut oſtendam qua de re quodque
nomen efferre Graecis mos eſt. Auſculta ergo differentem
Platonem. *Tenduntur a lingua venulae ad cor ſaporum
nunciae, in quas ſi quae ita inciderint, ut humidam mol-
lemque carnis partem penetrantia, terreſtri ſua natura
liquefacta venulas contrahant atque deſiccent, ſiquidem
aſperiora ſint, acerba, ſi minus aſpera, auſtera nuncupan-
tur. Caeterum quae eas abſtergunt totamque linguam
abluunt, ſi quidem id ſupra modum efficiant ſimulque ali-
quid abſumant, ut de natura aliquid colliquent, qualis eſt
nitrorum facultas, amara omnia appellantur. At quae
nitri virtute inferiora ſunt, ac moderata utuntur abſter-
ſione, ſalſa citra aſperam amaritudinem et grata nobis
magis apparent. Quae vero ubi oris caliditati applicata
ab eoque mollita et fervefacta ipſum viciſſim recalefaciunt
atque accendunt, praeque levitate ad capitis feruntur ſen-*

ΤΩΝ ΑΠΛΩΝ ΦΑΡΜΑΚΩΝ ΒΙΒΛΙΟΝ Λ. 447

Ed. Chart. XIII. [26.]   Ed. Baf. II. (15.)

αἰσθήσεις, τέμνοντά τε πάνθ᾽ ὁπόσα ἂν προσπίπτῃ διὰ ταύ-
τας τὰς δυνάμεις, δριμέα πάντα τὰ τοιαῦτα ἐλέχθη. τῶν δὲ
αὐτῶν προλελεπτυσμένων μὲν ὑπὸ σηπεδόνος, εἰς δὲ τὰς
στενὰς φλέβας ἐνδυομένων καὶ ἐνοῦσιν αὐτόθι μέρεσι γεώδε-
σιν καὶ ὅσα ἀέρος συμμετρίαν ἔχοντα, ὥστε κινήσαντα περὶ
ἄλληλα ποιεῖν κυκᾶσθαι, κυκώμενα δὲ περιπίπτειν τε καὶ εἰς
ἕτερα ἐνδυόμενα ἕτερα κοῖλα ἀπεργάζεσθαι περιτεινόμενα
τοῖς εἰσιοῦσιν, ἃ δὴ νοτίδος περὶ ἀέρα κοίλης περιταθείσης
ποτὲ μὲν γεώδους, ποτὲ δὲ καὶ καθαρᾶς, νοτερὰ ἀγγεῖα ἀέρος
ὕδατα κοῖλα περιφερῆ τε γενέσθαι καὶ τὰ μὲν τῆς καθαρᾶς
εἰς διαφανεῖς περιστῆναι, κληθείσας ὄνομα πομφόλυγας, τὰ
δὲ τῆς γεώδους, ὁμοῦ κινουμένης τε καὶ αἰρομένης, ζέσιν τε
καὶ ζύμωσιν ἐπίκλην λεχθῆναι. τὸ τούτων αἴτιον τῶν παθη-
μάτων ὀξὺ προσρηθῆναι. ξύμπασι δὲ τοῖς περὶ ταῦτα εἰρη-
μένοις πάθος ἐναντίον ἀπ᾽ ἐναντίας ἐστὶ προφάσεως, ὁπό-
ταν ἡ τῶν εἰσιόντων ξύστασις ἐν ὑγροῖς, οἰκεία τῇ τῆς
γλώττης ἕξει πεφυκυῖα, λεαίνῃ μὲν ἐπαλείφουσα τὰ τραχυν-
θέντα, τὰ δὲ παρὰ φύσιν συνεστῶτα ἢ κεχυμένα, τὰ μὲν

*fus ac quaeque obvia incidunt, talia omnia has ob vires
acria nuncupata funt. Eadem vero ifta interdum a putre-
dine attenuata et anguftas ingredientia venas, partes inibi
tam terrenas quam quodammodo aëiias mutuo incurfu
movent ac mifceri compellunt, commixta vero circumlabi
alias et alias ingredi, ingreffu fuo penetratas concavas
circuntenfasque afficere, easque humore circumfufo con-
cavo, interim terreno, interim puro vafcula aëris ex aqua
concava rotundaque effici: ac quae ex puro conftant, per-
lucida funt et vocantur ampullae, quae vero ex terreftri
agitato elatoque, ebullitio fermentatioque nuncupatur.
Harum affectionum caufa acidum cognominatur. Omnibus
vero quae de iftis dicuntur, affectio contraria ab occafione
nafcitur contraria. Porro ubi ingredientium conftitutio
in humidis familiaris linguae habitui exiftit, quae exafpe-
rata quidem fuerint lenit, quae vero praeter naturam aut
coierint conftiterintque, aut fufa laxaque fuerint, partim*

συνάγῃ, τὰ δὲ χαλῇ καὶ πάνθ' ὅτι μάλιστα ἱδρύῃ κατὰ φύ-
σιν, ἡδὺ καὶ προσφιλὲς παντὶ πᾶν τὸ τοιοῦτον ἴαμα τῶν
βιαίων παθημάτων γιγνόμενον, κέκληται γλυκύ. διὰ ταύτης
ἁπάσης τῆς ῥήσεως ὁ Πλάτων ἐξηγήσατο τίνα μὲν ἔθος
ἐστὶν ὀνομάζειν αὐστηρὰ, τίνα δὲ στρυφνὰ, καὶ τίνα μὲν
ἁλυκὰ καὶ νιτρώδη, τίνα δὲ πικρὰ, καὶ τίνα μὲν δριμέα, τίνα
δὲ ὀξέα, τίνα δὲ γλυκέα. τὸ δὲ πρὸς ἡμῶν στῦφον αὐστηρὸν
δηλονότι προσαγορεύων, οὕτω γὰρ ὠνομάζετο παρὰ τοῖς
παλαιοῖς Ἕλλησιν. οὐ μὴν εἰς ταὐτόν γε συγχεῖ πάντα, καθά-
περ οὗτοι, καὶ τὸ πέπερι στύφειν φάσκοντες ἐκ τῆς τῶν δρι-
μέων φύσεως ὑπάρχον καὶ τὸ ὄξος ἐκ τῆς τῶν ὀξέων, οὐκ
αἰδούμενοι δὲ καὶ τῶν γλυκυτάτων ἔνια τοῖς στύφουσι προσ-
νέμειν. ἅτ' οὖν ἁπάντων αὐτοῖς συγκεχυμένων, εὐθὺς κατ'
ἀρχὰς οὐδὲ δυνάμεις εὑρεθῆναι δύνανται. πάσης γὰρ εὑρέ-
σεώς τε καὶ ἀποδείξεως ἀρχαὶ τὰ πρὸς αἴσθησίν τε καὶ
νόησίν ἐστιν ἐναργῆ. ταράττουσι δὲ οὗτοι ταῦτα ἀμφότερα
καὶ συγχέουσιν εἰς ταὐτὸν ἅπαντα, τά τε τῶν αἰσθήσεων
ἔργα τε καὶ πάθη καὶ πολὺ δὴ μᾶλλον ἔτι τὰ τῆς νοήσεως,

contrahit, partim laxat, omniaque quam maxime ad natu-
rae ſtatum reducit, quicquid ejusmodi eſt jucundum ſua-
veque et cognatum eſt omnibus violentarumque paſſionum
remedium ac medela, nominaturque dulce. His verbis
Plato quae nos vocare ſolemus auſtera, quae acerba, quae
ſalſa et nitroſa, quae amara, quae acria, quae acida, quae
dulcia expoſuit. Id videlicet quod a nobis aſtringens dici-
tur, ipſe auſterum nuncupans: nam ſic a vetuſtioribus
Graecis appellari ſolet. Non tamen omnia in unum con-
fundit, ſicut ii faciunt qui et piper aſtringere dictitant, quum
ex acrium ſit natura, et acetum quod ex acidis eſt, neo ſane
etiam veriti dulciſſimorum quaedam aſtringentium numero
aſcribere. Ex quo fit, quum omnia confundant, ut proti-
nus nec facultates invenire omnino valeant. Omnis enim
inventionis demonſtrationisque principia ſunt, quae ſenſui
atque intellectui evidentia ſunt. At iſti haec ambo pertur-
bant atque omnes in unum confundunt quum ſenſuum actus
et paſſiones, tum multo etiam magis intellectus ac rationis,

ἅτε μὴ γεγυμνασμένα κατὰ λογικὴν θεωρίαν, ὥστ᾽ ἔργον εἶναι
φυλάξασθαι τὴν ἀδολεσχίαν αὐτῶν καὶ μὴ συναπολαῦσαί τι
τῆς αὐτῶν οὕτω πολλῆς καὶ ματαίας φλυαρίας ἔργον δ᾽ οὐ
σμικρὸν καὶ τὸ μεταδιδάξαι καὶ μεταλλάξαι τοὺς διεστραμμέ-
νους ὑπ᾽ αὐτῶν εἰς τοσοῦτον, ὡς καταφρονεῖν τε τῶν αἰσθή-
σεων, ἀγυμνάστους τε κατὰ λογικὴν εἶναι θεωρίαν, ἀνηκόους
δὲ καὶ τῶν περὶ φύσεως λογισμῶν, οὓς οἱ φιλόσοφοι διασκέ-
[27]πτονται. πάντως γὰρ ἄν που τό γε τοσοῦτον ἐπεγίνω-
σκον, ὡς δεδιέναι χρὴ καὶ φυλάττεσθαι τὰς ἐν αὐτοῖς ἀπορίας
καὶ ταῖς αἰσθήσεσιν ἐπιτρέπειν μᾶλλον ἢ λόγοις κιβδήλοις
ὑπὲρ τῆς τῶν ἁπλῶν φαρμάκων δυνάμεως.

Κεφ. λη'. Ἀλλὰ τοὺς μὲν τοιούτους οὐκ ἐγχωρεῖ
μεταδιδάξαι· τῶν δ᾽ ἄλλων ἕνεκα τῶν ὠφεληθῆναι δυναμέ-
νων ἀναληπτέον ἐστὶν καὶ διοριστέον ἀκριβῶς τὸν περὶ τῶν
ἰδίων τῆς γλώττης αἰσθητῶν λόγον. ὀνομάζεται μὲν οὖν ὑπὸ
τῶν περὶ Θεόφραστόν τε καὶ Ἀριστοτέλην καὶ Μνησίθεον
τὸν ἰατρὸν ἡ γευστὴ δύναμις χυμὸς, ἀπὸ τοῦ μ στοιχείου τῆς

nimirum haudquaquam in ſpeculatione logica verſati. Ita-
que operae pretium eſt nugacem illorum loquacitatem omni-
bus modis effugere, ne quid nobis quoque attribuatur vitii ex
tam prolixa illorum futilique nugacitate. Porro haud leve
negotium eſt dedocere ac transmutare eos qui ab illis usque
adeo perverſi ſunt, ut et ſenſum contemnant et nequaquam
in ſpeculatione logica ſe exercuerint, planeque rudes ſint
rationum quas de natura philoſophi conſiderant. Omnino
enim ſaltem vel id didiciſſent, quae in illis ſunt ambiguita-
tes fugiendas eſſe cauteque obſervandas, tum ſenſibus magis
ſuper ſimplicium medicaminum facultatibus, quam rationi-
bus haud ſatis integris committendum eſſe judicium.

Cap. XXXVIII. Verum tales dedocere ac velut
transformare eſt impoſſibile. At aliorum tamen gratia nimi-
rum quos conatus noſter juvare poterit reſumenda eſt, dili-
genterque definienda tota de propriis linguae ſenſoriis ora-
tio. Nuncupatur igitur tum a Theophraſto, tum ab Ariſto-
tele, tum a Mneſitheo medico; guſtandi facultas χυμὸς le-

Ed. Chart. XIII. [27.]   Ed. Baf. II. (15 16.)

δευτέρας συλλαβῆς ἀρχομένης. ἡ δ᾽ ἐξ ὑγροῦ καὶ ξηροῦ
σύστασις ὑπὸ θερμότητος πεφθέντων χυλὸς, ἀπὸ τοῦ λ
τῆς δευτέρας ἀρχομένης συλλαβῆς. παρὰ μέντοι τοῖς παλαιο-
τέροις αὐτῶν οὐκ Ἀττικοῖς μόνον, ἀλλὰ καὶ Ἴωσιν ἑκάτερα
διὰ τοῦ μ γέγραπται. καὶ γὰρ καὶ παρὰ Πλάτωνι τῷ φιλο-
σόφῳ καὶ παρ᾽ Ἱπποκράτει καὶ παρὰ τοῖς παλαιοῖς κωμικοῖς
οὕτως εὑρίσκεται. λελέχθω δ᾽ ἔν γε τῷ παρόντι λόγῳ πρὸς
ἡμῶν ἕνεκα σαφοῦς διδασκαλίας ἡ μὲν γευστὴ δύναμις, ἢ
ποιότης, ἢ ὅπως ἄν τις ὀνομάζειν ἐθέλῃ, διὰ τοῦ μ στοιχείου
χυμὸς, ἡ δ᾽ ἔν τε τοῖς ζώοις καὶ φυτοῖς ὑγρότης πεπαχυσ-
μένη χυλὸς, ἀπὸ τοῦ λ τῆς δευτέρας ἀρχομένης συλλαβῆς.
ἰστέον οὖν ὡς οἱ μὲν καθ᾽ ἕκαστον φυτόν τε καὶ ζῶον, ἤδη
δὲ καὶ οἱ κατὰ τὴν γῆν εὑρισκόμενοι χυμοὶ πάμπολλοί τινές
εἰσι καὶ οὐκ εὐαρίθμητοι ταῖς ἰδέαις. αἱ δ᾽ ἐν αὐτοῖς γευσταὶ
διαφοραὶ τοῖς μὲν ὀκτὼ τὸν ἀριθμὸν ἔδοξαν εἶναι, τοῖς δὲ
ἑπτὰ, τοῖς δὲ καὶ (16) τούτων ἐλάττους. ὁ μὲν οὖν Πλάτων ἐν
Τιμαίῳ διὰ τῆς προγεγραμμένης ῥήσεως πρῶτον μὲν δυοῖν
μέμνηται χυμῶν ὁμοειδῶν μὲν, ἀλλὰ τῷ μᾶλλόν τε καὶ ἧττον

cunda fyllaba a μ littera incipiente, at ex humido ficcoque
confiftentia, eorum videlicet quae a calore concocta funt,
χυλὸς a litera λ fecunda incipiente fyllaba. Tametfi ab ae-
tate illis majoribus non modo Athenienfibus, fed et Ioni-
bus utrumque per μ litteram fcribi confueverit. Si quidem
et apud Platonem et apud Hippocratem veteresque comicos
fic fcriptum reperitur. Vocetur autem a nobis in praefenti
quidem fermone clarioris doctrinae gratia guftatoria facul-
tas, five qualitas, five utcunque cuique appellare libet, per
litteram μ, χυμός: humor autem incraffatus tum in animan-
tibus tum in plantis, χυλὸς fecunda fyllaba a littera λ inci-
piente. Sciendum ergo fapores, qui tum in unoquoque ani-
mali ac planta, tum in terra inveniuntur plurimos effe nec
facile fpecierum numero comprehenfibiles, caeterum diffe-
rentias guftabiles aliis octo vifas aliis numero feptem non-
nullis autem et his quoque pauciores. At Plato in Timaeo
in fuprapofita dictione primum duos fapores memorat ejus-
dem fpeciei, fed in ratione majoris ac minoris differentes,

ΤΩΝ ΑΠΛΩΝ ΦΑΡΜΑΚΩΝ ΒΙΒΛΙΟΝ Δ. 451

Ed. Chart. XIII. [27.]   Ed. Baf. II. (16.)

διαφερόντων. ὀνομάζει δ᾽ αὐτῶν τὸν μὲν αὐστηρὸν, τὸν δὲ
στρυφνόν. εἴη δ᾽ ἂν ὁ μὲν αὐστηρὸς κατὰ τὸν ὑφ᾽ ἡμῶν
στύφοντα προσαγορευόμενος, ὁ δὲ στρυφνὸς ἐπιτάσει τούτου
γιγνόμενος, ὥσπερ οὖν καὶ αὐτὸς ὁ Πλάτων ἐδήλωσεν. τού-
τους μὲν οὖν ὡς ἓν εἶδος ἀριθμητέον· ἕτερον δὲ τὸ τῶν
ἀντικειμένων αὐτοῖς τῶν νιτρωδῶν τε καὶ ἀλυκῶν καὶ πικρῶν.
ἔστι δὲ κἂν τούτοις ὁ μὲν πικρὸς ἐξ ἐπιτάσεως τοῦ νιτρώ-
δους γενόμενος, ὁ δὲ ἀλυκὸς ἤτοι τοῦ νιτρώδους ἀσθενέστερος,
ἢ καὶ στύψεώς τι προσλαμβάνων. ἐξῆς δὲ ὑπὸ Πλάτωνος
μὲν ὁ δριμὺς εἴρηται καὶ μετ᾽ αὐτὸν ὁ ὀξὺς καὶ τελευταῖος ὁ
γλυκύς. ὑπὸ Θεοφράστου δὲ καὶ ὁ λιπαρὸς πρόσκειται, πα-
ραλελειμμένος μὲν ὑπὸ τοῦ Πλάτωνος ἐν τῷ περὶ τῶν τῆς
γλώττης ἰδίων αἰσθητῶν λόγῳ, γεγραμμένος δ᾽ ἐν τοῖς τῶν
φυτῶν χυλοῖς ἔμπροσθεν εὐθὺς, ἐν οἷς διῃρεῖτο τὸν οἰνώδη
τοῦ ἐλαιώδους τε καὶ μελιτώδους. ἀλλ᾽ ἐν ἐκείνῳ μὲν τῷ λόγῳ
πρὸς τοῖς τρισὶν οἷς εἴρηκα νῦν τέταρτον ἐτίθει γένος χυμοῦ
περιλαμβάνων ἑνὶ προσρήματι καὶ καλῶν ὀπόν. ἐν οἷς δὲ
ἐπὶ τὰ τῇ γεύσει αἰσθητὰ μετέβη, τοῦ μὲν γλυκέος εὐθὺς ἐν
αὐτοῖς ἐμνημόνευσεν. οὐδὲν γὰρ διαφέρει δήπου γλυκὺ ἢ

eorum alterum auſterum, alterum acerbum nominat. Fuerit
autem auſterus is, quem aſtringentem nuncupamus: porro
acerbus hujus intenſione provenit, velut et ipſe Plato ſigni-
ficavit, atque hos ſane pro una ſpecie numerabimus. Altera
eſt eorum quae illis oppoſita ſunt, nitroſorum videlicet, ſal-
ſorum et amarorum. Et in his quoque amarus ex nitroſi pro-
venit intenſione: ſalſus vero aut nitroſo imbecillior, aut
aſtrictionis quoque aſſumens aliquid. Deinde a Platone acris
expoſitus eſt, mox acidus, poſtremo dulcis. At a Theophra-
ſto additus eſt pinguis, a Platone quidem in ſermone de pro-
priis linguae ſenſoriis praeteritus, verum paulo ante plan-
tarum ſuccis aſcriptus, ubi vinoſum ab oleoſo et melleo diſ-
cernebat. Porro in illo ſermone tribus nunc memoratis
quartum adjecit ſucci genus una appellatione comprehen-
ſum, liquorem nominans. Ubi autem ad guſtus ſenſoria
tranſiit, protinus in iis dulcem memoravit, nihil enim retu-

μελιτῶδες φάναι, καθάπερ οὐδὲ λιπαρὸν ἢ ἐλαιῶδες. παρα-
λέλοιπε δὲ τὸν λιπαρὸν ὡς οὐδὲν προσήκοντα τῇ γεύσει.

Κεφ. λθ'. Ἑρμηνεῦσαι μὲν ἀκριβῶς οὐχ οἷόν τε, διότι
μηδ' ἄλλο τι τῶν αἰσθητῶν παθῶν, ἀναμνῆσαι μέντοι τὸν
τῆς αὐτῆς [28] αἰσθήσεως κεκοινωνηκότα δυνατόν. εἰ δέ τις
ἐγεύσατό ποτε κυδωνίων, ἢ μήλων, ἢ μύρτων, ἢ μεσπίλων,
οἶδε μὲν σαφῶς ἑτέραν μὲν τὴν ἀπὸ τούτων αἴσθησιν ἡμῖν ἐν
τῇ γλώττῃ γιγνομένην, ἑτέραν δὲ τὴν ἀπὸ τῶν στιφόντων
σωμάτων. τὰ μὲν γὰρ στύφοντα ἢ ψύχοντα συνωθεῖν ἔσω
φαίνεται τὸ ψαῦον ἡμῶν μόριον ἐκ παντὸς μέρους ὁμαλῶς,
οἷον ὠθοῦντά τε καὶ πιλοῦντα καὶ συνάγοντα· τὰ δ' αὐστηρὰ
κατὰ βάθους τε διαδύεσθαι δοκεῖ καί τινα τραχεῖάν τε καὶ
ἀνώμαλον αἴσθησιν ἐπάγειν, ὡς ἀναξηραίνοντα καὶ πᾶσαν
ἐκβοσκόμενα τὴν ἰκμάδα τῶν αἰσθητικῶν σωμάτων, ὥσθ'
ἑτέραν εἶναι τὴν τῶν παθῶν ἰδιότητα, μηδὲ ῥηθῆναι σαφῶς
δυναμένην, ἀπό τε τῶν στιφόντων ἡμᾶς σωμάτων καὶ τῶν
αὐστηρῶν χυμῶν. ἀλλ' ὅστις γε ἄνθρωπος νοῦν ἔχει οἶδεν

lerit, dulce an melleum dicas, velut nec pingue an oleofum,
omifit autem pinguem, ut qui ad guftum nihil attineret.

Cap. XXXIX. Qualis autem eorum fit unusquisque,
exponere quidem exacte eft impoffibile, quandoquidem nec
aliam ullam fenforiam paffionem: verum ei qui eodem fen-
fu communicaverit, licet fuggerere. Ergo fi quis aut cydo-
nia, aut mala, aut mefpila aut myrta guftaverit, proculdu-
bio cognofcet alium nobis ab his in lingua moveri fenfum,
alium ab aftringentibus corporibus. Nam quae aftringunt
aut refrigerant, introrfum pellere contactam noftri partem
ex omni parte apparent, idque aequabiliter, velut pellentia
ac ftipantia contrahentiaque. At auftera in profundum etiam
fubire videntur, atque afperum quendam inaequabilemque
movere fenfum, tanquam reficcantia et humorem omnem
corporum fenfilium depafcentia. Ex quo fit ut alia fit paf-
fionum proprietas, quaeque haud facile lucideque explicari
poffit tum ab aftringentibus nos corporibus, tum ab aufteris
faporibus. Sed quisquis homo mentem habet, facile quod

Ed. Chart. XIII. [28.]   Ed. Baf. II. (16.)

ὃ λέγω. ὅταν δὲ τὸ πλησιάζον τῇ γλώττῃ σῶμα σφοδρῶς
ξηραίνῃ καὶ ξυνάγῃ καὶ τραχύνῃ μέχρι βάθους πλέονος αὐτὴν,
ὥσπερ ἀχράδες ἄωροι καὶ κράνες στυφνὸν ἅπαν τὰ τοιοῦ-
τον ὀνομάζεται, τῶν αὐστηρῶν ἐπιτάσει διαφέρον. ὃ δὲ
καλοῦμεν ἡμεῖς στῦφον, οὐ πάνυ μέντοι πρὸς τῶν περὶ
τὸν Θεόφραστον εὑρεῖν ἔστιν εἰρημένον. ἔοικε δή τι ταὐ-
τὸν δηλοῦν τῷ αὐστηρῷ, ἢ κοινὸν εἶναί τι γένος τούτου
τε καὶ στρυφνοῦ. ὅσα δ᾽ ἐν τῷ ψαύειν τῆς γλώττης οὐ
συνάγει μὲν αὐτὴν, οὐδὲ σφίγγει καθάπερ τὰ στύφοντα,
τὸ δ᾽ ἐναντίον ἅπαν φαίνεται ποιοῦντα, ῥύπτοντα καὶ
ἀποπλύνοντα, κᾂν εἴ τι τῶν στυφόντων παρακέοιτο, ταῦτα
σύμπαντα προσαγορεύομεν ἁλυκά. τὰ δ᾽ ἔτι μᾶλλον τού-
των ῥύπτοντα, μέχρι τοῦ καὶ τραχύνειν ἀνιαρῶς, πικρὰ
προσαγορεύεται. τὰ δέ γε δάκνοντά τε καὶ διαβιβρώσκοντα
μετὰ θερμότητος ἰσχυρᾶς δριμέα. τὰ δ᾽ ἄνευ αὐτῆς δά-
κνοντα καλεῖται μὲν ὀξέα, προσέστι δὲ αὐτοῖς καὶ τὸ
ζυμοῦν. ὅσα δ᾽ οἷον ἐπαλείφει τε καὶ ἀναπληροῖ καὶ κα-
θίστησι τὰ τετραχυμένα τε καὶ οἷον διαβεβρωμένα τῆς

dico comprehenderit. Porro quando quod linguae noſtrae
admotum fuerit corpus, valde deſiccat, contrahit et in mul-
tam profunditatem usque illam exaſperat, ſicut pyra ſil-
veſtria immatura et corna, ejusmodi omne acerbum appel-
latur, ab auſteris inteuſione duntaxat ḍiverſum. At quod
nos aſtringens vocitamus, haud temere a Theophraſto di-
ctum reperias. Videtur autem idem ſignificare, quod auſte-
rum, aut certe commune eſſe genus tum hujus, tum etiam
acerbi. Quaecunque vero linguam, dum contingunt, non
contrahunt eam, neque conſtipant velut adſtringentia, imo
contra plane agere apparent, nempe detergentia et abluen-
tia, etiam ſi aſtringentium quippiam adjunctum ſit, haec
omnia ſalſa cognominamus. At quae his etiam magis deter-
gunt, adeo ut etiam moleſte exaſperent, amara nominantur.
Porro quae mordicant roduntque, idque cum valida quadam
caliditate, acria vocantur; ſin haec abſit, acida, caeterum
hac fermentandi quoque vim obtinent. At quae velut inun-
gunt atque implent, ac in ſtatum ſuum reſtitnunt exaſpera-

454 ΓΑΛΗΝΟΥ ΠΕΡΙ ΚΡΑΣ. ΚΑΙ ΔΥΝΑΜΕΩΣ

Ed. Chart. XIII. [28.]   Ed. Baf. II. (16.)

γλώττης μόρια, ταῦτα μετὰ μὲν ἡδονῆς ἐναργοῦς ψαύοντα
γλυκέα, χωρὶς δὲ ταύτης λιπαρὰ προσαγορεύεται. ἐγὼ μὲν
οὖν, ὡς οἷόν τέ μοι μάλιστα λόγῳ διελθεῖν ἐπεχείρησα
δυσερμήνευτα πράγματα. θαυμάζω δὲ τῶν ἑτοίμως ἅπαντα
στύφοντα προσαγορευόντων, καὶ τὰ δριμέα καὶ τὰ πικρὰ
καὶ τὰ γλυκέα καὶ τὰ λιπαρὰ καὶ τὰ ὀξέα. καὶ γὰρ ὀνό-
ματα διαφέροντα κεῖται τοῖς πράγμασιν εὐθὺς ἐκ παλαιοῦ
καὶ τῶν αἰσθητῶν παθῶν. οὐ σμικρά τις ἡμῖν ἐστιν ἡ
διαφορά. βέλτιον δ᾽ ἦν ἴσως, εἴπερ ἐβούλοντο φυσιολο-
χεῖν, οὐκ ἀνατρέπειν τὰ φαινόμενα καὶ συγχεῖν τὰς προση-
γορίας, ἀλλὰ ζητῆσαι τίνος μὲν κράσεως ἢ διαθέσεως, ἢ
κατασκευῆς σώματος, ἢ ὅπως ὀνομάζειν ἐθέλωσιν, ἔγγονος
γίνεται στύψις, τίνος δ᾽ ἀλυκότης καὶ πικρότης ὀξύτης
τε καὶ δριμύτης καὶ γλυκύτης καὶ λιπαρότης, ἅπερ οἱ περὶ
Πλάτωνά τε καὶ Ἀριστοτέλην καὶ Θεόφραστον ἐπειρά-
θησαν διορίσασθαι. δῆλον γὰρ ὡς εἴπερ ἐκ θερμοῦ καὶ
ψυχροῦ καὶ ξηροῦ καὶ ὑγροῦ συνιόντων κέκραται πάντα,
καὶ τῶν εἰρημένων ἑκάστη ποιότης ἐκ τῆς τούτων κράσεώς

tas, ac veluti eroſas linguae partes, haec ſi cum voluptate
maniſeſta contingant, dulcia, ſin hac ſine, pinguia vocitantur.
Atque hoc quidem pacto quantum in me fuit res explicatu
longe difficillimas verbis exponere ſum conatus. Miror au-
tem qui tam prompte omnia aſtringentia nominent, ſive
acria ſint, ſive amara, ſive dulcia, ſive pinguia, ſive acida,
quum jam olim rebus ipſis impoſita ſint nomina, atque af-
fectuum ſenſibilium non exigua in nobis differentia ſit. Prae-
ſtitiſſet fortaſſis, ſi quidem naturales ſcrutari rationes volu-
erint, apparentia non evertere, nec appellationes confun-
dere, verum inquirere cujus temperamenti aut diſpoſitio-
nis aut corporis conſtitutionis, aut quomodocunque nomi-
nare velint, ſoboles fit aſtrictio, cujus ſalſedo, amaror, aci-
ditas, acrimonia, dulcedo, pinguitudo, quae Plato, Ariſto-
teles, ac Theophraſtus conati ſunt definire. Clarum quippe
eſt ſi ex calido, frigido, humido ſiccoque coëuntibus omnia
ſunt mixta, etiam dictarum quamque qualitatum ex horum

ΤΩΝ ΑΠΛΩΝ ΦΑΡΜΑΚΩΝ ΒΙΒΛΙΟΝ Α. 455

Ed. Chart. XIII. [28. 29.]   Ed. Baf. II. (16.)

ἐστιν. εἰ μὲν οὖν ὅπως τῶν εἰρημένων ἕκαστος γίνηται
χυμῶν ἐπιχειροῖεν ἐξηγεῖσθαι, κἂν ἡδέως ἐπακούσαιμι καὶ
χάριν γνοίην αὐτοῖς οὐ μικράν. εἰ δὲ οὐδὲ τοῦτο ποιοῦσιν, ἔτι
τε συγχέουσιν εἰς ταὐτὸν ἁπάσας τὰς αἰσθητὰς διαφορὰς, ὡς
κινδυνεύειν ἅπαντα τὰ σώματα στύφοντα προσαγορεύειν,
οὔτ᾽ ἂν αὐτοὺς ἐπακούειν ἐθέλοιμι, κἀκείνους ἂν εὐξαίμην
παύσασθαι ματαίου φιλονεικίας.

Κεφ. μ'. [29] Ἀλλ᾽ ἡμεῖς μὲν ἐν τοῖς μετὰ ταῦτα πει-
ρασόμεθα δεῖξαι τίνος ἕκαστος τῶν χυμῶν ἐστι κράσεως ἔγγο-
νος. ἐν δὲ τῷ παρόντι τὸ χρήσιμον εἰς τὴν τέχνην αὐτὸ
μόνον ἐθίσαι βούλομαι, πρότερον ἐκλέγειν τοὺς μανθάνοντας
ἐπὶ τὴν πεῖραν ἐρχομένους, ἐπειδὰν κρῖναι βουληθῶσιν ὅπως
ἡμᾶς ἕκαστον τῶν φαρμάκων διατίθησιν. οὐ γὰρ δὴ καθ᾽
αὐτό γε καὶ πρὸς τὴν ὅλην φύσιν ὁποῖόν ἐστιν ἐπισκεπτό-
μεθα. δῆλον γὰρ ὡς οὕτω μὲν οὔτ᾽ ἂν ὄξος οὔτέ θάλαττα
λέγοιτο ξηραῖνον ἡμᾶς, ἢ ξηρὸν εἶναι τὴν δύναμιν. ἐνεργείᾳ
γάρ ἐστιν ἑκάτερον αὐτῶν ὑγρὸν, ἀλλ᾽ ἐὰν ξηραίνειν ἡμᾶς

conftare mixtione. Itaque fi quemadmodum dictorum fapo-
rum quisque proveniat, exponere conarentur, lubens equi-
dem aufcultarer gratiamque haberem non exiguam. At fi
neque hoc efficiant, imo infuper fenforias omnes differen-
tias in unum confundant, ut parum abfit quin corpora omnia
aftringentia nuncupent, fane nec audire ipfe velim illosque
obfecrarem, ut inanem contentionem relinquerent.

Cap. XL. At nos equidem in fequentibus oftendere
conabimur, cujusnam temperamenti faporum quisque fit fo-
boles. In praefenti autem difcipulos ad experientiam accef-
furos affuefcere velim, ut id folum quod ad artem eft utile
prius feligant, ubi judicare velint quo pacto unumquodque
nos medicamentorum afficiat. Quippe non quale ex fe fit et
ad totam naturam confideramus. Nam hoc pacto, neque
acetum, neque marinam aquam nos exiccare poffe aut ficca
effe facultate dici manifeftum eft, fiquidem utrumque illorum
actu eft humidum. Verum fi nos exiccare appareant, ficca

Ed. Chart. XIII. [29.]   Ed. Baf. II. (16.)

φαίνηται, ξηρὰ λεχθήσεται πρὸς ἡμᾶς δηλονότι καὶ τὴν ἡμε-
τέραν φύσιν, ἐν ἴσῳ τῷ ξηραντικά. καὶ δὴ καὶ θερμὰ καὶ
ψυχρὰ καὶ ὑγρὰ κατὰ τὸν αὐτὸν τρόπον, ὅταν ἡμᾶς θερ-
μαίνῃ καὶ ψύχῃ καὶ ὑγραίνῃ, λεχθήσεται πρὸς ἡμᾶς, οὐ πρὸς
τὴν ὅλην οὐσίαν, οὐδὲ καθ᾽ ἑαυτά. καὶ μὴν εἴπερ τούτου
μόνου μνημονεύοιμεν, ἡ πεῖρα μόνη κριτήριον ἁπάντων
ἔσται βεβαιότατον, ὥσθ᾽ ὅσαι ταύτην καταλιπόντες ἑτέρωθεν
ἐπιχειροῦσιν οὐ ψεύδονται μόνον, ἀλλὰ καὶ τὸ χρήσιμον
ἀνατρέπουσι τῆς πραγματείας. ἡμῖν γὰρ οὐχ οἷόν τι κατὰ
τὴν ἑαυτοῦ φύσιν ἕκαστον τῶν φαρμάκων ἐστὶ πρόκειται
ζητεῖν, ἀλλ᾽ οἷόν τι δρᾷν πέφυκεν εἰς ἡμᾶς. ὁ μὲν δὴ πρῶ-
τός μοι λόγος ἐνταυθοῖ τελευτάτω. κατὰ δὲ τὸν ἐφεξῆς ἔτι
τὸν δεύτερον, ἔλαιόν τε καὶ ῥόδινον ἐν παραδείγματι τῷ
λόγῳ προχειρισάμενος ἐπιδείξω κἀνταῦθα τὰς μοχθηρὰς
ὁδοὺς τῶν ἐπιχειρημάτων, αἷς οἱ πολλοὶ τῶν ἰατρῶν χρώ-
μενοι παραλογίζονται σφᾶς μὲν αὐτοὺς πρῶτον, σὺν ἑαυ-
τοῖς δ᾽ ἤδη καὶ ἄλλους πολλούς. ἐπειδὰν δὲ τοῦτο περανθῇ,
μεταβὰς ἐπὶ τὸ τρίτον τῶνδε τῶν ὑπομνημάτων, ὅσα λο-

dicentur, ad nos videlicet et noftram naturam parem fic-
candi poteftatem obtinentia. Quin etiam et calida et frigi-
da et humida eodem dicentur modo, ubi nos fcilicet cale-
faciant, refrigerent, atque humectent, eaque ad nos, non ad
totam fubftantiam nec ex fe. Atqui fi hujus duntaxat memi-
nerimus, certiffima omnium erit judicatrix fola experientia,
quam qui relinquunt atque aliunde ratiocinantur, non fo-
lum falluntur, fed etiam tractationis utilitatem fubverlunt.
Proinde nobis propofitum non eft, quale fua natura quod-
que fit medicamentum exquirere, verum quid in nobis ef-
ficere poffit. Atque hic primi libri finis efto. At in fecundo
deinceps oleo ac rofaceo exemplorum vice in fermone po-
fitis, pravas et inibi ratiocinandi vias monftrabimus, quibus
quum medicorum complures utantur, in primis quidem fe
ipfos decipiunt, fecumque alios multos in errorem pertra-
hunt. At ubi id erit abfolutum, ad tertium commentario-
rum tranfiens quaeftiones logicas, quae univerfam de fim-

Ed. Chart. XIII. [29.]   Ed. Baf. II. (16. 17.)

γικὰ ζητήματα προηγεῖται τῆς περὶ τῶν ἁπλῶν φαρμάκων
ἁπάσης διεξόδου, ταῦτα πειράσομαι διελθεῖν, ὥστε κατὰ τὸ
τέταρτον αὐτὰς ἤδη (17) τὰς δυνάμεις ἁπάντων διορίζειν, ὧν
εὐθὺς ἂν ἀπ᾽ ἀρχῆς ἡψάμην, εἰ μὴ μεστὰ παραλογισμῶν ἦν
σχεδὸν ἅπαντα τὰ τῶν νεωτέρων ἰατρῶν βιβλία. τούτους
οὖν ἐκκαθάραί τε καὶ ἀποσκευάσασθαι χρὴ πρῶτον ἐκ τῆς
τοῦ μανθάνοντος ψυχῆς, ὅπως μηδὲν ἐμποδίζοιεν τοῖς ἀλη-
θέσιν. ὡς γὰρ Ἱπποκράτης φησὶν, οὕτω καὶ Πλάτων ἔλεγεν·
οὐ μόνον τὰ μὴ καθαρὰ σώματα, ὁπόσῳ ἂν θρέψῃς μᾶλλον
βλάψεις, ἀλλὰ καὶ ταῖς ἀκαθάρτοις ψυχαῖς, εἰ τροφίμους
προσφέρεις λόγους, οὐ μόνον οὐδὲν ὠφελήσῃς ἂν, ἀλλὰ καὶ
βλάψεις οὐ σμικρά. διὰ ταῦτα μὲν οὖν αὐτά καὶ ὅτι πολλοὶ
τῶν ἑταίρων ἐξελεγχθῆναι τοὺς παραλογισμοὺς τῶν νεωτέρων
ἰατρῶν ἠβουλήθησαν, οὐκ ἐν ταῖς συνουσίαις μόνον ἃς ἑκά-
στοτε ποιούμεθα συνδιατρίβοντες αὐτοῖς, ἀλλὰ καὶ διὰ τῶνδε
τῶν ὑπομνημάτων, ἀνάγκην ἔσχον ἐπιπλέον ἐγχρονίσαι τοῖς
πρώτοις δύο βιβλίοις, ἵνα ἐν τῷ τρίτῳ καθαρὸν ἤδη τῃ
ψυχῇ τὸν ἀκροατὴν ἔχων καὶ δυνάμενον ἕπεσθαι τοῖς ἀληθέσι
λόγοις, ὅσα τε χρὴ περὶ τῶν ἀρχῶν τῆς προκειμένης ἡμῖν

plicibus medicamentis enarrationem antecedunt, explicare
conabor. Ut videlicet in quarto ipfas jam facultates omnium
definire liceat, quas protinus a principio tetigiffem, nifi ple-
na paralogismis, atque erroribus omnium prope juniorum
medicorum effent volumina, quos prius extergere atque ex
animis difcentium delere oportet, ne quid veritati obfiftat.
Nam ut Hippocrates inquit, fic etiam ait Plato: *Non folum
impura corpora quanto plus nutrias, tanto magis laedas,
verum etiam impuris animis fi nutrientes fermones offeras,
non modo nihil profis, verum etiam magnopere obfueris.*
Itaque his de caufis, tum etiam quia amicorum plerisque
vifum eft, ut juniorum medicorum argueremus paralogifmos,
non tantum in congreffibus quos quotidie cum illis habemus,
fed etiam hifce commentariis, neceffe mihi fuit diutius prio-
ribus iftis duobus immorari, quo videlicet in tertio purum
animi auditorem nactus, quique veras affequi rationes pof-
fit, tum ea exponam quae de hujus fpeculationis principiis

θεωρίας ἐγνωκέναι διέλθω, μετὰ ταῦτά τε τῶν φαρμάκων
ἑκάστου πάσας ἐπέλθω τὰς δυνάμεις. ἔσται δὲ τοῦτο διὰ βι-
βλίων, ὡς οἶμαι, τῶν πάντων ἕνδεκα τηλικούτων μάλιστα τὸ
μέγεθος ἡλίκον καὶ τοῦτό ἐστι τὸ πάντων πρῶτον. ᾧ μέ-
τρον ἤδη τὸ δέον ἔχοντι τελευτὴν ἐπιτίθημι ταύτην αὐτῷ
τὴν ῥῆσιν.

noviſſe oportet, tum deinceps omnes medicamenti cujusque
facultates enarrem. Id autem fiet in univerſum, ut reor,
libris undecim ea ferme magnitudine conſtantibus, cujus eſt
hic, qui eſt omnium primus. Qui quum convenientem nunc
nactus ſit modum, finem per hanc dictionem accipiat.

ΓΑΛΗΝΟΥ ΠΕΡΙ ΚΡΑΣΕΩΣ ΚΑΙ ΔΥΝΑΜΕΩΣ ΤΩΝ ΑΠΛΩΝ ΦΑΡΜΑΚΩΝ ΒΙΒΛΙΟΝ Β.

Κεφ. α'. Οἱ τοὺς οἰκείους ὅρους ὑπερβαίνοντες σο-
φισταὶ μακρὸν ἡμῖν ποιοῦσιν τὸν περὶ τῆς τῶν ἁπλῶν φαρ-
μάκων δυνάμεως λόγον. πόῤῥωθεν γὰρ ἀρχόμενοι καὶ τὴν
αἴσθησιν ἀτιμάζοντες, ἐμβάλλοντές τε σφᾶς αὐτοὺς εἰς τὰ
καὶ ἐν τοῖς φιλοσόφοις ἠπορημένα, προσαπολλύουσιν οἷς
ἀγνοοῦσιν καὶ τὰ σαφῶς γινωσκόμενα. καὶ ταῦτα ποιοῦσιν
οἱ πλείους αὐτῶν ἀμαθεῖς ὑπάρχοντες οὐ τῆς φυσικῆς θεω-

GALENI DE SIMPLICIVM MEDICA-
MENTORVM TEMPERAMENTIS AC
FACVLTATIBVS LIBER II.

Cap. I. Prolixa nobis ut fit de fimplicium medica-
mentorum facultatibus oratio, limites fuos excedentes fo-
phiftae efficiunt. Nam quum procul principia ducant, fen-
fumque pro nihilo habeant fefeque in illa conjiciant quae
philofophis etiam ambigua funt, fimul cum iis quae ipfi
ignorant et ea quae aperte cognofcuntur fubvertunt. Eaque
plerique eorum faciunt non modo naturalis fpeculationis,

Ed Chart. XIII. [3o. 3ı.]   Ed. Baf. II. (17.)

ρίας μόνον, ἀλλὰ καὶ τῶν λογικῶν μεθόδων, αἷς ἀναγκαῖόν
ἐστιν χρῆσθαι τὸν ὁτιοῦν ἀποδείξαντα, ὥστε μήθ᾽ ὅσα καλῶς
εὕρηται τοῖς φυσικοῖς ἀνδράσιν μήθ᾽ ὑπὲρ ὧν αὐτῶν εὐλό-
γως ἠπόρηται γινώσκοντες, ἑκατέροις πολλάκις ἀποφαίνεσθαι
τολμῶσι τἀναντία. φέρε δὲ ὦ πρὸς θεῶν, εἴπερ ἐγὼ νῦν
ἀρξάμενος ὧδέ πως λέγειν, ὡς τεττάρων ὄντων στοιχείων
ἀέρος καὶ γῆς ὕδατός τε καὶ πυρὸς, ὡς οὐδενὸς ἄλλου ξύμ-
φυτόν ἐστι τὸ λευκὸν καὶ λαμπρὸν χρῶμα, πλὴν αὐγῆς καὶ
πυρός, εἶτα καὶ τὸν Ἐμπεδοκλέα καὶ τοὺς ἄλλους τινας τῶν
φυσικῶν ἐπὶ τῷ λόγῳ καλέσας μάρτυρας, ἅπαντα τὰ λαμπρὰ
[3ı] σώματα πυρὸς πλείστου μετέχειν ἀποφηναίην ἀμελήσας
ἐμβλέψαι χιόνι καὶ ψιμυθίῳ καὶ κρυστάλλῳ ἑτέροις τε μυρίοις
τῶν λαμπροτάτων τε ἅμα καὶ ψυχροτάτων, εἶτά τινος αὐτὰ
προχειριζομένου, τὸν ἀπὸ τῆς αἰσθήσεως ἔλεγχαν ἀποδιδρά-
σκων ἀξιοίην ἐπὶ τὸν λόγον ἰέναι καὶ τούτῳ σκοπεῖσθαι
περὶ φύσεως πραγμάτων, οὐκ αἰσθήσεσιν ἀλόγοις ἐπιτρέπειν
τὸ πᾶν, ἆρ᾽ οὐκ ἂν τοῖς νοῦν ἔχουσιν μαίνεσθαι δόξαιμι,
μηδ᾽ ἀφ᾽ ὧν ἄρχομαι τοῦ λόγου γινώσκων; ἐξ αἰσθήσεως

fed etiam logicarum methodorum imperitia, quibus utatur
neceſſe eſt quisquis demonſtrare quid aggreditur. Itaque
quum neſciant tum ea quae bene a phyſicis viris ſunt in-
venta, tum etiam ea de quibus non injuria illi dubitarunt,
utrisque tamen contraria aſſerere ſaepenumero audent. Sed
deum immortalem age obſecro, ſi nunc ego ſic orſus dicere,
quod quum quatuor fint elementa, aër, terra, aqua et ignis
nulli tamen congenita fit albedo ac ſplendidus color niſi
luci et igni, ac deinde citato Empedoclis ac nonnullorum
phyſicorum aliorum teſtimonio ſplendida corpora omnia
plurimum in ſe ignis habere dicam, haud curans aut nivem
aut ceruſſam aut glaciem aut alia innumera tum ſplendidiſ-
ſima tum frigidiſſima inſpicere ac mox illa ſuggerente quo-
piam, procedente a ſenſu confutationem tergiverſatus ad
rationem accedi jubeam, ac per eam de rerum natura con-
ſiderandum, haudquaquam ſenſibus ratione carentibus uni-
verſum committendum cenſeam, nunquid mentem habenti-
bus inſanire videar, haud intelligens unde rationis deſump-

ΤΩΝ ΑΠΛΩΝ ΦΑΡΜΑΚΩΝ ΒΙΒΛΙΟΝ Β. 461

Ed. Chart. XIII. [31.] Ed. Baf. II. (17.)

γὰρ, οἶμαι, καὶ δι᾽ αἰσθήσεως ἅπαντα τὰ τοιαῦτα τῶν ἀξιω-
μάτων ἐμάθομεν, ὡς ὁ μὲν ἥλιος λαμπρὸς ἐστιν, αἱ δὲ φλο-
γες ὑπόξανθοι, τῶν δ᾽ ἀνθράκων οἱ πλεῖστοι ξανθοί. εἰ
μὲν οὖν ἀποστητέον ἐστὶ ταῖς αἰσθήσεσιν, οὐδεμίαν ἕξομεν
ἀπόδειξιν οὔθ᾽ ἡμεῖς ὧν νῦν εἰρήκαμεν οὔτε Ἐμπεδοκλῆς
ὡδὶ γραφων,

Ἥλιον μὲν θερμὸν ὁρᾷν καὶ λαμπρὸν ἁπάντη.

εἰ δέ ἐστιν ἀληθῆ ταῦτα, δῆλον ὡς πολὺ πρότερον αὐτῶν
τὴν αἴσθησιν εἶναι χρὴ πιστήν. ἀλλ᾽ ἄρχεσθαι μέν φασιν ἀπὸ
τῶν αἰσθήσεων ἀναγκαῖόν ἐστιν ἀνθρώπους γε ὄντας, σὺ
μὴν ἐπ᾽ αὐτήν γε προσήκει καταμένειν διὰ παντός, ἀλλ᾽ ἐπὶ
τὸ θειότερον ἰέναι τὸν λόγον. αἰσθήσεως μὲν γὰρ καὶ τοῖς
ἀλόγοις ζώοις μετεῖναι, λόγου δὲ μόνον τοῖς θεοῖς. κᾀντεῦ-
θεν ἀρξάμενοι, δολιχὸν ἀποτείνουσι τὸν λόγον. καί τινες
ἐξ αὐτῶν καὶ τὸν Ἀναξαγόραν ἐπικαλοῦνται μάρτυρα, περὶ
τῆς χιόνος ἀποφηνάμενον, ὡς οὐκ εἴη λευκή. οὗτος ἄρα,
φασὶ, φυσικὸς ἀνὴρ ὑπὲρ τὴν αἴσθησίν ἐστιν καὶ καταφρονεῖ

fiffem initium? Nam mea quidem fententia ex fenfu et per
fenfum omnia id genus cognofci didicimus axiomata, nempe
solem effe fpendidum, flammas fubflavas, carbones pleros-
que flavos. Ergo fi a fenfibus recedendum eft, nulla fuppe-
tet demonftratio, neque nobis eorum quae modo diximus,
neque Empedocli, quum ait:

Undique fplendentem folem calidumque videre.

Quae fi vera funt, perfpicuum eft multo ante illa fidem ha-
bendam fenfibus. Imo, inquiunt, mortales quum fimus, a
fenfibus aufpicemur neceffe eft, verum illis haudquaquam
perpetuo immorandum, fed ad partem diviniorem acceden-
dum, nempe rationem. Nam fenfum et animantibus rationis
expertibus ineffe, rationem folam hominibus effe cum diis
communem. Atque hinc exorfi in longum orationem exten-
dunt. Quin etiam ex illis quidam et Anaxagoram in teftimo-
nium evocant, qui nivem pronunciarit non effe albam: *Hic*,
inquiunt, *vir phyficus fupra fenfum eft atque ejus con-
temnit phantafmata, ad rationem ire pergit, eaque duce*

μὲν τῶν ταύτης φαντασμάτων, ἐπὶ δὲ τὸν λόγον ἀνέρχεται,
καὶ τούτῳ τὴν τῶν ὄντων θηρᾶται φύσιν. ἐμὲ δ᾽ εἰ χρὴ τὸ
παριστάμενον εἰπεῖν, ὡς ἐλευθέριόν τε καὶ παρ᾽ ὅλον τὸν
βίον ἀλήθειαν σπουδάσαντα, μελαγχολίας ἐπέκεινα προελη-
λυθέναι νομίζω τοὺς τὰ τοιαῦτα ληροῦντας. εἰ μὲν γὰρ ἀνα-
τρέψουσι τὰ διὰ τῶν αἰσθήσεων ἐναργῶς φαινόμενα, πόθεν
ἄρξονται τῶν ἀποδείξεων οὐχ ἕξουσιν. εἰ δ᾽ ὡς ἀπὸ πιστῶν
ἄρξονται, πῶς ὕστερον εὐλόγως ἀπιστήσουσιν, αἱ γὰρ τῶν
ἀποδείξεων ἀρχαὶ πιστότεραι τῶν ἀποδεικνυμένων, ἃ τῆς
ἐξ ἑτέρων δεῖται πίστεως. αἱ δ᾽ ἀρχαὶ τῶν ἀποδείξεων οὐ
μόνον αὐταὶ καθ᾽ ἑαυτὰς, ἀλλὰ καὶ πρὸς τὴν τῶν ζητουμέ-
νων εὕρεσιν ὑπάρχουσι πισταί.

Κεφ. β΄. Καὶ ἔγωγ᾽ ἂν εὐξαίμην ἅπαντα τὰ πράγ-
ματα ταῖς αἰσθήσεσιν ἡμῶν ἐναργῶς ὑποπίπτειν καὶ μηδὲν
εἶναι τὸ διαφεῦγον αὐτὰς, ὡς οὕτως ἂν οὔτ᾽ ἄπορον οὔτ᾽
ἀμφισβητούμενον ἦν οὐδέν. ἐπεὶ δ᾽ ἐκφεύγει τινὰ, πειρατέον
ἐπάγειν αὐτοῖς τὸν λόγον, ἀλλ᾽ οὔτε πόρρωθεν, ὡς ἐκεῖνοι
ποιοῦσιν, οὔτ᾽ ἀπέραντα συλλογιζομένους, ἀλλὰ πρῶτον μὲν

rerum naturam fcrutatur. At fi me quod in mentem venit
fari oportet, qui liber fim et in tota adeo vita veritatem
coluerim, ad infaniae extremum et ultra perveniffe illos
arbitror qui talia nugautur. Nam fi quae per fenfus eviden-
ter apparent, evertant, unde fumant demonftrationum prin-
cipia non habebunt. Siu autem ab iis, tanquam a fide di-
gnis exordiantur, quo jure iisdem poftea diffident? Nam
demonftrationum principia certiora funt quam ea quae per
illa demonftrantur, quippe quum ifta aliunde fidem mutuen-
tur, demonftrationum vero principia non folum ipfa per
fefe, verum etiam ad quaefitorum inventionem quibus cre-
datur idonea fint.

Cap. II. Equidem optarim nullas non res clare fub
fenfus noftros cadere, nec quicquam effe quod illos fugeret,
hoc enim pacto nihil dubium, nihil ambiguum, aut anceps
usquam foret. Verum quoniam illos quaedam effugiunt, ra-
tionem illis fuperinducere conandum eft, fic tamen ut non
procul, ut illi factitaut, nec infinita colligamus. Verum ante

ΤΩΝ ΑΠΛΩΝ ΦΑΡΜΑΚΩΝ ΒΙΒΛΙΟΝ Β. 463

Ed Chart. XIII. [31. 32.]   Ed. Baſ. II. (17.)

τὰ σημαινόμενα τῶν ὀνομάτων ἀκριβῶς διαιρουμένους· ἵνα
μή τις παρὰ τὴν ὁμωνυμίαν ἐν τοῖς μετὰ ταῦτα ἀπάτῃ γίγνη-
ται. δεύτερον δὲ τὸ καθ᾽ αὑτό τι δρῶν, τοῦ κατὰ συμβεβη-
κὸς ἀφορίζοντας. εἴρηται δ᾽ ἐν τοῖς ἔμπροσθεν ὑπὲρ ἀμφοῖν
ἀκριβῶς, καὶ τὰ σημαινόμενα τῶν δυνάμει θερμῶν, ἢ ψυ-
χρῶν, ἢ ξηρῶν, ἢ ὑγρῶν, ἢ ὁτιοῦν ἄλλο λεγομένων εἶναι
διῄρηται. καὶ ὅπως ἄν τις εὑρίσκοι τὴν οἰκείαν ἑκάστου φαρ-
μάκου δύναμιν ἀφορίζων τοῖς κατὰ συμβεβηκός, ἔν τε τῷ
τρίτῳ περὶ κράσεων βιβλίῳ καθόλου διεληλύθαμεν, ἔν τε τῇ
νῦν ἐνεστώσῃ πραγματείᾳ διὰ τῶν κατὰ μέρος ἐπὶ[32]ξίωμεν,
ὡς ἤδη κἂν τῷ πρώτῳ βιβλίῳ πεποιήκαμεν ἐφ᾽ ὕδατος καὶ
ὄξους· ἐνταυθοῖ δὲ πάλιν, ἐπ᾽ ἐλαίου τε καὶ ῥοδίνου πρά-
ξομεν, ἐνδειξάμενοι πρότερον ἡλίκον ἁμαρτάνουσιν οἱ πόρ-
ρωθεν τῶν ἰατρῶν ἀποδείξεων ἀρχόμενοι. τί γὰρ ἔδει τὴν
χρόαν ἐλαίου σκοπεῖν, ἢ ῥόδων, ἔχοντάς γε αὐτοῖς χρῆσθαι
τοῖς πράγμασιν πολυειδῶς, οὐκ ἐπὶ τῶν ὑγιαινόντων μόνον,
ἀλλὰ καὶ ἐπὶ τῶν νοσούντων σωμάτων; καὶ γὰρ αὐτὰ καθ᾽
ἑαυτὰ ῥόδα καὶ τὸν χυλὸν αὐτῶν ἔνεστι λαμβάνοντας ἐπιτι-

omnia numinum fignificata diligenter dcfiniamus, ne quis
poftea per aequivocationem falli poffit; deinde quod ex fe
quid agit ab eo quod per accidens, feparetur. De quibus am-
bobus fupra accurate differuimus, fignificaIaque eorum quae
poteſtate aut calida, aut frigida aut ficca aut humida aut
quidvis aliud effe dicuntur difcrevimus. Tum quo pacto
propriam cujusque medicamenti facultatem ab iis quae ex
accidenti funt, fegregans invenire quis poffit, univerfum
quidem in tertio de temperamentis cxpofitum eſt, atque in
hoc tractatu particulatim enarrabimus, ceu in primo jam
libro etiam fecimus in aqua et aceto et hic rurfus in oleo
et rofaceo facturi fumus, indicantes prius, quantum delin-
quant medicorum nonnulli qui longe demonſtrationum du-
cunt principia. Nam quid oportuit olei aut rofae refpexiffe
colorem, quando rebus ipfis varie uti liceat nec in fanis
folum corporibus, fed et aegrotantibus? quippe quum ipfas
per fe rofas, aut fuccum earum expreffum corpori tum fano

θέναι τῷ σώματι καὶ ὑγιαίνοντι καὶ νοσοῦντι νόσον ἁπλῆν,
ὡς ἔμπροσθεν, εἴρηται καὶ μιγνύντας ἐλαίῳ γλυκεῖ, κατά τε
τῶν ἰσχυρῶς ἐψυγμενων ἢ τεθερ(18)μασμένων σωμάτων
ἐπιφέρειν, ἀνατρίβοντάς τε καὶ καταχλοῦντας καὶ κατα-
βρέχοντας, εἴσω τε τοῦ σώματος λαμβάνειν ἢ ἄνωθεν διὰ
τοῦ στόματος, ἢ κάτωθεν διὰ τῆς ἕδρας, εἶθ᾽ ὁρᾷν τὸ
γιγνόμενον ἐφ᾽ ἑκάστῃ χρήσει. καὶ γὰρ δὴ καὶ τούτου
χάριν ἐπισκεπτόμεθα τὴν δύναμιν πάντων τῶν φαρμάκων,
ἵνα ἔχωμεν οἷς δεῖ χρῆσθαι, διακαιομένων ὑποχονδρίων καὶ
κεφαλῆς, ἢ κατεψυγμένων, ἢ ἡλκωμένων, ἢ φλεγμαινόντων,
ἤ τι τοιοῦτον ἕτερον πασχόντων, αὐτῶν τε τούτων καὶ
τῶν ἄλλων ἁπάντων μελῶν τοῦ σώματος. εἶθ᾽ οὕτως
ἐναργῆ τε ἅμα καὶ σύντομον ὁδὸν ἔχοντες ἐφ᾽ ἃ ζητοῦμεν,
ἔτι χρόας ἐξετάσομεν, ἢ ὀσμὰς, ἢ συστάσεις, ἢ ψόφους
ἑκάστου τῶν φαρμάκων ὅμοιόν τι δρῶντες, τοῖς ἐξ εἰκό-
νος ἤτοι πλαστῆς, ἢ γραπτῆς ἄνθρωπόν τινα διαγνῶ-
ναι βουλομένοις ἐνόν, αὐτὸν θεάσασθαι τὸν γνωρισθησό-
μενον·

tum ſimplici affecto morbo, ut ſupra diximus, liceat impo-
nere, atque oleo dulci miſcentes corporibus aut valenter re-
frigeratis, aut excaleſactis applicare ſive ſricando ſive per-
fundendo, ac irrigando tum in corpus quoque aſſumere id-
que aut ſuperne per os aut inferne per ſedem, ac ſic tan-
dem quid ad unumquenque uſum proveniat inſpicere. Nam
hoc ſane nomine medicamentorum omnium vires contem-
plamur, ut ſit quo uti oporteat hypochondriis aut capite
ardore afflictis, aut reſrigeralis aut exulceratis aut phle-
gmone occupalis, aut id genus aliud perpeſſis tum ipſis tum
aliis omnibus corporis partibus. Ergo quum tam perſpicua
ſimul ac compendioſa adſit via ad ea quae inquirimus, et-
iamne colores aeſtimabimus, aut odores, aut conſiſtentias, aut
ſtrepitus medicamenti cujusque? perinde factilantes atque
ii qui ex imagine, aut ſicta, aut picta cognoſcere quempiam
volunt, quum ipſum aſpicere non denegetur, quem agno-
ſcere cupiunt.

Ed. Chart. XIII. [32.] Ed. Baf. II. (18.)

Κεφ. γ'. Ταύτῃ τοίνυν ἁμαρτάνειν μοι δοκοῦσιν οὐ σμικρὰ, καὶ τούτων ἔτι μᾶλλον ἐν οἷς ἀπέραντα καὶ ἀναπόδεικτα φλυαροῦσιν, ἀμαθεῖς ὑπάρχοντες ἀποδεικτικῆς μεθόδου. ὑποκείσθω γὰρ τὸ πῦρ, εἴτε ξανθὸν εἴτε ἐρυθρὸν, ἢ ὡς ἂν ἐθέλωσιν, οὐ γάρ μοι διαφέρει. τί οὖν τοῦτο πρὸς τὸ πᾶν ἐρυθρὸν θερμὸν εἶναι; πᾶν μὲν γὰρ πῦρ, εἰ οὕτως ἔτυχεν, ἐρυθρὸν εἶναι λεκτέον ἐστίν. πᾶν δὲ τὸ ἐρυθρὸν πῦρ εἶναι φάναι καταγέλαστον, ἔτι δὲ μᾶλλον εἰ πᾶν τὸ ἐρυθρὸν θερμὸν εἶναι λέγοι τις. εἰ μὲν ἐξ ἀρχῆς εἴληπτο κατὰ τὸν λόγον, ὡς πᾶν τὸ θερμὸν ἐρυθρόν ἐστιν, ἢν ἴσως διαστρέψαντα τὸ ἀξίωμα τὸ ἐρυθρὸν ἅπαν ἀποφῆναι θερμὸν ἁμαρτάνοντα μὲν κἂν τούτῳ προφανῶς. οἱ γὰρ ἀντιστρέφοντες, οὐχ οἱ ἀναστρέφοντες ἀλλήλοις λόγοι συναληθεύονται, ἀλλ' ὅμως ἦν ἂν, οἶμαι, πλησίον ὁ παραλογισμός. ἐπεὶ δὲ οὐδ' αὐτὸ τοῦτο κατ' ἀρχὰς εἴληπται, λέγω δὴ τὸ πᾶν εἶναι τὸ θερμὸν ἐρυθρὸν, οὐδ' ἀνασιρέψαντα δυνατὸν εἰπεῖν ἅπαν εἶναι τὸ ἐρυθρὸν θερμόν. τριχῶς οὖν ἁμαρτάνουσι κατὰ τὸν λόγον οἱ φάσκοντες τὰ ῥόδα θερμὰ τὴν κρᾶσιν ὑπάρχειν,

Cap. III. Atque hac utique parte non leviter peccare mihi videntur: multo etiam magis quum inconclufa atque indemonftrata nugantur, demonftrandi rationis plane imperiti. Nam dicamus ignem aut flavum aut rubrum effe aut utcunque voluerint, nec enim refert, quid ergo id facit ad hoc ut omne rubrum fit calidum? Nam omnem ignem verbi caufa rubere dicendum eft, at omne rubrum ignem dicere ridiculum eft, multoque etiam plus, fi omne rubrum calidum quis dixerit. Nam fi principio affumptum effet in oratione omne calidum effe rubrum, licuiffet fortaffis mutua axiomatis converfione rubrum omne calidum concludere, licet non obfcure et illic peccetur. Nam quae mutuo convertuntur, non quae fimpliciter convertuntur orationes; vere de fe mutuo dicuntur. Verumtamen propinquus is fuerit paralogismus. Atqui quoniam nec illud orationis initio affumptum erat, nempe omne calidum effe rubrum, haud licet mutua converfione omne rubrum calidum effe colligere. Tribus ergo modis in fermone peccant qui ajunt rofas tem-

ὅτι καὶ ἐρυθρά. πρῶτον μὲν ὅτι μὴ δείξαντες ὅτι πᾶν πῦρ
ἐρυθρὸν ἀντιστρέφειν αὐτῷ, ὅτι πᾶν ἐρυθρὸν πῦρ πει-
ρῶνται λόγον ἕτερον, ὡς ἀληθῆ· δεύτερον δ' ὅτι μὴ γινώ-
σκουσι τοὺς ἀντιστρέφοντας, οὐ τοὺς ἀναστρέφοντας τοῖς
ἀληθέσι λόγοις ἀληθεῖς εἶναι καὶ αὐτούς. καὶ τρίτον ὅτι
κἂν ἀντιστρέφωσιν, οὐ τὸ πᾶν εἶναι τὸ τῇ χρόᾳ ἐρυθρὸν
θερμὸν ἐκ τῆς ἀντιστροφῆς περανθήσεται, ἀλλὰ ἕτερον
αὐτοῦ τι τοιοῦτον ἀξίωμα, τὸ ἐρυθρὸν ἅπαν πῦρ ἐστιν.
οτι δ' οὐ μόνον ἄχρηστον εἰς τὰ παρόντα τὸ τοιοῦτον,
ἀλλὰ καὶ προφανῶς [33] ψεῦδός ἐστιν, δῆλον παντί. δεό-
μεθα γὰρ οὐκ εἰ τὸ ἐρυθρὸν ἅπαν πῦρ ἐστιν, ἀλλ' ὅτι
θερμὸν ἀποδειχθῆναι. ὡς εἴ γε πῦρ ἐστι πᾶν τὸ ἐρυθρὸν,
ἔσται δηλονότι καὶ τὸ ῥόδον ἡμῖν πῦρ. ἀλλ' οἱ μὴ γινώ-
σκοντες, οἶμαι, τὰς λογικὰς μεθόδους ἰατροὶ, πρῶτον μὲν
ἐπ' αὐτῷ τούτῳ μέγιστα σφάλλονται, τῷ τοὺς οἰκείους
ὅρους ὑπερβαίνειν. ἱκανὴ γὰρ ἡ πεῖρα μετὰ βραχέων ἐπι-
λογισμῶν ἐξευρίσκειν τὰς δυνάμεις τῶν φαρμάκων εἶτα καὶ
κατὰ τοὺς λόγους ἁμαρτάνουσιν ὅμοια τοῖς ἀρτιμαθέσι

peramento calidas, quod fint rubrae. Primum quod non
demonſtrata hac propofitione omnis ignis rubet convertere
ex hac aliam, videlicet omne rubrum eſt ignis, tanquam ve-
ram conantur. Secundo quod nefciunt propofitiones, quae
mutuo cum veris convertuntur, non autem quae fimpliciter
convertuntur eſſe veras. Tertio quod etiam fi mutuo con-
verterentur, non tamen omne quod colore fit rubro cali-
dum eſſe ex mutua illa converfione fequatur, led aliud
hujusmodi axioma rubrum omne eſſe ignem. Porro quod
talia in rem praefentem non modo fint inutilia, fed etiam
palam falfa, cuivis notum eſt. Debemus enim non an omne
rubrum fit ignis, fed quod omne rubrum calidum fit often-
dere. Nam fi quicquid rubet, ignis fuerit; erit nimirum et
rofa nobis ignis. Caeterum logicas methodos ignorantes,
opinor, medici primum in hoc maxime peccant, quod pro-
priis finibus excedant, nimirum quum fufficiens fit expe-
rientia, junctis faltem paucis quibusdam epilogismis medi-
caminum vires exquirere. Deinde tam foede in rationibus

λογικῆς θεωρίας παισί. τῆς δ᾽ αὐτῆς πλημμελείας ἔχονται
καὶ ὅσοι ταῖς ὀδμαῖς τεκμαίρονταί τι περὶ δυνάμεως φαρ-
μάκων. οὐδὲ γὰρ ἅπαν εὐῶδες θερμὸν, ὡς λέγουσί τίνες,
ἀγνοοῦντες ὅπως ἀκούειν χρὴ τῶν ὑπ᾽ Ἀριστοτέλους καὶ
Θεοφράστου περὶ τούτων εἰρημένων, ἃ κατὰ τὸ τέταρτον
τῶνδε τῶν ὑπομνημάτων ἡμεῖς διοριοῦμεν, οὐθ᾽ ἅπαν θερ-
μὸν εὐῶδες, οὐ μὴν οὐδὲ δυσῶδες ἅπαν θερμὸν, οὐδ᾽ εἴ τι
θερμὸν ὑπάρχει, δυσῶδες. οὕτω κἂν εἰ τὸ δυσῶδες ἅπαν
φαίη τις ψυχρὸν, ἢ τὸ ψυχρὸν δυσῶδες, οὐκ ἀληθεύει. καὶ
γὰρ καὶ τῶν θερμῶν μυρία τὰ μὲν εὐώδη, τὰ δὲ δυσώδη,
τὰ δ᾽ οὐδέτερα καὶ τῶν ψυχρῶν ὡσαύτως. καίτοι τί λέγω
ψυχρὰ καὶ θερμὰ, δέον θερμαίνοντα καὶ ψύχοντα λέγειν
ἡμᾶς, ἅπερ καὶ ζητοῦμεν. οὐ γὰρ δὴ τό γε ἁπλῶς θερμὸν
ἢ τὸ πρὸς τοῦτο ἐξεταζόμενον ἐπισκέπτεσθαι πρόκειται
νῦν, ἀλλὰ τὸ θερμαῖνον ἀνθρώπειον σῶμα. καὶ δὴ καὶ
ψυχρὸν οὐχ ἁπλῶς, ἀλλ᾽ ὅ τι περ ἂν ἄνθρωπον ψύχῃ. τίά
λιν οὖν ἐνταῦθα μὴ διελόμενοι τὰ σημαινόμενα τῶν ὀνο-

hallucinantur quam pueri modo fpeculationem logicam in-
greffi. Eisdem erroribus tenentur qui ex odoribus medica-
mentorum facultates conjiciunt. Nec enim quicquid bene
olet calidum eft, quod quidam dictitant haud intelligentes
quo pacto inaudire oporteat quae ab Ariftotele et Theo-
phrafto fuper hac re funt prodita, ea quae nos in quarto
harum commentationum definiemus, neque quicquid calidum
eft bene olet. Quin etiam neque fi quid grave olens eft, cali-
dum etiam fuerit, neque fi calidum, etiam grave olens. Sic
nec fi quis quicquid graviter oleat frigidum dicat, nec fi
quicquid frigidum fit, graviter olere, verum dixerit. Siqui-
dem calidorum innumera funt partim bene olentia, partim
graviter olentia, partim neutra, fimiliter quoque frigidorum.
Quamquam quid calida dico ac frigida? quum debeam di-
cere calefacientia nos ac refrigerantia, quae utique etiam
inquirimus. Nec enim quod abfolute calidum eft, aut quod
ad hoc expenditur, nunc confiderare propofitum eft, fed
quod corpus humanum excalefaciat, nec fane etiam quod
abfolute frigidum, fed quod hominem refrigeret. Denuo

μάτων σφάλλονται παρὰ τὴν ὁμωνυμίαν, ὥσπερ εἰ καὶ
περὶ χερσαίου τις κυνὸς διαλεγόμενος ἐπὶ τὸν θαλάττιον
μεταβαίνοι τῷ λόγῳ, νομίζων ὥσπερ τοὔνομα τῶν ζώων
ἀμφοτέρων ἕν ἐστιν, οὕτω καὶ τὴν φύσιν αὐτῶν μίαν
ὑπάρχειν. ἀλλ᾽ ἡμῖν δέδεικται σαφῶς ἐν τοῖς περὶ κράσεως
ὑπομνήμασιν, ἃ καὶ κατ᾽ ἀρχὰς εὐθὺς ἡγεῖσθαι τῆσδε τῆς
πραγματείας ἔφαμεν, ἄλλο μὲν εἶναι τὸ δυνάμει θερμὸν,
ἄλλο δὲ τὸ ἐνεργείᾳ. καὶ τούτου τοῦ ἐνεργείᾳ θερμοῦ τὸ
μὲν ἁπλῶς λέγεσθαι θερμὸν, τὸ δὲ κατ᾽ ἐπικράτησιν, τὸ
δὲ πρὸς τὸ σύμμετρον ὁμογενὲς, τὸ δὲ πρὸς ὁτιοῦν τὸ ἐπι-
τυχόν. καὶ δὴ καὶ τὸν ἄνθρωπον οὐχ ἁπλῶς θερμὸν,
ὥσπερ τὸ πῦρ, ἀλλ᾽ ἐπικρατήσει θερμὸν ὑπάρχειν ἐλέγομεν.
εἶναι γὰρ ἐν αὐτῷ πλείονα τοῦ θερμοῦ μοῖραν ἢ τοῦ
ψυχροῦ. καὶ τοίνυν καὶ ὅσα πρὸς τούτων λέγεται θερμὰ
δυνάμει, τῷ τοῦτον θερμαίνειν λεχθήσεται. καὶ ἡ κρίσις
αὐτῶν ῥᾴστη τέ ἐστι καὶ διὰ τῆς ἐμπειρίας ἐξετασθήσεται,
βραχέων, ὡς εἴρηται, καὶ πρόσθεν ἐπιλογισμῶν δεομένη.
τούτους οὖν ὑπερβαίνοντες οἱ σοφισταὶ, τόν τε χρόνον

ergo hic hallucinantur in homonymia haud diftinctis nomi-
num fignificatis, tanquam fiquis de cane terreftri differens
ad marinum fe oratione transferat, exiftimans ut animantis
utriusque nomen unum, ita et naturam quoque ipforum
unam effe. At nobis demonftratum aperte eft in commenta-
riis de temperamentis, quos et hanc antecedere tractatio-
nem protinus initio commonefecimus, aliud effe facultate
calidum, aliud actu: et hujus quod actu videlicet calidum
eft, aliud abfolute dici calidum, aliud per exuperantiam, aliud
ad fymmetrum fui generis, aliud ad quidvis obvium colla-
tum. Quin et hominem non abfolute calidum, ut ignem, fed
exuperantia calidum diximus, fiquidem majorem in eo ca-
lidi portionem effe quam frigidi. Ergo et quaecunque ad
hunc dicuntur calida poteftate illum excalefacere dicuntur,
facileque de illis initur judicium et per experientiam expen-
ditur, paucis indigens ut fupra commonui epilogismis. Quos
quum fophiftae excedant et tempus adolefcentulorum fru-

ἀναλίσκουσι τῶν μειρακίων καὶ σοφίσμασι παράγοντες ἀν-
θρώπους ἀγυμνάστους λύσεως σοφισμάτων ἀναπιμπλᾶσι
ψευδῶν δογμάτων. ἐχρῆν γὰρ μήτε χρόας μνημονεύειν αὐ-
τοὺς μήτ' ὀδμῆς, ἀλλὰ μηδὲ συστάσεως, ἢ λειότητος, ἢ
τραχύτητος, ἤ τινος ἑτέρου τοιούτου. τί γὰρ ὅτι γλίσχρον
τοὔλαιον, ἢ ὅτι λεῖον, ἢ ὅτι στίλβον, ἢ ὑγρὸν, ἢ ὠχρὸν, ἢ
λιπαρὸν, ἢ ὀλισθηρὸν, ἢ δυσξήραντον ἐπαλειφόμενον τοῖς σώ-
μασιν; οὔτε γὰρ εἰ θερμὸν, οὔτε εἰ ψυχρὸν, οὔτ' εἰ ξηρὸν,
οὔτ' εἰ ὑγρόν ἐστιν τὴν δύναμιν, ἐξ οὐδενὸς ἔνεστι τῶν τοιού-
των συλλογίσασθαι. καὶ γὰρ τῶν γλίσχρων καὶ τῶν λείων
καὶ τῶν στιλβόντων τὰ μὲν θερμαίνει φανερῶς ἡμᾶς, τὰ
δὲ ψύχει, καὶ τὰ μὲν ξηραίνει, τὰ δὲ ὑγραίνει. καὶ καθ'
ἕκαστον τῶν συμβεβηκότων οὐκ ἐλαίῳ μόνον, ἀλλὰ καὶ
τοῖς ἄλλοις ἅπασιν οὐδέν ἐστιν εὑρεῖν πάγιον οὐδὲ
διηνεκὲς, ὡς ἐπ' αὐτῷ συστήσασθαί τινα καθόλου πρό-
τασιν.

Κεφ. δ'. [34] Ἐῶ γὰρ λέγειν ὅτι οὐδὲ ἐπιστημονι-
κοῖς ἐν ἅπασι τοῖς τοιούτοις λόγοις οἱ σοφισταὶ χρῶνται

Itra terunt et fophifmatis cavillisque homines feducentes
eorum folvendorum imperitos, fallis eos dogmatis opinio-
nibusque implent. Debebant enim neque colores memorare
neque odores, imo neque confiftentiam neque laevitatem aut
afperitatem, aut ejus generis quodcunque. Nam quid refert
oleum an lentum fit aut laeve aut fplendens aut liquidum
aut pallidum aut pingue aut lubricum, aegreque corporibus
illitum exiccare poffit? quippe quum ex nullo omnium ejus-
modi colligere poffis ipfum effe facultate aut calidum aut
frigidum aut humidum aut ficcum. Siquidem ex genere
fplendentium, laeviumque et lentorum partim funt quae
plane nos calefaciant, partim quae refrigerent, tum alia
quae exiccent, alia item quae humectent Et eorum omnium
quae accidunt non oleo folum, fed aliis omnibus nullum eft
reperire quod folidum perpetuumque fit, ut in eo genera-
lem conftituere propofitionem liceat.

Cap. IV.   Nam omitto, quod nec fcientificis in
omnibus id genus fint ufi rationibus fophiftae ad invenienda

470 ΓΑΛΗΝΟΥ ΠΕΡΙ ΚΡΑΣ. ΚΑΙ ΔΥΝΑΜΕΩΣ

Ed. Chart. XIII. [34.]   Ed. Baf. II. (18. 19.)

πρὸς τὴν τῶν λημμάτων εὕρεσιν, ἀλλ᾽ ἐξ ἐπαγωγῆς, καὶ τὸ
χεῖρον ἁπάντων, ὅτι μηδ᾽ ἐπισκεψάμενοί ποτε περὶ φύσεως
ἐπαγωγῆς, μηδ᾽ ἄν τις αὐτοὺς εἰς τοῦτο προκαλῆται, τολ-
μῶντες ἀκολουθεῖν, ἀλλὰ καὶ τοῖς ὑπὲρ ἀποδείξεώς τι πραγ-
ματευομένοις ἐπιτιμῶντες. ἔτι δὲ χεῖρον ὅτι μηδ᾽ ἐξ ἐπαγω-
γῆς μόνον, ἀλλ᾽ ἐκ παραδειγμάτων ἐνίοτε συλλογίζονται,
καθάπερ οἱ ῥήτορες. ὅ τε γὰρ φάσκων ψυχρὸν εἶναι τοὔλαιον,
ὅτι καὶ γλίσχρον, ὥσπερ καὶ τὸ φλέγμα, διὰ παραδείγματος
συλλογίζεται, τὴν ἴσην ἰσχὺν τῆς ἀποδείξεως παρέχων ὁμοίως
τῷ λέγοντι θερμὸν ὑπάρχειν αὐτὸ, διότι γλίσχρον ἐστὶν, ὡς
ὁ ἰξός· ὅ τε φάσκων θερμὸν εἶναι, ὅτι ῥᾳδίως ἐκφλογοῦται
καθάπερ ἄσφαλτος, τῷ λέγοντι ψυχρὸν εἶναι, διότι ῥᾳδίως
πήγνυται, καθάπερ ὕδωρ. τὰ γὰρ ἐκ παραδείγματος ἢ ἐκ
παραδειγμάτων πιστοῦσθαί τι διαφέρει τοῦ δι᾽ ἐπαγωγῆς
πιστουμένου τῷ τὸν μὲν ἐκ παραδειγμάτων πιστούμενον
ἐν μὲν ἢ δύο τῶν ὁμογενῶν (19) λέγειν, ἢ πάντως γε ὀλίγα
τὰ πλείω παραλείποντα, τὸν δ᾽ ἐξ ἐπαγωγῆς ἅπαντα περι-
λαμβάνειν πειρᾶσθαι τὰ διὰ τῆς ἐμπειρίας ἐγνωσμένα, καὶ

lemmata, fed ex inductione et quod omnium peſſimum eſt,
quod nec quae fit inductionis natura unquam inſpexerint.
Quod fiquis eos in id provocet neque fequi audent, et ſi de
demonſtratione quis quid agat, increpant. Imo quod etiam
deterius eſt, non ex inductione ſolum ratiocinari aſſueve-
runt, fed nonnunquam etiam ab exemplis tanquam rheto-
res. Nam qui frigidum eſſe oleum aſſerit, proinde quod
lentum ſit ut pituita, is per exemplum concludit par robur
praebens demonſtrationis atque is qui ipſum calidum con-
tendit, quia lentum ſit ut viſcum. Nec ſecus is qui calidum
dicit, quoniam facile in flammam vertatur uti bitumen, at-
que is qui frigidum probat, quod facile cogatur ac concre-
ſcat, ut aqua. Nam differt ex exemplo aut exemplis quid
ſuadeas an ex inductione. Siquidem qui ex exemplis fidem
facit, unum aut duo generis ejusdem adfert aut certe plane
paucula, plerisque ſcilicet praeteritis, qui vero ex indu-
ctione, omnia comprehendere nititur quae per experien-

Ed. Chart. XIII. [34.] Ed. Baf. II. (19.)

μηδὲν ὡς οἷόν τε παραλιπεῖν ὃ προφανές τε καὶ δῆλον τοῖς πολλοῖς, ἀλλὰ ἀποκεκρυμμένον τε καὶ ὀλίγοις γνωστόν. ὅθεν καὶ βίαιός ἐστιν καὶ πείθει σφοδρῶς ἡ διὰ πάντων τῶν ἐξ ἐμπειρίας γινωσκομένων ἐπαγωγὴ καὶ μόνοις αὐτοῖς ἡ ἀλαζονεία κατάφωρος γίνεται τοῖς γεγυμνασμένοις ἐν ἀποδεικτικαῖς μεθόδοις. καὶ διὰ τοῦθ᾽ ἡμεῖς ἐπιπλέον ὑπὲρ αὐτῆς ἐν τοῖς περὶ τῆς ἀποδείξεως ὑπομνήμασιν διήλθομεν. ἴσως δ᾽ ἄν ποτε καὶ κατὰ μόνας ἓν ὑπὲρ αὐτῆς ἰδίᾳ συνθείημεν γράμμα.

Κεφ. ε´. Φανεῖται δὲ καὶ νῦν οὐδὲν ἧττον ἡ φύσις αὐτῆς τε τῆς ἐπαγωγῆς καὶ πολὺ δὴ μᾶλλον ἡ τοῦ παραδείγματος. ἅπαντα γὰρ ἐπελθεῖν ἔγνωκα διὰ κεφαλαίων ὅσα τοῖς ἰατροῖς εἴρηται περὶ δυνάμεως ἐλαίου, πιθανῶς μὲν τῷ δοκεῖν, οὐ μὴν ἀληθῶς γε. καὶ πρῶτον τὸ ὑπὸ Διοκλέους ἐν Ἀρχιδάμῳ λελεγμένον, ὡς σκληρύνεσθαι καὶ ἐπικαίεσθαι τὸ δέρμα τοῖς ἐν ἐλαίῳ τριβομένοις, ὑπελάμβανεν ὁ Ἀρχίδαμος καὶ διὰ τοῦτο τὴν ξηροτριβίαν προὔκρινε. συνεκπυροῦσθαί τε γὰρ, φησὶ, καὶ ἐπικαίειν τὸ ἔλαιον ὑπὸ τῆς τρίψεως θερ-

tiam funt cognita, nec quidquam praeterire quoad ejus fieri poteft, quod apertum vulgo ac perfpicuum fit ftudet, fed quod occultum eft et paucis comprehenfum. Quamobrem violenta eft et vehementer perfuadet quae ab omnibus quae experientia funt cognita ducitur inductio, folisque iis arrogantia perfpici poteft qui in demonftrativis methodis funt exercitati. Quare nos de ea copiofius in demonftrationis libris difleruimus, ac forte etiam feorfum de ea librum componemus.

Cap. V. Palam autem fiet nihilo fecius et nunc quoque inductionis natura multoque magis et exempli. Nam omnia in fumma percurrere ftatutum eft quae de olei facultate a medicis funt prodita, eaque probabiliter quidem, quod ita viderentur, at non vere. Ac primum illud quod a Diocle in Archidamo fcriptum eft, quod Archidamus durefcere urique cutem iis qui oleo fricarentur exiftimarit, quapropter etiam ficcam frictionem praetulit, oleum enim

μαινόμενον ἐνόμιζεν καὶ κατὰ τοῦτο ἐξικμάζειν καὶ ξηραίνειν
ἱκανῶς, ὥσπερ τῶν ὀπτωμένων τὰ χριόμενα. καὶ γὰρ καὶ
ταῦτα σκληρύνεσθαι μᾶλλον ἢ εἰ χωρὶς ἐλαίου τις ὀπτήσειεν.
αὐτὴν δὲ ἴσως ἄμεινον ὅλην παραγράψαι τοῦ Διοκλέους τὴν
ῥῆσιν. ἔχει δὲ ὧδε· τὸ δὲ μετ' ἐλαίου τρίβειν οὐχ ὁμοίως
ἐδοκίμαζε. πρῶτον μὲν γὰρ ἀνώμαλον ᾤετο γίνεσθαι τὴν
τοιαύτην τρίψιν παρὰ τὸ τὰς χεῖρας ὀλισθαίνειν καὶ μὴ
δύνασθαι τῆς σαρκὸς ὁμοίως ἀντιλαμβάνεσθαι διὰ τὸ λίπος.
ἔτι δὲ καὶ σκληρύνεσθαι καὶ ἐπικαίεσθαι τὸ δέρμα τοῖς οὕτω
τριβομένοις ἔφη μᾶλλον ἢ τοῖς ξηροῖς. συνεκπυροῦσθαι γὰρ
καὶ ἐπικαίειν τὸ ἔλαιον θερμαινόμενον ὑπὸ τῆς τρίψεως,
[35] καθάπερ τῶν ὀπτωμένων τὰ χριόμενα τῶν μὴ χριο-
μένων, ἐκπυρουμένου τοῦ ἐλαίου θερμαινόμενα καὶ ἐξικμα-
ζόμενα λίαν σκληρύνεσθαι μᾶλλον. ὁμοίως δὲ καὶ τὰ ἐν τῷ
ἐλαίῳ ἑψόμενα κραῦρα καὶ καπυρὰ γίνεσθαι διὰ τὴν αὐτὴν
αἰτίαν. πρὸς δὲ τούτοις, ὥσπερ τὰ ξύλα καὶ τὰ δέρματα
καὶ τὰ ἄλλα τὰ μετ' ἐλαίου τριβόμενα συνδιαδίδωσιν εἴσω
τὸ ἔλαιον, οὕτως ᾤετο καὶ τὰ σώματα. τούτου δὲ γιγνομέ-

accendi atque exurere quuam a frictione incalefceret, puta-
bat, ac propterea admodum humorem exhaurire atque fic-
care, non fecus atque ea afforum quae ungi folent, nam et
ipfa magis durefcere quam fi citra oleum affaveris. Praeftat
autem totam afcribere dictionem Dioclis. Habet autem ea
hunc in modum. *At cum oleo fricare non perinde proba-*
bat. Primum enim inaequalem fieri ejusmodi frictionem
putabat, quod manus laberentur fcilicet nec aeque carnem
apprehendere propter pinguedinem poffent. Praeterea du-
refcere, atque aduri cutem in illis magis, qui fic frica-
rentur exiftimabat, quam qui ficca uterentur frictione. Ole-
um quippe accendi et urere a frictione incalefcens, quem-
admodum in affis quae uncta funt magis quam non un-
cta, ubi oleo accenfo incalefcunt et valde exiccantur in-
durefcuntque. Similiter quae in oleo coquuntur et exufa
et friabilia effici eandem ob caufam. Ad haec, quemad-
modum ligna et coria et alia complura quae ex oleo fri-
antur, oleum intro imbibunt, ita putabat et corpora. Quod

νου πολλὰ τῶν εἰθισμένων διὰ τῆς σαρκὸς μετὰ τοῦ πνεύ-
ματος ῥεῖν καὶ ἔξω διαπίπτειν ἀποστέγεσθαι, ὥσπερ καὶ διὰ
τῶν ἠθμῶν καὶ τῶν ὀθονίων καὶ ἐρίων καὶ πάντων δι' ὧν
ἠθεῖταί τι ἐγχεόμενον καὶ χριόμενον, οὐ δύνασθαι τὰ ὑγρὰ
ῥεῖν ὁμοίως. ἀπολαμβανομένης δὲ τῆς τοιαύτης ἐκκρίσεως
τὰ μὲν παλιῤῥοεῖν εἴσω, συμπληροῦν ἀθροιζόμενα τοὺς πό-
ρους ἀλλήλοις πλεκόμενα καὶ ὑπὸ τοῦ ἐλαίου περιλαμβανό-
μενα διὰ τὸ ἔχειν τι ἰξῶδες τὸ ἔλαιον, ὥσπερ ἐπὶ τῶν ἄλλων
φαίνεται τὸ λιπαρὸν τοὺς κονιορτοὺς καὶ τὰ κάρφη καὶ τὰ
ἄλλα τὰ τοιαῦτα συνθηρεύειν. ἐμφραττομένων δὲ τῶν πό-
ρων ἀεὶ καὶ κατὰ μικρὸν ἀναγκαῖον εἶναι πολλὰ χεῖρον ἀπα-
τελεῖσθαι τῶν εἰθισμένων γίγνεσθαι κατὰ φύσιν. ὑπελάμβανε
δέ τι καὶ δηκτικὸν ἔχειν αὐτό, παρ' ὃ καὶ τοὺς ὀφθαλμοὺς
δακρύειν καὶ τὴν φάρυγγα κέρχνειν καὶ τὴν κοιλίαν ξύειν καὶ
αἱματώδεις ποιεῖν διαχωρήσεις πινόμενον. ἄνευ μὲν οὖν τρί-
ψεως ἀλειφομένους οὐδὲν λυπεῖν· ἀσθενεστέραν γὰρ εἶναι
τὴν δῆξιν ἢ ὥστε ποιεῖν τινα αἴσθησιν· μετὰ δὲ τῆς τρίψεως

quum fieret, multa quae folita effent cum fpiritu effluere,
ac foras prorumpere, tunc concludi arbitrabatur, ceu quum
cribris, linteis, lana, omnibusque adeo per quae percolari
quid affolet, perfunditur ac inungitur, non aeque liquores
fluere per ea valent. Porro ubi ea excretio intercepta eft,
quaedam intro recurrere, quaedam acervata invicemque
implicita meatus opplere, retenta, fcilicet ab oleo, quod
vifco quid fimile habeat: ficut in aliis omnibus apparet,
quod pingue eft, pulveres ac festucas omniaque ejus-
modi confectari. Denique ubi obftructi jam meatus fuerint,
perpetuo ac fenfim omnia deterius perfici effe necesse
quam in iis quae pro confueto geruntur naturae modo.
Putavit quoque oleo ineffe aliquam mordacitatem, cujus
vi oculi illachrymarent et guttur in tuffim cieretur, tum
alvus raderetur, excrementaque redderentur fanguinolenta
eo bibito: proinde qui citra frictionem ungerentur, nihil
affigi, infirmiorem enim effe mordicationem quam quae
fenfum aliquem movere poffet. At fi per frictionem car-

εἰσδυόμενον εἰς τὴν σάρκα, κακουργεῖν μᾶλλον τῇ δήξει καθά-
περ πολλὰ τῶν φαρμάκων, οὕτω μὲν ἐπιχρισθέντα ἧττον
ἰσχύειν, προσπιεζόμενα δὲ καὶ εἰσδυόμενα εἴσω μᾶλλον ἐνερ-
γεῖν. καὶ δὴ καὶ ταῖς ἀκαλήφαις καὶ ἄλλοις πολλοῖς ἡσυχῇ
μὲν ψαύοντας οὐδὲν ἐνοχλεῖν, τύπτοντας δὲ καὶ προσπιέ-
ζοντας λυπεῖν. ἃ μὲν οὖν ὁ Διοκλῆς ἐν Ἀρχιδάμῳ λέγει
ταῦτ᾽ ἔστιν. πάρεστι δὲ σκοπεῖν ἅμα τό τε πιθανὸν αὐτῶν
καὶ μοχθηρόν. ὅτι μὲν γὰρ ἐν ἐλαίῳ πᾶν ὁτιοῦν ἑψόμενον
ἀπόλλυσι τὴν οἰκείαν ὑγρότητα καὶ ψαθυρὸν καὶ κραῦρον
γίγνεται ταχέως, οὐδὲν τοιοῦτον πάσχον ἐν ὕδατι πρὸς τῆς
ἐμπειρίας ἐδιδάχθημεν, ὥστε ταύτῃ μὲν οὐδὲν ὁ Ἀρχίδαμος
ἐψεύσατο. δέον δὲ ὥσπερ ὁ Ἀριστοτέλης καὶ Θεόφραστος,
ἕτεροί τέ τινες ἄνδρες φιλόσοφοι, τὰ τοιαῦτα τῶν προβλη-
μάτων ἐν τοῖς φυσικοῖς ζητήμασιν προβάλλουσί τε καὶ λύουσι,
καὶ αὐτός, εἴπερ ἐβούλετο τὰς αἰτίας ἁπάντων τῶν γιγνο-
μένων ζητεῖν, ὁμοίως ἐκείνοις προβάλλειν τε καὶ λύειν. εἰ
δ᾽ οὐ φαίνεται τοῦτο ποιῶν, ἐν τούτῳ καὶ μάλιστα δοκεῖ
μοι σφάλλεσθαι. τὰ μὲν γὰρ φαινόμενον ἐναργῶς ἀεὶ χρὴ

nem fubintret, mordicationem moliri maligniorem, velut
multa medicamentorum, ubi enim illinuntur, minus valent,
at compreſſa introque fiubeuntia magis agunt, ficut fane
fi urticis et aliis multis fenfim quempiam contingas, nihil
laeferis, fin ferias aut premas, utiqne offenderis. Haec
ergo funt quae Diocles in Archidamo prodidit, quorum fi-
mul tum probabilitatem tum pravitatem confpicere eft. Si-
quidem quod quicquid in oleo coquitur propriam amittat
humiditatem ac friabile fragileque celeriter reddatur, quum
alioqui nihil in aqua tale perpetiatur, ipfa nos docuit ex-
perientia. Quamobrem hac utique parte nihil Archidamus
mentitus eft. Debebat tamen, ficut Ariftoteles et Theophra-
ftus aliique non pauci philofophi ejusmodi problemata in
phyficis quaeftionibus et proponunt et folvunt, ipfe quoque,
fi quidem omnium rerum quae fiunt caufas fcrutari voluit,
perinde ut illi uti proponere, fic quoque folvere. At
quum id minus facere apparet, in hoc vel maxime mihi
delinquere videtur. Nam quod apparet evidenter, id femper

τίθεσθαι πρῶτον, ἐπισκέπτεσθαι δὲ ἐφεξῆς, εἴ τις ἐθέλοι,
τὴν αἰτίαν αὐτοῦ, φυσικὰ προβλήματα συντιθέντα τρόπῳ
τοιῷδε. διὰ τί τὸ μὲν ἔλαιον ξηρὰ καὶ ψαθυρὰ καὶ κραῦρα
τὰ ἐν αὐτῷ καθεψόμενα ποιεῖ, τὸ δὲ ὕδωρ ὑγρὰ καὶ μαλακά;
ἢ διὰ τί τὰ μὲν ἑψόμενα κατὰ τοὔλαιον ἀποξηραίνεται, τὰ
δ᾽ ἄλλως ἐν αὐτῷ βρεχόμενα φυλάττει τὴν οἰκείαν ὑγρότητα
μᾶλλον ἢ εἰ μηδ᾽ ὅλως ἐβρέχετο; διὰ τί δὲ τὰς ἀπὸ σκίλλης
καὶ ἀκαλήφης δήξεις ἰᾶται; διὰ τί δὲ τούτων μὲν ἰατρικόν
ἐστιν, αὐτὸ δὲ δάκνει τοὺς ὀφθαλμούς: διὰ τί τὸ μὲν ἄλλο
σῶμα πᾶν οὐ δάκνει, τοὺς ὀφθαλμοὺς δὲ δάκνει; διὰ τί τὴν
μὲν φάρυγγα τραχύνει, τὰ δὲ ἕλκη παρηγορεῖ; διὰ τί γα-
στρὸς ὑπαγωγόν ἐστι; διὰ τί κόπων ἰατικόν; διὰ τί τοὺς
ἀλειφομένους ἀπεριψύκτους τηρεῖ; διὰ τί τῶν ἐντόμων ζώων
ἀναιρετικόν ἐστι; διὰ τί τῶν ἱμάντων καὶ βυρσῶν μαλακτικον
ὑπάρχει, τῶν δ᾽ ἑψομένων ἐν αὐτῷ σχεδὸν ἁπάντων σκλη-
ρυντικόν; ἐν μὲν εἶδός σοι προβλημάτων τοῦτο, φυσικῷ
προσῆκον μόνῳ. [36] τὸ δ᾽ ἕτερον, ὃ κοινὸν ἤδη καὶ τοῖς
ἀπὸ τῶν τεχνῶν, ἔστι τοιόνδε. διὰ τίνα αἰτίαν ἐπαλείφουσιν

primum ponendum eſt, ac deinde ſi cui libeat cauſam ejus
inſpicere debet, phyſica problemata hunc in modum com-
ponens. Cur oleum quae in ipſo coquuntur ſicca et friabilia
et fragibilia efficiat, aqua vero humida et mollia, aut: Quam-
obrem oleo cocta ſicceſcant, at quae aliter in eo madefa-
cta ſunt magis propriam ſervent humiditatem quam ſi
omnino non eſſent madefacta. Qua ratione ſcillae et urticae
morſus ſanet, qua de cauſa his medeatur, quum ipſum ocu-
los mordicet? Qui fiat ut reliquum corpus univerſum non
mordicet, ſed oculos duntaxat? Quare guttur exaſperet, ul-
cera vero leniat? Quo pacto ventrem ſubducat? Quomodo
laſſitudines ſanet? Quamobrem inunctos tueatur a frigore?
Quare animalia inſecta interficiat? Cur lora et coria emol-
liat, at quae in ipſo concoquuntur duriora omnia efficiat?
Atque hoc unum eſt problematum genus ad phyſicum dun-
taxat attinens. Alterum vero, quod commune quoque eo-
rum eſt, qui artem quamvis exercent, eſt tale　Quam ob

ἐλαίῳ πρότερον ὀπτῶντες οἱ μάγειροι τοὺς ἰχθῦς καὶ τὰ
κρέα; διὰ τί τρίβουσιν ἐλαίῳ τοὺς ἀθλητὰς οἱ γυμνασταί;
διὰ τί δὲ καὶ οἱ παιδοτρίβαι τοὺς παῖδας; ἔνεστι γὰρ ἑκά-
στου τῶν τοιούτων προβλημάτων ἐμπειρικὴν αἰτίαν ἀπο-
δοῦναι, τοὺς μὲν ἰχθῦς καὶ τὰ κρέα διὰ τοῦτο ἐπαλείφειν
τῶν μαγείρων ἐρούντων ἂν, ὅτι ξηρὰ καὶ περικεκαυμένα τὰ
ἐκτὸς αὐτῶν γίγνεται, χωρὶς τοῦ λίπους ὀπτωμένων   τοὺς
δ' ἀθλητὰς ἐν ἐλαίῳ τρίβειν τῶν γυμναστῶν φησόντων ἂν,
ὅτι καὶ τοὺς προυπάρχοντας κόπους λύει τοῦτο καὶ τοὺς
μέλλοντας πραΰνει καὶ αὐτὴν τὴν τρίψιν ὁμαλὴν καὶ πραεῖαν
τελέως ἀπεργάζεται καὶ πρὸς τὰς μελλούσας κινήσεις παρα-
σκευάζει τὸ σῶμα. διὰ τὰ αὐτὰ δὲ ταῦτα καὶ οἱ παιδοτρίβαι
τοὺς παῖδας ἀλείφειν ἐροῦσι καὶ πρὸ τῶν γυμνασίων καὶ μετὰ
τὰ γυμνάσια. διὰ τί μέντοι τὸ ἔλαιον ἴαμα κόπων ἐστὶν,
οὐκ ἔτι οὔτε γυμναστὴς οὔτε παιδοτρίβης οὔτ' ἰατρὸς ἐμ-
πειρικὸς ἐπίσταται. οὐ μὴν οὐδ' ὅτι μὴ γινώσκουσιν ἀφί-
στανται τῶν ἐναργῶς φαινομένων. οὐδὲ γὰρ διὰ τί λευκὸς
μὲν ἐλλέβορος ἄνω καθαίρει, μέλας δὲ κάτω γινώσκοντες,

caufam carnes pifcesque affantes coci oleo prius illinant?
Qui fit quod athletas oleo fricent gymnaftae? Quid etiam
quod pueros paedotribae? Nam cujusque talium problema-
tum ab experientia profectam caufam affignere liceat, cocis
nimirum refponfuris, propterea fe pifces ac carnes oblinere,
quod ficcae aduftaeque externae eorum reddantur partes, fi
citra pinguedinem aflentur. Athletas vero, fe ex oleo fricare
dicturis gymnaflis, tum quod quae ante inerant laffitudines
ipfum exfolvat et quae futurae funt mitiget, tum quod fri-
ctionem aequalem et mitem plane eificiat, corpusque ad mo-
tus futuros praeparet. Eas ob res ipfi quoque paedotribae
pueros fe et ante et poft exercitia inungere dicent. Cur au-
tem oleum laffitudini medeatur, haud etiam novit nec gym-
naftes, nec paedotriba nec medicus experientia curans nec
tamen quia id nefciant ab evidenter apparentibus recedent.
Siquidem tametfi ignorant, quamobrem veratrum album fur-
fum purget, nigrum deorfum detrahat, neque compertum

οὐδὲ διὰ τί κνίκος μὲν φλέγματος ἀγωγόν ἐστιν, ἐπίθυμον
δὲ μελάνων οὐκ εἰδότες, ὅμως χρῶνται τοῖς φαρμάκοις εἰς
ἅπερ ἐδίδαξεν ἡ πεῖρα καὶ θεραπεύουσι τοὺς δεομένους καὶ
πιστεύουσι τοῖς ἐναργῶς φαινομένοις καὶ καταγελῶσι τῶν τῷ
λόγῳ τἀναντία (20) κατασκευαζόντων.

Κεφ. στ'. Ἀλλ' Ἀρχίδαμος μὲν πρὸς τῷ καταφρο-
νεῖν ἐν πολλοῖς τῶν ἐναργῶς φαινομένων, ὅτι μοι δοκεῖ καὶ
ταύτῃ δικαίως ἂν ψέγεσθαι. λέγει μὲν γὰρ ἀμείνω τὴν ξηρὰν
τρίψιν εἶναι τῆς μετ᾽ ἐλαίου, διότι τὸ σῶμα σκληρότερόν τε
καὶ ξηρότερον τοῖς ἀλειφομένοις ἐργάζεται, μαλακώτερον δὲ
τοῖς ξηροῖς τριβομένοις γίγνεται. λέγει δ᾽ οὐδὲν ἧττον ἐν
αὐτῷ τῷ λόγῳ τούτῳ προελθὼν βραχὺ καὶ τὰ ξύλα καὶ τὰ
δέρματα καὶ τὰ ἄλλα τὰ μετ᾽ ἐλαίου τριβόμενα διαδιδόναι
μέχρι τοῦ βάθους αὐτοῦ καὶ τοῦτο εἶναι μέγιστον μαρτύ-
ριον ὅτι κἂν τοῖς ἡμετέροις σώμασιν εἴσω χωροῦν ἐμπλάττει
τε τοὺς πόρους καὶ κωλύει τὰς τῶν ὑγρῶν ἐκροάς. κἀγὼ
μὲν οὐκ οἶδα πῶς τάδε συμφωνεῖ. εἰ γὰρ τοὔλαιον κωλύει
τὰς τῶν ὑγρῶν ἐκροάς, οὐκ ἂν δήπου λέγοιτο ξηραίνειν, ὥστε

habentes quare cnicus pituitam ducat, atram vero bilem
epithymum, tamen medicamentis ad ea utuntur ad quae
utenda docuit experientia et eos quibus opus curant et
evidenter apparentibus fidem habent, eosque qui contraria
rationi aftruunt derident.

C ap. VI. At Archidamus fupraquam quod in multis
quae perfpicuo apparent contemnit, infuper et hac quoque
parte arguendus mihi jure videtur, quod dicat meliorem
effe frictionem ficcam quam quae cum oleo adhibetur, quia
corpus durius et ficcius iis qui unguntur efficiatur, mollius
autem iis qui fricantur ficci. Dicit porro nihilo fecius et
illa ipfa dictione paulum progreffus, ligna, pelles, aliaque
quae ex oleo fricantur, ipfum in profundum transmittere,
idque maximum effe teftimonium, quod in corporibus no-
ftris intro fubiens meatus oblinat ac humidorum prohibeat
effluxus. Atque ego quidem quomodo haec confonent ne-
fcio. Si enim humorum effluxus prohiberet oleum, haud-
quaquam ficcum dicendum foret, ac proinde fruftra id tan-

μάτην ὡς ξηραῖνον αὐτὸ κατὰ τὰς τρίψεις φυλάττεται.
σφάλλεσθαι δέ μοι δοκεῖ κἂν τῷ τοῖς ἑψομένοις ἐν ἐλαίῳ
παραπλησίως διατίθεσθαι νομίζειν τοὺς ἐν αὐτῷ τριβομένους.
οὐ γὰρ δὴ ταῦτά γέ φησι ποιεῖν θερμὸν, ἢ ψυχρὸν, ἢ εὔκρα-
τον, ἢ χλιαρὸν, ἢ ζέον ἔλαιον, ὥσπερ οὐδὲ τὸ ὕδωρ αὐτό.
φαίνεται γὰρ καὶ τοῦτο ψυχρὸν μὲν εἴπερ προσφέροιτο,
πυκνοῦν καὶ πιλοῦν καὶ συστέλλον καὶ σφίγγον τὸ ἀποκρινό-
μενον, ὥσπερ εἰ καὶ ζέον ἐσχάτως, καῖον· εἰ δ᾽ εὔκρατόν τε
καὶ συμμέτρως θερμὸν προσενεχθείη, χαλῶν καὶ ἀραιοῦν καὶ
χέον καὶ διαφοροῦν. εἰ δὲ μήτε ψυχρὸν ἐπισήμως εἴη μήτε
θερμὸν, ἀλλ᾽ οἷον τὸ λεγόμενον ὑπὸ τῶν πολλῶν κρηναῖον,
οὐδὲν μὲν τῶν εἰρημένων ποιεῖν τηνικαῦτα, διαδείκνυσθαι
δὲ τὴν οἰκείαν ἑαυτοῦ δύναμιν. οὕτως οὖν καὶ τοὔλαιον εἴ
τις ἐξετάζειν ἐθέλοι, πάσης ἐπικτήτου ψύξεώς τε καὶ θερμό-
τητος ἐλεύθερον ἐργασάμενος αὐτὸ πρότερον, οὕτω τὴν βά-
σανον ποιείσθω. τὸ μὲν γὰρ ἄκρως ψυχρὸν οὐ κατὰ τὴν
ἑαυτοῦ μόνον ἔτι δύναμιν, ἀλλὰ καὶ διά τὴν τῆς ὀθνείας
ποιότητος ἐπικράτησιν ἐνεργήσει τι περὶ τοῖς πλησιάζουσιν.

quam deficcans in frictionibus repudiat. Falli praeterea in
hoc mihi videtur, quod fimiliter affici putet tum ea quae
in illo coquuntur tum eos qui fricantur. Nec enim eadem
agere dixerim oleum calidum, frigidum, temperatum, tepi-
dum aut fervens ficut nec aquam ipfam. Apparet enim et
ipfam, fi frigida applicetur, condenfare, conftipare, contra-
here, conftringereque et repellere, ficut fi extreme fervida,
adurere, at fi temperata adhibeatur et moderate calida, la-
xare, rarefacere, fundere, digerere; porro fi nec infigniter
calida nec frigida admoveatur, fed velut quae fontana vul-
go dicitur, tunc propofitorum nihil efficiet, verum pro-
priam fuam facultatem exeret. Sic fi quis oleum expendere
volet, ob omni prius liberum alieno tum calore, tum fri-
gore ipfum efficiat, atque ita demum ad explorandum acce-
dat, quippe quod fumme frigidum fuerit non ex fua dun-
taxat facultate, fed ex alienae qualitatis exceffu nonnihil
in contactis operabitur, ita quoque, quod magnopere cali-

ΤΩΝ ΑΠΛΩΝ ΦΑΡΜΑΚΩΝ ΒΙΒΛΙΟΝ Β. 479

Ed. Chart. XIII. [37.] Ed. Baf. II. (20.)

[37] οὕτως δὲ καὶ τὸ θερμὸν ἱκανῶς. εἰ δ᾽ ἀμφοτέρων ἔξω
καταστήσας αὐτὸ βασανίζειν ἐθέλοις, ἐξεύροις ἂν οὕτως μό-
νως τὴν οἰκείαν ἐλαίου δύναμιν. ὥσθ᾽ ὅτε μὲν ἐλαίῳ συνή-
θως τρίβεταί τις, ὥσπερ οἱ γυμναστικοὶ πάντες, ἐν ἐλαίῳ
μόνῳ τρίβεται, πάσης ἄνωθεν τῆς ποιότητος ἔξωθεν. ὅταν
δ᾽ ἤτοι ζέον ἢ θερμὸν ἱκανῶς ἐργασάμενος, ἢ καὶ ψυχρὸν
ἐσχάτως αὐτὸ, χρῷτο τηνικαῦτα, σύνθετον ἀνάγκη γίνεσθαι
τὴν ἐνέργειαν ἔκ τε τῆς οἰκείας ἐλαίου δυνάμεως καὶ τῆς
ἐπικτήτου ποιότητος. καὶ πολλάκις δὲ κατακρύπτεσθαι τε-
λέως ἀναγκαῖόν ἐστιν τὴν οἰκείαν δύναμιν ἑκάστῳ τῶν φαρ-
μάκων, ὅταν ἰσχυρὰν πάνυ προσλάβῃ τὴν ἔξωθεν ποιότητα.
τί τοίνυν ὅμοιον ἢ ἑψεῖν ἐν ἐλαίῳ ζέοντι βοτάνας, ἢ τὰ
τῶν γυμναζομένων ἀνατρίβειν σώματα; μάλιστα μὲν γάρ, ὡς
καὶ πρόσθεν ἐπιδέδεικται, φεύγειν χρὴ τὰς ἀπὸ τῶν ἔξωθεν
πίστεις, ἔχοντάς γε τὴν οἰκείαν ἑκάστῳ προσφέρειν πεῖραν.
εἰ δ᾽ ἄρα ποτὲ καὶ τοῦτο πράττειν ἐθελήσειέ τις, ἀλλ᾽ ὁμοιά
γε παραβάλλειν πειρᾶσθαι, καθάπερ ἐπὶ τῶν βυρσῶν ἐποίη-
σεν καὶ τῶν ἱμάντων. οὔτε γὰρ προθερμήνας ἔλαιον οὔτ᾽

dum, at fi utroque ipfum liberans fic demum examinare vo-
les, hoc duntaxat pacto propriam olei vim inveneris. Qua-
propter quum quis ex more oleo fricatur, ficut gymnaftici
omnes, in folo fricatur oleo, quod nimirum absque omni fit
aliena qualitate; at fi admodum excalefacto aut fumme uta-
tur refrigerato, jam compofitam edi actionem neceffe eft,
nempe ex propria olei facultate et aliena qualitate. Saepe
vero propriam cujusque medicamenti facultatem obfcurari
neceffe eft, ubi valentem aliunde qualitatem afciverit. Ita-
que qui fimile fuerit herbas in oleo fervente coquere ac
exercitantium corpora fricare? maxime fiquidem, uti fupra
oftendimus, extrinfecus ductas probationes fugere oportet,
quum liceat nimirum propriam cuique adhibere experien-
tiam. Quod fi quando tamen id quispiam facere volet, certe
fimilia comparare conabitur, ficut in coriis faciebat et loris,
nec enim quispiam oleo in igne praecalefacto, neque in nive
refrigerato, fed obvio quoque accepto corium ac lora con-

480 ΓΑΛΗΝΟΥ ΠΕΡΙ ΚΡΑΣ. ΚΑΙ ΔΩΝΑΜΩΣ

Ed. Chart. XIII. [37.]   Ed. Baf. II. (20.)

ἐν χιόνι προψύξας οὐδεὶς, ἀλλὰ τὸ ἐπιτυχὸν ἕκαστος λαμβά-
νων ἱμάντας ἀνατρίβει καὶ βύρσας, ὥσπερ, οἶμαι, καὶ τοὺς
παῖδας οἱ παιδοτρίβαι, κατὰ τὸ ἐπιτυχὸν ἔλαιον ἀνατρίβου-
σιν, οὔτε προθερμήναντες ἐπὶ πυρὸς οὔτε προψύξαντες ἐπὶ
χιόνος. ἐπεί τοι καὶ ἡμεῖς οὐκ ὀλιγάκις ἐγκαιομένην κεφαλὴν
ἐλαίῳ πάνυ ψυχρῷ καταντλήσαντες ἐνεψύξαμεν. εἰ δὲ μηδ᾽
ἁλῶν ἔχοι τοὔλαιον, ἔτι καὶ μᾶλλον ἐμψύξει. εἰ δὲ καὶ ὠμο-
τριβὲς εἴη, πολὺ δὴ καὶ μᾶλλον ἔτι.

Κεφ. ζ'. Σκευάζομεν δὲ καὶ τοῦτο παραπλησίως τῷ
ὕδατι θερμήναντες γὰρ αὐτὸ πρότερον, οὕτως ἐνιστῶμεν
ἀκραιφνεῖ ψυχρῷ. εἰ δὲ καὶ κρουνὸς ὑπερκείμενος ἐπ᾽ αὐτῷ
καταράττων εἴη, προεστεγνωμένου δηλονότι τοῦ περιέχοντος
ἀγγείου τοὔλαιον, ἔτι καὶ μᾶλλον ἂν οὕτω ψυχρότερον ἐργα-
σθείη. ψυχρὸν δ᾽ ἱκανῶς γίνεται, κἄπειδὰν προθερμανθὲν
ἐν φρέατι κρεμασθὲν ψαῦον τοῦ ὕδατος. γίγνεται μὲν γὰρ
καὶ τὸ μὴ ψαῦον ψυχρὸν, ἀλλ᾽ ἧττον. αἱ μὲν δὴ τοιαῦται
παρασκευαὶ ψυχρὸν ἀποδεικνύουσι τοὔλαιον, αἱ δ᾽ ἐναντίαι
θερμὸν. χρώμεθα δὲ κἀκείναις, ἐπὶ τῶν κατεψυγμένων σω-

fricat. Ita puto et paedotribae factitant, quolibet obvio
oleo pueros fricantes, neutiquam aut in igne excalefacto
aut in nive refrigerato. Alioqui fane et nos non raro caput
ardore gravatum olei admodum frigidi perfufione refrigera-
vimus. Porro fi falis nihil oleo fit inditum, tanto magis
refrigerabit. Sin etiam crudum fuerit, multo profecto etiam
amplius.

Cap. VII. Porro praeparare illud folemus non aliter
atque aquam, nempe prius excalefacientes, ac deinde aqua
mergentes fumme frigida. At fi etiam fons in ipfum cum
ftrepitu decidat vafculo nimirum, cui ineft oleum ante di-
ligenter occlufo, magis quoque ac magis ita reddetur frigi-
dum. Multum item frigefeceris fi praecalefactum in puteum
ita demittas ut aquam contingat: quamquam quod aquam
nondum tangit, frigidum item evaferit fed minus. Atque
hoc pacto praeparando frigidum reddimus oleum, contrario
autem modo calidum. Quo fane modo etiam utimur in re-

Ed. Chart. XIII. [37.]　　　　　　　　　Ed. Baf. II. (20.)

μάτων, εἰς δεξαμενὴν ἐμβιβάζοντες ἐλαίου θερμοῦ τοὺς ἀπο-
νεναρκωμένους τι μέρος, ἢ τρομώδεις, ἢ σπασμώδεις, ἢ παλ-
μώδεις, ἢ ἀκινήτους, ἢ ἀναισθήτους, ἢ δυσαισθήτους, ἤ τι
τοιοῦτον ἕτερον πάσχοντας. εἴ τις τοίνυν ἐξ ἁπάσης χρήσεως
ἀποφαίνοιτο περὶ τῆς τῶν φαρμάκων δυνάμεως, οὐκ ἂν φθά-
νοι καὶ θερμαντικὸν ἡμῶν καὶ ψυκτικὸν οἰόμενος εἶναι τοῦ-
λαιον, ὑγραντικόν τε καὶ ξηραντικὸν, ὥσπερ καὶ ὁ τοῦ Διο-
κλέους Ἀρχίδαμος, εἰ καὶ μὴ παρακολουθεῖ ταῖς ἐναντιολο-
γίαις. ὅταν μὲν γὰρ ξηραίνεσθαι καὶ κραῦρα γίνεσθαι λέγῃ
τὰ ἐν τῷ ἐλαίῳ ἑψόμενα, ξηραντικήν τινα καὶ διαφορητικὴν
ἐπιδείκνυσιν αὐτοῦ τὴν δύναμιν· ὅταν δ᾽ εἴσω τῶν βυρσῶν
δύεσθαι καὶ τοὺς ἡμετέρους ἐμπλάττειν πόρους καὶ κωλύειν
τὰς φυσικὰς τῶν ὑγρῶν ἐκροὰς, ἐναντιωτάτην δήπου πάλιν
ἐκ τούτων ἐπιδείκνυσι τὴν δύναμιν αὐτοῦ τοῖς διαφοροῦσί
τε καὶ ξηραίνουσιν. ἀλλ᾽ ἐν τούτοις μὲν ἔτι τὰ γοῦν φαι-
νόμενα λέγων οὐκ ὀρθῶς ὑπὲρ αὐτῶν συλλογίζεται. κατὰ
δὲ τὸν περὶ τῆς δήξεως αὐτοῦ λόγον οὐδὲ ταῦτα διέρχεται
πάντα. τὸ μὲν γὰρ τοὺς ὀφθαλμοὺς δάκνειν καὶ κερχνώδη

frigeratis corporibus in alveum olei calidi dimittentes, qui-
bus pars quaepiam obftupuit, aut tremuli funt, aut convul-
fione aut palpitatione tentantur, aut motu fenfuve privan-
tur, aut etiam aegre fentire poffunt, aut ejusmodi quippiam
perpeffos. Ergo fi quis ex univerfo ufu de medicamentorum
facultate pronunciet, putabit, nunquid excalefacere et re-
frigerare, tum exiccare et humectare nos oleum queat, vel-
ut Dioclis Archidamus, fiquidem pugnantias non animad-
vertat. Nam quum exiccari et fragilia effici quae in oleo
coquuntur dicit, exficcantem et digerentem ejus facultatem
oftendit. At ubi intro in coria fubire porosque noftros
oblinere ac naturales humorum effluxus prohibere, rurfum
fane maxime contrariam ejus facultatem demonftrat tum di-
gerentibus tum exiccantibus, atque in iftis vel adhuc quae
apparent proferens, de illis non recte ratiocinatur. At ubi
de mordicatione agitur, non ea omnia commemorat. Nam
quod oculos mordicet, quod guttur exafperet, five ad tuffim

Ed. Chart. XIII. [37. 38.]   Ed. Baf. II. (20.)

τὴν φάρυγγα ποιεῖν καὶ καταξύειν τὴν γαστέρα καὶ τὰς διαχω-
ρήσεις αἱματώδεις ἐπιφέρειν, ἱκανὰ μαρτύρια τοῦ δακνώδη δύνα-
μιν ὑπάρχειν αὐτῷ. [38] τὸ δὲ καὶ τοῖς ἕλκεσιν ἀνώδυνον εἶναι
καὶ τὰς τῆς γαστρὸς δήξεις, ἐπιβρεχόμενόν τε καὶ ἐνιέμενον
πάντως ἰᾶσθαι καὶ τοὺς ἀπὸ τῶν ὀδαξησμῶν ἐρεθισμοὺς
πραΰνειν, οὐ σμικρὰ πάλιν οὐδ᾽ αὐτὰ τῆς ἐναντίας αὐτοῦ
δυνάμεως γνωρίσματα, παραλέλειπται τελέως. εἰ δ᾽ ἀμφοτέ-
ρων λεχθέντων ἐφεξῆς ἐθέλοι τις συλλογίσασθαι δυοῖν θάτε-
ρον, ἢ ὡς ἐμπειρικὸς ἐν τῷ πρός τι φήσει τὴν δύναμιν ἑκάστου
τῶν φαρμάκων ἐξ ἐμπειρίας γινώσκειν, αὐτοῦ δὲ καθ᾽ ἑαυτὸ
τὴν οἰκείαν φύσιν ἀγνοεῖν, ἢ ὡς λογικὸς τὰς ἐναντίας δυνά-
μεις ὑπάρχειν ταὐτῷ φαρμάκῳ, δακνώδη τε καὶ πραϋντικὴν,
εἶτ᾽ οἶμαι μεγίστην ἀπορίαν ἕξει τὴν αἰτίαν ἀποδιδοὺς τοῦ
ποτὲ μὲν τὴν ἑτέραν αὐτῶν ἐνεργεῖν αἰσθητῶς, ποτὲ δὲ τὴν
ἑτέραν, ἢ ἀπολωλυίας, ἢ μὴ σαφῶς γε φαινομένης τῆς ἑτέ-
ρας. εἰσὶ δὲ τῶν τοιούτων ἁπασῶν ἀποριῶν αἱ λύσεις, εἰ
μὲν ὡς φυσικὰ προβλήματα προβάλλοιντο, παγχάλεποί τινες,
εἰ δ᾽ ὡς πρὸς τὴν χρείαν τῆς τέχνης ἀναφέροιντο, πείρας μὲν

provocet, quod ventrem radat atque dejectiones fanguino-
lentas efficiat, abunde magna teftimonia funt mordacem illi
ineffe facultatem. At quod ulcera dolore liberet et ventris
mordicationes aut irrigatum aut infufum omnino fanet,
quique dentium prurigine irritantur mitiget, quum et ipfa
non parva fint contrariae ipfius facultatis indicia, plane
omiffa funt. Caeterum fi utrisque propofitis quis ratiocinari
volet, duorum alterum eveniet: aut enim id faciet ut em-
piricus, dicetque fe in collatione ad aliquid cujusque medi-
camenti facultatem per experientiam cognofcere, ipfius au-
tem per fe propriam ignorare naturam, aut ut rationalis
contrarias ineffe medicamento facultates, et mordicantem et
lenientem, ac deinde ingenti tenebitur anxietate caufam di-
cturus cur interim altera earum agat fenfibiliter, interim
altera aut perdita aut non clare apparente. Quarum omni-
um dubitationes folutiones fi quidem ut phyfica propo-
nantur problemata, fane quam difficiles funt; fin ut ad ufum

πολλῆς, ἐπιλογισμῶν δὲ οὐ πολλῶν μὲν, ἀκριβῶν δὲ καὶ διω-
ρισμένων δεόμεναι. πρῶτον μὲν γὰρ, εἰ πᾶν ἔλαιον τοῖς
ὀφθαλμοῖς δακνῶδές ἐστιν ἢ μὴ τῇ πείρᾳ διορίσασθαι
βέλτιον, οὐκ αὐτοσχεδιάζειν, ὥσπερ ῥήτορας ἐπιχειροῦντας
εἰς ἑκάτερον. εἶθ᾽ ἑξῆς εἰ πᾶν ὁμοίως κερχνῶδες, ἢ γαστρὸς
ὑπαγωγὸν ἢ καταξῦον αὐτὴν, ὡς αἱματωδεις ἐνίοτε κινεῖν
ἐκκρίσεις, ἢ τὸ μέν τι ποιεῖ τῶν ἐλαίων ταῦτα, τὸ δ᾽ οὐ
ποιεῖ, καὶ τὸ μὲν μᾶλλον, τὸ δ᾽ ἧττον. ἐλαίου δὲ διαφορὰς
λέγω νῦν οὐχ ὡς ἄν τις ὑπονοήσῃ τὰς ἑτερογενεῖς, οἷον
τοῦ κικίνου τε καὶ ῥαφανί(21)ῥου καὶ καρυΐνου καὶ βα-
λανίνου καὶ τῶν ὁμοίων. εἰδέναι μὲν γὰρ χρὴ καὶ τὰς τού-
των δυνάμεις τὸν ἰατρόν. ἀλλ᾽ οὐκ ἔν γε τῷ παρόντι
προσήκει μνημονεύειν αὐτῶν. ἀρκεῖ γὰρ, οἶμαι, τήν γε
πρώτην αὐτὸ τὸ κυριώτατον καὶ μάλιστα τὸ ὑπὸ πάν-
των ἀνθρώπων ὀνομαζόμενον ἔλαιον ἐπισκέψασθαι. καὶ
γὰρ ὁ καρπὸς ἐξ οὗ γίγνεται τοῦτο, μόνος τῶν ἄλλων
ἐλαία καὶ τὸ δένδρον ἐλαία προσαγορεύεται. καὶ τοῦτο

referantur artis, multam requirunt experientiam, epilogis-
mos autem non ita multos, fed exactos ac definitos. Nam
primum an omne oleum oculis mordax fit, necne, expe-
rientia incunctanter definiie praeftat, haudquaquam ex tem-
pore in utramque partem rhetorum more differere: tum an
omne aeque guttur exafperet, aut ventrem fubducat, aut
radat, ut nonnunquam cruentas moveat excretiones, an
oleorum hoc quidem haec faciat, illud vero non, et aliud
magis, aliud minus. Olei differentias nunc dico non eas, ut
quispiam fufpicaretur, quae funt heterogeneis, ficut cicini,
rhaphanini, caryini, balanini, ac fimilium, nam et horum
vires medicus norit oportet, fed in praefentia eas memo-
rare non expedit. Satis eft enim mea quidem fententia
principio propriiffimum, et quod maxime ab omnibus ho-
minibus vocatur oleum confideraffe, quando et ipfe fructus
ex quo fit oleum folus ex omnibus oliva nuncupetur et ar-
bor olea, Graece utrumque ἐλαία vocatur, ipfum oleum ἔλαιον,

μὲν ἔλαιον ἁπλῶς γε καὶ πρώτως ὀνομάζεται, τὰ δ' ἄλλα
πάντα κατὰ μεταφοράν τινα καὶ κατάχρησιν.

Κεφ. η'. Αὐτοῦ δή φημι τοῦ κυρίως προσαγορευο-
μένου ἐλαίου, περὶ οὗ τὸν σύμπαντα λόγον ἐν τῷ παρόντι
ποιούμεθα, πλείους εἶναι τὰς διαφορὰς κατὰ μὲν τὴν ἡλικίαν,
ὅταν ἤτοι πρόσφατόν ἐστιν καὶ οἷον γλεῦκος, ἢ ἀκμάζον, ἢ
παλαιὸν ὑπάρχει· κατὰ δὲ τὸν τρόπον τῆς σκευασίας, ὅταν
ἤτοι ψιλὸν ᾖ καὶ ἁπλοῦν καὶ μόνον, ἢ μεθ' ἁλῶν γεγονός·
κατὰ δὲ τὴν ἐν αὐτῷ τῷ καρπῷ διαφορὰν, ὅταν ἤτοι πέπει-
ρος, ἢ ὠμὸς ὑπάρχη· κατὰ δὲ τὴν ἐξ ἐπιτεχνήσεως ἀλλοίω-
σιν, ὅταν ἤτοι φυλάττηται τοιοῦτον, οἷον ἐξ ἀρχῆς ἔτυχε
σκευασθεν ἢ ἐλευκάνθη. γέγραπται δὲ ὑπὲρ τῆς λευκάνσεως
αὐτοῦ καὶ ἄλλοις μὲν οὐκ ὀλίγοις, εἰρήσεται δὲ καὶ πρὸς
ἡμῶν ἐν τοῖς ἐφεξῆς. τούτων ἁπάντων τῶν ἐλαίων αὐτὸς
ἐγὼ ἐσπούδασα πειραθῆναι τῆς δυνάμεως. καὶ τί μὲν ἐφ'
ἑκάστῳ ἐφώρασα μετὰ ταῦτα διηγήσομαι· νυνὶ δὲ τέλος
ἐπιθεῖναι βούλομαι πρῶτον οἷς ἐνεστησάμην. οὐκ ὀρθῶς

ipfumque fimpliciter ac primario oleum dicitur, at reliqua
omnia per tranflationem et abufum.

Cap. VIII. Hujus fane quod proprie oleum appel-
lant, de quo omnis in praefenti fermo habetur, plures dico
effe differentias. Secundum aetatem quidem, quum aut re-
cens eft et velut muftum, aut aetate vigente aut vetus. Se-
cundum praeparandi modum, quum aut fimplex folumque
et impermixtum fuerit, aut cum fale praeparatum. Secun-
dum fructus ipfius diverfitatem, quum is aut immaturus aut
maturus extiterit. Secundum inductam arte alterationem,
quum aut quomodo ab initio praeparatum fuit, ita fervatur,
aut candidum efficitur. Scriptum vero eft de ejus dealba-
tione et ab aliis non paucis, et nos quoque in fequentibus
trademus. Horum omnium oleorum facultates ipfe quidem
experiri ftudui: quid autem in quoque fieri deprehenderim
poftea exponam. At nunc abfolvere flatui primum quod
erat in manibus. Perperam enim mihi videntur medicorum

Ed. Chart. XIII..[58 39.]   Ed. Baf. II. (21.)
γὰρ δοκοῦσιν οἱ πλεῖστοι τῶν ἰατρῶν οὔτε πειραθῆναι
φαρμάκων οὔτε συλλογίζεσθαι περὶ τῆς δυνάμεως αὐτῶν.
Κεφ. θ'. [39] Πειραθῆναι μὲν γὰρ χρὴ μόνων τῶν
ἀμίκτων καὶ ἔξω πάσης ἐπικτήτου ποιότητος. ἐπὶ μὲν γὰρ
τῆς ἀρίστης κατασκευῆς τοῦ σώματος πρῶτον, ἐφεξῆς δὲ κἀπὶ
τῶν δυσκράτων, εἶθ' οὕτως ἐπὶ τῶν ἁπλῶν νοσημάτων, ὡς
ἔν τε τῷ πρὸ τούτου λόγῳ κἂν τῷ τρίτῳ περὶ κράσεως διή-
ρηται, συλλογίζεσθαι δὲ τὸ κατὰ συμβεβηκὸς ἀεὶ διορίζοντας
τοῦ πρώτως τε καὶ καθ' αὑτό.
Κεφ. ι'. Σφάλλονται δ'· ἔνιοι τῶν ἰατρῶν οὐ περὶ
ταῦτα μόνον, ἀλλὰ κἂν ταῖς περὶ τῶν παθημάτων δόξαις.
αὐτίκα τοὔλαιον, ὅτι μὲν ἅμα κόπων ἐστὶν ἅπαντες σχεδὸν
ὁμολογοῦσιν. ὁποῖον δέ τι πάθος ὁ κόπος ἐστὶν, οὐκέτι ὁμο-
δοξοῦσιν. ὁ μὲν γάρ τις ξηρότητα τῶν ἄρθρων εἶναί φησιν,
ἐξικμασθέντων ἐν ταῖς κινήσεσιν, ὁ δέ τις καὶ τῶν μυῶν
προστίθησιν, ἕτερος δέ τις ἔμπαλιν τούτοις ὑγρότητα πολ-
λὴν καὶ τάσιν καὶ θερμασίαν, ἐπελθόντος γε ῥεύματος τοῖς
σφοδρῶς κινηθεῖσι μέρεσιν. ἄλλος δὲ οὐ πλῆθος ὑγρῶν, ἀλλὰ

plerique tum experiri medicamenta tum de viribus eorum
ratiocinari.

Cap. IX.   Quippe quum experiri folum oporteat
quae impermixta funt et ab omni extranea qualitate aliena,
eaque primum in optima corporis conftitutione, deinde in
intemperatis, demum in morbis fimplicibus, ficut in libro
hunc antecedente et in tertio de temperamentis definitum
eft; ratiocinari vero id quod ex accidente eft, femper ab
eo quod per fe eft diftinguentem.

Cap. X.   At nonnulli medicorum non in iftis modo
hallucinantur, verum etiam in opinionibus quas habent de
affectibus. Nam oleum quod laffitudinibus remedio fit omnes
propemodum fatentur, caeterum quis affectus fit laffitudo,
non confentiunt.   Hic enim articulorum effe ait ficcitatem
ex motionibus deficcatorum.   Alter et mufculorum adjicit.
Alius porro contra quam hi humiditatem multam et tenfio-
nem et caliditatem, fluxione nimirum partibus vehementer
agitatis affufa.   Alius non humorum multitudinem, fed qua-

Ed. Chart. XIII. [39.] Ed. Baf. II. (21.)

ποιότητα μόνην αἰτιᾶται, συντήξεις τινὰς φάμενος ἐν ταῖς
ἀμετροτέραις κινήσεσιν γίγνεσθαι πιμελῆς τε ἅμα καὶ σαρκὸς
ἁπαλῆς, ὧν μέρος μέν τι διαπνεῖσθαι εἰς τοὐκτὸς, μέρος δ᾽
ἴσχεσθαι κατὰ τὸ σῶμα, καὶ τοῦτο δριμὺ καὶ δακνῶδες ὑπάρχον,
τὴν οἷον ἑλαιώδη διάθεσιν ἐργάζεσθοι. ὥστ᾽ εἰ καὶ τὸ θερα-
πεύεσθαι τοὺς κόπους ὑπὸ τοῦ ἑλαίου συμφωνεῖται, τό γε τῆς
διαθέσεως τοῦ σώματος ἀμφισβητούμενον οὐδὲν ἐᾷ συλλο-
γίζεσθαι βέβαιον ὑπὲρ ἑλαίου δυνάμεως. οὐ μόνον δὲ ἐπὶ
κόπου τοῦτο συμβέβηκεν, ἀλλὰ κἀπειδὰν ἀλγήματος ἕνεκεν,
ἢ δήξεως, ἢ φλεγμονῆς ἔλαιον ποτίζωμεν, ἢ δι᾽ ἕδρας ἐγχέο-
μεν, ἢ καταντλῶμεν. ἐπὶ μὲν γὰρ τῶν φλεγμαινόντων ἑλκῶν
οὐ μόνον, ἀλλὰ μεθ᾽ ὕδατος αὐτὸ συμμέτρως θερμοῦ κατα-
χέομεν, ὥσπερ ἐν τοῖς κόποις ἅμα τοῖς διὰ τῶν γλυκέων
ὑδάτων λουτροῖς. ὁμολογεῖται δ᾽ οὐδ᾽ ἐπὶ τῆς φλεγμονῆς,
ἡ διάθεσις ὁποία τίς ἐστιν. ἐνιέντες δὲ διὰ τῆς ἕδρας, ἢ πο-
τίζοντες, οὐδ᾽ οὖν οὐδὲ τότε γινώσκομεν ἐναργῶς ὁποίῳ
τινὶ σώματι προσάγομεν αὐτὸ, πότερα φλέγματος, ἢ χολῆς,
ἢ τινων ἄλλων περιττωμάτων μεστῷ. δῆλον γὰρ ὡς οὐχ

litatem lolam caufatur, provenire inquiens in motionibus
immoderatis pinguedinis carnisque tenerae colliquationes
quasdam, quarum pars foras tranfpiret, pars vero retinea-
tur in corpore, et hoc quum acre mordaxque fit affectionem
efficere veluti ulcerofam. Itaque etiam fi in hoc confentia-
mus, quod laffitudines fanet oleum, attamen ob ancipitem
atque ambiguum corporis affectum nihil queat certi de
olei facultate colligi. Atque id fane non tantum in laffitu-
dine ufu venit, verum etiam ubi doloris caufa aut mordi-
cationis aut phlegmones gratia bibendum oleum exhibe-
mus, aut per fedem infundimus, aut itidem perfundimus.
Siquidem ulceribus phlegmone affectis non folum, fed et
cum aqua moderate calida perfundimus: ut in laffitudinibus
cum lavacro aquae dulcis. Sed nec quae fit in phlegmone
affectio confentiunt. Porro ubi per fedem ipfum ingeri-
mus aut bibendum offerimus, ne tunc quidem cognofcimus
evidenter, cuinam corpori ipfum applicemus, an pituitae, an
bilis, an aliorum aliquorum excrementorum pleno. Conftat

Ed. Chart. XIII. [39. 40.]   Ed. Baf. II. (21.)

ὁμοίως διαθήσει τὸν ἄνθρωπον, ἐπειδὰν φλέγματος γλίσχρου
μεστὸν εὕρῃ τὸ ἔντερον ἅπαν ἅμα τῇ γαστρὶ, κἄπειδὰν χο-
λωδῶν περιττωμάτων, ἤ τινων ἄλλων δριμέων χυμῶν, ἢ
κόπρου πολλῆς, ἢ τούτων μὲν μηδενὸς, καθαρᾶς δ᾽ ἀκριβῶς
ἐπιτύχῃ τῆς τε γαστρὸς ἁπάσης καὶ τῶν ἐντέρων, ἢ πρὸς τῷ
καθαρὸν εἶναι τοῦτο καὶ τετραχυσμένον ὑπάρχει.

Κεφ. ιά. Ἀμελῶς οὖν πάνυ καὶ ῥᾳθύμως ὑπερ
ἁπάντων τούτων οἱ πολλοὶ τῶν ἰατρῶν συλλογίζονται, μηδ᾽
ὅπως ἔχοντι τῷ ἀνθρώπῳ [40] δίδοται τοὔλαιον εἰπόντες,
ἀλλὰ μηδ᾽ ὁποῖον αὐτό· κἄπειτα φάσκοντες οἱ μὲν δάκνειν
καὶ ξύειν πάντως τὰ ἐντὸς, οἱ δὲ καὶ εἴ τις ἂν εἴη δῆξις ἤδη
προϋπάρχουσα, καὶ ταύτην πραΰνειν. οὐ γὰρ σμικρὸν δήπου
διήνεγκεν ἢ τὸ παντάπασιν ἄναλον ὀνομαζόμενόν τε καὶ
ὄντως ὑπάρχον ἔλαιον εἰς φλεγματώδη κοιλίαν ἐμβαλεῖν, ἢ
τὸ πλεῖστον ἁλῶν μετέχον εἰς καθαράν. ἄμφω μὲν γὰρ
λαπάξει τὴν γαστέρα, διαφερούσαις μέντοι ταῖς δυνάμεσιν.
τὸ μὲν γὰρ ἄναλον ἐν φλεγματώδει διὰ τὸν ὄλισθον ὁμοίως

enim non perinde hominem affecturum, ubi pituitae vifco-
fae inteftinum omne fimul cum ventre plenum offendet at-
que ubi biliofis excrementis refertum, aut aliis quibusdam
acribus humoribus aut ftercore multo aut horum quidem
nullo, fed incidat in ventrem inteftinaque undequaque
pura aut praeterquam quod pura etiam exafperata reperiat.
Cap. XI. Itaque negligenter admodum et fegniter de
his omnibus medicorum plerique ratiocinantur, haud indi-
cantes nec quo pacto affecto homini oleum exhibeant, nec
qualenam ipfum. Ac mox tamen dicunt alii mordicare et
radere prorfum partes corporis internas, alii vero etiam fi
praefuerit mordicatio, et hanc lenire. Nec enim parum
intereft an injiciatur in ventrem pituita fcatentem oleum
expers falis et quod re vera oleum eft, an quod plurimum
accepit falis in ventrem purum. Utrumque enim alvum
fubducit, diverfis tamen facultatibus. Nempe illud quod
fale vacabat in pituitofo ventre per lubricitatem, fimili mo-
do cum malvis, blitis, moris, quod vero falem habet in puro

Ed. Chart. XIII. [40.]　　　　　Ed. Baf. II. (21.)

μαλάχαις τε καὶ βλίτοις καὶ μόροις· τὸ δὲ ἡλισμένον ἐν κα-
θαρᾷ διὰ τὴν δριμύτητα παραπλησίως ἄλμῃ καὶ θαλάττῃ.
καὶ δὴ καὶ ξύσει μὲν τοῦτο, θάτερον δ' οὐ ξύσει. μὴ τοίνυν
μήτε ξύειν ἁπλῶς λέγομεν τοὔλαιον πάντως τἀντὸς, ἢ δια-
χωρήματα ποιεῖν αἱματώδη, μήτε πραΰνειν δήξεις, ἀλλὰ τὸ
μὲν ἁλῶδες ἐν καθαρᾷ ξύειν, τὸ δ' ἄναλον ἐν φλεγματώδει
μὴ ξύειν.

Κεφ. ιβ'. Ἐνίοτε δὲ κατὰ συμβεβηκὸς ἰάσαιτ' ἂν
δήξεις τὸ ἁλμῶδες, ὥσπερ καὶ τὸ μελίκρατον καὶ ἄλμη καὶ
γάλακτος ὀῤῥός. συνεξάγονται γὰρ σὺν αὐτοῖς ἐνίοτε ταῦτα
τὸν τὴν δῆξιν ἐργαζόμενον χυμὸν, ἰάματά τε γίγνεται δή-
ξεως ὁμοίως τοῖς ἄλλοις ἅπασιν, τοῖς ἀποπλύνουσί τε καὶ
ῥύπτουσιν. ἀλλὰ μετὰ τὴν ἔνεσιν οὐχ ὅπως παύει τὰ
τοιαῦτα φάρμακα τὴν δῆξιν εὐθὺς, ἀλλὰ καὶ παροξύνει.
τῷ γὰρ τῆς κενώσεως λόγῳ τὴν ἴασιν, οὐ τῷ τῆς ἐπικρά-
σεως ἐργάζεται. κηρωτὴ μέντοι πολλάκις ἐντεθεῖσα διὰ ῥοδί-
νου καὶ στέατος ἢ πιμελῆς, ἐν τῷ παραχρῆμα τὰς δήξεις
ἰάσατο τῷ τῆς ἐπικράσεως λόγῳ. καὶ μὲν δὴ καὶ ἔλαιον

per acrimoniam, perinde ut muria et marina aqua. Et fane
hoc quidem radet, alterum non radet. Ergo nec abfolute
oleum quodvis interna omnino radere diximus, aut dejectio-
nes moliri cruentas, neque mordicationes lenire, verum id
cui fal eft inditus in puro ventre radere, cui autem non, in
pituitofo non radere.

Cap. XII. Nonnunquam vero mordicationes ex ac-
cidente quod falfuginofum eft fanaverit, velut et meli-
cratum, falfugo, ferum lactis. Educunt enim fecum haec
nonnunquam fuccum mordicationem facientem, ac morda-
citatis redduntur medela, perinde ut caetera omnia quae
abluunt et abftergunt. Sed non ftatim ubi immiffa funt
hoc genus medicamenta, morfum fanant, quin potius tunc
etiam erafperant fiquidem evacuationis, haud mixtionis ra-
tione fanationem moliuntur. Quippe ceratum ex rofaceo
et adipe aut pinguedine infufum faepenumero morfibus con-
tinuo fuccurrit, idque temperationis ratione, fed et oleum

ΤΩΝ ΑΠΛΩΝ ΦΑΡΜΑΚΩΝ ΒΙΒΛΙΟΝ Β. 489

Ed. Chart. XIII. [40.]   Ed. Baf. II. (21.)

αὐτὸ μόνον γλυκύτατον τοῦτο πολλάκις ἔδρασεν, ὥσπερ
οὖν καὶ στέαρ τράγου, ἢ χόνδρου χυλὸς, ἢ κηρωτὴ δι'
ἐλαίου γλυκέος. ἡμεῖς δὲ καὶ τοῖς διά τινα ψύξιν ἀλγοῦσι
τἀντὸς ἐνιέντες ἐλαίου θερμοῦ παραχρῆμα πολλάκις ἀνω-
δύνους εἰργασάμεθα. καὶ εἰ μείζονα δὲ τὴν ψύξιν εἶναι
στοχαζόμεθα, προσεπιβάλλομεν ἄνηθον, θερμαίνοντες τοὔ-
λαιον, εἰ δ' ἔτι μείζονα, καὶ πήγανον καὶ ἄσφαλτον. τοι-
αῦτα οὖν ἅπαντα τοῖς πολλοῖς τῶν ἰατρῶν οὐκ εἰδόσιν
οὔτε τὴν ὑπὸ δυσκρασίας γινομένην ὀδύνην διορίσασθαι
τῆς ὑπὸ κακοχυμίας, οὐδ' ὅτι τῶν ἐνιεμένων φαρμάκων
ὀδύνης ἕνεκα τὸ μὲν τῷ θερμαίνειν τὸ κατεψυγμένον μό-
ριον ἰᾶται, τὸ δὲ τῷ κενοῦν τὸν δάκνοντα χυμὸν, τὸ δὲ
τῷ κατακεραννύναι. πολλάκις δὲ καὶ μικταὶ γίνονται διά-
θεσεις ἐκ δυσκρασίας τε ἅμα καὶ δήξεως, ἐφ' ὧν ἡμεῖς
εἰώθαμεν ἀνήθινον ἢ πηγάνινον ἔλαιον ἐγχεῖν ἐναποτή-
ξαντες αὐτῷ χήνειον στέαρ· εἰ δὲ μὴ παρείη τοῦτο, τὸ

ipfum folum, fed dulciffimum, id frequenter praeftitit: ficut
certe etiam adeps hirci, aut fuccus chondri, aut ceratum ex
oleo dulci. Nos autem faepenumero quibus ex frigore in-
terna dolore torquebantur ingefto oleo calido dolore mox
liberavimus, ac fi majus effe frigus conjiciebamus, addidi-
mus et anethum, oleum excalefacientes, fi vero adhuc etiam
majus, rutam quoque et bitumen. Ejusmodi igitur auxilia
omnia quod frigori medeantur dolores mitigant, non pro-
pterea quod laedentem humorem attemperent aut educant.
At in idem univerfa confufa funt a plerisque medicorum,
qui nec norunt dolorem ab intemperie natum ab eo qui
ex cacochymia oritur diftinguere: nec quod medicamento-
rum, quae doloris gratia injiciuntur alia excalefaciendo par-
tem refrigeratam fanant, alia humorem mordicantem eva-
cuando, alia temperando. Sed et fubinde mixtae exiftunt
affectiones ex intemperie videlicet et mordicatione: in qui-
bus nos confuevimus anethinum, aut rutae oleum infundere,
anferino in eo liquato adipe: is fi non adfit, faltem galli-
naceo, fi nec is quoque, vel aliorum aliquo; quod fi horum

γαῦν ὀρνίθειον· εἰ δὲ μηδὲ τοῦτο, τῶν ἄλλων τι.
μηδενὸς δὲ παρόντος τούτων ἀδήκτου μίγνυμεν κηροῦ, καλῶ δ᾽
οὕτως τὸν πεπλυμμένον, ἢ καὶ νὴ Δία ταΰλαιον αὐτὸ τὸ
λελευκασμένον ἐγχεόμενον. ἀνάλογον γὰρ ἐστιν ἀδήκτῳ
κηρῷ καὶ τοῦτο. προπετὴς οὖν ἀπόφασίς ἐστι καὶ ἀδιό-
ριστος ἤ τε τῶν δακνῶδες (22) ἐν παντὶ καιρῷ πᾶν
ἔλαιον [41] ἤ τε τῶν παρηγορικὸν ἀποφηναμένων. τὰ
μὲν γὰρ ἁλμῶδες δακνῶδες, τὸ δ᾽ ἄναλον καὶ γλυκὺ
παρηγορικὸν ὅσον ἐφ᾽ ἑαυτῷ. δόξειε γὰρ ἄν ποτε καὶ τοῦτο
παρὰ τὰς διαθέσεις αἷς προσφέρεται μηκέτι εἶναι τοιοῦ-
τον. ἕκαστον γὰρ τῶν ἐπικεραννύντων φαρμάκων ἰσχυρό-
τερον γιγνόμενον τῶν δακνόντων χυμῶν ἀμβλύνει τὴν δῆξιν
αὐτῶν. ἀλλ᾽ ἂν ἰσχυροτέραις ταῖς δυνάμεσιν, ἢ πολλαῖς
ὀλίγον ἀναμιχθῇ, συνδιαφθείρεταί τε καὶ τρέφει τὴν κακο-
χυμίαν, ὅθεν καὶ κενοῦν δεῖ παραχρῆμα τοὺς ἐκ τῶν ἐπι-
κεραστικῶν παροξυνομένους, ὡς ἂν πολλῆς καὶ δυσκινήτου
διαφθορᾶς πεπληρωμένους.

nullus ad manum fuerit, ceram mifcemus mordacitatis ex-
pertem, voco autem fic eam quae lota eft: aut certe oleum
ipfum quod effectum eft candidum infundimus: nam id
cerae mordacitatis experti proportionale eft. Temeraria ita-
que pronunciatio eft atque indefinita tum eorum qui oleum
omni tempore mordicans aftruunt tum eorum qui leniens;
nam quod falem accepit mordax eft, quod autem eo caret
et dulce eft, quod quidem ex fe eft lenire poteft: nam vi-
deri poffit et ipfum quandoque pro affectibus quibus ap-
plicatur, haud etiam effe ejusmodi. Unumquodque enim
temperantium medicamentorum, ubi valentius evaſit humo-
ribus mordicantibus, morfum eorum retundit; verum fi aut
valentioribus facultatibus, aut multis paucum mixtum fue-
rit, una et ipfum corrumpitur alitque cacochymiam. Quam-
obrem protinus evacuandi funt qui ab iis quae temperandi
naturam habent irritantur, utpote qui multa nec facile mo-
bili corruptione fint repleti.

Ed. Chart. XIII. [41.]   Ed. Baſ. II. (22.)

Κεφ. ιγ'. Οὕτως οὖν καὶ τὸ γάλα πολλάκις ἅμα τῷ προσενεχθῆναι τοῖς μὲν ὀξύνεται, τοῖς δὲ κνισσοῦται, πρὶν καλῶς πεφθὲν ἐπικεράσαι τὴν διαφθοράν. καὶ χρὴ τούτων πρότερον ἐκκενώσαντας τὸ πολὺ τῆς κακοχυμίας οὕτω προσφέρειν καὶ χόνδρον καὶ πτισάνην καὶ γάλα καὶ τἄλλα ὅσα καλῶς πεφθέντα πρὸς εὐχυμίαν συντελεῖ, μὴ μέντοι μήτε τὰς χείρους μήτε τὰς ἐναντίας ἔχειν δυνάμεις ὅσον ἐπὶ τούτῳ νομίζειν ἅπαντα μήτε παραλιπεῖν ἐν τοῖς λόγοις ἑκόντα τῶν γιγνομένων θάτερα, καθάπερ Ἀρχίδαμος ἐπ' ἐλαίου τῶν μὲν δακνομένων ὀφθαλμῶν ἐμνημόνευσεν καὶ τῆς κερχνώδους φάρυγγος καὶ τῆς ξυομένης γαστρὸς, ὅτι δὲ πολλάκις καὶ στόμαχον ἰσχυρῶς δακνόμενον ἔλαιον γλυκὺ ποθὲν ἰάσατο παραχρῆμα καὶ τὰς καθ' ὅλην τὴν γαστερα θήξεις ἐνεθὲν ἐπράϋνε καὶ τὰς ἀπὸ θαψίας τε καὶ ἀκαλήφης καὶ σκίλλης κατὰ τὸ δέρμα γιγνομένας ἐπαλειφθὲν ἔπαυσεν, οὐκ ἔτ' ἐμνημόνευσεν. ἐγὼ δ' οὐκ ἀμφισβητῶ μὲν οὐδ' αὐτός, οὐδ' ἀπιστῶ τοῖς φάσκουσιν ἐν ἅπασι σχεδὸν τοῖς οὖσι πολλὰς καὶ διαφερούσας περιέχεσθαι δυνάμεις, ἀλλὰ καὶ δείξειν

Cap. XIII. Sic ſane lac frequenter ſimulatque ſumptum fuerit, aliis aceſcit aliis in nidorem vertitur, prius quam probe concoctum corruptionem temperet. In quibus utique primum maxima cacochymiae pars evacuari debet, atque inde ſumendus chondrus et ptiſana et lac et alia quae ubi probe fuerint cocta conferunt ad euchymiam. Non tamen quod ad hoc attinet, omnia exiſtimare oportet aut deteriores aut contrarias in ſeſe obtinere facultates, neque in ſermone ſcientem eorum quae eveniunt partem alteram omittere, id quod fecit Archidamus in oleo. Si quidem memorabat oculos ab eo mordicari, guttur ad tuſſim excitari et ventrem radi, caeterum quod ſtomachum ſaepe quum valenter morderetur, oleum protinus dulciſſimum epotum ſanavit et injectum totius ventris mordicationes leniit et a thapſia, urtica et ſcilla in cute excitatas inunctum ſedavit: eorum mentionem non fecit. Ego vero non ambigo, neque fidem non habeo iis qui ajunt rebus propemodum omnibus multas ac diverſas ineſſe facultates, quin oſtenſurum me id

Ed. Chart. XIII. [41.]   Ed. Baſ. II. (22.)

ἐπαγγέλλομαι τοῦτο κατὰ τὸν ἑξῆς λόγον. οὐ μὴν τούτου
γε ἕνεκα καὶ τὴν ἐν ἑκάστῳ κρατοῦσαν ἄγνωστον εἶναί
φημι. διαριζομένῳ δέ σοι τὸ καθ᾽ αὐτὸ τοῦ κατὰ συμβε-
βηκὸς ἐπιγνωσθήσεται σαφῶς ἅπαντα. θέασαι γὰρ ὡδί
πως ἑκάτερον ἐπὶ παραδειγμάτων, ὑπόδειγμα θέμενος ἐν
τῷ λόγῳ δύο τινὰς ἀνθρώπους δακνομένους μὲν ὁμοίως
τὸ τῆς γαστρὸς στόμα, προσφερομένους δὲ χυλὸν πτισά-
νης ἢ χόνδρον ἢ ἄρτον πλυτὸν, εἶτα τῷ μὲν ἑτέρῳ πανο-
μένην τὴν δῆξιν, αὐξανομένην δὲ θατέρῳ, πότερον οὖν
ὅσον ἐφ᾽ ἑαυτῷ δακνώδης ἐστὶν ὁ χυλὸς τῆϑ πτισάνης, ἢ
ὁ χόνδρος, ἢ ὁ ἄρτος, κατὰ δέ τι συμβεβηκὸς ἐπὶ θατέρου
τῶν ἀνθρώπων οὐχ ὅπως ηὔξησεν, ἀλλὰ παρηγόρησεν τὴν
δῆξιν; ἢ παρηγόρησεν μὲν ὅσον ἐφ᾽ ἑαυτῷ, κατὰ δέ τι
συμβεβηκὸς ἐπὶ θατέρου παρώξυνεν; ἐγὼ μὲν ἐπικεραστικὸν
ὑπάρχοντα κατά γε τὴν ἑαυτοῦ φύσιν φημὶ τὸν χυλὸν τῆς
πτισάνης, ἢ τὸν χόνδρον, ἢ τὸν ἄρτον, ἢ νὴ Δία τὸ γάλα,
παροξύνεσθαι δὲ θατέρῳ τῶν ἀνθρώπων τὴν δῆξιν, τῷ
φθάσαι νικηθῆναι πρὸς τῆς διαφθορᾶς. οὕτω δὲ καὶ τοὺς

ipſum polliceor in libro ſequenti. Attamen non proinde
aſtruo, eam quae in quoque exuperat non poſſe cognoſci,
verum ſi quod ex accidente eſt, ab eo quod per ſeſe diſtin-
xeris omnia olare cognoſces. Contemplator enim utrumque
in exemplis, propoſitis videlicet exempli cauſa duobus ho-
minibus, quibus ſimiliter os ventris mordicetur et qui pari-
ter aut ſuccum ptiſanae, aut chondrum, aut panem lotum
ſumpſerint, deinde alteri mordicationem reſtinctam, alteri
vero inauctam ponito, obſecro, nunquid ſuccus ptiſanae
aut chondrus aut panis ex ſe mordax eſt, per accidens au-
tem in altero hominum morſum non modo non inauxit, ſed
mitigavit, an quantum ex ſe quidem erat mitigavit, per ac-
cidens vero in altero irritavit? Ego ſane ex ſua natura epi-
ceraſticum eſſe dico ſuccum ptiſanae et chondrum et panem
et per Jovem lac quoque, caeterum in altero homine mor-
ſum auxiſſe, quod properaſſet a corruptione ſuperari. At-
que ea utique eſt, certo ſcio, veterum prope omnium ſenten-

παλαιοὺς ἰατροὺς σχεδὸν ἅπαντας οἶδα γινώσκοντας, ὥσπερ
γε καὶ τῶν νεωτέρων τοὺς ἀρίστους, εἴη δ᾽ ἄν τις ἴσως ἐμὲ
λανθάνων. οὐδὲν γὰρ ἀτόλμητόν ἐστιν ἐνίοις τῶν νεωτέρων
ἰατρῶν, ὡς ἀποφῆναι τῇ μὲν αὐτοῦ φύσει τὰς διαφθορὰς
αὐξάνειν τὸν χόνδρον, ἢ τὸν ἄρτον, ἢ τὴν πτισάνην, ἐπ᾽ ἐνίων
μέντοι κατά τι συμβεβηκὸς πραΰνειν. ἀλλ᾽ ὁ μὲν ταῦτα
λέγων οὐδεμίαν ἀπόδειξιν εἰπεῖν ἔχει τῆς ἀποφάσεως. ἡμεῖς
δὲ λέγομεν ὡς εἴπερ ἡ πτισάνη φύσει κακόχυμος ἦν, οὔποτ᾽
ἂν ἐπραΰνε δήξεις. [42] ἀλλὰ μὴν ὁρᾶται καὶ ἄνωθεν λαμβα-
νομένη καὶ διὰ τῆς ἕδρας ἐνιεμένη πραΰνουσα πολλάκις, ᾧ
δῆλον ὅτι κατὰ μὲν τὴν ἑαυτῆς φύσιν εὔχυμός ἐστιν. συν-
διαφθειρομένη δ᾽ ἐνίοτε τοῖς τὰς δήξεις ἐργαζομένοις χυμοῖς
αὐξάνει τὸ σύμπτωμα.

Κεφ. ιδ΄. Τάχ᾽ οὖν ἔροιτό τις ἡμᾶς εἰ μηδὲν τῶν
κακοχύμων ἰάσατό ποτε δῆξιν; ἐγὼ δὲ τοῦτο μὲν οἶδα οὐκ
ὀλιγάκις γιγνόμενον, ἀλλ᾽ οὐκ ἐπικεραννύντα φημὶ, ἀλλὰ τὸ
δάκνον ἅμ᾽ ἑαυτοῖς συνεξάγοντα τὰ τοιαῦτα τῶν φαρμάκων
ἰᾶσθαι τὰς δήξεις. καὶ διὰ τοῦτο παραχρῆμά τε καὶ μέχρι

tia, fed et recentiorum optimi quique ita fapiunt. Verum
fi quis fuerit quem ego nefciam, nec enim quicquam eſt
quod non audeant juniorum medicorum quidam, qui con-
tendat ex fua natura corruptiones augere chondrum, panem
aut ptifanam, caeterum in quibusdam ex accidente nimirum
mitigare, is, inquam, qui talia jactabit nullam aſſertionis
fuae demonſtrationem afferre poterit. At nos dicimus quod
fi ptifana natura foret mali fucci, haud unquam mordica-
tionem mitigaret. Atqui conſpicitur frequenter tum fu-
perne fumpta tum per fedem injecta mitigare, ex quo pa-
tet per fuam quidem naturam boni eſſe fucci, verum inter-
dum una cum iis fuccis qui mordicationes excitant cor-
rumpi et ipfum augere fymptoma.

Cap. XIV. Forte igitur nos roget quispiam an ul-
lum unquam eorum, quae mali fucci, mordicationem cura-
verit? Equidem id non raro factum cognovi, verum ea
dico non temperando, verum id quod mordicabat una fe-
cum educendo, mordicationes fanaſſe. Ac proinde et ſtatim

περ ἂν ἐκκενωθῇ δάκνειν τε τὸν ἄνθρωπον ἀπολιπεῖν τέ
τινα τραχεῖαν αἴσθησιν ἐν τοῖς μέρεσιν, ἑτέρου φαρμάκου
δεομένην, οὐ μὴν τά τε εὔχυμα καὶ γλυκύχυμα. καὶ γὰρ καὶ
ἐν τῷ παραχρῆμα πραΰνει καὶ χωρὶς τοῦ κένωσιν ἐργάζεσθαι,
καὶ τραχεῖαν οὐδεμίαν αἴσθησιν ἐπάγει, τοὐναντίον δ᾽ ἅπαν
αὐτὰ τῶν τραχειῶν ἐστιν αἰσθήσεων ἰατικά. τὸν γοῦν χόν-
δρον καὶ τὸ γάλα καὶ τὴν πτισάνην ἐπὶ τῶν τοιούτων δια-
θέσεων ἐσθίειν τε δίδομεν ἐνίεμέν τε διὰ τῆς ἕδρας, ἐπειδὰν
ἤτοι διὰ μέλιτος, ἢ ἄλλου τινὸς τῶν τοιούτων ἀποῤῥύψωμεν
τὸ λυποῦν. ἐν τούτῳ δὲ τῷ καιρῷ καὶ στέαρ ἡμῖν γίγνεται
χρήσιμον καὶ κηρωτὴ γλυκεῖα καὶ ἔλαιον γλυκύ. λέγειν δέ με
νόμιζε καὶ νῦν καὶ κατὰ τὸν ἑξῆς λόγον ἅπαντα γλυκέα καὶ
χωρὶς ἁλῶν σκευαζομενα καὶ τὰ πεπλυμμένα. τέσσαρσι τοίνυν
γνωρίσμασιν ἔχων διορίσασθαι τὸ καθ᾽ ἑαυτὸ τοῦ κατὰ
συμβεβηκὸς πραϋντικοῦ, ῥᾳδίως ἐξευρήσεις ἑκάστου τῶν
τοιούτων φαρμάκων τὴν δύναμιν. ἔστι δὲ τὰ τέσσαρα γνω-
ρίσματα ταῦτα. πρῶτον μὲν τὸ παραχρῆμα πραΰνειν, ἢ μὴ,
καὶ δεύτερον τὸ συνεκκενοῦσθαι τὰ λυποῦντα, ἢ μὴ, καὶ

et usque dum evacuentur hominem mordicare et infuper
evacuata afperum relinquere fenfum in partibus aliud me-
dicamen reqùirentem. Quod non faciunt quae boni funt
fucci et dulcis, etenim et protinus mitigant et praeterquam
quod evacuationem non faciunc, etiam fenfum afperum nul-
lum inducunt, quin potius ipfa contra fenfuum medentur
afperitati. Itaque chondrum, lac, ptifanam in ejusmodi af-
fectibus et edenda praebemus et per fedem injicimus, ubi
videlicet melle aut quopiam ejusmodi, quod infeftabat,
exterferimus, quo tempore opportunus eft et adeps et cera-
tum dulce et oleum dulce. Porro et in praefenti et in fe-
quenti deinceps fermone omnia me dulcia dicere exiftimato,
tum ea quae falem non funt experta tum ea quae funt
elota. Quatuor itaque indiciis quum poffis quod per fe le-
nit diftinguere ab eo quod per accidens, facile cujusque ta-
lium medicamentorum facultatem invenies. Primum indi-
cium eft, an ftatim mitiget an non. Secundum, an fimul

Ed. Chart. XIII. [42.]   Ed. Baf. II. (22.)

τρίτον τὸ καταλιπεῖν τινα τραχύτητα περὶ τοῖς σώμασιν, ἢ μὴ, καὶ τέταρτον, εἰ μὴ τοῖς οὕτως ἔχουσι χρηστὸν φαίνοιτο. τὸ μὲν γὰρ μήτε ἐν τῷ παραχρῆμα πραΰνειν τὰς δήξεις, ἀλλὰ μετὰ πλείονός γε σφοδρότητος ἐκκρινόμενον μήτε μένειν ἔνδον ἰώμενον, ἀπολεῖπόν τέ τινα περὶ τοῖς σώμασιν ἀνιαρὰν τραχύτητα, παροξῦνόν τε ταύτην εἰ προσαχθείη δεύτερον, ἀναβρωτικὸν μέν ἐστιν καὶ δακνῶδες τῇ φύσει, κατὰ συμβεβηκὸς δέ ποτε δήξεις ἰᾶται, τὸ δὲ κἂν τῷ παραχρῆμα πραϋντικὸν ἔκκρισίν τε μηδεμίαν ἐρεθίζον, ἀλλὰ μηδὲ τραχῦνον ἐν τῷ μένειν, ἴαμά τε τῶν τετραχυμένων γιγνόμενον αὐτὸ μὲν φύσει χρηστόν ἐστι, δακνῶδες δ᾽ ὑπὸ τῆς ἀλλοιούσης αὐτὸ καὶ διαφθειρούσης κακοχυμίας ἔστιν ὅτε γίγνεται. ταῦτ᾽ εἴρηταί μοι καὶ ἅμα τε τὸν καιρὸν ἢ τὸν τρόπον τῆς χρήσεως ἑκατέρου τοῦ γένους τῶν φαρμάκων ἅμα τε τὴν τῆς δυνάμεως εὕρεσιν ὁ λόγος ἐδίδαξεν, ἀπέδειξέ τε καὶ πτισάνης χυλὸν καὶ χόνδρον καὶ τράγον καὶ γάλα καὶ ἄρτον πλυτὸν ἐκ τῶν εὐχύμων ὑπάρχοντα, καὶ μὲν δὴ καὶ πιμελὴν καὶ στέαρ, ἔλαιόν τε γλυκὺ

vacuet moleftantia an non. Tertium, an afperitatem quandam in corporibus relinquat au non. Et quartum an ita affectis utile et commodum videatur nec ne. Nam quum nec protinus mordicationem fanat, verum majore cum vehementia excernitur, neque intus medendo remanet et moleftam corporibus afperitatem relinquit, quam fi denuo offeratur exafperat, argumentum eft rodentis ac mordicantis effe naturae, caeterum ex accidente quandoque morfus fanare. At quod et continuo mitigat et nullam excretionem provocat, fed nec exafperat dum intus manet, imo exafperatorum medela exiftit, ipfum quidem natura bonum eft, verum interdum a cacochymia, quae ipfum alterat corrumpitque, mordax efficitur. Atque haec ita a me dicta funt, ut fimul utriusque medicamentorum generis et tempus et utendi modum, fimulque facultatis inveniendae rationem docuerit oratio: demonftraveritque et ptifanae fuccum et chondrum et tragum et lac et panem elotum ex genere effe euchymorum, quin et pinguedinem et adipem et oleum dulce

Ed. Chart. XIII. [42. 43.]   Ed. Baf. II. (22. 23.)

καὶ κηρὸν γλυκὺν, ἐκ τῆς τῶν παρηγορικῶν ὄντα φύσεως.
εἴη δ᾽ ἂν καὶ γλυκὺς κηρὸς ὁ τῇ φύσει τοιοῦτος, ὡς ἔνιοί γε
πικροὶ γευομένοις εἰσὶ, καὶ ὁ πρὸς τῷ τοιοῦτος εἶναι καὶ πε-
πλυμμένος ἐν ὕδατι χρηστῷ.

Κεφ. ιέ. [43] Χρὴ δὲ πλύνειν οὐ κηρὸν μόνον, ἀλλὰ
καὶ πίτταν καὶ ῥητίνην, ἔλαιόν τε καὶ πᾶν ὁτιοῦν ἄλλο τοιοῦ-
τον τὸ μὴ κεραννύμενον ὕδατι προθερμαίνοντας συμμέτρως,
εἶτα κατάῤῥοντας εἰς ἀγγεῖον πλατὺ καὶ μέγα; πλῆθος ὕδατος
ἔχον ἐν ἑαυτῷ καθαρωτάτου τε ἅμα καὶ ἀποιστάτου. τούτῳ
γὰρ ἐναποτίθεται τὸ πλυνόμενον ὅ τί περ ἂν εἴη τὴν ἑαυ-
τοῦ δριμύτητα. χρὴ δὲ καὶ ἀνατρίβειν αὐτὸ καὶ κόπτειν καὶ
θλᾷν καὶ μαλάττειν ταῖς χερσὶν ἱκανῶς, ἵνα πᾶν μόριον
ὁμιλήσῃ τοῦ πλυνομένου φαρμάκου τῷ ὕδατι, καὶ τοῦτο
ποιήσαντας ἀποχεῖν (23) μὲν τὸ πρότερον ὕδωρ, αὖθις δὲ
θερμαίνοντας τὸ πλυνόμενον εἰς ἕτερον ὕδωρ ἐμβάλλειν
ὁμοίως καθαρὸν, ἀνακόπτειν δὲ χρὴ μέχρι πλείστου πάλιν,
ἄχρις ἂν ἐναπόθηται τῷ ὕδατι τὴν ἑαυτοῦ ποιότητα. πάρεστι
δέ σοι τοῦτο καὶ γευομένῳ διαγινώσκειν, εἶτα καὶ τρίτον καὶ

et ceram dulcem ex mitigantium effe natura. Fuerit autem
cera dulcis, quae et natura eſt talis, nam quaedam guſtanti-
bus amarae funt, et quae praeterquam quod eſt talis in aqua
bona elota eſt.

Cap. XV. Lavanda porro eſt non tantummodo ce-
ra, fed et pix et refina et oleum et quicquid aliud aquae
non mifcetur. Primumque modice concalefactum, mox in
vas lati oris ac magnum, cuique infit aquae copia puriſſi-
mae fimul et omnis qualitatis maxime expertis infundito:
nam in ea quicquid fit id quod abluitur acrimoniam fuam
exuit. Deinde conterito, tundito, frangito, manibusque
impenfe fubigito, ut unaquaeque videlicet abluendi medica-
menti particula aquam poffit contingere. Denique effuſa
priore aqua rurfum quod lavatur excalefaciens in aliam
aquam aeque finceram injicito, rurfumque diutiffime con-
tundito, donec qualitatem fuam in aquam deponat, id au-
tem guſtanti datur cognofcere, mox vero et tertio et quarto

τέταρτον καὶ πολλάκις ἐφεξῆς τοῦτο ποιεῖν, ἄχρι περ ἂν
μηκέτι μηδεμίαν ἐκ τοῦ πλυνομένου φαρμάκου ποιότητα δέχη-
ται τὸ ὕδωρ. οὕτω μὲν οὖν ἅπαντα τὰ θερμαίνεσθαί τε καὶ
χεῖσθαι δυνάμενα πλύνειν. εἰ δέ τι λιθῶδες εἴη καὶ σκληρὸν,
ὡς ἡ καδμεία καὶ ἡ τοῦ χαλκοῦ λεπὶς, ὅ τε κεκαυμένος χαλ-
κὸς, ἀκριβῶς ἐκεῖνα καταθραύσαντας εἰς λεπτὰ τρίβειν ἐπι-
πλεῖστον ἐν ὕδατι πηγαίῳ τε καὶ καθαρωτάτῳ, πολλάκις
ἀποχέοντας τὸ πρότερον, ἔστ᾽ ἂν μήτ᾽ ἐφίστηται μηδὲν, εἰ
κατασταίη τὸ ὕδωρ, ἄποιόν τε τοῦ τριβομένου φαρμάκου
γίγνηται, μέχρι δ᾽ ἂν ἤτοι τῆς ποιότητος αὐτοῦ τι φαίνοιτο
γευομένοις, ἢ ἐφίστηταί τι μέχρι τοσοῦδε καὶ τρίβειν καὶ
ἀποχεῖν. ἂν γὰρ οὕτω πλύνῃ τις ὁτιοῦν τῶν πλυθῆναι δυνα-
μένων, ἄδηκτον γίγνεται. καὶ δὴ καὶ τοὔλαιον οὐκ ἄδηκτον
μόνον, ἀλλὰ καὶ λευκότερον ἐν τῷδε φαίνεται γιγνόμενον.
χρὴ δὲ μὴ ἀνακόπτειν ὁμοίως αὐτὸ πίττῃ καὶ κηρῷ καὶ ῥητίνῃ
σφοδρῶς, ἵνα μὴ δύσλυτος ἢ πρὸς τὸ ὕδωρ αὐτοῦ γένηται
μίξις, ἀλλ᾽ ἐασάντων ἀτρεμῆσαι ῥᾳδίως λαβεῖν ἐποχούμενον.
εἰσὶ καὶ ἕτεροι τρόποι λευκάνσεως ἐλαίου παρὰ τοῖς τά τε

et faepius deinceps idem faciendum, donec aqua nullam
etiam ex abluto medicamento qualitatem recipiat. Atque
hunc in modum omnia quae excalefieri et fundi fuftinent
lavabis. At fi qua fint lapidofa et dura velut cadmia et
aeris fquama et aes uftum, ea exacte in tenuia comminuen-
tem plurimum in aqua terere fontali puriffimaque oportet,
fubinde priore effufa, quoad nihil in aqua innatet, maneat-
que aqua prorfum a contriti medicamenti qualitate immu-
nis. Nam quamdiu aut qualitatis ejus quippiam in guftu
appareat, aut aliquid innatet, tamdiu terendum atque effun-
dendum eft: nam fi hoc pacto quidvis eorum quae lavari
poffunt, abluas, mordacitatis expers evadet. Et fane oleum
non tantum mordacitatem exuit, fed etiam candidius in-
terea efficitur. Oportet vero ipfum non perinde vehemen-
ter verberare ut picem aut ceram aut refinam, ne videlicet
adeo aquae mifceatur, ut aegre poftea feparari poffit, fed
ita ut ubi quiefcere paulisper fiveris, facile poffis innatans
detrahere. Sunt et alii modi quibus oleum efficere poffis

τῶν σκευασιῶν βιβλία γεγραφόσι καὶ τὰ περὶ τῆς ὕλης,
ὥσπερ καὶ τὰ παρὰ τῷ Διοσκουρίδῃ κατὰ τὸ πρῶτον.
ἀλλ' ἐκείνων μὲν οἱ πλείους ἐκδαπανῶντες τὸ ὑδατῶδες καὶ
τὸ πυῤῥὸν τοῦ ἐλαίου τὸ ὑπόλοιπον ἀποφαίνουσι λευκὸν, ὁ
δὲ διὰ τῆς πλύσεως οἷον ἀποῤῥύπτων αὐτὸ καὶ ἀπομάττων.
Κεφ. ιστ'. Περὶ μὲν δὴ τῆς τῶν πλυτῶν φαρμάκων
καὶ λευκαινομένων διαθέσεως καὶ αὖθις εἰρήσεται. ἐπὶ δὲ τὸ
προκείμενον ἐπάνειμι. ἔλαιον εἰ μήτε τὸ καλούμενον ὀμφά-
κινον εἴη, στυπτικὸν γὰρ τοῦτό γε, μήτε μεθ' ἁλῶν ἐσκευασ-
μένον, ἀλλὰ μηδὲ πρόσφατόν τε καὶ οἷον ζέον ἔτι καὶ πρὸς
τούτοις ἅπασιν ἐπιμελῶς εἴη πεπλυμμένον, οὔτε πινόμενον
οὔτε ἐνιέμενον ἐργάσεται δῆξιν. εἰ δὲ κερχνῶδές ἐστι τῆς φά-
ρυγγος, οὐδὲν ἂν εἴη τοῦτό γε πρὸς τὸ δακνῶδες ὑπάρχειν
αὐτό. πᾶν μὲν γὰρ τὸ δάκνον καὶ δριμὺ καὶ κερχνῶδες, οὐ
μὴν ἅπαν τὸ κερχνῶδες δάκνον καὶ δριμύ. μόνως γὰρ οὕτως
[44] ἂν ἀπεδείχθη τοὔλαιον δακνῶδες, εἰ πᾶν τὸ κερχνῶδες
ὡμολόγητο δακνῶδες ὑπάρχειν. ἥκει τοίνυν πάλιν ἐνταῦθα

candidum, quos fcriptos invénies apud eos qui praeparatio-
num libros confcripfere et qui de materia prodidere, ut et
apud Diofcoridem in primo. Verum plerique eorum con-
fumentes quod in oleo aqueum ac rufum eft, reliquum
candidum efficiunt. At hic abluendo, veluti ipfum abfter-
gendo ac detergendo, candidum efficit. Cap. XVI. De medicamentorum quae lavari candi-
daque effici folent difpofitione rurfus etiam dicetur.
Nunc ad propofitum revertor. Oleum quod non fit ompha-
cinum vocatum, id enim aftringit, neque cum fale praepara-
tum neque recens ac velut etiamnum fervens, ad haec
omnia accurate lotum, id neque epotum neque infufum mor-
fum efficiet. Quod fi guttur ad tuffim provocet, non idcirco
mordax dicendum erit. Nam quicquid mordax eft et acre,
tuffim etiam provocat, non tamen quicquid tuffim provocat,
mordax eft et acre. Hoc enim duntaxat pacto mordax effe
oleum oftenfum eft, fi qnicquid tuffim movet mordax effe
conceffum fuerit. Occurrit itaque denuo hic error non levis,

Ed. Chart. XIII. [44.]   Ed. Baf. II. (23)

τὸ παρὰ τὴν ἀναστροφὴν τοῦ συνημμένου, σφάλματος μικρὸν
τοῦτο καὶ φαῦλον. ἅπαν μὲν γὰρ ὡμολόγηται τὸ δάκνον
εἶναι κερχνῶδες. ὡμολόγηται δὲ καὶ τοὔλαιον ὑπάρχειν κερ-
χνῶδες. ἀλλ᾽ ἐκ τῶν ὑποκειμένων τούτων οὐ περαίνεται
δακνῶδες εἶναι τοὔλαιον, οὔτε κατηγορικὰς οὔτε ὑποθε-
τικὰς ἡμῶν ποιησάντων τὰς προτάσεις, τῷ μήτ᾽ ἐκ δύο
καθόλου καταφατικῶν ἐν δευτέρῳ σχήματι περαίνεσθαί τι
μήτε τὸ συνημμένον ἐξ ἀνάγκης ἀληθεύεσθαι. γενήσονται δ᾽
ἐν μὲν τῷ κατηγορικῷ συλλογισμῷ δύο προτάσεις αἵδε, πᾶν
τὸ δάκνον κερχνῶδες, πᾶν ἔλαιον κερχνῶδες, ἐξ ὧν ὁμολο-
γηθέντων οὐδὲν περανθήσεται. τὴν δ᾽ ὑποθετικὴν πρότα-
σιν, ἣν οἱ περὶ τὸν Χρύσιππον ἀξίωμα συνημμένον ὀνο-
μάζουσιν, οὐκ ἔχομεν ἀληθῆ λαβεῖν οὔτ᾽ ἐξ αἰσθήσεως οὔτ᾽
ἐξ ἀκολουθίας λογικῆς. οὐ μὲν γὰρ ἢ δι᾽ αἰσθήσεως, ἢ ἀπ᾽
αἰσθήσεως, ἢ ὅπως ἄν τις ὀνομάζειν ἐθελήσει, τὰ τοιαῦτα
τῶν ἀξιωμάτων εἴληπται, πᾶν τὸ δακνῶδες καὶ κερχνῶδές
ἐστι, καὶ εἴ τι δακνῶδες, τοῦτο καὶ κερχνῶδές ἐστιν, οὔτ᾽
εἰ πᾶν τὸ δακνῶδες καὶ κερχνῶδές ἐστιν, ἤδη καὶ τὸ κερ=

fed pernicioſus in concluſi converſione commiſſus. Conceſ-
ſum enim eſt omne mordax tuſſim movere, et conceſſum eſt
oleum omne tuſſim movere, verum his ſuppoſitis non con-
ficitur oleum eſſe mordax, neque ſi categoricas neque ſi
hypotheticas efficiamus propoſitiones, quod ſcilicet ex dua-
bus univerſalibus alfirmativis nihil concludi in ſecunda fi-
gura poſſit, neque concluſio ex neceſſitate ſit vera. Fient au-
tem in ſyllogismo categorico duae propoſitiones iſtae omne
mordax tuſſim ciet; omne oleum tuſſim ciet; ex quibus con-
ceſſis nihil concludi poterit Hypotheticam vero propoſitio-
nem, quam Chryſippus axioma concluſum nuncupat, veram
accipere non licet, neque a ſenſu neque ex conſequentia logica.
A ſenſu enim aut per ſenſum, aut utcunque nominare placebit,
id genus axiomata deſumpta ſunt, nempe, omne mordax
tuſſim ciet, et, ſi quid mordax eſt, itidem et tuſſim ciet; et
non, ſi omne mordax tuſſim ciet, protinus quicquid tuſſim
ciet mordax erit. Neque omnino ad hoc, ſi quid mordax

γνῶδες ἅπαν ὑπάρχει δακνῶδες, οὔτε τῷ πᾶν εἴ τι δακνῶδές
ἐστιν, τοῦτο καὶ κερχνῶδες ὑπάρχειν, ἕπεται τὸ πᾶν εἴ τι κερ-
χνῶδές ἐστιν, καὶ δακνῶδες ὑπάρχειν, ἀλλὰ τὸ μὲν εἰ μὴ
κερχνῶδες οὐδὲ δακνῶδες ἀληθές. ἀντιστρέφει γὰρ, οὐ μὴν
εἴ τι κερχνῶδες, εὐθὺς καὶ δακνῶδες· ἀναστρέφει γὰρ τοῦτο.
δέδεικται δ᾿ ἐν ταῖς λογικαῖς μεθόδοις ὡς οἱ μὲν ἀντιστρέ-
φοντες τοῖς ἀληθέσι λόγοις ἀληθεῖς εἰσιν, οἱ δὲ ἀναστρέφον-
τες οὐκέτι πάντως ἀληθεῖς. εἴπερ οὖν οὐκ ἐξ ἀνάγκης
ἀληθές ἐστιν τὸ εἴ τι κερχνῶδές ἐστιν, τοῦτο εἶναι εὐθὺς
καὶ δακνῶδες, οὐδ᾿ ἂν τὸ ἔλαιον ἐκ τοῦ κερχνῶδες εἶναι
καὶ δακνῶδες δεικνύοιτο. μόνως γὰρ ἂν εἴπερ ὡμολόγητο,
πᾶν ὁ κερχνῶδες δακνῶδες ὑπάρχειν, ἀληθῶς ἂν εὑρέθη τὸ
τοιοῦτον συνημμένον, εἰ κερχνῶδές ἐστι τὸ ἔλαιον, καὶ δα-
κνῶδές ἐστιν, ἵνα ἕπηται τούτῳ τῷ λόγῳ προσλήψεως τοιᾶσδε
γενομένης· ἀλλὰ μὴν κερχνῶδές ἐστι τὸ ἔλαιον, ἕπεται τὸ
συμπέρασμα κατὰ τὸν πρῶτον ἀναπόδεικτον τοιοῦτον, δα-
κνῶδες ἄρα ἐστὶ τὸ ἔλαιον. ἀλλὰ γὰρ οὐχ οὕτως ἐπιχειρητέον

eft, hoc et tuffim ciet, fequitur in univerfum iftud, fi quid
tuffim ciet ipfum et mordax effe, fed id quidem, fi non ciet
tuffim, haudquaquam mordax effe; id verum eft, quippe
quum mutuo convertantur. Non tamen fi quid tuffim ciet,
continuo et mordax eft, *fimpliciter* enim hoc convertitur.
Demonftratum autem in methodis logicis eft, quae ex mu-
tuo veris convertuntur orationes, ipfas quoque veras effe; at
quae fimpliciter convertuntur non perpetuo effe veras. Igi-
tur fi non ex neceffitate verum eft, fi quid tuffim movet,
idem ftatim mordax effe, neque fane oleum proinde quod
tuffim moveat, mordax effe concludi poterit. Hoc enim
duntaxat pacto, nempe fi in confeffo effet omne quod tuf-
fim moveat itidem mordax effe, vere talem confici conclu-
fionem inveniretur: fi tuffim movet oleum, utique et mor-
dax eft, quo ad hanc fequatur orationem facta tali affum-
ptione, atqui tuffim movet oleum, fequitur ergo juxta pri-
mam orationem indemonftratam conclufio : mordax igitur
oleum eft. Verumenimvero non hoc pacto colligendum il-

ἦν αὐτοῖς, ὡς εἴ τι δακνῶδες, εὐθύς ἐστι τοῦτο καὶ κερχνῶ-
δες, ἀλλ᾽ ὅτι μόνα τὰ δακνώδη κερχνώδη· εἴη γὰρ ἂν οὕτω
τὰ κερχνώδη πάντα δακνώδη. τοῦτο δ᾽ αὐτὸ, τὸ μόνα τὰ
δακνώδη κερχνώδη φαίνεσθαι, παρά τε τὴν αἴσθησιν εἴρηται.
φαίνεται γὰρ καὶ τὰ λιπαρὰ κερχνώδη καὶ τὸ ζητούμενον
ἑτοίμως εἴληπται, μήτ᾽ ἐξ αἰσθήσεως μήτ᾽ ἐξ ἀποδείξεως
πιστωθέν. ἔτι τε πρὸς τούτοις ἀγνοούντων ἐστὶν ἀνθρώ-
πων, ὁποία τις ἡ τοῦ κέρχνειν ἐστὶ διάθεσις, ἣν ἴσως ἄμεινον
αὐτοῖς ἐξηγήσασθαι.
    Κεφ. ιζ'. Συμβαίνει δὲ τὸ κέρχνειν ἀνωμαλίας τινὸς
ἐν τῇ φάρυγγι συνισταμένης παρὰ φύσιν. εἰθισμένον γὰρ τὸ
πνεῦμα διὰ καθαρᾶς καὶ λείας ἀεὶ φέρεσθαι τῆς ὁδοῦ, ἐπει-
δὰν προσκόπτῃ τισὶν ἐξοχαῖς κατ᾽ αὐτήν, κλόνον τέ τινα
καὶ οἷον ἀνώμαλον σεισμὸν ἐργάζεται κατὰ τὴν φάρυγγα, καὶ
οὕτως ἐρεθίζεται πρὸς βῆχα τὸ ζῶον. ὥσπερ γὰρ [45] καὶ
ἄλλα πολλὰ σωτηρίας ἕνεκα τοῖς ζώοις ἡ φύσις ἐναπειργά-
σατο σύμφυτα πάθη, κατὰ τὸν αὐτὸν τρόπον καὶ πταρμὸν
καὶ βῆχα. πταρμὸν μὲν ὑπὲρ τοῦ διώσασθαι τὰ κατὰ τὰς

lis fuerit, quod fi quid mordax eſſet, continuo et tuſſim mo-
veret, ſed quod ſola mordacia tuſſim provocant; ita enim
concluderetur quicquid tuſſim moveret eſſe mordax. At
hoc ipſum, ſola videlicet mordacia tuſſim ciere videri et
aliena a ſenſu dicitur, quippe quum et pinguia movere tuſ-
ſim appareant, et quod quaeritur prompte aſſumptum eſt
neque ex ſenſu, neque ex demonſtratione confirmatum.
Praeterea hominum ignorantium, quaenam fit tuſſim moven-
di affectio, quam fortaſſis ipſis exponere praeſtiterit.
    Cap. XVII. Contingit autem tuſſim cieri inaequali-
tate quadam in gutture praeter naturam proveniente, quip-
pe quum ſpiritus per puram laevemque ſemper ferri viam
conſuetus, fi quando in eminentia quaedam impingat, tumul-
tum quendam ac veluti inaequalem concuſſionem in gutture
efficit, atque ita ad tuſſim animal provocat. Nam ut alias
quoque multas natura hominibus ſalutis gratia ingenitas
iadidit paſſiones, ad eundem modum et ſternutationem et
tuſſim; ſternutationem quidem, uti ea quae in naribus in-

ῥῖνας ἐρεθίζοντά τε καὶ λυποῦντα, βῆχα δ᾽ ὑπὲρ τοῦ τὰ κατὰ
τὴν φάρυγγα. διττὴ δ᾽ ἐστὶν ἡ τοιαύτη διάθεσις, ἢ αὐτοῦ
παρὰ τὴν ἀρτηρίαν ὑμένος ἀναξηραινομένου τε καὶ τραχυνο-
μένου, ἢ τινος ἀνωμάλου ἐν αὐτῷ φερομένου σώματος εἴτ᾽
οὖν ὑγροῦ τὴν φύσιν εἴτε καὶ στερεοῦ. διὰ τοῦτο κἂν ἄρτου
τι μόριον σμικρὸν, ἢ τινος ἄλλου τῶν ἐδεσμάτων ἀκόντων
ἡμῶν παραδράμῃ ποτ᾽ εἰς τὸν τοῦ πνεύματος πόρον, ἀναγ-
καζόμεθα βήττειν, κἂν πινόντων ἡμῶν ἀθρόον τι παραῤῥυῇ
τοῦ πόματος, ὁμοίως ἐρεθίζεται καὶ βῆχα προσκαλεῖται. παρη-
θεῖται μὲν γὰρ ἀεί τι κατὰ τὴν τραχεῖαν ἀρτηρίαν εἰς τὸν
πνεύμονα τοῦ πινομένου σμικρὸν οὕτως, ὡς ἀναρπάζεσθαί
τε πρὸς τῶν ὀργάνων αὐτίκα καὶ διαδίδοσθαι πάντη ῥᾳδίως.
οὐ μὴν οὐ διίσταταί γε ἀθρόον οὐδαμόθι κατὰ τὰς ὁδοὺς τοῦ
πνεύματος, οὐδ᾽ ἐρεθίζεται πρὸς βῆχα τὸ ζῶον. ἐπειδὰν δ᾽
ἤτοι τοῦτο πλέον, ἢ ἄλλο τι τοιοῦτον ὑγρὸν, ἢ στερὸν σῶμα
κατὰ τὴν τραχεῖαν ἀρτηρίαν ἐμφέρηται, βήττειν ἀναγκαῖον
ἤδη τοὐντεῦθεν, ἄχρι περ ἂν ὑπὸ τῆς σφοδρότητος τοῦ πνεύ-
ματος ἐκβρασθῇ τὸ λυποῦν. ἀνάλογον δέ τι τῷδε συμβαίνει,
κἀπειδὰν αὐτῷ τῷ κατὰ τὴν ἀρτηρίαν ἔνδον ὑμένι τραχυνθέντι

festa moleftaque funt propelleret, tuffim vero ut quae in
gutture.　Porro duplex ea affectio eft, aut reficcata exafpe-
ratave quae in arteria eft membrana, aut inaequali in ea
corpore delato, five id liquidum fit five folidum.　Hinc
feu panis micula, aut alterius cujuspiam edulii nobis invitis
in fpiritus meatum decidat, tuffire adigimur : feu fi bibenti-
bus affatim, ipfius potus quippiam eo influat, fimiliter irri-
tamur, atque ad tuffim compellimur.　Percolatur enim per-
petuo per afperam arteriam in pulmonem ipfius potus tam
exile quippiam, ut protinus ab inftrumentis raptum perfa-
cile quocunque diftribuatur, nec tamen ufpiam acervatim in
fpiritus femita confiftat, neque animal ad tuffim irritet.　At
ubi vel id ipfum plufculum, vel aliud quodpiam feu liqui-
dum feu folidum corpus in afpera defertur arteria, jam
inde tuffire necefle eft, donec a fpiritus vehementia, quod
moleftat propulfatum ejiciatur.　Proportionale quippiam
huic accidit, ubi in membranam ipfam internam arteriae

ΤΩΝ ΑΠΛΩΝ ΦΑΡΜΑΚΩΝ ΒΙΒΛΙΟΝ Β. 5o3

Ed. Chart. XIII. [45.]   Ed. Baf. II. (23. 24.)

προσκόπτῃ τὸ πνεῦμα, πλὴν ἀλλ᾽ ἥ γε διάθεσις αὕτη (24) τῆς
προειρημένης ἐστὶν ἑτέρα. αὕτη μὲν γὰρ ἀφαιρεῖταί τι καὶ
ἀποξύεται τοῦ τῆς ἀρτηρίας ὑμένος, ἔσωθεν δὲ προσπίπτει
κατὰ τὴν προτέραν διάθεσιν. τὸ κοινὸν δ᾽ ἀμφοῖν ἐστιν ἡ
ἀνωμαλία τῆς τοῦ πνεύματος ὁδοῦ. λέλεκται δ᾽ ἐπιπλέον ὑπὲρ
αὐτῶν ἐν ταῖς τῶν συμπτωμάτων αἰτίας. ἀλλ᾽ εἴς γε τὸ παρὸν
ἀπόχρη γινώσκειν ὡς τὰ μὲν δακνώδη πάντα τῷ τραχύνειν
τὴν φάρυγγα, τὰ δ᾽ ἐλαιώδη καὶ λιπαρὰ τῷ περιπλάττεσθαι
τὴν ἀνωμαλίαν τε καὶ τὴν κέρχνον ἐργάζεται. πᾶν γὰρ ὅ τι
περ ἂν ἔξω τῆς φύσεως ἐπιπίπτῃ τῷ χιτῶνι τῆς ἀρτηρίας,
ἐμπλάσσεταί τε δυσαπολύτως, ἄηθες μὲν τοῖς ὀργάνοις καὶ
τῷ δι᾽ αὐτῶν φερομένῳ πνεύματι, λυπηρὸν δὲ τῷ ζώῳ γίγνε-
ται. καὶ οὐ τοῦτό φημι νῦν, ὡς οὐχὶ καὶ τῇ ποιότητι δακνώδη
τὰ πλεῖστα τῶν ἐλαίων ἐστί. τά τε γὰρ ἁλῶν μετέχοντα καὶ
τὰ παντάπασι νέα δακνώδη πάντως ἐστίν, οὐ διὰ τὴν ἰδίαν
αὐτῶν οὐσίαν, ἀλλ᾽ ὅτι πᾶσι τοῖς ἐκ τῶν φυτῶν χυλοῖς ἐμφέ-
ρεται περίττωμα διττὸν, ὡς καὶ Θεόφραστος μὲν ἱκανῶς ἐπέ-
δειξε καὶ ἡμεῖς δ᾽ ἐν τοῖς ἑξῆς ἐπιδείξομεν, ἕτερον μὲν τὸ πα-

exafperatam fpiritus impingit, nifi quod haec affectio alia a
jam dicta fit. Nunc enim ab arteriae membrana aufertur
abraditurqae quippiam, intus vero adhaeret aliquid in priore
affectu. Porro utrique communis eft fpiritalis viae inae-
qualitas, de quibus fufius in caufis fymptomatum differuimus.
Caeterum in praefentia cognoviffe fufficit quod mordacia
gutturis exafperatione, oleofa vero et pinguia illitu inae-
qualitatem et ad tuffim impetum efficiant. Quicquid enim
extra naturam in arteriae incidit tunicam tenaciterque illi
inhaeret, tum organis ipfis et qui per ea defertur fpiritui
infolens eft, tum animanti quoque moleftum. Nec id nunc
dico, quin pleraque ex oleis qualitate mordicantia fint.
Nam et quae admixtum habent falem et prorfus recentia
funt, ea omnino mordacia quoque funt, non propria fua
effentia, fed quantum omnibus plantarum fuccis geminum in-
fit excrementum, quod abunde indicavit Theophraftus, et nos
poftea commonftrabimus, alterum craffius ac velut terre-

Ed. Chart. XIII. [45 46.]　　　　　　　　Ed. Baf. II. (24.)

χύτερον καὶ οἷον γεωδέστερον, ἕτερον δὲ τὸ λεπτότερον καὶ
ὑδατωδέστερον. ἔστι δὲ καὶ κατὰ τοὔλαιον ταῦτ᾽ ἄμφω χρό-
νου δεόμενα πρὸς σύμπεψίν τε καὶ διάκρισιν, ἀλλ᾽ ἐν τῷ
χρόνῳ τὸ μὲν ὑφίσταται, τὸ δ᾽ ἐκδαπανᾶται. καὶ πρότερόν
γε τὸ γεῶδες καὶ παχύτερον ὑφίσταται τὸ καλούμενον ἀμόργη,
θάτερον δὲ τὸ λεπτότερον καὶ οἷον ὑδατωδέστερον, ἔστι
πως καὶ τοῦτο σύνθετον, ἐξ ἀερώδους τέ τινος οὐσίας καὶ
λεπτῆς ὀῤῥώδους.

Κεφ. ιη΄. Τὸ δ᾽ ὀῤῥῶδες τοῦτο πυῤῥὸν μὲν τὴν
χρόαν ἐστί, τοῦ δ᾽ ὑφισταμένου καὶ παχέος καὶ γεώδους ἀπο-
μέμακται τὴν ποιότητα. αὐτὸ δὲ τοὔλαιον ἄδηκτόν τε καὶ
λευκόν ἐστι κατά γε τὴν ἑαυτοῦ φύσιν, ὅθεν ἐπειδὰν ἀποχω-
ρισθῇ τὸ λεπτὸν τοῦτο περίττωμα, λευκότερόν τε καὶ γλυ-
κύτερον ἑαυτοῦ γίγνεται. ἀποχωρίζεται δὲ τρό[46]ποις πολ-
λοῖς. ἢ γὰρ ἐν ἡλίῳ θερμῷ θέντες ἀγγεῖον εὐρύστομον ἐλαίου
μεστὸν, αἴροντες κόγχαις ἐξ αὐτοῦ πολλάκις ἄνωθεν κατα-
ράττουσιν, ἢ θερμὴν ὑποτιθέασιν τέφραν τοῖς περιέχουσιν
ἀγγείοις τοὔλαιον, ἡλιοειδῆ θερμασίαν ὡς ἔνι μάλιστα μιμού-

ſtrius, alterum tenuius et velut aquoſius. Sane et oleo
ambo haec inſunt, ad concoctionem et ſecretionem tempus
poſtulantia. Porro tempore quidem alterum reſidet, alte-
rum vero conſumitur. Ac primum quidem, quod videlicet
et terreſtre eſt et craſſum, ſubſidit, amurca nuncupatum,
alterum vero tenuius ac velut aquoſius quodammodo et
ipſum compoſitum eſt, ex aërea ſcilicet eſſentia et tenui
ſeroſa.

Cap. XVIII. Caeterum ſeroſum iſtud rufi coloris eſt,
a craſſo illo terreſtrique ſubſidente ſcilicet qualitate abſterſa.
At oleum ipſum tum minime mordax, tum candidum ſua
natura exiſtit. Quapropter ubi tenue hoc excrementum ſe-
paratum fuerit, candidius etiam dulciusque efficitur. Sepa-
ratur vero multis modis. Aut enim in ſole fervente lati
oris vaſculo olei pleno depoſito, conchis in altum ſublatis
ſubinde id cum ſtrepitu deſuper conturbant, aut calidos
vaſculis oleum continentibus cineres ſubjiciunt, ſolarem

μενοι. φυλάττονται γὰρ τὴν πλείονα, μεταβάλλουσαν αὐτὸ
κατὰ ποιότητα καὶ κνισσοῦσαν ἑτοίμως, ἢ πυρῆνας ἐλαιῶν,
ἢ σῖτον ἐν κύκλῳ περιτιθέασιν, ἢ ἐπεμβάλλουσί τινα φάρ-
μακα τοῖς ἀγγείοις αὐτοῖς, ἑνὶ δὲ λόγῳ τὸ μὲν ὑδατῶδες
ἐξάγουσι καὶ δαπανῶσι, τὸ λοιπὸν δὲ φυλάττουσιν. ἐὰν οὖν
οὕτω γλυκὺ καὶ λευκὸν ἔλαιον λαβὼν, ᾧ μηδ' ἀπ' ἀρχῆς
ὑπῆρχε μετέχειν ἁλῶν, ἔτι δὲ καὶ πλύνεις, ὡς εἴρηται πρό-
σθεν, ἀδηκτότατόν ἐστί σοι τοῦτο πάντων φαρμάκων. καὶ
ἡμεῖς τοι πολλάκις τοιοῦτόν τισιν ἔλαιον ἐδώκαμεν πιεῖν καὶ
αὐτοί τε προσηνεγκάμεθα πείρας ἕνεκα καὶ ἦν ἄδηκτόν τε κατ'
ἔντερον ἀκριβῶς καὶ τῆς φάρυγγος ἥκιστα κερχνῶδες, ἐγχεό-
μενόν τε τοῖς ὀφθαλμοῖς βραχεῖαν αἴσθησιν ἔφερεν αὐτῷ
μόνῳ τῷ ξένῳ καὶ ἀήθει μᾶλλον ἢ τῇ δριμύτητι διοχλοῦν.
τὸ μὲν δὴ τοιοῦτον ἔλαιον, ἀκριβῶς ὑπάρχον ἔλαιον, ὑγραί-
νει τε πάντα καὶ μαλάττει, μήτε ψυχρὸν ἄκρως, ὡς εἴρηται,
μήτε θερμὸν προσφερόμενον. ᾧ δὲ καὶ τῶν ἁλῶν μέτεστιν,
ἔχει τι καὶ δήξεως ἐξ ἀνάγκης, ἀλλὰ θαυμάσαιμ' ἂν εἴ τις

quam fieri poſſit maxime calorem imitati, majorem enim
idcirco vitant, quod ipſum in qualitate transmutet prompte-
que nidorem excitet, aut nucleos olivarum aut frumentum
circumcirca apponunt, aut medicamenta quaedam vaſis ipſis
injiciunt. In ſumma, quod aqueum eſt exigunt atque con-
ſumunt, reliquum autem ſervant. Itaque ſi tam dulce can-
didumque acceptum oleum, cuique nec ab initio ſal inditus
eſt, ipſum inſuper, ut ante poſitum eſt, laves, id tibi me-
dicamentorum omnium minime mordax erit. Ac nos qui-
dem perſaepe oleum ejusmodi bibendum nonnullis exhibui-
mus, nosque ipſi experimenti gratia ſumpſimus, prorſumque
nullam inteſtinis mordacitatem attulit, gutturique minime ad
tuſſim impetum commovit, quumque oculis eſſet infuſum,
ſenſum movit exiguum, ipſa potius novitate atque inſolen-
tia quam acrimonia moleſtum. Atque ejusmodi ſane oleum,
ad unguem oleum exiſtens cuncta tum humectat tum emol-
lit, ubi nec ſumme, ut monuimus, frigidum, nec calidum ap-
plicetur. Porro cui injectus ſal eſt, nonnulla quoque ineſt

Ed. Chart. XIII. [46.]   Ed. Baf. II. (24.)

οὕτω πολλοὺς ἐμβάλλει τοὺς ἅλας, ὡς ἰσχυρότερον γενέ-
σθαι τῆς ἐλαιώδους τε καὶ λιπαρᾶς οὐσίας καὶ ἵνα τις
ἀποδείξηται τὸν Ἀρχίδαμον, ἐπικαίεσθαι λέγοντα τὸ δέρμα
τοῖς ἐν ἐλαίῳ τριβομένοις, ἐπεί τοι καὶ τοῦτο γιγνόμενον
οἶδα πολλάκις, ἄλλων τέ τινων ἕνεκα καὶ ποδάγρας καὶ
ἀρθρίτιδος. ἀνατρίβουσι γὰρ ἔνιοι τὰ πεπονθότα μόρια
σὺν ἐλαίῳ βραχεῖ λείοις ἁλαίν, ἐν τοῖς διαλείμμασι δη-
λονότι καὶ οὐκ ἐν τοῖς παροξυσμοῖς, ὑπὲρ τοῦ ξηρᾶναι
καὶ διαφορῆσαι τὸ περιττὸν ἅπαν, εὐεξίαν τέ τινα καὶ
ῥώμην ἐνθεῖναι τοῖς ἀσθενέσι μορίοις. ἀλλ' ἐν τούτῳ μὲν
οἱ ἅλες κρατοῦσιν, ἐν ἐλαίῳ δὲ κρατοῦνται. καὶ χρὴ τὸν
ἐπαλειφόμενον καὶ ἀνατριβόμενον πρὸς τὰ βρεχόμενα μᾶλ-
λον ἐν ἐλαίῳ παραβάλλειν ἤπερ τὰ ἑψόμενα, μὴ μέλλοντάς
γε καθεψήσειν ἐν ἐλαίῳ ζέοντι τὸν ἄνθρωπον, ἀλλ' ἐπα-
λείφειν εὐκράτῳ. κάλλιον γὰρ ἦν, ὡς πολλάκις εἴρηταί μοι
καὶ πρόσθεν, αὐτὸ τὸ γιγνόμενον ὁρᾶν αἰσθητόν τε ὂν
καὶ σαφὲς ἀκριβῶς. οὐ γὰρ δήπου δεῖ τῶν ἔξωθεν παρα-
δειγμάτων ἐν τοῖς οὕτω γνωσθῆναι δυναμένοις. εἰ δ' ἄρα

necessario mordacitas. Verum mirer sane, si quis tantum
indat salis, ut oleosam pinguemque substantiam exuperet:
utque Archidamum scilicet referat, qui ait cutem aduri
jis qui in oleo fricantur, quandoquidem et id saepenumero
factum vidi, quum aliorum nonnullorum gratia tum poda-
grae et arthritidis; fricant enim quidam partes affectas trito
in pauculo oleo sale multo, idque per intermissiones haud-
quaquam in paroxysmis, tum ut superfluum omne exiccent,
atque discutiant, tum ut partibus infirmis bonam compa-
rent habitudinem ac robur. Atque in hoc quidem sal exu-
perat, in oleo vero superatur, potiusque eorum quae in oleo
rigata sunt facienda comparatio est quam quae in eo de-
cocta, utpote qui hominem ferventi nequaquam oleo deco-
cturi sumus, verum temperato uncturi. Praestat enim, id
quod aliquoties supra monuimus, ipsum rei eventum sensu
perceptibilem et exacte manifestum inspicere, neque enim
sane extrinsecus quaesitis opus exemplis est, in rebus nimi-
rum quae tam clare cognosci possunt. Quin si quando forte

ΤΩΝ ΑΠΛΩΝ ΦΑΡΜΑΚΩΝ ΒΙΒΛΙΟΝ Β. 507

Ed. Chart. XIII. [46. 47.]   Ed. Baf. II. (24.)

ποτὲ καὶ ἄδηλον εἴη τὸ ζητούμενον, ὡς τῆς ἐξ ἑτέρων δεῖσθαι
πίστεως, οὐδ᾽ οὖν οὐδ᾽ ἐνταῦθα πορρώτατά τε καὶ ἀνομοιό-
τατα τίθεσθαι μαρτύρια τῆς τοῦ ζητουμένου δυνάμεως, ὑπερ-
βαίνοντας τὸ πλησιάζον. ἐναργὲς δήπου καὶ σαφὲς πᾶσίν
ἐστιν ὡς ἡ μετ᾽ ἐλαίου τρίψις ἀκοπωτέρα γε πολὺ τῆς ξηρᾶς
ἐστιν καὶ μαλάττει τὰ σώματα, συνέχουσα καὶ ἀποστέγουσα
μᾶλλον, ὅσον ἀπορρεῖν πέφυκεν ἡμῶν ἐκτὸς οὐ διαφοροῦσα
καὶ ξηραίνουσα. τοῦτο δὲ καὶ ὁ Διοκλῆς αὐτὸς ὡμολόγησεν,
ἐμπλαστικόν τε τῶν πόρων τοὔλαιον ἀποφηνάμενος εἶναι καὶ
τῶν ἀπορρεόντων ἐφεκτικὸν καὶ βυρσῶν μαλακτικόν. εἰ δ᾽
οὐκ ἤρκει τὸ φαινόμενον αὐτῷ καὶ διὰ τοῦτο τῶν ἔξωθέν τι
τεκμηρίων ἐπάγειν τῷ λόγῳ βέλτιον ἐνόμιζε, τῶν ἐν ἐλαίῳ
ψυχρῷ διαβρεχομένων ἐχρῆν αὐτὸν μνημονεύειν, οὐ τῶν ἐν
τῷ ζέοντι καθεψομένων.

Κεφ. ιθ'. [47] Ὥσπερ ἐν τοῖς τοιούτοις ὑπερβαίνει
τὸ φαινόμενον, οὕτω κἂν τῷ φάσκειν ἀνώμαλον γίγνεσθαι
τὴν ἐν ἐλαίῳ τρίψιν, ὀλισθανουσῶν τῶν χειρῶν. αὐτὸ γὰρ
δὴ τοὐναντίον ἅπαντες ἐναργῶς αἰσθανόμεθα, τῆς μὲν δι᾽

obſcurum ſit quod quaeritur, adeo ut ex aliis ſibi fidem po-
ſcat, neque illic ſane remotiſſima diſſimillimaque propinquis
praeteritis, accerſenda ſunt quaerendae facultatis teſtimonia.
Sane evidens luceque clarius omnibus hominibus eſt, quod
frictio ex oleo magis quam ſicca laſſitudinem aufert, corpo-
raque emollit, cohibens occludensque quicquid e nobis foras
effluere eſt natum, haudquaquam digerens et exiccans. Id
ipſum et Diocles confeſſus eſt, ut qui oblinere poros oleum
dixerit, quaeque effluunt cohibere, tum coria emollire
Quod ſi rerum evidentia illi non ſufficiebat, ac proinde
extrinſecus adducere conjecturas potius illi viſum eſt, ea
quae in oleo frigido rigantur memorare, non quae in fer-
venti decoquuntur afferre debebat.

Cap. XIX. Quemadmodum in talibus rerum trans-
greſſus eſt evidentiam, ita illic quoque, dum ait inaequalem
eſſe ex oleo frictionem, manibus videlicet lubrice labentibus.
Nam contrarium omnes manifeſto percipimus, nimirum

508 ΓΑΛΗΝΟΥ ΠΕΡΙ ΚΡΑΣ. ΚΑΙ ΔΥΝΑΜΕΩΣ

Ed. Chart. XIII. [47.]   Ed. Baf. II. (24.)

ἐλαίου τρίψεως ὁμαλοῦς γιγνομένης, ἀνωμάλου δὲ τῆς ξηρᾶς.
συνεπάγονται γὰρ ἐν ταῖς ξηραῖς τρίψεσιν αἱ χεῖρες τὸ δέρμα
καὶ οἷον διπλοῦσί τε καὶ ἐπιπτύσσουσιν ἐν αὐτῷ βεβαίως τε
καὶ παρὰ φύσιν. εἶθ᾽ ὅταν μηκέτι τὸ πρότερον οἷον ἐνδί-
πλωμα παραπτομέναις ταῖς χερσὶν ἕπεσθαι δύνηται, τουτὶ
μὲν ἀνατρέχει καὶ ἀνασπᾶται πρὸς τὸ συνεχές, αἱ χεῖρες δ᾽
ἀθρόως ἐφ᾽ ἕτερον τοῦ δέρματος μετέρχονται μόριον, ὑπερ-
βαίνουσαι τὸ κάτωθεν μέρος τῆς ἐνδιπλώσεως καὶ διὰ τοῦτο
καὶ σκληρᾶς καὶ ἀνωμάλου καὶ κοπώδους· τῆς τοιαύτης τρίψεως
αἰσθανόμεθα· σκηρᾶς μὲν, ὅτι τε τείνεται βιαίως καὶ θλᾶται
τὸ δέρμα, διὰ δὲ τὰ αὐτὰ καὶ κοπώδους, ἀνωμάλου μὲν
διότι μὴ παντὶ μορίῳ τοῦ δέρματος αἱ τρίβουσαι χεῖρες ἐπι-
πίπτουσιν, ἀλλ᾽ ὑπερβαίνουσιν ἀεὶ τὸ κάτωθεν μέρος τῆς
ἐνδιπλώσεως. καὶ γίνεται τοῦτο διά τε τὰς φυσικὰς τοῦ δέρ-
ματος τραχύτητας, καὶ μάλιστα ἐν τοῖς παρηβῶσι σώμασιν, καὶ
ὅτι χαλαρόν ἐστι τοῖς ἄλλοις σχεδὸν ἅπασι, τοῖς τε ἰσχνοῖς
καὶ πρεσβύταις μάλιστα. λεῖον μὲν γὰρ, εἴπερ ἦν ὅλον ὁμα-
λῶς τὸ δέρμα καὶ τεταμένον ἀκριβῶς, οὐκ ἂν ἐπεπτύσσετο

quum quae ex oleo fit frictio, aequalis exiſtat, inaequalis
vero ſicca. Cutem enim in frictionibus ſiccis manus coad-
ducunt, ac velut duplicant violenterque ac praeter naturam
complicant, dein ubi non amplius prior velut duplicatio la-
bentes ſequi manus poteſt, ipſa quidem recurrit, atque ad
continuum revellitur, manus vero ſemel ac uno impetu in
alteram cutis partem tranſeunt inferiorem transgreſſae du-
plicationis partem. Ac proinde inaequalem, duram, labo-
rioſam talem ſentimus frictionem. Duram quidem, quan-
tum cutis violenter et tenditur et concutitur: eisdem de
cauſis et laborioſam, porro inaequalem, quandoquidem non
in omnes cutis partes fricantes incidunt manus, verum in-
fernam duplicationis partem perpetuo tranſiliunt, id quod
fit tum ob naturales cutis aſperitates, idque potiſſimum in
natu grandioribus, tum quod laxa eſt cum aliis prope omni-
bus cutis, tum gracilibus maxime et ſenibus. Quippe ſi
laevis aequabiliter tota et tenſa exacte cutis foret, haud fa-

ῥᾳδίως οὔτ᾽ ἀνωμάλους εἰργάζετο τὰς τῶν χειρῶν ἐπ᾽ αὐτοῦ
φορὰς, ἀλλ᾽ ἔθεον ἄν, οἶμαι, ῥᾳδίως εἰς τὸ πρόσθεν ἀπὸ τῶν
πρώτων ἑτοίμως ὀλισθάνουσαι πρὸς ἕτερα, τῷ μηδὲν ἅμ᾽
ἑαυταῖς συνεπάγεσθαι τοῦ δέρματος μόριον. ἐπεὶ δὲ χαλαρόν
τέ ἐστιν καὶ τραχὺ, δεῖταί τινος ἔξωθεν φαρμάκου τάς τε
ῥυτίδας ἀναπληρώσοντος αὐτοῦ καὶ τὸν ὄλισθον ταῖς τρι-
βούσαις χερσὶν παρέξοντος, εἰς ταῦτα δὲ οὐδὲν ἂν εὕροις
ἐπιτηδειότερον ἐλαίου. καὶ θαυμά(25)σειεν ἄν τις Ἀρχιδάμου,
μήτε τὸ φαινόμενον ἐναργῶς αἰδεσθέντος μήτε τὸν ἐπ᾽ αὐτῷ
λόγον ἐξευρόντος, ἀλλ᾽ ἐν ἀμφοτέροις ἀποφηναμένου τἀναν-
τία. φαίνεται γὰρ ἀνώμαλος μὲν ἡ ξηρὰ τρίψις, ὁμαλὴ δὲ ἡ
σὺν τῷ ἐλαίῳ, μαρτυρεῖ τε τούτοις ὁ λόγος οὐχ ἥκιστα τὴν
αἰτίαν ἐξηγούμενος.

Κεφ. κ΄. Ἀλλὰ περὶ μὲν Ἀρχιδάμου τε καὶ Διοκλέους
ἅλις εἴς γε τὰ παρόντα. βούλομαι γὰρ, ἐπειδή περ ἅπαξ ἐπὶ
τὸ δεικνύναι τὴν μοχθηρὰν ὁδὸν τῆς εἵ γ δυνάμεων εὑρέσεως
ἧκον ἐλαίῳ παραδείγματι χρώμενος ἐπεξελθεῖν τάχιστα τὸν
λόγον ἅπαντα. λεγόντων οὖν τῶν φιλοσόφων θερμὸν εἶναι

---

cile plicari poſſet, nec inaequales in ſe manuum efficere
decurſus, verum facile, reor, antrorſum percurrerent a
primis ad reliqua prompte delabentes, nimirum quum nul-
lam ſecum cutis partem ducerent. Atqui quum laxa ſit et
aſpera, externo quopiam medicamento indiget, quod et ru-
gas ejus impleat et fricantibus manibus lubricitatem prae-
beat, quas ad res oleo nihil aptius invenias. Mirerisque
profecto Archidamum, qui nec rei ſit veritus evidentiam, nec
quae ejus ſit cauſa invenerit, ſed in utrisque pronunciarit
contraria, quippe quum inaequalis ſicca appareat frictio,
aequalis vero quae adminiſtratur cum oleo: nec minime ea
teſtimonio ſuo adſtruit ratio quae cauſam exponit.

Cap. XX. Verum de Archidamo et Diocle ſatis in
praeſentia. Volo enim, quandoquidem ſemel aggreſſus ſum
pravam facultatis inveniendae viam oſtendere, oleo pro
exemplo uſus, omnem celerrime orationem abſolvere. Igi-
tur quum veteres philoſophi calidum eſſe oleum aſſeverant,

510 ΓΑΛΗΝΟΥ ΠΕΡΙ ΚΡΑΣ. ΚΑΙ ΔΥΝΑΜΕΩΣ

Ed. Chart. XIII. [47. 48.]   Ed. Baf. II. (25.)

τοὖλαιον καὶ τεκμήριον τούτου τιθεμένων οὐ σμικρὸν, ὡς
οἴονται, τὸ τάχος τῆς εἰς τὴν φλόγα μεταβολῆς ἀντιλέγοντες
ἔνιοι τουτὶ μὲν ὑπάρχειν αὐτῷ φασιν, ὅτι λεπτόν τ᾽ ἐστὶ καὶ
ἀερῶδες. ἐκ δὲ τοῦ πήγνυσθαι ταχέως ἐν τῷ χειμῶνι σαφῶς
ἐνδείκνυσθαι τὴν ψύξιν. οὐ μόνον γὰρ οἴνου καὶ ὄξους, ἀλλὰ
καὶ αὐτοῦ τοῦ ὕδατος ἑτοιμότερον ὑπὸ τοῦ ψυχροῦ νικᾶ-
σθαι. πρὸς ταῦτα δὲ ἀντιλέγοντες ἕτεροι, τὸ μὲν ἀερῶδες
ὑπάρχειν αὐτὸ συγχωροῦσιν καὶ φαίνεσθαί γε σαφῶς τουτό
φασιν ἐκ τῆς κουφότητος, οὐ μὴν καὶ ψυχρόν γε εἶναι τὴν
δύναμιν ὁμολογοῦσιν. [48] ἀέρα γὰρ ἅπαντα θερμὸν ὑπάρ-
χειν τὴν φύσιν, ὡς δηλοῖ καὶ ἡ γένεσις αὐτοῦ. λεπτυνθὲν
οὖν καὶ λυθὲν ὑπὸ θερμότητος ὕδωρ, ἀέρα γίγνεσθαι. καὶ
δῆλον ὡς ἐντεῦθεν αὐτοὺς διαδέχεται μέγιστον ζήτημα, τὸ
καὶ τοῖς ἐνδοξοτάτοις φιλοσόφοις ἠμφισβητημένον, Ἀριστο-
τέλους μὲν καὶ τῶν ὑπ᾽ αὐτοῦ θερμὸν ὑπολαμβανόντων εἶναι
τὸν ἀέρα, τῶν δ᾽ ἀπὸ τῆς στοᾶς ψυχρόν. ἀλλὰ καὶ περὶ τοῦ
πήγνυσθαι ταχὺ τὸ ἔλαιον, ὅπερ ἐδόκει τοῖς ψυχρὸν ἀποφαί-
νουσιν αὐτὸ τὸ μὴ σφοδρῶς πήγνυσθαι, καθάπερ τὸ ὕδωρ,

non parvo, ut putant, argumento, quod celeriter fcilicet
in flammam vertatur, contradicentes quidam id illi acci-
dere ajunt, quoniam tenue eft et aëreum: caeterum frigi-
ditatem ejus inde adeo monftrari, quod hieme ociffime
concrefcat, nec enim vino folum acetoque, fed etiam aqua
ipfa promptius a frigore devinci. Ad ea rurfus objicien-
tes alii, quod aëreum quidem fit non negant, idque ex levi-
tate perfpicuo apparere dicunt: non tamen frigidum effe
fatentur, quippe quum aër omnis fit natura calidus, uti ge-
neratio quoque ejus indicio eft, nimirum extenuata foluta-
que calore aqua aër efficiatur. Conftatque jam inde ma-
ximam eos ingredi quaeftionem clariffimis philofophis dubi-
tatam. Siquidem Ariftoteles quique eum fectantur calidum
effe aëra exiftimant, at Stoici frigidum. Porro ad celerem
olei congelationem, quod vifum eft illis qui frigidum ipfum
afferunt, hi qui calidum contra contendunt, non tam valide
concrefcere, ut aquam, contra opponunt; neque enim con-

ἀντιπροτείνουσιν οἱ θερμὸν ὑπάρχειν αὐτὸ φάσκοντες. οὐδὲ
γὰρ οὐδὲ πῆξιν εἶναι τὸ γινόμενον ἐπ᾽ αὐτοῦ φασιν, ἂν ἀκρι-
βῶς ἐξετάζωμεν, ἀλλ᾽ οἷον σύστασίν τινα καὶ πάχυνσιν, καὶ
γίγνεσθαι τοῦτο λέγουσιν, ὅτι παχὺ καὶ γλίσχρον ἐστὶν, οὐχ
ὅτι ψυχρὸν, ὥστε κἀνταῦθα πάλιν ὁ λόγος ἑκατέρωθεν εἰς
ἀπορίαν ἀφικνεῖται, τῶν μὲν ἐκ τοῦ θᾶττον ὕδατος ὑπὸ τῆς
ψύξεως νικᾶσθαι τοὔλαιον, τῶν δ᾽ ἐκ τοῦ μᾶλλον ὕδωρ
ἐλαίου πήγνυσθαι κατασκευαζόντων τἀναντία· πρὸς τῷ
τοίνυν ἐν τούτοις ἀμφισβητεῖν οὐδ᾽ ὡς ἀερῶδές ἐστιν ὁμολο-
γοῦσιν ἅπαντες. ἥ μὲν γὰρ κουφότης τούτου, φασὶ, σύμβο-
λον, ἥ μέντοι παχύτης οὐ σμικρὸν τεκμήριον τοῦ γεῶδες
ὑπάρχειν αὐτό. συνθέντες δ᾽ ἄμφω τινὲς ἀερῶδές τε ἅμα καὶ
γεῶδες εἶναί φασιν. εἰσὶ δ᾽ οἳ καταγελῶσι τούτων, ὡς τὸ
μάλιστα ὑπάρχον ἐλαίῳ, τὴν ὑγρότητα τελέως ἀφαιρουμένων
τῷ λόγῳ. πρὸς τοίνυν τούτοις ἐκ τοῦ γλίσχρον ὑπάρχειν αὐτό
τινὲς μὲν ψυχρὸν ἐπιδεικνύουσιν, τινὲς δὲ θερμὸν, καὶ τινὲς
μὲν ξηρὸν, ἔνιοι δ᾽ ὑγρόν. εἰ μὴ γὰρ συνῆκτο καὶ πεπύκνωτο
τὰ μόρια καὶ ἀλλήλων ἀκριβῶς εἴχετο, μὴ ἂν γενέσθαι γλί-

gelationem in eo eſſe ajunt, ſi quis recte expendat, ſed velut
conſiſtentiam et incraſſationem, hocque fieri ajunt, quia craſ-
ſum eſt et viſcoſum, non quia frigidum. Itaque rurſum
utrinque in ambiguum oratio perducitur; illis quidem ex eo
quod celerius a frigore vincatur oleum quam aqua: his
vero ex eo quod aqua oleo plus congeletur, contraria aſtru-
entibus. Ad hoc itaque quod de his addubitent, neque
quod aëreum fit omnibus confeſſum eſt. Etenim levitas
quidem, inquiunt, hujus indicium foret: at craſſities non par-
vam adfert conjecturam ipſum eſſe terreum. Porro quidem
ambo componentes, aëreum fimul et terreum conſtituunt.
Sunt qui hos deridentes, id quod praecipue oleo ineſt,
nempe humiditatem, adimere perfecte ipſos oratione di-
cant. Ad haec nonnulli ex eo quod viſcoſum fit, frigidum
eſſe contendunt, alii vero calidum, nonnulli ſiccum, poſtre-
mo quidam etiam humidum. Etenim niſi contractae com-
pactaeque partes ejus forent et invicem exacte adhaererent,

σχρον, ἔργα δ᾽ εἶναι ταῦτα σύμπαντα ψυχροῦ. διαχεῖν γὰρ
καὶ λύειν καὶ λεπτύνειν καὶ ἀπ᾽ ἀλλήλων χωρίζειν τὰ μόρια
τὴν τοῦ θερμοῦ φύσιν. οἱ δ᾽ αὖ τοὐναντίον οὐδ᾽ ἂν γενέσθαι
τι γλίσχρον φασὶν ἄνευ θερμότητος κρατούσης, ὡς κἂν ταῖς
ἑψήσεσι δηλοῦσθαι τῶν χυλῶν ἁπάντων, ὅσοι τε βοτανῶν ἐκ-
θλίβονται καὶ ὅσοι καρπῶν. ὑδατώδεις γὰρ ὄντας τὰ πρῶτα καὶ
λεπτοὺς ταῖς συστάσεσιν καὶ διαῤῥέοντας, ἐπειδὰν ἑψηθῶσιν,
παχεῖς καὶ γλίσχρους γίνεσθαι. καὶ μὲν δὴ κἀκ τῶν κατὰ
μέρος παραδειγμάτων ἑκάτεροι τἀναντία πιθανῶς κατασκευά-
ζουσιν, οἱ μὲν ἰξὸν καὶ μέλι καὶ πίτταν ὑγρὰν καὶ ῥητίνην,
ἕτερά τε τοιαῦτα τῶν ὁμολογουμένων γλίσχρων τε ἅμα καὶ
θερμῶν προτείνοντες. οἱ δὲ κωνείου καὶ ψυλλίου καὶ ἀνδρα-
φάξυος καὶ βλίτου χυλοῦ μνημονεύοντες, ἔτι δὲ πρὸς τούτοις
οἷον κολοφῶνά τινα τῷ λόγῳ τὸ φλέγμα προχειριζόμενοι·
σαφῶς γὰρ αὐτοῖς τοῦτο καὶ γλίσχρον εἶναι δοκεῖ καὶ ψυχρόν.
ἀλλὰ κἀκ τοῦ τοῖς φλεβοτομουμένοις ἐπισταζόμενον ἔλαιον
εὔρουν ἐργάζεσθαι τὸ αἷμα τἀναντία κατασκευάζοντάς ἐστιν
ἰδεῖν ἑκατέρους. οἱ μὲν γὰρ ὡς τῇ θερμότητι χέον, οἱ δ᾽ ὡς

vifcofum haud fore, atqui illos omnes frigiditatis efle affe-
ctus, nam fundere, extenuare, folvere, partes a fe invicem
feparare, efle calidi naturam. At alii contra vifcolum ni-
hil fieri pronunciant citra calidi victoriam, veluti in fucco-
rum omnium patet decoctione, tum eorum qui ex herbis
exprimuntur, tum qui ex fructibus, quippe qui quum aquei
principio fint, ac confiftentia tenui liquidaque, ubi decocti
fuerint, craffi vifcofique evadant. Quin et ex particulari-
bus utrique exemplis contraria probabiliter aftruunt. Alii
vifcum, mel, picem liquidam, refinam et alia id genus quae
vifcofa fatemur et calida proponentes. Alii cicutae, pfyllii,
atriplicis blitique fuccum memorantes, et ad haec veluti
colophonem quendam orationi pituitam proferentes, liquido
enim ipfis ea et vifcofa efle et frigida videtur. Quin ex
eo quod quibus venae fectione fanguis detrahitur, oleum
inftillatum fluidum reddat fanguinem, utrosque contraria
aftruere videre eft. Alii enim tanquam calore fundens,

τῇ ψυχρότητι ˙ τὸν ὄλισθον παρέχον, ὁμοίως κρυστάλλῳ τὴν
εὔροιαν ἐργάζεσθαί φασιν αὐτό. κᾴπειτ᾽ ἐντεῦθεν ἐκτρα-
πόμενοι περὶ τῆς τῶν ὀλισθηρῶν ἁπάντων φύσεως διαλέγον-
ται, μέχρι τῆς ἐσχάτης φιλολογίας ἀνιόντες τῷ λόγῳ. κατα-
γινώσκοντες δὲ τῆς τούτων ἄλης, ὥς φασιν, ἕτεροι τὴν πιμελὴν
τῷ λόγῳ προχειρίζονται, πλησιαίτατα μὲν ἐλαίῳ τὴν φύσιν
ὑπάρχουσαν, ἐναργῶς δ᾽ εὑρεθῆναι δυναμένην ὁποία τίς
ἐστι τὴν κρᾶσιν, ἐν αὐτοῖς γὰρ ἡμῖν συνισταμένην οὐκ ἂν
δύνασθαι λαθεῖν. αὐτίκα γέ τοί φασιν ἐν τοῖς ὑγιεινοῖς καὶ
εὐτραφέσι σώμασιν γεννᾶσθαι πιμελὴν πολλήν, ἃ μηδὲ μα-
νέντα τινὰ φάναι ψυχρά. γίνεσθαι γὰρ τοιαῦτα τῆς φύσεως
ἐῤῥωμένης, ἣν δὴ θερμόν τι χρῆμα πάντες ὡμολογήκασιν οἱ
φυσικοὶ φιλόσοφοι. τούτοις δ᾽ ἀντιλέγοντές τινες ἐν ψυχρο-
τέραις κράσεσι γεννᾶσθαι πιμελήν φασιν, ὡς δηλοῦν τάς τε
γυναῖκας καὶ τοὺς ἀργῶς διαιτωμένους. [49] ἤδη δὲ καὶ τῶν
ἐθνῶν, ἔνθα μὲν τὸ ψυχρὸν κρατεῖ, πιμελώδεις, ἔνθα δὲ τὸ
θερμόν, ἰσχνοὺς φασι γίνεσθαι τοὺς ἀνθρώπους καὶ προχει-
ρίζονται παράδειγμα τῷ λόγῳ, Κελτοὺς μὲν καὶ Θρᾷκας καὶ

alii vero tanquam frigore lubricitatem praebens, non fecus
ac glacie fluxibilitatem ipfum facere afferunt. Atque inde
alio verfi de lubricorum omnium natura difceptant, ad ex-
tremam ufque garrulitatem orationem promoventes. Con-
demnantes autem horum errorem, ut ajunt, alii pinguedinem
proponunt, quae proxime olei naturam accedit et eviden-
ter deprehendi poteft cujus fit temperamenti, quippe quae
in nobismetipfis confiftat, nec fallere nos queat. Nam in
fanis, inquiunt, et bene curatis corporibus multa provenit
pinguedo, quae ne infanus quidem frigida dixerit; talia enim
fieri robufta natura, quam omnes naturales philofophi cali-
dam effe rem confitentur. Sed his e diverfo quidam in
frigidis temperamentis pinguedinem provenire ajunt, velut
foeminae indicant, quique ociofam vitam tranfigunt. Jam
vero et inter gentes ubi frigus quidem fuperat, pingues; ubi
vero calor, graciles provenire homines afferunt, proferunt-
que exempla, Celtas, Thraces, Bithynos, Ponticos, Galatas,

Βιθυνούς καὶ Ποντικοὺς καὶ Γαλάτας, ἅμα μὲν ψυχρὰς
χώρας οἰκήτορας, εὐθὺς δὲ καὶ πιμελώδεις τοὐπίπαν·
Ἄραβας δὲ καὶ Λίβυας Αἰγυπτίους τε καὶ Αἰθίοπας,
ὅσοι τ᾿ ἄλλοι θερμὴν ἐποικοῦσι γῆν ἰσχνοὺς καὶ ξηροὺς
ἅπαντας. εἰσὶ δ᾿ οἳ καὶ χωρὶς κατὰ μέρος παραδειγμάτων
αὐτῷ τῷ καθόλου λόγῳ πρὸς ἀλλήλους ἀμφισβητοῦσιν, οἱ
μὲν μηδ᾿ ἂν γενέσθαι τὸν λιπαρὸν ἐν ἡμῖν χυμόν, εἰ μὴ
καλῶς ὑπὸ τῆς φύσεως αἱ τροφαὶ κατεργασθεῖεν, οἱ δὲ τοῦ-
τον μὲν ἐν ταῖς τροφαῖς περιέχεσθαι, καταναλίσκεσθαι δ᾿ ὑπὸ
τῆς ἐν ἡμῖν θερμασίας, ὥσπερ τοὔλαιον ὑπὸ τῆς φλογός, ἧς
ἀῤῥώστου γινομένης ἀθροίζεσθαι κατὰ τὸ σῶμα. τινὲς δὲ
αὐτῶν καὶ τὰ ζῶα παρατίθενται τῷ λόγῳ, τὰ μὲν φύσει ψυ-
χρότερα πιμελωδέστερα πάντα ὑπάρχοντα, καθάπερ ἄρκτοι
καὶ ὄϊες καὶ σύες, τὰ δ᾿ αὖ θερμότερα ξηρότερα καὶ ἀπίμελα,
καθάπερ λέοντές τε καὶ παρδάλεις καὶ κύνες. ἔτι τοίνυν ἀπὸ
τοῦ διαφθείρεσθαι βρεχομένας ἐλαίῳ μελίττας τε καὶ μυίας
καὶ σφῆκας καὶ μύρμηκας, οἱ μὲν ψυχρὸν, οἱ δὲ θερμὸν ἐπι-
δεικνύναι πειρῶνται τοὔλαιον, καὶ τινὲς μὲν ὑγρὸν, τινὲς δὲ
ξηρόν. ἄναιμα γὰρ ὄντα τὰ εἰρημένα ζῶα καὶ διὰ τοῦτο ψυ-

ficut frigidae regionis incolas, ita quoque in univerfum pin-
gues; Arabes vero, Libyos, Aegyptios, Aethiopes, quique
terram inhabitant calidam, graciles et aridos omnes. Non
nulli vero citra particularia exempla univerfali inter fefe
ratione contendunt, partim pinguem in nobis fuccum pro-
venire non poffe, nifi probe a natura cibi conficiantur affe-
rentes, partim in cibis quidem contineri confitentes, a noftro
tamen calore confumi velut a flamma oleum, qui ubi infir-
mior eft redditus, in corpore acervari. Sunt qui animantia
quoque in medium afferant, ut quae natura frigidiora funt,
pinguiora omnia reperiantur, ut urfi, oves, fues; quae cali-
diora itidem et ficciora gracilioraque et pinguitudine vacan-
tia, ut leones, pardales, canes. Praeterea inde adeo, quod
madefactae oleo apes, mufcae, vefpae, formicaeque inter-
eant, alii quidem calidum, alii frigidum comprobare ipfum
tentant, ac rurfum alii humidum atque alii ficcum. Etenim
quum jam dictae animantes exangues fint, ac proinde fri-

χρᾷ, τινὲς μὲν ἑτοίμως ὑπὸ ἐλαίου καταψύχεσθαί φασιν καὶ διὰ ταῦτ᾽ ἀποθνήσκειν· ἔνιοι δ᾽ ἐκθερμαινόμενα μὴ φέρειν τὴν εἰς τοὐναντίον μεταβολήν. καὶ δὴ καὶ ξηραινόμενα ἀμέτρως ἕτεροι διὰ τὸ φύσει προεξηράνθαι τῷ τῆς ἀμετρίας βλάπτεσθαι λόγῳ. ὑγραινόμενα δ᾽ ἕτεροι τῇ πρὸς τὴν φύσιν αὐτῶν ἐναντιότητι. τὸ μὲν οὖν ἐπὶ τῶν ἐντόμων ζώων εἰς τοὐναντίον ἀλλήλοις ἐπιχειρεῖν αὐτους, οὐδὲν ἂν ἴσως εἶναι θαυμαστόν· ὅτι δὲ κἀκ τῶν ἡμῖν αὐτοῖς συμβαινόντων εἰς ἑκάτερον (26) ἐπιχειροῦσιν, ἄξιον ἤδη θαυμάζειν. οἱ μὲν γὰρ μᾶλλον, οἱ δ᾽ ἧττον ἱδροῦν φάσκοντες, εἴ τις ἀλείψαιτο λουόμενος, οὔθ᾽ οἱ μᾶλλον εἰπόντες ὁμολογοῦσιν ἀλλήλοις ὑπὲρ τῆς καθόλου δυνάμεως οὔθ᾽ οἱ ἧττον. ἀλλὰ τῶν μὲν μᾶλλον ἱδροῦν φασκόντων ἡμᾶς ἔνιοι μὲν εἰς θερμότητα τὴν αἰτίαν ἀναφέρουσιν, ἔνιοι δ᾽ εἰς γλισχρότητα, τὸ μὲν θερμὸν τῇ φύσει προκλητικὸν ἱδρώτων φάσκοντες ὑπάρχειν οἱ πρότεροι, τὸ δὲ γλίσχρον οἱ δεύτεροι, θηρατικόν τε καὶ ἀθροιστικὸν γιγνόμενον τῶν τέως ἀπορρεόντων ἐν τάχει καὶ διὰ τοῦτο λανθανόντων τὴν αἴσθησιν, ἐπίδηλον οὕτως ἐργάζεσθαι τὸ

gidae, quidam eas celeriter refrigerari ajunt atque ita mori, quidam contra, dum excalefiunt, haud poffe in contrarium mutationem perferre. Quin et quod immoderate exiccantur, alii, quippe quum natura jam antea exiccata fint, immoderationis ratione offendi: alii vero quod humectentur, idque naturae contrarietate. Atque quod in infectis animantibus contraria invicem colligant, mirum fortaffis videri non debet· fed quod ex iis quae nobismetipfis accidunt in utramque partem differunt, id vero admiratione dignum eft. Quippe aliis plus, aliis minus fudare nos inquiunt, fi quis in balneo ungatur. Nec tamen hi qui plus afferunt de facultate ejus univerfall inter fefe conveniunt, neque hi qui minus. Verum ex iis qui plus nos fudare afferunt, quidam calori acceptum referunt, quidam vero vifcofitati, priores quidem calidum fudores provocare natum dicentes, vifcofum vero alteri: quippe venandi et acervandi eorum, quae hactenus celeriter deftuebant, proindeque fenfum fallebant,

Ed. Chart. XIII. [49. 5o.]   Ed. Baf. II. (26.)

πλῆθος τῶν ἱδρώτων. οἱ δ᾽ ἧττον ἱδροῦν φάσκοντες τοὺς
ἀλειψαμένους ἐν λουτροῖς καὶ γυμνασίοις οἱ μὲν ἐμπλαστικήν,
οἱ δὲ ψυκτικὴν αὐτῷ δύναμιν ἀνατιθέασιν. καὶ μὲν δὴ κἀκ
τῶν φαινομένων οἱ μὲν ξηραίνειν, οἱ δ᾽ ὑγραίνειν αὐτό φασιν·
ὑγραίνειν μὲν ὅσοι πλέον ἱδροῦν ὑπολαμβάνουσι τοὺς ἠλειμ-
μένους, ξηραίνειν δὲ καὶ ἕτεροι. καὶ δὴ καὶ ἀπεριψύκτους δια-
φυλάττειν τοὺς ἀλειψαμένους, οἱ μὲν τῷ πάχει τε καὶ τῇ
γλισχρότητι δίκην ἀμφιέσματός τινος ἢ προβλήματος εἶργον
τὸ κρύος, οἱ δὲ τῇ φυσικῇ θερμότητι καὶ τὰ πλησιάζοντα
συνεκθερμαῖνον. ἔτι τοίνυν ἐκ τοῦ μὴ βλάπτειν μηδ᾽ ἐξαλεί-
φειν αὐτὸ τὰ διὰ τοῦ μέλανος ἐν τοῖς βιβλίοις γραφόμενα,
καίτοι τῶν γε ἄλλων ὑγρῶν ἀπάντων ἐξαλειφόντων, οἱ μὲν
ξηράν τε καὶ οἷον ἄνικμον αὐτοῦ τὴν φύσιν εἶναί φασιν, ὁμοίως
ψάμμῳ τε καὶ σποδιᾷ, τινὲς δὲ καὶ παχυμερέστερον καὶ ἀκα-
τέργαστον. οὕτω δὲ καὶ τὸ μὴ μίγνυσθαι τοῖς ἄλλοις οἱ μὲν
εἰς κουφότητα καὶ λεπτομέρειαν, οἱ δὲ εἰς γλισχρότητα καὶ
πάχος ἀναφέρουσιν, ἐπεὶ τοῖς γε ὁμοίως χυλοῖς μίγνυσθαι,
καθάπερ καὶ τῷ τῆς μαλάχης ἀφεψήματι. [5o] τὰ δ᾽ αὐτὰ καὶ

facultatem obtinens, manifeſtam ita ſudorum copiam effi-
cere. Porro qui minus ſudare volunt eos qui aut in bal-
neis, aut exercitiis unguntur, alii quidem illinendi faculta-
tem, alii vero refrigerandi vim illi attribuunt. Quin etiam
ex apparentibus alii reſiccare, alii humectare ipſum dicunt:
humectare quidem, quotquot plus ſudare inunctos cenſent,
reſiccare vero alii. Quin imo et quod a frigore tueatur
iunctos, aliis quidem craſſitie viſcoſitateque inſtar veſti-
menti aut munimenti frigus arcere, alii vero per calorem
naturalem contracta concaleſacere referunt. Porro etiam
ex eo quod quae in libris de atramento conſcripta ſunt,
nihil vitiet aut deleat, haud aliter quam arena cinisque, quum
reliqua liquida omnia deleant, quidam ſiccam et velut exuc-
cam ejus naturam adſtruunt, quidam vero partium craſſio-
rum ac minus elaboratarum. Sic et quod aliis non com-
miſceatur, hoc alii quidem levitati partiumque tenuitati,
alii vero craſſitudini viſcoſitatique adſcribunt, quum ſuccis
ſui ſimilibus miſceatur, ut malvae decocto. Eadem aſſerunt

περὶ τοῦ μὴ καλῶς ἐλαίῳ δεύεσθαι τὴν γῆν, καίτοι τοῖς ἄλλοις
ὑγροῖς βρεχομένην, οἷον ὕδατι καὶ οἴνῳ καὶ ὄξει. τινὲς μὲν
κἀνταῦθα τὸ ξηρὸν τῆς οὐσίας, ἔνιοι δὲ τὸ λεπτομερὲς,
εἰσὶ δ᾽ οἳ τὸ παχυμερὲς αἰτιῶνται, διεξέρχεσθαι μὲν τοὺς
πόρους τῆς γῆς ἀψαυστὶ φάσκοντες οἱ τὴν λεπτομέρειαν
αἰτιώμενοι, τὴν ἀρχὴν δὲ μηδ᾽ ἐμπίπτειν εἰς αὐτοὺς οἱ
τὴν παχυμέρειαν. ἔστι δ᾽ οὐδετέρους ἐλέγξαι, κατ᾽ ἀμφο-
τέρας τὰς αἰτίας δυναμένων τινῶν καὶ μὴ μίγνυσθαι τοῖς
πέλας, εἴ γε καὶ τῶν φυσικῶν ἐνίοις ἡ συμμετρία τῶν πό-
ρων αἰτία τῆς μίξεως εἶναι δοκεῖ. κἀγὼ μὲν νῦν ἐπὶ κε-
φαλαίων αὐτὰ διέρχομαι, τὰς ἀφορμὰς τῶν ἐπιχειρημάτων
ἀναμιμνήσκων μόνας. εἰ δέ τις ἐκτείνειν ἕκαστον ἐθέλοι καὶ
κατασκευάζειν ἑκατέρωθεν, οὐ μίαν οὕτω γε βίβλον, ἀλλὰ
παμπόλλας ἄν οἶμαι πληρώσειν αὐτόν. πάρεστι δὲ ἤδη
σκοπεῖν ὡς οὐ μακρὰ μόνον ἡ τοιαύτη πλάνη τῶν λόγων,
ἀνεκτὸν γὰρ ἂν ἦν, ἀλλὰ καὶ μέχρι τῆς ἄκρας ἀνερχομένη
φυσιολογίας, ἐνίοτε δὲ καὶ δύσκριτον. εἰ δ᾽ ὅτι καὶ παν-

et de hoc, quod terra non probe oleo irrigetur, tametfi aliis
liquoribus madefcat, ut vino, aqua, aceto. Ac nonnulli qui-
dem hic effentiae caufantur ficcitatem, alii tenuitatem, funt
qui craffitiem. Etenim qui tenuitatem pro caufa afferunt,
intactos tranfire meatus ajunt: at qui craffitiem, omnino ne
ingredi quidem illos afferunt. Neutros vero arguere queas,
quum utraque de caufa quaedam ne propinquis commifcean-
tur prohiberi poffint: fiquidem phyficorum nonnullis mea-
tuum commoderatio mixtionis effe caufa videtur. Atque
ego nunc fane illa in fumma tantum relatis folis ratioci-
nationum occafionibus commemoro. Quod fi quis figillatim
unumquodque extendere velit, atque hinc inde in utramque
partem differere, non unum ille volumen, fed etiam com-
plura meo judicio explebit. Licet enim vel jam nunc pro-
fpicere, quod non longus folum orationis hic evafurus fit
error, tolerari enim poffet, verum quod fummam etiam in-
terim attinget phyfiologiam, quandoque vero et difficilis
qui difcernatur. Porro fi cui etiam conftaret omnino inuti-

τάπασιν ἄχρηστος ἰατροῖς εἰδείη τις, ἔτι καὶ μᾶλλον, οἶμαι,
φεύξεται τὴν τοιαύτην ὁδὸν τῶν λόγων. οὔτε γὰρ ἁπλῶς
εἰ θερμὸν, ἢ ψυχρὸν, ἢ ξηρὸν, ἢ ὑγρὸν ἐστιν ἕκαστον τῶν
φαρμάκων ζητοῦμεν οὔτ᾽ εἰ μυρμήκων, ἢ σφηκῶν, ἢ με-
λιττῶν ἤ τινος ἄλλου τῶν ζώων ὑγραντικὸν, ἢ ξηραντι-
κὸν, ἢ θερμαντικὸν, ἢ ψυκτικόν ἐστιν, ἀλλ᾽ ὅπως ἔχει
πρὸς ἀνθρώπινον σῶμα. παρὸν οὖν ἐπ᾽ ἀνθρώπων ποιεῖ-
σθαι τὴν βάσανον, οὐ καλῶς ἐκτρέπονται πρὸς ἕτερα.

Κεφ. κα'. Βάσανος δ᾽ ὀρθὴ πρῶτον μὲν ἡ ἐπὶ τῶν
εὐκράτων σωμάτων, ἐφεξῆς δ᾽ ἡ ἐπὶ τῶν δυσκράτων, εἶθ᾽, ὡς
εἴρηται πολλάκις ἡμῖν καὶ πρόσθεν, ἡ ἐπὶ τῶν θερμῶν καὶ
ψυχρῶν καὶ ξηρῶν καὶ ὑγρῶν νοσημάτων. ἐν οἷς προσέχειν
τὸν νοῦν ἠξιοῦμεν καὶ ὡς διορίζεσθαι τὸ καθ᾽ ἑαυτό τι δρῶν
τοῦ κατὰ συμβεβηκός. ἔσεσθαι δὲ τοῦτο πρῶτον μὲν, εἰ
ἁπλοῖς ὡς ἕνι μάλιστα προσφέραιτο πάθεσιν, δεύτερον δὲ
εἰ εὐθὺς τοῦτο ἐξ ἀρχῆς αἰσθητῶς ἐμφαίνοι τὴν ἑαυτοῦ δύνα-
μιν, ἢ μετὰ χρόνον, ἢ καὶ τελέως ἀρθὲν, ὥσπερ τὸ τῆς θερ-

lem effe medicis, longe etiam magis eam rationum viam, ar-
bitror, effugeret. Non enim abfolute an calidum, frigidum,
humidum, ficcumve unumquodque medicamentorum fit in-
quirimus: neque an formicas, apes, vefpas, aut aliud ani-
malium humectare valeat aut reficcare, calefacere, aut frige-
facere, fed quomodo ad corpus fe habeat humanum. Quum
liceat igitur in hominibus ipfis experimentum capere, non
recte ad alia convertuntur.

    Cap. XXI. At recta experiundi ratio in primis
quidem ea eft quae in corporibus habetur temperatis, deinde
ea quae in intemperatis, mox ut faepenumero antea monui-
mus, quae in calidis, frigidis, humidis ac ficcis morbis. Ubi
animum advertere juffimus, ut quod per fefe quid ageret ab
eo quod ex accidenti diftingueretur. Id quod futurum eft
primum quidem fi quam fieri poteft fimplicibus affectibus
admoveas; deinde fi an protinus ab initio quod fenfu poffit
percipi, fuam vim exerat confideres, an poft temporis ali-
quantum, aut denique ubi ablatum fuerit, velut aqua frigida,

μασίας ἐπανάκλησιν ἐργαζόμενον ὕδωρ ψυχρον, ἔτι τε πρὸς
τούτοις ἄμικτον ἑτέρας ποιότητος, εἰς ὅσον οἶόν τε δυνατὸν
ἐργάσασθαι τὸ τοιοῦτον. πῶς μὲν οὖν ἄν τις ἔλαιον ἐργάζη-
ται τοιοῦτον λέλεκται καὶ πρόσθεν· πῶς δ᾽ ἄν τις ἁπλῷ
νοσήματι προσφέροι, νῦν εἰρήσεται, τοσοῦτον ἀναμνησάντων
ἡμῶν πρότερον, ὡς ἐν ταῖς τῶν νοσημάτων διαφοραῖς ἐδεί-
κνυτο, τινὰ μὲν ἐπὶ τὸ θερμότερον ἐκτετράφθαι σώματα χωρὶς
κακοχυμίας τινὸς ἢ στήθους ἢ σπλάγχνου φλεγμονῆς, ὥσπερ
ἐν ταῖς σφοδραῖς ἐγκαύσεσιν εἴωθεν γίγνεσθαι, τινὰ δὲ ἐπὶ
τὸ ψυχρότερον, ὡς ἐν τοῖς καλουμένοις ἤδη συνήθως ὑπὸ
πάντων ἀνθρώπων ψυγμοῖς. ἐν δὴ ταῖς τοιαύταις διαθέσεσιν
ἔλαιον προσφέρων ἐξευρήσεις ἐναργῶς εἴτε θερμαίνειν ἡμᾶς
πέφυκεν εἴτε καὶ ψύχειν. ἔστω δὲ δηλονότι πάσης ἐπικτήτου
ποιότητος ἰσχυρᾶς ἀπηλλαγμένον. ἀεὶ γὰρ ἐπὶ παντὸς φαρ-
μάκου μεμνῆσθαι χρὴ τούτου. τὸ μὲν κεφάλαιον τοῦ λόγου
τουτί· τὸ δ᾽ ἔργον αὐτὸ τὸ γιγνόμενον ἢ πέτρα δείκνυσιν.
οἱ μὲν ἐγκεκαυμένοι πρὸς τὸ μὴ παύεσθαι τῆς θέρμης ἔτι καὶ
ἀσωδέστεροι γίγνονται καὶ τοῦ χρόνου προϊόντος θερμότεροι.

quae caloris efficit revocationem, ad haec alienae qualitatis
mixturae expers ut fit danda quam maxime opera eſt. Quo-
modo ergo oleum quis tale efficiat fupra poſitum eſt: verum
quomodo fimplici morbo applicari queat, nunc dicemus, id
modo prius commemorantes quod in morborum differentiis
oſtenfum eſt, corpora quaedam ad calidius verſa videri citra
aut cacochymiam quandam, aut pectoris viſcerisve inflam-
mationem, velut in ingentibus exuſtionibus evenire folet.
Quaedam vero ad frigidius, ut in vocatis jam paffim con-
fueto nomine perfrictionibus. In talibus utique affectioni-
bus fi oleum adhibeas, manifeſto comperies refrigerare nos
an calefacere fit natum. Sed illud tamen conſtet, ut omni
prorfum aliena vacet qualitate vehementi; id enim perpe-
tuo in omni medicamento memoria tenere oportet. Atque
haec quidem fumma eſt rationis. At opus ipfum quod per-
ficitur experientia commonſtrat. Nam qui ardore tenentur
tantum abeſt ut a colore liberentur, ut etiam faſtidioſiores
et procedente tempore calidiores evadant. At algentibus ex

Ed. Chart. XIII. [50. 51.]　　　　　　　Ed. Baf. II. (26.)

τοῖς ἐψυγμένοις δὲ σαφῶς οὐδὲν εἰς ὠφέλειαν ἢ βλάβος ἐξ
ἐλαίου χρίσεως ἀποβαίνει. ᾧ καὶ δῆλον ὡς εἰ καὶ θερμαίνειν
[51] ἡμᾶς πέφυκεν, ἀλλ᾽ οὐκ ἔτι γε σφοδρῶς ἢ ἐναργῶς,
ὥσπερ ῥητίνη καὶ πίττα καὶ ἄσφαλτος. ἀκούειν δέ σε χρὴ νῦν
οὔτε ξηρὰν ῥητίνην ἢ πίτταν ἢ ἄσφαλτον, οὐ γὰρ ἂν οὐδὲ
ἀλείψαιτό τις αὐταῖς, οὐ μὴν οὐδὲ τὰς ἐν ἡλίῳ τετηκυίας,
οὐ γὰρ ἁπλοῦν ἔτι τό γε τοιοῦτον οὐδ᾽ αὐτοφυὲς ἄν εἴη
φάρμακον, ἀλλὰ ῥητίνην μὲν ἤτοι τὴν αὐτόρρυτον ὀνομαζο-
μένην, ἢ τὴν τερμινθίνην τε καὶ σχινίνην ὑγρὰν ἔτι καὶ πρόσ-
φατον, ἢ τῆς πευκίνης τὴν ἐφισταμένην ἄνωθεν τοῖς κεραμίοις
ἐλαιώδη· πίττης δὲ τὴν ὑγράν. καὶ μᾶλλον ἔτι τὸ κατ᾽ αὐτῆς
ἐποχούμενον ἐλαιῶδες, ὃ δὴ πίσσανθον ὀνομάζουσιν. ἔστι
γὰρ ὄντως οἷον ἄνθος τι πίττης. οὕτω δὲ καὶ ἄσφαλτον τὴν
ὑγράν, ἔτι τὴν ἐκ Μηδείας. ἅπαντα γὰρ ταῦτα λιπαρὰ μέν
ἐστιν καὶ πλεῖστον τῆς ἐλαιώδους ἔχοντα φύσεως, ἐναργῶς
μέντοι θερμαίνει, καθάπερ ἥ τε στακτὴ σμύρνα καὶ τὸ πεύ-
κινον, ἢ ἀρκεύθινον, ἢ τὸ κέδρινον καὶ τὸ δάφνινον ἔλαιον,
ἕτερά τε τοιαῦτα, σαφῶς μὲν ἐκθερμαίνει τοὺς ἐψυγμένους,

olei inunctione clara nulla aut noxa aut utilitas affertur,
unde liquet quod et fi calefacere fit natum, certe non ad-
modum id poffe nec evidenter ficuti refina, pix, bitumen.
Inaudienda eft nunc pix non ficca: itidem nec refina, nec
bitumen ficcum: nec enim in ipfis inungi quis poffit, neque
item quae fol liquarit, quippe haec nec fimplicia nec fponte
nata funt medicamenta, verum refina quae fponte fluens di-
citur aut terebinthina aut lentifcina, quae liquida etiam-
num ac recens fit, aut ex pinea, quae in fictilibus fuperne
olei ritu innatat: pix autem liquida, aut potius quod oleo-
fum in ea fuperne fluitat, quod utique picis florem nuncu-
pant, eft enim re vera tanquam picis flos; fic bitumen ad-
huc liquidum, quod ex Medea exportatur; omnia enim haec
pinguia funt plurimumque oleofae naturae poffident, veluti
myrrha, ftacte et picinum, juniperinum, cedrinum, lauri-
numque oleum et alia ejusmodi clariffime refrigeratos reca-

ἐσχάτως δ᾽ ἀνιᾷ τοὺς ἐγκεκαυμένους. ταῦτα μὲν οὖν ἑκατέ-
ρωθεν ὁμολογεῖται θερμαίνειν. ἔλαιον δὲ οὐδ᾽ ἑτέρωθεν
ἰσχυρῶς οὔτε τοὺς κατεψυγμένους ἐκθερμαίνειν οὔτε βλά-
πτειν τοὺς ἐγκεκαυμένους. οὐ μὴν οὐδ᾽ ἀσαφῶς γε τοῖς ἐπ᾽
ἐγκαύσει πυρέξασιν ἄσης γέ τινος αἴτιον γίγνεται καὶ τὴν
θερμότητα παραύξειν φαίνεται, καθάπερ κἂν τοῖς ἀκριβέσιν
ἐρυσιπέλασιν. ἔστι δὲ δήπου ταῦτα χολώδη ῥεύματα, σαφῶς
γὰρ δήπου καὶ ἐν αὐτοῖς τούτοις αὐξάνειν τὴν θερμασίαν, εἰ
καὶ ψυχρὸν ἐσχάτως αὐτὸ προσάγαις. ἐπὶ μὲν γὰρ τῶν ἐγκαύ-
σεων, εἰ χωρὶς ἀλῶν εἴη, καὶ ἄλλως λελευκασμένον ἔχει τινὰ
παραμυθίαν ψυχρὸν καταντλούμενον. ἐπὶ δὲ τῶν ἐρυσιπελά-
των ὅπως ἂν ᾖ ψυχρὸν οὐδὲν ὀνίνησιν, ἀλλὰ καὶ βλάπτειν
πέφυκε, τὰ (27) μὲν ἐκ χολώδους ῥεύματος ἀκριβῶς ἅπαντα
μεγίστας βλάβας, τὰ δ᾽ ἐξ αἵματος αὐτῷ μεμιγμένου μικρο-
τέρας μὲν, οὐ μὴν τὰς ἐπιτυχούσας γε οὐδὲ ταύτας. ἧττον
δὲ τούτων, ἐναργῶς δ᾽ οὖν ἔτι καὶ τὰς ζεούσας ἀνιᾷ φλεγμο-
νὰς, ἐξ ὧν ἁπάντων τεκμαιρομένῳ μοι θερμότητα παραπλη-
σίαν ἀνάπτειν ἔδοξεν οἷσπερ ἂν ὁμιλήσαν τύχῃ. φαίνεται

lefaciunt, exaeftuantes vero fumme excruciant. Atque haec
quidem utrisque excalefacere confeffum eft. At oleum
nentris admodum, neque refrigeratos fcilicet excalefacere
nec excalefactos offendere. Non tamen obfcure iis qui ex
ardore febricitant, faftidii cujusdam caufa eft caloremque
augere apparet, quemadmodum in exquifitis eryfipelatis,
quippe quae biliofae funt fluxiones; manifefto enim in his
calorem adauget, etiamfi applicetur vel frigidiffimum. Et-
enim in arboribus, fi falis fit expers et alioqui etiam candi-
dum, nonnullum fane folatium, fi modo frigidum perfun-
datur, affert, in eryfipelatis autem quantumvis fit frigidum
nihil juverit. Caeterum laedere omnes quae ex pura bile
funt fluxiones vel maxime eft natum; at quae ex fanguine
illi permixto conftant, has quidem minus, non tamen vul-
gariter. Porro iftis etiam minus, fed tamen perfpicuo, af-
fligit inflammationes etiamnum ferventes. Ex quibus omni-
bus conjecturam ducenti vifum eft tandem calorem parem

γοῦν τοῖς μὲν μετρίως θερμοῖς σώμασιν προσφερόμενον με-
τρίως θερμαίνειν αὐτά, τοῖς δ᾽ ἰσχυρῶς ἰσχυρὰν τὴν θερ-
μασίαν ἀνάπτον.

Κεφ. κβ'. Εἴρηται μὲν οὖν ἤδη κἀν τῷ τρίτῳ περὶ
κράσεων, εἰρήσεται δὲ καὶ νῦν ὡς ἕκαστα τῶν προσφερο-
μένων τῷ σώματι φαρμάκων, ἃ δὴ καὶ θερμὰ ταῖς δυνά-
μεσιν ὑπάρχειν ἔφαμεν, ἀρχὴν τοῦ θερμαίνεσθαι παρ᾽ ἡμῶν
λαμβάνοντα, τὰ μὲν ὡσαύτως ἡμᾶς ἀντιθερμαίνει, τὰ δὲ
σφοδρότερον. ἐκ δὴ τῶν εἰς ἴσον ἀντιθερμαινόντων ἐφάνη
μοι τοὔλαιον ἐπισκοποῦντι τὰς κατὰ μέρος αὐτοῦ δυνά-
μεις. εὕρισκον γὰρ ἀεὶ χλιαρὰν μὲν ἐν τοῖς μετρίως θερ-
μοῖς σώμασιν ἀπεργαζόμενον αὐτὸ θερμότητα, ζέουσαν δ᾽
ἐν τοῖς ζέουσιν. ἐφαίνετο δέ μοι διὰ τοῦτο καὶ σπασμοὺς
καὶ τρόμους, ἀναισθησίας τε καὶ δυσαισθησίας, μήτ᾽ ὠφε-
λεῖν μηδὲν ἀξιόλογον μήτε βλάπτειν. ὠφελεῖν μὲν γὰρ οὐκ
ἠδύνατο τῷ μὴ θερμαίνειν ἰσχυρῶς, βλάπτειν δ᾽ οὐκ ἦν
ἱκανὸν, ὅτι μηδ᾽ ὅλως ἔψυχεν, ἐπικτήτου μὲν θερμότητος
ἰσχυρᾶς λαβόμενον ἱκανῶς ὠφελεῖν· ἐπειδὰν εἰς πυέλους

eis quibus applicatur accendere. Apparet enim corporibus
mediocriter calidis admotum moderate illa excalefacere,
vehementer autem calidis, validum accendere calorem.

Cap. XXII. Dictum eſt igitur in tertio de tempera-
mentis venitque nunc iterum dicendum, quod unumquod-
que medicamentorum quae corpori applicantur, quae qui-
dem calida eſſe facultatibus diximus, caloris ſui principium
a nobis accipiens, partim ſimiliter nos recalefacit, partim
valentius. Atque ex iis quae nos aequaliter recalefaciunt
oleum mihi eſſe viſum eſt, particulares ejus vires inſpi-
cienti; comperi enim perpetuo calorem efficere tepidum in
iis quae mediocriter eſſent calida, ferventem in ferventibus.
Proindeque mihi eſt viſum neque convulſiones neque tre-
mores neque ſenſum tum difficilem tum deperditum ma-
guopere aut juvare aut laedere, quippe juvare nequibat,
quum valenter excalefacere non poſſet, nec laedere item
valebat, quum omnino non refrigeraret. At ubi adſciti-
tium comparaſſet calorem vehementem, multum prodeſſe,

ἐλαίου θερμοῦ ῥίζας τινὰς, ἢ πόας θερμαντικὰς ἐναφεψη-
μένας ἔχοντας, τοὺς οὕτω πεπονθότας ἐμβιβά[52]ζοιμεν.
ὅθεν εὐλόγως οἷον ὕλη τίς ἐστιν τῶν ἄλλων φαρμάκων.
ἄν τε γὰρ ψυχρὰ μίξῃς αὐτῷ, ψυχρὸν ἔσται τὸ μικτὸν,
ἄν τε θερμὰ, θερμόν. ὃ γὰρ ἂν ἐκ τῆς μέσης ὑπάρχῃ κρά-
σεως, ὑπηρετεῖ τοῖς ἄκροις ἑκατέροις, ὡς μήτ᾽ εἰ θερμῷ
μιχθείη ψυχρὸν, τὸ μιχθὲν ἐξ ἀμφοῖν ἀπεργάσασθαι δυνά-
μενον, ὅτι μηδ᾽ αὐτὸ ψυχρόν ἐστιν μήτ᾽ εἰ ψυχρῷ θερ-
μὸν, οὐδὲ γὰρ θερμὸν ὑπάρχει. καὶ κατὰ τοῦτο εὐλόγως
οἱ μὲν θερμαίνειν αὐτὸ φάσκουσιν ἡμᾶς, οἱ δὲ οὐ θερμαί-
νειν. θερμαίνειν μὲν γὰρ ἂν δόξειε εἰς ἴσην τῷ θερμαίνοντι
σώματι θερμασίαν ἀφικνούμενον, ἀντιθερμαίνειν γοῦν δύνα-
ται ταύτῃ. τῷ δὲ μὴ προσαυξάνειν ἣν κατέλαβε θέρμην,
οὐκ ἂν δόξειε θερμαίνειν. οὐ γὰρ τὸ φυλάττειν ἣν εὗριν,
ἀλλὰ τὸ παραύξειν ἔργον εἶναι τοῦ θερμαίνοντος.

Κεφ. κγ᾽. Ἀρχαὶ δὲ τῆς τοιαύτης ἀμφισβητήσιως
τρεῖς εἰσι, τό τε μὴ διορίσασθαι τὰ γένη τῶν θερμαίνειν

nempe ubi in alveolos olei calidi, in quo radices quaedam,
aut herbae calefaciendi facultate pollentes incoctae erant, ita
affectos demififfemus. Unde merito velut materia quaedam
caeterorum fuerit medicamentorum: nam fi frigida illi
commifceas, frigidum efficietur quod mixtum erit, fin calida,
calidum. Quod enim ex media temperie eft, utrisque
fummis infervit, utpote quod fi calido commifceatur, id
quod ex ambobus mixtum erit, frigidum efficere non valeat,
nempe quum ipfum non fit frigidum neque fi frigido, cali-
dum, quippe quum ipfum non fit calidum. Itaque non
immerito alii calefacere ipfum ajunt, alii vero negant. Ca-
lefacere enim videatur, quum ad parem calefacienti corpori
calorem pervenit; hac enim ratione recalefacere rurfum
poteft, quod vero quam acceperat augere caliditatem non
poteft, haudquaquam calefacere videatur, quippe quum non
quam acceperit fervare, fed augere calefacientis fit opus.
Cap. XXIII. Ejusmodi porro ambiguitatis tria funt
principia. Quod non diftinxerint genera eorum, quae nos

ἡμᾶς λεγομένων καὶ τὸ ταῖς ὁμωνυμίαις χρῆσθαι συγκεχυμέ-
νως καὶ τὸ μηδεμίαν ἀπολιπεῖν μεσότητα. Θερμαίνειν μὲν
οὖν ἡμᾶς λέγεται τά τ᾽ ἐνεργείᾳ θερμὰ, καθάπερ τὸ πῦρ
αὐτὸ καὶ τὰ δυνάμει· καὶ τῶν δυνάμει θερμῶν τὰ μὲν ὡς
τροφαὶ, τὰ δ᾽ ὡς φάρμακα, τὰ δ᾽ ὡς σκεπάσματα. τὸ θερ-
μὸν δ᾽ αὐτὸ, τό τε κατ᾽ ἐνέργειαν ἤδη τοιοῦτον οὕτως ὀνο-
μάζειν εἰθίσμεθα καὶ τὸ κατὰ δύναμιν, ὡς πολλάκις εἴρηται
καὶ πρόσθεν. ἀλλὰ τὸ μὲν κατ᾽ ἐνέργειαν τό θ᾽ ἁπλῶς θερ-
μὸν, οἷον τὸ πῦρ καὶ τὸ κατ᾽ ἐπικράτησιν, οἷον τὸ ζῶον,
καὶ τὸ πρὸς τὸ σύμμετρον ὁμογενὲς παραβαλλόμενον καὶ
τὸ πρὸς ὁτιοῦν τὸ ἐπιτυχόν. τὸ δὲ κατὰ δύναμιν πρῶτον
μὲν ἀντιδιαιρεῖται τοῦ κατὰ συμβεβηκὸς, εἶθ᾽ ἑξῆς τοσαύτας
ἔχει σημαινομένων διαφορὰς, ὅσας περ καὶ τὸ κατ᾽ ἐνέργειαν
θερμόν. οἷον γὰρ ὕλη τις ἐπιτήδειος ὑπάρχουσα τῷ κατ᾽
ἐνέργειαν θερμῷ, τὸ μέν τι τοῖς ἁπλῶς ὀνομαζομένοις θερ-
μοῖς, τὸ δέ τι τοῖς κατ᾽ ἐπικράτησιν. ἄλλο δέ τι πρὸς τὸ
σύμμετρον ὁμογενὲς ἢ ὁμοειδὲς ἢ ὁτιοῦν τὸ ἐπιτυχὸν παρα-
βαλλομένοις οἰκεία γίνοιτ᾽ ἂν ὕλη. διὸ καὶ τὰ πρὸς ἄνθρω-

excalefacere dicuntur et quod homonymiis utantur confuſe,
et quod nihil relinquant medium. Itaque calefacere nos
dicuntur et quae energia ſunt calida, ut ignis, et quae po-
teſtate. Tum quae poteſtate ſunt calida, partim alimenta
ſunt, partim medicamenta, partim tegumenta. Porro ca-
lidum quoque ipſum et quod actu tale eſt, ita nominare con-
ſuevimus, et quod poteſtate, velut ſubinde ante monuimus.
Sed et calidum actu eſt et quod ſimpliciter eſt ealidum, ut
ignis, et quod per exuperantiam, ut animal, et quod ad ſui
generis ſymmetrum comparatur, et quod ad quid obvium.
At quod poteſtate dicitur, primum quidem diſtinguitur con-
tra id, quod eſt ex accidenti, deinde totidem habet ſignifi-
cationum differentias, quot actu calidum. Etenim quum
ſit velut apta quaedam materia ei quod eſt aetu calidum,
partim ad ea, quae abſolute calida nuncupantur, partim ad
ea, quae per excellentiam quandam, tum ad quiddam ſui ge-
neris aut ſpeciei, denique et ad obvium quidvis collatum
propria utique fuerit materia. Quocirca quum ea conſi-

πον σκοπουμένους ἠξιοῦμεν ἀποχωρῆσαι τῶν ἄλλων ἁπάν-
των. ἐν τούτοις τε οὖν ἅπασιν ἁμαρτάνουσιν οἱ περὶ φαρ-
μάκων δυνάμεως ἐπισκεψάμενοι καὶ πρὸς τούτοις ἔτι παρ-
ερχόμενοι τὰς μεσότητος, ἔν τε ταῖς κατὰ φύσιν ἡμῶν
κράσεσιν, ὡς ἐν τοῖς περὶ κράσεων ὑπομνήμασιν ἐδείξαμεν,
ἔν τε ταῖς τῶν φαρμάκων ἐξετάσεσιν. ὡς γὰρ ἤτοι θερμὸν
εἶναι δέον ἐξ ἀνάγκης τὸ δοκιμαζόμενον φάρμακον, ἢ
ξηρὸν, ἢ ὑγρὸν, ἢ ψυχρὸν, οὕτω ποιοῦνται τοὺς λόγους,
ὥσπερ οὐκ ἐνδεχόμενον ἐν τῷ μεταξύ τι τῶν θερμαινόντων
τε καὶ ψυχόντων ἡμᾶς τετάχθαι καί τι ἕτερον ἐν τῷ με-
ταξὺ τῶν ξηραινόντων τε καὶ ὑγραινόντων. οὕτω δ᾽ εἰσὶν
ἠλίθιοί τινες ὡς μηδ᾽ ἀκούσαντες τἀληθὲς ἀκολουθῆσαι
δύνασθαι. τινὰς γοῦν οἶδα καὶ ἀντιλέγειν ἐπιχειροῦντας
ὡς οὐδὲν εἴη μέσον τὴν κρᾶσιν.

Κεφ. κδ'. [53] Ἀλλὰ πρὸς μὲν τούτους ἔν τε τῷ
περὶ κράσεων εἴρηται τὰ προσήκοντα κἀν τοῖς ἐφεξῆς οὐ-
δὲν ἧττον εἰρήσεται. τέλος δ᾽ ἐπιθεῖναι σπεύδων τῷ παρόντι

deremus calida, quae referuntur ad hominem, ut alia pror-
fum omittantur, aequum exiſtimamus. In iſtis ergo omni-
bus peccare folent qui de medicamentorum facultatibus
conſiderant: et praeterea quod mediocritates tum in natu-
ralibus noſtris temperamentis, ut in opere de temperamentis
oſtendimus, tum in medicamentis expendendis praetereant.
Siquidem tanquam neceſſario id cujus perpenditur facultas,
medicamentum aut calidum, aut frigidum, aut humidum aut
ficcum eſſe debeat, ita verba ipſi faciunt, ac ſi non fieri
poſſet ut in calefacientium nos ac refrigerantium medio
quiddam confiſtat, atque aliud rurfus inter exiccantia et
humectantia. Adeo invenire eſt quosdam ſtupidos, ut ne
ubi audierint quidem veritatem, aſſequi poſſint. Itaque
quosdam etiam novi qui contra contendere aſtruereque co-
narentur, nihil temperamento eſſe medium.

Cap. XXIV　Verum hos in libris de temperamentis
juſtis confutavimus rationibus, nihil lecius idem in fequen-
tibus facturi. Hic autem libro finem jam imponere ſtudens

λογῳ πάλιν ἐπὶ τοὔλαιον ἐπάνειμι. συμβέβηκεν γὰρ αὐτῷ
καὶ ὡς τροφῇ μὲν ἴσως θερμαίνειν ἡμᾶς, ἐπειδὰν εἴσω τοῦ
σώματος λαμβάνηται. δοκεῖ γάρ τισιν οὐκ ἀδοκίμοις ἰατροῖς
καὶ φιλοσόφοις γίγνεσθαί τις ὥσπερ ἐκ τῶν σιτίων, οὕτω
καὶ ἐξ ἐλαίου πρόσθεσις τοῦ σώματος. συμβέβηκε δὲ καὶ ὡς
φαρμάκῳ μέσῳ πως εἶναι τῶν θερμαινόντων τε καὶ ψυχόντων
ἡμᾶς, ὑπάρχει δ' αὐτῷ καὶ ὡς σκεπάσματι θερμαίνειν ἡμᾶς,
καὶ ἥ γε κυριωτάτη μάλιστα εἰκὼν τῆς φύσεώς αὐτοῦ τοιαύτη
τις εἶναί μοι δοκεῖ. ὡς γὰρ καὶ τῶν ἀμφιεσμάτων ἕκαστον
ὑφ' ἡμῶν αὐτῶν θερμαινόμενον ἀντιθερμαίνειν ἡμᾶς πέφυ-
κεν, οὕτω καὶ τοὔλαιον. ἀλλ' ὥσπερ ἐκείνων οὐδὲν αὐτοῦ
τοῦ θερμαίνοντος σώματος γίγνεται θερμότερον, οὕτως οὐδὲ
τοὔλαιον. ὅλον δ' ἄν σοι τὸ πρᾶγμα νοηθείη καλῶς οὐκ
εἰς τὰ παρόντα μόνον, ἀλλὰ καὶ εἰς τὰ μέλλοντα σύμπαντα
χρήσιμον ἐσόμενον, εἰ ἀναμνησθείης αὐτοῦ τοῦ περιέχοντος
ἡμᾶς ἀέρος, ποτὲ μὲν ψυχροτέρου γιγνομένου τῆς ἐν ἡμῖν
θερμότητος εἰς τοσοῦτον ὡς προβλημάτων τέ τινων καὶ σκε-
πασμάτων δεῖσθαι πρὸς αὐτὸν, ἐνίοτε δὲ θερμοτέρου πάλιν
εἰς τοσοῦτον ὡς μὴ δύνασθαι φέρειν, ἀλλ' ὑποφεύγειν εἰς

ad oleum revertor. Accidit enim illi ut fortaffis tanquam
alimentum nos calefacit, ubi fcilicet intra corpus affumi-
tur: probatis enim quibusdam tum medicis tum philofo-
phis ficut ex cibis, ita ex oleo corpori fieri appofitionem
vifum eft. Accidit vero illi ut tanquam medicamentum
medium fit nos calefacientium et refrigerantium: tum etiam
velut tegmen nos calefaciat naturaeque ejus vel maxime
propria effe imago videtur ejusmodi. Nam quemadmodum
veftimenta a nobis ipfis calefacta rurfum nos recalefacere
confueverunt, ita et oleum. Sed quemadmodum illa cale-
faciente corpore calidiora non evadunt, ita quoque nec
oleum. Recte autem perpendas rem Iotam, non ad prae-
fens modo, fed et ad futura omnia utilem, fi aëris nos am-
bientis memineris, qui interim eo qui in nobis eft calore
usque adeo redditur frigidior, ut munimentis quibusdam ad-
verfus eum tegminibusque fit opus, interdum vero usque
adeo rurfum calidior evadit ut ferre nequeas fugiasque fub

ΤΩΝ ΑΠΛΩΝ ΦΑΡΜΑΚΩΝ ΒΙΒΛΙΟΝ Β. 527

Ed. Chart. XIII. [53.]   Ed. Baf. II. (27.)

σκέπην τέ τινα καὶ σκιάν. ἔστι δ᾽ ὅτε οὕτως ἔχοντος συμμέ-
τρως, ὡς μήτε τῶν θαλψόντων ἡμᾶς μήτε ψυχόντων ἐπιθυ-
μεῖν, ἀλλ᾽ ἄλυπόν τε καὶ ἀναίσθητον εἶναι τὴν ὁμιλίαν αὐτοῦ.
τὴν μὲν δὴ τρίτην κρᾶσιν τήνδε τὴν νῦν εἰρημένην σύμμετρον
καλῶ καὶ μέσην εἶναι τῶν ἄλλων φημὶ καὶ μήτε θερμαίνουσαν
ἡμῶν τὸ σῶμα μήτε ψύχουσαν τῶν δ᾽ ἄλλων δυοῖν τὴν
μὲν θερμαίνειν ἡμᾶς, τὴν δὲ ψύχειν. ἐοικέναι δέ φημι τῇ μέσῃ
τε καὶ συμμέτρῳ κράσει τοῦ περιέχοντος ἡμᾶς ἀέρος τήν τ᾽
ἐκ τῶν ἀφιεσμάτων καὶ τὴν ἐξ ἐλαίου γινομένην θερμασίαν.
εἰ δὲ μηδ᾽ οὕτω σαφές ἐστιν ὃ βούλομαι δηλοῦν, ἐκείνως ἄν
σε μᾶλλον οἶμαι συνήσειν. δύο μοι νόησον ἀνθρώπους ὁμοίως
μὲν κεκραμένους τὸ σῶμα, ψαύοντας δ᾽ ἀλλήλων ἢ τοῖς στέρ-
νοις τε καὶ τῇ γαστρὶ μόνοις, ἢ καὶ ταῖς χερσὶ καὶ τοῖς σκέ-
λεσιν. εἰ μὲν δὴ τὴν αὐτὴν ἔχοι τοῖς δύο τούτοις ἀνθρώποις
ὁ περιέχων αὐτοὺς ἀὴρ κρᾶσιν, ὡς εἶναι τὴν ἐν τοῖς τρισὶ
σώμασιν ἴσην θερμασίαν, οὐδὲν ἂν ὑπ᾽ οὐδενὸς οὕτω γε θερ-
μαίνεσθαι λέγοιτο. τὰ γὰρ ὅμοια πάντῃ σώματα πρὸς ἀλλή-

tectum aliquod vel umbram. Eſt autem etiam quando tanta
eſt moderatione praeditus, ut neque tepefacientia, neque
refrigerantia expoſcas, ſed citra omnem moleſtiam ſenſum-
que in eo verſeris. Tertiam hanc temperiem, quam modo
dicebam, ſymmetram moderatamque voco atque aliarum
mediam eſſe ſtatuo, ac corpus noſtrum neque calefacere
neque refrigerare, quum aliarum duarum altera nos calefa-
ciat, altera vero refrigeret. Similemque eſſe dico mediae
aëris nos ambientis temperiei tum qui a veſtimentis tum
qui ab oleo provenit, calorem. Porro ſi ne ſic quidem
etiam clarum evaſit quod indicare volo, at illo ſaltem modo
apertius opinor intelliges. Duos mihi animo intelligito
homines corpore ſimiliter temperatos mutuo ſeſe contin-
gentes, vel pectore et ventre ſolo vel manibus et cruribus.
Quod ſi eandem duobus iſtis hominibus nactus ſit temperiem
aër illos ambiens, ut in tribus his corporibus par inſit calor,
neuter ab altero nunc calefieri dici queat; nam quae ſimilia
undequaque corpora ſunt, a ſeſe mutuo nullam accipiunt

λων οὐδεμίαν ἀλλοίωσιν ἴσχει. ψυχροῦ δ᾽ ὄντος τοῦ περιέχοντος ἀλλήλους ἂν οἱ ἄνθρωποι θερμαίνειν λέγοιντο, καίτοι γε οὐ θερμαίνοντες, ἀλλ᾽ εἴργοντες (28) τὸ ψυχρόν. εἰθικότες οὖν οἱ πολλοὶ καταχρῆσθαι τοῖς ὀνόμασιν, τὸ κωλυτικὸν τοῦ ψύχεσθαι θερμαῖνον ὀνομάζουσιν οὐκ ὀρθῶς. ὀνομάζειν μὲν οὖν αὐτοῖς συγχωρητέον ὡς ἂν ἐθέλωσιν, ταὐτὸν δὲ σημαίνειν ἐκ τοῦ θερμαίνειν ῥήματος ἐν ἑκατέρᾳ τῇ ῥήσει κατ᾽ οὐδένα τρόπον ἔτι συγχωρητέον. οὐ γὰρ δὴ ταὐτόν γέ ἐστιν ἐξ αὐτοῦ τινι παρέχειν θερμασίαν, ἢ κωλύειν τὸ ψυχρόν. οὕτω δή τούτων ἐχόντων, ὅσα περ ἂν ἡμῖν ἔξωθεν προσπίπτοντα τὴν αὐτὴν ἔχῃ τῷ σώματι θερμασίαν, εἴτε ἐξ ἑαυτῶν εἴτε παρ᾽ ἄλλων εἴτε καὶ ἐξ ἡμῶν αὐτῶν εἰληφότα, [54] ταῦτα κατὰ μὲν τὸν ἀκριβῆ λόγον οὔτε θερμαίνειν ἡμᾶς οὔτε ψύχειν λεκτέον· εἰ δὲ καταχρῆσθαί τις βούλοιτο συγχωρητέον, ἀναμιμνήσκοντα μόνον ἐν τῇ ῥήσει τὴν διαφορὰν τῶν σημαινομένων. ἄλλως μὲν γὰρ ὁ θερμότερος ἀὴρ θερμαίνειν ἡμᾶς λέγεται, κατ᾽ ἄλλον δὲ τρόπον ὁ σύμμετρος. ἀνάλογον δ᾽ ἔχει τῷ μὲν θερμοτέρῳ πύρεθρόν τε καὶ νᾶπυ καὶ

mutationem. At fi frigidus fit ambiens, mutuo fe calefacere hi homines dicentur, tametfi haudquaquam calefaciant, fed frigus modo arceant. Vulgo itaque affueti abuti vocibus, id quod frigus arcet calefacere ajunt, haud fane recte. Atqni permittendum ipfis eft ut prout velint appellent, caeterum per calefaciendi verbam in utraque dictione idem fignificari, id vero nentiquam concedendum, haud enim idem eft an ex fe quid cuipiam calorem praebeat, an frigus prohibeat. Quibus fic fe habentibus quaecunque foris nobis injecta eandem corpori caliditatem obtinent, five a fefe ipfis, five ab aliis, five a nobismetipfis eam nacta fuerint, exacta loquendi ratione neque calefacere neque refrigerare dicendum; at fi cui abuti libeat, non repugnandum, modo in dictione fignificationum differentiam commemoret: fiquidem alio quodam modo calefacere nos dicitur aër calidior, atque alio modo qui fit moderatus. Refpondet autem proportione aëri calidiori pyrethrum, napy, piper; moderato autem

πέπερι, τῷ συμμέτρῳ δὲ πιμελή τε καὶ ἔλαιον. ἐνεργείᾳ μὲν
γὰρ οἱ ἀέρες θερμοὶ, δυνάμει δὲ τὰ φάρμακα. τὸν μὲν γὰρ
ἀέρα θερμὸν οὐχ ἡμεῖς αὐτοὶ ποιοῦμεν, ἀλλ᾽ ὅτι τοιούτῳ
πλησιάζομεν. τὰ φάρμακα δὲ, ὡς κἂν τῷ τρίτῳ περὶ κρά-
σεων ἐδείκνυμεν, τὴν ἀρχὴν τῆς ἐπὶ τὸ θερμαίνεσθαι μεταβο-
λῆς ἐξ ἡμῶν λαμβάνοντα, τὰ μὲν εἰς ἴσον ἡμᾶς ἀντιθερμαί-
νειν πέφυκεν, τὰ δὲ μᾶλλον, τὰ δ᾽ ἧττον. ἐκ δὴ τῶν ἴσων
ἀντιθερμαινόντων ἔστι τὸ ἔλαιον. ὑπάρχει δ᾽ αὐτῷ κἀκ
τοῦ γλίσχρῳ τε εἶναι καὶ δυσαποῤῥύτῳ καὶ τῶν πόρων ἐμ-
φρακτικῷ κατὰ διττὸν τρόπον ἐπαύξειν, ὡς δοκεῖν τὴν θερ-
μασίαν. ἐκ μὲν δὴ τοῦ περιπλάττεσθαι δίκην ἀμφιέσματος,
ἢ προβλήματος, ἐκ δὲ τοῦ τοὺς πόρους ἐμφράττειν τὸ κωλύειν
ἀποῤῥεῖν ἔνδοθεν τὸ πολὺ τῆς ἀτμώδους θερμότητος. κατὰ
ταῦτ᾽ οὖν οὐδὲ ξηραίνεσθαι τοῖς σώμασιν ἡμῶν ἐπιτρέπει,
πλὴν εἰ θερμόν τε προσάγοιτο καὶ χρόνῳ πλείονι· καὶ ταύτην
αὐτοῦ τὴν δύναμιν ἅπαντες ἄνθρωποι τῇ πείρᾳ μεμαθηκότες,
οὓς ἂν ἱδρῶσαι δαψιλέστερον ἐθέλωσιν, ἢ λελουμένους, ἢ
ἀλούτους, οὐ προσφέρουσιν αὐτοῖς εὐθὺς κατ᾽ ἀρχὰς ἔλαιον,

pinguedo et oleum, actu enim aëres funt calidi, potentia
vero medicinae. Aëra enim calidum haud ipfi efficimus,
fed quoniam in eo verfando talem ipfum experimur, ita
nuncupamus. At medicamenta, ficuti in tertio de tempera-
mentis demonftratum eft, principium calefactionis a nobis
accipientia, partim aeque nos recalefacere funt nata, partim
plus, partim minus. Ex genere autem eorum, quae aeque
nos recalefaciunt, oleum eft; cui eidem quoque a vifcofi-
tate, ac quod difficulter item defluat, tum quod meatus in-
farciat obftruatque, duplici ratione ut augere calorem vi-
deatur evenit, tum inde adeo, quod inftar veftimenti aut
munimenti illinatur, tum quod meatus infarciat prohibeat-
que foras effluere magnam vaporofi intus caloris partem.
Eadem ratione nec ut reficcentur corpora noftra permittit,
nifi fane applicetur calidum idque plufculo tempore. Has ita-
que vires ejus quum homines omnes experientia compertas
habeant, quos largius fudare volunt five a balneo, five balnei

Ed. Chart. XIII. [54.]   Ed. Baf. II. (28.)

ἀλλ᾿ ἐπὶ μὲν τῶν νενοσηκότων, ἐπειδὰν ἱδροῦν ὑπάρξωνται,
θερμήναντες περιχέουσι. ἐπὶ δὲ τῶν νοσούντων, ἐπειδὰν
αὐτάρκως ἱδρώσωσιν. ἐπὶ δὲ τῶν ὑγιαινόντων, ὅσοι μὲν ἐξ
ὁδοιπορίας μακρᾶς εἰσι καὶ γυμνασίων πλειόνων, ἢ ὁπωσοῦν
ἄλλως ἐξηραμμένοι τὸ σῶμα, τούτοις μὲν ἀλείφεσθαι · καὶ
πρὶν ἱδρῶσαι συγχωροῦσιν. ὅσοι δ᾿ ἠπεπτηκότες, ἢ πληθω-
ρικὸν τὸ σῶμα ἔχοντες, τούτοις οὐδὲ λουομένοις ἐπιτρέπου-
σιν ἐλαίῳ χρῆσθαι.

Κεφ. κε'. Καί μοι δοκεῖ κἀνταῦθα μέσον τῶν ὑγραι-
νόντων καὶ ξηραινόντων ἡμᾶς εἶναι τοὔλαιον, ὥσπερ ὀλίγον
ἔμπροσθεν ἐδείχθη, τῶν θερμαινόντων καὶ ψυχόντων. ὑγραί-
νει μὲν γὰρ ὕδωρ, ξηραίνει δὲ δάφνινόν τε καὶ κέδρινον
ἔλαιον. τό γ᾿ οὖν ἔλαιον ἁπλῶς οὑτωσὶ προσαγόμενον, ἄνευ
γε τοῦ προθερμανθῆναι πρὸς ἡμῶν αὐτῶν ἐξ ἐπιτεχνήσεως ἢ
ψυγῆναι, τούτου γὰρ ἐπὶ πάντων ἀεὶ χρὴ μεμνῆσθαι, τοιαύ-
την φυλάττει τὴν κρᾶσιν ἡμῶν, οἵαν περ παρέλαβεν, εἶργον
ἅς ἔνι μάλιστα καὶ κωλῦον κενοῦσθαι τοῦ σώματος ἁπάσας
τὰς ἀτμώδεις διαπνοάς. εἰ δ᾿ ἀνατρίβεις ἐπιπλέον ἐλαίῳ τὰ

expertes, iis non protinus ab initio oleum admovent. Ve-
rum in iis, qui morbo laborarunt, ubi fudare inceperint, tum
calefactum perfundunt; in iis vero, qui etiamnum laborant,
ubi abunde jam fatis fudarint. Porro in fanis, liquidem ex
longo itinere, aut exercitatione, aliove quovis pacto corpus
ipfis exhauftum eft, eis inungi et ante fudorem permittunt.
Verum qui non concoxerint, aut corpus habent plethori-
cum, his neque in balneo inungi concedunt.

Cap. XXV. Atque hic quoque mihi videtur oleum
effe medium inter humectantia nos et reficcantia, velut in-
ter calefacientia et refrigerantia medium confiftere fupra de-
monftravimus, humectat enim aqua, exiccat vero tum lauri-
num tum cedrinum oleum. At quod fimpliciter fic admo-
vetur, citra ullam videlicet ex arte conciliatam a nobis aut
caliditatem aut frigiditatem, hujus enim usque meminiffe
oportet, talem fervat noftram temperiem, qualem fcilicet
accepit, quam fieri poffit maxime vaporofas omnes corporis
expirationes prohibens. Porro fi plufculum membra frices

μέλη, θερμότητά τέ τινα γεννήσεις ἐκ τῆς τρίψεως ἐπίκτητον,
ὠφελήσεις τε τοὺς κεκοπωμένους ἐν τῷδε, τοῦτο μὲν εἴσω τοῦ
σώματος εἰς τοὺς κατὰ λεπτὸν πόρους εἰσδυομένου τοῦ
λίπους ὡς μαλάττειν τὰ κατεσκληρυμμένα, τοῦτο δὲ τῇ
θερμότητι διαφοροῦντος, ὅτι δριμὺ καὶ λεπτὸν ὑγρὸν ἐν τοῖς
κόποις ἐκ συντήξεως γεννηθὲν ὑπὸ τοῦ δέρματος ἐστέγετο.
φαίνονται γὰρ κἀκτὸς ἀποῤῥέοντες ἱδρῶντες τοῖς γυμναζο-
μένοις, φαίνονται δ᾽ οὐκ ὀλίγα κἀντὸς εἰς τὴν γαστέρα
συῤῥέοντα [55] περιττώματα καὶ οἷον συντήγματα. λογίζε-
σθαι δ᾽ ἐκ τούτων χρὴ, κἂν μὴ φαίνηται, καταλείπεσθαί τινα
καὶ καθ᾽ ὅλον τὸ σῶμα πολλὰ τοιαῦτα κενώσεως δεόμενα.
διττὴ γὰρ ἐν τοῖς κόποις γίγνεται διάθεσις, ὡς ἐν ἑτέροις ἐπι-
δέδεικται, ξηραινομένων μὲν τῶν ὁμοιομερῶν τοῦ ζώου μορίων,
ὑγραινομένων δὲ τῶν κενῶν χωρῶν, οὐ χρηστῇ καὶ κατὰ φύσιν
ὑγρότητι, πληθώρα γὰρ ἦν, ἀλλὰ λεπτῇ καὶ δριμείᾳ καὶ δα-
κνώδει· καὶ διὰ τοῦτο καὶ τῶν ἰωμένων δέονται διττῶν, τῶν
τε τὴν ξηρότητα τεγγόντων καὶ τῶν τὴν δριμεῖαν ὑγρότητα
κενούντων. καὶ διὰ τοῦτο πρὸς ἄμφω ταῦτα τὰ διὰ τῶν

oleo, calorem ex frictione adfcititium comparabis. Atque
hac interim ratione laſſos non parum juvabis, partim quod
in minutos corporis meatus pingue ingrediatur et quae in-
durata funt emolliat, partim quod humiditatem acrem ac
fubtilem, quae in laſſitudine ex colliquatione proveniens fub
cute latebat, per halitum caliditate digerat. Conſpiciuntur
enim exercentibus tum foras affluere fudores tum intus in
ventrem non pauca defluere excrementa, quae velut colli-
quationes funt. Ex hifce autem colligendum eſt, complu-
ra toto in corpore ejusmodi relinqui, quae evacuationem
depofcant, quippe duplex in laſſitudinibus affectio nafcitur,
ficut alibi oftendimus. Nam fimilares quidem animantis
partes reficcantur, humectantur vero vacua fpatiola non
utili et naturali humore, nam fic foret plethora, fed tenui
et acri mordacique: proindeque remediis indigent duplici-
bus, tum iis quae ficcitatem corporis irrigent, tum iis quae
humorem acrem evacuent. Ítaque ad haec aptiſſima funt

γλυκέων ὑδάτων λουτρὰ χρησιμώτατα τετύχηκεν ὄντα, τῇ
μὲν ὑγρότητι τὴν ξηρότητα τῶν ὀργάνων ἐπανορθούμενα, τῇ
δ᾽ αὖ θερμότητι τὸ λεπτὸν καὶ δριμὺ διαφοροῦντα. καὶ εἴ γε
παραμένειν τοῖς σώμασιν ἐδύνατο καὶ μὴ ῥᾳδίως ἀπορρεῖν τὸ
ὕδωρ, αὔταρκες ἂν ὑπῆρχε μόνον. ἐπεὶ δὲ τό τε περιχεόμενον
ἔξωθεν ἀπορρεῖ ῥᾳδίως, τό τ᾽ εἰς τοὺς πόρους τοῦ σώματος
εἰσδυόμενον ἐκρεῖ λαβὴν οὐδεμίαν ἔχον, εἰς τοῦτ᾽ αὐτὸ χρη-
σίμως ἔλαιον μίγνυται, καὶ μᾶλλόν γε ἢν ἐπιπλέον ἐξ ἀμφοῖν
ἀνατρίψηταί τις, ὅπερ ὠνόμαζον οἱ παλαιοὶ χυτλοῦσθαι, καὶ
ἀντετίθεσάν γε αὐτῷ τὸ ξηραλειφεῖν. ἔστι μὲν καὶ τοῦτό πως
αὐτὸ καθ᾽ αὑτὸ κόπων ἰατικὸν, ἀλλ᾽ ἀπολείπεται πάμπολυ
τοῦ χυτλώσασθαι. τά τε γὰρ ἄλλα, κἀπειδὰν ἀνακόπτηται
καὶ ἀνατρίβηται μετ᾽ ἐλαίου τὸ ὕδωρ, δύσλυτον ἱκανῶς ἔχει
τὴν μίξιν, ὥσθ᾽ ὅσοις ἂν ἐπαλείφηταί τε καὶ περιπλάττηται
σώμασι τὸ ἔλαιον, ἀναγκάζεσθαι τούτοις ἐπιπλέον ὁμιλεῖν
καὶ τὸ ὕδωρ. ἔστι τοίνυν κἀνταῦθα ὥσπερ τις ὕλη τῶν
ὑγραινόντων τε καὶ ξηραινόντων τὸ ἔλαιον, ὡς ἔμπροσθεν
ἐδείχθη, τῶν θερμαινόντων τε καὶ ψυχόντων. ἄν τε γὰρ ξη-

dulcium aquarum lavacra, nimirum quae humiditate fua
inftrumentorum corrigant ficcitatem et caliditate tenuem at-
que acrem humorem digerant. At fi corporibus inhaerere
poffet aqua, nec facile deflueret, ipfa quidem per fe fuffi-
ceret. Atqui quum ea quae foris circumfunditur facile
defluat, et quae in poros ingreffa corporis nullam habens
anfam prompte effluat, in hoc fane ipfum utiliter mifcetur
oleum, maximeque juvat, fi ex utroque quis diutius frice-
tur, id quod veteres Graeci χυτλοῦσθαι nominabant: cui
oppofitum impofuerunt vocabulum ξηραλειφεῖν, quod eft ficca
uti frictione. Eft fane et hoc quoque quodammodo laffitu-
dinem fanare potens, fed multum relinquitur ab eo, quod
χυτλοῦσθαι nuncupant. Nam ut reliqua taceam, ubi cum
oleo aqua contunditur teriturque, haud facile folubili mix-
tione coit, ut quibus ita corporibus inungatur oleum neceffe
fit et plufculum inhaerere aquam. Quare hic item velut
materia eft quaedam oleum humectantium exiccantiumque,
ficut ante oftenfum eft calefacientium et refrigerantium.

ραίνοντι μιχθῇ, ξηραῖνον τὸ σύμπαν ἀπετέλεσεν, ἂν ϑ᾽ ὑγραί-
νοντι, καὶ τοῦϑ᾽ ὑγραῖνον εἰργάσατο καὶ πολλάκις καὶ μᾶλ-
λον ὑγραῖνον ἀπετελέσϑη τὸ μικτὸν ἐξ ἀμφοῖν αὐτοῦ τοῦ
πρώτως ὑγραίνοντος, ὥσπερ ἐφ᾽ ὕδατος ἔχει. τοῦτο γὰρ
ὑγραίνει μὲν πρώτως, ἀλλὰ τὸ μὴ παραμένειν ἐπιπλέον
ὀλιγοχρόνιον ἴσχον τὴν ἐνέργειαν ἀσθενῶς ὠφελεῖ. δεσμὸς
οὖν αὐτῷ τοὔλαιον γιγνόμενον, ἀναγκάζον γε τοῖς χρῄζου-
σιν τῆς ἀπ᾽ αὐτοῦ βοηθείας ἐπιπλεῖστον ὁμιλεῖν, ἄριστον
ἰαμάτων πάντων ἀπετελέσθη τοῖς ἐξηραμμένοις τε αὐχμώ-
δεσι σώμασιν. οὕτω δὲ κἂν ξηραῖνον ἐλαίῳ μίξῃς φάρμα-
κον, οἷον χαλκῖτιν, ἢ πύρεθρον, ἢ κηκίδα, ἢ στρούθιον,
ξηραῖνον ἔσται τὸ μικτὸν ἐξ ἀμφοῖν. ἅπασιν οὖν ὑπηρε-
τοῦν τοῖς ἑαυτῷ μιγνυμένοις τὸ ἔλαιον, εὐλόγως οἷον ὕλη
τις ἁπάντων ἐστί. τὴν μὲν οὖν οἰκείαν αὐτῶν ἐνέργειαν ἐξ
ἀνάγκης μειοῦν, οὐ μὴν τήν γε ὠφέλειαν, ἀλλ᾽ ἔστιν ὅτε
καὶ προσαυξάνον. οὐ γὰρ δὴ ταὐτόν γ᾽ ἐστὶν, εἰ καὶ δόξει
τισὶν ἐνέργειάν τέ τινος αὐξῆσαι καὶ ὠφέλειαν. ἡ μὲν γὰρ
ἐνέργεια κατὰ τὴν οἰκείαν ἑκάστου δύναμιν, ἡ δ᾽ ὠφέλεια

Quippe quod, fi exiccanti commifceas, totum effeceris exic-
cans: fin humectanti, et ipfum humectans reddideris: fae-
peque quod ex ambobus conflat, majorem adipifcitur hu-
mectandi facultatem quam id quod primario eft humectans:
quod in aqua accidit. Nam ea primario madefacit: verum
quum haud ita diu inhaereat, nec actionem obtineat diuti-
nam, leviter utique prodeft. Quum ergo illic velut vin-
culum fiat oleum cogatque plurimum, quibus auxilio ejus
opus eft, inhaerere, longe omnium optimum redditur reme-
dium exiccatis fquallidisque corporibus. Sed fi exiccans
oleo medicamentum commifceas, puta chalcitin, pyrethrum,
gallam, ftruthion, ficcans erit quod ex utroque commix-
tum fuerit. Itaque quum omnibus quae fibi commifcentur,
fubferviat oleum, recta ratione velut omnium exiftit ma-
teria: tametfi utique neceffario propriam eorum actionem
retundit quidem ac minuit, non tamen utilitatem: imo eft
ubi eam quoque adaugeat. Haud eft enim idem, quod forte
quis autumet, actionem augere cujuspiam et utilitatem:

καὶ κατὰ συμβεβηκὸς ἐνίοτε. λεχθήσεται μὲν οὖν ἐπιπλέον
ἐν τοῖς ἑξῆς ὑπὲρ τῆς κατὰ συμβεβηκὸς ὠφελείας. εἰρήσε-
ται δὲ καὶ νῦν εἰς τοσοῦτον, εἰς ὅσον δεῖ τοῖς πχροῦσιν.
ἔλαίῳ γὰρ ἀνακοπτόμενον ὕδωρ, ὡς τὸ καλούμενον ὑδρέ-
λαιον ἐργάπασθαι, τοῖς κεκοπωμένοις ἀρήγει μᾶλλον ἢ εἰ
μόνον ὑπῆρχεν, οὐ τῷ τὴν οἰκείαν ἐπιτείνεσθαι δύναμιν,
ἀλλὰ τὸ περιμένειν ἐπιπολὺ τοῖς δεομένοις.

Κεφ. κστ'. [56] Ὅτι δ' εἰ μὴ μέσον εἴη τῇ κράσει
τὸ ξυνδοῦν, τὰ πρώτως βοη(29)θοῦντα τοῖς δεομένοις
ἐναντιώσεται πολλάκις αὐτῶν ταῖς ἐνεργείαις, ἐξ αὐτῆς γε
τῆς τῶν φαρμάκων φύσεως ἔνεστί σοι καθόλου διδαχθῆναι
κἀκ τῶν τῆς κατ' εἶδος τῶν φαρμάκων ἱστορίας. ἀπὸ μὲν
τῆς τοῦ καθόλου, διότι τὸ μιγνύμενον ἂν ἐπὶ τοὐναντίον
ἀπάγῃ τὴν δύναμιν τοῦ κραθέντος αὐτῷ φαγμάκου, δύνα-
ταί ποτε καὶ νικῆσαι καὶ τελέως εἰς ἕτερον εἶδος μεταστῆ-
σαι τὸ μικτὸν ἐξ ἀμφοῖν. οὐδεμίαν γὰρ οὔτε ἰδέαν ἐπίση-
μον οὔτε δύναμιν ἐμφαίνεσθαι χρὴ τοῦ λόγου ὕλης ἔχοντος

quippe cum actio fecundum propriam cujusque facultatem,
utilitas vero nonnunquam ex accidenti agat. Differemus
autem poftea uberius de utilitate quae per accidens evenit,
et nunc quoque hactenus de ea dicetur, quatenus in praes-
enti eft commodum. Quippe contufa cum oleo aqua, quod
hydrelaeum vocant, magis auxilio eft laffitudinibus quam
fi effet fola: non quidem quod fuae vires intendantur, fed
quod quibus opus eft diutius inhaereat.

Cap. XXVI. Quod autem nifi mediam habeat tem-
periem id quod ea quae primario quibus opus eft auxilian-
tur, velut devinciet, faepenumero ipforum repugnabit actio-
nibus, ex ipfa medicamentorum natura generatim addifcere
liceat, fpeciatim autem ex medicamentorum hiftoria. Gene-
ratim quidem quoniam id quod mifcetur, fi in contrarium
retrahat, admixti fibi facultatem medicamenti vincere inte-
rim poterit et in aliam plane fpeciem quod ex ambabus
mifcetur transferre. Siquidem quod materiae rationem in
mixtione praeftabit, nullam infignem neque fpeciem neque

ἐν τῇ μίξει. κατὰ δὲ τὴν ἀπὸ τῶν ἐν μέρει πεῖραν ᾧδ᾽
ἂν μάθοις ὡς οὐ χρὴ τὸ λόγον ὕλης ἔχον οὔτε θερμαίνειν
οὔτε ψύχειν οὔτε ξηραίνειν οὔθ᾽ ὑγραίνειν, εἰ πρῶτον
μὲν ἀναμνησθείης ὧν ὀλίγον ἔμπροσθεν ἐμνημόνευσα ἐπὶ
πίττης ὑγρᾶς καὶ ῥητίνης καὶ σμύρνης, ἀσφάλτου τε καὶ
κεδρίνου καὶ δαφνίνου καὶ τῶν ἄλλων ὅσα θερμαίνει. ταῦτα
γὰρ ἅπαντα μεθ᾽ ὕδατος ἀνατριβόμενα παραπλησίως ἐλαίῳ
θερμαίνει μᾶλλον ἢ ψύχει καὶ ξηραίνει μᾶλλον ἢ ὑγραίνει,
διὸ καὶ τὰς κοπώδεις αἰσθήσεις οὐ πάνυ τι λύειν πέφυκεν.
οὔτε γὰρ τῆς αὐτῆς ἐστιν ὕδατι δυνάμεως, ὡς συνεργάζε-
σθαί τι μᾶλλον ἢ ἀντιπράττειν, οὔτε τῆς μέσης τῶν ἄκρων,
ἵν᾽ ὡς ὕλη τις ὑπηρετῇ τῷ πρώτως ἐνεργοῦντι. ξηραίνει
γὰρ καὶ θερμαίνει μᾶλλον, οὐχ ὑγραίνει, καὶ ψύχει καθάπερ
ὕδωρ. εἰ δέ τινι τῶν ἰσχυρῶς ξηραινόντων τε καὶ θερμαι-
νόντων ἀναμίξαις ὕδωρ, οὐ μόνον οὐδὲν ὧν πέφυκε δρᾷν
ὄψει γιγνόμενον, ἀλλὰ καὶ τελέως ἀμαυρούμενον ὡς εἰ μηδὲ
τὴν ἀρχὴν ἐμέμικτο. χαλκῖτις οὖν καὶ σανδαράχη καὶ μίαν

facultatem exerat oportet. In particularibus vero experi-
undis hoc maxime pacto addifces, non debere id quod ma-
teriae rationem obtinebit aut calefacere aut frigefacere aut
humectare aut reficcare, fi primum quidem in memoriam
revoces quae fupra de refina et pice liquida, myrrha, bitu-
mine tum cedrino et laurino caeterisque quae calefaciunt
commemoravimus. Haec enim omnia in aqua trita ad mo-
dum olei calefaciunt magis quam refrigerant, deficcant
plus quam humectant: quamobrem laffitudinis fenfus non
admodum folvere valent. Hand enim eandem cum aqua vim
obtinent, quo fcilicet auxilio magis fint quam adverfentur,
neque mediam inter extrema naturam fortita funt, ut vi-
delicet tanquam materia quaedam inferviant primario agenti:
deficcant enim et calefaciunt potius, non humectant, ac
refrigerant, velut aqua. Si vero calefacientium admodum
reficcantiumque cuipiam aquam commifceas, non modo ni-
hil eorum quae agere nata eft fieri videbis, fed prorfum
obfcuratam, tanquam omnino admixta non effet. Siqui-

καὶ τἄλλ᾽ ὅσα θερμαίνει τε σφοδρῶς ἡμᾶς καὶ ξηραίνει,
φυλάττει τὴν ἑαυτῶν ἔτι δύναμιν ἰσχυρὰν ὕδατι μιχθέντα.
πανταχόθεν οὖν δῆλον ὡς μέσον εἶναι χρὴ τὴν κρᾶσιν
ὅτί περ ἂν ἑκατέροις τοῖς ἄκροις ὑπηρετήσειν μέλλῃ, καθά-
περ ὕλη τις, ὥσπερ καὶ τοὔλαιον ἐν τῇδε τῇ χώρᾳ τιθεὶς
οὐκ ἂν ἁμάρτοις. ὁμολογήσει γὰρ ἅπαντά σοι τὰ κατὰ
μέρος ἔργα καὶ μέμψῃ τοῦ μήκους τῶν λόγον οὐχ ἡμᾶς,
ἀλλ᾽ ὅσοι τὴν ὀρθὴν ὁδὸν ὑπερβαίνοντες ἐπὶ μοχθηρᾶς τε
καὶ μακρᾶς ἐκτρέπονται. διὸ καὶ τοῦτον ἠναγκάσθην ἐγὼ
μηκῦναι τὸν λόγον, ἐπεὶ τό γ᾽ ἀληθὲς αὐτὸ ταχίστην ἔχει
τὴν εὕρεσιν, ὡς ἂν ἐξ αὐτῶν τῶν ἐναργῶς φαινομένων
ὁρμώμενον. οὐ μὴν οὐδ᾽ εἰς τοσοῦτον ἐμήκυνα τὸν λόγον
εἰς ὅσον ἐγχωρεῖ τῷ καὶ πάντα τὰ κακῶς ὑπ᾽ αὐτῶν
εἰρημένα γράψαι προῃρημένῳ καὶ τὰς αἰτίας τῶν σφαλμά-
των ἐκδιδάξαι. καίτοι γε τὰς αἰτίας εἰπεῖν ἴσως ἀναγκαῖόν
ἐστιν ὑπὲρ τοῦ φυλάττεσθαί τε τοὺς ἐξ αὐτῶν παραλο-
γισμοὺς ἐν ἁπάσῃ τῇ κρίσει τῶν κατὰ μέρος φαρμάκων
ἔχεσθαί τε τῆς ἀληθοῦς διδασκαλίας ἐπιστημονικάτερον.

dem chalcitis, fandarache, mify, caeteraque quae nos vehe-
menter tum calefaciunt tum reficcant, validas etiamnum
fuas vires etiam aquae permixta obtinent. Omnino ergo
conftat mediam obtinere temperiem debere, quod utrisque
extremis tanquam materia inferviet: quem in ordinem
oleum fi ftatuas, nihil utique peccaveris, quippe quum omnia
figillatim opera tibi confentiant. Et accufabis prolixitatis
non nos utique, fed qui recta via praeterita pravam proli-
xamque fectantur: quorum fane caufa hunc nos fermonem
extendere fumus coacti. Ipfa enim veritas celerrimam in-
ventionem obtinet, ut quae ab evidenter apparentibus exo-
riatur. Haudquaquam tamen eo usque orationem produxi,
quousque licuerat ei qui omnia quae prave ab iis prodita
erant fcripturum fe caufasque errorum edocturum fuerat
pollicitus. Sane caufas dixiffe neceffe fortaffis fuerit, nempe
quo qui ex ipfis proveniunt, paralogismos in tota particu-
larium medicamentorum judicandi ratione cavere poffis, ve-

Ed. Chart. XIII. [56. 57.]   Ed. Baf. II. (29.)

αὐξάνονται γὰρ ἡμῖν αἱ περὶ τῶν πραγμάτων πίστεις, ὅταν
μὴ μόνον αὐτὸ γιγνώσκωμεν τἀληθὲς, ἀλλὰ καὶ τῶν παρα-
λογισμῶν ἁπάντων τὰς αἰτίας ἐκμάθωμεν. τοῦτο μὲν οὖν
ἐν τοῖς ἑξῆς ἐργασόμεθα.

Κεφ. κζ´. [57] Νυνὶ δὲ περὶ ῥοδίνου βραχέα προσ-
θεὶς ἐπὶ τοῖς κατ᾽ ἀρχὰς εἰρημένοις ἐν τῷδε καταπαύσω
τὸν λόγον. εἴρηται μὲν οὖν ὡς οὔτ᾽ ὀσμαῖς οὔτε χρόαις
οὔτ᾽ ἄλλῳ τινὶ τῶν συμβεβηκότων εὔλογόν ἐστι προσέχειν
τὸν νοῦν ἐν ταῖς τῶν δυνάμεων ἐξετάσεσιν, ἀλλὰ τοῖς
ἐναργῶς φαινομένοις ἐπί τε τῶν ὑγιαινόντων καὶ νοσούν-
των σωμʹτων. ἀποδέδεικται δὲ καὶ ὡς τοὔλαιον, ὅταν ἄνα-
λον ᾖ καὶ καθαρὸν ἀκριβῶς, ἐκ τῆς μέσης ὕλης ἐστίν.
ὥστε καὶ τὸ ῥόδινον χρὴ τὸ ἀκριβὲς καὶ ἁπλοῦν καὶ ὄντως
ῥόδινον ἐξ ἐλαίου τε τούτου κατεσκευάσθαι καὶ μηδὲν ἐν
ἑαυτῷ φαρμακωδέστερον ἔχειν, ὥσπερ εἰώθασιν οἱ μυρεψοὶ
σκευάζειν, ὑπὲρ τοῦ μόνιμόν τι καὶ εὐωδέστερον γενέσθαι
προστύφοντες ἀρώματι τοὔλαιον πρὶν ἐμβαλεῖν τὰ ῥόδα.
κάλλιον δὲ ἴσως ἐστὶ καὶ τοῖς ὀνόμασιν διαστέλλειν αὐτὰ,

ramque doctrinam cum majori ſcientia percipere. Creſcit
enim nobis de rebus fides, ubi non ſolum ipſam veritatem
cognorimus, ſed etiam paralogismorum omnium cauſas edi-
dicerimus: quod ſane in ſequentibus efficiemus.

Cap. XXVII. Nunc autem ubi pauca de roſaceo ad
ea quae ab initio ſunt dicta adjecerimus, orationem hoc in
loco ſiſtemus. Igitur dictum eſt quod neque odoribus,
neque coloribus, neque aliis omnino accidentium animum
adhibere in expendendis facultatibus rationabile ſit, ſed iis
quae perſpicuo apparent tum in ſanis corporibus tum in
aegris. Oſtenſum etiam eſt oleum, ubi ſalis expers pu-
rumque ad unguem fuerit, ex media eſſe materia. Confi-
ciendum itaque roſaceum, quod exactum ſimul ac ſimplex,
reque vera roſaceum erit ex hoc videlicet oleo: dandaque
opera ne quid in ſe medicamentoſi contineat: uti apparare
ſolent unguentarii, quo videlicet tamen magis duret, tum
odoratius evadat, oleum videlicet prius quam roſas inji-
ciant, odoramentis praecondientes. Ac praeſtiterit fortaſſis

καθότι καὶ τοὺς παλαιοὺς οἶδα ποιοῦντας. ἔλαιον μὲν
γὰρ ῥόδινον ὀνομάζουσιν τὸ χωρὶς τῶν ἀρωμάτων σκευα-
σθέν. ὅτῳ δ᾽ ἐπεμβέβληταί τι καὶ τούτων, οὐκ ἔλαιον
ἔτι τὸ τοιοῦτον, ἀλλὰ μύρον ἤδη προσαγορεύουσιν. ὥστε
ἐπειδὴ τὸ μὲν ἔλαιον οἷον ὕλη τίς ἐστιν τῶν θερμαινόν-
των τε καὶ ψυχόντων φαρμάκων ἐκ τῆς μέσης κράσεως
ὑπάρχον, ἐξ ἐλαίου δὲ καὶ ῥόδων χυλῶν σύγκειται τὸ ῥόδι-
νον, ἔστι δήπου καὶ αὐτὸ τοιοῦτον τὴν κρᾶσιν οἷός περ
καὶ ὁ τῶν ῥόδων χυλός. ἔστι δὲ δήπου ῥᾷστον οὐ ῥόδων
χυλοῦ μόνον αὐτοῦ καθ᾽ ἑαυτὸν, ἀλλὰ καὶ συνθέντας ἔλαιον
ῥόδινον ἐπί τε τῶν ὑγιαινόντων καὶ νοσούντων, ὡς ἤδη
πολλάκις εἴρηται, τὴν βάσανον αὐτοῦ ποιήσασθαι τῆς δυ-
νάμεως. εὑρήσεις οὖν ἐμψυχομένους μὲν ὑπ᾽ αὐτοῦ τοὺς
ἔτι κεκαυμένους καὶ παραχρῆμά τινος ὠφελείας αἰσθανομέ-
νους, βλαπτομένους δ᾽ ἐναργῶς ἅπαντας τοὺς ἐψυγμένους,
ὥστε σε σαφῶς ἑκατέρωθεν συνιέναι τῆς δυνάμεως αὐτοῦ
ψυχούσης μᾶλλον ἢ θερμαινούσης. οὐ μὴν ἰσχυρά γε ἡ
ἀπὸ ῥοδίνου φαίνεταί σοι ψύξις, ἀλλ᾽ ἐγγυτάτω πως εἶναι

ipfis etiam nominibus ea diftinguere, quod veteres feciffe
conftat. Oleum etenim rofaceum nominare adfolent quod
absque odoramentis praeparatum eft: cui autem et horum
aliquid inditum fuerit, non id etiam oleum, fed unguentum
cognominant. Itaque quum oleum velut materia quaedam
fit excalefacientium refrigerantiumque medicamentorum ex
media videlicet temperie, conftetque ex oleo et rofarum
fucco rofaceum, eft utique et ipfum talis temperiei, qualis
eft rofarum fuccus. Sane vero facillimum fuerit non mo-
do rofarum fucci per fe, fed oleo quoque rofaceo confecto
in fanis pariter atque aegrotis, ut jam frequenter monui-
mus, virium ejus periculum facere. Experieris ergo eos, qui
aduftione tentantur, ab eo refrigerari protinusque utilitatem
aliquam percipere, qui vero refrigerati funt, omnes evi-
denter laedi: facile ex utroque intelligas vires ejus refri-
gerare magis quam excalefacere. Non tamen valida a ro-
faceo apparet tibi refrigeratio, fed quae proxima videatur

δόξει τῆς μέσης κράσεως. ὀνομάζω δὲ τὰ τοιαῦτα φάρμακα
σαφοῦς ἕνεκα διδασκαλίας ἐκ τῆς πρώτης φύσεώς τε καὶ τά-
ξεως τῶν ψυχόντων, ὥσπερ αὖ καὶ ὅσα βραχὺ τῆς μέσης κρά-
σεως ἐπὶ τὸ θερμότερον ἀποκεχώρηκεν, ἐκ τῆς πρώτης ἀπο-
στάσεώς τε καὶ τάξεως τῶν θερμαινόντων. ταυτὶ μὲν ἐν τῷ
παρόντι περὶ ῥοδίνου χρὴ γινώσκειν. ἀναγκαῖον γὰρ ἔσται
μοι καὶ κατὰ τὸν ἑξῆς λόγον ἔτι μνημονεῦσαί τε τοῦ φαρμά-
κου καὶ προσθεῖναι τὰ λείποντα ὧν εἴπομεν.

temperiei mediae. Voco autem id genus medicamenta luci-
dioris doctrinae gratia ex prima natura ordineque refri-
gerantium: ficut rurfum quae paululum a media temperie
ad calidiorem declinarunt ex primo receſſu et ordine exca-
lefacientium. Atque haec quidem inpraefentiarum de ro-
faceo noviſſe oportet. Neceſſe enim erit et in fequenti li-
bro ipſius medicamenti meminiſſe et quae reliqua funt di-
ctis adjicere.

———

ΓΑΛΗΝΟΥ ΠΕΡΙ ΚΡΑΣΕΩΣ ΚΑΙ ΔΥΝΑΜΕΩΣ ΤΩΝ ΑΠΛΩΝ ΦΑΡΜΑΚΩΝ ΒΙΒΛΙΟΝ Γ.

Ed. Chart. XIII. [58]   Ed. Baf. II. (29.)

Κεφ. α'. Ἐγὼ μὲν ὅτι χρήσιμον αὐτὸ πρὸς τὰς
ἰάσεις μόνον ἐν τῇδε τῇ νῦν ἐνεστώσῃ πραγματείᾳ γράφειν
ἐγνώκειν, πρώτους καὶ μάλιστα τοὺς θείους ἔχω μάρτυρας,
εἶτα καὶ τοὺς παρακαλέσαντας ἑταίρους, ἐπιμνησθῆναί με
καθ᾽ ὅσον ἐγχωρεῖ τῶν οὐκ ὀρθῶς ἀποφηναμένων περὶ τῆς
τῶν ἁπλῶν φαρμάκων δυνάμεως. εἰ δέ τις ἄχθεται τῷ μήκει
τῶν λόγων, οὐχ ἡμῖν χρὴ μέμφεσθαι τοῦτον, ἀλλὰ τοῖς τὰ

GALENI DE SIMPLICIVM MEDICA-
MENTORVM TEMPERAMENTIS AC
FACVLTATIBVS LIBER III.

Cap. I. Quod equidem nihil nifi quod utile cu-
randis morbis foret hoc tractatu defcribere decreverim, pri-
mo potiffimumque deos hujus rei teftes habeo: deinde et
amicos meos, qui me tum ut hoc opus aggrederer tum ut
quae ab aliis perperam de medicamentorum facultatibus
funt prodita, quoad licet, commemorarem, affidue hortari
non deftiterunt. At fi quis erit, qui orationis nimia grave-

Ed. Chart. XIII. [58. 59.]　　　　　　Ed. Baf. II. (29. 3o.)

πιθανὰ μὲν, οὐκ ἀληθῆ δὲ γράψασιν ἰατροῖς. ὡς ἔγωγε καὶ
νῦν ἔτι δέδοικα μὴ διὰ τὸ τάχος τῆς πρὸς αὐτοὺς ἀντιλο-
γίας ἔνια τῶν σοφισμάτων παρακρούσηται τοὺς ὁμιλοῦντας
αὐτοῖς νέους. εἰ μὲν γὰρ γεγυμνασμένοι κατὰ τὰς λογικὰς
μεθόδους καὶ γιγνώσκοντες ὡς χρὴ λύειν σοφίσματα προσήρ-
χοντο ταῖς τῶν βιβλίων ἀναγνώσεσιν, οὐκ ἂν ἔλαθον
αὐτοὺς οὔθ᾽ οἱ παραλογιζόμενοί τι κατὰ τὰς ἀποδείξεις
οὔθ᾽ ἡμεῖς συντόμως αὐτὸ τἀληθὲς ἐκδιδάσκοντες. ἐπεὶ
δ᾽ ἀγύμναστοί τέ εἰσιν οἱ πλείους τῶν ἰατρῶν αὐτῶν ἐν
τοῖσδε καί τινες πρὸς τούτῳ καὶ ἀργότεροι φύσει τὸν λο-
γισμὸν, εἰ μὴ τῆς παρ᾽ ἡμῶν ἐπιτύχοιεν οὗτοι βοη(3ο)θείας
ἐλεγχόντων τὰ σοφίσματα, πεισθήσονται ῥαδίως ὑπὸ τῶν
σοφιστῶν, ὥστε ὅσῳ μὲν ἐπὶ τοῖσδε κἄν λείπειν τι δόξαι
τῇ πραγματείᾳ. ἀλλὰ γὰρ ἐπεὶ μὴ δυνατόν ἐστιν ἁπάντων
στοχάζεσθαι τῶν ἀνεγνωσμένων [59] ἀνομοίων ὑπαρχόντων,
οὐ ταῖς φύσεσι μόνον, ἀλλὰ καὶ ταῖς ἡλικίαις καὶ ταῖς
ἕξεσιν, ὃ μάλιστα τοῖς πλείστοις ἐδόκει χρήσιμον ἔσεσθαι

tur prolixitate, non id mihi jure imputaverit, fed iis medi-
cis qui probabilia quidem at non vera fcripferunt. Nam et
ego nunc quidem etiam magnopere vereor, ne quia paucio-
ribus illos confutavimus, fophifmata quaedam converfantes
cum illis adolefcentulos a recta opinione dejiciant, quando-
quidem fi in dialecticis methodis exercitati, aut captionum
folvendarum periti ad libros legendos accederent, tum fane
eos cognofcerent qui perperam ratiocinantur in demonftra-
tionibus et nos qui veritatem compendio tradimus. Quo-
niam vero vel ipforum medicorum plerique nequaqnam in
iftis funt exercitati, tum inter illos quoque nonnulli repe-
riuntur ingenio natura tardiufculo, hi nifi noftris fuppetiis,
qni fophifmata arguimus, juventur, non aegre perfuafi in
fophiftarum fententiam perducentur. Itaque quod ad iftos
attinet, deeffe huic etiam operi quippiam videatur. Verum
enimvero qoandoquidem ad omnes mihi orationem accom-
modare non licet, quum tanta fit eorum qui haec legent non
modo naturarum, fed etiam aetatis et habituum diverfitas,

λόγων εἶδος ἐν τοῖς πρὸ τούτου δυοῖν ὑπομνήμασιν ἐποιη-
σάμην, ἐν μὲν τῷ πρώτῳ περὶ ὄξους καὶ ὕδατος δυνάμεως
ἐπισκεψάμενος, ἐν δὲ τῷ δευτέρῳ τὰ πλεῖστα μὲν ὑπὲρ
ἐλαίου διῆλθον, ὀλίγα δέ τινα καὶ περὶ ῥοδίνου προσθείς. ἐν
δὲ τῷ τρίτῳ τῷδε ποιήσομεν τοιοῦτον τὸν λόγον ὁποῖον
εὐθὺς ἐξ ἀρχῆς ἐγνώκειν μεταχειρίσασθαι, διελόμενος μὲν τὰ
σημαινόμενα πρῶτον ἑκάστου τῶν ὀνομάτων· ἐφεξῆς δὲ τὰ
οἷον στοιχεῖα τῆς πραγματείας ἁπάσης διελθὼν, εἶθ᾽ οὕτως
ἐπὶ τὰς οἷον συλλαβὰς ἀφικόμενος, ἐξ ὧν ἤδη τὸ τέλος αὐτὸ
τῆς πραγματείας, ἐφ᾽ ὃ σπεύδομεν, ἑτοίμως ἔψεται.

Κεφ. β'. Ἡ μὲν δὴ τῶν ὀνομάτων διαίρεσις οὐδὲν
περιττότερον ἐκδιδάσκει τῆς ἐν τῷ τρίτῳ περὶ κράσεως εἰρη-
μένης κἀν τῷ πρώτῳ τῶνδε τῶν ὑπομνημάτων, ἀναμνήσω
δ᾽ αὐτῆς καὶ νῦν. ἕκαστον τῶν σωμάτων ἤτοι θερμὸν, ἢ
ψυχρὸν, ἢ ξηρὸν, ἢ ὑγρὸν λέγεταί τε καὶ φαίνεται ποτὲ μὲν
κατὰ τὴν ἑαυτοῦ φύσιν ἐστὶν, ποτὲ δὲ ἐπίκτητόν τινα ποιό-
τητα προσειληφός. ἔθος δ᾽ ἐστὶν ἡμῖν λέγειν τὸ μὲν κατὰ
τὴν ἑαυτοῦ φύσιν πρώτως τε καὶ καθ᾽ ἑαυτὸ καὶ δι᾽ ἑαυτὸ

quod utique vifum eſt fore maximae parti utiliſſimum ora-
tionis genus, id ſuperioribus duobus commentariis ſequuti
ſumus. In quorum priore quidem de aquae acetique viri-
bus contemplati ſumus. In ſecundo maximam partem de
oleo peregimus, pauculis poſtea de roſaceo adjectis. At in
hoc tertio libro ejusmodi utemur oratione, qualem ab initio
protinus habere inſtitueramus, idque deſinitis primum vocis
cujusque ſignificatis. Deinde tractatus hujus velut elementa
tradituri mox velut ad ſyllabas accedemus, ex quibus ope-
ris finis, ad quem contendimus, prompte ſequetur.

Cap. II. Caeterum vocum diviſio nihil accuratius
edocebit quam quae in tertio de temperamentis ſimulque in
primo commentariorum iſtorum ſunt prodita, repetam ta-
men eam nihilo ſecius et in praeſentia. Corporum unum-
quodque aut calidum aut frigidum aut humidum aut ſic-
cum et dicitur et apparet, interdum quidem ex ſua natura,
interdum autem adventitia qualitate aſſumpta. Conſuevi-
mus autem quod ex ſua natura eſt primario et ſecundum

δυνάμει τοιοῦτον ὑπάρχειν τε καὶ φαίνεσθαι τὸ δὲ τὴν ἐπί-
κτητον προσειληφὸς ποιότητα κατα τι συμβεβηκὸς εἶναι καὶ
φαίνεσθαι τοιοῦτον. αὐτῶν δὲ τῶν κατὰ τὴν οἰκείαν φύ-
σιν ἤτοι θερμῶν, ἢ ψυχρῶν, ἢ ξηρῶν, ἢ ὑγρῶν εἶναι λε-
γομένων, τὰ μὲν ἐνεργείᾳ τοιαῦτα ὑπάρχει, τὰ δὲ δυνάμει,
διαφέροντος τοῦδε τοῦ νῦν εἰρημένου δυναμει παρὰ τὸ
μικρῷ πρόσθεν ῥηθέν· ἐκεῖνο μὲν γὰρ τῷ κατὰ συμβεβηκὸς
ἀντιδιήρητο, τουτὶ δὲ τῷ κατ᾽ ἐνέργειαν. αὐτῶν δὲ τῶν
κατ᾽ ἐνέργειαν τὸ μὲν ἁπλῶς λέγεται θερμὸν, ἢ ψυχρὸν,
ἢ ὑγρὸν, ἢ ξηρὸν, ὥσπερ τὰ στοιχεῖα, τὸ δὲ κατ᾽ ἐπικρά-
τειαν, ὥσπερ ἄνθρωπος καὶ ἵππος καὶ βοῦς καὶ κύων καί
ὅλα τὰ ζῶα· τὸ δέ τι πρὸς τὸ σύμμετρον ὁμογενὲς, ἢ
ὁμοειδές, ὥσπερ εἰ τύχοι λέων μὲν ἀνθρώπῳ παραβαλλό-
μενος, ἄνθρωπος δ᾽ ἀκμάζων παιδί. τὸ δὲ πρὸς ὁτιοῦν τὸ
ἐπιτυχὸν, οἷον ὁ Δίων πρὸς τὸν Θέωνα. καὶ δὴ καὶ τῶν
δυνάμει λεγομένων σωμάτων εἶναι τοίων ἢ τοίων ἀναγκαῖον
ἔφαμεν ἕκαστον ὡς πρὸς τὸ κατ᾽ ἐνέργειαν ἀναφερόμενον
λέγεσθαι, τὸ μὲν ὅτι ῥᾳδίως ἐκπυροῦται πρὸς τὸ κατ᾽

fe et per fe potentia tale et effe et videri dicere, quod vero
adfcititiam acquifierit qualitatem, ex accidenti quopiam effe
viderique ejusmodi. Porro eorum quae propria fua natura
aut calida aut frigida aut ficca aut humida dicuntur quae-
dam actu feu energia talia exiftunt, alia potentia; differente
quidem hoc potentiae modo, quem nunc diximus ab eo
quem paulo ante dicebamus; illic enim ex adverfo divide-
batur ei quod ex accidenti dicitur, hic vero ei quod actu.
Sed et eorum quae actu dicuntur aliud quidem abfolute eft
calidum, frigidum, ficcum, aut humidum, velut elementa,
aliud exceffu, ut homo, equus, bos, canis et univerfa ani-
malia, aliud ad fymmetrum feu generis fui feu fpeciei, ut
verbi caufa leo cum homine comparatus, homo autem ae-
tate florens cum puero, aliud ad quidvis obvium, ut Dion
ad Theonem. Quin et corpora quae potentia talia ut talia
dicuntur, unumquodque ut ad id quod eft actu relatum dici
neceffario monuimus, id quidem quod facile accenditur ad

Ed. Chart. XIII. [59. 60.]　　　　　Ed. Baf. II. (30.)
ἐνέργειαν ἁπλῶς θερμὸν, τὸ δ᾽ ὅτι τὰ ζῶα θερμαίνει πρὸς
τὸ κατ᾽ ἐπικράτειαν. οὕτω δὲ καὶ τὸ μὲν ἄνθρωπον θερμαῖ-
νον ὡς πρὸς ἄνθρωπον εἶναι δυνάμει θερμὸν, τὸ δὲ βοῦν
ἢ ἵππον ὡς πρὸς βοῦν ἢ ἵππον. ὁμοίως δὲ καὶ τὸ μὲν
τῷδέ τινι τῷ ἀνθρώπῳ, τὸ δὲ θερμὸν ἢ ψυχρὸν ἢ ὑγρὸν
ὑπάρχον ἐκείνου μόνον τῇ φύσει παραβαλλόμενον.

Κεφ. γ᾽. Ἐκ τῆς διακρίσεως ταύτης τῶν ὀνομάτων
ὠφελήθημεν εἰς τὴν τῆς κράσεως αὐτῶν ἐπίγνωσιν. εἰ μέν τι
πρὸς ἄνθρωπον λέγοιτο θερμὸν, ἢ ψυχρὸν, ἢ ξηρὸν, ἢ
ὑγρὸν, ἀποχωρεῖν μὲν ἀξιοῦντες τῶν ἄλλων ἁπάντων ζώων,
ἐπ᾽ αὐτοῦ δὲ μόνου τὴν πεῖράν τε καὶ τὴν βάσανον τἀνθρώ-
που ποιεῖσθαι. εἰ δέ τι πρὸς βοῦν, ἢ ἵππον, ἢ ἔλαφον, ἢ
τι τῶν ἄλλων τινῶν ζώων, ἐπ᾽ ἐκείνου πάλιν αὖ μόνου γίγνε-
σθαι τὴν πεῖραν. ἐν τούτοις δὲ καὶ [60] τοὺς ἀπὸ συστάσεως,
ἢ χροιᾶς, ἢ βάρους, ἢ κουφότητος, ἢ τῆς πρὸς γεῦσιν, ἢ
τὴν ὀσμὴν ἑκάστου τῶν φαρμάκων ποιότητος ἐξευρίσκειν
πειρωμένους αὐτῶν τὰς δυνάμεις ἐμεμψάμεθα. ταυτὶ μὲν οὖν
ἅπαντα τῇ τῶν ὀνομάτων ὀρθῇ διαιρέσει φαίνεται συνακο-

id quod actu eſt abſolute calidum, hoc vero quod alia cale-
facit ad id quod per exuperantiam, ſic quod hominem ca-
lefacit eſſe ut ad hominem potentia calidum, quod vero
bovem aut equum, ut ad bovem et equum, ſimiliter hoc
huic, verbi cauſa, homini, illud vero illi calidum, frigidum,
ſiccum, aut humidum eſt, illius naturae comparatum.

Cap. III. Ex hac nominum diſtinctione et ad aſſe-
quendam temperamenti cognitionem ſumus adjuti. Siqui-
dem ſi ad hominem quid dicatur calidum, a caeteris omni-
bus animalibus recedendum et in ipſo duntaxat homine pe-
riculum ſumendum explorandumque cenſuimus. Si vero
quid ad equum, bovem, cervum, aut aliorum animalium
quodvis, in ipſo rurſum periculum faciendum erit. Interim
vero et illos quoque caſtigabimus qui ex conſiſtentia, colore,
odore, ſapore, gravitate levitateque cujusque medicamenti
exiſtentem in ſingulis facultatem invenire tentarunt. Atque
haec utique rectae nominum diſtinctioni conſentanea viden-
tur. At quae velut elementa hujus eſſe ſpeculationis pro-

Ed. Chart. XIII. [60.]   Ed. Baf. II. (3ο.)

λουθήσαντα, τὰ δ᾽ οἷον στοιχεῖα τῆς προκειμένης θεωρίας, ἐν τῇ γνώσει τῶν πρώτων εἶναι ποιοτήτων ἐδείκνυμεν, ἃς ἐν τῷ περὶ τῶν καθ᾽ Ἱπποκράτην στοιχείων ἀπεδείξαμεν, ὑγρότητα καὶ ξηρότητα, θερμότητα καὶ ψυχρότητα, σχεδὸν δὲ καὶ ἡ τούτων εὕρεσις ὑπῆρξεν ἡμῖν ἐκ τοῦ τὰ σημαινόμενα τῶν ὀνομάτων ὀρθῶς διαστείλασθαι. φάρμακον γὰρ τροφῆς διορίσασθαι τῷ τὸ μὲν ἀλλοιοῦν κατὰ ποιότητα, τὴν δ᾽ ἐξομοιοῦσθαι τῇ τοῦ σώματος οὐσίᾳ, κατὰ τὸν λόγον ἐντεῦθεν ἐποδηγήθημεν εἰς τὴν τῶν ἀλλοιουσῶν ἡμᾶς ποιοτήτων εὕρεσιν.

Κεφ. δ'. Διττῶν δ᾽ οὐσῶν τῶν ἀλλοιώσεων κατὰ γένος, τῶν μὲν εἰδοποιῶν, αἳ δὴ καὶ κυρίως καὶ πρώτως ἀλλοιώσεις ὀνομάζονται, τῶν δὲ καταθραυουσῶν τε καὶ συναγουσῶν τὰ μόρια τοῦ σώματος ἡμῶν, ἃς καταχρώμενοι μᾶλλον ἢ κυρίως ὀνομάζοντες ἀλλοιώσεις καλοῦσιν, τὰς τῶν φαρμάκων δυνάμεις ἐν ταῖς πρώταις φαμὲν περιέχεσθαι. μηδενὶ γὰρ δύνασθαι μεταβάλλειν ἐξ εἴδους εἰς εἶδος ἄνευ τοῦ θερμανθῆναί τε καὶ ψυχρανθῆναι καὶ ξηρανθῆναι καὶ

pofuimus, in primarum confiftere qualitatum cognitione oftendimus. Quas quidem in libro de elementis fecundum Hippocratem humiditatem, ficcitatem, caliditatem frigiditatemque effe demonftravimus, propeque harum quoque inventionem affequebamur ex fignificatis nominum recte diftinguendis. Etenim quum medicamentum ab alimento discerneremus, quod medicamentum in qualitate alteraret, alimentum vero fubftantiae corporis adfimilaretur, recte hinc ad alterantium nos qualitatum inventionem perducti fumus.

Cap. IV. Porro quum duplices fint in genere alterationes aliae fpecificae, quae proprie fane et primario dicuntur alterationes, aliae vero quae contendunt et contrahunt corporis noftri partes, quas utique potius per abufum quam proprie nominantes alterationes vocant, in primo genere medicamentorum contineri facultates diximus. Nec enim quicquam ex fpecie in fpeciem mutari queat citra calefacticnem, refrigerationem, humectationem et exiccatio-

Ed. Chart. XIII. [60.]   Ed. Baf. II. (3o.)

ύγρανθῆναι. λέγω δὲ ἐξ εἴδους εἰς εἶδος, ὅταν ἐξ ἄρτου καὶ
πτισάνης καὶ φακῆς αἷμα καὶ φλέγμα καὶ χολὴ γίγνηται
ξανθή τε καὶ μέλαινα, κἀκ τούτων πάλιν ὀστοῦν καὶ πιμελὴ
καὶ νεῦρον καὶ σὰρξ, ἀρτηρία τε καὶ φλὲψ, ἕκαστόν τε τῶν
ἄλλων τοῦ ζώου μορίων. εἰ δέ τι τέμνον ἡμᾶς, ὥσπερ ὕαλος
ἢ ξίφος, ἢ θλῶν, ὡς λίθος καὶ μόλυβδος, ἢ συνάγων τὰ
κεχωρισμένα, καθάπερ ἐπίδεσις ἀλλοιοῖ πως τὰ μόρια ταῦτα,
οὐκ εἶναι φάρμακα· μηδὲ γὰρ τὴν τοιαύτην ἀλλοίωσιν ἐξι-
στάναι τῆς οἰκείας φύσεως ἕκαστον τῶν ὄντων. ἄν τε γὰρ
θραύσῃς εἰς πολλὰ καὶ κατατέμῃς ἄρτον, ἄν τε ἐκ πολλῶν
καὶ σμικρῶν ἀθροίσῃς εἰς ἕν, οὐκ ἐξίσταται τῆς οἰκείας ἰδίας,
οὐδὲ σάρξ μὲν ἄν τ' ἄρτου γίγνεται καταθραυόμενος, ὀστοῦν
οὐδ' εἰ οὕτως ἔτυχε συναγόμενος, ἀλλ' ἐν τῷ πέττεσθαι κατά
τε τὴν γαστέρα καὶ τὰς φλέβας εἰς αἷμα καὶ φλέγμα μεταβάλ-
λων, εἶτ' ἐκ τούτων εἰς ὀστοῦν καὶ σάρκα καὶ τἄλλα τοῦ
σώματος μόρια, κατὰ τὴν οὐσίαν ὅλην ἀλλοιοῦται καὶ τῆς
ἀρχαίας ἐξίσταται φύσεως, εἰς ἕτερον εἶδος μεθιστάμενος. οὐ
μὴν ἐξ ἄλλου τινὸς ἢ ἐκ τοῦ θερμοῦ καὶ ψυχροῦ καὶ ξηροῦ

nem. Dico autem ex fpecie in fpeciem, velut quum ex
pane, ptifana, lente, fanguis, pituita, bilis tum flava tum
atra, atque ex his iterum adeps, os, nervus, caro, arteria,
vena, atque adeo caeterarum animantis partium unaquaeque
gignitur. At fi fecando nos quippiam, velut vitrum et enfis,
aut contundendo, ut lapis et plumbum, aut fegregata
coarctando, ut vinculum, quadantenus partes alteret, ea
haud pharmaca fuerint, quippe quum ejusmodi alteratione
nullae rerum omnium ex propria recedant natura. Etenim
five minutim panem frangas concidasque, five minutim con-
cifum colligas in unum, non tamen propriam ideo formam
exuet, neque caro ex pane fiet per contufionem neque os
exempli gratia per coarctationem, verum dum in ventre
venisque concoquitur, in fanguinem pituitamque abit atque
inde ex iftis in os, carnem et alias corporis partes tota fua
fubftantia alteratur veteremque naturam exuit, in aliam
tranfiens fpeciem. Nec tamen ab alio quopiam quam ca-
lore, frigore, humiditate, ficcitateque eas quae fiunt in

καὶ ὑγροῦ τὰς εἰς ἕτερον εἶδος οὐσίας ἀλλοιώσεις τε καὶ
μεταβολὰς ἐδείχθη διχόμενα τὰ πάθη τοῦ σώματος σύμ-
παντα. καὶ κατὰ τοῦτο τὰς πρώτας τε καὶ στοιχειώδεις
εἰδοποιοὺς ποιότητας ἔφαμεν εἶναι τέτταρας, ὑγρότητα,
ξηρότητα, θερμότητα, ψυχρότητα, καὶ ζητοῦμεν ἕκαστον
τῶν φαρμάκων, ἥντινά ποτε καὶ τούτων ἐν τῇ κράσει
κέκτηται πλεονεκτοῦσαν. εὐθέως οὖν ἐν τούτῳ πρώτῳ οἱ
πλεῖστοι τῶν ζητησάντων αὐτὰς ἐσφάλθαι μοι δοκοῦσιν, ἐν
τῷ τὴν πλεονεκτοῦσαν ἁπλῶς ἐπισκέπτεσθαι, καθάπερ τινὲς
φυσικοὶ φιλόσοφοι. καὶ δὴ καὶ παραλογίζεσθαί τε πολλοὺς
αὐτῶν ἀμεθόδως ἀναγινώσκοντας τὰ Θεοφράστου καὶ
Ἀριστοτέλους συγγράμματα.

Κεφ. ε΄. [61] Καίτοι πάμπολυ· τὸ διάφορόν ἐστιν
ἢ ὡς πρὸς τὴν ὅλην φύσιν ἀποβλέποντας, ἢ ὡς πρὸς ἀνθρώ-
πους μόνον ὑπὲρ θερμοῦ καὶ ψυχροῦ καὶ ξηροῦ καὶ ὑγροῦ,
διαιρεῖσθαι. πρὸς μὲν γὰρ τὴν ὅλην φύσιν ἀποβλεπόντων,
διχῶς ἕκαστον τούτων λέγεται, τὸ μὲν ἁπλῶς, τὸ δ᾽ ἐπικρα-
τείᾳ. τῶν μὲν στοιχείων ἕκαστον ἁπλῶς, ἄνθρωπος δὲ καὶ

aliam effentiae fpeciem, alterationes mutationesque finguli
affectus corporis accipiunt, ut demonftratum eft. Atque
hac ratione primas et elementarias fpecificas qualitates qua-
tuor effe diximus, humiditatem, ficcitatem, caliditatem et
frigiditatem, quaerimusque quam harum medicamentum
unumquodque in mixtione pollentem poffideat. Atque pro-
tihus in hoc primum plerique eas inquirentium lapfi viden-
tur, quod videlicet pollentem abfolute tanquam naturales
quidam philofophi confiderarent. Praeterea complures
quoque eorum decipi videntur, quod fine certa methodo
Ariftotelis Theophraftique libros perlegant. Cap. V. Siquidem permagni refert, an totius na-
turae refpectu an hominum duntaxat de calido, frigido,
humido ficcoque definiamus. Nam totius naturae refpectu
bifariam horum unumquodque dicitur, partim abfolute, par-
tim per exuperantiam, abfolute quidem unumquodque ele-
mentorum, homo vero, equus et bos per exuperantiam.

ἵππος καὶ βοῦς κατ᾽ ἐπικράτησιν. ἐν δὲ τῷ πρός τι γιγνομέ-
νης τῆς ἐξετάσεως, ἐκεῖνο χρὴ μόνον ἐπισκέπτεσθαι πρὸς ὃ
λέγεται. ζητοῦμεν δ᾽ ἡμεῖς οὐκ εἰ πλέον ἁπλῶς ἐστιν ἐν θα-
λάττῃ τὸ ὑγρὸν τοῦ ξηροῦ, τοῦτο μὲν γὰρ ἐναργῶς ὁρῶμεν,
ἀλλ᾽ εἰ πρὸς (31) ἄνθρωπον. οὐδ᾽ οὖν οὐδὲ πρὸς τοῦτον
ἁπλῶς οὑτωσὶ παραβαλλόμενον, ὡς εἰ καὶ λέοντα παραβάλ-
λοις αὐτῷ, καὶ γὰρ καὶ οὕτως ὑγροτέρα ἀνθρώπου θάλαττα.
πῶς οὖν ἔτι ζητοῦμεν, εἰ ξηρὰ τὴν δύναμίν ἐστιν ἡ θάλασσα;
πῶς δ᾽ ἄλλως ἢ ἐν ἴσῳ τῷ ξηραντικὴ σώματος ἀνθρωπείου;
εἰς τοῦτ᾽ οὖν ἀποβλέπειν χρὴ μόνον, ἐάσαντας τἄλλα. ποι-
οῦσι δ᾽ ἔμπαλιν οἱ πλεῖστοι τῶν ἰατρῶν, ἀποβλέπουσι γὰρ
εἰς πάντα τἄλλα μᾶλλον ἢ εἰς τοῦτο. πῶς οὖν εἰς ἄνθρω-
πον ἐπιστραφέντες ἀποχωρήσαντές τε τῶν λοιπῶν, ὅπως ἔχει
πρὸς τοῦτον ἐνεργείας ἡ θάλαττα γνωσόμεθα; ἢ δηλονότι
προσφέροντες τῷ σώματι καὶ πεῖραν τοῦ γιγνομένου λαμβά-
νοντες ἔν τε τῷ λούειν ἐν θαλάττῃ καὶ καταβρέχειν ἢ κα-
ταντλεῖν, ἐπιτιθέναι τε πολλάκις μορίοις ἔριά τέ καὶ σπόγ-
γους θαλάττῃ δεύσαντας, ἐπιπλάσμασί τε μιγνύναι καὶ κηρω-

Jam autem quum ad aliquid refpiciendo exploratio fiat, illud
modo confiderandum erit, quodnam fit illud ad quod dici-
tur. Nos vero non id quaerimus, an in aqua marina hu-
midi fimpliciter plus fit quam ficci, id enim clare confpici-
mus: fed fi ad hominem conferendo, neque tamen rurfum
ad hunc fimpliciter, ac fi leonem illi compares, quippe quum
fic homine humidior marina fuerit. Quonam igitur pacto
fcrutabimur an ficca fit facultate marina? Quonam alio,
obfecro, quam an corpus humanum inaequalitate quadam
exiccare valeat? Itaque in hoc unum modo caeteris relictis
intendendum. Atqui contra faciunt medicorum plerique,
nam ad quidvis potius refpiciunt quam ad hoc. Quomodo
ergo ad hominem converfi, reliquis praetermiffis, quanam
in hoc agendi facultate polleat marina, cognofcemus an vi-
delicet corpori applicantes, ficque ejus periculum fumentes
lavando in marina, rigando, fovendoque, tum fubinde la-
nam aut fpongiam marina madentem partibus applicando;
ad haec emplaftris ceratisque mifcendo, atque in his omni-

ταῖς, κἂν τούτοις ἅπασιν διορίσασθαι τοῦ κατὰ συμβεβηκὸς
ἀποβαίνοντός ποτε τὸ κατὰ τὴν οἰκείαν αὐτοῦ τοῦ φαρμά-
κου δύναμιν ἀποτελούμενον; ἐν τούτῳ γάρ ἐστι τὸ πᾶν κῦρος
τῆς εὑρέσεως, οὗ μόνον σχεδὸν οὐδεὶς αὐτῶν ἅπτεται. ἀλλ᾽
αἱ τῶν φιλοσόφων ἀποφάσεις ἐξαπατῶσιν αὐτοὺς, οὐ δυνα-
μένους αἰσθάνεσθαι τῆς ὁμωνυμίας.

Κεφ. στ'. Οὐ μόνον γὰρ, ὡς ἀρτίως εἴρηται, τὸ μὲν
ἁπλῶς, τὸ δ᾽ ἐπικρατείᾳ λέγεται πρὸς αὐτῶν. ἁπλῶς μὲν
γὰρ τὸ πῦρ θερμὸν, ἐπικρατείᾳ δ᾽ ἄνθρωπος, ἀλλὰ καὶ
τὸ κατ᾽ ἐπικράτειαν αὐτὸ διχῶς λέγεσθαι νομίζουσιν, τὸ
μὲν κατὰ τοὺς ὄγκους τῆς οὐσίας, ὡς κἂν τοῖς περὶ κρά-
σεων ὑπομνήμασιν ἡμεῖς διῃροῦμεν, οἷον εἰ δύο χόας ὕδα-
τος ἄκρως ζέοντος ἀναμίξαις ἑνὶ χοῖ ψυχροῦ παντάπασιν
ὕδατος, ἕτερον δὲ τὸ κατὰ τὴν τῶν ποιοτήτων ἐνέργειαν.
τοῦτο δ᾽ ἤδη δόγματος ἐχόμενον λέγουσιν, οὐκ ἔτ᾽ ἐκ τῶν
ἐναργῶς φαινομένων λαμβάνοντες. ὑποθέμενοι γὰρ τὸ μὲν
ψυχρὸν συνάγειν καὶ πιλεῖν καὶ ἀκίνητον ἐργάζεσθαι τὴν
οὐσίαν, τὸ δὲ θερμὸν ἀραιοῦν καὶ διαχεῖν καὶ πέττειν καὶ

bus ab eo quod ex accidenti quandoque evenit, id quod a
propria medicamenti vi proficifcitur, diftinguendo? Nam
in hoc omnis inventionis fumma confiftit, quam vix quis-
quam illorum attingit: fed eos philofophorum verba deci-
piunt haud poteutes homonymiam percipere.

Cap. VI. Nam non folum, ut modo diximus, aliud
fimpliciter, aliud per exuperantiam ab ipfis dicitur; fimpli-
citer enim ignis calidus eft, per exuperantiam homo. Ve-
rum quod per exuperantiam dicitur, bifariam quoque dici
autumant, partim fecundum fubftantiae molem, velut et nos
quoque in libris de temperamentis divifimus, ut fi cados
duos aquae fumme ferventis uni cado aquae maxime algentis
permifcueris, partim vero fecundum qualitatum affectum.
Atque hoc quod ad dogma confequitur, ita dicunt, non ex
iis quae evidenter apparent accipientes. Nam fupponen-
tes frigidum omne contrahere conftipareque et fubftantiam
reddere immobilem aut aegre mobilem, calidum vero ra-

κινεῖν εὐλόγως ἐν ἅπασι τοῖς φυτοῖς κρατεῖν ἀποφαίνονται
τὸ θερμόν. μηδὲ γὰρ ἂν μήτε τὴν ἐκ τῆς γῆς ἀνάδοσιν τῆς
τροφῆς ἐπὶ μήκιστον ἄλλως γενέσθαι, μήτ᾽ ἀλλοίωσιν αὐτοῦ
μήτε πέψιν, ἀλλὰ μηδὲ τὴν αὔξησιν ὅλως τῶν φυτῶν ἢ τὴν
βλάστησιν, ἢ τῶν καρπῶν τὴν γένεσιν, εἰ μὴ τὸ θερμὸν
ἐκράτει· [62] καὶ οὕτως ἤδη πάλιν ἐν αὐτοῖς τοῖς φυτοῖς τὸ
μὲν θερμότερον ἀποφαίνουσιν, τὸ δὲ ψυχρότερον. ἐκ ταύτης
οὖν τῆς ὑποθέσεως ἤρτηται καὶ ὁ περὶ τῶν ῥόδων αὐτῶν
λόγος ὅτι θερμά. κρατεῖ γὰρ ἐπὶ πλέον ἐν αὐτοῖς τὸ θερμὸν
ἢ ἐν ἄλλοις τισὶ φυτοῖς. ἐξ ἑτέρας δ᾽ αὖ πάλιν ὑποθέσεως
ὁ περὶ ἐλαίου τε καὶ πιμελῆς. ὅτι γὰρ ἂν ἐκφλογοῦται τάχι-
στα, διὰ τοῦτο θερμὰ τὴν δύναμιν εἶναί φασιν αὐτά. καὶ
καθ᾽ ἕτερον δ᾽ αὖ τρόπον ὅσα γλυκέα, διότι γὰρ οἰκειότατα
καὶ ὁμοιότατα ταῖς κράσεσιν ἡμῶν φύσει θερμῶν ᾽παρχόντων,
διὰ τοῦτο καὶ ταῦτα θερμὰ εἶναί φασι. τοῖς μὲν οὖν φιλο-
σόφοις, ὡς ἂν περὶ τῆς ὅλης φύσεως ἀποφαινομένοις, ὀρθῶς
τὰ τοιαῦτα ζητεῖται καὶ λέγεται τοῖς δ᾽ ἰατροῖς, ἕτερον ἔχουσι

refacere, fundere, coquere, movere, rationabiliter in plan-
tis omnibus vincere calidum pronunciant, ſiquidem haud
aliter neque nutrimenti ex terra digeſtionem longiſſimam
neque alterationem ejusdem, neque concoctionem, quin nec
incrementum prorſum plantarum, neque germinationem ne-
que fructuum generationem perfici poſſe, niſi calidum ſu-
peraret, atque ita rurſum inter plantas alias calidiores, alias
frigidiores conſtituunt.   Ex eadem iſta hypotheſi pendet ea
ratio, qua roſas eſſe calidas contenderunt: ſiquidem in illis
ſi in aliis ullis plantis, plurimum vincit caliditas.   Ex altera
rurſum hypotheſi dependet quod de oleo et adipe aſtruunt.
Nam quod ociſſime inflammentur, idcirco calida eſſe ea fa-
cultate judicant.   Et alio rurſum modo quaecunque dulcia
ſunt, calida eſſe dicunt, ſiquidem quod familiariſſima ſint
ſimillimaque naturis noſtris quae calida ſunt, ideo et ipſa
quoque calida eſſe volunt.   Atque philoſophis quidem, ut
puta qui de tota natura ſcrutantur, recte talia et quaerun-
tur et dicuntur, at medicis, quibus alius eſt ſcopus propoſi-

Ed. Chart. XIII. [62.]   Ed. Baf. II. (31.)

σκοπὸν, οὐκ ὀρθῶς· οὔτε γὰρ ὅτι ἐν ταῖς ἐνεργείαις ἐπικρατεῖ
τὸ θερμὸν ἐν τοῖς ῥόδοις οὔθ᾽ ὅλως ὅτι τῷ γένει φυτὸν
ὑπάρχει, θερμὸν ἤδη διά τι τούτων ἐστίν. οὐ γὰρ οὕτως
ἐζητοῦμεν ἡμεῖς τὸ θερμὸν, ἀλλ᾽ ὡς πρὸς ἄνθρωπον, ἐπεὶ
κατά τε τὸ κρατεῖν ἐν ταῖς ἐνεργείαις τὸ θερμὸν ἅπαν φυτὸν
ἔσται θερμὸν, ἔτι δὲ μᾶλλον τὰ ζῶα πάντα. καὶ μήκωνα
τοίνυν καὶ μανδραγόραν καὶ κώνειον καὶ σαλαμάνδραν θερμὰ
λεγόντων ὑπάρχειν, ἀλλ᾽ οὐ λέγουσιν, ἀλλ᾽ ὥσπερ ἐξ ἑνὸς
στόματος ἅπαντες ἀποφαίνονται ψυχρὰ ταῦτ᾽ εἶναι πάντα.
καίτοι ζῷόν τ᾽ ἐστὶν ἡ σαλαμάνδρα, τρεφόμενον δήπου καὶ
αὐξόμενον καὶ κινούμενον, ἅπερ δὴ τοῦ θερμοῦ κρατοῦντος
ἐν τῇ κράσει γίνεσθαί φασι. πῶς οὖν ἐν τούτοις μὲν ὡς
πρὸς ἄνθρωπον ἀποβλέπουσιν, ἐν ἄλλοις δὲ ὡς πρὸς τὴν
ὅλην φύσιν, ἢ τὰς τῶν πρώτων ποιοτήτων ἐνεργείας; ἐγὼ
μὲν οὖν φημι μὴ σαλαμάνδραν μόνην, ἢ κώνειον ἀποφαίνε-
σθαι χρῆναι ψυχρὰ ταῖς δυνάμεσιν ὑπάρχειν, ὡς πρὸς ἄν-
θρωπον, ἀλλὰ καὶ τἄλλα πάντα κρίνειν ὡσαύτως. ἐπεὶ τό
γε κώνειον οὐ μόνον οὐ καταψύξει τοὺς ψᾶρας οὐδ᾽ ἀναιρεῖ

tus, haud perinde recte, quippe quum in rofarum affectibus
calidum non vincat, neque fane quodvis aliud plantae ge-
nus eo quod plantae eft, calidum dici debet, quoniam nos
haud ita calidum quaerimus, fed ut ad hominem, fiquidem
fi, quia in actionibus fuperat caliditas, propterea calidum
quid dices, planta unaquaeque calida erit multoque magis
animalia omnia. Dicant igitur, fi lubet, papaver, mandra-
goram, cicutam, falamandram effe calida, verum nemo id
dicit, fed velut uno ore omnes effe frigida pronunciant. At-
qui animal eft falamandra, quod et nutritur et crefcit et
movetur, quae fane calido in mixtione vincente provenire
afferunt. Quid ergo in iftis quidem ad hominem refpi-
ciunt, in aliis vero ad totam naturam, aut primarum qua-
litatum actiones? At ego non falamandram modo aut ci-
cutam ut ad hominem frigida effe dici oportere cenfeo, fed
alia omnia ad eundem modum judicanda. Siquidem cicuta
fturnos non modo non refrigerat et enecat uti nos, fed et

Ed. Chart. XIII. [62.]   Ed. Baf. II. (31.)

καθάπερ ἡμᾶς, ἀλλὰ καὶ τρέφει καὶ θερμαίνει δηλονότι
πᾶν γὰρ τὸ τρέφον οὐσίαν θερμὴν ἐπαύξει δήπου τὸ θερ-
μόν αὐτῆς καὶ φυλάττει. θερμὴ δέ ἐστιν ἡ τοῦ σώματος
οὐσία τῶν ψάρων οὐχ ὡς ζώων μόνον, ἀλλὰ καὶ ὡς ἐναί-
μων. ἐμοὶ μὲν οὖν ἐπιδέδεικται πολλάκις ἐν πολλαῖς ἤδη
πραγματείαις ὡς οἰκειότητές τινές εἰσι καὶ μάχαι ποιοτή-
των ἐν ἅπασι τοῖς οὖσι, καὶ τὸ μὲν οἰκεῖον ἑτοίμως ἐξο-
μοιοῦται, τὸ δ᾽ ἐναντίον εἰς φθορὰν ἐνίοτε μεταβάλλει τά
τε φυτὰ καὶ τὰ ζῶα. καὶ μὲν δὴ καὶ ὡς αἱ οἰκειότητες
αὐτῶν κατὰ τὴν ἰδιότητα τῆς ὅλης οὐσίας γίνονται, καὶ
τοῦτο εἴρηταί μοι καὶ δέδεικται πολλάκις. οἱ δὲ οὐ δύ-
νανται κατιδεῖν αὐτὸ καὶ διὰ τοῦτο ῥαθύμως τε ἅμα καὶ
ψευδῶς περὶ τῶν πλείστων ἀποφαίνονται φαρμάκων. ἐν
γάρ ἐστι μόνον ἀσφαλὲς κριτήριον ἐν αὐτοῖς, ἡ πρὸς ἄν-
θρωπον πεῖρα, διοριζομένων ἡμῶν ἐν αὐτῇ τὸ κατὰ συμ-
βεβηκὸς τοῦ καθ᾽ αὐτό. καὶ ταύτῃ προσέχων τὸν νοῦν
οὔτ᾽ ὄξος, οὔτε ῥόδινον ἐρεῖ τις θερμόν· ψύχει γὰρ ἡμᾶς
ἀμφότερα πρώτως καὶ καθ᾽ ἑαυτά, τὸ μὲν ὄξος ἰσχυρῶς,

alit quoque et nimirum etiam calefacit. Quicquid enim fub-
ftantiam alit calidam, calorem ejus quadantenus et auget et
tuetur, atqui corporis fturnorum calida eft fubftantia non
modo qua animalia funt, fed etiam qua fanguine praedita.
Sane fubinde in aliis tractatibus demonftratum a nobis eft
familiaritates quasdam pugnantiasque qualitatum omnibus
rebus ineffe, ac quod familiare eft expedite affimilari, quod
vero contrarium, ad internecionem ducere tum animantia
tum plantas. Praeterea familiaritates illas a totius fubftan-
tiae proprietate oriri, id quod faepenumero a me et dictum
eft et oftenfum. At ifti quum aegre id capere poffint, fe-
gniter et falfo de complurium medicamentorum viribus pro-
nunciant. Una enim duntaxat illorum examinandorum re-
gula eft, nempe ea quae ad hominem fit exploratio, id quod
fecundum accidens ab eo quod eft per fe femper diftin-
guendo. Cui fi quis animum intendat, is nec acetum nec
rofaceum calidum unquam dixerit, quippe quum utrum-
que nos primario et per fe refrigeret, acetum quidem va-

ἐπ᾽ ὀλίγον δὲ τὸ ῥόδινον. οἷον δέ τι τουτ᾽ ἐστιν τὸ ἐπ᾽ ὀλί-
γον, ἐγὼ διηγήσομαι. συγκατοφθήσεται γὰρ αὐτῷ καὶ ὁ
περὶ τῆς μέσης κράσεως ἁπάντων τῶν φαρμάκων λόγος, οὗ
κἂν τῷ πρὸ τούτου βιβλίῳ μνήμην ἐποιησάμην ὑπὲρ ἐλαίου
διαλεγόμενος.

Κεφ. ζ. [63] Εἰ δή τι τῶν ὁμιλούντων ἡμῖν σωμα-
των ἢ φαρμάκων ἐνεργείᾳ θερμὸν οὕτως ἐστὶν ὡς ἡμεῖς, ἢ
γίγνεται πλησιάζον ὁμοίως ἡμῖν θερμόν, ἐκ τῆς μέσης τὸ
τοιοῦτον ὑπάρχει κράσεως, ὥστε ἡμῖν παραβάλλειν, ἐπεί τοι
καθ᾽ ἑαυτὸ δύναιτ᾽ ἂν κατ᾽ ἐπικράτειαν λέγεσθαι θερμὸν,
ὥσπερ καὶ ἡμεῖς. εἰ δέ τι μήτε ἤδη θερμὸν οὕτως ἐστὶν ὡς
ἡμεῖς μήτε ἐν τῷ πλησιάζειν γίνεται τοιοῦτον, ψυχρότερόν
ἐστιν ἀνθρώπου κράσεως τοῦτο, κἂν ὁπωσοῦν ἐν αὐτῷ κρατῇ
τὸ θερμόν. καὶ δὴ κἂν τῷ πλησιάζειν ἡμῖν ἀφαιρήσει τι καὶ
καθαιρήσει τῆς ἐνυπαρχούσης ἡμῖν θερμότητος. ὥσπερ γὰρ εἰ
δυοῖν μὲν ὑδάτοιν ἀμφοῖν μὲν θερμοῖν, ἀλλὰ τοῦ μὲν μᾶλλον,
τοῦ δ᾽ ἧττον, ἐπιμίξαις τῷ μᾶλλον θερμῷ τὸ ἧττον, ἐκλύσεις
αὐτοῦ τὴν θερμασίαν, οὕτως εἰ εἰς τὴν ἀπὸ τοῦ ῥοδίνου

lide, leviter autem rofaceum. Porro quidnam hoc fit levi-
ter, ego exponam: una enim cum eo tota medii tempera-
menti medicamentorum omnium ratio confpicietur, cujus et
in praecedente libro mentionem fecimus, ubi de oleo dif-
ferebatur. Cap. VII. Si quippiam eft ex applicatis nobis feu
corporibus feu medicamentis, quod actu fic calidum fit ut
nos, aut ex contactu fimiliter calidum evadat, id ex media
eft temperie, cum nobis nimirum collatum, fiquidem fecun-
dum fe queat per exuperantiam dici calidum, velut et nos
quoque. At fi quid nondum adeo calidum eft ut nos, ne-
que admodum tale redditur, id temperie humana frigidius
eft, quantumcunque in eo caliditas exuperet: etenim admo-
tum calorem, qui in nobis praeerat, auferet detrahetque.
Quippe fi datis duabus aquis calidis, quarum altera plus,
altera minus caleat, mifceas minus calentem magis calenti,
hujus certe caliditatem exolveris; fic fi in caliditatem ro-

θερμότητα χλιαρὰν ὑπάρχουσαν καὶ πρὸς τὴν ἀνθρώπου κρᾶ-
σιν ἀναμίξαις ἀνθρωπείαν θερμότητα, καθαιρήσεις τι πάν-
τως αὐτῆς καὶ καταψύξεις.

Κεφ. η΄. Μὴ τοίνυν θαυμάζειν, εἴ τι τῶν ἰδίᾳ τε
καὶ καθ᾽ αὐτὰ θερμῶν ἑτέρῳ θερμοτέρῳ προσαγόμενον ἐμψύ-
χειν αὐτὸ δύναται. φύσις γὰρ αὕτη κοινὴ πάντων ἐστὶν τῶν
ἀλλοιωτῶν σωμάτων, ὡς εἰς ἄδηλα δρᾶν καὶ πάσχειν πλησιά-
ζοντα, τὸ μὲν ἧττον θερμὸν ὑπὸ τοῦ μᾶλλον θερμοῦ
θερμότερον γιγνόμενον, τὸ δὲ μᾶλλον θερμὸν ὑπὸ τοῦ
ἧττον ἔμπαλιν διατιθέμενον. ἐναργῶς γὰρ αὐτὸ καὶ δι᾽ αὐτῆς
καταμάθοις τῆς ἀφῆς. φαίνεται γὰρ αὐτῇ πολλάκις τὰ αὐτὰ
ποτὲ μὲν θερμά, ποτὲ δὲ ψυχρά· θερμοτέρᾳ μὲν γιγνομένη
ψυχρά, ψυχροτέρᾳ δὲ θερμά. καί τις ἔναγχος ἡμῖν προΰβαλε
διὰ τί ψυχρὸν μὲν ἐν τοῖς βαλανείοις οὐρούμεν, ἔξω δὲ θερ-
μὸν, οὐ παρακολουθῶν ὅτι τὸ μὲν (32) οὖρον αὐτὸ χλιαρὸν
ὁμοίως ἐστὶν ἔν τε τοῖς βαλανείοις κἀκτός, ἡμεῖς δὲ οὐχ
ὡσαύτως διακείμεθα τὴν ἐπιφάνειαν τοῦ σώματος ἔν τε τῷ
λούεσθαι καὶ πρὸ τούτου. λουόμενοι μὲν γὰρ θερμοτέραν

facei, quae tepida eſt ut ad temperiem humanam, calidita-
tem indideris humanam, prorſum ab hac quid detrahes et
refrigerabis.

Cap. VIII. Non ergo mirari oportet ſi quicquam
eorum quae proprie et per ſe ſunt calida cum calidiore
commixtum frigidius efficere ipſum queat. Ea eſt enim
communis alterabilium corporum omnium natura, uti in ſe-
ſe et agant et patiantur admota, quodque minus eſt calidum
a magis calido calidius evadit: quod vero magis calidum a
minus calido contra efficitur. Nam id vel ex ipſo tactu
clariſſime diſcas: etenim eadem ſubinde illi tum calida tum
frigida eſſe videntur, calidiori quidem facto frigida, frigi-
diori vero calida. Propoſuit autem mihi dudum quispiam,
quamobrem in balneis frigidum mejamus, foris vero cali-
dum, haud intelligens in balneis urinam quidem perinde
ac foris tepidam eſſe, verum nos non aeque extrinſeca cor-
poris ſuperficie et dum lavamur et ante aſſectos eſſe. Nam

ἔχομεν αὐτὴν ἢ κατὰ τὸ οὖρον, ἔξω δὲ ψυχροτέραν· ὥστε
εὐλόγως αὐτῇ καὶ τὸ οὖρον ἔξω μὲν τοῦ βαλανείου θερμὸν,
ἔνδον δὲ ψυχρὸν φαίνεται. τοῦ μὲν γὰρ ἧττον ἑαυτῆς θερμοῦ
τὴν αἴσθησιν ὡς ἀποκαταψύχοντος ἴσχει, τοῦ δὲ μᾶλλον ἢ
καθ᾽ ἑαυτὴν ὡς ἐκθερμαίνοντος. ἔξεστι δέ σοι πείρας ἕνεκα
τοῦ λελεγμένου καδίσκον τινὰ χλιαροῦ μετρίως ὕδατος,
ἐπειδὴ ἱκανῶς ἤδη τεθερμασμένος ᾖς, λουόμενος εἰσενεχθῆναι
κελεύσαντι καὶ θεῖναι τὰς χεῖρας ἢ τοὺς πόδας εἰς αὐτά.
φανεῖται γάρ σοι τὸ ὕδωρ οὐ χλιαρὸν, ἀλλ᾽ ἱκανῶς ψυχρόν.
εἰ δὲ εὐθὺς εἰσελθὼν εἰς τὸ βαλανεῖον ἅπτοιο τοῦ κατὰ τὸν
καδίσκον ὕδατος, ἧττόν σοι φανεῖται ψυχρόν. ἀεὶ γὰρ εἰς
ὅσον ἂν ᾖς προτεθερμασμένος, εἰς τοσοῦτον ψυχρὸν φανεῖ-
ται. καὶ οὐδὲν θαυμαστὸν, εἴ γε καὶ τὰ πολλὰ τῶν φρεα-
τιαίων ὑδάτων, ὅσα βαθείας ἔχει τὰς πηγὰς ἐν τῷ χειμῶνι
ψαυόμενα, χλιαρὰ φαίνεται. ἀλλ᾽ εἰ λελουμένος ἅψαιο θερ-
μαῖς ταῖς χερσὶν, οὐκ ἄν σοι φανείη χλιαρὰ, καὶ πολὺ μᾶλλον
εἰ λουόμενος ἔτι. γνώμονα τοίνυν ἔχοντες τὴν ἀφὴν ἐν ταῖς
τῶν θερμῶν καὶ ψυχρῶν διαγνώσεσι καὶ πρὸς τὴν ἐκείνης διά-

in balneo ipfo calidior ea nobis eft quam urina, extra autem
frigidior: quare et urina non abs re illi calida extra bal-
neum apparet, in balneo autem frigida: quod enim minus
quam ipfa calidum fentitur, velut refrigerans habet: quod
autem magis calidum, tanquam calefaciens. Liceat vero tibi
periculi faciundi caufa, poftquam abunde lavando incalueris,
pelvi aquae modice tepidae intro jaffu tuo allata, in eam
manum aut pedem immittere: apparebit enim aqua non
tepida, fed admodum frigida. At fi protinus balneum in-
greffus aquam pelvis tetigeris, minus videbitur frigida: per-
petuo enim quanto plus fueris praecalefactus, tanto appare-
bit frigidior. Nec mirum videri debet, fi putealium aqua-
rum pleraeque. quae videlicet fontes profundos admodum
habeant, contactae hieme videantur tepidae. At fi a bal-
neo manibus contingas calidis, multoque magis fi etiamnum
in lavacro confiftens, haud profecto apparebis tepida. Ita-
que tactum calidi frigidique dignófcendi normam ponentes

θεσιν ἀναφέροντες αὐτῶν τὰς κρίσεις [64] εὐλόγως παραλο-
γιζόμεθα πολλάκις, ὡς καὶ τὸ μὴ ψυχρὸν ὅσον ἐφ᾽ ἑαυτὸ
ψυχρὸν εἰπεῖν καὶ τὸ μὴ θερμὸν ὅσον ἐφ᾽ ἑαυτὸ θερμόν.
καὶ διὰ τοῦτο λουόμενοι μὲν ψυχρὸν τὸ οὖρον, ἐῤῥιγωκό-
τες δ᾽ ἐν κρύει, τὸ φρεατιαῖον ὕδωρ θερμὸν εἶναι νομί-
ζομεν. καὶ εἴπερ τῶν διαθέσεων ἐν αἷς ὄντες ἀμφοτέρων
ἐψαύσαμεν ἐπιλαθοίμεθα, μόνης τῆς γεγενημένης ἡμῖν
αἰσθήσεως μεμνημένοι, τάχ᾽ ἀποφηναίμεθα ἄν ποτε τὸ μὲν
ὕδωρ ἁπλῶς θερμὸν εἶναι, τὸ δ᾽ οὖρον ψυχρόν. ἔστι δ᾽
οὐδέτερον ἁπλῶς οὔτε θερμὸν οὔτε φυχρόν, ἀλλ᾽ ὡς πρὸς
ἡμᾶς· καὶ οὐδὲ πρὸς ἡμᾶς αὖ πάλιν ἁπλῶς, ἀλλ᾽ ὡδί πως
ἔχοντας. ἁπλῶς δ᾽ ἂν πρὸς ἡμᾶς ὁποῖόν ἐστιν ἑκάτερον
λέγοιτο πρὸς τὴν μέσην καὶ ἀρίστην ἡμῶν κρᾶσιν ἐξετα-
ζόμενον, ὥσπερ εἰ καὶ πρὸς ἄνθρωπον ἁπλῶς ἐδοκιμάζετο,
πάντως ἂν που πρός τε τὸν εὔκρατον ἡ ἐξέτασις ἐγίγνετο.
ἤρτηται τοίνυν καὶ ταῦτα πάντα τὰ σφάλματα τῆς τῶν
ὀνομάτων διαιρέσεως, ἧς ὀλίγου δεῖν ἅπαντες καταφρονοῦ-

ac ejus difpofitioni judicium omne tribuentes, merito fane
crebro fallimur, ut qui quod haud ex fe eft frigidum, id
frigidum effe dicamus, quod vero calidum ex fe non eft, id
effe calidum pronunciemus. Hinc fit ut dum lavamur, fri-
gidam effe urinam credamus, contraque frigore rigentes,
aquam e puteis hauftam calidam exiftimemus. At fi affe-
ctionum, in quibus eramus, dum utramque contingeremus,
oblivifcamur, ac folius ejus qui in nobis factus eft fenfus
meminerimus, periculum eft ne forte aquam aliquando ab-
folute dicamus calidam, urinam vero abfolute frigidam. At-
qui neutra abfolute aut calida aut frigida eft, fed ut ad nos:
nec ut ad nos rurfum abfolute, verum hoc videlicet pacto
affectos. Abfolute autem utraque qualis ad nos eft dici
poffit ad mediam eandemque optimam noftri temperiem
collata: ut fi ad hominem abfolute expendatur, omnino fane
ad temperatum et eucratum expendi oporteat. Sane et
haec quoque peccata omnia a nominum diftinctione pendent,
quam paulo minus omnes habent contemptui. Etenim quum

σιν. ἐπεὶ γὰρ ψυχρὸν καὶ θερμὸν τὸ μὲν ἁπλῶς λέγεται,
τὸ δ' ἐπικρατείᾳ, τὸ δὲ τῇ πρὸς τὸ σύμμετρον ὁμογενὲς
παραβολῇ, τὸ δὲ πρὸς ὁτιοῦν τὸ ἐπιτυχὸν εὐλόγως ἐν
ταῖς ὁμωνυμίαις σφαλλόμεθα πολλάκις, ἐπιλανθανόμενοι
μὲν ὁποῖόν τι θερμὸν κρίνομεν, ἐφ' ἕτερον δὲ μεταβαί-
νοντες. ἀλλὰ μυριάκις ἤδη λέλεκταί τε καὶ λεχθήσεται
κατὰ τὸ τέταρτόν τε καὶ ὕστατον τῶν εἰρημένων ἄρτι ση-
μαινομένων ἐπισκέπτεσθαι χρῆναι περὶ τῆς τῶν φαρμάκων
δυνάμεως.

Κεφ. θ'. Οὔτε γὰρ ἁπλῶς θερμὸν ἕκαστον αὐτῶν
ἐστιν, ὥσπερ τὸ πῦρ· τοῦτο μὲν γὰρ ἂν καὶ ἀδύνατον·
οὔτ' εἰ κατ' ἐπικράτησιν, ὥσπερ τὸ αἷμα, πρόκειται σκοπεῖν·
ἀλλ' οὐδ' εἰ πρὸς τὸ σύμμετρον ὁμογενὲς ἢ ὑμοειδὲς λέ-
γεται θερμὸν, ὥσπερ λέων μὲν ἐν ζώοις, τὸ δ' ἀκμάζον ἐν
ἑκάστῳ τῶν εἰδῶν πρὸς τὸ γεγηρακός. ἀλλ' εἰ πρὸς ἄν-
θρωπόν ἐστι θερμὸν, ἢ ψυχρὸν, ἢ ξηρὸν, ἢ ὑγρὸν ἕκα-
στον τῶν φαρμάκων, ἡ ζήτησίς ἐστιν. καὶ οὐδὲ πρὸς τοῦτον
ὡς τὸ πρός τι παραβαλλόμενον, ἀλλ' εἰ τῇ δυνάμει, τοῦτο

calidum et frigidum partim ablolute dicatur, partim per
exuperantiam, partim ut ad fymmetrum fui generis compara-
tum, partim ut ad quidvis obvium collatum, jure optimo in
homonymiis identidem fallimur, nefcii quidem quonam ho-
rum modorum quid calidum judicemus ad alterum tamen
tranfeuntes. Verum fexcenties jam dictum eft diceturque
quod in quarto et ultimo eorum quae modo recenfuimus
fignificatorum de medicamentorum viribus confiderare
oporteat.   Cap. IX.   Non enim an abfolute unumquodque ca-
lidum fit, ut ignis, nam id omnino etiam foret impoffibile:
aut an per exuperantiam, ut fanguis, confiderare propofi-
tum eft: neque an ut ad fymmetrum fui generis aut fpeciei
dicatur calidum, ut leo in animantibus, et quod florentis ae-
tatis eft in quavis fpecie ad aetatem provectum: fed an ad
hominem fit calidum, frigidum, humidum, aut ficcum me-
dicamentorum unumquodque inquirere ftatutum eft. Neque
rurfum ad hunc tanquam id quod ad aliquid aliud compa-

Ed. Chart. XIII. [64.]   Ed. Baf. II. (32.)

δ' ἐστὶν εἰ πλησιάζον αὐτῷ θερμότερον ἀπεργάζεται τὸ
μόριον, ἢ ψυχρότερον, ἢ ὑγρότερον, ἢ ξηρότερον οὗπερ
καὶ ψαύει. ὥστε ἐν τῇ πείρᾳ καὶ τὰ τῆς κρίσεως ἔσται
καὶ τὰ τῆς διαγνώσεως, ἣν ἀφέντες οἱ πολλοὶ τῶν ἰατρῶν
εἰ ἐρυθρόν ἐστιν τὸ ῥόδον ἢ εὐῶδες ἐπισκοποῦνται, παρέν-
τες ὅταν ἐγκανθῶσι τὴν κεφαλὴν, ἐπιτιθέντες αὐτῇ ῥόδων
στεφάνους, ἢ τὸν χυλὸν αὐτῶν, ἢ ῥόδινον ἔλαιον, οὕτω
τῇ πείρᾳ μαθεῖν τὸ γιγνόμενον. εἰ μὲν γὰρ ἐκθερμαίνονται,
μᾶλλον ἂν εἴη θερμὸν, εἰ δὲ ψύχονται, ψυχρόν. ἐν ἴσῳ τὸ
ψυκτικὸν εἶναι ἀνθρώπου φύσεως, ἀεὶ γὰρ τούτου χρὴ
μεμνῆσθαι, καίτοι μυριάκις μὲν ἐγὼ διατελῶ λέγων αὐτὸ,
παρακούουσι δ' οἱ πολλοὶ καὶ συγγινώσκειν αὐτοῖς χρὴ
διεστραμμένοις ὑπὸ τῶν σοφιστῶν ληρούντων μακρά. τὰ
μὲν δὴ τῆς πείρας οὕτω ῥᾴδια καὶ περὶ ῥόδων δυνάμεώς
ἐστι καὶ περὶ τῶν ἄλλων ἁπάντων φαρμάκων. ἔξεστι γὰρ
δήπου καὶ στεφανώσασθαι ῥόδοις καὶ τρίψαντί ποτε κατα-
πλάσαι τὸ στόμα τῆς κοιλίας ἀνθρώπου καυσουμένου καὶ

ratur, fed fi facultate, hoc eft fi admotum ipfi eam partem
quam tetigerit reddat aut calidiorem aut frigidiorem aut
humidiorem aut ficciorem. Itaque in experientia et judi-
candi et dignofcendi confiftet ratio, licet reperiantur medi-
corum plerique, qui experientia pofthabita an rubra fit
rofa an bene olens conliderant, negligentes ubi caput ipfis
exaeftuat coronis ex rofa contextis capitique impofitis aut
fucco ejus aut oleo rofaceo, fic vel ipfa experientia id quod
res eft difcere. Nam fi calefiant, magis etiam calida fuerit.
fin refrigerentur, frigida, quod perinde eft atque refrige-
randae humanae naturae facultate pollere; nam id perpetuo
memoria tenere oportet, quod tametfi fexcenties dicere non
gravatus fim tamen multi ne fic quidem id capiunt, atque
ignofcendum fane illis eft, ut quos fophiftae prolixis fuis
nugis perverterunt. Et profecto experientiae quidem ratio
tam facilis eft quum in rofarum tum in caeterorum medi-
camentorum omnium facultate. Nam rofis aut coronari
liceat, aut eis contritis hominis aeftuantis os ventriculi illi-

ἀποθλίψαντι τὸν χυλὸν αὐτῶν ἐκροφῆσαι καὶ μίξαντι μεθ᾽
ὕδατος, ἢ ἐλαίου, τῶν τοῦ σώματός τι [65] μορίων ἀνα-
τρῖψαι. καίτοι τί λέγω τούτοις, ὅπου γε ὀποβαλσάμῳ μι-
γνύντες ἔνιοι ῥόδων χυλὸν ἐν τοῖς ὑπὸ κύνα καύμασιν ἀνα-
τρίβονται τὰ σώματα χάριν ἐμψύξεως, αὐτῇ τῇ πείρᾳ μεμα-
θηκότες ὡς ἱκανῶς ἀναψύχουσιν; ἀλλ᾽ ὑπὸ περιττῆς σοφίας
Ἡρόδοτος ὁ ἰατρὸς οὐδὲ τὸ ξὺν ὄξει ῥόδινον, ὃ δὴ καλοῦ-
σιν ἰδίως ὀξυρόδινον, ὁμολογεῖ ψύχειν ἡμᾶς· εἶτ᾽ ἀναμνη-
σθεὶς τό γε τοσοῦτον, ὡς ἐν ταῖς ἀρχαῖς τῶν φρενιτικῶν
νοσημάτων αὐτὸς αὐτῷ χρῆται καὶ συνεὶς τῆς ἐναντιολο-
γίας, ὡμολόγηται γὰρ ὑπὸ πάντων σχεδὸν τῶν ἰατρῶν ἄχρι
καὶ τῶν ἀμφὶ τὸν ἀναισθητότατον Θεσσαλὸν, ὡς ἀπο-
κρούεσθαι χρὴ καὶ ψύχειν ἐν ἀρχῇ μᾶλλον ἢ θερμαίνειν
καὶ χαλᾷν, οὐ ψύχειν φησὶν, ἀλλὰ στύφειν αὐτό. καίτοι
χαλεπὸν οὐδὲν ἦν ἐγκαυθέντα ποτὲ καὶ αὐτὸν, ἄνθρωπος
γὰρ ἦν ὁμοιοπαθὴς ἡμῖν, ὀξυροδίνῳ τὴν κεφαλὴν ἐπιβρέ-
ξασθαι καὶ γνῶναι τῇ πείρᾳ τὴν ἐνέργειαν τοῦ φαρμάκου.

nere, aut ficcum earum expreſſum ebibere, aut oleo aquae-
ve mixtis aliquam corporis partem confricare. Sed quid
haec multis commemoro, quum nonnulli mixtum opobal-
famo rofarum fuccum fub canis ardoribus refrigerii caufa
corporibus inungant, ufu videlicet ipfo docti, cum hoc fe-
cerint, abunde refrigerare? At Herodotus medicus prae
eximia videlicet fapientia ne mixtum quidem aceto rofa-
ceum, quod proprie oxyrhodinon vocant, refrigerare nos
concefferit. Poftea memor illo fe uti in principiis morbo-
rum phreniticorum, nec ignorans quantam fibi contradicen-
tium turbam inde cieret, quippe omnibus prope medicis
confeffum eft, adeo ut vel Theffali fequaces, hominis im-
pudentiffimi, negare non audeant repellendum refrigeran-
dumque in principiis effe potius quam calefaciendum aut
laxandum, non refrigerare ipfum inquit, fed aftringere. At-
qui difficile fane illi neutiquam fuiffet, fi quando aeftu nimio
affligebatur, nam et homo erat eisdem obnoxius paffionibus
quibus et nos, caput oxyrhodino perfundere, ficque expe-

Ed. Chart. XIII. [65.]   Ed. Baf. II. (32.)

ῥᾷστον δ᾽ ἦν, οἶμαι, καὶ ψυγέντα χρῆσθαί ποτ᾽ αὐτῷ
κατά τε τῆς κεφαλῆς ἐπιχέοντα καὶ τοῖς ὠσὶν ἐνστάξαντα
καὶ ταῖς ῥισὶν ἐγχέοντα καὶ τὸ μέτωπον ὅλον ἀνατρί-
ψαντα, καθάπερ ἀμαρακίνῳ καὶ ἰρίνῳ καὶ τοῖς ἄλλοις
ἀλείμμασιν τοῖς θερμαίνουσι χρώμεθα. καίτοι γὰρ οὐδὲ
μετρίως θερμαίνει κατ᾽ αὐτὸν ὀξυρόδινον, ἐκ δυοῖν θερμο-
τάτων φαρμάκων συγκείμενον. ἀλλ᾽ εἴπερ Ἡρόδοτος οὐκ
ἐτόλμησε χρήσασθαι, δίκαιον, οἶμαι, τοὺς νῦν ἐστι πειρα-
θῆναι τῆς τοῦ φαρμάκου δυνάμεως ἐφ᾽ ἑαυτῶν, ὅταν ἤτοι
ψυγῶσιν ἢ ἐγκανθῶσιν, ὥσπερ ἐγὼ πολλάκις ἐπειράθην
ἐπ᾽ ἐμαυτοῦ καὶ ἄλλων οὐκ ὀλίγων ἐγκεκαυμένων ἐπιβρέξας
τὴν κεφαλήν. ἄμεινον γάρ ἐστιν αὐτοὺς πρώτως ὧν λέ-
γουσι πειραθέντας οὕτως ἡμῖν τε συμβουλεύειν ἔν τε ταῖς
βίβλοις ἀναγράφειν.

Κεφ. ί. Ἀλλὰ γὰρ οὐκ οἶδ᾽ ὅπως, καίτοι φυλατ-
τόμενος ἀντιλογίας ἅψασθαι, πρὸς τῆς ἀναισχυντίας αὐτῶν
ἠναγκάσθην. αὖθις οὖν ἐπάνειμι πάλιν ἐφ᾽ ὅπερ ἐξ ἀρχῆς
προὐθέμην, ὡς τῇ πείρᾳ κριτέον ἐστὶ τὰς τῶν φαρμάκων

rientia medicamenti affectum cognoſcere. Imo facilius, pu-
to, fuerat refrigeratum eo uti, caput perfundendo auribusque
inſtillando, ac naribus infundendo, totamque adeo frontem
perfricando, quemadmodum amaracino, irino, caeterisque
ejus generis unguentis calidis uti aſſuevimus, quum non
mediocriter quidem ſecundum eum calefaciat oxyrhodinon,
ex duobus calidiſſimis ſcilicet conſectum medicamentis. Cae-
terum ſi Herodotus eo uti auſus non eſt, aequum arbitror,
ut qui nunc vivunt, ejus in ſeſe periculum faciant, ubi aut
algent aut aeſtu laborant, velut nos ſaepe in nobismetipſis
experti ſumus, aliorumque complurium aeſtuantium caput
perfudimus. Praeſtat enim ipſos prius in ſeſe quae pro-
ferunt expertos, ita denique ea nobis conſulere ac litteris
poſteritati prodere.

Cap. X. Verum enimvero tametſi contradicere
nemini ſtatueram, tamen neſcio quo pacto huc illorum me
impudentia adegerit. Rurſum itaque redeo ad id quod ab
initio propoſueram, nempe experientia judicandas medica-

δυνάμεις, ἐπί τε τῶν ὑγιαινόντων ἀμέμπτως χρώμενον ἐπί τε τῶν νοσούντων ἁπλᾶς ὡς ἔνι μάλιστα νόσους ἤτοι θερμὰς, ἢ ψυχρὰς, ἢ ξηρὰς, ἢ ὑγράς. οὕτω γάρ σοι κρίνοντι τὸ μὲν ἔλαιον οὔτε θερμὸν οὔτε ψυχρὸν ὡς πρὸς ἄνθρωπον εὔκρατον ἐρεθήσεται, τὸ δὲ ῥόδινον ἤδη μέν πω ψυχρότερον, οὐ μὴν ἰσχυρῶς γε ψυχρὸν, ἀλλ᾽ ὡς ὀνομάζειν εἴωθα τῆς πρώτης τῶν ψυχόντων ἀποστάσεώς τε καὶ τάξεως. ὥσπερ γὰρ ὕδωρ, εἰ τύχοι, τὸ μὲν ἀκριβῶς ἐστιν εὔκρατον, τὸ δ᾽ ἤτοι θερμότερον ἢ ψυχρότερον, οὐ μὴν ἤδη γέ πως θερμὸν ἢ ψυ(33)χρον ἀπολελυμένως εἰπεῖν, οὕτω κἀν τοῖς φαρμάκοις ἔλαιον μὲν ἐκ τῆς μέσης ὑπάρχει κράσεως, ὁ δὲ τῶν ῥόδων χυλὸς ἐκ τῆς ψυχροτέρας μὲν, ἀλλ᾽ οὐ πολλῷ τινι κατὰ τὴν χλιαρὰν, ὡς εἴρηταί μοι καὶ πρόσθεν, ὑπάρχων θερμασίαν. ἐκ δὲ τῆς αὐτῆς ἐστιν αὐτῷ τάξεως τὸ καλούμενον λινόσπερμον ὅσον ἐπὶ τῷ χλιαρῷ τῆς θερμασίας, ἀλλὰ τῷ παχυμερέα ὑπάρχειν οὐκ ὀλίγῳ δή τινι παραλλάττεται. λεπτομερὴς γὰρ ἀκριβῶς ἐστιν ὁ τῶν ῥόδων χυλὸς, ὡς δηλοῖ

mentorum facultates, idque tum in iis, qui inculpata fanitate fruuntur, illis utendo, tum in iis, qui quoad fieri licet, quam maxime fimplicibus tenentur morbis, aut calidis aut frigidis aut humidis aut ficcis. Ita enim fi judicaveris, oleum neque calidum neque frigidum, ut ad hominem temperatum, invenies, rofaceum vero aliquatenus jam eo frigidius, non autem vehementer frigidum, verum, ut ego nominare confuevi, in primo receffu et ordine refrigerantium. Nam ut aqua, verbi caufa, alia ad unguem temperata eft, alia aut calidior aut frigidior, non adeo tamen, ut poffis extreme frigidam aut calidam dicere, ita in medicamentis quoque oleum quidem ex media exiftit temperie, at rofarum fuccus ex frigidiore quidem, fed non ita multo, verum caloris eft, ut diximus, tepidi. Ejusdem cum illo ordinis eft, quod ad calorem tepidum attinet, linospermon quod vocant: verum effentiae fuae craffitie non parvo discrimine ab illius natura recedit, quum rofarum fuccus exquifite tenuis fit effentiae, cui rei indicio eft, quod celer-

τό τε ξηραίνεσθαι ῥᾳδίως αὐτὸν καὶ τὸ μηδεμιᾶς μετέχειν
γλισχρότητος [66] καὶ τὸ τὰς τῶν ἄλλως μύρων ἐκλύειν ὀσμάς.
οὐδὲ γὰρ οὐδὲ τοῦτο ἑτέρῳ τινὶ φαίνεται ποιεῖν ἢ τῷ φθά-
νειν ἐμπιπλάναι τοὺς ὀσφρητικοὺς πόρους. ἐπειδὴ γὰρ μελ-
λόντων διϊέναι καὶ διαδύεσθαι τῶν ἄλλων αὐτοὺς προκατα-
λαμβάνει τε καὶ πληροῖ. ἔστι δὲ καὶ τὸ χαμαίμηλον, ὅσον
μὲν ἐπὶ λεπτομερείᾳ, ῥόδῳ παραπλήσιον, ὅσον δ᾽ ἐπὶ θερ-
μότητι, τῆς ἐλαίου μᾶλλον δυνάμεως, οἰκείας τε τῷ ζώῳ καὶ
συμμέτρου, διὸ καὶ κόπου ἀρωγόν ἐστιν εἴπερ τι καὶ ἄλλο
καὶ ἀλγημάτων πραϋντικόν, ἀνίησί τε καὶ χαλᾷ τὰ τεταμένα
καὶ μαλάττει τὰ μετρίως σκληρὰ καὶ ἀραιοῖ τὰ πεπυκνωμένα.
καὶ πυρετῶν, ὁπόσοι χωρὶς σπλάγχνου φλεγμονῆς ἐνοχλοῦσι,
λυτικὸν ὑπάρχει, καὶ τούτων μάλιστα τῶν ἐπὶ χολώδεσι χυμοῖς
ἢ πυκνώσει δέρματος συνισταμένων. ταύτῃ τοι καὶ τῶν
Αἰγυπτίων τοῖς σοφωτάτοις ἡλίῳ τε καθιέρωται καὶ πυρε-
τῶν ἁπάντων ἴαμα νενόμισται. ἀλλὰ ἐν τούτῳ μὲν οὐκ
ἀληθεύουσιν. μόνον γὰρ ὧν εἴρηκα πυρετῶν ἐστιν ἴαμα καὶ
τούτων ἤδη πεττομένων. ὀνίνησι μέντοι καλῶς καὶ τοὺς

rime arefcat, nec quicquam obtineat vifcofitatis, tum cae-
terorum unguentorum odores exolvat. Neque enim alia
re efficere id videtur quam quod odoratus meatus opplere
praeoccupet: nam quum tranfire ac penetrare illa cunctan-
tur, ante ipfe occupat atque illos implet. Eft et chamae-
melum tenuitate quidem rofae perfimile, calore vero ad olei
vires magis accedens, homini tum familiares tum tempe-
ratas. Quapropter laffitudini ut fi qui aliud cum primis
confert doloresque mitigat: praeterea tenfa remittit et la-
xat: quaeque mediocriter dura funt emollit, quaeque con-
ftipata rarefacit. At haec febres quae citra vifceris alicujus
inflammationem infeftant folvit: ac praefertim quae ex hu-
moribus biliofis aut cutis denfitate proveniunt. Qua de
re et ab Aegyptiorum fapientiffimis foli confecratum eft, fe-
briumque ommum putatur remedium. Verum hac quidem
in re a veritate aberrant. Solas enim quas dixi febres fa-
nare poteft easque percoctas, licet fane pulchre etiam reli-

ἄλλους ἅπαντας, ὅσοι τε μελαγχολικοὶ καὶ ὅσοι φλεγματώ-
δεις εἰσὶ καὶ σπλάγχνου φλεγμονῆς ἔκγονοι. καὶ γὰρ καὶ
τούτων ἴαμα γενναιότατόν ἐστιν τὸ χαμαίμηλον, ὅταν ἤδη
πεττομένοις προσφέρηται, καὶ διὰ τοῦτο καὶ ὑποχονδρίοις
εὐμενὲς εἴπερ τι ἄλλο. καὶ τὸ λινόσπερμον γοῦν τοιοῦτον ὁ
παλαιὸς λόγος εἶναί φησι. καὶ γάρ ἐστιν ὄντως κἀκεῖνο τοῖς
καθ᾽ ὑποχόνδρια σπλάγχνοις εὐμενὲς, ἀλλ᾽ ἧττον χαμαιμήλου.
καὶ γὰρ καὶ θερμὸν ἧττόν ἐστιν, ὡς εἴρηται, καὶ πρὸς τούτῳ
καὶ παχυμερὲς ὑπάρχει, οὐ μὴν τό γε ῥόδον ἐγγὺς αὐτοῖς
εἰς ταῦτα, καίτοι γ᾽ ὅσον ἐπί τε τὸ χλιαρὸν τῆς θερμότητος
καὶ τῷ λεπτομερεῖ, χρήσιμον ἂν ἦν ἱκανῶς καὶ τοῦτο ταῖς
καθ᾽ ὑποχόνδρια φλεγμοναῖς, ἀλλ᾽ ἡ συνοῦσα στύψις αὐτῷ
πολλαχῇ παραβλάπτει καὶ μάλιστ᾽ ἐν οἷς εὐδόκιμόν ἐστι
χαμαίμηλον, ἢ τὰ πεπυκνωμένα τῶν σωμάτων ἀραιοῦν, ἢ
τὰ κατεσκληρυμμένα μαλάττον, ἢ τὰ τεταμένα χαλῶν. εἰς
γὰρ τὰ τοιαῦτα πάντα πολέμιον ἡ στύψις. εἰς μέντοι τὰς
ἀναβάσεις τε καὶ αὐξήσεις τῶν φλεγμονῶν καὶ μάλιστα

quas omnes adjuvet, quae melancholicae funt, aut pituitofae,
aut ex vifceris inflammatione prognatae. Nam et harum
remedium chamaemelum eft, vel ftrenuiffimum, ubi conco-
ctis adhibetur fcilicet: quapropter et hypochondriis ut fi
quid aliud gratum exiftit. Quin et tale quoque effe lini fe-
men vetus fermo praedicat. Nam et ipfum quoque re vera
quae circa hypochondria funt vifceribus gratum eft, minus
tamen chamaemelo: quippe quum et minus calidum fit, ut
eft dictum, et praeterea effentiae craffae. Verum rofa illis
nequaquam his in rebus propinqua eft: tametfi quod ad ca-
loris tepiditatem et effentiae tenuitatem attinet, perquam
fane et ipfa inflammationibus in hypochondriis confiftenti-
bus utilis effe poffit, nifi aftrictio, quae una quoque illi ineft,
multifariam laederet: quae maxime iis obeft, in quibus
chamaemelum praecellit, nempe condenfata corpora rare-
faciens, indurata molliens, tenfa relaxans: nam iis omnibus
inimica aftrictio eft. Attamen ad afcenfus augmentaque in-
flammationum, ac potiffimum earum quae in exterioribus

τῶν προχείρων, ἄμεινον χαμαιμήλου τὸ ῥόδινον, ὅτι καὶ
χλιαρᾶς αὗται δέονται θερμασίας καὶ βραχείας στύψεως.
ἐν ἀρχῇ μὲν γὰρ τὰ ψύχοντα καὶ στύφοντα, κατὰ δὲ τὰς
ἐπιδόσεις ὅσα χλιαρά τ᾽ ἐστὶ καὶ μετρίως στύφοντα, κατὰ
δὲ τὰς ἀκμὰς τῶν φλεγμονῶν, ὅσα συμμέτρως θερμαίνειν
τε μᾶλλον καὶ ἰσχυρῶς διαφορεῖν χρηστά. λεχθήσεται δ᾽
ὑπὲρ ἁπάντων τούτων ἐπὶ πλέον ἐν τοῖς τῆς θεραπευτι-
κῆς μεθόδου γράμμασιν. νῦν δὲ ἐπὶ τὸ προκείμενον αὖθις
ἐπάνειμι.

Κεφ. ια΄. Τὰ γάρ τοι τῆς μέσης κράσεως καὶ τὰ
ἐφ᾽ ἑκάτερα βραχὺ παραλλάττοντα φάρμακα καὶ θερμαίνειν
ἂν δόξειέ ποτε καὶ ψύχειν αὖθις, ἐνίοτε δὲ μήτε θερμαί-
νειν μήτε ψύχειν, ἀλλ᾽ οἷα παρέλαβε τὰ σώματα διαφυλάτ-
τειν, καὶ τοῦτο εὐλόγως πέπονθεν, εἴ γε τὸ χλιαρὸν ὕδωρ
καὶ τὸ οὖρον ἐν μὲν τοῖς βαλανείοις ψυχρὰ, τοῖς δ᾽ ἐψυγ-
μένοις θερμὰ φαίνεται. εἴπερ οὖν παρὰ τό πως ἔχειν τὰ
διατιθέμενα καὶ τὸ διατιθὲν οὐχ ὁμοίως ἐνεργεῖν φαίνεται,
[67] δῆλον ὡς οὔτε τὸ ῥόδον οὔτε τοὔλαιον οὔτε τὸ χα-

membris extant, chamaemelo rofaceum praefertur: quippe
quum hae tepida caliditate cum levi aftrictione indigeant.
In principio enim quae refrigerant atque aftringunt, per in-
crementa vero tepida et mediocriter conftringentia, at in
vigoribus inflammationum quaecunque tum moderate cale-
facere laxareque, per declinationes autem quae tum cale-
facere tum valenter difcutere valent magis competunt. Ac
de iftis omnibus fufius in libris de medendi methodo tra-
ctabimus.　　Nunc ad propofitum revertor.

Cap. XI. Etenim quae mediae funt temperiei, et
quae utramvis in partem leviter declinant medicamenta, in-
terim calefacere videbuntur, rurfumque refrigerare, inte-
rim vero neque calefacere neque refrigerare, fed ficuti cor-
pora acceperunt, ita ea fervare.　　Nec id illis abs re accidit,
fi quidem aqua tepida et urina in balneis quidem frigidae,
algentibus vero calidae nobis apparent.　　Quum ergo ex eo
quod affecta corpora variis fubinde modis difponantur, ip-
fum quod afficit varie quoque agere contingat, liquet ex

μαίμηλον οὔτε τὸ λινόσπερμον, ἀλλ᾽ οὐδὲ τὸ ἄνηθον οὔτε
τὸ τήλινον ἄλευρον, ἀλλ᾽ οὐδὲ τὸ πύρινον οὐδ᾽ ἄλλα μυρία,
τά τε ἀκριβῶς μέσα ταῖς κράσεσιν, τά τε βραχὺ παραλλάτ-
τοντα, τὴν αὐτὴν ἐνέργειαν ἐπιδείξεται διὰ παντός. οὔτε
γὰρ ὑγιαίνοντες ὁμοίως κεκράμεθα πάντες, οὔτε τὰς αὐτὰς
νοσοῦμεν νόσους. αὐτίκα γέ τοι τὸ ῥόδινον ἐν τῷ μεταξὺ
τὴν κρᾶσιν κεκραμένον ἐλαίου τε καὶ τοῦ τῶν ῥόδων χυλοῦ.
τοῦ μὲν γὰρ ἧττον ὑπάρχει θερμὸν, τοῦ δὲ μᾶλλον. ἀνα-
ψύχει μὲν γὰρ τοὺς ἐγκεκαυμένους τῷ χλιαρῷ δηλονότι τῆς
θερμότητος, ὀλίγον δέ τι καὶ τοὺς κατεψυγμένους θερμαίνει.
διότι καὶ τοῦτο ἔργον ἐστὶ χλιαρᾶς θερμασίας, ὥσπερ γε καὶ
τὰ βαλανεῖα καὶ τοὺς ῥιγῶντας θερμαίνει καὶ τοὺς ἐγκεκαυ-
μένους ἀναψύχει.

Κεφ. ιβ'. Καὶ διὰ τοῦτο κἂν τοῖς ψύχειν ἢ θερ-
μαίνειν πεφυκόσι φαρμάκοις, ἐὰν ἀναμίξῃς τὸ ῥόδινον, οὐδὲν
ἐργάσῃ μέγα κακὸν, ὥσπερ δ᾽ ἀξιόλογον ἀγαθὸν οὐδέν. ἡ
γὰρ χλιαρὰ θερμασία βλάπτειν μὲν οὐκ ἔστιν ἱκανὴ τὰ
κατεψυγμένα, θεραπεύειν δ᾽ οὐ δύναται. δεῖται γὰρ τὸ

hoc non rofam, non oleum, non chamaemelum, non lini fe-
men, fed neque anethum neque farinam, aut foeni graeci,
aut triticeam, neque alia fexcenta, quae partim ad amuſſim
mediam temperiem fortiuntur, partim paulum ab ea rece-
dunt, eandem ubique editura effe actionem, quando nec
fani eandem omnes temperiem obtinemus, nec eisdem mor-
bis affligimur aegroti.　　Jam rofaceum mediam inter oleum
et rofarum fuccum temperiem poffidens, illo enim minus eft
calidum, hoc autem magis, refrigerat quidem exuftos, idque
caliditatis fuae tepore, algentes vero paulum etiam calefacit,
quod videlicet is quoque affectus caloris fit tepidi, quemad-
modum balneae rigentes quidem calefaciunt, aeftuantes vero
frigefaciunt.

　　Cap. XII.　Quocirca fi aut refrigerantibus medica-
mentis, aut calefacientibus rofaceum indideris, ficut nec
magnopere obfueris, ita nec admodum profueris, nam cali-
ditas tepida nec eft fufficiens quae refrigerata funt laedere,
nec eadem curare potens.　　Etenim quicquid curari debet,

θεραπευόμενον ἅπαν, ὡς ἂν ἐξ ἀμετρίας τινὸς εἰς συμμε-
τρίαν ἀγόμενον, οὐκ αὐτοῦ τοῦ συμμέτρου τὴν κρᾶσιν, ἀλλὰ
τῆς ἐναντίας ἀμετρίας. εἰ γοῦν τὸ ψυχρὸν ὕδωρ βουληθείης
εὔκρατον ποιῆσαι, τὸ μὲν εὔκρατον ἤδη μιγνύειν οὐ χρὴ
χλιαρὸν γὰρ οὕτως ἔσται τὸ μικτὸν ἐξ ἀμφοῖν. ἔρχεσθαι δ᾽
ἐπὶ τὸ ζέον προσήκει καὶ τοῦτο μιγνύναι τῷ ψυχρῷ, καὶ
τοσούτῳ γι θερμότερον εἶναι χρὴ τοῦ συμμέτρου τὸ τῷ
ψυχρῷ μιγνύμενον, ὅσῳ περ ἂν καὶ τὸ ψυχρὸν αὐτὸ ψυ-
χρότερον ἦν τοῦ συμμέτρου. οὔτε γὰρ τὸ βραχὺ τοῦ συμμέ-
τρου ψυχρότερον ὑπὸ τοῦ πολὺ θερμοτέρου τὴν μέσην ἀπο-
λήψεται κρᾶσιν, οὔτε τὸ πολλῷ ψυχρότερον ὑπὸ τοῦ βραχὺ
θερμοτέρου. ἀλλ᾽ εἴτε πολλῷ ψυχρότερόν ἐστι τὸ τῆς θε-
ραπείας δεόμενον, ἀνάγκη καὶ τὸ θεραπεῦσον αὐτὰ πολλῷ
θερμότερον ὑπάρχειν, εἴτ᾽ ὀλίγῳ ψυχρότερον, ὀλίγῳ χρὴ
καὶ τὸ θεραπεῦον εἶναι θερμότερον. ἑνὶ δὲ λόγῳ τοσοῦτον
ἀπέχειν χρὴ τοῦ μέσου τὸ θεραπεῦσον, ὅσον περ καὶ τὸ
θεραπευθησόμενον, ἐπὶ τἀναντία δηλονότι τῆς ἀποστάσεως
ὑπαρχούσης ἑκατέρῳ. τὸ γὰρ ἐπὶ τὰ αὐτὰ παραπλησίως

tanquam quod ab immoderatione ad commoderationem re-
ducitur, non id quod bene temperatum fit requirit, verum
id quod contrariam habeat intemperiem. Siquidem fi
aquam frigidam temperatam efficere ftudes, temperatam ei
mifceri non oportet, fic enim tepidum evadet quod ex utris-
que commixtum erit, fed fervens petenda eft, eaque frigidae
mifcenda: hactenusque moderata calidior effe debet ea qua
frigidam temperare voles, quatenus videlicet et frigida ipfa
fymmetram frigiditate exuperat. Nam ficut quae leviter tan-
tum fymmetra frigidior eft, ab ea, quae multo eft calidior
mediam non recipiet temperiem, fic nec quae longe frigi-
dior ab ea quae paulo calidior. Verum fi quod curationem
poftulat multo eft frigidius, neceffe eft quod ipfum curabit
multo quoque calidius exiftat; fin paulo frigidius, paulo
etiam quod curabit calidius erit. Ut autem uno verbo ex-
primam tanto abeffe a medio quod medebitur quanto ipfum
cui medela adhibebitur oportet, nimirum quum in con-
trarium utriusque vergat exceffus. Nam quod eandem in

ΤΩΝ ΑΠΛΩΝ ΦΑΡΜΑΚΩΝ ΒΙΒΛΙΟΝ Γ. 567

Ed. Chart. XIII. [67. 68.]   Ed. Baf. II. (33.)

ἀφεστηκὸς, ὅμοιον τῇ κράσει τῷ θεραπευομένῳ καθεστηκὸς,
οὐδεμίαν ἀλλοίωσιν ἐπιφέρειν ἱκανὸν, ὥστε οὔτε βλάψει τι
παθὸν οὔτ᾽ ὠφελήσει. τὸ δ᾽ ἔλαττον ὠφελήσει μὲν, οὐ μὴν
ἰάσεταί γε πάντως. εἰ τοίνυν τὸ μὲν πάθος εἴη ψυχρὸν, ἡ
δὲ του φαρμάκου θερμότης χλιαρὰ, πάντως μέν τι προσωφε-
λήσει τὸ πάθος, οὐ μὴν εἰς τὴν κατὰ φύσιν γε πάντως ἐπα-
νήξει συμμετρίαν, ὥστ᾽ οὐδὲν ἐξιάσεται. πάλιν δὲ εἰ μὲν τὸ
πάθος εἴη μικρὸν, ὡς ἂν ἀπὸ τῆς συμμέτρου θερμασίας τῆς
κατὰ φύσιν εἰς οἷον χλιαράν τινα μεταπεπτωκέναι, τὸ δὲ
φάρμακον εἴη ψυχρὸν, ἀνάγκη ἐπιψυγῆναί τε καὶ βλαβῆναι
τὸ πάθος ὑπὸ τοῦ ψυχροῦ. τὸ δ᾽ αὐτὸ κἂν θερμότερον ᾖ
τῆς συμμετρίας τὸ πάθος, ὑπὸ μὲν τῶν ὁμοίων αὐτοῦ φαρ-
μάκων ἐν ταὐτῷ φυλαχθήσεται, βλαβήσεται δὲ ὑπὸ τῶν
ἧττον ἑαυτῶν θερμῶν, οὐ μὴν ἐκθεραπευθήσεταί γε πάντως.
[68] ἥκει δὴ κἀνταῦθα πάλιν ὁμωνυμία τις εἰς ὅλον ἐκτετα-
μένη τὸν βίον καὶ πολλαχόθι σφάλλουσα. καὶ γὰρ τὸ συμ-

partem cum corpore curando, idque aequo temperamento
receffit, id quidem idoneum non eft, quod alterationem ul-
lam invehat, quare affectum neque laedet neque juvabit,
quod autem minus aut plus receffit, alterabit quidem omni-
no affectum: fed quod plus diftat, protinus etiam nocebit: at
quod minus eft juvabit quidem, non tamen perfanabit.
Ergo fi affectio quidem frigida fit, at calor medicamenti te-
pidus, omnino neceffe eft affectum juvet quidem, verum
haudquaquam ad naturalem fymmetriam reducere poterit,
quare nec perfanabit. Rurfum fi affectio quidem fit parva,
nempe ut a fymmetra naturae caliditate ad tepiditatem de-
clinet, fitque medicamen frigidum, omnino refrigerari affe-
ctum laedique a frigore neceffe erit. Eodem quoque modo
fi calidior fit moderata temperie affectus, a fimilibus ipfius
medicamentis in eodem ftatu fervabitur, laedetur autem a
calidioribus: porro juvabitur quidem ab iis quae fe funt
minus calida, non tamen penitus perfanabitur. Sane et
hic quoque rurfum homonymia in totam extenfa vitam cre-
broque nos fallens occurrit. Etenim quod fymmetro tem-

μέτρως κεκραμένον ὀνομάζομεν ἐνίοτε θερμὸν, ὥσπερ καὶ τὸ
βαλανεῖον τὸ τοιοῦτον καὶ τὸ πόμα καὶ τὸ τούτου λειπόμενον
οὐ πολλῷ, καὶ πρὸς τούτοις ἔτι τὸ θερμότερον ἅπαν. εἰ δέ
γε τοῖς ὀνόμασιν ἀκριβῶς ἐχρώ(34)μεθα, τὸ μὲν σύμμε-
τρον οὐ θερμὸν, ἀλλ᾽ εὔκρατον ἂν ἐκαλοῦμεν. ὅσον δ᾽ ἂν
ἀμετρότερον τούτου, τὸ μὲν ἐπὶ τὸ θερμότερον ἄμετρον
ἧττόν τε καὶ μᾶλλον θερμὸν, τὸ δ᾽ ἐπὶ τὸ ψυχρότερον
ἧττόν τε καὶ μᾶλλον ψυχρόν. οὕτω δ᾽ ἂν, οἶμαι, καὶ
περὶ τῶν φαρμάκων ἀκριβῶς ὀνομάζοντες εὔκρατον ἂν
ἐκαλέσαμέν τι καὶ μέσον, ὥσπερ τοὔλαιον· εἰ δέ τι θερ-
μότερον αὐτοῦ, θερμὸν, ὥσπερ τὴν τῆλιν· εἰ δέ τι ψυχρό-
τερον αὐτοῦ, ψυχρὸν, ὥσπερ τὸ ῥόδον. ἀλλὰ τοῦ μὴ χρῆ-
σθαι τοῖς ὀνόμασιν τοῦτον τὸν τρόπον αἴτιον ὑπάρχει
τοῦ μὴ ψύχεσθαι πάντα τὰ σώματα πρὸς τῶν τοιούτων
φαρμάκων, οἷον καὶ τὸ ῥόδινόν ἐστι. τά τε γὰρ ὁμοίως
αὐτῷ ψυχρὰ καὶ μᾶλλον ψυχρά, τὰ μὲν οὐδ᾽ ὅλως ἀλλοιοῖ,
τὰ δὲ καὶ θερμαίνει. δόξειεν ἂν οὖν ἄλογον ὑπάρχειν, εἴ
τι θερμαίνειν ὁμολογοῦντες εἶτα ψυχρὸν προσαγορεύομεν,

peramento eſt praeditum, id ſubinde calidum appellamus,
ſicut balneum quod eſt ejusmodi ac poculum, tum id quod
ab hoc non multum etiam deficit, ad haec quoque et quic-
quid calidius eſt. At ſi exquiſita nominum uteremur ap-
pellatione, quod ſymmetrum eſt non calidum, ſed tempera-
tum ıı ncuparemus. Quod autem ab hujus excederet, mo-
do, ſi ad calidius quidem immoderatione ſua accederet tum
plus tum minus calidum, ſin ad frigidius, plus minusque
frigidum. Sic, opinor, in medicamentis, ſi exquiſite loquere-
mur, quiddam vocaremus temperatum exquiſite et medium,
velut oleum: ſi quid autem eo eſſet calidius, calidum, ut foe-
num graecum, ſin frigidius, frigidum, ut roſam. Caeterum
hujusmodi nominum abuſus cauſa extitit, quod non omnia
corpora ob id genus medicamentis refrigerentur, quale eſt
videlicet roſaceum. Nam quum alia peraeque ac illud fri-
gida ſint, alia etiam frigidiora, illa quidem prorſum ne al-
terat quidem, haec vero etiam calefacit, ſaneque abſurdum
videri poſſit, ſi quum quid calefacere ſateamur, tamen frigi-

ὥσπερ εἰ καὶ τὸ φρεατιαῖον ὕδωρ ἐν χειμῶνι, τὸ ταῖς κατεψυγμέναις χερσὶ χλιαρὸν φαινόμενον, ὀνομάζοι τις ψυχρόν. ἐξ οὖν τούτων τῶν προφάσεων ἡ τῶν ὀνομάτων χρῆσις ταραχθεῖσα καὶ τὴν τῶν πραγμάτων ἐπιταράττει γνῶσιν. ὡσαύτως δὲ καὶ περὶ ξηροῦ καὶ ὑγροῦ τῶν ὀνομάτων συγχυθέντων καὶ ἡ τῶν πραγμάτων γνῶσις συνεχύθη. καίτοι σμικρὸν εἶναι δοκοῦν τὸ διελέσθαι καλῶς τὰ σημαινόμενα τῶν ὀνομάτων, τὴν μεγίστην ἔχον εὑρίσκεται δύναμιν εἰς τὴν τῶν πραγμάτων γνῶσιν. ἀλλὰ περὶ μὲν ὑγροῦ καὶ ξηροῦ μετ᾽ ὀλίγον ἐροῦμεν, ἐπειδὰν τὸν περὶ τοῦ θερμοῦ καὶ ψυχροῦ συμπερανώμεθα λόγον. οὐδὲ γὰρ οὐδὲ λείπειν ἔοικέ τι πολὺ τῶν ἐν αὐτῷ διορισμῶν, ἅπαξ γε σαφῶς πεφηνότος ὡς οὐδὲν θαυμαστὸν ὑφ᾽ ἑνὸς φαρμάκου διαφέροντα σώματα τὰ μὲν θερμαίνεσθαι, τὰ δὲ ψύχεσθαι, τὰ δὲ μηδέτερον αὐτῶν πάσχειν. ἐν μὲν γὰρ τῷ πρός τι ῥᾷστον ἐπὶ τὰ κατὰ μέρος ἐλθόντα λέγειν ὡς τοιούτῳ μὲν σώματι προσαγόμενον ῥόδινον, ἐν ᾗ παρέλαβεν αὐτὸ κράσει φυλάττειν πέφυκε, ἑτέρῳ δέ τινι τοιῷδε θερμαίνει

dum vocitemus, ac ſi quis aquam putealem, quae hieme manibus refrigeratis tepida videtur, frigidam appellitet. His ergo occaſionibus perturbatus nominum uſus rerum quoque una perturbat notitiam. Similiter vero et de ſicco et humido confuſis ipſorum nominibus rerum quoque notitia confuſa eſt. Ac tametſi exile videatur nominum ſignificata probe diſtinguere, attamen maximum habere momentum et facultatem ad rerum cognitionem deprehenditur. Sed de humido et ſicco paulo poſt dicetur, ubi videlicet omnem de calido et frigido ſermonem perfecerimus. Nam non multum etiam de ejus diſtinctionibus reliquum eſſe videtur, ubi videlicet jam ſemel apparuit nihil miri eſſe, ab eodem medicamento corpora diverſa alia quidem calefieri, alia vero refrigerari, alia autem neutrum omnino perpeti. Etenim in eo, quod ad aliquid, facillimum eſt ad particularia accedentem dicere, quod ejusmodi corpori admotum roſaceum, in qua ipſum temperie natum eſt, in ea ſervare poteſt: alteri vero illiusmodi applicatum calefacere: alii autem refri-

προσφερόμενον, ἄλλῳ δὲ ψύχει. καθόλου δ᾽ ἀποφήνασθαι
περὶ τῆς δυνάμεως αὐτοῦ χαλεπὸν, ἄνευ τοῦ διαστείλασθαί
τε καὶ συνθέσθαι περὶ τῶν ὀνομάτων. εἴη δ᾽ ἂν ὅ τε διο-
ρισμὸς ἥ τε συνθήκη τοιήδε, ἐπειδὴ τὰ σώματα τῶν ἀνθρώ-
πων καὶ ταῖς ἐξ ἀρχῆς κράσεσιν καὶ ταῖς κατὰ τὰς ἡλικίας
αὐτοῖς προσγινομέναις καὶ ταῖς κατὰ τοὺς ἐθισμοὺς τοῦ
βίου πάμπολυ διενήνοχε, ἀνάγκη δήπου πρὸς τῶν αὐτῶν
φαρμάκων αὐτὰ διαφόρως ἀλλοιοῦσθαι. νέον γοῦν τινα
φύσιν θερμὸν, ἐργάτην τῷ βίῳ, πρεσβύτιδι γυναικὶ καὶ
φύσει ψυχροτέρᾳ παραβάλλων οὐκ ἂν ἐλάττονα τὴν ὑπερο-
χὴν εὕροις ἤ τινος τῶν θερμαινόντων ἱκανῶς φαρμάκων
πρὸς τὰ ψύχοντα.

Κεφ. ιγ´. Μέσον οὖν τινα νόησόν μοι τῶνδε, τήν
τε φύσιν εὐθὺς ἐξ ἀρχῆς εὔκρατον, ἔθεσί τε προσήκουσιν
τὴν εὐκρασίαν ταύτην διαφυλάττοντα. καὶ τρεῖς τούτους
ὥσπερ σκοποὺς κράσεως ἐν τῇ διανοίᾳ παραθέμενος ἐπί-
σκεψαι τὸ καθόλου [69] θερμὸν, ἢ ψυχρὸν, ἢ ξηρὸν, ἢ
ὑγρὸν φάρμακον, ὡς πρὸς ποίαν ἐξ αὐτῶν κρᾶσιν ἀποβλέ-

gerare. At in univerfum de facultate ejus pronunciare, id
vero difficile eft, nifi nomina diftinguas atque de iis conve-
nias. Fuerit autem tum diftinctio tum conventio talis.
Quandoquidem corpora humana tum ea quam ab ortu
nacta funt temperie, tum ea quam ex aetate poftea acqui-
runt, tum ea quae ex vitae confuetudine plurimum inter
fe differunt, ab eisdem ea medicamentis varie alterentur
neceffe eft. Quippe fi juvenem natura calidum, ex vitae
inftituto artificem exercentem, vetulae mulierculae cidem-
que natura frigidae compares, non minus illum excellere
comperies quam fi valide calefacientium medicamentorum
quippiam oum refrigerantibus componas.

Cap. XIII. Medium ergo horum mihi quempiam in-
telligas, qui et natura fit temperatus et moribus ac confue-
tudine convenienti hanc tueatur eucrafiam. Dein tres hos-
ce tanquam temperiei fcopos animo commendes, ac circun-
fpicias, quod in genere calidum eft, aut frigidum, aut fic-
cum, aut humidum, cujus ex ipfis temperiei refpectu tale

Ed. Chart. XIII. [69.]   Ed. Baf. II. (34.)

ποντα προσαγορεύειν ἐστὶ βέλτιον. ἆρά γε πρὸς τὴν εὐκρα-
τοτάτην, ἥπερ δὴ καὶ μία τίς ἐστι καὶ μέση τῶν ἄλλων ἁπα-
σῶν, ἢ πρὸς τὰς ἀμέτρους καὶ δυσκράτους καὶ ἀδιορίστους
καὶ σχεδὸν ἀπείρους τὸ πλῆθος; ἐμοὶ μὲν γὰρ οὐδὲ παραβλη-
τέον εἶναι δοκεῖ τὸ τῆς διαιρέσεως, οὐδὲ σκέψεώς τινος ἐπι-
δεὲς, ἀλλ᾽ ἄντικρυς φαίνεσθαι τῷ καὶ σμικρὸν νοῦν ἔχοντι
τὸ κατωρθωμένον σῶμα καὶ ἁπλοῦν καὶ ἓν οἷον κανόνα τινὰ
καὶ σκοπὸν ὑποθέμενον ἀπευθύνειν, οὕτω κρῖναι καὶ τἄλλα
πρὸς τοῦτο. κείσθω τοίνυν ἡμῖν τὸ τοιοῦτον σῶμα τῆς
τῶν φαρμάκων δυνάμεως κανών. καὶ τὸ μὲν ὁμοίαν τῇ τού-
του κράσει θερμασίαν ἀνάπτον εὔκρατον ὀνομαζέσθω, κἂν
ὅτι μάλιστα θερμαίνειν ἐπιφανῶς δοκῇ πρεσβύτην κατεψυγ-
μένον. τὸ δ᾽ ἤτοι θερμαῖνον, ἢ ψῦχον τὸ τοιοῦτον σῶμα,
καλείσθω τὸ μὲν θερμαῖνον θερμὸν, τὸ δὲ ψῦχον ψυχρόν.
γινέσθω δὲ τούτων αὐτῶν εὐσήμου διδασκαλίας ἕνεκα τάξις
τῶν ἀποστάσεων, ἐπὶ μὲν τὸ ψυχρὸν ἡ πρώτη μὲν ἐξ ἧς ἄν
τις θείη τὸ ῥόδινον, ἡ δευτέρα δ᾽ ἐξ ἧς ἔσται τὸ ῥόδον αὐτὸ
καὶ τρίτη τις ἐπὶ ταύτη καὶ τετάρτη μέχρι περ ἂν ἐπὶ τὰ

appellare fit melius, nonne ad temperatiffimam, quae unica
eft pariterque reliquarum media, an ad immoderatas et in-
temperatas atque indefinitas ac propemodum numero infi-
nitas? Sane mihi ne conferenda quidem diftinctio videtur,
neque ulla prope confideratione indigere, fed homini vel
paulum etiam ingenii habenti perfpicuum effe, corpus omni-
bus numeris abfolutum et decorum fimplexque et unum
velut regulam quandam et fcopum proponendum, ac ad
ipfum alia omnia dirigenda effe. Efto ergo nobis corpus
hoc medicamentorum facultatis regula: quodque fimilem
illius temperiei caliditatem accendit, vocetur temperatum,
etiamfi vel maxime calefacere fenem refrigeratum videatur:
quod vero calefacit, aut refrigerat corpus ejusmodi, illud
quidem calidum, hoc vero vocetur frigidum. Ego autem,
quo haec dilucidius tradantur, ipforum exceffuum ordo, ad
frigidum quidem primus cujus effe dicas rofaceum, fecun-
dus cujus fit ipfa rofa, poft hunc tertius et quartus, quoad

Ed. Chart. XIII. [69.]   Ed. Baf. II. (34.)

ψυχρότατα τῷ λόγῳ παραγενώμεθα, κώνειόν τε καὶ μηκώ-
νειον καὶ μανδραγόραν καὶ ὑοσκύαμον. ἐπὶ δ' αὖ τὸ θερμὸν
ἄνηθον μὲν καὶ τῆλιν πρῶτα, δεύτερα δ' ἐφεξῆς ἄττα ἂν
φανῆται δεύτερα, καὶ τρίτα δὴ καὶ τέταρτα, μέχρι περ ἂν ἐπὶ
τὰ καίοντα παραγενώμεθα. κατὰ δὲ τὸν αὐτὸν τρόπον ἐπί
τε τῶν ὑγραινόντων φαρμάκων, ἀρξάμενοι πάλιν ἀπὸ τοῦ
συμμέτρου, τάξεις ἐφεξῆς ἄχρι τῶν ἄκρων ποιησώμεθα. τῆς
γὰρ τοιαύτης γνώσεως εἰς τὴν θεραπευτικὴν μέθοδον οὐ
σμικρά τις ἡ χρεία. μᾶλλον δ' εἰ χρὴ τἀληθὲς εἰπεῖν, εἰ μή
τις οὕτω διορίσειε, βλάψει μᾶλλον ἢ ὠφελήσει τοὺς ἀναγι-
νώσκοντας. ὡς νῦν γε καὶ πρὸς τοῖς ἄλλοις οἷς ἁμαρτάνου-
σιν οἱ πολλοὶ τῶν ἰατρῶν τὰς τῶν ἁπλῶν φαρμάκων δυνά-
μεις ἐξηγούμενοι καὶ τοῦτό ἐστιν εὑρεῖν τὸ βλαβερώτερον,
ἓν μὲν τοῖς θερμαίνουσιν εἰ τύχοι γεγραμμένον ἄνηθόν τε
καὶ τῆλιν καὶ μίσυ καὶ τίτανον, ἐν δὲ τοῖς ψύχουσιν ῥόδινόν
τε καὶ μανδραγόραν καὶ κώνειον, ὥσπερ ἐγγὺς ὑπάρχουσαν,
ἢ τῆς τιτάνου τὴν τῆλιν ἢ τοῦ κωνείου τὸ ῥόδινον, ἀλλ' οὐ
πολλαῖς ταῖς μεταξὺ τῶν φαρμάκων τάξεσι διωρισμένα. ἀλλ'

fermone ad frigidiſſima pervenerimus, nempe cicutam ſuc-
cum papaveris, mandragoram, hyoſcyamum. Rurſum ad
calidum, anethum quidem et foenum graecum primus, ſe-
cundus vero deinceps, quicunque videatur ſecundus tertius-
que et quartus, donec ad exurentia perventum ſit. Ad
eundem modum in medicamentis humectantibus ac ſiccan-
tibus rurſus a ſymmetro exorſi ordines deinceps ad ſumma
usque conſtituamus, nam hujus notitiae ad medendi metho-
dum non parvus eſt uſus: imo niſi quis hoc pacto definiat,
officiet magis legentibus quam proderit. Siquidem medici,
qui nunc quidem ſimplicium medicamentorum vires expo-
nunt, praeter alia multa quae delinquunt hoc maxime no-
xium eſt cernere, nempe quod in calidis verbi gratia ane-
thum et foenum graecum et miſy et calcem indifferenter
numerent, in frigidis roſaceum, mandragoram et cicutam:
tanquam ſcilicet propinquum ſit aut calci foenum graecum
aut cicutae roſaceum, ac non multis eorum quae in medio
ſunt medicamentorum ordinibus disjuncta. Verum nos pro

ἡμεῖς γε πειρασόμεθα καθάπερ οἷοί τέ ἐσμεν, οὕτω μέγα
καὶ χαλεπὸν ἔργον εἰς τάξιν τινὰ καταστήσεσθαι καὶ γράψαι
τά τε πλησίον ἀλλήλων ταῖς δυνάμεσι καὶ τὰ πόῤῥω. καὶ
τοῦτο ποιήσωμεν οὐ λόγοις πιθανοῖς ἐπιτρέψοντες αὐτῶν
τὴν κρίσιν, ἀλλὰ τῇ διωρισμένῃ πείρᾳ, καθότι καὶ τοῦτο
πολλάκις εἴρηται διὰ τῶν ἔμπροσθεν. ἔστι δὲ δή που πρό
δηλον ὡς ἡ τοιαύτη κρίσις ἀσφαλὴς μέν ἐστιν, ἀλλὰ μακρά
τε ἅμα καὶ πόνον ἔχουσα πολὺν ἡμῖν τοῖς μέλλουσι δι'
αὐτῆς ἐπὶ τὸ τέλος ἀφικέσθαι τοῦ προκειμένου, τοῖς μέντοι
βουλομένοις ἀναλέγεσθαι ταυτὶ τὰ γράμματα μόνη τεχνῶσαι
δυναμένη καὶ παρασχεῖν οἷον ὀφθαλμόν τινα διαγνωστικὸν
τῆς ἀληθείας. ὅσα τοίνυν ἔτι λείπει πρὸς τὴν ὅλην στοι-
χείωσιν, ἐν τῷδε τῷ λόγῳ προσθέντες, ἐν μὲν τῷ τετάρτῳ
περὶ τῆς τῶν χυλῶν δυνάμεως ἐροῦμεν, ἐπειδὴ καὶ τοῦτο τοῖς
ἑταίροις ἔδοξεν· ἐν δὲ τῷ πέμπτῳ περὶ τῶν ἐν ἅπασι καθό-
λου τοῖς ἁπλοῖς φαρμάκοις δευτέρων τε καὶ συνθέτων δυνά-
μεων, εἶθ' οὕτως ἐπὶ τὰ κατὰ μέρος ἐν τοῖς ἐφεξῆς ὑπομνή-
μασι μεταβησόμεθα.

viribus rem tam immenſam tamque operoſam in ordinem
redigere tentemus et exponamus quae viribus propinqua
ſunt, quaeque longe diſſita. Atque id quidem efficiamus,
non probabiles ſermones, ſed certam ac definitam experien‑
tiam pro judice ſumentes, velut et id quoque ſuperius ſae-
penumero admonuimus. Enimvero ejusmodi judicium ut
tutiſſimum quidem erit, ita prolixum quoque ac plenum la-
boris, dum propoſiti finem conſequamur: eos tamen, qui
haec relegere volent, hoc unicum ac ſolum efformare atque
artificioſos reddere poterit ac velut oculum, quo verita-
tem agnoſcant, praebere. Ergo quae adhuc reliqua ſunt,
ad totam velut elementarem conſtitutionem, poſtquam ea
hoc libro confecerimus, in quarto de ſaporum viribus diſſe-
remus: quandoquidem et hoc quoque ita viſum amicis eſt.
In quinto autem de omnibus in genere ſimplicium medica-
mentorum ſecundis quidem ac compoſitis facultatibus. At-
que ita ad particularia in iis quae dehinc ſequentur libris
tranſibimus.

Κεφ. ιδ'. [70] Λείπει δὴ πρῶτον μὲν, οὗ πολλάκις
ἤδη καὶ πρόσθεν ὁ λόγος ἠναγκάσθη μνημονεῦσαι, τελέως
δ' οὐκ ἐπεξῆλθεν. ἔστι δὴ τοῦτο σχεδὸν ἅπαντα τὰ φάρμακα,
κἂν ἁπλᾶ πρὸς αἴσθησιν φαίνηται, τῇ φύσει γοῦν ὑπάρχει
σύνθετα, καὶ πολλάκις γε καὶ τὰς ἐναντιωτάτας ἐν αὐτοῖς
ἔχει δυνάμεις, οἷον ἐκκριτικήν τε καὶ σταλτικὴν παχυντικήν
τε καὶ λεπτυντικήν, ἀραιωτικήν τε καὶ πυκνωτικήν, ἐμπλα-
στικήν τε καὶ διαῤῥυπτικήν, συντατικήν τε καὶ χαλαστικήν,
ἁπάσας τε τὰς ἄλλας ἀντιθέσεις, ὡς ἐν τῷ μετὰ ταῦτα λόγῳ
δείξομεν. οὐδὲν δὲ θαυμαστὸν, εἰ ἐπὶ τῶν τοιούτων δυνά-
μεων ἑνὶ καὶ ταὐτῷ φαρμάκῳ θερμαντική τε καὶ ψυκτικὴ
φαίνοιτο, ἢ ξηραντική τε καὶ ὑγραντικὴ, (35) λεπτομερής τε
καὶ παχυμερής. εἰ μὴ γὰρ αἱ πρῶται καὶ δραστικώταται τὴν
τοιαύτην εἶχον συμπλοκὴν, οὐδ' ἂν αἱ μετὰ ταύτας ὁμοίως
συνεπλάκησαν. ἀλλ' ἡμεῖς ἐὰν αὐτοὶ μίξωμεν, εἰ οὕτως ἔτυ-
χεν, ῥοῦ χυλὸν μέλιτι, τὸ μικτὸν ἐξ ἀμφοῖν συγχωροῦμεν οὐ
στυπτικὴν μόνην, ἀλλὰ καὶ ῥυπτικὴν ἔχειν δύναμιν οὐδ' ἐφε-

Cap. XIV.   Reliquum autem eſt id, cujus ſubinde
jam ante neceſſario mentionem quidem fecimus, verum ab-
ſolute nondum expoſuimus. Eſt autem iſtud, nempe omnia
propemodum medicamenta, licet ſenſu ſimplicia appareant,
naturá tamen eſſe compoſita: quin et ſubinde quoque adver-
ſiſſimas in ſeſe continere facultates, nempe excernendi et
ſiſtendi, incraſſandi et extenuandi, rarefaciendi et conden-
ſandi, illinendi atque abſtergendi, contrahendi et laxandi,
caeterasque oppoſitiones univerſas, ut in ſequenti hunc li-
bro patebit.   At mirum hoc videri minime debet in id ge-
nus facultatibus, quum uni et eidem medicamento vim ca-
lefaciendi et refrigerandi ineſſe appareat, aut exiccandi et
humectandi, aut tenuium partium et craſſarum: quippe niſi
primae efficaciſſimaeque virtutes hoc pacto conplicarentur,
haud ſane quae ex illis ſequuntur ſimiliter conplicatae fo-
rent.   Quin ſi nos ipſi rhu ſuccum verbi gratia melli com-
miſceamus, quod ex ambobus mixtis confectum eſt, non mo-
do aſtringendi, ſed etiam abſtergendi poſſidere facultatem

ΤΩΝ ΑΠΛΩΝ ΦΑΡΜΑΚΩΝ ΒΙΒΛΙΟΝ Γ. 575

Ed. Chart. XIII. [70.]   Ed. Baf. II. (35.)

κτικὴν γαστρὸς μόνον, ἀλλὰ καὶ κενωτικήν. ἐν δὲ τῷ γάλακτι
τὰς δύο περιέχεσθαι δυνάμεις, ἐκκριτικήν τε ἅμα καὶ σταλτι-
κὴν γαστρὸς, οὐκ ἔθ᾽ ὁμοίως συγχωροῦμεν. καίτοι τοῦτο
μὲν καὶ διακρίνεται ῥᾳδίως εἰς ὀῤῥὸν καὶ τυρὸν, καὶ πᾶσιν
ὁμολογεῖται τὸ μὲν ὑπάγειν τὴν γαστέρα, τὸ δὲ ἐπέχειν.
Κεφ. ιέ. Τοῦτ᾽ οὐκ ἔτι συγχωροῦμεν ἑτοίμως καὶ ἐν
τῇ κράμβῃ. ἐκθλίβοντες μὲν γὰρ αὐτῆς τὸν χυλὸν καὶ μόνον,
ἢ μετὰ μέλιτος καταῤῥοφοῦντες ὁρῶμεν καθαρτικὸν, οὐ μὴν
ἐσθίειν γε δυνάμενοι τὸ λοιπὸν, ἀπιστοῦμεν ὅτι σταλτικόν
ἐστιν. ἀλλ᾽ ἄν τις ὅλην ἑψήσας αὐτὴν ἀποχέῃ τὸ πρότερον
ὕδωρ, ἐν ᾧ τὸν χυλὸν ἐναπέθετο, κἄπειτα αὖθις ἐμβαλὼν
ἑτέρῳ καθαρῷ, καὶ πάλιν ἑψήσας ἀποχέῃ καὶ τοῦτο, τὸν μὲν
χυλὸν εὑρήσει καθαίροντα, τὴν δὲ κράμβην αὐτὴν ἐπέχουσαν
τὴν γαστέρα καὶ πολὺ μᾶλλον εἰ μὴ δὶς, ἀλλὰ τρὶς ἢ τετρά-
κις ἀποχέῃ τις τὸ ὕδωρ. ὅσῳ γὰρ ἂν ἀκριβέστερον ἐναπόθηται
τὸν χυλὸν αὐτῷ, καθαρτικώτερον μὲν ἐκεῖνο ποιήσει, τὴν δὲ
ὑπόλοιπον αὐτῆς οὐσίαν τὴν οἷον σάρκα τοῦ λαχάνου σταλ-

concedemus: nec cohibendi folum ventris, fed et evacuandi.
At in lacte duas contineri fucultates, nempe proritandi ac
ventrem fiftendi, haud itidem concedimus, tametfi id perfa-
cile in ferum ac cafeum fegregetur, confeffumque fit omni-
bus illud quidem ventrem fubducere, hunc vero eundem
cohibere. Cap. XV. Neque id quidem etiam in braffica facile
concedimus. Nam fi fuccum ejus expreffum aut folum aut
cum melle hauferimus, purgare ipfum cernimus: attamen
quoniam quod reliquum eft edere nequeamus, aftrictorium
effe diffidimus. Sed fi totam ipfam concoquas primamque
ejus aquam, in quam fuccum depofuit, effundas, iterumque
eam alteri aquae purae injicias rurfumque concoctam effun-
das, fuccum quidem purgare offendes, brafficam vero ipfam
ventrem aftringere, multoque magis fi non bis duntaxat, fed
ter aut quater aquam effuderis, nam quanto exquifitius in
aquam fuccum fuum depofuerit, tanto et illi quidem majo-
rem purgandi vim adjiciet et reliquam fuam fubftantiam,

τικὴν ἐπιδείξεται. οὕτω δὲ καὶ ἐπὶ τῶν τεύτλων ἔχει καὶ
σχεδὸν ἀπάντων τῶν ἄλλων, ὧν ἤτοι δριμὺς, ἢ νιτρώδης ἢ
ἁλυκὸς ὁ χυλός ἐστιν, ἐπεί τοι καὶ τοῖς φακοῖς, καίτοι στύ-
ψιν ἱκανὴν ἔχουσι κατὰ τὴν γεῦσιν, ὅμως ὑπάρχει τι τοιοῦ-
τον. ἔστι γὰρ καὶ τὸ τούτων ἀφέψημα λαπακτικὸν τῆς
γαστρὸς, ἀλλ' οὗτος μὲν ὁ χυλὸς ἐπίμικτος σαφῶς ἐστιν κατὰ
τὴν γεῦσιν, ὡς εἰ καὶ νιτρῶδές τι μίξεις αὐστηρῷ. ὁ δὲ τῶν
θαλαττίων κογχαρίων, ἁπάντων τε τῶν ἄλλων ὀστρέων
χυμὸς, ἁπλῶς ἁλυκός ἐστι καὶ λαπακτικός. αὐτὴ μέντοι γε
καὶ τούτων ἡ σὰρξ ἐπέχει γαστέρα, καὶ πειραθήσῃ δὲ ἀληθοῦς
τοῦ λεγομένου, σκευάσας ὁμοίως ταῖς κράμβαις αὐτά. καὶ
γάρ τοι καὶ ὁ τῶν πρεσβυτέρων ἀλεκτρυόνων ζωμὸς ὑπάγει
τὴν γαστέρα, καίτοι τῆς σαρκὸς σταλτικῆς οὔσης. ἔστι δὲ
κἂν τῇ λεπίδι τοῦ χαλκοῦ δύναμις διττὴ, καθάπερ καὶ ποιό-
της, καὶ γὰρ στύφει καὶ δάκνει· καὶ διὰ τοῦτο τῷ μὲν [71]
στύφειν ἐπουλεῖ τὰς ξηρὰς τῶν ἡλκωμένων σαρκῶν, τῷ δ'
αὖ δάκνειν τὰς πλαδαρὰς συντήκει. εἰ δ' εἴσω τοῦ σώματος

quae velut oleris ipſius caro eſt, reſtringentem efficiet. Ea-
dem eſt ratio in beta, atque adeo in omnibus ferme quibus
ſapor aut acris aut nitroſus aut ſalſus ineſt. Quippe et
lenticula ipſa, tametſi ſatis magnam aſtringendi potentiam
guſtu referat, tamen ejusmodi quid ſortita eſt: nam et hu-
jus decoctum ventris ſolvendi vim obtinet. Verum hic
ſuccus, etiam ſi deguſtes, perſpicuam miſturam repraeſen-
tat, tanquam ſi nitroſo auſterum quid commiſceas. Sed et
conchularum maris caeterorumque fere oſtreorum ſuccus
plane tum ſalſus eſt, tum ventrem ſolvendi vim obtinet,
quamvis eorum caro ventrem reprimat. Verum quod dico
deprehendes ſi ea quoque quomodo braſſicam cenſuimus,
praeparare non graveris. Nam et gallorum veterum jus
ventrem ducit, tametſi caro eundem ſiſtere poteſt. In aeris
autem ſquama ſicut duplex qualitas, ita gemina quoque fa-
cultas ineſt, nam et aſtringit et mordicat: quare aſtrictione
quidem ſiccatas ulceratarum carnium cicatrice obducit, mor-
dicatione vero praehumidas colliquat. Quod ſi intro in cor-

Ed. Chart. XIII. [71.]   Ed. Baf. II. (35.)

ληφθείη, καθαίρει μὲν, οὐκ ἐπέχει δὲ τὴν γαστέρα. νικᾶται
γὰρ ἡ στυπτικὴ δύναμις ὑπό τε τῆς δριμείας καὶ καθαρτι-
κῆς, ὥσπερ εἰ καὶ ῥοῦ χυλὸν ἀναμίξαις σκαμμωνίᾳ. καθαρ-
τικὸν γὰρ ἔσται τὸ ἐξ ἀμφοῖν, οὐκ ἐφεκτικὸν τῆς γαστρὸς,
καίτοι γε πρὸς τὴν γεῦσιν ὁ αὐστηρὸς χυλὸς ἐπικρατήσει
μᾶλλον. οὕτω δὲ καὶ μετὰ μήλου κυδωνίου σαρκὸς οὐκ
ὀλίγα τῶν καθαιρόντων διδόμενα, τῇ μὲν γεύσει λανθάνει,
τῇ δ' ἐνεργείᾳ μόνον φαίνεται. δίδοται δὲ καὶ διὰ φοίνικος
ἔνια σαρκὸς, ἄλλα δὲ διὰ μύρτων ἢ μετὰ Χίας μαστίχης, ἢ
μετ' ἄλλου τινὸς τῶν εὐστομάχων τε καὶ στυπτικῶν, ὡς καὶ
τὴν γεῦσιν λαθεῖν καὶ τὸν στόμαχον ἧττον ἀνατρέψαι. ἀλλ'
εἰ καὶ τῇ πρὸς τὴν γεῦσιν ποιότητι κρατοίη τὰ στύφοντα
τῶν καθαιρόντων, τῇ γε ἄλλῃ δυνάμει κρατεῖται. πολλάκις
γὰρ ἡ μὲν γλῶττα κατὰ τὸ πλεονάζον ἐνικήθη τῆς οὐσίας,
ἡ δὲ ἐνέργεια κατὰ τὴν ἰσχὺν γίνεται τῆς δυνάμεως. ὅταν
οὖν οὐσία σμικρὰ, σφοδρὰν ἔχουσα δύναμιν, ἀναμιχθεῖσα
μεθ' ἑτέρας οὐσίας πολλῆς ἀσθενῆ δύναμιν ἐχούσης εἴσω
τοῦ σώματος ἀφίκηται, τὴν μὲν γεῦσιν λανθάνει, τὸ δὲ ἔργον

pus fumatur, purgat quidem ventrem, verum non cohibet ·
vincitur enim ea aftringendi facultas ab acri purgatoriaque
potentia, tanquam fi rhu fuccum fcammonio commifceas;
nam quod ex ambobus mixtum erit, folvet ventrem, haud
fiftet, licet guftu aufteritas exuperet. Sic autem non pauca
purgantium medicamentorum cum carne mali cydonii exhi-
bita guftu quidem fallunt, at affectu folo quid valent com-
monftrant. Dantur vero quaedam cum palmulae carne, alia
autem cum myrtis, alia cum maftice Chia aut alio quopiam
eorum, quae tum grata funt ftomacho tum aftringunt, quo
fcilicet guftum fallant fimulque ftomachum minus evertant.
Verum tametfi ea quae guftu percipitur qualitate purgantia
ab aftringentibus vincantur, alia tamen facultate ipfa vin-
cunt: perfaepe enim lingua a materiae victa eft copia, cae-
terum actio pro facultatis viribus ac robore perficitur. Ita-
que cum fubftantia exigua quidem, fed validis praedita viri-
bus, mixta alteri fubftantiae plurimae eidemque imbecillao
in corpus intro pervenit, guftum quidem fallit, attamen ef-

ἐνεργέστερον ἐκείνης διαπράττεται. θαυμάζεται δὲ καὶ ταῦτα
πρὸς τῶν πολλῶν καὶ νομίζουσιν ἄπορον ὑπάρχειν, εἰ στύ-
φόν τι σῶμα καθαίρειν πέφυκεν, οἷον ἀλόη καὶ λεπὶς χαλκοῦ
καὶ χαλκὸς κεκαυμένος· ἐχρῆν γὰρ, φασὶ, τοὐναντίον μᾶλ-
λον ἐπέχειν αὐτὰ, οὐ προτρέπειν τὴν γαστέρα. ὅτι δὲ τὸ
μῆλον, εἰ οὕτως ἔτυχεν, τὸ μετὰ τῆς σκαμμωνίας στῦφον
καθαίρει, τοῦτό γε οὐδεὶς θαυμάζει, καίτοι γε ἐντεῦθεν ὁρμη-
θέντα ῥᾷστον ἦν, οἶμαι, κἀπὶ τῆς ἀλόης συλλογίσασθαι
μικτήν τινα δύναμιν ὑπάρχειν. καὶ εἴπερ ἦν οἷόν τε διακρῖ-
ναι τὸ καθαῖρον ἐν αὐτῇ τοῦ μὴ καθαίροντος, ὥσπερ ἐπὶ
γάλακτος ἐργαζόμεθα καὶ κράμβης ἑτέρων τε παμπόλλων,
οὐκέτ' ἂν ἐθαυμάζετο. καὶ μὲν δὴ καὶ ποιῆσαι τοῦτό πως
δυνατόν. ἐπιμελῶς γὰρ ἀλόη πλυθεῖσα παντάπασιν ἀσθενῶς
ἢ οὐδ' ὅλως ὑπάγει γαστέρα. ταὐτὸ δὲ τοῦτο καὶ λεπὶς
χαλκοῦ καὶ αὐτὸς ὁ κεκαυμένος χαλκὸς πέπονθεν, ὡς καὶ
ἡμεῖς ἀκριβῶς πλύναντες ἐπειράθημεν, ἀμυδρῶς αὐτῶν
καθαιρόντων. ἀλλ' οὖν καὶ τὸ τῆς ποιότητος εὐθὺς ἅμα τῷ
γεύσασθαι φαρμακῶδες ἐμφαίνει τὸ μικτὸν τῆς δυνάμεως.

fectum, quam illa efficaciorem exihibet. Sane permultos
hujus rei admiratio detinet, remque rationis expertem ab-
furdamque exiflimant, fi corpus quodpiam aftringens pur-
gare queat, velut aloë et aeris fquama atque aes uftum:
nam contrarium potius oportebat, nempe ventrem reprimere,
haudquaquam ciere. Caeterum quod malum verbi caufa
cui inditum eft fcammonium aftringens purget, nemo mira-
tur, tametfi hinc orfis facilius erat et in aloë mixtam ineffe
facultatem colligere. Ac fi quod ex ea purgat ab eo quod
non purgat fegregari poffet, ficuti in lacte facimus et braf-
fica aliisque permultis, non etiam admiratione afficeret:
quamquam id fane quodammodo praeftari queat. Nam fi
aloë accurate lavetur, aut debiliter aut plane nihil ven-
trem fubducit. Idem ufu venit aeris fquamae aerique ufto,
quippe quae nos diligenter elota obfcuram modo purgandi
vim retinuiffe fumus experti. Quin imo ipfius quoque qua-
litatis medicamentis fapor primo ftatim guftu facultatis mix-

εἴπερ γὰρ ἦν ἀεὶ μία ποιότης ἐν ἑκάστῳ τῶν τὴν γεῦσιν
στυφόντων φαρμάκων, οὐκ ἂν ἦν ποτε αὐτῶν τὰ μὲν ἐδώ-
διμα, τὰ δὲ φαρμακώδη, ἀλλὰ μόνον ἐν τῷ μᾶλλον ἢ ἧττον
στύφειν ἀλλήλων διέφερον. νυνὶ δὲ οὐχ οὕτως ἔχει. φαίνεται
γὰρ ἡ μέν τις ἡδεῖα καὶ προσηνὴς στύψις, ἡ δέ τις ἀηδής τε
καὶ φαρμακώδης, ἀπίου μὲν καὶ μήλου καὶ ῥοιᾶς ἡδεῖα, λεπί-
δος δὲ χαλκοῦ καὶ ἀλόης ἀηδής τε καὶ φαρμακώδης. καίτοι
γε ἧττον στύφει κυδωνίου μήλου λεπὶς χαλκοῦ, ὥστε μηδὲ
τῷ σφοδρῷ τῆς στύψεως ἔχειν ἂν ἐνεγκεῖν τὸ τῆς ποιότητος
ἀλλόκοτον. ὁμοίως δὲ καὶ ἄλλα τῶν ἐδωδίμων ἀλόης καὶ
λεπίδος χαλκοῦ καὶ αὐτοῦ τοῦ κεκαυμένου χαλκοῦ στύφει
μᾶλλον. ἐπὶ μὲν δὴ τῶν τοιούτων ἄντικρυς φαίνεται τὸ
μικτὸν τῆς οὐσίας, ἐπ' ἄλλων δὲ, κἂν μὴ φαίνηται, συλλογί-
ζεσθαι χρὴ καὶ μὴ νομίζειν ἄλλο μέν τι κατὰ τὴν ἀλόην ἐργά-
ζεσθαι τὴν στύψιν, ἄλλο δέ τι κατὰ τὸ μῆλον. ἓν γὰρ ἓν
ἅπασι ποιεῖν εὔλογόν ἐστι κατά γε τὴν ἑαυτοῦ φύσιν, οὐ
τὴν στύψιν μόνην, ἀλλὰ καὶ τῶν ἄλλων ποιοτήτων ἑκάστην.
τῷ δὲ μηδὲν εὑρίσκεσθαι καθαρὸν ἀκριβῶς μηδὲ ἄμικτον

tionem demonſtrat. Nam ſi unica ſemper qualitas unicui-
que guſtu aſtringentium medicamentorum ineſſet, haud ſane
inter ipſa alia eſui apta alia medicamentoſa forent, ſed tan-
tum in eo quod magis vel minus aſtringant differrent. At
non ita ſe res habet. Nam haec quidem aſtrictio mitis ac
ſuavis apparet, alia ingrata et medicamentoſa, velut pyri
quidem mali et mali punici ſuavis, ſquamae vero aeris et
aloës ingrata atque medicamentoſa, tametſi malo cydonio
aeris ſquama minus aſtringat. Quamobrem nec aſtrictionis
vehementia eam qualitatis abſurditatem invehit, quando
inumera prope alia eorum quae edendo ſunt, aloë, aeris
ſquama et ipſo etiam aere uſto, plus aſtringant. Atque in
hiſce utique ſubſtantiae miſtura clare perſpicitur. At in
aliis etiam ſi non appareat, tamen eam ratione colligere
oportet, ac non putare aliud in aloë aſtrictionem moliri,
aliud in malo: unum enim in omnibus efficere pro ſua
natura non adſtrictionem modo, ſed et aliarum qualitatum
unamquamque, rationi conſentaneum eſt. Caeterum quia

ἑτέρων ποιοτήτων, αἱ διαφοραὶ τῶν ἐνεργειῶν ἄλλαι κατ'
ἄλλο τῶν στυφόντων εἰσίν. ἄλλο μὲν γὰρ μεσπίλου τοῦρ-
γόν ἐστιν, ἄλλο δὲ λεπίδος, ἄλλο δὲ ἀλόης, ἕτερον δὲ
μόρων, εἰ οὕτως ἔτυχεν ἢ [72] κικίδος, ἢ σιδίων, ἢ στυ-
πτηρίας, ἢ ῥοῦ, καὶ βέλτιον ἦν, ὅσοι τι περὶ τῶν στυ-
φόντων φαρμάκων τῆς ἐνεργείας ἐτόλμησαν ἀποφήνασθαι,
καθόλου περὶ τῆς στύψεως αὐτῆς μᾶλλον ἢ περὶ τῶν στυ-
φόντων εἰρῆσθαι. τὸ μὲν γὰρ στῦφον οὐ στύφει μόνον,
ἀλλ' ἤτοι δριμὺ πρὸς τὸ στύφειν ἐστὶν, ἢ λιπαρὸν, ἢ γλυκύ,
ἢ πικρὸν, ἢ ἁλυκὸν, ἢ ὀξῶδες. ἡ δὲ στύψις ἓν τοῦτο μό-
νον ἐστὶ διὰ παντὸς ὅπερ ἐστὶ, ὥσπερ καὶ ἡ γλυκύτης καὶ
ἡ ἁλυκότης ἑκάστη τε τῶν ἄλλων ποιοτήτων. εἰ δ' ὥσπερ
ἡ στύψις μία, καὶ τὸ στῦφον ἓν ὑπῆρχεν, ἓν ἂν ἦν αὐτοῦ
διὰ παντὸς τοὖργον. ἐπεὶ δὲ πρὸς τὸ στύφειν ἔτι καὶ
ἄλλας δέδεικται ποιότητας οὐκ ὀλίγας, ἀεὶ μὲν ἐνεργήσει
κατὰ πάσας, ἀλλ' ἐπιφανῶς ἄλλοτε κατ' ἄλλην τὴν ἐπικρα-
τοῦσαν, ὡς πρὸς τὴν τοῦ πλησιάζοντος σώματος διάθεσιν.
φαίνεται γοῦν καὶ τὸ γάλα καὶ ἡ φακὴ καὶ ἡ κράμβη

nullum omnino ab aliis qualitatibus fincerum reperitur, id-
circo diverfi effectus ab aliis atque aliis aftringentium edi
confpiciuntur. Nam alius eft effectus mefpili, alius aeris,
alius aloës, alius mororum exempli gratia aut gallae aut
corticis mali granati aut aluminis aut rhu, praeftitiffetque
forfitan, qui de aftringentium medicamentorum viribus pro-
nunciare funt aufi, in genere de ipfa potius aftrictione,
haudquaquam de aftringentibus dixiffe. Nam quod aftrin-
git non aftringit modo, fed et praeter aftrictionem acre eft
aut pingue aut dulce aut amarum aut falfum aut acidum:
at aftrictio unum id folum perpetuo eft quod eft, uti et fal-
fitas et dulcor et aliarum qualitatum una quaelibet. Quod
fi, ut aftrictio una, ita aftringens unum effet, fane unum
quoque perenniter ejus effet opus. Verum quum praeter
aftrictionem infuper alias qualitates recipiat non paucas,
femper quidem omnibus illis aget, fed evidentibus alias per
aliam nempe vincentem, idque ut ad corporis fcilicet cui
admotum eft affectionem: quippe quum et lac et lens et

ΤΩΝ ΑΠΛΩΝ ΦΑΡΜΑΚΩΝ ΒΙΒΛΙΟΝ Γ. 581

Ed. Chart. XIII. [72.]   Ed. Baf. II. (35. 36.)

τῶν μὲν ὑπάγοντα, τῶν δὲ ἴσχοντα τὴν γαστέρα. τὴν μὲν.
οὖν αἰτίαν τοῦ μὴ διὰ παντὸς ἐνεργεῖν ἐπιφανῶς καὶ (36)
καθ᾽ ἕκαστον τῶν σωμάτων μίαν ἡντιναοῦν ποιότητα καὶ
δύναμιν τοῦ φαρμάκου κατὰ τὸν ἑξῆς ἐρῶ λόγον. νυνὶ
δὲ ἀναμνῆσαι τοῦ γινομένου πρόκειταί μοι μόνον, ἵνα μή
τις ἀπιστήσῃ κατὰ τὰ πλεῖστα τῶν φαρμάκων ἐναντίας
εἶναι ποιότητάς τε καὶ δυνάμεις. ἀλλὰ καὶ αὐτὸ τοῦτο
πολλῆς ἐπισκέψεως ἔχεται καὶ διορισμῶν οὐκ ὀλίγων, εἰ
καὶ πᾶσιν ἔδοξε ῥᾴδιον εἶναι τὰς ἐναντίας ἀλλήλοις ποιό-
τητάς τε καὶ δυνάμεις ἐξευρεῖν. ἐξ ἑτοίμου γοῦν ἅπαντες
σχεδὸν ἐναντίον εἶναι τίθενται τὸ στύφειν τῷ καθαίρειν.
ἔστι δὲ οὐδαμῶς ἐναντίον, ὡς ἐγὼ προϊόντος ἐπιδείξω τοῦ
λόγου. κατὰ μέντοι τὸ παρὸν ἐκ περιουσίας ὁ λόγος
ἐπεράνθη μοι δεικνύντι, κἄν ἐναντία τις ὑπάρχειν αὐτὰ
τίθεται, μηδὲν συμβαίνειν ἄτοπον, ἐνδεχομένου γε ὄντος εἰς
μίαν οὐσίαν ἐνίοτε ἐναντιωτάτας συνέρχεσθαι ποιότητάς
τε καὶ δυνάμεις. ἐπὶ μέν γε τῶν χυλῶν ἐλέχθη καὶ πρό-

braffica, horum interim ciere alvum illorum vero fiftere
cernantur. Et caufam quidem quamobrem non perpetuc
evidenter agat in corpore unoquoque unica duntaxat quali-
tas visque medicamenti, eam quidem jam mox in fequenti
fermone edifferam. In praefentia vero id quod res habet
commemorare folummodo propofui, ne quis plerisque me-
dicamentis contrarias tum qualitates tum facultates ineffe
diffidat. Sed et id quoque multam confiderationem et di-
ftinctiones non paucas requirit, tametfi omnibus perfacile
videatur contrarias invicem et qualitates et facultates in-
venire. Ergo citra controverfiam omnes propemodum aftrin-
gens contrarium ei quod purgat effe ftatuunt. Verum
neque illud huic contrarium eft, quod nos procedente fer-
mone declarabimus. At in praefentia ex fuperabundanti
illud quoque monftravimus, etiam fi ea quis effe contraria
ponat, nihil inde fequi abfurdum, cum fieri poffit ut in
unam fubftantiam conveniant, vel maxime contrariae tum
qualitates tum facultates, quippe cum fupra oftenderimus in

Ed. Chart. XIII. [72.]   Ed. Baf. II. (36.)

σθεν ἕτερον μὲν εἶναι τὸ βαρύτατον ἐν αὐτοῖς, ἕτερον δὲ
τὸ κουφότατον, ἄλλο δὲ τρίτον ἀναμεμιγμένον τῷ χυλῷ
ὅλῳ. καὶ θαυμαστὸν οὐδὲν, εἰ κἂν τῷ τοῦ ῥόδου χυλῷ
τὸ μέν ἐστι βαρυτατον ἀνάλογον ἀμόργῃ καὶ τρυγὶ, τὸ δὲ
κουφότατον ἀνάλογον καὶ τοῦτο τοῖς ἐποχουμένοις ἄνθεσιν
ἑκάστῳ τῶν χυλῶν· ἄλλο δὲ τρίτον, οἷον ἐν τῷ γλεύκει
τὸ ζέον, ἐφ᾽ οἷς τέταρτον αὐτὸ τὸ εἰλικρινέστατον καὶ
καθαρώτατον, οὗ ταῦτά ἐστι τὰ τρία περιττώματα. συμ-
βαίνει δὲ τοὺς μὲν ἄλλους ἅπαντας χυλοὺς ὀξύνεσθαί τε
καὶ σήπεσθαι διαφθειρομένους, μόνα δὲ τοὔλαιον καὶ τὸ
μέλι καὶ τὸν οἶνον ἐξαρκεῖν εἰς μακρόν. ὥστε οὐδὲ τῇ
ζέσει καὶ διακρίσει τῶν ἄλλων χυλῶν ἐναργῶς ἐστιν ἐξευ-
ρεῖν ἑκάστου τῶν περιττωμάτων τὴν ἰδέαν, ἀλλ᾽ εὐθὺς ἐξ
ἀρχῆς ἑψήσεώς τέ τινος αὐτοῖς δεῖ καὶ μίξεως τῆς πρὸς
ἕτερόν τινα τῶν διαμενόντων χυλῶν. οὕτως οὖν καὶ τὸν
τοῦ ῥόδου χυλὸν ἀποτιθέμεθα μέλιτι μιγνύντες, ἢ ἐλαίῳ
συνέψοντες, ἢ ἐναποβρέχοντες ὅλα τὰ ῥόδα. ἀλλ᾽ ὅτι γε
κἂν τούτῳ πιθανὸν ἐνυπάρχειν τὰ τέτταρα γένη, τό τε

ſuccis aliud eſſe quod graviſſimum eſt, aliud quod leviſſi-
mum, aliud tertium toti ſucco permixtum. Nec miri quic-
quam eſt, ſi et in roſae ſucco aliud quidem eſt graviſſimum,
amurcae et faeci proportionale, aliud leviſſimum et ipſum
proportione reſpondens floribus in quoque ſucco ſupernatan-
tibus: aliud tertium, quale eſt quod in muſto ſervet, ad
haec quartum ipſum videlicet puriſſimum ac ſinceriſſimum,
cujus haec tria excrementa exiſtunt. Evènit autem alios
quidem ſuccos et aceſcere et corruptos putreſcere, ſola
vero oleum, mel et vinum in longum temporis ſpatium per-
durant. Itaque neque per ebullitionem, neque per ſecre-
tionem, in aliis ſuccis has excrementorum differentias inve-
nire perſpicuo licet, verum protinus ab initio coctione
quadam illis eſt opus, aut ſaltem alicujus perdurantis ſucci
mixtura nam ſic roſae ſuccum melli miſcentes aut oleo
incoquentes, aut totas ei immergentes reponimus. Caete-
rnm quod et in his quoque probabile ſit, quatuor illa ineſſe

Ed. Chart. XIII. [72. 73.]　　　　Ed. Baf. II. (36.)

οἰκεῖον αὐτοῦ τοῦ χυλοῦ καὶ τὰ τρία περιττώματα, πρό-
δηλον συνιδεῖν, καὶ μάλιστα ὅτι τὸ τῆς ποιότητος αὐτῶν
οὐχ ἁπλοῦν ἐστιν, ἀλλὰ ἔχειν μέν τινά σοι δόξει καὶ στύ-
ψιν τὸ ῥόδον, εἰ διαμασήσασθαι βουληθείης αὐτό. ἔχει δὲ
καὶ γλυκύτητά τινα καὶ οἷον δῆξιν βραχεῖαν. ἤρκει δὲ κᾂν
μηδὲν τούτων ἐφαίνετο γενομένοις, ἐκ τοῦ μὴ τελέως εἶναι
στῦφον αὐτὸ, τὰς τῶν ἄλλων χυλῶν ἐννοῆσαι μίξεις. [73]
εἴπερ γὰρ ὁ αὐστηρὸς μόνος, ἄκρος ἂν ἦν, ὥστε εἴπερ οὐκ
ἔστιν ἄκρος, οὐδὲ μόνος ἐστίν. ἦν γὰρ ἂν ὑπέθη τῆς
στύψεως γένεσιν, ἂν μόνην τῶν ἄλλων ἐγγίγνεσθαι νοήσαις,
ἄκραν ἀναγκαῖόν ἐστιν ἀπεργασθῆναι ταύτην, ὥσπερ εἰ καὶ
μόνη θερμότης ἐγγίγνοιτο σώματί τινι, τελέως ἔσται τὸ
τοιοῦτον πῦρ. αἱ γὰρ τῶν ἐναντίων ἐπιμιξίαι τὰς ἀκρό-
τητας θραύουσιν.

Κεφ. ιστ΄. Ἐν μὲν δὴ τοῖς ὁμοιομερέσι σώμασι θερ-
μότης γέ ἐστι καὶ ψυχρότης, ὑγρότης τε καὶ ξηρότης αἱ
δημιουργοῦσαι τὰς κατὰ μέρος ἁπάσας διαφυράς· ἐν δὲ τοῖς
ἀνομοιομερέσι δριμύτητές τε καὶ ὀξύτητες, αὐστηρότητές τε

genera, proprium ipfius fucci videlicet et tria excrementa
intellectu clarum eft, ac potiffimum quia qualitas earum
non fimplex eft, imo aftrictionem quoque quandam obtinere,
fi|rofam dentibus mandere voles, videtur. Habet autem et
dulcedinem et amaritudinem, quafique mordicationem quan-
dam levem. Verum fatis erat, etiamfi horum nihil guftan
tibus deprehendi poffet, tamen ex eo quod non extreme
aftringat, aliorum quoque faporum mixturam intelligere.
Etenim fi folus fit aufterus, fummus itidem fuerit: at fi non
fummus, fequitur quod neque etiam folus. Quam enim
propofui adftrictionis generationem eam fi folam citra alias
ineffe cogites, fumma haec fit neceffe eft: quomodo fi fola
corpori cuipiam caliditas fumme ineffet, id ignis utique fo-
ret: nam contrariorum mixturae fummitates ipfas frangunt.
Cap. XVI. Atque in fimilaribus quidem corporibus
calor, frigiditas, ficcitas, humiditas, particulares differentias
efficiunt: in diffimilaribus vero acrimoniae, aciditates, au-
fteritates, acerbitates, dulcedines, amaritates, falfitates, aquo-

καὶ στρυφνότητες καὶ γλυκύτητες καὶ λιπαρότητες, ὥσθ᾽ ἕκα-
στον μὲν τῶν ὁμοιομερῶν ἐν αὐτοῖς τοῖς μορίοις μὴ πολλὰς,
ἀλλὰ μίαν ἔχει ποιότητα, τὸ δὲ ὅλον ἀνομοιομερὲς παμπόλ-
λας. χιλίων γὰρ, εἰ οὕτως ἔτυχεν, ἐν τῷ κυάθῳ τοῦδέ τινος
τοῦ χυλοῦ περιεχομένων ὁμοιομερῶν σωμάτων, ἑκατὸν μὲν ἐξ
αὐτῶν ἐγχωρεῖ στύφειν, ἑξήκοντα δὲ δάκνειν, ἑξακόσια δὲ εἶναι
τὰ γλυκέα, διακόσια δὲ τὰ πικρὰ, τεσσαράκοντα δὲ τὰ ἁλυκὰ,
πάντα δὲ ἀλλήλοις ἀναμεμίχθαι ταῦτα καὶ μηδὲν δύνασθαι
λαμβάνειν αἰσθητὸν μόριον οὕτω μικρὸν, ὅτῳ μὴ πάντων
μέτεστιν. ὥστε ἐν τῷ ψαύειν τῆς γλώττης ἐνεργεῖν μὲν
ἅπαντα κατὰ τὸ διαφέρον ἕκαστον αὐτῶν μόριον, ᾧπερ ἂν
ὁμιλῆσαν τύχῃ, διαδίδοσθαι δὲ τὴν διάθεσιν ἐκ τοῦ πρώτου
παθόντος εἰς ὅλην αὐτὴν, ὥσπερ ὅταν εἰς ὕδωρ ψυχρὸν ἕνα
δάκτυλον ἀθρόως καθέντες ἐν ψύχει σφοδρῷ φρίξομεν ὅλην
τὴν χεῖρα, πολλάκις δὲ καὶ σύμπαν τὸ σῶμα· ταχεῖα γὰρ ἡ
διάδοσις ἐν τοῖς αἰσθητικοῖς σώμασιν ἐκ τοῦ πρώτου πα-
θόντος εἰς ὅλον γίνεται τὸ ζῶον, ὥστε καὶ θερμαινομένῳ
συνθερμαίνεσθαι καὶ ψυχομένῳ συμψύχεσθαι καὶ ξηραινομένῳ

fitates et unctuofitates. Itaque unaquaeque fimilarium in
ipfis partium non multas, fed unam qualitatem obtinet: quod
vero totum eft diffimilare, complures. Nam fi mille exempli
gratia hoc in cyatho hujus fucci corpora contineantur fi-
milaria, fieri poteft ut centum adftringant, fexaginta mordi-
cent, fexcenta fint dulcia, ducenta amara, quadraginta falfa,
ficque mutua mixtione omnia temperata, ut partem nullam
accipere fit quantumvis parvam, quae non fit omnium par-
ticeps, ut in linguae contactu omnes quidem agant, diverfa
tamen unaquaeque ejus parte, nempe cui ipfam appropin-
quare contigerit: ipfa vero affectio ex eo quod primo affe-
ctum eft, in totam eam diffundatur: veluti fi in frigore in-
genti digitum in aquam gelidam repente immittas, tota in-
terim manu horrebis, faepenumero vero et corpore toto.
Nam velox eft ex eo quod primo affectum eft in corporibus
fenfilibus, in totum animal diffufio, ut videlicet cum cale-
facto una concalefcat, refrigerato fimul refrigefcat, ficcato

συγξηραίνεσθαι καὶ ὑγραινομένῳ συννγραίνεσθαι, καὶ πολλά-
κις τἀναντία πάσχειν ὅλον ὑφ᾽ ἕνα καιρόν. ἵνα δὲ μᾶλλον εἰς
ἔννοιαν ἀφίκῃ τοῦ λεγομένου, βέλτιον ἴσως ἐστὶ καὶ παρα-
δείγματι προσέχειν ἑτέρῳ τὸν νοῦν. εἶδες οὖν, οἶμαι, ποτὲ
λίθου τινὸς ἐμβληθέντος εἰς ὕδωρ ἀτρεμίζον, ἀρξάμενον μὲν
ἐκ τούτου κινεῖσθαι τὸ ὕδωρ, ἐν κύκλῳ δὲ τὴν κίνησιν ἐκτεῖ-
νον, ὥσπερ εἰς κέντρον τὸ πλῆξαν. ὅταν οὖν ὑφ᾽ ἕνα καιρὸν
εἰς διαφέροντας τόπους ἀτρεμίζοντος ὕδατος ἐμβληθέντες
δύο λίθοι γεννήσωσι δύο κύκλους δι᾽ ἀλλήλων φερομένους,
ἐναντίας ὄψει κινήσεις ἐν ἅπαντι μορίῳ τοῦ ὕδατος, ὅθεν καὶ
ἀπορίαν παρέσχε τὸ φαινόμενον τοῦτο καὶ αὐτοῖς τοῖς φυσι-
κοῖς ἀνδράσιν, εἶθ᾽ ἕτερα μόρια πρὸς ἑκατέρας τῶν κινήσεων,
εἴτε καὶ ταὐτὰ κινεῖται πρὸς ἀμφοτέρων. ὅτι μὲν γὰρ οὐχ
ἵστησιν ὁ κύκλος τὸν κύκλον οὔτε κωλύει φέρεσθαι πρόσω
προδήλως ὁρᾶται. ταὐτὸν δὴ τούτῳ νόει μοι, ὅταν ὑφ᾽ ἕνα
καιρὸν ἐμβάλλωμεν εἰς μὲν ψυχρὸν ὕδωρ τοὺς πόδας, εἰς δὲ
θερμὸν τὰς χεῖρας. εἰς ὅλον μὲν γὰρ τὸ σῶμα τοῦ πάθους
ἑκατέρου διέρχεται ἡ κίνησις, ἀπαντῶσι δὲ ἀλλήλαις ὑπεναν-

pariter ficcefcat, humectato cohumefcat, atque adeo fre-
quenter etiam contraria uno tempore perpetiatur. Quo
autem id facilius quod dicitur intelligas, alteri etiam exem-
plo adhibere animum praeftiterit. Vidifti opinor quando-
que conjecto in aquam quietam lapide ex hoc quidem mo-
veri aquam incipientem, in orbem autem motum extenden-
tem, tanquam centrum fit id quod percuffit. Quum ergo
uno tempore in diverfas placidae tranquillaeque aquae par-
tes duo lapides conjecti duos effecerint circulos, qui per fefe
invicem ferantur, contrarios confpicies in quavis aquae par-
ticula motus. Quae res viris etiam naturae ftudiofis dubi-
tationem non parvam attulit, num aliae partes ab utroque
motuum, an eaedem ab utroque moverentur: nam quod
circulos circulum non fiftat, nec ultra profumque ferri pro-
hibeat, id manifeftiffime cernitur. Id ipfum item fieri mi-
hi intellige, quum eodem tempore pedes quidem in calidam,
manus vero in frigidam indideris: in totum enim corpus
utriusque affectionis motus pervadit, fubcontrariique invi-

Ed. Chart. XIII. [73. 74.]   Ed. Baf. II. (36.)
τίσι. διαφέρει δὲ ἴσως οὐδὲν οὐδ᾽ εἰ μὴ τὴν ἐναντίαν ἴοιεν,
ἀλλ᾽ ἡ μὲν ἀπὸ θατέρου τῶν ποδῶν, ἡ δ᾽ ἀπὸ θατέρου τὴν
ὁρμὴν λαβοῦσα προσέρχοιντο. τηνικαῦτα γὰρ οὔτε μηδὲν
πάσχειν ὅλον τὸ σῶμα δυνατὸν εἰπεῖν οὔθ᾽ ὑπὸ θατέρου
μόνον πάσχειν. καὶ γὰρ πάσχει σαφῶς καὶ ὑπ᾽ ἀμφοῖν πάσχει
θερμαινόμενόν τε ἅμα καὶ ψυχόμενον, [74] ὥσπερ, οἶμαι, κἂν
ταῖς λειπυρίαις καὶ τοῖς ἠπιάλοις συμπίπτει πυρετοῖς, πλὴν
οὐκ ἔξωθέν γε ἐν ἐκείνοις, ἀλλ᾽ ἐξ αὐτοῦ τοῦ σώματος ἥ τε
τῆς ψύξεως καὶ ἡ τῆς θερμης ὁρμᾶται διάθεσις. εἰ δὲ μηδὲ
νῦν ἕπεταί τις τῷ λεγομένῳ, ἀλλ᾽ ἐκ τοῦ λεχθησομένου ῥᾷ-
στον αὐτῷ τὴν πεῖραν λαβεῖν. καὶ γὰρ οὐδὲ πόῤῥω ἰὼν
ζητουμένων ἐστὶν, ἀλλ᾽ ἐξ αὐτῶν τι τῶν τῆς γλώττης ὑπάρ-
χει παθῶν. εἰ γὰρ ἀναμίξας ἀκριβῶς ἴσον ἀψινθίου καὶ μέλι-
τος ὄγκον ἐπιθείης τῇ γλώττῃ, γλυκύπικρον, ὥσπερ οἱ ποιηταὶ
τὸν ἔρωτα προσαγορεύουσι, φανεῖταί σοι τὸ μικτὸν ἐξ ἀμ-
φοῖν, οὐκ ἐν ἄλλῳ μέν τινι χρόνῳ μέλιτος αἰσθανομένης
τῆς γλώττης, ἐν ἄλλῳ δὲ ἀψινθίου, οὔτε θατέρου μόνον,
ἀλλὰ διὰ παντὸς ἀμφοῖν ἀήθη τινὰ μίξιν μεμιγμένην. τοιόν-

cem occurrunt, referatque forfan nihil, etiam fi contraria
non incedant femita, fed unus ab uno, alter ab altero pede
proficifcatur. Tunc enim nec nihil pati corpus nec ab al-
tero duntaxat dicere queas: nam et manifefto patitur et ab
ambobus patitur, incalefcens ac frigefcens. Quod utique
et in febribus lypeiriis et epialis evenire autumo, nifi quod
in illis non extrinfecus, fed ex ipfo corpore caliditatis fri-
giditatisque affectus exoritur. Quod fiquis dicta affequi
nequeat, certe ex eo quod jam dicetur facillime periculum
facere poffit: etenim non longe ab iis quae inquirimus
abeft, fed ex linguae affectuum numero exiftit. Nam fi pa-
rem abfinthii portionem melli exquifite commixtam linguae
imponas dulcamarum, quemadmodum poëtae amorem co-
gnominant, quod ex ambobus mixtum fuerit videbitur:
nimirum quum haud alio tempore mellis faporem lingua
fentiat, alio vero abfinthii, neque alterum folum, verum per-
petuo ex utrisque infolentem quandam mixtionem permix-

ΤΩΝ ΑΠΛΩΝ ΦΑΡΜΑΚΩΝ ΒΙΒΛΙΟΝ Γ. 587

Ed. Chart. XIII. [74]   Ed. Baf. II. (36. 37.)

δε τι γίγνεται κἂν τῷ συνελθεῖν εἰς ἕνα χυμὸν αὐστηρὸν καὶ
νιτρώδη δύναμιν, ἤτοι τῆς φύσεως αὐτῆς ἀναμιξάσης ἤ τινος
ἰατροῦ συνθέντος. ἥ τε γὰρ γλῶττα τῆς ἑκατέρου τῶν χυμῶν
ποιότητος ὑφ᾽ ἕνα χρόνον αἰσθάνεται, καὶ εἴπερ αἰσθάνεται,
δηλονότι καὶ διατίθεται κατὰ τὰς οἰκείας αὐτῶν δυνάμεις,
ἕκαστόν τε τῶν ἄλλων τοῦ σώματος μορίων ἀνάγκη πάσχειν
ὡσαύτως, εἰ καὶ μὴ τῶν ποιοτήτων αἰσθάνηται· οὐ γὰρ δὴ
τῷ γε πάσχειν ἤ μὴ διαφέρειν τῶν ἄλλων ὑποληπτέον τὴν
γλῶτταν, ἀλλὰ (37) τῷ μὴ λανθάνειν αὐτὴν μηδὲν τῶν
οἰκείων παθῶν ἀκριβείᾳ δυνάμεως αἰσθητικῆς. συντελεῖ μὲν
οὖν εἰς τοῦτο καὶ ἡ μανότης αὐτῆς. ῥᾷον γὰρ εἰς τὸ βάθος
οἱ χυλοὶ καιιόντες ἐνεργοῦντές τε περὶ τὰ μαλακὰ τῶν μορίων
ἰσχυρὰν μὲν τὴν διάθεσιν, ἐναργεστέραν δὲ καὶ τὴν αἴσθησιν
αὐτῆς ἀπεργάζονται. ἀλλ᾽ ἡ μείζων δύναμις ἐν τῷ τῆς
αἰσθήσεως ἐστιν ἀκριβεῖ μᾶλλον, οὐκ ἐν τῷ τῆς διαθέσεως
ἰσχυρῷ, τὸ μὲν γὰρ τῆς διαθέσεως ἰσχυρὸν οὐδὲν ἧττον κἂν
τοῖς ἡλκωμένοις γίγνεται μορίοις, ἀλλὰ τῷ τὴν ἀκρίβειαν τῆς
αἰσθήσεως ἀπεῖναι λανθάνουσιν αἱ τῶν χυλῶν ποιότητες.

tam. Tale quid evenit quum in unum fuccum coierint
auftera et nitrofa facultas, five id natura mifcuerit five a
medico fuerit compofitum. Nam eodem tempore lingua
utriusque fucci qualitatem percipit: ac fi percipit, nimirum
et afficitur, idque pro familiaribus illorum viribus. Neceffe-
que eft quamque aliarum corporis partium fimiliter affici,
etiam fi qualitates ipfas non fentiat: neque enim in patien-
do, aut non patiendo, ab aliis linguam differre putandum,
verum eo quod ipfam nihil familiarium affectuum ob exqui-
fitam fentiendi facultatem latere poffit. Quod fi ad id non-
nihil faciat ipfius raritas, quippe fucci facilius in profun-
dum penetrantes atque in molliculas partes actionem exe-
rentes, tum validam quidem affectionem tum vero fenfum
ejus imprimunt evidentiorem: verumtamen major vis in
fenfu accurato potius quam in affectionis robore confiftit:
quum affectionis robur nihilo fecius et in exulceratis parti-
bus fiat, fed quia exacta fentiendi vi carent, idcirco fuc-

ἔνεστι μέντοι καὶ κατ' ἐκεῖνα καὶ πρὸ ἐκείνων ἔτι, μήπω τοῖ
δέρματος ἡλκωμένου, συλλογίσασθαι τὴν μικτὴν ἐνέργειαν ἐκ
τῶν ἐναντίων δυνάμεων, ἅμα τοῖς σώμασιν ἐγγινομένην. εἰ
γὰρ ἐπιθείης φλεγμαίνοντι μορίῳ στρύχνου χυλὸν, ὄψει
πυκνούμενον αὐτὸ καὶ πιλούμενον καὶ τὰς διαπνοὰς ἐπεχομέ-
νας. ὥστ' εἰ καὶ μέχρι πλείονος οὕτω ποιήσαις, οὐδ' ἐρυ-
θρὸν ἔτι φυλάξαις τὸ μόριον, ἀλλ' ἤτοι πελιδνὸν ἢ μέλαν
ἐργάσῃ, ὁποῖόν τι κἂν τοῖς ἐρυσιπέλασι ποιοῦσι συνεχῶς οἱ
πλεῖστοι τῶν ἰατρῶν. καὶ γὰρ καὶ ταῦτα μελαίνουσι καὶ
σκληρύνουσιν ἐν τῷ χρόνῳ, καταψύχοντες ἀμέτρως. εἰ τοίνυν
μὴ στρύχνον, ἀλλ' ἀνθεμίδα κατὰ τοῦ φλεγμαίνοντος ἐπιθείης
μέρους, ὄψει πάντα τἀναντία πάσχον αὐτό. καὶ γὰρ ἀραιὸν
καὶ κεχυμένον καὶ μαλακὸν καὶ χαλαρὸν ἔσται καὶ διαπνευθή-
σεται πολὺ τοῦ κατ' αὐτὸ περιττοῦ καὶ πελιδνὸν καὶ μέλαν
οὐδέποτ' ἔσται, κἂν πολλοῖς ἐφεξῆς ἡμέραις χρήσῃ τῷ χαμαι-
μήλῳ, χεῖν γὰρ τοῦτο πέφυκε καὶ διαφορεῖν, οὐ συνάγειν
οὐδὲ πυκνοῦν οὐδ' εἴργειν τὰς διαπνοάς. ὅτι μὲν οὖν ἐστιν
ἐναντίας δυνάμεως τῷ στρύχνῳ τὸ χαμαίμηλον ἐκ τῶνδε

corum qualitates non percipiunt. Liceat vero quum in
illis tum etiam ante illas, nondum videlicet cute exulcerata
mixtam ex contrariis facultatibus actionem fimul in cor-
pore fieri colligere. Etenim fi parti inflammatae folani
fuccum imponas, denfari eam conftiparique et cohiberi
tranfpiratus confpicies. Itaque fi plufculo id ipfum tem-
pore facias, non rubram fervabis particulam, fed aut livi-
dam aut atram efficies, id quod affidue in eryfipelatis a
medicis plerisque fieri videre eft, nam et ea tempore dura
atraque, immodice refrigerando efficiunt. Quod fi ergo
non folanum, fed anthemida parti inflammatae impofueris,
eam prorfum contra effici videbis, quippe quae rara, fufa,
mollis laxaque evadet, multumque illius fuperfluitatis, quae
fub ipfa continetur, tranfpirabit, nec livida amplius atrave
erit, etiam fi vel plurimis deinceps diebus chamaemelo uta-
ris. Fundere enim hoc ac digerere per halitum poteft, haud-
quaquam contrahere, condenfareve, aut tranfpiratus prohi-
bere. Quod ergo folano chamaemelum contrarium fit, il-

δῆλον· ὅτι δ' εἰ κἂν μίξαις ἄμφω, σαφῶς τὰς ἑκατέρου
θεάσῃ δυνάμεις, ἐγὼ μὲν πειρασθεὶς σοὶ λέγω, βουλοίμην δ'
ἂν καὶ σὲ διὰ τῆς πείρας αὐτῆς εἰς γνῶσιν ἀφικέσθαι τῶν
γιγνομένου μᾶλλον ἢ διηγουμένῳ μοι πιστεῦσαι. τοῦτο μὲν
οὖν οἶδα ὅτι ποιήσει πᾶς ὃς ἂν ἀληθείας ὑπάρχῃ ἐραστής.
χρὴ δὲ ὡς ἤδη πεφηνότα τὸν ἐφεξῆς λόγον ἐμὲ περαίνειν. εἰ
γὰρ ἐπιτιθέντων ὁμοῦ στρύχνου τε καὶ ἀνθεμίδος, οὔθ'
οὕτως πυκνὸν καὶ σκληρὸν καὶ περιτεταμένον καὶ πελιδνὸν,
ὡς εἰ καὶ στρύχνῳ μόνον ἐχρῆτό τις, οὔθ' οὕτως ἀραιὸν καὶ
μαλακὸν καὶ χαλαρὸν καὶ ἐρυθρὸν, ὡς εἰ καὶ χαμαιμήλῳ
μόνον ἐχρῆτό τις, ἀλλὰ τὴν μέσην ἑκατέρων τῶν εἰρημένων
διάθεσιν ὁρᾶται λαμβάνον τὸ μόριον, [75] εὔλογόν ἐστιν
ἀμφότερα τὰ φάρμακα κατὰ τὴν ἑαυτῶν ἐνεργῆσαι δύναμιν.
εἴτε γὰρ μηδέτερον ἔδρασεν, ἀλλ' ἡσύχασεν ἄμφω, τὴν ἐξ
ἀρχῆς ἂν ἐφύλαττε τὸ μέρος διάθεσιν, ὡς εἰ καὶ μηδὲν ὅλως
ἐπιθήκαμεν, εἴτε τὸ μὲν ἕτερον αὐτῶν ἐνήργησε, τὸ δὲ ἕτε-
ρον ἐνικήθη τελέως, οὐκ ἂν τὴν μέσην διάθεσιν, ἀλλὰ τὴν
ἑτέραν τῶν ἄκρων ἐπεπόνθει τὸ μέρος. καὶ μὴν εἴπερ ἑκάτε-

linc liquet, quod vero etiam ſi utramque commiſceas, evi-
denter tamen utriusque vires perſpicias, ego ſane expertus
ediſſeram, quamquam te quoque malim ipſa experientia
eventum cognoſcere quam narranti mihi fidem habere: id
quod ſcio efficiet quisquis veritatis amore tenetur. Opor-
tet vero, ut in re jam patenti orationem abſolvere. Si enim
ſimul impoſitis ſolano et anthemide neque ita denſa, dura,
tenſa, lividaque reddatur, atque ſi ſolo uſus ſolano eſſes,
neque adeo rara, mollis, laxa, rubensque, ac ſi chamae-
melo ſolo uſus fores, ſed dictorum mediam accipere affe-
ctionem particula conſpiciatur, conſentaneum eſt utrumque,
medicamentum ſecundum ſuam operatum eſſe facultatem.
Nam ſi neutrum quicquam egiſſet, ſed quieviſſet utrumque,
quam ab initio affectionem particula habebat, eam haud du-
bie ſervaſſet, non ſecus ac ſi omnino nihil impoſitum foret:
ſin autem alterum quidem eorum operatum fuiſſet, alterum
vero penitus devictum, non mediam affectionem, ſed extre-
marum alteram perpeſſa particula eſſet. At ſi utrumquo

590   ΓΑΛΗΝΟΥ ΠΕΡΙ ΚΡΑΣ. ΚΑΙ ΔΥΝΑΜΕΩΣ

Ed. Chart. XIII. [75.]   Ed. Baf. II. (37.)

ρον ἐνήργησεν, ἦν δὲ ταῦτα ἐναντία ταῖς δυνάμεσιν, ἔπασχε
δὴ τἀναντία κατὰ τὸν αὐτὸν χρόνον τὸ σῶμα. οὐ γὰρ δὴ
μερισάμενά γε τοὺς χρόνους ἐνήργησεν, ὥστε εἰ τύχοι δι᾽ ὅλης
ἡμέρας ἐπιτεθέντων ἀμφοῖν ἓξ μὲν ταῖς πρώταις ὥραις
θάτερον τῶν φαρμάκων, ἓξ δὲ ταῖς ὑπολοίποις θάτερον
ἐνεργῆσαι. ληρώδης γὰρ ἡ ὑπόθεσις αὕτη καὶ πάσης οὐκ
ἀποδείξεως μόνον, ἀλλὰ καὶ πιθανότητος ἔρημος. οὔκουν οὐχ
οὕτως συνέβη χυθῆναί τε καὶ συναχθῆναι τὴν ὑποκειμένην
οὐσίαν, ὡς τοῖς λουσαμένοις μὲν ἐν βαλανείῳ, μετὰ ταῦτα δὲ
εἰς ψυχρὸν ὕδωρ ἐμβᾶσιν, ἀλλὰ μᾶλλον ὡς εἰ τῷ λουομένῳ
προσραίνοις ὕδατος ψυχροῦ. οὕτω γὰρ οὐκ ἐν διαφέρουσι
χρόνοις, ἀλλὰ καθ᾽ ἕνα τἀναντία πείσεται. ὡς οὖν ἐπὶ τῶν
συνθέτων φαρμάκων οὐδέν ἐστι θαυμαστὸν ἐναντίας ἅμα
διαθέσεις ἐγγίνεσθαι τοῖς σώμασιν, οὕτως οὐδ᾽ ἐπὶ τῶν
ἁπλῶν, ὅταν καὶ ταῦτα πρὸς μὲν τὴν ἄλλην αἴσθησίν τε καὶ
διάγνωσιν ἁπλᾶ φαίνεται, πρὸς δὲ τὴν φύσιν αὐτὴν ὑπάρχῃ
σύνθετα. καὶ μὲν δὴ καὶ ὡς ἐφ᾽ ὧν ἡμεῖς αὐτοὶ συντίθεμέν
τι καὶ μίγνυμεν, ἐνίοτε μὲν εἰ οὕτως ἔτυχε πλέονα μὲν τὸν

agit, eaque contraria facultatibus fuere, contraria utique
eodem tempore corpus perpeſſum eſt, nec enim partitis in-
ter ſe agendi viribus operabantur, tanquam ſi utrisque ex-
empli cauſa totum diem impoſitis, ſex horis prioribus me-
dicamentorum alterum, reliquis vero ſex alterum ſuo vi-
ciſſim munere fungeretur: nugax enim haec eſt hypotheſis,
nec ſolum demonſtratione, ſed probabilitate quoque omni
deſtituta.   Quamque profecto nec ita quidem fundi con-
trahique ſubjectam contingit ſubſtantiam velut in iis qui in
balneis lavantur poſteaque ingrediuntur frigidam, ſed po-
tius ita ut ſi lavanti frigidam aquam adſpergas, ſic enim
non diverſis temporibus, ſed eodem contraria perpetietur.
Igitur quemadmodum in medicamentis compoſitis mirum non
eſt, ſi contrarii ſimul affectus corporibus inffigantur, ita ne-
que in ſimplicibus, quum et ipſa ſenſu quidem omni atque
cognitione ſimplicia appareant, verum natura ſint compo-
ſita.   Quin etiam quemadmodum in iis quae nos compo-
nimus ac commiſcemus, interim, ſi ita viſum eſt, plus ad-

Ed. Chart. XIII. [75.] Ed. Baf. II. (37.)

στύφοντα χυλὸν ἐμβάλλοντες, ἐνίοτε δὲ τὸν γλυκὺν, ἢ πι-
κρὸν, ἢ ἁλυκὸν, ἢ δριμὺ, ἢ τινα ἕτερον τῶν ἐναντίων,
ἐνίοτε δ᾽ ἴσους ἀμφοτέρους, οὕτως ἐγχωρεῖ καὶ τὴν φύσιν
ἐν δένδροις καὶ θάμνοις καὶ πόαις καὶ ζώοις καὶ κατ᾽ αὐτὴν
τὴν γῆν μιγνύναι τοὺς ἐναντίους χυμοὺς ἢ τοῖς ὄγκοις ἢ
ταῖς δυνάμεσιν. ἔστι δ᾽ ὅτε καὶ τὸν ἕτερον ἐπικρατέστερον,
ὥστε καὶ τὰς ἐνεργείας αὐτῶν ἐν μὲν ταῖς ἴσαις μίξεσιν
ὁμοίας ὑπάρχειν, ἐν δὲ ταῖς ἀνίσοις διαφερούσας. μὴ τοί-
νυν, ὥσπερ εἴρηται καὶ πρόσθεν, ἤδη ταὐτὸν εἶναί τις ὑπο-
λαμβανέτω περί τε στύφοντος χυλοῦ διαλέγεσθαι καὶ περὶ
στύψεως αὐτῆς. ἡ μὲν γὰρ στύψις ἓν ἁπλοῦν νοεῖται
πρᾶγμα, τὸ δὲ στῦφον σῶμα διττόν ἐστιν, ὥσπερ καὶ
θερμαῖνον, τὸ μὲν ἁπλοῦν καὶ ἄκρον, οἷόν περ τὸ πῦρ, τὸ
δ᾽ ἐπικρατίᾳ θερμότητος, οἷον τὸ αἷμα. καὶ στῦφον ἤδη
τὸ μέν ἐστιν ἄκρον, οἷον εἰ τύχοι στυπτηρία καὶ μελαν-
τηρία καὶ κικὶς καὶ ῥοῦς, τὸ δὲ τῷ μετέχειν τι καὶ τῆς
οιυφυούσης ποιότητος, οἷον ἄπιόν τε καὶ οἶνος καὶ μῆλον

ftringentis fucci indimus, interim plus dulcis aut amari aut
falfi aut acris aut alterius cujuspiam contrariorum, non-
nunquam vero utrosque partibus paribus, ita quoque natu-
ram in arboribus, fruticibus, herbis et animalibus et in ipfa
quoque terra contrarios temperare fuccos paribus aut por-
tionibus aut viribus alienum non eft, poteft etiam quando-
que alterum vincentem efficere. Itaque actiones eorum in
mifturis paribus fimiles evadent, in imparibus autem diver-
fae. Ne quis ergo putet, quod et fupra monuimus, nihil
referre adftringentem fuccum dicas an adftrictionem, nam
adftrictio una res fimplex intelligitur, corpus autem adftrin-
gens duplex, ficut et calefaciens partim fimplex et fummum
ut ignis, partim per exuperantiam caloris ut fanguis. Si
adftringens quoque aliud fummum eft, ut exempli caufa
alumen et melanteria, five atramentum futorium et galla et
rhus, aliud quia adftrictionis cujusdam eft particeps velut
pyrum, vinum, malum, rofa, nam minimum omnino eft
in rofa quod adftringit multis numeris eo, quod non eft

Ed. Chart. XIII. [75. 76.]   Ed. Baf. II. (37.)

καὶ ῥόδον. ὀλίγιστον γὰρ τὸ στῦφον ἐν πολλαπλασίῳ τῷ
μὴ τοιούτῳ μέμικται κατὰ τὸ ῥόδον, ὥστε καὶ τῆς στύψεως
ἔργα βραχέα κατὰ λόγον ἐστὶν, ἄχρι τοῦ μὴ διαλύεσθαι τῶν
ὁμιλούντων αὐτῷ σωμάτων τὸν τόνον, ὑπὸ τῆς ἐν τῷ ῥόδῳ
χαλαστικῆς δυνάμεως. οὐδὲν οὖν θαυμαστὸν ἄκος αὐτὸ
φλεγμονῶν ὑπάρχειν καὶ μάλιστα ἐν ἐπιδόσει τε καὶ αὐξήσει,
μᾶλλον δὲ καὶ ἀρχομένων ἔτι.

Κεφ. ιζ'. Τὸ δὲ ῥόδινον, ὡς ἂν ἐλαίου τε καὶ ῥόδου
μεταξὺ τὴν φύσιν ὑπάρχον ἐν ταῖς αὐξήσεσι τῶν φλεγμονῶν,
ἄριστον εἶναι φάρμακον. αὐτὸ μὲν γὰρ τοὔλαιον ἐν ταῖς
ἀκμαῖς τῶν φλεγμονῶν χρηστὸν, ὡς ἥ τε πεῖρα δείκνυσι κἂν
τοῖς τῆς θεραπευτικῆς [76] μεθόδου γράμμασιν ἐροῦμεν τὴν
αἰτίαν. τὸ δὲ ῥόδινον ἐν τῷ μεταξὺ τῶν ἁπλῶν, ἐξ ὧν ἐγένετο
κερασθὲν, ἐν τῷ μεταξὺ καιρῷ τὴν ὠφέλειαν ἐπιδείκνυται.
κατὰ μὲν γὰρ τὰς ἀρχὰς ἀποκρούεσθαι χρὴ μᾶλλον καὶ στέλ-
λειν τὰς ἐπιρροὰς, κατὰ δὲ τὰς ἀκμὰς ἀδήκτως διαφορεῖν,
κατὰ δὲ τὰς ἐπιδόσεις ἀποκρούεσθαί τε ἅμα καὶ διαφορεῖν,
ὃ χωρὶς μὲν τῶν προειρημένων λογισμῶν ἀκούσας τις ἴσως

ejusmodi fuperante. Quapropter non ab re exigui quoque
adftrictionis affectus funt tanti, fcilicet dum a relaxandi
facultate, quae rofae ineft, corporum illi admotorum robur
non exolvatur. Itaque mirandum non eft, medelam effe
eam inflammationum, ac potiffimum dum increfcunt atque
augentur plusque etiam dum incipiunt.   Cap. XVII. Rofaceum vero, utpote cujus natura
olei rofaeque in medio eft, in inflammationum augmentis
optimum eft remedium.   At oleum commodum eft, ubi in-
flammationes maxime vigent, id quod experimenta docent:
caufam autem nos in tractationibus de medendi ratione
exponemus.   Porro rofaceum, ut quod in medio eorum ex
quibus confectum eft confiftit, utique et in medio tempore
utilitatem oftendit.   Nam per initia repellere comprimere-
que influxus oportet, in vigore autem ita per halitum di-
gerere ut morfus abfit, at in incrementis repellere fimul ac
digerere.   Id quod fiquis nudum citraque jam dictas ratio-

ἀπιστήσειεν. νυνὶ δ᾽ οὐκ οἶδα εἴ τις οὕτως ἐστὶν ἐνεὸς ὡς
μήπω πεπεῖσθαι τῷ λόγῳ. καὶ γὰρ τὰς ἐνδείξεις ἐν ταῖς
ἀναβάσεσι τῶν φλεγμονῶν ἀναγκαῖον ἐναντίας ὑπάρχειν.
ἀθρόως γὰρ ἀπὸ τῶν στυφόντων καὶ συναγόντων τὴν οὐσίαν
ἐπὶ τὰ χαλῶντα καὶ χέοντα μεταβαίνειν ἄτοπον, ἔν τε τῷ
μεταξὺ τῆς ἀκμῆς τε καὶ ἀρχῆς αὐξανομένων ἔτι τῶν νοση-
μάτων οὔθ᾽ ἁπλῶς ἀποκρούεσθαι δίκαιον, ὡς ἐν ἀρχαῖς,
οὔτ᾽ ἤδη διαφορεῖν, ὡς ἐν ἀκμαῖς, ἀλλ᾽ ὥσπερ ἡ κατάστασις
τοῦ πάθους μέση τῶν ἐναντίων ἐστὶν, οὕτω χρὴ καὶ τὴν
ἴασιν μέσην εἶναι, μήτε στύφουσαν, ὡς ἐν ταῖς ἀρχαῖς, μήτε
διαφοροῦσαν, ὡς ἐν ταῖς ἀκμαῖς. καὶ δὴ ἅπαν τὸ μέσον ἐκ
τῶν ἐναντίων μικτόν ἐστιν, ἤτοι δι᾽ ὅλων ἀλλήλοις κεραννυ-
μένων αὐτῶν, ἢ κατὰ σμικρὰ μόρια, καὶ τὴν αἴσθησιν ἐκφεύ-
γοντα τῶν παρακειμένων. εἴτ᾽ οὖν οὕτως εἴτ᾽ ἐκείνως βούλει
κεκρᾶσθαι τὸ ῥόδινον ἐκ τῶν ἐναντίων, ἐμοὶ μὲν οὐδὲν δια-
φέρει, δείκνυται γὰρ ἑκατέρως (38) τὸ προκείμενον. οἶδα δὲ
ὅτι τοῖς περὶ τούτων λογισμοῖς ἅπασιν, οἷς τε ὁ Θεόφραστος

cinationes audiat, fortaſſis fidem non habebit, nunc autem
mirer, ſi quis adeo ſit ſtupidus, ut rationi nondum acquie-
ſcat. Etenim indicationes in inflammationum incrementis
contrarias eſſe neceſſe eſt, nam ſemel unoque impetu ab
adſtringentibus contrahentibusque ſubſtantiam ad laxantia
fundentiaque tranſire plane abſurdum eſt, ſicuti ſane ae-
quum eſt in intermedio principii ſtatusque ſpatio, dum vi-
delicet morbi adhuc increſcunt, nec plane repellere ſicut in
principiis, nec itidem digerere, ſicut in vigoribus, ſed perin-
de ut morbi conditio media eſt inter contraria, ita medici-
nam quoque mediam eſſe oportet, quae videlicet non ut in
principiis adſtringat, nec ut in vigoribus digerat. Atqui
medium omne ex contrariis mixtum eſt, iisque totis per tota
temperatis, aut per exiguas particulas ſenſum effugientes
eorum quibus apponuntur. Porro hoc, an illo modo ro-
ſaceum mixtum eſſe velis, mea quidem certe nihil refert,
nam utroque modo propoſitum demonſtrari poteſt. Satis
autem certo ſcio ſi ratiocinationes omnes, tum quas Theo-

ἔγραψε καὶ οἷς ἡμεῖς ἐν ὅλῃ τῇδε τῇ πραγματείᾳ λέγομεν, ἐπὶ
πλέον ὁμιλήσας, εὑρήσεις τὸν δεύτερον τρόπον τῆς μίξεως.
καὶ μὴν καὶ τὸ δύεσθαι κατὰ τοῦ βάθους καὶ μᾶλλον ὑγραί-
νειν ἐλαίου τὰ ξηρὰ τῶν σωμάτων ὑπάρχει τῷ ῥοδίνῳ. καί
τινας οἶμαι τεθεᾶσθαί σε πολλάκις ἀνατρίβοντας ῥοδίνῳ τὰς
πυκνὰς τῶν δερματίνων ἐφεστρίδων. ἔλαιον γὰρ καὶ ὑδρέ-
λαιον οὐ τέγγει καλῶς αὐτὰς ἁδρομερέστερον ὑπάρχον ἢ ὡς
εἴσω δύεσθαι δύνασθαι· τῷ δὲ ῥοδίνῳ συμβέβηκεν πρὸς τοῖς
ἄλλοις οἷς ἔχει καὶ τὴν στύψιν ὀλίγην οὖσαν οὐ σμικρὰ συν-
τελεῖν εἰς τοῦτο. τὰ μὲν γὰρ σφοδρῶς αὐστηρὰ καὶ στρυφνὰ,
πυκνοῦντα τὴν ἔξωθεν ἐπιφάνειαν εὐθὺς ἅμα τῷ προσπί-
πτειν αὐτῇ κωλύει τὰς ὑγρότητας εἴσω φέρεσθαι. τὰ δ' ἐπ'
ὀλίγον μὲν στύφοντα, τὸ πλεῖστον δ' ἐν αὐτοῖς ἔχοντα λεπτο-
μεροῦς τε ἅμα καὶ χλιαρᾶς οὐσίας, οὐχ ὅπως οὐ κωλύεται
πρὸς τῆς στύψεως ἐγκαταβαίνειν τῷ βάθει τῶν πλησιαζόντων
σωμάτων, ἀλλὰ καὶ συνεργεῖται μᾶλλον ἐπωθούμενα πρὸς
αὐτῆς. ὅσα μὲν γὰρ ἁπλῶς ἐστι λεπτομερῆ καὶ θερμὰ, δια-

phraſtus memoriae prodidit, tum quas nos toto hoc tra-
ctatu complectimur, multum animo verſaveris, te ſecundum
mixtionis modum reperturum. Quin et in profundum pe-
netrare et corpora arentia magis quam oleum humectare
roſaceum poteſt, arbitrorque ſubinde roſaceo te praedenſas
coriaceas tunicas teri vidiſſe, quoniam neque oleum neque
hydrelaeum, quod ex aqua et oleo mixtis conſtat, eam pro-
be mollire ac madefacere poſſit, quia videlicet craſſiorum
ſunt partium quam ut penitus imbibi ac penetrare queant,
roſaceo vero praeter caetera, quae poteſt, paucula quaedam
ineſt adſtrictio, haud parum huic rei conferens. Nam quae
magnopere auſtera acerbaque ſunt, primo ſtatim contactu
ſuperficiem condenſantia humorem ingredi imbibique pro-
hibent, at quae paulum quidem adſtringunt, caeterum plu-
rimum in ſe continent eſſentiae tum tenuis tum tepidae, tan-
tum abeſt ut prae adſtrictione ingredi altius corpora admota
prohibeantur, ut etiam ab ea magis ſcilicet impellente ju-
ventur. Quae autem penitus tenuia calidaque ſunt, magis

ΤΩΝ ΑΠΛΩΝ ΦΑΡΜΑΚΩΝ ΒΙΒΛΙΟΝ Γ. 595

Ed. Chart. XIII. [76. 77.]   Ed. Baf. II. (58.)

φορεῖ μᾶλλον ἐκ τῶν σωμάτων οἷς πλησιάζει τὰς ὑγρότητας
καὶ οὐ προστίθησιν ἑτέρας. ὅσα δὲ παχυμερῆ τε ἅμα καὶ
ψυχρά, τὴν ἀρχὴν οὐδ' εἰσάγειν οὐδεμίαν ὑγρότητα πέφυκεν.
ἐν οἷς δ' ἐστὶν ὑγρότης χλιαρά τε ἅμα καὶ λεπτομερὴς, ταῦτ'
οὐδὲν κωλύει διὰ μὲν τὸ λεπτομερές τε ἅμα καὶ χλιαρὸν
τῆς οὐσίας ἑτοίμως κινούμενα διεξέρχεσθαι τοὺς πόρους
τῶν κινουμένων σωμάτων. ὅτι δὲ οὐχ ἱκανῶς θερμαίνει
δῆλον ἐκ τοῦ τὴν ὑπάρχουσαν αὐτοῖς ὑγρότητα μὴ διαφορεῖν.
εἰ δὲ πρὸς τῷ τοιαῦτα τυγχάνειν ὄντα καὶ βραχείας τινὸς
μετέχει στύψεως, οἵας ἐπωθεῖν τε καὶ πρὸς τὸ βάθος ὅσον
ἔφθασεν εἰσδῦναι τοῖς πόροις λεπτομερές, σφίγγειν τέ πως
καὶ πυκνοῦν τὴν ἔξωθεν ἐπιφάνειαν, πάντων ταῦτα τῶν
ὑγραινόντων ἄριστα δραστήρια. ἡ μὲν γὰρ στύψις ἀποκλείειν
φθάνουσα τοὺς πόρους, [77] εἰς ἑαυτήν τε συνάγουσα καὶ
πιλοῦσα τὴν πλησιάζουσαν οὐσίαν, ἐμποδὼν ἵσταται τοῖς
τέγγειν πεφυκόσιν. ἡ δὲ οὕτως ἀσθενὴς, ὡς ἐν τῷ ῥοδίνῳ
νικωμένη μᾶλλον ἢ νικῶσα, φθάσαι μὲν οὐχ οἵα τέ ἐστι τὰ

digerunt difcutiuntque humores ex corporibus, quibus ad-
moventur, quam alios ipfa apponant. Porro quae frigida
funt et craffioris effentiae, omnino nullum introducere
humorem queunt. In quibus vero humiditas ineft tenuis
pariter et tepida, haec per effentiae quidem tenuitatem et
tepiditatem prompte mobilia, corporum quae contingunt
meatus fubire nihil prohibet. Quod vero non admodum
calefaciunt ex eo liquet, quod exiftentem in illis humidita-
tem non digerant. Si vero praeterquam, quod fint ejus-
modi, infuper exiguam adftrictionem poffideant, quae tenues
particulas meatum jam ingreffas in profundum propellere
valeat, ipfamque extrinfecus fuperficiem quadantenus con-
ftringere ac condenfare, ea inter omnia humectantia effica-
ciffime humectant. Adftrictionis enim natura eft ut mea-
tus occludere praeoccupans, vicinamque fubftantiam ad fe
contrahens conftipansque iis quae humectare valent im-
pedimento exiftat. At quae adeo infirma, eft ut in rolaceo,
quae vincatur ipfa potius quam vincat, tenues calidasque

Ed. Chart. XIII. [77.]   Ed. Baf. II. (38.)

λεπτομερῆ καὶ λεπτὰ τοῦ ῥοδίνου μόρια, δυνόντων δ᾽ εἰς τὸ
βάθος ἐκείνων ἐνεργεῖν ἄρχεται περὶ τὴν ἐκτὸς ἐπιφάνειαν,
πιλοῦσα καὶ συνάγουσα καὶ πυκνοῦσα καθ᾽ ὅσον οἷα τέ ἐστιν.
ἐξ ὧν ἀνάγκη προωθεῖσθαι μὲν εἴσω τὰ φθάσαντα τοῖς πό-
ροις εἰσδῦναι σμικρομερῆ σώματα, κωλύεσθαι δὲ ἔξω παλιν-
δρομεῖν ἀποκλεισθέντων τῶν πόρων.

Κεφ. ιη'. Εἰς δὲ δὴ τὰ τοιαῦτα τῶν ἔργων καὶ ἡ
τῶν ἡμετέρων σωμάτων ἔμφυτος θερμότης οὐ σμικρὰ συνερ-
γάζεται. καὶ γὰρ εἴσω τε πρὸς ἑαυτὴν ἐπισπᾶται καὶ λεπτύ-
νει καταθραύουσα ταύτῃ καὶ τὰ φύσει ψυχρὰ φάρμακα, τὰ
δηλητήρια καλούμενα, κώνειον καὶ μήκων καὶ ὑοσκυάμου
σπέρμα καὶ μανδραγόρας καὶ ὅσα ἄλλα τοιαῦτα, θᾶττόν τε
καὶ μᾶλλον ἐν ταῖς θερμαῖς φύσεσιν ἐνεργεῖ. καί σοι καὶ
τοῦτο τῶν ἀπόρων ὑποληφθὲν ἓν εἶναι προβλημάτων, εἰ μὴ
ῥαθύμως προσέχοις τοῖς λεγομένοις, ἑτοίμως ἕξει τὴν λύσιν.
εἰ γὰρ δὴ τὸ μὲν ἀποκτεῖναι τοῖς τοιούτοις ἀδύνατον, εἰ μὴ
καὶ τὴν καρδίαν αὐτὴν καταψύξαιεν, εἴσω δήπου βαδίζειν

rofaceo particulas praevertere quidem nequit, fed ubi illae
altius penetraverint, in ipfam jam tum fuperficiem agere
incipit, pro viribus conftipando, contrahendo ac conden-
fando. Ex quo necefario fequitur, ut quae ingredi meatus
anteverterint exigua corpufcula intro propellantur, ac mea-
tibus praeclufis foras regredi inhibeantur.

Cap. XVIII. Sane ad opera ejusmodi non medio-
criter confert innata corporibus noftris caliditas, quippe
quae intro ad fefe attrahat et comminuendo extenuet. Hinc
eft, quod et quae natura frigida funt, medicamenta nempe,
quae deleteria nuncupantur, ut puta cicuta, papaver, hyos-
cyami femen, mandragora et quae ejus funt generis citius
magisque in calidis naturis vim fuam exerant, cujus et tu
tametfi unum ex ambiguorum difficiliumque problematum
numero habitum id fuerit haud difficulter, modo non fegni-
ter iis quae dicimus adverteris animum, folutionem inve-
neris. Etenim quum fit impoffibile ut talia interficiant
nifi prius cor refrigerent, fane intro comminuta extenuata-

αὐτὰ χρὴ καταθραύομενα καὶ λεπτυνόμενα. τοῦτο δ᾽ ἐκ μὲν
τῆς οἰκείας οὐκ ἔχει φύσεως, ἁδρομερῆ τε γάρ ἐστι καὶ
δυσκίνητα καὶ τὴν εἰς λεπτὰ τομὴν καὶ πρόσω φορὰν ἐξ
αὐτῶν οὐκ ἄν ποτε σχόντα, ἐπικτήτου τέ τινος δεῖται
θερμότητος, τεμνούσης καὶ λεπτυνούσης καὶ καταθραυούσης
εἰς μικρὰ καὶ οἷον ποδηγούσης τε καὶ παραγούσης, εἰς τοὺς
κατὰ λεπτὸν πόρους ἁπάντων τῶν μορίων. ἔστ᾽ ἄν οὖν
ἀπορῇ τοιαύτης, μέλλει καὶ βραδύνει, τοῖς τε μεγάλοις τῶν
πόρων ἰσχόμενα καὶ ταῖς φλεψὶ καὶ ταῖς ἀρτηρίαις οἷον
ἐννηχόμενα καί που τί κἄν τῷ χρόνῳ κατὰ τὴν πολλὴν
ἄλην ὑπὸ τῶν ἐν αὐταῖς χυμῶν ἀντιπάσχοντα. δέδεικται
γὰρ ἤδη πολλάκις ὡς εἰς ἀλλήλας αἱ ποιότητες πᾶσαι
δρῶσι κατά τι καὶ λίθος ἔπαθεν ὑπὸ συνεχοῦς πληγῆς
ὕδατος σταλαγμοῦ καὶ ξίφος ἠμβλύνθη τέμνον κηρὸν, ἐπι-
δέδεικταί τε τὰς ἐν τοῖς ζώοις ἐνεργείας ὑπὸ τῶν στερεῶν
σωμάτων ἐν αὐτοῖς γίγνεσθαι, ἐπειδὰν μηδέπω ταῦτ᾽ ᾖ
κατεψυγμένα πρὸς τῶν ψυχόντων φαρμάκων, ἀναγκαῖόν

que ingrediantur necefſe eſt: id quod ex ſua natura prae-
ſtare nequeunt, quippe quae craſſarum ſunt partium nec
facile moveri poſſunt: nec ut minutim concidantur pror-
ſumque ferantur ex ſua natura obtinent, verum adſciti-
tiam caliditatem requirunt, quae in minuta ſecet, extenuet,
atque comminuat, quaeque velut manu ducat atque in ſub-
tiles partium omnium meatus deducat. Itaque ſi quando ea
abſit, cunctantur tardantque, in majoribus meatibus hae-
rentia et venis, atque arteriis velut innatantia ac temporis
ſpatio interim per longos errores ac multas jactationes ab
humoribus quae in eis ſunt viciſſim nonnihil perpetiuntur.
Oſtenſum eſt enim jam ſaepenumero in ſeſe mutuo quali-
tates omnes quadantenus agere, nam et lapis ab aſſiduo
aquae ſtillicidio excavatur, gladiusque ceram ſecando he-
betatur. Monſtratum etiam eſt actiones a ſolidis animantium
partibus perfici, quare cum hae nondum a refrigerantibus
medicamentis refrixerint, animans ſuperſit necefſe eſt. Porro
refrigerari nequeunt prius quam illa in proprios iſtarum

ἔστι περιεῖναι τῷ ζώῳ· οὐ καταψύχεται δὲ πρὶν εἰς τοὺς
οἰκείους αὐτῶν πόρους ἐνδῦναι. τοῦτο δ᾽ ἐξ αὐτῶν οὐχ
ὑπάρχει τοῖς ἀδρομερέσι καὶ ψυχροῖς φαρμάκοις, εἰ μὴ
τύχῃ τοῦ ποδηγοῦντος. ποδηγεῖ δὲ ὡς τὸ μὲν πρῶτον
αἴτιον ἡ ὁλκὴ τῶν ἀρτηριῶν. ἐδείχθησαν γὰρ ἐν τῷ δια-
στέλλεσθαι πᾶν ἕλκουσαι τὸ πλησιάζον, ὡς δὲ τὸ δεύτε-
ρόν τε καὶ ὑλικὸν ἡ λεπτομέρεια τῆς οὐσίας, ἣν ἐξ ἑαυτῶν
οὐκ ἔχοντα τὰ ψυχρότερα καὶ παχυμερέστερα φάρμακα,
δεῖται τῶν παρεξόντων. ὅσα τοίνυν ἐστὶ τῶν σωμάτων
ψυχρὰ ταῖς κράσεσι, τήν θ᾽ ὁλκὴν τῶν ἀρτηριῶν ἀσθενε-
στέραν ἔχει ταῦτα τῶν θερμῶν, ἐδείχθη γὰρ καὶ τοῦτο,
καταθραύειν ταχέως εἰς μικρὰ τὰς τῶν φαρμάκων οὐσίας
ἀδυνατεῖ. κἀκ τούτου βραδῦνον τὸ φάρμακον ἐν τῷ χρόνῳ
τι καὶ αὐτὸ πάσχειν εἰκός, ὥστ᾽ ἔστιν ὅτε καὶ πεφθῆναι
καθάπερ καὶ ὁ τῆς θριδακίνης χυλός. ἐν γὰρ τῷ χρόνῳ
καὶ οὗτος πέττεται· [78] φθάσας δὲ εἰς τὴν καρδίαν ἀκραι-
φνὴς ἐξικέσθαι παραπλησίως ἀναιρεῖ κωνείῳ. πάσχουσι δὲ
τοῦτο καὶ οἱ ἄλλοι πάντες σφοδρῶς ψύχοντες χυλοί. εἰ

meatus fubierint, atqui ex fua id natura craffioribus frigi-
disque medicamentis datum non eft, nifi fuccurrat, quod ve-
lut deducat. Deducit porro, ut caufa primaria arteriarum
attractio; oftendimus enim ipfas inter dilatandum vicinum
omne attrahere, ut fecundaria vero et materialis effentiae
tenuitas, quam quum ex natura fua non obtineant frigi-
diora craffiorumque partium medicamenta, iis utique opus
habent quae praebeant. Corpora itaque quaecunque tempe-
ramenti funt frigidioris, ea arteriarum tractum imbecillio-
rem poffident, id quod etiam demonftratum eft, atque in
minutas particulas medicamentorum fubftantiam redigere
nequeunt. Proinde medicamentum et ipfum cunctando tar-
dandoque temporis fpatio aliquid perpetiatur par eft. Ita-
que interim accidit ut concoquatur velut lactucae fuccus,
nam et is tempore concoquitur, at fi integer ad cor pergere
properaret, non fecus, atque cicuta hominem interficeret.
Evenit autem id ipfum aliis quoque omnibus admodum re-

γὰρ μὴ δυνηθεῖεν ἐν τάχει διαφθεῖραι, τοὐντεῦθεν ἤδη παν-
τάπασιν ἄπρακτοι καθίστανται. τοῖς δὲ κατὰ διάβρωσίν τε
καὶ σῆψιν ἀναιροῦσιν ἰσχυροῖς ὑπάρχει γίγνεσθαι χρονίζουσι.
σήπεται γὰρ ἐν τῷ χρόνῳ πάντα καὶ ἔτι μᾶλλον ἐν ὑγρῷ
καὶ θερμῷ χωρίῳ. δεόντως οὖν οἷς μὲν ἐκ τοῦ ψύχειν ἡ
βλάβη, τὸ τάχος τῆς ἐνεργείας εἰς ὄλεθρον συντελεῖ. θερμαι-
νόμενα γὰρ τῷ χρόνῳ τὴν δύναμιν ᾗ τὸ δρᾷν εἶχεν ἀπόλλυ-
σιν. οἷς δ' ἐκ τοῦ σήπεσθαι τὸ δρᾷν ἐστιν, αὐξάνει τὴν
ἐνέργειαν ὁ χρόνος, ὅτι καὶ τὴν σῆψιν. ἀπολέσθαι μὲν γὰρ
ζῶον οὐκ ἐγχωρεῖ οὐδὲν, ἄνευ τοῦ παύσασθαι τὴν καρδίαν
ἐνεργοῦσαν, οὐκ ἐνδέχεται δὲ παύσασθαι ταύτην ἄνευ μεγί-
στης τινὸς δυσκρασίας. οὐ γὰρ δὴ ἁπλῶς θερμοτέρα τοῦ
δέοντος εἰς ὅσον ἔτυχεν ἢ ψυχροτέρα γεννηθεῖσα παύσεται
κινουμένη. κατὰ δὲ τὸν αὐτὸν τρόπον οὐδ' εἰ ξηρὰ μετρίως
ἢ ὑγρὰ γένοιτο. χεῖρον μὲν γὰρ ἐνεργήσει διὰ τὰς τοιαύτας
δυσκρασίας, ἀκίνητος δὲ οὐκ ἔσται, πρὶν ἐξαίσιόν τινα θερμα-
σίαν, ἢ ψύξιν, ἢ τῶν ἄλλων τινὰ τῶν δραστικῶν ποιοτήτων
ἀναδέξασθαι. παραπλήσιον δέ τι συμβαίνει τοῖς κατὰ ψύξιν

frigerantibus ſuccis, nam niſi celeriter interimere poſſint,
ſane ex hoc omnino nullius effectus redduntur. At quae
aut eroſione aut putredine enecant, iis ut tempore inva-
leſcant accidit, ſiquidem temporis ſpatio putreſcunt omnia,
idque magis in humido calidoque loco. Merito ergo fit ut
quae frigore ſuo noxam inferunt, iis actionis celeritas ad
perniciem proficiat, quippe quae alioqui ſpatio excalefacta,
vim per quam agebant deperdant, at quibus actio conſiſtit
in putredine, iis tempus actionem adauget, quoniam ſcilicet
et putredinem. Nec enim animal ullum interire poteſt,
quin cor ab agendi munere ceſſet, fieri porro ut ceſſet ne-
quit citra maximam intemperiem, ſiquidem non ſimpliciter
quam par eſt aut calidius aut frigidius moveri deſinet, eo-
dem modo ſi modice ſiccum aut humidum evadat. Minus
enim ſuo fungetur ob haſce quidem intemperies munere;
caeterum motu non vacabit prius quam immenſam aut ca-
liditatem aut frigiditatem aut reliquarum qualitatum ali-
quam acceperit. Porro medicamentis, quae frigore occi-

Ed. Chart. XIII. [78.]   Ed. Baf. II. (38. 39)

ἀναιροῦσι φαρμάκοις, ὅταν ἐν τῷ πρὸς μὲν καρδίαν ἔρχεσθαι
βραδύνῃ, τῷ πολλάκις ἐπὶ τῶν ὑγρῶν τε καὶ χλωρῶν ξύλων
γιγνομένῳ. καὶ γὰρ καὶ ταῦτα, πολλὰ μὲν ἀθρόως ἐπιτιθέντα
τῷ πυρὶ κατασβέννυσιν ἐν τάχει, περιτεθέντα δ᾽ ἐν κύκλῳ
πάντα καὶ προξηρανθέντα καὶ προθερμανθέντα, κᾄπειτα
τιθέμενα κατ᾽ ὀλίγον, οὐ μόνον οὐ κατασβέννυσιν, ἀλλὰ καὶ
τροφὴ γίγνεται τοῦ πυρός. οὕτως οὖν καὶ τὸ κώνειον ἄν-
θρωπον μὲν ἀναιρεῖ, τῇ τε τῶν πόρων εὐρύτητι καὶ τῷ πλή-
θει τῆς θερμότητος καὶ τῇ ῥώμῃ τῆς τῶν ἀρτηριῶν ὁλκῆς,
ἰσχυρὸν ἔτι πρὸς τὴν καρδίαν ἀφικνούμενον. οὐκ ἀναιρεῖ δὲ
τοὺς ψάρας, ἐπὶ τοῖς ἐναντίοις αἰτίοις ἐπεχόμενόν τε καὶ
βρα(39)δῦνον καὶ φθάνον ἐν τῷ χρόνῳ προπέττεσθαι καὶ
προπαρασκευάζεσθαι, καθάπερ ἑστίᾳ τινὶ τῇ καρδίᾳ προ-
θερμαινόμενον, ὡς ἔξω τὸ ξύλον ὥστε οὐδὲ τοῦτο θαυ-
μαστὸν οὐδὲ ἄπορον, ἀλλ᾽ οἷόν τι καὶ ταῖς θριδακίναις
ὑπάρχει. τρέφουσι γὰρ αὗται τοὺς ἀνθρώπους ἐσθιόμεναι
συμμέτρως. εἰ δὲ καὶ θλίψας αὐτῶν τὸν χυλὸν, καταῤῥοφή-
σειέ τις δαψιλῆ, τὸν αὐτὸν τρόπον τεθνήξεται τοῖς τὸ κώνειον,

dunt, ubi ad cor pergere cunctantur, fimile quid accidit,
quod lignis humidis viridibus frequenter evenit. Haec fi-
quidem fi multa acervatim in ignem conjiciantur, eum celer-
rime extinguunt, fin undequaque in orbe compofita prius fic-
centur ac incalefcant, et deinde fenfim injiciantur, tantum
abeft ut extinguant, ut etiam alimento illi efficiantur. Sic
hominem quidem cicuta necat tum ob meatuum amplitudi-
nem calorisque multitudinem, tum ob attractionis arteria-
rum robur validum etiamnum ad cor pertingens; fturnos
vero ob caufas contrarias haud enecat, utpote cum et reti-
neatur et cunctetur, ac fefe temporis tractu concoqui prae-
pararique a corde, tanquam a foco incalefcens finat non fe-
cus ac ligna extrinfecus. Quare nec id quidem mirum
dubiumque relinquitur, fed eft quale lactucis accidit, quippe
quae moderato efu hominem nutriant; at fi quispiam ex-
preffum earum fuccum largiter hauferit, non fecus pro-
fecto morietur quam qui aut cicutam aut papaver fumpfe-

ΤΩΝ ΑΠΛΩΝ ΦΑΡΜΑΚΩΝ ΒΙΒΛΙΟΝ Γ. 601

Ed. Chart. XIII. [78. 79.]   Ed. Baf. II. (39.)
ἢ μηκώνειον προσενεγκαμένοις. ὡς οὖν ἡ θριδακίνη, φθά-
σασα μὲν ἀποψῦξαι τὴν καρδίαν ἀναιρεῖ, πεφθεῖσα δὲ
τροφὴ γίνεται τοῦ ζώου, κατὰ τὸν αὐτὸν οἶμαι τρόπον
καὶ τὸ κώνειον ἄνθρωπον μὲν ἀνειρεῖ τῷ φθάνειν, ψάρας
δὲ τρέφει τῷ βραδύνειν. ἀναιρήσει δὲ οὐδὲ ἄνθρωπον, ἄν
ὀλίγον ληφθείη. καὶ τοῦτο καὶ ἡ Ἀττικὴ γραῦς ἔδειξεν, ἧς
ἅπαντες μνημονεύουσιν, ἀπ᾽ ἐλαχίστου μὲν ἀρξαμένη κω-
νείου, προελθοῦσα δὲ ἀλύπως ἐπὶ πλῆθος ἱκανόν. ἐξ ἀρχῆς
μὲν γὰρ ἐνικήθη τὸ βραχὺ δι᾽ αὐτὴν τὴν ὀλιγότητα, τῷ δὲ
ἐθισμῷ σύμφυτον ἐγένετο. καὶ οὐ νῦν καιρὸς ἀποδιδόναι
τὴν αἰτίαν τοῦ πλεῖστον δύνασθαι τὰ ἔθη καὶ φύσεις ἐπι-
κτήτους, ὥσπερ οὖν εἴρηται πρὸς τῶν παλαιῶν ὑπάρχειν.
οὕτω γὰρ ἄν μοι τὸ πάρεργον μεῖζον τοῦ ἔργου γένοιτο,
πρὸς τῷ καὶ γεγράφθαι κατὰ μόνας ὑπὲρ αὐτοῦ. συνά-
πτειν δὲ χρὴ καὶ περαίνειν τὸν ἐνεστῶτα λόγον.

Κεφ. ιθ΄.   [79] Τῶν τοίνυν ἀναιρούντων κατὰ ψύ-
ξιν φαρμάκων οὐδὲν ὑπάρχει τῷ γένει δηλητήριον, ἀλλὰ

rit. Sicuti ergo lactuca, fi cor refrigeravit, interimit, fin
concoquatur, alimentum animali efficitur, ad eundem, arbi-
tror, modum cicuta hominem quidem celeritate diftributionis
interficit, fturnos vero tarditate ipfa nutrit. Si vero exi-
guum quiddam fumatur, mortem homini nequaquam inferet.
Id quod anus Athenienfis experimento docuit, cujus apud
omnes percelebris memoria eft. Etenim ea a minima ci-
cutae portione aufpicata, nullo detrimento ad permagnam
progreffa eft copiam, principio enim paucum exiguitate ipfa
devictum eft, at confuetudo naturale reddidit. Nec enim
nunc locus eft ut cur plurimum poffit confuetudo, curque
velut altera ac adfcititia natura fit, ut a veteribus prodi-
tum eft, caufam reddam, nam ita majus evaderet operis
acceflorium quam ipfum opus, ut omittam quod feparatim
de hoc tractavimus. Verum connectendus eft perficiendus-
que praefens fermo.

Cap. XIX.   Eorum ergo medicamentorum quae fri-
gore interimunt nullum genere lethale eft, fed fola quan-

Ed. Chart. XIII. [79.]　　　　　　　Ed. Baf. II. (39.)

τῷ ποσῷ μόνον. ἐπὶ δέ γε τῶν διαβιβρωσκόντων τε καὶ ση-
πόντων καὶ θερμαινόντων οὐχ ὡσαύτως ἔχει. ἀλλὰ περὶ
μὲν τούτων ὀλίγον ὕστερον ἐροῦμεν. ὅσα δὲ τῷ ψύχειν ἀναι-
ρεῖ, ταῦτα οὐκ ἀναιρήσει σμικρὰ τῷ πλήθει ληφθέντα, καθά-
περ οὐδ᾽ εἰ πολλῇ φλογὶ βραχὺ καταχέεις ὕδωρ, ἢ ξύλον ἕν
ἐπιθείης ὑγρόν τε καὶ χλωρόν. ὥσπερ γὰρ εἰ μὴ θερμασίαν
ἔχοι δαψιλῆ, καταθραύουσάν τε καὶ ποδηγοῦσαν αὐτὸ μέχρι
τῆς καρδίας, ἀδύνατον ἀναιρεῖν ἐστιν, οὕτως εἰ τὸ καταθραῦον
αὐτὸ καὶ ποδηγοῦν ἰσχυρότερον εἴη πολλῷ, τελέως ἐκνικήσει
καὶ μεταβαλεῖ καὶ τροφὴν ποιήσει αὐτῷ τὸ φάρμακον.

Κεφ. κ΄. Εὐθὺς μὲν οὖν ἐν τῷδε κἀκείνου μεμνῆσθαι
χρὴ, τοῦ καὶ τὰ ψυχρὰ τῇ φύσει φάρμακα δεόντως ὑπὸ τῶν
ἀρχαίων εἰρῆσθαι δυνάμει ψυχρά. λαμβάνει γὰρ πως καὶ
ταῦτα τὸ ψύχειν ἐξ ἡμῶν, ὥσπερ καὶ τὸ θερμαίνειν τὰ θερμά.
εἰ δὲ καθ᾽ ἕτερον μὲν ἐκεῖνα, καθ᾽ ἕτερον δὲ καὶ ταῦτα τρό-
πον, οὐδὲν διαφέρει. τὸ γὰρ καθόλου καὶ κοινὸν ἐν ἀμφο-
τέροις ταυτὸν, ἡ ἀρχὴ τῆς ἀλλοιώσεως ἐκ τοῦ μέλλοντος
πάσχειν σώματος εἰς τὸ μέλλον δρᾶσαι φάρμακον. ἀλλοιοῦ-

titate; at in erodentibus, putrefacientibus atque calefacien-
tibus haud ita fe res habet, fed de his paulo poft dicetur.
Quaecunque autem frigiditate occidunt, ea exigua quanti-
tate fumpta mortem non afferent, non magis quam fi copio-
fae flammae pauxillum aquae inftilles, aut lignum injicias
humidum ac viride. Quemadmodum itaque nifi calorem
habeant abundantem, qui tum comminuit tum ad cor usque
perducat interficere non poterunt, fic fi quod comminuit
ac deducit, multo valentius fuerit, prorfum devincet muta-
bitque ac alimento ut fibi fit medicamentum efficiet.

C a p. XX.　Quamobrem ejus quoque nunc protinus
meminiffe oportet, veteres medicamenta natura frigida po-
teftate dixiffe frigida, nam ea quoque quadantenus refrige-
randi potentiam a nobis accipiunt, ficut calefaciendi calida.
Quod fi alio modo illa, alio vero ifta, nihil utique refert;
generale enim idem communeque utrisque eft, nempe alte-
rationis principium ex paffuro corpore in acturum medica-
mentum procedens.　Nam quae poteftate quidem funt ca-

ται δὲ τὰ μὲν τῇ δυνάμει θερμὰ τῷ θερμαίνεσθαι μόνον ὑφ᾽ ἡμῶν, τὰ δὲ τῇ φύσει ψυχρὰ τῷ καταθραύεσθαί τε καὶ κίνησιν προσλαμβάνειν ἐπίκτητον. ἐπεὶ τοίνυν ὡς ψυχροῖς αὐτοῖς δρᾷν οὐκ ἄνευ τοῦ πάσχοντος σώματος ὑπάρχει, δεόντως εἴρηται δυνάμει ψυχρά. τὸ γὰρ ἐνεργείᾳ ψύχειν ἡμᾶς οὐκ ἔχει τελέως ἐξ αὐτῶν, ἀλλὰ πρότερον ὑφ᾽ ἡμῶν δεῖται παθεῖν, ἵνα ψύξῃ. τό τε γὰρ εἰς μικρὰ καταθραυσθῆναι καὶ τὸ κίνησιν ἐπίκτητον προσλαβεῖν πάθη τῶν φαρμάκων ἐστίν. τῷ μέντοι βουλομένῳ καλεῖν ἐνεργείᾳ ψυχρὰ καὶ τὰ τοιαῦτα συγχωρητέον, ἐν ὀνόματι λοιπὸν ἐσομένης τῆς διαφωνίας, ἐὰν ὁμολογῆται τὸ πρᾶγμα. δεῖται γὰρ, ὡς ἄρτι δέδεικταί μοι, τὰ τοιαῦτα πάντα θερμοῦ σώματος εἰς τὸ δρᾶσαι. καὶ διὰ τοῦτο καὶ τὸ μηκώνειον καὶ τὸ κώνειον οἴνῳ μιχθέντα θᾶττον ἀναιρεῖν πέφυκεν, ἀλλ᾽ οὐκ ἐν ἁπάσῃ συμμετρίᾳ. παμπόλλῳ μὲν γὰρ ἐλάχιστα κραθέντα κἂν νικηθείη τελέως· ὀλίγῳ δὲ πολλὰ ποδηγεῖται μὲν ἐπὶ τὴν καρδίαν, νικᾶσθαι δὲ οὐ δύναται. εἰ δὲ καὶ φθάνοι μέν τις ἤδη πεπωκὼς ὀπὸν μήκωνος ὃς ἀναιρεῖν μὲν πέφυκεν, ἔτι δὲ εἴη ζῶν, εὐλόγως

lida alterantur eo duntaxat, quod incalefcant a nobis, at quae natura frigida, tum quod comminuantur tum quod adfcititium accipiant motum. Quum itaque ipfis tanquam frigidis agere absque corporis patientis auxilio non licet, jure poteftate frigida dicuntur, nam ut actu nos refrigerent non prorfum ex fefe obtinent, verum a nobis prius perpetiantur ut refrigerent oportet, etenim in minuta conteri et adventitium motum accipere affectus funt medicamentorum. Attamen fi cui libeat ea actu frigida nominare, haud equidem repugnem, modo omnis in verbo diffenfio fit, res autem utrisque confeffa, fiquidem, quod paulo fupra monuimus, id genus omnia calidum corpus, quo agere poffint, poftulant. Ea propter meconium hoc eft fuccus papaveris et cicuta, fi vino mixta bibantur, ocius necant, licet non quovis temperata modo. Si enim ipfa pauciffima plurimo vino mifceantur, prorfum devinci poffint, fi vero pauculo multa, deducuntur quidem ad cor, vinci autem nequeunt. Si quis vero papaveris fuccum quantus interficere poteft hauferit, ac

καὶ τοῦτον ἰᾶται ὁ παλαιὸς καὶ πολὺς οἶνος πινόμενος, καὶ
μᾶλλον εἰ τῶν εὐγενῶν εἴη· καὶ γὰρ καὶ θερμαίνει μᾶλλον. ὅτι
μὲν γὰρ οὔπω κατέψυκται σφοδρῶς ἡ καρδία, δῆλον ἐκ τοῦ
ζῆν ἔτι τὸν ἄνθρωπον. ὅτι δὲ πάντως ἐν τῷ βραδεῖ τῆς
ὁδοιπορίας προμεταβέβληταί πως ἤδη τὸ φάρμακον ὑπὸ
τοῦ σώματος, ὥσπερ τὸ χλωρὸν ξύλον ὅταν ἐγγὺς εἴη κείμε-
νον τοῦ πυρός, οὐδὲ τοῦτο ἄδηλον. οἶνος οὖν ἐν τούτῳ
θερμὸς πινόμενος ἄριστον ἴαμα, καὶ ἡμεῖς ἤδη τινὰ κατεψυγ-
μένον ἐσχάτως ἀνεσώσαμεν οἴνῳ Λεσβίῳ. δύναιτο δ᾽ ἂν καὶ
Φαλερῖνος καὶ Σουῤῥεντῖνος, Ἀριούσιός τε καὶ Τμωλίτης ὁ
αὐστηρὸς, οἵ τε ἄλλοι πάντες θερμοὶ καὶ ἀκριβῶς οἰνώδεις
οἶνοι τὴν αὐτὴν ἐνέργειαν ἐπιδείξασθαι τῷ Λεσβίῳ. καθόλου
γὰρ ὃς ἂν ᾖ λεπτὸς μὲν [80] καὶ διαυγὴς τὴν σύστασιν, κιῤ-
ῥὸς δὲ ἢ ξανθὸς τὴν χρόαν, εὐώδης τε κατὰ τὴν ὀσμὴν, κἂν
τῷ κεράννυσθαι πλείστου δεόμενος ὕδατος, ἱκανῶς θερμαί-
νειν πέφυκε καὶ πάντη τοῦ σώματος ῥᾳδίως φέρεσθαι. τοιοῦ-
τος οὖν οἶνος τῇ φύσει καὶ παλαιὸς τὴν ἡλικίαν, ἀκρατέστε-

etiamnum tamen fuperfit, recta ratione et hunc quoque fa-
nabit large epotum vinum vetus, magisque etiam, fi genero-
fum fuerit, nam id quoque magis calefacit. Quod vero cor
nondum admodum refrixerit, quandoquidem adhuc homo
vivit, tum autem diftributionis in corpus tarditate quadan-
tenus mutatum jam a corpore effe medicamentum, ficuti li-
gnum viride, ubi proxime ignem aliquandiu jacuerit, nec
id quidem obfcurum eft. Calidum itaque id temporis vi-
num ebibitum praefentiffimum eft remedium, nosque etiam
quendam extreme jam refrigeratum vini Lesbii potione fer-
vavimus Poteftque idem Falernum, Surrentinum, Ariufium,
Tmolites auflerum, ac quotquot calida fimul exquifite vinofa
fuerint vina, eundem cum Lesbio praeftare valent effectum.
In fumma quod tenui perlucidaque fubftantia eft, colore
vermiculo aut flavo, odore gratum, quodque dum tempera-
tur plurimam aquam expofcit, id tum admodum excalefa-
cere eft natum, tum facile undique per corpus univerfum
deferri. Tale ergo natura vinum, aetate vetus, meracius

ρος κεραννύμενος ἰᾶται καὶ τοὺς ἤδη κατεψυγμένους οὐχ
ὑπὸ μήκωνος ὁποῦ μόνον, ἤ τινος ἄλλου τῶν τοιούτων
ψυχόντων φαρμάκων, ἀλλὰ καὶ τοῖς ἤτοι στομαχικῶς ἢ
καρδιακῶς ἐν νόσοις συγκοπτομένους. ὁ δὲ σὺν αὐτοῖς
τοῖς ψύχουσι φαρμάκοις πινόμενος ὑπὲρ τοῦ θᾶττον ἀναι-
ρεῖν, οὔτε πολὺς οὗτός ἐστιν οὔτ᾽ εὐγενής, ἀλλ᾽ ὅσον εἰς τὸ
καταθραῦσαί τε καὶ παραπέμψαι μόνον ἐπὶ τὴν καρδίαν
αὐτὰ τῇ ῥύμῃ τῆς ἀναδόσεως. καὶ περὶ μὲν τούτων ἀρκείτω
ταῦτα.

Κεφ. κα΄. Ἐπεὶ δὲ καὶ περὶ τῶν κατὰ σηπεδόνα καὶ
διάβρωσιν ἀναιρούντων φαρμάκων ἐρεῖν ὑπεσχόμην, ὡς ἐν
τῷ χρόνῳ χείρω γίγενται καὶ τῷ γένει φθαρτικὰ τῆς ἡμετέρας
ὑπάρχει φύσεως, οὐχ ὡς τὰ ψύχοντα τῷ πλήθει μόνον, ἤδη
μοι καιρὸς ἂν εἴη καὶ περὶ τούτων εἰπεῖν. καὶ γάρ πως καὶ
συνῆπται κατά τι τοῖς περὶ τῶν δυνάμει θερμαινόντων φαρ-
μάκων ὁ λόγος αὐτῶν. εἰκὸς μὲν γὰρ εἶναι τά γε πλεῖστα
τῶν τοιούτων ἤδη θερμὰ καὶ κατ᾽ ἐνέργειαν, ἀλλ᾽ ἡμᾶς λαν-

temperatum, eos etiam qui refrigerati jam funt perfanat,
nec folum a papaveris, aut alio quopjam refrigerantium
medicamentorum, verum etiam qui in morbis aut ex fto-
machi aut ex cordis affectu fyncopen patiuntur, At quod
cum refrigerantibus medicamentis, quo celeriorem mortem
afferant, bibitur, id nec multum eft nec generofum, fed
quod comminuere ea ac diftributionis fui impetu in cor
perducere modo valeat. Atque de his quidem haec fuf-
ficiant.

Cap. XXI. Quoniam autem de iis etiam medica-
mentis quae erofione ac putredine interimere funt nata di-
cturum me, quod tempore perniciofiora reddantur et ipfo
genere naturam noftram corrumpere poffint, non ut refri-
gerantia duntaxat multitudine, fum pollicitus, tempus nunc
eft promiffis fatisfacere. Conjuncta eft enim quadantenus
quae de his habetur oratio iis, quae de medicamentis pote-
ftate calidis dicuntur, verifimile fiquidem eft pleraque eo-
rum etiam actu effe calida, fed iccirco nos fugere quoniam

Ed. Chart. XIII. [80.]   Ed. Baſ. II. (39.)

θάνειν, ἢ ὅτι πλείονος αὐτοὶ μετέχομεν θερμασίας ἢ ὅτι
παχυμερὴς αὐτῶν ἐστιν ἡ οὐσία. πάλιν γὰρ τῶν αὐτῶν ἀνα-
μνησθῶμεν, ὡς ἐν τῷ βαλανείῳ ψυχρὸν ἡμῖν φαίνεται τὸ
οὖρον. ἀναμνησθῶμεν δὲ καὶ ὡς εἰς δεξαμενὴν θερμὴν ἐνίοτε
καταβῆναι μὴ δυνάμενοι, προκαταβάντες εἰς ἑτέραν ἧττον
αὐτῆς θερμήν, ἀλύπως ἐχρησάμεθα τῇ τέως ἀφορήτῳ φαινο-
μένῃ. καὶ μὲν δὴ καὶ τὸ πηγαῖον ὕδωρ ἐν χειμῶνι τοῖς μὲν
ψυχρὰς ἔχουσι τὰς χεῖρας φαίνεται χλιαρόν, τοῖς δὲ ἄλλοις
οὐ φαίνεται τοιοῦτον. καθόλου γὰρ, ὡς καὶ πρότερον ἐλέγετο,
κατὰ τὴν ἑαυτοῦ διάθεσιν ἕκαστον τῶν σωμάτων αἰσθάνε-
ται τῶν πλησιαζόντων. οὕτω γοῦν ἐὰν μὲν ψυχρὰν ἔχων
τὴν χεῖρα καθῇς εἰς σωρὸν πυρῶν, αἰσθήσῃ σαφῶς θερμό-
τητος, ἐὰν δὲ θερμήν, οὐκ αἰσθήσῃ· σωρῷ μέντοι κόπρου
περιστερῶν, καὶ μάλιστα τῶν ἀγρίων, κἄν θερμὴν ἐνθῇς τὴν
χεῖρα, σαφοῦς αἰσθήσῃ θερμασίας. οὕτω δὲ καὶ μίσυ καὶ
χαλκῖτις, ἰός τε καὶ τίτανος καὶ ἕτερα μυρία τῶν τοιούτων,
εἰ σεσωρευμένοις αὐτοῖς ἐμβάλῃς τὴν χεῖρα, παραχρῆμά σοι
φανεῖται θερμά. βῶλον μέντοι λαβὼν ἐξ αὐτῶν τινα, τὴν

aut ipſi plurimum habeamus caloris aut craſſa eorum eſſen-
tia ſit. Redigamus enim eadem rurſum in memoriam,
nempe quod in balneo frigida videatur urina, itidemque
memoria repetamus, quod quum in ſolium calidum deſcen-
dere non valeremus, aliud prius minus calidum ingreſſi
nullo negotio, quod antea intolerandum videbatur, poſtea
pertulerimus. Quin et aqua fontium tempore hiberno qui-
bus manus algent tepida apparet, quum aliis minime videa-
tur ejusmodi. In ſumma enim, id quod antea quoque dixi-
mus, pro ſuo unumquodque aſſectu corpora admota ſentire
conſuevit; ſic ergo ſi manum habens frigidam, eam in tritici
acervum immiſeris, luculenter calorem percipies, ſin cali-
dam nequaquam. At ſi ſtercori columbino accumulato po-
tiſſimum ſylveſtrium columbarum, manum inferas, etiam ſi
calidam, manifeſtam tamen ſenties caliditatem. Sic miſy,
ſory, chalcitis, aerugo, calx, aliaque id genus innumera, ſi
illis acervatis manum altius injicias, protinus videbuntur
eſſe calida. Caeterum ſi bolum ex eis unam acceperis, cu-

ΤΩΝ ΑΠΛΩΝ ΦΑΡΜΑΚΩΝ ΒΙΒΛΙΟΝ Γ. 607

Ed. Chart. XIII. [80. 81.]   Ed. Baf. II. (39. 40.)

ἐκτὸς ἐπιφάνειαν ὑπὸ τοῦ ἐκτὸς καὶ πέριξ ἀέρος κατεψυγμέ-
νην, εὐλόγως οὐδεμιᾶς αἰσθήσῃ θερμότητος· καὶ γὰρ τῶν
κατεψυγμένων αὐτῆς ἅπτῃ μορίων καὶ πρὶν εἰς λεπτὰ κατα-
θραῦσαι. κατὰ δὲ τὸν αὐτὸν τρόπον ἐν χειμῶνι πολλάκις,
ἢ φρεατιαῖον ὕδωρ, ἢ ἄλλως πηγαῖον ἐφάνη θερμὸν τοῖς
ἁπτομένοις, ἀλλ᾽ εἰ προθερμήνας τις τὰς χεῖρας ἅπτοιτο, φα-
νεῖται ψυχρόν, ἕτερά τε μυρία τοιαῦτα (40) δυνατὸν ἀναμνι-
νήσκειν ἐστὶν, ἐξ ὧν οὐκ ἄν τις ἀπιστήσειεν, ὡς τὰ δυνάμει
θερμὰ τῶν φαρμάκων, ὡς πρὸς ἡμᾶς ἑτέρῳ γένει ζώων ἐστὶν
ἐνεργείᾳ θερμά.

Κεφ. κβ΄. [81] Τοῦτο μὲν οὖν, οἷον ὁδοῦ τι πάρεργον λελέχθω. τὰ δ᾽ ἐν τῷ πλησιάζειν ἡμῖν ἤτοι κατὰ διά-
βρωσιν, ἢ κατὰ σῆψιν ἀναιροῦντα, περὶ τούτων γὰρ ἦν ὁ
λόγος, εὐλόγως ὑπείληπται τῷ γένει δηλητήρια τῆς ἀνθρώ-
που συστάσεως ὑπάρχειν, οὐχ ὥσπερ τὰ ψύχοντα τῷ ποσῷ
μόνον. ταῦτα μὲν γὰρ καὶ νικᾶταί ποτε καὶ τροφὴ γίγνεται
τοῦ ζώου, τὰ δὲ σηπόμενα κἂν ἐλάχιστα τοῖς ὄγκοις ληφθῇ,
πάντως διαφθείρεται, τῷ σήπεσθαι μὲν ἅπαντα τὰ σηπτά,

jus extrinſeca ſuperficies ab ambiente extrinſecus aëre ſit
refrigerata, merito nullum percipies calorem, quippe qui re-
frigeratas tantum ejus partes contingas, idque antequam in
minutas redactae ſint. Ad eundem modum hieme ſaepe-
numero tum putealis, tum magis fontalis, calida tangentibus
eſt viſa, verum ſiquis calefactis prius manibus contigerit,
frigida videbitur. Memorarique ſane poſſint alia id genus
infinita, quibus facile adduci quivis poſſit ut credat, medi-
camenta poteſtate ut ad nos calida, alteri animantium generi
actu eſſe calida.

Cap. XXII.   Atque haec quidem obiter dicta ſunt.
Caeterum quae nos contactu aut per putredinem aut per
eroſionem interficiunt, nam de his habebatur oratio, ea re-
cta quidem ratione humanae naturae deleteria toto genere
exiſtimata ſunt, non ut refrigerantia duntaxat quantitate,
haec interdum vincuntur et nutrimentum animali reddun-
tur, putrefacientia autem, etiam ſi quantitate minima ſu-
mantur, omnino tamen corrumpunt, quia videlicet quae

608 ΓΑΛΗΝΟΥ ΠΕΡΙ ΚΡΑΣ. ΚΑΙ ΔΥΝΑΜΕΩΣ

Ed. Chart. XIII. [81.] Ed. Baf. II. (4o.)

θερμαινόμενά τε καὶ ὑγραινόμενα, θερμὸν δὲ εἶναι καὶ
ὑγρὸν τὸ αἷμα. παύσασθαι τοίνυν οὐδέποτε δύναται σηπό-
μενά τε καὶ ἀντισήποντα, τὰ σηπεδονώδη φάρμακα. καὶ
διὰ τοῦτο μετὰ πάμπολυν ἔνια χρόνον ἀναιρεῖ τοῦ ληφ-
θῆναι, καὶ μάλισθ᾽ ὅσα παχυμερῆ καὶ γεώδη ταῖς οὐσίαις
ἐστίν. ἐνιζάνοντα γὰρ ταῦτα τοῖς σώμασιν ἡμῶν, εἶτα ἐν
τῷ χρόνῳ σηπόμενα, διαβιβρώσκει τε καὶ συνδιαφθείρει τὰ
πλησιάζοντα τοῦ ζῴου μόρια.

Κεφ. κγ'. Τὰ μὲν γὰρ λεπτομερέστερα κἂν ἐκκρι-
θείη ποτὲ μετὰ τῶν περιττωμάτων καὶ σχεδὸν διὰ δύο
ταύτας αἰτίας· οὐκ ἀνεῖλέ ποτε τῶν κατὰ σηπεδόνα καὶ
διάβρωσιν ἀναιρούντων ἔνια· μίαν μὲν, ἣν νῦν πέπαυμαι
λέγων, ὅταν ἅμα τοῖς περιττώμασιν ἐκκριθέντα τύχῃ, πρὶν
ἀδικῆσαι τὸ σῶμα· τὴν δ᾽ ἑτέραν, ὅταν εὐτυχήσῃ πως ὁ
λαβὼν αὐτὰ χρώμενος ἐδέσμασιν, ἢ τοῖς ἄλλως ἂν ὠφελή-
σασιν, ἤ τινος ἐπιστατοῦντος, εἰ οὕτως ἔτυχεν, ἰατροῦ.
μεγάλης μὲν γὰρ οὔσης τῆς βλάβης ἀπ᾽ αὐτῶν, οὐκ ἐγχω-

putredini obnoxia funt, calore humiditateque putrefcere
folent, atqui calidus humidusque fanguis eft. Itaque pu-
trefcere nunquam ceffare poffunt, fimulque viciffim putrefa-
cere, quae σηπεδονώδη a putrefactione vocantur medica-
menta. Proinde longo etiam poft tempore, a quo fumpta
funt, nonnulla interimunt, potiffimum quae craffa terrenaque
effentia funt. Haec enim corporibus noftris inhaerentia in-
fidentiaque, dein temporis fpatio putrefcentia, erodunt cor-
rumpuntque vicinas corporis partes. Cap. XXIII. At quae tenuiora funt etiam excerni
interim cum excrementis poffint, fereque accidit ut duas ob
caufas iftas quandoque medicamenta putredine erofioneve ne-
cantia interficiant, unam videlicet quam modo admodum dicere
defii, nempe quum una cum excrementis excernuntur prius
quam injuria corpus afficiant, alteram fi cui accipienti bona
faveat fortuna, videlicet aut cibis, aut quae alioqui confe-
runt utenti, aut medicum qui curando praefit nacto; nam
ubi gravis ab iis noxa illata eft, malum neque victus ra-

Ed. Chart. XIII. [81.]   Ed. Baf. II. (40.)

ῥεῖ καταστῆναι, διαίτῃ καὶ χρείᾳ γενναίων τε φαρμάκων
καὶ ἰατροῦ βοηθοῦντος. εἰ δὲ παντελῶς ὀλίγον εἴη τὸ δη-
λητήριον, ἐνδέχεται καὶ τοῦτο μηδὲν ἀνύσαι τῷ γε μετὰ
τῶν περιττωμάτων ἐκκριθῆναι καὶ τῇ δεούσῃ διαίτῃ χρήσα-
σθαι τὸν ἄνθρωπον, οἷον εἰ κανθαρίδος εἴη μέρος ἑκατο-
στὸν τῆς δραχμῆς. ἐκκριθήσεται γὰρ ἅμα τοῖς οὔροις τοῦτο
πρὶν ἀδικῆσαι τὸ ζῶον. ἀμέλει καὶ μίγνυται κανθαρίδος
οὐρητικοῖς φαρμάκοις, ἅσπερ καὶ πλείστων ἄλλων θανασί-
μων τοῖς ἀλεξιφαρμάκοις. καὶ τά γε τοιαῦτα τῶν συνθέ-
των φαρμάκων ὅταν ἐπιτηδείως μιχθῇ, δραστικώτατα γίνε-
ται, καθάπερ καὶ τὸ διὰ τῆς κανθαρίδος οὐρητικόν. ἔστι
μὲν γὰρ πως καὶ ἄλλως ἡ ὁρμὴ ταῖς κανθαρίσιν ἐπὶ
κύστιν δι᾽ οὔρων, οὕτω γοῦν αὐτὴν ἕλκουσιν ἀναβιβρώσ-
κουσαι. ἀλλ᾽ ὅταν ὀλίγον αὐτῶν πολλοῖς χρηστοῖς μίγνυται,
ποδηγεῖ μὲν ἐκεῖνα, διαβιβρώσκειν δὲ οὐ δύναται. δεῖ γὰρ,
οἶμαι, παντὶ τῷ δράσοντι, κἂν ἰσχυρότατον ᾖ, ποσοῦ
τινος μεγέθους, ὅπου γε καὶ τὸ πῦρ, εἰ παντελῶς ἐλάχιστον

tione neque generoforum medicamentorum, medicique au-
xiliantis ope fifti poteft. Quod fi prorfum exile fit delete-
rium, nihil repugnat quo minus quoque nihil perficiat pro-
pterea quod cum recrementis excerni poffit, aut idonea vi-
ctus ratione fuperari, ut puta fi cantharidis fit centefima
drachmae particula; nam id priusquam noxam animali in-
ferat, una cum urinis excernitur. Sane cantharides uri-
nam cientibus medicinis mifcentur, ficut pleraque alia le-
thalia alexipharmacis, hoc eft amuletis. Atque id genus
medicamenta compofita, fi apte mixta fuerint, omnino effica-
ciffima funt, quoniam admodum quod ex cantharide confi-
citur, urinae movendae accommodum eft. Feruntur enim
alioqui fponte fua cantharides per urinam ad veficam, at-
que fic rodendo eam exulcerant, verum ubi paucum ex il-
lis multis mifcetur bonis atque utilibus, illa quidem velut
manu ducunt, rodere tamen nequeunt. Opus eft enim ut
quicquid agat, etiam fi fit valentiffimum, aliquam tamen et
magnitudinem habeat, quando nimirum et ignis ipfe, fi pror-

εἴη, πρὸς τῷ μὴ καίειν οὐδὲ θερμαίνειν δύναται. τὸ γοῦν
ἑκατοστὸν μέρος τοῦ σπινθῆρος ἀναίσθητον ἡμῖν ἐστιν. ἐξ
ὧν ἁπάντων εὔδηλον ὡς ὅσα μὲν τῷ ψύχειν ἀναιρεῖ βρα-
χέα ληφθέντα [82] δύναιτ᾽ ἂν θρέψαι τὸ σῶμα, καθάπερ
καὶ ὁ τῆς θριδακίνης χυλός, ὅσα δὲ τῷ διαβιβρώσκειν, ἢ
σήπειν, οὐχ οἷά τε τρέφειν ἐστὶν οὐδ᾽ ἂν ὑπὸ σμικρότητος
ἀλύπως διεξέλθῃ τὸ σῶμα. τῷ γένει γάρ ἐστι τὰ τοιαῦτα
τῆς ἀνθρώπου συστάσεως ἐναντία.
Κεφ. κδ'. Καθάπερ ἐπὶ τῶν χυλῶν ἔμπροσθεν
εἴπομεν, ὡς σχεδὸν οὐδεὶς αὐτῶν ἐστιν ἄμικτος ἀλλοτρίας
ποιότητος, ἀλλὰ κἂν δένδροις κἂν ταῖς πόαις κἂν τοῖς
καρποῖς ἀναμεμιγμένοι τοῖς ἑτερογενέσιν εἰσὶν, οὕτω χρὴ
νοῆσαι κἂν τοῖς φαρμάκοις ἀναμεμίχθαι πολλῶν ἑτερογε-
νῶν οὐσίας. εὕροις γὰρ ἄν, εἰ λογίζοιο, κόκκον Κνίδιον
διαφέροντα κνίκου τῷ πλείστης μετέχειν θερμότητος. τὴν
μὲν γὰρ ὁμοιότητα τῶν οὐσιῶν ἀμφοτέρων ἔνεστί σοι καὶ
διὰ τῆς ἁφῆς καὶ τῆς ὄψεως καταμαθεῖν. καὶ τρίτον ἐπὶ
τούτοις, ὡς ἔστιν ἀμφότερα φλέγματος ἀγωγά. δέδεικται

fum minimus fit, praeterquam quod non uret, nec calefaciet
quidem, quippe quum et centefima fcintillae portiuncula
fenfu nobis fit imperceptibilis. Ex quibus patet, quaecun-
que frigiditate interimunt, fi paucula fumantur, nutrire cor-
pus poffe, velut lactucae fuccum, at quae putrefaciendo ero-
dendoque, ea nunquam nutrire, ne fi prae parvitate quidem
innoxie corpus permeent, genere namque talia humanae ad-
verfantur naturae.

Cap. XXIV. Quemadmodum autem in faporibus
ante monuimus, nullum prope eorum alienae effe qualitatis
expertem, verum, five in arboribus, five in herbis, five in
fructibus, mixtos femper alterius generis effe faporibus, ita
in medicamentis intelligere oportet multas diverfi generis
mixtas effe fubftantias, id quod invenias, fi confideres gra-
num Cnidium hoc a cnico differre, quod plurimum habeat
caliditatis. Nam fimilitudinem utriusque fubftantiae ta-
ctu vifuque cognofcere liceat, praeterque ea tertium eft,
quod ambo pituitam detrahant, oftenfum eft fiquidem nobis in

γὰρ ἡμῖν ἐν τοῖς τῶν φυσικῶν δυνάμεων ὑπομνήμασιν ὡς
οἰκειότητι τῶν ἐν ταῖς οὐσίαις ποιοτήτων αἱ ὁλκαὶ συν-
τελοῦνται. μέμικται μὲν γὰρ θερμότητος ἱκανῆς τῷ κόκκῳ
καὶ ταύτῃ τοῦ κνίκου διαφέρει. καὶ διὰ τοῦτο ἔνια τῶν
καθαρτικῶν φαρμάκων, ὅταν ἀποτύχῃ καθαίροντα, τὰ μὲν
πρὸς τῷ μηδὲν βλάπτειν τὸ σῶμα καὶ τροφὴ γίνεται τοῦ
ζώου, τὰ δὲ εἰς τὸ φθαρτικόν τε καὶ δηλητήριον ἐκτρέ-
πεται. πάντως μὲν γὰρ ὁμοιότητά τινα ἔχει τὸ καθαῖρον
φάρμακον ἐνί γέ τῳ τῶν ἐν ἡμῖν χυμῶν, οὐκ ἐξ ἅπαντος
δὲ ἐπιμέμικταί τις αὐτῷ δηλητήριος δύναμις, ὥστ᾽ οὐδ᾽ ἐξ
ἅπαντος ἀδικήσει μὴ καθᾶραν, ἀλλὰ πεφθήσεταί τε καὶ
γεννήσει τοιοῦτον χυμὸν οἷον περ ἦν ἑλκτικόν.

Κεφ. κέ. Οὐκ ἀγνοῶ δὲ ὅτι τοῖς τοιούτοις λόγοις
ἱκανῶς ἀκολουθεῖν οὐκ ἐγχωρεῖ μὴ προγεγυμνασμένους ἐν
τοῖς τῶν φυσικῶν δυνάμεων ὑπομνήμασιν. ἐδείχθησαν γὰρ
ἐν ἐκείνοις ὡς ἐν οἰκειότητι ποιοτήτων ὁλκαὶ πλεῖσται
γίνονται, καὶ διὰ τοῦτο καὶ τῶν τοῦ ζώου μορίων ἕκαστον

commentariis de naturalibus facultatibus quod qualitatum quae
in fubftantiis funt proprietatibus attractiones perficiantur.
Attamen grano Cnidio multum permixtum caloris eft, qua re
a cnico diftat. Idcirco purgantium medicamentorum, ubi
forte purgatione fruftantur, quaedam extra quam quod no-
xam corpori nullam afferunt, etiam alimentum homini prae-
bent, alia vero in corruptionem ac tanquam in venenum
vertuntur. Prorfum enim medicamentum purgans vel
cum uno laltem humorum, qui in corpore funt noftro, fi-
militudinem obtinet, non autem perpetuo permixta eft vis
aliqua venenofa, quamobrem nec perpetuo, licet non purget,
injuria afficiet, verum concoctionem recipiet talemque pro-
ducet humorem qualem trahere natum erat.

Cap. XXV. Non autem me fugit, qui in naturalium
facultatum commentariis exercitatus ante non fit, hafce ra-
tiocinationes non fatis confequi poffe. Demonftratum enim
ibi eft plerasque perfici attractiones qualitatum familiaritate,
proinde quamque figillatim animantis particulam familiare

εἰς ἑαυτὸν τὴν οἰκείαν ἐπισπᾶται τροφήν. ἕπεται δὲ τῷ
δόγματι τούτῳ καὶ τὰ καθαίροντα φάρμακα τοῖς μὲν
ἑλκομένοις χυμοῖς ὑπάρχειν οἰκεῖα, δραστικώτερα δέ πως
εἶναι τὰ ἕλκοντα, καθάπερ καὶ ἡ Μαγνῆτις λίθος τοῦ
σιδήρου. σιδηρίζει μὲν γὰρ καὶ αὐτὴ κἂν τοῖς τοῦ σιδήρου
μετάλλοις εὑρίσκεται καὶ δεινῶς αὐτῷ προσέοικεν τὴν ἰδέαν,
ἀλλ᾿ ἰσχυροτέρα πώς ἐστιν, ὡς ἕλκειν μᾶλλον ἢ ἕλκεσθαι.
καὶ μὲν δὴ καὶ τὸν κνίκον οὐκ ἀπελπιστέον εἶναι φλεγμα-
τώδη, [83] ὡς ἐν τῇ χρόᾳ δείκνυσιν, ἀλλ᾿ ὑπὸ θερμότητος
ἰσχυρότερος φλέγματος, ὡς ἕλκειν μᾶλλον ἢ ἕλκεσθαι. κατὰ
δὲ τὸν αὐτὸν τρόπον καὶ ὁ Κνίδιος κόκκος, ἀλλ᾿ ἐάν
ποτε νικηθείη ὑπὸ τοῦ σώματος ἡμῶν, συμβαίνει δὲ κνίκῳ
μὲν συνεχῶς τοῦτο, τῷ κόκκῳ δ᾿ οὐ πάνυ τι διὰ την
ἰσχὺν, ἀντὶ τοῦ καθαίρειν γίνεται τροφή, καθάπερ ὁ ἐλλέ-
βορος ὀρτύγων ἀεί. βούλομαι δὲ, ἐπεὶ κατὰ τούτου τοῦ
λόγου γέγονα, καί τινος θεωρήματος ἀναμνῆσαι λογικοῦ,
δεδειγμένου κἂν τοῖς περὶ ἀποδείξεων ὑπομνήμασιν, εἰς τὰ
παρόντα χρησίμου. ἔστι δὲ τὸ θεώρημα τοιόνδε. τῶν ἀπο-

fibi nutrimentum attrahere. Ad quam fententiam feu do-
gma fequitur medicamenta purgantia effe quidem detrahen-
dis humoribus familiaria, verum quae attrahunt quodam-
modo effe efficaciora valentioraque, ficuti Magnes lapis ferro,
quippe qui ad ferri naturam accedat, inque ferri metallis
reperiatur eique magnopere fpecie perfimilis fit, verum for-
tior eft quodam modo, ut attrahere fit aptior quam attra-
hi. Quin nec cnicum quoque a pituitae natura alienum effe
diffidendum eft, uti colore fuo prae fe fert, fed tamen colore
ipfo quam pituita valentior eft, ut trahere quam trahi ma-
gis par fit. Ad eundem modum granum Cnidium, fi quando
forte a corpore noftro vincatur, id quod affidue cnico ufu
venit, rarius autem grano Cnidio, nimirum ob robur, vice
purgationis alimentum efficitur, velut veratrum femper co-
turnicibus. Volo autem, quandoquidem in hunc fermonem
defcendimus, logici cujuspiam meminiffe theorematis, quod
et in commentariis de demonftratione monftravimus, caete-
rum in rem praefentem haud inutilis. Eft autem theorema

δείξεων αἱ μὲν ὡς ἐξ ἀνάγκης ὑπάρχει τόδε τῷδε περαίνου-
σιν, αἱ δὲ ὡς ὑπάρχειν ἐνδέχεται. τούτων δὲ αὐτῶν μετα-
πίπτουσί τινες εἰς τὸ ἐξ ἀνάγκης ὑπάρχειν, ὅταν ἀναγκαίαις
ἀρχαῖς ἕπωνται, καθάπερ καὶ ἐν αὐτῷ τούτῳ τῷ νῦν
ἡμῖν ἀποδεδειγμένῳ. ἐν γὰρ τῷ κόκκῳ καὶ τῷ κνίκῳ τὸν
φλεγματώδη περιεχόμενον χυμὸν ἐναργῶς μὲν οὐκ ἔστι δεῖ-
ξαι, τὸ δυνατὸν δὲ καὶ εἰκὸς καὶ ἐνδεχόμενον ὑπάρχει τῷ
λόγῳ. ἀλλ' ἐπειδὴ καὶ τὰς ὁλκὰς ταῖς τῶν οὐσιῶν ὁμοιό-
τησιν ἐδείξαμεν γίγνεσθαι, δέδεικται γὰρ πολλάκις ὡς ἐν
ταῖς καθάρσεσιν ὁλκὴ τῶν οἰκείων τοῖς καθαίρουσι φαρ-
μάκοις ἐστὶν, οὐ πάντων ὁμοῦ τῶν χυμῶν ἀλλοίωσις, ἀναγ-
καῖον ὁμοιότητά τινα ταῖς οὐσίαις ὑπάρχειν ἀμφοτέραις,
τῇ τε τοῦ καθαίροντος καὶ τῇ τοῦ καθαιρομένου. ἐπεὶ
τοίνυν τὸ καθαιρόμενόν ἐστι φλέγμα, πάντως δή που καὶ
τὸ ἕλκον ἀνάγκη φλεγματῶδες ὑπάρχειν. φλεγματῶδες δ'
εἶπον χρῆναι ὑπάρχειν τὸ ἕλκον, οὐκ ἄντικρυς αὐτὸ φλέγμα.
καὶ γὰρ ὁμοιότητα ταῖς οὐσίαις ὑπάρχειν ἔφαμεν, οὐ ταυ-
τότητα. τοὐναντίον γὰρ ἅπαν, οὔτε σίδηρος σίδηρον οὔτε

ejusmodi. Demonſtrationum aliae, quod ex neceſſitate hoc
illi inſit, concludunt, aliae quod ineſſe poſſibile eſt. Harum
ipſarum quaedam in id quod ex neceſſitate ineſt recidunt,
quando videlicet ex neceſſariis conſequuntur principiis, vel-
ut in hoc ipſo quod modo monſtravimus. Siquidem in
grano Cnidio et cnico pituitoſum ineſſe ſuccum evidenter
monſtrare non eſt, tamen poſſe eſſe ac probabile veriſimi-
leque eſſe, ratione colligitur. Sed quia attractiones ſub-
ſtantiarum fieri ſimilitudine oſtendimus, demonſtratum enim
ſubinde eſt in purgationibus attractionem eſſe eorum quae
purgantibus medicamentis ſimilia ſunt, haud vero omnium
ſimul ſuccorum alterationem, ſimilitudinem ineſſe quandam
utriſque ſubſtantiis, et ejus videlicet quod purgat et ejus
quod purgatur, neceſſe eſt. Porro quum quod purgatur
pituita eſt, quod trahit pituitoſum ſit oportet. Pituitoſum
autem eſſe oportere quod trahit diximus, non autem plane
pituitam, etenim ſimilitudinem ineſſe ſubſtantiis diximus,
non identitatem, contrarium enim cernimus. Nam neque

Ed. Chart. XIII. [83.]   Ed. Baf. II. (40. 41.)

σάρξ ἕλκει σάρκα, ἀλλ᾽ ἡ μὲν σιδηρῖτις λίθος τὸν σίδηρον,
ἡ δὲ σὰρξ τὸ αἷμα. διαφέρει γὰρ, οἶμαι, τὸ ταὐτὸ καὶ τὸ
ὅμοιον. φλέγμα μὲν γὰρ φλέγματι ταὐτὸν καὶ κνίκος κνίκῳ,
φλέγματι δὲ ὅμοιον κνίκος, οὐ μὴν ταὐτόν γε. οὐδὲ γὰρ
ὅσα χολώδη τῶν ἐδεσμάτων ἢ φλεγματώδη λέγομεν, ὡς
ἤδη χολὴν (41) ἢ φλέγμα περιέχοντα, τοιαῦτα προσαγο-
ρεύομεν. ἐδείχθη γὰρ καὶ ἡ τῆσδε τῆς δόξης ἀτοπία κατὰ
τε τὰ τῶν φυσικῶν δυνάμεων ὑπομνήματα καὶ ἄλλοθι
πολλαχόθι.

Κεφ. κστ'. Ταυτὶ μὲν οὖν καὶ τὰ τοιαῦτα πάντα
παρετέον, ἐκεῖνα δὲ αὖθις ἀναληπτέον, ὡς αὐτῶν τῶν κα-
θαιρόντων φαρμάκων ἔνια μὲν ἤδη κέκτηται τὴν εἰς ὁλκὴν
ἐπιτηδείαν ὁμοιότητα, τινὰ δ᾽ οὔπω μὲν ἔχει τελέως. ἐν
δὲ τῷ τοῦ ζώου σώματι προσλαμβάνει, τοῖς καυστικοῖς
ὁμοίως φαρμάκοις, ὥστε καὶ ἐπὶ τούτων διττὴν εἶναι τὴν
ὁμοιότητα, τὴν μὲν ἐνεργείᾳ, τὴν δὲ δυνάμει, καθάπερ κἀπὶ
τῶν ἄλλων ἁπάντων, καὶ δὴ καὶ μεμίχθαι τοῖς ὁμοίοις ἐν

ferrum attrahit ferrum neque caro carnem, fed lapis fide-
ritis ferrum, caro fanguinem. Differunt enim mea quidem
fententia idem et fimile, quippe pituitae pituita eadem eft et
cnicum cnico, fimilis autem pituitae cnicus, non tamen
idem. Neque enim quaecunque edulia aut biliofa aut pi-
tuitofa dicimus, perinde tanquam bilem aut pituitam conti-
nerent fic nuncupamus. Hujus enim opinionis abfurdita-
tem deteximus quum in naturalium facultatum commenta-
riis tum multis alibi locis. Cap. XXVI. Quapropter praetereunda funt omnia
hujusmodi. Illud vero rurfus repetendum eft, quod pur-
gantium medicamentorum quaedam jam etiam poffident ido-
neam ad attractionem fimilitudinem, quaedam non perfecte
quidem eam obtinent, verum in animantis corpore acci-
piunt non fecus atque urentia medicamenta quae cauftica
Graeci vocant. Itaque duplex quoque in his fimilitudo eft,
una actu, altera potentia, velut et in aliis omnibus. Quin
et permixtae funt fimilibus in unoquoque fuccis alii diffimi-

ΤΩΝ ΑΠΛΩΝ ΦΑΡΜΑΚΩΝ ΒΙΒΛΙΟΝ Ι'. 615

Ed. Chart. XIII. [83. 84.]   Ed. Baf. II. (41.)

ἑκάστῳ χυμοῖς ἑτέρους ἀνομοίους, τοὺς φαρμακώδεις τοὺς
δὲ μή. καὶ οὕτως ἐν ταῖς ἀποτυχίαις τῶν καθάρσεων, τὰ
μὲν κακόν τι δρᾷν εἰς ἡμᾶς τῶν καθαιρόντων, τὰ δὲ τρο-
φὴν ἄλυπον γίνεσθαι. Κεφ. κζ'. [84] Ἐπεὶ δὲ ἅπαξ εἰς τὸν περὶ τῶν κα-
θαιρόντων φαρμάκων ἀφικόμην λόγον, οὐ χεῖρον ἴσως
εἰπεῖν τι καὶ περὶ τῶν καλουμένων ὑπερκαθάρσεων. αὗται
τοίνυν γίγνονται μὲν ἐπειδὰν ἱκανῶς κατισχύσαν τὸ καθαρ-
τικὸν φάρμακον εἰς τὰ στόματα τῶν εἰς τὴν γαστέρα
καθηκόντων ἀγγείων δῆξίν τε ἅμα καὶ ἀναστόμωσιν ἐρ-
γάσῃ τε πλείονα καὶ συνεχῶς ἐρεθίζον καὶ σπαράττον τὰ
σώματα καταλύσῃ τὴν ἐν τοῖς ἀγγείοις δύναμιν. οἷον γὰρ
τοι κἀπὶ τῆς γαστρὸς ὁρᾶται συμβαῖνον, ὅταν εἰς ἐσχάτην
ἀῤῥωστίαν ἡ δύναμις αὐτῆς καταπέσῃ, τοιοῦτον ἡγητέον
γίγνεσθαι κἂν ταῖς φλεψί. τί δὴ τὸ συμβαῖνον ἐπὶ τῆς
γαστρός ἐστιν; ἔμετοι μὲν ἅπαντος τοῦ καταποθέντος,
ἐπειδὰν ἐν τοῖς ἄνω μέρεσιν αὐτῆς ἡ ἀῤῥωστία συμπέσῃ,
λειεντερίαι δὲ, ἐπειδὰν ἐν τῷ κάτω. δείκνυται δὲ καὶ περὶ

les, qui partim quidem medicamentoſi ſunt, partim non.
Quare ubi purgationem haud aſſequuntur, quaedam purgan-
tium malum corporibus noſtris inferunt, quaedam vero ali-
mentum exhibent. Cap. XXVII. Porro quoniam ſemel ſermonem de
purgantibus medicamentis attigimus, praeſtiterit ſortaſſis
nonnihil quoque dicere de nimiis purgationibus, quas ὑπερ-
καθάρσεις Graeci vocant, quaſi ſuperpurgationes dicas. Eve-
nire igitur eae ſolent, quum purgans medicamentum usque
adeo invaluit, ut in vaſorum ad ventrem pertinentium oſcu-
lis mordicationem apertionemque multam relinquat, aſſidue-
que irritans convellensque corpora quae in vaſis ſunt vires
diſſolvat. Nam quod in ventre evenire conſpicimus, ubi
vires ejus in extremam inciderunt infirmitatem, idem in
venis accidere putandum. Quid porro eſt quod in ventre
evenit? vomitus totius ejus, quod deglutiit, ubi videlicet
ſuperiores ejus partes debilitas occupavit, inteſtinorum vero
laevitas, ubi inferiores. Oſtenſum eſt autem et de hiſce

τούτων ἐπὶ πλέον ἐν ταῖς τῶν κενουμένων αἰτίαις. τοιοῦ-
τόν τι πάθος ἡγητέον γίνεσθαι ταῖς φλεψὶν ἐν ταῖς ὑπερκα-
θάρσεσιν. οὔσης δὲ κατ᾽ ἀρχὰς μὲν ἔτι καὶ τῆς ἀναστομώσεως
καὶ τῆς ἀῤῥωστίας μετρίας, τὸ λεπτότατόν τε καὶ ἧττον
οἰκεῖον ἐκκρίνεται, ἐπὶ πλέον δὲ προηκόντων ἀμφοτέρων ἤδη
καὶ τὰ παχέα καὶ τὰ οἰκειότατα τῷ ζώῳ κενοῦται. διὰ τοῦτο
οὖν ἡ μὲν ξανθὴ χολὴ πρώτη, τὸ δὲ φλέγμα δεύτερον, ἡ δὲ
μέλαινα τρίτη, καὶ τούτων ὕστατον ἁπάντων ἐν ταῖς ὑπερ-
καθάρσεσιν ἐκκρίνεται τὸ αἷμα, τοῦτο μὲν ὡς οἰκειότατος τῇ
φύσει χυμός, ἔμπροσθεν δὲ αὐτοῦ πρῶτος μὲν ὁ λεπτότατος,
ὕστατος δὲ ὁ παχύτατος. εἴρηται μὲν οὖν καὶ πρὸς Ἱππο-
κράτους ἐν τῷ περὶ φύσεως ἀνθρώπου βιβλίῳ περὶ τῆς
κατὰ τὴν κένωσιν αὐτῶν τάξεως, εἰρήσεται δὲ καὶ νῦν, ὡς
μηδὲν λείπειν τῷ λόγῳ. φλέγματος μὲν γὰρ ἀγωγὸν εἰ δοίης
φάρμακον, ἡ ξανθὴ μὲν πρῶτον κατὰ τὰς ὑπερκαθάρσεις,
δευτέρα δὲ ἡ μέλαινα, τελευταῖον δ᾽ ἐκκενοῦται τὸ αἷμα.
χολῆς δὲ ξανθῆς ἀγωγὸν εἴπερ εἴη τὸ φάρμακον, ἕψεται μὲν τὸ
φλέγμα, τρίτη δὲ ἡ μέλαινα, καὶ τέταρτον τὸ αἷμα. καὶ μὲν

latius in tractatu de vacuandorum caufis. Hujusmodi affe-
ctum exiftere in venis exiftimandum eft in fuperpurgationi-
bus. Quum autem per initia modica etiamnum fit et aper-
tio et imbecillitas, tum quod et tenuiffimum eft minimeque
naturae familiare excernitur, fed ubi utraque adaucta eft,
jam tum etiam craffa et quae naturae familiariffima funt
evacuantur, quamobrem flava bilis primo, pituita fecundo
loco, tertio loco atra bilis, poft haec poftremus omnium in
fuperpurgationibus effunditur fanguis, utpote qui naturae
fuccus fit familiariffimus. Ante hunc vero primus quidem
qui tenuiffimus, poftremus qui craffiffimus. Differuit au-
tem et Hippocrates in libro qui de natura humana infcribi-
tur, de ordine qui in iftis evacuandis fervari folet. Ac
nunc quoque ne quid huic fermoni defit, dicendum eft. Et-
enim fi quod pituitam ducat medicamentum exhibeas, prima
quidem in fuperpurgationibus flava, mox atra, tertio loco
fanguis ejicitur. At fi quod flavam bilem detrahat, pituita
confequetur, tertia atra, quartus demum reddetur fanguis.

δὴ καὶ εἰ μελαίνης χολῆς εἴη καθαρτικὸν, ἐκείνην μὲν πρώτην
ἐκκενώσει, μετὰ ταύτην δὲ τὴν ξανθήν, εἶθ᾽ οὕτως τὸ φλέγμα,
καὶ πάντων ὕστατον ἀκολουθήσει τὸ αἷμα, καθάπερ ἐξ ἀψύ-
χων ἤδη ἀγγείων ἐκρέον, ἀῤῥωστίας τε μεγάλης αὐτὰ κατα-
λαβούσης καὶ τῶν στομάτων εἰς ἐσχάτην διάτασιν ἀφικομένων.
ἐξ ὧν δῆλον ὡς ὕστατος μὲν ἐν ταῖς ὑπερκαθάρσεσιν ὁ τοῖς
ἀνθρώποις οἰκειότατος κενοῦται χυμός, τῶν δ᾽ ἄλλων ἕκα-
στος, ὡς ἂν αὐτῷ συμβαίνῃ λεπτότητος ἢ πάχους.

Κεφ. κη´. Ἡ δὲ αἰτία τοῦ μὲν ὅλως ἐκκρίνεσθαι καὶ
τοὺς ἀνοικείους τῷ καθαίροντι φαρμάκῳ χυμοὺς ἐν τρισὶ τού-
τοις κεῖται, τῇ τε ἀῤῥωστίᾳ τῶν ἀγγείων καὶ τῇ τῶν στομά-
των εὐρύτητι καὶ τῇ δήξει τοῦ καθαίροντος. ὅταν γὰρ τὰ
[85] μὲν ἀγγεῖα μηκέτι κατασχεῖν ἐν ἑαυτοῖς δύνηται τοὺς
χυμοὺς, ἀναπεπταμένα δὲ αὐτῶν ᾖ τὰ στόματα, μένῃ δ᾽
ἐριθίζον τὸ φάρμακον, ἕλκειν δὲ μηκέτι τὸν οἰκεῖον ἔχῃ χυμὸν,
ἀνάγκη πᾶσα τοὺς ἄλλους ἐκκρίνεσθαι κατὰ τὴν εἰρημένην
τάξιν. ἤρκει μὲν γὰρ ἴσως καὶ ἡ δῆξις μένουσα πρὸς τὴν
ἔκκρισιν ἐπεγείρειν τὰ ὄργανα, πολὺ δὲ δὴ μᾶλλον, ὅτ᾽ ἂν

Quin et fi atram bilem purgare fit natum, eam quidem pri-
mam evacuabit, poft quam flavam, deinde pituitam, omnium-
que poftremus fequetur fanguis, tanquam ex inanimis jam
vafculis effluens, ut quae fumma jam debilitas occupet,
quaeque ad extremam ofculorum apertionem pervenerint.
Ex quibus manifeftum eft poftremum in fuperpurgationibus
evacuari humorem, qui idem et familiariffimus eft, aliorum
autem unumquemque prout aut craffus eft aut tenuis.
　　Cap. XXVIII.　　Caeterum caufae quamobrem omni-
no et qui alieni funt a purgante medicamento fucci una ex-
cernantur, in hifce tribus confiftunt, vafculorum fcilicet im-
becillitate, ofculorum laxitate et purgantis mordicatione.
Quum enim vafcula non amplius in fele continere fuccos
poffint et ofcula eorum reclufa fuerint, nec irritare medica-
mentum definat, poffitque non amplius familiarem trahere
fuccum, neceffe omnino eft reliquos quoque quo dicimus
ordine excerni.　　Satis enim erat unica mordicatio, quae
organa ad excretionem excitare poffet, multo ergo magis id

618 *ΓΑΛ. Π. ΚΡΑΣ. Κ. ΔΥΝ. Τ. ΑΠΛ. ΦΑΡΜ. ΒΙΒ. Γ.*

Ed. Chart. XIII. [85.]   Ed. Baf. II. (41.)

ἀναστόμωσίς τε ἅμα καὶ ἀῤῥωστία τῶν ἀγγείων συνδράμῃ.
γίνεται δὲ ἡ μὲν ἀναστόμωσις, ὡς εἴρηται, διὰ τὴν ἰσχὺν
τοῦ φαρμάκου, δι' ἥνπερ καὶ ἡ δῆξις· ἡ δὲ τῶν ἀγγείων
ἀῤῥωστία, διά τε τὸν σφοδρὸν κάματον, ὃν ἐν τῷ δάκνεσθαί
τε καὶ οἷον βάλλεσθαι πρὸς τοῦ καθαίροντος φαρμάκου γίνε-
σθαι συμβαίνει καὶ προσέτι διὰ τὴν καταλαμβάνουσαν αὐτὰ
δυσκρασίαν ἐν ταῖς ὑπερκαθάρσεσιν. ὃν γὰρ ἂν τῶν χυμῶν
ὅλον ἐκκενώσῃς, ἀνάγκη πᾶσα δυσκρασίαν ἀκολουθεῖν. τοῦ
μὲν δὴ κενοῦσθαι καὶ τοὺς ἀνοικείους τῷ καθαίροντι ταῦτα
τὰ αἴτια· τοῦ δὲ ἐν τῇ προειρημένῃ τάξει λεπτότης τε καὶ
παχύτης αὐτῶν ἐστι τῶν κενουμένων χυμῶν αἰτία, καὶ πρὸς
τούτοις ἡ μᾶλλόν τε καὶ ἧττον οἰκειότης ἑκάστου τῶν χυμῶν
τῇ τοῦ ζώου συστάσει.

fiet, ubi et apertio et imbecillitas vaforum coierit. Fit au-
tem, ut fupra diximus, apertio ob medicamenti facultatem,
ob quam videlicet mordicatio item provenit, vaforum autem
imbecillitas tum ob ingentem defatigationem, quam fcilicet,
dum a purgante medicamento mordicarentur, ac veluti emul-
gerentur acquifierant, tum ob intemperantiam, quae in fu-
perpurgationibus occupat. Quemcunque enim humorum
penitus evacuaveris, intemperantiam confequatur neceffe
eft. Itaque quod a purgante et alieni quoque vacuentur
fucci, eas habeto caufas; quod vero fupradicto ordine, va-
cuandorum humorum tum tenuitas tum craffitudo in caufa
eft, et ad haec prout magis et minus animantium conftitu-
tioni fuccus quilibet familiaris eft.

ΓΑΛΗΝΟΥ ΠΕΡΙ ΚΡΑΣΕΩΣ ΚΑΙ ΔΥΝΑΜΕΩΣ ΤΩΝ ΑΠΛΩΝ ΦΑΡΜΑΚΩΝ ΒΙΒΛΙΟΝ Δ.

Ed. Chart. XIII. [85.]   Ed. Baf. II. (41.)

Κεφ. ά. ῞Οπως μὲν οὖν λέγεται ψυχρὸν, ἢ θερμὸν, ἢ ξηρὸν, ἢ ὑγρὸν τῇ δυνάμει φάρμακον, ᾧτινί τε τρόπῳ δεῖ δοκιμάζειν αὐτὸ, δίῃρηται πρόσθεν. ἐπειδὴ δὲ καὶ μαλακτικόν τι λέγεται καὶ χαλαστικὸν, ἀραιωτικόν τε καὶ πυκνωτικὸν, ἐμπλαστικόν τε καὶ διαφορητικὸν, ἕτερά τε πάμπολλα παραπλήσια τούτοις, κάλλιον ἂν εἴη καὶ περὶ τῶν τοιούτων διελθεῖν· ἅμα δὲ αὐτοῖς, ἢ καὶ πρὸ αὐτῶν ἔτι, καὶ περὶ τῆς

GALENI DE SIMPLICIVM MEDICAMENTORVM TEMPERAMENTIS AC FACVLTATIBVS LIBER IV.

Cap. I. Quo pacto igitur dicatur frigidum vel calidum vel ficcum vel humidum facultate medicamentum, tum qua ratione id explorare oporteat, fupra definitum eſt. Quum autem nonnullum emolliens dicatur, relaxans, rarefaciens, condenſans, emplaſticum ac difcutiens, aliaque permulta his fimilia, praeſtiterit et de his diſſerere, una vero cum iſtis, aut etiam ante ea, de faporum omnium et eſſen-

τῶν χυμῶν ἁπάντων οὐσίας τε ἅμα καὶ δυνάμεως, ὑπὲρ ἧς
εἴρηται μὲν κᾂν τῷ πρώτῳ τῶνδε τῶν ὑπομνημάτων ἐπὶ τῆς
τελευτῆς, ὁπότε καὶ τὴν τοῦ Πλάτωνος ἐκ Τιμαίου παρεθέ-
μην ῥῆσιν· ἀλλ' ἐκεῖ μὲν, ἕνεκα τοῦ τῶν αἰσθητῶν ἀναμνῆ-
σαι παθῶν, ὧν ἡ γλῶττα πέφυκε καθ' ἕκαστον αὐτῶν
πάσχειν, ἐνταυθοῖ δὲ περὶ τῆς οὐσίας τε καὶ δυνάμεως ὁ λόγος
ἔσται μοι. πάσχει μὲν γὰρ δήπου καὶ τἄλλα τοῦ ζώου μόρια
τῇ γλώττῃ παραπλησίως, οὐ μὴν ἀκριβῶς αἰσθάνεται τῶν
παθῶν, ἡ δέ γε πρὸς τῷ πάσχειν ἔτι καὶ τὸ τῆς αἰσθήσεως
ἀκριβὲς κεκτημένη διαγνωστικὴ τῆς φύσεως ἁπάντων τούτων
ἐστίν. [86] οὐ καὶ δὴ τότε θερμὸν, ἢ ψυχρὸν, ἢ ξηρὸν, ἢ
ὑγρὸν τὴν μὲν γλῶτταν ἤτοι ψύχειν, ἢ θερμαίνειν, ἢ ξηραί-
νειν, ἢ ὑγραίνειν, οὐχὶ δέ γε καὶ τῶν ἄλλων ἕκαστον πέφυκεν,
ἀλλ' ὥσπερ ταύτην, οὕτω καὶ τἄλλα διατίθησί τε καὶ ἀλλοιοῖ
κατὰ τὸ μᾶλλον καὶ ἧττον ἐν αὐτοῖς γιγνομένης τῆς διαφορᾶς,
οὐ κατὰ τὸ πάσχειν, ἢ μὴ πάσχειν. ὅτι μὲν γὰρ καὶ ξηροῦ
καὶ ὑγροῦ καὶ θερμοῦ καὶ ψυχροῦ σώματος οὐδὲν ἧττον
ἁπάντων τῶν ἄλλων τοῦ ζώου μορίων ἡ γλῶττα πέφυκεν

tia et facultate, de qua et in fine primi horum commenta-
riorum verba fecimus, quando fcilicet Platonis ex Timaeo
dictionem adfcripfimus. Verum ibi quidem gratia paffio-
num fenfibilium, quas lingua in quoque eorum perpeti eft
nata, at hic de effentia et facultate fermo habebitur, quan-
doquidem et aliae animantis partes fimiliter ut lingua per-
petinntur, fed paffionum fenfum non exacte percipiunt. At
lingua praeterquam quod perpetiatur, fenfus etiam perfe-
ctionem poffidens, earum omnium naturas dignofcere poteft.
Nec enim hoc dicendum eft, calidum, frigidum, humidum,
ficcumque linguam calefacere, refrigerare, ficcare, aut hu-
mectare poffe, aliarum vero, quamvis non poffe, imo uti
hanc, ita et alias omnes fingula afficiunt et alterant, tantum
diverfitate in ipfis exiftente pro minoris majorisque ratio-
ne, haudquaquam in ipfo, ut fic dicam, affici, aut non affici.
Quippe quod lingua non fecus atque alia quaevis animantis
partium calidum, frigidum, ficcum, humidumque dignofcere

εἶναι διαγνωστικὴ πρόδηλον παντὶ, πικρότητας δὲ καὶ γλυκύ-
τητας, ἁλυκότητάς τε καὶ ὀξύτητας, αὐστηρότητάς τε καὶ
στρυφνότητας καὶ δριμύτητας, αὕτη μόνη διακρίνειν πεπί-
στευται, καίτοι τὴν γε ὁμοιότητα τῶν παθῶν ἐστιν εὑρεῖν
κἂν τοῖς ἄλλοις ἅπασι μέρεσιν, καὶ μάλιστα ἐν τοῖς ἡλκωμέ-
νοις. ἡ γάρ τοι τοῦ δέρματος σκληρότης καὶ πυκνότης ἀπο-
στέγει καὶ ἀπομάχεται καὶ κωλύει διέρχεσθαι πρὸς τὴν σάρκα
τὰς τῶν ἔξωθεν αὐτῇ προσπιπτόντων δυνάμεις.

Κεφ. β'. Οὕτω γὰρ εἴρηται (42) κἀκεῖνο πρὸς Ἱππο-
κράτους, ἕλκεσι τὸ μὲν ψυχρὸν δακνῶδες, καίτοι γε τῷ δέρ-
ματι πρὶν ἑλκωθῆναι δακνῶδες οὐκ ἦν. ἔστι δὲ καὶ ὀφθαλ-
μοῖσι καὶ μυκτῆρσι καὶ ἐν τῷ στόματι μέρεσι τοῦ ζώου,
δακνῶδες τὸ ψυχρόν. οὐχ ἥκιστα δὲ γαστρός τε καὶ ἐντέρων
τοῖς ἔνδον, ὥστε καὶ χαλεπὸν εἶναι διακρῖναι πολλάκις εἴτε
κατεψυγμένος τις, εἴτε καὶ διὰ χυμοῦ δριμύτητα δάκνοιτο,
συμβαίνει δὲ ταῦτα εὐλόγως· ἐπειδὴ γὰρ τὸ ψυχρὸν, ὧν ἂν
ψαύσῃ, συνάγει τε τὴν οὐσίαν αὐτῶν καὶ πυκνοῖ καὶ σφίγγει,
πρῶτον μὲν ἀναγκαῖον ἐν τῷδε τὰς λεπτὰς ὑγρότητας ἐκκρί-

corpus valeat, cuivis clarum eſt, amarorem vero, dulcedi-
nem, falſedinem, aciditatem, auſteritatem, acerbitatem, acri-
moniam, haec ſola diſcernere creditur, tametſi paſſionum
ſimilitudinem invenire eſt cum in partibus omnibus tum
maxime in ulceratis. Nam cutis durities denſitasque ex-
cludit, reſiſtit, prohibetque quo minus foris incidentium fa-
cultates intro in carnem ipſam penetrent. Cap. II. Sic enim et illud ab Hippocrate dictum eſt,
ulceribus frigidum mordax, tametſi cuti priusquam ulcera-
retur mordax nequaquam eſſet. Eſt vero et oculis et
naribus et ori externis partibus animalis frigidum mordax,
nec minus internis, ventri et inteſtinis, ut difficile ſit non-
nunquam diſcernere, an a frigore quis, an ab humorum mor-
dicetur acrimonia. Eveniunt autem haec non ab re. Si-
quidem quum frigidum quaecunque contingit, eorum et con-
trahat ſubſtantiam et condenſet conſtringatque, primum te-
nues tum excernantur humiditates neceſſe eſt, ſicut ex ocu-

Ed. Chart. XIII. [86.]　　　　　　　　Ed. Baf. II. (42.)

νεσθαι, καθάπερ ἐξ ὀφθαλμῶν μὲν τὸ δάκρυον, ἐκ δὲ τῶν
ῥινῶν τὴν κόρυζαν, ἔπειτα δὲ καὶ δακνῶδες αὐτοῖς φαίνεται,
καθ᾽ ἕτερον μὲν τρόπον τοῦ θερμοῦ. οὐ γὰρ τῷ διαβιβρώ-
σκειν τὸ συνεχές, ἀλλὰ τῷ διασπᾷν ἀνιαρόν θ᾽ ἅμα καὶ
δακνῶδες ὑπάρχει τὸ ψυχρόν, ὅθεν οὐδὲ τοῖς σκληροῖς σώμασι
φαίνεται τοιοῦτον. ἐν γὰρ τῷ συνάγεσθαι καὶ θλίβεσθαι τὰ
μαλακά, τό θ᾽ ὑγρὸν αὐτῶν ἐκπιέζεσθαι συμβαίνει καὶ δια-
σπᾶσθαι τὰ μόρια, τὸ μὲν ὑγρὸν·ὡς ἐν τῇ συναγομένῃ τε καὶ
πρὸς ἡμετέρων χειρῶν θλιβομένῃ σπογγιᾷ, τὸ διασπᾶσθαι δὲ
ὡς ἐν τοῖς διαιρουμένοις καὶ διασπωμένοις, εἴτ᾽ οὖν ὑφ᾽ ἡμῶν
ἑλκόντων ταῖς χερσὶν, εἴθ᾽ ὑπό τινος ἑτέρου. τοιοῦτον γάρ τι
καὶ τοῖς ἀραιοῖς τε καὶ μαλακοῖς σώμασιν ὑπὸ τοῦ ψυχροῦ
πάσχειν ἀναγκαῖον, ὑποδεχομένης μὲν εἴσω τὴν ψύξιν τῆς
ἀραιότητος ἑτοίμως, ἔτι δὲ ἑτοιμοτέρως τῶν ἐν τῷ βάθει
μορίων τῶν μαλακῶν ὑπ᾽ αὐτῆς πηγνυμένων. καθ᾽ ἕκαστον
οὖν τῶν πόρων εἰσιὸν τὸ ψυχρὸν ἐν τοῖς ἀραιοῖς σώμασιν,
οἷάπερ τά θ᾽ ἡλκωμένα πάντα ἐστὶ καὶ ὀφθαλμοὶ καὶ μυκτῆ-
ρες καὶ στόμα καὶ τὰ κατὰ τὴν γαστέρα, ἐπιλαμβάνει πάντα
τῶν ψυχομένων σωμάτων τὰ μόρια καὶ τρόπον τινὰ πολλαῖς

lis lachryma, ex naribus mucus, poſtea vero etiam mordax
appareat, licet alia ratione quam in calido. Nec enim ero-
dendo, quod continuum eſt, ſed divellendo, moleſtum ac
mordax eſt frigidum. Quare nec duris corporibus tale ap-
paret. Nam dum mollia contrahuntur comprimunturque,
humidum exprimi contingit ſimulque partes divelli, humi-
dum quidem, ſicut in ſpongia a manibus noſtris contracta
compreſſaque, divelli autem, ſicut in iis quae diſtrahuntur
divellunturque ſive a noſtris manibus ſive aliunde. Tale
quid rara molliaque corpora a frigido perpetiantur neceſſe
eſt, raritate frigus prompte intro recipiente multoque etiam
promptius partibus in ea mollibus quae in profundo ſunt
a frigido concreſcentibus. Frigidum itaque ſpiramenta cun-
cta in raris corporibus ſubiens, qualia ſunt ulcerata omnia,
oculique et nares ac os venterque, omnes refrigerando-
rum corporum partes circumquaque amplectitur et quodam-

ἐν κύκλῳ λαβαῖς αὐτὰ συνάγον καὶ πιλοῦν τῶν συνεχῶν
ἀποσπᾷ. χώρας οὖν ἀναγκαῖον ἐν τῷδε τῷ πάθει γίνεσθαι
κενὰς οὐκ ὀλίγας, οὐ μόνον τῷ τὰς λεπτὰς ὑγρότητας ἐκκρί-
νεσθαι πιεζομένας, ἀλλὰ καὶ τῷ τὴν μαλακὴν οὐσίαν εἰς
ἐλάττονα τόπον συνάγεσθαι. χώραν δὲ κενὴν ἐν συνεχέσι
σώμασιν οὐκ ἐγχωρεῖ συστῆναι φυλαττομένης τῆς συνεχείας.
εἴπερ οὖν συνίσταται, δῆλον ὡς φθείρεται μὲν αὐτή, διασπᾶ-
ται δὲ τὸ συνεχὲς σῶμα, κἀν τούτῳ τὸ τῆς αἰσθήσεως ἀνιαρόν
τε ἅμα καὶ δακνῶδες ὑπαντᾷ πάθος, [87] οὐ μὴν ἥ γε ποιό-
της ἀμφοῖν ἡ αὐτή, τῶν τε διὰ τὸ ψύχειν δακνόντων ἐστὶν
καὶ τῶν διὰ τὸ θερμαίνειν, ἀλλ' ἐπὶ μὲν τῶν προτέρων
εὐθέως καὶ τὸ συνάγεσθαί τε καὶ σφίγγεσθαι τὴν οὐσίαν
αἴσθησις ἡμῖν ἐστιν, ἐπὶ δὲ τῶν δευτέρων ἡ τοῦ διαλύεσθαί
τε καὶ χεῖσθαι. καὶ δὴ καὶ τὸ τάχος οὐχ ὅμοιον ἐπ' ἀμφοτέρων
τῶν παθῶν, ἀλλ' ἐπὶ μὲν τῶν ψυχόντων βραδύνει πως μᾶλ-
λον ἡ δῆξις, ἐπὶ δὲ τῶν θερμαινόντων ὠκύτατα διεξέρχεται.
ὁπότ' οὖν αὐτάρκως ἤδη διώρισται καὶ τῇ φύσει τῶν πραγ-
μάτων αὐτῇ καὶ τῇ πρὸς ἡμᾶς αἰσθήσει, καὶ λέλεκται σαφῶς

modo multis circumquaque anſis eas contrahens, atque con-
denſans a continuis avellit. Quae dum patiuntur, multa
fieri ſpatia inania neceſſe eſt, non tantum quia tenues ex-
primantur humiditates, verum etiam quia ſubſtantia mollis
in arctum contrahatur. Atqui ſpatium inane in ſibi conti-
nuis corporibus ſervata etiamnum continuitate fieri non
poteſt. Ergo ſi fieri id conſtet, clarum eſt illam deperdi, ac
corpus continuum diſtrahi, ex quo moleſta mordaxque ſen-
ſus exoritur affectio. Tametſi non eadem utrisque qualitas
eſt tum iis, quae frigore mordicant tum iis quae calore, ſed
in illis protinus et contractionis condenſationisque ſenſus
percipitur, in his diſſolutionis et fuſionis. Quin nec par
eſt utriusque affectus celeritas, verum in refrigerantibus
quodammodo tardior et cunctantior eſt mordacitas, at in
excalefacientibus celerrime penetrat. Quando igitur abunde
definitum eſt tum ipſa rerum natura tum etiam qui in
nobis fit ſenſu, clareque expoſitum eſt quo pacto calidum

ὅπως μὲν τὸ θερμὸν, ὅπως δὲ τὸ ψυχρὸν δακνῶδες φαίνεται
χρὴ μὲν δήπου καὶ λογίζεσθαί τινα καὶ πρὶν ἀκοῦσαι παρ᾽
ἡμῶν, ὡς τῶν δακνόντων φαρμάκων τὰ μὲν θερμὰ ταῖς δυνά-
μεσιν ἀναγκαῖον εἶναι, τὰ δὲ ψυχρά. καὶ παρ᾽ ἡμῶν δὲ ἐπι-
μαθεῖν ἔστι τοὺς διορισμοὺς αὐτῶν ἀκριβῶς, ἀναμνησθέντας
πρότερον ὡς καὶ τὸ πόμα καὶ τὸ βαλανεῖον, ὅταν εὐκράτως
ἔχῃ, θερμὰ λέγομεν, ἐνίοτε καταχρώμενοι τῇ προσηγορίᾳ.
εὔκρατα γὰρ ἐχρῆν αὐτὰ λέγεσθαι καὶ σύμμετρα μᾶλλον ἢ
θερμά. τὰ μὲν οὖν οὕτω θερμὰ προσηνῆ τ᾽ ἐστὶ καὶ φίλια.
διαχεῖται γὰρ ἡμῶν τὸ συνεστός τε καὶ πεπηγὸς ἐν τοῖς σώμα-
σιν, ἐν ᾧ μάλιστα πάθει τὸ ἥδεσθαι τοῖς ζώοις ἐστίν· χρονί-
ζοντα δὲ καὶ ταῦτα κατ᾽ ὀλίγον ἀνιαρὰ γίνονται. μεταπίπτει
γὰρ εἰς ἀμετρίαν οὕτω γε χύσεως ὡς καὶ διαφορεῖσθαι καὶ
διαλύεσθαι καὶ σκεδάννυσθαι τὴν οὐσίαν ἡμῶν. ἀλλὰ κἂν
τούτῳ χωρὶς τοῦ δάκνειν ἀνιᾷ, λειποψυχίαν τε ἐμποιοῦντα
καὶ κατάπτωσιν δυνάμεως, ὥστε καὶ τὸν θάνατον ἕπεσθαι.
τὰ δ᾽ ἔτι μᾶλλον τῶνδε θερμὰ τέμνει καὶ διαιρεῖ καὶ διΐ-
στησι τὴν οὐσίαν, ὥστ᾽ ἐξ ἀνάγκης δακνώδη φαίνεσθαι, καθά-

quoque frigidum mordax appareat, colligere quemque apud
fefe nunc oportet, vel antequam a nobis id audiat, mordi-
cantium medicamentorum alia calida facultate, alia frigida
neceffario effe.　　A nobis autem diftinctiones eorum exacte
addifcere licebit, ubi prius commonefecerimus poculum et
balneum, quum temperata funt, calida a nobis dici nonnun-
quam appellationis abufu, quandoquidem temperata dici de-
bebant, ac fymmetra potius quam calida.　　Ergo quae fic
calida funt grata amiciaque funt, funditur enim quod in
corporibus noftris conftiterat atque concretum fuerat, quo
maxime affectu voluptas animantibus conftat, at fi moram
etiam trahant, fenfim quoque et ipfa molefta evadunt, ad
tantam enim fufionis immoderationem fic recidunt ut fub-
ftantiam noftram etiam digerant, diffolvant, atque difper-
gant.　　Verum nec fic quidem mordicatione infeftant, fed
animi afferunt deliquium viresque dejiciunt, ut mors quo-
que tandem fequatur.　　At quae his magis funt calida, fe-
cant, diftrahunt, dividuntque fubftantiam, quare neceffario

περ καὶ τὸ ζέον ὕδωρ καὶ τὸ πῦρ αὐτό. καὶ τῶν ψυχρῶν δὲ
κατὰ τὸν αὐτὸν τρόπον ὅσα μὲν συνάγει, οὔπω δὲ διασπᾷ τὸ
συνεχὲς τοῦ πλησιάζοντος σώματος, ψυχρὰ μόνον ἐστὶν, οἱ
μὴν ἤδη γέ πως δακνώδη. τὰ δὲ πρὸς τῷ συνάγειν διασπῶντα,
βιαίως δὲ δηλονότι πάντα τὰ τοιαῦτα κέχρηται τῇ πιλήσει,
δακνώδη φαντάζεται. τὸ μὲν οὖν συνάγειν τε καὶ πηγνύειν
τὴν ὑποβεβλημένην ὕλην ἴδιον ἀεὶ τοῦ ψυχροῦ· τὸ δὲ διαχεῖν
τε καὶ τήκειν τοῦ θερμοῦ, κοινὸν δ᾽ ἀμφοῖν ἀμετρότερα
αὐξηθέντων τὸ δάκνειν. ὅσα μὲν οὖν ἀκριβῶς ἐστι ψυχρὰ
καὶ θερμὰ, πρὸς τοῖς ἄλλοις ἅπασιν οἷς ἔμπροσθεν εἴπομεν
ἀραιοῖς τε καὶ μαλακοῖς μέλεσιν, ἤδη καὶ τοῦ δέρματος ἡμῶν
ἅπτεται. μέμνημαι δ᾽ ἐγώ ποτε διὰ χιόνος ὁδοιπορήσας οὕτω
πολλῆς, ὡς μηδὲν τῆς γῆς φαίνεσθαι γυμνόν· ἦν δὲ καθαρὸς
ὁ ἀὴρ ἀκριβῶς φαινόμενος καί τι πνεῦμα τῆς χιόνος ἀπέπνει,
ψυχρότατον οὕτως, ὡς οὐ τοὺς ὀφθαλμοὺς μόνους δάκνειν ἢ
καὶ τοὺς μυκτῆρας, ἀλλὰ καὶ τὸ πρόσωπον ὅλον. εἰ δὲ καὶ
χεῖρά τις ἔξω προύβαλε, καὶ ταύτης ὁμοίως ἁπτόμενον. ὅσα
δ᾽ ἀπολείπεται τῆς ἄκρας ψύξεως ἢ θερμότητος, οὐ δάκνει τὸ

mordacia videntur, velut aqua fervens ac ipfe ignis. Eun-
dem in modum frigida quae contrahunt, nondum tamen
contracti corporis continuitatem divellunt, frigida duntaxat
funt haud etiam mordacia. At quae fupra quam quod
contrahunt, etiam convellunt, ea utique omnia violenta con-
denfatione utuntur, quocirca et mordacia apparent. Igitur
fubjectam materiam contrahere et condenfare frigidi femper
proprium eft, fundere autem atque liquare calidi, utrius-
que vero immoderatius aucti communis eft mordicatio.
Etenim quae fumme frigida calidaque fuerint praeter omnes
alias, quas modo memorabam, raras mollesque partes cu-
tem etiam noftram invadunt. Memini me quandoque per
nivem iter feciffe tam altam et copiofam, ut nulla terrae
pars nuda confpiceretur, aër exactiffime purus erat, fpira-
batque a nive quidam ventus adeo frigidus, ut non oculos
modo et nares et totam adeo faciem mordicaret, verum
etiam fiquis forte manum protuliffet, fimiliter illam afficc-
ret. At quae a fumma frigiditate aut caliditate abfunt, cu-

δέρμα, τὰ μὲν ψύχοντα μήτε διασπᾶσθαί τι τῆς συνεχείας
αὑτοῦ δυνάμενα διὰ τὴν σκληρότητα, μήτ᾽ εἰς τὸ βάθος ἐνδῦ-
ναι φθάνοντα τῇ πυκνώσει τῆς ἐπιφανείας· τὰ δὲ θερμαί-
νοντα τῷ τε μὴ διαβιβρώσκειν, ἀλλὰ διαχεῖν μόνον, τῷ τε
διεξέρχεσθαι τοὺς πόρους ἐνίοτε ἑτοίμως. μέγιστον δ᾽ εἰς τὰ
τοιαῦτα παθήματα συμβάλλεται τὸ τῆς οὐσίας τῶν φαρμά-
κων ἤτοι παχυμερὲς ἢ λεπτομερές. ἐπὶ μὲν γὰρ τῶν ψυχόν-
των τὰ λεπτομερῆ μᾶλλον ἐξικνεῖται πρὸς τὸ βάθος, καὶ διὰ
τοῦτο δάκνει σφοδρότερον· ἐπὶ δὲ τῶν θερμαινόντων τὰ
παχυμερῆ μᾶλλον ἑλκοῖ καὶ διὰ τοῦτο ἀνιᾷ βιαιότερον. λεπτο-
μερέστερον μὲν οὖν ὁ ἀὴρ, παχυμερέστερον δὲ γῆ, μεταξὺ δ᾽
ἀμφοῖν τὸ ὕδωρ. ἀλλ᾽ ἀὴρ μὲν ἐκπυρωθεὶς φλὸξ γίγνεται,
γῆ δὲ ἄνθραξ, τὸ δ᾽ ὕδωρ δέχεται μὲν ἰσχυρὰν θερμασίαν,
ἀλλ᾽ οὔτε φλὸξ οὔτ᾽ ἄνθραξ γίνεται, διὰ τὴν σύμφυτον ὑγρό-
τητα. [88] φλὸξ μὲν γὰρ καὶ ἄνθραξ εἴδη πυρός. ἅπαν δὲ
πῦρ ἐστιν θερμὸν καὶ ξηρόν, οὐκ ἐγχωρεῖ δὲ τῷ ὕδατι γενέ-
σθαι ξηρῷ καὶ διὰ τοῦτο, οὐ δέχεται τὴν τοῦ πυρὸς ἀκριβῶς
ποιότητα, καθάπερ ἡ γῆ τε καὶ ὁ ἀήρ· φάρμακον μὲν οὖν

tem non mordicant, frigida quidem, quoniam continuitatem
ejus ob duritiem diſtrahere nequeant, nec in profundum
ſubire prae ſuperficiei denſitate valeant, calida autem tum
quod non erodant, ſed duntaxat fundant, tum quod inter-
dum meatus prompte penetrent. Plurimum autem ad id
genus paſſiones facit eſſentiae medicamentorum vel tenuitas
vel craſſities. Siquidem frigida quae tenuium partium ſunt,
quum magis in profundum tranſeant, vehementius etiam
proinde mordicant, calida vero quae craſſarum ſunt partium,
quoniam plus ulcerant, violentius idcirco etiam affligunt.
Tenuiorum itaque partium aër eſt, craſſiorum terra, medium
eorum tenet aqua. Sed aër accenſus fit flamma, terra au-
tem pruna, at aqua vehementem ſane caliditatem accipit,
ſed nec flamma nec pruna propter innatam humiditatem
efficitur. Siquidem flamma et pruna ignis ſunt genera,
ignis autem omnis calidus eſt et ſiccus, at aqua ſicca ut ſit
fieri nequit, proindeque ipſius ignis exacte qualitatem ſicut
aër et terra non accipit. Nullum eſt itaque aeque calidum

ΤΩΝ ΑΠΛΩΝ ΦΑΡΜΑΚΩΝ ΒΙΒΛΙΟΝ Δ· 627

Ed. Chart. XIII. [88.]　　　　　Ed. Baf. II. (4a. 43.)

οὐδὲν οὕτω θερμόν ἐστιν ὡς φλὸξ ἢ ἄνθραξ ἢ ζέον ὕδωρ,
ἀλλὰ κἂν θερμότατον ᾖ, πάντως ποῦ γοῦν τούτων ἀπολείπε-
ται πάμπολυ. μέχρι μέντοι τοῦ καίειν ἡ θερμότης αὐτῶν
προέρχεται, ὅταν ἐν οὐσίᾳ, περιέχηται παχυμερεῖ. τὰ δ᾽ ἐν
ταῖς λεπτομερέσιν ἐνίοτε μὲν οὐδὲ δάκνει τὴν ἀρχὴν, ἀλλὰ
θερμαίνει μόνον. ἔστι δ᾽ ὅτε δακνῶδες μέν ἐστιν, οὐ μὴν
ἤδη καὶ καίει.

Κεφ. γ΄. Μεμνῆσθαι δὲ χρὴ τῆς ἐννοίας τῶν λεπτο-
μερῶν τε καὶ παχυμερῶν, ὡς τὰ μὲν εἰς λεπτὰ μόρια ταχέως
διαλυόμενα λεπτομερῆ προσαγορεύομεν, ὅσα δ᾽ οὐ δύναται
πάσχειν τοῦτο, παχυμερῆ. τὸ μὲν οὖν διαλῦον αὐτὰ τὸ κατὰ
τὸ σῶμα τοῦ ζῴου θερμόν ἐστιν, ὥσπερ ἂν ἑκάστοτε τύχῃ
προσφερόμενα· τὸ δ᾽ εἰς λεπτὰ καὶ παχέα μόρια θραύεσθαι
παρὰ τῆς ἑαυτῶν ἔχει φύσεως, ὥστε καὶ τῶν ψυχόντων φαρ-
μάκων ὅσα (43) μέν ἐστι παχυμερῆ δάκνειν οὐ δύναται, μὴ
φθάνοντά γε διαδύεσθαι τὴν ἔξωθεν τοῦ δέρματος ἐπιφά-
νειαν. ὅσα δὲ λεπτομερῆ καὶ διαδύεται ῥᾳδίως καὶ πρὸς τὸ

pharmacum, ut aut flamma aut pruna aut fervens aqua,
imo ut fit vel calidiffimum, omnino tamen plurimum ab il-
lis vincitur. Procedit autem ad uftionem usque medica-
mentorum caliditas, ubi videlicet in craffa confiftit effentia,
quae vero tenuium partium funt calida, nonnunquam omni-
no non mordant, fed calefaciunt duntaxat. Eft autem
ubi et mordicent, non tamen urant. Cap. III. Sed quid tenuium partium quidve craffa-
rum effe intelligamus, commemorare oportet. Nempe quae
celeriter in tenuia folvuntur, tenuium appellantur partium,
at quae id perpeti nequeunt, craffarum. Quod ergo ea fol-
vantur, calor qui eft in animantis corpore, cui unumquod-
que applicari contingit, in caufa eft, quod autem in tenues
craffasve partes comminuantur, id a fua ipforum natura ob-
tinent. Quocirca refrigerantium medicamentorum ea quae
craffarum funt partium mordicare nequeunt, utpote quae
extimam cutis fuperficiem penetrare non valeant. At quae
tenuium funt partium, et perfacile penetrare poffunt et in

Ed. Chart. XIII. [88.]   Ed. Baf. II. (43.)

βάθος ἐξικνεῖται καὶ δάκνει τὰ μαλακὰ τοῦ ζώου μόρια, μᾶλλον δ᾽ ἔτι δάκνει τὰ λεπτομερῆ τε ἅμα καὶ ταῖς κράσεσιν ἀνώμαλα. δέδεικται δ᾽ ἐν τοῖς πρόσθεν ὡς σχεδὸν ἅπαντά ἐστιν ἀνώμαλα. ἢ γὰρ ἀδύνατον, ἢ πάνυ χαλεπὸν ἐξευρεῖν οὐσίαν ἠντιαοῦν ἀκριβῶς ὁμοιομερῆ. τὸν γοῦν οἶνον ἐλέγομεν ἓν μὲν ἔχειν ἐν αὐτῷ περίττωμα παχυμερὲς, ἐξ οὗ τῷ χρόνῳ διακρινομένου τε καὶ καταφερομένου συνίστασθαι τὴν τρύγα. ἕτερον δ᾽, ὅπερ ἄνθος ὀνομάζεται, κατὰ μὲν τὸν τῆς ζέσεως χρόνον πολάζον, ὕστερον δ᾽ εἰς τὴν τρύγα καταφερόμενον. ἄλλο δὲ τρίτον ὑδατῶδες, ἀναμεμιγμένον ἅπαντι τῷ οἴνῳ, οὗ καὶ τὴν ζέσιν εἶναι πρῶτον καὶ μάλιστα. τέταρτον δ᾽ ἐπὶ τούτοις ἐστὶν αὐτὸς ὁ ὄντως οἶνος. δέδεικται δ᾽ ὡς καὶ κατὰ τοὔλαιον καὶ τὸ γάλα καὶ τοὺς ἄλλους ἅπαντας χυλοὺς ὁμοία φύσις ἐστὶ περιττωμάτων, ἔτι δὲ μᾶλλον ἐν ὅλοις τοῖς μεταλλευομένοις ἅπασιν. ὧν ἀναμνησθέντας χρὴ νῦν ἐπισκέψασθαι περὶ τῶν φαρμάκων ἁπάντων, καὶ πρῶτον μὲν φυλάξασθαι παθεῖν ὅπερ οἱ πλεῖστοι τῶν τὰ τοιαῦτα ζητη-

profundum fubeuntia, molles animantis partes mordicant. Mordicant etiam magis, quae quum tenuium fint partium, infuper inaequabilem obtinent temperiem. Sed fupra demonftratum eft inaequabilia effe propemodum omnia, quippe aut impoffibile eft aut perdifficile ullam invenire fubftantiam quae adamuffim fimilarium fit partium. Vinum namque diximus unum quidem habere in fe recrementum craffarum partium, unde, dum temporis fpatio fecernitur ferturque deorfum, faex confiftit, aliud vero fecundum, quod florem nuncupant, quod dum vinum fervet, fupernatat, fed poftea ad faeces fubfidit, tertium aqueum, quod toti vino permixtum eft, hoc primario potiffimumque fervet, quartum praeter haec eft ipfum revera vinum. Oftenfum vero etiam eft quod tum in oleo tum in lacte tum in aliis omnibus fuccis eadem fit recrementorum natura, multoque magis in totis plantis metallicisque omnibus. Quae memoria tenentes nunc tempeftivum eft de medicamentis omnibus confiderare. Ac primum omnium cavendum eft ne no-

ΤΩΝ ΑΠΛΩΝ ΦΑΡΜΑΚΩΝ ΒΙΒΛΙΟΝ Δ. 629

Ed. Chart. XIII. [88.]   Ed. Baſ. II. (43.)

σάντων ἔπαθον. ὡς γὰρ ὁμοιομερῶν ἁπάντων ὄντων, οὕτω
ποιοῦνται τὸν λόγον, οὐ συγχωροῦντες οὔτε τὸν οἶνον
οὔτε τοὔλαιον οὔτε τῶν ἄλλων οὐδὲν ἐκ διαφερόντων ταῖς
δυνάμεσι συγκεῖσθαι μορίων, ἔτι δὲ τούτων μᾶλλον ἐπὶ
ὄξους θαυμάζουσιν εἰ τολμῶμεν αὐτὸ λέγειν, ἀπολωλεκέναι
μὲν τὴν ἔμφυτον τοῦ οἴνου θερμότητα, τὴν δ᾽ ἐκ σήψεως
ἔχειν, ὅπερ δὴ καὶ Ἀριστοτέλει καὶ Θεοφράστῳ δοκεῖ. τὰ
μὲν γὰρ οἰνώδη μόρια τοῦ οἴνου κατὰ τὴν εἰς ὄξος μετα·
βολὴν ἀποψύχεται, τὸ δ᾽ ὑδατῶδες περίττωμα σηπόμενον
ἐπίκτητόν τινα ἴσχει θερμότητα, ὥσπερ καὶ τἄλλα πάντα
τὰ σαπέντα. καὶ γίγνεται σύνθετόν τι τὸ ὄξος ἐξ ἐναν-
τιωτάτων ταῖς δυνάμεσι μορίων, τῶν μὲν ἀπεψυγμένων, τῶν
δὲ θερμῶν, ὥσπερ αἱ τῶν κανθέντων ξύλων τέφραι πᾶσαι.
καὶ γὰρ ἐν ἐκείναις τὸ μὲν οἷον ἐμπύρευμα κατὰ μικρὰ
μόρια παρέσπαρται, καὶ τοῦτο μὲν ἱκανῶς ἐστι θερμὸν, τὸ
δ᾽ ἄλλο πᾶν γεῶδές τε καὶ ψυχρόν. καὶ διὰ τοῦτο ἐπειδὰν
ὕδατι βραχεῖσα τέφρα διὰ τινῶν σωμάτων ἀραιῶν συμμέ-
τρως ἠθεῖται, συναποφέρεται μὲν ἐν τῷδε τὰ θερμὰ καὶ

bis quoque quod plerisque omnibus qui talia ſcrutantur
accidat. Nam quaſi omnia ſimilarium forent partium, ita
differunt, nec concedunt neque vinum neque oleum neque
reliquorum ullum ex diverſis facultate partibus conſiſtere,
imo multo magis mirantur, ſi de aceto audeamus dicere
ipſum ingenitam vini caliditatem perdidiſſe, caeterum ex
putredine aliam adeptum, cujus ſane ſententiae eſt tum Ari-
ſtoteles tum Theophraſtus. Nam vinolae vini partes, dum
ipſum in acetum tranſit, refrigerantur, at aqueum re-
crementum putreſcens adſcititiam caliditatem obtinet, velut
caetera omnia quae putreſcunt, fitque acetum quiddam ex
contrariae facultatis partibus compoſitum, partim refrige-
rantibus partim calidis, ſicuti uſtorum lignorum omnes
cineres. Etenim in illis aliquid velut ſomes quidam igneus
per exiguas partes diſperſum eſt, quod et valde calidum eſt,
reliquum omne tum terreum eſt tum frigidum. Iccirco
quum cinis aqua maceratur, ac per quaedam corpora mo-
dice rara colatur, fit ut calidae acresque partes una feran-

δριμέα μόρια, τὸ δ᾽ ὑπόλοιπον [89] οὐκέτι θερμόν ἐστιν,
ἐναποθέμενον τῷ ὕδατι τὰ πυρώδη μόρια. καλοῦσι δὲ τὸ
τοιοῦτον ὕδωρ οἱ ἄνθρωποι κονίαν, ἀνάλογον τῇ θαλάττῃ
καὶ ἅλμῃ, διαθέσεως καὶ γενέσεως ἕνεκα καὶ δυνάμεως. ἐκεῖνα
μὲν γὰρ ἐξ ὕδατος καὶ ἁλῶν σύγκειται, τὸ δὲ περιπλῦνον ὕδωρ
τὴν τέφραν σύνθετον ἐξ αὐτοῦ καὶ ὧν ἐπηνέγκατο μορίων
γενόμενον οὕτως ἀπειργάσατο τὴν ὀνομαζομένην κονίαν, ἣν
εἰ μὴ φθάνοντες ἐγινώσκομεν, ὡς ἐξ ὕδατός τε καὶ τῶν αἰθα-
λωδῶν μορίων τῆς τέφρας ἐγένετο, τάχ᾽ ἂν ὑπελαμβάνομεν
ἁπλοῦν καὶ ἀσύνθετον ὑπάρχειν σῶμα. τοιοῦτον γάρ τι κἀπὶ
τοῦ ὄξους πεπόνθαμεν, οὐ δυνάμενοι δι᾽ αἰσθήσεως ἰδεῖν
αὐτοῦ τὴν γένεσιν, ἀπιστοῦμεν τῷ λόγῳ· ἀλλ᾽ εἰ μηδὲν ἄλλο,
τὴν γοῦν τῆς ὄμφακος διαφορὰν πρὸς αὐτὸ κατανοήσαντες
δίκαιοι πιστεύειν ἐσόμεθα ὡς οὐκ ὀξὺς μόνον, ἀλλὰ δριμύς
τις ἕτερος ἀναμέμικται χυμὸς αὐτῷ, καὶ διὰ τοῦτο τελέως ὁ
τῆς ὄμφακος ἐμψύχει χυλός, ὥστε καὶ πρὸς καῦσον ἄκρως
ἁρμόττει, κατὰ τοῦ στόματος τῆς γαστρὸς ἢ τῶν ὑποχονδρίων
ὅλων ἐπιτιθέμενος, καὶ πρὸς ἅπαν ὅ τι περ ἂν ἐμψύξαι βου-

tur; reliquum quod eſt, non amplius calidum eſt, nempe
quod igneas ſuas particulas in aquam depoſuerit. Vocant
eam aquam homines lixivium, idque proportione quadam
aquae marinae et muriae, dispoſitionis, generationis et fa-
cultatis ergo reſpondet, illa enim ex aqua ſaleque conſtant,
at aqua quae cinerem abluit, tum ex ipſa tum ex partibus
quas ſecum rapuit, compoſita, hoc pacto effecit nominatum
lixivium, quod niſi antea ſcias ex aqua ac fuliginoſis cine-
ris partibus effectum, forſitan ſimplex et incompoſitum eſſe
corpus exiſtimes. Ejusmodi quiddam in aceto nobis eve-
nit. Nam quum nequeamus ſenſu cernere ipſius genera-
tionem, rationi diffidimus. Caeterum ſi nihil aliud, ſaltem
conſiderantes omphacis cum eo differentiam, aequum eſſe
credere ſciemus, quod non acidus modo, ſed et acris qui-
dam alius ei permixtus ſit ſapor. Quamobrem perfecte
omphacis ſuccus refrigerat, hinc eſt quod ſumme ardori-
bus profit, ſive ori ventris impoſitum ſive totis hypochon-
driis ſive cuilibet alii quod refrigerare libeat. Secus vero

Ed. Chart. XIII. [89.]   Ed. Baf. II. (43.)

ληθῶμεν, οὐχ ὁμοίως δ᾽ ὄξος. οὐ γὰρ ἀκριβῶς ἓν οὐδ᾽ ὀξὺ
μόνον ἐστὶν, ἀλλὰ καὶ δριμύ. τὸ μὲν οὖν ὀξὺ μόνον ὅ τι
περ ἂν ᾖ ψυχρὸν πάντως ἐστὶν εἴτ᾽ οὖν ἄπιος, εἴτε μῆλον,
εἴτε ῥοῦς, εἴτε ὁ ἀπὸ τῶν βάτων καρπὸς, εἴτε ὁ ἀπὸ τῆς
μορέας, εἴθ᾽ ὁ ἀπὸ τῆς ῥοιᾶς, εἴθ᾽ ὅστις οὖν ἄλλος ἢ
καρπὸς, ἢ χυλὸς, ἢ φυτὸν, ὡς ὀξυλάπαθον καὶ ὀξαλὶς, ἣν
δὴ καὶ ὀξύδα προσαγορεύουσιν. ἂν γάρ σοι γευομένῳ σφο-
δρὰ μὲν καὶ σαφὴς ἡ ὀξύτης ἐν αὐτῷ καταφαίνηται, μηδὲν
δ᾽ ἐμφαίνηται δριμύτητος, πάντως τοῦτον εὑρήσεις ἐμψύ-
χοντα τὸν χυμὸν, καὶ χρῶ θαῤῥῶν, εἴτε πρὸς καῦσον ἐθέ-
λοις χρῆσθαι καθ᾽ ὑποχονδρίων ἐπιτιθεὶς, εἴτε πρὸς ἐρυ-
σίπελας, εἴτε πρὸς ἄλλο τι πάθος θερμόν. ὡσαύτως δὲ
καὶ τὰ ψυχρὰ πάντα νοσήματα βλαπτόμενα πρὸς αὐτοῦ
σαφῶς εὑρήσεις. ὅταν δ᾽ ἐπίμηκτος ᾖ ποιότης φαίνηταί
σοι, μετὰ μὲν δριμύτητος καὶ ὑποτοπεῖσθαι χρὴ θερμό-
τητα, μετὰ δὲ στύψεως ἕτερόν τι γένος ψυχρότητος. ἡ
μὲν γὰρ ὀξεῖα ψυχρότης λεπτομερὴς, ἡ δὲ στύφουσα πα-
χυμερής.

habet acetum, nec enim ad unguem unum eſt, neque tan-
tum acidum, ſed et acris alius quidam ei ſapor permixtus
eſt. Itaque quod tantum eſt acidum, quicquid id ſuerit,
plane frigidum eſt, ſive pyrum, ſive malum, ſive acinus uvae,
ſive rubi, ſive ipſius mori, ſive fructus mali punici, ſive
quivis alius tum fructus tum ſuccus tum planta, ut oxyla-
pathum et oxalis, quam eandem oxyda quoque nominant.
Quippe ſi guſtanti vehemens atque manifeſta illi ineſſe aci-
ditas appareat, nec quicquam prae ſe ferat acrimoniae, omni-
no hunc ſuccum refrigerantem reperies; quin confidenter
utitor, ſive ad ardores uti conſilium eſt hypochondriis im-
poſito, ſive ad eryſipelas, ſive ad alium affectum calidum.
Similiter quoque frigidos morbos ab eo omnes palam laedi
comperies. Porro ubi mixta tibi qualitas appareat cum
acrimonia, conjiciendum eſt caliditatem quoque ineſſe, ſin
juncta ſit aſtrictio, aliud eſt frigiditatis genus; nam acida fri-
giditas tenuium eſt partium, at adſtringens craſſarum.

632 ΓΑΛΗΝΟΥ ΠΕΡΙ ΚΡΑΣ. ΚΑΙ ΔΥΝΑΜΕΩΣ

Ed. Chart. XIII. [89.]   Ed. Baf. II. (43.)

Κεφ. δ'. Ἀλλὰ τούτων μὲν ὀλίγον ὕστερον ἐροῦμεν
τὰς πίστεις. ὃ δὲ χρὴ πρότερον συμβουλεῦσαι τοῖς τὰ τοιαῦτα
χωρὶς ἀλαζονείας σοφιστικῆς αὐτῆς ἕνεκεν τῆς ἀληθείας
ἐπισκοπουμένοις, ἤδη μοι καιρὸς εἰπεῖν, ὡς οὐ χρὴ μόνῳ τῷ
λόγῳ γεγυμνάσθαι δι' ὧν ἀεὶ παρακελεύομαι μεθόδων λογι-
κῶν, ἃς ἐν τοῖς περὶ τῶν ἀποδείξεων ὑπομνήμασιν εἶπον,
ἀλλὰ καὶ τὴν αἴσθησιν τὴν γευστικὴν ἐπὶ τῶν χυμῶν γυμνά-
ζειν ἐπιμελῶς, ἀρχομένους ἀπὸ τῶν ἐναργεστάτην ἐχόντων
ἥντιναοῦν ποιότητα μίαν. εἰ μὲν τὴν δριμύτητα κατανοῆσαι
σαφῶς ἐθέλοις, ἐπὶ σκορόδου καὶ κρομμύου καὶ τῶν ὁμοίων
αὐτοῖς, ἀπογευόμενός τε συνεχῶς καὶ διαμασώμενον ἐπὶ
πλεῖστον καὶ τὴν μνήμην πειρώμενον ἀκριβῶς παρατίθεσθαι
τοῦ γιγνομένου πάθους τὴν αἴσθησιν· εἰ δὲ τὴν στύψιν, ἐπὶ
κικίδος τε καὶ ῥοῦ καὶ τῶν ὁμοίων· εἰ δὲ τὴν πικρότητα,
νίτρου καὶ χολῆς γευόμενον· εἰ δὲ τὴν γλυκύτητα, σιραίου
καὶ μέλιτος, ἔτι δὲ πρὸς τούτοις εἴτ' οὖν ἄποιον ἐθέλοις
εἴτε μέσον ἐν ποιότητι τῇ πρὸς τὴν γεῦσιν ὑπολαμβάνειν, τὸ

Cap. IV.   Sed horum paulo poſt probationes affere-
mus in medium. At quod prius conſilium dari oportet iis,
qui talia absque ſophiſtica arrogantia, imo unius veritatis
gratia ſcrutantur, id nunc tempeſtivum eſt expromere,
nempe quod non ſola ratione exerceri per eas methodos
logicas, ad quas nunquam hortari deſino, quasque in com-
mentariis de demonſtratione tradidi, ſed etiam guſtandi
exercere ſenſum in ſaporibus oporteat, principioque in iis
exquirendis ſolicitos eſſe, quae unam quampiam habeant
qualitatem manifeſtiſſimam. Ut ſi acrimoniam cogitatione
complecti clare velis, id in allio, caepis et quae ipſis ſimilia
ſunt, efficies, aſſidue guſtando plurimumque dentibus man-
dendo, tum ita longo uſu paſſionis exiſtentis ſenſum memo-
riae diligenter mandando atque infigendo. Sin adſtrictio-
nem, in galla, rhu et ſimilibus. Si vero amarorem, nitri
ſelliſque guſtu. Sin autem dulcedinem, guſtu ſiraei et mel-
lis. Ad haec ſive inſipidum, ſive qualitate, quod ad gu-
ſtum attineat, medium voles comprehendere, aquam guſtare

Ed. Chart. XIII. [89. 90.]   Ed. Baf. II. (43.)

ὕδωρ ἀξιῶ σε καὶ τούτου γευσάμενον, ἀκριβῶς ἔχειν ἐν τῇ
μνήμῃ, καὶ μάλιστά γε τοῦ μηδεμίαν ὧν νῦν εἴρηκα ἐμφαί-
νοντος ποιότητα, μήτε γλυκύτητα μήτε δριμύτητα μήτ᾽
ὀξύτητα μήτε πικρότητα, καὶ πρὸς τούτοις ἔτι [90] μήθ᾽
ἱκανῶς θερμοῦ μήθ᾽ ὑπερβαλλόντως ψυχροῦ. ἐντεῦθεν γὰρ
ὁρμώμενος ἑτοιμότερον ἐπί τε τὴν τῶν ἄλλων ἁπάντων
ἀμυδρῶν χυμῶν ἀφίξῃ διάγνωσιν ἐπί τε τὴν τῶν ὡς ἐγὼ
μέν φημι γλυκέων, ὡς δ᾽ ἄλλοι τινὲς, ὑδατωδῶν, οἷος ὅ τε
τῶν καλάμων ἐστὶ τῶν χλωρῶν καὶ ἀγρώστεως καὶ προσέτι
πυρῶν καὶ κριθῶν καὶ ζειῶν καὶ ἄλλων πολλῶν, ὧν καὶ
Θεόφραστος μέμνηται, ζητῶν εἴτ᾽ εἴδη πλείονα θετεον ἐστὶν
τῶν γλυκέων χυμῶν, εἴτε τῷ μᾶλλόν τε καὶ ἧττον αὐτοὺς
ὑποληπτέον διαφέρειν ἀλλήλων. ἀλλὰ περὶ μὲν τούτων αὖθις
διαιρήσομαι.

    Κεφ. έ. Ὁποίαν δ᾽ ἄν σοι τὸ ἀποιότατον ὕδωρ
αἴσθησιν παράσχῃ, τοιαύτην ὅταν ἔν τινι τῶν ξηρῶν εὑρίσ-
κῃς, ἔξω δηλονότι πάσης τὸ τοιοῦτον θερμότητός τε καὶ
ψυχρότητος ἐπιφανοῦς ἐστι, μέσην ὡς οἷόν τε μάλιστα κατά-

jubeo, et hanc ubi guftaveris, diligenter memoriae commen-
dare eamque potiffimum, quae nullam dictarum praeferat
qualitatum, neque dulcedinem neque amarorem neque acri-
moniam neque aciditatem, praeter haec, quae neque fupra
modum fit aut calida aut frigida. Nam hinc exorfus
promptius et ad aliorum obfcurorum omnium faporum agni-
tionem pervenies, et ad eorum quos ego quidem dulces, alii
vero quidam aqueos appellitant, qualis utique eft calamo-
rum viridium et graminis, ad haec tritici, hordei, zeae,
aliorumque multorum quae Theophraftus recenfet, inqui-
rens an plures fint ponendae dulcium faporum fpecies, an
vero in majoris tantum ac minoris inter fe differre ratione
exiftimandi fint. Sed de his alibi definiam.

    Cap. V. Porro fi qualem praebet fenfum aqua
plane qualitatis omnis expers, talem in re ficca invenias, ea
nimirum extra omnem eft infignem tum caliditatem tum fri-
giditatem, mediam quoad fieri queat conftitutionem obti-

Ed. Chart. XIII. [90.]   Baf. II. (43. 44.)
στάσιν ἔχον, ἢ καὶ μικρόν τι ῥέπον ἐπὶ τὸ ψυχρόν. ἀλλ'
εἴπερ οὕτως ἔχον ἐν τῇ κατὰ θερμότητα καὶ ψυχρότητα δια-
φορᾷ ξηρὸν εἴη τὴν σύστασιν, ἀνάγκη γεῶδες ὑπάρχειν αὐτὸ
καὶ ξηραίνειν ἀδήκτως. ὀνομάζεται δὲ πρὸς τῶν ἰατρῶν
ἅπαντα τὰ τοιαῦτα τῶν φαρμάκων ἐμπλαστικὰ, καθάπερ τὰ
πλεῖστα τῶν ἀκριβῶς πεπλυμένων, ἄμυλος, πομφόλυξ καὶ
ψιμμύθιον καὶ τίτανος καὶ καδμεία καὶ γῆ ἡ Κρητικὴ καὶ
Κιμωλία καὶ χόνδρος καὶ Σάμιος ἀστὴρ καὶ ἡ τῶν γναφέων
γῆ, τῶν ἐμπλαστικῶν ἐστι φαρμάκων. τινὰ δ' ἐξ αὐτῶν οὐ
γεώδη μόνον, ἀλλὰ καὶ ὑδατώδη τὴν (44) φύσιν ἐστὶν, ἔνια
δὲ καὶ ἀέρα οὐκ ὀλίγον ἐν αὐτοῖς περιέχει, γλίσχρα μέντοι
ταῦτα πάντα καὶ διὰ τοῦτο ἐμπλαστικά.

Κεφ. στ'. Διττὴ γὰρ ἡ τῶν ἐμπλαστικῶν ἐστι φύσις,
ἡ μὲν ἑτέρα γεώδης ἀκριβῶς καὶ ξηρὰ, ἡ δ' ἑτέρα γλίσχρα
μὲν πάντως, μικτὴ δ' ἐξ ὕδατος καὶ γῆς καὶ τὰ πολλὰ καὶ
ἀέρος, ὥσπερ καὶ τοὔλαιον τὸ γλυκύ. λέλεκται δ' ἔμπροσθεν
ὁποῖον λέγω τὸ γλυκύ. τουτὶ μὲν οὖν ἐξ ἀερώδους τε ἅμα
καὶ γεώδους καὶ ὑδατώδους οὐσίας μέμικται· τὸ δὲ τοῦ ὠοῦ

nens, aut certe paulum ad frigidius declinans.   At fi talis
quum fit in caloris frigorisque differentia, infuper confi-
ftentiam nacta fit ficcam, terreftris fit ac citra morfum de-
ficcet necefle eft.   Appellitant ejus generis medicamenta
omnia medici emplaftica, velut pleraque quae exacte lota
funt, amylum, pompholyx, cerufla, calx, cadmeia, terra
Cretenfis, Cimolia, chondrus, Samius after et fullonum
terra ex emplafticis funt pharmacis.   Sunt vero ex eis
nonnulla non terrena folum, fed aquea natura. Quin etiam
quaedam non parum in fe aëris continent, omnia quidem
glutinofa ac proinde emplaftica.

Cap. VI.   Duplex fi quidem eft emplafticorum medi-
camentorum natura, altera exacte terrea et ficca, altera vi-
fcofa quidem omnino, fed ex aqua et terra et plerumque
etiam aëre mixta, ficut oleum dulce.   Dictum autem retro
eft quid dulce vocitem.   Ergo hoc ex aërea, terrea, aque-
aque fubftantia temperatum eft.   At ovi albumen ex iis-
dem quodammodo, fed magis tamen terrenum oleo eft.

λευκὸν ἐκ τῶν αὐτῶν μέν πως, γεωδέστερον δέ ἐστιν ἐλαίου,
καὶ μὲν δὴ καὶ τὸ τυρῶδες τοῦ γάλακτος ἐμπλαστικόν ἐστιν
καὶ ἡ τοῦ ὑὸς πιμελή. ταύρου μὲν γὰρ καὶ τράγου πιμελὴ
δριμύτητα πολλὴν ἔχει καὶ πυρά δη· βοὸς δὲ καὶ αἰγὸς ἧττον μὲν,
ἤδη δέ πως καὶ τούτων τὸ στέαρ δριμύ. καὶ γὰρ δὴ καὶ στέαρ
ὀνομάζεται τῶν τοιούτων ζώων ἡ πιμελή, διὰ τὸ πάχος. ἔτι
γὰρ οὐ θερμοτέρα μόνον, ἀλλὰ καὶ γεωδεστέρα τῆς τῶν ὑῶν.
χηνὸς δὲ καὶ ἀλεκτρυόνος ἐστὶ μὲν καὶ θερμοτέρα καὶ ξηρο-
τέρα τὴν τῶν ὑῶν, ἀλλὰ καὶ λεπτομερής τε καὶ ἥκιστα γεώ-
δης. οὕτω δὲ καὶ πάντων τῶν πτηνῶν, ὅτι καὶ ἡ οὐσία τοῦ
σώματος αὐτῶν οὐκ ὀλίγον ἔχει τὸ ἀερῶδες. ἀλλὰ περὶ μὲν
τούτων ἕτερος λόγος. ὅσαι δ᾽ οὖν πιμελαὶ μήπω δριμύτητά
τινα ἔχουσιν, ἐμπλαστικαὶ τῶν πόρων εἰσὶν, καὶ μᾶλλον αἱ
ξηρότεραι καὶ γεωδέστεραι. τοιοῦτος δ᾽ ἐστὶν καὶ ὁ πεπλυ-
μένος κηρός. ἀποτίθεται γὰρ καὶ αὐτὸς τὴν ἐκ τοῦ μέλιτος
δριμύτητα. [91] πρόδηλον δ᾽ ὡς οὐ περὶ τοῦ πικροῦ τῇ φύσει
κηροῦ λέγεται ταῦτα, καθάπερ ὁ Ποντικός ἐστιν. ἐφ᾽ ἁψιν-

Quin et quod lactis eſt caſeoſum, emplaſticum quoque eſt et
ſuillus adeps. Nam tauri ſane et hirci pinguedo acrimo-
niam et multam et igneam poſſidet, bovis autem capraeque
minus quidem, jam vero quodammodo et horum adeps
acris eſt, nam talium animantium pinguedo ob craſſitiem
adeps appellatur, eſt enim non calidior tantum, ſed et magis
terrena ſuum pinguedine, anſeris autem et gallinacei cali-
dior eſt pinguedo et ſiccior quam ſuum, quin et tenuium
partium et minimum terreſtris, ſicut et avium omnium,
quandoquidem et corporis ipſarum ſubſtantia non parum ha-
bet aëris. Sed de his alibi tractabitur. Quaecunque ergo
pinguedines nondum ullam nactae ſunt acrimoniam, empla-
ſticam et illinendi poros facultatem obtinent, eamque tanto
efficaciorem, quanto ſicciores magiſque terrenae fuerint.
Hujusmodi eſt cera elota, deponit ſiquidem et ipſa quam
habebat a melle acrimoniam. Satis vero conſtat haec a me
non dicta eſſe de cera, quae natura ſua amara eſt, qualis eſt
Pontica, ex abſinthio; namque ea amaritudinem obtinet, ac

Ed. Chart. XIII. [91.]   Ed. Baſ. II. (44.)

θίου γὰρ ἐκεῖνος ἔχει τὴν πικρότητα, καὶ εἰ πλύναις αὐτὸν
μυριάκις, οὐκ ἂν ἐκνίψαις τελέως τὴν πικρότητα. φυλάτ-
τεσθαι δὲ καὶ τὸν ἐκ δριμέος καὶ θυμώδους μέλιτος κηρὸν,
ὅταν ἄδηκτον ἀκριβῶς ἐθέλοις σκευάσαι φάρμακον. ἐπιτή-
δειος οὖν ὁ ἐξ ὑδατωδεστέρου καὶ ἥκιστα δριμέος μέλιτος
εἰς τὸ πλύνεσθαι.

Κεφ. ζ. Τὰ μὲν οὖν ἐμπλαστικὰ φάρμακα τοιαῦ-
τα. περὶ δὲ τῶν στυφόντων τε καὶ ὀξέων αὖθις ἐπάνειμι.
τὰ μὲν στύφοντα γεώδη μέν ἐστι καὶ παχυμερῆ ταῖς τῶν
ὄγκων συστάσεσι, ψυχρὰ δὲ ταῖς ποιότητι· τὰ δ᾽ ὀξέα
λεπτομερῆ μέν ἐστι τοῖς σώμασιν, ψυχρὰ δ᾽ ὡσαύτως τοῖς
στύφουσι. πίστις δ᾽ ὑπὲρ ἀμφοῖν διττὴ, κατὰ μὲν τὴν
αἴσθησιν ἐξ ἀπαγωγῆς, κατὰ δὲ τὸν λόγον ἐκ τῆς οὐσίας
αὐτῶν. εἰρήσεται δὲ προτέρα τῶν πίστεων ἡ σαφεστέρα
μὲν τοῖς πολλοῖς, ἀσθενεστέρα δ᾽ ὡς πρὸς ἀπόδειξιν ἐπι-
στημονικήν. οἱ ἀπὸ τῶν δένδρων καρποὶ πάντες, ὅσοι
γλυκεῖς ἡμῖν φαίνονται πεπανθέντες, ἄρτι γεννώμενοι στρυ-
φνοί τέ εἰσι καὶ ξηροὶ ταῖς συστάσεσι καὶ κατὰ τὴν τοῦ

ſi vel ſexcenties eam laverıs, prorſum tamen omnem ama-
rorem haud elueris. Fugienda vero etiam illa cera eſt,
quae ex acri et thymoſo melle conficitur, quum plane ab
omni mordacitate alienum praeparare voles medicamentum.
Quocirca ad lavandum idonea eſt quae ex melle facta eſt
tum aquoſiore tum minime mordaci.

Cap. .VII. Atque emplaſtica quidem medicamenta
ejusmodi ſunt, ſed ad acida aſtringentiaque revertor. Ad-
ſtringentia certe terrena ſunt et craſſa corporis conſiſtentia,
qualitate vero frigida, acida autem tenuitate pollent corporis,
ſed perinde ut aſtringentia refrigerant. Utrique gemina
probatio eſt, nempe ex ſenſu, quae ab inductione eſt, et
ex ratione, quae ex ſubſtantia eorum colligitur. Prior au-
tem probatio ea dicetur, quae vulgo quidem eſt apertior,
caeterum ad ſcientificam demonſtrationem minus habet vi-
rium. Arborum fructus quotquot nobis, ubi maturuerint,
dulces apparent, nuper enati acerbi ſiccique ſunt conſi-

γεννῶντος δένδρου φύσιν ἕκαστος, ὥς που καὶ Θεόφρα-
στος ἔλεγεν, ἐλαῖαι, σταφυλαὶ, μῆλα, ῥοιαὶ, μόρα, φοίνι-
κες, ἄπιοι. προϊόντες δὲ τῷ χρόνῳ γίγνονται μὲν ὑγρότε-
ροι, προσλαμβάνουσι δὲ ὀξύτητα τῇ στρυφνότητι, καὶ ταύτην
ἀποτιθέμενοι κατὰ βραχὺ γλυκεῖς αὖθις γίνονται τελειού-
μενοι. τινὲς δ᾽ οὐδ᾽ ἐπὶ τοῖς δένδροις, ἀλλ᾽ ἀφαιρούμενοι
μετὰ χρόνον ἀπολαμβάνουσι τὴν γλυκύτητα. ἄλλοι δέ τινες
οὐδὲ διὰ μέσης τῆς ὀξύτητος, ἀλλ᾽ ἄντικρυς ἀπὸ τῆς
στρυφνότητος ἐπὶ τὴν γλυκύτητα παραγίνονται, καθάπερ
καὶ ὁ τῆς ἐλαίας. καὶ μὴν ὅτι γε τῷ θερμῷ πέπτονται
πάντες δῆλον, ὅτι τε διττόν ἐστι τοῦτο, τὸ μὲν ἴδιον
ἔμφυτον ἑκάστου, τὸ δ᾽ ἔξωθεν μὲν ἀπὸ τοῦ ἡλίου, σύμ-
φυτον δὲ καὶ οἰκεῖον αὐτοῖς, εἴπερ μεμνήμεθα τῶν ὑπο-
κειμένων ἡμῖν ἀεὶ στοιχείων, ἴσμεν δήπου σαφῶς. ἀλλ᾽
εἴπερ στρυφνότεροι μέν εἰσι κατ᾽ ἀρχὰς, πεπαινόμενοι δὲ
γίνονται γλυκεῖα, ἐκ θερμασίας ἡ γλυκύτης αὐτοῖς ἐκ ψύ-
ξεως δὲ ἡ ὀξύτης τε καὶ στρυφνότης ὑπῆρξεν. ἐπεὶ δὲ καὶ

ſtentia, pro generantis arboris quisque natura, ceu quodam
ait loco Theophraſlus, olivae, uvae, mala punica, mora, pal-
mulae, pyra, at progreſſu temporis humidiores redduntur,
adjiciunt acerbitati aciditatem, quam ſenſim exuentes, poſtea
dum matureſcunt ac perficiuntur dulces evadunt. Sunt
qui non in arboribus, ſed poſtea quum decerpti conditique
aliquandiu ſuerint dulcedinem accipiunt. Alii ſunt, qui
non interveniente aciditate, ſed palam ab acerbitate in dul-
cedinem tranſeunt, ſicut olivae. Quin quod calido matu-
reſcunt coquunturque omnes, clarum eſt. Tum quod id
ipſum duplex ſit, alterum proprium et cuique ingeni-
tum, alterum externum, a ſole videlicet, ſed tamen na-
turae ipſorum conveniens ac familiare, ſi quidem me-
minimus quae nobis perpetuo propoſita ſunt elementa,
et ipſum utique clare cognovimus. Porro ſi, quum
initio acerbi eſſent, tempore matureſcentes dulceſcunt,
ſequitur ex calore ipſis provenire dulcedinem, acerbi-
tatem vero aciditatemque conſtitiſſe ex frigore. Quum

κᾀτ᾽ ἀρχὰς μὲν ἔτι ξυλώδεις, ὡς καὶ Θεόφραστος ἔλεγε,
ξηροί τέ εἰσιν ἅμα καὶ στρυφνοὶ, τὸ πλῆθος δ᾽ αὐτοὺς τῆς
ἐπιῤῥεούσης ὑγρότητος ὀξεῖς ἐργάζεται, πρόδηλον ὡς γεω-
δέστερος μέν ἐστιν ὁ στρυφνὸς χυμὸς, ὑγρότερος δ᾽ ὁ ὀξὺς,
ὥστε καὶ Πλάτων ὁρίζων ὀρθῶς ἔλεγεν· ὅσα τοιαῦτα τοῖς
χυλοῖς ἐμφέρεται γεώδη μόρια, κατατηκόμενα ταῦτα καὶ
συνάγοντα καὶ ἀποξηραίνοντα τὰ νοτερὰ τῶν τῆς γλώττης
αἰσθητικῶν μορίων· τραχύτερα μὲν ὄντα στρυφνὰ, ἧττον
δὲ τραχύνοντα αὐστηρὰ φαίνεται. καὶ ἡμεῖς δὲ πρὸς τού-
τοις, ὅτι καὶ ψυχρός ἐστιν τὴν κρᾶσιν ὁ τοιοῦτος χυμὸς
ὀρθῶς ἐροῦμεν. ἂν γὰρ γεώδης ᾖ μόνον, ἐμπλαστικός, οὐ
στρυφνὸς ἔσται, καί πως ὁ λόγος ἐπὶ τὴν οὐσίαν αὐτὴν
ἤδη μεταβὰς τῶν χυμῶν ἐπιστημονικῆς [92] ἀποδείξεως
ἅπτεται. εἰ γὰρ τῷ στρυφνῷ χυλῷ συνάγειν καὶ ξηραίνειν
καὶ τραχύνειν τὴν γλῶτταν ὑπάρχει σαφῶς, ἐδείχθη δ᾽ ἐν
τοῖς ἔμπροσθεν λόγοις ὑπὸ ψυχροῦ μόνου συνάγεσθαι καὶ
σφίγγεσθαι καὶ πιλεῖσθαι τὰ σώματα, πρόδηλον ὡς πάν-
τως ψυχρός ἐστιν ὁ στρυφνὸς χυμός· ἐπεὶ δὲ καὶ ἀνωμάλως

autem principio lignofi quum fint, ut et Theophraftus
dixit, ficci quoque fint fimulque acerbi, verum affluentis
poftea humoris copia acidos efficiat, palam eft faporem
acerbum magis effe terrenum, acidum autem magis hu-
midum.   Itaque et Plato recte definiit dicens.   Quae-
cunque partes ejusmodi in fuccis deferuntur terreftres,
eae liquefactae contrahunt atque exiccant humidas lin-
guae fenfibiles partes, ac fi exafperant, acerbae, fin
minus id faciant, aufterae apparent. Recte autem et nos
praeter haec dicemus frigidum effe temperie faporem ejus-
modi.   Nam fi terrenus fuiffet duntaxat, emplafticus, non
acerbus foret.   Jamque oratio quodammodo ad effentiam
ipfam transgreffa faporum, demonftrationem attingit fcien
tificam.   Quippe fi acerbo fapore manifefte linguam contra-
hi, ficcari afperarique contingit, oftenfumque fuperioribus
libris eft ab unico frigido contrahi denfarique corpora, li-
quet plane frigidum effe faporem acerbum. Quoniam porro

ξηραίνει, τούτῳ γὰρ ἦν τὸ τραχῦνον, εἴη ἂν πάντως καὶ γεώδης. ὁμαλῶς γὰρ ἅπαντα ὁ ὑδατώδης διεξέρχεται. ὑπάρ-χει γὰρ ἀχώριστον αὐτῷ, κἂν διασπασθῇ, τὸ πάλιν ἐνοῦσθαι, τῷ δὲ γεώδει σώματι τῷ κατὰ τοὺς χυμοὺς ἐμφερομένῳ καὶ τὸ διασπᾶσθαι μὲν ἤδη πάρεστιν, καὶ τὸ μηκέτι δὲ συνιέναι ῥᾳδίως ὑπάρχει. καὶ μέντοι καὶ τὸ τῆς αἰσθήσεως ἴδιον ἑκατέρου πάθους ἀναμνησθέντι σοι τοῖς αὐτοῖς μαρτυρήσει. ταχεῖα μὲν γὰρ ἡ τῶν ὀξέων χυμῶν διέξοδος ἐν τοῖς αἰσθητικοῖς σώμασι φαίνεται γιγνομένη, βραδεῖα δ᾽ ἡ τῶν στρυφνῶν. καὶ τὰ μὲν ὀξέα διὰ βάθους ἐνεργεῖν φαίνεται μᾶλλον, ἐπιπολῆς δὲ τὰ στρυφνά. ταῦτ᾽ οὖν ἅπαντα παχυμερῆ μὲν εἶναι ἐνδείκ-νυνται τὰ στρυφνὰ σώματα, λεπτομερῆ δὲ ὑπάρχειν τὰ ὀξέα. ταυτὶ μὲν οὖν ἱκανῶς ἀλλήλοις ὡμολόγηται, τά τ᾽ ἀπὸ τῆς οὐσίας αὐτῆς τῶν πραγμάτων εἰρημένα καὶ τὰ διὰ τῆς τῶν εὑρημένων κατὰ τὴν αἴσθησιν ἐπαγωγῆς· οὐδὲν δ᾽ ἂν εἴη χεῖρον ἔτι καὶ ταῦτα προσθεῖναι, μεμνημένους πάλιν κἀν-ταῦθα τῆς τῶν ὀνομάτων χρήσεως, ὡς στύφειν μὲν ἄμφω λέγεται, τό τ᾽ αὐστηρὸν καὶ τὸ στρυφνόν, ἐν δὲ τῷ μᾶλλον

inaequabiliter deſiccat, id eſt enim quod exaſperat, fuerit ſano omnino etiam terrenus. Siquidem aqueum corpus omnia aequabiliter penetrat atque pervadit, eique inſeparabile eſt, etiamſi divulſum ſit, ut rurſum uniatur, at terreno corpori, quod in ſaporibus defertur, jam antea ineſt divulſio, ſimul-que ut nunquam deinceps facile coëat. Quin ſi ejus recor-deris, quod utriusque ſingulatim paſſionis eſt proprium, iis-dem ipſum ſubſcribet ac teſtificabitur. Velox ſiquidem acidorum ſaporum tranſitus in ſentientibus partibus fieri conſpicitur, acerborum autem tardus, tum acida quidem in alto magis agere apparent, in ſuperficie autem acerba. Haec itaque omnia craſſarum eſſe partium acerba indicant, acida vero tenuium. Multum ergo inter ſe haec conveniunt, tum ea quae a rerum dicta ſunt eſſentia, tum ea quae per in-ductionem eorum, quae ſenſu ſunt inventa. Porro nihilo deterius fuerit mentionem rurſum de nominum uſu facien-tes, haec quoque adjicere, nempe quod utraque adſtringere dicantur, tum quae acerba ſunt tum quae auſtera, ſed in

καὶ ἧττον διαφέρει. καὶ μὴν καὶ ὅτι πολλαὶ τοῖς φαρμάκοις
ὑπάρχουσι ποιότητες οὐ διάφοροι μόνον, ἀλλὰ καὶ μαχόμε-
ναι πρὸς ἀλλήλας, ἐνίοτε δὲ καὶ παντάπασιν ὑπεναντίαι,
δέδεικται μὲν ἔμπροσθεν αὐτάρκως, ἄρξασθαι δ᾽ ἀπ᾽ αὐτοῦ
καὶ νῦν ἀναγκαῖον. εἰ μὲν γάρ σοι φαίνοιτο γευομένῳ καὶ
στρυφνὸν ἅμα καὶ δάκνον ταὐτὸ, τουτὶ μὲν ἀπολιπεῖν σε
κελεύσω τὸ φάρμακον, ἔρχεσθαι δ᾽ ἐπὶ τὸ στρυφνὸν ἄνευ
τοῦ δάκνειν. εἰ δὲ μηδ᾽ ὀξὺ φαίνοιτο, μηδὲ γλυκὺ, μηδὲ
πικρὸν, ἀλλ᾽ ὡς οἷόν τε μάλιστα μίαν ἔχον ἄμικτον ποιό-
τητα τὴν τῆς στύψεως, οὕτως ἤδη βασανίζειν αὐτὸ τῇ
πείρᾳ καθ᾽ ὃν πολλάκις ἔμπροσθεν ὑπεθέμην σοι τρόπον.
ἐὰν γὰρ ἅμα τό τε στύφειν ἔχῃ καὶ τὸ δάκνειν ἤ τινα
ἄλλην ἐναργῆ ποιότητα καὶ δύναμιν ἐπιμεμιγμένην τῇ στύ-
ψει, περιττὸν καὶ μάταιον εἰς πεῖραν ἄγειν τὸ τοιοῦτον
φάρμακον, ἐπειδὰν δοκιμάζῃς ἐνέργειαν στύψεως. ἄδηλον
γὰρ εἴτε διὰ τὴν στύψιν, εἴτε διά τινα τῶν ἀναμεμιγμένων
αὐτῇ ποιοτήτων, εἴτε καὶ δι᾽ ἀμφοτέρας ἐνήργησεν ὡδί
πως περὶ τὸ πλησιάζον αὐτῷ σῶμα. χαλκῖτις οὖν καὶ μίσυ

majoris minorisque ratione inter fe differant, tum quod
multae infint medicamentis qualitates, non diverfae tantum,
fed et pugnantes, atque interim etiam omnino fubcontrariae.
Id quod retro fatis oftenfum eft, caeterum ab eo nunc rur-
fus ordiri neceffe eft.   Nam fi guftanti tibi idem adftrin-
gens et mordax appareat, id miffum facias medicamentum
jubeo, atque illud quaeras quod absque mordacitate ad-
ftringat.   Ac fi neque acidum appareat, neque dulce, neque
amarum, fed quam fieri maxime poffit unam poffideat qua
litatem a mixtione alienam, nempe adftrictionem, ita deni-
que experientia examinabis, quomodo faepenumero facien-
dum ante propofui.   Sin adftringit fimul ac mordicat aut
aliam quamvis qualitatem feu facultatem adftrictioni jun-
ctam habeat, fruftra eft ac fupervacaneum, ubi adftrictionis
actionem explorare confilium eft, ad experimentum tale du-
cere pharmacum; incertum eft enim num ob adftrictionem
an ob aliam quampiam admixtarum illi qualitatum, an ob
utrasque, fic in corpore fibi applicato egerit. Etenim chal-

καὶ χάλκανθος καὶ λεπὶς χαλκοῦ καὶ σῶρυ, στύφοντά τε
ἅμα καὶ δάκνοντα, δρᾷ μὲν κατ᾽ ἀμφοτέρας τὰς ποιότη-
τας εἰς ἕκαστον τῶν ὁμιλούντων σωμάτων, οὐ μὴν διδάξαι
γε ἡμᾶς δύναται σαφῶς εἴτε διὰ τὴν στύψιν ἔχει (45) τὸ
καίειν, εἴτε διὰ τὴν δριμύτητα. καταλιπεῖν οὖν ἄμεινον
αὐτὰ καὶ γεύεσθαι πολλῶν ἐφεξῆς ἄλλων ἐπισκοπούμενον
εἰλικρινῆ στύψιν ἰδίᾳ καὶ καθ᾽ ἑαυτὴν ὡς οἷόν τ᾽ ἐστὶ μά-
λιστα, κἀπειδὰν τοιαύτην εὕρῃς, οὕτως ἤδη κρίνειν τὸ
φάρμακον αἷς πολλάκις ἔμπροσθεν ἤκουσας μεθόδοις, οἷον.
εἴ σοι γενομένῳ φαίνοιτο βαλαύστιον, ἢ κικὶς, ἢ κύτινος,
ἢ ὑποκυστὶς, ἢ στρύχνος, ἢ γλαύκιον, ἢ ἀκακία, ἢ ῥοῦ
χυλὸς, ἢ τι τοιοῦτον ἕτερον ἀκριβῶς μὲν εἶναι στρυφνὸν,
ἔκδηλον δ᾽ ἑτέραν ποιότητα μηδεμίαν ἔχον, ἐξετάζειν ἐπὶ
τῶν τοιούτων ἤδη καὶ βαπανίζειν ἀκριβῶς ἐνέργειαν στύ-
ψεως. ἡ δὲ ἐξέτασις, ὡς εἴρηται πολλάκις, ἐπί τε τῶν ἐν
ἀρίστῃ κατασκευῇ σωμάτων ἀκριβῶς ὑγιαινόντων, ἐπί τε
τῶν ἁπλῶν γινέσθω σοι παθῶν, ἤτοιν θερμῶν, ἢ ψυχρῶν,
ἢ ξηρῶν, ἢ ὑγρῶν. [93] εἰ μὲν γὰρ αὐτό τε τὸ ὑγιαῖνον

eitis, mily, chalcanthos, fori, aeris fquama, cum fimul ad-
ftringant et mordicent, fecundum utrasque qualitales in
quovis admotorum corporum actionem exerunt, nec tamen
docere nos aperte queunt, an ab adftriclione urendi vim
habeant, an ab acrimonia. Mittere itaque illa praeftiterit
et multa deinceps alia guftare, finceram feorfum adftrictio-
nem intuentem, ac quoad fieri poffit per fefe exiftentem,
ac ubi tandem quampiam repereris, ita denique medicamen-
tum judicare iis methodis quas fupra a me frequenter audi-
vifti. Utpote fi guftanti tibi balauftium, aut galla, aut cy-
tinus, aut hypocyftis, aut folanum, aut glaucium, aut acacia,
aut fuccus rhu, aut id genus aliud, exacte quidem effe ap-
pareat adftringens, nec ullam manifeftam habens aliam qua-
litatem, in hoc jam expendere ac diligenter explorare ad-
ftrictionis actionem oportet. Porro exploratio ipfa fieri,
ut faepe diximus, debet tum in optima corporum conftitu-
tione ad unguem fanorum, tum in fimplicibus affectibus
feu calidis feu frigidis, feu humidis feu ficcis. Nam fi cor-

642 ΓΑΛΗΝΟΥ ΠΕΡΙ ΚΡΑΣ. ΚΑΙ ΔΥΝΑΜΕΩΣ

Ed. Chart. XIII. [93.]   Ed. Baf. II. (45.)

σῶμα φαίνοιτο σαφῶς ἔμψυχον, ἐπί τε τῶν θερμῶν ἁρμόττει
παθῶν, ἐναργῆ δὲ καὶ αὐτῷ τῷ κάμνοντι τὴν ψυχρὰν προσ-
βάλλει ποιότητα, τολμᾷν ἤδη τι περὶ τῆς στύψεως ὡς ψυ-
χούσης ἀποφαίνεσθαι. εἰ δ᾽ ἔμπαλιν ἔχον εὑρίσκοιτο καὶ τῶν
ὑγιαινόντων σωμάτων ὑπ᾽ αὐτοῦ θερμαινομένων καὶ τῶν
θερμῶν νοσημάτων παροξυνομένων καὶ τῶν ψυχρῶν ὠφελου-
μένων οὐ ψύχειν, ἀλλὰ θερμαίνειν ἡγεῖσθαι χρὴ τὸ τοιοῦτον
φάρμακον. οὕτω δὲ καὶ περὶ τῶν δριμέων αὐτῶν καθ᾽ ἑαυτὰ
ποιεῖσθαι τὴν βάσανον, ἐπί τε κρόμμυον ἰόντα καὶ σκόρυδον
καὶ πέπερι καὶ πύρεθρον καὶ ζιγγίβερι καὶ στρούθιον, ἐλέ-
νιόν τε καὶ τίτανον. ὥσπερ γὰρ ὁ μίξας στρύχνου χυλῷ
πέπερι δοκιμάζειν οὐδέτερον αὐτῶν ἱκανός ἐστιν, οὕτως οὐδ᾽
ὁ τὰ πρὸς τῆς φύσεως μεμιγμένα. κατὰ δὲ τὸν αὐτὸν τρόπον
ἀξιῶ σε καὶ τὴν ὀξεῖαν ποιότητα καὶ τὴν πικρὰν καὶ τὴν γλυ-
κεῖαν ἐπισκέπτεσθαι σφοδρὰς καὶ μόνας ὡς οἷόν τ᾽ ἐστὶν
εἰς τὴν δοκιμασίαν ἄγοντα καὶ τῇ πείρᾳ τὰς δυνάμεις αὐτῶν
ἐξευρίσκοντα. τὸ δὲ πᾶν ὅ τι περ ἂν ἢ στρυφνὸν, ἢ αὐστηρὸν,
ἢ πικρὸν, ἄγειν εἰς πεῖραν, ὡς ἤτοι στρυφνότητος, ἢ αὐστη-

pus fanum manifefto refrigerare cernatur et calidis profit
affectibus et evidentem quoque laboranti ipfi frigidam af-
ferat qualitatem, audendum erit de adftrictione quod refri-
geret pronunciare, fin contra appareat, fanaque ab eo cor-
pora incalefcant et calidi affectus exafperentur frigidique
juventur, non refrigerare, fed excalefacere medicamentum
ejusmodi putandum eft. Eodem modo de acribus fumen-
dum experimentum in caepis, allio, pipere, pyrethro, zin-
zibere, ftruthio, helenio, calce. Etenim quemadmodum qui
folani fuccum piperi mifcuit, neutrum fatis explorare poteft,
fic nec quae a natura funt mixta. Eundem in modum con-
templandum de acida qualitate, de amara, de dulci cenfeo,
vehementes nimirum et quae quantum licet folae fint in
explorationem ducendo et experientia vires eorum fcru-
tando. Quippe quidvis te, quo modo fit aut acerbum aut
aufterum aut amarum, in experimentum ducere, tanquam
in eo acerbitatis, aufteritatis, vel amaroris facturum peri-
culum, plane abfurdum arbitror. Nam fi unam duntaxat

TΩN ΑΠΛΩΝ ΦΑΡΜΑΚΩΝ ΒΙΒΛΙΟΝ Δ. 643

ρότητος, ἢ πικρότητος ἐν αὐτῷ βάσανον ληψόμενον ἄτοπον
δεινῶς· εἰ γὰρ μιᾶς μόνης μετέχει ποιότητος, τὴν αὐτὴν τοῦ
φαρμάκου πεῖραν ἕξεις καὶ τῆς ποιότητος· εἰ δὲ πλειόνων,
ἐξ ἁπασῶν ἤδη δηλητότι μικτὴν ἐνέργειαν ἐνεργήσει τὸ φάρ-
μακον, ὥσθ᾽ ἡ τῆς μιᾶς τῆς κρινομένης ἔτ᾽ ἄδηλος μένει.
εἴπερ οὖν ὡς προείρηται χρὴ κρίνειν, οὐκ ὀρθῶς ὑπέλαβον
οἵ τε μηδ᾽ ὅλως ἀποφήνασθαί τι δυνατὸν εἶναι νομίσαντες
ὑπὲρ τῆς τῶν χυμῶν δυνάμεως, οἵ θ᾽ ἑτέρως τὴν κρίσιν ποιη-
σάμενοι. καὶ γὰρ ἀποφήνασθαί τι δυνατὸν ὑπὲρ αὐτῶν ἐστιν
καὶ τὴν κρίσιν οὐκ ἄλλως ἢ ὡς εἴρηται νῦν προσήκει ποιεῖ-
σθαι. εἰ μὲν οὖν ὅλως μηδὲν δεῖσθαι τῆς κατὰ τοὺς χυμοὺς
ἐπισκέψεως εἰρήκεισαν, ἐπειδὰν τὰς δυνάμεις τῶν φαρμάκων
ἐξετάζωμεν, ἐγχωρεῖ γὰρ καὶ χωρὶς τούτων ἐξευρίσκειν τῇ
πείρᾳ τὴν δύναμιν αὐτῶν, ἐπήνοουν ἂν μᾶλλον ἢ ἐμεμφόμην
αὐτούς. ἐπεὶ δ᾽ ὡς ὑπὲρ ἀναγκαίου μὲν, ἀγνώστου δὲ διέρχον-
ται, διχῇ μέμψασθαι τοὺς ἄνδρας δίκαιον, ὅτι τε τὸ μὴ ἀναγ-
καῖον ὑπέλαβον ὡς ἀναγκαῖον, ὅτι τε προαπέγνωσαν αὐτοῦ
τῆς εὑρέσεως. ἡ γάρ τοι κρίσις ἑκάστου τῶν φαρμάκων τῆς

qualitatem poſſideat, idem erit medicamenti ipſius et quali-
tatis experimentum, ſin multas, ex omnibus nimirum mix-
tam medicamentorum actionem edet, quare unius adhuc ejus,
quae in judicio veniebat actio obſcura et incerta perma-
net. Itaque ſi ut prius dictum eſt, judicare oporteat, non
recte ſenſerunt qui nihil prorſum pronunciari poſſe de ſa-
porum facultatibus exiſtimarunt, quique aliter judicium
ineundum cenſent, ſiquidem et de ipſis aliquid aſſeri poteſt,
nec judicium aliter quam nunc eſt dictum iniri conveniat.
Sane ſi id modo dixiſſent, plane opus non eſſe ſaporum con-
ſideratione, quum vires medicamentorum expendimus, nam
absque his medicamentorum vires experientia invenire licet,
laude illos potius quam vituperatione dignos putarem, ve-
rum ubi tanquam de re neceſſaria quidem illa, ſed incom-
prehenſibili diſſerunt, bis reprehendendos judico, tum quod
rem non neceſſariam habeant pro neceſſaria, tum quod con-
ſequi eam ſe poſſe deſperent. Nam facultatis medicamenti

δυνάμεως ἄνευ τῆς τῶν χυμῶν διαγνώσεως αὐτάρκως εὑρίσκεται τῇ πείρᾳ μόνῃ βασανιζομένῃ καθ' ὃν εἴρηκα μυριάκις ἤδη τρόπον. κἀγὼ νῦν, οὐχ ὡς οὐκ ἐνὸν ἄλλως ἐξευρεῖν τὰ ζητούμενον, ἀλλὰ διά τε τὸ πρὸς τὰς ἀρχὰς ἀκόλουθον, ἵν' ἐπιδείξαιμι πάντα τοῖς τῶν στοιχείων λογισμοῖς ἑπόμενα καὶ μηδὲν μηδαμόθι μαχόμενον, ἐξελέγξαιμί τε τοὺς ἅπαντα τὰ στύφοντα θερμαίνειν εἰπόντας, ἐπὶ τὸν περὶ τῶν χυμῶν ἀφικόμην λόγον. εὑρεθείη δ' ἄν τις αὐτοῦ καὶ χρεία πρὸς τὴν ἐνεστῶσαν ἡμῖν πραγματείαν. ἀλλὰ ταῦτα μὲν ὕστερον ἐπιδεῖξαι πειράσομαι· νυνὶ δὲ ἐπὶ τὸ προκείμενον ἐπάνειμι, παρακελεύομαί τε τῆς ἀληθείας ὀρεγομένοις, αὐτοῖς γενομένοις ἁπάντων τῶν στυφόντων, ὥσπερ ἡμεῖς ἐποιήσαμεν, ὅταν εὕρωσιν ἀκριβῶς κατά τι σῶμα τὴν στύψιν, ἄμικτον ὡς οἷόν τε μάλιστα τῶν ἄλλων ποιοτήτων, τηνικαῦτα διὰ τῆς πείρας ἐξετάζειν εἴτε θερμὸν, εἴτε ψυχρὸν, εἴτε ξηρὸν, εἴτε ὑγρὸν ὑπάρχει τὸ τοιοῦτον σῶμα. τουτὶ μὲν οὖν ἕκαστος, ἄν περ σωφρονῇ, ποιήσει καταμόνας αὐτός. ἐμοὶ δ' ἀναγκαῖον ἴσως

cujusvis judicium abunde citra faporum dignotionem fola reperitur experientia eum in modum habita, quem fexcenties jam antea pofui. Atque ego fane non, quafi aliter inveniri quod inveftigatur non poffet ad fermonem de faporibus defcendi, fed partim propter eam, quae ad principia eft, fequelam, ut videlicet oftenderem omnia ad alimentorum rationes confequi, nec quicquam usquam inveniri pugnans, partim vero etiam ut illos coarguerem, qui adftringentia omnia excalefacere contendunt. Quinimo fuerit etiam nonnullus ejus ad praefens negocium ufus. Sed haec poftea monftrare conabor. At nunc ad rem propofitam revertor et hortor qui veritatis funt amatores, ut ipfimet adftringentia omnia deguftent, uti nos fecimus, ac ubi invenerint aliquo in corpore perfectam adftrictionem, quoad liceat, ab aliarum qualitatum mixtione alienam, tum denique experientia expendere tentent, frigidum fit an calidum, humidum an ficcum, corpus ejusmodi. Sed hoc quisquis fapiet feorfum ipfe faciet. Ego vero, ut aliquid de mea

ἀποφαίνεσθαί τι περὶ τῆς ἐμαυτοῦ πείρας ἐν μὲν τῷ νῦν
ἐνεστῶτι λόγῳ καθόλου, κατὰ μέρος δὲ διὰ τῶν ἑξῆς ὑπο-
μνημάτων. εἴη δ᾽ ἂν ὁ μὲν καθόλου λόγος ὑπὲρ ἁπάντων
τοιόσδε. [94] Πᾶν στῦφον σῶμα, τό γε τῶν ἄλλων καθα-
ρεῦον, ὥσπερ πρὸς τὴν αἴσθησιν ποιοτήτων, εὗρον ἀεὶ πειρώ-
μενος ψυχρόν. ἤδη δὲ καὶ τῶν ἐπιμίκτων ταῖς ποιότησιν ἔνια,
τά τε μετρίως γλυκέα καὶ πικρὰ καὶ δριμέα, σαφῶς εὑρέθη
ψύχοντα, κρατούσης γὰρ ἐν αὐτοῖς δηλονότι τῆς τοῦ στύφειν
τε καὶ ψύχειν δυνάμεως, ὡς ἀμαυροῦσθαι τὰς ἄλλας. κατὰ
δὲ τὸν αὐτὸν λόγον καὶ τὰ ὀξέα πάντα, τά θ᾽ ἁπλῶς ὀξέα,
καθάπερ ὀξαλίδα καὶ ὀξυλάπαθον, ἔνιά τε τῶν ἐπιμίκτων
ἑτέραις ποιότησιν, ἤτοι γλυκείαις ἢ δριμείαις ἢ πικραῖς, οὐδὲν
ἧττον εὑρίσκεται ψύχοντα καὶ ῥοιαὶ καὶ μῆλα καὶ κοκύμηλα
καὶ σταφυλαὶ καὶ σῦκα καὶ συκάμινα καὶ κεράσια καὶ αὐτὸ
τὸ ὄξος. ἀλλὰ τούτῳ μὲν, ὡς εἴρηται πρόσθεν, ἐπιμέμικταί
τις δριμύτης, ταῖς δ᾽ ὀπώραις γλυκύτητές τε καὶ στρυφνότη-
τες, καί τισιν αὐτῶν καὶ πικρότητες ἀμυδραί. καὶ μέντοι καὶ

afferam pronunciemque, experientia fortaffis neceffarium
fuerit, atque in hoc quidem libro in genere, fingillatim au-
tem in commentariis fequentibus. Fuerit autem generalis
de omnibus fermo ejusmodi. Corpus omne adftringens ab
aliis, quod fenfu animadverti poffet, qualitatibus fincerum
perpetuo comperi experiendo refrigerare. Quin etiam non-
nulla ex iis, quae qualitatibus mixta erant, nempe quae mo-
dice dulcia, aut amara, aut acria, aperte quoque refrigeran-
tia reperi, fcilicet quum in eis adftringendi refrigerandique
facultas ita vincerent, ut alias obfcurarent. Eadem ratione
acida univerfa, tum ea quae fimpliciter acida effent, ficut
oxalida et oxylapathum, tum mixtis quoque aliis qualitati-
bus quaedam five dulcibus, five acribus, five amaris, nihilo
fecius refrigerantia expertus fum, qualia funt mala punica,
mala, pruna, uvae, mora, ficus, cerafa, ipfumque adeo ace-
tum. Sed huic, ut fupra dictum eft, permixta eft quaedam
acrimonia, fructibus autem dulcedines quaedam et acerbi-
tates, quibusdam vero etiam amarores quidam obfcuri ac

Ed. Chart. XIII. [94.]   Ed. Baf. II. (45.)

ὅσα στύφει τε ἅμα καὶ ὀξέα ταῖς ποιότησίν ἐστιν, ἅπαντα
καὶ ταῦτά μοι εὑρέθη πειρωμένῳ σαφῶς ψύχοντα· τὰ δὲ
γλυκέα μόνον ἅπαντα κατὰ τὸ ποσὸν τῆς γλυκύτητος εὐθὺς
καὶ τῆς θερμότητος μετέχειν, ὥστ᾽ οὐδὲν μὲν τῶν λίαν γλυ-
κέων ψυχρόν· εἴη δ᾽ ἄν τι καὶ μετρίως γλυκὺ ψυχρὸν, ἐπειδὰν
τὸ πλεῖστον αὐτοῦ τῆς τοῦ σώματος οὐσίας ὑδατῶδες ᾖ, οὐ
μὴν οὕτω γε ψυχρὸν, ὡς τὸ στρυφνὸν ἱκανῶς ἢ τὸ ὀξὺ, ἀλλ᾽
ὡς καὶ πρόσθεν που λέλεκται περὶ τῶν χλιαρᾶς θερμασίας
μετεχόντων. καὶ τὰ πικρά γε πάντα θερμὰ, καθάπερ ἥ τε
χολὴ καὶ τὸ νίτρον καὶ οἱ πάνυ παλαιοὶ τῶν οἴνων καὶ τῶν
σπερμάτων μυρία. καὶ γὰρ τὸ τοῦ πηγάνου καὶ μάλιστα τὸ
τοῦ ἀγρίου καὶ τὸ τοῦ τορδύλου καὶ τὸ τοῦ σπονδύλου καὶ τὸ
τοῦ μελανθίου καὶ οἱ θέρμοι καὶ μᾶλλον οἱ ἄγριοι καὶ οἱ ὄρο-
βοι, καὶ τούτων οἱ ἄγριοι μᾶλλον, ὅ τε προσαγορευόμενος
πελεκῖνος. εὑρίσκεται δὲ ἐν τοῖς πυροῖς. ἀμυγδαλαῖ τέ τινες,
αἳ δὴ καὶ δι᾽ αὐτὸ τοῦτο προσαγορεύονται πικραὶ, καὶ συκίων
ἅττα σπέρματα καὶ τὸ τοῦ μήλου τοῦ Μηδικοῦ, καὶ πρὸς τού-
τοις ἕτερα μυρία πικρὰ φαίνεται τοῖς γευομένοις.

leves. Tum item quae adftringunt pariter atque acida funt,
ea omnia quoque manifefto refrigerare experientia cognovi.
Sola vero dulcia omnia pro dulcedinis modo protinus etiam
calorem continent, quocirca eorum quae admodum dulcia
ſunt nullum omnino eſt frigidum. Fuerint tamen quae-
dam modice dulcia itidem frigida, ſcilicet quando plurima
corporis ipſius ſubſtantia aquea extiterit, ſed non adeo ta-
men frigida, ut id quod valde acerbum eſt aut acidum, ſed
ſicut alicubi retro diximus de illis quae tepidum calorem
poſſident. Porro amara omnia calida ſunt, ut bilis, nitrum,
vina valde vetuſta, ac numeroſa ſeminum copia. Nam et
ſemen rutae, potiſſimum ſilveſtris, et tordili et ſpondyli,
melanthiique et lupini magisque agreſtes, orobi, et inter hos
potius agreſtes, quique a ſecure pelecinus nuncupatus eſt,
reperitur autem in tritico, amygdalae quaedam quae ob id
ipſum amarae vocantur, cucumerum quaedam ſemina et
ſemen mali medici et ad haec infinita alia amara apparent
guſtantibus.

Ed. Chart. XIII. [94.]   Ed. Baf. II. (45. 46.)

Κεφ. ή'. Ἀλλὰ περὶ μὲν τῶν πικρῶν ἐπὶ πλέον
ἐφεξῆς εἰρήσεται. τὸν δὲ περὶ τῶν στυφόντων καὶ ὀξέων αὖθις
ἀναλαβόντες λόγον ἐπιθῶμεν ἤδη τὴν προσήκουσαν αὐτῷ
τελευτήν. τὸ τοίνυν αὐστηρὸν, ὅτι μὲν ἐκλελυμένον ἐστὶ
στρυφνὸν ἀναμνησθῆναι χρὴ τῆς αἰσθήσεως. ἥτις δὲ ἡ
γένεσις αὐτοῦ, νῦν εἰρήσεται. ἐπειδὴ τὸ στρυφνὸν σῶμα γεῶ-
δές τε καὶ ψυχρὸν ἦν, ἐκλυθήσεται κατ᾽ ἀνάγκην τριχῶς, ἢ
θερμαινόμενον, ἢ ὑγραινόμενον, ἢ συναμφότερον ἅμα πάσ_ον
ἂν μὲν οὖν θερμαίνηται μόνον, οὐκ ἔστι μὲν οὔθ᾽ ὑγρότερον
οὔτε μαλακώτερον, ἀλλὰ σκληρὸν μένον ἐπικτήσεται γλυκύ-
τητα, καθάπερ αἱ τῶν δρυῶν βάλανοι καὶ μάλιστα αἱ ὀνομα-
ζόμεναι καστανεῖαι. ἐὰν δ᾽ ὑγραίνηται μόνον, ἐὰν μὲν παχυ-
μερὴς (46) καὶ ὑδατώδης ἡ ὑγρότης, αὐστηρὸν ἀποτελεσθήσε-
ται. παντὸς γὰρ χυμοῦ δύναμιν ἡ ὑδατώδης ὑγρότης ἀμβλύνει.
ἐὰν δὲ λεπτομερής τε καὶ ἀερώδης, ὀξύνει. δέδεικται γὰρ ὡς
τὸ λεπτομερὲς ψυχρὸν ὀξεῖαν ἀπεργάζεται ποιότητα. ἂν δὲ
ὑγραίνηταί τε ἅμα καὶ θερμαίνηται, μετὰ μὲν ὑδατώδους
ὑγρότητος εἰς γλυκύτητα τὴν μετάπτωσιν ἕξει, μετὰ δ᾽ ἀερώ-

Cap. VIII. Sed infra copiofius de amaris agemus.
Nunc rurfum refumpto de adftringentibus atque acidis fer-
mone, convenientem ei finem imponamus. Ergo aufterum,
quod fit acerbum exolutum, fenfum ad memoriam revocare
oportet. At quae fit ejus generatio nunc dicam. Quan-
doquidem corpus acerbum terreum eft ac frigidum, tripli-
citer neceffario exolvitur, aut incalefcens, aut humefcens,
aut utrunque fimul perpetiens. Itaque fi calefcat duntaxat,
id nec humidius eft nec mollius, fed durum manens folam
acquiret dulcedinem, velut quercinae glandes, ac potiffimum
quae vocantur caftaneae. Sin tantum humefcat, fiquidem
ea craffarum fit partium et aquea humiditas, aufterum eva-
det, cujusque enim faporis vires aquea retundit ac hebetat
humiditas. Si vero tenuium partium et aërea fit, acefcet;
oftenfum namque eft frigidum fubtile acidam efficere qua-
litatem. At fi pariter et humefcat et calefiat, humiditate
quidem aquea in dulcedinem, aërea vero tranfibit in pin-

Ed. Chart. XIII. [94. 95.]   Ed. Baf. II. (46.)

δους εἰς λιπαρότητα. καὶ πρόδηλον ἤδη γέγονεν ὅπως οἱ
καρποὶ κατ᾽ ἀρχὰς ὄντες στρυφνοὶ, προϊόντος τοῦ χρόνου
τινὲς μὲν ἀκριβῶς γίνονται γλυκεῖς, τινὲς δὲ ὀξεῖς, τινὲς [95]
δ᾽ αὐστηροὶ, τινὲς δ᾽ ἀεὶ μένουσι στρυφνοὶ, τινὲς δ᾽ ἀποτε-
λοῦνται λιπαροί· καὶ δὴ καὶ κατὰ τὰς τῶν εἰρημένων ποιο-
τήτων ἐπιμιξίας παμπόλλην ἔχουσι τὴν ποικιλίαν. στρυφνὸς
μὲν οὖν ἄχρι τέλους ἐστὶν ὁ τῆς πρίνου καὶ κομάρου καὶ
φηγοῦ καὶ κρανίας, ὅτι καὶ ψυχρὸς καὶ ξηρὸς οἷός περ ἦν ἐξ
ἀρχῆς παραμένει, μόνον μὲν αὐξανόμενος, οὐδεμίαν δὲ μεγάλην
ἀλλοίωσιν ἑτέραν ἐπικτώμενος. ἔστι γὰρ καὶ αὐτὰ ταῦτα τὰ
δένδρα πυκνότερά τε ἅμα καὶ ξηρότερα καὶ ψυχρότερα. στρυ-
φνὸς δὲ ἅμα καὶ γλυκὺς ὅ τε τῆς μυρσίνης καὶ ὁ τῆς ἀχράδος
καὶ ὁ τῆς δρυὸς, καὶ πλέον μὲν γλυκὺς ἢ στρυφνὸς ὁ τῆς
κασταινείας ὀνομαζόμενος· αὐστηρὸς δὲ μόνον ὁ τῶν ἀμιναίων
ἀμπέλων καὶ καρπὸς καὶ οἶνος, ὅσοι τε παραπλήσιοι τοῖσδε.
αὐστηρὸς δὲ ἅμα καὶ γλυκὺς ὁ τῆς φοίνικος καρπὸς καὶ τῶν
οἴνων ὁ Σουῤῥεντῖνος καὶ ὁ Σαβῖνος καὶ ὁ Ἀλβάτης ὀνομαζό-
μενος, ὅσοι τε ἄλλοι τοιοῦτοι. γλυκὺς δὲ μόνον ὁ Θήραιός τε

guedinem. Perfpicuum ergo hinc jam evafit, quo pacto
fructus principio acerbi quum fint, proceffu temporis qui-
dem plane dulcefcant, quidam acefcant, nonnulli fiant au-
fteri, aliqui etiam acerbi permaneant, tum quidam etiam
pingues reddantur. Et fane fecundum propofitarum qua-
litatum mixturas variam fortiuntur mutationem. Acerbus
ad extremum perfeverat fructus ilicis, arbuti, fagi, corni, fi-
quidem frigidus ficcusque, qualis erat ab initio, permanet,
tantummodo mole increfcens, nulla praeterea magna acce-
dente alteratione, nam et arbores ipfae tum denfiffimae funt,
tum ficciffimae ac frigidiffimae. Acerbus fimul et dulcis
myrti fructus eft, et pyri agreftis ac roboris. Magis tamen
dulcis quam acerbus fructus caftaneae quem nominant.
Tantum aufterus vitis amineae tum fructus tum vinum, ac
quotquot his fimilia funt. Aufterus unaque dulcis fructus
palmae, et inter vina Surrentinum, Sabinum, Albates, ut
vocant, et quae ejus funt generis. Solummodo dulce, The-

ΤΩΝ ΑΠΛΩΝ ΦΑΡΜΑΚΩΝ ΒΙΒΛΙΟΝ Δ. 649

Ed. Chart. XIII. [95.]   Ed. Baf. II. (46.)

καὶ ὁ Σκυβελλίτης καὶ τὸ σίραιον, ὅσα τ᾿ ἄλλα τούτοις ἔοικεν. λιπαρὸς δ᾿ ἅμα καρπὸς καὶ χυλος ἀκριβῶς μὲν ὁ τῆς ἐλαίας ἐστὶν, ἤδη δὲ καὶ οἱ ἄλλοι πάντες ἐξ ὧν ἔλαιον σκευάζεται, οἷον ὅ τε τοῦ κίκεως καὶ ὁ τῆς ῥαφανῖδος, καὶ τὰ σήσαμα δὲ αὐτὰ καὶ τὰ κάρυα καὶ τὰ ἀμύγδαλα. πάντα γὰρ τὰ τοιαῦτα παλαιούμενα τελέως γίνεται λιπαρὰ, τῆς μὲν ὑδατώδους καὶ περιττωματικῆς ὑγρότητος ἐν αὐτοῖς ἀποπνεούσης, τῆς δ᾿ οἰκείας ὑπὸ τοῦ συμφύτου θερμοῦ κατεργαζομένης τε καὶ ἀκριβῶς ἐκπεττομένης.

Κεφ. θ'. ῞Οσοι μὲν οὖν τῶν καρπῶν ἐλαιώδεις γίγνονται μόνον, ἐδώδιμοί τέ εἰσι καὶ γλυκεῖς. ὅσοις δ᾿ ἐν τῇ μεταβολῇ προσγίνεταί τις πικρότης, ἄβρωτοι καθίστανται. τὸ γὰρ πικρὸν ἅπαν ἄβρωτόν ἐστι καὶ γίγνεται δι᾿ ὑπερβολὴν θερμασίας, ὡς ἐφεξῆς ἀποδείξομεν. ἀλλὰ τὸ μὲν γλυκὺ πᾶν θερμόν τέ ἐστι καὶ οὐκ ἀμέτρως ὑπερβάλλει τὴν ἐν ἡμῖν θερμότητα, ἀλλ᾿ ὥσπερ τὸ ὕδωρ τὸ θερμὸν, οὗ ψαύοντες ἡδόμεθα, καὶ μάλισθ᾿ ὅταν ὦμεν ἐρριγωκότες, ἄχρι μὲν τοῦ διαχεῖν τὰ πεπηγότα πρὸς τοῦ ψυχροῦ μόρια τοῦ σώματος

raeum et Scybeliticum et firaeum et alia quaecunque cum iftis conveniunt. Pinguis exacte tum fructus tum fuccus oleae, tum etiam alii omnes ex quibus oleum conficitur, ficut ricini, raphanidis et ipfa fefama nucefque et amygdala. Nam id genus omnia vetuftate prorfum efficiuntur pinguia, quippe in quibus aquea quidem excrementitiaque humiditas digeritur, propria vero a colore nativo elaboratur atque exacte concoquitur.

Cap. IX. Quicunque ergo fructus oleofi funt folummodo, edendo ii funt et dulces, quibus vero dum alterantur amaror quidam advenit, ii edi non poffunt. Quippe amarum omne efui ineptum eft, taleque efficitur a caloris exceffu, ficuti poftea docebimus. Verum dulce omne calidum eft, nec immodice calorem noftrum exuperat, imo ficut aqua calida, cujus contactus voluptati eft, maxime ubi frixerimus, hactenus videlicet nos excalefaciens, dum

ἐκθερμαῖνον ἡμᾶς, οὐ μὴν διαλῦόν γε οὐδὲ τέμνον αὐτῶν τὸ
συνεχὲς καὶ διϊστῶν, ἥδιστόν ἐστι καὶ ὠφελιμώτατον. οὕτω
καὶ πᾶν ἔδεσμα γλυκὺ θερμὸν μὲν ὑπάρχει πάντως, οὐ μὴν
ἐπὶ πλέον γε ἥκει θερμότητος ὡς ἀνιᾷν, ἀλλ᾽ ἐν τοῖς ὅροις
μένει τοῦ διαχέοντος καὶ ὁμαλύνοντος καὶ μαλάττοντος. ἀνα-
μνήσθητι δὲ πάλιν κᾀνταῦθα τῶν πολλάκις ἡμῖν ἔμπροσθεν
εἰρημένων, ὡς τινὰ μὲν ἤτοι κατὰ μίαν ἢ δύο ποιότητας ἐνερ-
γεῖ τε καὶ πάσχει πρὸς ἄλληλα, τινὰ δὲ καθ᾽ ὅλας ἑαυτῶν
τὰς οὐσίας, ἐν οἷς καὶ φάρμακα μὲν οὐκ ὀλίγα καὶ τὰς τρο-
φὰς δὲ πάσας ὑπάρχειν ἔφαμεν. ἔοικε δὲ διττὸν εἶναι τὸ γένος
αὐτῶν, ὡς καὶ Οεόφραστος ἐπεσημήνατο. τινὲς μὲν γὰρ εἰσι
λιπαραὶ, καθάπερ ἡ πιμελὴ, τινὲς δὲ γλυκεῖαι μᾶλλον ἢ ἧττον,
ὥσπερ οἵ τε καρποὶ πάντες οὓς ἐσθίομεν, αἵ τε τῶν ζώων
σάρκες, ἤδη δὲ καὶ βοτάναι πολλαὶ καὶ ῥίζαι καὶ ἄνθη καὶ
βλαστοί. καὶ γὰρ εἴ τι τῶν τοιούτων στρυφνόν ἐστιν, ὥσπερ
αἱ ἀχράδες καὶ κράνια. πάντως μέντοι καὶ αὐτὸ μετέχει γλυ-
κύτητος, εἴπερ γε μὴ ἀκριβῶς ἐστι στρυφνά, καθάπερ ἡ κικίς
τε καὶ ὁ ῥοῦς, οὐ μὴν ἀλλὰ καὶ διὰ ταῦτα ἤδη καὶ ὡς φαρ-

concretas frigore in nobis particulas fundat, non tamen
folvat aut fecet diftrahatve continuum, ea, inquam, ut
fumma afficit voluptate ac utiliffima eft, fic omne edu-
lium dulce calidum fane omnino eft, fed non tantum ca-
lore excedit, ut is laedat ac moleftus fit, fed inter limi-
tes fe continet fundentis, laevigantis ac mollientis. Rur-
fum mihi hic memoria repete quae faepe ante dixi,
quaedam effe quae vel una vel duabus in fefe qualitati-
bus et agunt et patiuntur, quaedam vero quae totis fub-
ftantiis fuis, quorum in numero et medicamenta non pauca
dixi et nutrimenta univerfa. Horum duplex effe genus
apparet, prout fignificavit et Theophraftus. Nam quaedam
funt pinguia, velut pinguedo, quaedam dulcia magis minusve,
velut fructus omnes quibus vefcimur et animalium car-
nes, tum herbae item multae ac radices, floresque et
germina. Nam tametfi funt inter ea quaedam acerba, fic-
ut pyra fylveftria et corna, omnino tamen dulcedine par-
ticipant, nifi fumme fint acerba, velut galla, rhus; verum

μύκων μᾶλλον ἢ τροφῆς αὐτῶν ἡ χρεία. φαίνονται γοῦν αἵ
τε κιττῶσαι καὶ οἱ πεπληρωμένοι καὶ οἷς ὁ στόμαχος ἔκλυτος,
ἀπογεύεσθαι τῶν τοιούτων ὀρεγόμενοι, πεινῶντες δ᾽ ἔμπαλιν
ἀποστρέφονται μὲν καὶ τὰ στρυφνὰ καὶ τὰ ὀξέα, προσίενται
δὲ τά τε γλυκέα καὶ τὰ λιπαρὰ καὶ τούτων ἐπιπλησθῆναι
ποθοῦσιν.

Κεφ. ί. [96] Ἔστι δὲ δήπου καὶ τὸ λιπαρὸν αὐτὸ
γλυκὺ, καὶ τὸ τρέφον δὲ πᾶν ἐκ τοῦ γένους ἐστὶ τῶν γλυκέων.
καὶ τοῦτ᾽ εὐλόγως αὐτοῖς ὑπάρχει· καὶ κατ᾽ αὐτὴν ὡς οἷόν τέ
ἐστι τὴν οὐσίαν τῆς τροφῆς. ἀναπλήρωσις γάρ ἐστι τοῦ
κενωθέντος ἡ θρέψις. οἰκεῖον δὲ ἦν τὸ κενωθὲν, ὥστε καὶ
τὸ τρέφον οἰκεῖον ὑπάρχειν ἀναγκαῖον. εἰ δ᾽ οἰκεῖον, εἶναι
ἀνάγκης ἡδὺ καὶ φίλιον, εὐθὺς δὲ καὶ συμμέτρως θερμὸν ὡς
πρὸς τὸ τρεφόμενον. ἀλλ᾽ ἐν τούτῳ τε τὸ μᾶλλόν τε καὶ
ἧττον οὐκ ὀλίγον, ὅτι μηδ᾽ ἀκριβῶς κατὰ φύσιν ἔχοντες ἐπὶ
τὰς τροφὰς ἀφικνούμεθα. μόνον μὲν γὰρ χρή κεκενῶσθαι τὸ
σῶμα τῶν τῆς τροφῆς δεομένων, εἰ μέλλοιεν εὐγνώμονες

ob haec jam pro medicamentis iis magis quam pro cibis
utimur. Apparent enim quae pica laborant mulieres,
quique impleti funt et quibus exolutus eſt ſtomachus, ea
appetere deguſtare, alioqui fi eſuriant, contra reſpuunt po-
tius tum acerba tum acida, expetunt autem ao ſumunt
quae dulcia funt et pinguia hisque expleri deſiderant.
Cap. X. Eſt autem fortaſſis et pingue ipſum dulce
et quicquid nutrit ex genere eſt dulcium. Evenit autem
id illis non abs re, ſed ſecundum ipſam quantum fieri
poteſt nutrimenti ſubſtantiam, quippe nutritio eſt evacuati
repletio. Atqui quod evacuatum eſt familiare erat, quam-
obrem et quod nutrit familiare fit neceſſe eſt. Porro
fi familiare, neceſſario jucundum amicumque fuerit, pro-
tinus etiam ut ad id quod nutritur moderate calidum.
Sed in hoc non parva eſt majoris minorisque ratio, quan-
do nimirum nec ad cibos accedimus plane ſecundum na-
turam affecti, ſolum enim corpus eorum qui cibum deſi-
derant, inanitum fit oportet, fi exacti futuri ſint familiaris

Ed. Chart. XIII. [96.]   Ed. Baf. II. (46.)

ἀκριβεῖς ἔσεσθαι τῆς οἰκείας αὐτῶν ποιότητος. ἂν δὲ πρὸς
τούτῳ θερμότεροι τοῦ δέοντος, ἢ ψυχρότεροί γενηθῶσιν, ἢ
τὸ σύμπαν σῶμα, ἢ τοὺς περὶ τὴν γλῶτταν ἢ τὴν γα-
στέρα τόπους, οὐ τῶν θρεψόντων μόνον, ἀλλὰ καὶ τῶν
ἤτοι ψυχόντων, ἢ θερμαινόντων δεήσονται. καὶ διὰ τοῦτο
καὶ τῶν σιτίων ἄλλοτε ἄλλο τοῖς τοιουτοις ἥδιον φαίνεται.
διττοῦ γὰρ ὄντος τῷ γένει τοῦ ἡδέος, ἑτέρου μὲν τοῦ τὸ
κεκενωμένον ἀναπληροῦντος, ὅπερ ἦν ἡ τροφὴ, ἑτέρου δὲ
τοῦ τὸ ἠλλοιωμένον ἐξιωμένου, φάρμακον δ᾽ ἤδη· τοῦτο
συμβαίνει τοῖς ἐδέσμασιν, ὅταν μὴ μόνον τοῖς σώμασι κεκε-
νωμένοις, ἀλλὰ καὶ κατὰ ποιότητα μεταβεβλημένοις προσ-
φέρηται, κατὰ διττὸν ἡδύνεσθαι ἤδη τρόπον, ὡς τροφαῖς
τε ἅμα καὶ φαρμάκοις. ἀλλ᾽ ὡς μὲν φάρμακα ψύχοντά τινα
καὶ θερμαίνοντα καὶ ξηραίνοντα καὶ ὑγραίνοντα κατὰ λό-
γον ὀνήσει τε ἅμα καὶ ὠφελήσει, ὡς τροφαὶ δὲ μόνα τὰ
σύμφυλα καὶ οἰκεῖα ταῖς ὅλαις τῶν τρεφομένων οὐσίαις.
εὐθὺς τούτοις ὑπάρχει δηλονότι συμμέτρως εἶναι θερμοῖς,
ὡς πρὸς τὰ τρεφόμενα. καὶ διὰ τοῦτο καὶ τῶν ἐδεσμάτων

ipforum qualitatis cognitores. Nam fi praeter id calidiores
quam conveniat, aut frigidiores evaferint, feu toto cor-
pore feu pertinentibus ad linguam ac ventrem locis, non
folum quae nutriant, verum etiam quae refrigerent aut
excalefaciant poftulabunt. Proinde fane cibi quoque illi
alias alii videntur jucundiores. Nam quum duplex fit
genere jucundum, alterum quod impleat id quod eva-
cuatum eft, cujusmodi eft nutrimentum, alterum quod me-
datur ei quod alteratum eft, id quod jam medicamentum
eft, evenit utique cibis, ubi non modo vacuatis exhibentur
corporibus, fed etiam qualitale aliqua mutatis, ut duobus
nominibus delectent, ut cibi fcilicet et ut medicinae. Sed
ut medicamenta quidem refrigerando quaedam et excale-
faciendo et exiccando et humectando, ex ratione juva-
bunt et proderunt, ut nutrimenta vero fola ea quae co-
gnata funt et familiaria totis nutriendorum fubftantiis.
Protinus vero iftis adeft, ut moderate fcilicet lint ad ea
quae nutriuntur calida. Quamobrem nec eduliorum, nec

καὶ τῶν φαρμάκων οὐχ ἕν εἶδος ἅπασι τοῖς ζώοις ἐστί.
κατὰ γὰρ τὴν οἰκείαν ἕκαστον αὐτῶν οὐσίαν τε ἅμα καὶ
διάθεσιν ἥδεταί τε καὶ ὠφελεῖται πρὸς ἀμφοῖν· ἀλλ᾽ εἴπερ
οὕτω ταῦτ᾽ ἔχει, τὸ μὲν ἧττον γλυκὺ τῶν ἐδεσμάτων ἧττον
ἔσται καὶ θερμὸν, τὸ δὲ μᾶλλον γλυκὺ τοσούτῳ θερμότε-
ρον, ὅσῳπερ καὶ γλυκύτερον. εἰ δ᾽, εἰς ἀμετρίαν ἐμπέσοι
θερμότητος, οὐδὲ γλυκὺ τὸ τοιοῦτο, ἀλλ᾽ ἤδη φαίνεται
πικρὸν, ὥσπερ τό τε μέλι παλαιούμενον καὶ καθεψόμενον,
ἕκαστόν τε τῶν ἄλλων γλυκέων.

Κεφ. ια΄. Ὡς γὰρ ὑπὸ συμμετρίας θερμοῦ διττὴ
ἑκάστῳ τῶν σωμάτων ἡ γλυκύτης ἐγγίνεται· τὰ μὲν γὰρ οἰ-
κείῳ τε καὶ συμφύτῳ θερμῷ γλυκέα, τὰ δὲ ἐπικτήτῳ· κατὰ
τὸν αὐτὸν τρόπον καὶ τὰ πικρὰ, τὰ μὲν ἀμέτρως ὑφ᾽ ἑαυτῶν
ἐκθερμαινόμενα κατὰ τὰς ἐν τῷ χρόνῳ μεταβολὰς, ἔνια δ᾽
ὑπὸ τῆς ἐπικτήτου θερμασίας ἐκπυρούμενα πάσχει τοῦτο.
περὶ μὲν δὴ τῶν πικρῶν ἐφεξῆς ἐροῦμεν. ἅπαντα δὲ τὰ γλυ-
κέα τῇ μὲν θερμότητι πλησίον ἥκει τῶν σωμάτων οἷς φαίνε-
ται γλυκέα, κατὰ διττὸν δὲ τρόπον, ὡς εἴρηται, γίνεται

medicamentorum una eſt animantibus omnibus ſpecies,
ſiquidem pro ſua quaeque familiari ſubſtantia ſimul et af-
fectione tum delectantur tum juvantur ab utrisque. Sed
ſi haec ſic habent, id quod in cibis minus erit dulce, mi-
nus quoque erit calidum, quod dulcius, tanto nimirum erit
calidius, quanto videlicet dulcius. Sin ad immodicum re-
cidat calorem, nec ejusmodi dulce erit, ſed jam amarum
apparebit, velut mel vetuſtum atque decoctum itidemque
aliorum dulcium unumquodque.

Cap. XI. Etenim ut a moderato calore bifariam
cuique corpori dulcedo provenit: partim enim ſunt pro-
prio et inſito calore dulcia, partim vero aſcititio: ad
eundem modum amara. Alia enim ſunt, quae ſuapte na-
tura immoderate excaleſaciunt per eas, quae temporis ſpa-
tio eveniunt, mutationes, aliis autem id accidit ab acqui-
ſititio calore accenſis. At de amaris poſtea dicetur. Cae-
terum dulcia calore proxime accedunt ad ea, quibus ap-
parent dulcia. Fiunt autem talia, ut dictum eſt, bifariam:

Ed. Chart. XIII. [96. 97.]　　　　　　　　Ed. Baf. II. (46. 47.)

τοιαυτα· τινὰ μὲν οἰκείῳ θερμῷ, καθάπερ τὸ μέλι, τινὰ δὲ
ἐπικτήτῳ, καθάπερ (47) ἅπαντα τὰ διὰ πυρὸς σκευαζόμενα.
[97] καὶ διὰ τοῦτό περ, ἄχρις ἂν ᾖ θερμὰ, μέχρι τοσοῦδε καὶ
ἡδίω φαίνεται τοῖς ἀναθρέψεως δεομένοις. ἔοικε δὲ καί τι
γλεῦκος οὐκ οἰκείᾳ μόνον, ἀλλὰ καὶ ἐπικτήτῳ θερμασίᾳ φαίνε-
σθαι γλυκύ. πολὺ γὰρ, ὡς καὶ Θεόφραστος καὶ Ἀριστοτέλης
ἔλεγε, τὸ ἐκ τῆς ἡλιακῆς θερμασίας οἷον ἐμπύρευμά τι ταῖς
τε ῥαξὶ καὶ τοῖς ἄλλοις ὑπάρχει καρποῖς, ὑφ᾽ οὗ τὸ ὑδατῶδες
ἐν αὐτοῖς ἔτι καὶ οἷον ἡμίπεπτον, εἰς πέψιν ἄγεται καὶ κατερ-
γάζεται τῷ μεταβάλλοντι συνεξομοιούμενον, ὥστε κἂν ἀπο-
θλίψῃς τὸν χυλὸν ὀπώρας ἡστινοσοῦν, εὑρήσεις μὲν εὐθέως
ζέοντα καθάπερ τὸ γλεῦκος, ἐν δὲ τῷ μᾶλλόν τε καὶ ἧττον
διαφέρουσαν τὴν ζέσιν εἰς ὅσον ἂν καὶ ὁ καρπὸς τοῦ καρποῦ
διαφέρει θερμότητος. μεταβληθέντος δὲ καὶ κατεργασθέντος
τοῦ ὑδατώδους τε καὶ ἡμιπέπτου καὶ τῆς τὴν ζέσιν ἐργαζομέ-
νης θερμασίας διαπνευσάσης, αἱ τῶν χυλῶν οἰκεῖαι φαίνονται
ποιότητες εἰλικρινεῖς, ὥστε καὶ τοὺς οἴνους τηνικαῦτα διαγι-
νώσκομεν ὁποῖοί τινές εἰσι κατὰ τὴν οἰκείαν αὐτῶν φύσιν. ἐν

quaedam proprio calore, ut mel, quaedam afcititio, ut
funt omnia quae ab igne praeparantur, ac proinde dum
calida funt fuaviora iis, quibus opus eft inftauratione ap-
parent. Porro muftum non fuo modo, fed et acquifititio
calore dulce effe videtur. Multum enim ceu ardoris ve-
ftigia, ut Ariftoteles et Theophraftus cenfuere, ex folari
calore tum acinis tum aliis ineft fructibus, a quo id quod
illis aqueum ac velut etiamnum femicoctum reliquum eft
ad concoctionem ducitur conficiturque, ac transmutanti
fimile redditur. Nam ex quibuscunque pomis, fi fuccum
exprimas, eum protinus non fecus atque muftum fervere
deprehendes, tanto tamen fervoris difcrimine, quanta erit
unius fructus ab alio in calore diverfitas. Sed ubi jam
quod aquofum ac femicoctum erat transmutatum fuerit
atque confectum, et is qui fervorem concitabat calor eva-
nuerit, jam tum denique quae propriae funt fuccorum pro-
prietates fincerae confpiciuntur. Itaque tunc quae pro-

ΤΩΝ ΑΠΛΩΝ ΦΑΡΜΑΚΩΝ ΒΙΒΛΙΟΝ Δ. 655

Ed. Chart. XIII. [97.]　　　　　　Ed. Baf. II. (47.)

ᾧ δὴ καὶ προσέχειν σε μάλιστα τὸν νοῦν ἀξιῶ, τῷ πάντας
τοὺς αὐστηροὺς κατα βραχὺ παύεσθαι τοιούτους ὄντας. ἀεὶ
γὰρ παλαιούμενοι δριμύτητα μέν τινα καὶ γλυκύτητα ἐπι-
κτῶνται, τὴν δ᾽ ἔμπροσθεν ὑπάρχουσαν αὐτοῖς στύψιν ἀπο-
βάλλουσι τῷ χρόνῳ. ἔστι μὲν δὴ μετὰ τὴν ζέσιν ἔν τισι τῶν
οἴνων γλυκύτης εἰλικρινὴς ἡδεῖά τε ἅμα καὶ οἰκεία ᾽τῆς αὐτοῦ
τοῦ χυλοῦ φύσεως, οὐχ ὥσπερ ἡ πρόσθεν μικτή τις ἔκ τε τῆς
οἰκείας καὶ τῆς κατὰ τὸ ἡμίπεπτόν τε καὶ ὑδατῶδες περίττωμα
ζέσεως, ὥστ᾽ εἴπερ ὡμολόγηται μὲν ἅπαντας τοὺς οἴνους
χρονίζοντας γίγνεσθαι θερμοτέρους. συμβαίνει δὲ τοῖς αὐστη-
ροῖς αὐτῶν ἐν τῷ παλαιοῦσθαι πρῶτον μὲν γλυκύτητά τινα
καὶ δριμύτητα προσλαμβάνειν, ἀποτιθεμένοις τὴν στύψιν,
ἐφεξῆς δὲ παραύξεσθαι μὲν τῇ δριμύτητι, παύεσθαι δὲ κατὰ
βραχὺ τῆς γλυκύτητος, κἄπειτ᾽ αὖθις ἐν τῷ πλείονι χρόνῳ
δριμεῖς θ᾽ ἱκανῶς γίγνεσθαι καὶ πικρότητα ἀεὶ προσλαμβάνειν
καὶ τελευτῶντας, ἡνίκα παχύνονται, παντελῶς ἐκπικροῦσθαι.
καὶ πρόδηλον, ὡς τὸ μὲν γλυκὺ θερμότερόν ἐστι τοῦ στρυ-
φνοῦ, τὸ δὲ πικρὸν τοῦ γλυκέος. ἀλλ᾽ εἴπερ ἡ γλυκύτης ὑπὸ

pria vinorum natura fit agnofcimus. Qua in re animum
diligenter adverte, auftera fenfim aufteritatem deponant;
femper enim quae inveterantur vina dulcedinem quan-
dam et acredinem adfcifcunt, quae vero prius inerat illis
adftrictio, eam tempore abjiciunt. Eft autem in quibus-
dam vinis, poftquam efferbuerint, dulcedo quaedam fince-
ra, fuavis et propria ipfius fucci naturae, non qualis ante
erat, mixta fcilicet ex proprio atque eo qui circa femi-
coctum aquofumque excrementum erat fervore. Igitur fi
confeffum eft, vina omnia vetuftate fieri calidiora, auftera
vero primum quidem tempore dulcedinem quandam atque
acrimoniam depofita adftrictione acquirere, ac deinde in-
crefcente acrimonia fenfim dulcedinem deponere, ac fub-
inde rurfum majori tempore acria admodum evadere affi-
dueque amarefcere, ac denique ubi craffefcunt penitus fieri
amara, fane conftat dulce acerbo effe calidius ac dulci

Ed. Chart. XIII. [97.]　　　　　　　　Ed. Baſ. II. (47.)

συμμετρίας θερμοῦ γίγνεται, δῆλον ὡς ἡ στρυφνότης ὑπὸ
τοῦ ψυχροῦ κρατοῦντος ἀποτελεσθήσεται.

Κεφ. ιβ'. Ὅτι δὲ καὶ ἡ ὀξύτης ὑπὸ ψύξεως δημιουρ-
γεῖται δέδεικται μὲν καὶ πρόσθεν ἡμῖν. ἀλλ' ἐπειδὴ κατὰ
τὸν παρόντα λόγον ὑπὲρ τῆς κατὰ φύσιν ἐν χρόνῳ μεταβολῆς
τῶν οἴνων ἐδηλώσαμεν, εἴπωμέν τι καὶ περὶ τῆς παρὰ φύσιν.
ὡς οὖν ὁ στρυφνὸς οἶνος ἐν τῷ χρόνῳ γλυκύτερος μὲν πρῶ-
τον, ἐφεξῆς δὲ δριμύτερός τε καὶ πικρότερος ἀποτελεῖται καὶ
τελευτῶν ἐκπικροῦται, κατὰ δὲ τὸν αὐτὸν τρόπον ὅ τε ῥιγώ-
σας ὀξύτερος εὐθὺς γίγνεται καὶ εἰ τελέως ἀποψυγείη τελέως
ὀξύνεται, ὅ τ' εὐθέως ἐν τῇ συγκομιδῇ τῶν καρπῶν ὑετοῦ
κατασχόντος ὀθνείας ὑγρότητος ἀναπλησθεὶς, ὅ τ' ἄλλως
ὕδατος προσλαβὼν, ὀξεῖς ἑτοίμως οἱ τοιοῦτοι πάντες ἐπὶ
μικραῖς προφάσεσιν ἀποτελοῦνται. ἔμπαλιν δ' αὐτοῖς οἱ πυρὶ
πλησιάζοντες ἔν τε τῷ παραχρῆμα καὶ εἰς ὕστερον ἀεὶ καὶ
μᾶλλον γίνονται γλυκεῖς. εἰς χρόνον δὲ πάμπολυν ἐκπίπτοντες
καὶ οὗτοι μεταπίπτουσιν οὐδὲν ἧττον τῶν ἄλλων εἰς πικρό-

amarum. Atqui ſi verum eſt dulcedinem a moderatione pro-
venire caloris, patet accrbitatem a frigido vincente perfici.

Cap. XII. Quod autem et aciditas a frigore pro-
creetur et antea oſtendimus. Veruntamen, quandoquidem
in praeſenti diſputatione de naturali vinorum, quae tem-
poris ſpatio ſiat, alteratione docuimus, non nihil quoque et
de non naturali dicamus. Itaque ut vinum acerbum,
tempore dulcius primum, mox acrius amariusque efficitur,
denique plane etiam amarum redditur, ad eundem modum
quod rigorem perpeſſum eſt, acidius protinus redditur, ac
ſi prorſum refrigeretur, penitus aceſcit. Itemque quod in
fructuum collectione vindemiaque per aſſiduam pluviam
aliena humiditate impletum fuerit, quodque alio quovis
modo humiditatem acceperit, levi occaſione ea omnia
prompte aceſcunt. Contra evenit iis quae igni admo-
ventur. Nam et protinus ſtatim et temporis progreſſu
poſtea ſemper dulciora evadunt. Quod ſi multo etiam
tempore duraverint, et ipſa nihilominus quam caetera ama-

Ed. Chart. XIII. [97. 98.]   Ed. Baf. II. (47.)

τητα, καί πως ἔοικε τοῦτο καὶ κατὰ τὸν φυσικὸν λόγον ὁμολο-
γεῖν ἑαυτῷ. [98] εἰ γὰρ ἡ ὄμφαξ μὲν ὀξεῖα, γλυκεῖα δὲ ἡ
στραφυλὴ καὶ τὸ πεπαίνεσθαι τοῖς καρποῖς ἅπασι παρὰ τῆς
ἡλιακῆς ἐγγίνεται θερμότητος, εὔδηλον ὡς τὸ μὲν ἀτελέστε-
ρον καὶ ψυχρότερον ὀξύ, τὸ δὲ τελεώτερον καὶ θερμότερον
ὑπάρχει γλυκύ. ὅταν οὖν ὁ οἶνος ἐν τῷ ψύχεσθαι πάλιν ἀπο-
ξύνηται, πρόδηλον ὡς εἰς τὸν αὐτὸν πάλιν ἐπανέρχεται χυλὸν
ἐξ οὗπερ ἐγένετο. διενήνοχε μέντοι τὴν δύναμιν κατὰ τοσόν-
δε ὄμφακος χυλὸς ὄξους, ὅτι τῷ μὲν ὄξει προσέρχεταί τις ἐκ
σηπεδονώδους θερμότητος δριμύτης. καὶ διὰ τοῦτο καλῶς
ἔλεγεν Ἀριστοτέλης αὐτὸ, τὸ μὲν οἰκεῖον τοῦ οἴνου θερμὸν
ψυχρὸν ὑπάρχειν, τὸ δ᾽ ἐπίκτητον θερμόν. ὁ δὲ τῆς ὄμφακος
χυλὸς οὐκ ἔχει τὴν θερμότητα, καὶ διὰ τοῦτο οὐδὲ τὴν δρι-
μύτητα. προσέρχεται δή τις αὐτοῖς κἀκ τοῦ μᾶλλόν τε καὶ
ἧττον ἐν τῷ λεπτομερεῖ τῆς οὐσίας διαφορά. λεπτομερέστε-
ρον γάρ ἐστι τὸ ὄξος ὄμφακος χυλοῦ, καὶ δὴ καὶ ἡ αἴσθησις
τῷ λόγῳ μαρτυρεῖ. διενήνοχι γὰρ ἡ ἀπὸ τοῦ ὄξους ἔμψυξις
τῆς ἀπὸ τοῦ χυλοῦ τῶν ὀμφάκων τῷ σφοδρῷ καὶ ἐπιμίκτῳ.

refcunt, videturque id fibi quodammodo fecundum natu-
ralem confentaneum effe rationem. Nam fi uva acerba
acida eft, uva vero dulcis, ac fructibus omnibus maturatio
a folari provenit calore, planum eft imperfectius et frigi-
dius effe quod acidum, perfectius vero et calidius quod
dulce fuerit. Quum ergo vinum perfrictione rurfum ace-
fcat, manifeftum eft in eum illud humorem converti, ex
quo provenerat. Diverfis tamen hactenus viribus uvae
acerbae fuccus acetumque conftant, quod aceto accedat ex
putrido calore acrimonia quaedam, proinde Ariftoteles re-
cte dixit, acetum proprio quidem vini calore effe frigidum,
adfcititio calidum. At uvae acerbae fuccus calorem adfci-
titium non habet, ac proinde nec acrimoniam. Accedit
vero et in fubftantiae tenuitate diverfitas. Siquidem uvae
acerbae fucco acetum tenuius eft, cui rei et fenfus adfti-
pulatur, excellit enim quae ab aceto infligitur frigiditas
eam quae ab uvae acerbae fucco vehementia et mixtione.

Ed. Chart. XIII. [98.]   Ed. Baf. II. (47.)

ἀσθενεστέρα μὲν γὰρ ἡ ἀπὸ τῆς ὄμφακος ψύξις, οὐ μὴν μετέ-
χουσά γε θερμότητος ἀλλοτρίας οὐδ᾽ ὀλίγον· ἡ δὲ ἀπὸ τοῦ
ὄξους ἰσχυροτέρα μὲν εἰς τοσοῦτον, εἰς ὅσον καὶ λεπτομερε-
στέρα. μέτεστι δ᾽ αὐτῷ καὶ δριμύτητος θερμαινούσης, οὐχ
ἱκανῆς μὲν ἐκνικῆσαι τὴν ἀπὸ τῆς ὀξύτητος ψύξιν, εἰς δὲ το
τῆς διεξόδου τάχος ὑπηρετούσης. εἰς ὅσον γὰρ ἔστι τὸ θερμὸν
τοῦ ψυχροῦ ποριμώτερον, εἰς τοσοῦτον καὶ ὁ δριμὺς χυμὸς
τοῦ ὀξέος ἑτοιμότερον διέρχεται τῶν αἰσθητικῶν σωμάτων
τοὺς πόρους, ὥσθ᾽ ὁ μὲν οἷον ὁδοποιεῖ φθάνων, ὁ δ᾽ οὐκ εἰς
μακρὰν ἕπεται, κἂν τούτῳ τὸ τῆς αἰσθήσεως ἐπίμικτόν τε
καὶ δυσερμήνευτον ἀποτελεῖται, οὔθ᾽ ἁπλῶς ψυχρὸν ἀποφή-
νασθαι τὸ ὄξος δυναμένης, αἰσθάνεται γὰρ ἐν αὐτῷ πυρά-
δους τινὸς δριμύτητος, οὔθ᾽ ἁπλῶς θερμόν. ἐπικαταλαμβά-
νουσα γὰρ ἀεὶ τὴν ἐκ τῆς ποδηγούσης δριμύτητος θάλψιν ἡ
ἐκ τῆς ἑπομένης ὀξύτητος ψύξις ἀμαυροῖ καὶ κατασβέννυσι
παραχρῆμα. καὶ διὰ τοῦτο πολὺ πλείων ἐστὶν ἡ ἐκ τῆς ψύ-
ξεως αἴσθησίς τε καὶ διάθεσις ἤπερ ἡ ἐκ τῆς θερμότητος.

Imbecillior enim eſt quae ab uva acerba ſit refrigeratio,
quum etiam alienae in ſe caliditatis ne minimum quidem
contineat. At quae ab aceto proficiſcitur, tanto eſt vali-
dior quanto et tenuior, ineſt vero et illi acrimonia quae-
dam excalefaciens, quae tamen ſatis non ſit ad ſuperan-
dam ab aciditate provenientem frigiditatem, veruῖ quae ad
tranſitus celeritatem ſubſerviat. Nam quanto calidum fri-
gido facilius penetrat, tanto acris ſuccus aptior eſt, qui ſen-
ſibilium corporum meatus tranſeat, quam acidus. Itaque
ille velut praecedens viam ſternit, hic vero haud longe in-
ſequitur, quo tempore ſenſus perficitur mixtus et qui ae-
gre exponi queat. Utpote qui nec plare frigidum eſſe ace-
tum denunciet, quippe quum in eo ignea quaedam perci-
piatur acrimonia, nec plane calidum, nam perpetuo quod
ex praecedente ſit acrimonia calefactionem frigus ab inſe-
quente aciditate occupans obſcurat protinusque extinguit,
quod ſit, ut major multo ex frigore percipiatur ſenſus
quam ex calore. Porro ſi plurimo melli aceti paulum

εἰ δέ γε τῷ μέλιτι πλείονι μίξαις ὄξος ὀλίγον, αἰσθήσῃ σαφῶς
αὐτίκα ψύξεως καὶ θερμότητος. εἰ μὲν γὰρ ὀλίγον τὸ μέλι
πολλῷ τῷ ὄξει κεράσαις, πλέονι μέτρῳ ψυχρὸν ἢ θερμὸν
φανεῖταί σοι τὸ μιχθέν· εἰ δὲ πολλῷ τῷ μέλιτι ὀλίγον τὸ ὄξος,
μᾶλλον θερμαῖνον ἢ ψυχρόν· κἂν τοῖς ὄγκοις δ᾿ εἰ μίξαις ἴσα,
τῇ γοῦν δυνάμει κρατοῦν εὑρήσεις τὸ ὄξος ἔτι. εἰ δ᾿, ὡς εἴρη-
ται, πλέον εἴη πολλῷ τὸ μέλι, πάλιν ἰσάζουσαν εὑρήσεις ἐν
τῇ τοιᾷδε κράσει τὴν ψύξιν τῇ θερμότητι. πολλαπλασίῳ γάρ
τινι τῶν συμμέτρως θερμῶν ἐπὶ τὴν ψύξιν ἀποκεχώρηκε τὸ
ὄξος ἤπερ ἐπὶ τὴν θερμότητα τὸ μέλι. δέδεικται γοῦν καὶ
πρόσθεν ὡς οὐκ ἐγχωρεῖ βιαίαν θερμότητα συνεῖναι γλυκύ-
τητι. καὶ καλῶς εἴρηται πάλαι τὸ πάντ᾿ ἀλλήλοις ὁμολογεῖν
τἀληθῆ. καὶ γὰρ οὖν καὶ καθ᾿ ὑποχονδρίων ἐγκαιομένων
ἀμείνων ὁ τῆς ὄμφακος χυλὸς ὄξους αὐτοῦ, τῷ μήτε βίαιον
καὶ πληκτικὴν ἔχειν τὴν ψύξιν μήτ᾿ ἐπίμικτον δακνώδει θερ-
μότητι. δέονται δὲ οἱ πάσχοντες ᾧδε παρηγορηθῆναι μὲν
ἀβιάστως, ὡς εἴρηται, ἔξωθεν δὲ μηδεμίαν ἐπικτήσασθαι

admifceas, ftatim et calorem et frigus manifefte percipies.
Nam fi paulum mellis aceto permifceas, magis frigidum
quod fuerit mixtum quam calidum videbitur, fin multo
melli pauxillum mifceas aceti, plus calefacere quam refri-
gerare confpicietur, et fi pari mole utraque mifcueris, ace-
tum tamen etiam viribus fuperare comperies. Quod fi,
ut eft dictum, plus fit multo mellis quam aceti, aequalia
rurfum frigus ac colorem in ea mixtura confpicies, mul-
tis enim numeris acetum plus ab iis quae moderate funt
calida ad frigiditatem receffit quam mel ad caliditatem.
Proinde et fupra demonftravimus fieri non poffe ut ve-
hemens coëat cum dulcedine caliditas, vetusque illud ver-
bum pulchre dictum eft, vera inter fefe omnia confen-
tanea effe ac convenire. Etenim ad hypochondria ar-
dentia praeftantior eft fuccus uvae acerbae quam ipfum
acetum, quod nec violentam ac ferientem habeat frigidita-
tem, neɔ eam mordaci admixtam caliditati. Debent enim
qui fic laborant fine violentia mitigari, ut eft dictum, nec

Ed. Chart. XIII. [98. 99.]   Ed. Baſ. II. (47. 48.)

δακνώδη θερμότητα ἢ δριμύτητα. ταυτὶ μὲν οὖν ἤδη πως
ἅπτεται θεραπευτικῆς μεθόδου, κοινωνούσης πολλαχόθι τῇ
νῦν ἐνεστώσῃ πραγματείᾳ, καὶ διὰ τοῦτο καταλιπόντες αὐτὰ
πάλιν ἐπὶ τὸ προκείμενον ἐπανέλθωμεν. ὁ τοίνυν τῆς ὄμφα-
κος χυλὸς οὐκ ὀξὺς μόνον ἐστὶν, ἀλλὰ καὶ στρυφνός. ὡς γὰρ
καὶ πρόσθεν εἴρηται, σχεδὸν ἅπαντες οἱ τῶν δένδρων καρποὶ
κατὰ τὴν πρώτην γένεσιν, ὡς καὶ Θεόφραστος ἔλεγε, στρυφ-
νοὶ γενομένοις εἰσὶν, εἶτ᾽ ἐπειδὰν ὑγρότητος πληρῶνται, (48)
προσλαμβάνουσι μὲν ὀξύτητος, ἀφαιροῦσι δὲ τῆς στρυφνότη-
τος. [99] ἔστι δ᾽ οὔτε τὸ προσγινόμενον οὔτε τὸ ἀφαιρού-
μενον ἴσον ἐν ἅπασι τοῖς καρποῖς οὔτε κατ᾽ εἶδος αὐτῶν
οὔτε κατὰ γένος οὐδέν. αὐτίκα γέ τοι τῶν ὀμφάκων ἔνιαι
μὲν τῆς στρυφνότητος πλέον, ἔνιαι δὲ τῆς ὀξύτητος πλέον,
ἔνιαι δὲ ἀμφοτέρων ἰσαζουσῶν μετέχουσιν. ἀλλὰ πρός γε τὸ
καύσους ἐμψύχειν εὐλόγως ἁρμόττουσιν ἅπασαι. οὐ μόνον
γὰρ τὸ ὀξὺ ψυχρόν ἐστιν, ἀλλὰ καὶ τὸ στρυφνὸν, ὡς καὶ πρό-
σθεν ἐλέγομεν. ἀποχωρεῖ δὴ κἀνταῦθα πάλιν ὁ λόγος ἐπὶ
τὴν θεραπευτικὴν μέθοδον. αὖθις οὖν αὐτὸν ἐπὶ τὸ προκεί-

foris ullam adfcifcere mordacem caliditatem aut acrimo-
niam. Atque haec quidem jam curandi attingunt metho-
dum, quae multis in locis huic tractationi communis eſt,
quare iis denuo relictiis ad propofitum revertamur. Ita-
que uvae acerbae fuccus non acidus modo eſt, fed et acer-
bus. Nam, ut fupra propofitum eſt, omnes prope arbo-
rum fructus ortus fui principio, teſtimonio etiam Theo-
phraſti, guſtantibus acerbi funt, dein, ubi humore implen-
tur, accedit quidem aciditas, decedit vero acerbitas. Haud
tamen et quod accedit et quod amittitur par eſt in fru-
ctibus omnibus, neque fi fpeciem neque fi genus refpicias.
Etenim inter uvas acerbas aliae plus acerbitatis, aliae aci-
ditatis obtinent, funt et quae pari portione ambas fortitae
fint, omnes tamen ad refrigerandos ardores non abs re
conveniunt, quippe quum non folum quod acidum eſt
frigidum fit, fed et quod acerbum, velut et ante a nobis
dictum eſt. Recedit fane et hic rurfum oratio ad cu-
randi methodum, quare et rurfum ad propofitum illam

μενον ἀναγάγωμεν. ἦν δ᾽ ἐξ ἀρχῆς, ὡς οἶμαι, προκείμενον
ἐν τῷδε τῷ γράμματι περὶ τῶν χυμῶν ἁπάντων διελθεῖν, καὶ
σχεδὸν μὲν ἤδη περὶ τῶν πλείστων εἴρηται, κατὰ δὲ τὴν τοῦ
λόγου κοινωνίαν ἐφάψασθαι καὶ τῶν ἄλλων ἡμῶν ἀναγκα-
σθέντων. οὐ γὰρ περὶ στρυφνοῦ καὶ αὐστηροῦ καὶ ὀξέος εἴρη-
ται μόνον, ἀλλὰ καὶ περὶ γλυκέος ἤδη πολλάκις καὶ πικροῦ
καὶ δριμέος. προσθεῖναι δ᾽ ἀναγκαῖόν ἐστι τὰ λείποντα πρὸς
τὴν τοῦ παντὸς λόγου τελειότητα. λείπει δ᾽ ἐπὶ μὲν τῶν στυ-
φόντων οὐδέν τι μέγα καὶ ἀξιόλογον, ὃ καὶ μὴ διὰ τῶν ἤδη
λελεγμένων ἔσται δῆλον.

Κεφ. ιγ´. Ἐπεὶ δὲ τῶν ὀξέων ἴσως ἄν τῳ δόξειε λεί-
πειν, ὃ τινας καὶ τῶν ἐλλογίμων ἰατρῶν ἐξηπάτησεν· τῷ
γὰρ τοὺς οἴνους τοὺς ἀσθενεῖς ἔν τε τῷ ἦρι καὶ τῷ θέρει
μεταβάλλειν τε καὶ ὀξύνεσθαι, χειμῶνος δ᾽ ἐν ταῖς οἰκείαις
φυλάττεσθαι ποιότησιν, ὑπὸ θερμοῦ τισιν ἔδοξεν ἡ ὀξύτης
γεννᾶσθαι. συναύξει δ᾽ αὐτῶν τὴν ὑπόληψιν ὅ τε κινηθεὶς
σφοδρότερον οἶνος, ὅ τ᾽ ἐν τοῖς πλοίοις μετακομισθεὶς πορ-
ρώτερον. καὶ γὰρ οἱ τοιοῦτοι πάντες, ὅταν ἀσθενεῖς ὦσιν,

revocemus. Porro propofitum, ut reor, ab initio in hoc
libro fuerat de faporibus omnibus differere, ac nunc qni-
dem fere de omnibus verba fecimus, interim tamen ora-
tionis affinitate et alia attingere coacti. Nec enim de acer-
bo modo et auftero et acido jam diximus, fed et perfaepe
de dulci et amaro et acri, reliqua tamen, qno tota oratio
perfecta evadat, adjicienda etiam funt. Atque in adftrin-
gentibus haud ita multum etiam reliquum eft, quod non
ex jam dictis clarum evadat.

Cap. XIII. At in acidis deeffe fortaffis etiamnum
videatur, quod eximios quosdam medicos fefellit. Nam
eo quod vina invalida vere atque aeftate alterentur at-
que acefcant, hieme vero fuas fervent qualitates, hinc adeo
quibusdam a calore aciditatem nafci vifum eft. Quorum
auget opinionem et quod vehementius motum eft vinum
et qnod longius in navigiis advectum, talia enim omnia
quum infirma fuerint, celerrime acefcunt. Quin etiam

ὀξύνονται τάχιστα. καὶ μέντοι τοὺς πίθους ἔνιοι τῶν τὰ
γεωργικὰ γραψάντων ἀξιοῦσιν ἐν οἴκοις κατορύττεσθαι πρὸς
ἄρκτον ἐστραμμένοις, ὡς τῆς μὲν ψύξεως φυλαττούσης αὐτῶν
τὴν ποιότητα, τῆς δὲ θερμότητος μεταβαλλούσης. ἀτὰρ οὖν
καὶ φαίνεται τοῦτο πολλαχόθι γιγνόμενον, αὐτῇ τῇ πείρᾳ
βασανισθέν. ὀξύνονται γὰρ ἔνιοι τῶν οἴνων ἑτοίμως, ὅταν
ἐν μεσημβρινοῖς καὶ προσηλίοις χωρίοις ἀποκέωνται, καί μοι
δοκεῖ τὴν ἀρχὴν τῆς τῶν εἰρημένων λύσεως ἐντεῦθεν ποιήσα-
σθαι. τὸ γὰρ μήτε πάντας ὀξύνεσθαι θερμαινομένους, ἀλλ᾽
ὅσοι ψυχρότεροι κατ᾽ ἀρχὰς εὐθέως εἰσὶ, μήτε τῶν παλαιωθέντων
τινὶ συμπίπτειν τοῦτα, τὴν ἐπὶ τἀληθὲς ὁδὸν ἡμῖν εὑρήσει.

Κεφ. ιδ΄. Ζητήσει γὰρ ὁ λόγος τὴν αἰτίαν, δι᾽ ἣν
ὑπὸ τῆς ἔξωθεν θερμότητος ὁ φύσει ψυχρὸς καὶ ἀσθενὴς οἶνος
ἐλέγχεται, καίτοι τοῦτό γε αὐτὸ τὸ ῥῆμα τὸ ἐξελέγχεται ῥηθὲν
ἁπάσας τὰς εἰρημένας ἀπορίας ἐπιλύεται. παραπλήσιον γάρ
τι συμβαίνει τοῖς οἴνοις, ὅσοι φύσει ψυχρότεροι καὶ ὑδατω-
δέστεροι τυγχάνουσιν ὄντες, οἷόν τι καὶ ταῖς μικραῖς καὶ
ἀσθενέσι φλογί. καὶ γὰρ καὶ ταύτας ἐν ἡλίῳ καταθεὶς ἰσχυρῷ

quidam, qui de ruſtica ſcripſere, dolia in aedihus ad aqui-
lonem expoſitis deſodienda cenſent, tanquam frigus ſcili-
cet qualitatem eorum ſervet, mutet autem caliditas. Sane
verum et id ſaepenumero ipſa experientia comprobatum
conſtat, aceſcunt enim vina quaedam prompte, ubi in me-
ridianis et ſoli expoſitis locis repoſita fuerint. Videorque
dictorum hinc jam orſus ſolutionem. Etenim quod non
omnia caliditate aceſcant, ſed quae initio tantum frigi-
diora ſunt, nec id veteri alicui accidat, id nobis ad veri-
tatem viam inveniet.

Cap. XIV. Quippe cauſam ſermo ſcrutabitur, pro-
pter quam vinum natura frigidum atque invalidum ab ex-
trinſeco arguatur calore. Quamquam per verbum argua-
tur jam dictum omnes prius dictae ambiguitates diſſol-
vantur. Perſimile enim quid vinis accidit, quae natura
frigidiora aquoſioraque ſunt, quale flammis exiguis et im-
becillis, quippe ſi eas ad ſolem fervidum exponas aut

ΤΩΝ ΑΠΛΩΝ ΦΑΡΜΑΚΩΝ ΒΙΒΛΙΟΝ Δ. 663

Ed. Chart. XIII. [99. 100.]   Ed. Baf. II. (48.)

τελέως ἀμυδρὰς ὄψει γιγνομένας, ἢ καὶ παντάπασιν ἀποσβεν
νυμένας. [100] οὕτω δὲ καὶ λύχνον καιόμενον, εἴ που ἄλλῃ
φλογὶ σφοδρᾷ καὶ μεγάλῃ παραθείης, εἴτ᾽ ἐν ἡλίῳ καταθείης
ἰσχυρῷ, μαραινόμενόν τε καὶ διαφορούμενον αὐτίκα θεάσῃ.
καὶ μὲν δὴ κἂν εἰ ῥιπίζοις ἰσχυρῶς ἀσθενῆ καὶ μικρὰν φλόγα,
θᾶττον ἀποσβέσεις αὐτὴν ἢ αὐξήσεις. οὔτε γὰρ κίνησιν οὔτε
θερμασίαν ἰσχυρὰν ἀσθενὴς ὑπομένει φύσις, ἀλλὰ διαφορεῖται
πρὸς αὐτῆς μᾶλλον ἢ αὐξάνεται, ἐπεί τοι κἀξεπίτηδες ἐν πολ
λοῖς χωρίοις κινοῦσί τε καὶ μεταφέρουσι τοὺς οἴνους, ὥσπερ
οὖν καὶ ἡλιοῦσί γε καὶ θερμαίνουσιν, ὡς ἐνίους αὐτῶν ἀηδεῖς
γίγνεσθαι τὴν ἀπὸ τοῦ καπνοῦ δεχομένους ποιότητα. καὶ
παρ᾽ ἡμῖν γε κατὰ τὴν Ἀσίαν, ἐπὶ τοὺς κεράμους τῶν οἰκιῶν
ὅταν ἥκῃ θέρους ὥρα, λαγήνοις ἐγχεόμενοι σχεδὸν ἅπαντες
ἐπιτίθενται, καὶ μετὰ ταῦτα καθαιροῦντες ἐν ὑπερῴοις οἰκή
μασιν, ὧν ἐν τοῖς κατωγέοις μέλλει κανθήσεσθαι φλὸξ πολλὴ
κατατίθενται καὶ ὅλως πρὸς μεσημβρίαν τε καὶ πρὸς ἥλιον
ἀεὶ στρέφουσι τὰς ἀποθήκας, οἷς μέλλει θᾶττον αὐτοὺς ἐκ
πέψαι τε καὶ ποτίμους ἐργάσασθαι. ὃ γὰρ ἐν χρόνῳ πολλῷ

prorfus obfcurari aut denique etiam extingui confpicies.
Sic quoque fi ardentem lucernam aut juxta flammam vehementem magnamque deponas, aut ad folem fervidum
exponas, marcefcere utique ac diffipari protinus videbis,
quin etiam fi validius ventilaveris infirmam parvamque
flammam, citius eam extinxeris quam inauxeris, natura
enim infirma validum neque motum neque calorem fuftinet, verum ab iis diffipatur potius quam augetur. Quamquam ex induftria multis in locis vina et commovent et
tranfportant, ficuti fane et in folem efferunt atque excalefaciunt, ut etiam quaedam infuavia fiant fumi contrahentia qualitatem. Apud nos fane in Afia in tecta aedium
aeftate omne prope in lagenas transfufum imponunt, poftea
in aedita cubicula, fub quibus inferne multa flamma luceat,
tranfportant. In fumma autem ad meridiem folemque
cellas obvertunt, in quibus et citius ea maturefcant et
potui idonea evadant; nam quod multo tempore aliis, hoc

Ed. Chart. XIII. [100.]　　　　　　Ed. Baf. II. (48.)
τοῖς ἄλλοις, τοῦτο τοῖς οὕτω θερμανθεῖσιν ἐν ἐλαχίστῳ περι-
γίγνεται. τῶν δὲ τὰ γεωργικὰ συγγραψάντων οὐδὲν θαυμα-
στὸν ἐνίους ὑπὸ τῆς κατὰ τὰ σφέτερα χωρία πείρας ὑπὲρ
ἁπάντων οἴνων ἀποφήνασθαι προπετέστερον. ἀλλ᾽ οἵ γε περὶ
Θεόφραστον καὶ Ἀριστοτέλην τήν τ᾽ ἐμπειρίαν ἐπὶ πλέον
ἐκτείναντες καὶ διὰ τὴν ἐν φυσιολογίᾳ γυμνασίαν ἀκριβέστερον
ἅπαντα διαρθρώσαντες, ἄλλα τε τοιαῦτα πολλὰ καὶ περὶ τῶν
οἴνων ἡμᾶς ἐδίδαξαν, ὡς ὅμοιόν τι τοῖς ἡμῶν αὐτῶν πάσχειν
σώμασιν. ἢ γὰρ οὐχὶ καὶ ταῦτα θεώμεθα, παρὰ τό πως ἔχειν
ἀσθενείας ἢ ῥώμης. ὑπὸ τῶν αὐτῶν ἀνινάμενα καὶ βλαπτό-
μενα· καὶ γὰρ καὶ γυμνάσια σφοδρὰ καὶ ἥλιος ἰσχυρότερα μὲν
ἐργάζεται τὰ θερμὰ καὶ ῥωμαλέα σώματα, καταβάλλει δὲ καὶ
διαφορεῖ καὶ καταψύχει τὰ μὴ τοιαῦτα, καὶ τῶν οἴνων τοὺς
μὲν θερμοὺς φύσει καὶ κίνησις ῥιπίζουσα καὶ ἥλιος ἐκθερμαί-
νων καὶ φλόγες πλησίον καιόμεναι πεπαίνουσι θᾶττον. ὅσοι
δὲ ψυχρότεροί τέ εἰσι καὶ ὑδατωδέστεροι, τούτους ἐξελέγχει τε
τὰ τοιαῦτα πάντα καὶ θᾶττον ἀναγκάζει πάσχειν, ἃ μικρὸν

iis, quae fic excalefacta funt, breviſſimo advenit. Porro
nihil mirum eft eos, qui de colendis agris fcripferunt ob
eam, quam de fua regione habebant, experientiam auda-
cius atque inconfiderantius de vinis omnibus definiviſſe.
At Theophraftus atque Ariftoteles experientiam etiam ul-
teriorem nacti et in perfcrutandis naturae rationibus exer-
citatiores ao diligentius omnia diftinguentes, cum multa
hujusmodi, tum vero de vinis nos docuerunt, quod fimile
illis atque corporibus noftris accidat. An non enim et
ipfa quoque, prout aut robufta funt aut imbecilla, ab iis-
dem tum juvari tum laedi confpicimus? Etenim ut exer-
citia valida et fol calida atque robufta corpora etiam va-
lidiora efficiunt, profternunt autem et digerunt refrige-
rantque quae non funt ejuscemodi, fic vina natura calida
motus velut ventilans, fol excalefaciens, flammaeque juxta
ardentes celerius concoquunt. Quae vero frigidiora funt
et dilutiora, eorum arguunt omnia id genus imbecillita-
tem celeriusque perpeti cogunt quae alioqui poft paffura

ὕστερον ἔμελλε πείσεσθαι. φυλάττεται μὲν γὰρ ἕκαστον τῶν
ὄντων ἐπὶ τῆς οἰκείας φύσεως οἰκείῳ θερμῷ, διαφθείρεται δὲ
πρὸς τῆς ἔξωθεν ἀμετρίας, ἤτοι θερμότητος ὀθνείᾳ ἢ ψύξεως
πλεονεξίᾳ. καὶ τὸ μὲν ἀποτελούμενον ὑπ᾽ ἀμφοῖν ἕν, ὁ δὲ
τρόπος αὐτοῦ τῆς γενέσεως οὐχ εἷς. ὅθεν οὐδ᾽ ὁμοίως ἅπασι
τοῖς ἰδιώταις εὐφώρατος ὁ τρόπος ὅδε τῆς διαφορᾶς. ἐπειδὰν
μὲν ὑπὸ τοῦ ψυχροῦ νικηθῇ τὸ καθέκαστον τῶν ὄντων θερ-
μῶν, εὔδηλόν ἐστι καὶ τοῖς ἐπιτυχοῦσιν. ἐπειδὰν δ᾽ ὑπὸ τοῦ
σφοδροτέρου θερμοῦ περιστάντος ἔξωθεν διαφορηθῇ, λαν-
θάνει τοὺς ἀγυμνάστους περὶ φύσιν, οὐκ εἰδότας ὡς τὸ μὲν
σύμμετρον θερμὸν ἅπασιν ὠφέλιμον ὑπάρχει, τὸ δ᾽ ἄμετρον
οὐχ ἧττον τοῦ ψυχροῦ βλαβερόν.

Κεφ. ιέ. Ἀλλὰ καθόλου μὲν τοῦτο γιγνώσκειν καλόν,
ὡς ἡ ἐν τοῖς χυμοῖς ὀξύτης ἐν τῷ μεταβάλλεσθαι μὲν ὑπὸ
τοῦ θερμοῦ, μὴ κρατεῖσθαι δὲ τελέως, μάλιστα ἔοικε γίγνε-
σθαι. τεκμήραιτο δ᾽ ἄν τις οὐχ ἥκιστα κἂν ταῖς ὀξυρεγμίαις,
ὡς αὐταί γε ταῖς μὲν μηδ᾽ ὅλως ἐν τῇ γαστρὶ μεταβαλλομέ-
ναις τροφαῖς οὐχ ἕπονται, καθάπερ οὐδὲ ταῖς ἀκριβῶς πε-

effent. Quippe quum ita comparatum fit, ut res quaeli-
bet in propria fervetur natura calòre proprio, corrum-
patur autem ab immoderatione extrinfeca, nempe caloris
alieni aut frigoris abundantia. Atque quod ab utroque
efficitur unum eſt, non tamen unus generationis modus,
quare non aeque idiotis omnibus facilis cognitu eſt haec
corruptionis ratio. Etenim ubi quid rerum calidarum a
frigore devictum eſt, ne vulgo quidem ignotum eſt. At
ubi a circumfiſtente foris calore validiore digeſtum ac diſſi-
patum eſt, eos fane qui circa naturam exercitati non funt,
latet, ignorantes caliditatem moderatam omnibus eſſe uti-
lem, immoderatam vero non minus frigiditate noxiam.

Cap. XV Caeterum in genere hoc noſſe pulchrum
eſt, quod aciditas in faporibus nafci potiſſimum videtur,
dum a calido quidem mutatur, ut tamen non fuperet, id
quod ex acidis ructibus vel maxime conjicias. Nam haud-
quaquam, ubi nulla prorſum facta in ventre eſt ciborum
alteratio, provenire folent, quemadmodum nec ubi optime

Ed· Chart. XIII. [100. 101.]　　　Ed. Baf. II. (48. 49.)

qθείσαις, μόναις δὲ ταῖς ἡμιπέπτοις, ὡς ἂν οὗτω τις εἴποι. καλῶ δ' ἡμιπέπτους ὅσαι δεξάμεναι τὴν ὑπὸ τῆς ἐν τῇ γαστρὶ θερμότητος ἀλλοίωσιν οὐκέτι εἰς τέλος ὑπ' αὐτῆς ἐκρατήθησαν. [101] οὕτως δὲ καὶ γάλα καὶ πτισάνης χυλὸς καὶ τἆλλα πάντα τὰ τοιαῦτα κατα τὴν θερινὴν ὥραν ὀξύνεται θᾶττον ἢ ἐν χειμῶνι καὶ δεῖται ψυχρῶν οἰκημάτων, ἐν οἷς ἀποκείσεται πρὸς τὸ διαμεῖναι μέχρι πλείονος· ἐξ ὧν ἁπάντων δῆλον ὡς ἐν τῷ μεταβάλλεσθαι μὲν ὑπὸ τοῦ θερμοῦ, μηδέπω μέντοι κεκρατῆσθαι τελέως ἥ' γένεσίς ἐστι τῆς ὀξείας ποιότητος. διὰ τοῦτο καὶ τῶν καρπῶν τοῖς πλείστοις ὑπάρχει, πρὶν πεπανθῆναι. καί πως ἔοικεν καὶ τοῦθ' ὁμολογεῖν τοῖς ἐξ ἀρχῆς εἰρημένοις περὶ τῶν ὀξέων χυμῶν. εἴπερ γὰρ ὅμοιόν τι πεπόνθασι ταῖς βορείαις καταστάσεσιν, ὡς λεπτομερεῖς ὑπάρχειν ἅμα καὶ ψυχρούς, πρόδηλον ὡς ἡ γένεσις αὐτῶν οὐκ ἄνευ θερμότητος, ὥσπερ οὐδὲ τῷ ἀέρι. καὶ διὰ τοῦτο τελέως ἡμᾶς καταψύχοντα καὶ νεκροῦν(49)τα, καθάπερ κώνειόν τε καὶ μηκώνειον, ὑοσκύαμος καὶ μανδραγόρα, ἥκιστά

concocti, fed tantum ubi femicocti, ut ita dixerim, fuerint. Voco autem femicoctos, qui a ventriculi calore alterationem perpeſſi, non etiam perfecte ab eo fuperati fuerint. Sic lac, ptifanae fuccus et quaecunque ejus funt generis, tempore aeſtivo citius acefcunt quam hieme, poſtulantque aedes frigidas, ut in iis repoſita plufculo tempore perdurent. Ex quibus omnibus patet, quod a calore mutante quidem, non tamen prorſum vincente aciditatis generetur qualitas, atque ob id plerisque ineſt fructibus priusquam maturuerint, idque etiam iis quae ab initio de faporibus acidis diximus conſentaneum videtur. Etenim ſi ſimile quid illis uſu venit, quod borealibus conſtitutionibus accidit, ut tenuium partium ſint, ſimulque frigidi nafci eos haud ſine calore fatis conſtat, ſicut nec illum ipſum aërem. Proinde quoque quae fumme nos refrigerant ac interimunt, veluti cicuta, papaveris fuccus, hyofcyamus, mandragora, minime omnium acida funt, quippe licet frigidi ſint fapores acidi omnes, haud tamen eo usque refri-

ΤΩΝ ΑΠΛΩΝ ΦΑΡΜΑΚΩΝ ΒΙΒΛΙΟΝ Δ. 667

Ed. Chart. XIII. [101.]   Ed. Baf. II. (49.)

ἐστιν ὀξέα. ψυχροὶ μὲν ἅπαντες οἱ ὀξεῖς χυμοὶ, οὐ μὴν εἰς
τοσοῦτόν γε ψύχουσιν ὡς ἀναιρεῖν. οὐδὲ γὰρ ἂν οὐδὲ λεπτο-
μερεῖς ὑπῆρχον, εἰ ἦσαν ἄκρως ψυχροὶ, ὥστ᾽ οὐ μόνον ὅτι
ψυχρὸς ὁ ὀξὺς χυμός, ἀλλὰ καὶ εἰς ὅσα ψυχρὸς ἤδη πέφανται.
βασανίζει δ᾽ αὐτὸν ὁποῖός τίς ἐστιν τὴν φύσιν ἐπὶ ὀξυλαπά-
θου καὶ ὀξαλίδος, ἣν δὴ καὶ ὀξύδα προσαγορεύουσιν. ἔστι
δ᾽ αὕτη λάχανον ἄγριον, ἐν τούτοις γὰρ ἐφάνη μοι μάλιστά
πως εἰλικρινὴς καὶ μόνος, οὐδεμιᾶς μετέχων στρυφνότητος,
ὥσπερ οἱ τῶν δένδρων καρποί. φανερῶς γὰρ οὗτοι μετὰ
στρυφνότητός τινος ἐπίμικτον ἔχουσι τὴν ὀξύτητα, καθάπερ
μετὰ δριμύτητος τὸ ὄξος. τὰ μὲν οὖν ἰδίως ὀνομαζόμενον ἐν
τοῖς χυμοῖς ὀξὺ μόνης τῆς γλώττης ἐστὶν αἰσθητὸν, ὥσπερ
καὶ τὸ δριμύ. τὸ δὲ κοινὸν ἀμφοῖν, τὸ δακνῶδες, ἤδη καὶ τῆς
ἁφῆς. ἑκατέρων δ᾽ ἐστὶν ἡ γλῶττα διγνωστική. τῶν μὲν γὰρ
κοινῶν, ὡς καὶ ἄλλο τι τῶν αἰσθητικῶν σωμάτων, τῶν δ᾽
ἰδίων, ὡς γεύσεως ὄργανον. καί μοι δοκεῖ τοῦτ᾽ αὐτῇ τὸ
ἐξαίρετον ὑπάρχειν κατὰ τὴν οἰκειότητά τε καὶ τὴν ἀλλοτριό-
τητα τῶν ὅλων οὐσιῶν. εἴρηται γὰρ ἤδη καὶ δέδεικται πολ-

gerant ut interficiant, non enim tenuis forent effentiae,
fi extreme effent frigidi. Itaque non modo jam quod
frigidus fit fapor acidus, fed et quatenus jam apparuit.
Exploranda porro ejus natura eft in oxylapatho et oxa-
lide, quam etiam oxyda nuncupant, eft autem haec olus
filveftre, in iftis enim maxime mihi fincerus eft vifus ac
fimplex, nullius particeps acerbitatis, ut folent arborum
fructus; perfpicuo enim hi cum acerbitate quadam admix-
tam habent aciditatem, ficut cum acrimonia acetum. Ita-
que quod proprie in faporibus appellatur acidum, a fola
lingua percipi poteft, ficut et acre, caeterum quod utrique
commune eft, nempe mordacitas, etiam a tactu fentitur.
Utraque vero lingua agnofcere eft; nam quae communia
funt, ficut et reliqua corpora fenfilia, quae vero propria,
tanquam guftus organum percipit. Idque mihi videtur illi
eximium ac peculiare effe juxta totaram fubftantiarum
tum proprietatem tum alienitatem. Dictum autem de-

λάκις, οὐδὲν δ' ἧττον εἰρήσεται καὶ αὖθις οἷόν τι τὸ καθ'
ὅλας τὰς οὐσίας ἐνεργεῖν ἢ πάσχειν ἐστίν. ἔοικα δὲ καὶ νῦν
αὐτοῦ μνημονεῦσαι εἰς ὅσον ἀρκεῖ τοῖς παροῦσιν, ἐνθένδε
ποθὲν ἀρξάμενος. ἐκ τῶν δ' στοιχείων αἱ γενέσεις ἅπασι
τοῖς κατὰ μέρος σώμασιν ὑπάρχουσιν, ἄνισοί τε καὶ διαφέ-
ρουσαι ταῖς μίξεσιν. ἔνια μὲν γὰρ πυρὸς ἔχει πλέον ἢ τῶν
ἄλλων στοιχείων, ἔνια δὲ ὕδατος, ἄλλα δ' εἰ οὕτως ἔτυχε γῆς,
ἔνια δὲ ἀέρος. ἐξ οὖν τῆς τοιαύτης ἀνισότητος αἱ τῶν κατὰ
μέρος σωμάτων ἰδιότητες ἀπετελέσθησαν. ἐκ μὲν τῶν στοι-
χείων αὐτῶν αἱ τῶν φυτῶν, ἐκ τούτων δὲ αἱ τῶν ζώων, ὡς
ἐν τοῖς περὶ στοιχείων δέδεικται λόγοις. μεταβάλλει δὲ τὰ μὲν
εὐθὺς εἰς ἄλληλα, τὰ δὲ διὰ μέσων ἑτέρων, οἷον αὐτίκα ἡ γῆ
μὲν εἰς πυροὺς καὶ κριθὰς καὶ τἄλλα τὰ τοιαῦτα. τούτων
δ' αὖ πάλιν ἕκαστον εἰς ἀνθρώπου σάρκα, οὐ μὴν αὐτῇ γε
τῇ γῇ σαρκὶ γίνεσθαι δυνατόν, ὑπερβάσῃ τὴν ἐν τῷ μέσῳ με-
ταβολήν. καὶ μέντοι καὶ τῶν εἰς ἄλληλα μεταβαλλόντων ἔνια
μὲν ἑτοίμην τε καὶ διὰ ταχέων, ἔνια δὲ καὶ χαλεπὴν καὶ χρό-

monstratumque saepenumero est, nec secius alias quoque
repetam, quid sit secundum totas substantias agere aut pa-
ti, imo vero et hactenus ejus nunc meminero, quod in
rem praesentem satis sit, hinc sumpto initio. Ex qua-
tuor elementis particulatim corporibus omnibus constant
generationes impares mixtura ac diversae. Siquidem quae-
dam ignis quam aliorum elementorum in se plus conti-
nent, quaedam aquae, sicut alia, si sors ita tulit, terrae,
nonnulla aëris. Et ejusmodi itaque imparitate proprie-
tates corporum particularium sunt perfectae, ex elementis
quidem plantarum, ex his autem animalium, sicut in libris
de elementis demonstratum est. Porro transeunt quaedam
quidem protinus in sese mutuo nonnulla vero medianti-
bus aliis, velut terra in triticum, hordeum et alia id ge-
nus, rursum horum unumquodque in carnem humanam,
quum tamen ipsa terra caro ut fiat sit impossibile, eam
videlicet quae in medio est mutationem transiliendo. At-
tamen eorum, quae in sese mutuo transeunt, quaedam
promptam celeremque, quaedam diuturnam alterationem

νιον ἔχει τὴν ἀλλοίωσιν. ὅσα μέν ἐστιν ἐγγὺς ταῖς ὁμοιότησι,
ταχεῖαν ἔχει, ὅσα δὲ ποῤῥωτέρω, βραδυτέραν. ἐχρῆν οὖν,
οἶμαι, γενέσθαι τι τοῖς ζώοις ὑπὸ τῆς φύσεως ὄργανον
ὁμοιότητος καὶ ἀνομοιότητος τῶν οὐσιῶν διακριτικὸν, ὃ
διαγιγνῶσκον τὰς φύσεις τὸ μὲν οἰκεῖον αἱρήσεται, τὸ δ᾽
ἀλλότριον φεύξεται. τοῦτ᾽ οὖν ἐστιν ἡ γλῶττα, τῷ περιττῷ
τῆς αἰσθήσεως οὐ ψυχρῶν μόνον, ἢ θερμῶν, ἢ ξηρῶν, ἢ
ὑγρῶν, ἀλλὰ καὶ τῶν οἰκείων τε καὶ οὐκ οἰκείων ἔχον
διάγνωσιν. [102] εἰς τουτὶ γὰρ μόνον τὸ μόριον ἐξ ἐμ-
φύονται νεῦρα. τῶν δ᾽ ἄλλων ἕκαστον ἢ ἑνὸς ἢ δυοῖν
μετείληφεν, οὐδ᾽ οὖν οὐδὲ τούτων αὐτῶν οὕτω μεγάλων.
ἐπειδὴ δὲ τὰ μὲν μᾶλλόν ἐστιν οἰκεῖα τῇ τοῦ σώματος
ἡμῶν φύσει, τὰ δ᾽ ἧττον, καὶ τὰ μὲν ἐν τῇδε τῇ συζυγίᾳ
τῆς κράσεως, τὰ δ᾽ ἐν τῇδε, πλέονες ἐξ ἀνάγκης αἱ γευσταὶ
ποιότητες ἀπετελέσθησαν. ἀλλὰ τῶν μὲν τρεφόντων ἁπάν-
των κοινὸν τὸ γλυκύ· πᾶν γὰρ τὸ τρέφον ἢ μᾶλλον ἢ
ἧττόν ἐστιν γλυκύ· τῶν δὲ μὴ τρεφόντων κοινὸν μὲν τὸ
κατ᾽ ἀπόφασιν τοῦ γλυκέος ἢ στερητικῶς ὀνομαζόμενον,

obtinent, at quae fimilitudinibus propinqua funt celerem,
quae vero remotiora tardiorem. Oportebat itaque meo
quidem judicio innafci animantibus organum, quod natu-
rae fimilitudines ac diffimilitudines difcernendi poteftate
polleret, quod agnofcens rerum naturas familiaria quidem
eligeret, aliena vero refugeret. Ejusmodi ergo lingua eft,
quae exuberanti fenfu non calida modo frigidaque, hu-
mida atque ficca, fed etiam, quae familiaria quaeque non
familiaria funt agnofcit. In hanc enim duntaxat parti-
culam fex inferuntur nervi, quum aliae omnes aut unius
tantum aut duorum fint participes, nec ita magnorum ta-
men. Porro quum quaedam naturae noftrae magis fint
familiaria, quaedam minus, ac partim in hac temperamenti
conjugatione, partim in illa, neceffario plures guftus qua-
litates extiterunt. Caeterum omnium quae nutriunt com-
munis dulcedo eft; nam quicquid nutrit, aut plus aut mi-
nus eft dulce. His vero quae non nutriunt commune eft
id quod per negationem dulcis aut privationem fio dici-

670 ΓΑΛΗΝΟΥ ΠΕΡΙ ΚΡΑΣ. ΚΑΙ ΔΥΝΑΜΕΩΣ

Ed. Chart. XIII. [102.]　　　　　　　Ed. Baf. II. (49.)

οἷον οὐ γλυκὺ καὶ ἀλυκόν. αἱ κατὰ μέρος δὲ πλείους αἱ δια-
φοραὶ κατὰ λόγον ἐγένοντο, τὸ τῷ μὲν οἰκεῖον ἑκάστῳ τῶν
ὄντων ἓν ὑπάρχειν, ὅτι καὶ μία φύσις ἡ ἴδιος αὐτοῦ, τὰ δ'
ἀλλότρια πάμπολλα, τὰ μὲν μᾶλλον ἀποκεχωρισμένα τῆς
οὐσίας αὐτοῦ, τὰ δὲ ἧτον. ὅσα μὲν οὖν ἐστιν ἀκριβῶς ὀξέα
καὶ στρυφνὰ καὶ πικρὰ καὶ ἁπλῶς ἡντινοῦν ἄλλην ἔχοντα
ποιότητα παρὰ τὴν γλυκεῖαν, ἄτροφα πάντ' ἐστὶν, ὥσπερ ὅσα
γλυκέα μόνον, τρόφιμα πάντα, τῶν δ' ἐπιμίκτων ταῖς ποιό-
τησιν ὅσα μὲν ἅμα γλυκέα τέ ἐστι καὶ στρυφνά, παχυμερέ-
στερα ταῖς οὐσίαις ἐστὶ καὶ ψυχρὰ ταῖς κράσεσιν, ὥσπερ καὶ
μικρὸν ἔμπροσθεν ἐδείκνυμεν· ὅσα δ' ὀξέα τε ἅμα καὶ γλυκέα,
λεπτομερέστερα μὲν ἢ τὰ στρυφνά, ψύχει δ' αὖ καὶ αὐτά. καὶ
δὴ καὶ τὰ μὲν πικρὰ θερμὰ, τὰ δὲ δριμέα καὶ τούτων ἔτι θερ-
μότερα. τρέφει δ' οὖν ἅπαντα τὰ τοιαῦτα μετὰ γλυκύτητος.
αὐτὸ δὲ καθ' ἑαυτὸ τῶν εἰρημένων οὐδὲν ἱκανὸν τρέφειν ἐστίν.
ἐπίμικτα δὲ γίγνεται κατὰ τρόπον διττὸν, ἢ ἀνομοιομερῆ ταῖς
οὐσίαις ὑπάρχοντα καὶ διαφερούσας κατὰ τὰ μόρια ποιότητας

tur, velut non dulce et indulce. Particulares autem dif-
ferentiae complures merito evaferunt, quia id, quod cui-
que rerum familiare eſt, unum eſt, nempe quia et natura
ejus familiaris uua, aliena vero plurima, partim plus par-
tim minus a fubſtantia ejus diſſidentia. Quae itaque fumme
acida funt, acerba, aut amara, aut fimpliciter aliam quam-
vis qualitatem praeter dulcem fortita funt, ea omnia nu-
trire nequeunt, ſicut quae folum dulcia funt omnia nu-
triunt. Inter ea autem, quae mixta funt, quotquot dulcia
ſimul et acerba funt, et craſſioris funt eſſentiae et tempe-
riei frigidae, velut paulo ante oſtendimus. Quotquot vero
acida ſimul ac dulcia tenuiora quidem funt quam acerba,
ſed et ipfa tamen refrigerant. Quin etiam amara quidem
calida funt, fed acria his etiam calidiora. Nutriunt ergo
haec omnia, ſi junctam habeant dulcedinem, caeterum per
fe dictorum nullum ut nutriat fatis eſt. Porro duplici
ratione mixta eſſe aſſolent, nempe ut diſſimilaria ſiut et
diverfas habeant qualitates in diverſis partibus, aut fimpli-

ἔχοντα, ἢ ἁπλᾶ μὲν ὄντα καὶ ὁμοιομερῆ, κατὰ δὲ τὴν εἰς
ἄλληλα τῶν πολὺ διαφερόντων γιγνόμενα μεταβολήν. οὔτε
γὰρ τὸ μέλι ἐξαίφνης γίγνεται πικρὸν, ἀλλ᾽ εἶθ᾽ ἑψόμενον ἐπὶ
πλέον, εἴτε παλαιούμενον, εἰς πικρότητα μεταβάλλει κατὰ
βραχὺ πάσχον τὸ τοιοῦτο. οὔθ᾽ ὅσοι τῶν καρπῶν ἀποτελοῦν-
ται γλυκεῖς, ὥσπερ ἔνιοι τῶν σικύων τε καὶ μηλοπεπόνων,
οὐδ᾽ αὐτοὶ τὴν ἐξ ἀρχῆς ἀθρόως ἀποβάλλουσι ποιότητα. κατὰ
βραχὺ γὰρ ἅπασι τοῖς φύσεως ἀλλοιουμένοις αἱ μετβολαὶ συμ-
πίπτουσι, καὶ μάλισθ᾽ ὅταν εἰς πολὺ διαφερούσας, ἢ καὶ παν-
τάπασιν ἐναντίας ποιότητας, ἡ ἀλλοίωσίς τε καὶ μετάστασις
αὐτῶν ἀποτελῆται. ὥσπερ οὖν τὸ μὲν ἀκριβῶς γλυκὺ τρόφιμόν
ἐστιν, τὸ δ᾽ εἰλικρινῶς πικρὸν ἄτροφον, οὕτως τὸ μεταξὺ τρέ-
φει μὲν, ἀλλ᾽ ἧττον τοῦ γλυκέος. ὡσαύτως δὲ καὶ κατὰ τὰς
ἄλλας ἔχει ποιότητας. ἄτροφοι γάρ εἰσι πλὴν τῆς γλυκείας
ἅπασαι. καὶ μὲν δὴ καὶ αὐτὰ τὰ στοιχεῖα πολὺ μᾶλλον ἄτρο-
φά τε καὶ ἄποια πρὸς τὴν γεῦσίν εἰσιν. καὶ διὰ τοῦτο καὶ ἡ
γῆ καὶ τὸ ὕδωρ, ἄμφω γὰρ καὶ ταῦτα ἄποια πρὸς τὴν γεῦσίν
εἰσιν καὶ ἄτροφα, καθάπερ ὁ ἀὴρ καὶ τὸ πῦρ· ὥστε καὶ κατὰ

cia et fimilaria, fed quae in mutua eorum quae multum
diffident alteratione confiftant. Neque enim mel extem-
plo fit amarum, fed aut multa coctione aut vetuftate
amaritudinem induit, nec id tamen illi nifi pedetentim ac-
cidit. Neque quotquot ex fructibus dulces ex amaris
evadunt, ficut quidam cucumeres et melopepones, et ipfi
repente femelque ab initio qualitatem abjiciunt; nam iis
omnibus, quae a natura mutantur fenfim fiunt mutationes,
potiffimum ubi in multum diffidentes, aut plane contra-
rias qualitates alteratio tranfitusque perficitur. Sicut ergo
quod eft fumme dulce aptum efui eft, quod vero fincere
amarum efui ineptum, fic quae in medio funt eorum nu-
triunt quidem etiam, verum minus quam dulce. Eadem
ratio eft in aliis qualitatibus, nam nutrire praeter dulcem
nullae omnino poffunt. At elementa multo fane etiam
minus nutriunt, nullamque guftui qualitatem offerunt, proin-
de et terra et aqua, funt enim ambo guftui infipida, mi-
nime nutrire idonea funt, ficut nec aër nec ignis. Ita

Ed. Chart. XIII. [102. 103.]　　　　　　Ed. Baf. II. (49.)

τῶν ποιοτήτων ἐπιμιξίαν ἐκλύεται πολλάκις ἡ τῶν γλυκέων
ποιότης, ὑδατώδους μὲν οὐσίας ἐπικρατούσης ἐν τοῖς τῶν
ἐπιγείων σχεδὸν ἁπάντων καρποῖς. καὶ γὰρ πυροὶ καὶ κριθαὶ
καὶ κύαμοι καὶ ἐρέβινθοι καὶ τἄλλα ὅσα τοιαῦτα, διὰ ὑγρό-
τητα κατ᾽ ἀρχὰς ἐγγὺς ἀποίων ὄντα τὴν γεῦσιν, ἐν τῷ χρόνῳ
πεπαινόμενά τε καὶ ξηραινόμενα γίνεται γλυκύτερα, γεώδους
δὲ καὶ ξηρᾶς ἐν ἀχύροις καὶ χόρτῳ καὶ ἀγρώστει καὶ καλάμοις
ξηροῖς καὶ ξύλοις, ὧν ἔνια πρὶν ἀποξηρανθῆναι γλυκέα τε
ἡμῖν ἐστι καὶ τροφὴν τῷ σώματι δίδωσιν ἐνίοτε, οἷον ὅ τε
τοῦ φοίνικος ἐγκέφαλος, οὕτω γὰρ ὀνομάζουσι τὸ ἀνώτατον
μόριον αὐτοῦ, καὶ τῆς ἀγρώστεώς τε καὶ τῶν καλάμων αἱ
μαλακαὶ ῥίζαι, καὶ μάλιστα τῶν κατ᾽ Αἴγυπτον, ἤδη δὲ καὶ
τῶν πλείστων δένδρων αἱ βλάσται. ὁμοιότητι μὲν γὰρ ἀεὶ τῇ
πρὸς τὸ τρεφόμενον γλυκὺ φαίνεται τὸ τρέφον, ἀνομοιότητι
δ᾽ οὐ γλυκύ. [103] πολλῶν δ᾽ οὐσῶν ἀνομοιοτήτων πολλὰς
ἀναγκαῖον ἐν τῷδε καὶ τὰς μὴ γλυκείας γίγνεσθαι ποιότητας,
ἃς ἑρμηνεῦσαι μὲν ἀμήχανον, ἀναμνῆσαι δ᾽ ἐγχωρεῖ, πάντων
ἀνθρώπων ἀκριβῶς εἰδότων, ἑτέραν μὲν τὴν ἐκ τῶν στρυφ-

que pro horum admixtione dulcium faepe qualitas exolvi-
tur, aquea fere effentia in terreftrium plantarum prope
omnium fructibus fuperante, nam triticum, hordeum, fa-
bae, eicer et quae ejus funt generis, quum propter humi-
ditatem principio qualitatum prope expertia fint, temporis
fucceffu maturata ac ficcata dulciora evadunt, terreftri vero
et ficca in paleis, foeno, gramine et arundinibus ficcis et
lignis. Quorum tamen quaedam priusquam aruerint, dul-
cia nobis funt, nutrimentumque interdum corpori exhi-
bent, velut palmae cerebrum; fic enim nominant fummam
ejus particulam et gramen et molles malvarum radices,
maxime quae in Aegypto proveniunt, ad haec plerarum-
que arborum germina. Siquidem quod nutrit a fimili-
tudine, quae illi eft ad id quod nutritur, dulce apparet,
diffimilitudine vero non dulce. Porro multae quum fint
diffimilitudines, multas proinde neceffe eft qualitates effe
non dulces, quas verbis quidem afferri eft impoffibile, at-
tamen memoriam earum movere fuggerereque quodam-

Ed. Chart. XIII. [103.]　　　　　　Ed. Baf. II. (49. 5o.)

νῶν αἴσθησίν τε καὶ διάθεσιν ἐν τῇ γλώττῃ γιγνομένην, ἑτέ-
ραν δὲ τὴν ἐκ τῶν ὀξέων, καὶ ἄλλην μὲν τὴν ἐκ τῶν ἁλμυρῶν,
ἄλλην δὲ τὴν ἐκ τῶν πικρῶν.

Κεφ. ιστʹ. Ὥσπερ οὖν ὅσα τῶν ἐδεσμάτων ὁμοιότατα
ταῖς τῶν τρεφομένων ὑπάρχει φύσεσιν, γλυκύτητά τʹ ἐμφαί-
νεται καὶ σκευασίας οὐδεμιᾶς προσδεῖται, κατὰ τὸν αὐτὸν
(5o) τρόπον ὅσα πορρώτερα τὴν κρᾶσίν ἐστιν τὰ μὲν ἡδυσ-
μάτων, τὰ δὲ καὶ συναμφοτέρων προσδεῖται, καὶ οὐδέν γε
θαυμαστὸν αὐτῶν τῶν ἡδυσμάτων μηδὲν ἐδώδιμον ὑπάρχον
εἰς ἡδονὴν συντελεῖν τῷ διʹ ἑαυτοῦ σκευασθέντι. δυοῖν γὰρ
ἀμέτροιν συνελθόντοιν ἐγχωρεῖ τὸ μικτὸν ἐξ ἀμφοῖν σύμμε-
τρον ἀποτελεσθῆναι καὶ διὰ τοῦτο γλυκὺ φανῆναι, τῶν ἀμέ-
τρων οὐκ ὄντων τοιούτων. ὅταν δὲ δὴ καὶ διʹ ἑψήσεως ἢ
ὀπτήσεως ἢ ὅλως ὑπὸ θερμοῦ τινος ἢ σκευασία γίνηται τῶν
ἐδεσμάτων, οὐδὲν οὔτʹ ἄπορον οὔτʹ ἄλογον ἃ πρότερον οὐκ
ἦν ἡδία γενέσθαι νῦν ἥδια. φαίνεται γὰρ ἡ τοῦ θερμοῦ
φύσις οἷς ἂν ὁμιλήσῃ ταχέως ἀλλοιοῦν αὐτὰ καὶ μεταβάλλειν

modo licet, quum omnes homines certiffime norint alium
fieri in lingua fenfum atque affectum ab acerbis, alium
ab acidis et alium a falfis aliumque ab amaris.
Cap. XVI. Itaque quemadmodum edulia, quaecun-
que nutriendorum naturae fimillima funt, ea et dulcedi-
nem fummam prae fe ferunt, nec ullam praeparationem
poftulant, fic quae temperiem nacta funt remotiorem alia
condimentis, alia coctione, alia utroque indigent. Nec vero
mirum eft, quum condimentorum nullum edendo fit, ad
fuavitatem tamen iis conferre quae per ipfa praeparan-
tur, quippe quum fieri poffit ut immoderatis duobus coë-
untibus, id quod ex ambobus mixtum fit commoderatum
evadat, ac proinde quoque dulce appareat, quum immo-
derata minime fint talia. Poftea vero quam et per eli-
xationem et per affationem et omnino per calidum quid-
dam praeparatio fit ciborum, nihil etiam abfurdum eft aut
ambiguum, quae prius non erant fuavia tunc fieri fuavif-
fima. Apparet enim calidi natura quibus admota fuerit ea

εἰς ἕτερον εἶδος, ὥστ᾽ οὐκέτι οὐδὲ τοῦτ᾽ ἄπορον, εἰ τινὰ μὲν
ἡδίω, τινὰ δὲ ἀηδέστερα γίνεται τῷ πυρὶ πλησιάζοντα, καὶ
τινὰ μὲν ἐλαχίστῳ χρόνῳ, τινὰ δ᾽ ἐπὶ πλεῖστον ἑψηθῆναι
χρῄζῃ. τὰ μὲν γὰρ ὁμοιότατα ταῖς κράσεσι τῶν τρεφομένων
σωμάτων χωρὶς ἑψήσεώς τε καὶ σκευασίας ἤδη φαίνεται γλυ-
κέα, τὰ δ᾽ ἀνόμοια πάντα μὲν ἀηδῆ, πρὶν σκευασθῆναι.
δεῖται δὲ τὰ μὲν ὑπέρθερμα τῷ ψυχρῷ κολασθῆναι, τὰ δ᾽
ἱκανῶς ψυχρὰ ταῖς τε τῶν θερμῶν ἐδεσμάτων μίξεσιν καὶ
πυρί. κατὰ δὲ τὸν αὐτὸν τρόπον ὑγρότητι μὲν ὅσα γεώδη
καὶ ξηρὰ, ξηρότητι δὲ τὰ πλέον ἢ προσῆκεν ὑδατώδη τε καὶ
ὑγρά. τὰς μὲν οὖν ξηρότητας αἱ τῶν ὑγρῶν ἐπιμιξίαι, τὰς
δὲ ὑγρότητας αἱ τῶν ξηρῶν καὶ τὸ πῦρ ἐπανορθοῦται. μεγί-
στη δὲ τοῦ λεγομένου πίστις ἡ κατὰ τὸ στόμα γιγνομένη
μεταβολή. τοῖς γοῦν ἐπὶ πλέον ἀσιτήσασιν ἁλυκὸν φαίνεται
τὸ πτύελον, εἰ δ᾽ ἐπὶ πλεῖστον, οὐχ ἁλυκὸν μόνον, ἀλλ᾽ ἤδη
καὶ πικρόν. οὕτω δὲ καὶ πᾶν ἐκχολοῦται τὸ σῶμα, καὶ εἴπερ
ἦν αἰσθητικὸν ἅπαν ὁμοίως τῇ γλώττῃ, καὶ τῆς ἁλυκότητος

celeriter alterare atque in aliam fpeciem mutare. Quo-
circa nec id quoque dubium eft, quaedam fuaviora, quae-
dam vero infuaviora effici igni applicata, tum quaedam
tempore minimo, quaedam plurimo coqui debere. Etenim
quae nutriendorum corporum temperamentis fimillima funt,
ea vel citra coctionem aut praeparationem jam dulcia ap-
parent, quae vero diffimilia funt omnia infuavia funt an-
tequam praeparentur. Porro quae nimis quam calida funt
frigido corrigi debent, quae vero multum frigida calido-
rum mixtura ciborum et igni; ad eundem modum humi-
ditate quae terrea funt et ficca, ficcitate quae plus quam
conveniat aquea funt et humida. Siccitates ergo humi-
dorum admixtio, humiditates vero ficcorum mixtura ignis-
que emendant. Maximam rei dictae fidem affert quae in
ore fit mutatio. Nam qui plufculum fuftinuerunt jeju-
nium, iis faliva falfa redditur, qui vero plurimum, non
falfa modo, fed et amara; fic etiam corpus univerfum bi-
liofum habitum contrahit, ac fi perinde ut lingua fenfu

ΤΩΝ ΑΠΛΩΝ ΦΑΡΜΑΚΩΝ ΒΙΒΛΙΟΝ Δ. 675

Ed. Chart. XIII. [103. 104.]   Ed. Baf. II. (50.)

ἄν, οἶμαι, τῆς ἐν αὐτῷ ῥᾳδίως ἠσθάνετο καὶ τῆς πικρότη-
τος, ἔτι τε πρὸς τούτῳ καὶ αὐτῆς τῆς γλυκύτητος, ὑπαρχούσης
γε ἀεὶ τῷ κατὰ φύσιν αἵματι. νυνὶ δὲ ἐπειδὰν ἤτοι ῥαγέν-
τος ἢ ἀναστομωθέντος ἀγγείου τινὸς ἀθρόον τε καὶ θερ-
μὸν αἷμα κατὰ τῆς γλώττης ἐκχυθῇ, φαίνεται γλυκύτατον,
ὅταν, ὡς εἴρηται, κατὰ φύσιν ἔχῃ. ἐπεὶ τό γε νενοσηκὸς
πικρὸν ἢ ἁλυκόν ἐστιν, ἤ τινα τοιαύτην ἑτέραν ἐμφαίνει
ποιότητα, τὸ μέντοι καθ᾽ ὅλον τοῦ ζώου τὸ σῶμα λαν-
θάνει, καθάπερ αἱ χολαὶ καὶ τὸ φλέγμα. καίτοι τῶν
χολῶν ἡ μὲν ἀεὶ πικρὰ φαίνεται, κἂν μικρῷ μορίῳ ψαύσῃ
τῆς γλώττης, ἡ μέλαινα δ᾽ ὀξεῖα. καὶ τοῦ φλέγματος καὶ
τῇ γλώττῃ πλησιάζοντος τὸ μὲν γλυκύ, τὸ δὲ ὀξὺ, τὸ δὲ
ἁλμυρὸν ἐναργῶς ἐφάνη πολλάκις, ἄδηλον ὑπάρχον καὶ
τοῦτο καθ᾽ ὅλον τὸ ζῶον.

Κεφ. ιζ. [104] Οὐδὲν οὖν θαυμαστὸν οὐδὲ δι᾽ τί
τὸ γλυκύτατον ἁπάντων μέλι τὸν πικρότατον γεννᾷ χυμὸν
καὶ διὰ τί μάλιστα τοῖς ἀκμάζουσί τε καὶ φύσει θερμοῖς
καὶ πυρέττουσιν. ὡς γὰρ κἀκτὸς ἐπὶ πλέον ὁμιλῆσαν τῷ

polleret, falcedinem quoque quae in ipfo eft atque ama-
ritudinem perfacile, reor, perciperet, ad haec etiam ipfam
dulcedinem quae naturali ineft fanguini. At nunc ubi vafe
quopiam aut rupto aut aperto affatim calidus fanguis in
linguam effunditur dulciffimus apparet, utique fi fecundum
naturam, ut dictum eft, habuerit; nam morbidus amarus
aut falfus eft, aliamve ejus generis qualitatem prae fe fert.
At qui in toto eft corpore nos fugit, non aliter quam aut
bilis aut pituita, quamquam et bilis quidem flava vel mi-
nima quapiam parte linguam contingens perpetuo amara
appareat, atra vero acida. Porro ubi pituita linguam at-
tingit, partim quidem dulcis, partim acida, partim falfa
faepe eft manifefto vifa, quum et ipfa in toto animali in-
cognita fit.

Cap. XVII. Nihil mirum igitur, neque cur rerum
omnium dulciffimum mel fuccum generet amariffimum, ne-
que cur id maxime aetate florentibus et calidis natura et
febrientibus accidat. Nam ut foris, quum plufculum igni

Ed. Chart. XIII. [104.]   Ed. Baf. II. (5o.)

πυρὶ πικρὸν ἀποτελεῖται, κατὰ τὸν αὐτὸν τρόπον κἂν τοῖς
τῶν ζώων σώμασιν, ὅταν ἀκραιφνεῖ πλησιάζῃ θερμότητι,
τὸν χολώδη γεννᾷ χυμόν. ἐν δὲ ταῖς ψυχροτέραις κράσεσιν
ἢ διὰ ἡλικίαν, ἢ διὰ φύσιν σώματος, ἢ διὰ νόσον, εἰς χρηστὸν
καὶ σύμμετρον αἷμα μεταβάλλει ῥᾳδίως. οὐ γὰρ ὑπερθερμαι-
νόμενον οὐδ᾽ ἀλλοιούμενον ἐπὶ πλέον ἐν τοῖς τοιούτοις σώ-
μασιν, ἀλλ᾽ ὅμοιόν τι τῷ μετρίως ἐψηθέντι πάσχον ἔξο-
μοιοῦται τελέως αὐτοῖς καὶ διαφυλάττει τὴν γλυκύτητα. καὶ
τί θαυμαστὸν ὑπὸ τῆς σφοδροτέρας ἐν τοῖς ζώοις θερμότη-
τος ἢ πλείονος ἐψήσεως ἐξίστασθαι τῆς ἀρχαίας γλυκύτη-
τος τὸ μέλι, καὶ χωρὶς τούτων ὑπὸ τῆς ἐν αὐτῷ θερμότητος
ἐν χρόνῳ πλέονι πικρὸν ἀποτελούμενον; ἐν γὰρ τῷ τάχει τῆς
μεταβολῆς ἡ διαφορὰ μόνον, οὐκ ἐν τῷ πάσχειν ἕτερον
πάθος ὑφ᾽ ἑτέρας αἰτίας. καὶ γὰρ τὸ πάθος αὐτὸ καὶ τὸ
μεταβάλλον αἴτιον ὄν, τὸ πάθος μὲν ἡ πικρότης, τὸ δ᾽ αἴ-
τιον ἡ ἀμετρία τῆς θερμότητος, ἀμετρίας δὲ τῆς εἰς ἀλλοίω-
σιν ἀγούσης διττῆς ὑπαρχούσης τῷ γένει, ῥώμης τοῦ πλη-

admovetur amarum efficitur, ad eundem modum et in ani-
mantium corporibus, ubi fincerum validumque nactum ca-
lorem fuerit, biliofum fuccum procreat. At in tempera-
mentis frigidioribus, five propter aetatem five propter
naturam corporis five etiam ob morbum, facile in bonum
et moderatum fanguinem convertitur. Quippe quum ne-
que nimirum in iis corporibus aut excalefiat aut altere-
tur, verum ei quod modice coctum fuerit fimile quiddam
perpetiatur, plane illis affimilatur prorfumque fervat dul-
cedinem. Et quid, obfecro, miri, fi a valentiore animan-
tis calore aut longiore coctione veterem mel dulcedinem
exuat, quum etiam citra haec per fuum ipfius calorem
fpatio temporis amarum evadat? Nam in mutationis dun-
taxat celeritate handquaquam quod aliam perpetiatur paf-
fionem ab alia caufa differentia confiftit, quippe et paffio
eft eadem et caufa quae mutat, paffio quidem amaror, caufa
vero caliditas immodica. Porro immodicum quod ad al-
terationem ducit duplex eft, aut enim in admoti confiftit

σιάζοντος, ἢ μήκους τοῦ χρόνου, τὴν μὲν ἑτέραν ἐξ ἡμῶν τε
καὶ τοῦ πυρὸς, τὴν δ' ἑτέραν ἐξ αὐτοῦ λαμβάνει τὸ μέλι.
καὶ δεόντως ἐν χρόνῳ πλείονι γίγνεται τοῦτο τὴν ἐξ αὐτοῦ,
ὅτι καὶ τὸ μεταβάλλον ἀσθενέστερον. ὅπερ οὖν ὑπ' ἐλάττο-
νος αἰτίας ἐν χρόνῳ πλείονι γίγνεται, τοῦθ' ὑπὸ μείζονος
ἐν ἐλάττονι γίγνεσθαι τί θαυμαστόν; ἀλλ' οὐ τό γε γάλα,
καίτοι γλυκὺ πρὸς τὴν γεῦσιν ὑπάρχον, ἐξ αὐτοῦ ποτε γί-
νεται πικρόν. κρατεῖται γὰρ ἐν αὐτῷ τὸ θερμὸν ὑπὸ τοῦ
ψυχροῦ μᾶλλον ἢ κρατεῖ, καὶ διὰ τοῦτο ὀξύνεται κείμενον.
ἐκ τριῶν μὲν γὰρ οὐσιῶν διαφερουσῶν ταῖς ποιότησι σύγ-
κειται, καθότι καὶ πρόσθεν ἔλεγον, πρώτης μὲν τῆς παχείας,
ἐξ ἧς ὁ τυρὸς γίνεται, δευτέρας δὲ τῆς λιπαρᾶς, ἐξ ἧς ὁ
βούτυρος, καὶ τρίτης τῆς ὑδατώδους, ἣν ὀῤῥὸν ἐπονομάζο-
μεν. ἀλλὰ τούτων ἡ μὲν λιπαρὰ μάλιστα εὔκρατος, ἡ δὲ
παχεῖα μικρὸν ταύτης ἀποδέουσα. τὸ δ' ὀῤῥῶδες περίττωμα
ψυχρόν τ' ἐστὶ καὶ ὑγρὸν, ὥστε τὸ μὲν σύμπαν γάλα τοῦ
συμμέτρου τῇ θερμότητι σώματος ἀπολείπεσθαι συχνῷ, καὶ
διὰ τοῦτο εἰς ὀξύτητα μεταβάλλει ἐξ ἑαυτοῦ μᾶλλον ἢ πι-

robore, aut in temporis diuturnitate, alterum ex nobis et
igni, alterum ex fe ipfo mel accipit. Et merito fane
tempore majore id fit ex ipfo, fiquidem quod mutat im-
becillius eft. Ergo quod a minore caufa longiori fit
tempore, quid mirum eft a majore breviori perfici? Cae-
terum lac etfi guftu fit dulce, tamen ex fefe nunquam
amarum efficitur, vincitur enim in eo a frigore magis ca-
liditas quam ipfa vincat, proinde etiam repofitum acefcit.
Ex tribus enim fubftantiis qualitate diffidentibus, velut fu-
pra quoque dictum eft conftat, prima quidem craffa, ex
qua cafeus conficitur, altera pinguis, ex qua butyrum, et
tertia aquea, quod ferum nuncupamus. Verum ex hifce
pinguis quidem vel maxime temperata eft, craffa vero pau-
lum ab ea declinat, at excrementum illud ferofum et fri-
gidum et humidum eft. Quare lac univerfum a modicae
caliditatis corpore longo intervallo relinquitur, quapropter
ex fe acefcit potius quam amarefcit. Ac fi guftari poffet,

κρότητα. καὶ εἴπερ οἷόν τε ἦν αὐτοῦ γεύσαυθαι πεφθέντος-
ἕν τε τῇ γαστρὶ καὶ κατὰ τὰς φλέβας, εὑρίσκοιτο ἂν, οἶ-
μαι, γλυκύτερον μέλιτος. ὃ γὰρ ἔξωθεν ἔχει καὶ παρ᾽ ἑαυτοῦ
τὸ μέλι, τοῦτ᾽ ἐν τῷ πέττεσθαι λαμβάνει τὸ γάλα. καὶ
ὅταν γε θερμὸν ἱκανῶς ὑπάρχῃ τὸ τοῦ ζώου σῶμα, τοσοῦ-
τον ἐπικτᾶται τὸ γάλα τῆς γλυκύτητος, ὅσον ἀπόλλυσι τὸ
μέλι. καὶ τοῦτ᾽ εὐλόγως γίνεται. τῷ μὲν γὰρ ἄκρως γλυκεῖ,
καὶ διὰ τοῦτο μηκέτ᾽ ἐγχωροῦντι προσθήκην γλυκύτητος,
εἰς τὴν ἐφεξῆς ἀνάγκη μεταβάλλειν ποιότητα· τῷ δέ γε ἐνδεεῖ
τὸ τέλεον ἐκ τῆς πέψεως προσγίνεται. ταῦτ᾽ ἄρα καὶ διτ-
τὰς ἀπεπτούμενον ἐν τῇ γαστρὶ τὸ γάλα τὰς ἀλλοιώσεις
ἐπιδέχεται· κατὰ μὲν τὴν ψυχροτέραν κοιλίαν ὀξυνόμενον,
ἐν δὲ τῇ θερμοτέρᾳ κνισῶδές τε καὶ πικρὸν ἀποτελούμε-
νον. οὐ μὴν τό γε μέλι τὴν εἰς ὀξύτητά ποτε μεταβολὴν δέ-
χεται ἐν τῷ πέττεσθαι· θερμότερον γάρ ἐστιν ἢ ὥστε μὴ κρα-
τούμενον ὀξυν[105]θῆναι. δακνώδη μὲν γὰρ ἄμφω τῇ γλώτ-
τῃ, τό τε ὀξὺ καὶ τὸ πικρόν, οὐ μὴν ὡς ἴδιον γλώττης αἴ-
σθησις τοῦτο κέκτηται. καὶ γὰρ εἰ καὶ κατ᾽ ἄλλης σαρκὸς
ἡστινοσοῦν γυμνῆς τοῦ δέρματος ἐπιβάλλοις αὐτά, δάκνει

ubi in ventre et per venas concoctum eft, ipfo etiam
melle dulcius inveniretur; nam quod foris et ex fefe mel
obtinet, id dum coquitur lac accipit et quum admodum
ingens in animante calor extiterit, tantam acquirit lac
dulcedinem quantam mel deperdit, rectaque id ratione eve-
nit. Etenim quod fumme dulce eft, ac proinde etiam
nihil apponi ad ejus dulcedinem poteft, id ut in confe-
quentem verti pergat qualitatem neceffe eft, at cui quid
deeft, id per concoctionem acquirit. Proinde fane lac ubi
cruditatem in ventre perpetitur, duplicem fufcipit altera-
tionem: in frigidiore namque ventre acefcit, in calidiore
nidorofum amarumque efficitur. Non tamen mel coquen-
do unquam aciditatem admittit, quippe quum calidius fit
quam ut ubi non fuperetur acefcat. Itaque utraque lin-
guam mordicant, tum quod acidum eft tum quod amarum,
non tamen id tanquam proprium linguae fenfus poffidet,
quippe fi in aliam quamvis carnem cute fpoliatam ipfa

ΤΩΝ ΑΠΛΩΝ ΦΑΡΜΑΚΩΝ ΒΙΒΛΙΟΝ Δ. 679

Ed. Chart. XIII. [105.]   Ed. Baf. II. (50. 51.)

κἀκείνην, ᾧ δῆλον ὡς τὸ δακνῶδες τῆς ἁφῆς ἴδιον αἰσθητόν, οὐ γεύσεώς ἐστιν· καὶ μὴν καὶ τοῖς δριμέσιν ὀνομαζομένοις, οἷον πυρέθρῳ τε καὶ σκορόδῳ καὶ κρομμύῳ ὑπάρχει τὸ δάκνειν, οὐ τὴν γλῶτταν μόνον, ἀλλὰ καὶ τὴν ἄλλην ἅπασαν ἡμῶν σάρκα. καὶ κοινὸν ἄρα τοῦτο τὸ δάκνειν τριῶν ἐστι χυμῶν, ὀξέος, πικροῦ, δριμέος, ἀλλὰ τοῦ μὲν ὀξέος ὡς ψυχροῦ τε ἅμα καὶ λεπτομεροῦς, ἐδείχθη γὰρ τοῦτο πρόσθεν, τοῦ πικροῦ δὲ καὶ δριμέος ὡς θερμῶν.

Κεφ. ιη΄. Ὅτι μὲν οὖν ὁ πικρὸς χυμὸς θερμός ἐστιν ἀρτίως μοι δέδεικται. περὶ δὲ τοῦ δριμέος ἰδίως ὀνομαζομένου τὴν ἀρχὴν οὐδ᾽ ἀποδείξεώς ἐστι χρεία. φθάνει μὲν γὰρ ἡ ἐκ τῆς αἰσθήσεως ἐνέργεια τὴν ἐκ τοῦ λόγου πίστιν, ὥστ᾽ οὐδ᾽ ἠμφισβήτησεν οὐδεὶς ὑπὲρ αὐτοῦ, ἀλλὰ καὶ Πλάτων ὡς περὶ θερμοτάτου πάντων ἀποφαίνεται καὶ Ἀριστοτέλης καὶ Θεόφραστος καὶ τῶν ἰατρῶν οὐδείς ἐστιν οὔτε τῶν παλαιῶν οὔτε τῶν νεωτέρων, ὃς ἕτερόν τι γιγνώσκει. κατὰ γὰρ τὸν τῆς οὐσίας αὐτοῦ λόγον ἐστὶ τὸ θερμαί(51)νειν, ὥστ᾽ εἰ καὶ τῶν ἰδιωτῶν ὁντιναοῦν ἔροιο, τί καλεῖ δριμὺ

injeceris, et illam fane etiam mordebit. Ex quo conſtat mordacitatem a tactu proprie, non a guſtu ſentiri. Quin et quae acria appellantur, velut pyrethrum, allium, caepa, non linguam modo mordicant, ſed et omnem reliquam noſtram carnem. Communisque eſt mordicatio tribus iſtis ſaporibus, acido, amaro, acri, verum acido quidem ut frigido ſimul et ſubtili, nam et id ſaepe monſtratum eſt, amaro vero et acri ut calidis. Cap. XVIII. Quod itaque ſapor amarus calidus ſit modo oſtendimus. At de acri vocato principio ne demonſtratione quidem eſt opus, praevenit enim ſenſus evidentia rationis fidem. Quare nec quisquam de ipſo dubitaverit, imo et Plato de eo tanquam omnium calidiſſimo pronunciat, tum Ariſtoteles quoque et Theophraſtus. Atque adeo nec veterum nec recentiorum medicorum quisquam eſt, qui ſecus ſentiat, quippe quum excalefactio ex eſſentiae ejus ſit ratione. Itaque ſi vel ex plebe quem

βρῶμα, φαίη ἂν, οἶμαι, τὸ θερμαῖνον ἰσχυρῶς ἐν τῷ γενέσθαι,
καθάπερ τὸ πέπερι καὶ τὸ πύρεθρον καὶ τὸ κάρδαμον καὶ
τὰ σκόροδα καὶ τὰ κρόμμυα καὶ πάνθ' ὅσα τοιαῦτα. καί
μοι δοκεῖ μόνον τοῦτο τὸ γένος τῶν χυμῶν ἰδίας ἀπορῆ-
σαν προσηγορίας τῇ κοινῇ συγχρήσασθαι καθ' ὑπεροχήν. ὄν-
τος γὰρ καὶ τοῦ πικροῦ χυμοῦ καὶ τοῦ ὀξέος δριμέων ἀμ-
φοῖν, ἐν ᾧπερ ἂν σώματι σφοδρὰν εὑρίσκομεν τὴν δρι-
μύτητα, κἂν μήτε πικρὸν ᾖ κἂν μήτε ὀξύ, δριμὺ προσαγο-
ρεύειν εἰθίσμεθα, καίτοι πολλῶν ὄντων κατ' εἶδος τῶν τοιού-
των σωμάτων. τὰ μὲν γὰρ αὐτῶν ἐστιν ἐδώδιμα, τὰ δ' οὔ.
τὰ μὲν οὖν ἐδώδιμα γλυκεῖαν ἐξ ἀνάγκης ἔχει τινὰ μεμιγ-
μένην ἀμυδρὰν ποιότητα. καὶ διὰ τοῦτο πολλοῖς ἐξ αὐτῶν
ὡς ὄψῳ χρώμεθα, πολλοῖς δ' ὡς ἡδύσματι μόνῳ. ὡς σιτίοις
μὲν γὰρ αὐτῶν οὐδενί, διὰ τὸ σφοδρὸν τῆς δυνάμεως. τῶν
δ' οὐκ ἐσθιομένων τὰ μέν ἐστι θανάσιμα, τὰ δ' ἁπλῶς
φάρμακα, πάντα δ' οὖν ἐπιτιθέμενα κατὰ τοῦ δέρματος
ἡμῶν ἕλκος ἐργάζεται ῥᾳδίως. ἐμφαίνει δὲ καὶ τούτων ἔνια

piam roges, quid vocet edulium acre, dixerit fane, puto,
qnod fortiter dum guftatur excalefacit, velut piper, py-
rethrum, nafturtium, allium, caepa et id genus omnia,
videturque id adeo faporum genus, cum appellatione ca-
reret propria, communi per excellentiam ufum. Nam
quum et fapor amarus et fapor acidus ambo etiam acres
fint, in quocunque tamen corpore vehementem comperi-
mus acrimoniam, tametfi neque amarum fit neque aci-
dum, acre appellare confuevimus, quamquam multa in fpe-
cie fint corpora ejusmodi, alia enim edi poffunt, alia efui
funt inepta. Ea igitur quae idonea funt efui dulcem
quandam faltem obfcuram admixtam habeant qualitatem
neceffe eft; proinde multis ipforum pro opfonio utimur,
multis vero ut condimentis tantum, at ut cibo ipforum
omnino nullo, idque ob virium vehementiam. Porro
eorum quae non eduntur alia mortifera funt, alia fimpli-
citer medicamenta, omnia faltem cuti noftrae impofita ul-
cus celeriter moliuntur. Quin et horum quoque nonnulla

πικρὰν ποιότητα, ὥσπερ τῶν ἐδωδίμων οὐκ ὀλίγα γλυκεῖαν,
οὐ μὴν ὀνομάζεταί γε πικρὰ, διότι βραχεῖα μὲν αὕτη καὶ ἀσθε-
νής ἐστιν ἐν αὐτοῖς, ἰσχυρὰ δὲ ἡ τῆς δριμύτητος. ἐνίων δ᾽
οὐδὲ γεύσασθαι τολμῶμεν, οἷον ἤτοι θαψίας, ἢ κανθαρίδων,
ἤ τινος ἑτέρου τῶν κατὰ διάβρωσιν ἢ σῆψιν ἀναιρούντων·
ἀλλ᾽ ἔστι καὶ τούτων εἰκάσαι δριμεῖαν εἶναι τὴν γεῦσιν ἐξ
ὧν ἐργάζεται περὶ τὸ σύμπαν σῶμα. πολλὰ δὲ καὶ ταῖς
ὀσμαῖς εὐθύς ἐστιν ἀλλόκοτα καὶ σαφῶς ἐνδεικνύμενα τὴν
πρὸς ἄνθρωπον ἐναντιότητα, καθάπερ αὐτά γε ταῦτα τὰ
προειρημένα, καὶ ὁ τοῦ κωνείου καὶ ὁ τοῦ μήκωνος, ἔτι τε
μανδραγόρου καὶ ὑοσκυάμου χυλός. καὶ γὰρ δὴ νῦν ἐθεασά-
μεθα ἔναγχος βοτάνης χυλὸν, ὃν ἑκατόνταρχός τις ἐκ τῆς πρὸς
Αἴγυπτον βαρβάρου χώρας ἐκόμισεν. οὕτως δ᾽ ἦν βαρὺς καὶ
ἀηδὴς τὴν ὀσμὴν ὡς μηδὲ γεύεσθαι τολμᾷν, ἀλλ᾽ εἰκάζειν
θανάσιμον ὑπάρχειν· ἐχρῆτο δ᾽ αὐτῷ πρὸς τὰς ἀρθριτικὰς
ὀδύνας ἀκμαζούσας, καὶ σαφῶς ἐδόκει καὶ αὐτοῖς τοῖς κά-
μνουσιν ψηκτικὴν ἔχειν τὴν δύναμιν. [106] ἔστι δ᾽ ὑπόξαν-
θος μὲν τὴν χρόαν, οὕτως δὲ βαρὺς κατὰ τὴν ὀσμὴν ὡς

qualitatem quandam amaram prae fe ferunt, quemadmo-
dum efculentorum quaedam dulcem; non tamen vocantur
amara, quandoquidem haec in eis levis eft et infirma, va-
lida autem vis acrimoniae. Sunt et quae ne guftare qui-
dem audeas, cujusmodi eft vel thapfia vel cantharides vel
aliquod aliud eorum quae erofione aut putrefactione in-
terimunt, fed et horum guftum effe acrem ex iis conjicere
licet quae in toto agunt corpore. Multa vero etiam ipfo
ftatim odore aliena funt, planeque pugnantiam cum ho-
mine indicant, velut et haec ipfa quae nunc dicta funt et
cicutae, papaveris, mandragorae et hyofcyami fuccus. Quin
et nuper quoque herbam quandam confpeximus, quam
centurio quidam ex barbarica circa Aegyptum regione
comportaverat, odore adeo gravi adeoque inamoeno, ut ne
guftare quidem auderem, fed lethalem effe conjicerem. Ute-
batur autem ad urgentes articulorum dolores, atque ipfis
etiam laborantibus refrigerandi pollere facultate eft vifa.
Eft autem colore fubflavo, odore tam gravi quam cicuta,

Ed. Chart. XIII. [106.]   Ed. Baf. II. (51.)

τοῦ κωνείου, πλὴν ὅσα βραχείας ἀρωματιζούσης τινὸς εὐω-
δίας προσβάλλει. τὸ δ᾽ ὄνομα τῆς βοτάνης ἐξ ἧς ὁ χυλὸς
γίγνεται λυκοπέρσιον ἔφασκεν εἶναι. ἀλλὰ περὶ μὲν τῶν
δηλητηρίων φαρμάκων αὖθις εἰρήσεται. τοὺς δὲ δριμεῖς
ἅπαντας χυμοὺς, περὶ τούτων γὰρ ἦν ὁ λόγος, ἄκρως θερ-
μοὺς χρὴ γινώσκειν ὄντας. ἐφεξῆς δ᾽ αὐτῶν τοὺς πικροὺς,
εἶτα τούτων ἑξῆς τοὺς γλυκεῖς. ἐν ἅπασι δ᾽ αὐτοῖς ἱκανοῦ
τοῦ πλάτοις ὑπάρχοντος, ὁ μὲν μᾶλλον δριμὺς καὶ πικρὸς
καὶ γλυκὺς μᾶλλον δηλονότι καὶ θερμός ἐστιν, ὁ δ᾽ ἧττον
εἰς τοσοῦτον ἀπολείπεται θερμότητος, εἰς ὅσον καὶ τῆς
ἀκριβοῦς κατὰ τὴν γεῦσιν ποιότητος. ὅρος δὲ τοῦ μὲν πι-
κροῦ·χυμοῦ τὸ ῥύπτειν ἐστὶν, τοῦ δὲ δριμέος τὸ καίειν, τοῦ
δὲ γλυκέος τὸ· τρέφειν, ὅταν γε τελέως ἔχωσι κατὰ τὴν
ἑαυτῶν ἕκαστον φύσιν, τουτέστιν ὅταν ὡς οἷόν τε μάλι-
στα ὑπάρχωσιν ἑτέραις ποιότησιν ἄμικτοι, οἷον ὁ πικρὸς
ἔστι μὲν πάντως θερμὸς, ἀλλ᾽ ὁ μὲν ἄρτι γενόμενος ἐκ τῆς
τοῦ γλυκέος μεταβολῆς ἧττόν τε πικρός ἐστι καὶ ἧττον
θερμὸς, ὁ δὲ ἐπὶ πλεῖστον ἐξηλλαγμένος ἐσχάτως τε πι-

nifi quod levem quandam inftar aromatum odoris adferat
gratiam. Nomen herbae ex qua fuccus hic exprimitur,
lycoperfium effe dicebat. Verum de facultatibus deleteriis
rurfus tractabitur. Scire autem oportet, acres fapores
omnes, nam de iftis agebatur, fumme effe calidos, ac dein-
ceps poft illos effe amaros, deinde vero dulces. Quum
vero in omnibus ampla fit latitudo, is, qui magis aut
acris aut amarus aut dulcis eft, magis quoque eft calidus,
qui vero minus, tantum amittit caloris quantum abeft ab
exacta guftus qualitate. Terminus autem feu finis fa-
poris amari eft abftergere, acris vero urere, at dulcis nu-
trire, ubi videlicet in fua quisque natura abfolutus fue-
rit, hoc eft, ubi quoad fieri poffit minime alienis per-
mixti fint qualitatibus; velut amarus prorfum quidem eft
calidus, verum qui modo admodum ex dulci mutatione
natus eft, et minus amarus eft et minus calidus, at qui
jam diu mutatus eft, fumme amarus eft et proxime ad

κρός ἐστι καὶ ἤδη πλησίον ἥκει τοῦ δριμέος, ὡς μὴ ῥύ-
πτειν ἔτι μόνον, ἀλλὰ καὶ διαβιβρώσκειν καὶ δάκνειν, οἷον
ἀριστολοχία μὲν καὶ ἴρις καὶ πάναξ αὐτὸ τοῦτο μόνον,
ἀποῤῥύπτουσί τε καὶ καθαροποιοῦσι τὰ ἕλκη. ἀγρία δὲ στα-
φὶς οὐδὲν μὲν ἧττον τούτων δριμεῖά ἐστιν, εἰ μὴ ἄρα καὶ
μᾶλλόν ἐστι πικρά· δριμεῖα γὰρ ἤδη καὶ μάλα καὶ θερμὴ
σφοδρῶς, ὅθεν οὐδὲ τὸν ῥύπον ἀφαιρεῖ τῶν ἑλκῶν μόνον,
ἀλλὰ καὶ αὐτὴν κατατήκειν πέφυκε τὴν σάρκα. τοιοῦτο δέ
τι καὶ τοῦ σώματος εἴσω λαμβανόμενοι πεφύκασι δρᾷν οἱ
πικροὶ χυμοὶ πάντες, οἷόν τι καὶ κατὰ τὰ ἕλκη· ῥύπτουσί
τε γὰρ καὶ διακαθαίρουσιν αὐτὰ καὶ τὴν ἐν ταῖς φλεψὶ τῶν
χυμῶν παχύτητα τέμνουσιν, ὅθεν ἐπιμήνιά τε κινοῦσι καὶ
ταῖς ἐκ θώρακός τε καὶ πνεύμονος ἀναγωγαῖς τοῦ πύου
συναίρονται, καὶ ὅλως, εἴτε παχὺ φλέγμα περιεχόμενον ἐν
αὐτοῖς εἴτε πῦον εἴτ᾽ ἄλλο τοιοῦτο εἴη, διακαθαίρουσιν,
ἐπιληψίαις τε κατὰ τοῦτο βοηθοῦσιν, ὅσοι γε μὴ δηλητήριοι
τὴν φύσιν ὑπάρχουσιν. ἐκεῖνοι γὰρ ὅλῳ τῷ γένει παρὰ φύσιν
εἰσίν. οὕτω δὲ καὶ τοὺς πτύοντας αἷμα βλάπτειν πεφύκα-

acrem pertingit, ut non abſtergat ſolum, ſed etiam exe-
dat et mordicet, velut ariſtolochia quidem, iris et panax
id modo poſſunt, nempe ulcera abſtergere atque expur-
gare. At vitis agreſtis nihilo ab iſtis amarore vincitur,
niſi vel ipſa quoque vincat, eſt enim jam etiam acris id-
que valde, tum multum quoque calida, ut non ſordem ul-
ceribus auferat modo, ſed et ipſam quoque carnem colli-
quare poſſit. Porro quod in ulceribus nati ſunt praeſtare
amari ſapores, id ipſum in corpus aſſumpti efficere va-
lent. Abſtergunt enim expurgantque et quae in venis eſt
craſſitiem incidunt. Quamobrem menſes movent educen-
doque ex pectore pulmoneque puri auxiliantur, et in
ſumma, ſive craſſa in eis pituita ſive pus ſive aliud quip-
piam contineatur ejusmodi, expurgant, eaque ratione et
comitiali morbo competunt, quicunque certe naturam non
habent deleteriam, illi enim toto genere praeter naturam
ſunt. Sed et iis qui ſanguinem ſpuunt noxii ſunt, quippe

Ed. Chart. XIII. [106.]   Ed. Baf. II. (51.)

σιν. τῶν στυφόντων γὰρ ἐκεῖνοι καὶ γλίσχρων, οὐ τῶν τε-
μνόντων καὶ διαιρούντων δέονται. ταυτὶ μὲν οὖν ἤδη πως
ἅπτεται τῆς θεραπευτικῆς μεθόδου.

Κεφ. ιθ'. Περὶ δὲ τῶν πικρῶν χυμῶν τῆς δυνά-
μεως ἀφορισάμενοι καὶ τμητικοὺς αὐτοὺς εἰπόντες εἶναι
καὶ λεπτυντικοὺς καὶ ῥυπτικοὺς, καὶ δηλονότι θερμοὺς εἰς το-
σοῦτον ὡς μήπω καίειν, ἐπὶ τοὺς δριμεῖς αὖθις ἴωμεν τῷ
λόγῳ. καὶ πρῶτον μὲν θερμοὺς ἀκριβῶς αὐτοὺς εἴπωμεν, εἶτα
διαβρωτικούς τε καὶ καυστικοὺς καὶ ἐσχαρωτικοὺς καὶ συν-
τηκτικούς· ἐπὶ μὲν τοῦ δέρματος ἐπιτιθεμένους ἅπαντας
τοὺς τοιούτους εἶναι, εἴσω δὲ τοῦ σώματος λαμβανομένους,
ὅσοι μὲν ὅλαις ταῖς οὐσίαις ἐναντιώτατα διάκεινται πρός
τινα ζῶα, σηπτικούς τε πάντας εἶναι καὶ δηλητηρίους ἐκεί-
νων τῶν ζώων. ὅσοι δὲ κατὰ τὴν ἀμετρίαν τῆς θερμό-
τητος μόνον, εἰ μὲν παχυμερεῖς καὶ γεώδεις εἶεν, ἑλκωτικοὺς
τῶν ἐντὸς, εἰ δὲ λεπτομερεῖς, διουρητικούς τε καὶ ἰδρωτι-
κοὺς, καὶ ἁπλῶς εἰπεῖν τμητικούς τε καὶ διαφορητικούς. συν-
αίρονται δέ τινες αὐτῶν ταῖς τε ἐκ τοῦ θώρακος ἀναπτύ-

quum ifti adftringentia et vifcofa, non incidentia dividen-
tiaque expofcant. Atque haec quidem jam quadantenus
curandi attingunt methodum.

Cap. XIX. Poftea vero quam de faporibus amaris
definivimus diximusque quod incidendi vim habeant et
extenuandi, tum abftergendi ac nimirum etiam calefaciendi,
hactenus tamen ut non urant, rurfum ad acres orationem
vertamus. Ac primum exacte ipfos calidos dicimus, deinde
exedentes, urentes, cruftam molientes ac denique etiam
colliquantes, eosque omnes vel cuti impofitos effe hujus-
modi, fin intro in corpus fumantur, fiquidem tota fub-
ftantia animanti cuipiam fumme adverfentur, putrefacientes
omnes deleteriosque ejus generis animantium, fin caloris
duntaxat immoderatione, fi craffae terreaeque fint effen-
tiae interiora exulcerandi pollere facultate, fin tenuis, uri-
nam movendi fudoresque ciendi vim habere, in fumma
autem incidendi et digerendi per halitum, ex quo ge-
nere quidam tum expuitionibus ex thorace tum menfium

ΤΩΝ ΑΠΛΩΝ ΦΑΡΜΑΚΩΝ ΒΙΒΛΙΟΝ Δ. 685

Ed. Chart. XIII. [107.]   Ed. Baf. II. (51.)

σεσι [107] καὶ ταῖς τῶν καταμηνίων φοραῖς· ἀλλὰ πότε
καὶ πῶς καὶ τίνι μεθόδῳ χρωμένων, οὐ τῆς νῦν ἐνεστώσης
πραγματείας διελθεῖν. ὑπὲρ ἁπάντων γὰρ τῶν τοιούτων ἐν
τῇ θεραπευτικῇ μεθόδῳ λεχθήσεται, ὥστε καὶ περὶ τῶν δρι-
μέων χυμῶν τῆς φύσεως ἤδη παύσομαι τὰ πλείω γράφων.
ἀρκεῖ δὲ μόνον ἔτι διορισμοὺς ἀκριβεστέρους αὐτοῖς προσθεῖ-
ναι, καθ᾽ οὓς διαφέρουσι τῶν πικρῶν. οὐ μόνον γὰρ ἰσχυ-
ρᾷ θερμότητι διαλλάττειν αὐτῶν πεφύκασιν, ἀλλὰ καὶ τῷ
τοὺς πικροὺς μὲν ἅπαντας ὑπάρχειν οὐ θερμοὺς μόνον, ἀλλὰ
καὶ ξηροὺς τὴν δύναμιν, ὡς ἄν τις μάλιστα σαφῶς εἰκάσειε,
τέφρᾳ παραπλησίως, ἐν δὲ τοῖς δριμέσιν, ὅσοι γε οὐκ εἰσὶ
πικροί, πολλὴν ἐνίοτε μεμίχθαι τὴν ὑγρότητα, καὶ διὰ τοῦ-
τό γ᾽ ἐσθίειν ἡμᾶς οὐκ ὀλίγα τῶν τοιούτων σωμάτων. ὅτι
δ᾽ οὐδὲ θερμὸς μόνον, ἀλλὰ καὶ ξηρός ἐστι τὴν κρᾶσιν
ὁ πικρὸς ἅπας χυμός, ἥ τε διωρισμένη πεῖρα πρώτως καὶ
μάλιστα διδάσκει, περὶ ἧς ἔμπροσθεν εἴρηταί μοι πολλάκις,
ἔτι τε πρὸς τῇ πείρᾳ τῷ λόγῳ σκοπουμένοις ὡσαύτως συμ-
βαίνει. θερμαινομένων γοῦν ἐπὶ πλέον τῶν γλυκέων, εἶθ᾽

motibus auxiliantur. Caeterum quando fit, quo modo et
qua methodo utendum, non eft praefentis tractationis ex-
ponere, de omnibus fiquidem ejusmodi in curandi methodo
differetur. Quare de acrium faporum natura plura fcri-
bere fuperfedebo; fat enim fuerit diftinctiones adjicere ex-
actiores, quibus ab amaris differunt. Nec enim fola cali-
ditate vehementi ab illis diverfi effe confueverunt, fed quod
amari omnes non modo calidam habeant facultatem, fed
et ficcam, cineri, uti eos quis optime comparet, affimiles.
Acres autem quicunque utique amari non funt, multam
interim humiditatem admixtam habent, proindeque cor-
porum ejusmodi non pauca a nobis efitantur. Porro quod
non calidus modo, fed et ficcus eft omnis fapor amarus,
in primis nos maximeque difcreta docet experientia, de
qua faepenumero verba fupra fecimus, iis vero qui prae-
ter experientiam per rationem etiam fcrutantur fimiliter
accidit. Admodum itaque calefactis dulcibus, five id ab

Ed. Chart. XIII. [107.]   Ed. Baf. II. (51. 52.)

ὑπὸ πυρὸς εἶθ᾽ ὑπὸ τῆς ἐμφύτου θερμότητος, ἡ τῶν πικρῶν
σωμάτων ἐδείκνυτο γένεσις. εὐθὺς δὲ ταῦτα καὶ τῇ συστάσει
μὲν ξηρότερα φαίνεται, καὶ τῷ δαπανᾶσθαι δ᾽ ἀεὶ καὶ ἀποῤῥεῖν
αὐτῶν τὸ ὑγρὸν, ἐξατμιζόμενον ὑπὸ τῆς θερμότητος ἀναγ-
καῖόν ἐστι τὸ καταλειπόμενον ἀποδείκνυσθαι γεωδέστερόν τε
καὶ ξηρότερον. αὐτὸ μὲν γὰρ τὸ γλυκὺ πρὸς τῷ θερμὸν
ὑπάρχειν ἢ μᾶλλον ἢ ἧττον, ἐξ ἀνάγκης δήπου καὶ ὑγρὸν
ἢ μᾶλλον ἢ ἧττόν ἐστιν. εἰ δέ γε τῇ τοῦ σώματος ἡμῶν
φύσει μάλιστα οἰκεῖον ὑπάρχει, αὕτη δ᾽ ἦν εὔκρατος, ὑγρὰ
καὶ θερμὴ, τὸ δ᾽ οἷον ὑπεροπτηθέντος τούτου γιγνόμενον
(52) ὅμοιον τιτάνῳ καὶ τέφρᾳ, ξηρὸν καὶ θερμὸν ἐξ ἀνάγ-
κης ἀποτελεῖται. καὶ μέντοι καὶ δι᾽ αὐτὸ τοῦτο ῥύπτειν
τε πέφυκε καὶ καταθραύειν καὶ τέμνειν τοὺς γλίσχρους καὶ
παχεῖς χυμοὺς, ὥσπερ ἡ τέφρα καὶ τὸ νίτρον. οὐδὲ γὰρ
ἀερώδης αὐτῶν ἐστιν οὐδὲ λεπτομερὴς, ἀλλὰ οὐδὲ ὑδατώδης
ἡ σύστασις, ἀλλ᾽ ὥσπερ καὶ μικρῷ πρόσθεν εἴρηται, γεωδε-
στέρα, κατειργασμένη ἀκριβῶς ὑπὸ τοῦ θερμοῦ καὶ οἷον
ὑπεωπτημένης αὐτῶν τῆς οὐσίας. ὡς μὲν οὖν τοῖς στύ-

igne five a calore ingenito, amarorum corporum conftare
generationem indicavimus, quae protinus confiftentia quo-
que ficciore apparent, tum vero quoniam abfumatur fem-
per ac defluat ab eis humor in vaporem a calore folutus,
necefle eft reliquum terrenius ficciasque effici, quippe
quum dulce, praeterquam quod calidum fit five plus five
minus, necefſario fane et humidum plus minusve exiltat.
Si autem corporis noftri naturae maxime eft fimile, ipfa
vero fit temperate tum calida tum humida, id quod ex
dulci fuperaffato provenit, perinde ut calx cinisque cali-
dum ficcumque necefſario efficitur, proinde abftergere quo-
que, comminuere, fecare craffos, vifcofosque humores ſicut
cinis et nitrum eft natum. Nec enim aërea eft neque
tenuis neque aquea eorum confiftentia, fed, ut paulo ante
dictum eft, terrena, exacte a calore elaborata, ac velut
fuperaffata ipforum effentia. In comparatione ergo ad-
ftringentium quidem non parum iis tenuiora funt medi-

φουσι παραβαλεῖν, εἴη ἂν οὐκ ὀλίγῳ τινὶ λεπτομερέστερα
τὰ πικρὰ τῶν φαρμάκων, ὡς δὲ τοῖς δριμέσι, παχυμερέστερα
καὶ διὰ τοῦτ᾽ οὔτε διεξέρχεται ῥᾳδίως τῶν γλίσχρων τε καὶ
παχέων χυμῶν, ὥσπερ ὅσα λεπτομερέστερα ταῖς οὐσίαις ἐστὶν,
οὔτ᾽ ἀδυνατεῖ τέμνειν ὁμοίως τοῖς παχυμερέσιν. ἐν δὲ τῷ
μέσῳ χρὴ τετάχθαι τὸ μέλλον τέμνειν ἑκατέρας τῶν ὑπερ-
βολῶν, ἵνα μήθ᾽ ἑτοίμως ὡς αὐτὴ ἡ φλὸξ διεξέρχηται μήτ᾽
ἐν τῷ μέλλειν καὶ βραδύνειν ἀδυνατῇ διαιρεῖν. ἀλλὰ περὶ
μὲν τούτων κἂν τῷ μετὰ ταῦτα λόγῳ ῥηθήσεται τῷ πέμπ-
τῳ. νυνὶ δ᾽ ἀρκεῖ γινώσκειν τό γε τοσοῦτον, ὡς ἡ πικρὰ
ποιότης ἅπασα θερμαῖς τε ἅμα καὶ ξηραῖς οὐσίαις συμβέ-
βηκε, καὶ πρὸς τούτοις γ᾽ ἔτι λεπτομερέσι καὶ γεώδεσιν.
ἀκούειν δ᾽ ὅλου χρὴ τοῦ λεγομένου συνάπτοντας εἰς ταὐτὸ
καὶ μὴ κατὰ μόνας ἑκάτερον ἀναγινώσκοντας. καὶ γὰρ ἂν
μάχεσθαι δόξειεν οὕτω γε τῷ γεώδει τὸ λεπτομερές, ἀλλ᾽
οὐχ ἁπλῶς λεπτομερές, ἀλλ᾽ ὡς ἐν γεώδει συστάσει τοιοῦτο
εἶναί φημι τὸ πικρὸν, οἷον τίτανος καὶ τέφρα καὶ πᾶν ὅ τι
περ ἂν ἀκριβῶς κατοπτηθῇ, καὶ γένηται σποδιά, μᾶλλον δ᾽
ἂν ἴσως ἀληθέστερον εἰκάζοιτο λιγνύϊ τινὶ καὶ αἰθάλῃ

camenta amara, ut ad acria vero crassiora, quamobrem ne-
que facile crassos viscososque humores pertranseunt, velut
ea quae sunt tenuiore essentia, nec incidere perinde ut
crassiora nequeunt. In medio autem utriusque excessus
sint oportet, quae incisura sunt, nempe ut neque prompte
penetrent perinde ut flamma, neque dum cunctantur tar-
dantque dissecare non possint. Verum de istis in sequenti
libro qui ex ordine est quintus tractabitur. Nunc autem
tantum novisse suffecerit, quod qualitas omnis amara cali-
dis simul, siccisque substantiis accidit et praeter haec te-
nuibus et terrenis. Inaudiendum est autem totum quod
dicitur conjunctim, haudquaquam utrumque separatim le-
gendum, nam sic pugnare cum terreno videatur tenue.
Verum non simpliciter tenue, sed ut in terrena consisten-
tia tale esse amarum affero, velut calx et cinis et quicquid
exacte perassatum fuerit cinisque redditum, forte autem
verius assimiles fuligini ac ipsius flammae favillae, quippe

Ed. Chart. XIII. [107. 108.]   Ed. Baf. II. (52.)

φλογὸς, ἢ καὶ γευομένοις πικρὰ φαίνεται. παχυμερὲς μὲν
οὖν σῶμα γεῶδες ὅ τε σίδηρός ἐστιν καὶ ὁ λίθος, αἰθάλη δὲ
καὶ τέφρα λεπτομερές. ὁ μέντοι διάπυρος εἴτ᾽ οὖν λίθος
ἢ σίδηρος παχυμερέστερός ἐστι τιτάνου καὶ τέφρας, καὶ πολὺ
μᾶλλον αἰθάλης, καὶ πρὸς τούτοις γε θερμότερος. ἀλλὰ δια-
πύρῳ μὲν σιδήρῳ καὶ λίθῳ τὰ πατὰ διάβρωσιν ἀναιροῦντα
φάρμακα προσέοικεν ὑπὸ τῆς ἐν αὐτῷ σώματι θερμασίας,
εἰς τοῦτ᾽ ἀγόμενα δηλονότι, [108] καθάπερ ἥ τε χαλκῖτις
καὶ τὸ μίσυ καὶ τὸ σῶρυ, καὶ πρὸς τούτοις ἀρσενικὸν, ὑδράρ-
γυρος, λιθάργυρος καὶ ἕτερα μυρία. παχυμερῆ μὲν γάρ ἐστιν
τὰ τοιαῦτα πάντα καὶ δυνάμει θερμὰ, καὶ διὰ τοῦτ᾽ ἐκπυ-
ρούμενα τῷ χρόνῳ κατὰ τὴν ἐν τῷ ζώῳ μεταβολὴν ὁμοίως
διαπύροις λίθοις ἢ σιδήροις ἑλκοῖ καὶ καίει τὰ κατὰ τὴν
γαστέρα, μηδ᾽ ἀναδοθῆναι δυνάμενα διὰ τὸ βάρος. τούτων
δ᾽ ἔτι λεπτομερέστερα, καί τοι γεώδη ταῖς συστάσεσιν ὑπάρ-
χοντα, τίτανός τε καὶ κανθαρὶς καὶ ὁ θαλάττιος λαγωός·
ὧν τινὰ μὲν ἄχρι τῶν καθ᾽ ἧπαρ ἀνέρχεται χωρίων, ἔνια
δὲ καὶ μέχρι κύστεως καὶ θώρακος, ἐν τῷ τοσούτῳ διαστή-

quae guftantibus apparet amara. Ergo craffum et terre-
num eft corpus ferrum ac lapis, favilla autem et cinis
tenue. Ignita itaque ferrum lapisque calce cinereque
funt crafliora, multoque magis quam favilla, ad haec quo-
que et calidiora. Sed ferro lapidique ignito ea quae per
erofionem interimunt medicamenta fimilia funt, quae a
corporis nimirum calore huc perducuntur, velut chalcitis,
mify, fory, ad haec arfenicum, hydrargyros, lithargyros
et alia innumera. Craffarum enim funt partium id genus
omnia, ac poteftate calida, ac proinde temporis fpatio
accenfa per eam quae eft in animante, mutationem non
aliter quam lapis ferrumque ignitum ventrem tum exul-
cerant tum exurunt, quum fcilicet in corpus diftribui prae
gravitate haud poffint. Iftis autem tenuiora funt, tametfi
et ipfa terrenae fint confiftentiae, calx, cantharis, lepus
marinus, quorum quaedam usque ad jecoris pertingunt
regionem, quaedam vero usque ad veficam et pectus, in

ματι τῆς φορᾶς τὸ πυρῶδες προσκτώμενα, ἀριστολοχία δὲ
καὶ ἶρις ἔτι καὶ τούτων αὐτῶν λεπτομερέστερά ἐστιν· καὶ
γὰρ καὶ ὑγρᾶς οὐσίας μᾶλλον τούτων μετέχει καὶ ἀερώδους,
δῆλον δ᾽ ἐκ τοῦ μήθ᾽ οὕτως εἶναι ξηρὰ καὶ κραῦρα μήθ᾽
οὕτως βαρέα καὶ διὰ τοῦτ᾽ ἐξέφυγε τὸ γένος τῶν δηλητη-
ρίων. καὶ μὲν δὴ καὶ ἡ κανθαρὶς ὀλίγη ποτὲ ληφθεῖσα καὶ
οἷς προσῆκε μιχθεῖσα πρὸς τῷ μηδὲν ἀδικεῖν τὴν κύστιν
ἔτι καὶ διακαθαίρει νεφροὺς, καὶ τά γε δραστικώτερα τῶν
οὐρητικῶν φαρμάκων ἔχει τι καὶ κανθαρίδος. ἀλλὰ περὶ μὲν
τῶν τοιούτων ἕτερος λόγος.

Κεφ. κ. Ὁ δὲ πικρὸς χυμὸς ὅτι τοῖς ξηροῖς τῇ κρά-
σει σώμασι συνυπάρχει κᾀκ τοῦ δυσσηπτότατα πάντων εἶ-
ναι τὰ πικρὰ καὶ ἥκιστα σκώληκάς τε καὶ ἄλλ᾽ ἄττα ζῷα
γεννᾷν, οἷα δὴ πέφυκεν ἐν ῥίζαις καὶ βοτάναις καὶ καρποῖς
σηπομένοις ἐγγίγνεσθαι πάρεστι συλλογίσασθαι. μάλιστα
γὰρ ὁρῶμεν ἐν τοῖς ὑγροῖς σώμασι καὶ σκώληκας καὶ σηπε-
δόνας ἐγγιγνομένας. τὰ δ᾽ ἀκριβῶς πικρὰ, καλῶ δ᾽ οὕτως
ὅσα μηδεμιᾶς ἑτέρας ποιότητος αἰσθητῆς μετέσχηκεν, ἅπασι

tanto interim itineris fpatio igneam acquirentia naturam.
Porro ariftolochia et iris his etiam fubtiliores funt, quippe
quae tum humidae eſſentiae tum aëriae plus quam illa
obtinent, quod hinc conftat, quod neque adeo fint ficca
duraque neque adeo gravia, quapropter et deleterium effu-
gere genus. Sane vero et cantharis parce interim fumpta,
quibusque oporteat admixta, praeterquam quod veficam
nihil offendat, etiam renes expurgat, imo et quae efficaciora
conficiuntur ad urinas movendas medicamenta, nonnihil
habent cantharidis. Sed de hiſce alias habebitur fermo.
Cap. XX. At amarus fapor quod ficcis temperie
corporibus infit, hinc colligere licet, quod et minime
omnium amara putrefcant, minimeque vermes aliaque
nonnulla animalcula, qualia in radicibus herbisque ac fru-
ctibus putrefcentibus provenire folent, procreent, maxime
namque videmus in humidis nafci corpora vermes ac
putrilaginem. At quae exacte amara funt, voco autem ita
quae nulla fenfu notabili alia participant qualitate, omni-

σχεδὸν τοῖς ζώοις, οὐκ ἀνθρώποις μόνοις, ἐστὶν ἄβρωτα, τῷ
πᾶν μὲν ζῶον ὑγρὸν ἢ μᾶλλον ἢ ἧττον ὑπάρχειν, ξηρὰ δ᾽
εἶναι τὰ πικρὰ, τέφρᾳ καὶ κονίᾳ παραπλήσια. οὔτ᾽ οὖν τέ-
φραν ἢ κονίαν ἢ αἰθάλην ἢ τίτανον ἐσθίει ζῶον οὐδὲν
οὔτε τῶν ἀκριβῶς πικρῶν. ἀψίνθιον μὲν γὰρ οὐ πικρὸν
μόνον, ἀλλὰ καὶ στρυφνόν ἐστιν, ἡ θάλαττα δ᾽ ἁλμυρὰ μᾶλ-
λον ἢ πικρὰ καὶ πλείστου μετέχουσα τοῦ ποτίμου, καθά-
περ καὶ Ἀριστοτέλει πάλαι τοῦθ᾽ ἱκανῶς ἐπιδέδεικται. τὸ
δὲ τῆς ἐν Παλαιστίνῃ Συρίᾳ λίμνης ὕδωρ, ἣν ὀνομάζουσιν
οἱ μὲν θάλασσαν νεκρὰν, οἱ δὲ λίμνην ἀσφαλτῖτιν, ἔστι μὲν
καὶ γευομένοις οὐχ ἁλυκὸν μόνον, ἀλλὰ καὶ πικρόν. ἔχει
δὲ καὶ τοὺς ἐξ ἑαυτοῦ γεννωμένους ἅλας ὑποπίκρους ὁ-
μοίως καὶ κατὰ τὴν ὄψιν εὐθὺς ἅμα πάσης θαλάσσης λευ-
κότερόν τε καὶ παχύτερον φαίνεται, ἄλμῃ κατακορεῖ προς-
εοικὸς, εἰς ἣν οὐδ᾽ ἂν ἐμβάλῃς ἅλας, ἔτι τακήσονται, πλεῖ-
στον γὰρ τούτων μετέχει. καὶ εἴ τις εἰς αὐτὴν καταδὺς ἀνα-
κύψειεν, ἄχνην ἁλῶν ἂν εὐθέως κύκλῳ περὶ πᾶν ἴσχει τὸ
σῶμα, καὶ διὰ τοῦτό τε βαρύτερόν ἐστι τῆς ἄλλης θαλάττης

bus prope animantibus, nedum hominibus, efui inepta funt,
quippe quum animal omne plus minusque fit humidum,
amara autem, ficca, haud aliter quam cinis et pulvis. Ita-
que neque cinerem neque pulverem neque favillam ne-
que calcem animal ullum efitat, neque eorum quae plane
amara funt quicquam. Abfinthium enim non folum ama-
rum eft, fed et adftringit, marina vero aqua falfa potius
eft quam amara, plurimum in fe habens aquae potabilis,
id quod et ab Ariftotele olim fatis eft demonftratum. At
aqua, quae eft in lacu Palaeftinae in cava Syria, quem
alii quidem mare vocant mortuum, alii ftagnum bitumi-
nofum, guftantibus non falfa modo, fed et amara eft. Sa-
lem vero etiam habet ex fefe natum perinde amarum.
Primoque ftatim afpectu una cum univerfo mari tum can-
didior tum craffior apparet, merae falfugini feu muriae
fimilis, in quam fi falem injicias ne liquari quidem etiam
poffit, plurimum enim ejus in fe habet, ac fiquis in eam
fe mergat, continuo fale tenuiffimo velut confperfus undi-

ΤΩΝ ΑΠΛΩΝ ΦΑΡΜΑΚΩΝ ΒΙΒΛΙΟΝ Δ. 691

Ed. Chart. XIII. [108. 109.]   Ed. Baf. II. (52.)

τὸ ὕδωρ ἐκεῖνο τοσοῦτον ὅσον ἡ θάλαττα τῶν ποταμῶν,
ὥστ᾽ οὐδ᾽ εἰ βούλοιο κατὰ τοῦ βάθους καθεὶς ἑαυτὸν φέ-
ρεσθαι κάτω, δυνηθείης ἄν· οὕτως ἐξαίρει τε καὶ κουφίζει
τὸ ὕδωρ, οὐχ ὡς φύσει κοῦφον ὑπάρχον, ὅπερ ἤδη τις εἶπε
τῶν παλαιῶν σοφιστῶν, ἀλλ᾽ ὡς Ἀριστοτέλης ἔλεγε, διὰ βα-
ρύτητα δίκην πηλοῦ βαστάζον τὰ κουφότερα. [109] καὶ κατὰ
τοῦτό γέ τοι καὶ εἰ συνδήσας ἀνθρώπου τὼ χεῖρε καὶ τὼ
πόδε μεθείης εἰς τὸ τῆς λίμνης ἐκείνης ὕδωρ, οὐκ οἰχήσε-
ται κάτω. καὶ μὲν δὴ καὶ ὡς ἐν τῇ θαλάττῃ πλείονα φορ-
τία τῶν ἐν ταῖς λίμναις τε καὶ ποταμοῖς βαστάζει τὰ πλοῖα
μὴ βυθιζόμενα, κατὰ τὸν αὐτὸν τρόπον ἐν τῇ νεκρᾷ λίμνῃ
πολλαπλάσια τῶν ἐν τῇ θαλάττῃ. τοσούτῳ γάρ ἐστιν τὸ
κατ᾽ αὐτὴν ὕδωρ τοῦ θαλαττίου βαρύτερον ὅσον τὸ θα-
λάττιον τοῦ λιμναίου τε καὶ ποταμίου. πρόσεστι γὰρ ἡ
τῶν ἁλῶν οὐσία, γεώδης τε καὶ βαρεῖα. καί σοι καὶ αὐτῷ
γεννῆσαι θάλατταν ἔξεστιν, ἅλας ὕδατι ποτίμῳ διατήξαντι
καὶ γνῶναι πόσῳ βαρύτερον ἀποτελεῖται τὸ τοιοῦτο ὕδωρ
τοῦ γλυκέος. ἀλλὰ καὶ μέτρον ἤδη τι πεποίηνται τοῦ τὴν

que emergere confpicitur. Quapropter etiam aqua illa
quam alia marina gravior eft, idque tanto pondere, quan-
to fluviali marina. Itaque ne fi teipfum quidem dimit-
tere velis in profundum, deferri deorfum poffis, ita attollit
elevatque aqua: non fane quia natura levis fit, quod qui-
dam veterum fophiftarum prodidit, sed, ut cenfuit Ariftote-
les, propter gravitatem, inftar luti, quae leviora funt
geftans. Proinde fi hominem ligatis manibus pedibusque in
ftagni illius aquam conjeceris, deorfum haud feretur. Quin
vero, ficut naves in mari onera plura quam in fluviis citra
fubmerfionem portare valent, eundem in modum in ftagno
mortuo multo plura quam in mari; tanto enim eft quae in
illo eft aqua marina gravior, quanto marina lacuftri aut
fluviali; ineft enim ei falis fubftantia, quae terrea gravisque
eft. Ipfique tibi marinam, fi lubet, efficere licet, fale in
aqua fluviali colliquato, cognofcereque quanto gravior red-
datur aqua eiusmodi, quam fit dulcis. Quin et modum jam

Ed. Chart. XIII. [109.] Ed. Baf. II. (52. 53.)

ἄλμην εὔκρατον ὑπάρχειν εἰς τὰς ταριχείας, εἰ φαίνοιτο κατ᾽
αὐτὴν ἐπιπλέον ὦὸν, ὡς ἔτι γε καταφερομένου καὶ μήπω
περὶ τὴν ἐπιφάνειαν τῆς ἄλμης ἐννηχομένου μᾶλλον ὑδα-
τώδης ἐστὶ καὶ γλυκεῖα. δεινῶς δ᾽ ἁλμυρὰ γίνεται τοσού-
των ἐμβληθέντων ἁλῶν, ὡς μηκέτ᾽ ἐγχωρεῖν ἐπιτήκεσθαι
τοὺς ἐπεμβαλλομένους. καὶ τοῦτό σοι στήσαντι τὸ ὕδωρ
ἁπάντων ὑδάτων εὑρεθήσεται βαρύτερον. ὥστ᾽ ἔγωγέ ποτε
μάταιον ἀπέδειξα τοῦ πλουσίου τὴν φιλοτιμίαν, ἐκ τῆς νε-
κρᾶς θαλάττης τοσοῦτο ὕδωρ κομίσαντος εἰς Ἰταλίαν, ὡς
πληρῶσαι δεξαμενήν. ἑτοίμως γὰρ ἐποίησα ταὐτό, ἅλας παμ-
πόλλους ἐμβαλὼν ὕδατι ποτίμῳ. μᾶλλον δ᾽ ἂν ἔτι βαρύτε-
ρον ἐργάσαιο τὸ τοιοῦτο ὕδωρ, εἰ τήξας τοὺς ἅλας ὡς πλεί-
στους ὑπὸ κυνὸς ἐπιτολὴν, ἡνίκα μάλιστα θάλπος ἐστὶ σφο-
δρότατον, ἐάσαις ἐξοπτηθῆναι, παραπλησίως τῷ κατὰ τὴν
ἀσφαλτῖτιν λίμνην. οὕτω γὰρ ἔσται καὶ τοῦτο βαρὺ τὸ ὕδωρ
ὡς ἐκεῖνο. καὶ εἰ ἐνδήσειας ἢ ἄνθρωπον ἢ ὁτιοῦν ἄλλο
ἐμβάλλοις ζῶον εἰς αὐτὸ, παραπλησίως τοῖς πλοίοις ἐποχή-
σεται τῷ ὕδατι. καὶ μὲν δὴ (53) καὶ πικρότερον εὐθὺς ἔσται

invenerunt moderatam ad faliendum conficiendi falfuginem,
fi ovum in ea videatur natare; nam ubi etiamnum fidit, ac
nondum fuper falfuginis fuperficiem innatat, aquofa magis
eft et dulcis; graviter vero falfa eft, ubi tanta eft falis copia
indita, ut amplius liquari qui poftea adiicitur nequeat.
Quam aquam fi pendere non gravaberis, omnium aquarum
comperies gravilfimam. Itaque ego quandoque inanem effe
divitis cujusdam ambitionem oftendi, qui tantam in Italiam
maris mortui aquam devexit, quae cifternam implere poffet;
nam id ipfum ego expedite praeftiti, fale plurimo in aquam
potabilem conjecto. Longe etiam graviorem ejusmodi effe-
ceris aquam, fi quamplurimum falis liquatum fub Canis ex-
ortum, ubi potiffimum aeftus jam fuerit valentiffimus, tor-
reri fiveris, haud aliter quam in ftagno bituminofo; fic enim
haec aqua perinde ut illa gravis efficietur, ac fi ligatum
hominem, aut aliud animal, in ipfam conjeceris, inftar
navis fuper aquam fertur. Quin vero et amarior protinus

τὸ τοιοῦτο ὕδωρ, ὡς εἰ καὶ καθεψεῖν ὑπὸ πυρὸς αὐτὸ βου-
ληθείης· ὅ τι γὰρ ἂν ἁλυκὸν ἐπὶ πλέον ἐκθερμήνῃς, ἔσται
σοι πικρόν. οὕτω γοῦν καὶ αὐτὸ τὸ τῆς ἀσφαλτίτιδος λίμ-
νης ὕδωρ ἐν κοίλῳ καὶ θερμῷ χωρίῳ περιεχόμενον ἐξ-
οπτώμενόν θ᾽ ὑπὸ τοῦ ἡλίου γίγνεται πικρόν. διὰ τοῦτό
γέ τοι καὶ τοῦ θέρους μᾶλλον ἢ χειμῶνός ἐστι πικρόν.
καὶ εἰ ἀρυ�†άμενος αὐτοῦ τι καταθείης ἐν ἀγγείῳ κοίλῳ
καὶ προσηλίῳ χωρίῳ, καθάπερ καὶ ἡμεῖς ἐποιήσαμεν ὥρᾳ
θέρους, αὐτίκα μάλα πικρότερον αὐτοῦ φαίνεταί σοι γεγο-
νός. ἀλλὰ ταῦτα μὲν ἅπαντα τοῖς ὀλίγον ἔμπροσθεν ὑπὲρ
τῆς τοῦ πικροῦ γενέσεως εἰρημένοις ἱκανῶς μαρτυρεῖ. οὗ δ᾽
ἕνεκεν ὁ λόγος ἐπὶ τὴν ἀσφαλτῖτιν ἐξετράπετο λίμνην, οὔπω
μοι πᾶν λέλεκται. φαίνεται γὰρ ἐν ἐκείνῳ τῷ ὕδατι μήτε
ζῶον ἐγγιγνόμενόν τι μήτε φυτὸν, ἀλλὰ καὶ τῶν εἰς αὐτὴν
ἐμβαλόντων ποταμῶν ἀμφοτέρων, μεγίστους καὶ πλείστους
ἐχόντων ἰχθύας, καὶ μάλιστα τοῦ πλησίον Ἱεριχοῦντος, ὃν
Ἰορδάνην ὀνομάζουσιν, οὐδ᾽ εἷς τῶν ἰχθύων ὑπερβαίνει τὰ
στόματα τῶν ποταμῶν. κἂν εἰ συλλαβὼν δέ τις αὐτοὺς
ἐμβάλοι τῇ λίμνῃ, διαφθειρομένους ὄψεται ταχέως· οὕτως τ᾽.

quoque eiusmodi erit aqua, fi decoquere ipfam fuper ignem
lubeat; nam quicquid falfum plufculum excalefeceris, ama-
rum tibi evadet.   Sic et ipfius bituminofi lacus aqua in cava
calidaque regione contenta, dum fole torretur, amara effi-
citur; proindeque aeftate quam hieme amarior eft.   Ac
fi quid ejus hauftum in vafe cavo regioneque aprica, quem-
admodum nos effecimus, aeftivo tempore deponas, continuo
amarior fefe reddita videbitur.   Verum haec omnia iis,
quae paulo fuperius de amari generatione diximus, abunde
fubfcribunt.   Caeterum cuius gratia oratio ad bituminofum
digreffa eft ftagnum, id nondum omne expofitum eft.   Nul-
lum enim in eo neque animal neque planta ineffe confpi-
citur; imo quum duo in eum fluvii confluant longe maximi
pifciumque copia fcatentes, maxime qui prope Jerichontem
fluit, quem Jordanem nominant, nullus omnino pifcium
fluviorum oftia excedit, ac fi captos quis in lacum injiciat,
celeriter mori confpicit; adeo eft omnibus tum hominibus

Ed. Chart. XIII. [109, 110.]   Ed. Baf. II. (53.)

ἀκριβῶς πικρὸν ἅπασίν ἐστι καὶ ζώοις καὶ φυτοῖς πολέμιον,
αὐχμῶδές τε καὶ ξηρὸν καὶ τὴν φύσιν οἷόν περ αἴθαλος ὑπὸ
τῆς κατοπτήσεως γεγενημένον. καίτοι γε οὐδὲ τὸ τῆς λί-
μνης ἐκείνης ὕδωρ ἀκριβῶς ἐστι πικρὸν, ὅτι μηδ᾽ οἱ ἅλες
αὐτοὶ, προσαγορεύουσι δ᾽ α᾽ τοὺς Σοδομηνοὺς ἀπὸ τῶν περιε-
χόντων τὴν λίμνην ὁρῶν ἃ καλεῖται Σόδομα, καὶ χρῶνται
πολλοὶ τῶν περιοίκων εἰς ὅσα περ ἡμεῖς τοῖς ἄλλοις ἁλσί.
δύναμις δ᾽ αὐτῶν οὐ ξηραντικὴ μόνον ἐπὶ μᾶλλόν ἐστι τῶν
ἄλλων ἁλῶν, ἀλλὰ καὶ λεπτυντικὴ, διότι μᾶλλον τῶν ἄλλων
ἐξώπτηνται. πᾶσι μὲν γὰρ τοῖς ἁλσὶν ὑπάρχει τι καὶ
στυπτικὸν ἀμυδρὸν, ᾧ δὴ καὶ σφίγγουσι καὶ πιλοῦσι τὰ
ταριχευόμενα τῶν κρεῶν καὶ μάλισθ᾽ ὅταν ὦσι χόνδροι τε
καὶ δύσθραυστοι. [110] τοιοῦτοι δ᾽ εἰσὶν ἀκριβέστατοι μὲν
οἱ πλεῖστοι τῶν ὀρυκτῶν, ἧττον δ᾽ αὐτῶν οἵ τ᾽ ἐκ τῆς
θαλάττης καὶ πολλαχόθι τῆς γῆς ἐξ ὑδάτων ἐλαφρῶν ἀνα-
ξηρανθέντων γεννώμενοι. τρίτοι δ᾽ ἐπὶ τούτοις ὑπάρχουσιν
οἱ ὀρυκτοὶ, ῥύπτειν μᾶλλον ἢ στύφειν τε καὶ συνάγειν πε-
φυκότες. ἐγγὺς δὲ τούτων εἰσὶ κατὰ τὴν δύναμιν οἱ Σοδο-

tun plantis inimicum quod exacte amarum est et quod
fquallidum pariter et ficcum eft, atque natura velut fuligi-
nem ab exaffatione referens. Quanquam ne illius quidem
ftagni aqua exacte amara fit; quippe quum nec ipfe fal, vo-
cant autem eum Sodomenum, a circumjacentibus ftagnum
montibus, quos Sodoma appellitant, multique ipfum accolae
ad omnia, ad quae nos alio utimur fale, accommodant. Vis
ejus non modo plus quam cujusvis alterius falis exiccatoria
eft, fed et extenuare nata, quia fcilicet plus quam alius
exaffatus est. Omni enim fali obfcura quaedam adftringen-
di vis ineft, qua eas, quae condiuntur carnes conftringit
denfatque potiffimum, ubi durus et minime fragilis extiterit.
Talis eft exactiffimus quidem foffilis fere omnis, minus au-
tem illo marinus; tum qui multis in locis aquis leviter falfis
arefcentibus provenit, tertium locum obtinet abftergere ma-
gis quam adftringere contrahereque potens; proximas his
vires habet Sodomiticus, aeque atque marinus durus; cae-

μηνοὶ χόνδροι μὲν ὄντες ὁμοίως τοῖς θαλαττίοις, ἀλλὰ διὰ
τὴν ἀναμεμιγμένην αὐτοῖς πικρότητα ῥυπτικώτεροί τε καὶ
διαφορητικώτεροι τῶν ἐκ τῆς θαλάττης ὑπάρχοντες. οὕτω
δὲ δὴ καὶ τὸ νίτρον αὐτὸ καὶ ἀφρὸς αὐτοῦ καὶ τὸ συνθέτῳ
προσηγορίᾳ καλούμενον ἀφρόνιτρον ἔτι μᾶλλον τῶν ἄλλων
πέφυκε ῥύπτειν, ὡς ἂν ἥκιστα μὲν στύφοντα, πικρὰ δ᾿ ἀκρι-
βῶς ὑπάρχοντα.

Κεφ. κα΄. Πλησίον μὲν γάρ ἐστιν ὁ ἁλυκὸς χυμὸς
τοῦ πικροῦ, καὶ γὰρ γεώδεις ἀμφότεροι καὶ θερμοί. διαφέ-
ρουσι δ᾿ ὅμως οὐκ ἀσαφεῖ διαφορᾷ ἐν τῷ λεπτύνεσθαί τε
καὶ κατειργάσθαι μᾶλλον ὑπὸ θερμότητος ξηρᾶς τὸν πικρόν.
οὕτω δὲ δὴ καὶ αὐτῶν τῶν ἁλῶν ὅσοι σκληρότεροι καὶ πυκνό-
τεροι καὶ γεωδέστεροι, τοιοῦτοι δ᾿ ὑπάρχουσιν ὀλίγου δεῖν
οἱ ὀρυκτοὶ πάντες, ἧττον θερμοί τ᾿ εἰσὶ καὶ λεπτομερεῖς,
ὅσοι δ᾿ εὔθρυπτοι καὶ χαῦνοι, λεπτομερέστεροί τε ἅμα καὶ
θερμότεροι τὴν δύναμίν εἰσι, καί τινες ἐξ αὐτῶν ὑπόπικροι,
μεταξύ πως ὑπάρχοντες ἁλῶν τε τῶν σκληρῶν καὶ ἀφρονί-
τρου. ἔστι μὲν οὖν δὴ καὶ αὐτῶν τῶν ἀφρονίτρων ἔνια σκλη-
ρὰ καὶ παχυμερῆ, καὶ οὐδὲ τήκεται ῥᾳδίως ἐφ᾿ ὕδατος. ἀλλ᾿

terum ob admixtum amarorem facultatem valentius abſter-
gentem ac digerentem quam marinus poſſidet. Sic et ni-
trum ipſum et ipſius ſpuma et quod compoſita appellatio-
ne vocatur aphronitrum, caeteris magis extergere poſſunt,
nempe quia minime adſtringunt et exacte ſunt amara.
     Cap. XXI.   Etenim propinquus eſt ſapor ſalſus ama-
ro, quippe terreni ambo ſunt et calidi; non obſcura tamen
diverſitate diſſident, quod videlicet amarus a calore arido
plus ſit extenuatus et elaboratus. Sic in genere ſalis, qui
durior eſt et denſior terreſtriorque, qualis fere eſt univer-
ſus foſſilis, minus calidus eſt ſubtiliumque minus partium,
qui vero rumpi facilis laxusque, tenuior ſimul et calidior
eſt; in quo genere eſt et qui ſubamarus eſt, mediam quo-
dammodo naturam inter ſalem durum et aphronitrum obti-
nens. Sane et inter aphronitra quaedam ſunt durae craſſae-
que eſſentiae, quaeque nec facile liquari in aqua queant.

οὐ περὶ τῶν μοχθηρῶν ὁ λόγος μοι νῦν, ἀλλ᾽ ὅσα κατὰ τοὔνομα πέφυκεν ἀφρώδη τὴν οὐσίαν, οἷός πέρ ἐστι καὶ αὐτὸς ὁ ἀφρὸς τοῦ νίτρου. λεπτομερέστατος γὰρ οὗτος ἁπάντων τῶν εἰρημένων, ὥσπερ γε καὶ τὸ τῆς Ἀσίας πέτρας ἄνθος. ἱκανῶς γὰρ καὶ τοῦτο λεπτομερὲς, ἀλλ᾽ ἧττον θερμὸν ἀφρονίτρου. διὸ καὶ τὰς ὑπεραυξανομένας σάρκας ἀλυπότερον ἀποτήκει, δάκνει δ᾽ αὐτὰς ἤδη τὸ ἄνθος τοῦ νίτρου, δάκνει δὲ καὶ τὸ ἀφρόνιτρον, οὐδὲν δὲ ἧττον καὶ τὸ νίτρον αὐτὸ, καίτοι γε ἧττον ἐκείνων ὑπάρχον θερμόν. ἀλλ᾽ εἴρηται καὶ πρόσθεν ὡς ἡ παχυμερὴς οὐσία διαβιβρώσκει μᾶλλον, ὅταν γε μετέχῃ δηλονότι θερμότητός τινος. οὐδὲν γὰρ αὐτῆς μόριον ἀλύπως καὶ ταχέως διεξέρχεται, καθάπερ τῆς λεπτομεροῦς, ἀλλ᾽ ἰσχόμενον καὶ μένον ἀεὶ καὶ βραδῦνον ἐν χρόνῳ τε πλέονι προσεδρεῦον ἑνὶ τόπῳ τοῦ σώματος ἡμῶν ἀνιαρὸν εἰκότως γίγνεται, δίκην σκόλοπος ἐμπεπηγότος τῇ σαρκί.

Κεφ. κβ´. Ἐπεὶ δὲ περὶ τῶν χυμῶν ἁπάντων εἴρηται τὰ εἰκότα, λείποιτ᾽ ἄν ἔτι καὶ περὶ τῶν ἀτμῶν εἰπεῖν. ἐπὶ

Verum de pravis non eſt in hoc loco nobis sermo, ſed de iis, quae juxta nominis rationem eſſentiam habent ſpumoſam, qualis utique eſt et ipſa nitri ſpuma. Eſt enim ea omnium modo dictorum tenuiſſima, velut et Aſiae petrae flos, multum enim et hic quoque tenuis eſt, ſed aphronitro minus calidus. Quare utique carnium excreſcentiam minore cruciatu colliquat; mordicat autem eas nitri flos; mordicat vero et aphronitrum; nec ſecius quoque et ipſum nitrum, tametſi illis fit minus calidum. Verum ſupra monuimus eſſentiam craſſam plus erodere, ubi nimirum calorem quendam nacta fuerit. Nulla enim ejus pars ſine cruciatu celeriterque tranſit, ſicut ejus quae ſubtilis eſt, verum retenta et immorans ac tardans pluſculoque tempore uni corporis noſtri particulae inhaerens, haud immerito moleſta redditur, inſtar pali carni infixi. Cap. XXII. Caeterum ubi de ſaporibus omnibus quae convenire viſa ſunt expoſuimus, reliquum fuerit de

τούτῳ γὰρ τῷ γένει τῶν αἰσθητικῶν τὴν τῆς ὀσμῆς αἴ-
σθησιν ἡ φύσις ἐδημιούργησεν. οἱ μὲν δὴ πλεῖστοι τοῖς
χυμοῖς αὐτοῖς ὁμοίως ἡμᾶς διατιθέασιν. τά τε γὰρ ὀξέα
πάντα καὶ πρὸ τούτων ὄξος αὐτὸ τὴν ὄσφρησίν τε καὶ τὴν
γεῦσιν ὡσαύτως κινεῖ, τά τε δριμέα, καθάπερ σκόροδα καὶ
κρόμμυα, καὶ ταῦτ᾽ οὐδὲν ἧττον τῆς γεύσεως ἀνιᾷ τε καὶ
δάκνει τὴν ὄσφρησιν. οὕτω δὲ καὶ καθ᾽ ἕκαστον τῶν ἄλλων
ὁμοία σχεδὸν ἡ τῆς ὀσμης αἴσθησίς ἐστι τῇ τῆς γεύσεως,
ὥστε ἐνίων σωμάτων οὐδὲ γευσάμενοί ποτε, καθάπερ τῆς
κόπρου, γιγνώσκομεν τὴν ποιότητα, καὶ κατὰ τοῦτό γε [111]
τὴν ἀρχὴν οὐδ᾽ ἐπιχειροῦμεν γεύεσθαι, τῷ πάνυ σφόδρα
πιστεύειν τῇ ὀσφρήσει. καὶ μέντοι καὶ τῶν εὐωδῶν ἐδε-
σμάτων ὅσα διασαπέντα κατὰ τὴν ὀσμὴν ἡμᾶς ἀνιᾷ, καὶ
ταῦτ᾽ εὐθέως ἀποῤῥιπτοῦμεν, οὐδ᾽ ἐπιχειροῦντες γεύεσθαι, καὶ
σχεδὸν ἐπὶ πάντων ὁμολογοῦσιν ἀλλήλαις ὄσφρησίς τε καὶ
γεῦσις. ἐπὶ μέντοι τῶν ἡδίων, οἷά περ καὶ τὰ ῥόδα, δια-
φέρουσί τε καὶ πάμπολυ διεστήκασιν. οὐ μόνον γὰρ οὐχ
ἡδέα γευομένοις ἐστίν, ἀλλὰ καὶ πικρότητος οὐκ ὀλίγον

vaporibus differere; quippe quum hujus fenfibilium generis
gratia odoris fenfum natura crearit. Sane plerique fimi-
liter faporibus nos alficiunt. Siquidem acida omnia et ante
ifta ipfum adeo acetum fimiliter odoratum guftumque mo-
vet; tum acria quoque, velut allia, caepae et ipfa non minus
quam guftum, odoratum quoque offendunt mordicantque.
Sic in aliis figillatim fimilis propemodum eft odoris fenfus
fenfui guftus. Itaque quorundam corporum etiam non
guftantes qualitatem cognofcimus, veluti fimi; proinde omni-
no ne guftare quidem aggredimur, quia fcilicet admodum
fides habeatur odoratui. Quin etiam fi qua boni odoris
edulia putrilagine corrupta odore nos fuo offendunt, pro-
tinus ea abjicimus, haud guftare dignati. Fereque in omni-
bus mutuo confentiunt odoratus et guftus; attamen in odore
fuaviffimis, velut rofa, plurimum differunt diffidentque; tan-
tum enim abeft, ut guftantibus fuavia fint, ut amaritudinem
non paucam prae fe ferant, tametfi amarum nunquam odo-

Ed. Chart. XIII. [111.]　　　　　　Ed. Baf. II. (53.)

ἐμφαίνει. καίτοι τόγε πικρὸν οὐδέποτ᾽ ἦν εὐῶδες οὐδ᾽ ὡς
φάρμακον, οὐδ᾽ ὡς τροφὴ ἡμῖν ἡδύ. τίς οὖν ἡ τῆς διαφωνίας
ταύτης αἰτία, διὸ καὶ Θεόφραστος μὲν ἐζήτησεν, ἄμεινον
δ᾽ ἴσως καὶ ἡμᾶς ὅσα γιγνώσκομεν ὑπὲρ αὐτῆς εἰπεῖν. ἡ
τοῦ πικροῦ γένεσις χυμοῦ ἐκ τῶν γλυκέων ὑπὸ θερμότητος
λεπτυνομένων ἐφαίνετο συνίστασθαι καὶ εἶναι δηλονότι
θερμότερά τε καὶ λεπτομερέστερα τῇ κράσει τὰ πικρὰ τῶν
γλυκέων, ἀλλὰ καὶ ἡ τῆς ὀσμῆς αἴσθησις ἔν τε ταῖς κοιλίαις
αὐταῖς γίγνεται τοῦ ἐγκεφάλου, καθότι καὶ δέδεικταί μοι
περὶ τούτων ἑτέρωθι, καὶ οὐσία τῶν ὀσφρητῶν ἀτμώδης
ἐστί. τὰ γὰρ ἀποῤῥέοντα τῶν σωμάτων ἀναμιγνύμενα τῷ
περιέχοντι, κἄπειτα διὰ τῆς κατὰ τὰς ῥῖνας εἰσπνοῆς εἰς
τὸν ἐγκέφαλον ἐνεχθέντα, κινεῖ τὴν αἴσθησιν. εὐλόγως οὖν
ὅσα μὲν ὀσμώδη πάντα καὶ θερμά· τὸ γὰρ τῶν ἀτμῶν
πλῆθος ἐπὶ θερμότητι· οὐ μὴν εὐθὺς καὶ πᾶν ὀσμῶδες ἡδύ,
διότι μηδ᾽ οἰκεῖόν ἐστιν ἅπαν τοῦ κατὰ τὰς κοιλίας τοῦ
ἐγκεφάλου πνεύματος. ὥσπερ γὰρ τῶν προσπιπτόντων τῇ

ratum eſt, neque ut medicamentum nobis ſuave, neque ut
cibus: Quaenam igitur hujus ſit diſſonantiae cauſa, licet
Theophraſtus quaeſierit, tamen praeſtiterit et quae nos de
ea cognoſcimus exponere. Amari ſaporis generationem ex
dulcibus a calore extenuatis provenire jam clare docuimus;
apparuitque calidiora ſimul et tenuiora temperie eſſe amara,
quam dulcia. Sed et odoris ſenſus in ipſis cerebri eſt ven-
triculis, velut et id quoque alibi a nobis demonſtratum eſt;
et odorabilium vaporoſa eſt ſubſtantia. Ea enim quae a
corporibus defluunt, ambienti permixta ac deinde per na-
rium inſpirationem in cerebrum delata, ſenſum movent.
Recta ergo ratione quaecunque odorata eadem et calida
ſunt, quippe quum vaporum copia a calore proveniat; non
tamen protinus quicquid odoratum eſt ſuave eſſe colligi-
tur, ſiquidem non omne id ſpiritui in cerebri ventriculis
contento familiare eſt. Etenim quemadmodum qui linguae
obveniunt ſapores, ii qui familiariſſimi, iidem et dulces
erant; qui vero non familiares, complures habebant differen-

ΤΩΝ ΑΠΛΩΝ ΦΑΡΜΑΚΩΝ ΒΙΒΛΙΟΝ Δ. 699

Ed. Chart. XIII. [111.]   Ed. Baf. II. (53. 54.)

γλώττῃ χυμῶν οἱ μὲν οἰκειότατοι γλυκεῖς ἦσαν, οἱ δ᾽ οὐκ
οἰκεῖοι πολλὰς ἐκέκτηντο διαφορὰς, οὕτω καὶ τῶν ἀτμῶν
οἱ μὲν οἰκεῖοι τῷ κατὰ τὸν ἐγκέφαλον πνεύματι φίλιοί τ᾽
εἰσὶ καὶ ἡδεῖς, οἱ δ᾽ οὐκ οἰκεῖοι διαφέρουσι μὲν ἀλλήλων
οὐκ ὀλίγαις διαφοραῖς, ὀνόματα δ᾽ αὐταῖς ἁπάσαις οὐ κεῖται
καθάπερ ἐπὶ των χυμῶν. ὀξεῖαν μὲν γὰρ τινα καὶ δριμεῖαν
ὀσμὴν ἔχειν τόδε τί φαμεν, αὐστηρὰν δὲ ἢ στρυφνὴν ἢ ἁλυ-
κὴν, ἢ πικρὰν οὐκέτι λέγομεν, ἀλλ᾽ εἰς δύο (54) ταύτας ἀνά-
γομεν προσηγορίας τὰ πλεῖστα τῶν ὀσφρητῶν, εὐώδη τε καὶ
δυσώδη προσαγορεύοντες· εὐώδη μὲν ἀνάλογον τοῖς πρὸς
τὴν γλῶτταν γλυκέσι, δυσώδη δὲ τοῖς μὴ γλυκέσιν. ἀνώνυ-
μον γὰρ, ὅσον ἐπί γε τῶν χυμῶν ἐστιν, ἑνὶ προσρήματι τὸ
τούτων γένος. ἔοικε δὲ τῶν οὐκ ὀσμωδῶν σωμάτων ἤτοι
παντελῶς ὀλίγον ἀπορρεῖν, ἢ τοῖς ὄγκοις ἀσύμμετρον, ὡς
ἐπὶ τῶν ἀκριβῶς ἁλυκῶν καὶ στρυφνῶν. ἀκριβῶς δ᾽ ὅταν εἴπω
τι τοῖον ἢ τοῖον ὑπάρχειν, εἰλικρινὲς καὶ ἄμικτον αὐτὸ, κα-
θόσον οἷόν τε ποιότητος ἑτέρας εἶναι φημί. παχυμερής τε
γὰρ ἀμφοῖν ἡ οὐσία καὶ πρὸς τούτῳ ψυχρὰ τῶν στρυφνῶν,

tias, ita odores, qui familiares funt cerebri fpiritui, iidem et
grati funt et fuaves, qui vero non familiares multis diffe-
rentiis a fefe mutuo diffident; caeterum non omnibus impo-
fita funt nomina, perinde ut faporibus. Dicimus enim
quippiam acidum acremque habere odorem, fed aufterum,
acerbum, falfum aut amarum haud etiam dicimus. Verum
in hafce duas appellationes odorabilium pleraque reducimus,
beneolentia et graveolentia appellantes; beneolentia quidem
proportione quadam ad ea quae linguae funt dulcia; gra-
veolentia vero ad ea quae non dulcia; uno enim nomine
totum hoc in faporibus genus appellari nequit. Videtur
autem a corporibus non odoratis aut omnino paucum de-
fluere, aut quod pro mole fua fit immoderatum, ficut in iis
quae exacte tum falfa tum acerba funt. Exacte autem
quum tale aut tale quid dicimus, fincerum et quantum
fieri poffit alterius qualitatis expers dicimus. Siquidem
craffa utrisque effentia eft et praeter hoc acerborum etiam

ὥστ᾿ εἰκὸς καὶ τὸ ἀπορρέον αὐτῶν ὀλίγον τε εἶναι καὶ παχὺ
καὶ οἷον γεῶδες τοῖς ὄγκοις, καὶ διὰ τοῦτο μηδ᾿ ἐμπίπτειν
ἐν ταῖς ἀναπνοαῖς εἰς τὸν ἐγκέφαλον.

Κεφ. κγ΄. Ὅθεν οὐδ᾿ ἀσφαλὲς ἐξ ὀσμῆς τεκμαίρε-
σθαι περὶ τῆς κράσεως τῶν αἰσθητῶν, ὥσπερ ἐκ τῆς γεύ-
σεως. τὰ μὲν γὰρ ἄοσμα παχυμερῆ ταῖς οὐσίαις, ἀλλ᾿ οὔπω
δῆλον ὅπως ἔχῃ θερμότητος καὶ ψύξεως, τὰ δ᾿ ὀσμώδη
λεπτομερῆ τέ πώς ἐστι καὶ θερμά. τὸ μέντοι ποσὸν τῆς
λεπτομερείας ἢ τῆς θερμότητος οὐκέτ᾿ ἐνδείκνυται. τὸ δὲ
δὴ μέγιστον ἅπασι τοῖς ὀσμώδεσιν εἰς τὸ μηδὲν ἐνδείκνυ-
σθαι σαφὲς ὑπὲρ τῆς κράσεως ἡ ἀνωμαλία τῆς οὐσίας ἐστὶν,
ὑπὲρ ἧς εἴρηταί μοι πολλάκις ἤδη, δεικνύοντι τὰ πλεῖστα
τῶν σωμάτων ἀνομοιομερῆ ταῖς ὑποστάσεσιν ὑπάρχοντα.
[112] λεχθήσεται δὲ καὶ νῦν ἕνεκα σαφηνείας ἔν τι παρά-
δειγμα. τὸ ῥόδον τοίνυν οὐ ταύτῃ μόνον ἀνομοιομερές
ἐστιν, ᾗ τὸ μέν τι περιέχον ἐν αὐτῷ, τὸ δέ τι περιεχόμενόν
ἐστι, περιέχον μὲν τὸ σκληρὸν καὶ γεῶδες, ἐν τούτῳ δὲ πε-

frigida; quare veriſimile eſt quod ab iis defluit paucum
eſſe et craſſum et mole ſua terreum, ac proinde per inſpi-
rationem in cerebrum non incidere.

Cap. XXIII. Itaque haud tutum eſt ex odore de ſen-
ſibilium temperie conjicere perinde ut ex guſtu. Nam
quae odore carent craſſam quidem eſſentiam obtinent, cae-
terum quae ſit eorum in calore frigoreque natura, id vero
nondum conſtat. At quae odorata ſunt tenuia utique ſunt
quadantenus et calida, verum ejus tenuitatis caliditatisque
quantitas haud etiam indicatur. Porro maxima po᾽iſſima-
que cauſa cur in odoratis nihil evidens de temperie indicari
queat inaequalitas eſt ſubſtantiae, de qua ſaepenumero
verba mihi jam habita ſunt, ubi demonſtrabam corpora ple-
raque diſſimilari eſſe ſubſiſtentia. Ac nunc quoque etiam
claritatis gratia unum exemplum proponam, nempe roſam,
quae non ea modo ratione diſſimilaris eſt, qua pars quidem
ejus continet, pars vero continetur, continens quidem du-
rum et terreum, quod continetur ſuccus eſt humidus, imo

ριεχόμενος ὑγρός; τις χυλός. ἀλλ᾿ ὅτι καὶ αὐτοῦ τοῦ χυλοῦ
τρία περιττώματα, καθότι καὶ πρόσθεν ἐδείκνυμεν, ἀναγκαῖον
ὑπάρχειν, ἓν μὲν γεῶδες, οἷόν περ ἐν τοῖς οἴνοις ἡ τρὺξ,
ἕτερον δὲ ἀερῶδες, ἀνάλογον δὲ καὶ τοῦτο τῷ κατὰ τοὺς
οἴνους ἄνθει, τὸ τρίτον ὑδατῶδες, ὅπερ ἐν ἅπασι τὴν ζέσιν
αὐτῶν ἔφαμεν ἐργάζεσθαι καὶ τὴν φθορὰν, ἐπειδὰν μὲν μὴ
κρατηθῇ μηδ᾿ ἀλλοιωθῇ τελέως ἐν τῷ χρόνῳ τῆς ζέσεως.
ἕνεκά γε τοιούτου τοῦ περιττώματος ἔνιοι μὲν ἑψήσαντες
ἀποτίθενται τοὺς χυλοὺς, ἔνιοι δ᾿ ἐν ἡλίῳ σφοδρῷ προξη-
ράναντες. ἕνεκα μὲν γὰρ τοῦ γεώδους τε καὶ ἀερώδους οὐ πάνυ
τι δεδίασι φθαρῆναι τοὺς χυλοὺς, ὁρῶντες αὐτὰ καὶ δια-
κρινόμενα καὶ δύσσηπτα ταῖς οὐσίαις ὑπάρχοντα, διότι καὶ
ξηρὰ ταῖς κράσεσιν. ἀλλὰ περὶ μὲν τούτων ἱκανῶς εἴρηται
πρόσθεν. ἐν δὲ τῇ τοῦ ῥόδου φύσει τὸ μέν ἐστι στρυφνὸν
γευομένοις, ὅπερ ἀναγκαῖον εἶναι γεῶδές τε καὶ παχυμερὲς
καὶ ψυχρὸν, ἕτερον δὲ πικρὸν, ὃ δὴ λεπτομερές τ᾿ ἐστὶ καὶ
θερμὸν, καὶ τρίτον ἐπὶ τούτοις τὸ ὑδατῶδες, ψυχρὸν μὲν ἐξ
ἀνάγκης, ἀλλ᾿ ἐν τῇ κατὰ τὸ λεπτομερές τε καὶ παχυμερὲς

et fucci ipfius tria funt excrementa, quemadmodum fupra
neceffarium effe demonftratum eft, unum terreum, quale
eft in vinis faex, alterum aëreum, quod ipfum quoque vini
flori proportione refpondet, tertium aqueum, quod in
omnibus ebullitionem efficere corruptionemque diximus, ubi
nimirum neque devictum neque plane alteratum ebulli-
tionibus tempore fuerit. Sane hujus excrementi gratia qui-
dam fuccos non nifi coctos reponunt, alii in fole ferventi
praeficcatos; nam propter terrenum aëreumque non admo-
dum corrumpendos metuunt, quum ea et feparari videant,
aegreque corruptibilem fortita fubftantiam, quandoquidem
temperamentum nacta funt ficcum. Sed de iftis fupra ab-
unde differuimus. Caeterum in rofae natura aliud guftanti-
bus acerbum eft, quod terreum ut fit et craffum frigidum-
que neceffe eft, aliud vero amarum, quod tenue eft et
calidum, et tertium in iis aqueum neceffario quidem frigi-
dum, fed in tenuitatis craffitieique oppofitione quadantenus

Ed. Chart. XIII. [112.]   Ed. Baf. II. (54.)

ἀντιθέσει μέσον πως ὑπάρχον τῶν ἄκρων, οὐ τῇ μίξει καὶ τὸ
στρυφνὸν καὶ τὸ πικρὸν οὐκ ἔστιν ἄκρως τοιοῦτον ἑκάτε-
ρον οἷόν περ λέγεται· πάσας γὰρ ἐκλύει τὰς ποιότητας ἡ
τοῦ ὑδατώδους ἐπιμιξία. τοῦτ᾽ οὖν αὐτὸ τὸ ὑδατῶδες ἔοικέ
πως ἤδη τε καὶ κατειργάσθαι καὶ λελεπτύνθαι καὶ τεθερ-
μάνθαι, καὶ διὰ τοῦτο ῥᾳδίως εἰς ἀτμοὺς ἄγεσθαι καὶ ταυ-
τῃ τὸ ῥόδον ὀσμῶδές τε εἶναι καὶ ξηραίνεσθαι τάχιστα. καὶ
ταῦθ᾽ ὑπὲρ αὐτοῦ πάντα διὰ μὲν τῆς γεύσεως ἔνεστι τε-
κμήρασθαι, διὰ δὲ τῆς ὀσμῆς οὐχ οἷόν τε τῷ μήθ᾽ ὁμοίως
ἀτμίζειν ἅπαντ᾽ αὐτοῦ τὰ μόρια μήθ᾽ ὁμοίως κινεῖν τὴν
αἴσθησιν. ἐπὶ δὲ τῆς γεύσεως ἅπανθ᾽ ὁμοίως τὰ μόρια τῶν
γευστῶν σωμάτων προσπίπτει τῇ γλώττῃ καὶ κινεῖ τὴν αἴ-
σθησιν ἕκαστον αὐτῶν κατὰ τὴν ἑαυτοῦ φύσιν, ὥστ᾽ οὐκ
ἀσφαλὲς, ὡς εἴρηται, περὶ τῆς τῶν φαρμάκων δυνάμεως ἁπά-
σης ἐξ ὀσμῆς τεκμαίρεσθαι. ταυτὶ γὰρ μόνα διαγνῶναι δυνα-
τὸν, ὅσα περ εἴρηται νῦν. ἔτι δὲ μᾶλλον οὐδ᾽ ἐκ τῶν χρω-
μάτων ἔνεστι στοχάσασθαί τι περὶ τῆς τῶν φαρμάκων δυνά-
μεως. καθ᾽ ἑκάστην γὰρ χρόαν εὑρίσκεται καὶ θερμὰ καὶ
ψυχρα καὶ ξηρὰ καὶ ὑγρὰ, καθότι κἂν τοῖς πρώτοις ὑπο-

fummorum medium, cujus mixtura, neque ipfum illud
acerbum, neque ipfum amarum, fumme eft tale, quale di-
citur, qualitates enim omnes exolvit aquae admixtio.
Ipfum itaque hoc aqueum elaboratum extenuatumque
atque excalefactum quodammodo videtur, ac proinde facile
in vaporem folvi et hac ratione rofa, tum odorata effe,
tum celerrime reficcari. Atque haec omnia de eo ex guftu
conjicias, at per odorem haud aeque, quippe quum non
aeque omnes ejus partes evaporent, nec perinde fenfum
moveant. In guftu autem omnes fimiliter guftabilium cor-
porum particulae in linguam incidunt, fenfumque movent
pro fua natura fingulae. Quare certum tutumque, ut dixi-
mus, non eft de tota medicamentorum facultate ex odore
conjicere; nam ea fola agnofci poffunt, quae modo pofui-
mus. Multo minus ex coloribus de medicamentorum viri-
bus colligere quid valeas, quippe quum in fingulis coloribus
calida, frigida, humida ficcaque reperias, quemadmodum

Ed. Chart. XIII. [112.]   Ed. Baf. II. (54.)

μνήμασι τῆσδε τῆς πραγματείας ἀποδέδεικταί μοι. καθ᾽ ἕκα-
στον μέντοι γένος ἢ σπέρματος ἢ ῥίζης ἢ χυλοῦ δυνατόν
ἐστι κἀκ τῆς χρόας ἔνδειξίν τινα λαβεῖν τῆς κράσεως, οἷον αὐ-
τίκα καὶ κρόμμυον καὶ σκίλλα καὶ οἶνος, εἰς ὅσον ἂν ᾖ λευ-
κότερα καὶ ἧττόν ἐστι θερμά. τὰ δ᾽ ὑπόξανθά τε καὶ κιῤῥὰ
θερμότερα, καὶ πυροὶ δὲ καὶ κέγχροι καὶ ὦχροι καὶ φάσηλοι
καὶ ἐρέβινθοι καὶ ἡ τῆς ἴρεως ῥίζα καὶ ἡ τοῦ ἀσφοδέλου
καὶ πολλῶν ἄλλων ὅμοιόν τι πεπόνθασιν. ἐν ἑκάστῳ γὰρ
γένει τοὐπίπαν, ὅσα κιῤῥὰ καὶ ξανθὰ καὶ ἐρυθρὰ, θερμό-
τερα τῶν λευκῶν ἐστιν, ὥστ᾽ εἴ τι κἀντεῦθεν ἐγχωρεῖ περὶ
φαρμάκων δυνάμεως τεκμαίρεσθαι, προσκείσθω τῷ λόγῳ κάλ-
λιστον μὲν, ὡς εἴρηταί τε καὶ λέλεκται πολλάκις, ἐκ τῆς διω-
ρισμένης πείρας ἐξευρίσκειν τὰς δυνάμεις. οὐ γὰρ ἂν σφα-
λείης οὐδὲ ἐν τῇδε, πρὶν μέντοι τῇ πείρᾳ διαγνῶναι τὴν
δύναμιν, ἡ γεῦσις ἐκδείκνυται τὰ πολλὰ, συνεπιμαρτυρούσης,
ὡς εἴρηται, βραχέα καὶ τῆς ὀσμῆς.

in primis hujus operis commentariis oftendimus. In quo-
que tamen figillatim genere aut feminis aut radicis aut
fucci ex colore indicationem quandam liceat fumere, utpote
caepa, fcilla, vinum, quanto fuerint albidiora, tanto et
minus funt calida, quae vero fubflava fulvaque, calidiora.
Idem ufu venit tritico, milio, ochris, phafelis, ciceri,
ireos radici afphodelique, aliisque compluribus; in quoque
enim genere in univerfum fulva, flava rubraque omnia albis
funt calidiora. Itaque etfi hinc quoque de medicamentorum
viribus conjectura fieri queat, tamen fermoni adjiciatur,
optimum fane effe, ut et dictum et oftenfum faepenumero
eft, per experientiam difcretam facultates invenire; in hac
enim falli non poffint, quanquam prius quam experientia
virtutem agnofcas, guftus pleraque indicet, pauculum etiam,
ut dictum eft, approbante ipfo odore.

ΓΑΛΗΝΟΥ ΠΕΡΙ ΚΡΑΣΕΩΣ ΚΑΙ ΔΥΝΑΜΕΩΣ ΤΩΝ ΑΠΛΩΝ ΦΑΡΜΑΚΩΝ ΒΙΒΛΙΟΝ Ε.

Ed. Chart. XIII. [113.]   Ed. Baf. II. (54.)

Κεφ. α΄. Πέμπτον τοῦτον ἐνστησάμενος λόγον ὑπὲρ τῆς τῶν ἁπλῶν φαρμάκων δυνάμεως, ἀναμνήσω πρῶτον ὧν ἐν τοῖς ἔμπροσθεν ἀπέδειξα χρησίμων εἰς τὰ παρόντα, ποιησάμενος τὴν ἀρχὴν ἀπὸ τῶν στοιχείων, ὕδατός τε καὶ πυρὸς, ἀέρος τε καὶ γῆς, ἅπερ ἔνιοι παρονομάζοντες ἀπὸ τῶν ποιοτήτων ὑγρὸν καὶ ξηρὸν καὶ θερμὸν καὶ ψυχρὸν εἶναί φασιν. αὗται μὲν οὖν αἱ ποιότητες, ὑγρότης τε καὶ ξηρότης,

---

GALENI DE SIMPLICIVM MEDICAMENTORVM TEMPERAMENTIS AC FACVLTATIBVS LIBER V.

Cap. I. Quintum librum de fimplicium medicamentorum facultatibus orfurus, ea primum repetam quae fupra demonftrata in rem praefentem cenfentur accommoda, fumpto ab elementis principio, aqua videlicet, igne, aëre ac terra, quae nonnulli a qualitatibus denominantes, humidum, calidum, ficcum et frigidum effe ajunt. Sunt ergo qualitates hae, humiditas, ficcitas, caliditas, frigiditas.

ΓΑΛ. Π. ΚΡΑΣ. Κ. ΔΥΝ. Τ. ΑΠΛ. ΦΑΡΜ. ΒΙΒ· Ε 705

Ed. Chart. XIII. [113.]   Ed. Baf. II. (54.)

θερμότης τε καὶ ψυχρότης εἰσί. τὰ δ᾽ ἀπ᾽ αὐτῶν παρονο-
μαζόμενα σώματα τά τε κοινὰ πάντων ἐστὶ στοιχεῖα καὶ τὰ
κατ᾽ ἐπικράτησίν τινος τούτων, ὑγρὰ καὶ ξηρὰ καὶ ψυχρὰ
καὶ θερμὰ προσαγορευόμενα, καὶ τὰ πρὸς τὸ σύμμετρον
ὁμογενὲς, ἢ ὁμοειδὲς παραβαλλόμενα καὶ τὰ πρὸς ὁτιοῦν τὸ
ἐπιτυχόν. περὶ μὲν δὴ τῆς ἐν τούτοις διαφορᾶς εἴρηται πολ-
λάκις, εἴρηται δ᾽ οὐδὲν ἧττον καὶ ὅπῃ διαφέρει τροφὴ
φαρμάκου, καὶ ὡς ἡ μὲν τροφὴ κρατεῖταί τε καὶ νικᾶται
πρὸς τοῦ τρεφομένου. τὸ φάρμακον δὲ ἔμπαλιν αὐτὸ νικᾷ
καὶ κρατεῖ τοῦ σώματος οὗπερ ἂν ὑπάρχῃ φάρμακον· ἐν
τῷ πρός τι γὰρ ἑκατέρων εἶναι τὴν νόησιν. ἐδείχθη δὲ καὶ
ὡς ἤτοι κατὰ μίαν ἡντιναοῦν ποιότητα τὸ φάρμακον ἀλ-
λοιοῦν πέφυκεν, ἢ θερμαῖνον ἢ ψῦχον ἢ ξηραῖνον ἢ ὑγραῖ-
νον· ἢ κατὰ συζυγίαν τινὰ τῶν εἰρημένων, ἢ καθ᾽ ὅλην αὐτοῦ
τὴν οὐσίαν, ὥσπερ τῶν τε δηλητηρίων ἔνια καὶ τῶν ἀλεξη-
τηρίων οὐκ ὀλίγα καὶ τὰ καθαίροντα πάντα καὶ τῶν ἐπι-
σπαστικῶν ὀνομαζομένων πολλά. περὶ δὲ τούτων ἔτι μοι δο-

Quae vero ab illis denominantur corpora, ea funt tum com-
munia omnium elementa, tum ea quae per harum excellen-
tiam aut humida, aut ficca, aut calida, aut frigida nuncu-
pantur; tum ea quae ad fymmetrum generis ejusdem aut
fpeciei conferuntur, quaeque ad quidvis obvium. Sane de
horum differentia frequenter tractavimus. Nec minus dixi-
mus quatenus differat nutrimentum a medicamento, et quod
nutrimentum vincitur ac fuperatur ab eo quod nutritur,
medicamentum autem contra, ipfum enim vincit atque fu-
perat corpus, cujus fuerit medicamentum, quippe quum
utriusque referatur ad aliquid notio. Oftenfum praeterea
eft medicamentum alterare natum effe, aut una quapiam
qualitate, nempe aut calefaciendo, aut refrigerando, aut hu-
mectando, aut ficcando, aut dictorum conjugatione qua-
piam, aut tota fua fubftantia, ficuti complura deleteriorum,
feu lethalium medicamentorum, nec pauca alexiteriorum,
feu amuletorum, tum purgantia omnia, ac pleraque eorum
quae attrahentia nuncupant. Sed de iftis quae reliqua

Ed. Chart. XIII. [113. 114.]　　　　　Ed. Baf. II. (54. 55.)

κῷ προσθήσειν ἐν τοῖς ἑξῆς τὰ λείποντα. [114] τὰ δὲ κατὰ
μίαν ἢ δύο ποιότητας ἐνεργοῦντα περὶ τὸ σύμπαν ἡμῶν σῶ-
μα κατὰ τόδε τὸ γράμμα δίειμι, λαβὼν κἀνταῦθα πάλιν
ὑπόθεσιν ἀποδε(55)δειγμένην ἐν τοῖς ἔμπροσθεν, ὡς τὰ πλεῖ-
στα τῶν ἁπλῶν φαρμάκων ἀνομοιομερῆ τε καὶ σύνθετα κα-
τά γε τὴν ἀλήθειάν ἐστιν, ὀνομάζεται δὲ ἁπλᾶ τῷ φύσει
τοιαῦτα ὑπάρχειν οἷάπερ ἐστὶν, οὐδὲν ἐξ ἐπιτεχνήσεως ἡμε-
τέρας προσειληφότα. καὶ μὲν δὴ καὶ ὡς τὰ μέν τινα παχυ-
μερῆ καὶ γεώδη ταῖς οὐσίαις ἐστὶν, τὰ δὲ λεπτομερῆ καὶ ἀερώδη,
τὰ δ' οἷον ὑδατώδη τε καὶ μέσα τῶν εἰρημένων, ἐπιδεδειγμένα
καὶ ταῦτ' ἐν τοῖς ἔμπροσθεν λόγοις ὑποθέσεις ἔστωσάν μοι
πρὸς τὰ μέλλοντα λεχθήσεσθαι. τούτων οὖν ὑποκειμένων
ἀρκτέον ἤδη τοῦ λόγου.

Κεφ. β'. Ἡ χρεία τῶν φαρμάκων τοῖς ἀνθρώποις γί-
γνεται πολλάκις μὲν ὡς αὐτὸ τοῦτο μόνον, ἤτοι θερμαινόν-
των ἢ ψυχόντων ἢ ὑγραινόντων ἢ ξηραινόντων, ἢ κατὰ συ-
ζυγίαν τινὰ τούτων ἐνεργούντων, ἐνίοτε δὲ ὡς ἤδη τὸ πέ-
ρας τοῦ μετρίου κεχαλασμένον, ἐπιτεινόντων τε καὶ συνα-

funt, infra adjiciam. Quae vero una duabusve qualitatibus
in univerfum corpus noftrum agunt, ea hoc in libro expo-
nam, rursum hic sumpta hypothefi fuperius demonftrata,
quod fimplicium medicamentorum pleraque diffimilarium
fint partium, reque vera compofita, caeterum appellantur
fimplicia, quod cujusmodi funt, talia natura fint, nec quic-
quam ex noftra induftria affumpferint, quin etiam quod
quaedam craffarum fint partium et terrena fuis fubftantiis,
quaedam tenuia et aërea, alia vero aquea et dictorum
media. Haec quum fint fuperioribus libris demonftrata,
hypothefes mihi funte ad ea quae nunc dicenda veniunt.
His ergo fuppofitis ordienda jam oratio eft.

Cap. II. Ufus eft frequenter hominibus medicamen-
torum ob id ipfum tantummodo, ut aut refrigerent, aut
humectent, aut calefaciant, aut ficcent, aut per conjuga-
tionem horum quid agant. Interim vero, ut quod fupra
modum laxatum eft contendant atque contrahant, aut

γόντων, ἢ τὸ συντεταμένον χαλῶντων, ἢ ἀραιούντων τὸ πε-
πυκνωμένον ἢ πυκνούντων τὸ μανὸν, ἢ μαλαττόντων τὸ σκλη-
ρὸν ἢ σκληρυνόντων ἀμέτρους μαλακότητας, ἢ κενούντων τὸ
πλῆρες ἢ πληρούντων τὸ κενὸν, ἤ τι τοιοῦτον ἕτερον ἐργα-
ζομένων. ὁ μὲν γὰρ ἐψυγμένος οὐκ ἰατρὸς μόνον, ἀλλὰ καὶ
ἰδιώτης ὁστισοῦν, ὑπ᾽ αὐτῆς τοῦ πράγματος τῆς φύσεως
ἀγόμενος, ἐξευρεῖν ἐπιθυμεῖ θερμαῖνον φάρμακον, οὕτως ὑπὸ
καυσώδους πυρετοῦ διακαιόμενος ἐμψῦχον. οὕτω δὲ καὶ πλα-
δαρὸν ἕλκος ἔχων [ἰδιώτης ὁστισοῦν ξηρᾶναι κελεύει τὸν
ἰατρὸν αὐτὸ, καὶ εἰ ξηρὸν εἴη καὶ ἄνικμον, ὑγρᾶναι. καὶ δὴ
καὶ ξηρότητος ἅμα θερμότητι καθ᾽ ὅλον αἰσθανόμενοι τὸ
σῶμα, ὥσπερ καὶ οἵ τε ἐγκαυθέντες καὶ κοπωθέντες λούε-
σθαί τε ποθοῦσι καὶ πίνουσιν ὕδατος ψυχροῦ, καὶ πᾶν ὅ τι
περ ἂν ὑγραίνειν τε ἅμα καὶ ψύχειν ἱκανὸν ᾖ, τοῦτο ἐξευ-
ρίσκειν μηχανῶνται, καὶ πορίζονταί γε πολλάκις ὑπ᾽ αὐτῆς
τῆς φύσεως ἀγόμενοι πολλοὶ τῶν ἰδιωτῶν τὰ τούτων ἰάματα.
φλεγμονῆς μέντοι καὶ σκίῤῥου καὶ οἰδήματος, ἐρυσιπέλατός
τε καὶ σηπεδόνος, ἕρπητός τε καὶ γαγγραίνης, οὐκέτ᾽ οὐδεὶς

quod intenſum eſt laxent, aut quod condenſatum eſt rarefa-
ciant, aut rarum condenſent, aut durum emolliant, aut
immodicam mollitiem ad duritiem revocent, aut plenum
evacuent, aut vacuum impleant, aut generis ejus aliud quid
agant. Nam quisquis perfrixerit, non medicus tantum, ſed
quivis etiam ex plebe ab ipſa rei natura ductus calefaciens
medicamentum invenire deſiderat, aut ardenti febre ae-
ſtuans, quod refrigeret. Sic privatus quiſpiam ſi ulcus ha-
beat nimis molle ac humidum, id medicum deſiccare jubet,
aut ſi ſiccum et exuccum, humectare. Quin etiam quum
ſiccitatem pariter atque caliditatem toto corpore percipiunt,
ceu et qui aeſtuant, ſive uſti ſunt, et qui defatigati sunt,
lavari expetunt, frigidamque bibunt, tum quicquid refrige-
rare ſimul et humectare poteſt, ſtudioſe exquirunt, votique
ſaepe compotes fiunt. Atque ipſa natura duce eorum reme-
dia plerique idiotarum inveniunt; at phlegmones, ſcirrhi,
oedematis, eryſipelatis, putredinis, herpetis, gangraenae,

αυτῶν ἐπιχειρεῖ ζητεῖν τὴν ἴασιν ἑαυτῷ, ὡς μείζονος ἤδη
τῶν τοιούτων ἑκάστου ὑπάρχοντος ἢ κατὰ γνώμην ἰδιώτου
καί τινος ἐπιστήμης σεμνοτέρας δεομένου ὀνομάζουσι δὲ τὴν
τοιαύτην ἐπιστήμην ἰατρικὴν καὶ τὸν ἐργαζόμενον αὐτὴν
ἰατρόν. καὶ μέχρι μὲν τοσούτου καὶ αὐτοὶ προΐασιν ὡς
γινώσκειν ὅτι τὸ μὲν κοῖλον ἕλκος δεῖται σαρκώσεος, τὸ δὲ
ῥυπαρὸν καθάρσεως, τὸ δ᾽ ὁμαλὸν ἐπουλώσεως· οὐ μὴν τό
γε σαρκοῦν ἢ καθαῖρον ἢ ἐπουλοῦν φάρμακον ἴσασιν. οὕτω
δὲ κᾷν εἰ μῦν ἢ τένοντα σκληρὸν ἢ τεταμένον ἢ χαλαρὸν
ἔχοιεν, ὅτι τῷ μὲν σκληρῷ χρεία τῶν μαλαττόντων ἐστὶν, τῷ
δὲ τεταμένῳ τῶν χαλώντων, τῷ δὲ χαλαρῷ τῶν συντεινόν-
των, ἀκριβῶς ἴσασιν, οὐ μὴν τό γε μαλάττον ἢ χαλῶν ἢ
συντεῖνον ἐπίστανται φάρμακον, ἀλλ᾽ ἰατροῦ μόνου τὰ τοι-
αῦτα εὑρίσκειν ἔργον. ἄχρι μὲν γὰρ τῶν θερμαινόντων καὶ
ψυχόντων, ὑγραινόντων τε καὶ ξηραινόντων, ἐστὶν εὑρεῖν
ἐνίους τῶν ἰδιωτῶν κοινωνοῦντας τῆς τῶν φαρμάκων εὑρέ-
σεως τοῖς ἰατροῖς, ἐν οἷς δ᾽ εἴρηται νῦν, ἤδη πάντας ἀπεί-
ρως ἔχοντας. ἔστι μὲν οὖν, ὡς καὶ πρόσθεν ἐδείκνυτο, καὶ

nullus ex illis fibi remedium perveftigandum fumit, tan-
quam unumquodque eorum majus jam fit quam pro captu
hominis plebei, ac fcientiam requirat venerabiliorem. Eam
fcientiam nuncupant medicinam, et qui eam exercet medi-
cum, atque hucusque et ipfi procedunt, ut fciant ulcus ca-
vum carne impleri, fordidum purgari debere, aequabile
cicatrice induci; non tamen norunt quid carne impleat,
quid purget, quid cicatricem inducat. Sic fane etiam fi
mufculum habeant durum ac tenfum laxumve, quod duro
quidem mollientibus fit opus, tenfo autem laxantibus, laxo
vero contendentibus, id fatis perfpiciunt, non tamen com-
pertum habent medicamentum, quod aut emolliat, aut laxet,
aut contendat, fed ea invenire opus eft medici. Siquidem
invenias ex plebe quosdam, qui non fecus atque medici
medicamentorum pollent inventione, fed hactenus, dum
calida modo ac frigida, humida ac ficca perquiruntur, ve-
rum in iis quae modo dicebamus prorfum rudes reperias.
Tametfi, ceu ante monuimus, haud omnium tum calefacien-

ΤΩΝ ΑΠΛΩΝ ΦΑΡΜΑΚΩΝ ΒΙΒΛΙΟΝ Ε. 709

Ed. Chart. XIII. [114. 115.] Ed. Baf. II. (55.)

αὐτῶν τῶν θερμαινόντων τε καὶ ψυχόντων, ὑγραινόντων τε
καὶ ξηραινόντων ἡ εὕρεσις οὐχ ὡσαύτως ἁπάντων ἑτοίμη. νά-
πυ μὲν γὰρ καὶ [115] πύρεθρον ὅτι θερμαίνει, καὶ ἀνδράχνη
καὶ στρύχνον ὅτι ἐμψύχει, καὶ τὸ μὲν ὕδωρ καὶ τοὔλαιον
ὑγραίνει, τὸ δ᾽ ὄξος καὶ ἡ θάλαττα ξηραίνει, σχεδὸν ἅπα-
σιν οὐχὶ ἰατροῖς μόνον, ἀλλὰ καὶ τοῖς ἰδιώταις ὁμολογεῖται.
τὸ μέντοι ῥόδινον, εἴτε θερμαίνειν εἴτε ψύχειν φατέον, ὡσαύ-
τως δὲ καὶ ὄξος καὶ ἔλαιον, ἕτερά τε πολλὰ τοιαῦτα συ-
χνὴν ἀμφισβήτησιν ἔσχηκεν. ὑπὲρ μὲν δὴ τῶν τοιούτων τῆς
δυνάμεως ἐν τοῖς πρὸ τούτου τέσσαρσιν ὑπομνήμασι διῆλ-
θον· ἐν μὲν τῷ πρώτῳ καὶ δευτέρῳ τὰ τῶν σοφιστῶν
ἐξελέγχων ἐπιχειρήματα καὶ δεικνὺς τὴν ἀληθῆ μέθοδον, ᾗ
χρώμενος ἄν τις εὑρίσκοι τὰς τῶν φαρμάκων δυνάμεις, ἐν
δὲ τῷ τρίτῳ τῶν σοφιστῶν ἀποχωρήσας, ἅπαντα διῆλθον
ἐξ ἀρχῆς τὰ λογικὰ ζητήματα, δι᾽ ὧν ἄν τις μάλιστα διελθὼν
καὶ ὡς ἄν τις εἴποι τεχνωθεὶς ἱκανὸς ἔσται πάντων τῶν
φαρμάκων εὑρίσκειν τὰς δυνάμεις· ἐν δὲ τῷ δ΄ περὶ τῶν τῆς

tium, tum refrigerantium, tum humectantium atque exic-
cantium, aeque facilis eft atque expedita inventio. Quippe
quod napy pyrethrumque calefaciunt et portulaca folanum-
que refrigerant, tum aqua et oleum humectant, et acetum
et marina aqua deficcant, pene omnibus non medicis dun-
taxat, fed et idiotis confeffum eft. At rofaceum an caleface-
re, an refrigerare dicendum, fimiliter acetum, oleum et ejus
generis non pauca, ingenti controverfia jactata funt. Verum
de talium facultate in quatuor ante hunc libris difputavimus,
in primo ac fecundo fophiftarum redarguentes argumenta
monftrantesque veram methodum, cujus quis ductu medica-
mentorum facultates inveniat. In tertio miffis fophiftis
omnes ab initio logicas expofuimus quaeftiones, quibus maxi-
me infiftas quibusque, ut fic dicam, artificiofe efformatus
idoneus fis ac fufficiens, qui medicamentorum omnium fa-
cultates inveftiges. In quarto de propriis linguae fenforiis
differui, quos fapores appellitant, id indicans quo pacto
hinc orfus primas invenias tum qualitates tum facultates.

γλώττης ἰδίων αἰσθητῶν ἐπιησάμην τὸν λόγον, ἃ δὴ χυ-
μοὺς ὀνομάζουσιν, ἐπιδεικνύων ὡς ἄν τις ἐντεῦθεν ὁρμώμε-
νος εὑρίσκοι τὰς πρώτας ποιότητάς τε καὶ δυνάμεις. ἡψά-
μην δ᾽ εἰς ὅσον ἡ χρεία προὐκαλεῖτο καὶ τῶν ὀσφρητῶν
ποιοτήτων ἐπὶ τελευτῇ τοῦ βιβλίου, δεικνύων ὁπόσον τι κἀν-
τεῦθεν ἐγχωρεῖ λαβεῖν εἰς τὴν τῶν πρώτων δυνάμεων εὕρε-
σιν. ἐν δὲ δὴ τῷδε τῷ λόγῳ τῷ έ γένος ἄλλο μοι πρό-
κειται δυνάμεων ἐξηγήσασθαι, δευτέρων ὡς ἄν εἴποι τις καὶ
τρίτων ἐπὶ ταῖς πρώταις τε καὶ κοιναῖς ἁπάντων. ἐπειδὴ
γὰρ ἕκαστον τῶν κατὰ μέρος οὐχ ὡσαύτως ἐξ ἐκείνων κέ-
κραται, τὸ μὲν, οἶμαι, χαλαστικὸν αὐτῶν ἐγένετο, τὸ δὲ συν-
τατικὸν ἢ μαλακτικὸν ἢ σκληρυντικὸν ἢ ἀραιωτικὸν ἢ πυ-
κνωτικόν. ἔτι δὲ ἐκ τῶν ἔργων ἃ πέφυκε δρᾷν ἐλέχθη δυ-
νάμεις ἔχειν ἐν αὐτοῖς ἀραιωτικάς τε καὶ πυκνωτικάς, μαλα-
κτικάς τε καὶ σκληρυντικάς, ἐμπλαστικάς τε καὶ ῥυπτικάς,
ἑλκτικάς τε καὶ ἀποκρουστικάς, ἔτι τε πρὸς τούτοις χαλα-
στικάς, συντατικάς, ἀναστομωτικάς, συνακτικάς, παχυντικάς,
λεπτυντικάς, ἀνωδύνους, ὀδυνηράς, πεπτικάς, ἐκπυητικάς, δια-

Attigi porro etiam in extremo libro qualitates odoratus, do-
cens quantum itidem et hinc juvari queas ad primarum in-
ventionem facultatum. At in hoc quinto libro aliud mihi
propofitum eſt facultatum genus expromere, quas vocare
potes fecundas, ac tertias poſt primas et omnium commu-
nes. Siquidem quum particulatim unumquodque non pari
modo ex illis temperatum fit, aliud puto ex iis laxans eva-
fit, aliud conſtringens, aliud emolliens, aut indurans, aut
rarefaciens aut condenſans. Tum ex operibus, quae edere
nata funt, facultates in fe habere dicta funt rarefaciendi,
condenſandi, emolliendi, indurandi, illinendi, extergendi,
attrahendi, repellendi, ad haec laxandi, conſtringendi, ora
referandi ac contrahendi, incraſſandi, extenuandi, dolo-
res fedandi ac ciendi, concoquendi, puris movendi, dige-
rendi per halitum, fudoris provocandi, foporis conciliandi,
ſtupefaciendi, fomni provocandi, animum alienandi, putre-
faciendi, urendi, erodendi, cruſtam faciendi, fundendi,

ΤΩΝ ΑΠΛΩΝ ΦΑΡΜΑΚΩΝ ΒΙΒΛΙΟΝ Ε. 711

Ed. Chart. XIII. [115.]　　　　　　　Ed. Baf. II. (55.)

φορητικὰς, ἱδρωτικὰς, καρωτικὰς, ναρκωτικὰς, ὑπνωτικὰς, ἐκστατικὰς, σηπτικὰς, καυστικὰς, διαβρωτικὰς, ἐσχαρωτικὰς, χυτικὰς, πιλητικὰς, κακοχύμους, ἐπικεραστικὰς, καθαρτικὰς, σταλτικὰς, τραχυνούσας, λειαινούσας, ἐμφρακτικὰς καὶ ἐκφρακτικάς. καὶ ποῤῥωτέρω προϊόντων ἔτι καὶ οἷον κατὰ μέρος ἐφ᾽ ἑκάστῳ τῶν ἔργων ὀνομαζόντων, οὐρητικὰς, ἐμετικὰς, ὑπακτικὰς, λαπακτικὰς, ἐῤῥίνους, ἀποφλεγματικὰς, ἐμμήνων ἀγωγοὺς ἢ ἐπισχετικάς. ὡσαύτως δὲ καὶ γάλακτος καὶ σπέρματος ἤτοι γεννητικὰς ἢ σβεστικὰς ἢ προκλητικὰς ἢ ἐπισχετικάς. ἔτι δὲ μᾶλλον ὅταν ἡπατικάς τινας ἢ σπληνικὰς ἢ ὠτικὰς ἢ ὀφθαλμικὰς ἢ ὀδοντικὰς ἢ ἰσχιαδικὰς ἢ νεφριτικὰς ἢ ποδαγρικὰς ἢ ἀρθριτικὰς ἢ πλευριτικὰς ἢ βηχικὰς ἢ λίθων θρυπτικὰς ὀνομάζουσι δυνάμεις, ἐπὶ τὰς κατὰ μέρος ἀφικνοῦνται. κατὰ δὲ τὸν αὐτὸν τρόπον εἴρηται καὶ σαρκωτική τις ἕλκους εἶναι δύναμις καὶ ἐπουλωτικὴ καὶ κολλητικὴ τε καὶ καθαιρετικὴ καὶ σχεδὸν οὐδ᾽ ἀριθμεῖσθαι δυνατὸν ἁπάσας τὰς κατὰ μέρος δυνάμεις, ἐὰν ἑκάστου τῶν ἀποτελουμένων ἐπιχειρῶμεν αὐτὰς παρονομάζειν. ἀλλὰ καὶ

denfandi, fuccum pravum procreandi, temperandi, purgandi, fiftendi, exafperandi, leniendi, obftruendi, deobftruendi. Ac quum ulterius etiam procedunt ac prope particulatim opera appellant, urinas ciendi, vomitus proritandi, fubducendi ventris ac lubricandi, per nares et os purgandi, menfes movendi aut comprimendi, fimiliter lactis ac feminis tum generandi et extinguendi, tum provocandi et reprimendi. Magisque etiam quum quasdam hepaticas, fplenicas, oticas, ophtalmicas, odonticas, ifchiadicas, nephriticas, pódagricas, arthriticas, pleuriticas, bechicas, lapides comminuentes facultates vocitant, ad particulares perveniunt. Pari modo quaedam dicta eft a procreanda in ulceribus carne facultas farcotica, ab inducenda cicatrice epulotica, a glutinando colletica, a purgatione cathartica, ab excrefcentia carnis detrahenda cathaeretica, fereque numerari nequeant omnes particulatim facultates, si ab unoquoque figillatim eorum, quae perficiuntur, deducta illis imponere nomina aggrediantur. Sed praeclarius fane ao

κάλλιον οἶμαι καὶ μεθοδικώτερον ἀποχωρήσαντα τοῦ μα-
κροῦ λόγου καὶ ἀτάκτου χρησίμοις εἴδεσιν ἀφορίζεσθαι τὰς
συνθέτους τῶν φαρμάκων δυνάμεις, οὐ διαπυητικὴν λέγον-
τας ἢ παρηγορικὴν ἢ ἀνώδυνον ἢ διαφορητικὴν ἢ χαλαστι-
κὴν ἐν τῷ δι᾿ ἀλεύρου πυρίνου καταπλάσματι δύναμιν
ὑπάρχειν, ἀλλὰ συμμέτρως ὑγρὰν καὶ θερμήν. ἐῤῥέθη γὰρ
ἐν τοῖς πρόσθεν ἐπὶ τίνος σημαινομένου τὴν τοιαύτην ἐπι-
φέρομεν λέξιν. [116] οὕτω δὲ καὶ ἴριν οὐκ οὔρων, οὐκ
ἐμμήνων κινητικὸν ἢ βηχικὸν εἶναι φάρμακον ἢ πλευριτι-
κοῖς ἢ περιπνευμονικοῖς ἢ ἐμπύοις ἁρμόττειν ἢ ἐπιληψίαις
καὶ (56) σπασμοῖς καὶ παλμοῖς καὶ τρόμοις καὶ ῥήγμασι καὶ
σπάσμασιν ἀρήγειν, οὐδὲ σαρκοῦν καὶ καθαίρειν ἕλκη καὶ
κόλπους καὶ πλευρὰς καὶ ἥπατος καὶ σπληνὸς ἀλγήματα
παύειν, οὐδὲ χοιράδας διαφορεῖν ἢ ἐξ ὀστῶν ἄγειν σάρκας.
κατὰ δὲ τὸν αὐτὸν τρόπον οὐδ᾿ ἐπὶ γονοῤῥοίας ἁρμόττειν
ἢ εἰς ὑστερῶν πυρίας ὠφελίμως μίγνυσθαι, μαλάττουσάν τε
καὶ ἀναστομοῦσαν, οὐ μὴν οὐδ᾿ ὅτι φακοὺς ἢ ἐφήλεις ἀπο-

methodo dignius eft, fi miffam facientes orationem tum
prolixam tum confufam commodis fpeciebus compofitas
medicamentorum facultates compendio definiamus, non pu-
ris movendi, aut mitigandi, aut doloris fedandi, aut per
halitum digerendi, aut laxandi in triticeae farinae catapla-
fmate facultatem ineffe dictitantes, fed modice tum humidam,
tum calidam, fuperius namque dictum eft, in quo fignificato
ejusmodi dictionem efferamus.   Similiter quoque et irim
non urinas aut menfes provocans, aut bechicum effe me-
dicamentum, aut pleuriticis, aut peripneumonicis, aut pu-
rulentis congruere, aut morbis comitialibus et convulfioni-
bus, et palpitationibus, et tremoribus, et ruptionibus, et
evulfionibus prodeffe, neque carne implere aut purgare
finuofa ulcera, aut lateris, jecoris lienisve dolores fedare,
neque ftrumas difcutere aut ex offibus carnes educere, ad
eundem modum neque feminis effluvio congruere; aut in
uteri fomenta utiliter mifceri emollientem et referantem,
quin nec quod nervos et ephelides detergat, et inveteratum

καθαίρει καὶ κεφαλαλγίαν ἰᾶται χρονίαν ἢ διαφθείρειν ἔμβρυα
καὶ κατασπᾶν πέφυκειν. ἀλλ᾽ ἀρκεῖ θερμὴν εἰς τοσόνδε καὶ
ξηρὰν εἰς τοσόνδε καὶ λεπτομερῆ μέχρι τοσοῦδε τὴν κρᾶσιν
αὐτῆς εἰπόντα τά τε νῦν εἰρημένα πάντα ἐνδεδεῖχθαι καὶ
τούτων ἄλλα πλείω. καθ᾽ ἕτερον δ᾽ αὖ τρόπον ἀρκεῖ περὶ
αὐτῆς εἰπεῖν, ὡς πικρὰ μέν ἐστιν, οὐ μὴν ἐσχάτως, ἀλλ᾽ ὥστε
δοκεῖν ἐπιμεμίχθαι τινὰ γλυκύτητα. ὁ μὲν οὖν πρῶτος τρόπος
τῆς διδασκαλίας ἐμπειρικῶν ἴδιός ἐστιν, ὁ δὲ δεύτερος ἀνδρὶ
λογικῷ προσήκει μάλιστα, καὶ τοῦτον ἡμῖν πρόκειται νῦν
διελθεῖν.

Κεφ. γ᾽. Ἔστι δὲ τὰ μὲν ἄλλα σύμπαντα τὰ πρό-
σθεν εἰρημένα διὰ τῶν δ᾽ ὑπομνημάτων αὐτῆς τῆς περὶ
τῶν φαρμάκων θεωρίας ἴδια, πλὴν εἴ που κατὰ κοινωνίαν ὁ
λόγος ἥψατο μεθόδου θεραπευτικῆς. ὁ δὲ νῦν ἐνεστὼς ἐκεί-
νης μᾶλλον οἰκεῖός ἐστιν, ὥστ᾽ ἐγὼ πολλάκις ἐβουλευσάμην
ὑπερβῆναι τελέως αὐτόν. ἀλλ᾽ ὅτι τε προγυμνάζειν ἔδοξέ
μοι τοὺς μέλλοντας ἀκολουθήσειν τοῖς τῆς θεραπευτικῆς
μεθόδου λογισμοῖς, οἵ τε πλεῖστοι τῶν ἑταίρων καὶ μάλιστα

capitis dolorem fanet, aut foetum corrumpat excntiatque.
Sed fufficit hactenus dixiffe calidam, hactenus ficcam et
eatenus tenuium partium illis obveniffe temperiem, ficque
tum omnia quae nunc memorata funt tum longe item
plura indicaffe; quin alio quoque modo de ea dixiffe fat eft
amaram effe, fed non extreme, imo ita ut dulcedo quaedam
admixta appareat. At primus doctrinae modus empirico-
rum proprius eft, fecundus virum potiffimum rationalem
decet, atque hunc mihi nunc exponere ftatutum eft.
Cap. III. Caeterum univerfa ea quae quatuor fu-
perioribus libris funt dicta propria funt ipfius de medica-
mentis fpeculationis, nifi fi quando per affinitatem curandi
methodum fermo attigit At in quo nunc verfamur, ad
illam magis pertinet, quapropter faepe confilium mihi fuit
omnino intactum praeterire. Verum quandoquidem vifum
eft praeexercendos eos, qui affequi deberent curandi ratio-
nis intentiones, et plerique ex amicis potiffimumque ii,

οἷς χαριζόμενος ἐπὶ τήνδε τὴν πραγματείαν ἧκον, οὕτως
ἠξίωσάν με διαπρᾶξαι, διὰ τοῦτο μεταχειριοῦμαι τὸν λόγον ἐν
τῷδε τῷ γράμματι, τὴν ἀρχὴν ἀπὸ τῶν διαπυϊσκόντων τε
ϰαὶ μαλαττόντων ποιησάμενος. ἐπειδὴ θερμὰ μέν ἐστιν ἀμ-
φότερα καὶ ὑγρὰ, καθ᾽ ἕτερον μὴν ἑκάτερον τρόπον. τὰ μὲν
γὰρ ὡς ὁμοιοτάτην τῷ διαπυϊσκομένῳ σώματι θερμότητα
γεννῶντα πρὸς τῷ μήτ᾽ ἀφαιρεῖν τι τῆς οὔσης ἐν αὐτῷ ὑγρό-
τητος μήτε προστιθέναι, τὰ δ᾽ ὡς καὶ πλέονα τῆς κατὰ
φύσιν ἀνάπτοντα καὶ συνάγοντά τι τῆς ὑγρότητος. ἀλλ᾽ ἡ
μὲν τῶν διαπυϊσκόντων ἔννοια σαφής τε ἅμα καὶ γνώριμος
ὑπάρχει πᾶσιν. εἰς πῦον γάρ ἐστιν ἡ διαπύησις μεταβολή.

Κεφ. δ'. Περὶ δὲ τῶν μαλαττόντων φαρμάκων καὶ
αὐτῆς τῆς διαμαλάξεως οὐκέθ᾽ ἁπλῶς οὕτως εἰπεῖν ἐγχωρεῖ,
διότι μηδὲ περὶ τοῦ σκληροῦ καὶ μαλακοῦ σώματος. εἴ γε
δὴ τὸ μὲν ἁπλῶς σκληρὸν λέγεται καθάπερ ἡ γῆ, τὸ δὲ κατ᾽
ἐπικράτειαν, ὡς ὄνυξ καὶ πλῆκτρον καὶ κέρας, τὸ δὲ πρὸς
τὸ σύμμετρον ὁμογενὲς ἢ ὁμοειδές, παραβαλόντα ὡς τόδε τι
ζῶον, οἷον ἐλέφας, ἢ ὅδε τις ἄνθρωπος, οἷον ὁ Ἡρακλῆς, τὸ

quorum in gratiam hunc tractatum confcribere fum aggref-
fus, ita me facere cenfuerunt; idcirco fermonem hunc hoc
in libro abfolvam, fumpto exordio ab emollientibus et pns
moventibus, quum utraque fint calida humidaque, diverfo
tamen utraque modo; haec enim ceu fimillimum corpori in
pus movendo calorem producentia, absque ulla exiftentis in
eo humiditatis aut confumptione aut adjectione, illa vero
ceu majorem quam pro natura accedentia, ac nonnihil quo-
que humiditatis contrahentia. Porro perfpicua eft notaque
omnibus pus moventium notio: fiquidem fuppuratio in pus
eft mutatio.

Cap. IV. Sed de emollientibus medicamentis ipfa-
que adeo emollitione non perinde fimpliciter loqui licet,
quia videlicet nec de duro mollique corpore. Siquidem
partim abfolute durum dicitur, ut terra, partim per excef-
fum, ut unguis, calcar, cornu, partim ad fymmetrum fui ge-
neris, aut fpeciei, ut hoc animal, puta elephas, aut hic ho-
mo, puta Hercules, partim ad quidvis obvium collatum, ut

Ed. Chart. XIII. [116. 117.]   Ed. Baf. II. (56.)

δὲ πρὸς ὁτιοῦν παραβαλλόμενον, ὡς ὁ Διογένης πρὸς τὸν Ἀρι-
στοτέλη. [117] κατὰ δὲ τὸν αὐτὸν τρόπον λέγεται καὶ τὸ
μαλακὸν ἢ ὡς ἄκρως τοιοῦτον ἢ κατ᾽ ἐπικράτειαν ἢ πρὸς
τὸ σύμμετρον ὁμογενὲς ἢ ὁμοειδὲς ἢ πρὸς ὁτιοῦν τὸ ἐπιτυ-
χόν. ὅτι δὲ καὶ τριχῶς ἐγχωρεῖ λέγειν τὰ τοιαῦτα πάντα, τὰ
μὲν ὡς ἀμίκτους τε καὶ ἄκρας ἔχοντα τὰς ποιότητας, ἀφ᾽
ὧν παρονομάζεται, τὰ δὲ ὡς πρὸς τὸ σύμμετρον ὁμογενὲς ἢ
ὁμοειδὲς, τὰ δ᾽ ὡς πρὸς ὁτιοῦν τὸ ἐπιτυχὸν παραβαλλόμενα,
καὶ ὡς οὐδέν διήνεγκεν ἢ ἐκείνως ἢ οὕτως εἰπεῖν, ἔτι ἐπι-
δέδεικταί μοι πολλάκις. ἐάσαντες οὖν τὰ λοιπὰ πάντα ση-
μαινόμενα περὶ τῶν πρὸς τὸν ἄριστα κατεσκευασμένον ἄν-
θρωπον ἐπισκεψώμεθα μαλακῶν καὶ σκληρῶν, ὃν δὴ κανόνα
καὶ μέτρον ἐποιησάμεθα τῶν οὕτω λεγομένων ἁπάντων, οὐδὲ
τούτου πρὸς τὸ ἐπιτυχὸν μόριον, οἷον ὀστοῦν ἢ πιμελὴν,
ἀλλὰ τὸ μέσον τῇ κράσει, τὸ δέρμα καὶ τούτου μάλιστα τὸ
κατὰ τὰς χεῖρας, ἵνα περ ἡ ἁπτικὴ δύναμις ἀκριβοῦται·
συμβαίνει δ᾽ εἰς ταὐτὸ καὶ τὸ κατ᾽ ἐπικράτησιν, ὡς πρὸς
τὴν ὅλην οὐσίαν, οὕτως ὀνομάζεσθαι μαλακὸν ἢ σκληρὸν,

Diogenes ad Ariſtotelem. Pari modo dicitur molle, aut ut
ſumme ejusmodi, aut per exceſſum, aut ad ſymmetron ſui
generis aut ſpeciei, aut ad quidvis obvium. Quod vero
tripliciter quoque id genus omnia dicere liceat, partim ut a
mixtura aliena ſummasque habentia qualitates, a quibus nun-
cupata ſunt, partim ut ad ſymmetron ſui generis aut ſpeciei,
partim ad quidvis obvium collata, et quod nihil retulerit,
illo an hoc modo dixeris, frequenter mihi oſtenſum eſt.
Omiſſis itaque caeteris ſignificatis de mollibus durisque ut
ad optime comparatum hominem contemplemur, quem ſane
regulam ac menſuram ſtatuimus omnium quae eum in
modum dicuntur, nec tamen ad illius partem quamcunque,
puta os adipemve, ſed quae temperie media eſt, nempe cn-
tem maximeque eam quae in manibus eſt, ubi perfecta eſt
tangendi potentia. In unum autem redit, ſi quod per ex-
ceſſum ad totam ſubſtantiam dicitur, ſic molle durumque
appellites, quandoquidem medium quoddam eſt tactus noſter,

Ed. Chart. XIII. [117.]   Ed. Baf. II. (56.)

ἐπειδὴ μεσότης τίς ἐστιν ἡμῶν ἡ ἁφὴ, καθ᾽ ὃ καὶ Ἀριστοτέ-
λης ἐδίδασκεν. οὕτω δέ πως καὶ ὁ Πλάτων ἔοικε γιγνώ-
σκειν ὅταν ἔφη· σκληρὰ μὲν ὅσοις ἂν ἡμῶν σὰρξ ὑπείκῃ,
μαλακὰ δ᾽ ὅσα ἂν ὑπείκῃ τῇ σαρκί. τὸ γὰρ δέρμα τοῦ ἀν-
θρώπου κατ᾽ αὐτὸ τοῦτο τὸ σύγγραμμα τὸν Τίμαιον ἐδεί-
κνυεν εἶναι τῷ γένει σάρκα. καὶ μὲν δὴ καὶ Ἀριστοτέλης,
ὅταν εἶπε μαλακὸν μὲν εἶναι τὸ ὑπεῖκον εἰς αὐτὸ, σκληρὸν
δὲ τὸ μὴ ὑπεῖκον, ὡσαύτως ἔοικεν ἀποφαίνεσθαι τῷ Πλά-
τωνι, καὶ μάλιστα ὅτι πρὸς τὴν ἁφὴν τὰ τοιαῦτα κρίνε-
σθαί φησιν, ὡς πρὸς μεσότητα. τὸ δὲ ἐν τῇ πρὸς ὁτιοῦν
παραβολῇ σκληρὸν ἢ μαλακὸν ἐν τῷ μᾶλλον ἢ ἧττον ὑπεί-
κειν ἢ μὴ ὑπείκειν φαίνεται κρίνεσθαι. καὶ δὴ καὶ αὐτὸ τὸ
δέρμα τὸ ἡμέτερον ἢ τὸν μῦν ἢ τι μόριον ἕτερον, ὅταν
εἴπωμεν ἐσκληρύνθαι, τῇ κατὰ φύσιν αὐτοῦ καταστάσει τὴν
ἐπίκτητον διάθεσιν παραβάλλοντες οὕτως ὀνομάζομεν. ἔστι
δὲ δήπου τῶν οὕτως ἐχόντων σωμάτων ἡ εἰς τὸ κατὰ φύσιν
ἐπάνοδος μάλαξις.

Κεφ. ε'. Ἐπεὶ δὲ πολυειδῶς ἕκαστον γίνεται σκληρό-
τερον ἢ ξηραινόμενον ἢ πηγνύμενον ἢ ὑπερπληρούμενον,

uti et Arifloteli vifum eft et Plato quoque fenfiffe videtur,
quum ait, *Dura quidem quibus caro noftra cedit, mollia
vero quae cedunt carni.* Nam cutem hominis eo ipfo in
libro, Timaeo fcilicet, genere effe carnem oftendit. Quin et
Ariftoteles quum ait *molle effe quod in fe cedit, durum
quod non cedit,* idem quod Plato fenfiffe videtur, et maxime
quod ad tactum ea judicanda cenfet, tanquam ad medium.
Quod vero in comparatione ad quidvis obvium durum eft
ac molle, id in eo quod magis minusque cedat, aut non ce-
dat, judicari videtur. Quin et ipfam cutem noftram, aut
mufculum, aut partem allam quamlibet quum induratam di-
cimus, cum naturali ejus ftatu adventitium affectum confe-
rentes, ita nominamus. Sane corporum hoc pacto affecto-
rum ad flatum naturalem reditus emollitio eft.

C a p. V. Porro quum varie quidque durius efficia-
tur, nempe aut ficcefcens, aut concrefcens, aut nimia re-

ὡς διατετάσθαι σφοδρῶς ἢ κατὰ συζυγίαν τινὰ πάσχον κατ᾽
αὐτὰ καὶ τὸ μαλάττεσθαι καθ᾽ ἕκαστον αὐτῶν ἴδιον ἔσται·
διελώμεθα οὖν ὑπὲρ ἁπάντων ἑξῆς, ἀναμνήσαντες πρότερον
ὡς τὸ τῶν ὀνομάτων τε καὶ ῥημάτων εὐχερὲς τὰ μὲν πολλὰ
οὐκ ἀγεννές, ἀλλὰ μᾶλλον τὸ τούτου ἐναντίον ἀνελεύθερόν
ἐστιν, ὅτε μὴ ἀναγκαῖον γίγνεται διαστέλλεσθαι περὶ αὐτῶν.
οὕτω γὰρ ὅ τε Πλάτων ἔλεγεν, ἡμῖν τε νῦν εἰς τὸν παρόντα,
διελέσθαι περὶ τῶν τοῦ σκληροῦ σημαινομένων ἀναγκαῖόν
ἐστιν, αὖθις ἀπὸ τῶν αὐτῶν ὧν ἀρτίως εἰρήκαμεν ἐπαρξα-
μένοις. τὸ μὲν γὰρ ὑπεῖκον εἰς ἑαυτὸ μαλακόν ἐστιν, ἐάν
γε ἁπλοῦν ὑπάρχῃ σῶμα· τὸ δ᾽ ἐκ πλειόνων συγκείμενον
ἤτοι ψαυόντων, ὡς ὁ τῶν πυρῶν σωρός, ἢ ἐπιπεπλεγμένων
πως, ὡς ὁ πόκος ἢ τὰ πλόκαμα, δύναιτ᾽ ἂν ὑπείκειν τε ἅμα
καὶ μὴ εἶναι μαλακόν. ἔμπαλιν δ᾽ ἐπὶ τῶν πεπληρωμένων
ἀκριβῶς, οἷον ἀσκῶν ἢ κύστεων, οὐχ ὑπείκει μὲν εἰς αὐτὸ
τὸ συναμφότερον, οὐ μὴν σκληρόν γέ ἐστι τὸ περιεχόμενον,
ἀλλ᾽ οὐδὲ τὸ περιέχον, ὁπότε πεπλήρωται, σκληρότερον
ἑαυτοῦ γέγονεν, ἤ τινα ἐπίκτητον ἑτέραν εἴληφε διάθεσιν,

pletione adeo, ut vehementer diftendatur, aut conjugatione
quapiam, fequitur ut et propria fuaque cuique emolliendi
fit ratio. Itaque de omnibus deinceps diftinguamus, interim
illud prius commonefacientes, nominum verborumque co-
piam plerumque non effe indecoram, fed potius ejus con
trarium effe illiberale, quando fcilicet non eft neceffe de
illis diftinguere. Nam ita et Plato prodidit, et nobis in
praefens neceffitas incumbit de duri fignificatis definire, prin-
cipio rurfum ab iis defumpto quae modo dicere defiimus.
Nam quod in fe cedit molle eft, fi quidem corpus fimplex
fuerit, fiquidem quod ex pluribus conftat aut fefe contin-
gentibus, ficut tritici acervus, aut invicem implicatis, ut
lana et pili, fimul et cedere poteft nec tamen effe molle.
Contra in iis quae fumme plena funt, velut utres veficae-
que, neutrum latus in fe cedit, nec tamen quod continetur
durum eft, ficut nec quod continet ubi impletum eft, durius
fe ipfo evafit, aut adventitium alium affectum eft adeptum,

[118] ὅτι μὴ τέταται μόνον ἐκ τοῦ τέως κεχαλασμένου. τὸ
μὲν οὖν τοιοῦτον ἀντίτυπον ἔγωγε καλῶ καὶ οὐ σκληρὸν,
ὅταν ἀκριβολογεῖσθαι προέλωμαι. συγχωρῶ μὴν εἴ τις ἐθέ-
λοι καὶ σκληρὸν ὀνομάζειν καὶ αὐτὸς οὕτω καλῶ πολλάκις,
ἐκεῖνο μόνον ἀναμιμνήσκων, ὅτι μήτε μία φύσις ἐστὶ τῶν
ἐσκληρυμμένων μήθ᾽ ἓν ἴαμα. τὸ μὲν γὰρ ὑπὸ ξηρότητος
σκληρυνθὲν ὑγρανθῆναι δεῖται, τὸ δ᾽ ὑπὸ πήξεως θερμαν-
θῆναι, τὸ δ᾽ ὑπὸ πληρώσεως κενωθῆναι, τὸ δ᾽ ὑπὸ ξηρότη-
τος ἅμα καὶ πήξεως ὑγρανθῆναί τε καὶ θερμανθῆναι, τὸ
δ᾽ ὑπὸ πήξεως ἅμα καὶ πληρώσεως θερμανθῆναί τε καὶ
κενωθῆναι. ξηραίνεται μὲν οὖν ἄνευ πήξεως ἔν τε γυμνα-
σίοις ἀμέτροις τὰ σώματα καὶ ἡλίῳ σφοδρῷ καὶ ἐνδείαις
ἰσχυραῖς καὶ πυρετῷ καυσώδει καὶ φαρμάκοις τισὶν, ὅσα
ξηραίνει μὴ ψύχοντα. πήγνυται δὲ ὑπὸ μόνης ψύξεως ἰσχυ-
ρᾶς, ὥσπερ καὶ πληροῦται δι᾽ ἐπιῤῥοὴν ὑγρότητος δαψιλοῦς.
ξηραίνεται δὲ ἅμα καὶ πήγνυται, συνδραμόντων ἐς ταὐτὸ
τῶν συνυπάρξαι δυναμέων αἰτίων, οἷον εἴ τις ὑπερπονήσειεν
ἐν κρύει. οὕτω δὲ καὶ πληροῦται καὶ πήγνυται διὰ ῥεῦμα

nifi quod nunc tenſum eſt, quod hactenus fuerat laxum.
Quamobrem ego id renitens non durum appello, quando ni-
mirum accuratius loqui propono, permitto tamen qui velit
durum appellare, quin et ipſe perſaepe ſic nuncupo.　Sed
illud tamen moneo, non unam eſſe induratorum naturam,
neque unam medelam; nam quod a ſiccitate induratum eſt,
humectari poſtulat, quod vero a congelatione, excaleſieri,
quod autem a repletione, inaniri, quod denique a ſiccitate
ſimul concretioneque, humectari ſimul ac concaleſcere, quod
vero a congelatione pariter et impletione, pariter quoque
et calefieri et evacuari.　Siccantur itaque corpora citra
congelationem tum in validis exercitiis, tum in ſole fer-
venti, tum in inedia ingenti, tum in febre ardenti et me-
dicamentis, quae ita ſiccant ut non refrigerent quoque.
Cengelantur a vehementi duntaxat frigore, ſicut ſane et im-
plentur a largi humoris affluxu.　At ſiccantur ſimul et con-
gelantur coeuntibus quae ſimul convenire poſſunt, cauſis,
ut ſi quis ſupra modum laboret in frigore.　Sio quoque re-

ΤΩΝ ΑΠΛΩΝ ΦΑΡΜΑΚΩΝ ΒΙΒΛΙΟΝ Ε. 719

Ed. Chart. XIII. [118.]   Ed. Baf. II. (56. 57.)
ψυχρὸν ἤ τινα ψύξιν τοῦ μορίου. τῆς ψύξεως (57) δ' αὖ
πάλιν αἰτία τριττὴ, μία μὲν ἐκ τῶν ἔξωθεν προσπιπτόντων,
οἷον ἀέρος, ὕδατος, ἢ φαρμάκου, καθάπερ ἐπὶ τῶν ἐρυσι-
πελάτων ἐργάζονται πολλάκις, ἑτέρα δὲ ἡ τοῦ πάσχοντος
μέρους οἰκεία κρᾶσις, ἄλλη δ' ἐπ' αὐταῖς τρίτη παρὰ τοῦ
ῥυέντος εἰς αὐτὸ χυμοῦ γιγνομένη, πολλάκις γὰρ ἐκεῖνος μὲν
ἤδη θερμότερος ἑαυτοῦ γέγονεν, ἤτοι σηπόμενος ἢ ἐκ τῶν
ψαυόντων αὐτῷ μορίων τῶν φύσει θερμῶν μεταβαλλόμενος,
ἢν δὲ προσετρίψατό τινι μορίῳ τῶν φύσει ψυχροτέρων ψύ-
ξιν, ἕως πολλοῦ παραμένει. κατὰ τοσούτους μὲν τρόπους
σκληρύνεταί τε καὶ μαλάττεται τὰ σώματα. τὸ μέντοι μα-
λακτικὸν φάρμακον οὐκ ἐπὶ πάντας ἔοικε φέρειν τοὺς τρό-
πους, ἀλλ' ἐξαιρέτως ἐπὶ τοὺς διὰ πῆξιν ἐσκληρυμμένους,
ἔτι δὲ μᾶλλον, εἰ καὶ περιεχομένη τις ὑγρότης ἐν αὐτοῖς εἴη
παρὰ φύσιν, ὡς ἐπὶ τῶν ἐσκιρρωμένων. εἰ γὰρ διὰ ξηρό-
τητα σκληρὸν εἴη γεγονὸς, ὑγραίνειν μᾶλλον, οὐ μαλάττειν
τὸν τοιοῦτον κελεύουσιν, ὥσπερ γε καὶ τὰ πεπληρωμένα κε-
νοῦν, οὐ μαλάττειν. ἀλλὰ περὶ μὲν τῶν ὀνομάτων οὔτ' ἐρί-

plentur fimul et congelantur ab influxu frigido, aut partis
refrigeratione. Frigoris rurfus ipfius caufa triplex eft: una
foris incidentibus, puta aëre, aqua, medicamento, quemad-
modum faepe factitant in eryfipelatis, altera eft propria pa-
tientis particulae temperies, tertia ab influente in ipfam
humore provenit; nam is faepenumero fe ipfo calidior effe-
ctus eft, aut putrefcens, aut contractu calidarum natura
partium alterafcens, quum interim quod partibus natura
frigidioribus effricuit frigus plurimo perduret tempore. At-
que tot quidem modis corpora tum indurantur tum mol-
liuntur. At medicamentum emolliens non de omnibus his
modis efferre videntur, fed peculiariter de iis quae conge-
latione induruerunt, magisque etiam fi in eis contentus fit
humor praeter naturam, velut in fcirrhofis. Quippe fi a
ficcitate induruerit, humectare potius, non mollire id prae-
cipiunt, ficut impleta evacuare, non emollire. Sed de no-
minibus neque contendere honeftum eft, neque curiofum

ζειν καλὸν οὔτ᾽ ἀκριβοῦν ἀναγκαῖον. ἐπὶ δὲ τὰς ἐν τοῖς
πράγμασι διαφορὰς ἰέναι βέλτιον, ἐν αἷς καὶ τὸ σφάλμα
μεγάλην τοῖς ἀῤῥωστοῦσι φέρει τὴν βλάβην. τὸ μὲν οὖν
ἐξηρασμένον τῶν ὑγραινόντων δεῖται φαρμάκων, ὑπὲρ ὧν
καὶ ἤδη μοι πρόσθεν αὐτάρκως εἴρηται, τὸ δὲ πεπηγὸς ὑπὸ
ψύξεως θερμαινόντων. οὐκ ἀγνοεῖται δὲ οὐδὲ ταῦτα, τὸ μέν-
τοι γε πεπληρωμένον ἢ ψυχόντων ἢ θερμαινόντων ἢ τῶν
ἰδίως ὀνομαζομένων ξηραινόντων. ἐκκενοῖ γὰρ τὴν περιττὴν
ὑγρότητα ταῦτα σύμπαντα, κατ᾽ ἴδιον ἕκαστον λόγον. ὅσα
μὲν ψύχει κατὰ διττὸν τρόπον, ἀποκρουόμενά τε ἅμα καὶ
συνεξάγοντα τῷ θερμῷ νοτίδα πολλὴν, ὡς Ἀριστοτέλης ἐδί-
δασκεν. ὅσα δὲ θερμαίνει, τῷ λύειν εἰς ἀτμοὺς μὲν τὸ πε-
ριεχόμενον ὑγρὸν ἐν τοῖς θερμαινομένοις σώμασιν, ὅσα δὲ
ξηραίνει, καθάπερ τὰ διαφορητικὰ προσαγορευόμενα, κατὰ
διττὸν καὶ ταῦτα τρόπον, ἢ ἀναπίνοντα τὰς ὑγρότητας, ὅταν
ἐν πόροις τισὶν ὑπάρχωσιν, ἢ ὅλον ἀλλοιοῦντα τὸ μόριον.
ὅστις δ᾽ ἑκάστου ὁ καιρὸς τῆς χρήσεως οὐ τῆς ἐνεστώσης
πραγματείας, ἀλλὰ τῆς θεραπευτικῆς ἐστι μεθόδου. ὅσα δ᾽

effe eft neceffe, verum rerum infiftere diverfitatibus praeftat,
in quibus fi quid peccatur, ingens aegrotis damnum malum-
que provenit.   Itaque quod reficcatum eft, humectantia
pofcit remedia, de quibus fupra abunde differui.   At quod
a frigore congelatum eft, excalefacientia poftulat, quae nec
ipfa obfcura funt.   At quod impletum eft, aut refrigerantia
requirit, aut calefacientia, aut quae proprie vocantur fic-
cantia, univerfa fiquidem haec humorem fuperfluum eva-
cuant, fed fua ac peculiari quodque ratione, frigida quidem
duobus modis, nempe repellentia fimulque cum calore mul-
tam educentia humiditatem, ficut Arifloteles docuit; quae
vero excalefaciunt, dum contentum in calefcentibus corpo-
ribus humorem diffolvunt, quae autem deficcant,
velut quae vocantur diaphoretica, hoc eft per halitum di-
gerentia, et ipfa duplici ratione, aut humores ebibentia,
quum poris quibusdam infunt, aut totam alterantia partem.
Verum quando tempeftivus cujusque fit ufus non eft praes-
entis neeocii definire, fed ad curandi attinet methodum.

ὑπὸ ψύξεώς τε ἅμα καὶ ξηρότητος ἐσκλήρυνται, θερμαίνειν
ὁμοῦ ταῦτα καὶ ὑγραίνειν προσῆκεν, οὐχ οἶάπερ τὰ δια-
πυήσαντα, θερμότητι ἅμα καὶ ὑγρότητι συμμέτρῳ κατὰ φύσιν,
ἀλλ᾽ ἐπὶ τοσοῦτον μὲν εἶναι χρὴ τὸ φάρμακον θερμότερον,
ἐφ᾽ ὅσον ἡ ψύξις ἐκράτησεν, ἐπὶ τοσοῦτον δ᾽ ὑγρότερο'ν,
ἐφ᾽ ὅσον ἡ ξηρότης· ἔστι δὲ καὶ τούτων μέτρον ὁρίσαι τῆς
θεραπευτικῆς μεθόδου. [119] τύπον δ᾽ ἀρκέσει τινὰ τῆς τῶν
φαρμάκων ἰδέας ἐνταυθοῖ διελθεῖν ἐπὶ παραδειγμάτων ὀλί-
γων. ὑγραίνει τοίνυν καὶ θερμαίνει τὸ ὕδωρ τὸ θερμὸν καὶ
τοὔλαιον. εἰ δὲ καὶ μιχθεῖεν εἰς ταυτὸ 'ἀμφότερα, πολὺ δὴ
μᾶλλον ὑγραῖνον ἅμα καὶ θερμαῖνον ἔσται τὸ μικτὸν ἐξ αὐ-
τῶν, ὥσπερ 'καὶ λουτρὰ τῶν ποτίμων ὑδάτων σὺν ἐλαίῳ
δαψιλεῖ. ταὐτὸ δὲ τοῦτο ἐργάζεται καὶ ἡ τῶν ἐδεσμάτων
ποιότης ὡσαύτως ἔχουσα, διὰ τοῦτο καὶ τῶν βουλιμιῶν ἰά-
ματα τοιαῦτα τετύχηκεν ὄντα. ψύξιν γὰρ ἅμα ξηρότητι τὸ
πάθος ἔχει, καὶ ἡ ἴασις αὐτῶν διὰ τῶν ἐναντίων. τὸ μέν-
τοι δι᾽ ἀλεύρου πυρίνου κατάπλασμα, τὰς εὐκράτους φύσεις
διαπυΐσκον, οὔτ᾽ ἀπάγει τι τῆς κατὰ φύσιν ἐν τοῖς μορίοις

Quae vero a frigore pariter et ficcitate induruere, ea exca-
lefacere pariter et madefacere expedit, non ficut pus mo-
ventia, calore et humiditate fecundum naturam temperatis,
fed tanto effe medicamentum expedit calidius, quanto ex-
uperavit frigiditas, tantoque humidius, quanto et vicit fic-
citas, in quibus menfuram finire ad curandi itidem metho-
dum pertinet. Sufficiat autem hic medicamentorum fpeciei
formulam quandam exponere, idque pauculis exemplis.
Igitur oleum et aqua calida humectant fimul et excalefa-
ciunt. Quod fi ambo in unum mifceantur, multo magis
tum excalefaciet tum humectabit quod ex ambobus erit
mixtum, ficut aquae potabilis balnea cum oleo copiofo.
Idem efficit eduliorum qualitas, fi fimiliter habeat. Itaque
ingentis famis illiusmodi funt remedia; eft enim ea affectio
frigiditas juncta ficcitati, et fanatio ejus per contraria perfi-
citur. Enimvero cataplasma quod ex farina triticea confi-
citur, in temperatis naturis pus movens, nec quicquam na-
turalis partium humiditatis aufert quod quidem relatu fit

ὑγρότητος ὅ τι καὶ ἄξιον λόγου, καὶ πολὺ μᾶλλον οὐδὲ προσ-
τίθησιν, ὥσπερ οὐδὲ τὴν θερμασίαν, οὔτε ἐπιτείνειν πέφυ-
κεν οὔτ' ἀμβλύνειν, ἀλλὰ κατὰ μόνην αὐξάνειν τὴν οὐσίαν.
ἔστι δὲ οὐ ταὐτὸ ἐπιτεῖναι τὴν ποιότητα καὶ τὴν οὐσίαν
αὐξῆσαι. δειχθήσεται δὲ καὶ ταῦτα ἀκριβέστερον ὀλίγον ὕστε-
ρον. τὰ μὲν δὴ τοιαῦτα τῶν φαρμάκων ὑγρὰ καὶ θερμὰ
λέγομεν, οὐχ ὡς ὑγρότερα καὶ θερμότερα τῆς ἡμετέρας οὐ-
σίας, ἀλλ' ὡς παραπλησίας ἡμῖν ὑπάρχοντα κράσεως, ὑγρᾶς
καὶ θερμῆς οὔσης κατὰ τὸν παλαιὸν λόγον, ὡς ἐν τῷ περὶ
κράσεων εἴπομεν. οὐ μὴν οὕτως ἢ τὸ ὕδωρ ὑγρὸν ἢ τὴν
χαλβάνην θερμὴν εἶναί φαμεν, ἀλλὰ τὸ μὲν ὡς τέγγον τε
καὶ διαβρέχον ἡμῶν τὴν σάρκα, τὴν δὲ ὡς θερμαίνουσαν.
εἰ γὰρ καὶ θερμὸν εἴη τὸ ὕδωρ, ὡς κινοῦν ἐνίοτε δύνασθαι
τὰ κατ' ἐπιῤῥοὴν ὑγρῶν εἰς ὄγκον ἐξῃρημένα, τὰ γοῦν ὁμοιο-
μερῆ πάντως ὑγραίνει, καθότι κἂν τῷ πρώτῳ μοι δέδεικται
λόγῳ.

Κεφ. ϛ'. Τὰ τοίνυν ἐκπυΐσκοντα φάρμακα τῷ
μὲν θερμαίνειν ὁμοίως ὕδατι θερμῷ διαφορεῖ τὴν περιττὴν

dignum, multoque magis nec apponit, ficut nec calorem
intendere poteſt, nec hebetare, fed tantum in ſubſtantia
ipſa augere.   Caeterum non idem eſt qualitatem intendere
et augere ſubſtantiam.   Sed haec paulo poſt accuratius
oſtendam.   Attamen id genus medicamenta humida calida-
que dicimus, non ceu calidiora humidioraque quam noſtra
ſit ſubſtantia, fed ceu ſimilem habentia nobis temperiem,
quae calida et humida eſt juxta veterum ſermonem, velut
in libris De temperamentis oſtendimus.   Nec tamen ſic
aquam humidam aut galbanum calidum dicimus, fed illam
tanquam quae carnem noſtram riget, hoc tanquam quod ca-
lefaciat.   Nam tametſi aqua calida evacuare partes, quae
per humorum influxum contumuerunt, valeat, ſimilares
tamen ſaltem omnino humectat, ſicut in primo libro a me
monſtratum eſt.
     Cap. VI.   Medicamenta itaque quae pus movent eo
quod perinde ut aqua calida excalefaciant ſuperfluum in

Ed. Chart. XIII. [119.]   Ed. Baf.. II. (57.)

ὑγρότητα, τὴν ἐν ταῖς κεναῖς χώραις περιεχομένην, ὡς ἐν
τῷ περὶ τῆς ἀνωμάλου δυσκρασίας ἐπιδέδεικται γράμματι.
τοῖς μέντοι κατὰ φύσιν ἔχουσι σώμασιν αὐτοῖς τοῖς ὁμοιο-
μερέσιν οὐδὲν προστίθησιν ὑγρότητος, ὥσπερ οὐδ᾽ ἀφαιρεῖ
τι σαφὲς, οὐδ᾽ αἰσθητόν. ἴσα γὰρ ὑπάρχοντα ταῖς κράσεσι
φυλακτικὰ τῆς οὐσίας αὐτῶν ἐστιν, ὡς κατὰ μηδὲν ἀλλοι-
οῦν. ἐν γοῦν ταῖς ἐκπυήσεσιν ἡ μὲν ὑγρότης ἀλλοιοῦται,
κἂν εἴ πού τις εἴη σὰρξ τεθλασμένη, τὰ δ᾽ ἄλλα πάντα τὰ
κατὰ φύσιν ἔχοντα διασώζει τὴν ἑαυτῶν οὐσίαν. τριῶν γὰρ
γινομένων ἀλλοιώσεων ἐν τοῖς τῶν ζώων σώμασιν, ἡ μέν
τις ἀκριβῶς ἐστι κατὰ φύσιν ἔχουσα, ὅταν ἐν τῇ γαστρὶ
πέττηται τὸ σιτίον ἢ ἐν τοῖς σπλάγχνοις καὶ ἀγγείοις ὁ
γεννηθεὶς ἐνταῦθα χυλὸς, ἵνα ἐκ τούτου πάλιν τρέφηται ἕκα-
στον μέλος· ἡ δέ τις ἀκριβῶς παρὰ φύσιν ἐν ἅπασι τοῖς
σηπομένοις. αὗται μὲν οὖν ἐναντίαι πως ἀλλήλαις εἰσίν. ἡ
τρίτη δ᾽ ἐπίμικτος ἐξ ἀμφοῖν καὶ μέση, τὸ μέν τι τῆς πρώ-
της τε καὶ κατὰ φύσιν ἔχουσα, τὸ δὲ τῆς ἐναντίας αὐτῆς
τῆς παρὰ φύσιν. ὑπάρχει γὰρ τῇ μὲν κατὰ φύσιν δύο ταῦτα,

fpatiis vacuis contentum humorem difcutiunt, ficut in libel-
lo De inaequali intemperie monftravimus. Ipfis tamen fi-
milaribus corporibus fecundum naturam affectis humiditatis
nihil neque adjiciunt neque adimunt, quod quidem mani-
feftum fit et fentiri queat, quippe quum temperiem poffi-
deant aequalem, earum fubftantiam tueri potius quam al-
terare poffunt. Nam in fuppurationibus humiditas quidem
alteratur, itemque fi qua fit caro contufa, caetera vero quae
fecundum naturam habent fubftantiam fuam fervant. Et-
enim quum tres in animalium corpore fiant alterationes,
una plane fecundum naturam eft, quum videlicet in ventre
cibus coquitur, aut in vifceribus et vafis qui inibi genera-
tur fuccus, unde rurfum pars unaquaeque nutriatur, altera
contra plane praeter naturam, nempe in putrefcentibus
omnibus, atque hae quodammodo invicem fibi contrariae
funt, tertia ex utraque mixta et media eft, partim quic-
quam obtinens primae ac fecundum naturam, partim hujus
contrariae, quae èft praeter naturam. Siquidem alterationi

724 ΓΑΛΗΝΟΥ ΠΕΡΙ ΚΡΑΣ. ΚΑΙ ΔΥΝΑΜΕΩΣ

Ed. Chart. XIII. [119. 120.]   Ed. Baf. II. (57.)

τό τε ἐξ οἰκείας ὕλης τῷ ζώῳ τὴν ἀλλοίωσιν γίγνεσθαι, τό
θ' ὑπὸ τῆς ἐμφύτου θερμότητος ἀκριβῶς κρατεῖσθαι. τῇ δὲ
παρὰ φύσιν ὑπ' ἀλλοτρίας τε θερμότητος ἡ μεταβολὴ καὶ
εἰς οὐδὲν χρηστόν· ἡ μέση δ' αὐτῶν ἡ κατὰ τὰς ἐμπυήσεις
ἐπομένη ὑπὸ μὲν τῆς ἐμφύτου γίνεται θερμότητος, οὐ μὴν
ἀκριβῶς γε κρατούσης· οὐδὲ γὰρ ἐξ ὕλης ἀκριβῶς χρηστῆς
οὔσης ἐπιτελεῖται, ὥσπερ οὐδὲ παντάπασιν ἀλλοτρίας. ὡς
οὖν αἱ κατὰ φύσιν ἀλλοιώσεις ὑπὸ τῆς ἐμφύτου γιγνόμεναι
θερμότητος ὑπὸ τῆς ὁμοίας ἔξωθεν ἐπικουροῦνται, κατὰ
τὸν αὐτὸν τρόπον καὶ ἡ περὶ τὰς διαπυήσεις. [120] ἴσμεν
γοῦν οὐδὲν οὕτως τῇ κατὰ γαστέρα πέψει συντελοῦν ὡς ἀν-
θρώπειον σῶμα ψαῦον αὐτῆς. καί τινες παιδία προστιθέ-
μενοι νύκτωρ ἐναργεστάτης ὠφελείας αἰσθάνονται ἀναπαυό-
μενοι. συμφυλοτέρα γὰρ ἥδε καὶ οἰκειοτέρα πολὺ τῆς διὰ
τῶν πυριάσεών ἐστιν. ἔνιοι δὲ καὶ κυνίδια σμικρὰ τῆς αὐ-
τῆς ἕνεκεν ὠφελείας ἀναπαυόμενοι προστίθενται τῇ γαστρὶ,
τὸ πλῆθος αὔξοντες τῆς πεττούσης τὰ σιτία θερμότητος, οὐ
τὴν ποιότητα. τοιοῦτον οὖν εἶναι χρὴ καὶ τὸ τῇ διαπυήσει

fecundum naturam duo haec infunt, ut et ex familiari ani-
mantis materia fiat alteratio et ab ingenito calore plane fu-
peretur, ei vero quae praeter naturam eft, et ab aliena ca-
liditate mutatio provenit et ad nihil utile; at media earum,
quae fcilicet fuppurationes comitatur, ab ingenito quidem fit
calore, fed non plane vincente, neque enim ex materia per-
agitur, quae prorfum benigna fit, neque tamen ex omnino
aliena. Itaque quemadmodum alterationes fecundum natu-
ram, quae ab innato proveniunt calore, a fimili extrinfecus
juvantur, pari modo et quae in movendo pure confpicitur.
Nam nihil aeque concoctioni ventris conferre novimus at-
que corpus humanum illum contingens. Proinde quidam
puellos noctu admoventes per quietem longe evidentiffi-
mum adjumentum fentiunt, confert fiquidem amplius ma-
gisque multo familiaris eft eo calore qui a fomentis paratur.
Ejusdem gratia utilitatis quidam parvos catellos per quietem
ventri imponunt, copiam coquentis cibos caliditatis adau-
gentes, non qualitatem. Tale effe debet quod ad moven-

ΤΩΝ ΑΠΛΩΝ ΦΑΡΜΑΚΩΝ ΒΙΒΛΙΟΝ Ε. 725

Ed. Chart. XIII. [120.]   Ed. Baf. II. (57. 58.)

συλληψόμενον φάρμακον, οἷόν περ καὶ αὐτὸ τὸ ἔμφυτον
ὑπάρχει θερμὸν ἐν ταῖς εὐκράτοις φύσεσιν· εἰ δὲ θερμοτέρα
τοῦ δέοντος ἡ φύσις ὑπάρχει, τὸ διαπυΐσκον φάρμακον ἐν
ἐκείνῳ τῷ σώματι θερμότερον εἶναι δεήσει, καὶ τοσούτῳ γε
τοῦ συμμέτρου θερμότερον, ὅσῳ καὶ ἡ φύσις ἐστὶ τῆς εὐ-
κράτου θερμοτέρα, ὥστε καὶ τοῦτο μὲν ἤδη πρόδηλον ἐκ τῆς
θεραπευτικῆς ὑπάρχει μεθόδου, τὸ καθ᾽ ἕκαστον ἄνθρωπον
ἴδιον εἶναι τὸ διαπυΐσκον φάρμακον. οὐχ ἥκιστα δὲ καὶ τὸ
πολλάκις ἡμῖν ἀποδεδειγμένον ὑπὸ τούτων μαρτυρεῖται, τὸ
χρῆναι πάσας τῶν φαρμάκων τὰς δυνάμεις πρὸς τὸν ἄριστα
(58) κεκραμένον ἄνθρωπον ἐξετάζεσθαι· μηδὲ γὰρ συστῆναι
δύνασθαι τέχνην μηδεμίαν, εἰ μὴ πρότερον οἷον κανόνα τινὰ
καὶ σκοπὸν τῷ γένει τῆς ὕλης, ἐν ᾗ καταγίνεται, θέμενος
πρὸς ἐκεῖνον ἤδη τὰ κατὰ μέρος ἀπευθύνοι πάντα. πάλιν
οὖν ὑποθέμενοι τῷ λόγῳ τὸν ἄριστα κεκραμένον ἄνθρωπον
οἷον σκοπόν τινα, πρὸς ἐκεῖνον ἀναφέροντες, ἐκπυΐσκον τι
λέγομεν εἶναι φάρμακον ἕτερον τοῦ μαλάττοντος τὰ σκιῤῥού-
μενα, τάς τε κράσεις αὐτῶν ὑπάρχειν οἵας ἔμπροσθεν ἔφα-

dum pus adhibebitur medicamentum, qualis eſt in naturis
temperatis calor nativus.   At ſi juſto calidior natura fuerit,
in eo corpore, quod pus movebit medicamentum calidius ſit
oportet, tanto nimirum temperato calidius, quanto et na-
tura ejus temperatam in caliditate exuperat.   Itaque clarum
jam illud eſt ex curandi methodo, cujusque figillatim homi-
nis ſuum ac proprium eſſe puris movendi medicamentum.
Nec minus illud conſtat, quod ſaepenumero jam demonſtra-
tum horum comprobatur teſtimonio, omnes medicamento-
rum facultates ut ad optime temperatum hominem explo-
randas.   Siquidem nulla conſtitui ars poſſit, niſi prius velut
regula ac ſcopo generi materiae, in qua id verſatur, conſti-
tuto, ad illum jam particularia omnia dirigantur.   Rurſum
ergo propoſito tanquam ſcopo quodam in hoc ſermone
optime temperato homine, ejus reſpectu aliud eſſe dicimus
medicamentum pus movens quam quod indurata emollit,
eſſeque eorum temperaturas quas ſuperius eſſe poſuimus,

726   ΓΑΛΗΝΟΥ ΠΕΡΙ ΚΡΑΣ. ΚΑΙ ΔΥΝΑΜΕΩΣ

Ed. Chart. XIII. [120.]   Ed. Baf. II. (58.)

μὲν εἶναι, τοῦ μὲν εἰς πύου γένεσιν συντελοῦντος τῇ φύσει,
σύμμετρόν τε καὶ ὁμοίαν ᾧ προσάγεται σώματι, τῷ δ᾽ εἶναι
τὴν φύσιν ἡμῶν ὑγρὰν καὶ θερμὴν, ὑγρὰ καὶ θερμὰ τὰ
τοιαῦτα πολλάκις ὀνομάζεσθαι φάρμακα, τοῦ δὲ μαλάττον-
τος τὸ σκιῤῥούμενον πολὺ μὲν θερμότερον τῆς εὐκράτου
φύσεως, οὐ μὴν ἰσχυρῶς γε ἤδη θερμήν.

Κεφ. ζ'. Ἄρχεται μὲν γὰρ ἡ τῶν σκιῤῥουμένων
διάθεσις ἐκ ῥεύματος γλίσχρου τε καὶ παχέος ἐν μικροῖς πό-
ροις τοῦ μορίου σφηνωθέντος. διαφορηθείσης δὲ τῆς ἐν
αὐτῷ λεπτομεροῦς ὑγρότητος, εἶτα τῆς ὑπολοίπου ψυχθείσης
τε καὶ οἷον πῆξίν τινα λαβούσης, ἡ καλουμένη σκίῤῥωσις
ἕπεται, καὶ διὰ τοῦτο καὶ ψυχρὸν εἶναι τὸ πάθος φασὶν καὶ
ἴασις αὐτοῦ διὰ τῶν θερμαινόντων. ἀλλ᾽ ἐπεὶ μετὰ ψύξεως
ἦν ὑγρότης περιττὴ, σύνθετον ἔσται καὶ τὸ ἴαμα, διὰ μὲν
τὴν ψύξιν τῶν θερμαινόντων δεομένης τῆς διαθέσεως, διὰ
δὲ τὴν ἀλλοτρίαν τε καὶ περιττὴν ὑγρότητα τῶν ἐκκενούν-
των. ὅθεν οὐδὲ θεραπεύεται τῶν σκιῤῥουμένων οὐδὲν οὔθ᾽
ὑπὸ τῶν σφοδρῶς ξηραινόντων οὔθ᾽ ὑπὸ τῶν ἰσχυρῶς θερ-

ejus quidem, quod naturae in movendo pure auxilio eſt,
commoderatam et fimilem ei corpori, cui admovetur; ac
proinde quod natura noſtra humida fit et calida, humida
calidaque medicamenta ejusmodi frequenter appellari; ejus
vero quod indurata emollit, temperata natura multo cali-
diorem, non tamen jam valde calidam.

Cap. VII.   Oritur autem induratorum affectio ex
fluxione lenta et craſſa, parvis particulae poris five meati-
bus impacta, digeſta vero per halitum, quae in ea parte eſt,
tenui humiditate ac deinde quod reliquum eſt refrigerato, ac
velut congelato, vocata fequitur fcirrhofis. Ac proinde fri-
gidum affectum ajunt et per calefacientia curari. Porro
quoniam cum frigiditate humiditas redundat fuperflua, id-
circo etiam compofitam ejus eſſe medelam, ob refrigeratio-
nem fcilicet calefacientia pofcente affectu, ob alienam vero
et fupervacaneam humiditatem evacuantia.   Unde fit ut eo-
rum quae fcirrhi in morem indurata funt nullum curari
valeat, neque a valide exiccantibus, neque a fortiter exca-

μαινόντων οὔθ᾽ ὑπὸ τῶν ταῦτ᾽ ἄμφω δυναμένων. τὰ μὲν
γὰρ σφοδρῶς θερμαίνοντα διαφορήσαντα βιαίως τὸ παρα-
κείμενον καὶ περιεχόμενον ἐν τοῖς μορίοις ὑγρὸν, ἀποξηραί-
νει τὸ ὑπόλοιπον, ὡς ἀνίατον γενέσθαι· τὰ δὲ σφοδρῶς
ξηραίνοντα, κἂν μὴ θερμαίνῃ ταῦτα, οὐδὲ διὰ μέσου τοῦ
κενοῦντος τὸ λεπτομερὲς, ἀλλ᾽ ἄντικρύς τε καὶ κατὰ τὴν
ἑαυτῶν φύσιν εἰς ἄκρον ξηρότητος προσάγει τὸ ἐσφηνωμέ-
νον ἐν τοῖς σκιῤῥουμένοις ῥεῦμα. μόνα τοίνυν ὅσα θερμαί-
νει μὲν, οὐ μὴν σφοδρῶς, ἅμα τῷ μηδὲ ξηραίνειν ἰσχυρῶς
ἰᾶται τὰς τοιαύτας διαθέσεις, καὶ καλεῖται τὰ τοιαῦτα φάρ-
μακα μαλακτικὰ, καθ᾽ ἕνα καιρὸν ἄμφω δρῶντα καὶ χέοντα
τὸ πεπηγὸς καὶ κατὰ βραχὺ διαφοροῦντα.

Κεφ. η´. [121] Θερμὰ τοίνυν ἐστὶ καὶ οὐ πάνυ τι
ξηρὰ πάντα τὰ τοιαῦτα φάρμακα, διαφέροντα τῶν ἐκπυΐ-
σκόντων, τῷ θερμότερα ὑπάρχειν αὐτῶν καὶ ξηρότερα. τὰ
μὲν γὰρ σύμφυλόν τε καὶ ὁμοιοτάτην ἔχει τοῖς σώμασιν
ἡμῶν τὴν θερμότητα, τὰ δὲ μαλάττοντα σφοδρότερα μὲν, οὐ

lefacientibus, neque ab iis quae utraque haec praeſtare poſ-
funt. Nam quae valide excalefaciunt haerens ac conten-
tum in particula humidum violenter digerentia atque eli-
cientia, reliquum omne exiccant et incurabile conſtituunt,
quae vero fortiter exiccant, etiamſi non excalefaciant, tamen
ipſa non per medium, evacuando ſcilicet quod ſubtile eſt,
ſed ex profeſſo ac ex natura ſua, ad ſummam duritiem in-
fixam particulae fluxionem adigunt. Sola igitur ea, quae
calefaciunt, ſed non admodum unaque exiccant non magno-
pere, ejusmodi ſanare affectus poſſunt, vocanturque ea
medicamenta emollientia eodem tempore utrumque agentia,
nempe quod congelatum eſt fundentia et ſenſim per halitum
digerentia.

    Cap. VIII.   Quapropter calida ſunt id genus medica-
menta, nec admodum ſicca atque a pus moventibus eo
diffidentia, quod calidiora ſint et ſicciora. Illa enim cogna-
tam ac ſimillimam corporibus noſtris caliditatem poſſident,
emollientia vero licet validiorem habeant, non tantam ta-

Ed. Chart. XIII. [121.]   Ed. Baf. II. (58.)
μὴν ὥστε τῷ βιαίῳ τῆς ὁλκῆς καταξηραίνειν τὸ ὑπόλοιπον.
ἔτι δὲ τὰ μὲν ἐκπυΐσκοντα τὴν προϋπάρχουσαν ἐν τοῖς
σκιῤῥουμένοις μορίοις ὑγρότητα φυλάττει, τὰ δὲ μαλακτικὰ
βραχύ τι μέρος αὐτῆς ἀναλίσκει. καὶ διὰ τοῦτο μυρίων ὄν-
των τῶν θερμαινόντων καὶ ξηραινόντων φαρμάκων, ὅσα
συμμέτρου τε ἅμα θερμότητος μετέχει ἀνάλογόν τε ταύτῃ
ξηρότητος εὐτύχησε, ταῦτα μόνα μαλακτικὰ τῶν σκιῤῥουμέ-
νων ἐστὶν, οἷον βδέλλιον καὶ στύραξ καὶ χαλβάνη καὶ ἀμ-
μωνιακὸν θυμίαμα καὶ μυελὸς ἐλάφειός τε καὶ μόσχειος, καὶ
στέαρ αἴγειόν τε καὶ ταύρειον, ὅσα τ᾽ ἄλλα τοιαῦτα. νῦν γὰρ
οὐ πρόκειται τὴν ὕλην ἐπεξιέναι πᾶσαν, ἀλλὰ καθόλου μίαν
ὑπὲρ ἁπασῶν τῶν τοιούτων δυνάμεων ποιήσασθαι διδασκα-
λίαν, τί δὴ τὸ καθόλου, ὃ περί τε τῶν ἐκπυΐσκόντων καὶ
μαλαττόντων ἐστὶ γνῶναι βέλτιον, ὡς τὰ μὲν ἴσην ἀνάπτει
θερμότητα τῇ τοῦ ζῴου κατὰ φύσιν, ὅσα δὲ μαλάττει, πολὺ
πλέονα, καὶ ὡς τὰ μὲν οὐ τῷ ποιῷ τῆς θερμότητος, ἀλλὰ
τῷ ποσῷ μᾶλλον ἐνεργεῖν πέφυκεν, ὅσα δὲ τῶν σκιῤῥουμέ-

men, ut attractionis violentia reliquum deficcent. Prae-
terea ea quae pus movent, humorem qui praefuit in parti-
bus induratis fervant, emollientia vero paulum quiddam
ejus abfumunt. Proinde quamvis inr umera fint calefacien-
tia fimul atque exiccantia medicamenta, fola tamen ea,
quae convenientem ac fymmetrum calorem poffident una-
que illi refpondentem fortita funt ficcitatem, mollire quae
fcirrhi inftar indurata funt poffunt, quale eft bdellium,
ftyrax, galbanum, ammoniacum, thymiama, medulla tum
cervina tum vitulina, adeps caprinus et taurinus et quae
ejus funt generis. Nam nunc confilium non eft omnem ex-
promere materiam, fed folum de id genus facultatibus omni-
bus generalem conftituere doctrinam. Praeftat namque in
genere de pus moventibus atque emollientibus cognofcere,
quod illa aequalem accendunt calorem ei qui eft in homine
fecundum naturam, quae vero emolliunt, multo majorem.
Quocirca illa quidem quantitate potius quam qualitate calo-
ris agere funt nata at quae indurata emolliunt, qualitate

νων ἐστὶ μαλακτικὰ, τῷ ποιῷ μᾶλλον. ὥσπερ γὰρ εἰ κατὰ
τοῦ τῆς ἐκπυήσεως δεομένου μορίου δυνατὸν ἦν ἐπιβεβλη-
μένας ἔχειν ἀεὶ τας χεῖρας ἤ τι μέλος ἄλλο, τάχιστα ἂν οὕ-
τως διεπύησε, κατὰ τὸν αὐτὸν τρόπον, εἰ καὶ τὸ φάρμακον
ὁμοιότατον εἴη τῇ κράσει τοῦ ἀνθρώπου, τάχιστα συμπέψει
τὸ δεόμενον εἰς πῦον μεταβληθῆναι. δεῖται δὲ ποτὲ μὲν ἡ
σὰρξ ὅταν θλασθῇ, ποτὲ δὲ ὁ τὴν φλεγμονὴν ἐργαζόμενος
χυμός.

Κεφ. θ'. Καὶ μέν γε ὡς ἐμπλαστικὸν εἶναι χρὴ τὸ
τοιοῦτον φάρμακον, ἵν' ἀκριβῶς ᾖ διαπυητικὸν, ἤδη μοι καὶ
τοῦτο δοκῶ φαίνεσθαι σαφῶς. εἰ γὰρ τὴν οὐσίαν αὐξῆσαι
τῆς ἐμφύτου θερμότητος, οὐκ ἐπιθεῖναι προσήκει τὴν ποιό-
τητα, πεφράχθαι χρὴ τοὺς πόρους τοῦ σώματος, ἵν' ἔνδον
ἀποστέγωσι τὰς ἀτμώδεις διαπνοάς. ὡς ὅσα γε τῶν κατα-
πλασμάτων ἢ τῷ ῥύπτειν ἢ τῷ θερμαίνειν σφοδρότερον
ἐπιτρέπει διαφορεῖσθαι τοὺς ἀτμοὺς, ξηραίνει μὲν, οὐ μὴν
ἐμπυΐσκει γε. τοιαῦτα δ' ἐστὶ τό τε τῶν κριθῶν καὶ τῶν
ἐρεβίνθων καὶ τὸ τῆς τήλεως καὶ τὸ τῶν κυάμων ἄλευρον,

potius. Itaque fi in parte, quae fuppuratione indiget, affi-
due impofitas fervare manus, aut aliam quamvis partem
poffibile foret, celerrime fic fuppuratio procederet.　Pari
quoque modo fi medicamentum hominis temperiei fit quam-
fimillimum, ociffime concoquet quod in pus verti debet,
ut eft nonnunquam caro, nimirum ubi contufa fuerit, inter-
dum vero humor, qui phlegmonem produxit.

Cap. IX.　Quin etiam quod emplafticum effe debeat
ejus generis medicamentum, ut exacte fuppuratorium fit, et
ipfum liquido mihi apparere videtur.　Nam fi fubftantiam
innati caloris augere, non intendere qualitatem ipfam con-
veniat, poros corporis obftructos effe neceffum eft, quo vi-
delicet halituofos tranfpiratus includant.　Siquidem ea ca-
taplasmata, quae aut detergentia aut validius calefacientia
halitus difflari permittunt, exiccant quidem, fed pus non
movent.　Talis eft hordeacea, cicerum, foenigraeci faba-

Ed. Chart. XIII. [121. 122.] Ed. Baf. II. (58.)
ἔτι δὲ μᾶλλον τῶν αἰρῶν, ὀρόβων, ἐλύμου, θέρμων, κέγ-
χρου καὶ πάντων τῶν ξηραινόντων. ὑπό τε γὰρ τῶν ῥυ-
πτόντων, εἰ καὶ μὴ θερμαίνει σφοδρῶς, ἐκφραττομένων τε
καὶ ἀνοιγνυμένων τῶν πόρων συναπέρχεται καὶ τὸ τοῦ
μορίου θερμὸν, ὥστε μὴ σώζεσθαι τὴν κατὰ φύσιν αὐτῷ
συμμετρίαν· ὑπό τε τῶν σφοδρῶς θερμαινόντων ἐκκενοῦται
μέντοι καὶ ταύτης οὐκ ὀλίγον, ὑποθερμαίνεται δὲ ἡ λοιπὴ,
καὶ οὕτω συμβαίνει τὴν μὲν οὐσίαν τῆς ἐμφύτου θερμότη-
τος ἐλάττονα γίγνεσθαι, τὴν ποιότητα δ᾽ ἐπιτείνεσθαι. χρὴ
δὲ οὐδέτερον [122] εἶναι τούτων, ἀλλὰ τὸ μὲν ἀτμῶδες καὶ
θερμὸν πνεῦμα περιέχεσθαι πλεῖστον, ἀκριβῶς δ᾽ εἶναι σύμ-
μετρον τῇ θερμότητι, τοῦτο γάρ τοι κἂν τοῖς παισὶν ὑπάρ-
χον πλεῖστον ἅπαντα συναύξει τὰ φυσικὰ τῶν ἔργων. εἰσὶ
μὲν οὖν οἳ μηδ᾽ αὐτὸ τοῦτο γιγνώσκουσιν, καὶ πρὸς τῷ
μὴ γιγνώσκειν ἐγκαλοῦσιν Ἱπποκράτει, τὰ αὐξανόμενα πλεῖ-
στον ἔχειν εἰπόντι τὸ ἔμφυτον θερμόν. ἀλλ᾽ ἡμᾶς χρὴ μήτε
παρακούειν αὐτοῦ καὶ γιγνώσκειν ἔμφυτον εἰρῆσθαι θερ-
μὸν, ὅπερ καὶ πνεῦμα ἑκάστῳ τῶν ζώων ὀνομάζομεν, ὑπὲρ

ceaque farina, amplius etiam lolii, ervi, panici, lupino-
rum, milii omniumque adeo exiccantium, quippe quum
tum per ea quae detergunt, etiamſi non admodum calefa-
ciant, ſed quia obſtructione liberant reſerantque meatus,
una quoque calor particulae evolet, ut naturalis haudqua-
quam ſervetur commoderatio, tum ab admodum calefacien-
tibus hujus etiam non parum vacuetur et qui reliquus eſt
incaleſceat, ex quo fit ut nativi caloris ſubſtantia minuatur,
ſed qualitas intendatur, quorum neutrum fieri expedit, ve-
rum halituoſum et calidum ſpiritum contineri quampluri-
mum et ad unguem caliditate ſymmetrum, quippe quum hic
in pueris copioſiſſimus omnes actiones naturales adaugeat.
Sed ſunt quos id fugit, et cum hoc quod ignorent Hippo-
cratem inſuper accuſare non verentur, quod dixerit, quae
creſcunt plurimum habere caloris innati.   Sed nos dicta
ejus haud perperam capere oportet, ac cognoſcere innatum
dixiſſe calorem quem in quoque animantium et nativum

ΤΩΝ ΑΠΛΩΝ ΦΑΡΜΑΚΩΝ ΒΙΒΛΙΟΝ Ε. 731

Ed. Chart. XIII. [122.]   Ed. Baf. II. (58.)

οὗ καὶ Ἀριστοτέλης ἔγραψεν. οὐδὲν δὲ κωλύει καὶ τὴν αἱ-
ματικὴν οὐσίαν καὶ ἀερώδη θερμὸν ἔμφυτον ἀκούειν ἅμα
τῷ πνεύματι. οἱ μὲν οὖν Στωϊκοὶ ταὐτὸν τοῦτο τὸ πνεῦμα
τὴν οὐσίαν τῆς ψυχῆς εἶναι δοξάζουσιν· ἡμεῖς δὲ περὶ οὐ-
σίας ψυχῆς οὔτε πάνυ τι τολμῶμεν ἀποφαίνεσθαι καὶ πρὸς
τὰ παρόντα περιττὸν ὑπολαμβάνομεν. ὅτι μέντοι τὸ σύμ-
φυτον πνεῦμα, κἂν εἰ μὴ τῆς ψυχῆς ἐστιν ἡ οὐσία, ἀλλὰ
τὸ πρῶτον αὐτῆς ὄργανον ὑπάρχει, φθάνομεν ἐν τοῖς περὶ
τῶν Ἱπποκράτους καὶ Πλάτωνος δογμάτων ὑπομνήμασιν
ἀποδεδειχέναι. καὶ δὴ καὶ περιέχεσθαι μὲν ἐν ἅπασι τοῖς τοῦ
ζώου μέλεσι τουτὶ τὸ πνεῦμά φαμεν, οὐχ ὅμοιον δ᾽ εἶναι
πανταχόθεν, καθάπερ οὐδὲ τὸ αἷμα ἀναγκαῖον. περιέχεσθαι
δὲ κἂν ταῖς κεναῖς χώραις οὐκ ὀλίγην οὐσίαν αὐτοῦ, μᾶλ-
λον δὲ οἷον ὕλην τινὰ βραχείας μὲν ἔτι μεταβολῆς δεομέ-
νην εἰς γένεσιν ἐμφύτου πνεύματος ἠκριβωμένου κατὰ τὰς
οἰκείας ποιότητας, ἤδη μέντοι πρός γε τὰ φυσικὰ τῶν ἔρ-
γων ἱκανῶς συντελοῦσαν. ἔστι δὲ δήπου τῶν φυσικῶν ἔρ-

fpiritum nominamus, de quo et Ariftoteles fcriptum reli-
quit. Verum nihil prohibet fanguineam fubftantiam fi-
mulque aëream una cum fpiritu calidum inaudire innatum.
Ac Stoici quidem hunc ipfum fpiritum animae effe fubftan-
tiam autumant. Nos fane de animae fubftantia non admo-
dum pronunciare quippiam audemus et ad praefens fuper-
vacaneum arbitramur, quanquam nos jam ante fpiritum
innatum, etiam fi non fit animae effentia, faltem primum
ejus effe inftrumentum in commentariis de Hippocratis Pla-
tonisque placitis demonftravimus. Et certe dicimus eum
fpiritum in omnibus animantis contineri partibus, fed non
undequaque effe fui fimilem, veluti nec fanguinem effe ne-
ceffe; tum in fpatiis inanibus non parvam ejus ineffe fub-
ftantiam, imo potius velut materiam quandam, leviculam
etiamnum mutationem expofcentem ad innati fpiritus quali-
tatibus fuis abfoluti generationem, nihilo fecius tamen jam
tum etiam admodum ad naturalia opera conducentem. Porro
autem unum ex naturalibus operibus eft ea quae in pus fit

Ed. Chart. XIII. [122.]   Ed. Baf. II. (58. 59.)

γων ἔν τι καὶ ἡ εἰς τὸ πῦον μεταβολή. πέψις γάρ τίς ἐστι
καὶ κατὰ τόδε. χρὴ δ᾽, οἶμαι, τὸ πνεῦμα φυλάττειν ἔνδον ὡς
ἔστι πλεῖστον, ὁπότε πέττειν τι πρόκειται. διαφορεῖται δὲ,
ὑπό τε τῶν ῥυπτόντων, οἷά πέρ ἐστιν τό τε τῶν κριθῶν
καὶ τὸ τῶν κυάμων ἄλευ(59)ρον, ὑπό τε τῶν ξηραινόντων,
οἷον ἔλυμου τε καὶ κέγχρου καὶ θέρμων, ὑπό τε τῶν θερ-
μαινόντων, οἷαπερ ἡ τῆλίς ἐστιν, ἔτι δὲ δὴ καὶ μᾶλλον ὑπό
τε τῶν θερμαίνειν καὶ ξηραίνειν ἅμα πεφυκότων, οἷον αἰ-
ρῶν καὶ ὀρόβων, ἐρεβίνθων τε καὶ ὤχρων. ἐπιτηδειότατον
δὲ εἰς πύου γένεσίν ἐστιν τῶν μὲν καταντλουμένων ὕδωρ
εὔκρατον ἢ ὑδρέλαιον, τῶν δ᾽ ἐπιβρεχομένων ἔλαιον εὔκρα-
τον, καταπλασμάτων δὲ τό τε πύρινον ἄλευρον δι᾽ ὑδρε-
λαίου καὶ ὁ ἄρτος αὐτός, ἑψεσθαι δὲ καὶ τοῦτο χρὴ συμ-
μέτρως. τὸ μὲν γὰρ ἐπιπλεῖστον ἡψημένον ξηραντικώτερόν
πώς ἐστι καὶ ταῖς δυσπεπτοτέραις ἁρμόττει φλεγμοναῖς, τὸ
δ᾽ ἔλαττον ἐπὶ τῶν πάνυ θερμῶν καὶ ὡς ἂν εἴποι τις
ζεουσῶν. καὶ τὸ μὲν ἐλαίου πλέον ἔχον ἐπὶ τῶν δυσπε-

converfio; nam et illic quaedam perficitur coctio; quum
autem quicquam coquere confilium eft, quamplurimum meo
judicio fpiritum fervari intus oportet. Atqui digeritur
tum a detergentibus, qualis eft hordeacea fabaceaque farina,
tum a reficcantibus, qualis eft panici, lupinorum, milii, tum
a calefacientibus, qualis eft foenigraeci; quin multo etiam
magis ab iis, quae fimul et calefacere et reficcare poffunt,
puta lolio, ervo, cicere, ochris. Igitur omnium ad puris
generationem aptiffimum eft ex iis utique quae perfundun-
tur aqua temperata, aut cui additum oleum eft, quod hy-
drelaeum Graeci vocant. Ex iis vero quae irrigantur
oleum temperatum, at ex cataplasmatibus tum farina triticea
ex hydrelaeo, tum panis ipfe, fed id modice coctum fit
oportet. Nam quod plurimum coctum eft, quodammodo
ficcius eft aptumque phlegmonis, quae aegrius concoctio-
nem admittant, quod vero minus, iis quae admodum calidae
funt atque, ut fic dixerim, fervent, congruit. Tum cui plus
additum olei fuerit pertinacius coctioni adverfantibus con-

Ed. Chart. XIII. [122.]   Ed. Baf. II. (59.)

πτοτέρων, τὸ δ᾽ ἧττον ἐπὶ τῶν ζεουσῶν· καὶ δὴ καὶ τὸ μὲν
ἐξ ἄρτου κατάπλασμα ταῖς δυσπεπτοτέραις ἁρμόττει φλε-
γμοναῖς. ἔχει γάρ τοι καὶ ἁλῶν καὶ ζύμης ὁ ἄρτος. τὸ δ᾽
ἐξ ἀλεύρου πυρίνου ταῖς θερμοτέραις. αὐτοῦ δ᾽ αὖ πάλιν
τοῦ πυρίνου ἀλεύρου μᾶλλον τὸ καθαρὸν καὶ ἄρτου μᾶλ-
λον ὁ καθαρὸς ἐκπυΐσκει. τὸ μὲν γὰρ πίτυρον ἧττόν τ᾽
ἐστὶ θερμὸν καὶ μᾶλλον ξηρόν· τὸ δὲ καθαρόν τε καὶ τρό-
φιμον ἄλευρον ὑγρόν τ᾽ ἐστὶ καὶ θερμόν. ἐδείχθη δὲ τὰ
τοιαῦτα συνεργοῦντα πρὸς τὴν τοῦ πύου γένεσιν. οὕτως
οὖν καὶ τῶν φαρμάκων τῶν ἐπιτιθεμένων τοῖς φλεγμαί-
νουσι μέρεσιν, ὅσα θερμά τ᾽ ἐστὶ καὶ ὑγρά, συντελεῖ καὶ
ταῦτα πρὸς τὴν ἐκπύησιν, οἷον τό τε χοίρειον στέαρ καὶ
τὸ μόσχειον. τὸ μὲν γὰρ ταύρου καὶ τῆς αἰγὸς ἐδείχθη
δριμύτερα, καὶ διὰ τοῦτο ταῖς ψυχροτέραις καὶ σκιῤῥωδε-
στέραις φλεγμοναῖς ἐπιτήδεια, τὸ δὲ χοίρειον καὶ μόσχειον
αὐταῖς ταῖς ὀνομαζομέναις κυρίως φλεγμοναῖς οἰκειότα-
τον. ἔστι δὲ καὶ τὸ τῶν ἀλεκτρυόνων στέαρ οἰκειότατον,
ἔτι δὲ μᾶλλον τὸ τοῦ χηνὸς ἤδη πως διαφορητικώτερον.

venit, cui minus, ferventibus magis competit. Et fane quod
ex pane conficitur cataplasma, difficulter coctioni cedenti-
bus phlegmonis idoneum eft, fiquidem pani tum fal tum
fermentum admixtum eft, quod vero ex triticea farina
praeparatum eft, calidioribus utilius eft. Et ipfius etiam tri-
ticeae farinae, quae pura eft, tum panis quoque qui purus
eft puri movendo competentior eft, nimirum quum furfur
minus fit calidum et magis deficcet, farina autem pura,
quaeque alere eft nata, humida eft et calida, qualia certe ad
pus producendum conferre oftendimus. Itaque medicamen-
ta quae phlegmone tentatis imponuntur partibus, fi calida
fint et humida, ad pus movendum conducunt, ut adeps fuil-
lus et vitulinus. Nam tauri et caprae acriores effe oftendi-
mus, quamobrem phlegmonis tum frigidioribus tum du-
rioribus magis congruunt. At fuillus et vitulinus iis, quae
proprie phlegmonae appellantur, familiariffimus eft. Eft et
adeps gallinaceorum familiariffimus, magisque etiam anfe-
rum, quodammodo tamen ad digerendum potentior; eft

[123] λεπτομερέστερα γάρ ἐστι ταῖς οὐσίαις, ὥσπερ καὶ τὸ
τῶν βοῶν καὶ αἰγῶν, παχυμερέστερά τε καὶ γεωδέστερα. καὶ
μὲν δὴ καὶ τὸ τῶν ἀγρίων ζώων πάντων στέαρ δριμύτε-
ρόν τέ ἐστι καὶ ξηραντικώτερον πολὺ τῶν ἡμέρων, καὶ μά-
λιστα τὸ τῶν παρδάλεών τε καὶ λεόντων, ὥστ᾽ οὐδὲν τού-
των ἐκπυΐσκειν ἐπιτήδειον, ἀλλ᾽ ὡς εἴρηται, τὸ χοίρειόν τε καὶ
μόσχειον. ἐκπυΐσκει δὲ πίττα καὶ ῥητίνη διηθεῖσαι δηλον-
ότι μετ᾽ ἐλαίου τινὸς ἢ ῥοδίνου. χρὴ δὲ κἀνταῦθα πρὸς
τὰς ζεούσας φλεγμονὰς διὰ ῥοδίνου τήκειν αὐτάς, πρὸς δὲ
τὰς ψυχροτέρας διά τινος τῶν θερμαινόντων, οἷόν ἐστι τὸ
κίκινον καὶ τὸ ῥαφάνινον καὶ τὸ παλαιὸν καὶ τὸ σικυώ-
νιον. εἰ δὲ καὶ κηρῷ ποτε μόνῳ χρῷ διαπυήσεως ἕνεκα, τῶν
ἄλλων μὴ παρόντων, ἔν τινι τῶν θερμαινόντων ἐλαίων καὶ
τοῦτον τήκειν. αὐτὸς μὲν γὰρ καθ᾽ ἑαυτὸν ἧττόν ἐστι θερ-
μὸς ἢ ὥστε διαπυΐσκειν, ἐπεὶ τό γε ἐμπλάσσειν ἔχει. μόναις
οὖν ταῖς ζεούσαις φλεγμοναῖς ἐπιτήδειος ἔν τινι τῶν θερ-
μαινόντων ἐλαίων διηθείς. ὥσπερ δ᾽ οὗτος ἐνδεῖ τῆς συμ-
μετρίας, ὡς πρὸς τὰς μέσας τῇ κράσει φλεγμονὰς καὶ
φύσεις ἀνθρώπων τε καὶ μορίων, οὕτως ὑπερβάλλουσι βρα-

enim fubſtantia fua tenuior, ſicut et bubulus, et caprarum
craſſior et terrenus magis. Quin et agreſtium animalium
omnium acrior eſt adeps ſimulque ſiccior multo quam do-
meſticorum, maximeque pardalis et leonis; quare horum
nullus omnino puri movendo idoneus eſt, ſed, ut dixi, ſuil-
lus et vitulinus. Porro pus movent et pix et reſina, nempe
oleo quopiam, aut roſaceo ſubactae. Sed et hic ad ſerven-
tes phlegmonas ex roſaceo eas liquare oportet, ad frigidio-
res vero calefacientium quopiam, puta cicino, raphanino,
veteri et ſicyonio. Quod ſiquando ſola utaris cera, aliis ad
manum nullis, ad pus movendum, et ipſam in calefacientium
quopiam diſſolvere oportebit, quippe quum ipſa per ſe mi-
nus ſit calida quam ut pus movere poſſit, ſiquidem illinen-
di certe vim obtinet. Solis itaque ferventibus phlegmonis
apta eſt, ex calidorum oleorum quopiam liquata. Verum
quemadmodum haec mediocritate inferior eſt, ut ad medias
temperie phlegmonas, hominumque et partium naturas, ſie

χύ τι ῥητίνη καὶ πίττα. καὶ διὰ τοῦτο μιγνύμενα ταυτὶ
πάντα τὰ νῦν εἰρημένα διαπυΐσκει συμμέτρως. ἀλλὰ ταῦτα
μὲν ἤδη τῆς περὶ φαρμάκων συνθέσεώς ἐστι πραγματείας,
ἧς ἐφάψασθαί πως ἠνάγκασεν ἡμᾶς ἡ τῆς θεωρίας ἀκολου-
θία. πάλιν δ᾽ ἐπὶ τὸ προκείμενον ἐπάνειμι. πρόκειται δὲ
ἀφορίσαι τὴν καθόλου φύσιν, ὁποία τίς ἐστι, τῶν ἐκπυΐ-
σκόντων. ἐῤῥέθη δ᾽ ὅτι συμμέτρως εἶναι χρὴ θερμαίνουσάν
τε καὶ ὑγραίνουσαν αὐτὴν, ὅπερ ἑτέρως ἑρμηνευόμενόν ἐστι
μηθ᾽ ὑπερβάλλειν μήτ᾽ ἐνδεῖν τῆς τοῦ μεταβάλλοντος αὐτὸ
σώματος κράσεως, ἀλλ᾽ ὡς οἷόν τε μάλιστα παραπλήσιον
ὑπάρχειν. τὸ δ᾽ ὅτι δυνάμει μὲν τοιοῦτόν ἐστι τὸ διαπυΐ-
σκον φάρμακον, ἐνεργείᾳ δὲ γίγνεται τοιοῦτον ἐν τῷ πλη-
σιάζειν ἡμῖν, εἴρηται πολλάκις ἔμπροσθεν, ἀναμνήσομέν τε
καὶ νῦν, ὥστε μνημονεύειν αὐτοῦ διὰ παντός. ἡ μὲν δὴ κρᾶ-
σις τοιαύτη τις ὑπάρχει τοῦ διαπυΐσκοντος, ἡ δὲ σώματος
αὐτοῦ σύστασις ἐμπλαστική τίς ἐστιν. μάλιστα δὲ τοῦτο τοῖς
γλίσχροις συμβέβηκεν, ὥσπερ τῷ στέατι τῷ χοιρείῳ καὶ βου-
τύρῳ καὶ λιβανωτῷ καὶ τῷ δι᾽ ἀλεύρου πυρίνου καταπλά-

paulum quiddam excedunt refina et pix. Quapropter haec
omnia fimul mixta moderate pus movent. Sed haec jam
ad tractatum de medicamentorum compofitione attinent,
quem ut aliquatenus attingeremus, fpeculationis ipfius nos
fequela adegit. Rurfum ergo ad propofitum revertor; eft
autem propofitum definire quae fit in genere pus moven-
tium natura. Dictum vero eft, quod modice humectantem
et calefacientem effe eam oporteat, quod aliis verbis eft, ut
neque excellat neque inferior fit temperie corporis ipfam
immutantis, fed quoad fieri poffit fimillima. Caeterum
quod medicamentum puri movendo idoneum tale fit facul-
tate et actu, five energia fiat ejusmodi, dum corpori noftro
admotum eft, faepenumero jam ante dictum eft, fed nunc
nihil fecius id repetimus, quandoquidem utrobique ejus
meminiffe oportet. Atque ejusmodi eft pus moventis me-
dicamenti temperies. Porro corporis ipfius conftitutio em-
plaftica eft, qua maxime pollent quae lenta et vifcofa funt,
velut adeps porcinus, butyrum, thus et quod ex farina tri-

Ed. Chart. XIII. [123.]   Ed. Baf. II. (59.)

σματι. καὶ γὰρ συμμέτρως θερμὰ ταῦτά ἐστι καὶ συμμέτρως
ὑγρὰ καὶ γλίσχρα, καὶ διὰ τοῦτο πρὸς τὰς ἐκπυήσεις ἐπι-
τήδεια. χόνδρος μέντοι ξηραντικώτερος μέν ἐστιν ἀλεύρου
πυρίνου, γλίσχρος δ᾽ οὐδὲν ἧττόν ἐστιν, εἰ μή τι ἄρα καὶ
μᾶλλον, ὅθεν ἐπὶ μὲν τῶν μέσων φλεγμονῶν ἧττον ἐπιτή-
δειός ἐστιν εἰς ἐκπύησιν. ἐπὶ δὲ τῶν ὑγροτέρων ἀμείνων
ἀλεύρου πυρίνου. προέρχεται δ᾽ οὖν ἐπιπλέον ἤδη καὶ ταῦτα
τῆς ἐνεστώσης πραγματείας, ἐπανέλθωμεν οὖν αὖθις ἐπὶ
τὰ μαλακτικὰ τῶν σκιῤῥουμένων φάρμακα, τοσοῦτον πάλιν
κἀνταῦθα τῆς θεραπευτικῆς ἐφαψάμενοι πραγματείας, ὅσον
εἰς τὸ σαφῆ γενέσθαι τὰ λεχθησόμενα συντελέσει. σκίῤῥον
μὲν οὖν ὀνομάζουσι τὸν παρὰ φύσιν ὄγκον ἀνώδυνόν τε
καὶ σκληρόν. ἔνιοι δ᾽ αὐτῶν ὅταν ἐπὶ πλεῖστον αὐξηθῶσί
τε καὶ σκληρυνθῶσιν, οὐκ ἀνώδυνοι μόνον, ἀλλὰ καὶ δυσαί-
σθητοι καὶ ἀναίσθητοι γίγνονται. γένεσις δ᾽ αὐτῶν ἐκ πα-
χέος καὶ ψυχροῦ χυμοῦ. τοιοῦτοι δ᾽ εἰσὶν ἐν τοῖς τῶν ζώων
σώμασι δύο μόνοι, χολὴ μέλαινα καὶ τὸ ὑπερξηρανθὲν φλέ-
γμα. καὶ διὰ τοῦτο καὶ οἱ σκιῤῥώδεις ὄγκοι πάντως ἢ φλε-

ticea conficitur cataplasma, quippe quae moderate tum ca-
lida tum humida lentaque funt, ac proinde puri movendo
idonea. Chondrus tamen farina triticea ficcior eſt, quan-
quam nihilominus lentus fit, nifi forte etiam amplius; unde
fit ut in mediis temperie phlegmonis puri movendo in-
eptior, in humidioribus etiam triticea farina praeſtantior fit.
Verum et haec jam praefentis commentationis limites exce-
dunt. Itaque denuo ad medicamenta duritiem emollientia
revertor, hactenus et hic curandi methodum attingens,
quantum dicendorum claritati conducat. Scirrhum vocant
tumorem praeter naturam doloris experlem, fed durum.
Sunt autem inter eos quidam, qui ubi plurimum increve-
rint, fimulatque indurati fuerint, non modo dolore carent,
verum etiam fenfum exiguum, aut etiam nullum habent re-
liquum. Porro nafcuntur ex humore craſſo et frigido, qua-
les funt in animalium corporibus duntaxat duo, bilis vide-
licet atra et fuperexiccata pituita. Proinde tumores fcirrhofi

γματικοὶ τὴν οὐσίαν εἰσὶν, ἢ μελαγχολικοὶ, ἢ ἐξ ἀμφοῖν μι-
κτοί. περὶ μὲν δὴ τῆς διαγνώσεως αὐτῶν οὐ τοῦ παρόντος
καιροῦ διελθεῖν· περὶ δὲ τῶν μαλακτικῶν φαρμάκων ἤδη
μοι λέγειν καιρὸς, [124] ὡς ἰδίως ὀνομάζουσι μαλακτικὰ
τὰ τῶν γεγονότων ὑπὸ φλέγματος ἐξηρασμένου καὶ παχέος
χυλοῦ ὄγκων σκιρρωδῶν ἰατικά. συνίστανται δ' οὗτοι μά-
λιστα περί τε τὰς κεφαλὰς τῶν μυῶν καὶ τοὺς ἐκφυομέ-
νους αὐτῶν τένοντας. ὅσα μὲν γὰρ ὑπὸ μελαγχολικοῦ σκιρ-
ροῦται χυλοῦ, καρκινώδη τε πάντα ἐστὶν καὶ παροξύνονται
ὑπὸ τῶν μαλακτικῶν φαρμάκων. ἀλλὰ τούτων μὲν ὅπως
χρὴ μεμνῆσθαι, διὰ τῶν τῆς θεραπευτικῆς μεθόδου λεχθή-
σεται γραμμάτων· ὅσα δ' ὑπὸ γλίσχρου καὶ παχέος χυμοῦ
παγέντος ἐσκιρρώθη, θερμαινόντων μὲν δεῖται καὶ ξηραι-
νόντων φαρμάκων, οὐ μὴν ἰσχυρῶν τε καὶ βιαίων, ἀλλ' ἀρ-
κεῖ τῆς δευτέρας μὲν ἢ καὶ τῆς τρίτης ἐνίοτε τάξεως τῶν
θερμαινόντων, τῆς πρώτης/ δ' εἶναι τῶν ξηραινόντων αὐτά.
πλάτους δ' ὑπάρχοντος οὐ μικροῦ κατὰ τὸ μᾶλλόν τε καὶ
ἧττον ἐν τοῖς ἐσκληρυμμένοις σώμασιν ἀνάγκη δήπου καὶ

omnino, aut pituitofae funt fubftantiae, aut atrabilariae,
aut ex utraque mixti. Sed de agnitione eorum non eft nunc
tempeftivum difterere, verum de medicamentis emollienti-
bus illud ut nunc dicam opportunum eft. Nempe quod
proprie vocantur emollientia quae medentur fcirrhofis tu-
moribus ex pituita reficcata craffaque prognatis, confueve-
runt autem ii potiffimum in mufculorum capitibus et qui ex
eis prodeunt tendonibus confiftere. At quae ab atrabilario
fucco indurantur, cancrofa funt omnia et ab emollientibus
medicinis afperantur, fed his quo pacto profpicere oporteat,
in commentariis methodi curandi docebimus. Quae vero a
lento craffoque humore congelato indurata funt, calida po-
fcunt ficcaque medicamenta, fed non tamen quae valida funt
ac violenta, fed fufficit interim ut fecundi aut tertii fint
ordinis excalefacientium, primi exiccantium. Porro quum
non exigua fit in corporibus fic induratis majoris minorisque

τῶν ἰωμένων αὐτὰ φαρμάκων οὐκ ὀλίγον εἶναι τὸ πλάτος,
οἷον αὐτίκα καὶ τὸ αἴγειόν ποτε στέαρ ὠφέλησε τὰ οὕτως
ἐσκληρυμμένα καὶ τὸ τῆς ἀλεκτορίδος. ἀλλὰ ταῦτα μὲν
ἀσθενέστερά ἐστι καὶ τὰς μετρίας μαλάττει σκληρότητας, ἰσχυ-
ρότερον μέντοι τῶν ἀλεκτορίδων τε καὶ ἀλεκτρυόνων τὸ
χήνειόν ἐστι, τοῦ δὲ τῶν αἰγῶν τὸ τράγειον ἰσχυρότερόν τε
καὶ τὸ ταύρειον, ἀλλ᾽ ἧττον τοῦ τραγείου. καὶ μὲν δὴ καὶ
ὁ ἐλάφειος μυελὸς ἱκανῶς μαλάττει, καὶ μετ᾽ αὐτὸν ὁ μό-
σχειος. θερμὰ γάρ ἐστι πάντα τὰ τοιαῦτα φάρμακα καὶ
μετρίως ξηρὰ, καὶ πολύ γε μᾶλλον θερμαίνειν πέφυκεν ἢ ξη-
ραίνειν. ὅθεν εἰ καί τις αὐτὰ θερμὰ καὶ ὑγρὰ ταῖς δυνά-
μεσιν εἴποι ποτὲ, συγχωρητέον· ὀλίγον γὰρ ἀφέστηκε μήτε
ξηραινόντων (60) μήθ᾽ ὑγραινόντων. ἐκ ταὐτοῦ δὲ γένους
ἐστὶ τοῖς εἰρημένοις, ἀλλ᾽ ἰσχυρότερα, τό τ᾽ ἀμμωνιακὸν θυμία-
μα καὶ ὁ στύραξ καὶ ἡ χαλβάνη καὶ τὸ βδέλλιον τὸ Σκυθι-
κόν. καλλίω δ᾽ ἐξ αὐτῶν εἰς τὸ μαλάττειν τὰ νέα· παλαι-
ούμενα γὰρ ἰσχυροτέρως ἢ χρὴ ξηραίνει. τοῦτο μέν γε καὶ
μυελὸς καὶ στέαρ ἔχουσι. καὶ γὰρ καὶ ταῦτα παλαιούμενα

latitudo, neceffe utique eft et medicamentorum illis meden-
tium non parvam effe latitudinem. Siquidem adeps capri-
nus et gallinarum quae fic indurata fuere juvarunt. Ve-
rum illi quidem imbecilliores funt et moderatam duritiem
emolliunt. Valentior gallinarum gallorumque adipe anfe-
rinus eft, caprarum vero hircinus, validior quoque et lau-
rinus, fed minus tamen quam hircinus. Quin etiam me-
dulla cervina modice emollit et poft eam vitulina, quippe
quum id genus omnia medicamenta calida fint et mediocriter
ficca, multoque magis excalefacere quam exiccare nata.
Unde fi quis forte ea quandoque calida dicat et humida, non
repugnandum, nam paulum abfunt ab iis quae neque hu-
mectant neque deficcant. Eodem ex genere funt, quan-
quam validiora, ammoniacum thymiama et ftyrax et gal-
banum et bdellium Scythicum. Sed ad emolliendum prae-
ftantiora ex iis fuut quae recentia funt, fiquidem inveterata
validius quam oportet deficcant. Id ipfum ufu venit in me-
dulla et adipe, quippe quae et ipfa vetuftate fe ipfis tum

ΤΩΝ ΑΠΛΩΝ ΦΑΡΜΑΚΩΝ ΒΙΒΛΙΟΝ Ε. 739

Ed. Chart. XIII. [124.]　　　　　Ed. Baf. II. (60.)

δριμύτερα γίγνεται σφῶν αὐτῶν καὶ ξηρότερα. καὶ μὲν δὴ
καὶ τὸ Σικυώνιον ἔλαιον ἐκ τοῦ γένους ἐστὶ τούτου, καὶ τὸ
παλαιὸν οὐχ ἥκιστα, καὶ τῶν σκευαζομένων τὸ σούσινον.
ἀλλὰ γὰρ οὐ περὶ τῶν συνθέτων λέγειν ἐν τῷδε πρόκειται.
ἔπειτα καὶ ἀλθαίας ῥίζα καὶ ἀγρίου σικύου καὶ ἄλλα ἄττα
φυτὰ καθεψηθέντα τὰ μὲν ἐν ἐλαίῳ, τὰ δὲ ἐν ὕδατι τῆς
τῶν φαρμάκων γίγνεται τῶν μαλακτικῶν δυνάμεως, ὥσπερ
οὖν καὶ τῆς ἀγρίας μαλάχης τὰ φύλλα, καὶ ὠμὰ καὶ ἑφ-
θά. τοῦτο μὲν οὖν ἐστιν ἁπλοῦν φάρμακον, ὥσπερ τὸ στέαρ
τὸ χοίρειον, τὸ παλαιωθέν. οὐ χρὴ δὲ ἔχειν ἁλῶν οὐδὲ
τοῦτο, καθάπερ οὐδὲ τἆλλα ὅσα μαλάττει· ξηραίνουσι γὰρ
σφοδρῶς οἱ ἅλες. ὅσα δ' ἄλλα μαλάττειν πέφυκεν, ἁπλᾶ
τε καὶ σύνθετα φάρμακα, λεχθήσεται γὰρ αὖθις κἀκεῖνα,
θερμὰ μέν ἐστιν ἐκ τῆς δευτέρας ἢ τρίτης ἐνίοτε τάξεως,
ἀτρέμα δὲ ξηρά. χρὴ μέν τι καὶ τούτοις ἐμπλαστικὸν ὑπάρ-
χειν, ὥσπερ καὶ τοῖς διαπυητικοῖς, ἀλλ' ὅσῳ κενωτικώτερα
προσῆκεν ὑπάρχειν αὐτά, τοσούτῳ καὶ ἧττον ἐμπλάττεσθαι
τοῖς πόροις.

acriora tum ficciora evadunt. Quin et oleum quoque Si-
cyonium ex hoc eft genere, nec in poftremis id quod inve-
teratum eft, et ea quae praeparantur ut fufinum. Sed de
compofitis hic dicere flatutum non eft. Porro radix althaeae
et cucumeris agreftis nonnullaeque aliae plantae partim in
oleo, partim in aqua decoctae emollientium medicamento-
rum facultatem induunt, ficut malvae agreftis folia tum
cruda tum cocta; atque hoc fimplex medicamentum eft,
ficut porcinus adeps vetuftatem paffus, fed falis nihil opor-
tet adjicere, ficut nec aliis quae emolliunt, valde enim de-
ficcat fal. Porro quaecunque alia emollire poffunt, feu
fimplicia, feu compofita fint medicamenta, alibi enim ea re-
cenfebimus, calida funt ex fecundo et interdum ex tertio
ordine, leviter vero ficca, fed et his fane illinendi vis infit
neceffe eft, non aliter quam iis quae pus movent. Sed
quanto majore evacuandi facultate pollere debent, tante
utique minus etiam meatus illitu obftruere.

Ed. Chart. XIII. [124. 125.]   Ed. Baf. II. (60.)

Κεφ. ί. Ἡ μὲν δὴ τῶν μαλαττόντων φαρμάκων δύ-
ναμις αὐτάρκως μοι δεδήλωται, περὶ δὲ τῶν σκληρυνόντων
ἐφεξῆς δίειμι. χρὴ τοίνυν εἶναι ταῦτα ψυχρὰ καὶ ὑγρὰ, κα-
θάπερ ἀείζωόν τέ ἐστι καὶ ἀνδράχνη καὶ ψύλλιον ὅ τ'
ἐπὶ τῶν τελμάτων φακὸς, ἢ τὸ στρύχνον, ἢ τοῦτο μὲν οὐδὲ
ὑγρόν ἐστι τὴν κρᾶσιν, [125] ἀλλὰ μέσον ὑγραίνοντος ἁπλῶς
καὶ ξηραίνοντος ἐξ ἐναντίων συγκείμενον δυνάμεων, ὑγραι-
νούσης τε καὶ ξηραινούσης, ὅτι καὶ διττῆς οὐσίας μετέχει, γεώ-
δους τε καὶ ὑδατώδους. ἀλλ' οὐ πρόκειταί μοι νῦν ἐπὶ τὴν
κατὰ μέρος ὕλην ἀπάγειν τὸν λόγον, ἀλλὰ τὰς γενικὰς μό-
νον ἀφορίσασθαι δυνάμεις. εἰ μὲν δή τι καὶ ψύχει καὶ ξη-
ραίνει, σκληρύνει μὲν καὶ τοῦτο πάντως, ἀλλ' οὐκ ἔστι τῶν
ἰδίων σκληρυντικῶν. πήξει γὰρ μᾶλλον ἢ κενώσει τὸ σκλη-
ρὸν γίγνεται σῶμα, καθότι καὶ πρόσθεν ἐλέγομεν. εἴ τε
δὲ ἐκ τοῦ τὴν σύμφυτον ὑγρότητα μὴ κατέχειν σκληρυν-
θῇ, ξηρὸν μᾶλλον τοῦτο προσαγορεύομεν ἢ σκληρὸν, καὶ
ἡ ἴασις αὐτοῦ δίανσίς τε καὶ ὕγρανσίς ἐστι, καὶ οὐ μά-

Cap. X. Sane emollientium facultas medicamento-
rum abunde jam expofita eft; proinde deinceps de induran-
tibus verba faciam. Frigida itaque haec fint oportet et hu-
mida, velut fempervivum, portulaca, pfyllium, lenticula,
paluftris, folanum, aut hoc quidem certe non eft tempera-
mento humido, fed medium abfolute humectantis et exic-
cantis, ex contrariis facultatibus compofitum, exiccante vi-
delicet et humectante, nimirum quum et duplicem in fe
habeat fubftantiam, terrenam et aqueam. Sed jam non eft
mihi confilium ad particularem materiam fermonem deduce-
re, verum generales duntaxat breviter facultates definire.
Sane fi quid fimul et refrigeret et deficcet, et ipfum profecto
omnino indurabit; fed non eft ex iis, quae proprie indurant,
fiquidem congelatione potius quam evacuatione durum effi-
citur corpus, prout fupra pofuimus. At fi quid fit quod
proinde, quia nativum humorem non retinet, induratum eft,
id ficcum potius quam durum appellabimus, conftatque ejus

λαξις, ὥσπερ καὶ τοῦ συντεταμένου μὲν ἡ ἴασις χάλασίς
ἐστι, τοῦ κεχαλασμένου δὲ σύντασις.

Κεφ. ια΄. Ταῦτα δὲ ὁρᾶται σαφῶς πῶς ἐστι καὶ
ἐπὶ τοῦ δέρματος μὲν, ὥσπερ καὶ πρὸς Ἱπποκράτους εἴρη-
ται, δέρματος σκληροῦ μάλθαξις, συντεταμένου δὲ χάλασις,
οὐ μὴν ἀλλὰ κἀπὶ τῶν ἄρθρων πολλάκις. ἡ μὲν οὖν χά-
λασις ὑγρανθέντων ἀμέτρως τῶν ἀμφ' αὐτὰ συνδέσμων ἀπο-
τελεῖται καὶ τῶν τενόντων, ἡ δὲ σύντασις οὐκέθ' ἁπλῶς,
ἀλλ' εἴ τι ξηραινομένων ἐπιπλέον, ἢ ψυχομένων, ἢ φλεγμαι-
νόντων, ἢ σκιῤῥουμένων. κατ' ἄρθρα μὲν οὕτως· ἐπὶ δὲ τοῦ
δέρματος οὐχ οὕτω μόνον, ἀλλὰ καὶ τῶν ἐντὸς αὐτοῦ
μυῶν καθ' ὀντιναοῦν τρόπον εἰς ὄγκον αὐξανομένων, ὥστε
καὶ διὰ πολυσαρκίαν τισὶν ἐκτείνεται πολλάκις. ὅτι δὲ κἀν
ταῖς φλεγμοναῖς ταὐτὸ τοῦτο πάσχει λέλεκται πρόσθεν, ὅθεν
οὔθ' ἁπλῶς ἔν τι τῶν χαλαστικῶν ἐστιν εἶδος βοηθημάτων,
ἀλλὰ τὰ μὲν ὑγραίνοντα χαλᾷ, τὰ δὲ θερμαίνοντα, τὰ δὲ
μαλάττοντα, τὰ δὲ κενοῦντα, τὰ δὲ τοὺς παρὰ φύσιν ὄγκους
καθαίροντα, τὰ δέ τινα τούτων κατὰ συζυγίαν ἐργαζόμενα.

fanatio rigatione et humectatione, non emollitione, ficut
certe et tenfio curatur laxatione et laxatio tenfione.

Cap. XI. Sed haec ut fe habeant liquido confpi-
ciuntur, quum in cute, quemadmodum et ab Hippocrate di-
ctum eft, *Cutis durae mollificatio, tenfae laxatio*, tum
etiam frequenter in articulis. Igitur laxatio provenit hu-
mectatis immodice, quae circa eos funt ligamentis pariter et
tendonibus, tenfio vero non etiam fimpliciter, fed aut plu-
fculum exiccatis, aut refrigeratis, aut phlegmone affectis,
aut fcirrho. Atque ita quidem in articulis, in cute vero
non tantum ita, fed mufculis quoque, qui ei fubjecti funt,
quoquo modo in tumorem fublatis; nam et prae carnis faepe
copia quibusdam tenditur; quod vero et in phlegmonis id
ipfum illi accidat, fupra pofitum eft. Quamobrem non fim-
pliciter una eft fpecies laxantium remediorum, utpote quum
alia humectando, alia calefaciendo, alia vero emolliendo,
quaedam evacuando, nonnulla tumores praeter naturam
purgando, alia etiam per conjugationem horum quaedam

Θεσσαλὸς δὲ καὶ οἱ ἀπ' αὐτοῦ σχεδὸν ἅπαντες ὥσπερ ἐν ἄλλοις πολλοῖς, οὕτω κἂν τούτοις συγχέουσι καὶ τὰς προσηγορίας καὶ τὰ πράγματα, τὸ ἐπελθὸν ἀβασανίστως γράφοντες· ὅθεν καὶ ἡμῖν, ἐπειδὰν τὰ προκείμενα συντελέσωμεν, ἀναγκαῖον ἴσως γράψαι ποτὲ πρὸς αὐτούς. ἐν δὲ τῷ παρόντι τὰ συνεχῆ τοῖς εἰρημένοις διερχώμεθα, τὴν ἀρχὴν αὖθις ἀπὸ τῶν ἐμπλαστικῶν ὀνομαζομένων ποιησάμενοι φαρμάκων, ἐπειδὴ καὶ περὶ αὐτῶν εἴρηται συχνάκις. συνελόντι μὲν οὖν εἰπεῖν ἐμπλαστικόν ἐστι φάρμακον ὅπερ ἂν ἐμπλάσσηται δυσαπολύτως τοῖς κατὰ τὸ σῶμα τοῦ ἀνθρώπου πόροις. εἴρηται δέ μοι περὶ τῆς φύσεως ὧν ἡμεῖς ὑποτιθέμεθα πόρων αὐτάρκως ἐν τοῖς περὶ κράσεων ὑπομνήμασιν. ἀπεδείχθη δὲ ἐν τῷ πρὸ τοῦδε ὡς καὶ ἄδηκτον εἶναι χρὴ πάντως τὸ ἐμπλαστικὸν φάρμακον. εἰ γάρ τι προσείη δακνῶδες αὐτῷ, μένειν οὐ δυνήσεται κατὰ τοὺς πόρους, ἀλλ' ἐκκριθήσεται ῥᾳδίως, ἢ περιτῆξάν τι τῶν μορίων, ἢ πάντως ἐπισπασάμενον ἐκ τοῦ βάθους ὑγρότητα. δῆλον δὲ

agentia, laxare affolent. At Theffalus fereque fequaces ejus univerfi ficut in aliis multis, ita in et his appellationes fimul cum rebus confundunt, quicquid obvium eft, citra ullam examinationem confcribentes. Quamobrem ubi quae in manibus funt abfolverimus, neceffe nobis forfan fuerit aliquando in eos ftilum convertere. In praefenti autem quod dicta continuo fequitur perfequamur, rurfum fumpto principio ab iis medicamentis quae vocantur emplaflica, quia faepe jam ante et de iis diximus. Breviter ergo emplafticum medicamentum eft quod tenaciter corporis poris five meatibus illitum inhaeret. Porro abunde dictum eft nobis de pororum quos nos ftatuimus natura in libris De temperamentis. Demonftratum autem eft et in libro hunc praecedente mordacitate vacare omnino debere medicamentum emplafticum; nam fi qua illi inerit mordacitas, haerere in poris non poterit, fed omnino facile excernetur, aut partium aliquam liquando, aut certe humorem aliquem ex alto

ΤΩΝ ΑΠΛΩΝ ΦΑΡΜΑΚΩΝ ΒΙΒΛΙΟΝ Ε. 743

Ed. Chart. XIII. [125. 126.]   Ed. Baf. II. (60.)

ὡς καὶ τῇ συστάσει γεῶδες, ἢ γλίσχρον γε πάντως εἶναι
χρὴ τὸ ἐμπλαστικόν.

Κεφ. ιβ'. [126] Ἀλλὰ περὶ μὲν τούτων καὶ πρό-
σθεν αὐτάρκως εἴρηται. τὸ δ᾽ ἐναντίον αὐτῷ λέγοιτο μὲν
ἂν ἐκκαθαρτικὸν, ἢ ἐκφρακτικὸν τῶν πόρων, ὥσπερ γε καὶ
αὐτὸ τὸ ἐμπλαστικὸν οὐκ ἐμπλαστικὸν μόνον, ἀλλὰ καὶ
ἐμφρακτικόν. εἴη δ᾽ ἂν ὥσπερ τοῖς ἔργοις ἐναντίον, οὕτω καὶ
τῇ φύσει τοῦ σώματος οὔτε γλίσχρον οὔτε ἄδηκτον, ἀλλὰ
νιτρῶδές τε καὶ λεπτομερές. ἐν γὰρ δὴ τῷ μᾶλλόν τε καὶ
ἧττον ἀλλήλων διαφέρει, τῷ γένει τῆς οὐσίας οὐ διαφέ-
ροντα, τά τ᾽ ἐμπλαστικὰ τῶν ῥύπον ἐπιτρεφόντων καὶ
τὰ τῶν πόρων ἀνακαθαρτικὰ τῶν ῥυπτικῶν. ὅσα μὲν γὰρ
τὸν ἐπιπολῆς ἀφαιρεῖ ῥύπον, εἴτ᾽ οὖν ἕλκῶν εἴτε καὶ τοῦ
δέρματος αὐτοῦ, ῥυπτικὰ προσαγορεύεται· τὰ δὲ καὶ τοὺς
πόρους ἐκκαθαίροντα λεπτομερέστερά τέ ἐστιν τούτων καὶ
τοῖς ἐμπλαστικοῖς ἐναντία, καὶ διὰ τοῦτο ἐκφρακτικά τε καὶ
καθαρτικὰ τῶν πόρων ὀνομάζεται. ἔστι δὲ ταῦτα νιτρώδη τε
καὶ πικρά, καὶ κατὰ μὲν τοῦ δέρματος ἔξωθεν ἐπιτιθέμενα

attrahendo. Sed et illud fatis conftat, terrenae confiften-
tiae, aut vifcofum effe oportere emplafticum.

Cap. XII. Sed de iftis fupra abunde dictum eft.
Quod vero illi contrarium eft, dici queat poros repurgans
et infarctu liberans, ficut et ipfum emplafticum non modo
emplafticum dicitur, fed et emphracticum, id eft *infaroiens.*
Fuerit autem id ficut effectu contrarium, ita et corporis na-
tura neque vifcofum neque mordacitatis expers, fed ni-
trofum et fubtile. Nam in ratione majoris ac minoris inter
fe differunt, fubftantiae genere minime diverfa, tum em-
plaftica ab iis quae fordem nutriunt, tum poros repurgan-
tia ab extergentibus. Nam quae in fuperficie fordem aufe-
runt, five in cute, five in ulceribus ea extergentia, rhyptica
nominantur. Quae vero poros etiam expurgant, ea fubti-
liorum his partium funt et emplafticis contraria, proinde
pororum infarctu liberantia et expurgantia appellantur;
funt autem haec tum nitrofa tum amara. Atque cuti exti-

τὴν νιτρώδη ποιότητα μόνον ἀκριβῆ κεκτῆσθαι δεῖται πρὸς
τὸ δύνασθαι δρᾶν ἅπερ εἴρηται, εἴσω δὲ τοῦ σώματος λαμ-
βανόμενα, κἂν εἰ στύψεώς τι μετέχῃ, δύναιτ᾽ ἂν εἶναι καὶ οὕ-
τως ἔτι καθαρτικά τε καὶ διαῤῥυπτικὰ τῶν μειζόνων πόρων,
οἷοίπερ κἂν τοῖς ἀγγείοις εἰσίν. ἔξωθεν μὲν γὰρ ἡ σμικρότης
τῶν πόρων ὑπὸ τῆς στύψεως τυφλοῦσθαι φθάνουσα, πρὶν
ἐκκαθαρθῆναι καλῶς, οὔτε παραδέχεται τοὐντεῦθεν ἔτι τὴν
ῥυπτικὴν οὐσίαν εἰς τὸ βάθος οὔτ᾽ ἐκκαθαίρεται. τὰ δὲ κατὰ
τὴν γαστέρα μόρια πάντα καὶ τὰ καθ᾽ ἧπαρ καὶ σπλῆνα καὶ
τἄλλα πάντα σπλάγχνα μεγίστους ἔχοντα πόρους ἐν αὑτοῖς
εἰς ῥώμην τῶν ἀγγείων ὠφελεῖται πλέον ἢ εἰς τὴν τῶν στο-
μάτων σμικρότητα βλάπτεται. καὶ διὰ τοῦτο ἔνδοθεν μὲν
ἀψίνθιον διακαθαίρειν πέφυκεν, ἔξι θεν δ᾽ οὔ. σύνθετον δὲ
ὑπάρχει, ὡς εἴρηται πρόσθεν, ἐκ πικρᾶς καὶ στρυφνῆς δυνά-
μεως· οὐκοῦν οὐδὲ τὰ κατὰ μέρος δέομαι προσγράφειν οὐδὲν
τῶν τοιούτων φαρμάκων. ὅσα γὰρ ἂν εὑρίσκῃς νιτρώδη καὶ
πικρά, ταῦτ᾽ ἐκκαθαίρειν ἴσθι δυνάμενα τοὺς πόρους πάντας·
ῥύπον δὲ ἕλκων, ἢ καὶ τοῦ δέρματος, οὐ ταῦτα μόνον, ἀλλὰ

mae impofita folam nitrofam qualitatem poffideant exactam
eft opus ad ea peragenda, quae dicta funt, at intro in cor-
pus affumpta, etiamfi adjuncta fit quaedam adftrictio, poffint
tamen fic quoque magnos purgare abftergereque meatus, cu-
jusmodi funt in vafis. Nam foris meatuum exiguitas prius
ab aftrictione occlufa quam probe queat expurgari, non
etiam inde in altum abftergentem fubftantiam recipit, nec
expurgatur; at quae circa ventrem funt partes omnes, quae-
que in jecinore, liene aliisque omnibus vifceribus, quum
maximos in fe meatus habeant, majus accipiunt commodum
ex vaforum coeroboratione quam propter ofculorum exi-
guitatem laedantur. Proin intus abfinthium repurgare
poteft, foris non poteft, quippe quod compofitum eft, ut
fupra dixi, ex amara acerbaque facultate. Quamobrem ejus
generis medicamenta particulatim ut perfequar non eft ne-
ceffe. Quaecunque enim repereris nitrofa et amara, ea ad
purgandos meatus omnes valere noveris. At cutis univer-
fae ac ulcerum fordes non haec tantum, fed viribus minora

ΤΩΝ ΑΠΛΩΝ ΦΑΡΜΑΚΩΝ ΒΙΒΛΙΟΝ Ε.   745

Ed. Chart. XIII. [126.]   Ed. Baf. II. (60. 61.)

καὶ τὰ μετριώτερα ταῖς δυνάμεσιν ἀφαιρεῖν πέφυκεν, οἷάπερ
ἐστὶ τὰ λεπτομερῆ γλυκέα, καθάπερ τὸ μέλι καὶ τῶν σιτη-
ρῶν σπερμάτων ἔνια, καθάπερ ὄροβοι καὶ κύαμοι καὶ κρι-
θαὶ καὶ θέρμοι. καίτοι κἂν τούτοις αὐτοῖς τὸ μὲν τῶν
κυάμων καὶ τῶν κριθῶν ἄλευρον ἀπορύπτει μόνον, οὐ μὴν
ἐκφράττει γε τοὺς πόρους. τὸ δὲ (61) τῶν ὀρόβων τε καὶ
θέρμων, καὶ μάλισθ᾽ ὅταν ὦσι πικροὶ, πρὸς τὸ ῥύπτειν ἤδη
τι καὶ τῶν πόρων ἐκκαθαρτικὸν ἔχει. παραπλήσιον δὲ καὶ
τοῖς ἀμυγδάλοις συμβέβηκεν. καὶ γὰρ καὶ τούτων ὅσα μέν
ἐστι πικρὰ, καὶ ῥύπτει καὶ διακαθαίρει τοὺς πόρους, ὅσα δὲ
ἐδώδιμα, ῥύπτει μὲν, οὐκ ἐκφράττει δέ. τὸ μέντοι τῆς ἀκα-
λήφης σπέρμα καθαίρει τοὺς πόρους ὁμοίως τοῖς πικροῖς
ὀρόβοις τε καὶ ἀμυγδάλοις. ἐκ ταὐτοῦ δ᾽ ἐστὶ γένους δη-
λονότι καὶ ἡ σκίλλα καὶ ἡ ἶρις, ὅσα τ᾽ ἄλλα, καθάπερ εἴρηται,
κρατοῦσαν ἐν ἑαυτοῖς ἔχει τὴν πικρὰν ποιότητα. καὶ γὰρ καὶ
τὸ νίτρον αὐτὸ καθ᾽ ἑαυτὸ καὶ τὸ ἀφρόνιτρον ὅ τ᾽ ἀφρὸς
τοῦ νίτρου καὶ τὸ σέριφον καὶ τὸ ἀβρότονον, ὅσα τ᾽ ἄλλα
τοιαῦτα σὺν ἐδέσμασί τε καὶ πόμασι λαμβανόμενα τῆς αὐτῆς
ἐστι δυνάμεως. εὐθὺς δὲ τούτοις ὑπάρχει πᾶσι καὶ λεπτυν-
τικοῖς εἶναι παχέων τε καὶ γλίσχρων χυμῶν, ὥσπερ τοῖς ἐμ-

auferre poffunt, qualia funt dulcia, quae tenuium funt par-
tium, puta mel et ex cerealibus feminibus quaedam, ut
ervum, fabae, hordeum, lupini; quanquam in ipfis faba-
cea hordeaceaque farina tantum extergit, non etiam mea-
tus farctu liberat, ervi autem et lupinorum potiffimum, fi
amara fuerint, fupra quam quod extergunt nonnihil quoque
meatus purgare valent. Simile quiddam amygdalis accidit;
nam et horum ipforum ea quae amara funt et detergunt et
meatus expurgant, quae vero edendo funt, detergunt qui-
dem, non tamen infarctu liberant. Quin et urticae femen
non fecus atque ervum amygdalaque amara meatus pur-
gat. Ex eodem genere fcilicet funt fcilla et iris et quaecun-
que alia vincentem in fe qualitatem amaram poffident. Si-
quidem nitrum ipfum per fe et fpuma nitri et feriphon et
abrotonum et id genus reliqua, cum cibo potuque affumpta
eandem vim obtinent. Protinus enim his ineft ut craffos

Ed. Chart. XIII. [126. 127.]   Ed. Baf. II. (61.)
πλαστικοῖς ἅπασι, παχεῖς καὶ γλίσχρους ἐργάζεσθαι τοὺς
κατὰ τὸ σῶμα τοῦ ἀνθρώπου χυμούς. [127] ὥστ᾽ οὐδὲ τῶν
ἐκ θώρακός τε καὶ πνεύμονος ἤτοι φλεγματωδῶν, ἢ γλί-
σχρων, ἢ πύου τμητικώτερα καὶ λεπτυντικώτερα καὶ πρὸς
τὴν ἀναγωγὴν ἐπιτηδειότερα δύναιο ἂν εὑρεῖν ἕτερα πρὸ
τούτων φάρμακα. τοῖς δ᾽ αὐτοῖς τούτοις καὶ τὰς καθ᾽
ἧπαρ ἐμφράξεις ἐκκαθαίρειν ὑπάρχει καὶ τὰς κατὰ σπλῆνα
τὰς μετρίας· αἱ δ᾽ ἰσχυρότεραι σφοδροτέρων φαρμάκων προς-
δέονται, καππάρεως φλοιοῦ καὶ μυρίκης ῥιζῶν, σκολοπεν-
δρίου τε καὶ σκίλλης καὶ τῆς δι᾽ αὐτὸ δὴ τοῦτο προσαγο-
ρευομένης ἀσπλήνου πόας. διαφόρως δὲ καὶ αὐτοῖς τούτοις
ἐστὶ χρηστέον ἐφ᾽ ἑκάστου τῶν σπλάγχνων· ἐπὶ μὲν ἥπα-
τος αὐτοῖς καθ᾽ ἑαυτὰ μόνοις, ἐπὶ δὲ σπληνὸς ὄξει μιγνύν-
τας ἢ ἐναφέψοντας, ἐπὶ δὲ τῶν κατὰ θώρακα καὶ πνεύ-
μονα καὶ μελικράτῳ καὶ πτισάνῃ καὶ ὀξυμέλιτι καὶ τῶν
οἴνων τοῖς γλυκέσιν. ἔστι δὲ καὶ ταῦτα τῆς θεραπευτικῆς
ἤδη μεθόδου· διὸ καὶ παρίημι τό γε νῦν ἔχον τοὺς ὑπὲρ
αὐτῶν λογισμούς. ἔν τε γὰρ ἐκείνῃ τῇ πραγματείᾳ κἂν
τῇ περὶ συνθέσεως φαρμάκων εἰρήσονται.

lentosque humores extenuandi vim obtineant, ficut empla-
ſticis omnibus craſſos lentosque corporis ſuccos reddendi.
Quamobrem lentis ac pituitoſis thoracis pulmonisque humo-
ribus aut puri et incidendis et extenuandis et educendis
aptiora invenire alia prae iſtis medicamenta nequeas.   Iis-
dem iſtis et jecinoris obſtructiones expurges et modicas
etiam lienis; nam quae majores ſunt, vehementiora deſide-
rant, nempe capparis corticem, radices tamaricis, ſcolo-
pendrium et ſcillam et eam, quae id ipſum nomine repraе-
ſentat, aſplenos appellata.   Sed tamеn iſtis utendum in
quoque viſcerum eſt, ad jecur ipſis per ſeſe duntaxat, ad
lienem vero mixtis aceto, aut ei incoctis, ad thoracem
pulmonemque melicrato, ptiſanѕe, oxymeliti, aut dul-
cium vinorum cuipiam.   Sed haec ad curandi pertinent
methodum, proinde in praeſens rationibus ea confirmare
omitto.   Nam et in illo opere et in alio quod de compo-
nendis medicamentis inſcribetur eas explicabo.

Κεφ. ιγ΄. Ἅπερ δ᾽ ἐστὶν ἀναγκαῖον ἔτι προσεπιση-
μήνασθαί με τοῖς λεγομένοις εἰρήσεται μόνον, ὡς ἐπειδὰν
πλέονα οὔρησιν κινῆσαι βουληθῶμεν, οὐ πάνυ τι τοῖς εἰρη-
μένοις φαρμάκοις χρηστέον ἐστὶν, ἀλλὰ τοῖς δριμυτέροις τε
ἅμα καὶ μᾶλλον θερμαίνουσιν. εἴρηται γὰρ ἔμπροσθεν ὡς
τὸ δριμὺ πᾶν θερμόν ἐστιν. ἔστι δὲ τοιαῦτα σελίνου σπέρ-
μα καὶ πετροσελίνου καὶ μαράθρου καὶ δαύκου καὶ ἀγριο-
σελίνου καὶ σμυρνίου, καὶ δὴ καὶ τὸ σέσελι καὶ τὸ ἄμμι καὶ
τὸ φοῦ καὶ τὸ μέον, ἄσαρόν τε καὶ ἄκορον, ἐφ᾽ ὧν οὐ λε-
πτύνεται μόνον, ἀλλὰ καὶ χεῖται καὶ διακρίνεται τὸ αἷμα
παραπλησίως τῷ γάλακτι, τοῦ μὲν ὀρρώδους καὶ λεπτοῦ
ἀποχωριζομένου καθ᾽ ἑαυτὸ, τοῦ δ᾽ αὖ παχυτέρου συνιστα-
μένου τε πρὸς ἑαυτὸ καὶ ἀκριβῶς ἑνουμένου. πρὸς γὰρ δὴ
τὸ ῥᾳδίως ἐπισπᾶσθαι τοὺς νεφροὺς οὖον ὑδατῶδές τ᾽ ἐστὶ
καὶ λεπτὸν καὶ ὀρρῶδες ἐν αἵματι ταῦτ᾽ ἄμφω συντελεῖ,
χύσις μὲν αὐτοῦ τοῦ αἵματος ὅλου τὸ πρῶτον, ἐφεξῆς δ᾽
αὐτῇ διάκρισις, ὧν οὐδὲν ἄνευ θερμότητος ἰσχυρᾶς ἐνδέχε-
ται γενέσθαι. καὶ διὰ τοῦτο ταῖς ἐκ τοῦ θώρακος ἀναπτύ-
σεσιν τοῦ πύου τὰ τοιαῦτα πάντα ἀντιπράττει. φύσις γὰρ

Cap. XIII. Porro quae neceſſe eſt ut dictis adji-
ciam, ea duntaxat expromam, nempe quum plurimam mo-
vere urinam volumus, non admodum dictis utendum phar-
macis, ſed quae acriora ſunt et magis calefaciunt, dictum
ſiquidem ſupra eſt, acre omne eſſe calidum. Ejus generis
ſunt ſemen apii, petroſelini, foeniculi, dauci, agrioſelini,
ſmyrnii et ſane ipſum quoque feſeli et ammi et phu et
meon et aſaron et acoron, a quibus ſanguis non extenuatur
duntaxat, ſed et funditur ac ſecernitur non ſecus atque
lac quod coagulatur, ſeroſo videlicet et tenui ſeroſum ſe-
gregato, craſſo vero in ſeſe coëunte. Siquidem quo facilli-
me ad ſe attrahunt renes, quod in ſanguine aqueum tenue-
que ac ſeroſum eſt, utraque haec conferunt, nempe totius
ſanguinis primum fuſio, deinde ſegregatio, quorum neutrum
absque valido calore peragi queat. Quamobrem puris ex
thorace expuitioni ea omnia adverſa ſunt, quippe quum
natura eorum ſit tum calefactoria exiccatoriaque, tum etiam

Ed. Chart. XIII. [127.]   Ed. Baf. II. (61.)

αὐτῶν, ὡς εἴρηται νυνὶ, θερμαντική τε καὶ ξηραντικὴ καὶ
προσέτι συνακτική τε καὶ διακριτικὴ, συναγομένου μὲν εἰς
ταὐτὸ τοῦ παχέος, ἀποκρινομένου δὲ καὶ διακρινομένου κατὰ
τὴν τοῦδε σύνοδον ὅσον ἂν ὀῤῥῶδές τε καὶ λεπτὸν ἐμφέ-
ρηται τῷ αἵματι. τοῦτο μὲν οὖν οἱ νεφροὶ φθάνουσιν ἐφ᾽
ἑαυτοὺς ἕλκοντες, τὸ δὲ συνιστάμενόν τε καὶ ἀποξηραινόμε-
νον οὐκέτι εὐπετῶς ἀναπτύεται. καὶ διὰ τοῦτο, καθάπερ
ἀρτίως ἐλέχθη, τμητικὸν μὲν εἶναι χρὴ τὸ τοιοῦτον φάρμα-
κον, οὐ μὴν ἐπιφανῶς γε θερμὸν, ἵνα μὴ ξηραίνῃ σφοδρῶς,
δίδοσθαί τε σὺν τοῖς ὑγραίνουσι ῥοφήμασί τε καὶ πόμασι
τῆς αὐτῆς χρείας ἕνεκα. τὰ μέντοι τοὺς νεφροὺς ἐκκαθαί-
ροντα τμητικὰ μὲν ὁμοίως ἐστὶ, δεῖ δ᾽ εἰς οὐδὲν ὑγρότητος
δαψιλοῦς. ὅσα δὲ τὰς ἐν αὐτοῖς πωρώδεις συστάσεις ἐπι-
τήδεια τέμνειν ἐστὶν, τμητικὰ μὲν ἱκανῶς ὑπάρχει καὶ ταῦτα,
θερμότητος δ᾽ ἥκιστα μετέχει· συνίστησι γὰρ ἀποξηραίνουσα
τὸν πῶρον ἡ θερμότης, οὐ τέμνει καὶ διαιρεῖ. τὰ δ᾽ ἧττον
θερμὰ μετὰ τοῦ τέμνειν δύνασθαι βελτίω, καθάπερ αἵ τε
ῥίζαι τῶν βασιλικῶν ὀνομαζομένων ἀσπαράγων, αἵ τε τοῦ
βάτου, καὶ τὸ κέστρον καὶ τὸ πόλιον, ὠχρά τε καὶ ὕαλος ἡ

ooactoria et fecretoria. Cogitur quidem in fefe quod craf-
fum eft, excernitur vero ac fecernitur in ipfo coactu quod
in fanguine ferofum ac tenue defertur, atque hoc ad fefe
trahere renes antevertunt, quod vero coactum eft atque
exiccatum, haud etiam facile expuitur. Proinde, ut modo
dixi, incidendi vim habeat ejusmodi medicamentum oportet,
fed non tamen infigniter calidam, ne videlicet valide deficc-
cet, ac ejusdem profecto commoditatis gratia cum forbitio-
nibus potionibusque humectantibus exhiberi poftulat; at
quae renes expurgant et ipfa quidem incidentia funt, verum
larga humiditate non indigent. Porro quae callofas, five
tophaceas confiftentias incidere funt idonea, et ipfa utique
admodum incidunt, fed minimum caloris poffident, quan-
doquidem caliditas porum exiccando contrahit, non incidit,
neque dividit. At quae minus funt calida, cum hoc quod
incidere valeant meliora quoque funt, velut radices regio-
rum afparagorum et rubi et betonica et polium, tum ochra

κεκαυμένη, καὶ τὸ διὰ τῆς σκίλλης ὄξος, ὅσα τ᾽ ἄλλα τοι-
αῦτα. [128] Θεσσαλὸς δ᾽ ὁ σκαιότατος ὥσπερ εἰς τἄλλα
τῆς τέχνης ὑβρίζει πλημμελῶς, οὕτω καὶ ταῦτα διασύρειν
ἐπιχειρεῖ, μηδὲν εἶναι νομίζων φάρμακον ἰδίως ἡπατικὸν, ἢ
νεφριτικὸν, ἢ πλευριτικόν.

Κεφ. ιδ'. Ἀλλὰ τὰ μὲν ἐκείνου πλημμελήματα δι᾽
ἑτέρων γραμμάτων ἐπεδείξαμεν· ἐν δὲ τῷ παρόντι λόγῳ τὰς
ὑπολοίπους τῶν ἁπλῶν φαρμάκων ἐξηγησόμεθα δυνάμεις,
ἀπὸ τῶν ἀραιωτικῶν τε καὶ ἀναστομωτικῶν αὖθις ἀρξά-
μενοι. δοκεῖ γὰρ δὴ καὶ ταῦτα πλησιάζειν μέν πως τοῖς
προειρημένοις, ὅσα ῥύπτειν καὶ τέμνειν ἐκφράττειν τε καὶ
διαιρεῖν ἔφαμεν, οὐ μὴν πάντῃ γε ὡμοιῶσθαι. πρῶτον μὲν
οὖν καὶ τούτων τὰς ἐννοίας διοριστέον, εἶθ᾽ οὕτως τὰς οὐ-
σίας ζητητέον. ὅσα μὲν δὴ τοὺς κατὰ τὸ δέρμα πόρους
ἀνοίγνυσιν ἀραιωτικὰ προσαγορεύουσιν, ὅσα δὲ τὰ στόματα
τῶν ἀγγείων, ἀναστομωτικά. καὶ δὴ καὶ τῶν ἐναντίων αὐ-
τοῖς, εἰ μέν τι συνάγει τοὺς πόρους, πυκνωτικὸν ὀνομάζου-
σιν, εἰ δέ τι κλείει τὸ στόμιον, ἰδίῳ μὲν οὐκέτι προσαγο-

et vitrum uſtum et ex ſcilla confectum acetum et quae ſunt
ejus generis. At Theſſalus inſulſiſſimus atque imperitiſſi-
mus ſicut pleraque alia artis contumeliis ac probris immerito
afficit, ita et haec quoque diſcerpere contendit, nullum eſſe
medicamentum cenſens quod proprie ſit aut hepaticum,
aut nephriticum, aut pleuriticum.

Cap. XIV. Sed illius errores aliis libris detexi. In
praeſenti autem libro reliquas ſimplicium medicamentorum
facultates ediſſeram, exordio rurſus ab aperientibus ac ra-
refacientibus deſumpto. Videntur enim et haec quodam
ſane modo jam dictis eſſe vicina, nempe quae extergere, in-
cidere, obſtructiones tollere, dividereque diximus, quan-
quam non undequaque eſſe ſimilia. Sane et horum ante
omnia diſtinguenda notio eſt, ac ſic inquirenda ſubſtantia.
Quae cutis meatus referant rarefacientia dicimus, quae vero
vaſorum oſcula, aperientia. Quin et illis contrariorum, ſi
quod poros contrahit, condenſans appellitant, ſi quod autem
oſculum occludit, haud etiam proprio deſignant nomine, ſed

Ed. Chart. XIII. [128.]   Ed. Baf. II. (61.)

ρεύουσιν ὀνόματι, γενικωτέροις δέ τισι συνάγον τε καὶ κλεῖον
καὶ σφίγγον καὶ στεγνοῦν ὀνομάζοντες, ἡ δὲ φύσις ἑκατέρων
ἐστὶν τῶν μὲν ἀραιωτικῶν μετρίως θερμὴ καὶ ἥκιστα ξη-
ραίνουσα καὶ λεπτομερὴς, ' τῶν δ' ἀναστομωτικῶν παχυμε-
ρὴς, δριμεῖα καὶ δηκτική· τῶν δ' ἐναντίων αὐτοῖς ἡ μὲν
πυκνωτικὴ ψυκτικὴ μὲν, οὐ μὴν οὔτε γεώδης οὔτε ἀερώδης,
ἀλλ' ὑδατώδης μᾶλλον, ἡ δὲ τὰς ἀναστομώσεις κλείουσα πα-
χυμερὴς, ψυχρά. παράδειγμα δὲ τούτων· ἀραιωτικῆς μὲν φύ-
σεως χαμαίμηλόν τε καὶ ἀλθαία καὶ τὸ δι' αὐτῶν ἔλαιον,
οὐχ ἥκιστα δὲ καὶ τὸ διὰ τῶν ἀγρίων σικύων. ἀλλὰ καὶ
τὸ παλαιὸν καὶ τὸ κίκινον καὶ τὸ ῥαφάνινον ἔλαιον ἐκ
τῆς αὐτῆς ἐστιν ἰδέας. ἀναστομωτικῆς δὲ δυνάμεως ὅσα
δριμέα τέ ἐστιν καὶ γεώδη πάντα, κυκλάμινος, σκόροδα,
κρόμμυα, τῶν ταύρων αἱ χολαί. τῶν μύρων ἁπάντων πα-
χυμερῶν τε ἅμα καὶ θερμῶν αἱ ὑποστάσεις, οἷόν περ καὶ τὸ
ἴρινόν ἐστιν καὶ τὸ ἀμαράκινον, ἃ δὴ καὶ τὰς τυφλωθείσας
αἱμοῤῥοΐδας ἀναστομοῖ. τὰ δέ γε τὸ τῆς μήτρας στόμιον
ὑπὸ φλεγμονῆς τινος ἢ ξηρότητος ἢ σκίῤῥου μεμυκὸς ἀνα-

generalioribus quibusdam et contrahens, occludens, con-
ftringens, atque obftruens nominant. Porro utriusque na-
tura fic habet, rarefacientium quidem tum modice calida eft,
tum minime deficcans, tum tenuium partium, aperientium
vero tum craffarum partium, tum acris ac mordax. His
porro contrariorum condenfantium quidem frigida fane, fed
non terrea, neque aërea, fed potius aquea, eorum autem
quae apertiones five anaftomofeis occludunt, craffarum par-
tium et frigida. Exempla horum funt, rarefacientis quidem
naturae chamaemelum et althaea et quod ex ipfis praepara-
tur oleum, nec minus quod ex agreftibus conficitur cucu-
meribus, quin et vetus et cicinum et raphaninum oleum ex
eadem funt nota. Aperientis vero facultatis quaecunque
omnia acria funt fimulque terrena, cyclaminus, allia, caepe,
fel taurinum, unguentorumque omnium fubfidentiae, quae
fimul craffarum funt partium et calida, cujusmodi eft iri-
num et amaracinum, quae utique et occaecatas aperiunt
haemorrhoidas. Porro quae uteri os a phlegmone, aut

στομοῦν λεγόμενα κατὰ συμβεβηκὸς ἂν, οὐ πρώτως οὐδὲ
καθ᾽ ἑαυτὰ τοιαῦτα ἂν εἴη τινὸς δυνάμεως, ὥσπερ οὐδ᾽
ὅσα μεμυκότων ὑπὸ φλεγμονῆς ἤτοι χειλῶν ἢ βλεφάρων ἢ
μυκτήρων ἢ φάρυγγος ἢ πόσθης ἢ ἕδρας ἤ τινος ἑτέρου
τοιούτου στόματος ὀργάνου τὴν φλεγμονὴν ἰασάμενα, καὶ
τὴν μύσιν ἐπηνωρθώσαντο. καὶ γὰρ καὶ ταῦτα φλεγμονῆς
εἶναι λυτικὰ λέγοιντ᾽ ἂν, ἀναστομωτικὰ δ᾽ οὐδαμῶς ἁμαρ-
τάνει δ᾽ ἐν αὐτοῖς ὁ Διοσκουρίδης, ἀναστομωτικῆς ἐνίοτε
λέγων εἶναι δυνάμεως ἤτοι χαλαστικόν τι φάρμακον ἢ
μαλακτικὸν ἢ ὑγραντικὸν ἢ φλεγμονῆς λυτικόν. αἱ μὲν δὴ
τῶν ἀραιωτικῶν τε καὶ τῶν ἀναστομωτικῶν οὐσίαι τοιαίδε.
(62) τῶν δ᾽ ἐναντίων αὐταῖς ἡ μὲν τῶν πυκνωτικῶν ὕδα-
τός τέ ἐστι τοῦ ψυχροῦ καὶ ἀειζώου καὶ ἀνδράχνης καὶ
τριβόλου χλωροῦ καὶ ψυλλίου καὶ τῆς πόας ἣν μυὸς ὦτα
προσαγορεύουσιν, καὶ φακοῦ τοῦ ἀπὸ τῶν τελμάτων, καὶ
ἁπλῶς εἰπεῖν ὅσα ψύχει μὴ στύφοντα. διὸ καὶ μανδραγό-
ρας καὶ [129] κώνειον, ὑοσκύαμός τε καὶ μήκων, αὐτὰς δὲ
λέγω νῦν τὰς πόας, εἰ μὲν μετρίως τις χρήσαιτο, πυκνωτι-

scirrho, aut ariditate occlufum aperire dicuntur, ex acci-
denti, non autem primario et per fe ejusmodi habere facultat-
tem cenfentur, velut nec ea quae labiorum a phlegmone
occluforum, aut genarum, aut narium, aut gutturis, aut
praeputii, aut fedis, aut alterius ejusmodi ofculi inftrumenti
phlegmonem fanant, atque occlufionem corrigunt, ea nam-
que phlegmonem folvere dici poffint, haudquaquam ape-
rientia, five anaftomotica. Peccat fane in iftis Diofcorides,
nonnunquam aperientis inquiens facultatis medicamentum
quod laxat, aut emollit, aut humectat, aut phlegmonem
folvit. Atque rarefacientium et aperientium ejusmodi funt
effentiae. At eorum quae ipfis contraria funt condenfan-
tium quidem aquae eft frigidae, fempervivi, portulacae,
tribuli viridis, pfyllii, herbae quam muris aurem vocitant,
lenticulae paluftris, et, ut femel dicam, quaecunque refrige-
rant, fed non adftringunt. Proinde et mandragora, cicuta,
altercum, papaver, ipfas nunc dico herbas, fi quis modice

Ed. Chart. XIII. [129.]   Ed. Baf. II. (62.)

καὶ ταῖς δυνάμεσιν ὑπάρχουσιν· εἰ δ᾽ ἐπὶ πλέον, οὐ πυ-
κνωτικαὶ μόνον, ἀλλ᾽ ἤδη καὶ ναρκωτικαί· εἰ δ᾽ ἐπὶ πλεῖ-
στον, οὐκέτι ναρκωτικαὶ μόνον, ἀλλ᾽ ἤδη καὶ νεκρωτικαί.
ἡ δὲ τῶν ἐναντίων τοῖς ἀναστομωτικοῖς οὐσία, παχυμερὴς
οὖσα καὶ ψυχρὰ, τῶν στυφόντων ἁπάντων ἐστὶ χωρὶς ἐπὶ
μίκτον δριμύτητος. εἴρηται δὲ τῆς ὕλης αὐτῶν ἱκανὰ παρα-
δείγματα κατὰ τὸ δ᾽ γράμμα, δι᾽ οὗ καὶ τὴν οὐσίαν ἐξή-
γημαι τῶν τοιούτων φαρμάκων, γεώδη καὶ ψυχρὰν οὖσαν.
οὐκοῦν ἔτι θαυμαστὸν οὐδὲν, εἰ μόνη συνάγειν καὶ κλείειν
πέφυκε τὰ παρὰ φύσιν ἀναπεπταμένα τῶν ἀγγείων στό-
ματα· μόνη γὰρ αὐτῇ πάνθ᾽ ὅσα δεῖται τὰ συναχθησόμενα
πάρεστι, διὰ μὲν τὸ παχυμερὲς τῆς συστάσεως ἔξωθεν μὲν
προσπιπτούσῃ, διεξέρχεσθαι δὲ τοὺς λεπτοὺς πόρους ἀδυνα-
τούσῃ, διά τε τὴν ψύξιν εἴσω τε πιλούσῃ καὶ συναγούσῃ
πανταχόθεν εἰς ἑαυτὰ τὰ πλησιάζοντα· διότι δὲ ξηραίνει,
τοιοῦτον γὰρ ἐδείχθη πᾶν τὸ στῦφον, ἐκβοσκουμένη τε τὴν
ἰκμάδα καὶ τονοῦσα τὸ μόριον. ἀλλ᾽ εἴπερ ἅπαντα συνέλθῃ
ταῦτα, κλεισθήσεται τὸ στόμιον ὡς ὑπὸ δακτύλων τινῶν

utatur, condenfandi vim obtinent, fin liberalius, non modo
condenfandi, fed et obftupefaciendi, fi vero etiam plurimum,
non tantum obftupefaciendi, fed et enecandi. At eorum
quae aperientibus adverfantur fubftantia quum fit craffarum
partium et frigida, aftringentium eft omnium, quae quidem
admixtam non habent acrimoniam. Quorum fane materiae
abunde multa pofuimus in quarto hujus exempla, in quo et
effentiam ejusmodi medicamentorum terrenam frigidamque
expofuimus. Mirum ergo videri non debet, fi fola contra-
here occludereque poffit aperta praeter naturam vaforum
ofcula, foli enim huic quaecunque requirant ea, quae con-
trahi debent, omnia adfunt, nimirum quae confiftentiae craf-
fitie foris incumbat, nec parvos meatus penetrare poffit, tum
frigiditate fua intro premat, atque undequaque in fefe con-
tacta vicinaque corpora cogat ac contrahat, ac proinde
quod deficcet, ejusmodi enim effe oftenfum eft quicquid
aftringit, humorem depafcatur et partem roboret. Itaque
fi haec omnia conveniant, ofculum claudetur ceu a manibus

ἔξωθεν τῶν μορίων τῆς στυφούσης οὐσίας συναγομενον. ὅσα
δὲ τῶν φαρμάκων ψυχρὰ μέν ἐστιν ἢ ὁμοίως ἢ μᾶλλον, ὑδα-
τώδη δ᾽ ἐστὶ ταῖς οὐσίαις, ἀσθενῶς τὰ τοιαῦτα καὶ συνά-
γει τε καὶ σφίγγει διὰ μαλακότητα. δεῖται γὰρ τινος ἰσχύος
ἀντιβατικῆς καὶ σκληρᾶς ἅπαν τὸ μέλλον πιλήσειν τε καὶ
συνάξειν ὁτιοῦν ἰσχυρῶς, ἣν οὐκ ἔχοντα τὰ ὑδατωδέστερα
ταῖς οὐσίαις φάρμακα τοὺς μὲν λεπτοὺς πόρους ἐν ἑκάστῳ
σώματι συνάγει καὶ πυκνοῖ, τὸ δ᾽ ὅλον ὄργανον ἀδυνατεῖ
σφίγξαι πανταχόθεν, ὥστ᾽ εὐλόγως τὰ τοιαῦτα πυκνωτικὰ
μέν ἐστι, στεγνωτικὰ δὲ οὐκ ἔστιν. ἄκουε δέ μου νῦν στε-
γνωτικὰ λέγοντος ὅσα τὰς αἰσθητικὰς ἐκκρίσεις ἐπέχει. καὶ
γὰρ τὸ στεγνωτικὸν σῶμα, τὸ στέγον ἐν αὐτῷ καὶ μηδὲν
ἔξω μεθιὲν αἰσθητῶς, ὑπὸ τῶν Ἑλλήνων προσηγόρευται
στεγνόν. ταυτὶ μὲν οὖν τοιαῦτα ταῖς κράσεσί τ᾽ ἐστὶ καὶ
ταῖς δυνάμεσιν· τὰ δὲ ἀραιωτικὰ θερμαίνει μὲν πάντως·
οὐδὲ γὰρ ἂν ἄλλως δύναιτο διαχέαι τε ἅμα καὶ χαλάσαι τὴν
οὐσίαν, οἷς ἔπεται τὸ καὶ τοὺς πόρους εὐρυνθῆναι· χρὴ

foris, ipſis nimirum aſtringentis ſubſtantiae partibus contra-
ctum. Ea vero medicamenta quae frigida quidem ſunt aut
aeque aut amplius, ſed ſubſtantiam ſortita ſunt aqueam, ea,
inquam, debiliter et contrahunt et conſtringunt, nimirum
propter mollitiem; quippe quicquid valenter tum conſtipare
tum conſtringere debet, robur quoddam renitens et durum
habeat oportet, quo quum careant medicamenta naturae
magis aqueae, tenues quidem poros in unoquoque corpore
contrahunt atque condenſant, caeterum inſtrumentum un-
dequaque totum conſtringere nequeunt. Quamobrem merito
talia condenſantia quidem ſunt, non tamen obſtruentia:
Intelligas nunc velim obſtruentia ſive ſtegnotica me dicere
corpora quae ſenſibiles excretiones cohibent; corpus enim
ſtegnoticum, quod στέγει, ſive claudit ac continet in ſe,
nec quicquam quod ſenſu queat percipi ex ſeſe emittit,
Graece στεγνὸν nuncupatur. Atque haec ejusmodi ſunt
tum temperamenti tum facultatis. Ac rarefacientia pror-
ſum quidem calefaciunt, nec enim aliter diffundere et laxare
poſſent ſubſtantiam, ad quod conſequitur ut et pori dilaten-

Ed. Chart. XIII. [129. 130.]   Ed. Baf. II. (62.)

μέντοι μήτ᾽ ἄγαν αὐτὰ θερμὰ ταῖς κράσεσιν εἶναι, δρι-
μέα γὰρ ἤδη ταῦτα καὶ φρίττειν ἀναγκάζει, μήτε ξηραντικά.
καὶ γὰρ καὶ ταῦτα συντηκτικά τ᾽ ἐστὶ καὶ ὀδυνηρὰ τῶν
αἰσθητικῶν σωμάτων.

Κεφ. ιέ. Ὅσα τοίνυν ἀλύπως θερμαίνει, ταῦτα
ἀραιωτικὰ μόνον ὑπάρχει τᾶν πάντων· εἰ δὲ μὴ θερμὰ
μόνον, ἀλλὰ καὶ παχυμερῆ ταῖς συστάσεσιν εἴη, σφο-
δρὰ μὲν ὑπάρχοντα καὶ καυστικὰ συντήκει τε τὰ σώ-
ματα δίκην πυρὸς, ἐσχάρας τε πολλάκις ὁμοίας ταῖς ἀπὸ
τῶν καυστήρων ἐργάζεται. ἧττον δ᾽ ἢ ὥστε καίειν θερμαί-
νοντα τῆς ἀναστομωτικῆς [130] ἐστι δυνάμεως, ὥστ᾽ εἶναι
πᾶν ἀναστομωτικὸν φάρμακον τῇ μὲν οὐσίᾳ γεῶδές τε ἅμα
καὶ πυρῶδες, εἰς τοσοῦτον δ᾽ ἦκον θερμότητος ὡς μήπω
καίειν. εἰ δὲ καυστικόν τε ἅμα καὶ μὴ μέντοι σφυδρῶς εἴη,
καὶ προσέτι λεπτομερὲς, ἤτοι παντάπασιν ἄδηκτον ἔσται τὸ
τοιοῦτον, ἢ μετ᾽ ὀλίγης δήξεως καὶ ὀδύνης ἀποτήξει τι τῶν
σαρκωδῶν μορίων. τῷ γὰρ μήτ᾽ ἀλλοιοῦν ἀθρόως, ὥσπερ
τὰ σφόδρα θερμὰ, μήτε μόλις διεξέρχεσθαι, καθάπερ τὰ πα-

tur. Debent autem non admodum eſſe calida temperie, ſi-
quidem ea jam acria ſunt et inhorrere faciunt, neque item
exiccatoria, nam et haec ſenſibilia corpora colliquant, dolo-
remque in ipſis excitant. Cap. XV. Itaque quae citra moleſtiam calefaciunt,
ea ſola omnium ſunt rarefacientia. Si vero non modo cali-
da fuerint, ſed etiam conſiſtentia craſſa, ſiquidem vehemen-
tia ſint et cauſtica, hoc eſt urentia, et ignis inſtar corpus
colliquant et ſaepe cruſtas ritu cauterii efficiunt. Porro ſi
debilius quam ut urere poſſint calefaciant, anaſtomoticam,
ſive aperiendi vim obtinent. Itaque medicamentum omne
anaſtomoticum eſſentiae quidem terreae ſimulque igneae
eſt, hactenus tamen calefaciens, ut nondum urat. Si porro
cauſticum ſit, non tamen vehementer praeterea eſſentiae te-
nuioris, id plane ab omni aberit mordacitate, aut cum
exiguo tum dolore tum morſu carnoſas partes eliquabit.
Nam quod non confertim alterat, uti quae vehementer ſunt
calida, quodque non aegre penetrat, ſicut quae craſſae ſunt

χυμερῇ, λανθάνουσαν ἔχει τὴν ἐνέργειαν, εἴ γε τῶν ἀλλοιώ-
σεων αἱ ἀθρόαι μεταβολαὶ μάλιστα αἰσθητικαὶ καὶ τῶν
διεξόδων αἱ βίαιοι. τὸ γὰρ παχυμερὲς καυστικὸν, ᾧπερ ἂν
ἐνιζήσῃ μορίῳ, σκόλοπος δίκην ἐμπεπαρμένον ἀνιᾷ. ἀλλ᾽
ἐκεῖνο μὲν ἐσχαρωτικόν ἐστιν ὁμοίως τοῖς καυστικοῖς. ὑπὲρ
ὧν δὲ νῦν ὁ λόγος ἐνέστηκεν, οὔτε ἐσχάραν ἐργάζεται καὶ
καλεῖται σηπτικὰ, οὐκ οἰκείας μὲν τῆς προσηγορίας τετυχη-
κότα. τὰ γὰρ ὄντως σηπτικὰ ὑγραίνοντα μετὰ τοῦ θερ-
μαίνειν ἐστίν. ὅμως δ᾽ οὖν οὕτω καλοῦμεν τῇ τοῦ συμ-
πτώματος ὁμοιότητι, φθορὰ γὰρ ἀνώδυνος ὑπ᾽ ἀμφοτέρων
γίγνεται· πλείους μὲν οὖν εἰσιν οἱ τῶν φθειρομένων τρόποι.
τά τε γὰρ ὑπερψυχθέντα καὶ ὑπερθερμανθέντα καὶ ὑπερ-
υγρανθέντα καὶ ὑπερξηρανθέντα φθείρεται, ἀλλ᾽ οὐ πάντα
γε τὰ φθειρόμενα σήπεσθαί φαμεν, ἀλλ᾽ ὅσα μετὰ δυσωδίας
τοῦτο πάσχει. περὶ μὲν δὴ τῶν ὀνομάτων οὐ πάνυ χρὴ
σπουδάζειν. χρὴ δ᾽ εἰδέναι τὰ καλούμενα φάρμακα σηπτὰ
καὶ σηπτικὰ, καθάπερ ἀρσενικὸν καὶ σανδαράκη καὶ χρυσο-

essentiae, latentem ea actionem obtinent.　Siquidem altera-
tiones quae subitae confertaeque sunt, mutationes maxime
sensibiles sunt, tum penetrationes quae violentae sunt.
Quippe quod in crassa essentia causticum est, id cuicunque
inhaeserit parti stipitis ritu infixum excruciat, verum hoc
quidem escharoticum est perinde ut caustica.　Caeterum
de quibus nunc agitur crustam non faciunt et vocantur
septica, hoc est putrefacientia, haud quidem appellatione
propria, nam quae vere sunt septica humectant simul et ca-
lefaciunt, veruntamen symptomatis similitudo, ut sic appel-
lemus, efficit, utpote quum ab utrisque nullo doloris sensu
fiat corruptio.　Multis enim modis corrumpi quid potest.
Siquidem quae nimio plus refrigerata sunt, aut calefacta,
tum exiccata, aut humectata, ea omnia corrumpuntur; cae-
terum non quicquid corrumpitur putrescere dicimus, sed
quibus id cum faetore accidit.　Sed de nominibus non ad-
modum esse sollicitum oportet, verum novisse expedit ea
medicamenta, quae septa et septica nuncupantur, ut sunt

Ed. Chart. XIII. [130.]　　　　　　Ed. Baf. II. (62.)

κόλλα, δρυόπτερίς τε καὶ πιτυοκάμπη καὶ ἀκόνιτον τήκειν
τε καὶ συντήκειν ἅπαντα, καὶ μάλιστα τῆς μαλακῆς σαρκὸς
ὀδύνης χωρίς. ἔνια δ᾽ ἐξ αὐτῶν ἰδίως ὀνομάζουσι καθαι-
ρετικὰ, καὶ χρῶνταί γε πρὸς τὰς ἐπουλώσεις τῶν ὑπερσαρ-
κούντων ἑλκῶν. ἔτσι δὲ καὶ ταῦτα τῆς μὲν αὐτῆς τῷ γέ-
νει τῆς σηπτικῆς ὀνομαζομένης δυνάμεως, ἀσθενεστέρας δ᾽
εἰς τοσοῦτον ὡς τὸ μὲν ἐπιπολῆς μόνον ᾧ προσπίπτει κα-
θαιρεῖν, εἰς βάθος δ᾽ ἀδυνατεῖν προσέρχεσθαι, καθάπερ καὶ
τὸ τῆς Ἀσίας πέτρας ἄνθος, οὐ μὴν τῆς γε αὐτῆς τῆς ὄν-
τως ἐπουλωτικῆς δυνάμεώς ἐστι τὰ τοιαῦτα. ἐκεῖνα γὰρ οὐ
καθαιρεῖν οὐδ᾽ ἀποτήκειν τι τῆς σαρκὸς, ἀλλὰ σκληρύνειν
τε καὶ ξηραίνειν πέφυκεν, ἥ τε στυπτηρία καὶ ἡ κίκις, ἣν
ὀμφακιτιν ὀνομάζουσιν, ὅ τε κεκαυμένος χαλκὸς, καὶ μάλισθ᾽
ὁ πεπλυμένος. ὁ μὲν γὰρ ἄπλυτος ἔχει τι καθαιρετικὸν,
ὥσπερ καὶ ἡ τοῦ χαλκοῦ λεπίς. ὁ πεπλυμένος δὲ τὸ κάλ-
λιστον τῶν ἐπουλωτικῶν φαρμάκων ἐστί. χρὴ γὰρ καὶ στύ-
φειν μετρίως καὶ ξηραίνειν τὸ μέλλον ἐπουλώσειν καλῶς.

arſenicum, ſandaraca, chryſocolla, dryopteris, pityocampe,
aconitum, omnia tum eliquare tum colliquare, ac potiſſi-
mum carnem tenellam, idque absque dolore. Sed ſunt
inter ea quaedam, quae proprie vocant cathaeretica, eisque
utuntur ad inducendam ulceribus excreſcentibus cicatricem.
Sunt tamen et ipſa ejusdem genere facultatis, ſeptices ſcilicet,
verum tantulo imbecillioris, quod extimam modo ſuperfi-
ciem quam contigerint detrahant, non tamen in altum ſub-
ire valeant, velut Aſiae petrae flos. Quamquam nec talia
ipſius revera facultatis cicatricem inducentis ſunt. Siqui-
dem quae hujus ſunt facultatis non detrahere neque liquare
carnem ſunt nata, verum indurare et deſiccare, cujusmodi
ſunt alumen, galla omphacitis vocata, aes combuſtum, prae-
ſertim lotum; nam quod lotum non eſt, quiddam obtinet
cathaereticum, velut et aeris ſquama, quod autem lotum eſt,
omnium medicamentorum cicatricem inducentium longe
praeſtantiſſimum eſt, quippe quod probe cicatricem inducit,
modice aſtringat oportet atque deſiccet. Quapropter ſpi-

ὅθεν καὶ ὁ τῆς Αἰγυπτίας ἀκάνθης καρπὸς, καὶ τὰ τῆς
ῥοιᾶς λέμματα ξηρὰ, καὶ πάνθ᾽ ὅσα τοιαῦτα τῶν ἐπουλω-
τικῶν φαρμάκων ἐστίν.

Κεφ. ιστ´. Συγκέχυται δὲ παρὰ τοῖς πολλοῖς τῶν
ἰατρῶν οὐχ ἡ προσηγορία μόνον, ἀλλὰ καὶ ἡ τῆς δυνάμεως
γνῶσις ἁπάντων τῶν τοιούτων φαρμάκων. ἐπουλω[131]τικὰ
γὰρ ὀνομάζουσιν ἐνίοτε καὶ τὰ καθαιρετικὰ καὶ συντηκτικὰ
τῆς σαρκὸς, ὅτι χρωμένων ἡμῶν καὶ τούτοις πολλάκις εἰς
οὐλὴν ἀφικνεῖται τὰ ἕλκη, ἀλλ᾽ οὔτε πρώτως οὔτε κατὰ τὴν
οἰκείαν αὐτῶν δύναμιν, οὔτ᾽ ἐπὶ πάσῃ χρήσει τοῦτο γίνεται.
χνοώδη γὰρ ἀκριβῶς τὰ τοιαῦτα φάρμακα διὰ τοῦ τῆς μύ-
λης πυρῆνος ἐπικυλιομένου ταῖς σαρξὶν εἰς οὐλὴν ἄγει τὰ
ἕλκη. εἰ δὲ βραχεῖ πλείονι χρήσαιο, καὶ δάκνει καὶ συντήκει
τὴν σάρκα καὶ κοῖλον ἐργάζεται τὸ ἕλκος ἐναντίον τοῖς ὄν-
τως ἐπουλωτικοῖς. εἰ μὴ γὰρ ἀξιόλογον ἐκείνων ἐπιθείης,
οὐδὲν ἀνύει. πρόκειται μὲν γὰρ ἐν ταῖς τῶν ἰσοπέδων ἑλ-
κῶν ἐπουλώσεσιν ἀλλοιῶσαί τε τὴν σάρκα καὶ δέρμα ποιῆ-
σαι. γίνεται δὲ τοῦτο διὰ τῶν συνάγειν αὐτὴν καὶ σφίγ-

nae Aegyptiae fructus et mali granati putamina ficca et ejus
generis univerfa cicatrici inducendae funt medicamenta.

Cap. XVI. Caeterum confufa eft apud plerosque
medicorum non folum appellatio; verum etiam omnium id
genus medicamentorum facultatis cognitio. Siquidem quae
carnem detrahere ac colliquare funt nata, ea nonnunquam
nominant epulotica, fcilicet quod horum faepe ufu ulcera
ad cicatricem perveniant, fed id neque primario, neque
peculiari ipforum facultate, neque in omni ufu fequitur.
Siquidem ad exactum pulveris laevorem redacta id genus
medicamenta per fpecilli cufpidem carnem leviter contingen-
tia ad cicatricem ulcera perducunt; at fi paulo largius utare,
mordicant colliquantque carnem et ulcus cavum efficiunt,
contra quam in iis quae revera funt epulotica, fiquidem
nifi fatis magnam eorum quantitatem imponas, nihil proficies.
Id enim eft in planis ulceribus ad cicatricem ducendis confi-
lium, ut caro alteretur fiatque cutis, id quod perficitur per

Ed. Chart. XIII. [131.]   Ed. Baf. II. (62, 63)

γειν καὶ πιλεῖν καὶ πυκνοῦν καὶ ξηραίνειν καὶ τυλοῦν δυνα-
μένων. οἷον γὰρ τετυλωμένη τις σάρξ ἐστι τὸ δέρμα. τὰ
μὲν οὖν οὕτως ἐνεργεῖν δυνάμενα φάρμακα πρώτως τε καὶ
κυρίως ἐπαυλωτικὰ λέγεται· τὰ δ᾽ ἄλλα τὰ καθαιρετικὰ
δευτέρως τε καὶ κατὰ συμβεβηκὸς, ὥσπερ καὶ ὅσα χωρὶς τοῦ
στύφειν ἀδήκτως ξηραίνει. (63) καὶ γὰρ ταῦτα εἰς οὐλὴν ἄγει
κατὰ συμβεβηκὸς, οἷόν τι φάρμακόν ἐστιν καὶ ἡ σμύρνα καὶ ἡ
λιθάργυρος. καὶ εἰ κανθείη τό τε ὄστρεον καὶ τὸ διφρυγὲς,
ἐπιπαττόμενα γὰρ καὶ ταῦτα ξηρὰ, πολλάκις ἐπούλωσεν. εἰδέ-
ναι δὲ χρὴ κἂν τούτοις τοῖς λόγοις κἂν τοῖς ἄλλοις ἅπα-
σιν, ἔνθα τὸ πολλάκις προστίθημι, τοῦτό με δηλοῦν ἐθέ-
λειν, ὅτι καὶ ἀποτυγχάνει τῆς ἐπαγγελίας ἐνίοτε τὰ τοιαῦτα,
διὰ τὸ μὴ πρώτως αὐτὴν μηδὲ κατὰ τὴν ἑαυτῶν δύναμιν
ἐργάζεσθαι. τὰ δ᾽ ἐπουλωτικὰ φάρμακα πᾶν μὲν ἕλκος
ἰσόπεδον ἐπαυλεῖν τι δύναται, καθάπερ καὶ τὰ ῥυπτικὰ με-
τρίως καὶ ἀδήκτως τῶν κοίλων ἐστὶ πληρωτικά. λεχθήσε-
ται δ᾽ ἐπὶ πλεῖστον ὑπὲρ τῆς τῶν τοιούτων δυνάμεως ἐν

ea, quae illam contrahere, conftringere, conftipare, den-
fare, praeterea ficcare et calli inftar indurare valeant, quip-
pe quum cutis velut in callum durata caro fit. Quae igitur
medicamenta fic agere poffunt, primario proprieque dicun-
tur epulotica, five ad cicatricem perducentia; caetera vero,
nempe cathaeretica, fecundario et per accidens, ficut et ea
quae absque aftrictione deficcandi vim habent mordacitatis
expertem. Nam et haec quoque ex accidente cicatricem
inducunt, cujusmodi utique medicamentum eft myrrha et
lithargyrus et combuftum oftreum et diphryges, quandoqui-
dem et ipfa faepenumero cicatricem inducunt ficca illita.
Caeterum fcire oportet, ubi tum in his libris tum aliis
omnibus hanc vocem, faepenumero, adjicio, id me velle
fignificare, quod aliquando promiffa fruftrentur, propterea
quod nec primario nec fua facultate efficiant. Porro epu-
lotica medicamenta ulcus omne planum claudere cicatrice
valent; ficut mediocriter citraque morfum abftergentia ca-
vitates implere. Caeterum de hoc genus medicamentorum

ΤΩΝ ΑΠΛΩΝ ΦΑΡΜΑΚΩΝ ΒΙΒΛΙΟΝ Ε. 759

Ed. Chart. XIII. [151.]   Ed. Baf. II. (63.)

τοῖς τῆς θεραπευτικῆς μεθόδου γράμμασιν, ᾗ κεκοινώνηκε
πολλαχόθι τουτὶ τὸ βιβλίον, ὡς καὶ κατὰ τὴν ἀρχὴν αὐτοῦ
προείρηται. διό μοι δοκῶ καταπαύσας ἤδη τὸν περὶ τούτων
λόγον ἐφ᾽ ἕτερόν τι γένος δυνάμεων μεταβήσεσθαι τῶν ἑλ-
κτικῶν τε καὶ ἀποκρουστικῶν ὀνομαζομένων.

Κεφ. ιζ'. Ἑλκτικαὶ μὲν οὖν εἰσιν ὅσαι τὰ κατὰ
βάθος ἐπισπῶνται σφοδρότερον. ἀποκρουστικαὶ δὲ ὅσαι
πρὸς τὸ βάθος ἀπελαύνουσι τοὺς πλησιάζοντας ἐν αὐταῖς
χυμούς. ἡ δ᾽ οὐσία τῶν μὲν θερμή τ᾽ ἐστὶν καὶ λεπτομε-
ρής, τῶν δ᾽ ἔμπαλιν ψυχρά τε καὶ παχυμερής. ἕλκει μὲν
γὰρ ἀεὶ τὸ θερμὸν, ἀποκρούεται δὲ τὸ ψυχρόν. ἀλλὰ τὸ
μὲν λεπτομερὲς θερμὸν ἕλκει σφοδρότερον, τὸ δὲ παχυμερὲς
ψυχρὸν, οἷόν περ τὸ στῦφον ὠθεῖ βιαιότερον. ἐξ οὖν τοῖ
σφοδροῦ τῆς ἐνεργείας ἑκατέρῳ τοὔνομα. ἡ μὲν δὴ τῶν
στυφόντων ὕλη πρόδηλος· ἡ δὲ τῶν ἑλκτικῶν ἡ μέν τις αὐ-
τοφυής ἐστιν, ἡ δ᾽ ἐκ σηπεδόνος ὀξυνούσης ἔχει τὴν γένε-
σιν, αὐτοφυὴς μὲν ἥ τε τοῦ δικτάμου καὶ ἡ τῆς προπό-
λεως καὶ θαψίας καὶ ἡ τοῦ σαγαπηνοῦ καὶ ἡ τῶν ὀπῶν

facultate fufius dicetur in commentariis De ratione curandi,
cum quo multis locis magna eft hujus libri affinitas, ceu
etiam ab initio praefatus fum. Proinde fufpenfo de iftis
fermone, ad alterum genus facultatum, nempe attrahentium
et dictarum repellentium, transeundum cenfeo.

Cap. XVII. Igitur attrahentes funt quae ex alto ve-
hementius extrahunt, repellentes vero quae in altum occur-
rentes fibi fuccos repellunt. At effentia illis quidem calida
eft et tenuium partium, his vero frigida et craffarum. At-
trahit enim perpetuo calidum, repellit vero frigidum; verum
quod cum caliditate conjunctam habet partium tenuitatem
trahit vehementius, quod vero cum frigiditate partium craf-
fitudinem, veluti aftringens, id violentius propellit. Itaque
ex actionis vehementia nomen utrique impofitum eft. Atque
aftringentium quidem nota eft effentia. Attrahentium autem
alia fponte nata eft, alia vero ex putrefactione acefcente ge-
nerationem fortita fponte nata, ut dictamni effentia et pro-

Ed. Chart. XIII. [131. 132.]   Ed. Baf. II. (63.)

τοῦ Κυρηναίου τε καὶ Μηδικοῦ, καὶ εἰ δή τις ἄλλος ὅμοιος
τούτοις ἐστίν. ἐκ σηπεδόνος δὲ ἥ τε τῆς ζύμης καὶ ἡ τοῦ
ψωρικοῦ καλουμένου. [132] ἤδη δὲ καὶ ἡ κόπρος ἡ ἐκ ση-
πεδόνος ἅπασι μὲν ἂν οὕτω γε τῆς ἑλκτικῆς εἶεν δυνάμεως,
οὐ μικρὰ δ᾽ ἐν αὐταῖς ἡ διαφορά. ἡ μὲν γὰρ τῆς περιστε-
ρᾶς ἱκανῶς ἑλκτικὴ, τὸ δ᾽ ἴσον ἀφ᾽ ἑκατέρας ταύτης ἀφε-
στήκασιν ἐπὶ μὲν τὸ θερμότερον ἡ τοῦ χηνὸς, ἐπὶ δὲ τὸ
ψυχρότερον ἡ τοῦ ἀλεκτρυόνος. ἀπολείπεται δὲ ταύτης ἔτι
μᾶλλον ἥ τε τῶν ἀνθρώπων καὶ τῶν ὑῶν. ἡ δὲ τῶν κυνῶν
οἷά περ τὰ ῥυπτικὰ φάρμακα, καὶ μᾶλλον ὅταν ὀστᾶ κατ-
εσθίωσι. καὶ ἡ τῶν κροκοδείλων δὲ τῶν χερσαίων ἔτι καὶ
μᾶλλον ἀκριβοῖ τοῦτο. ἔστι δὲ καὶ ἕτερόν τι γένος ἑλκτι-
κῶν φαρμάκων, οἰκειότητι ποιότητος ἐπισπώμενον, ὅπερ
οὐδὲν ἄλλο ἐστὶν ἢ ὁμοιότητι τῆς ὅλης οὐσίας, ὥσπερ καὶ
τὰ τρεφόμενα τὰς οἰκείας τροφὰς ἐπισπᾶται. τῶν τοιούτων
δ᾽ ἐστὶ φαρμάκων καὶ τὰ καθαίροντα μὲν πάντα καὶ τῶν
ἀλεξητηρίων δ᾽ ἔνια. θερμὰ δ᾽ εἶναι χρὴ πάντα τὰ τοιαῦ-
τα. τῶν γὰρ ὁμοίων ταῖς οὐσίαις, τὸ θερμότερον ἑλκτικώ-

poleos et thapfiae et fagapeni et fuccorum Cyrenaici et Me-
dici et fi qua his fimilis extiterit; ex putrefactione, qualis eſt
fermenti et pforici quod vocant. Quod fi fimis quoque ex
putrefactione generatio conſtat, utique omnes attrahendi fa-
cultate pollebunt. Sed non parva illis ineſt diverfitas.
Nam columbinus admodum attrahit, ex aequo autem utrin-
que ab hoc receſſerunt ad calidius quidem anferinus, ad
frigidius vero gallinaceus, hoc etiam magis vincuntur hu-
manus et fuillus. At canum ſtercus fimile eſt medicamentis
extergentibus, maxime fi vefcantur oſſibus. Crocodilorum
autem terreſtrium ſtercus magis etiam id perficit atque ab-
folvit. Sed et aliud eſt attrahentium genus medicamento-
rum, quod qualitatis familiaritate attrahit, id quod aliud eſt
nihil quam totius eſſentiae fimilitudine; ceu quae nutriun-
tur familiaria nutrimenta attrahunt. Talium medicamen-
torum funt purgantia omnia et nonnulla alexeteriorum, five
amuletorum. Caeterum calida ut fint id genus omnia ne-
ceſſe eſt. Nam inter ea quae eſſentiis fimilia funt, quod

Ed. Chart. XIII. [132.]   Ed. Baf. II. (63.)

τερον ὑπάρχει, καὶ ὡς ἂν προσειληφὸς σύμμαχον τῇ ὁμοιό-
τητι τὴν θερμότητα. δυσὶ γὰρ αἰτίαις ἕλκον τὸ τοιοῦτο-
πλεονεκτήσει τοῦ κατὰ τὴν ἑτέραν μόνην ἐπισπωμένου. διοί-
σει δ᾽ οὐδὲν ἐπισπαστικὴν λέγειν ἢ ἑλκτικὴν ἢ ἑλκυστικὴν
δύναμιν.

Κεφ. ιή. Ἀλλ᾽ ἐπεὶ καὶ περὶ τούτων αὐτάρκως εἴ-
ρηται, μεταβῶμεν ἐπὶ τὰς ἀλεξητηρίους τε καὶ ἀλεξιφαρμά-
κους ὀνομαζομένας δυνάμεις. ἔστι δὲ καὶ τούτων ἡ φύσις
διττή, τῶν μὲν ἀλλοιούντων, τῶν δ᾽ ἐκκενούντων τοῦ πε-
πονθότος σώματος ἢ τὸν φθαρτικὸν ἰὸν ἢ τὸ δηλητήριον
φάρμακον. ἀλλοιοῖ μὲν οὖν ἤτοι κατά τινα ποιότητα μίαν
ἢ συζυγίαν ἐκ δυοῖν ἢ κατὰ τὰς ὅλας οὐσίας, ἐκκενοῖ δὲ τῇ
τῆς ὅλης οὐσίας ὁμοιότητι καὶ τῇ λεπτομερεῖ θερμότητι.
τέτταρες οὖν αἱ πᾶσαι διαφοραὶ γενήσονται τῆς ἐξ αὐτῶν
ὠφελείας, δύο μὲν ἀλλοιωτικαὶ καὶ δύο κενωτικαί. καὶ ἡ
μὲν δὴ τῇ τῆς ποιότητος ἐναντιώσει βοηθοῦσα πρόδηλος.
εἰ μὲν γὰρ ψυχρὸν εἴη τὸ δηλητήριον φάρμακον, ἢ ὁ ἰὸς ὁ
τοῦ ζώου, πρὸς τῶν θερμαινόντων ὠφεληθήσονται φαρμά-

calidius eft, id potentius attrahit, utpote quod fimilitudini
auxiliarium adjunxerit calorem, fiquidem quum ipfum dua-
bus caufis attrahat, fuperabit id quod una duntaxat trahit.
Porro nihil refert attrahentem, five attractoriam vel alli-
cientem facultatem dicas.

Cap. XVIII. Verum quandoquidem de iftis abunde
dictum eft, transeamus ad facultates quas vocant alexete-
rias et alexipharmacas. Eft autem harum natura duplex.
Siquidem quaedam alterant, quaedam vero evacuant ex cor-
pore patiente, feu venenum corrumpens, feu deleterium
medicamentum. Alterant igitur aut una qualitate, aut dua-
rum conjugatione, aut denique tota fubftantia, evacuant
totius fubftantiae fimilitudine et caliditate tenuium partium.
Quatuor itaque funt univerfae differentiae proficifcentis ab
illis utilitatis, duae alterantes et duae vacuantes. Atque ea
fane quae qualitatis contrarietate auxilio eft, manifefta eft.
Nam fi frigidum fit medicamentum deleterium, aut venenum
animantis, ab excalefacientibus petendum remedium, fin

κων· εἰ δὲ θερμὸν, ὑπὸ τῶν ψυχόντων· καὶ εἰ μὲν ξηρὸν,
ὑπὸ τῶν ὑγραινόντων, εἰ δὲ ὑγρὸν, ὑπὸ τῶν ξηραινόντων·
οὕτω δὲ καὶ εἰ μὲν ψυχρὸν ἅμα καὶ ὑγρὸν, ὑπὸ τῶν ξη-
ραινόντων καὶ θερμαινόντων, εἰ δὲ θερμὸν καὶ ξηρὸν, ὑπὸ
τῶν ὑγραινόντων καὶ ψυχόντων, καὶ κατὰ τὰς λοιπὰς δύο
συζυγίας ἀνάλογον. οὐκ ἄδηλος δὲ οὐδὲ ἡ διὰ τῆς καθ᾽
ὅλην τὴν οὐσίαν τῶν δυνάμεων ἀλλοίωσίς ἐστιν τοῖς μεμνη-
μένοις τῶν προαποδεδειγμένων ἔν τε τοῖς περὶ τῶν φυσι-
κῶν δυνάμεων ὑπομνήμασιν καὶ προσέτι τοῖς περὶ κράσεων.
αἱ γὰρ ἀλλοιοῦσαι τὰ δηλητήρια φάρμακα δυνάμεις ἐν τῷ
μέσῳ τὴν φύσιν εἰσὶ τῶν τε πασχόντων σωμάτων καὶ ἀδι-
κούντων αὐτὰ φαρμάκων, ὥστ᾽ ἀνάλογον ἔχειν ὡς τὸ σῶμα
πρὸς τὴν ἀλεξητήριον δύναμιν, οὕτως ἐκείνην πρὸς τὸ δη-
λητήριον, ὡσαύτως δὲ καὶ ὡς τὸ δηλητήριον πρὸς τὸ ἀλε-
ξητήριον, οὕτως καὶ τὸ ἀλεξητήριον πρὸς τὸ σῶμα. καὶ διὰ
τοῦτο τὰ τοῖς δηλητηρίοις ἐναντιούμενα σχεδὸν ἅπαντα πλείω
ληφθέντα [133] μεγάλως ἀδικεῖ τὸ τοῦ ζώου σῶμα. χρὴ
τοίνυν ἐν τοσαύτῃ δίδοσθαι συμμετρίᾳ ποσότητος πάσας τὰς

calidum, a refrigerantibus, fi vero humidum, ab exiccantibus,
fin ficcum, ab humectantibus; fic etiam fi humidum fit et
frigidum, ab exiccantibus et calefacientibus, fin calidum et
ficcum, ab humectantibus et refrigerantibus, et in reliquis
duabus conjugationibus ex proportione. Sed nec obfcura
eft alteratio, quae fit per totius fubftantiae facultatem, uti-
que iis, qui memoria tenent quae demonftrata funt in com-
mentariis De naturalibus facultatibus et in illis quae in-
fcribuntur De temperamentis. Siquidem facultates, quae
deleteria medicamenta alterant, naturam habent mediam
inter corpora perpetientia et medicamenta ipfa laedentia, ut
videlicet eadem fit proportio corporis ad facultatem alexete-
riam quae illius ad deleteriam, et rurfum deleterii ad
alexeterium quae alexeterii ad corpus. Ea propter prope-
modum omnia quae deleteriis adverfantur, fi largius fumpta
fuerint, graviter animantis corpus oblaedunt. Quamobrem
ea moderatione quantitatis omnes id genus facultates exhi-

ΤΩΝ ΑΠΛΩΝ ΦΑΡΜΑΚΩΝ ΒΙΒΛΙΟΝ Ε. 763

Ed. Chart. XIII. [132.] Ed. Baf. II. (63.)

τοιαύτας δυνάμεις ὡς μήτε τῷ πλήθει βλάπτειν τὸ σῶμα
μήτε δι᾽ ὀλιγότητα νικᾶσθαι πρὸς τῶν δηλητηρίων. ἀλλὰ
τοῦτο μὲν ἤδη τῆς θεραπευτικῆς ἐστι μεθόδου, νυνὶ δὲ τῶν
ἐφεξῆς ἐχώμεθα. πᾶς δηλητήριος ἰὸς ὑπὸ τῶν ἔξωθεν ἐπι-
τιθεμένων ἐκκενοῦται φαρμάκων, οἷον ἤτοι θερμότητι τὴν
ὁλκὴν ποιουμένων, ἢ τῇ τῆς ὅλης οὐσίας ὁμοιότητι. χρὴ δὲ
κἀνταῦθα μέσον ὡς ἔνι μάλιστα τῇ φύσει τὸ ἀλεξητήριον
ὑπάρχειν τοῦ τε σώματος οὗ θεραπεύει καὶ τοῦ βλάπτοντος
ἰοῦ. ἂν γὰρ ἐναντιώτατον ᾖ τοῦ σώματος, δράσει μᾶλλον
εἰς αὐτὸ καθάπερ τι δηλητήριον, οὐ κενώσει τὸν ἰόν. ἵνα
γὰρ ἀναλάβωμεν ἕνεκα σαφηνείας αὖθις τὸ σύμπαν, εἰδέναι
χρὴ τὰς δηλητηρίας ἁπάσας δυνάμεις ἐναντιωτάτας οὔσας
τῇ κράσει τοῖς βλαπτομένοις ὑπ᾽ αὐτῶν σώμασιν. εἴπερ οὖν
ὑπὸ τῶν ὁμοίων τῇ κράσει κενοῦνται φαρμάκων, εἴη ἂν δή-
που καὶ ταῦτα ταῖς τῶν σωμάτων φύσεσιν ἐναντία. καὶ
μὲν δὴ καὶ ἔστιν ἐναντία πως, οὐ μὴν εἰς τοσοῦτόν γε ὡς
ἀναιρεῖν, ἀλλ᾽ ἐπαμφοτερίζειν μᾶλλον ἐν τῷ μέσῳ καθεστη-
κότα τῶν τε βλαπτόντων ἄντικρυς τὸ τοῦ ζώου σῶμα καὶ

bere oportet, ut neque copia nimia corpus offendant neque
exiguitate fua a deleteriis vincantur. Sed hoc jam attinet
ad curandi methodum, nunc autem quae reliqua funt perfe-
quamur. Omne deleterium venenum a foris impofitis me-
dicamentis evacuatur, nempe aut caliditate attractionem
molientibus, aut totius fubftantiae fimilitudine. Sed et hic
quoad fieri poterit, maxime medium natura alexeterium fit
oportet, corporis videlicet quod curatur et veneni laedentis;
nam fi adverfiffimum foret corpori, in ipfum ageret potius
ceu deleterium, haud evacuaret venenum. Etenim ut clari-
tatis gratia fummam repetamus, fcire oportet deleterias fa-
cultates univerfas temperie effe adverfiffimas corporibus
quae ab ipfis laeduntur. Itaque fi a fimilibus temperie me-
dicamentis evacuentur, erunt et haec corporum naturis
contraria. Sane et funt quadantenus contraria, non tamen
adeo, ut interimant, fed ambigant potius in medio fita
eorum quae aperte corpus animantis laedunt et quae juvant.

τῶν ὠφελούντων. εἴτε δὲ δηλητηρίους δυνάμεις, εἴτε φθαρ-
τικὰς, εἴτε φθοροποιοὺς, εἴτε ὁπωσοῦν ἐθέλοις ἄλλως
καλεῖν, οὐ διοίσει, κατὰ ταὐτὰ δὲ κᾶν ἀλεξητηρίους ἢ ἀλε-
ξιφαρμάκους. οὐ μὴν οὐδ᾽ εἰ τὰς μὲν τῶν ἰοβόλων θηρίων
ἰατικὰς ἀλεξητηρίους ἐθέλοι τις ὀνομάζειν, τὰς δὲ τῶν δη-
λητηρίων ἀλεξιφαρμάκους, ὥσπερ ἤδη τινὲς ἠξίωσαν, οὐδὲ
πρὸς τούτους ἀμφισβητέον ὑπὲρ τῶν ὀνομάτων. οὐ γὰρ ἐκ
τούτων τὸ προσηκόντως ἰᾶσθαι τὰς νόσους, ἀλλ᾽ ἐκ τῆς
τῶν πραγμάτων παραγίνεται ἐπιστήμης.

Κεφ. ιθ'. Ἐπεὶ δὲ καὶ περὶ τούτων ὅσον εἰς τὰ
παρόντα συμμέτρως εἴρηται, ἤδη μεταβῶμεν ἑξῆς ἐπὶ τὸν
τῶν ἀνωδύνων τε καὶ παρηγορικῶν ἢ πραϋντικῶν ἢ ὅπως
ἄν τις ὀνομάζειν ἐθέλοι δυνάμεων λόγον. ἀνώδυνος οὖν
δύναμις ἡ μέν τις ὄντως ἐστὶν, ἡ δὲ λέγεται μόνον, ὡς εἰ
καὶ τὸν νεκρὸν ἄνθρωπον ἀνώδυνον εἴποι τις. ἡ μὲν οὖν
ὄντως ἀνώδυνος ἡ τῶν θερμαινόντων ἐστὶ κατὰ τὴν πρώ-
την τάξιν, ὅταν ἐν οὐσίᾳ λεπτομερεῖ περιέχηται. ἡ δὲ τῶν
λεγομένων ψυχρῶν, ὅταν ἀκραιφνεῖ ψύξει χρώμενα ναρ-

Porro nihil intererit deleterias facultates, an corruptivas,
an corruptionem efficientes, an alio quovis modo appellare
voles, fimiliter nec an alexeterias, an alexipharmacas.
Attamen fi qui ea, quae venenatarum beftiarum ictus, aut
venena fanant, alexeteria nominare velint, quae vero me-
dentur deleteriis alexipharmaca, ceu quidam cenfuere, dis-
ceptandum cum iftis ac pugnandum de nominibus non eft,
nec enim ex iftis comparatur curandi morbos peritia, fed ex
rerum ipfarum cognitione.

    Cap. XIX.   Porro quandoquidem et de his, quod ad
praefens conveniat, fatis jam expofitum eft, tranfeundum
deinceps eft ad fermonem de facultatibus dolorem fedantibus
et lenientibus aut mitigantibus, aut utcunque nuncupare
libebit.   Facultas igitur anodyna alia re vera eft, alia tan-
tum dicitur, tanquam fi quisquam hominem mortuum dicat
anodynon, quia dolore vacet.   Caeterum facultas re vera
anodyna eft eorum quae primo ordine calefaciunt, fi uti-
que in effentia tenui contineatur, at facultas eorum quae

ΤΩΝ ΑΠΛΩΝ ΦΑΡΜΑΚΩΝ ΒΙΒΛΙΟΝ Ε. 765

Ed. Chart. XIII. [133. 134.]   Ed. Baf. II. (63. 64.)

κώσῃ τὸ μόριον· ἔστι (64) δ᾽ ἡ νάρκη μικροῦ δεῖν ἀναι-
σθησία. τὰ δὲ τῷ τὴν διάθεσιν ἰᾶσθαι παύοντα τὰς ὀδύ-
νας οὐκ ἂν εὐλόγως ἀνώδυνα λέγοιτο. κοινὸν γὰρ τοῦτο
πᾶσι τοῖς θεραπεύουσιν ὑπάρχει. τὰ τοίνυν ὄντως ἀνώ-
δυνα λεπτομερῆ τε εἶναι χρὴ καὶ οὐ πολλῷ θερμότερα τῶν
συμμέτρων, ἕνεκα τοῦ κενῶσαί τε καὶ διαφορεῖν καὶ ἀραιῶ-
σαι καὶ λεπτῦναι καὶ συμπέψαι καὶ ὁμαλῦναι πᾶν ὅσον ἐν
τοῖς ὀδυνωμένοις μορίοις ἢ χυλῶν δριμέων ἢ γλίσχρων ἢ
παχέων, ἢ πολλῶν ἐμπεφραγμένων ἐν πόροις λεπτοῖς, ἢ καί
τινος ἀτμώδους τε καὶ παχέος ἢ ἱκανῶς ψυχροῦ πνεύματος
ἐναπείληπταί τε καὶ κατακέκλεισται, διέξοδον οὐκ ἐπιτηδείαν
ἔχοντος. [134] οὐδὲν οὖν αὐτοῖς ὅλως χρὴ προσεῖναι στυ-
φούσης δυνάμεως, οὐδ᾽ ἂν ὁ τόπος ᾖ τὸ πάθος προσδέη-
ται· ἐξ ὧν δῆλον ὡς ἐνίοτε μὲν οὐδὲν ὠφελήσει τὴν διά-
θεσιν, ἀλλὰ τὴν ὀδύνην παρηγορήσει μόνον, ἡνίκα καὶ ὄντως
ἀνώδυνα λεχθήσεται, ἐνίοτε δὲ καὶ τὴν διάθεσιν αὐτὴν
ἐπωφελήσει τι καὶ δύναμιν ἕξει διττὴν, ἀνώδυνόν τε ἅμα

dicuntur frigidiorum eft, quae abfoluto utentia frigore par-
tem obftupefaciunt; eft autem ftupor paulo minus quam
fenfus privatio. Porro quae affectum fanando dolorem
fedant, nec ea merito anodyna dici poffunt, nam id com-
mune eft omnium quae curant. Itaque quae re vera funt
anodyna, partium fint tenuium et calidiora quam quae
fymmetra funt, neceffe eft, ut foilicet evacuent ac digerant,
tum rarefaciant, extenuent, concoquant et aequabile red-
dant quicquid in partibus dolore vexatis aut humorum
acrium, aut lentorum, aut crafforum, aut multorum, te-
nuibus fpiramentis infarctorum, aut etiam vaporofi, aut
craffi, aut admodum frigidi fpiritus, exitum commodum
non invenientis inhaefit atque inclufum eft. Itaque nihil
prorfum aftrictionis habeant oportet, ne fi pars quidem aut
etiam affectus expofcant. Ex quibus liquet, quod interdum
affectionem non juvabunt, fed dolorem tantummodo miti-
gabunt, quando videlicet re vera dicentur anodyna; inter-
dum vero etiam affectum ipfum adjuvabunt et facultatem

καὶ ἰωμένην φάρμακον. ἐπὶ πλέον δὲ καὶ περὶ τῶν τοιού-
των ἐν τοῖς τῆς θεραπευτικῆς μεθόδου λεχθήσεται γράμμα-
σιν. ἐν δὲ τῷ παρόντι ἐπαρκεῖ διελθεῖν ὡς τούτων τῶν
ἀνωδύνων ἰδίως ὀνομαζομένων φαρμάκων ἔνια μὲν, ὥσπερ
εἴρηται, τῆς πρώτης ἐστὶ τῶν θερμαινόντων τάξεως, ἅπερ
δὴ καὶ ὄντως ἐστὶν ἀνώδυνα, καθάπερ τὸ ἀνήθινον ἔλαιον,
ἔνια δὲ παραπλησίως αὐτῷ τῷ ἡμετέρῳ σώματι, καθάπερ
τὰ διαπυητικὰ προσαγορευόμενα, περὶ ὧν τῆς ὕλης ἔμπρο-
σθεν εἴρηται. διορισθήσεται δὲ ὑπὲρ τῆς χρήσεως αὐτῶν ἐν
τοῖς τῆς θεραπευτικῆς μεθόδου γράμμασιν. τὰ δὲ καταφο-
ρὰν ἐργαζόμενα ποθέντα, καὶ διὰ τοῦτο ἀνώδυνά τε καὶ
ὑπνωτικὰ πρὸς τῶν πολλῶν προσαγορευόμενα τῆς ἐναντιω-
τάτης ἐστὶ κράσεως τοῖς ὄντως ἀνωδύνοις. ψύχει γὰρ ἅπαντα
τὸ σῶμα καὶ ναρκοῖ τὴν αἴσθησιν εἰς τοσοῦτον ὥστ᾽ εἰ
βραχεῖ πλείω ποθείη, θάνατον ἐπιφέρει. ἄριστα δ᾽ αὐτῶν
ἐστιν εἰς τὴν προκειμένην χρείαν ὅσα ξηραίνει. καὶ ὅσα γε
πλῆθος ὑγρότητος ἔχει ψυχρᾶς, ὥσπερ καὶ τὸ πώνειον, οὐκ
ἀγαθὰ πινόμενα· τοιοῦτος δ᾽ ἐστὶν καὶ ὁ μανδραγόρας,

habebunt duplicem, nempe anodynam et fanantem. Sed
de talibus copiofius agetur in curandi voluminibus. At in
praefenti hoc dixiſſe fufficiat, nempe quod horum anody-
norum proprie nuncupatorum medicamentorum quaedam,
ut eſt ante dictum, primi funt ordinis calefacientium, quae
fane proprie funt anodyna, ceu oleum anethinum; quaedam
vero fimiliter ut corpus noftrum, velut pus moventia nun-
cupata, de quorum materia fupra diſſertum eſt. Sed de ipſo-
rum ufu in libris de curandi ratione definietur. At ea quae
foporem epota moliuntur, ac proinde anodyna et fomnum
conciliantia a plerisque appellantur, temperiem fortiuntur
vel fumme adverfam iis, quae re vera funt anodyna. Re-
frigerant fiquidem omnia corpus et fenfum eousque obſtupe-
faciunt, ut fi paulo liberalius ebibantur mortem afferant.
Caeterum ad ufum propofitum optima funt quae deficcant,
nam quae frigida quum fint, humiditatis item copiam obti-
nent, ceu cicuta, ea potui non funt utilia; talis eſt mandra-

πλὴν τοῦ φλοιοῦ τῆς ῥίζης ξηροῦ, καὶ ὑοσκύαμος, πλὴν τοῦ
σπέρματος. ἄμεινον δὲ ἐν τούτοις τὸ λευκὸν σπέρμα τοῦ
μέλανος. ἔνια δὲ ὅλαις ταῖς οὐσίαις ἐστὶν ἡμῖν ἐναντία,
καὶ διὰ τοῦτο, κᾂν ἐλάχιστα ληφϑῇ, βλάπτει πάντως, οἷον
ἥ τε δρυόπτερις καὶ ἡ πιτυοκάμπη καὶ ἡ θαψία καὶ τὸ
στρύχνον τὸ μανικὸν καὶ ὑδράργυρος, ἔνιοί τε τῶν μυκή-
των, καὶ τὸ σίαλον καὶ χολαὶ τῶν ἰοβόλων ζώων. τὰ γὰρ
τοιαῦτα πάντα τῷ γένει δηλητήρια καθέστηκεν, οὐ τῷ
ποσῷ. καὶ διὰ τοῦτο οὐδὲν ἐξ αὐτῶν εἰς τὰς ἀλεξητηρίους
ἀντιδότους ἐμβάλλεται, καθάπερ ὁ τοῦ μήκωνος ὀπὸς καὶ
ὁ σμύρνα καὶ ὁ στύραξ καὶ ὁ κρόκος. ταῦτα γὰρ, εἰ μὲν
πλείω ποθείη, τὰ μὲν ἐκμαίνει, τὰ δὲ θάνατον ἐπιφέρει.
μετὰ συμμετρίας δέ τινος ἐπιμιγνύμενα τοῖς ἄλλοις ἀρήγει.
ὅσα δ' ἐξ αὐτῶν βλάπτει τὴν διάνοιαν, εὐθὺς μέν ἐστιν
τὰ πλεῖστα καρηβαρικὰ, πλήθους ἀτμῶν μοχθηρῶν ἐμπι-
πλῶντα τὴν κεφαλήν. ἅπτεται δ' ἔνια καὶ τοῦ στόματος
τῆς γαστρὸς, ὡς συμπάσχειν τὰ κατὰ τὴν κεφαλήν. κοινῇ
δὲ σύμπαντα κατὰ διττὸν τρόπον ἀδικεῖ τὸν ἐγκέφαλον, ἢ

gora excepto cortice ejus ficco, et altercum praeter femen;
fed tamen et in his candidum femen atro praeftat. At funt
quae tota effentia nobis contraria funt, proinde fi vel mini-
mum eorum affumptum fuerit, omnino laedat neceffe eft, ceu
dryopteris et pityocampe et thapfia et folanum manicum et
hydrargyros et fungorum nonnulli, praeterea faliva et fel
venenatorum animalium; nam talia omnia genere funt dele-
teria, non quantitate, ac proinde nihil eorum in alexeterias
antidotos inditur, veluti papaveris fuccus et myrrha et fty-
rax et crocus. Siquidem haec fi largius bibantur, quaedam
dementant, quaedam mortem inferunt, verum convenienti
quadam menfura aliis admixta adjuvant. Porro quaecun-
que inter ea mentem laedunt, continuo etiam pleraque caput
degravant, vaporum pravorum congerie ipfum implentia.
Sed et quaedam os ventriculi tentant, atque affligunt, ut et
inde caput per confenfum laedatur. Communiter vero uni-
verfa duobus modis cerebrum affligunt laeduntque, aut

ταῖς ὅλαις οὐσίαις ἐναντία καθεστῶτα, ἢ κατὰ μίαν ἢ δύο
ποιότητας ὑπαλλάττοντα τὴν κρᾶσιν.

Κεφ. κ'. Ἐπεὶ δὲ καὶ περὶ τούτων αὐτάρκως εἴρη-
ται πρός γε τὰ παρόντα, καιρὸς ἂν εἴη τὰ κεφάλαια τῶν
εἰρημένων ἀναλαβόντα προσθεῖναι τὰ δοκοῦντα λείπειν τῷ
λόγῳ. κατὰ μὲν γὰρ αὐτὴν τὴν ἀλήθειαν οὐδὲν ὑπόλοι-
πόν ἐστι, πασῶν μὲν ἤδη τῶν δευτέρων δυνάμεων εἰρημέ-
νων, ὁποῖαί τινές εἰσι κατὰ γένος, οὐκ ὀλίγων δὲ καὶ τῶν
κατ᾽ εἶδος αὐταῖς προσκειμένων ὥσπερ παραδείγματα, ἀφ᾽
ὧν ἄν τις ὁρμώμενος ἐπέρχεσθαι δύναιτο τὰς ὑπολοίπους.
ἀλλ᾽ ἕνεκα σαφηνείας οὐδὲν ἂν εἴη χεῖρον [135] ἐν κεφα-
λαίοις βραχέσιν ἀναλαβεῖν ὑπὲρ αὐτῶν. αὐτίκα γέ τι καὶ
καθαρτικήν τινα δύναμιν ὀνομάζουσιν ἅπαντες, οὐ μὴν
παρακολουθοῦσί γε πάντες ὁμοίως ὅτι δύο σημαίνει τοὔ-
νομα, τὸ μέν τι κοινὸν ἐπὶ πᾶσι τοῖς ὁπωσοῦν ἐκκαθαί-
ρουσι τὰ τοῦ ζώου περιττώματα, τὸ δέ τι κατ᾽ ἐξοχὴν
ἐπὶ τοῖς δι᾽ ἐμέτων ἢ ὑπαγωγῆς γαστρός· οὐδ᾽ ὡς ὁμο-
γενής ἐστι ταῖς τοιαύταις καθάρσεσιν, ἤτοι διὰ ῥινῶν καὶ

quum tota ſubſtantia ſunt contraria, aut quum una duabusve
qualitatibus temperiem immutant.

Cap. XX. Caeterum quoniam de his ſufficienter
dictum jam eſt, quod quidem ad praeſentia faciat, tempeſti-
vum nunc eſt reſumptis dictorum capitibus ea adjicere
quae ſermoni reliqua eſſe videantur. Nam in veritate qui-
dem nihil eſt reliquum, nimirum quum ſecundae jam facul-
tates omnes ſint expoſitae, quales ſint genere ſcilicet, nec
paucae ſpeciatim ſuperius explanatae, ceu exempla, unde quis
orſus quorumque auxilio reliquas ipſe queas aſſequi. Ve-
rum nihilo ſeſe res deterius habebit, ſi claritatis gratia, bre-
vibus iterum capitibus ea ſuero complexus. Primum enim
facultatem omnes purgatoriam in ore habent, non tamen
omnes perinde intelligunt quod vocabulum duo ſignificat,
alterum commune omnium quae quovis modo animalis ex-
crementa expurgant, alterum vero quod per excellentiam
de iis tantummodo dicitur quae aut per vomitum aut per
ventris dejectionem purgent; neque quod ejusdem eſt gene=

στόματος γιγνομένη. καλοῦσι δὲ τὰ μὲν διὰ τῶν ῥινῶν ἐγ-
χεόμενα φάρμακα, τοῦ καθῆραι τὴν κεφαλὴν ἕνεκεν, ἔῤῥινα,
τὰ δ᾽ ἀνακογχυλιζόμενα καὶ μασώμενα πάνθ᾽ ἑνὶ παρα-
λαβόντες ὀνόματι προσαγορεύουσιν ἀποφλεγματίζοντα, καὶ
τὰς δυνάμεις δ᾽ αὐτῶν ἀποφλεγματικὰς ὀνομάζουσιν. ὁμο-
γενῆ δὲ τούτοις ἐστὶν καὶ ὅσα ταῖς μήτραις προστιθέμενα
καθαίρει. πάντα γὰρ ὅσα καθαίρειν κατέλεξα δύναμιν
ἑλκτικὴν ἔχει, τὰ μὲν ἑνός τινος χυμοῦ, τὰ δὲ δυοῖν ἢ
καὶ πλειόνων, καὶ τοῦτο αὐτοῖς κοινόν. ὡς ὅσα γε τῷ
λεπτύνειν τοὺς παχεῖς καὶ γλίσχρους χυμοὺς ἢ οὖρα κινεῖν
πέφυκεν, ἢ ταῖς ἐκ θώρακος καὶ πνεύμονος ἀναπτύσεσιν
ἀρήγειν, ἐκκαθείρει μὲν καὶ αὐτὰ, καλεῖται δ᾽ οὐχ ὁμοίως
τοῖς προειρημένοις, ἀλλὰ τὰ μὲν οὐρητικὰ καὶ βηχικὰ, τὰ
δ᾽ ἐμμήνων ἀγωγὰ, διαλλάττοντα τῶν προειρημένων, ὅτι
δύναμιν ἑλκτικὴν οἰκείων χυμῶν οὐκ ἔχει καθάπερ ἐκεῖνα·
δεῖται δὲ οὖν κἂν τούτοις ὁ λόγος ἑτέρου διορισμοῦ τοι-
οῦδε. τὰ μὲν ἐν πεσσοῖς, ἢ πυρίαις, ἤ τινι τοιούτῳ τρόπῳ

ris, tum ea quae fit per nares, tum ea quae per os fit pur-
gatio. Vocant ea medicamenta, quae naribus capitis pur-
gandi gratia infunduntur, errhina, at quae in ore colluuntur,
aut dentibus manduntur, omnia una nomenclatura compre-
hendentes apophlegmatizonta nuncupant, ac eorum faculta-
tes apophlegmaticas appellant. Ejusdem cum iftis funt ge-
neris quae vulvae admota expurgant. Quaecunque fiqui-
dem purgare memoravi, ea trahendi vim poffident, alia
unum quempiam fuccum, alia duos, aut etiam plures, et id
illis inter fefe commune eft. Nam quae craffis lentisque
humoribus extenuandis aut urinam ciere poffunt, aut ex
pectore pulmoneque ejiciendis excreationibus auxiliari, pur-
gant fane et ea quidem quodammodo, verum antedictis non
fimiliter nuncupantur, fed alia vocantur diuretica, alia be-
chica, alia menfes moventia, hac re a fuperioribus diverfa,
quod non habeant vim familiarium fuccorum attractricem
ut illa. Quamobrem et in hifce fermo aliam diftinctionem
poftulat, nempe hujusmodi. Quae in peffis, aut fomentis,
aut quovis modo fimilia, vulvae admoventur, ea duplici

ταῖς μήτραις προστιθέμενα, κατὰ διττὴν αἰτίαν ἐνεργεῖ, τὰ
μὲν τῷ θερμαίνειν μόνον προκαλούμενα, τὰ δὲ ταῖς ὀνο-
μαζομέναις ἑλκτικαῖς τε καὶ καθαρτικαῖς δυνάμεσιν, ἃς ἐπε-
δείξαμεν οἰκειότητι τῶν ἑλκομένων τὰς κενώσεις ἐργάζεσθαι.
ὅσα δὲ πίνεται, τῷ λεπτύνειν μὲν τὸ αἷμα, τοὺς πόρους
δ᾽ ἐκφράττειν τε καὶ ἀναστομοῦν, οὐ μὴν ἑλκτικῇ γέ τινι
δυνάμει τὰς κενώσεις ποιεῖται. τὰ μὲν δὴ πρότερα τοῖς κα-
θαίρουσίν ἐστιν ὁμογενῆ, τὰ δὲ δεύτερα τοῖς γάλα καὶ
σπέρμα γεννῶσιν, περὶ ὧν ὀλίγον ὕστερον εἰρήσεται διελ-
θόντων ἡμῶν πρότερον περὶ τῶν βηχικῶν, ἐπειδὴ καὶ ταῦτα
διττῶς ὠνόμασται, τὰ μὲν τῷ ποιεῖν βῆχας, τὰ δὲ τῷ παύ-
ειν μόνον. δυνάμεις δ᾽ αὐτῶν ἐναντιώταται. τὰ μὲν γὰρ
τῆς λεπτυντικῆς ἐστι φύσεως, τὰ δὲ τῆς παχυντικῆς. ἡ μὲν
οὖν λεπτυντικὴ δύναμις ἐν θερμαῖς καὶ λεπτομερέσιν οὐ-
σίαις, ἡ παχυντικὴ δὲ ψυχραῖς καὶ παχυμερέσιν ἐγγίγνεται.
οὗτος μὲν οὖν ὁ λόγος ἐνταῦθα τελευτάτω. μεταβαίνειν δὲ
προσῆκεν ἐπὶ τὸν ὀλίγον ἔμπροσθεν ἀναβληθέντα. κοινω-
νία γάρ τίς ἐστι καὶ ὁμοιότης ἔργων τε καὶ δυνάμεων ἐν

ratione agere confueverunt. Nam alia calefaciendo dun-
taxat provocant, alia facultatibus attractoriis et purgatoriis
quas vocant, quas demonftravimus trahendorum familiari-
tate vacuationes peragere. At quae hoc nomine bibuntur,
ut fanguinem extenuent et meatus obftructione liberent ape-
riantque, ea trahendi facultate vacuationem non perficiunt.
Atque priora quidem cum purgantibus ejusdem funt generis,
fecunda vero cum iis quae lac et fanguinem generant, de
quibus paulo infra verba faciemus, ubi prius de bechicis
differtum a nobis fuerit, quandoquidem et haec bifariam
nominata funt, partim quia tuffim provocent, partim quia
fedent. Atqui contrariae horum facultates funt, alia enim
extenuandi naturam habent, alia incraffandi. Atqne exte-
nuandi quidem facultas in calidis et tenuium partium fub-
ftantiis fita eft, incraffandi vero in frigidis et craffarum par-
tium effentiis ineft. Atque hic fermo hoc in loco finem
habeat. Convenit autem tranfire ad id quod paulo ante
diftulimus. Eft enim focietas et fimilitudo quaedam tum

τε τοῖς προτρέπουσι καὶ παύουσι καταμήνιά τε καὶ γά-
λα καὶ σπέρμα. παράκειται δέ πως αὐτοῖς τά τ᾽ οὐρητικὰ
καὶ τὰ βηχικὰ, διὸ καὶ λεκτέον ὑπὲρ ἑκάστων ἐν μέρει.

Κεφ. κά. Γάλακτος καὶ σπέρματος ποιητικαὶ δυ-
νάμεις εἰσὶν αἱ μὲν ἐν φαρμάκοις μόνον, αἱ δὲ καὶ ἐν τρο-
φαῖς. ἐν φαρμάκοις μὲν, ἐπειδὰν τοὺς φλεγματικοὺς χυμοὺς
[136] ἐκθερμαίνοντες εἰς αἷμα μεταβάλλωμεν, ἐν τροφαῖς δὲ
κατὰ τὴν τῆς ὅλης οὐσίας ὁμοιότητα, κἀπειδὰν εὔχυμοί τε
καὶ ὑγραὶ μετρίως ὦσι καὶ θερμότητος χλιαρᾶς, οἷας πέρ
ἐστι καὶ τὸ γάλα. συμμέτρου μὲν γὰρ τῷ ζώῳ θερμότητος
τὸ αἷμα μετέχει, πλείονος δὲ ἢ κατὰ τὸ μέτρον ἡ ξανθὴ
χολὴ καθάπερ τὸ φλέγμα ψυχρότητος. ἐν τῷ μέσῳ δ᾽ (65)
ἐστὶ φλέγματός τε καὶ αἵματος ὅσον ἐπὶ τῇ θερμότητι τὸ
γάλα, οὐ μὴν ἴσον γε ἀφέστηκεν ἑκατέρου, ἀλλ᾽ ἔστιν ποῤ-
ῥώτερον μὲν τοῦ φλέγματος, ἐγγύτερον δὲ τοῦ αἵματος.
ὅταν οὖν ἐνδεῶς ἀθροίζηται τὸ γάλα κατὰ τοὺς μαστοὺς,
ἐθέλῃς δὲ πλέον γενέσθαι, διάσκεψαι περὶ τοῦ αἵματος· ἤτοι
γὰρ ἔλασσόν ἐστι τοῦ προσήκοντος ἢ μοχθηρότερον. τὸ μὲν

operum tum facultatum in iis quae provocant fedantque
menfes, lac et femen. Sed et affinia illis quodammodo
vicinaque funt quae urinas movent et bechica. Proinde
de quolibet feorfum differendum eft.

Cap. XXI. Lactis et feminis effectrices facultates
funt partim in medicamentis tantum, partim in alimentis;
in medicamentis, quum fuccos pituitofos excalefacientes in
fanguinem vertimus, in alimentis autem fecundum fub-
ftantiae totius fimilitudinem, ubi videlicet boni funt fucci
et moderate humida, ac tepide calida, ceu ipfum lac. Si-
quidem fanguis caloris eft particeps animali mediocris, plus
quam vero mediocris flava bilis, ficut pituita frigiditatis.
In medio autem pituitae et fanguinis eft lac, utique quod
ad calorem attinet, non tamen aeque ab utroque abeft, fed
longius abeft a pituita, propius accedit ad fanguinem.
Quum ergo minus quam expediat ad ubera lac venit, velis
autem copiofe provenire, ipfum contemplator fanguinem.
Aut enim paucior eft quam conveniat aut deterior. Itaque

772 ΓΑΛΗΝΟΥ ΠΕΡΙ ΚΡΑΣ. ΚΑΙ ΔΥΝΑΜΕΩΣ

Ed. Chart. XIII. [136.]   Ed. Baf. II. (65.)

οὖν ἔλαττον ὑγραινούσης τε καὶ θερμαινούσης δεῖται τῆς
συμπάσης διαίτης, τὸ δὲ μοχθηρότερον, εἰ μὲν χολῶδες ὑπάρ-
χει, καθάρσεως μὲν πρῶτον, εἶθ' οἵας εἴρηται διαίτης· εἰ δὲ
φλεγματικὸν, φαρμάκων θερμαινόντων μὲν, ἤτοι κατὰ τὴν
πρώτην ἢ δευτέραν τάξιν, οὐ μὴν ξηραινόντων. καλλίω δ'
αὐτῶν ὅσα μὴ φάρμακα μόνον ἐστὶν, ἀλλὰ καὶ τροφαὶ,
εὔζωμα καὶ μάραθρα καὶ ἄνηθα. λέγω δὲ καὶ τὰς πόας
αὐτὰς χλωρὰς ἔτι καὶ ὑγράς. καὶ γὰρ ξηραὶ ξηραίνουσί τε
καὶ θερμαίνουσι πλέον ᾿ δεῖ. τούτου δὲ τοῦ γένους ἐστὶ
καὶ σμύρνιον καὶ σέλινον καὶ σίον καὶ πόλιον, καὶ ταῦτα
χλωρὰ, πριν ξηρανθῆναι. τὰ γάρ τοι ξηραίνοντα πάντα τὴν
ἰκμάδα τοῦ αἵματος ἐκβοσκόμενα παχύτερον ἅμα καὶ ἔλατ-
τον αὐτὸ καθίστησι, καὶ θερμότερον μὲν τοῦ δέοντος, εἰ
θερμὰ τὴν φύσιν ὑπάρχει, ψυχρότερον δ', εἰ ψυχρά. δεῖται
δὲ δή που συμμέτρως τε εἶναι θερμὸν καὶ οὐδαμῶς παχὺ
πρὸς τὴν τοῦ γάλακτος γένεσιν, ὅθει ὅσα μὲν τοιαῦτα
σβέννυσι μᾶλλον ἢ γεννᾷ τὸ γάλα, τὰ δὲ θερμαίνοντα μὲν,
ὡς εἴρηται, ξηρότητος δ' ἐπιφανοῦς μηδεμιᾶς μετέχοντα, γά-

qui paucior eſt, univerſam victus rationem expoſcit humec-
tantem et calefacientem, qui autem deterior eſt, ſiquidem
bilioſus fuerit, primum purgationem deſiderat, mox victum,
quem modo dicebamus; ſin pituitoſus, medicamenta requirit
calefacientia aut primo aut ſecundo ordine, non tamen
deſiccantia.   Verum inter ea potiora ſunt quae non tantum
ſunt medicamenta, ſed et nutrimenta, velut eruca, faeni-
culum, anethum.   Dico autem ipſas herbas etiamnum vi-
rentes et humidas, nam ſiccae plus quam oporteat et cale-
faciunt et deſiccant.   Hujus generis et ſmyrnium, apium,
ſion, polium, eaque virentia, prius quam ſiccentur, quip-
pe quum ea quae deſiccant, humorem ſanguinis depaſcentia,
ipſum craſſiorem ſimul paucioremque efficiant, tum ſi na-
tura quoque ſint calida, juſto etiam calidiorem, ſin frigida,
frigidiorem, debet enim eſſe modice calidus, ac neutiquam
craſſus, ut lac generet.   Quocirca quae ſunt hujusmodi
extinguunt magis lac quam procreant, at quae ſic ut dictum
eſt calefaciunt, nullamque inſignem adjunctam habent ſic-

λακτος ἔχειν γεννητικὰς δυνάμεις εἰκότως ἐλέχθη. ταυτὶ μὲν
οὖν ὀλίγα τὸν ἀριθμόν. οὐδὲ γὰρ οὐδὲ ῥᾳδίως ἐστὶ τῆς
προειρημένης ἐν τῇ κράσει συμμετρίας ἐπιτυχεῖν. ἄπειρα δὲ,
ὡς ἄν οὕτω τις εἴποι, καὶ ἀπερίληπτα ὅσα βλάπτει γάλα·
καὶ γὰρ ὅσα πλέον ἢ χρὴ θερμαίνει, καὶ ὅσα ξηραίνει καὶ
ὅσα ψύχει, τὰ μὲν τῇ ποιότητι τοῦ αἵματος λυμαινόμενα, τὰ
δὲ τὴν οὐσίαν ὅλην ἐλάττονα ποιοῦντα, κωλύει γενέσθαι
τὸ γάλα.

Κεφ. κβ'. Παραπλησίαν δὲ τοῖς εἰρημένοις ἔχει δύ-
ναμιν ὅσα προτρέπειν ἢ παύειν ἐπιμήνια πέφυκεν. ὕλη γὰρ
ἀμφοῖν κοινὴ τὸ ἐν ταῖς φλεψὶν αἷμα. τοῦτο οὖν ὅταν
εὔρουν τε ἅμα καὶ τῇ ποσότητι σύμμετρον ὑπάρχῃ, χορη-
γίαν ἄφθονον ἑκατέρῳ παρέχει. καὶ μὲν δὴ καὶ διότι κοι-
ναὶ μαστοῖς τε καὶ ὑστέραις οὐ μικραὶ φλέβες εἰσὶν, καὶ τί-
νες αὗται τυγχάνουσιν οὖσαι, λέλεκται δι' ἑτέρων. ταῦτά τοι
κἀπειδὰν ἐπὶ θάτερα τῶν μορίων φέρηται τὸ αἷμα, ξηραί-
νεται θάτερα. καὶ διὰ τοῦθ' ὅσαις τὰ καταμήνια φέρεται
συμμέτρως, οὐκ ἀθροίζουσιν ἐν μαστοῖς τὸ γάλα, καὶ ὅσαις

citatem, lactis procreatricem habere facultatem merito dicta
funt. Verum eo numero funt perquam exigua. Nec enim
profecto facile inventu eft quod propofitam in temperie
fortitum fit mediocritatem, caeterum infinita funt, ut ita
quifpiam dicat, et multitudine incomprehenfa quae lac lae-
dant. Etenim quaecunque plus quam expediat calefaciunt,
quaeque deficcant aut refrigerant, partim qualitatem ipfius
fanguinis vitiantia, partim ipfum minorem reddentia, lac
provenire prohibent. Cap. XXII. Porro dictis fimilem vim obtinent quae-
eunque provocare, aut fedare menfes poffunt, utrorumque
enim communis materia eft, nempe fanguis in venis con-
tentus. Itaque ubi hic fluxilis fuerit et quantitate contem-
peratus, utique abundantem fuppeditat copiam. Commu-
nes quin etiam uberibus, uteroque venae funt non exiles,
at quaenam eae fint, alibi dictum eft. Itaque ubi ad alter-
utram partium fanguis defertur, altera ficcefcit. Proinde
quibus menfes mediocriter feruntur, iis lac in mamillis non

Ed. Chart. XIII. [136. 137.]   Ed. Baf. II. (65.)

ἄφθονον τοῦτο, τὰ καταμήνια τελέως ἴσχεται. θαυμαστὸν
οὖν οὐδὲν, εἰ τὰ διαιτήματα καὶ τὰ φάρμακα παραπλήσια
τά τε γεννῶντα καὶ τὰ παύοντα τὴν ἐφ' ἑκάστῳ μηνὶ κά-
θαρσιν ἐξ ὑστερῶν καὶ τὴν ἐν μαστοῖς [137] τοῦ γάλακτος
γένεσιν. τοσόνδε μέντοι διαφέρουσιν καθ' ὅσον θερμο-
τέρων τε καὶ τμητικωτέρων ἐνίοτε τὰ κατὰ τὰς μήτρας
χρήζει. καὶ γὰρ ἀνεστομῶσθαι δέονται μᾶλλον αἱ τῇδε φλέ-
βες ἤπερ αἱ κατὰ τοὺς μαστοὺς, καὶ τοῦ αἵματος εὐρου-
στέρου χρήζουσιν, ὡς ἂν μηδὲν αὐτῆς τῆς μήτρας συντε-
λούσης εἰς τὴν φορὰν αὐτοῦ. πέμπεται γὰρ εἰς τὰς ἐν αὐ-
τῇ φλέβας, οὐχ ἕλκεται τὰ καταμήνια. εἰς μαστοὺς δ' οὐ
πέμπεται μόνον, ἀλλὰ καὶ ἕλκεται, καὶ διὰ τοῦτο βραχυτέ-
ρας ἐπικουρίας ἐκ φαρμάκων προσδεῖται τὸ μὴ παραγενό-
μενον αὐτάρκως εἰς μαστοὺς αἷμα. καὶ ὅσα γε τὸ αἷμα
ὑπέρχεσθαι προτρέπει, ταῦτα καὶ τὰς ἐλλιπεῖς 'καθάρσεις
ὠφελεῖ. τὰς δ' ἐπὶ πλέον βεβλαμμένας, ἢ καὶ παντάπασιν
ἰσχομένας, οὐκέτ' οὐδὲν τῶν τοιούτων ἰᾶται, ἀλλὰ βράθυ

colligitur, quibus vero hoc large fuppetit, iis plane menfes
fupprimuntur. Itaque mirandum non eft, fi tum victus
tum medicamenta fimilia funt, nempe et ea quae generant
fedantque in menfes fingulos ex utero purgationem, et ea
quae lactis in uberibus generationem provocant ac fuppri-
munt. Quamquam hactenus differant, quod et calidioribus
et magis incidentibus purgatio menftrua nonnunquam indi-
geat, quippe quum ea parte fitae venae magis aperiri de-
beant quam quae tendunt in mammas, et fanguinem fluxi-
lem magis requirant, nimirum quum uterus ad delationem
ejus nihil conferat. Mittuntur enim in venas quae illi
committuntur, haud attrahuntur menfes. At fanguis in
ubera non tantum mittitur, fed et attrahitur, ao proinde
leviore fubfidio medicamentorum opus habet, quum non
abunde in mammas confluit. Et medicinae quae juvant,
ut fanguis in mammillas eat, deficientes atque imperfectas
purgationes etiam adjuvant. Sin autem multum oblaefae
fint, aut plane retentae, nulla ex ejusmodi eas fanare

καὶ μεῖον ἴρις τε καὶ καλαμίνθη, καὶ γλήχων καὶ δίκταμον
ἄσαρόν τε καὶ κόστος ἥ τε κασία καὶ τὸ κιννάμωμον, ἄμω-
μόν τε καὶ ἀριστολοχία, καὶ τὸ βούνιον, ὅσα τ᾽ ἄλλα τοιαῦτα,
τὰς παντελεῖς ἐπισχέσεις τῶν κατὰ μήτρας καθάρσεων ἰᾶται.
τὰ γὰρ τοιαῦτα καὶ τοῖς οὔροις ποδηγεῖ. ἀλλὰ τῶν αὐτῶν
δὴ τοῦτο μόνον οὐρητικῶν ὀνομαζομένων φαρμάκων διαλ-
λάττει, τῷ μὴ ξηραίνειν ἰσχυρῶς. τὸ μὲν γὰρ θερμαίνειν ἐν
τρισὶ γένεσι τῶν φαρμάκων κοινόν, ὅσα γε τῇ τοῦ γάλα-
κτος γενέσει συνεργεῖ, καὶ ὅσα ταῖς τῶν καταμηνίων τε καὶ
οὔρων φοραῖς. διαφέρει δὲ τῷ τε ποσῷ τῆς θερμότητος
καὶ τῷ τὰ μὲν ξηραίνειν, τὰ δὲ μή. ὅσα μὲν γὰρ οὔτε ξη-
ραίνει καὶ θερμαίνει μετρίως, εἰς γάλακτος γένεσιν χρηστά·
τὰ δ᾽ ἐπὶ πλέον θερμαίνοντα, μὴ μέντοι γε ἰσχυρῶς ξη-
ραίνοντα, ταῖς τῶν καταμηνίων φοραῖς ἀγαθά. οὔρησιν δὲ
καὶ ταῦτα μὲν ἀμφότερα προτρέπει, καὶ πρὸς τοῦτο δὲ
οὐδὲν ἧττον ὅσα θερμαίνει ξηραίνοντα. καὶ διὰ τοῦτο ἔξαι-
ρέτως οὐρητικὰ τὰ τοιαῦτα κέκληται, οὐ διὰ τὸ μόνα κι-
νεῖν τὴν οὔρησιν, ἀλλὰ τὸ μόνην ἄνευ τοῦ καταμήνια καὶ

poteſt, verum ſabina et mejum et iris et calamintha et pu-
legium, tum dictamnum, aſaron, coſtus, caſſia, cinnamo-
mum, amomum, ariſtolochia, bunium et ejus generis reli-
qua, abſolutas uteri purgationum retentiones ſanant, nam
talia quoque urinam promovent. Sed ab ipſis diureticis
vocatis medicamentis hoc ſolo differunt, quod non vehe-
menter deficcent. Siquidem calefactio tribus generibus me-
dicamentorum communis eſt, puta quae lacti procreando
ſuccurrunt, quaeque menſibus ciendis et urinae conveniunt.
Differunt tamen caloris menſura, tum etiam quod quaedam
deficcant, quaedam non. Siquidem quae non deficcant et
modice calefaciunt, lacti generando utilia ſunt, quae vero
plus calefaciunt, non tamen valenter deficcant, menſibus
eliciendis ſunt congrua. Verum et utraque haec urinas
provocant et ad haec cum primis ea, quae calefaciunt et
deficcant. Et propter hoc ea peculiariter dicuntur diure-
tica, ſive urinam moventia, non quia ſola moveant urinas,
ſed quia ſolas, et non etiam menſes aut lac. Nam praeter

Ed. Chart. XIII. [137.]   Ed. Baf. II. (65.)

γάλα. πρὸς γὰρ αὖ τοῖς ἄλλοις οὐδὲ ταῖς ἐκ θώρακος καὶ
πνεύμονος ἀναπτύσεσιν ἐπιτήδεια τὰ ξηραίνοντα. δεῖται γὰρ
κἀκεῖνα τέμνεσθαι μὲν, μὴ ξηραίνεσθαι δὲ, καθάπερ γε οἱ
κατὰ νεφροὺς καὶ κύστιν λίθοι. λέλεκται δὲ ὑπὲρ τῶν τοι-
ούτων φαρμάκων ἔμπροσθεν.

Κεφ. κγ'. Ὥσπερ δὲ γάλακτος, οὕτω καὶ σπέρματος
εἰώθασιν ὀνομάζειν ἔνια μὲν γεννητικὰ, καὶ τούτοις ἐναντία
τὰ σβεστικὰ, προκλητικὰ δ' ἕτερα, καὶ τούτοις ἐναντία τὰ
ἐπισχετικά. γεννητικὰ μὲν οὖν ἐστι τὰ γεννῶντα τὸ μὴ πρό-
τερον ὑπάρχον, σβεστικὰ δὲ τὰ φθείροντα· προκλητικὰ δὲ
τὰ τὸ συνηθροισμένον ἐν βάθει πρὸς τοὐμφανὲς ἄγοντα,
καὶ τούτοις ἐναντία τὰ ἐπισχετικά. γεννητικὰ μὲν οὖν σπέρ-
ματός ἐστιν ἐδέσματα ὅσα τρόφιμά τε ἅμα καὶ φυσώδη καὶ
ταῖς ὅλαις οὐσίαις ἐστὶν οἰκεῖα· φάρμακα δ' ὅσα πνευμα-
τώδη καὶ θερμά· σβεστικὰ δὲ τὰ ξηραίνοντα πάντα καὶ τι·
ψύχοντα πάντα καὶ ταῖς οὐσίαις ἐναντία, καὶ μὲν δὴ καὶ
προκλητικὰ μὲν ὅσα φυσώδη τ' ἐστὶ καὶ θερμὰ χωρὶς τοῦ
ξηραίνειν, ἐπισχετικὰ δὲ τὰ ἐναντία. τῆς γὰρ τοῦ σπέρ-

alia et reddendis ex pectore pulmoneque excreationibus in-
commoda funt deficcantia, poſcunt enim et ipſa incidi qui-
dem, at non ficcari, ceu et renum veficaeque calculi. Ve-
rum de talibus medicamentis ſupra difſerui.

Cap. XXIII. Ut lac ita et femen quaedam generare
dicuntur et quae his ſunt contraria extinguere, tum quae-
dam provocare et ipſis contraria ſupprimere, ac generare
quidem quae procreant quod antea non erat, extinguere
vero quae corrumpunt, provocare autem quae quod in
alto delitefcebat in apertum proferunt, et his contraria quae
ſupprimunt. Igitur femen generant cibi quidem, qui bene
nutriunt et flatuofi funt totisque fubftantiis familiares, me-
dicamenta vero flatuofa et calida, extinguunt autem defic-
cantia et refrige untia omnia et quae totis fubftantiis funt
contraria. Porro provocant quaecunque calida funt et fla-
tuoſa absque deficcatione, ſupprimunt vero contraria. Et-

ΤΩΝ ΑΠΛΩΝ ΦΑΡΜΑΚΩΝ ΒΙΒΛΙΟΝ Ε.   777

Ed. Chart. XIII. [137. 138.]   Ed. Baſ. II. (65.)

ματος οὐσίας ἐκ χρηστοῦ περιττώματος ἐχούσης τὴν γένεσιν,
οὔσης δὲ καὶ πνευματώδους, τρόφιμά τε ἅμα καὶ πνευμα-
τώδη χρὴ πάνθ᾽ ὑπάρχειν ὅσα γεννῶν καὶ προκαλεῖσθαι δύ-
νηται σπέρμα. βολβοὶ μὲν οὖν ἐρέβινθοί τε καὶ κύαμοι καὶ
πολύποδες καὶ κῶνος [138] ἐδέσματα πολύσπερμα λέγεται
καὶ ἔστι· σκίγκος δὲ καὶ σατύριον φάρμακα. τροφαὶ δ᾽
ἅμα καὶ φάρμακα πολύσπερμα τό τε τῆς λίνου σπέρμα καὶ
τὸ εὔζωμον. ὅσα δὲ ψύχειν πέφυκεν ἐδέσματά τε καὶ φάρ-
μακα, παχύνοντά τε καὶ πηγνύντα, καὶ στάσιμον ἐργαζό-
μενα τὸ σπέρμα, τὴν τῶν ἐπισχόντων αὐτὰ δύναμιν, οὐ τὴν
τῶν φθειρόντων ἔχει. θριδακίναι μὲν γὰρ καὶ βλίτα καὶ
ἀτραφάξιες καὶ κολοκυνθὶς καὶ μόρα καὶ μηλοπέπονές τε καὶ
σίκυοι, ἤν τε καὶ πέπονες, ἤν τε καὶ μὴ πέπονες ὦσιν. ὅσα
δὲ ξηραίνει, τὴν ἀρχὴν οὐδ᾽ ἐπιτρέπει γενέσθαι τὸ σπέρμα,
κἂν, θερμὰ τὴν φύσιν ὑπάρχῃ, καθάπερ τὸ πήγανον. εἰ δὲ
καὶ μὴ θερμαίνει, πολὺ μᾶλλον, ὡς ἡ νυμφαία. ταῦτα μέν
γε καὶ κατὰ τὴν ἰδιότητα τῆς οὐσίας εὔλογον ἐναντίως
ἔχειν σπέρματι. τὴν δ᾽ αὐτὴν ἀναλογίαν ἐδεσμάτων τε καὶ

enim quum feminis fubſtantia ex utili recremento generatio-
nem fortiatur, fitque etiam flatuofa, bene nutriant et flatuofa
fint neceſſe eſt, quaecunque femen aut procreare, aut
provocare poſſunt. Itaque bulbi, cicer, fabae, polypodes,
conus, edulia dicuntur multi feminis et funt, at fcincus et
fatyrion medicamenta funt, porro fimul cibi ac medica-
menta multi feminis funt lini femen et eruca. Caeterum
quae refrigerare funt nata tum edulia, tum medicamenta,
femen cogentia, incraſſantia et ſtabile reddentia, vim habent
ipfum fupprimentem, non autem corrumpentem, nempe
lactuca, blitum, atriplex, cucurbita, mora, melopepones,
cucumeres, feu pepones, feu non pepones. Porro quae
reficcant, prorfum ne eſſe quidem femen permittunt, etiam
fi calida funt natura, velut ruta. Si autem non calefaciunt,
multo minus, ut nymphaea, atque haec fane rationi confen-
taneum eſt fubſtantiae proprietate contrarie affecta eſſe
femini. Eandem proportionem tum efculentorum tum

φαρμάκων ἐπί τε γάλακτός ἐστιν εὑρεῖν καὶ καταμηνίων.
καθ᾽ ἕτερον δὲ τρόπον ὑπὸ ταὐτὸ πέπτωκε γένος αὐτοῖς
ὅσα ταῖς ἐκ τῶν ἀναπνευστικῶν ὀργάνων ἀναπτύσεσι τιμω-
ρεῖται καὶ ὅσα κινεῖν οὔρησιν πέφυκεν. ἅπαντα γὰρ ταῦτα
λεπ(66)τυντικῆς ἐστι δυνάμεως, ὥσπερ οὖν τὰ ἐναντία πα-
χυντικῆς. ἀλλὰ περὶ μὲν τῆς λεπτυντικῆς διαίτης ἰδίᾳ γέ-
γραπται δηλουμένων οὐδὲν ἧττον ἐν ταὐτῷ βιβλίῳ καὶ τῶν
παχυνόντων. τὰ δὲ λεπτύνοντα καὶ παχύνοντα φάρμακα τῶν
ἐφεξῆς τῶνδε τριῶν βιβλίων ἐκλέγου, ἐπὶ μὲν τῶν λεπτυ-
νόντων σκοπὸν ἔχων τὰ θερμότητα καὶ λεπτομέρειαν ἔχοντα,
ἐπὶ δὲ τῶν παχυνόντων τὰ ἐναντία. δέδεικται γὰρ ἡμῖν ἐν
τοῖς ἔμπροσθεν ὡς ἰδία τίς ἐστιν ἡ τῶν λεπτομερῶν φαρ-
μάκων φύσις οὐ μόνον τοῖς θερμαίνουσιν ὑπάρχουσα. κατὰ
ταὐτὰ δὲ καὶ ἡ τῶν παχυμερῶν οὐ μόνον τοῖς ψύχουσιν·
ὥσπερ δὲ καὶ ἐπὶ τῶν τοιούτων ἀναλογία τις ἐν ταῖς δυ-
νάμεσιν ὑπάρχει, κατὰ τὸν αὐτὸν τρόπον ἐπὶ πάντων ζη-
τεῖν, εἰ καὶ μὴ κείμενον ὄνομα τύχῃ. λέγονται γοῦν τινες
ὀξυδορκικαὶ δυνάμεις αἱ τοὺς ὀφθαλμούς, ἐπειδὰν μηδὲν

medicamentorum eft invenire in lacte et menſibus. Porro
alio modo ſub idem genus cadunt quae refpirantium iu-
ſtrumentorum excreationibus auxiliantur, quaeque urinam
ciere poſſunt: haec enim omnia extenuandi facultatem ob-
tinent, uti contraria incraſſandi. Sed de victu extenuante
privatim conſcriptum eſt, nihilo ſecius in eodem volumine
indicatis quae incraſſant. Verum extenuantia et incraſſan-
tia medicamenta ex libris, qui deinceps ſequentur, feligito,
in extenuantibus quidem ſcopum habens caliditatem junctam
partium tenuitati, in incraſſantibus vero contraria. Often-
ſum enim eſt in ſuperioribus libris quod propria quaedam
ſit medicamentorum eſſentiae tenuis natura, non ſolis ca-
lefacientibus conjuncta. Eadem ratione et incraſſantium
natura non ſolis ineſt refrigerantibus. Caeterum ut talibus
facultatibus proportio quaedam ineſt, eundem in modum
quaerendum in omnibus, etiam ſi nomen non ſit impoſitum.
Vocantur enim quaedam oxydercicae facultates viſum acuen-

Ed. Chart. XIII. [138.]   Ed. Baf. II. (66.)

ἔχοντες αἰσθητὸν πάθημα φαύλως ἐνεργῶσιν, ἐπανορθού-
μεναι. καὶ χρὴ δηλονότι καὶ κατὰ τὰ ὦτα καὶ τὰς ῥῖνας
ἑκάστην τε τῶν ἄλλων αἰσθήσεων ἀνάλογον ὑπάρχειν τινὰ
τοιαύτην δύναμιν, οὐ μὴν ὠνόμασταί γε ὀξυήκοός τις δύ-
ναμις, ὥσπερ οὐδὲ κατὰ τὴν ὄσφρησιν ἢ τὴν γεῦσιν ἢ τὴν
ἀφὴν, καίτοι γε ἐν αὐτοῖς τοῖς αἰσθητοῖς πράγμασιν ἀνα-
λόγως ὑπαρχούσης. εἰ δ' ἐπὶ πλέον ἐκτείνοι τις τὴν ὁμοι-
ότητα, καὶ καθ' ἕκαστον ἡμῶν μόριον ἀναγκαῖον εἶναι τοι-
αύτην τινὰ δύναμιν φαρμάκων, ὑφ' ἧς δηλονότι βέλτιον γί-
γνεται τὸ ταῦ μέρους ἔργον, ὥσπερ, εἰ οὕτως ἔτυχε, τὸ τῆς
γαστρός. ἔστι γὰρ οὖν κἀνταῦθα πολλάκις εὑρεῖν ἀτονίαν
τινὰ τοιαύτην αὐτῆς, οἷα κατ' ὀφθαλμούς ἐστιν ἡ ἀμβλυω-
πία, μήτε φλεγμαίνοντας μήτε ῥευματιζομένους μήθ' ἡλκω-
μένους μήτ' ἄλλο τι φανερὸν ἔχοντας κακόν. καὶ δὴ καὶ τὰ
φάρμακα τὴν τοιαύτην διάθεσιν τῆς γαστρὸς ἐπανορθούμενα
κέκληται πεπτικά, τῷ μὲν σχήματι τῆς προσηγορίας οὐκ

tes, quae oculos, ubi nullum illis infit fenfibile pathema,
male tamen munere fuo fungentes, corrigunt et in integrum
reftituunt. Ac nimirum et in auribus et in naribus et per
quemque aliorum fenfuum figillatim proportione talis quae-
dam fit facultas necefle eft, nec tamen facultas nominata eft
ab acumine auditus oxyecoos, ficut nec in olfactu, nec in
guftu, nec in tactu, quum tamen in rebus ipfis fenfilibus
ex proportione infit. Porro fi quis fimilitudinem plus etiam
extendat, per quamque noftri particulam, talem exiftere
medicamentorum facultatem necefle eft, a qua videlicet
melior reddatur partis ipfius actio, ut verbi caufa ventris
actio. Siquidem talem ejus imbecillitatem invenire eft
faepenumero, qualis eft in oculis amblyopia, id eft *hebe-
tudo vifus*, quum ii nec phlegmone teneantur, nec in-
fluxu torqueantur, nec ulcerati fint, nec aliud quidvis
mali perpeffi. Et fane in medicamentis quae affe-
ctum ventris ejusmodi emendant, peptica, five conco-
quentia nuncupantur, appellationis quidem figura nihil

Ed. Chart. XIII. [138. 139.]   Ed. Baf. II. (66.)

ἀνάλογον ἔχοντα τοῖς ὀξυδορκικοῖς, τῷ δ᾽ ἔργῳ καὶ τῇ δυ-
νάμει παραπλήσια.

Κεφ. κδ'. Ἐπεὶ δὲ καὶ ἀπὸ μορίων τοῦ σώματος
τινὰς ἐλέγομεν ὠνομάσθαι δυνάμεις, οὐ χεῖρον ἂν εἴη καὶ
περὶ τούτων διελθεῖν. οὔτε γὰρ, [139] ὡς ἂν οἰηθείη τις,
ἐπὶ πάντων ἁρμόττουσι τῶν παθῶν τοῦ μέρους οὔτ᾽ ἐφ᾽
ἑνὸς οὕτω τινὸς ὡς ἕτερον ὀνῆσαι μηδὲν, ἀλλ᾽ ἤτοι τὸ πλει-
στάκις, ἢ τῷ μάλιστα ἐνεργεῖν ἐπὶ τοῦδέ τινος τοῦ μέρους,
ἀπ᾽ αὐτοῦ τὴν προσηγορίαν ἔσχον. ὀφθαλμικαὶ μὲν, ἐπειδὴ
καὶ μάλιστα καὶ πλειστάκις ἐπ᾽ ὀφθαλμῶν αὐταῖς χρώμεθα,
καθάπερ τῷ γε διὰ ῥόδων κολλυρίῳ καὶ τῷ διὰ πομφόλυ-
γος καὶ τῷ κνίκῳ προσαγορευομένῳ καὶ τῷ λιβανίῳ καὶ
τοῖς ἄλλοις ἅπασιν, οἷς ἔνεστι μὲν χρήσασθαι καὶ ὤτων πα-
σχόντων καὶ στομάτων καὶ ῥινὸς αἰδοίου τε καὶ ἕδρας, οὐ
μὴν οὔθ᾽ οὕτω πολλάκις οὔθ᾽ οὕτως ὠφελίμως. ἡπατικὰς
δ᾽ αὖ καὶ σπληνικὰς καὶ πλευριτικὰς καὶ στομαχικὰς, ἐπειδὴ
καὶ ταύτας, ἕκαστον τῶν εἰρημένων ὠφελούσας ὁρῶμεν
μάλιστά τε καὶ πλειστάκις. ἥτις δ᾽ αἰτία τῆς ὠφελείας

proportiônale habentia oxydercicis, oaeterum opere ipfo
et facultate fimilia.

Cap. XXIV. Porro quoniam et quasdam appellatas
a corporis partibus facultates effe diximus, nihilo fuerit
deterius et de his differere. Nec enim, quod quifpiam for-
fan exiftimet, omnibus partis affectibus congruunt, nec ita
uni, ut alii nihil profint, fed quoniam frequentiffime aut
maxime agant ea in parte a qua nomen funt mutuatae.
Ophthalmicae quidem, quandoquidem maxime ac plurimum
ad oculos ipfas ufurpamus, velut collirium διὰ ῥόδων et
aliud διὰ πομφόλυγος et cnicus appellatus et libanium et
alia omnia, quibus uti quidem liceat et ad aures affectas,
aut os, aut nares, praeterea pudendum et anum, verum
non ita frequenter, nec tanto cum fructu. Rurfus autem
alias nuncupamus hepaticas, alias fplenicas, pleuriticasque
et ftomachicas, nimirum quum et ipfas ei parti, quam no-
mine defignant, faepiffime fimul ac potiffime prodeffe con-
fpiciamus. Porro quae fit profectus et adjumenti caufa, in

ἐστὶν, ἐν τῇ τῆς θεραπευτικῆς μεθόδου πραγματείᾳ ῥηθήσε-
ται, καθ᾽ ἣν καὶ τἄλλα πάντα περὶ τῆς τῶν φαρμάκων
χρήσεως ἐπέξιμεν, ὥστ᾽ οὐδὲν ἔτι μηκύνειν ἐνταῦθα, πλὴν
εἴπερ ἄρα περὶ τῆς τῶν ὀνομάτων βραχὺ ἐπισημήνασθαι
χρήσεως, ἣν ἄλλοι τέ τινες τῶν νεωτέρων ἰατρῶν ἐποιή-
σαντο καινοτομοῦντες, οὐχ ἥκιστα δὲ καὶ οἱ καλούμενοι
μεθοδικοί.

Κεφ. κε'. Τὸ μὲν γὰρ σταλτικάς τινας ὑπ᾽ αὐτῶν
λέγεσθαι δυνάμεις, ἢ σφιγγούσας ἢ συναγούσας ἢ ἀπωθου-
μένας, ἤ τι τοιοῦτον ἕτερον, οὔτ᾽ ἄτοπον οὔτ᾽ ἀσαφές. ὅταν
δὲ μετασυγκριτικάς τινας εἶναι λέγωσιν ὕλας ἢ δυνάμεις, οὔτε
σαφές ἐστι τὸ λεγόμενον οὔτ᾽ ἀληθὲς οὔτε τῆς αἱρέσεως
αὐτῶν οἰκεῖον, οἵγε φεύγειν φασὶν τὴν ἀπὸ τῶν δογματι-
κῶν ὑπολήψεων ἔνδειξιν, ἀρκεῖν γὰρ αὐτοῖς τὰς φαινομένας
καινότητας. τὸ δ᾽ ἐκτρεπομένων τῶν πόρων τοῦ σώματος
ἐκ τοῦ κατὰ φύσιν εἰς τὸ παρὰ φύσιν ἐν ἰδιότητι τῆς
τροπῆς αὐτῶν συνίστασθαί τινα πάθη δογματική τις ὑπό-
ληψίς ἐστιν. ἕπεται δὲ ταύτῃ καὶ τὸ τῶν τοιούτων παθῶν

opere de curandi ratione explicabimus, in quo caetera quo-
que omnia de medicamentorum ufu exponentur. Itaque
nihil etiam hic haerendum atque immorandum eſt, niſi
quod vocabulorum nonnihil declarandus eſt uſus, quem
cum aliis nonnulli recentiorum medicorum, tum praeſertim
qui vocantur methodici, inaniter innovarunt.

Cap. XXV. Nam quod ſtalticas quasdam facultates,
hoc eſt ſiſtentes ſeu ſupprimentes et conſtringentes et con-
trahentes et repellentes, aut alias id genus proferant, id
nequaquam abſurdum eſt nec obſcurum. At quum meta-
ſyncriticas tum materias tum facultates nominant, nec
apertum eſt quod dicunt, nec verum, nec etiam ſectae con-
gruens eorum, qui ſe fugitare profitentur quae a dogma-
ticis opinionibus proficiſcitur indicationem. Sufficere nam-
que ajunt ſibi apparentes communitates. Atqui excedentibus
corporis meatibus ex ſtatu naturali in ſtatum praeter natu-
ram, in proprietate excedendi exiſtere quosdam affectus,
ea dogmatica opinio eſt. Sequitur vero ad hanc, quasdam

Ed. Chart. XIII. [139.]　　　　　Ed. Baf. II. (66.)

μετασυγκριτικάς τινας εἶναι δυνάμεις, ἀλλοιούσας δηλονότι
τὴν παρὰ φύσιν τῆς συγκρίσεως ἡμῶν ποροποιίαν. οὕτως
γὰρ δὴ καὶ χρῶνται τοῖς ὀνόμασιν οἱ περὶ τὸν Θεσσαλὸν,
εἶτ᾽ ἐπὶ τῶν χρονίως ῥευματιζομένων παραλαμβάνουσι τὰς
τοιαύτας δυνάμεις, οὔθ᾽ ὅτι τῶν πόρων ἀλλοίωσις ἐν τοῖς
τοιούτοις γίνεται πάθεσιν ἀποδείξαντες οὔθ᾽ ὅτι τάδε τὰ
φάρμακα μετασυγκρίνειν πέφυκεν, τὴν ἡμαρτημένην πορο-
ποιίαν ἐπιδεῖξαι δυνάμενοι. διὰ τί γὰρ, ὦ πρὸς θεῶν, τὸ
νᾶπυ καὶ ἡ θαψία καὶ τὸ πύρεθρον, ἥ τε τῆς καππάρεως
ῥίζα, καὶ ἁπλῶς ὅσα καίειν πέφυκεν, εἰ χρονίσειεν ὁμιλοῦντα
τῷ σώματι, μετασυγκρίνει τὴν ποροποιίαν; ὅτι μὲν γὰρ
ὠφελεῖται τὰ ῥευματικὰ μόρια πρὸς τῶν τοιούτων φαρμά-
κων ἐναργῶς φαίνεται. διὰ τί δ᾽ ὠφελεῖται, πρόβλημά ἐστι
τῆς φυσικῆς θεωρίας. ἡμεῖς μὲν οὖν φαμεν ὑγρὰν καὶ ψυ-
χρὰν εἶναι τὴν κρᾶσιν αὐτῶν, καὶ διὰ τοῦτο δεῖσθαι τῶν
θερμαινόντων τε καὶ ξηραινόντων. ἄλλοι δ᾽ ἄλλην τὴν αἰ-
τίαν ἐροῦσιν, ὡς ἂν καὶ τύχωσι περὶ τῶν στοιχείων τοῦ
σώματος ὑπολαμβάνοντες. οὐ μὴν προσήκει γε φθέγγεσθαι

eſſe facultates ejusmodi affectuum, metaſyncriticas, videlicet
quae commutent meatuum alicnam a natura confuſionem,
nam ſic uſurpant nomina Theſſali ſequaces, atque ad ea
quae diutina fluxione vexantur facultates ejuscemodi ad-
hibent, quum nec monſtrarint meatuum alterationes in ta-
libus provenire affectibus, neque quod haec medicamenta
transmutare vitiatum meatuum ſtatum poſſunt, demonſtrare
valeant. Nam per deos immortales, cur, obſecro, napy,
thapſia, pyrethrum, capparis radix et abſolute quaecunque
urere poſſunt, ſi diutius corpore inhaereant, meatuum ſta-
tum commutant. Nam quod partes quae tentantur aſſidua
fluxione, ab hoc genus medicamentis juventur, perſpicuo
videtur, at quamobrem juventur, naturalis ſpeculationis
problema eſt. Ac nos quidem dicimus earum frigidam
ſimul atque humidam eſſe temperiem, ac proinde poſcere
medicamenta quae ſimul et calefaciant et deſiccent. Atque
aliam cauſam proferunt, pro opinione nimirum quam
conceperunt de corporis elementis. Nec tamen uſurpari

τὸ τῆς μετασυγκρίσεως ὄνομα τῶν ἀφ᾽ ἑτέρας αἱρέσεως ἀγο-
μένων οὐδενί, πλὴν ὅσοι τὰ τῶν ζώων σώματα συγκρίματα
νομίζουσί τε καὶ ὀνομάζουσιν, [140] ἐξ ὄγκων ἀτόμων ἢ
ἐλαχίστων ἢ ἀμερῶν ἢ ὁμοιομερῶν, καὶ οὐδὲ τούτοις ἅπασι,
ἀλλ᾽ ὅσοι, καθάπερ ὁ Θεσσαλὸς, ἐν τῷ κανόνι τῆς τῶν πό-
ρων ἀλλοιώσεως τὰ τοιαῦτα τῶν νοσημάτων ἀνατιθέασιν,
οὐ γὰρ ᾗ μεθοδικός ἐστι, τοῦτο λέγων ὁ Θεσσαλός. ἀπο-
χωρεῖ γὰρ ὅταν ὡς μεθοδικὸς ἡμῖν διαλέγηται τῆς ἀπὸ τῶν
ἀδήλων ἐνδείξεως, ἀλλ᾽ ᾗ δογματικὸς, ἀπὸ μὲν τῶν αὐτῶν
Ἀσκληπιάδει στοιχείων ἀρχόμενος, οὐ μὴν ἀκολουθῶν γε
πάντῃ, ἀλλ᾽ οὐ νῦν γε καιρὸς ὑπὲρ τῶν τοιούτων ἐπὶ πλέον
διεξέρχεσθαι. τὰ μὲν γὰρ αὐτῶν ἐστιν οἰκειότερα τῇ θερα-
πευτικῇ μεθόδῳ, τὰ δ᾽ ἐν τοῖς περὶ τῆς κατὰ Θεμίσωνα
καὶ Θεσσαλὸν αἱρέσεως ἀκριβέστερον εἰρήσεται. καιρὸς οὖν
ἤδη καταπαύειν ἐνταῦθα καὶ τόνδε τὸν λόγον, ἔτι δύο προς-
θέντας αὐτῷ κεφάλαια, τὸ μὲν ἕτερον ἐν τῇ τῶν ἔμπρο-
σθεν ἀναβληθέντων ὑπὲρ τῶν ἐναντίων δυνάμεων, τὸ δ᾽
ἕτερον ἀναγκαῖον μὲν εἰς τὸν ἐφεξῆς λόγον, ὁρίζον δὲ τὴν

convenit metaſyncriſeos vocabulum a quoquam alterius
ſectae, praeterquam eorum qui animantium corpora et
exiſtimant et appellant ſyncrimata, ſeu confuſiones ex
corpuſculis inſecabilibus minimisque et partitionis exper-
tibus ac ſimilaribus, quanquam nec iſtis omnibus, ſed iis
duntaxat qui, uti Theſſalus in canone, meatuum altera-
tioni id genus morbos aſcribunt. Non enim qua methodi-
cus eſt Theſſalus id dicit, ſiquidem ubi tanquam methodicus
differit, illic ab obſcurorum recedit indicatione, ſed qua
dogmaticus, ſcilicet ab iisdem quae Aſclepiades ponit ele-
mentis exorſus, caeterum haud ubique ſequens. Sed nunc
tempus non eſt ſuper talibus prolixius differere, nam quae-
dam curandi methodo magis ſunt propria, quaedam vero
in opere de Themiſonis et Theſſali ſecta exactius expro-
mentur. Tempeſtivum itaque nunc eſt huncce librum hic
finire, ſi modo duo illi praeterea capita adjecero, alterum
ſuperius dilatum, nempe de facultatibus contrariis, alte-
rum ad inſequentem ſermonem neceſſarium, definiturus

784 ΓΑΛΗΝΟΥ ΠΕΡΙ ΚΡΑΣ. ΚΑΙ ΔΥΝΑΜΕΩΣ

Ed. Chart. XIII. [140.]   Ed. Baf. II. (66. 67.)

τάξιν ἑκάστου τῶν θερμαινόντων τε καὶ ψυχόντων, ὑγραι-
νόντων τε καὶ ξηραινόντων φαρμάκων.

Κεφ. κστ'. Τὰς μὲν οὖν ἐναντίας δυνάμεις ἐκ τῶν
ἔργων κριτέον, ὥσπερ ἐν ὅλῳ τῷδε τῷ γράμματι πολλάκις
ἐδείξαμεν, ἐμπλαστικάς τέ τινας εἰπόντες εἶναι δυνάμεις ἐναν-
τίας ταῖς ῥυπτικαῖς, ἐκφρακτικάς τε ταῖς ἐμφρακτικαῖς, καὶ
μαλακτικὰς ταῖς σκληρυνούσαις, καὶ χαλαστικὰς ταῖς συντει-
νούσαις. στυπτικὰς γὰρ, ἢ δριμείας ἢ πικρὰς ἢ γλυκείας ἢ
ὀξείας οὐ δυνάμεις φαρμάκων, ἀλλὰ γευστὰς ποιότητας ἐδεί-
κνυμεν οὔσας, ὥστε ἢ οὐ ζητητέον ὅλως ἐν ταύταις τὴν
ἐναντίωσιν, ἢ οὐχ ὡς ἐν δυνάμεσι ζητητέον. ὁ σκοπὸς δὲ
κἂν ταύταις διττὸς, αἵ τ' ἐνέργειαι καὶ αἱ κράσεις αὐτῶν.
ἐνέργειαι μὲν ἐν τῷ πυκνοῦν καὶ ἀραιοῦν ἢ ἐπισπᾶσθαί τι
τῶν ἐκ τοῦ βάθους, ἢ ἀπωθεῖσθαι, παχύνειν τε τὰς ὕλας,
ἢ λεπτύνειν, ἢ φράττειν τε τοὺς πόρους ἢ ἐκφράττειν. αἱ
κράσεις δὲ κατὰ τὸ θερμόν τε καὶ ψυχρὸν, ὑγρόν τε καὶ
ξηρὸν, (67) ὑπὲρ ὧν αὐτάρκως ἁπάντων τῷ τετάρτῳ βι-

ſcilicet cujusque tum calefacientium, tum refrigerantium,
tum exiccantium atque humectantium medicamentorum or-
dinem.

Cap. XXVI. Igitur contrarias judicare facultates ex
operibus oportet, ſicut toto hoc libro ſaepenumero oſten-
dimus, dicentes quasdam facultates emplaſticas et his con-
trarias extergentes, tum farctu liberantes et infarcientes,
praeterea emollientes et indurantes, ac laxantes et conten-
dentes; nam aſtringentes, aut acres, aut amaras, aut aci-
das, aut dulces, non facultates medicamentorum, ſed guſtus
eſſe qualitates monſtravimus. Itaque in his aut prorſus
quaerenda non eſt contrarietas, aut non ut in facultatibus
quaerenda. Scopus autem in iſtis duplex eſt, nempe earum
actiones et temperamenta. Actiones quidem in denſando
et rarefaciendo, aut quippiam ex alto extrahendo, aut re-
pellendo, incraſſando materias, aut extenuando, aut mea-
tus obſtruendo, aut ipſorum obſtructiones expediendo:
Temperamenta vero in calido, frigido, humido et ſicco.
De quibus omnibus abunde in quarto libro determinatum eſt,

ΤΩΝ ΑΠΛΩΝ ΦΑΡΜΑΚΩΝ ΒΙΒΛΙΟΝ Ε. 785

Ed. Chart. XIII. [140.] Ed. Baf. II. (67.)

βλίῳ διήρηται, δεικνύντων ἡμῶν ὡς τὸ μὲν στῦφον γεῶδές
τέ ἐστι καὶ ψυχρὸν, τὸ δὲ ὀξὺ λεπτομερὲς ψυχρὸν, τὸ δὲ πι-
κρὸν γεῶδες λεπτομερές, τὸ δὲ ἄνευ τινὸς ἐπισήμου ποιότη-
τος ψυχρὸν ὑδατῶδες. οὕτω μὲν καὶ τὸ μὲν δριμὺ πυρῶ-
δες ἐδείκνυτο, τὸ δ᾽ ἁλυκὸν γεῶδες θερμὸν, οὐ μὴν ἤδη γέ
πω πυρῶδες. ὡσαύτως δὲ καὶ τὸ γλυκὺ θερμὸν μὲν, ἀλλ᾽
οὐδέπω καυστικόν. ὅσα δ᾽ ἐλαιώδη πάνθ᾽ ὑδατώδη τε
ἐστι καὶ ἀερώδη, εἵπετο δὲ δήπου καὶ τὰ ἔργα ταῖς κρά-
σεσιν αὐτῶν. τὸ μὲν γὰρ στῦφον συνάγειν καὶ πιλεῖν καὶ
πυκνοῦν καὶ ἀποκρούεσθαι καὶ παχύνειν, ἔτι τε πρὸ τού-
των ἁπάντων ψύχειν καὶ ξηραίνειν πέφυκεν, τὸ δ᾽ ὀξὺ
τέμνειν καὶ διαιρεῖν καὶ λεπτύνειν, ἐκφράττειν τε καὶ δια-
καθαίρειν ἄνευ τοῦ θερμαίνειν, τὸ δὲ δριμὺ παραπλησίως
μὲν ὀξεῖ δρᾷν, κατά γε τὸ διαλεπτύνειν τε καὶ διακαθαί-
ρειν. διαφέρει δὲ τῷ τὸ μὲν ὀξὺ ψύχειν, τὸ δὲ δριμὺ θερ-
μαίνειν, καὶ προσέτι τῷ τὸ μὲν ἀποκρούεσθαι, τὸ δ᾽ ἐπι-
σπᾶσθαι καὶ διαφορεῖν. οὕτω δὲ καὶ τὸ μὲν πικρὸν δια-
καθαίρει τε τοὺς πόρους καὶ διαῤῥύπτει καὶ λεπτύνει καὶ

monſtrantibus nobis quod aſtringens terreſtre ſit et frigi-
dum, acidum vero tenue frigidum, amarum autem ter-
reſtre tenue, quod vero eſt absque ulla inſigni qualitate,
frigidum aqueum. Sic acre igneum oſtendimus, ſalſum
vero terreſtre calidum, nondum tamen igneum; ſimiliter
dulce calidum, ſed nondum urens, quae vero oleoſa ſunt,
omnia aquea ſunt et aëria. Sequuta ſane ſunt tempera-
menta corum et opera. Nam aſtringens contrahere, con-
ſtringere, denſare, repellere et incraſſare et ante haec
omnia refrigerare exiccareque natum eſt, acidum vero in-
cidere, extenuare, dividere, obſtructiones expedire, ex-
purgare, citra calefactionem, acre vero ſimiliter ut acidum
agere, quod ad extenuationem expurgationemque attinet,
caeterum hoc differt, quod acidum refrigeret, acre vero ca-
lefaciat, ad haec quod illud repellat, hoc attrahat et digerat.
Sic amarum quoque meatus expurgat, abſtergit, extenuat,

Ed. Chart. XIII. [140. 141.]   Ed. Baf. II. (67.)

τέμνει τὸ πάχος τῶν χυμῶν ἄνευ φανερᾶς θερμότητος. τὸ
δ᾽ ὑδατῶδες ψυχρὸν παχύνει καὶ συνίστησι καὶ συνάγει
καὶ πιλεῖ καὶ νεκροῖ καὶ ναρκοῖ. [141] τὸ δὲ δριμὺ λε-
πτύνει, διακαθαίρει, διαφορεῖ καὶ ἐκρήσσει καὶ ἐπισπᾶται καὶ
ἐσχαροῖ. τὸ δὲ ἁλυκὸν συνάγει καὶ σφίγγει, ταριχεύει, ξη-
ραίνει χωρὶς ἐπισήμου θερμότητος ἢ ψύξεως. τὸ δὲ γλυκὺ
πέττει, χαλᾷ, ἀραιοῖ. τὸ δ᾽ ἐλαιῶδες ὑγραίνει, μαλάττει,
χαλᾷ. ῥᾴδιον οὖν ἤδη τοῖς εἰρημένοις σταθμώμενον ἐξευ-
ρίσκειν, τῶν χυμῶν ὅσοι τε ταῖς κράσεσιν καὶ ὅσοι τοῖς
ἔργοις εἰσὶν ἐναντίοι.

Κεφ. κζ'. Ἐμοὶ δὲ καιρὸς ἂν εἴη πρέπων ἀφορι-
σαμένῳ τὰς τάξεις τῶν ἐν τοῖς φαρμάκοις κράσεών τε καὶ
δυνάμεων ἐνταῦθα καταπαύειν ἤδη τὸν λόγον. τὸ μὲν δὴ
σύμμετρον φάρμακον, ὡς ὁμοίας·εἶναι κράσεως ᾧ προσάγε-
ται, κατὰ τὸ μήτε ξηραίνειν μήθ᾽ ὑγραίνειν, μήτε ψύχειν μήτε
θερμαίνειν, οὔτε ξηρὸν οὔθ᾽ ὑγρόν, οὔτε ψυχρὸν οὔτε θερμὸν
ὀνομάζειν προσήκει. τὸ δ᾽ ἤτοι ξηρότερον ἢ ὑγρότερον, ἢ θερ-

incidit humorum craffitiem absque manifefta calefactione,
frigidum vero aqueum incraffat, cogit, contrahit, con-
ftringit, obftupefacit atque extinguit. Porro acre extenuat,
expurgat, digerit, disrumpit, attrahit et cruftam efficit.
At falfum contrahit, conftringit, condiendo fervat, deficcat
citra apertam aut caliditatem, aut frigiditatem. Dulce
vero concoquit, laxat, rarefacit. Oleofum denique hume-
ctat, emollit, laxat. Facilius itaque jam erit ex modo
dictis ponderantem fapores invenire, qui temperamento
quique operibus fint contrarii.

Cap. XXVII. Porro congruens jam tempus eft, de-
finitis temperamentorum et facultatum quae in medicamen-
tis funt ordinibus, hunc librum abfolvere. Igitur fymme-
trum medicamentum et quod fit fimilis temperamenti cum
eo, cui admovetur, quum neque calefaciat, neque frigefa-
ciat, neque exficcet, neque humectet, id nec calidum, nec
frigidum, nec ficcum, nec humidum appellare convenit.
Quod vero aut calidius, aut humidius, aut frigidius, aut

Ed. Chart. XIII. [141.]   Ed. Baf. II. (67.)

μότερον ἢ ψυχρότερον, ἀπὸ τῆς ἐπικρατούσης καλεῖται δυ-
νάμεως. ἀρκεῖ δὲ καθ᾽ ἑκάστην ἐπικράτειαν τέσσαρας ὡς
πρὸς τὴν χρείαν ποιήσασθαι τάξεις, θερμὸν μὲν ὀνομάζον-
τας κατὰ τὴν πρώτην τάξιν ὅ τι ἂν ἡμᾶς θερμαίνῃ, μὴ
μέντοι γε ἐναργῶς, ἀλλὰ μετὰ τοῦ προσδεῖσθαί τινος ἀπο-
δείξεως λογικῆς. οὕτω καὶ ψυχρὸν καὶ ὑγρὸν καὶ ξηρὸν, ὅ τι
περ ἂν ἀποδείξεως δέηται, μηδέπω τὴν ἐνέργειαν ἰσχυρὰν
μηδ᾽ ἐναργῆ κεκτημένον. ὅσα μέντοι σαφῶς ἤδη θερμαίνειν
ἢ ψύχειν ἢ ξηραίνειν ἢ ὑγραίνειν πέφυκε, δευτέρας τὰ τοι-
αῦτα τάξεως εἶναι λεχθήσεται. τὰ δ᾽ ἤδη μὲν σφοδρῶς, οὐ
μὴν εἰς ἄκρον γε, τῆς τρίτης. ὅσα δ᾽ οὕτω θερμαίνειν πέ-
φυκεν, ὡς ἐσχαροῦν τε καὶ καίειν, τετάρτης. οὕτω δὴ καὶ
ὅσα σφοδρότερον ψύχειν πέφυκεν, ὡς ἤδη νεκροῦν, τετάρτης
καὶ ταῦτα. ξηραῖνον δ᾽ οὐδέν ἐστιν εὑρεῖν τετάρτης τάξεως,
ἄνευ τοῦ καίειν· ὅ τι γὰρ ἄκρως ξηραίνει, πάντως τοῦτο καὶ
καίει. τῆς τρίτης μέντοι τάξεως τῶν ξηραινόντων δύναταί
τι καὶ μὴ καῖον εἶναι, καθάπερ ὅσα στύφει σφοδρῶς ἅπαντα,

ſiccius eſt, a vincente ſeu excedente cognominatur facul-
tate. Porro per unumquemque exceſſum quatuor poſuiſſe
ordines, quod ad uſum ſpectat, ſufficit, calidum quidem
nominantes primi ordinis quod nos calefacit, non tamen
evidenter, verum ut opus ſit inſuper aliqua demonſtratione
rationali; ſic frigidum, humidum et ſiccum, quod demon-
ſtrationem requirat etiam, nondum actionem valentem ne-
que evidentem adeptum. Quae vero manifeſte aut cale-
facere, aut frigefacere, aut humectare, aut exſiccare poſ-
ſunt, ea ſecundi eſſe ordinis dicentur. At quae jam vehe-
mentes quidem, non tamen ſumme, tertii. Qui autem adeo
calefacere poſſunt, ut eſcharam moliantur et urant, quarti;
ſic quoque quae vehementius refrigerant, adeo ut extin-
guant, et ipſa quarti ſunt ordinis. Caeterum nullum inve-
nire eſt quod quarto ordine exiccet, quod non etiam urat,
nam quod ſumme exiccat, omnino id etiam deurit. Atta-
men tertii ordinis exiccantium eſſe quippiam queat, quod
non urat, ceu omnia quae vehementer aſtringunt, ex qui-

788 ΓΑΛ. Π. ΚΡΑΣ. Κ. ΛΤΝ. Τ. ΑΠΛ. ΦΑΡΜ. ΒΙΒ. Ε.

Ed. Chart. XIII. [141.]   Ed. Baf. II. (67.)

ἐξ ὧν ἐστιν ὀμφάκιον καὶ ῥοῦς καὶ στυπτηρία καὶ βαλαύ-
στιον καὶ κικὶς ἢ ὀμφακῖτις. ἐν αὐτοῖς δὲ τούτοις τὰ μὲν
ἐγγύς ἐστι τῶν καιόντων, οἷον ἥ τε λεπὶς τοῦ χαλκοῦ καὶ
ὁ κεκαυμένος χαλκός, ὡς ἐν τῷ ἀσαφεῖ που κεῖσθαι τῆς τρί-
της τε καὶ τετάρτης τάξεως. τὰ δ᾽ ἐν τῷ μέσῳ, καθάπερ
ὁ κεκαυμένος χαλκός, εἰ πλυθείη, τὰ δ᾽ ἐν ἀρχῇ καθάπερ
ὑποκυστίς. οὕτω δὲ καὶ κατὰ τὴν δευτέραν τε καὶ τετάρτην
τάξιν ἔνεστι διαφορὰς ποιεῖσθαι τριττάς. οὐ γὰρ ὡσαύτως
δή που τὸ καυτήριον ξηραίνει τῷ νάπυϊ, καίτοι γε ἄμφω
τῆς τετάρτης τάξεώς ἐστιν. ὑπὲρ ἁπάντων δὴ τούτων ἐν
τοῖς ἑξῆς διορισθήσεται καθ᾽ ἕκαστον ἁπλοῦν φάρμακον ἰδίᾳ.

bus eſt omphacion, rhus, alumen, balauſtium, galla om-
phacitis.   In his autem ipſis quaedam vicina jam ſunt ad-
urentibus, ut ſquama aeris et aes uſtum, quaſi inter tertium
quartumque ordinem dubie haereant.   In medio tertii eſt
aes uſtum, ſi lotum ſit.   In principio tertii hypocyſtis.   Sic
autem et in ſecundo et quarto differentias conſtituere li-
cet triplices; nec enim perinde exiccat cauterium et napy,
licet ambo quarti ſint ordinis.   De his ſane omnibus in
ſequentibus libris per ſingula ſeorſum medicamenta deter-
minabitur.

ΓΑΛΗΝΟΥ ΠΕΡΙ ΚΡΑΣΕΩΣ ΚΑΙ ΔΥΝΑ-
ΜΕΩΣ ΤΩΝ ΑΠΛΩΝ ΦΑΡΜΑΚΩΝ
ΒΙΒΛΙΟΝ Ζ.

Ed. Chart. XIII. [142.]   Ed. Baf. II. (67.)

Προοίμιον. Περὶ τῆς τῶν ἁπλῶν φαρμάκων ἰδέας
καὶ δυνάμεως ἐγχειρήσαντες γράφειν, ἐν μὲν τοῖς πρώτοις
δύο βιβλίοις ἐπιδεῖξαι προειλόμεθα τοὺς μοχθηροὺς τρόπους
τῶν ἐπιχειρημάτων, οἷς πλεῖστοι τῶν νεωτέρων ἰατρῶν χρώ-
μενοι σφάλλονται μέγιστα. κατὰ δὲ τὸ τρίτον οἷον στοι-
χείωσίν τινα τῆς συμπάσης ἐποιησάμεθα διδασκαλίας, εἶτα
ἑξῆς κατὰ τὸ τέταρτον ὑπὲρ τῆς τῶν χυμῶν φύσεως ἐζη-

GALENI DE SIMPLICIVM MEDICA-
MENTORVM TEMPERAMENTIS AC
FACVLTATIBVS LIBER VI.

Prooemium. De fimplicium medicamentorum for-
ma pariter et facultate fcribere quum fufcepiffemus, primis
duobus libris ante omnia parvos modos ratiocinationum, qui-
bus recentiorum medicorum plerique ufi graviffime hallucinan-
tur, indicare eft vifum. In tertio velut elementa quaedam
totius doctrinae tradidimus. Deinde vero in quarto de fa-
porum natura disquifivimus, ftudio inveniendorum omnium,

790　ΓΑΛΗΝΟΥ ΠΕΡΙ ΚΡΑΣ. ΚΑΙ ΔΥΝΑΜΕΩΣ

Ed. Chart. XIII. [142.]　　　　　Ed. Baf. II. (67.)

τήσαμεν, ἐξευρεῖν σπουδάσαντες ἅπαν ὅσον οἷόν τ᾽ ἐστὶν ἐξ
αὐτῶν εἰς τὴν τῶν δυνάμεων γνῶσιν ὠφεληθῆναι. διελέχθη-
μεν δὲ ἐπὶ τῆς τελευτῆς τοῦ βιβλίου καὶ περὶ τῶν πρὸς
τὴν ὄσφρησιν ἐν τοῖς ἁπλοῖς φαρμάκοις ποιοτήτων. ἐν δὲ
τῷ πέμπτῳ μεταβάντες ἐπὶ τὸ λοιπὸν γένος τῶν δυνάμεων,
ὃ παρονομάζεται ἀπὸ τῶν ἔργων αὐτῶν ἃ πεφύκασι δρᾶν,
ἐπεδείξαμεν κἀνταῦθα ἑκάστου τὴν φύσιν καὶ οὐσίαν. οἱ
μὲν δὴ καθόλου λόγοι πάντες ὑπὲρ τῆς τῶν ἁπλῶν δυνά-
μεως ἐοίκασιν ἤδη τέλος ἔχειν· ἐπὶ δὲ τοὺς κατὰ μέρος ἢ
κατ᾽ εἶδος, ἢ ὅπως ἄν τις ὀνομάζειν ἐθέλοι, μετιέναι καιρός.
εἶεν δ᾽ ἂν οὗτοι καθ᾽ ἕκαστον φάρμακον ἰδίᾳ περαινόμενοι,
καθάπερ καὶ κατ᾽ ἀρχὰς εὐθὺς ἐποιήσαμεν, ἐν μὲν τῷ πρώ-
τῳ τῶνδε τῶν ὑπομνημάτων ὑπὲρ ὕδατός τε καὶ ὄξους
ἐπισκεψάμενοι, κατὰ δὲ τὸ δεύτερον ὑπὲο ἐλαίου καὶ
ῥοδίνου, πλὴν ἐν ἐκείνοις μὲν ἐπὶ παραδειγμάτων ὁ λόγος
ἡμῖν ἐγίγνετο πρὸς τοὺς οὐκ ὀρθῶς ὑπὲρ τῆς δυνάμεως
αὐτῶν ἀποφηναμένους· ἐνταῦθα δὲ διὰ βραχέων ὑπὲρ ἑκά-
στου δίειμι μηκέτι φροντίζων, εἴ τις μὴ καλῶς ἀπεφήνατο

quae ex illis ad facultatum conducere cognitionem poſſent;
diſſeruimus autem in extremo ipſius libri de qualitatibus
medicamentorum quae ad odoratum attinent. Porro in
quinto ad reliquum facultatum genus transgreſſi, quod qui-
dem ab ipſis operibus quae peragere natae ſunt, denomi-
natur et illic quoque cujusque ſubſtantiam oſtendimus. Et
ſane univerſalis ſermo de ſimplicium medicamentorum facul-
tate univerſus jam finem ſortitus videtur. Tempus vero
eſt ad ſermones particulares, ſeu ſpeciales, ſeu utcunque
nominare cuique viſum erit, tranſire. Et ſane hi privatim
in unoquoque medicamento peragentur, ceu protinus initio
fecimus, in primo quidem horum commentariorum de aqua
et aceto contemplati, in ſecundo vero de oleo et roſaceo,
niſi quod illic velut in exemplis ſermonem transegimus ad-
verſus eos, qui non recte de illorum facultate quid protu-
liſſent, hic autem breviter de unoquoque diſſeram, non
amplius curans ſiquis male de quovis eorum quippiam

ΤΩΝ ΑΠΛΩΝ ΦΑΡΜΑΚΩΝ ΒΙΒΛΙΟΝ Ζ. 791

Ed. Chart. XIII. [142. 143.] Ed. Baf. II. (67.)

περί τινος αὐτῶν, ἀλλ᾽ ὅπερ ἀληθέστατόν μοι φαί[143]νεται
γράφων, ἄνευ τῆς πρὸς τοὺς διαμαρτάνοντας ἀντιλογίας.
ὅτι δὲ οὐ μόνον ἀσαφὴς ὁ λόγος ἔσται τοῖς ἐπιλανθανο-
μένοις τῶν ἔμπροσθεν, ἀλλὰ καὶ τὸ τῆς ἀποδείξεως πιστὸν
οὐχ ἕξει, δῆλον μὲν οἶμαι κἂν ἐγὼ μὴ λέγω, κάλλιον δ᾽
ἐστὶν ἴσως ἀναμνῆσαι κἀμὲ, πρῶτον μὲν ὡς ἐπὶ τῆς εὐκρα-
τοτάτης φύσεως τὴν πεῖραν χρὴ ποιεῖσθαι τῆς τῶν φαρμά-
κων δυνάμεως, εἶθ᾽ ἑξῆς ὡς ἐπὶ τῶν ἁπλῶν νοσημάτων. εἰ
δὲ δὴ κἀκ τῶν πρὸς τὴν γεῦσιν ποιοτήτων ἐθέλοι τις ἐν-
δεικτικῶς τεκμαίρεσθαι περὶ τῆς δυνάμεως αὐτῆς, ἐδείξαμεν
ἐν τῷ τετάρτῳ καὶ τὴν ἐν τούτοις μέθοδον. ἐὰν οὖν τις
ἤτοι ῥᾳθύμως ἀναγνοὺς τὰ πρόσθεν ἢ καὶ μηδ᾽ ὅλως ἀνα-
γνοὺς ἐπὶ τουτὶ τὸ βιβλίον εὐθέως ἀφίκηται, σπεύδων ὅτι
τάχιστα ἐπιστήμων γενέσθαι τῆς τῶν φαρμάκων δυνάμεως,
οὐχ ἕξει βεβαίαν τὴν γνῶσιν αὐτῶν. ἐπεὶ δὲ τὰ φάρμακα
πάντα τὰ μέν ἐστι μόρια ζώων ἢ φυτῶν ἢ καρπῶν ἢ τινες
ὀποὶ τούτων ἢ χυλοὶ, τὰ δὲ ἐκ τῶν μετάλλων λαμβάνεται,

pronunciarit, id tantum scripturus quod mihi videbitur
veriſſimum, omiſſa adverſus illos qui quid peccarunt con-
certatione Porro quod non modo obſcura futura eſt oratio
iis qui ſuperiora ignorant, verum demonſtrationis diſtituta
quoque fide, vel me tacente clarum arbitror. Sed tamen
et in memoriam reduxiſſe forſan praeſtiterit, primum qui-
dem quod in natura temperatiſſima faciendum eſt medica-
mentorum facultatis periculum, deinde in intemperata,
poſtea deinceps in morbis ſimplicibus. At ſi quis ex quali-
tatibus quae guſtu percipiuntur indicatorie conjectari velit
de eorum facultate, in quarto monſtravimus quaenam ſit
in his methodus. Si quis ergo aut negligenter lectis ſupe-
rioribus aut plane non lectis ſtatim ad hunc librum per-
gat, feſtinans quamprimum medicamentorum facultatis pe-
ritus effici, haud certam eorum habebit notitiam. Caete-
rum quoniam medicamenta omnia partim ſunt partes ani-
malium, aut plantarum, aut fructuum, aut horum liquores,
aut ſucci, partim vero ex metallis ſumuntur, melius mihi

κάλλιον ἔδοξέ μοι περὶ τῶν φυτῶν πρῶτον διελθεῖν, ὅτι τε
πλεῖστον αὐτῶν ἐστι τὸ γένος ἰσχυρότα(68)τόν τε καὶ τὴν
δύναμιν, εἶθ᾽ ἑξῆς περὶ τῶν μεταλλευόντων εἰπεῖν, ἔπειθ᾽
οὕτως ἐπὶ τὰ τῶν ζώων ἀφικέσθαι μόρια. καὶ μέντοι καὶ
τὴν τάξιν αὐτῶν τῆς γραφῆς ἔγνων χρῆναι κατὰ στοιχεῖον
ποιήσασθαι, πρῶτα μὲν ἐκεῖνα γράψας τῶν φυτῶν ὧν αἱ
προσηγορίαι τὴν ἀρχὴν ἔχουσιν ἀπὸ τοῦ ἄλφα στοιχείου,
δεύτερα δὲ ὅσα ἀπὸ τοῦ β, καὶ οὕτως ἤδη τρίτα τε καὶ
τέταρτα καὶ πέμπτα καὶ τἆλλα ἐφεξῆς ἅπαντα κατὰ τὴν
τῶν γραμμάτων τάξιν. οὕτω δὴ καὶ Πάμφιλος ἐποιήσατο
τὴν περὶ τῶν βοτανῶν πραγματείαν. ἀλλ᾽ ἐκεῖνος μὲν εἴς τε
μύθους γραῶν τινας ἐξετράπετο καί τινας γοητείας Αἰγυ-
πτίας ληρώδεις ἅμα τισὶν ἐπῳδαῖς, ἃς ἀναιρούμενοι τὰς
βοτάνας ἐπιλέγουσι. καὶ δὴ κέχρηται πρὸς περίαπτα καὶ
ἄλλας μαγγανείας οὐ περιέργους μόνον, οὐδ᾽ ἔξω τῆς ἰατρι-
κῆς τέχνης, ἀλλὰ καὶ ψευδεῖς ἁπάσας. ἡμεῖς δὲ οὔτε τού-
των οὐδὲν οὔτε τὰς τούτων ἔτι ληρώδεις μεταμορφώσεις
ἐροῦμεν. οὐδὲ γὰρ τοῖς μικροῖς παισὶ κομιδῇ χρησίμους

vifum eſt de plantis ante omnia diſſerere, tum quod nume-
roſiſſimum illarum eſt genus, tum quod virium robore
praecellentiſſimum, inde de metallicis tractare, atque hinc
ad animalium partes tranſire. Quin etiam eo illas ordine
perfcribere decrevi, qui in elementis viſitur, eas plantarum
primo loco collocans, quarum nomina initium habent ab
elemento A, fecundo vero loco quae a B incipiunt, et ſic ter-
tio, quarto quintoque loco, atque ita deinceps pro lite-
rarum videlicet ordine   Nam et Pamphilus eum in modum
tractatum de herbis compoſuit.   Verum is ad fabulas verſus
aniles eſt, ſimulque praeſligias quasdam deliras Aegyptias,
junctis nonnullis incantationibus, quas quum herbas colli-
gunt admurmurant.   Et ſane utitur ad periapta et veneficia
non folum curioſa et a medicina aliena, ſed etiam falſa
univerſa.   At nos neque horum quicquam, neque nugaces
iſtorum narrabimus transformationes, nec enim vel parvis

ὑπολαμβάνομεν εἶναι τοὺς τοιούτους μύθους, μήτι γε δὴ
τοῖς μετιέναι σπεύδουσι τὰ τῆς ἰατρικῆς ἔργα. καί μοι δοκεῖ
πρὸς Ἱπποκράτους εὐθέως ἐν ἀρχῇ τῶν ἀφορισμῶν εἰρῆ-
σθαι ὁ βίος βραχύς, ἡ δὲ τέχνη μακρὰ χάριν τοῦ μὴ κα-
ταναλίσκειν τοὺς χρόνους εἰς ἄχρηστα, σπεύδειν δὲ ὡς οἷόν
τε τὴν ἐπιτομωτάτην ἰέναι δι' αὐτῶν τῶν χρησιμωτάτων
τῆς τέχνης. καὶ μὲν δὴ καὶ τὰ πολλὰ τῶν βοτανῶν ὀνό-
ματα ταῦτα Αἰγυπτιακὰ καὶ Βαβυλώνια, καὶ ὅσα τινὲς
ἰδίως ἢ συμβολικῶς ἐπ' αὐταῖς ἔθεντο, περιττὸν ἔδοξέ μοι
προσγράφειν ἐνταῦθα. κάλλιον γὰρ, εἴ τις ἐθέλοι καὶ ταῦτα
πολυπραγμονεῖν, ἰδίᾳ καὶ καθ' ἑαυτὸν ἀναγινώσκειν τὰς τῶν
ἀντιφραζόντων βίβλους. οὕτως γὰρ καὶ αὐτὰς ἐπιγράφου-
σιν οἱ συντιθέντες αὐτάς, καθάπερ καὶ Ξενοκράτης ὁ Ἀφρο-
δισιεὺς ἐποίησεν, ἄνθρωπος τἄλλα περίεργος ἱκανῶς καὶ
γοητείας οὐκ ἀπηλλαγμένος. ὁ δέ γε Πάμφιλος ὁ τὰ περὶ
τῶν βοτανῶν συνθεὶς εὐδηλός ἐστι κἀξ αὐτῶν ὧν γράφει
γραμματικὸς ὢν καὶ μήθ' ἑωρακὼς τὰς βοτάνας ὑπὲρ ὧν
διηγεῖται μήτε τῆς δυνάμεως αὐτῶν πεπειραμένος, ἀλλὰ τοῖς

admodum pueris utiles tales effe fabulas exiftimamus, nedum
iis qui medicinae opera properant obire. Et profecto
protinus in aphorismcrum initio ab Hippocrate dictum mihi
videtur, *vita brevis, ars vero longa*, ne tempus in inutili-
bus tereremus, verum quam maximo ftudio feftinaremus
viam incedere compendiofiffimam, nempe per ea quae funt
in arte utiliffima. Pleraque vero ifta herbarum nomina,
aut Aegyptiaca, aut Babylonia, quaeque nonnulli aut pri-
vatim, aut notae gratia illis impofuerunt, hic adfcribere
mihi vifum eft fupervacuum. Nam praeftat, fi quis haec
volet curiofius perfequi, feorfum et per fe apud illos legere
qui transtulere, nam ita et libros illos infcribunt, ut qui
eos non compofuerint, velut Xenocrates Aphrodifienfis fecit,
vir cum in aliis fupra modum curiofus tum a praeftigiis
non alienus. At Pamphilus, is fcilicet qui libros de herbis
compofuit, plane ex iis quae vel ipfe fcribit prae fe fert
grammaticum, indicatque fe nec confpexiffe herbas, de
quibus confcribit, nec vires earum expertum, fed iis qui

πρὸ αὐτοῦ γεγραφόσιν ἅπασιν ἄνευ βασάνου πεπιστευκώς.
οὗτος μὲν ἐξέγραψε βιβλία, πλῆθος ὀνομάτων ἐφ᾽ ἑκάστῃ
βοτάνῃ μάτην προστιθεὶς, εἶθ᾽ ἑξῆς εἴ τις αὐτῶν ἐξ ἀνθρώ-
που μετεμορφώθη διηγούμενος, εἶτα ἐπῳδὰς καὶ σπονδὰς δή
τινας καὶ θυμιάματα ταῖς ἐπὶ τούτων ἐκ τῆς γῆς ἀναιρέ-
σεσι προσγράφων, ἑτέρας τε γοητείας τοιαύτας ληρώδεις.
[144] ὁ δὲ Ἀναζαρβεὺς Διοσκουρίδης ἐν πέντε βιβλίοις τὴν
χρήσιμον ἅπασιν ὕλην ἔγραψεν οὐ βοτανῶν μόνον, ἀλλὰ
καὶ δένδρων καὶ καρπῶν καὶ χυλῶν καὶ ὀπῶν, ἔτι τε τῶν
μεταλλευομένων ἁπάντων καὶ τῶν ἐν τοῖς ζώοις μορίων μνη-
μονεύσας. καί μοι δοκεῖ τελεώτατα πάντων οὗτος τὴν περὶ
τῆς ὕλης τῶν φαρμάκων πραγματείαν ποιήσασθαι. πολλὰ
μὲν γὰρ καὶ τοῖς ἔμπροσθεν ὑπὲρ αὐτῶν γέγραπται καλῶς,
ἀλλ᾽ ὑπὲρ ἁπάντων οὕτως οὐδενὶ, πλὴν εἰ Τάνιτρόν τις ἐπαι-
νοίη τοῦ Ἀσκληπιάδου. καὶ γὰρ καὶ τούτῳ τἄλλα τε καλῶς
εἴρηται, χωρὶς τῶν κατὰ τὰς αἰτίας λογισμῶν. ταῦτά τε οὖν
ἀναγινώσκειν χρὴ τὸν ἔμπειρον γενέσθαι ὕλης βουλόμενον,
ἔτι τε πρὸς τούτοις τά θ᾽ Ἡρακλείδου τοῦ Ταραντίνου καὶ

ante ipfum fcripfere, fidem habuiffe citra ullam exploratio-
nem. Sic fane libros explevit addito ad quamque herbam
nominum acervo, deinde etiam exponens, fi qua ex homine
ferebatur transformatio, tum incantationes et libationes
atque thymianiata quae in colligendis illis adhibebantur
afcribens, nec non et alias ejusmodi praeftigias nugaces.
At Anazarbenfis Diofcorides quinque libris materiam omnem
utilem abfolvit, non herbarum tantum, fed et arborum et
fructuum et fuccorum et liquorum, memorans infuper et
metallica omnia et partes animalium. Et mihi utique vi-
detur omnium perfectiffime tractatum de materia medica-
mentorum confeciffe. Nam licet a majoribus eo plurima
de illis bene fcripta extent, tamen a nemine omnium aeque
de omnibus, nifi fiquis Tanitrum praedicet Afclepiadis,
nam et huic caetera recte dicta effe probantur extra ratio-
cinationes, quas fuper caufis affert. Atque haec nimirum
perlegere debet quisquis peritus medicamentorum materiae
evadere ftudet, ad haec quoque quae fcripta reliquit Hera-

Κρατεύα καὶ Μαντίου. γέγραπται δὲ οὐχ ὁμοίως οὕτως
ἐκείνοις, οὐδ᾽ εἰς ἕν ἤθροισται πάντα, καθάπερ τῷ Διο-
σκουρίδῃ, περὶ ὕλης γε ἐπιγράψαντι τὰς πέντε βίβλους, ἀλλ᾽
ἰδίᾳ μὲν, εἰ οὕτως ἔτυχε, περὶ σκευασίας τε καὶ δοκιμασίας
φαρμάκων ἔγραψαν, ὥσπερ Ἡρακλείδης ὁ Ταραντῖνος, ἰδίως
δὲ περὶ καθαρτικῆς ἢ προποτισμῶν ἢ κλυσμῶν, ὥσπερ ὁ
Μαντίας ἐποίησεν. ἰδίᾳ δ᾽ εὐπορίστων βοηθημάτων, ὡς
Ἀπολλώνιος, ἢ τῶν κατὰ τόπους, ὡς Μαντίας. ἡ δὲ πλεί-
στη τῶν φαρμάκων χρῆσις ἐν αὐταῖς ταῖς θεραπευτικαῖς
πραγματείαις ὑπό τε τῶν παλαιῶν γέγραπται καὶ προσέτι
τῶν νεωτέρων ἁπάντων σχεδόν· καὶ γὰρ πρὸς Ἱπποκράτους
εἴρηται πολλὰ καὶ πρὸς Εὐρυφῶντος καὶ Διεύχους καὶ
Διοκλέους καὶ Πλειστονίκου καὶ Πραξαγόρου καὶ Ἡρο-
φίλου, καὶ οὐκ ἔστιν οὐδεὶς ἀνὴρ παλαιὸς ὃς οὐ συνεβάλ-
λετό τι τῇ τέχνῃ μεῖζον ἢ μεῖον εἰς ἐπιστήμην φαρμάκων,
ἄνευ γοητείας τε καὶ ἀλαζονείας, ἢν ὕστερον Ἀνδρέας ἐπε-
δείξατο, ὥσθ᾽ ὅτῳ σχολὴ χρησίμοις ὁμιλεῖν βιβλίοις περὶ
φαρμάκων γεγραμμένοις, ἔχει πολλὰ καὶ τῶν παλαιῶν μὲν,

clides Tarantinus et Crateuas et Mantias. Verum illi non
fimiliter fcripferunt, nec in unum congefferunt omnia, ceu
Diofcorides, qui de materia quinque libris fecit titulum,
verum feorfum, verbi caufa de praeparatione, aut proba-
tione medicamentorum fcripferunt, ut Heraclides Taranti-
nus, feorfum vero de purgantibus, aut propotismis, aut
clysmis, ut fecit Mantias, feparatim de facile parabilibus
remediis, uti Apollonius, aut de iis quae fecundum locos,
ut Mantias. Porro plerumque medicamentorum ufum ve-
teres in curandi tractatibus prodiderunt, ut et juniorum me-
dicorum prope omnes. Nam et ab Hippocrate dicta funt
multa et ab Euryphonte et Dienche et Diocle et Pliftonico
et Praxagora et Herophilo. Nec eft veterum medicorum
quisquam qui non aliquid plus minusve arti contulerit ad
medicamentorum fcientiam, idque citra praeftigias aut men-
dacium, quae poftea invexit Andreas. Itaque cui otium
fuppetit legendis utiliter de medicamentis fcriptis libris,

ὡς εἴρηται, καὶ τῶν νεωτέρων δὲ, οὐκ ὀλίγα μέχρι καὶ τῶν
περὶ Πάμφιλόν τε καὶ Ἀριχιγένην. καὶ μὲν δὴ καὶ Ῥούφῳ
τῷ Ἐφεσίῳ πολλὰ μὲν κἀν τοῖς θεραπευτικοῖς βιβλίοις γέ-
γραπται φάρμακα, καὶ περὶ βοτανῶν δὲ δι᾽ ἑξαμέτρων ἐπῶν
σύγκειται τέτταρα, καὶ οὐδεὶς φόβος ἐπιλείπειν χρήσιμα βι-
βλία, κἂν ἐν ἅπαντι τῷ βίῳ βούληταί τις ἄλλο μηδὲν ἢ
περὶ φαρμάκων ἀναγινώσκειν. Ἀνδρέου δὲ καὶ τῶν ὁμοίως
ἀλαζόνων ἀφίστασθαι χρὴ, καὶ πολὺ μᾶλλον ἔτι Παμφίλου
τοῦ μηδ᾽ ὄναρ ἑωρακότος ποτὲ τὰς βοτάνας, ὧν τὰς ἰδέας
ἐπιχειρεῖ γράφειν. οἱ γὰρ τοιοῦτοι τῶν ἀνθρώπων, ὥσπερ
οὖν καὶ ὁ Ταραντῖνος Ἡρακλείδης εἴκαζεν αὐτοὺς, ὁμοιό-
τατοι τοῖς κήρυξίν εἰσιν, ὅσοι τὰ τῆς ἰδέας γνωρίσματα
κηρύττουσιν ἀποδεδρακότος ἀνδραπόδου, αὐτοὶ μηδεπώποτε
θεασάμενοι. λαμβάνουσι μὲν γὰρ τὰ γνωρίσματα παρὰ τῶν
εἰδότων, λέγουσι δὲ ὡς ἐπῳδὴν αὐτὰ, ἃ μηδὲ εἰ παρεστὼς
ὁ κηρυττόμενος τύχῃ, διαγνῶναι δυνάμενοι. ἐγὼ μὲν γὰρ
ἐμεμφόμην τοῖς πρώτως γράψασι τὰς ἰδέας τῶν βοτανῶν,
ἄμεινον ἡγούμενος αὐτόπτην γενέσθαι παρ᾽ αὐτῷ τῷ διδά-

multos quidem habet, ut eft dictum, antiquorum, fed nec
paucos juniorum, adusque Pamphilum et Archigenem.
Quin et Rufus Epheſius, quum multa medicamenta in cu-
randi libris confcripferit, tum de herbis verſibus hexametris
quatuor libros compofuit. Nec metus eft defecturos libros
utiles, etiamfi in tota vita quis aliud nihil quam de me-
dicamentis legere volet. Verum abſtinendum ab Andrea
eft aliisque ſimiliter mendacibus, multoque etiam magis
fugiendus Pamphilus, qui ne per ſomnium quidem herbas
vidit, quarum aggreditur figuras perfcribere. Nam id
genus hominum, quo modo affimilavit eos Heraclides Ta-
rantinus, ſimillimum eft praeconibus, qui formam ac notas
fugitivi mancipii, licet ipſi non viderint unquam, praeconio
tamen publicant; notas enim ab aliis qui norunt accipiunt
et ceu cantilenam eas proferunt, ut ſi forte is, quem prae-
conio indicant, prope adfifteret, agnofcere tamen non pof-
fent. Equidem non poffem non accufare et illos quoque,
qui primi herbarum formas fcriptis docere funt conati,

σκοντι τὸν μανθάνοντα καὶ μὴ τοῖς ἐκ τοῦ βιβλίου κυβερ-
νήταις ὁμοιωθῆναι. καὶ γὰρ ἀληθέστερον οὕτω καὶ σα-
φέστερον ἡ διδασκαλία περαίνοι ἂν ὑπὸ διδασκάλων οὐ
βοτανῶν μόνων ἢ θάμνων ἢ δένδρων, ἀλλὰ καὶ τῶν ἄλλων
ἁπάντων φαρμάκων. εἰ δὲ ἄρα καὶ δέοιτο τοῦ βιβλίου, τίς
οὕτως ἄθλιος ὡς παρελθεῖν τὰ Διοσκουρδίου καὶ Νίγρου
καὶ Ἡρακλείδου καὶ Κρατεύα καὶ ἄλλων μυρίων ἐν τῇ
τέχνῃ καταγηρασάντων, βιβλία γραμματικὰ γράφοντος ἐπῳ-
δὰς καὶ μεταμορφώσεις καὶ δεκανῶν καὶ δαιμόνων ἱερὰς
βοτάνας ἀνάσχοιτ᾽ ἄν; [145] ὅτι γὰρ γόητες ἄνθρωποι
ἐκπλήττειν τὸν πολὺν ὄχλον ἔργον πεποιημένοι τὰ τοιαῦτα
συνέθεσαν ἐξ αὐτῶν ἔνεστί σοι γνῶναι τοῦ Παμφίλου βι-
βλίων, ὃς πρῶτον μὲν ἐν ταῖς βοτάναις ἔγραψεν ἀβρότονον,
ἅπασιν ἡμῖν γνώριμον τυγχάνουσαν, εἶθ᾽ ἑξῆς ἄγνον ἱκανῶς
καὶ τοῦτο γνώριμον θάμνον, εἶτ᾽ ἄγρωστιν οὐδὲ τοῖς ἰδιώ-
ταις ἄγνωστον πόαν, εἶτ᾽ ἄγχουσαν ἣν οὐδὲ αὐτὴν ἀγνοεῖ
τις, ὥσπερ οὖν οὐδὲ τὸ ἀδίαντον ἐφεξῆς αὐτῇ γεγραμμένον.

quum melius exiſtimem ab ipſo praeceptore oculis diſcere,
ac non aſſimilari iis qui ex libris prodeunt gubernatores;
nam ſic et verior et manifeſtior eſſet doctrina non herba-
rum modo et fruticum arborumque, ſed et aliorum omnium
medicamentorum. Verum enimvero ſi omnino libris eſt
opus, quis adeo miſer eſt ut praeteritis ſcriptis Dioſcoridis,
Nigri, Heraclidis, Crateuae et aliorum innumerorum, qui
in arte ipſa conſenuerunt, libros grammaticos ſcribentis
incantationes, transformationes et decanorum daemonio-
rumque herbas ſacras perferat? Nam quod hominibus iſtis
praeſtigiatoribus unicum fuerit ſtudium ut vulgus imperi-
tum talia ſcribentes in ſui admirationem verterent, vel ex
ipſis Pamphili libris diſcere liceat, qui primam inter herbas
conſcripſit abrotonon omnibus nobis cognitam, ac deinde
viticem et ipſam admodum notam, inde agroſtin herbam,
nec vulgo ignotam, mox anchuſam, quam nec ipſam quis-
piam ignorat, ſicut nec adianton, quae illi deinceps ſcripta
legitur, atque in his utique nihil, quod quidem ſciam, ſuper-

ἓν μὲν δὴ τούτοις οὐδὲν ὧν ἴσμεν περιττότερον γράφει·
μετὰ δὲ ταῦτα βοτάνης μέμνηται καλουμένης, ὡς αὐτός
φησιν, ἀετοῦ, περὶ ἧς ὁμολογεῖ μηδένα τῶν Ἑλλήνων εἰρη-
κέναι μηδὲν, ἀλλ᾽ ἔν τινι τῶν εἰς Ἑρμῆν τὸν Αἰγύπτιον ἀνα-
φερομένων βιβλίων ἐγγεγράφθαι, περιέχοντι τὰς λστ᾽ τῶν
ὡροσκόπων ἱερὰς βοτάνας, αἳ εὔδηλον ὅτι πᾶσαι λῆρός
εἰσι καὶ πλάσματα τοῦ συνθέντος, ὁμοιότατα τοῖς ὀφιονί-
κοις τοῖς Κόγχλας. οὔτε γὰρ ὅλως ἐγίνετό τις Κόγχλας, ἀλλ᾽
(59)᾽εἰς γέλωτα σύγκειται τοὔνομα, καθάπερ καὶ τἄλλα πάντα
τὰ κατὰ τὸ βιβλίον αὐτοῦ γεγραμμένα. καὶ αἱ λστ᾽ αὗται βο-
τάναι μέχρι τῶν ὀνομάτων προέρχονται, μηδενὸς αὐταῖς
ὑποκειμένου πράγματος. ἀλλὰ Πάμφιλος μὲν ὥσπερ ἄλλοι
πολλοὶ σχολὴν ἴσως ἦγεν ἀχρήστους μύθους ἐγγράφειν βι-
βλίοις· ἡμεῖς δὲ καὶ νῦν ἡγούμεθα τὸν χρόνον ἀπολλύναι
μνημονεύοντες αὐτῶν ἐπιπλέον. ἀρξώμεθα οὖν ἤδη τῶν
χρησίμων.

    Κεφ. α΄. [α΄. Περὶ ἀβροτόνου τε καὶ ἀψινθίου καὶ
τῶν ἑκατέρου εἰδῶν.] Ἀβροτόνου ταύτης τῆς πόας οὔτε

vacuum fcribit. Verum poſtea herbae meminit nomine, ut
ait, aquilae, de qua fatetur, Graecorum nulli quicquam eſſe
proditum, verum ſcriptam ſe reperiſſe in libello quopiam
ex iis qui inſcribuntur Mercurio Aegyptio, continente tri-
ginta ſex ſacras horoſcoporum herbas. Quas clarum eſt
eſſe omnes nugas meras atque auctoris ipſius figmenta
fimilia Ophionicis Conchlacis; nec enim prorſum quiſpiam
extitit Conchlax, ad riſum enim fictum nomen eſt, ſicut
pleraque alia in libro ejus conſcripta, nec triginta ſex her-
bae illae ultra nomen ipſum quicquam ſunt, nec ulla ipſis
res ſubjacet. Verum Pamphilo, ſicut et pleriſque aliis,
otium fortaſſis ſupererat inutiles fabulas libris intexere, at
nos nunc quoque tempus nos perdidiſſe arbitramur, qui
prolixius eorum meminimus. Itaque quae utilia ſunt jam
nunc ordiamur.

    Cap. I. [1. De abrotono et abſinthio et utriusque
fpeciebus]. Abrotoni herbae nec ſpeciem formamve ſcri-

τὴν ἰδέαν χρὴ γράφειν ἐπὶ τοσούτοις τε καὶ τοιούτοις ἀν-
δράσιν οὔτε τὰς κατὰ μέρος ἐνεργείας ὡς ἐκεῖνοι, κἂν εἰ
μὴ διωρισμένως, ἀλλὰ σαφῶς γοῦν ἐδήλωσαν. εἰρήσεται δὲ
καὶ ἡμῖν ἐπιπλέον ὑπὲρ αὐτῶν ἐν τῇ περὶ συνθέσεως φαρ-
μάκων πραγματείᾳ καὶ τῇ τῶν εὐπορίστων, ἔστι δ' ὅτε
κἂν τοῖς τῆς θεραπευτικῆς μεθόδου γράμμασιν, ὅταν ἡ χρεία
καλῇ. μόνον δὲ, ὅπερ ἐξ ἀρχῆς πρόκειται, τὰς καθόλου δυ-
νάμεις ἁπάντων τῶν φαρμάκων ἐπισκέψασθαι, τοῦτο κἀπὶ
τῶν ἄλλων μὲν ἕπεται, καὶ νῦν δὲ ἤδη ποιητέον αὐτὸ καὶ
λεκτέον ὡς θερμόν τέ ἐστι καὶ ξηρὸν τὴν δύναμιν τὸ ἀβρό-
τονον, ἐν τρίτῃ που τάξει καὶ ἀποστάσει μετὰ τὰς συμμε-
τρίας τεταγμένον, διαφορητικήν τέ τινα καὶ τμητικὴν ἔχον
δύναμιν. τῆς αὐτῆς δ' ἐστὶ δυνάμεως καὶ ἡ τρίψις αὐτοῦ
εἰληφυῖα, ὥσπερ τὸ σαρκωτικόν τε καὶ δακνῶδες. ὅτι δὲ
καὶ ὡς πρὸς τὴν εὔκρατον φύσιν ἡ τοιαύτη τάξις ἐξετάζεται
πρόσθεν εἴρηται πολλάκις. ἐξεύρομεν δ' αὐτοῦ τὴν κρᾶσιν
οὐχ ἥκιστα μὲν καὶ τῇ γεύσει τεκμηράμενοι, πικρὸν γὰρ
ἱκανῶς ἐστιν. ὁ δὲ τοιοῦτος χυμὸς ἐδείκνυτο γεώδης μὲν

bere poſt tot tantosque viros oportet, nec particulares
actiones, ceu illi factitarunt; quas ſi non definite diſtincte-
que, ſaltem clare ſignificarunt, verum et nos quoque eas
copioſius exponemus in opere de componendis pharmacis,
ſimulque de paratu facilibus, interim vero etiam in curandi
methodi libris, nimirum ubi expoſcet uſus. Verum quod
unicum ab initio propoſitum fuit, nempe univerſales dun-
taxat medicamentorum omnium facultates inſpicere, id qui-
dem et in aliis conſentaneum eſt et nunc ſane etiam facien-
dum dicendumque, abrotonon eſſe calidum et ſiccum fa-
cultate, in tertio ordine ſive receſſu a ſymmetria ſitum,
diſcutientem quandam ac incidentem habens facultatem,
cujus facultatis eſt pulvis hujus ſumptus, tum ſarcoticam
tum mordentem. Porro quod ejusmodi ordo ut ad tem-
peratam naturam expenditur ſaepe ante diximus. Sed et
inveniemus temperamentum ejus non minime quidem et
ex guſtu ducta conjectura, utpote quum ſit admodum ama-
rum. Porro ſaporem ejusmodi, quum terrenae ſit eſſen-

ὧν τὴν οὐσίαν, ὑπὸ θερμότητος δαψιλοῦς λεπτύνεσθαι, ὥστε
καὶ θερμαίνειν καὶ ξηραίνειν οὐκ ἀγεννῶς. οὐ μὴν ἀλλὰ
καὶ τῇ διωρισμένῃ πείρᾳ, περὶ ἧς ἔμπροσθεν εἴρηται πολ-
λάκις, ἀκριβῶς βασανίσαντες ἐκ τῆς αὐτῆς εὕρομεν τὸ φάρ-
μακον τοῦτο κράσεως. εἴτε γὰρ κόψας τὴν κόμην ἅμα τοῖς
ἄνθεσιν, ἄχρηστον γὰρ αὐτοῦ τὸ λοιπὸν κάρφος, ἐπιπάττοις
ἕλκει καθαρῷ, δακνῶδές τε καὶ ἐρεθιστικὸν φαίνεται, εἴτε
ἀποβρέξας ἐν ἐλαίῳ καταντλεῖν ἐθελήσαις ἤτοι κεφαλὴν ἢ
γαστέρα, θερμαῖνον σφοδρῶς εὑρεθήσεται. καὶ μὲν δὴ καὶ
ὅσοι κατὰ περιόδους ἁλίσκονται ῥίγεσιν, εἰ καὶ τούτους
ἀνατρίβοις πρὸ τῆς εἰσβολῆς, ἧττον ῥιγῶσιν, ἀλλ᾽ οὐδὲ τὴν
αἴσθησιν εὐθὺς ἅμα τῷ προσφέρεσθαι λανθάνει θερμαῖνον.
[146] ὅτι δὲ ἕλμινθας ἀναιρεῖν εἰκός ἐστι πικρὸν ὑπάρχον
αὐτὸ καὶ πρὸ τῆς πείρας εὔδηλον, εἴ τι μεμνήμεθα τῶν ἐν
τῷ τετάρτῳ τῶνδε τῶν ὑπομνημάτων εἰρημένων ὑπὲρ τοῦ
πικροῦ χυμοῦ τῆς φύσεως. εἰδήσεις δ᾽ εὐθὺς ὡς καὶ δια-
φορητικήν τινα καὶ τμητικὴν ἔχει δύναμιν. ἀλλὰ καὶ ὡς
μᾶλλον ἀψινθίου τοῦτο ὑπάρχειν ἀναγκαῖον αὐτῷ συλλο-

tiae, a largo calore extenuatum oftendimus, ita ut non
inftrenue calefaciat pariter et deficcet. Quinimo et cum
diftincta illa experientia, de qua fupra frequenter dictum
eft, diligenter exploraffemus, ex eadem temperie medica-
mentum hoc comperimus. Nam five comam cum floribus,
nam reliqua ejus palea inutilis eft, contufam ulceri puro
illinas, mordax et irritans videbitur, five eo in oleo mace-
rato caput voles aut ventrem perfundere, admodum calefa-
cere reperies. Quin et fi qui per circuitum rigoribus cor-
ripiuntur, eos ante invafionem hoc voles confricare, minus
utique rigore concutientur, imo et fenfus quidem protinus,
ubi admotum fuerit, ipfum calefacere percipit. Porro
quod lumbricos interimat par eft, nimirum quum fit ama-
rum, ac proinde, vel antequam experiaris, manifeftum, fi
quidem memoria teneas quae in horum commentariorum
quarto de amari faporis natura prodidimus. Sciesque pro-
tinus quod et digerendi et incidendi quandam vim habeat.
Sed et quod magis quam abfinthio id ipfi neceffario infit,

ΤΩΝ ΑΠΛΩΝ ΦΑΡΜΑΚΩΝ ΒΙΒΛΙΟΝ Ζ. 801

Ed. Chart. XIII. [146.]							Ed. Baſ. II. (69.)
γίσασθαί σοι παρέσται πρῶτον μὲν ἐκ τῆς γεύσεως. ἐλα-
χίστης γὰρ τινος μετέχει στρυφνότητος τὸ ἀβρότονον, ἀψίν-
θιον δὲ οὐκ ὀλίγης· ἔπειτα δὲ κἀκ τοῦ κακοστόμαχον εἶναι
τὸ ἀβρότονον, ὥσπερ οὖν καὶ τὸ σέριφον, εὐστόμαχον δὲ
τὸ ἀψίνθιον. ἐδείχθη γὰρ καὶ περὶ τούτων πρόσθεν ὡς τὸ
μὲν πικρὸν αὐτὸ καθ᾽ αὑτὸ παντελῶς εἴη κακοστόμαχον,
τὸ δὲ αὐστηρὸν ἢ στρυφνὸν ἢ ὅλως στῦφον εὐστόμαχον.
ἐπιμιγνυμένων δὲ τῶν ποιοτήτων ἀλλήλαις ἡ σφοδροτέρα
ἂν ἐπικρατοίη. ταῦτ᾽ οὖν ἀρκεῖ σοι γινώσκειν ἐν τῇδε τῇ
πραγματείᾳ. δειχθήσεται γὰρ ἐν τοῖς τῆς θεραπευτικῆς με-
θόδου γράμμασιν ὡς ἄν τις τοιούτῳ φαρμάκῳ κάλλιστα
χρῷτο. καὶ διὰ τοῦτο μηκέτι ἐπιζήτει ἀκούειν μήθ᾽ ὅτι
σὺν ἐφθῷ μήλῳ κυδονίῳ καταπλασθὲν ἢ ἄρτῳ φλεγμονὰς
ὀφθαλμῶν ἰᾶται, μήθ᾽ ὅτι διαφορεῖ φύματα σὺν ὠμηλύσει
λεῖον ἐψηθέν. οὐδὲ γὰρ τούτων οὐδέτερον οὔτε τῶν ἄλλων
οὐδὲν τῆς νῦν πραγματείας ἴδιόν ἐστιν, ἀλλὰ τοῖς μὲν ἐμ-
πειρικὴν διδασκαλίαν ποιουμένοις ἐν τοῖς εὐπορίστοις γρά-

in promptu erit colligcre, primum quidem ex guſtu, pau-
ciſſimae ſiquidem acerbitatis particeps abrotonon eſt, non
paucae vero abſinthium, deinde ex eo quod inimicum
quidem ſit ſtomacho abrotonon, velut etiam ſeriphon, gra-
tum vero et amicum abſinthium. Siquidem de iſtis ſupra
oſtenſum eſt quod amarum ipſum per ſe omniſariam infen-
ſum ſit ſtomacho, auſterum vero, aut acerbum, aut in ſumma
aſtringens ſtomacho amicum. Porro ubi qualitates hae in-
vicem permixtae fuerint, quae vehementior fuerit, ea utique
vicerit. Atque haec ſatis eſt in hoc tractatu noviſſe. Mon-
ſtrabitur autem in libris de ratione curandi, quo pacto quis
optime medicamento ejusmodi uti poſſit. Ac proinde quae-
rendum haud etiam eſt quamobrem cum malo cydonio
cocto illitum aut pane oculorum ſanet phlegmonas, neque
quid cum farina hordeacea tritum ac coctum digerat phy-
mata, neutrum ſiquidem horum, nec aliorum quidvis huic
propoſito uobis tractatui proprium eſt, ſed qui empiricam
profitentur doctrinam, ii in paratu facilibus medicamentis

Ed. Chart. XIII. [146.]   Ed. Baf. II. (69.)

φεται φαρμάκοις, ὅσοι δὲ λογικῶς ἀσκῆσαι τὴν τέχνην βού-
λονται, τῆς θεραπευτικῆς ἐστι χρεία τούτοις μεθόδου. τά τε
γὰρ ἄλλα καὶ βλαβείη τις ἂν μᾶλλον ἢ ὠφεληθείη πρὸς
τῆς τοιαύτης ἱστορίας. Ἱπποκράτει μὲν οὖν ἐν ἀφορισμοῖς
γράφοντι, ὀδύνας ὀφθαλμῶν ἀκρατοποσίη ἢ λουτρὸν ἢ πυ-
ρίη ἢ φλεβοτομίη ἢ φαρμακείη λύει· μὴ μέντοι προστι-
θέντι, ποίας μὲν οὖν ὀδύνας ἀκρατοποσία, ποίας δὲ λου-
τρὸν, καὶ τίνας μὲν πυρία, τίνας δὲ φλεβοτομία, τίνας δὲ
φαρμακεία, συγχωρήσειεν ἄν τις, οἶμαι, διὰ τρεῖς αἰτίας. καὶ
γὰρ ἀφοριστικὴν ἐποιεῖτο διδασκαλίαν, ἐν ᾗ διὰ τὸ σύν-
τομον οὕτω λέγεσθαι συγκεχώρηκε τὰ πολλὰ, καὶ πάντα τὰ
ἰατικὰ τῶν ὀδυνῶν ἔγραψεν, εἰ καὶ μὴ διωρίσατο πρὸς
ὁποίαν ὀδύνην ποῖον αὐτῶν ἁρμόττει, ἢ καὶ πολλαχόθι τῶν
ἄλλων συγγραμμάτων ἀφορμὰς ἡμῖν ἔδωκε τῶν ἐν τοῖς
οὕτω ῥηθεῖσι διορισμῶν. ὅσοι δὲ μήτ᾽ ἐν ἑτέροις βιβλίοις
ἔγραψαν ὑπὲρ τῶν τοιούτων ἀφορισμῶν μήτε ἐν διεξοδικῇ
τε καὶ μακρᾷ πραγματείᾳ, γράφουσιν ἀφοριστικῶς τε καὶ
βραχέως, εἴτε τὸ πρὸς τούτοις ἓν ἐκ πολλῶν δηλοῦσιν, εἰς

ea confcribunt, at qui ex ratione artem tractare volunt, iis
opus eft methodo curandi; nam alioqui damnum magis
quam utilitatem ex tali confequantur narratione. Sane
Hippocrati, qui in aphorismis fcripfit, *Dolores oculorum
folvit meri potio, aut lavacrum, aut fotus, aut fanguinis
miffio, aut purgatio*, nec adjecit quosnam dolores vini
potio, quos lavacrum, quos fotus, quos fanguinis miffio et
quos purgatio, ignofcendum forfan quis arbitretur tribus,
ut arbitror, de caufis. Siquidem aphorifticam faciebat do-
ctrinam, in qua propter brevitatem et compendium plera-
que ita dici conceffum eft. Et omnia quae dolore folvunt
enumeravit, tametfi non definiit ad quem dolorem quod-
nam ex illis congrueret. Tum multis in locis aliorum li-
brorum occafiones nobis praeftitit, diftinctiones in iis quae
hoc pacto dicuntur inveniendi. At qui neque in aliis libris
de talibus fcripfere diftinctionibus, aut in enarratorio et
prolixo tractatu aphoriftice tamen ac breviter fcribunt, aut

Ed. Chart. XIII. [146. 147.]   Ed. Baf. II. (69.)

πλείω δὲ βλάπτουσιν ἡμᾶς ἢ ὠφελοῦσι. πολλῶν γὰρ οὐσῶν
διαφορῶν ἐν ταῖς ὀφθαλμίαις, καὶ μιᾶς μὲν ἐξ αὐτῶν χρή-
ζούσης τοῦ προειρημένου καταπλάσματος, τῶν δ᾽ ἄλλων
βλαπτομένων, ὁ χρώμενος ἐπὶ πασῶν ἀδιορίστως πολὺ
πλείους βλάψει ἢ ὠφελήσει. κατὰ τοῦτον οὖν τὸν τρόπον
οὐ περὶ ἀβροτόνου μόνον, ἀλλὰ καὶ περὶ τῶν ἄλλων ἁπάν-
των γραπτέον ἡμῖν ἐστι, τὰς μὲν κατὰ τὸ θερμαίνειν καὶ
ψύχειν ἢ ὑγραίνειν ἢ ξηραίνειν δυνάμεις ἐξ ὧν πολλάκις
εἴρηκα μεθόδων εὑρίσκουσιν, ὅσα δὲ κατὰ τὴν ἰδιότητα τῆς
ὅλης οὐσίας ἀποτελοῦνται τῇ πείρᾳ μόνῃ. δέδεικται καὶ
περὶ τῶν τοιούτων ὡς δηλητήριοί τέ εἰσι καὶ δηλητηρίων
ἀλεξητήριοι καὶ καθαρτικοί. τούτων γὰρ οὐχ οἷόν τε λογι-
κὴν ποιήσασθαι τὴν εὕρεσιν, ἀλλ᾽ ἢ μόνον ὑπόνοιάν τινα
πιθανὴν ἔστιν εὑρεῖν ἐπὶ τινων· οὐ γὰρ δὴ ἐπὶ πάντων γε,
καθάπερ καὶ αὐτὸ τοῦτο δεδήλωται διὰ τῶν ἔμπροσθεν.
[147] ἀλλὰ περὶ μὲν τῶν οὕτως εὑρισκομένων δυνάμεων
ἰδίᾳ ποιήσομαι τὸν λόγον ἐν τοῖς ἐφεξῆς, ἐπειδὰν πρότερον

insuper etiam ex multis unum tantum indicant, ii plus nos
laedunt quam juvant. Nam quum fint multae in ophthal-
miis differentiae, atque una duntaxat ex eis praedictum
poſcat cataplasma, aliae vero omnes ab eo laedantur, ſi
quis id ad omnes ſine diſcrimine adhibeat, multo plus lae-
dat quam juvabit. Ad hunc itaque modum non tantum
de abrotono, ſed de aliis quoque omnibus ſcribendum nobis
eſt, eas quidem facultates quae ſunt in calefaciendo, frige-
faciendo, humectando, ſiccandoque iis quas ſaepenumero
memoravimus methodis reperientibus, quae vero ſecundum
totius ſubſtantiae proprietatem perficiuntur, ſola experientia.
Et de his oſtenſum eſt quod deleteriae ſint et deleteriarum
alexeteriae et purgatoriae. Nam has ex ratione invenire
eſt impoſſibile, praeterquam quod in quibusdam ſuſpicionem
duntaxat probabilem invenire liceat, neque enim in omni-
bus, ſicut hoc in ſuperioribus monſtratum fuit. At de fa-
cultatibus, quae hoc pacto inveniuntur, ſeparatim poſtea
differemus, ubi videlicet prius ſigillatim per quodque medi-

ὑπὲρ τῶν κατὰ τὸ θερμαίνειν καὶ ψύχειν, ὑγραίνειν τε καὶ
ξηραίνειν, καὶ ὅσα ταύταις ἕπονται διέλθω καθ᾽ ἕκα-
στον εἶδος φαρμάκου. τοσόνδε μέντοι προσθεὶς ἔτι περὶ
ἀβροτόνου καταπαύσω τὸν λόγον, ὡς ὁ θαυμασιώτατος
Πάμφιλος, καίτοι ταύτην πρώτην πόαν γράφων καὶ τάχ᾽
ἄν εἰ μηδενὸς τῶν ἐφεξῆς, ἀλλὰ ταύτης γοῦν ἐθέλησας αὐ-
τόπτης γενέσθαι, ὅμως ἔσφαλται μέγιστα, νομίζων ὑπὸ Ρω-
μαίων σαντόνικον ὀνομάζεσθαι τὴν βοτάνην. διαφέρει γὰρ
ἀβρότονον σαντονίκου, καθότι καὶ Διοσκουρίδης ἔγραψεν ἐν
τῷ τρίτῳ περὶ ὕλης ἀκριβέστατα, καὶ πάντες ἴσασι τοῦτό
γε ἰατροὶ καὶ ῥωποπῶλαι. τοῦ μὲν γὰρ ἀβροτόνου δύο ἐστὶν
εἴδη, τὸ μὲν ἄρρεν, τὸ δὲ θῆλυ νομιζόμενον, ὡς καὶ τοῦτο
διώρισται παρὰ τῷ Διοσκουρίδῃ τε καὶ τῷ Παμφίλῳ καὶ
ἄλλοις μυρίοις. ἕτερον δέ ἐστιν αὐτοῦ τὸ ἀψίνθιον, οὐ πά-
λιν εἴδη χρὴ τίθεσθαι καὶ αὐτὰ τριττά, ὧν τὸ μὲν τῷ γένει
ὁμωνύμως προσαγορεύονται ἀψίνθιον, ὁποῖον μάλιστά ἐστι
τὸ Ποντικὸν, τὸ δὲ σέριφον, τὸ δὲ σαντόνικον. εἰ (70) δ᾽

camentum de iis, quae calefaciendo, frigefaciendo, hume-
ctando, ficcandoque agunt. tum de iis, quae ad has confe-
quuntur, narrationem abfolvero. Porro ubi unum modo
adjecero, finem faciam de abrotono dicendi, nempe quod
fumme fufpiciendus ille Pamphilus, etiamfi hanc primam
herbarum recenfuit, ac forfan ut nullam deinceps aliam,
tamen hanc faltem oculis fuis confpicari voluerit, attamen
vel maxime hallucinatur, exiftimans hanc herbam a Roma-
nis appellari fantonicum, differt enim ab abrotono fanto-
nicum, velut etiam Diofcorides exactiffime fcripfit in tertio
de materia, et omnes id norunt tum medici tum pharma-
copolae. Nam abrotoni duae funt fpecies, altera quam
marem, altera quam foeminam nuncupant, quod ipfum de-
finitum eft tum apud Diofcoridem tum apud ipfum Pam-
philum aliosque innumeros. At aliud eft ab eo abfinthium,
cujus rurfum tres ftatuendae funt fpecies, quarum unam
eodem cum genere ipfo nomine appellitant, cujusmodi po-
tiffimum eft ponticum, alterum fantonicum, tertium feri-

ἄλλο μὲν ἀψίνθιον, ἄλλο δὲ σέριφον, ἄλλο δὲ σαντόνικον
λέγοι, οὐδὲν εἰς τὰ παρόντα διαφέρει. οὐδὲ γὶ ῥ ὄνομα διαι-
ρήσοντες ἥκομεν, ἀλλ᾽ ὑπὲρ αὐτῶν τῶν πραγμάτων σπουδά-
ζομεν. ἐπεὶ τοίνυν καὶ ταῦτα καὶ ταῖς ἰδέαις καὶ ταῖς γεύ-
σεσι καὶ ταῖς δυνάμεσιν ἕτερα σαφῶς ἀλλήλων ἐστὶν, ὀνο-
μαζέτω μὲν, εἰ βούλοιτό τις, ἅπαντα διὰ μιᾶς προσηγορίας,
ἐκδιδασκέτω δὲ ἀκριβῶς τὰς δυνάμεις. ἡμεῖς οὖν τὰς μὲν
ἰδέας αὐτάρκως ἔφαμεν εἰρῆσθαι Διοσκουρίδῃ τε καὶ ἄλλοις
οὐκ ὀλίγοις, ὥστ᾽ οὐ χρὴ γράφειν αὖθις ὅσα τοῖς πρόσθεν
ὀρθῶς εἴρηται. εἴ τι δ᾽ ἐν ταῖς τούτου δυνάμεσιν ἀδιόρι-
στον ἐκεῖνοι παρέλιπον, οὗ δὴ χάριν ἐπὶ τήνδε τὴν ἔξοδον
ἀφικόμην, ἐγὼ προσθεῖναι πειράσομαι. τὸ μὲν ἀψίνθιον
ἧττόν ἐστιν τῶν εἰρημένων θερμὸν, ὡς ἂν πλείστης μετέχων
τῆς στύψεως. εἰ δὲ καὶ τοῦτο λεπτομερὲς ἧττον ἐκείνων, καὶ
λεπτυντικὸν δὴ κατὰ τὸν αὐτὸν τρόπον ἧττον ἐκείνων, οὐ
μὴν ἧττόν γε ξηραντικόν. τῶν δ᾽ ἄλλων τὸ μὲν σαντόνι-
κον ἀπὸ Σαντονείας χώρας, ἐν ᾗ φύεται, τὴν προσηγορίαν

phum. Si vero aliud placet appellare abſinthium, aliud
vero feriphum, aliud autem fantonicum, nihil intereſt, quod
ad praefens certe attinet, nec enim nomeu divifuri venimus,
fed ſtudium nobis eſt ipſis de rebus.   Porro quoniam haec
tum ſpecie tum guſtu tum faculiatibus inter fefe diverfa
funt, non obfcure uno, fi ita lubet, omnia nomine nuncupes,
verum exacte vires eorum edoceas.   Ac nos fane fufficien-
ter ipfas formas a Dioſcoride explicatas effe aliisque non
paucis jam diximus, itaque denuo eadem fcribenda non funt,
quae majoribus recte funt prodita.   At fiquid illi in facul-
tatibus omifere indiſtinctum, cujus profecto gratia ad hanc
narrationem venimus, ea nos adjicere tentabimus.   Abfin-
thium quidem dictis minus eſt calidum, nempe plurimam
obtinens aſtrictionem, quod quum fit et minus quoque te-
nuium quam illa partium et utique minori etiam quam
illa ad eundem modum extenuandi facultate, attamen non
minus deficcatorium eſt.   At caeterorum fantonicum qui-
dem a Santonia regione, in qua nafcitur, nomen fortitum

Ed. Chart. XIII. [147.]   Ed. Baf. II. (70.)

ἔχον ἐγγυτάτω τὴν δύναμίν ἐστι τοῦ σερίφου, βραχεῖ τινι λειπό-
μενον ἐν τῷ λεπτύνειν τε καὶ θερμαίνειν καὶ ξηραίνειν. αὐτὸ
δὲ τὸ σέριφον ἧττον μὲν θερμὸν τοῦ ἀβροτόνου, θερμότε-
ρον δὲ ἀψινθίου, κακοστόμαχον δὲ ἱκανῶς καὶ ὡς ἂν ἁλμυ-
ρίδα τινὰ σὺν πικρότητι ἀποφαῖνον, ἔτι τε τῆς στρυφνότη-
τος ὀλίγον μετέχον. οὕτω δὲ καὶ ἀβρότονον καὶ σαντόνικον
ἱκανῶς ἐστι κακοστόμαχον. μόνον γὰρ ἐν αὐτοῖς τὸ ἀψίν-
θιον καὶ μάλιστα τὸ Ποντικὸν εὐστόμαχόν ἐστιν ὅτι πλεί-
στης μετέχει στύψεως. ἀβρότονον δὲ κεκαυμένον θερμὸν καὶ
ξηρόν ἐστι τὴν δύναμιν, ἔτι μᾶλλον κολοκύνθης ξηρᾶς κε-
καυμένης καὶ ἀνήθου ῥίζης. ἐκεῖνα γὰρ ἕλκεσιν ὑγροῖς τε
ἅμα καὶ χωρὶς φλεγμονῆς τετυλωμένοις ἁρμόττει, καὶ διὰ
τοῦτο μάλιστα τοῖς ἐπὶ πόσθαις αἰδοίου συμπεφωνηκέναι δο-
κεῖ. τοῦ δὲ ἀβροτόνου ἡ τέφρα δακνώδης ἅπασιν ἕλκεσιν
ὑπάρχει. καὶ διὰ τοῦτο καὶ πρὸς ἀλωπεκίας ἁρμόττει σὺν
ἐλαίῳ λεπτομερεῖ, κικίνῳ δηλονότι ἢ ῥαφανίνῳ ἢ Σικυωνίῳ
ἢ παλαιῷ, καὶ μάλιστα τῷ Σαβίνῳ. καὶ γένεια δὲ βραδέως
ἀνιόντα προκαλεῖται μετά τινος τῶν εἰρημένων ἐλαίων ὅτου

proximam habet facultatem feripho, paulo imbecillius in
calefaciendo et extenuando deficcandoque. Porro ipfum
feriphon abrotono minus eft calidum, verum calidius ab-
finthio, ftomacho impendio inimicum, nempe cum amarore
falfedinem quandam prae fe ferens, fed et quandam licet
minimam aftrictionem obtinet. Sic et abrotonon et fanto-
nicum admodum infefta funt ftomacho. Solum autem inter
ea abfinthium et maxime ponticum gratum eft ftomacho,
quia plurimam aftrictionem continet. Abrotonum vero
uftum calidum ficcumque facultate eft, magis etiam quam
cucurbita ficca ufta et anethi radix. Illa enim ulceribus
humidis fimul et citra phlegmonem callo induratis conve-
niunt, ac proinde maxime ulceribus, quae in pudendorum
praeputiis fiunt, competere videntur. At cinis abrotoni ul-
ceribus omnibus mordax eft, ac idcirco cum oleo tenui,
cicino fcilicet aut raphanino, aut Sicyonio, aut veteri, et
maxime Sabino, ad alopecias accommodatur. Tum barbam
fegnius tardiusque enafcentem cum aliquo dictorum oleorum

δὴ, καὶ οὐδὲν δ᾿ ἧττον ἐκείνων σχινίνῳ δευόμενον. [148]
ἀραιωτικὸν γάρ ἐστι πρὸς τῷ λεπτομερὲς εἶναι καὶ δακνῶ-
δες καὶ θερμὸν, ἃς δὴ καὶ μάλιστα χρὴ γινώσκειν τὰς δυ-
νάμεις αὐτοῦ καὶ μηδὲν ἔτι τῶν κατὰ μέρος ἐν τῇδε τῇ
πραγμανείᾳ δεῖσθαι.

[β΄. Περὶ ἄγνου ἢ λύγου.] Ἄγνος δὲ ἢ λύγος, τὸ
θαμνῶδες φυτὸν, θερμὸς μέν ἐστι καὶ ξηραντικὸς κατὰ τὴν
τρίτην που ἀπόστασιν, λεπτομερὴς δὲ ἱκανῶς καὶ γευόμε-
νος δριμύς τε ἅμα καὶ στύφων ἄγνος, ἢ λύγος. αὐτὰς μὲν
δὴ τὰς λύγους ἀχρήστους ἔχει πρὸς ἰατρείαν, τὰ δὲ φύλλα
καὶ τὸ σπέρμα ξηρὰ καὶ θερμὰ τὴν δύναμίν ἐστι καὶ κατὰ
τὴν οὐσίαν λεπτομερῆ. καὶ γὰρ χρωμένων οὕτω φαίνεται
καὶ γευομένων δριμύ τε ἅμα καὶ ὑποστῦφόν ἐστι καὶ τὸ
φύλλον καὶ τὸ ἄνθος καὶ ὁ καρπός. ἔστι δὲ καὶ ἐδώδιμος
ὁ καρπὸς καὶ θερμαίνει σαφῶς μετὰ τοῦ κεφαλαλγὴς ὑπάρ-
χειν. εἰ δὲ φρυχθείη, καὶ γὰρ καὶ οὕτως ἐσθίεται μετὰ τραγη-
μάτων, ἧττον ἅπτεται τῆς κεφαλῆς. ἄφυσος δὲ κατὰ γαστέρα
καὶ ὁ ἄφρυκτος μὲν, ἐπὶ μᾶλλον δὲ πεφρυγμένος. ἐπέχει δὲ

elicit, ſed nec minus illis lentiſcino maceratum. Quippe
pro eo quod tenuium eſt partium, rarefaciendi vim obtinet
et mordax eſt et calidum, quas utique maxime ejus faculta-
tes noviſſe oportet, nec quicquam etiam particulare in hoc
tractatu requirere.

[2. *De agno caſto, ſeu vitice.*] Agnus caſtus vel
vitex, planta fruticoſa, calidus quidem eſt et ſiccus tertio
ordine, verum multum tenuis ſubſtantiae, tum guſtu acris
ſimul et aſtringens, ipſas quidem vitices ad medicinam habet
inutiles, caeterum folia ſemenque calida ſiccaque facultate
ſunt, ſubſtantia vero tenui. Nam et utentibus ita apparet
et guſtantibus acre ſimul et ſubaſtringens percipitur tum
folium tum flos tum fructus. Edendo tamen etiam fru-
ctus eſt, verumtamen perſpicuo calefacit et ſimul capiti
dolorem parit. At ſi frigatur, nam et ſic editur cum tra-
gematis, minus caput tentat. Porro flatus ventris diſcutit
et quum non frictus, et mullo magis quum frictus fuerit.

καὶ τὰς πρὸς ἀφροδίσια ὁρμὰς ὅ τε πεφρυγμένος καὶ ὁ
ἄφρυκτος καρπὸς, καὶ τὰ φύλλα καὶ τὰ ἄνθη τοῦ θάμνου
ταὐτὸ τοῦτο δύναται δρᾷν, ὥστε οὐ μόνον ἐσθιόμενα καὶ
πινόμενα πρὸς ἁγνείαν πεπίστευται συντελεῖν, ἀλλὰ καὶ ὑπο-
στρωννύμενα. ταῦτ᾽ ἄρα καὶ τοῖς Θεσμοφορίοις αἱ γυναῖ-
κες Ἀθήνῃσιν ὑποστρωννύουσιν ἑαυταῖς ὅλον τὸν θάμνον,
ἐντεῦθεν δὲ καὶ τοὔνομα αὐτῷ. ἐξ ὧν ἁπάντων δῆλον, εἴ
γε τῶν ἐν τοῖς ἔμπροσθεν ὑπομνήμασιν εἰρημένων μεμνήμε-
θα, θερμαίνειν τε ἅμα καὶ ξηραίνειν καὶ ἀφυσότατον ὑπάρ-
χειν ἄγνον. ὅτι δὲ λεπτομερὴς ἀκριβῶς ἐστιν ἡ δύναμις
αὐτοῦ τεκμήριον. καὶ γὰρ τὸ πρὸς κεφαλὴν ἅπτειν οὐ διὰ
πλῆθος ἀτμώδους πνεύματος ὑπ᾽ αὐτοῦ γεννωμένου μᾶλλον
ἤπερ διὰ θερμότητα καὶ λεπτομέρειαν εὔλογον γίνεται. εἴ-
περ γὰρ ἦν φυσώδους πνεύματος γεννητικὸν, ἐνεφύσησέ τε
ἂν τὴν γαστέρα καὶ τὰς πρὸς ἀφροδίσια παρώξυνεν ὁρμὰς
ὥσπερ εὔζωμος. ἐπεὶ δὲ οὐ μόνον οὐ παροξύνει, ἀλλὰ καὶ
καταστέλλειν πέφυκεν, εἴη ἂν κατὰ τὴν πηγάνου μάλιστα
δύναμιν ἐν τῷ θερμαίνειν καὶ ξηραίνειν, οὐ μὴν ἴσόν γ᾽ ἐστὶν

Cohibet porro impetus in venerem, tum frictionis expers,
tum etiam ipfam expertus. Folia item floresque ipfius
fruticis id ipfum praeftare poffunt, itaque non tantum efa
potaque ad caftitatem conferre creduntur, verum etiam
fubftrata. Hinc eft quod Athenis in Thesmophoriis, id eft
facris Cereris, mulieres totum fibi fruticem fubfternunt.
Hinc illi quoque nomen inditum agni cafti. Ex quibus
omnibus manifeftum eft, fiquidem memoria teneamus quae
fuperioribus commentariis funt dicta, agnum calefacere, fi-
mulque exiccare, tum omnium maxime flatus difcutere.
Porro quod tenuium fit partium, facultas ejus indicio eft.
Nam quod caput tentat, non magis a multitudine vaporum
ab eo prognatorum quam a caliditate ejus ac tenuitate
partium fieri rationabile eft. Nam fi flatuofum fpiritum
procreare poffet, fane et ventrem inflaret et venerem fti-
mularet, perinde ut eruca; verum quum non tantum non
excitare, imo etiam reprimere queat, fuerit profecto fecun-

ΤΩΝ ΑΠΛΩΝ ΦΑΡΜΑΚΩΝ ΒΙΒΛΙΟΝ Ζ. 809

Ed. Chart. XIII. [148.]   Ed. Baf. II. (70.)

αὐτῷ. βραχὺ γὰρ ἀπολείπεται κατ᾽ ἄμφω· καὶ γὰρ θερμαν
τικώτερον αὐτοῦ καὶ ξηραντικώτερόν ἐστι τὸ πήγανον.
διενήνοχε δὲ καὶ τῷ τῆς ποιότητος καὶ δυνάμεως ἐπιμί
κτῳ. τὸ γὰρ τοῦ ἄγνου σπέρμα καὶ οἱ βλαστοὶ στύψιν τινὰ
μετρίαν ἐπεισφέρουσι. τὸ δὲ πήγανον ὅταν μὲν ξηρὸν ᾖ,
πικρὸν ἀκριβῶς ἐστι καὶ δριμύ, ὅταν δὲ ὑγρὸν, ὑπόπικρον.
οὐ μὴν αὐστηρόν γε ἢ στρυφνόν τι πρόσεστιν αὐτῷ, ἢ εἰ
καὶ προσεῖναί τῳ δόξειεν, ἀμυδρὸν παντάπασιν οἶδ᾽ ὅτι δό
ξει, καὶ οὐδαμῶς ἴσον τῷ τοῦ ἄγνου. ταῦτ᾽ ἄρα καὶ πρὸς
ἧπαρ καὶ σπλῆνα σκληρούμενά τε καὶ ἐμφραττόμενα τὸ
τοῦ ἄγνου σπέρμα μᾶλλον ἢ πήγανον ἁρμόττει. τῆς θερα
πευτικῆς δέ ἐστιν ἤδη ταῦτα μεθόδου, ἧς τὸ μὲν μηδ᾽ ὅλως
προσάπτεσθαι φαρμάκων δυνάμεως ἀποφαινόμενον ἀδύνα
τόν ἐστι, τὸ δὲ ταχέως ἀπολείποντα πάλιν ἐπανέρχεσθαι
πρὸς τὸ προκείμενον ἀνδρὸς ἔργον ἂν εἴη σώφρονος. ἔτι
δὲ μᾶλλον ἐπὶ τῶν ἑξῆς φαρμάκων αὐτὸ δὴ τοῦτο πρᾶξαι
πειράσομαι, λέγω δὴ τὸ τὴν καθόλου δύναμιν ἔκ τινων
ὀλίγων ἐναργῶν ἐπιλογισάμενος ἀποχωρεῖν τῶν κατὰ μέρος

dum rutae maxime facultatem tum in calefaciendo tum in
reficcando. Non tamen illi par eſt, nam utroque paulo eſt
inferior, ſiquidem ruta tum magis eſt calefactoria tum magis
deſiccatoria. Differt etiam qualitatis ſimul ac facultatis
mixtione. Nam agni femen ac germina modicam ferunt
aſtrictionem, at ruta ubi aruerit, exacte amara eſt et acris,
ubi vero humida, ſubamara. Non tamen auſteritas, aut
acerbitas illi ineſt, aut ſi cui videatur ineſſe, ea utique
omnino obſcura, ſcio, videbitur, nec par ei quae eſt in
agno. Quocirca et ad jecur et lienem indurata et obſtructa
agni femen potius quam ruta competit. Sed haec ad curandi jam methodum pertinent, quam quidem ut omnino
non attingam de medicamentorum pronuncians facultatibus
fieri non poteſt, verum celeriter his omiſſis ad rem propoſitam reverti viri eſt utique temperati. Magisque etiam
id in ſequentibus medicamentis efficere conabor, hoc eſt
ubi ex quibusdam paucis evidentibus univerſalem facultatem

Ed. Chart. XIII. [148. 149.] Ed. Baf. II. (70. 71)

ἐνεργειῶν. ἀρκεῖ γὰρ τοῦτο μόνον εἰς τὰ παρόντα γινώ-
σκειν, ὡς θερμὸς μὲν καὶ ξηρὸς ἄγνος τὴν δύναμίν ἐστιν οὐ
μετρίως, ἀλλὰ κατὰ τὴν τρίτην που τῶν ἀποστάσεων, λε-
πτομερὴς δὲ ἱκανῶς. [149] ὁ γὰρ ταῦτα εἰδὼς, εἶτα προσμα-
θὼν τὴν θεραπευτικὴν μέθοδον, αὐτὸς ἐξευρήσει πῶς μὲν
καταμήνια κινήσει δι' αὐτοῦ, πῶς δὲ τὰ σκληρυνόμενα μό-
ρια διαφορήσει, πῶς δὲ ἄκοπον ἢ θερμαντικὸν ἄλειμμα δι'
αὐτοῦ κατασκευάσει.

(71) [γ'. Περὶ ἀγρώστεως.] Τῆς δὲ ἀγρώστεως ἡ
μὲν ῥίζα συμμέτρως ἐστὶ ψυχρὰ καὶ ξηρὰ, ἔχουσά τι ὀλίγον
δακνῶδες καὶ λεπτομερές. ἡ δὲ πόα ψύχει μὲν κατὰ τὴν
πρώτην ἀπόστασιν, σύμμετος δ' ἐστὶ κατὰ ὑγρότητα καὶ ξη-
ρότητα. τὸ δὲ σπέρμα τῆς μὲν ἄλλης ἀσθενὲς ὑπάρχει, τῆς
δ' ἐν τῷ Παρνασσῷ ξηραντικόν τε καὶ λεπτομερὲς καὶ ὑπό-
στρυφνον. ἄγρωστις ἐδώδιμον ἔχει τὴν ῥίζαν, ἔστ' ἂν ᾖ
μαλακὴ, γλυκεῖα μὲν ὑδατώδης, δριμὺ δέ τι καὶ ὑπόστρυ-
φνον ὀλίγον ἔχουσα. αὕτη δὲ ἡ πόα τελέως ἐστὶν ὑδατώ-
δης γενομένοις. ἐξ ὧν δῆλον ὡς μετρίως μέν ἐστιν ἡ ῥίζα

collegero, particulares poſtea actiones omittam. Nam in
praeſens id noviſſe ſufficit, quod agnus calidus eſt et ſiccus
facultate, idque non mediocriter, ſed tertio exceſſu, tum
admodum tenuium partium. Haec qui norit ac poſtea
methodum curandi didicerit, ipſemet inveniet quo pacto
menſes hinc cieat, quo pacto partes induratas digerat, quo
pacto laſſitudinem ſolvens, acopum et calefactorium ex eo
unguentum praeparetur.

[3. *De agroſti ſeu gramine.*] Graminis radix mo-
dice frigida eſt et ſicca, mordacitatem quandam exiguam et
partium tenuitatem obtinens. At herba ipſa primo quidem
exceſſu refrigerat, in humiditate vero et ſiccitate moderata.
Porro ſemen alibi quidem imbecillum eſt, in Parnaſſo vero
deſiccatorium et tenuium partium et ſubacerbum. Gramen
eſculentam habet radicem, ubi mollis fuerit, dulcis quidem
aquoſa, ſed acre quiddam exiguum et ſubacerbum obtinens.
Haec herba plane aquea guſtantibus eſt. Ex quibus aper-

ψυχρὰ καὶ ξηρὰ καὶ διὰ τοῦτο κολλητικὸν τῶν ἐναίμων ἑλ
κῶν. αὐτὴ δὲ ἡ πόα καταπλασσομένη ψύχει μὲν οὐκ ἰσχυ
ρῶς, ὑγρότητος δὲ καὶ ξηρότητος ἐν τῷ μέσῳ καθέστηκε. τὸ
δὲ ἐν τῇ ῥίζῃ δακνῶδες καὶ λεπτομερές ἐστι μὲν ὀλίγον,
εἴωθε δ᾽ οὖν ἔστιν ὅτε καὶ λίθους θρύπτειν, εἴ τις αὐτὴν
ἀφεψήσας πίνοι. τὸ δὲ σπέρμα τῆς μὲν ἄλλης ἀσθενές ἐστιν,
τῆς δ᾽ ἐν τῷ Παρνασσῷ διουρητικόν τέ ἐστι καὶ ῥεύματα
ξηραίνει γαστρὸς καὶ στομάχου. δύναμις γάρ ἐστιν αὐτοῦ
ξηραντική τε καὶ λεπτομερὴς καὶ ὑπόστρυφνος.

[δ΄. Περὶ ἀγχούσης καὶ τεττάρων ἀγχουσῶν.] Τῆς δὲ
ἀγχούσης τέταρτόν ἐστιν εἶδος, ὧν ἡ μὲν ὀνόκλεια ψύχου
σαν ἱκανῶς καὶ ξηραίνουσαν ἔχει τὴν ῥίζαν, στύφουσάν τε
ἅμα καὶ ὑπόπικρον, ἱκανὴν δὲ καὶ λεπτῦναι καὶ ἀπορρῦψαι
τοὺς χολώδεις χυμούς· καὶ πυκνῶσαι τὰ σώματα. τὰ δὲ
φύλλα ἀσθενέστερα μὲν ἔχει τῆς ῥίζης, στύφει δὲ αὐτὰ καὶ
ξηραίνει. καὶ ἡ λύκοψις δὲ προσαγορευομένη ψύχει μὲν καὶ
ξηραίνει, ῥίζαν δ᾽ ἔχει στυπτικωτέραν τῆς ὀνοκλείας. ἡ δὲ
ὀνόχειλος θερμοτέρα τέ ἐστι καὶ φαρμακωδεστέρα. πλέον

tum eſt radicem modice eſſe tum frigidam tum ſiccam, ao
proinde cruenta ulcera glutinare. At ipſa herba illita non
vehementer refrigerat, in medio conſtituta humiditatis et
ſiccitatis. Porro mordacitas et tenuitas, quae radici ineſt,
exigua eſt quidem, ſed interdum tamen lapidem frangere
aſſolet, ſiquis eam decoctam ebibat. At ſemen alterius
quidem imbecillum eſt, ejus vero, quae in Parnaſſo naſcitur,
urinam ciet et fluxus ventris et ſtomachi reſiccat, vis enim
ejus eſt exiccatoria, tenuium partium et ſubacerba.

[4. De anchuſa et anchuſis quatuor.] Anchuſae
quadruplex ſpecies eſt. Quarum onoclea quidem radicem
habet admodum refrigerantem et deſiccantem, tum aſtringentem et ſubamaram, tum quae ſufficiat extenuandis et
extergendis humoribus bilioſis, corporibusque condenſandis.
Caeterum folia habet imbecilliora quidem radice, aſtringunt
tamen et ipſa et deſiccant. Porro lycopſos cognominata
refrigerat et deſiccat, magisque ejus radix quam onoclea
aſtringit. At onocheilos calidior eſt et magis medicata,

812 ΓΑΛΗΝΟΥ ΠΕΡΙ ΚΡΑΣ. ΚΑΙ ΔΥΝΑΜΕΩΣ

Ed. Chart. XIII. [149.]   Ed. Baf. II. (71.)

γὰρ ἔχει καὶ πρὸς τὴν γεῦσιν εὐθὺς τὸ δριμύ. ταύτης δ᾿ ἔτι
θερμοτέρα, ἢ μικρὰ καὶ πικροτέρα καὶ πλέον ἔτι φαρμα-
κωδεστέρα τυγχάνει. ἄγχουσαι δὲ οὐ τῆς αὐτῆς ἅπασαι δυ-
νάμεως. ἡ μὲν γὰρ ὀνόκλεια προσαγορευομένη στύφουσάν
τε ἅμα καὶ ὑπόπικρον ἔχει τὴν ῥίζαν, ἱκανὴν καὶ πυκνῶ-
σαι τὰ σώματα καὶ μετρίως λεπτῦναι καὶ ἀποῤῥῦψαι καὶ
ἀποπλῦναι τοὺς χολώδεις καὶ ἁλμυρώδεις χυμούς. ἐῤῥέθη
γὰρ ἐν τοῖς ἔμπροσθεν ὡς ἡ στρυφνὴ ποιότης ἐπιμεμιγμένη
τῇ πικρᾷ ταῦτα ἐργάζεσθαι πέφυκεν. οὕτω τέ τοι καὶ ἰκ-
τερικοῖς καὶ σπληνικοῖς καὶ νεφριτικοῖς ὠφέλιμος ὑπάρχει.
ἔστι δὲ καὶ ψύχειν μὲν ἱκανὴ καὶ καταπλασσομένη γε σὺν
ἀλφίτοις ἐρυσιπέλατα ὠφελεῖ, καὶ ἀποῤῥύπτει δὲ οὐ πινο-
μένη μόνον, ἀλλὰ καὶ ἔξωθεν ἐπιτιθεμένη, καὶ διὰ τοῦτο
ἀλφοὺς καὶ λέπρας ἰᾶται σὺν ὄξει. τὰ μὲν τῆς ῥίζης ἔργα
ταῦτα καὶ αἱ τῶν ἔργων δυνάμεις αἱ εἰρημέναι. τὰ δὲ φύλλα
τῆς βοτάνης ἐστὶν μὲν ἀσθενέστερα τῆς ῥίζης, οὐκ ἀπήλ-
λακται δὲ τοῦ ξηραίνειν τε καὶ στύφειν, ὥστε καὶ διάῤῥοιαν
ἰᾶται σὺν οἴνῳ πινόμενα. καὶ ἡ λύκοψις δὲ προσαγορευο-

nam plufculum habet et guftu ipfo protinus acrimoniae.
Hac vero etiam calidior eft reliqua et parva, quae et ama-
rior et magis etiam medicata eft. Anchufae non omnes
easdem vires obtinent. Nam onoclea quam vocant ra-
dicem habet fimul aftringentem et fubamaram, corporibus
condenfandis et modice extenuandis idoneam, tum abfter-
gendis quoque et abluendis biliofis et falfis fuccis. Dictum
enim fupra eft quod qualitas acerba mixta amaritudini ea
praeftare queat. Sic fane aurigini et lienofis et renum affe-
ctibus eft utilis. Sed et refrigerare idonea eft, et fane cum
polenta illita juvat eryfipelata. Et abftergit non modo
epota, fed et foris impofita, proinde vitiligines et lepras
fanat cum aceto. Ac radicis quidem haec opera funt et
operum facultates quas diximus. At folia ipfius herbae
radice quidem funt imbecilliora, non tamen aliena funt a
reficcatione et aftrictione. Itaque etiam diarrhoeam fanant
pota cum vino. Et quae lycopfos nominatur, eodem modo

μένη τοῖς ἐρυσιπέλασιν ὁμοίως ἁρμόζει καὶ ῥίζαν ἔχει στυ-
πτικωτέραν τῆς ὀνοκλείας. τῆς δὲ ὀνοχείλους τε καὶ Ἀλκι-
βιαδείου καλουμένης ἡ μὲν δύναμίς ἐστι φαρμακωδεστέρα.
πλέον γοῦν ἔχει καὶ πρὸς τὴν γεῦσιν [150] εὐθὺς τὸ δριμὺ
καὶ ἐχιοδήκτοις ἱκανῶς ἁρμόττει καταπλαττομένη καὶ περι-
απτομένη καὶ ἐσθιομένη. ἡ λοιπὴ δὲ τετάρτη καὶ μικρὰ καὶ
σχεδὸν ἀνώνυμος ἐξ αὐτῶν μόνη, παραπλησία μέν ἐστι τῇ
Ἀλκιβιαδείῳ, πικροτέρα δὲ καὶ πλέον ἐστὶ φαρμακωδεστέρα,
καὶ διὰ τοῦτο πρὸς τὰς πλατείας ἕλμινθας ἐπιτηδεία, πλῆ-
θος ὀξυβάφου σὺν ἱσσώπῳ τε καὶ καρδάμῳ πινομένη.

[ε΄. Περὶ ῥίζης ἀγαρικοῦ.] Ἀγαρικοῦ ῥίζα τουτ᾽ ἔστιν
ἐπιφυομένη πρέμνῳ, κατὰ μὲν τὴν πρώτην γεῦσιν γλυκεῖά
τις, ὑπόπικρος δὲ ὀλίγον ὕστερον φαινομένη καί τινος ἐν
τῷ χρόνῳ δριμύτητος ἔμφασιν ἐπάγουσα, καὶ βραχείας στύ-
ψεως. ἔστι δὲ καὶ χαύνη τὴν σύστασιν. ἐξ ὧν ἁπάντων εὔ-
δηλον, εἴπερ τῶν ἐν τοῖς ἔμπροσθεν ὑπομνήμασιν εἰρημένων
μνημονεύομεν, ὡς σύνθετόν ἐστι τὸ φάρμακον ἐξ οὐσίας ἀε-
ρώδους τε καὶ γεώδους, ὑπὸ θερμότητος λελεπτυσμένης, ἥκι-

eryfipelatis congruit, et radicem habet quam onoclea
magis aftringentem. At Onocheili et Alcibiadiae cognomi-
natae vis magis eft medicata. Nam et guftu protinus majo-
rem habet acrimoniam, et eos qui a viperis morfi funt,
admodum juvat tum illita, tum fufpenfa, tum efa. Reli-
qua vero, nempe quarta, quae parva eft et fere nomine caret
ex illis fola, Alcibiadiae quidem perfimilis eft, verum et
amarior et magis medicamentofa, ac proinde ad latos lum-
bricos idonea, oxybaphi menfura cum hyffopo et nafturtio
epota.

[5. *De agarici radice.*] Agarici radix, hoc eft quae
trunco innafcitur, primo quidem guftu dulcis quodammodo,
fed paulo poft fubamara apparet et acrimoniae quandam
fpeciem temporis fpatio inducit, leviculaeque aftrictionis.
Eft et confiftentia laxa. Ex quibus omnibus manifeftum eft,
fiquidem quae in fuperioribus commentariis dicta funt,
meminerimus, quod medicamentum hoc compofitum eft ex
fubftantia aërea et terrea a caliditate extenuata, porro mi-

στα δὲ τῆς ὑδατώδους μετέχει. ταῦτ᾽ ἄρα διαφορητικήν τε
καὶ θερμαντικὴν τὴν δύναμιν ἔχει, καὶ πάχους τμητικὴν καὶ
διακαθαίρει τὰς ἐν τοῖς σπλάγχνοις ἐμφράξεις, καὶ διὰ τοῦτο
ἰκτεριῶντας ἰᾶται, τοὺς ἐπ᾽ ἐμφράξει τῶν καθ᾽ ἧπαρ οὕτω
κάμνοντας. ὀνίνησι δὲ καὶ τοὺς ἐπιλήπτους διὰ τὴν αὐτὴν
δύναμιν καὶ ῥίγη τὰ κατὰ περίοδον, ὅσα παχέων ἢ γλί-
σχρων ἐστὶ χυλῶν ἔγγονα, καὶ ταῦτα ἰᾶται. ὠφελεῖ δὲ καὶ
τοὺς ὑπὸ κατὰ ψύξιν ἀδικούντων θηρίων δηχθέντας, ἢ νυ-
γέντας, ἔξωθέν τε κατὰ τοῦ πεπονθότος ἐπιτιθέμενον, εἴσω
τε τοῦ σώματος λαμβάνον ὁλκῇ δραχμῆς μιᾶς μετ᾽ οἴνου
κεκραμένου. ἔστι δὲ καὶ καθαρτικόν.

[στ΄. Περὶ ἀγηράτου.] Ἀγήρατόν ἐστι δυνάμεως δια-
φορητικῆς τε καὶ ἀτρέμα πως ἀφλεγμάντου.

[ζ΄. Περὶ ἀδιάντου.] Τὸ δὲ ἀδίαντον κατὰ μὲν θερ-
μότητα καὶ ψυχρότητα σύμμετρόν ἐστι, ξηραίνει δὲ καὶ λε-
πτύνει καὶ διαφορεῖ. καὶ γὰρ ἀλωπεκίας δασύνει καὶ χοιρά-
δας καὶ ἀποστήματα διαφορεῖ καὶ λίθους θρύπτει πινό-
μενον, καὶ ταῖς ἐκ θώρακός τε καὶ πνεύμονος ἀναγωγαῖς

nimum habet effentiae aqueae. Hac ratione et digerendi
vim habet et craffitiem incidendi, tum infarctus vifcerum
expurgandi. Proinde regio morbo laborantes fanat, eos
utique qui fic ab infarctu jecoris laborant. Juvat et co-
mitiali obnoxios eadem facultate, tum rigores per circuitum
recurrentes ex craffis aut vifcofis humoribus natos fanat.
Juvat et morfos a beftiis frigore laedentibus aut compunctos,
tum foris in affecta parte impofitum, tum intro in corpus
fumptum pondere drachmae unius cum vino diluto. Eft et
purgatorium.

[6. De agerato.] Ageratum facultatem digerendi
habet et leviter quadantenus phlegmone liberandi.

[7. De adianto.] Adiantum in caliditate quidem et
frigiditate fymmetrum eft, verum deficcat et extenuat et
digerit. Etenim caput ex alopecia glabrum capillis conveftit
et ftrumas et abfceffus digerit, lapidesque frangit epotum
et vifcoforum crafforumque e pectore pulmoneque humo-

ΤΩΝ ΑΠΛΩΝ ΦΑΡΜΑΚΩΝ ΒΙΒΛΙΟΝ Ζ. 815

Ed. Chart. XIII. [150. 151.]   Ed. Baf. II. (71. 72.)
τῶν γλίσχρων καὶ παχέων χυμῶν οὐ σμικρὰ συντελεῖ, καὶ
ῥεῦμα κοιλίας ἵστησιν. οὐ μὴν θερμότητά γέ τινα προσβάλ-
λει σαφῆ, καθάπερ οὐδὲ ψύξιν. ἀλλὰ θείη τις ἂν αὐτὸ
κατὰ τὴν ἐν τούτοις ἀντίθεσίν τε καὶ κρᾶσιν ἐν τῇ μέσῃ
τάξει.

[η'. Περὶ ἀειζώου.] Ἀείζωον ἑκάτερον, καὶ τὸ μι-
κρὸν καὶ τὸ μέγα, ξηραίνει μὲν ἐπ' ὀλίγον, ὅτι καὶ στύφει
μετρίως, ἀπηλλαγμένον ἁπάσης ἄλλης ἰσχυρᾶς ποιότητος, ὡς
ἐπικρατεῖν ἐν αὐτῷ τὴν ὑδατώδη μᾶλλον οὐσίαν· ἐμψύχει δὲ
οὐ μετρίως. ἔστι γὰρ τῆς τρίτης ἀποστάσεώς τε καὶ τάξεως
τῶν ψυχόντων. ταῦτ' ἄρα καὶ πρὸς ἐρυσιπέλατα μὲν, ἀλλὰ
καὶ πρὸς ἕρπητας καὶ πρὸς τὰς ἐκ ῥευμάτων φλεγμονὰς
ἁρμόττει.

[151] (72) [θ'. Περὶ αἰγίλωπος.] Αἰγίλωψ διαφορη-
τικὴν ἔχει τὴν δύναμιν, δῆλον δ' ἐκ τῆς γεύσεως, ἠρέμα γάρ
πώς ἐστι δριμύς. οὐ μὴν ἀλλὰ κἀκ τοῦ τὰς σκληρυνομένας
φλεγμονὰς καὶ τοὺς αἰγίλωπας ἰᾶσθαι.

rum excreationibus non mediocriter confert et ventris pro-
fluvium fiſtit, non tamen ullam manifeſtam caliditatem
affert, ſicut nec frigiditatem. Verum poſuerit ipſum quis-
piam ſecundum hanc oppoſitionem et temperiem in ordine
medio.

[8. De aeizoo ſeu ſempervivo.] Sempervivum
utrumque, tum majus tum minus, deſiccat quidem leviter,
quandoquidem et mediocriter aſtringit, omnis alterius ve-
hementis qualitatis expers. Quare in eo plus caeteris ab-
undat eſſentia aquea, caeterum non mediocriter refrigerat.
Eſt enim ex tertio ordine et receſſu refrigerantium. Hinc
etiam ad eryſipelata et herpetes et phlegmonas a fluxione
natas accommodatur.

[9. De aegilope.] Aegilops digerendi vim poſſi-
det, id quod ex guſtu patet, leviter enim eſt acris. Ve-
rum et ex eo liquet, quod phlegmonas induratas et ae-
gilopas ſanat.

[ιʹ. Περὶ αἴρας.] Αἶρα ξηραίνει καὶ θερμαίνει δρα-
στικῶς, ὡς ἐγγὺς εἶναι τῶν δριμέων ἴρεως μᾶλλον. οὐκ ἔστι
δὲ ὡς ἐκείνη λεπτομερής, ἀλλ᾽ ἀπολείπεται συχνῷ κατὰ
τοῦτο, καὶ θείη ἄν τις αὐτὴν ἐν ἀρχῇ μὲν τῆς τρίτης τά-
ξεως τῶν θερμαινόντων, ἐπὶ τελευτῇ δὲ δευτέρας τῶν ξη-
ραινόντων.

[ιαʹ. Περὶ αἰγείρου.] Αἰγείρου τὰ μὲν ἄνθη θερμὰ
τὴν δύναμίν ἐστιν ἐκ τῆς πρώτης ἀποστάσεως ἀπὸ τῶν εὐ-
κράτων· ἐν δὲ τῇ κατὰ τὸ ξηραίνειν τε καὶ ὑγραίνειν δια-
φορᾷ βραχὺ τῶν εὐκράτων καὶ μέσων ἀποκεχώρηκεν ἐπὶ
τὸ ξηρότερον. ἔστι δὲ καὶ λεπτομερὴς μᾶλλον ἢ παχυμερής.
καὶ τὰ φύλλα αὐτῆς ὅμοια μέν πώς ἐστι τοῖς ἄνθεσιν,
πλὴν εἰς ἅπαν ἀσθενέστερά τε καὶ ἀπρακτότερα· καὶ ἡ ῥητίνη
δὲ αὐτῆς ὁμοία τοῖς ἄνθεσιν δυνάμεώς ἐστι καὶ θερμοτέρα
ἔτι. τὸ δὲ σπέρμα λεπτομερέστερόν ἐστι καὶ ξηραντικώτερον
τῆς ῥητίνης καὶ τῶν ἀνθῶν, θερμότερον δὲ οὐ πάνυ τι.

[ιβʹ. Περὶ ἀκακίας.] Ἀκακίας καὶ τὸ φυτὸν μὲν αὐτὸ
στρυφνόν ἐστι, καὶ ὁ καρπὸς καὶ ὁ χυλὸς, ὅστις καὶ πλυθεὶς

[10. De aera lolio.] Lolium deficcat et calefacit
efficaciter, ut propinqua fit acribus magis quam iris, fed
non eft perinde, nt illa tenuium partium, verum multum
in hoc deficit. Secundum hoc ponat ipfum quispiam in
principio tertii ordinis calefacientium, extremo vero fe-
cundi exiccantium.

[11. De aegiro populo nigra.] Populi nigrae flores
calidi quidem funt primo receffu a temperatis, at in diffe-
rentia, quae habent in ficcando et humectando, paulum
quiddam ad ficcins dellexerunt, fed et tenuiorum potius
quam craffiorum funt partium. Et folia quoque ipfius
quodammodo floribus fiuilia funt, nifi quod ad omnia im-
becilliora minunsque efficacia. Sed et refina ejus floribus
fimilem facultatem obtinet, atque etiam calidiorem. Porro
femen tum refina tum floribus et fabtiliorum eft partium
et magis exiccans, non tamen admodum calidius.

[12. De Acacia.] Acaciae et planta ipfa acerba eft
et fructus et fuccus, qui lotus quidem et imbecillior et

Ed. Chart. XIII. [151.]   Ed. Baſ. II. (72.)

ἀσθενέστερός τε ἅμα καὶ ἀδηκτότερος γίγνεται, ὥς τινα
δριμύτητα κατὰ τὴν πλύσιν ἀποτιθέμενος. εἰ δὴ καὶ ἐπα-
λειφθείη κατά τινος ὑγιοῦς μέρους, εὐθὺς τοῦτο ξηρότερόν
τε καὶ συντεταμένον ἀποφαίνει, καὶ θερμασίας μὲν αἴσθησιν
οὐδέποτε, ψύξιν δὲ οὐκ ἄγαν ἰσχυρὰν ἔχει. δῆλον οὖν ὅτι
ψυχρόν τε καὶ γεῶδές ἐστι τὸ φάρμακον, ἀναμεμιγμένης αὐτῷ
τινος καὶ ὑδατώδους οὐσίας. εἰκασθείη δ᾽ ἂν οὐδ᾽ ὁμοιο-
μερὲς ὑπάρχειν, ἀλλ᾽ ἔχειν τινὰ μόρια διεσπαρμένα καὶ λε-
πτομερῆ καὶ θερμὰ, κατὰ τὴν πλύσιν ἀποχωροῦντα. καὶ κεί-
σθω καὶ τοῦτο τῆς τρίτης μὲν τάξεως τῶν ξηραινόντων,
τῆς δευτέρας δὲ τῶν ψυχόντων, ἐπειδὰν πλυθῇ, τὸ δὲ ἄπλυ-
τον τῆς πρώτης.

[ιγ΄. Περὶ ἀκαλύφης.] Ἀκαλύφη. καὶ ταύτης τῆς
πόας ὅ τε καρπὸς καὶ τὰ φύλλα, ταῦτα γὰρ καὶ εἰς χρεῖαν
ἥκει μάλιστα, διαφορητικῆς ἱκανῶς ἐστι δυνάμεως, ὥστε καὶ
φύματα καὶ παρωτίδας ἰᾶται. ἔχει δέ τι καὶ φυσῶδες, ᾧ
καὶ πρὸς τὰς συνουσίας ὁρμὰς ἐπεγείρει, καὶ μάλισθ᾽ ὅταν
μετὰ γλυκέος πίνηται τὸ σπέρμα. ὅτι δ᾽ οὐ θερμαίνει μὲν

mordax redditur, utpote acrimoniam quandam in lotione
deponens. Porro ſi parti alicui ſanae illinatur, protinus
eam et ſicciorem et contractam efficiet, nullum quidem ca-
loris ſenſum invehens, ſed nec frigoris admodum valentem.
Unde conſtat medicamentum id eſſe frigidum et terreum,
immixta quadam etiam eſſentia aquea. Et ſane conjectura
eſt non eſſe ſimilare, verum quasdam in ſeſe diſperſas ha-
bere partes tenues et calidas, quae in ipſa ablutione ſegre-
gentur. Eſtoque et hoc tertii ordinis exiccantium et ſecun-
di refrigerantium, ubi quidem elotum fuerit, illotum vero
primi.

[13. *De Acalephe ſive urtica.*] Urtica. Et hujus
herbae tum fructus tum folia, nam haec potiſſimum ſunt
uſui, admodum digerentis ſunt facultatis, adeo ut et phy-
mata et parotidas ſanent. Sed et quiddam flatuoſum obti-
nent, quo et venerem ſtimulant et maxime ubi cum muſto
ſemen bibitur. Porro quod non vehementer calefaciat,

σφοδρῶς, λεπτομερὲς δὲ ἱκανῶς ἐστιν, ᾗ τε τῶν ἐν θώρακί
τε καὶ πνεύμονι παχέων καὶ γλίσχρων χυμῶν ἀναγωγὴ μαρ-
τυρεῖ καὶ τὸ κνεῖσθαι τὰ μόρια τοῦ σώματος ὧν προς-
ψαύσῃ. τὸ δὲ πνευματῶδες, οὗ μετέχειν εἴρηται, πεττομένης
αὐτῆς γεννᾶται. οὐ γάρ ἐστιν ἐνεργείᾳ πνευματῶδες, ἀλλὰ
δυνάμει. κοιλίαν δὲ ὑπάγει μετρίως αὐτῷ μόνῳ τῷ ῥύπτειν
καὶ οἷον γαργαλίζειν, οὐ τῷ καθαίρειν. καὶ τὰ γαγγραινώδη
καὶ τὰ καρκινώδη καὶ ὅλως ὅσα ξηρανθῆναι δεῖται χωρὶς
τοῦ δάκνεσθαι προσηκόντως ἰᾶται, λεπτομερὴς μὲν ὑπάρ-
χουσα καὶ ξηρὰ τὴν κρᾶσιν, οὐ μὴν εἰς τοσοῦτόν γε μετέ-
χουσα θερμότητος ὡς ἤδη δάκνειν.
  [152] [ιδ'. Περὶ ἀκάνθου.] Ἄκανθος. οἱ μὲν με-
λάμφυλλον, οἱ δὲ παιδέρωτα. τὰ μὲν φύλλα διαφορητικὴν
μετρίως ἔχει τὴν δύναμιν, ἡ δὲ ῥίζα ξηραντική τε καὶ τμη-
τικὴ ἀτρέμα καὶ λεπτομερής.
  [ιε'. Περὶ ἀκανθίου.] Ἀκάνθιον. ἡ ῥίζα τούτου καὶ
τὰ φύλλα λεπτομεροῦς τε καὶ θερμῆς ἐστι δυνάμεως, ὥστε
καὶ σπωμένοις βοηθεῖν.

fed multum tenuium fit partium, teftimonio eft craſſorum
viſcoſorumque humorum ex pectore pulmoneque eductio,
tum quod partes quas contigerit pruriant. Porro flatuoſum
ejus cujus eſſe particeps dicta eft, dum concoquitur, naſci-
tur, non enim actu flatuoſa eft, ſed facultate. Ventrem
autem modice ſubducit ipſa duntaxat abſterſione, ac veluti
titillatione, non purgatione. Et gangraenoſa et caucroſa et
in totum quae exiccari citra mordicationem poſtulant, ea
convenienter ſanat, nimirum quum ſubtilium partium fit
et temperiei ſiccae, non tamen tantum habens caliditatis
ut jam mordicet.
  [14. De Acantho ſpina vulgari.] Spina vulgaris. Alii
quidem melamphyllum nominant, alii vero paederota. Folia
quidem mediocriter diſcutientem facultatem obtinent, ac ra-
dix exiccatoria eft et leviter inciſoria et tenuium partium.
  [15. De Acanthio.] Acanthium. Radix hujus et
folia facultatis ſunt tenuium partium et calefactoriae, ut et
iis qui convelluntur auxilientur.

[ιστ'. Περὶ ἀκάνθου λευκῆς.] Ἄκανθος λευκή. ταύ-
την ἔνιοι λευκάκανθον ὀνομάζουσιν. ἔστι δ' αὐτῆς ἡ μὲν
ῥίζα ξηραντικὴ καὶ μετρίως στύφουσα, διὸ καὶ κοιλιακοὺς
καὶ στομαχικοὺς ὠφελεῖ, καὶ τὰς τοῦ αἵματος ἀγωγὰς ἐπέ-
χει καὶ τὰ οἰδήματα καταπλαττομένη συστέλλει, καὶ ὀδόν-
τας ἀλγοῦντας, εἰ διακλύζοιτο τῷ ἀφεψήματι. τὸ δὲ σπέρμα
λεπτομεροῦς καὶ θερμῆς ἐστι δυνάμεως, ὥστε καὶ τοῖς σπω-
μένοις ἁρμόττειν πινόμενον.

[ιζ'. Περὶ ἀκάνθου Αἰγυπτίας.] Ἄκανθος Αἰγυπτία·
ἔνιοι δὲ Ἀραβικὴν ὀνομάζουσιν. ἔοικε δὲ καὶ τῇ παρ' ἡμῖν
ἀκάνθῃ τῇ λευκῇ. στυπτικωτέρα δὲ καὶ ξηραντικωτέρα τὴν
δύναμίν ἐστιν, ὥστε καὶ ῥοῦν γυναικεῖον ὀνίνησιν αὐτῆς ἡ ῥίζα.
καὶ πρὸς τὰ ἄλλα ὅσα περ ἡ παρ' ἡμῖν ἅπαντα βοηθεῖ σφο-
δροτέρως ἥ τε ῥίζα καὶ ὁ καρπὸς αὐτοῦ. οὗτος δὲ καὶ τὰ κατὰ
τὴν σταφυλὴν καὶ τὰ καθ' ἕδραν ἐμφυσώμενα, καὶ εἰς οὐλὴν
ἄγει τὰ ἕλκη μετρίαν ἔχουσα καὶ οὐκ ἀηδῆ τὴν στύψιν.

[ιη'. Περὶ ἀκόρου.] Ἄκορον. τούτου τῇ ῥίζῃ χρώ-
μεθα, δριμείᾳ μὲν οὔσῃ καὶ ὑποπίκρῳ μετρίως κατὰ γεῦσιν,

[16. De fpina alba, acantho alba.] Spina alba.
Hanc quidam leucacanthon nominant. Radix deficcatoria
eſt et modice aſtringens, quamobrem et coeliacos et ſtoma-
chicos juvat et ſanguinis rejectiones cohibet, oedemataque
illitu contrahit, ac dentes dolentes juvat, ſi decocto ejus
colluantur. Semen tenuium partium et calidae facultatis
eſt. Itaque potui dari iis qui convelluntur convenit.

[17. De Acantha Aegyptia.] Spina Aegyptia. Qui-
dam Arabicam vocant. Similis autem eſt ſpinae albae
noſtrati, verum facultate validius aſtringente pariter et de-
ſiccante. Itaque profluvium muliebre radix ejus juvat et
alia, quibus auxilio eſt, quae apud nos naſcitur ſpina, ſed
efficacius tamen omnia adjuvat tum radix tum fructus.
Hic vero et iis quae in columella et iis quae in ſede inflata
ſunt prodeſt, tum ulcera ad cicatricem ducit, mediocrem
habens et non moleſtam aſtrictionem.

[18. De acoro.] Acorus. Hujus utimur radice,
quae guſtu acri eſt et modice amaro, odoreque non inju-

Ed. Chart. XIII. [152. 153.]   Ed. Baf. II. (72. 73.)
οὐκ ἀηδεῖ δὲ κατὰ τὴν ὀσμήν. ὅθεν δῆλον ὡς θερμὴ τὴν
δύναμίν ἐστιν καὶ λεπτομερὴς τὴν σύστασιν. ὁμολογεῖ δὲ
τούτῳ καὶ τὸ κινεῖν οὖρα καὶ σκιῤῥουμένους τοὺς σπλῆνας
ὠφελεῖν, ἀποῤῥύπτειν τε καὶ λεπτύνειν τὰ πάχη τοῦ κερα-
τοειδοῦς. ἀμείνων δὲ ὁ χυλὸς αὐτῆς εἰς τοῦτο. δῆλον δὲ ὅτι
ξηραντικὸν πάντως ἐστίν. καὶ δὴ καὶ κείσθω τρίτης τάξεως
ἐν ἀμφοῖν, ἔν τε τῷ θερμαίνειν κἂν τῷ ξηραίνειν.
[ιθʹ. Περὶ ἀκονίτου ἢ παρδαλιαγχοῦς.] Ἀκόνιτον ἢ
παρδαλιαγχές. σηπτικῆς τοῦτο καὶ δηλητηρίου δυνάμεως
ἐστιν, ὅθεν αὐτὸ φυλακτέον ἐν ἐδέσματι λαβεῖν ἢ ποτῷ. πρὸς
μέντοι τὸ ἀποσῆψαί τινα ἐκ τοῦ σώματος ἢ κατὰ τὴν ἕδραν
ἐπιτήδειόν ἐστι. χρήσιμος δὲ ἡ ῥίζα τῆς πόας εἰς ταῦτα.
(73) [κʹ. Περὶ ἀκονίτου ἢ λυκοκτόνου.] Ἀκόνιτον
ἢ λυκοκτόνον. ἔστι μὲν καὶ τοῦτο παραπλησίας θατέρῳ
δυνάμεως, ἰδιώτερον δὲ λύκους ἀναιρεῖν πέφυκεν ὥσπερ
ἐκεῖνο παρδάλεις.
[153] [καʹ. Περὶ ἄκτης καὶ χαμαιάκτης.] Ἄκτη ἥ τε
μεγάλη καὶ δενδρώδης καὶ ἡ βοτανωδεστέρα, ἥν περ δὴ καὶ

cundo. Itaque conſtat facultatis calidae eſſe et conſiſtentiae
tenuium partium. Huic conſentaneum eſt ut urinam mo-
veat et lienes induratos juvet, tum ceratoidis craſſitiem de-
tergeat ſimul atque extenuet, ſed ad hoc melior eſt ipſius
ſuccus. Omnino vero exiccatorium eſſe clarum eſt. Et
ſane ordinis eſto tertii in utroque, in calefaciendo ſcilicet
et deſiccando.

[19. *De aconito ſive pardalianche.*] Aconitum
ſive pardalianches. Hoc ſepticae et deleteriae facultatis eſt.
Itaque in cibo potuque fugiendum. Attamen ad putrefa-
ciendum quaedam extra os et ſedem aptum eſt. Herbae
autem radix ad haec eſt utilis.

[20. *De aconito ſive lycoctono.*] Aconitum ſeu
Licoctonum. Eſt et hoc ſimilis alteri facultatis, ſed pecu-
liariter lupos interſicit, ſicut illud pardos.

[21. *De acte, ſambuco et ebulo.*] Sambucus tum
magnus ille et arboreus, tum herbaceus, quem et ebulum

Ed. Chart. XII. [153.]   Ed. Baf. II. (73.)

χαμαιάκτην ὀνομάζουσιν· ξηραντικῆς ἀμφότεραι δυνάμεώς εἰ-
σι, κολλητικῆς τε καὶ μετρίως διαφορητικῆς.

[κβ΄. Περὶ ἀλίμου.] Ἄλιμον. θάμνος τοῦτό ἐστι τὸ
φυτὸν, ἐν Κιλικίᾳ μάλιστα πλεῖστον γεννώμενον, ἵνα καὶ τοὺς
βλαστοὺς αὐτοῦ ἐσθίωσι προσφάτους τε καὶ εἰς ἀπόθεσιν
θησαυρίζοντες. ἔστι δὲ καὶ σπέρματος καὶ γάλακτος γεννη-
τικὸν τὸ φυτὸν καὶ κατὰ τὴν γεῦσιν ἁλυκόν τέ ἐστι καὶ
ὑποστῦφον ἔχον. ἐξ ὧν ἁπάντων δῆλον ὡς ἀνομοιομερὲς
μέν ἐστι, τὸ δὲ πλεῖον αὐτοῦ τῆς οὐσίας θερμὸν εὐκράτως
ὑπάρχει μεθ᾽ ὑγρότητος ἀκατεργάστου τε καὶ φυσώδους
ἀτρέμα.

[κγ΄. Περὶ ἀλόης.] Ἀλόη. αὕτη μὲν ἡ πόα παρ᾽ ἡμῖν
οὐ πάνυ τι φύεται, καὶ ἡ φυομένη δὲ κατὰ Συρίαν τὴν
μεγάλην ὑδατωδεστέρα τε καὶ ἀσθενεστέρα τὴν δύναμίν
ἐστιν. ἄχρι μέντοι τοσούτου ξηραίνειν πέφυκεν ὡς κολλᾶν
τραύματα. κατὰ δὲ τὰς θερμοτέρας χώρας, ὧν ἐστιν ἡ κοίλη
Συρία καὶ Ἀραβία, πολὺ βελτίων ἐστίν. ἀρίστη δὲ καὶ ἡ
κατὰ τὴν Ἰνδίαν, ἧς ὀπός ἐστι τὸ κομιζόμενον ἐνταυθοῖ
τοῦτο φάρμακον ἡ ἀλόη προσαγορευομένη, χρείαν παμπόλ-

appellant, uterque potentiam habet tum deficcandi tum
conglutinandi modiceque difcutiendi.

[22. *De Alimo.*] Alimum. Haec planta frutex eft,
plurimo in Cilicia praecipue proventu, ubi et germina ejus
recentia efitant et reponunt quoque in pofterum ufui.
Semen pariter et lac planta ipfa generat, eftque guftus falfi
et fubaftringentis. Ex quibus omnibus palam eft ipfam
effe diffimilarem. Major autem pars fubftantiae ejus ca-
lida eft temperate, cum humiditate inconfecta et leviter
flatuofa.

[23. *De Aloe.*] Aloë. Haec herba non admodum
apud nos provenit, et quae nafcitur in magna Syria aquo-
fior eft et facultatis imbecillioris, attamen usque adeo de-
ficcare poteft ut vulnera glutinet. At in regionibus cali-
dieribus, qualis eft Coelofyria et Arabia, multo eft melior.
Optima autem Indica, cujus liquor eft id quod ad nos
importatur cognominatum aloë, medicamentum ad pluri-

λην παρεχόμενον ἐκ τοῦ ξηραίνειν ἀδήκτως. ἔστι δὲ οὐχ ἁπλῆς
φύσεως, ἀλλ᾽ ὥσπερ καὶ ἡ γεῦσις μαρτυρεῖ, στύφει τε ἅμα
καὶ πικράζει. στύφει μὲν οὖν μετρίως, πικρὰ δὲ ἰσχυρῶς ἐστιν.
ὑπάγει δὲ καὶ γαστέρα τῶν ἐκκοπρωτικῶν καλουμένων οὖσα
φαρμάκων, ὥστε ἐκ]τῶν εἰρημένων δῆλον, εἴ τι μεμνήμεθα
τῶν ἐν τῷ τετάρτῳ λόγῳ δεδειγμένων, ὡς τῶν μὲν ξηραι-
νόντων φαρμάκων τῆς τρίτης ἐστὶν ἀποστάσεως, τῶν θερ-
μαινόντων δὲ ἤτοι τῆς πρώτης ἐπιτεταμένης ἢ τῆς δευτέ-
ρας ἐκλελυμένης. τῷ δὲ μικτῷ τῆς δυνάμεως αὐτῆς μαρτυ-
ρεῖ καὶ τὰ κατὰ μέρος ἔργα. καὶ γὰρ εὐστόμαχόν ἐστι τὸ
φάρμακον, εἴπέρ τι καὶ ἄλλο, καὶ κόλπων κολλητικόν. ἰᾶται
δὲ τὰ δυσεπούλωτα τῶν ἑλκῶν, καὶ μάλιστα τὰ καθ᾽ ἕδραν
τε καὶ αἰδοῖον. ὠφελεῖ δὲ καὶ τὰς φλεγμονὰς αὐτῶν ὕδατι
διεθεῖσα καὶ κολλᾷ τραύματα κατὰ τὸν αὐτὸν τρόπον. ἁρ-
μόζει δὲ ὡσαύτως χρωμένῳ καὶ πρὸς τὰς ἐν στόματι καὶ
ῥισὶ καὶ ὀφθαλμοῖς φλεγμονάς. καὶ ὅλως ἀποκρούεσθαί τε
καὶ διαφορεῖν ἅμα πέφυκεν, μετὰ καὶ τοῦ ῥύπτειν ἐπ᾽ ὀλί-
γον, εἰς ὅσον ἕλκεσι καθαροῖς ἄλυπον.

mas res propter exiccationem mordicationis expertem
utile. Eft autem non fimplicis naturae, fed, ut teftatur
guftus, aftringit fimul et amara eft, aftringit quidem modice,
fed vehementer amara eft. Subducit et ventrem, quum fit
ex numero medicamentorum, quae eccoprotica vocantur.
Itaque ex dictis patet, fiquidem memoria tenemus quae
in quarto libro funt demonftrata, quod tertii fit ordinis
exiccantium, calefacientium autem, aut primi intenfi, aut
fecundi remiffi. Sed et ipfius facultatis mixturam atteftan-
tur particularia ejus opera. Nam et gratum ftomacho me-
dicamentum eft ut fi quid aliud et finus glutinat. Sanat
et ulcera quae aegre ad cicatricem duci poffunt, et maxime
quae in ano funt et pudendo. Juvat et eorum phlegmonas
aqua fubacta et vulnera eundem ad modum glutinat. Con-
gruit fimiliter utenti et ad phlegmonas in ore ac naribus
et oculis. In fumma repellere et digerere fimul poteft,
cum hoc ut paulum extergeat, quantum videlicet ulceribus
puris non fit moleftum.

ΤΩΝ ΑΠΛΩΝ ΦΑΡΜΑΚΩΝ ΒΙΒΛΙΟΝ Z.   823

Ed. Chart. XIII. [153. 154.]   Ed. Baf. II. (73.)

[κδ'. Περὶ ἀλύσσου.] Ἄλυσσον, ὠνόμασται μὲν
ἄλυσσον ἡ πόα διὰ τὸ θαυμαστῶς ὀνινάναι τοὺς ὑπὸ λυσ-
σῶντος κυνὸς δεδηγμένους. ἀλλὰ καὶ ἤδη λυττῶντι δοθεῖσα
πολλάκις ἐξιάσατο. τοῦτο μὲν ἐκ τῆς καθ᾽ ὅλην οὐσίαν
ὁμοιότητος δύναται, καὶ λέλεκται πρόσθεν ὡς ἡ τοιαύτη
δύναμις ἐκ πείρας τε μόνης λαμβάνεται καὶ παντάπασιν ἀμέ-
θοδός ἐστιν. εἰ δὲ ἄν τις καὶ χρήσαιτο πρὸς πολλὰ, δυνά-
μεως γνώσεται ὡς μετρίως ἐστὶν ξηραντικῆς καὶ διαφορητι-
κῆς, πρὸς τῷ καὶ ῥυπτικόν τι ἔχειν. ταύτῃ γέ τοι καὶ ἀλ-
φοὺς καὶ ἔφηλιν ἀποκαθαίρει.

[154] [κε'. Περὶ ἀλσίνης.] Ἀλσίνη ἢ μυὸς ὦτα.
ὁμοίαν ἔχει καὶ αὕτη τὴν δύναμιν τῇ ἑλξίνῃ ψύχουσάν τε καὶ
ὑγραίνουσαν. ἔστι γὰρ οὐσίας ὑδατώδους ψυχρᾶς, διὸ καὶ
χωρὶς στύψεως ἐμψύχει. ταῦτ᾽ ἄρα πρὸς τὰς ζεούσας ἁρ-
μόττει φλεγμονὰς καὶ πρὸς ἐρυσιπέλατα μέτρια.

[κστ'. Περὶ ἀμαράκου.] Ἀμάρακον θερμαίνει μὲν οὐκ
ἀγεννῶς, ξηραίνει δὲ οὐ σφοδρῶς. ἀλλ᾽ ἐν μὲν τῇ θερμό-
τητι τῆς τρίτης ἐστὶ τάξεως, ἐν δὲ τῷ ξηραίνειν τῆς δευτέρας.

[24. De Alyſſo.] Alyſſon. Nuncupata eſt haec
herba alyſſon, quod mirifice juvet morſos a cane rabido.
Sed et rabienti quoque data ſola ſaepe in totum ſanavit,
atque hoc ex totius ſubſtantiae ſimilitudine efficit. Dictum-
que prius eſt talem facultatem ex ſola percipi experientia
et plane nulla conſtare methodo. Quod ſi quis ad multa
experiatur, cognoſcet facultatem habere mediocriter exic-
cantem et diſcutientem, cum hoc ut abſterſorium nonnihil
etiam obtineat. Hac ratione et vitiliginem et ephelin ex-
purgat.

[25. De Alſine, auricula muris.] Auricula muris.
Similem haec facultatem helxinae obtinet, nempe refrige-
rantem et humectantem. Eſt enim eſſentiae aqueae frigidae,
quare et citra aſtrictionem refrigerat. Quocirca ad ferven-
tes phlegmonas et mediocria eryſipelata competit.

[26. De Amaraco, majorana.] Majorana calefacit
non inſtrenue, non valde autem deſiccat, ſed in caliditate
quidem tertii eſt ordinis, in ſiccitate vero ſecundi.

[κζ΄. Περὶ ἀμβροσίας.] Ἀμβροσία καταπλαττομένη
δύναμιν ἔχει στύφουσάν τε καὶ ἀποκρουστικήν.

[κη΄. Περὶ ἄμεως.] Ἄμι. τῆς πόας ἣν ἄμιν καλοῦσι,
τὸ σπέρμα μάλιστά ἐστι χρήσιμον, θερμαντικῆς καὶ ξηραντι-
κῆς καὶ λεπτομεροῦς ὑπάρχει δυνάμεως. ἔστι δὲ καὶ γενο-
μένοις ὑπόπικρόν τε καὶ δριμὺ καὶ δῆλον ὅτι καὶ διουρη-
τικόν τε καὶ διαφορητικόν. ἔποιτο δ᾽ ἂν καὶ τὸ θερμαίνειν
καὶ τὸ ξηραίνειν ἐκ τρίτης τάξεως ἐπιτεταμένης.

[κθ΄. Περὶ ἀμαράνθου.] Ἀμάρανθον δυνάμεώς ἐστιν
τμητικῆς τε καὶ λεπτυντικῆς. ἔμμηνα οὖν ἄγει σὺν οἴνῳ
ποθεῖσα ἡ κόμη καὶ θρόμβους αἵματος τήκειν πεπίστευται
αὐτούς, οὐ τοὺς ἐν γαστρὶ μόνον, ἀλλὰ καὶ τοὺς ἐν κύστει.
χρὴ δὲ μᾶλλον τηνικαῦτα σὺν οἰνομέλιτι πίνειν, καὶ πάντων
δ᾽ ἐστὶν ἁπλῶς ῥευμάτων ξηραντικὴ πινομένη κακοστόμαχος
ὑπάρχουσα.

[λ΄. Περὶ ἀμόργης.] Ἀμόργη γεώδους ἐστὶν οὐσίας
θερμῆς, οὐ μὴν εἰς τοσοῦτον μετέχει θερμότητος ὡς δάκνειν
ἐπιφανῶς. εἰ δὲ καὶ ἑψηθείη, πολὺ μᾶλλον ἔτι παχυμερὴς

[27. *De Ambrofia.*] Ambrofia illita vim habet
aftringentem ac repellentem.

[28. *De Ami.*] Ami. Herbae quam vocant ami,
femen maxime eft utile. Facultatis eft calefactoriae et de-
ficcatoriae tenuiumque partium. Sed et guftu fubamaram
eft et acre. Et clarum eft quod et digerat et urinam mo-
veat. Fuerit autem in calefaciendo reficcandoque ex or-
dine tertio intenfo.

[29. *De Amarantho.*] Amaranthus facultatis eft in-
cidentis et extenuantis. Coma igitur ejus menfes cum vino
pota educit. Sed et grumos fanguinis liquare creditur, non
folum in ventre, fed et in vefica, fed tunc potius cum
mulfo bibenda. Et omnes fimpliciter fluxiones pota defic-
cat, ftomacho infefta.

[30. *De Amorge, amurca.*] Amurca terreftris eft
fubftantiae calidae, non tamen tantum poffidet caliditatis
ut palam mordicet. Quod fi coquatur quoque, multo etiam

τε γίνεται καὶ ξηρά. καὶ εἴη ἂν ἐκ τῆς δευτέρας τάξεως τῶν
θερμαινόντων τε καὶ ξηραινόντων ἐπιτεταμένης πως μᾶλλον.
οὕτω γέ τοι καὶ τὰ τῶν ξηρῶν τῇ κράσει σωμάτων ἕλκη
θεραπεύει, τὰ δ᾽ ἐν τοῖς ἄλλοις ἅπασι παροξύνει. συντα-
τικὴ γάρ ἐστιν ὥσπερ ῥητίνη καὶ πίττα ξηρὰ καὶ ἄσφαλτος,
ἅπερ καὶ αὐτὰ τῶν σκληρῶν μὲν πάνυ σωμάτων· ἤτοι
τραῦμα ἐχόντων ἢ κόλπων ἐστὶ κολλητική. τὰ δὲ ἄλλα
πάντα συντείνει τε καὶ παροξύνει.

　　(74) [λα΄. Περὶ ἀμπελοπράσου.] Ἀμπελόπρασον· εἰ
μεταξὺ σκορόδου τι καὶ πράσου νοήσαις, εὕροις ἂν ἀμπε-
λοπράσου τὴν δύναμιν. ἔστι γὰρ ἄγριον ὡς ἂν εἴποι τις
πράσον, ὅθεν καὶ δριμύτερον αὐτοῦ καὶ ξηρότερον ὑπάρχει,
καθάπερ καὶ τἆλλα πάντα ἄγρια τῶν ἡμέρων, καὶ διὰ τοῦτο
κακοστομαχώτερόν τέ ἐστιν καὶ παχέων καὶ γλίσχρων χυμῶν
τμητικώτερον, ἐκφρακτικώτερόν τε τῶν ἐμπεφραγμένων ὀρ-
γάνων. ταύτῃ τοι καὶ οὖρα καὶ καταμήνια πολλάκις ἐκί-
νησεν, ὅταν ὑπὸ παχέος καὶ γλίσχρου ἴσχηται χυμοῦ. θερ-
μὸν δὲ οὕτως ἐστὶν ὡς ἑλκοῦν ἤδη δύνασθαι καταπλασσό-

magis craſſarum partium et ſicca redditur.　Et fuerit ſane
ex ſecundo ordine calefacientium et ſiccantium intenſo quo-
dam modo magis.　Sic et ulcera corporum temperamento
ſiccorum curat, quae vero in aliis omnibus ſunt exaſperat.
Siquidem contendit perinde, ut reſina et pix ſicca et bitu-
men, quae et ipſa in corporibus admodum duris, quae vul-
nus habent, aut ſinum, glutinatoria ſunt, alia vero omnia
contendunt atque irritant.

　　[31. De Ampelopraſo.]　Ampelopraſon.　Si inter
allium et porrum medium quiddam concipias, facultatem
ampelopraſi inveneris.　Eſt enim agreſte ut ſic dicam por-
rum, quamobrem et acrius eo et ſiccius eſt, ſicut agreſtia
omnia reliqua hortenſibus, ac proinde ſtomacho quam illud
nocentius.　Sed et craſſos et lentos humores potentius in-
cidit, valentiusque infarcta organa obſtructione liberat.
Hac quoque ratione urinas et menſtrua ſaepe provocavit,
ubi a craſſis et lentis retinebantur humoribus.　Adeo vero
eſt calidum ut illitum cataplasmatis modo exulceret.　Di-

Ed. Chart. XIII. [154. 155.]   Ed. Baf. II. (74.)

μενον. ἐῤῥέθη δ᾽ ἔμπροσθεν ὡς τῆς ἐσχάτης ἐστὶ τάξεως
ἅπαντα τὰ οὕτως θερμά.

[155] [λβ΄. Περὶ ἀμπέλου ἀγρίας.] Ἀμπέλου ἀγρίας
οἱ βότρυες ῥυπτικῆς εἰσι δυνάμεως, ὡς ἐφήλεις τε καὶ σπί-
λους καὶ ὅσα τοιαῦτα κατὰ τοῦ δέρματος ἐπιπολῆς γίγνεται
θεραπεύειν. ἔχουσι δέ τι καὶ στυπτικὸν αὐτοί τε καὶ οἱ
ἀκρέμονες, οἵπερ δὴ καὶ ταριχεύονται.

[λγ΄. Περὶ ἀμπέλου ἡμέρου.] Ἀμπέλου τῆς ἡμέρου
παραπλησία μὲν ἡ δύναμίς ἐστι τῇ τῆς ἀγρίας, ἀσθενεστέρα
δὲ τὰ πάντα.

[λδ΄. Περὶ ἀμπέλου λευκῆς.] Ἀμπέλου λευκῆς, ἣν δὴ
βρυωνίαν καὶ ψίλωθρον καλοῦσιν, οἱ μὲν πρῶτοι βλαστοὶ
συνήθως ὑπὸ πάντων ἐσθίονται κατὰ τὸ ἔαρ, ὡς εὐστόμα-
χον ἔδεσμα διὰ τὸ στύφειν, καὶ ὑπόπικρον δὲ καὶ ἀτρέμα
δριμεῖαν ἔχον τὴν στύψιν· διὸ καὶ τὴν οὔρησιν κινοῦσι με-
τρίως. ἡ δὲ ῥίζα ῥυπτικήν τέ τινα καὶ ξηραντικὴν καὶ λε-
πτομερῆ δύναμιν ἔχει καὶ συμμέτρως θερμήν. διὸ καὶ σπλῆνας
τήκει σκιῤῥουμένους, πινομένη τε καὶ ἔξωθεν ἐπιτιθεμένη μετὰ

ctum eſt autem retro quod quae eum in modum ſunt ca-
lida, extremi ſunt ordinis.

[32. *De ampelo, vite agreſti.*] Vitis agreſtis racemi
extergendi vim habent, ut ephelidas et nervos et id genus
omnia in extima cute exiſtentia curare poſſint. Sed et
aſtrictionem quandam extrema germina obtinent, quae et
ſale condiri aſſolent.

[33. *De ampelo, vite ſativa.*] Vitis cultae aſſimilis
facultas eſt agreſti, ſed ad omnia imbecillior.

[34. *De ampelo, alba vite.*] Vitis albae, quam et
bryoniam et pſilothrum vocant, prima quidem germina ab
omnibus pro more edi vere ſolent, utpote edulium ſtoma-
cho propter aſtrictionem acceptum, ſed et ſubamaram et
modice acrem aſtrictionem poſſident, quare et urinam mo-
dice cient. At radix et abſtergentem et deſiccantem et te-
nuium partium vim habet et moderate calidam. Quamob-
rem et lienes induratos liquat tum epota tum foris cum

ΤΩΝ ΑΠΛΩΝ ΦΑΡΜΑΚΩΝ ΒΙΒΛΙΟΝ Ζ. 827

Ed. Chart. XIII. [155.]   Ed. Baſ. II. (74.)

σύκων καὶ ψώραν καὶ λέπραν ἰᾶται. ὁ δὲ βοτρυώδης αὐτῆς
καρπὸς τοῖς σκυτοδέψαις ἐστὶ χρήσιμος.

[λέ. Περὶ ἀμπέλου μελαίνης.] "Αμπελος μέλαινα.
καλεῖται δὲ ἰδίως αὕτη βρυωνία, παραπλήσιός ἐστι τὰ πάντα
τῇ προειρημένῃ πλὴν ἀσθενεστέρα.

[λστ'. Περὶ ἀμυγδάλων.] 'Αμύγδαλα. τὰ μὲν πικρὰ
φανερῶς τῆς λεπτυνούσης παντελῶς ἐστι δυνάμεως καὶ τῇ
ποιότητι τεκμαιρομένῳ καὶ τῇ πείρᾳ κρίνοντι. περὶ μὲν οὖν
τῆς πικρᾶς ποιότητος ἐν τῷ τετάρτῳ τῶνδε τῶν ὑπομνη-
μάτων εἴρηται· τῶν δὲ τῆς πείρας ἀρκεῖ δύο ταῦτα προχει-
ρισαμένων ἐξ αὐτῶν τούτων διδαχθῆναι περὶ τῆς δυνάμεως
αὐτῶν. ἐφηλίν τε οὖν ἀποκαθαίρει καὶ ταῖς ἐκ θώρακός τε
καὶ πνεύμονος ἀναπτύσεσι τῶν γλίσχρων τε καὶ παχέων χυ-
μῶν ἱκανῶς συντελεῖ. ταῦτα δὲ ἡμῖν ἐδείκνυτο κατὰ γένος
μὲν τῆς λεπτυντικῆς, κατ' εἶδος δὲ τῆς ῥυπτικῆς ἔχεσθαι
δυνάμεως. καὶ μὲν δὴ καὶ ὅτι τῆς ἐκφρακτικῆς κατὰ συμ-
βεβηκὸς εἴη ἂν δυνάμεως, ἐπιδίδεικται καὶ τοῦτο πρόσθεν.
ἀλλὰ ἡ πεῖρα μαρτυρεῖ. τὰς γοῦν ἐν ἥπατι παχέων τε καὶ

ficubus impofita, et ploram et lepram fanat. Porro fructus
ejus, racemi fpeciem praeferens, iis qui coria denfant eft
utilis.

[35. *De ampelo, feu vite nigra.*] Vitis nigra. Vo-
catur autem haec proprie bryonia, fupradictae tamen ad
omnia fimilis, nifi quod imbecillior.

[36. *De Amygdalis.*] Amygdala, quae quidem pa-
lam amara funt, omnino extenuandi vim poffident, quòd
et qualitas ipfa indicat et experientia comprobat. Ac de
amara quidem qualitate in quarto horum commentariorum
proditum eft. Caeterum duo experientiae exempla proponi
fatis eft, unde vim eorum poffis dignofcere. Siquidem
ephelin expurgant et excreationibus ex pectore pulmone-
que craſſorum lentorumque humorum impendio conferunt.
Porro haec oftenfa funt genere quidem attenuantis, fpecie
vero extergentis effe facultatis. Quin et quod per accidens
facultatem item habeant ab obftructione liberandi et ipfum
fupra demonftratum eft. Sed et experientia monftrat.

γλίσχρων χυμῶν ἐν τοῖς πέρασι τῶν ἀγγείων σφηνώσεις
ἱκανῶς ἐκκαθαίρει. καὶ μὲν δὴ καὶ τῶν πλευρῶν ἀλγήματα
τὰ διὰ τὴν τοιαύτην αἰτίαν γιγνόμενα καὶ κατὰ σπληνὸς
καὶ κώλου καὶ νεφρῶν ἰᾶται. καὶ τὸ δένδρον αὐτὸ σύμ-
παν ὁμοίαν ἔχει τὴν δύναμιν, ὥστε καὶ τούτου τὰς ῥίζας
ἑφθὰς ἐπιπάττοντες ἀποκαθαίρουσιν ἐφήλεις. ὅσα δὲ γλυ-
κέα τῶν ἀμυγδάλων, μετέχει μὲν καὶ ταῦτα βραχείας πι-
κρότητος. ἀλλ᾽ ἐπικρατούσης τῆς γλυκύτητος ἀποκρύπτεται,
κατάδηλον δ᾽ ἐναργῶς γίνεται χρονιζόντων αὐτῶν. ἐπιδέ-
δεικται δὲ ἐν τοῖς ἔμπροσθεν ὡς ἡ γλυκεῖα ποιότης θερμὴ
συμμέτρως ἐστίν.

[λζ΄. Περὶ ἀμμωνιακοῦ.] Ἀμμωνιακὸν ὀπός ἐστι νάρ-
θηκός τινος. τοῦτο μαλακτικῆς ἐστι δυνάμεως ἐπιτεταμένης,
ὥστε καὶ τοὺς [156] περὶ τὰ ἄρθρα πώρους διαλύειν καὶ
σπλῆνας ἐσκιῤῥουμένους ἰᾶσθαι καὶ χοιράδας διαφορεῖν.

[λη΄. Περὶ ἀμώμου.] Ἄμωμον ἔοικε κατὰ τὴν δύνα-
μιν ἀκόρῳ πλὴν ὅτι ξηρότερόν ἐστι τὸ ἄκορον πεπτικώτερον
δὲ τὸ ἄμωμον.

Nam in jecore craſſorum viſcoſorumque humorum in ex-
tremis vaſis impactorum obſtructiones, abunde expurgant
expediuntque. Quin et laterum dolores ab hujusmodi
cauſa natos et lienis et coli et renum ſanant. Porro et ipſa
arbor tota ſimilem ſortita vim eſt. Nam hujus radices
coctae atque illitae epheleis purgant. Quotquot vero ſunt
amygdala dulcia et ipſa leviculam amaritudinem poſſident,
quae tamen dulcedine ſuperante occultatur, caeterum id
temporis ſpatio clarum fit. Demonſtratum autem retro eſt
qualitatem dulcem moderate eſſe calidam.

[37. De Ammoniaco.] Ammoniacum liquor eſt fe-
rulae cujusdam. Hoc habet emolliendi facultatem intenſam,
adeo ut et articulorum tophos diſſolvat et lienes induratos
ſanet et ſtrumas per halitum digerat.

[38. De Amomo.] Amomum acoro ſimilem faculta-
tem obtinet, niſi quod acorum ſiccius ſit, majore autem
quadantenus concoquendi facultate amomum.

ΤΩΝ ΑΠΛΩΝ ΦΑΡΜΑΚΩΝ ΒΙΒΛΙΟΝ Ζ. 829

Ed. Chart. XIII. [156.]   Ed. Baf. II. (74.)

[λθ'. Περὶ ἀναγαλλίδος.] Ἀναγαλλὶς ἑκατέρα, ἥ τε τὸ
κυανον ἄνθος ἔχουσα καὶ ἡ τὸ φοινικοῦν, ῥυπτικῆς ἱκανῶς
εἰσι δυνάμεως, ἔχουσαί τι καὶ ὑπόθερμον καὶ ἑλκτικὸν, ὥστε
καὶ σκόλοπας ἐπισπᾶσθαι. ὁ δὲ χυλὸς αὐτῶν ἐκ ῥινῶν
καθαίρει διὰ τὴν αὐτὴν αἰτίαν, καὶ καθόλου φάναι ξηραν-
τικὴν ἔχουσι δύναμιν ἄδηκτον, ὅθεν καὶ τραύματα κολλῶσι
καὶ τοῖς σηπομένοις βοηθοῦσι.

[μ'. Περὶ ἀναγύρου.] Ἀναγυρος θάμνος ἐστὶ δυσώ-
δης καὶ δριμὺς, διαφορητικῆς καὶ θερμαινούσης δυνάμεως.
ἀλλὰ τὰ μὲν φύλλα τὰ χλωρὰ διὰ τὴν ὑγρότητος ἐπιμιξίαν
ἧττον ὄντα δριμέα κατασταλτικὰ τῶν οἰδούντων ἐστὶν, ξη-
ρανθέντα δὲ τμητικῆς καὶ ξηραινούσης ἰσχυρῶς δυνάμεως.
ὁμοίας δέ πώς ἐστι φύσεως καὶ ὁ τῆς ῥίζης αὐτῶν φλοιός.
τὸ δὲ σπέρμα πλέον ἐστὶ λεπτομερεστέρας, ἀλλὰ καὶ ἐμε-
τικόν ἐστιν.

[μα'. Περὶ ἀνδροσαίμου.] Ἀνδρόσαιμον, θαμνῶδες
φυτὸν διττὸν τὴν φύσιν, τὸ μὲν ἕτερον ἄσκυρον ἢ ἀσκυ-

[39. De Anagallide] Anagallis utraque, tum ea
quae coeruleum habet florem tum ea quae purpureum,
admodum extergentis funt facultatis. Habent vero non-
nihil etiam caloris et quandam trahendi facultatem, adeo
ut et infixa corpori extrahant. Succus earum ex naribus
purgat eadem de caufa. In fumma autem deficcandi vim
habent citra mordicationem. Quamobrem et vulnera glu-
tinant et putrida adjuvant.

[40. De Anagyro] Anagyrus frutex eft graviter
olens, acris et digerentis calefacientisque facultatis. Sed
folia etiamnum virentia, quum propter humiditatis admix-
tionem minus fint acria, idcirco tumentia reprimunt, at
reficcata incidentis funt exiccantisque valenter facultatis.
Similem fere facultatem habet radicis ejus cortex. Semen
autem magis tenuiorum eft partium. Sed et vomitum pro-
vocat.

[41. De Androfaemo.] Androfaemum planta fru-
ticofa natura duplex, unum enim afcyron et afcyroeides

Ed. Chart. XIII. [166.]   Ed. Baf. II. (74. 75.)
ροειδὲς ὀνομαζόμενον, εἶδος ὑπάρχον ὑπερικοῦ. τὸ δ᾽ ἕτερον,
ὅπερ ὀνομάζεται πρός τινων διονυσίας. ἔστι δὲ ὁ μὲν καρ-
πὸς αὐτῶν καθαρτικὸς, ἡ δὲ τῶν φύλλων δύναμις ξηραντικὴ
τε καὶ ῥυπτικὴ μετρίως, ὥστε καὶ πυρίκαυτα θεραπεύειν πι-
πίστευται. καθεψηθέντα δὲ ἐν οἴνῳ αὐστηρῷ κολλητικὸν
τραυμάτων μεγάλων τὸν οἶνον ἀποφαίνει.

[μβ΄. Περὶ ἀνδροσάκους.] Ἀνδρόσακες πικρὰ καὶ δρι-
μεῖα πόα. δύναται δὲ ξηρανθεῖσα καὶ πινομένη αὐτή τε
καὶ ὁ καρπὸς αὐτῆς οὖρα κινεῖν ἱκανῶς καὶ δηλονότι δια-
φορεῖν καὶ ξηραίνειν.

(75) [μγ΄. Περὶ ἀνδράχνης.] Ἀνδράχνη ψυχρά ἐστι καὶ
ὑδατώδης τὴν κρᾶσιν, ὀλίγου δέ τινος αὐστηροῦ μετέχει. διὸ
καὶ ἀποκρούεται ῥεύματα καὶ μάλιστα χολώδη καὶ θερμὰ
μετὰ τοῦ μεταβάλλειν αὐτὰ καὶ ἀλλοιοῦν κατὰ τὴν ποιό-
τητα ἱκανῶς ἐμψύχειν. καὶ εἴη ἂν ἐν μὲν τῇ τοῦ ψύχειν
δυνάμει τρίτης ἀποστάσεως ἀπὸ τῶν συμμέτρων τε καὶ μέ-
σων, ἐν δὲ τῇ τοῦ ὑγραίνειν δευτέρας. ταῦτά τοι καὶ τοὺς
καυσουμένους ὀνίνησιν εἴπερ τι ἄλλο κατά τε στόματος τῆς

nuncupatum eſt ſpecies hyperici, alterum vero a quibus-
dam dionyſias appellatur.   Eſt autem fructus eorum pur-
gatorius, foliorum vero facultas modice extergens et de-
ſiccans, ut et ambuſta curare credantur.   Caeterum in vino
auſtero decocta, vinum ipſum vulnerum grandium gluti-
natorium efficiunt.

[42. De Androſace.]   Androſace amara et acris
herba.   Poteſt autem reſiccata ebibitaque tum ipſa, tum
fructus ejus magnopere urinam provocare, et nimirum
etiam diſcutere et deſiccare.

[43. De Andrachne portulaca.]   Andrachne por-
tulaca frigida et aquea temperie eſt, paucae particeps auſte-
ritatis.   Proinde fluxiones repellit et maxime bilioſas et
calidas, cum eo quod eas mutet et in qualitate alteret,
magnopere refrigerans.   Et fuerit ſane in refrigerandi
quidem facultate tertii exceſſus a temperatis ac mediis, in
humectandi vero ſecundi.   Hac ratione et aeſtuantes ut
ſi quid aliud adjuvat tum ventris oſculo impoſita tum

Ed. Chart. XIII. [156, 157.]   Ed. Baf. II. (75.)

κοιλίας ἐπιτιθεμένη καὶ ὅλων τῶν ὑποχονδρίων, καὶ μάλιστα
ἐπὶ τῶν ἑκτικῶν πυρετῶν, αἱμωδίας τέ ἐστιν ἴαμα ἐξηρα-
σμένα ταχέως ὑπὸ τῆς τῶν ὀξέων χυμῶν ὁμιλίας αὐτὴ λειαί-
νουσά τε καὶ ἀναπληροῦσα, τῷ γλίσχρον ἔχειν τὴν ὑγρότητα.
[157] καὶ ὁ χυμὸς δὲ αὐτῆς ὁμοίως, ὥστε οὐ μόνον ἔξω-
θεν ἐπιτιθέμενος, ἀλλὰ καὶ πινόμενος ἐμψύχει. τοῦτο μέν
γε καὶ αὐτῇ τῇ βοτάνῃ συμβέβηκεν ὅλῃ βρωθείσῃ. διὰ δὲ
τὸ ὑποστύφειν καὶ δυσεντερικοῖς ἐστιν ἐπιτήδειον ἔδεσμα καὶ
γυναικείῳ ῥῷ καὶ αἵματος ἀναγωγαῖς. εἰς ταῦτα μέντοι πο-
λὺ δραστικώτερος αὐτῆς τῆς πόας ὁ χυλός ἐστιν.

[μδ´. Περὶ ἀνεμώνης.] Ἀνεμῶναι πᾶσαι δριμείας καὶ
ῥυπτικῆς εἰσιν, ἐπισπαστικῆς τε καὶ ἀναστομωτικῆς δυνά-
μεως. ὅθεν ἥ τε ῥίζα διαμασωμένη φλέγμα προκαλεῖται
καὶ ὁ χυλὸς ἐκ ῥινῶν καθαίρει καὶ τὰς ἐν ὀφθαλμοῖς οὐλὰς
λεπτύνει. καὶ τὰ ῥυπαρὰ δὲ τῶν ἑλκῶν καθαίρουσιν αἱ ἀνε-
μῶναι καὶ λέπρας ἀφιστῶσιν, ἔμμηνά τε προκαλοῦνται προς-
τιθέμεναι καὶ γάλα ἀνασπῶσιν.

totis hypochondriis, maxime in febribus hecticis. Prae-
terea dentium ſtuporem ſanat, nempe quae ab acidorum
ſuccorum contactu aſpere exiccata fuerant, leniens atque
replens, utpote quum viſcoſam habeat humiditatem. Si-
militer vero et ſuccus ejus. Itaque non foris modo impo-
ſitus, ſed epotus quoque refrigerat. Hoc ſane et toti her-
bae comeſae accidit. Quoniam autem ſubaſtringit, utiliter
dyſentericis editur et muliebri profluvio et ſanguinis reje-
ctionibus. Sed ad haec quidem multo eſt quam herba
ſuccus ipſius elficacior.

[44. De Anemone.] Anemonae omnes acres et
extergendi et attrahendi et ora vaſorum reſerandi fa-
cultatem obtinent. Itaque radix commanſa pituitam evo-
cat. Et ſuccus ex naribus purgat et oculorum cica-
trices extenuat. Inſuper ſordida ulcera anemonae ex-
purgant et lepras detrahunt, menſesque appoſitae eliciunt et
lac trahunt.

Ed. Chart. XIII. [157.]   Ed. Baf. II. (75.)

[με΄. Περὶ ἀνήθου] "Ανηθον θερμαίνει μὲν εἰς το-
σοῦτον ὡς ἤτοι τῆς δευτέρας αὐτὸ τάξεως ἐπιτεταμένης ἢ
τῆς τρίτης ἐκλελυμένης ὑπολαβεῖν. τῶν ξηραινόντων δὲ τῆς
δευτέρας ἐστὶ τάξεως ἀρχομένης, ἢ τῆς πρώτης ἐπιτεταμένης,
ὥστε εἰκότως ἐναφεψόμενον ἐλαίῳ, διαφορητικόν τε καὶ
ἀνάδυνον καὶ ὑπνοποιὸν καὶ πεπτικὸν ὠμῶν καὶ ἀπέπτων
ὄγκων ὑπάρχει. γίγνεται γὰρ τὸ ἐξ αὐτοῦ ἔλαιον ἐγγύς τι
τῆς κράσεως τοῖς πυοποιοῖς τε καὶ πεπτικοῖς ὀνομαζομένοις
φαρμάκοις, πλὴν ὅτι θερμότερον αὐτῶν βραχεῖ καὶ λεπτο-
μερές ἐστι καὶ διὰ τοῦτο καὶ διαφορητικόν. καυθὲν δὲ τῆς
τρίτης τάξεως γίνεται τῶν θερμαινόντων τε καὶ ξηραινόν-
των, καὶ διὰ τοῦτο πλαδαροῖς ἕλκεσιν ἐπιπλαττόμενον ὀνί-
νησι καὶ μάλιστα τοῖς ἐν αἰδοίῳ. τὰ δὲ ἐπὶ τῆς πόσθης
χρόνια καὶ ἐπουλοῖ καλῶς. ὑγρότερον δὲ δηλονότι καὶ ἧτ-
τον θερμόν ἐστι τὸ χλωρὸν ἔτι καὶ εὔχυμον, ὥστε πεπτι-
κώτερον μὲν καὶ ὑπνοποιὸν ἔσται μᾶλλον τοῦ ξηροῦ, δια-
φορητικὸν δ᾽ ἧττον. διὰ τοῦτό μοι δοκοῦσι καὶ οἱ παλαιοὶ
ἐξ αὐτοῦ στεφάνοις χρῆσθαι παρὰ τὰ συμπόσια.

[45. De Anetho.] Anethum adeo calefacit ut ha-
bendum fit aut fecundi ordinis intenfi, aut tertii remiffi,
exiccantium vero ordinis eft fecundi incipientis, aut primi
finientis. Itaque merito in oleo decoctum digerit, dolorem
fedat, fomnum conciliat et crudos et incoctos tumores con-
coquit; fit enim ex eo oleum, cujus propinqua fit tempe-
ries pus moventibus et concoquentibus vocatis medicamen-
tis, nifi quatenus paulo illis tum calidius tum tenuius eft,
ac proinde difcutiens. Uftum autem tertii ordinis tum
calefacientium tum deficcantium fit. Et proinde ulceribus
nimis humidis mollibusque infperfum prodeft, potiffimum
iis quae in pudendis confiftunt, at quae in praeputio funt
inveterata, ea probe cicatrice includit. Caeterum viride
adhuc et fucculentum humidius eft fcilicet et minus calidum.
Itaque magis concoquit et fomnum conciliat magis quam
ficcum, fed minus difcutit. Idcirco mihi videntur veteres
coronis ex eo plexis in conviviis ufi fuiffe.

Ed. Chart. XIII. [157.]   Ed. Baf. II. (75.)

[μστ'. Περὶ ἀνθυλλίδος.] Ἀνθυλλὶς διττὴ μέν ἐστιν, ἀμφότεραι δὲ ξηραίνουσι μετρίως, ὥστε καὶ ἕλκη κολλᾶν. ἡ δ᾽ ἑτέρα αὐτῶν, ἡ τῇ χαμαιπίτυϊ ἐοικυῖα, λεπτομερεστέρα πώς ἐστι τῆς ἑτέρας, ὡς καὶ τοῖς ἐπιλήπτοις ἁρμόττειν. αὐτὴ δὲ καὶ ῥυπτικωτέρα τῆς ἑτέρας ὑπάρχει.

[μζ'. Περὶ ἀνθεμίδος.] Ἀνθεμὶς ἢ χαμαίμηλον. εἴρηται μὲν κἀν τῷ τρίτῳ γράμματι περὶ ταύτης τῆς πόας ἐπὶ πλέον. εἰρήσεται δὲ καὶ νῦν ἐν κεφαλῇ, ὡς ξηραίνει καὶ θερμαίνει κατὰ τὴν πρώτην τάξιν. ἔστι δὲ καὶ λεπτομερὴς καὶ διὰ ταῦτα διαφορητικὴ καὶ ἀραιωτικὴ καὶ χαλαστικὴ τὴν δύναμιν ὑπάρχει.

[μή'. Περὶ ἀνίσου.] Ἀνίσου τὸ σπέρμα μάλιστ᾽ ἐστὶ χρήσιμον, δριμὺ καὶ ὑπόπικρον ὑπάρχον, ὥστ᾽ ἐγγὺς ἥκειν θερμότητος τῶν καυστικῶν. ἔστι δὲ κἀν τῷ ξηραίνειν ἐκ τῆς τρίτης ἀποστάσεως, ὥσπερ κἀν τῷ θερμαίνειν· ταῦτ᾽ ἄρα καὶ οὐρητικόν ἐστι καὶ διαφορητικὸν, ἐμπνευματώσεις τε τὰς κατὰ γαστέρα καθίστησιν.

[46. *De Anthyllide.*] Anthyllis duplex eft, fed utraque modice deficcat, ut et ulcera glutinet. Caeterum altera ea fcilicet, quae chamaepityi affimilis eft, quadantenus tenuiorum eft partium quam altera, adeo ut et comitialibus competat. Quin et ipfa magis quam altera extergere poteft.

[47. *De Anthemide feu chamaemelo.*] Anthemis aut chamaemelum, dictum quidem in tertio libro copiofius eft de hac herba, diceturque nunc fummatim quod calefacit et deficcat in primo ordine. Eft et tenuium partium, ac proinde difcutiendi, laxandi et rarefaciendi vim obtinet.

[48. *De Anifo.*] Anifi femen maxime utile eft, acre et fubamarum, ut prope ad urentium accedat caliditatem. Eft autem in ficcando tertii ordinis, ficut et in calefaciendo. Proinde et urinam ciet et digerit et inflationes ventris reprimit.

Ed. Chart. XIII. [158.]   Ed. Baf. II. (75.)

[158] [μθ΄. Περὶ ἀντιῤῥίνου.] Ἀντίῤῥιον ἢ ἀνάῤῥι-
νον ὅμοιον μόσχου ῥισὶν ἔχει τὸν καρπὸν, ἄχρηστον εἰς τὰς
ἰάσεις. αὐτὸ δὲ παραπλησίας ἐστὶ τῷ βουβωνίῳ δυνάμεως,
ἀλλὰ πολὺ καταδιέστερον, ὥστε ἐξ ἐκείνων καὶ περὶ τού-
του μαθήσῃ.

[ν΄. Περὶ ἀπαρίνης.] Ἀπαρίνη· οἱ μὲν φιλάνθρω-
πον, οἱ δὲ ὀμφακόκαρπον, μετρίως ῥύπτει καὶ ξηραίνει. ἔχει
δὲ καί τι λεπτομερές.

[να΄. Περὶ ἀπίου.] Ἀπίου τὰ μὲν φύλλα καὶ οἱ ἀκρέ-
μονες αὐστηροὶ, ὁ δὲ καρπὸς ἔχει τι καὶ γλυκύτητος ὑδατώ-
δους, ἐξ ὧν δῆλη καὶ ἡ κρᾶσίς ἐστιν ἀνώμαλός τις ὑπάρχουσα
κατὰ τὰ μόρια, καὶ τὸ μέν τι γεῶδες ἔχουσα, τὸ δ᾽ ὑδατῶδες,
καὶ καθ᾽ ἑκάτερον τὸ μέν τι ψυχρὸν, τὸ δ᾽ εὔκρατον. καὶ διὰ
τοῦτ᾽ ἐσθιόμενοι μὲν εὐστόμαχοί τ᾽ εἰσὶ καὶ ἄδιψοι. καὶ κα-
ταπλαττόμενοι δὲ ξηραίνουσί τε καὶ μετρίως ψύχουσιν, ὡς
ἔγωγε κολλήσας αὐτοῖς οἶδα τραῦμα, μηδενὸς ἄλλου φαρ-
μάκου παρόντος.

[νβ΄. Περὶ ἀχράδων.] Ἀχράδες ὀνομαζόμεναι καὶ στύ-
φουσι μᾶλλον τῶν ἄλλων ἀπίων καὶ ξηραίνουσι, καὶ διὰ

[49. De Antirrhino.] Antirrhinum, aut Anarrhi-
num fructum habet vituli naribus fimile, ad fanationes in-
utile. Ipfum autem fimilis eft cum bubonio facultatis, fed
multo minoris. Itaque ex illo de hoc conjicito.

[50. De Aparine.] Aparine quidam philanthropon,
aphacocarpum cognominant, modice extergit et de-
ficcat, habetque nonnihil tenuium partium.

[51. De apio, pyro.] Pyri folia pariter ac turiones
auftera funt, fructus dulcedinis etiam quiddam obtinet
aqueae. Ex quibus clara quoque temperies eft, inaequalis
fecundum partes, nam pars una terrea eft, alia aquea, cae-
terum utraque frigida, tum alia temperata. Proinde efu pyra
ftomacho grata funt et fitim prohibent, illita autem defic-
cant et modice refrigerant. Nam ego iis illitis vulnus glu-
tinaffe me memini, quum aliud ad-manum effet nihil.

[52. De Achradibus feu pyris fylvefribus.] Achra-
des vocatae magis quam pyra reliqua aftringunt et defic-

τοῦτο δηλονότι καὶ κολλῶσι τραύματα μείζονα καὶ ἀπο-
τρέπουσι ῥεύματα.

[νγ΄. Περὶ ἀποκύνου.] Ἀπόκυνον ἢ κυνοκράμβη. κα-
λοῦσι δ᾽ ἔνιοι καὶ κυνόμορον αὐτὴν, ἐπειδὴ τάχιστα τοὺς
κύνας ἀναιρεῖ, καθάπερ τὸ λυκοκτόνον τοὺς λύκους. ἔστι δὲ
ἀνθρώπων δηλητήριον, ἱκανῶς δυσώδης πόα, διὸ καὶ θερμὴ
πάντως ἐστὶν οὐκ ἀγεννῶς, οὐ μὴν ἀνάλογόν γε ξηρὰ διὰ
τοῦτ᾽ οὖν καὶ καταπλασσόμενον ἱκανῶς διαφορητικῆς ἐστι
δυνάμεως.

[νδ΄. Περὶ ἀργεμόνης.] Ἀργεμόνη. καὶ ταύτης τῆς πόας
ἡ δύναμις ῥυπτική τέ ἐστι καὶ διαφορητική.

(76) [νέ. Περὶ ἀρισάρου.] Ἀρίσαρον. τοῦτο καὶ μι-
κρότερόν ἐστι πολλῷ τοῦ ἄρου, καὶ ῥίζαν ἐλαίας ἔχει τὸ
μέγεθος. ἔστι δ᾽ αὐτοῦ πολὺ δριμύτερον.

[νστ΄. Περὶ ἀριστολοχίας.] Ἀριστολοχίας ἡ ῥίζα χρειω-
δεστάτη πρὸς τὰς ἰάσεις, πικρὰ καὶ ὑπόδριμυς ὑπάρχουσα.
λεπτομερεστέρα δ᾽ ἐξ αὐτῶν ἐστιν ἡ στρογγύλη καὶ κατὰ
πάντα δραστικωτέρα. τῶν δ᾽ ἄλλων δυοῖν ἡ μὲν κληματῖ-

cant. Et proinde fane majora vulnera glutinant fluxusque
repellunt.

[53. De Apocyno, aut cynocrambe.] Apocynum aut
cynocrambe. Vocant autem quidam eam Cynomorum,
quandoquidem canes celerrime interimit, ficut lycoctonon
lupos. Eft autem hominibus venenum, herba multum gra-
viter olens, proinde omnino calida eft non inftrenue, non
tamen proportione deficcat. Itaque illita admodum dige-
rentis eft facultatis.

[54. De Argemone.] Argemone. Et hujus herbae
facultas deterforia eft et digerens.

[55. De Arifaro.] Arifarum multo minus eft aro.
Radicem habet olivae magnitudine, fed multo eft ipfa acrius.

[56. De Ariftolochia.] Ariftolochiae radix multo
eft ad medicationes ntiliffima, amara et fubacris. Sed ex
illis omnium fubtiliffima eft rotunda et ad omnia elficacior.
Aliarum vero duarum, quae clematitis appellatur, fragran-

Ed. Chart. XIII. [158. 159.]   Ed. Baf. II. (76.)
τις εὐωδεστέρα μὲν, ὥστε καὶ πρὸς τὰ μύρα χρῆσθαι τοὺς
μυρεψοὺς αὐτῇ, πρὸς τὰς ἰάσεις δ᾽ ἀσθενεστέρα. ἡ μακρὰ
δ᾽ ἧττον μὲν λεπτομερής ἐστι τῆς στρογγύλης, οὐ μὴν οὐδ᾽
αὐτή γε ἄπρακτος, ἀλλ᾽ ἔστι τῆς ῥυπτικῆς τε καὶ θερμαν-
τικῆς δυνάμεως, καὶ τῆς στρογγύλης ἧττον μὲν ῥύπτει καὶ
διαφορεῖ, θερμαίνει δ᾽ οὐχ ἧττον, ἀλλ᾽ ἴσως καὶ μᾶλλον.
ὅθεν ἐφ᾽ ὧν μέν ἐστι χρεία τοῦ μετρίως ῥύπτειν, ἡ μακρὰ
χρησιμωτέρα, καθάπερ ἔν τε ταῖς τῶν ἑλκῶν σαρκώσεσι καὶ
ταῖς τῶν ὑστερῶν πυρίαις· [159] ἐφ᾽ ὧν δὲ παχὺν χυμὸν
ἰσχυρότερον λεπτῦναι, τῆς στρογγύλης ἡ χρεία. διὰ τοῦτο
καὶ τὰ δι᾽ ἔμφραξιν ἤ τι πάχος ἀπέπτων πνευμάτων ἀλ-
γήματα θεραπεύει μᾶλλον ἡ στρογγύλη καὶ σκόλοπας ἀνά-
γει καὶ σηπεδόνας ἰᾶται καὶ τὰ ῥυπαρὰ τῶν ἑλκῶν καθαί-
ρει καὶ ὀδόντας καὶ οὐλὰς λαμπρύνει. βοηθεῖ δὲ καὶ ἀσθ-
ματικοῖς καὶ λύζουσιν, ἐπιληπτικοῖς τε καὶ ποδαγρικοῖς, μεθ᾽
ὕδατος πινομένη, καὶ ῥήγμασι δὲ καὶ σπάσμασιν εἴπερ τι
ἄλλο φάρμακον ἐπιτήδειός ἐστιν.
     [νζ. Περὶ ἀρκεύθου.] Ἄρκευθος θερμὴ καὶ ξηρὰ

tior eſt, itaque ea ad unguenta utuntur unguentarii, ſed ad
ſanationes inſirmior. At longa minus quidem tenuitatis
partium obtinet quam rotunda, ſed nec ipſa inefficax eſt,
verum abſtergendi atque calefaciendi facultatem poſſidet,
minus quidem quam rotunda abſtergens ac digerens, ſed
non minus calefaciens, imo forſan plus quoque. Itaque
in quibus uſus eſt modicae abſterſionis, commodior eſt longa,
puta in ulceribus carne explendis et fomentationibus uteri;
at in quibus craſſum humorem validius extenuare oportet,
illic uſus eſt rotundae. Proinde dolores ab inſarctu, aut
craſſitie crudorum ſpirituum natos magis curat rotunda et
ſpicula extrahit et putredines ſanat et ſordida ulcera repur-
gat, dentes et gingivas candidas eſficit. Auxilio eſt et
aſthmaticis, ſingultientibus, comitialibus, podagricis, ſi
cum aqua bibatur. Tum ruptis et convulſis ut ſi quod
aliud medicamentum idoneum eſt.
     [57. De Arceutho, junipero.] Juniperus calida et

τῆς τρίτης τάξεως κατ᾽ ἄμφω. ὁ δὲ καρπὸς αὐτῆς θερμὸς
μὲν ὁμοίως, ξηραίνει δ᾽ οὐχ ὁμοίως, ἀλλ᾽ εἴη ἂν ἐν τῷδε
τῆς πρώτης τάξεως.

[νή. Περὶ ἀρκτίου.] ῎Αρκτιον τὸ μὲν τῷ φλόμῳ
παραπλήσιον, τὸ τὴν ῥίζαν ἁπαλὴν καὶ λευκὴν καὶ γλυ-
κεῖαν ἔχον καὶ τὸν καυλὸν μακρὸν καὶ μαλακὸν καὶ τὸν
καρπὸν ὅμοιον κυμίνῳ, λεπτομεροῦς μὲν ἱκανῶς ἐστι δυ-
νάμεως, καὶ δι᾽ αὐτὸ τοῦτο ξηραντικῆς μέντοι καὶ ῥυπ-
τικῆς μετρίως, ὅθεν καὶ ἡ ῥίζα καὶ ὁ καρπὸς αὐτοῦ ἀφεψό-
μενοι σὺν οἴνῳ πραΰνει πως ὀδόντων ἀλγήματα. πυρικαύ-
των τε καὶ χιμέθλων καὶ τὸ τούτων μὲν ἀφέψημα κα-
ταντλώμενον, ἀλλὰ καὶ οἱ κλῶνές εἰσιν ἰάματα.

[νθ'. Περὶ ἑτέρου ἀρκτίου.] Τὸ δ᾽ ἕτερον ἄρκτιον,
ὃ δὴ καὶ προσωπίδα καλοῦσιν, οὗ τὰ φύλλα τοῖς τῆς κο-
λοκύνθης ἐστὶν ὁμοιότατα, πλὴν ὅσῳ μείζω τε καὶ σκλη-
ρότερα, διαφορητικὸν μέν ἐστιν καὶ ξηραντικόν. ἔχει δέ τι
καὶ στυπτικὸν μετρίως, διὰ τοῦτο αὐτοῦ καὶ τὰ φύλλα
παλαιῶν ἑλκῶν ἐστιν ἰατικά.

ficca utrinque tertii ordinis. At fructus fimiliter quidem
calidus eft, fed non fimiliter ficcat, verum in hoc primi fue-
rit ordinis.

[58. *De Arctio, lappa minore.*] Arctium illud, quod
tapfo verbafco eft fimile radice tenera, candida, dulci,
caule oblongo et molli, femine cumino fimili, facultatis eft
admodum tenuium partium et ob id exiccantis extergentis-
que tamen modice. Quamobrem radix ac femen ejus
cocta cum vino quadantenus dolores dentium mitigant.
Porro ambufta et perniones, non horum modo decoctum
perfufum, fed et caules teneriores fanare poffunt.

[59. *De Arctio lappa majore, bardana.*] Alterum
vero arctium, quod perfonaciam vocant, cujusque folia
cucurbitae fimillima funt, nifi quatenus tum majora tum
duriora, digerit fimul et deficcat, fed et aftringit nonnihil.
Quamobrem folia ejus veteribus ulceribus mederi poffunt.

Ed. Chart. XIII. [159]   Ed. Baf. II. (76.)

[ξ'. Περὶ ἀρνογλώσσον.] Ἀρνόγλωσσον. μικτῆς καὶ τοῦτο κράσεώς ἐστιν. ἔχει μὲν γάρ τι καὶ ὑδατῶδες ψυχρὸν, ἔχει δέ τι καὶ αὐστηρὸν, ὅπερ ἐστὶ γεῶδες, ξηρὸν ψυχρὸν, ὥστε ψύχει τε ἅμα καὶ ξηραίνει καὶ κατ' ἄμφω τῆς δευτέρας ἐστὶν ἀποστάσεως τῶν μέσων. ὅσα δὲ μετὰ ψύξεως ξηρά ἐστι φάρμακα, καὶ πρὸς ἕλκη κακοήθη πάντα καὶ πρὸς ῥεύματα καὶ σηπεδόνας ἁρμόττει. καὶ διὰ τοῦτο καὶ πρὸς δυσεντερίας, καὶ γὰρ καὶ τὰς αἱμοῤῥαγίας ἵστησι καὶ, εἴ τι διακαὲς, ἐμψύχει, καὶ κολλητικὰ κόλπων ἐστὶ καὶ τῶν ἄλλων ἑλκῶν προσφάτων τε ἅμα καὶ παλαιῶν. ἐν ἅπασι δὲ σχεδὸν τοῖς τοιούτοις φαρμάκοις ἢ πρῶτον ἢ οὐδενὸς δεύτερον ἀρνόγλωσσον ὑπάρχει τῇ συμμετρίᾳ τῆς κράσεως. καὶ γὰρ ξηρότητος ἀδήκτου μετέχει καὶ ψύξεως μηδέπω ναρκούσης, καὶ ὁ καρπὸς δ' αὐτοῦ καὶ αἱ ῥίζαι παραπλησίας εἰσὶ δυνάμεως, πλήν γε ὅτι ξηροτέρας τε καὶ ἧττον ψυχρᾶς. ἀλλ' ὁ μὲν καρπὸς λεπτομερέστερος, αἱ δὲ ῥίζαι παχυμερέστεραι. καὶ αὐτὰ δὲ τὰ φύλλα τῆς πόας ξηρανθέντα λεπτομερεστέρας τε καὶ ἧττον ψυχρᾶς γίγνεται δυνάμεως, ὡς ἀποπνεύ-

[60. De arnogloffo, plantagine.] Arnogloffum. Mixtae et hoc eft temperiei, habet enim quiddam aqueum frigidum, habet vero et aufterum quiddam id quod terreum eft, ficcum frigidum. Itaque refrigerat fimul et deficcat et in utroque fecundi exceffus a mediis eft. Porro medicamenta, quae cum hoc quod refrigerant, una etiam aftringunt, ea et ad ulcera rebellia omnia et ad fluxiones et putredines conveniunt, ac proinde et ad dyfenterias. Nam et fanguinis profluvia fiftunt et fiquid aduratur refrigerant. Tum finus quoque glutinant et alia ulcera recentia fimul et vetera. In omnibus fere id genus medicamentis primas tenet, aut certe nulli fecundum eft, plantago, idque temperiei commoderatione. Nam ficcitatem obtinet morfus expertem et frigiditatem, quae nondum obftupefaciat. Et fructus et radix fimilis funt facultatis, nifi quod tum ficcioris tum minus frigidae. Sed fructus quidem tenuiorum eft partium, radices autem craffiorum partium. Et ipfa herbae folia exiccata tenuiorum funt partium et minus fri-

σαντος αὐτῶν καὶ διαφορηθέντος τοῦ ὑδατώδους περιττώ-
ματος. ταῦτ᾽ ἄρα ταῖς μὲν ῥίζαις καὶ πρὸς ὀδόντων ἀλγή-
ματα χρῶνται, διαμασωμέναις τε καὶ τοῖς διακλύμασιν αὐ-
τῶν ἐνεψομέναις. πρὸς δὲ τὰς καθ᾽ ἧπαρ καὶ νεφροὺς ἐμ-
φράξεις καὶ ταύταις μὲν, ἀλλὰ καὶ τοῖς φύλλοις καὶ πολὺ
μᾶλλον ἔτι τῷ καρπῷ. μετέχει γάρ τινος ἅπαντα ταῦτα δυ-
νάμεως ῥυπτικῆς, ἣν εἰκὸς εἶναι κἂν τῇ πόᾳ μὲν χλωρᾷ,
νικᾶσθαι δ᾽ ὑπὸ τοῦ πλήθους τῆς ὑγρότητος.

[160] [ξα´. Περὶ ἄρου.] Ἄρον. ἐκ γεώδους καὶ τοῦτο
γέγονεν οὐσίας θερμῆς, καὶ διὰ τοῦτο ῥυπτικῆς ἐστι δυνά-
μεως, ἀλλ᾽ οὐκ ἰσχυρᾶς ὥσπερ τὸ δρακόντιον. ἔστιν οὖν ἔν
τε τῷ ξηραίνειν καὶ τῷ θερμαίνειν τῆς πρώτης κατ᾽ ἄμφω
τάξεως. αἱ ῥίζαι δ᾽ αὐτοῦ μάλιστ᾽ εἰσὶ χρήσιμοι. καὶ δὴ
καὶ ἐσθιόμεναι τέμνουσι πάχος χυμῶν μετρίως, ὥστε καὶ
ταῖς ἐκ θώρακος ἀναπτύσεσίν εἰσιν ἐπιτήδειοι. τὸ δὲ δρα-
κόντιον εἰς ταῦτα ἐπιτηδειότερον.

[ξβ´. Περὶ ἀρτεμισίας.] Ἀρτεμισία. διττὴ μέν ἐστι
καὶ ἡ ἀρτεμισία πόα. θερμαίνουσι δ᾽ ἀμφότεραι καὶ μετρίως

gidae facultatis, nempe difflato ex eis ac digefto excre-
mento aqueo.　Hac ratione et radicibus utuntur ad den-
tium dolores tum mandentes tum collutionibus incoquen-
tes.　Praeterea ad jecinoris et renum obftructiones non
has tantum adhibent, fed folia quoque et multo magis fru-
ctus.　Haec enim omnia quandam in fe abftergendi facul-
tatem obtinent, quam et in herba viridi ineffe fatis conjici
poteft, verum ab humiditatis copia devinci.

[61. De Aro.]　Aron terrena et ipfum effentia
conftat calida.　Proinde extergendi vim obtinet, verum
non valentem, ficut dracontium.　Eft itaque in exiccando
et calefaciendo primi ordinis.　Radices ejus maxime funt
utiles, fiquidem comefae craffitiem humorum mediocriter
incidunt, adeo ut et excreationibus ex pectore idoneae fint,
fed magis tamen aptum eft dracontium.

[62. De Artemifia.]　Artemifia.　Duplex quidem
eft herba Artemifia, fed utraque calefacit et modice defic-

Ed. Chart. XIII. [160.]   Ed. Baf. II. (76.)

ξηραίνουσι, καὶ κείσθωσαν ἐν μὲν τῷ θερμαίνειν δευτέρας
ἀποστάσεως, ἐν δὲ τῷ ξηραίνειν ἢ πρώτης ἐπιτεταμένης ἢ
δευτέρας ἀρχομένης. εἰσὶ δὲ καὶ λεπτομερεῖς μετρίως, ὥστε
καὶ πρὸς τοὺς ἐν νεφροῖς λίθους ἁρμόττειν μετρίως καὶ εἰς
πυρίας ὑστερῶν.

[ξγ΄. Περὶ ἀσάρου.] Ἄσαρον. ταύτης τῆς πόας αἱ
ῥίζαι χρήσιμοι, παραπλήσιαι μὲν ταῖς τοῦ ἀκόρου τὴν δύ-
ναμιν, ἐπιτεταμέναι δὲ μᾶλλον, ὥστ᾽ ἐξ ὧν ὑπὲρ ἐκείνου
προείρηται καὶ περὶ τούτου χρὴ γνωρίζειν.

[ξδ΄. Περὶ ἀσκληπιάδος.] Ἀσκληπιάς. ἐν τῷ τρίτῳ
Διοσκουρίδης περὶ ταύτης τῆς πόας ἔγραψεν. ἡμεῖς δὲ οὐ-
δέπω πεῖραν αὐτῆς ἔχομεν.

[ξε΄. Περὶ ἀσπαλάθου.] Ἀσπάλαθος καὶ κατὰ τὴν
γεῦσίν ἐστι δριμὺς ἅμα καὶ στυπτικὸς καὶ κατὰ τὴν δύνα-
μιν ἐξ ἀνομοιομερῶν δηλονότι σύγκειται, μέρεσι μὲν ἑαυτοῦ
τοῖς δριμέσι θερμαίνων, μέρεσι δ᾽ ἑτέροις τοῖς αὐστηροῖς
ψύχων, ὥστε ξηραίνει κατ᾽ ἄμφω καὶ ψύχει, καὶ διὰ τοῦτο
πρὸς σηπεδόνας καὶ ῥεύματα χρήσιμος ὑπάρχει.

cat, et fint quod ad calefactionem attinet, exceffus fecundi,
quod vero ad reficcationem, aut primi intenfi aut fecun-
di incipientis.   Sunt autem et modice tenuium partium.
Itaque ad renum calculos mediocriter commodae funt et ad
fomentationes uteri.

[63. *De Afaro.*] Afarum.   Hujus herbae radices
utiles funt facultate fimiles radicibus acori, intenfiores ta-
men.   Itaque ex iis, quae de illis prodita funt, hic facien-
da conjectura.

[64. *De Afclepiade.*] Afclepias.   In tertio Diofco-
rides de hac herba confcripfit, at nos ejus nondum peri-
culum fecimus.

[65. *De Afpalatho.*] Afpalathus guftu quidem acris
fimul et aftringens eft, facultate vero ex diffimilaribus con-
ftat, nempe partibus fuis acribus calefaciens, partibus
vero aliis, aufteris fcilicet, refrigerans.   Itaque utriusque
ratione deficcat et refrigerat, et proinde ad putredines et
fluxiones eft utilis.

(77) [ξστ'. Περὶ ἀσπαράγου.] Ἀσπάραγος πετραῖος
ἢ μυακάνθινος, ῥυπτικῆς ἐστι δυνάμεως, οὐ μὴν οὔτε θερ-
μαίνει σαφῶς οὔτε ψύχει. ταῦτά τοι καὶ νεφρῶν καὶ ἥπατος
ἐκφρακτικὸς ὑπάρχει, καὶ μάλισθ' αἱ ῥίζαι τῆς βοτάνης καὶ
τὸ σπέρμα. καὶ μὲν δὴ καὶ ὀδονταλγίας ἰᾶται τῷ ξηραίνειν,
ὧν δὴ καὶ μάλιστα χρῄζουσιν οἱ ὀδόντες. Ἀθηναῖοι δὲ διὰ
τοῦ φ λέγουσιν ἀσφάραγον.

[ξζ'. Περὶ ἀσπλήνου.] Ἄσπληνον. λεπτομερὴς μὲν,
οὐ μὴν θερμή γε τὴν δύναμιν ἡ πόα. ταῦτ' ἄρα καὶ λίθους
θρύπτει καὶ σπλῆνας τήκει.

[ξή'. Περὶ ἀστραγάλου.] Ἀστράγαλος θαμνίσκος ἐστὶ
μικρὸς, ἔχων ῥίζας στυπτικὰς, διὸ καὶ τῶν ξηραινόντων ἐστὶν
οὐκ ἀγεννῶς. ἐπουλοῖ γοῦν ἕλκη παλαιὰ καὶ κοιλίαν ἵστησι
ῥευματιζομένην, εἴ τις ἀφεψήσας ἐν οἴνῳ τὴν ῥίζαν πίνοι
πλεῖστος ὁ θάμνος ἐν Φενεῷ τῆς Ἀρκαδίας γεννᾶται.

[161] [ξθ'. Περὶ ἀστέρος Ἀττικοῦ.] Ἀστὴρ Ἀττικός.
οἱ δὲ βουβώνιον ὀνομάζουσιν, ὅτι μὴ μόνον ἐπιπλαττόμενον,

[66. De Afparago.] Afparagus petraeus aut mya-
canthinus abftergendi vim habet, idque citra manifeftam
aut caliditatem aut frigiditatem. Hinc renes ac jecur
infarctu liberat et maxime herbae ipfius radices et femen.
Quin et dentium dolores fanat ficcitatis nomine citra cale-
factionem, quam vel maxime dentes requirunt. Porro
Athenienfes per ph dicunt Afpharagus.

[67. De Afpleno.] Afplenum tenuium quidem par-
tium, non tamen calida eft herba. Hac utique ratione et
lapides frangit et lienes liquat.

[68. De Aftragalo.] Aftragalus fruticellus eft exi-
guus, radices habens aftrictorias. Quamobrem etiam ex
numero eft non inftrenue exiccantium. Nam ulcera vetera
ad cicatricem ducit et alvum fluxu tentatam fifit, fiquis in
vino decoctam radicem bibat. Plurimus hujus fruticis pro-
ventus eft in Pheneo Arcadiae.

[69. De Aftere Attico.] After Atticus. Alii Bubo-
nium vocant, non ob id tantum, quod illitum, fed etiam

ἀλλὰ καὶ περιαπτόμενον ἰᾶσθαι πεπίστευται βουβῶνας. ἔχει
μέν τι καὶ διαφορητικὸν, ἀλλ᾽ οὐχ ἥκιστα καὶ ψυκτικόν τι
καὶ ἀποκρουστικὸν, ὥστε καὶ μικτῆς εἶναι δυνάμεως ὥσπερ
καὶ τὸ ῥόδον, ἀλλ᾽ οὐ στύφει γε τοῦτο.

[ο'. Περὶ ἀσταφίδος.] Ἀσταφὶς ἡ μὲν ἥμερος πε-
πτικῆς τε ἅμα καὶ στυπτικῆς καὶ διαφορητικῆς ἀτρέμα μετέ-
χει δυνάμεως. ἡ δ᾽ ἀγρία δριμείας ἰσχυρῶς, ὡς ἀποφλεγμα-
τίζειν τε καὶ ῥύπτειν σφοδρᾶς, ὥστε καὶ πρὸς ψώραν ἁρ-
μόττει. μετέχει δὲ καὶ καυστικῆς τινος δυνάμεως.

[οα'. Περὶ ἀσφοδέλου.] Ἀσφόδελος. καὶ τούτου ἡ
ῥίζα χρήσιμος, ὥσπερ ἄρου καὶ ἀσάρου καὶ δρακοντίου, ῥυ-
πτικῆς τε καὶ διαφορητικῆς ὑπάρχουσα δυνάμεως· καυθείσης
δ᾽ αὐτῆς ἡ τέφρα θερμοτέρα καὶ ξηραντικωτέρα καὶ λε-
πτομερεστέρα καὶ διαφορητικωτέρα γίγνεται καὶ διὰ τοῦτο
καὶ ἀλωπεκίας ἰᾶται.

[οβ'. Περὶ ἀτρακτυλίδος.] Ἀτρακτυλὶς ἢ κνίκος ἄγριος
ἐκ τῶν ἀκανθῶν ἐστιν. τὸ φυτὸν τοῦτο ξηραντικῆς τε καὶ
μετρίως θερμῆς ὑπάρχει δυνάμεως.

quod fufpenfum bubones fanare credatur; habet quiddam
etiam digerens, habet vero non minime et refrigerans
quiddam ac reprimens, ut mixtae fit facultatis uti rofa,
verum id non aftringit.

[70. *De Aftaphide uva.*] Aftaphis culta quidem
concoquendi, aftringendi et leviter digerendi facultatem
poffidet. At Agreftis vehementer acrem obtinet, adeo ut
ex capite pituitam eliciat abftergatque valenter. Itaque ad
pforam accommoda eft. Sed et urendi vim habet.

[71. *De Afphodelo.*] Afphodelus. Et hujus radix
utilis eft, ficut ari, afari et dracontii, nempe extergentis
et digerentis facultatis. Uftae autem cinis calidior et exic-
cantior fubtiliorque et digerere potentior efficitur, ac pro-
inde et alopecias fanat.

[72. *De Atractylide.*] Atractylis aut cnicus agre-
ftis. Haec planta ex fpinarum eft genere. Facultatem
habet deficcandi et modice calidam.

Ed. Chart. XIII. [161.]   Ed. Baf. II. (77.)

[ογ'. Περὶ ἀτραφάξιος.] Ἀτράφαξις ὑγρὰ καὶ ψυ-
χρὰ τὴν κρᾶσίν ἐστιν· ὑγρὰ μὲν δευτέρας τάξεως ἀπὸ τῶν
μέσων, ψυχρὰ δὲ πρώτης, ἥνπερ δὴ χλιαρὰν ἐλέγομεν εἶναι
θερμασίαν, οἵαπερ καὶ τοῖς ῥόδοις ἐστὶ, πλὴν οὐ μετέχει
στύψεως. ἀλλ' ἔστιν ὑδατώδης καὶ ἥκιστα γεώδης, ὁμοίως
τῇ μαλάχῃ, καὶ δὴ καὶ κατὰ γαστέρα διεξέρχεται ταχέως,
ὥσπερ ἐκείνη διὰ γλισχρότητα. βραχὺ δέ τι παντάπασιν
ὑπάρχει διαφορητικὸν αὐτῆς. εἰσὶ δ' αἱ κηπευόμεναι μα-
λάχαι καὶ ἀτραφάξιες ὑγρότεραί τε πολὺ καὶ ψυχρότεραι
τῶν ἀγρίων. διὸ καὶ φλεγμοναῖς καὶ φυγέθλοις τοῖς μὲν
ἀρχομένοις τε καὶ αὐξανομένοις καὶ μαλακοῖς ἔτι καὶ οἷον
ζέουσιν αἱ κηπευόμεναι, ἀκμάζουσιν δὲ καὶ παρακμάζουσι
καὶ σκληρυνομένοις αἱ ἄγριαι συμφορώτεραι. ὁ δὲ καρπὸς
αὐτῆς ῥυπτικῆς ἐστι δυνάμεως, ὅθεν καὶ πρὸς ἰκτέρους τοὺς
ἐπὶ ἥπατος ἐμφράξεις χρήσιμος ὑπάρχει.

[οδ'. Περὶ ἀφάκης.] Ἀφάκη δυνάμεώς ἐστι στυ-
πτικῆς, ὥσπερ καὶ ὁ φακός. ἀλλὰ καὶ τοῖς φακοῖς ὁμοίως

[73. *De Atriplice.*] Atriplex humida et frigida
temperie eſt, humida quidem ſecundi ordinis a mediis, fri-
gida vero primi, quam utique tepidam eſſe caliditatem
poſuimus, cujusmodi roſis ineſt, non tamen aſtrictionis eſt
particeps, ſed aquea eſt et minimum terrena, quemadmodum
malva.   Quin et ventrem celeriter permeat, ut illa, ob lu-
bricitatem.   Porro paululum omnino ejus eſt, quod dige-
rendi obtinet potentiam.   Hortenſes autem atriplex et
malva quam agreſtes tum humidiores ſunt tum frigidiores.
Proinde phlegmonis et phygethlis incipientibus gliſcenti-
busque et e mollibus etiamnum ac velut ſerventibus hor-
tenſes, vigentibus autem et declinantibus ac indureſcenti-
bus commodiores ſunt agreſtes.   Semen ejus abſtergendi
vim habet.   Itaque ad auriginem ex jecoris infarctu pro-
gnatam utilis eſt.

[74. *De Aphace.*] Aphace vim habet aſtringendi,
ſicut et ipſa lenticula.   Sed et ſimiliter, ut lenticulae, edi

ἐσθίεται. καὶ δυσπεπτοτέρα μέν ἐστιν αὐτῶν, ἰσχυροτέρως
δὲ ξηραίνει, θερμότητος δὲ μετέχει συμμέτρου.

[οε΄. Περὶ ἀψινθίου.] Ἀψίνθιον στυπτικὴν καὶ πι-
κρὰν καὶ δριμεῖαν ἅμα ποιότητα κέκτηται, θερμαῖνόν τε ἅμα
καὶ ῥῦπτον καὶ τονοῦν καὶ ξηραῖνον. διὰ τοῦτο καὶ τοὺς
ἐν τῇ κοιλίᾳ χολώδεις χυμοὺς ἐπί τε τὴν κάτω διαχώρησιν
ἀπάγει καὶ δι᾽ οὔρων ἐκκενοῖ. [162] μᾶλλον δ᾽ ἔτι τὸ ἐν
ταῖς φλεψὶ χολῶδες ἐκκαθαίρει δι᾽ οὔρων. διὰ ταῦτα καὶ
φλέγματα ἐν τῇ κοιλίᾳ περιεχόμενα προσφερόμενον οὐδὲν
ὀνίνησιν. οὕτω δὲ καὶ εἰ κατὰ θώρακα καὶ πνεύμονα τύ-
χοι. ἡ γὰρ στυπτικὴ δύναμις ἐν αὐτῷ τῆς πικρᾶς ἐστιν
ἰσχυροτέρα. τῷ δὲ καὶ δριμύτητός τινος μετέχειν πλείονι
μέτρῳ θερμόν ἐστιν ἤπερ ψυχρόν. εἰ δὲ δέοι καθόλου περι-
λαμβάνοντι τὴν κρᾶσιν αὐτοῦ κατὰ τὰς πρώτας ἀφορίσαι
δυνάμεις, καίτοι γ᾽ ἀνομοιομεροῦς ὄντος, θερμὸν μὲν ἂν
ὑπάρχειν αὐτὸ τῆς πρώτης ὑποστάσεως εἴποιμεν, ξηρὸν δὲ
τῆς τρίτης. ὁ δὲ χυλὸς αὐτοῦ πολὺ τῆς πόας θερμότερος.

Κεφ. β΄. [α΄. Περὶ βαλάνου μυρεψικῆς.] Βάλανος

ſolet, caeterum aegrius quam illae concoquitur.　Valentius
autem deſiccat et moderati caloris eſt.

[75. *De Abſinthio.*]　Abſinthium aſtrictoriam et
amaram et acrem ſimul qualitates poſſidet, calefaciens pa-
riter et extergens et roborans et deſiccans.　Proinde bilio-
ſos ventris humores per egeſtionem infernam propellit ac
per urinas evacuat.　Magis autem quod in venis eſt bilio-
ſum per urinas expurgat.　Ob haec contentam in ventre
pituitam nihil adjuvat ſumptum, ſic ſane ſi in thorace, aut
pulmone contineatur, nam aſtringens in eo facultas quam
amara valentior eſt.　Porro quod inſit quoque acrimonia,
idcirco majori portione calidum eſt quam frigidum.　At ſi
opus eſt univerſaliter comprehenſam ejus temperiem ſecun-
dum primas circunſcribere facultates, etſi diſſimilare ſit,
calidum ipſum dixerim primi exceſſus, ſiccum tertii.　Succus
autem ejus longe quam herba ipſa calidior eſt.

Cap. II.　[1. *De Balano myrepſica, glande un-*

μυρεψικὴ κομίζεται μὲν ἐκ τῆς βαρβάρου, χρῶνται δ᾿ οἱ
μυρεψοὶ τῷ τῆς σαρκὸς αὐτῆς χυλῷ, θερμῷ τὴν δύναμιν
ὄντι. τὸ δ᾿ ὑπόλοιπον ἀπόθλιμμα τὸ γεῶδες καὶ σκληρὸν
ἐπικρατοῦσαν μὲν ἔχει τὴν πικρὰν ποιότητα. μέμικται δε
τι καὶ στύψεως αὐτῷ καὶ διὰ τοῦτο ῥυπτικήν τε ἅμα καὶ
τμητικὴν καὶ συνακτικήν τε καὶ πιλητικὴν ἔχει τὴν ἐνέργειαν,
ὥστε καὶ πρὸς ἰόνθους καὶ φακοὺς ἔφηλίν τε καὶ κνῆσιν,
ἤδη δὲ καὶ πρὸς ψώραν καὶ λέπραν ἁρμόττει, οὐ μὴν ἀλλὰ
καὶ σπλῆνας τήκει καὶ ἧπαρ σκιῤῥούμενον. εἰ δέ τις τῆς
σαρκὸς αὐτῆς πίοι δραχμῆς ὁλκὴν μετὰ μελικράτου, ἐμετη-
ρίου πειράσεται τοῦ φαρμάκου. πολλάκις δὲ καὶ διὰ τῆς
κάτω κοιλίας ὑπάγει δαψιλῶς. ὅθεν ἐπειδὴ ὑπὲρ τοῦ διακα-
θῆραί τι τῶν σπλάγχνων καὶ μάλισθ᾿ ἧπαρ, ἢ σπλῆνα, τῷ
φαρμάκῳ χρώμεθα, μετ᾿ ὀξυκράτου δίδομεν αὐτό. καὶ πρὸς
τὰς ἄλλας δὲ τὰς ἐκτὸς ἐνεργείας ὄξει χαίρει μάλιστα. γί-
γνεται γὰρ δραστικὸν οὕτως, ὡς καὶ ψώρας καὶ λέπρας
ἀποῤῥύπτειν, καὶ πολὺ δὴ μᾶλλον ἔτι τὰ τούτων ἐλάττω,
φακοὺς, ἀλφοὺς, ἰόνθους, ἔφηλιν, ἀχώρας, ἐξανθήματα τὰ

guentaria.]   Glans unguentaria adfertur ex barbarica re-
gione.   Utuntur unguentarii carnis ejus fucco, qui facultate
calidus eſt.   Reliquiae autem, unde expreſſus eſt ſuccus,
terreſtres ſcilicet et durae vincentem habent qualitatem
amaram.   Sed et admixta eſt quaedam aſtrictio.   Proinde
extergentem ſimul et incidentem, contrahentemque et ſti-
pantem effectum poſſident.   Itaque ad jonthos, lentes,
ephelin et pruritum, deinde et ad pſoram et lepram conve-
niunt.   Verum enimvero et lienes liquant, jecurque indu-
reſcentia.   Quod ſi quis carnem ejus drachmae pondere cum
melicrato bibat, medicamentum experietur vomitorium.
Saepe etiam per infernam alvum largiter ſubducit.   Itaque
quum hoc medicamento utimur ad viſcerum expurgationem
et maxime jecinoris lienisque, ex oxycrato ipſum exhibere
conſuevimus.   Gaudet vero vel maxime alioqui aceto ad
actiones extrinſecas.   Adeo enim efficax efficitur, ut et
pſoras et lepras extergeat, et multo etiam magis quae his
ſunt minora, lentes, vitiliginem, jonthos, ephelin, exan-

Ed. Chart. XIII. [162.]   Ed. Baf. II. (77. 78.)

ἑλκώδη καὶ παχύχυμα πάντα. λαμπρύνει δὲ καὶ οὐλ΄ς. ὅτι
κἂν τῷ καταπλάττειν αὐτῇ τὸν σπλῆνα κάλλιόν ἐστι μι-
γνύναι τι τῶν ξηραντικῶν ἀλεύρων, οἷόν ἐστιν ὀρόβινόν τε
καὶ αἴρινον ἄλευρον, ἐκ τῆς περὶ συνθέσεως ἤδη φαρμά-
κων εἴη ἂν τοῦτο πραγματείας μᾶλλον, οὐ τῆς νῦν ἐνε-
στώσης, εἰρήσεται δὲ κἂν τοῖς εὐπορίστοις. ἀρκεῖ δ᾽ ἐν τῷ
παρόντι ῥυπτικήν τε καὶ τμητικὴν ἅμα στύψει τινὶ τὴν
δύναμιν εἰπόντα τοῦ προειρη(78)μένου φαρμάκου μεταβαί-
νειν ἐφ᾽ ἕτερον. ὁ μέντοι φλοιὸς αὐτοῦ πάνυ στυπτικός
ἐστιν, ὥστε καὶ τούτῳ δύναιτ᾽ ἄν τις εἰς ὅσα περ ἰσχυρᾶς
ἐστι χρεία στύψεως, εἰς ταῦτα χρῆσθαι.

[β΄. Περὶ βαλσάμου.] Βάλσαμον ξηραίνει καὶ θερ-
μαίνει κατὰ τὴν δευτέραν ἀπόστασιν. ἔστι δὲ καὶ λεπτο-
μερὲς ὡς ἀρωματίζειν. ὁ δὲ ὀπὸς αὐτοῦ λεπτομερεστέρας
ἐστὶ δυνάμεως ἢ καὶ αὐτὸ τὸ φυτὸν, οὐ μὴν εἰς τοσοῦ-
τόν γε θερμὸς, ὡς οἴονταί τινες, ὑπὸ τῆς λεπτομερείας
ἐξαπατώμενοι. ὁ δὲ καρπὸς αὐτοῦ παραπλησίας μέν ἐστι

---

themata, achoras, tum ulcerofa et quae craffi funt fucci
omnia.   Sed et cicatricibus decorem affert.   Porro quod
quum illinenda eft lieni, praeftet admixtam effe farinarum
quampiam exiccantium, cujusmodi eft ervi, ac lolii farina,
id jam potius ad componendorum medicamentorum tracta-
tionem, haudquaquam ad praefens inftitutum pertinet, fed
et in paratu facilibus ipfum dicetur.   Verum in praefens
fufficit abftergentem et incidentem cum aftrictione quapiam
propofiti medicaminis dixiffe facultatem, ac fic ad aliud
transgredi.   Cortex tamen ejus admodum aftringit, Itaque
et hunc quoque poffis, ubi validae ufus eft aftrictionis, ac-
commodare.

[2. De Balfamo.] Balfamum deficcat et calefacit
fecundo exceffu.   Eft autem et tenuium partium, adeo ut
odoratum fit.   Sed liquor ejus tenuiorum etiam partium
eft quam ipfa planta, non tamen adeo calidus, ut quidam
exiftimant, tenuitate partium falfi.   Porro fructus ejus

κατὰ τὸ γένος δυνάμεως, ἀπολείπεται δὲ μακρὸν κατὰ τὸ λεπτομερές.

[γ΄. Περὶ βαλαυστίου.] Βαλαύστιον μὲν ἄνθος ἀγρίας ῥοιᾶς, οἷόν περ τῶν ἡμέρων ὁ κύτινος. ἰσχυρῶς δὲ στύφει τὴν γεῦσιν. [163] καὶ δὴ καὶ ξηραντικῆς καὶ στυπτικῆς ἐστι δυνάμεως καὶ δηλονότι καὶ παχυμεροῦς, εἴ τι μεμνήμεθα τῶν ἐν τῷ τετάρτῳ τῶνδε τῶν ὑπομνημάτων εἰρημένων, ἡνίκα ἐδείκνυμεν ἅπαν τὸ στῦφον γεῶδες εἶναι ψυχρόν. οὐδεμιᾶς δ᾽ ἔμφασιν ἔχει ποιότητος ἑτέρας, καὶ διὰ τοῦτο ἄν τις αὐτὸ θείη ξηραίνειν καὶ ψύχειν οὐκ ἀγεννῶς, εἴ γε δὴ μὴ κακῶς ἡμῖν ἐν τῷ τετάρτῳ τῶνδε τῶν ὑπομνημάτων ἐδείκνυτο τοῖς γεώδεσι ψυχροῖς σώμασιν ὑπάρχειν ἡ στύφουσα ποιότης. ἀτὰρ οὖν καὶ τὰ φαινόμενα μαρτυρεῖ. καὶ γὰρ εἰ παρατρίμμασι καὶ εἰ τοῖς ἄλλοις ἕλκεσιν ἐπιπάττοις αὐτό, τάχιστ᾽ ἄν ἴδοις εἰς οὐλὴν ἰόντα. ταῦτά τοι κἀπὶ τῶν ἀναγόντων αἷμα δυσεντερικῶν, ἔτι τε τῶν κατὰ γαστέρα καὶ μήτραν ῥευμάτων, οὐκ ἔστιν ὅστις οὐ χρῆται τῷ φαρμάκῳ τούτῳ τῶν τὰς θεραπευτικὰς πραγματείας γραψάντων ἰατρῶν.

persimilis genere facultatis est, caeterum longe in tenuitate partium inferior.

[3. *De Balaustio.*] Balaustium flos est agrestis punicae, sicut domesticarum cytinus. Valenter gustum astringit. Et sane desiccantis et refrigerantis facultatis est et nimirum etiam crassae essentiae, siquidem memores sumus eorum quae in quarto horum commentariorum sunt prodita, ubi ostendimus omne astringens terrestre esse frigidum. Aliarum autem qualitatum nullius prae se fert indicium. Proinde ipsum quis censeat strenue et exiccare et refrigerare. Siquidem non perperam in quarto horum voluminum terreis frigidis corporibus astringentem inesse qualitatem demonstratum est. Sane vero et eventus ipse comprobat. Nam si intertriginibus et aliis ulceribus ipsum illinas, celerrime illa videbis cicatricem contrahere. Hoc sane nomine et ad sanguinem rejicientes et ad dysenteriam, tum ad ventris uterique profluvia, non est quispiam medicorum, qui curandi tractatus conscripsere, qui hoc non utatur medicamento.

Ed. Chart. XIII. [163.]   Ed. Baf. II. (78.)

[δ'. Περὶ βάτου.] Βάτου καὶ τὰ φύλλα μὲν καὶ οἱ
βλαστοὶ καὶ τὸ ἄνθος καὶ ὁ καρπὸς καὶ ἡ ῥίζα στυπτι-
κῆς μετέχουσι ποιότητος, οὐκ ἀσαφῶς. ἀλλήλων δὲ δια-
φέρουσιν ἐν τῷδε τῷ τὰ μὲν φύλλα καὶ μάλιστα τὰ μα-
λακὰ καὶ νέα, πλείστου τοῦ ὕδατος μετέχοντα βραχέως ἐστὶ
στυπτικά. κατὰ δὲ τὸν αὐτὸν λόγον καὶ οἱ βλαστοί, ὥστε
καὶ διαμασωμένους ἄφθας τε καὶ τἄλλα τὰ ἐν τῷ στό-
ματι θεραπεύειν ἕλκη καὶ μέντοι καὶ τἄλλα τραύματα δύ-
νασθαι κολλᾷν. ἔστι γὰρ ἡ κρᾶσις αὐτῶν ἐκ γεώδους ψυ-
χρᾶς οὐσίας καὶ ὑδατώδους χλιαρᾶς. ὁ δὲ καρπὸς εἰ μὲν
εἴη πέπειρος, οὐκ ὀλίγου μετέχει καὶ τοῦ συμμέτρως θερ-
μοῦ χυμοῦ, γλυκέος ὑπάρχοντος, ὡς ἐδείξαμεν, ὥστε καὶ διὰ
τοῦτό τε καὶ τὴν μετρίαν στύψιν ἐδώδιμος οὐκ ἀηδής ἐστιν.
ὁ δ᾽ ἄωρος ὑπὸ ψυχρᾶς γεώδους οὐσίας ἐπικρατεῖται καὶ
διὰ τοῦτο στρυφνός τέ ἐστι καὶ ἰσχυρῶς ξηραντικός. καὶ
μὲν δὴ καὶ ξηρανθεὶς ἑκάτερος ἀποτίθεται, ξηραντικώτερος
ὢν τοῦ προσφάτου. καὶ τὸ ἄνθος δὲ τῆς αὐτῆς τ᾽ ἐστὶν
τῷ ἀώρῳ καρπῷ δυνάμεως, εἰς δυσεντερίας καὶ ῥεύματα
γαστρὸς καὶ ἀτονίας καὶ τὰς τοῦ αἵματος πτύσεις ἐπιτή-

[4. De bato, Rubo.] Rubi folia, germina, flos,
fructus et radix qualitatis aftringentis participes funt, ejus-
que non obfcurae. Sed hoc inter fe differunt, quod folia,
ac praecipue mollia et recens nata plurimum in fe habeant
fubftantiae aqueae, paucum vero aftrictionis, eadem ratione
et germina. Itaque fi mandantur, aphthas et alia oris ul-
cera fanant. Quin et alia vulnera glutinare valent, eft
enim eorum temperies et ex terrea frigida effentia et aquea
tepida. At fructus, fiquidem maturus fuerit, non parum
habet fucci calidi temperati, qui dulcis eft, uti monftravimus.
Itaque ob hoc et modicam aftrictionem efui non infuavis
eft. At immaturus a frigida fubftantia terrea vincitur, ac
proinde acerbus eft et valde exiccatoiius. Et fane uterque
ficcatus reconditur, validius quam recens deficcans. Sed
et flos eandem vim fructui immaturo poffidet. Utraque ad
dyfenterias et ventris profluvium et imbecillitates et fan-
guinis expuitionem idonea remedia. Porro radix praeter

Ed. Chart. XIII. [163.]   Ed. Baſ. II. (78.)

δεια φάρμακα. ἡ δὲ ῥίζα πρὸς τῷ στύφειν ἔτι καὶ λεπτο-
μεροῦς οὐσίας οὐκ ὀλίγης μετείληφε, δι᾽ ἣν καὶ τοὺς ἐν
τοῖς νεφροῖς διαθρύπτει λίθους.

[ε΄. Περὶ βατραχίου.] Βατράχιον τέσσαρας μὲν ἔχει
τὰς κατ᾽ εἶδος διαφοράς. πάντα δὲ δριμείας ἰσχυρῶς ἐστι
δυνάμεως, ὡς ἑλκοῦν μετὰ πόνου. ταῦτ᾽ ἄρα συμμέτρως χρω-
μένῳ καὶ ψώρας καὶ λέπρας ἀποδέρει καὶ ὄνυχας ἀφίστησι
τοὺς λεπροὺς καὶ στίγματα διαφορεῖ καὶ ἀκροχορδόνας καὶ
μυρμηκίας ἀφαιρεῖ. καὶ μέντοι καὶ ἀλωπεκίας ἀφελεῖ, πρὸς ὀλί-
γον χρόνον ἐπιτεθέντα. χρονιζόντων γὰρ οὐκ ἐκδέρεται μό-
νον, ἀλλὰ καὶ ἐσχαροῦται τὸ δέρμα. ταυτὶ μὲν οὖν ἅπαντα
τοῦ καυλοῦ καὶ τῶν φύλλων ἔργα, χλωρῶν καταπλαττομένων.
ἡ δὲ ῥίζα ξηρανθεῖσα πταρμικόν ἐστι φάρμακον ὁμοίως τοῖς
ἄλλοις ἅπασι, τοῖς ἰσχυρῶς ξηραίνουσι. καὶ ὀδόντων δὲ ὀδύ-
νας ὠφελεῖ μετὰ τοῦ θραύειν αὐτοὺς τῷ ξηραίνειν ἰσχυρῶς
δηλονότι. καὶ συνελόντι φάναι θερμὴ καὶ ξηρὰ σφοδρῶς
ἐστιν ἥ τε ῥίζα καὶ ἡ σύμπασα πόα.

[στ΄. Περὶ βδελλίου.] Βδέλλιον τὸ μὲν Σκυθικὸν ὀνο-

astrictionem non paucam habet ſubſtantiam in ſeſe tenuem,
per quam et lapides renum comminuit.

[5. *De Batrachio.*] Batrachium quatuor habet ſpe-
ciatim differentias. Omnia vero vehementer acrem quali-
tatem poſſident, adeo ut cum dolore exulcerent Hac ra-
tione ſi moderate utare, pſoras et lepras excoriant et ungues
divellunt, tum leproſis ſtigmata digerunt et acrochordonas
et myrmecias detrahunt. Quin et alopecias juvant pauco
tempore admota, nam ſi diutius inhaereant, non excoriatur
ſolum ipſa cutis, ſed et in cruſtam uritur. Atque haec
omnia caulis et foliorum ſunt opera, ſi imponas virentia.
Porro radix arefacta ſternutationem provocat ſimiliter aliis
omnibus quae valenter deſiccant. Sed et dentes dolentes
juvat, ut et frangat eos, valenti ſcilicet exiccatione. Et ut
ſemel dicam, calida et ſicca valde eſt tum radix tum uni-
verſa adeo herba.

[6. *De Bdellio.*] Bdellium quod Scythicum nomi-

       H h h

Ed. Chart. XIII. [163. 164.]   Ed. Baf. II. (77.)

μαζόμενον, ὃ δὴ καὶ μελάντερόν ἐστιν καὶ ῥητινωδέστερον, μαλακτικῆς ἐστιν [164] ἱκανῶς καὶ δραστηρίου δυνάμεως. τὸ δ᾽ ἕτερον τὸ Ἀραβικὸν, ὃ δὴ καὶ διαυγέστερόν ἐστι, μᾶλλον ξηραίνει τῶν μαλακτικῶν. ὅσον οὖν ἐστι νέον αὐτοῦ, καὶ ὑγρόν ἐστι καὶ κοπτόμενον μαλάττεται ῥᾳδίως, ἐπιτήδειον εἰς ὅσα περ καὶ τὸ Σκυθικόν. ὅσον δὲ παλαιότερόν τέ ἐστι καὶ πικρὸν ἱκανῶς ἐν τῇ γεύσει καὶ δριμὺ καὶ ξηρὸν, ἐκπέπτωκεν ἤδη τοῦτο τὴν τῶν μαλαττόντων τὰ σκιῤῥούμενα συμμετρίαν. χρῶνται δ᾽ αὐτοῖς τινες, καὶ μάκιστα τῷ Ἀραβικῷ, ἐπί τε βρογχοκήλων καὶ ὑδροκήλων, ἀσίτῳ πτυέλῳ δεύοντες, ὡς ἐμπλαστρῴδη σύστασιν ἔχειν. τὸ δὲ Ἀραβικὸν καὶ τοὺς ἐν νεφροῖς λίθους δοκεῖ θρύπτειν πινόμενον, οὖρά τε προτρέπειν καὶ τὰς τῶν ἀπέπτων πνευμάτων διαδρομὰς ἐξιᾶσθαι καὶ πόνους πλευρῶν καὶ ῥήγματα.

[ζ. Περὶ βηχίου.] Βηχίον ὠνόμασται μὲν οὕτως ἀπὸ τοῦ πεπιστεῦσθαι βῆχάς τε καὶ ὀρθοπνοίας ὠφελεῖν, εἴ τις ἤτοι τὰ φύλλα ξηρὰ λαβὼν, ἢ τὴν ῥίζαν ἐπ᾽ ἀνθράκων θυμιάσας, εἰσπνέοι τὴν ἀναφερομένην λιγνύν. ἔστι δὲ δριμεῖα

---

nant, quod fane et atrius eft et refinofum, magis emollientis admodum et efficacis facultatis eft. At alterum, nempe Arabicum, quod dilucidius eft, magis deficcat quam emollientia. Igitur recens et humidum eft et contufum facile mollefcit, ad omnia, ad quae Seythicum, idoneum, at quod antiquius eft et admodum guftu amarum et acre et ficcum ab eorum, quae indurata molliunt, mediocritate excidit. Utuntur autem quidam illis et potiffimum Arabico et ad bronchocelas et hydrocelas, faliva matutina jejunaque fubigentes, ut emplaftri confiftentiam accipiat. Porro arabicum et calculos renum in potu fumptum frangere apparet, tum urinas ciere et crudorum flatuum difcurfus, praeterea laterum dolores et rupturas perfanare.

[7. De Bechio, tuffilagine.] Bechium inde adeo fic nuncupatum eft, quod bechas, hoc eft tuffes, et orthopnoeas, juvare fit creditum, fi quis folia arida, aut radicem in prunis urens afcendentem inde fuliginem infpiratu attrahat.

Ed. Chart. XIII. (164.)　　　　　　　　Ed. Baf. II. (78)

συμμέτρως, ὥστε καὶ ῥήσσειν ἀλύπως πεπιστεῦθαι τὰ κατὰ
τὸν θώρακα πάντ᾽ ἀποστήματα. τὰ μὲν δὴ χλωρὰ φύλλα
καὶ τὰ φλεγμαίνοντα μόρια δυσπέπτως ὀνίνησιν ἔξωθεν κα-
ταπλασσόμενα διὰ τὴν ἐπιμιξίαν τῆς ὑδατώδους ὑγρότητος,
ἧς ἅπαντα τὰ χλωρὰ καὶ ἁπαλὰ τὰ μὲν μᾶλλον, τὰ δ᾽ ἧττον
μετέχει. τὰ γὰρ ἤδη ξηρὰ φύλλα τοῦ βηχίου δριμυτέρας ἐστὶν
ἢ κατὰ τὰ φλεγμαίνοντα δυνάμεως.

[η΄. Περὶ βλίτου.] Βλίτον ἐδώδιμόν ἐστι λάχανον
ὑγρὸν καὶ ψυχρὸν τῇ κράσει ἐν τῇ δευτέρᾳ μάλιστα τῶν
εὐκράτων ἀποστάσει.

[θ΄. Περὶ βολβοῦ ἡμέρου.] Βολβὸς ἐσθιόμενος μὲν
ψυχρότερός τ᾽ ἐστὶ καὶ παχύτερος καὶ γλίσχρου χυμοῦ γεννη-
τικός. καὶ γὰρ δύσπεπτός τ᾽ ἐστὶ καὶ φυσώδης καὶ ἀφρο-
δισιαστικός. ἐπιπλαττόμενός γε διὰ τὸ πικρότητός τε ἅμα
καὶ στύψεως μετέχειν, στυπτικός τε καὶ κολλητικὸς γίνεται
καὶ δηλονότι ξηραντικός. ἐδείχθη γὰρ ὡς ἡ μὲν πικρότης
ἐν ταῖς ῥυπτικαῖς οὐσίαις ἐστὶν, ἡ δὲ στύψις ἐν ταῖς κολ-
λητικαῖς, ἡ δὲ ξηρότης ἀμφοτέραις ἠκολούθηκεν.

Eft antem modice acris, ut fine moleftia noxave omnes
thoracis abfceſſus credita fit rumpere. Sane folia virentia
partes cruda phlegmone obfeſſas illitu extrinfecus adjuvant,
nempe ob aqueae humiditatis admixtionem, quam omnia
viridia teneraque obtinent, alia plus, alia minus, nam
ficca bechii folia acriora funt quam ut phlegmonis con-
veniant.

[8. *De Blito.*] Blitum olus eft efculentum, humidae
frigidaeque temperiei, in fecundo maxime exceſſu a tem-
peratis.

[9. *De Bulbo fativo.*] Bulbus efculentus quidem
frigidiorem et craſſiorem lentumque fuccum procreat. Nam
et coctu difficilis eft et flatuofus et venerem provocans.
Attamen illitus ob amarorem fimul et aftrictionem abftergit
fimul et glutinat, et nimirum etiam exiccat. Eft enim often-
fum amarorem in extergentibus eſſe fubftantiis, aftrictionem
vero in glutinantibus. At ficcitas utramque confequitur.

(79) [ι΄. Περὶ βολβοῦ ἐμετικοῦ.] Βολβὸς ἐμετικὸς θερ-
μότερός ἐστι πολὺ τῆς τοῦ προειρημένου βολβοῦ κράσεως.

[ια΄. Περὶ βουβωνίου.] Βουβώνιον ἢ ἀστὴρ Ἀττικὸς,
ὠνόμασται μὲν ἀπὸ τοῦ πεπιστεῦσθαι βουβῶνας ἰᾶσθαι κα-
ταπλαττόμενόν τε καὶ περιαπτόμενον. ἔστι δὲ διαφορητικῆς
μετρίως δυνάμεως, ὅτι καὶ θερμόν ἐστι μετρίως καὶ οὐ σφο-
δρῶς οὐδὲ συντατικῶς ξηραίνει, καὶ μάλισθ᾽ ὅταν ἔτι μα-
λακὸν ᾖ καὶ νέον.

[ιβ΄. Περὶ βουγλώσσου.] Βούγλωσσον ὑγρὸν καὶ θερ-
μόν ἐστι τὴν κρᾶσιν, ὅθεν καὶ τοῖς οἴνοις ἐμβαλλόμενον εὐ-
φροσύνης αἴτιον εἶναι πεπίστευται. ἁρμόζει δὲ καὶ τοῖς διὰ
τραχύτητα φάρυγγος βήττουσιν ἐν μελικράτῳ ἀφεψόμενον.

[165] [ιγ΄. Περὶ Βουνίου.] Βούνιον, οἱ δὲ ἀρκτικὸν, τῶν
θερμαινόντων ἐστὶν εἰς τοσοῦτον ὡς οὐρητικόν τε εἶναι καὶ
καταμηνίων ἀγωγόν. καὶ τὸ ψευδοβούνιον δὲ παραπλησίως
αὐτῷ θερμόν ἐστιν.

[ιδ΄. Περὶ βουφθάλμου.] Βούφθαλμον ὠνόμασται μὲν
οὕτως ἀπὸ τῶν ἀνθῶν ἐοικέναι δοκούντων κατὰ τὸ σχῆμα

[10. De Bulbo vomitorio.] Bulbus vomitorius
multo eſt calidioris temperiei quam ſuperior.

[11. De Bubonio.] Bubonium aut after Atticus
nuncupatum eſt ita, quia creditum eſt bubonas ſanare, tum
illitum tum inguini alligatum. Eſt autem mediocriter di-
gerentis facultatis, quia videlicet et modice calidum eſt, neo
vehementer, nec ita deſiccat ut contendat, maxime quum
etiamnum molle ac recens fuerit.

[12. De Bugloſſo.] Bugloſſum humidae calidaeque
temperiei eſt. Itaque vinis injectum laetitiae ac hilaritatis
cauſa eſſe creditum eſt. Sed et iis, qui ob pharyngis aſpe-
ritatem tuſſiunt, coctum in melicrato convenit.

[13. De Bunio.] Bunium, alii Arcticum, adeo caleſa
cit, ut et urinam moveat et menſes provocet. Sed et pſeu-
dobunium ſimilis illi caliditatis eſt.

[14. De Buphthalmo.] Buphthalmum ſic appellatum
eſt a floribus, qui figura quidem boum oculis videantur

βοὸς ὀφθαλμῷ, ἐπί τε τήν γε χρόαν τοῖς τῆς ἀνθεμίδος ἐστὶν
ὁμοιότατα. μείζω δ᾽ ἐστὶν αὐτῶν συχνῷ καὶ δριμύτερα, καὶ
διὰ τοῦτο καὶ διαφορητικώτερα, μέχρι τοῦ καὶ σκληρίας ἰᾶ-
σθαι μιγνύμενα κηρωτῇ.

[ιέ. Περὶ βράθυος.] Βράθυ τῶν ἰσχυρῶς ξηραινόντων
ἐστὶ, κατά γε τὰς τρεῖς ποιότητας ἃς καὶ τῷ γεύεσθαι δια-
σημαίνει, παραπλησίως κυπαρίσσῳ, πλὴν ὅτι δριμύτερον αὐ-
τῆς ἐστι καὶ ὡς ἄν εἴποι τις ἀρωματικώτερον. αὐτῆς τε οὖν
ταύτης μετέχει τῆς ποιότητος ἧς εἴρηκα νῦν τῆς δριμείας,
ἐπὶ θερμῇ κράσει συνισταμένης, ἔτι τε πικρότητός τε καὶ στύ-
ψεως ἀμυδροτέρας ἢ κατὰ κυπάρισσον. ὅσον γὰρ ἐν δριμύ-
τητι πλεονεκτεῖ κυπαρίσσου, καὶ διὰ τοῦτο καὶ διαφορητι-
κώτερον. κολλῆσαι μὲν οὖν οὐ δύναται διὰ ῥώμην ξηρότη-
τος καὶ θερμότητος. εἰς τοσοῦτον γὰρ ἀμφοῖν τούτων μετ-
είληφεν, ὡς ἤδη συντατικὸν καὶ φλογῶδες ὑπάρχειν· εἰς δὲ
τὰς σηπεδόνας ὁμοίως ἁρμόττει κυπαρίσσῳ, καὶ μάλισθ᾽ ὅσαι
κακοηθέσταραί τ᾽ εἰσὶ καὶ χρονιώτεραι. φέρουσι γὰρ ἀλύπως
αὗται τὴν ἰσχὺν τοῦ φαρμάκου. καὶ τοίνυν καὶ τὰ μεμε-

aſſimiles, colore autem anthemidis floribus ſimillimi ſunt,
ſed multo tum majores tum acriores. Proinde et vehe-
mentius digerunt, adeo ut et duritias ſanent cerato mixti.

[15. *De Brathy ſabina.*] Sabina ex numero eſt for-
titer exiccantium, idque ſecundum tres qualitates, quas in
guſtu prae ſe fert, ſimiliter ut cupreſſus, niſi quod ea et
acrior eſt et ut ſic dixerim odoratior. Igitur hujus quam
modo dixi qualitatis eſt particeps, nempe acrimoniae con-
ſiſtentis in temperamento calido, praeterea amaroris et aſtri-
ctionis obſcurioris quam in cupreſſo, quantum enim ipſa
cupreſſum ſuperat in acrimonia, tantum ab ipſo ſuperatur
in aſtrictione. Quo manifeſtum eſt quod omnino calidior
eſt cupreſſo et ob id etiam potentius digerit. Itaque glu-
tinare nequit vulnera ob ſiccitatis et caliditatis robur, nam
illi tantum utriusque ineſt, ut etiam contendat et inflamma-
tionem afferat. At putredinibus ſimiliter ut cupreſſus ac-
commodari poteſt, maxime ubi rebelliores fuerint et diu-
turniores; nam hae citra noxam vim medicamenti perferunt.

Ed. Chart. XIII. [165.]   Ed. Baf. II. (79.)
λασμένα καὶ τὰ λίαν ῥυπαρὰ μετὰ μέλιτος ἀποκαθαίρει καὶ
ἄνθρακας ἀπολύει. διὰ δὲ τὴν λεπτομέρειαν καὶ καταμη-
νίων ἐστὶν ἀγωγόν, εἴπερ τι καὶ ἄλλο, καὶ δι' οὔρων αἷμα
κινεῖ, καὶ τὰ ζῶντα τῶν ἐμβρύων διαφθείρει, τὰ νεκρὰ δ'
ἐκβάλλει. κείσθω δὴ καὶ τοῦτο τὸ φάρμακον ἐν τῇ τρίτῃ
τῶν ἀποστάσεων κατά τε τὸ θερμαίνειν καὶ τὸ ξηραίνειν
ἐν τοῖς μάλιστα λεπτομερέσιν ὑπάρχον. ταῦτ' ἄρα καὶ μύ-
ροις μίγνυται καὶ μάλιστα τῷ γλευκίνῳ καὶ εἰς ἀντιδότους
ἐμβάλλεται παμπόλλας. ἔνιοι καὶ ἀντὶ κινναμώμου διπλάσιον
αὐτὸ βάλλουσι, λεπτυντικῆς τε γάρ ἐστι καὶ διαφορητικῆς
εἰ ποθείη δυνάμεως.

[ιστ'. Περὶ βρετανικῆς.] Βρετανικῆς τῆς πόας ἐστὶ
μὲν καὶ τὰ φύλλα στυπτικά τε καὶ κολλητικὰ τραυμάτων,
ὅμοια τοῖς τῶν ἀγρίων ὄντα λαπάθων, πλὴν ὅσον μελάν·
τερά τε καὶ δασύτερα φαίνεται. ἔστι δὲ ὁ ἐξ αὐτῶν χυλὸς
ὁμοίως στυπτικός, ὥστε καὶ ἕψοντες αὐτὸν ἀποτίθενταί τι-
νες ὡς δραστικώτατον τῶν στοματικῶν φαρμάκων. ἰᾶσθαι
γὰρ δοκεῖ καὶ τὰ ἤδη σηπόμενα.

Quin et quae atra funt reddita et admodum fordida, ea cum
melle expurgat. Carbunculos item folvit. Porro partium
tenuitate menfes quoque provocat ut fiquid aliud, et fan-
guinem per urinas movet. Foetum etiam viventem inter-
ficit et mortuum educit. Efto autem hoc medicamentum
tertii ordinis tum calefacientium tum deficcantium ex
numero eorum, quae vel maxime tenuium funt partium.
Et hoc utique nomine unguentis inditur et maxime glencino
et in multas antidotos injicitur. Quidam vero etiam cin-
namomi vice duplum ejus fubjiciunt. Eft enim extenuandi
et digerendi facultatis, fi epotum fuerit.

[16. *De Britanica.*] Britanicae herbae folia aftrin-
gentia funt et vulnerum glutinatoria, fimilia agreftium la-
pathorum foliis, nifi quatenus acriora funt et hirfutiora.
Sed et expreffus ex illis fuccus perinde natus eft aftringere,
itaque coctum quidam reponunt tanquam inter ori dicata
medicamenta efficaciffimum. Videtur enim fanare jam
etiam putrefcentia.

Ed. Chart. XIII. [165. 166.]   Ed. Baf. II. (79.)

[ιζ'. Περὶ βρόμου.] Βρόμος ἐστὶ μὲν ἕν τι τῶν ὀσπρίων, ἀλλ' ὡς φάρμακον ὁμοίαν ἔχει δύναμιν κριθῇ. κα- ταπλασσόμενον γὰρ ξηραίνει καὶ διαφορεῖ μετρίως τε καὶ ἀδήκτως. ἔστι δὲ καὶ ψυχρότερον ἀτρέμα τῇ κράσει καί τι καὶ στύψεως ἔχων, ὥστε καὶ τὰς κατὰ γαστέρα διαῤῥοίας ὠφελεῖν.

[166] [ιη'. Περὶ βρύου.] Βρύον θαλάττιον σύνθετόν ἐστιν ἐκ γεώδους τε ἅμα καὶ ὑδατώδους οὐσίας ἀμφοτέρων ψυχρῶν. στύφει τε γὰρ γενόμενον καὶ πάνθ' ὅσα θερμὰ καταπλασσόμενον ἐναργῶς ἐμψύχει τε καὶ ὠφελεῖ.

[ιθ'. Περὶ βρύου ἢ καὶ σπλάγχνου.] Βρύον, ἔνιοι δὲ σπλάγχνον. εὑρίσκεται μὲν ἐπὶ δρυσὶ καὶ πεύκαις καὶ λεύκαις. ἔχει δὲ καὶ δύναμιν στυπτικὴν οὐκ ἰσχυράν. οὐδὲ γὰρ ψυ- χρὸν ἱκανῶς ἐστιν, ἀλλ' ἐγγύς πως τοῖς μέσοις, ὅτι καὶ δια- φορητικῆς τε καὶ μαλακτικῆς μετείληφε δυνάμεως καὶ μάλι- στα τὸ ἐπὶ κεδρίνων εὑρισκόμενον ξύλων.

Κεφ. γ'. [α'. Περὶ γαλλίου.] Γάλλιον ὠνόμασται μὲν ἀπὸ τοῦ τὸ γάλα πηγνύναι. παραπλήσιον δ' ἐστὶν ἀπαρίνῃ

[17. De Bromo.] Bromus unum eſt ex leguminibus, verum ut medicamentum ſimilem hordeo vim obtinet. Nam illitum deſiccat et digerit mediocriter et ſine morſu. Temperiem autem habet paulo frigidiorem. Nonnihil etiam aſtrictionis obtinet, ut ventris profluvia juvet.

[18. De Byro Alga.] Alga compoſita eſt ex terrena et aquea eſſentia, utraque frigida. Siquidem et guſtum aſtringit, et calidis quibusvis illitum, ea evidenter refrige- rat et adjuvat.

[19. De Byro muſco.] Muſcus, quidam vero ſplanchnon. Invenitur autem in quercubus et piceis et populis albis. Vim habet aſtringentem invalidam. Nec enim multum eſt frigidum, ſed proxime ferme mediis, quia videlicet et digerendi et molliendi facultatis eſt particeps, maxime quod in cedrinis lignis reperitur.

Cap. III. [1. De Gallio.] Gallium inde adeo no- men ſortitum eſt ſuum, quod lac cuagulet. Aſſimile autem

Ed. Chart. XIII. [166.]   Ed. Baf. II. (79.)
δύναμιν ἔχον ξηραντικὴν καὶ ὑπόδριμυν. τὸ δὲ ἄνθος αὐτοῦ
πρὸς αἱμοῤῥαγίας ἁρμόττειν δοκεῖ καὶ πυρίκαυστα ἰᾶσθαι.
ἔστι δὲ εὔοσμόν τε καὶ τῇ χροιᾷ μήλινον.
[β'. Περὶ γεντιανῆς.] Γεντιανή. ταύτης τῆς πόας ἡ
ῥίζα δραστήριος ἱκανῶς ἐστιν, ἵνα χρὴ λεπτῦναί τε καὶ δια-
καθῆραι, καὶ ἀποῤῥύψαι καὶ ἐκφράξαι, καὶ οὐδὲν θαυμαστὸν
εἰ ταῦτα δύναται πικρὰ σφοδρῶς ὑπάρχουσα.
[γ'. Περὶ γιγάρτων.] Γίγαρτα ξηρὰ μέν ἐστι κατὰ
τὴν δευτέραν τάξιν, ψυχρὰ δὲ κατὰ τὴν πρώτην. ἡ δ' οὐσία
παχυμερὴς αὐτῶν ἐστι καὶ γεώδης, ὡς τῇ γεύσει δηλοῦται·
στρυφνὰ γὰρ φαίνεται. καὶ ἡ πεῖρα διδάσκει. πᾶσι γὰρ τοῖς
κατὰ γαστέρα πάθεσι τοῖς ῥοώδεσιν ἱκανῶς ἁρμόττει.
[δ'. Περὶ γιγγιδίου.] Γιγγίδιον, ὥσπερ τῇ γεύσει πι-
κρότητός τε καὶ στύψεως μετέχει, οὕτως καὶ τῇ κράσει θερ-
μότητός τε καὶ ψύξεως. ξηραντικὸν δ' ἐστὶν κατ' ἀμφοτέ-
ρας τὰς ποιότητας, καὶ μέντοι καὶ εὐστόμαχον, ὅτι στύψεως

eſt aparinae, facultatem obtinens exiccatoriam et ſubacrem.
Flos ejus ſanguinis profluviis competere videtur et combuſtis
mederi. Eſt autem boni odoris et coloris lutei.

[2. *De Gentiana.*] Gentiana. Hujus herbae radix
multum eſt efficax, quum opus eſt extenuatione, purgatione,
abſterſione, obſtructionis liberatione. Nec mirum ſi haec
poſſit, quum impenſe ſit amara.

[3. *De Gigartis, acinorum uvae nucleis.*] Acinorum
uvae nuclei ex ſecundo ordine ſunt exiccantium, refrige-
rantium vero primo. Subſtantia eorum craſſarum partium
eſt et terrena, cui guſtus indicio eſt, nimirum quum acerbi
appareant. Quin et experientia comprobat. Nam omni-
bus ventris cum profluvio junctis affectibus impendio con-
ferunt.

[4. *De Gingidio*] Gingidium ſicut guſtu amarorem
et aſtrictionem praefert, ſic temperie quoque ipſa caliditá-
tem et frigiditatem. Secundum utranque vero qualitatem
deſiccatorium eſt. Sed enim ſtomacho amicum eſt, utpote
non parvam obtinens aſtrictionem. Quamobrem non ad-

Ed. Chart. XIII. [166. 167.]　　　　　Ed. Baf. II. (79. 80.)
οὐκ ὀλίγης μετείληφε. θερμασίαν μὲν οὖν οὐ πάνυ τι σαφῆ
κέκτηται. ξηραίνει δὲ κατὰ τὴν δευτέραν ἀπόστασιν.

(80) [ε΄. Περὶ γλαυκίου.] Γλαύκιον στύφει μετά τινος
ἀηδίας, ἀλλὰ καὶ ψύχει σαφῶς οὕτως, ὥστε θεραπεύειν μό-
νον ἐρυσιπέλατα πολλάκις, ὅσα γε μὴ ἰσχυρά. καὶ ἔστιν ἡ
κρᾶσις αὐτοῦ σύνθετος ἐξ ὑδατώδους τε καὶ γεώδους οὐ-
σίας, ψυχρῶν μὲν ἀμφοῖν, οὐ μὴν ἄκρως, ἀλλ' οὕτως ὡς
ὕδωρ κρηναῖον.

[στ΄. Περὶ γλαυκός.] Γλαὺξ ἡ πόα· καὶ αὐτὴ γάλα-
κτος εἶναι δοκεῖ γεννητική. καὶ εἴπερ τοῦτο οὕτως ἔχει, θερμὴ
ἄν πως εἴη καὶ ὑγρὰ τὴν κρᾶσιν.

[167] [ζ΄. Περὶ γλήχωνος.] Γλήχων. καὶ αὕτη ἡ πόα ὡς
ἂν δριμεῖά τε καὶ ὑπόπικρος οὖσα θερμαίνει τε καὶ λεπτύνει
σφοδρῶς. ἱκανὸν δὲ τεκμήριον τοῦ μὲν θερμαίνειν ὅτι κα-
ταπλαττομένη φοινίσσει, καὶ εἰ ἐπιμένοι, ἐπὶ πλέον ἑλκοῖ·
τῷ δὲ λεπτύνειν, ὅτι τά τ' ἐκ θώρακος καὶ πνεύμονος ὑγρὰ
παχέα καὶ γλίσχρα ῥᾳδίως ἀναπτύεσθαι ποιεῖ καὶ κατα-
μήνια προτρέπει.

modum conſpicuam caliditatem poſſidet, ſecundo autem
receſſu deſiccat.

[5. De Glaucio.] Glaucium aſtringit cum quadam
inſuavitate. Tum adeo maniſeſte refrigerat, ut ſolum ſaepe
eryſipelata, utique ſi valentia non fuerint, curare poſſit.
Mixtura ejus compoſita eſt ex aquea terreaque ſubſtantia,
utraque ſane frigida, verum non ſumme, ſed ceu aqua
fontana.

[6. De Glauce.] Glaux herba. Et ipſa lactis gene-
randi vim obtinere videtur. Quod ſi ſit, calida quodammo-
do humidaque temperamento fuerit.

[7. De Glico, Pulegio.] Pulegium. Et haec herba,
quandoquidem acris et ſubamara eſt, valde tum calefacit,
tum extenuat. Porro quod calefaciat, abunde magnum eſt
indicium quod illa lubriſicat, et ſiquis diutius toleret, exul-
cerat quoque. Quod vero extenuet, ſatis indicat, quum
humida, craſſa et lenta, ex thorace et pulmone excreatu
facilia faciat menſesque moveat.

Ed. Chart. XIII. [167.]   Ed. Baf. II. (80.)
[η'. Περὶ γλοιοῦ.] Γλοιὸς μετρίως ἐστὶ καὶ μαλακτικός.
[θ'. Περὶ γλυκυρίζης.] Γλυκύριζα. τούτου τοῦ θά-
μνου τῶν ῥιζῶν ὁ χυλὸς μάλιστ' ἐστὶ χρήσιμος ὁμοίως ταῖς
ῥίζαις αὐτοῦ γλυκὺς ὑπάρχων, ἅμα βραχείᾳ τινὶ στύψει. διὸ
καὶ τραχύτητας ἐκλεαίνειν πέφυκεν, οὐκ ἐν ἀρτηρίᾳ μόνον,
ἀλλὰ καὶ ἐν ψωρώδει κύστει, τῷ μετρίῳ τῆς κράσεως· εἴη
ἂν οὖν ἡ φύσις αὐτοῦ οἰκεία τῆς ἡμετέρας κράσεως· τοιοῦ-
τον γὰρ ἐδείχθη τὸ γλυκύ. προσούσης δέ τινος καὶ στύψεως, ἡ
σύμπασα κρᾶσις αὐτῆς, ὅσον ἐπὶ θερμότητι καὶ στύψει, κατὰ
τὴν χλιαρὰν μάλιστα ἂν εἴη θερμασίαν, ἐγγυτάτω τῆς συμ-
μέτρου. ἐπεὶ δὲ καὶ ὑγρόν ἐστι τῇ κράσει τὸ μετρίως γλυ-
κὺ, δεόντως ἄδιψόν ἐστι τὸ φάρμακον, ὑγρόν τε ἅμα με-
τρίως καὶ ψυχρότερον ὑπάρχον τῆς ἀνθρώπου φύσεως. φησὶ
δ' ὁ Διοσκουρίδης τὴν ῥίζαν ξηρὰν λεανθεῖσαν πτερυγίων
ἐπιτήδειον γίνεσθαι κατάπαστον φάρμακον.
[ι'. Περὶ γλυκυσίδης.] Γλυκυσίδην, ἣν καὶ πεντόροβον

[8. De Gloeo, ſtrigmentis balneorum.] Gloeos mo-
dice emolliendi vim obtinet.

[9. De Glycyrhiza, dulci radice.] Glycyrhiza.
Hujus fruticis radicum ſuccus in primis utilis eſt, ſimiliter
ut ejus radices, dulcis ſimulque leviter adſtringens.   Pro-
inde aſperitates lenire poteſt, nec modo in arteria, verum
etiam veſica ſcabra, idque temperiei mediocritate.   Quo-
circa fuerit ſane natura ejus familiaris noſtrae temperiei;
nam tale monſtratum eſt eſſe dulce, ſed quum adſtrictio
quaedam adjuncta ſit,   univerſum ejus temperamentum
quantum ex caliditate et adſtrictione eſt   tepidae potiſſimum
caliditatis fuerit, quam proxime accedens ad temperamen-
tum.   Porro quoniam temperie quoque eſt humidum id,
quod modice eſt dulce, jure ſane etiam ſiti congruens me-
dicamentum eſt, nimirum modice humidum, ſimul et hu-
mana natura frigidius.   Refert Dioſcorides radicem ſiccam
ad laevorem redactam, pterygiorum unguium oculorum
idoneum eſſe illitu remedium.
[10. De Glycyſide, Paeonia.] Glycyſida, quam pen-

ΤΩΝ ΑΠΛΩΝ ΦΑΡΜΑΚΩΝ ΒΙΒΛΙΟΝ Ζ. 859

Ed. Chart. XIII. [167.]   Ed. Baf. II. (80.)

ὀνομάζουσι καὶ παιονίαν, ῥίζαν ἀτρέμα στύφουσαν ἔχει μετά
τινος γλυκύτητος, ἐπὶ πλέον δὲ μασωμένη καὶ δριμύτητος
ὑποπίκρου. ταῦτ᾽ ἄρα καταμήνιά τε κινεῖ, μέγεθος ἀμυγδά-
λου σὺν μελικράτῳ πινομένη· κόπτειν δὲ δηλονότι χρὴ καὶ
διαττᾷν αὐτὴν καὶ οὕτως ἐπιπάττειν. ἐκκαθαίρει δὲ καὶ ἧπαρ
ἐμπεφραγμένον καὶ νεφρούς. ἀλλὰ ταῦτα μὲν ᾗ δριμεῖά τέ
ἐστι καὶ ὑπόπικρος ἐργάζεσθαι πέφυκεν, ᾗ δ᾽ ἔχει τι καὶ
στυπτικὸν, ἵστησι τὰ κατὰ τὴν γαστέρα ῥεύματα. χρὴ δ᾽
αὐτὴν ἐν οἴνῳ τηνικαῦτα τῶν αὐστηρῶν τινι καθεψήσαντα
πίνειν. ὅλως δὲ ξηραντικὴ τὴν δύναμίν ἐστιν ἰσχυρῶς, ὥστ᾽
οὐκ ἂν ἀπελπίσαιμι καὶ περιαπτομένην αὐτὴν εὐλόγως πε-
πιστεῦσθαι παιδίων ἐπιληψίας ἰᾶσθαι. καὶ οἶδά γέ ποτε
παιδίον ὀκτὼ μησὶ μηδ᾽ ὅλως ἐπιληφθὲν ἐξ ὅτου τῆς ῥίζης
ἐφόρει, ὡς δ᾽ ἀπερρύη πως ἀπο τοῦ τραχήλου τὸ περιάπτον,
εὐθὺς ἐπελήφθη, καὶ αὖθίς τε περιαφθέντος ἑτέρου πάλιν
ἀμέμπτως εἶχεν. ἔδοξε δέ μοι κάλλιον εἶναι καὶ αὖθις ἀφε-
λεῖν αὐτὸ πείρας ἕνεκα, καὶ οὕτω πράξαντες, ἐπειδὴ πάλιν

torobon et paeoniam nuncupant, radicem habet leviter
adftringentem cum quadam dulcedine, ac fi plufculum den-
tibus mandas, acrimoniam item quampiam fubamaram fub-
effe percipies. Proinde menfes ciet ex melicrato amygdali
pota quantitate, fane tundere eam neceffe eft, ac ita cri-
bratam infpergere. Expurgat porro etiam jecur obftructum
et renes, fed haec efficere nata eft, qua acris et fubamara
eft, qua vero quiddam etiam adftrictorium obtinet, in ven-
tre provenientes fluxiones fiftere poteft, caeterum eam tunc
in aufterorum vinorum quopiam decoctam potare convenit.
Eft porro omnino reficcatoria. Eapropter haud defperave-
rim eam, quod merito creditum eft, ex collo pueris fnfpen-
fam comitialem morbum fanare. Equidem vidi puellum
quandoque octo totis menfibus morbo comitiali liberum,
ex quo hanc radicem geftavit, ac poftea forte fortuna quum
quod a collo fufpenfum erat decidiffet, protinus denuo con-
vulfione correptum, rurfusque fufpenfo in locum illius
alio inculpate poftea egiffe. Porro vifum eft mihi fatius

Ed. Chart. XIII. [167. 168.]　　　　　Ed. Baf. II. (80.)

ἐσπάσθη, μέγα τε καὶ πρόσφατον μέρος τῆς ῥίζης ἐξηρτήσαμεν αὐτοῦ τοῦ τραχήλου, κἀντεῦθεν ἤδη τοῦ λοιποῦ τελέως ὑγιὴς ἐγένετο ὁ παῖς καὶ οὐκέτ᾽ ἐπελήφθη. εὔλογον οὖν ἦν ἢ ἀποῤῥέοντά τινα τῆς ῥίζης μόρια, κἄπειτα διὰ τῆς εἰσπνοῆς ἑλκόμενα, θεραπεύειν οὕτω τοὺς πεπονθότας τόπους ἢ καὶ τοῦ ἀέρος αὐτοῦ τρεπομένου καὶ ἀλλοιουμένου πρὸς τῆς ῥίζης. [168] οὕτω γάρ τοι καὶ ὁ Κυρηναῖος ὀπὸς ὀνίνησι γαργαρεῶνα φλεγμαίνοντα καὶ τὸ πεφρυγμένον μελάνθιον ἐναργῶς ξηραίνει κατάῤῥους καὶ κορύζας, εἴ τις δήσας αὐτὸ θερμὸν εἰς ὀθόνιον ἀραιὸν ἐπισπᾶτο συνεχῶς τὴν ἐξ αὐτοῦ θερμότητα διὰ τῆς κατὰ τὰς ῥῖνας εἰσπνοῆς. καὶ μὲν δὴ εἰ λίνα πλείονα, καὶ μάλιστα ἀπὸ θαλασσίας πορφύρας, περιβαλὼν ἐχίδνης τραχήλῳ πνίξειας αὐτοῖς τὴν ἔχιδναν, εἶτα περιάπτοις ἕκαστον τῶν λίνων τῷ τραχήλῳ, θαυμαστῶς ὀνίνησι παρίσθμιά τε καὶ ὅσα περὶ τράχηλον ἐκβλαστάνει. περὶ μὲν οὖν τῶν τοιούτων κἂν ἰδίᾳ ποτὲ διέλθοιμι. τῆς δὲ παιονίας τὴν κρᾶσιν ἰστέον εἶναι λεπτομερῆ τε καὶ ξηραντικὴν, οὐ

effe rurfum id collo detrahere, certioris experientiae gratia. Id quum fecissem, ac puer iterum esset convulsus, magnam recentis radicis partem ex collo ejus suspendimus, ac deinceps prorsum sanus effectus est puer, nec postea convulsus est. Rationabile itaque erat, aut partes quaspiam a radice defluentes, ac deinde per inspirationem attractas, affectos ita locos curare, aut aërem a radice assidue mutari et alterari. Nam hoc pacto succus Cyrenaicus columellam phlegmone affectam juvat, et melanthium frictum palam catarrhos et coryzas desiccat, si quis id in calidum linteum rarum liget, assidueque calorem ex eo per inspirationem in nares attrahat. Quin etiam si compluribus liniis, et maxime marinae purpurae, collo viperae injectis, illis viperam praefoces, eaque postea cujuspiam collo obvincias, mirifice profuerit tum paristhmiis tum omnibus iis quae in collo expullulant. Sane de talibus privatim aliquando forte confcrib Ac nunc paeoniae cognofcendum temperamentum est tum exiccatorium tum tenuium esse partium,

Ed. Chart. XIII. [168.]   Ed. Baf. II. (80.)

μὴν ἐπιφανῶς γε θερμήν, ἀλλ᾽ ἤτοι σύμμετρον ἢ βραχεῖ τινι
θερμοτέραν.

[ια΄. Περὶ γναφαλίου.] Γναφάλιον. ὠνόμασται μὲν οὕ-
τως ἀπὸ τοῦ φύλλοις αὐτοῦ μαλακοῖς οὖσιν ἀντὶ γναφά-
λων χρῆσθαι. ἔστι δὲ λευκὰ καὶ μετρίως στύφοντα, καὶ διὰ
τοῦτό τινες αὐτὸ διδόασι δυσεντερικοῖς μετά τινος τῶν αὐ-
στηρῶν οἴνων.

[ιβ΄. Περὶ γογγυλίδος.] Γογγυλίδος τὸ σπέρμα πρὸς
ἀφροδίσια παροξύνει, φυσώδους πνεύματος ὑπάρχον γεννη-
τικόν. οὕτω δὲ καὶ ἡ ῥίζα δύσπεπτός τε καὶ φυσώδης ἐστὶ
καὶ σπέρματος γεννητική.

Κεφ. δ΄. [α΄. Περὶ δαμασωνίου.] Δαμασώνιον ἢ καὶ
ἄλισμα. περὶ ταύτης τῆς πόας ἐν τῷ τρίτῳ Διοσκουρίδης
λέγει ὡς τῆς ῥίζης, εἰ ποθείη, δυσεντερίας ἰωμένης καὶ κοι-
λίαν ἱστάσης καὶ οἰδήματα πραϋνούσης. ἡμεῖς δὲ τούτων
μὲν οὐκ ἐπειράθημεν· ὅτι δὲ τοὺς ἐν νεφροῖς συνισταμέ-
νους λίθους θρύπτει τὸ ὕδωρ πινόμενον, ἐν ᾧπερ ἂν ἑψη-
θεῖσα τύχῃ πεπειράμεθα. δῆλον οὖν ὅτι ῥυπτικήν τινα δύ-
ναμιν ἔχει.

haud tamen infiguiter calidum, fed aut fymmetrum, aut
pauxillo calidius.

[11. De Gnaphalio.] Gnaphalium inde adeo nominatum
eft, quod foliis ejus mollibus pro fomento utantur. Sunt au-
tem candida et modice aftringunt. Ac proinde quidam id
exhibent ex aufterorum vinorum quopiam dyfentericis.

[12. De Gongylide, rapa.] Gongylidis femen vene-
rem excitat, utpote fpiritum flatuofum procreans. Sic et
radix coctu difficilis eft, inflatque et femen generat.

Cap. IV. [1. De Damafonio feu alismate.] Da-
mafonium aut alisma. De hac herba in tertio libro tradit
Diofcorides, quod radix ejus epota dyfenterias fanet et
alvum fiftat, atque oedemata mitiget. Sed nos ea quidem
experti non fumus. Quod autem conftitutos in renibus
calculos aqua, in qua devocta fuerit, pota comminuat, id
certe experti fumus. Ex quo liquet quod abfterforiam
quandam facultatem obtinet.

Ed. Chart. XIII. [168.]   Ed. Baf. II. (80. 81.)
[β'. Περὶ δαυκου.] Δαῦκος, ὃν δή τινες σταφυλῖνον
ὀνομάζουσιν. ὁ μὲν ἄγριος ἧττον ἐδώδιμος τοῦ ἡμέρου,
σφοδρότερος δ᾽ ἐν πᾶσιν· ὁ δὲ ἥμερος ἐδώδιμος μὲν, ἀσθε-
νέστερος δέ. δριμείας δέ ἐστι καὶ θερμαντικῆς δυνάμεως, καὶ
διὰ τοῦτο καὶ λεπτυντικῆς. ἡ μὲν οὖν ῥίζα πρὸς τοῖς εἰρη-
μένοις καὶ φυσῶδές τι κέκτηται καὶ ἀφροδισιαστικόν. τὸ δὲ
σπέρμα τὸ μὲν τοῦ ἡμέρου ἔχει μέν τι καὶ αὐτὸ παρο-
ξυντικὸν εἰς ἀφροδίσια, τὸ δὲ τοῦ ἀγρίου τελέως ἐστὶν
ἄφυσον, καὶ διὰ τοῦτο διουρητικόν τε καὶ καταμηνίων ἐστὶ
κινητικόν.

(81) [γ'. Περὶ τοῦ δαύκου σπέρματος.] Δαύκου τῆς
πόας τὸ σπέρμα θερμαντικὸν ἱκανῶς ἐστιν, ὡς οὐρητικόν
τε φάρμακον ὑπάρχειν ἐν τοῖς μάλιστα δραστήριον, ἐμμήνων
τε κινητικόν. ἔστι δὲ καὶ διαφορητικὸν ἱκανῶς ἔξωθεν ἐπι-
τιθέμενον. καὶ ἡ πόα δ᾽ αὐτῆς παραπλησίας μέν ἐστι δυ-
νάμεως, ἀσθενεστέρας δὲ ἢ κατὰ τὸ σπέρμα διὰ τὴν τῆς
ὑδατώδους ὑγρότητος ἐπιμιξίαν. ἔστι γε μὴν καὶ αὕτη θερ-
μὴ τὴν κρᾶσιν.

[2. De Dauco.] Daucus, quem quidam etiam ſta-
phylinum nuncupant, agreſlis qnidem domeſtico minus eſt
eſui idoneus, caeterum in omnibus vehementior, at do-
meſticus eſui aptior, ſed imbecillior. Acrem et calefaciendi
facultatem obtinet, ac proinde etiam extenuandi. Certe
radix praeter jam comprehenſa flatuoſum quiddam obtinet
ac venereum. Semen autem domeſtici quidem et ipſum
quandam ad venerem ciendi potentiam poſſidet. Agreſtis
vero plane flatu caret, ac proinde urinam menſesque ciet.
[3. De Dauci ſemine.] Dauci herbae ſemen cale-
faciendi vehementer facultatem habet, adeo ut inter prima
efficax ſit tum urinae movendae medicamentum, tum menſi-
bus provocandis. Multum etiam digerere per halitum foris
impoſitum valet. Ipſa vero herba ſimilem quidem vim ob-
tinet, tamen ſemine infirmiorem, nimirum ob aqueae hu-
miditatis mixturam, quanquam utique et ipſa calida ſit
temperie.

Ed. Chart. XIII. [169.]   Ed. Baf. II. (81.)

[169] [δ'. Περὶ δάφνης τοῦ δένδρου.] Δάφνης τοῦ
δένδρου καὶ τὰ φύλλα καὶ ὁ καρπὸς ξηραίνει καὶ θερμαί-
νει αφοδρῶς, καὶ μᾶλλον ὁ καρπὸς αὐτῆς τῶν φύλλων. ὁ
δὲ φλοιὸς τῆς ῥίζης ἧττον μέν ἐστι δριμὺς καὶ θερμὸς, μᾶλ-
λον δὲ πικρὸς, καί τι καὶ στύψεως ἔχει. ταῦτ᾿ ἄρα καὶ λί-
θους θρύπτει καὶ ἥπατι ὠφελεῖ. πίνεται δὲ σὺν οἴνῳ
εὐώδει τριοβόλου σταθμός.

[ε'. Περὶ δάφνης τῆς πόας.] Δάφνης τῆς πόας, ἣν καὶ
Ἀλεξανδρείαν ὀνομάζουσιν, ἡ κρᾶσις ἐναργῶς ἐστι θερμὴ, καὶ
γευομένοις ἐστὶ δριμεῖά τε καὶ ὑπόπικρος, καὶ πινομένοις
ἔμμηνά τε καὶ οὖρα προτρέπει. τῆς δὲ χαμαιδάφνης καὶ
ἐσθίονται οἱ ἀπαλοὶ κλῶνες. παραπλησία δὲ καὶ ἥδε τὴν
δύναμίν ἐστι τῇ Ἀλεξανδρείᾳ δάφνῃ, καθάπερ καὶ τὸ δα-
φνοειδὲς ὀνομαζόμενον.

[ς'. Περὶ δικτάμνου.] Δίκταμνον ἐκ λεπτομερεστέρας
ἐστὶν οὐσίας ἢ κατὰ γλήχωνα. τὰ δ᾿ ἄλλα παραπλήσιον
αὐτῇ. τὸ δὲ καλούμενον ψευδοδίκταμνον ἀσθενέστερον εἰς
ἅπαντα τοῦ δικτάμνου.

[4. *De daphne, lauro.*] Lauri arboris et folia et
fructus deficcant et calefaciunt vehementer, plusque etiam
fructus quam folia. At radicis cortex minus quidem acris
eft et calidus, plus tamen amarus, habetque etiam aftrictionis
nonnihil. Quamobrem et calculos confringit et jecori
prodeft. Bibitur ex vino fragrante trium obolorum pon-
dere.

[5. *De daphne herba.*] Daphnes herbae, quam et
Daphnen Alexandrinam appellitant, temperamentum evi-
denter eft calidum, et guftantibus ea acris fimul eft et fub-
amara, potaque tum urinas tum menfes prolicit. Porro
chamaedaphnes germina tenera edi quoque affolent. Eft
autem perfimilis viribus Daphnae Alexandrinae, ficut fane
et quod Daphnoides nuncupant.

[6. *De dictamno.*] Dictamnum tenuiore effentia
conftat quam pulegium, caetera illi fimile. At quod vocant
pfeudodictamnum, ad omnia imbecillius dictamno eft.

Ed. Chart. XIII. [169.]   Ed. Baf. II. (81.)

[ζ'. Περὶ διψάκου.] Διψάκου τῆς ἀκάνθης ἡ ῥίζα ξη-
ραντικὴ τάξεως δευτέρας ἐστὶν, ἔχει δέ τι καὶ ῥυπτικόν.

[η'. Περὶ δορυκνιδίου.] Δορυκνίδιον ὅμοιον τῇ κράσει
μήκωνι καὶ μανδραγόρᾳ καὶ τοῖς οὕτω ψυκτικοῖς ἐστιν, ἐπι-
κρατούμενον, ὑδατώδει ψυχρότητι πάνυ δραστηρίῳ. καροῖ
μὲν γὰρ ὀλίγον, ἀναιρεῖ δὲ πλέον συλληφθέν.

[θ'. Περὶ δρακοντίου.] Δρακόντιον ἔχει μέν τι παρα-
πλήσιον ἄρῳ καὶ τοῖς φύλλοις καὶ τῇ ῥίζῃ. δριμύτερον δέ
ἐστιν αὐτοῦ καὶ πικρότερον, καὶ διὰ τοῦτο καὶ θερμαντι-
κώτερόν τε καὶ λεπτομερέστερον. ἔχει δέ τινα καὶ στύψιν
βραχεῖαν, ἧς συνιούσης ταῖς προειρημέναις δύο ποιότησι, τῇ
τε δριμείᾳ καὶ τῇ πικρᾷ, δραστήριον γίγνεται τὸ φάρμακον
ἐν τοῖς μάλιστα. καὶ γὰρ ἡ ῥίζα διακαθαίρει τὰ σπλάγχνα
πάντα, τοὺς παχεῖς μάλιστα καὶ γλίσχρους λεπτύνουσα χυ-
μούς, καὶ τῶν κακοήθων ἑλκῶν ἄριστόν ἐστι φάρμακον, ἀπο-
καθαίρει τε καὶ ἀποῤῥύπτει γενικῶς τά τ' ἄλλα τὰ ῥύψεως
δεόμενα καὶ ἀλφοὺς σὺν ὄξει. τά τε φύλλα, παραπλήσιον

[7. De dipfaco.] Dipfaci fpinae radix eft fecundo
ordine cxiccatoria, habetque nonnihil et abfterforium.

[8. De dorycnio.] Dorycnium temperamento papa-
veri fimile eft et mandragorae ac caeteris quae parem ha-
bent refrigerandi potentiam, excellit et frigiditate aquea
admodum efficaci. Quamobrem pauculum quidem foporem
conciliat, plufculum vero fumptum interimit.

[9. De dracunculo.] Dracontium quiddam aro per-
fimile obtinet tum foliis tum radice, caeterum illo tum
acrius eft tum amarius, ac proinde calefactorium magis et
tenuiorum partium. Habet etiam leviculam quandam aftri-
ctionem, quae quandoquidem cum comprehenfis duabus
qualitatibus, acri et amara, conjuncta eft, medicamentum
factum eft ut quae maxime efficax. Nam radix vifcera
omnia expurgat, craffos potiffimum et lentos fuccos exte-
nuans, optimumque remedium eft contumacium ulcerum.
Expurgat quoque extergitque profecto ftrenue tum alia,
quae exterfionem defiderant, tum vitiliginem cum aceto,

ἔχοντα δύναμιν ἕλκεσί τε καὶ τραύμασι νεοτρώτοις ἁρμόττει,
καὶ ὅσῳ ἂν ἧττον ᾖ ξηρὰ τοσοῦτον μᾶλλον κολλᾷ. τὰ γὰρ
ξηρότερα δριμύτερα τὴν δύναμίν ἐστιν ἢ ὡς τραύμασι ´ πρέ-
πει. πεπίστευται δὲ καὶ τυρὸν ὑγρὸν ἄσηπτον διαφυλάττειν,
ἔξωθεν αὐτῷ περιτιθέμενον, διὰ τὴν τῆς κράσεως ξηρότητα.
ὁ δὲ καρπὸς ἰσχυρότερος οὐ τῶν φύλλων μόνον, ἀλλὰ καὶ
τῆς ῥίζης ἐστὶν, ὥστε καὶ καρκίνους καὶ πολύποδας ἐκτή-
κειν πεπίστευται. καὶ ὁ χυλὸς δ᾽ αὐτοῦ τὰ ἐν ὀφθαλμοῖς
ἀποκαθαίρει.

[170] [ι´. Περὶ δρυοπτερίδος.] Δρυοπτερὶς μικτῆς
ἐστι γενομένῳ ποιότητος γλυκείας δριμείας ὑποπίκρου, κατὰ
δὲ τὴν ῥίζαν καὶ στρυφνῆς. δύναμιν δ᾽ ἔχει σηπτικὴν, ὅθεν
καὶ τρίχας ψιλοῖ.

[ια´. Περὶ δρυός.] Δρυὸς ἅπαντα μὲν τὰ μόρια στυ-
φούσης μετέχει ποιότητος, ἐπιπλέον δὲ τὸ ἐν τῷ φλοιῷ τοῦ
πρέμνου τὸ ὑμενῶδες, καὶ τὸ ὑπὸ τῷ κελύφει τῆς βαλάνου,
τὸ ἐπὶ τῇ σαρκὶ τοῦ καρποῦ. διὸ καὶ πρὸς ῥοῦν γυναι-

tum folia item, utpote fimilem facultatem habentia, ulceribus
vulneribusque recens inflictis accommoda funt, et quanto
minus fuerint ficca, tanto magis conglutinant. Nam quae
ficciora funt, viribus funt acrioribus quam ut vulneribus
conveniant. Creditum quoque eft cafeum humidum, fi
illis foris tectus reponatur, ob temperiei illorum ficcitatem
a putredine confervari. Fructus valentior eft non foliis
tantum, fed et radice. Itaque et cancros et polypodas eli-
quare creditus eft. Succus quoque ejus vitia oculorum
expurgat.

[10. De Dryopteride, filicula.] Dryopteris guftu
mixtam qualitatem praefert, dulcem, acrem, fubamaram,
in radice vero item acerbam. Facultatem habet fepticam,
proinde etiam pilis glabram cutem efficit.

[11. De Drve, quercu.] Quercus partes omnes aftrin-
gentis qualitatis participes funt, fed plus tamen habet quae
in trunci cortice membrana fubeft, tum quae fub glandis
ipfius caliculo, ea videlicet, quae fructus carnem conveftit,

κεῖον, αἵματός τε πτύσεις καὶ δυσεντερίας καὶ γαστρὸς ῥεύ-
ματα χρόνια χρήσιμον εἶναι πεπίστευται, μάλιστα δ᾽ ἀφέ-
ψοντες αὐτῷ χρῶνται. σφοδρότερον δ᾽ ἔτι στύφει φηγὸς
καὶ πρῖνος, εἴτ᾽ οὖν εἴδη δρυὸς ὀνομάζειν αὐτά τις εἴτε
καὶ διαφέρειν ὅλῳ τῷ γένει βούλοιτο. καὶ δὴ καὶ τὰ φύλλα
τὰ μὲν τούτων τῶν φυτῶν ἁπαλὰ καταπλασσόμενα ξηραί-
νειν οὐκ ἀγεννῶς πέφυκε, τὰ δὲ τῆς ἑτέρας δρυὸς ἧττον,
εἰς ὅσον καὶ στύψεως ἧττον μετείληφεν. ἔγωγ᾽ οὖν οἶδα καὶ
κολλήσας ποτὲ τραῦμα δρεπάνῳ γεγονός, οὐδαμῶς ἑτέρου
παρόντος φαρμάκου, τοῖς φύλλοις τῆς δρυός. ἔτριψα δ᾽ ἐπὶ
πέτρας λείας αὐτὰ καὶ τὸ τραῦμα μετὰ τοῦ πέριξ χωρίου
παντὸς κατέπλασα. ἔστι δὲ τῆς αὐτῆς τοῖς φύλλοις δυνά-
μεως καὶ ὁ καρπὸς τῆς δρυός. καὶ κέχρηταί γε τούτῳ τι-
νὲς τῶν ἰατρῶν ἐπὶ τῶν ἀρχομένων ἔτι καὶ αὐξανομένων
φλεγμονῶν. ὅσαι γὰρ ἤδη σφοδραὶ τῶν στυφόντων οὐ δέον-
ται. τὰ μὲν δὴ τοιαῦτα θεραπευτικῆς μᾶλλον ἢ τῆς ἐνε-
στώσης ἐστὶ πραγματείας. ἀπόχρη δ᾽ εἴς γε τὰ παρόντα γι-
γνώσκειν ὡς στυπτικῆς μὲν εἰς ὅσον εἴρηται μετείληφε δυ-

Quamobrem ad profluvium muliebre et fanguinis expuitio-
nes, tum dyfenterias et diuturnos ventris fluxus commo-
dam effe credunt. Maxime vero ea utuntur decocta. Va-
lentius tamen aftringunt fagus et ilex, feu quis eas fpecies
effe roboris velit, feu toto genere diverfas. Quin et folia
harum plantarum tenella illita non inftrenue deficcare va-
lent, minus autem quae funt alterius roboris, nimirum
quanto minus fortita funt aftrictionis. Siquidem ego quan-
doque glutinaffe me vulnus memini fecuri inflictum, quum
nullum adeffet ad manum medicamentum praeter ipfius
quercus folia. Trivi ea in laevi petra et vulnus omnem-
que vicinum locum contexi. Eandem foliis vim habet et
fructus roboris, eoque medici nonnulli ad incipientes et
crefcentes utuntur phlegmonas, nam quae jam vehementes
funt, aftringentia refpuunt. Sed talia ad curandi potius
rationem quam praefentem tractatum attinent. Caeterum
in praefentia noviffe quod eatenus aftringentem, quatenus
dictum eft, facultatem quercus obtineat fufficit, ac proinde

νάμεως ὁρῦς, καὶ διὰ τοῦτο ξηραντικῆς τε καὶ στυπτικῆς,
θερμῆς δ' ἐπ' ὀλίγον εἶναι κατωτέρω τῶν μέσων ἐν τοῖς
ὡς ἄν οὕτω τις εἴποι χλιαροῖς.

Κεφ. ε'. [α'. Περὶ ἐβίσκου.] Ἐβίσκος ἢ ἀλθαία. εστι
δὲ μαλάχη ἡ ἀγρία διαφορητικὴ, χαλαστικὴ, ἀφλέγμαντος,
πραϋντικὴ, πεπτικὴ φυμάτων δυσπέπτων. καὶ ἡ ῥίζα δὲ αὐ-
τῆς καὶ τὸ σπέρμα τὰ μὲν ἄλλα ὁμοίως ἐνεργεῖ τῇ πόᾳ
χλωρᾷ, λεπτομερεστέραν δὲ ἐκείνης καὶ ξηραντικωτέραν καὶ
προσέτι ῥυπτικωτέραν ἐπιδείκνυνται τὴν δύναμιν, ὥστε καὶ
ἀλφοὺς ἀποῤῥύπτειν καὶ τὸ σπέρμα τοὺς ἐν νεφροῖς λίθους
διαιρεῖν. τὸ δὲ τῆς ῥίζης ἀφέψημα καὶ πρὸς δυσεντερίαν
καὶ διάῤῥοιαν καὶ πρὸς αἵματος ἀναγωγὴν ὠφέλιμόν ἐστιν
ἐχούσης τινὰ δύναμιν στυπτικήν.

[β'. Περὶ ἐβένου.] Ἔβενος τῶν εἰς χυλὸν ἀναλυομένων
ἐστὶ ξύλων εἰ παρατρίβοιτο μεθ' ὕδατος, ὥσπερ ἔνιοι τῶν
λίθων. ἡ δὲ δύναμις θερμαντικὴ τέ ἐστι καὶ ῥυπτικὴ καὶ
λεπτομερὴς, ὅθεν καὶ τὰ ταῖς κόραις ἐπισκοτοῦντα πεπί-
στευται ῥύπτειν. ταῖς τε ἄλλαις ὀφθαλμικαῖς μίσγεται δυ-

deficcandi atque aftringendi, calefaciendi autem paulo infra
media in genere fcilicet eorum, quae, ut fic dicam, tepida
funt.

Cap. V. [1. De Ebifco, Althaea.] Ebifcus five
althaea.   Habet autem malva agreftis facultatem digerendi,
laxandi, phlegmone levandi, mitigandi, concoquendi diffi-
cilia coctu phymata.   Radix porro ejus et femen caetera
quidem pari foliis viridibus modo agunt, verum tenuiorum
partium, magifque exiccatoriam, ad haec magis exterforiam
facultatem oftendunt, ut et vitiligines detergant et femen
renum calculos confringat.   At radicis decoctum ad dyfen-
teriam, diarrhoeam et fanguinis rejectionem aptum eft,
nempe quum aftringentem quandam facultatem poffideat.

[2. De Ebeno.] Ebenus ex iis lignis eft, quae trita
cum aqua in fuccum folvuntur, ficuti nonnulli lapides.
Facultas ei ineft calefaciendi, extergendi et tenuium par-
tium.   Quamobrem quae pupillas obfcurant, extergere
creditur.   Mifcetur aliis remediis ocularibus, quae ad ul-

Ed. Chart. XIII. [170. 171.]   Ed. Baf. II. (81. 82.)

νάμεσιν, ὅσαι πρὸς ἕλκη παλαιὰ καὶ ῥεύματα καὶ φλυκταί
νας ἁρμόττουσιν.

[171] (82) [γ'. Περὶ ἐλαίας.] Ἐλαίας οἱ μὲν θαλλοὶ
τοσούτῳ μετέχουσι ψύξεως, ὅσον καὶ στύψεως. ὁ δὲ καρ
πὸς ὁ μὲν ἀκριβῶς πέπειρος θερμὸς συμμέτρως ἐστὶν, ὁ δ᾽
ἄωρος στυπτικώτερός ἐστι καὶ ψυχρότερος.

[δ'. Περὶ ἐλαίου.] Ἔλαιον τὸ μὲν ἐκ τῆς ἐλαίας, ὅπερ
καὶ κυριώτατον καλοῦμεν ἔλαιον, ὁποῖόν τι τὴν κρᾶσίν
ἐστιν ἐν τοῖς ἔμπροσθεν λόγοις διώρισται. ὑγραντικόν τε
γὰρ ἐδείκνυτο καὶ συμμέτρως θερμόν. τοιοῦτο δ᾽ ἐστὶν τὸ
γλυκύτατον, ἐκ δρυπετοῦς μάλιστα τοῦ καρποῦ γενόμενον.
τὸ δ᾽ ὠμοτριβὲς καὶ ὀμφάκινον ὀνομαζόμενον εἰς ὅσον στύ
ψεως μετείληφεν, εἰς τοσοῦτον καὶ ψύξεως. τὸ δὲ παλαιὸν
ἔλαιον τὸ μὲν ἐκ τοῦ γλυκέος παλαιουμένου γιγνόμενον
θερμότερόν τε καὶ διαφορητικώτερόν ἐστι, τὸ δ᾽ ἐξ ὠμο
τριβοῦς, ἄχρι μὲν ἀποσώζει τι τῆς στύψεως, μικτῆς ὑπάρ
χει δυνάμεως, ἐπειδὰν δ᾽ ἀποβάλλῃ τελέως αὐτὴν, ὁμοιοῦται

cera antiqua, fluxiones et bullas, five puftulas accommoda
funt.

[3. De Elaea, olea.] Olivae rami quantum habent
aftrictionis, tantae et frigiditatis participes funt. Fructus
vero fi quidem ad unguem maturuit, moderate calidus eft,
fin immaturus eft, magis tum aftringit tum refrigerat.

[4. De Elaeo, oleo.] Oleum quod ex olivis conficitur, quod fane propriiffimo nomine oleum appellamus,
cujusmodi fit temperiei, fuperioribus libris definitum eft.
Quippe humectatorium effe et moderate calidum oftendimus.
Ejusmodi eft, quod eft dulciffimum; fitque potiffimum ex
fructu oleae. Caeterum quod omotribes et omphacinum
nuncupant, id quantum in fe habet aftrictionis, tantum
etiam illi ineft frigiditatis. Porro oleum vetus, quod quidem ex dulci inveterato efficitur et calidius eft et ad difcutiendum potentius, quod vero ex crudo, id dum reliquum
quippiam fervaverit aftrictionis, mixtae permanet facultatis,
ubi vero illam prorfum abjecerit, reliquo fit fimile. Quin

ΤΩΝ ΑΠΛΩΝ ΦΑΡΜΑΚΩΝ ΒΙΒΛΙΟΝ Ζ. 869

Ed. Chart. XIII. [171.]   Ed. Baf. II. (82.)

τῷ ἄλλῳ. καὶ μὲν δὴ καὶ ὅσοι κατὰ τὴν σκευασίαν ἐπεμ-
βάλλουσι θαλλὸν, καὶ οὗτοι παραπλήσιον ὀμφακίνῳ τὸ
ἔλαιον ἀπεργάζονται. χρὴ δ᾿ οὐχ ὅπως ἐσκεύασται πυνθα-
νόμενον, ἀλλ᾿ αὐτοῦ γευόμενον, εἰ μὲν ἐμφαίνοι τι στύψεως,
εἰς ὅσον ταύτης μετείληφεν, εἰς τοσοῦτον καὶ ψύξεως αὐτὸ
μετέχειν ὑπολαμβάνειν, ὥσπερ καὶ τὸ ἀπὸ τῆς Ἰβηρίας κο-
μιζόμενον, ὅπερ Σπανὸν ὀνομάζουσιν. εἰ δὲ μηδ᾿ ὅλως γενό-
μενον φαίνοιτο στύφειν, ἀλλ᾿ ἀκριβῶς εἴη γλυκὺ, θερμὸν
ἡγεῖσθαι τοῦθ᾿ ὑπάρχειν συμμέτρως. εἰ δὲ καὶ λεπτομερὲς
φαίνοιτο, τοιοῦτο δ᾿ ἐστὶ τό τε καθαρὸν καὶ διαυγὲς ὁρῶντι,
κἀπειδὰν ὀλίγον ληφθὲν ἐπιπλεῖστον ἐκτείνηται τοῦ σώμα-
τος καὶ ἑαυτῷ μόνη συνεχὲς, ἀναπίνηταί τε πρὸς τοῦ χρω-
τὸς, ἡγεῖσθαι τοῦτο κάλλιστόν τε καὶ τὴν ἐλαίου μάλιστα
κεκτημένον ἀρετὴν, οἷόν πέρ ἐστι τὸ Σαβῖνον. ὅτι δὲ τὸ
πεπλυμένον ἔλαιον ἀδηκτότατόν ἐστιν εἴρηται καὶ πρόσθεν.
ὅπως δ᾿ ἄν τις κάλλιστα πλύνοι, διὰ τῆς ἑψήξης ἐρῶ πρα-
γματείας τῆς περὶ συνθέσεως φαρμάκων· ἔνθα καὶ περὶ Σι-
κυωνίου καὶ εἴ τι τοιοῦτόν ἐστιν ἔλαιον εἰρήσεται. νυνὶ δὲ

etiam quicunque in praeparando ramos injiciunt, ii et ipſi
omphacino ſimile oleum efficiunt. Caeterum rogandum
non eſt, quo pacto ſit praeparatum, ſed guſtandum eſt
potius, ac ſi prae ſe ſerat aſtrictionis quippiam, eatenus
etiam frigidum eſſe exiſtimandum, ceu illud quod ab Iberia
portatur, quod Hiſpanicum nominant. Quod ſi nequaquam
guſtantibus aſtringere appareat, ſed adamuſſim videatur
dulce, id modice eſſe calidum putandum. Porro ſi tenue
quoque cernatur, tale eſt quod purum eſt, quodque in-
tuenti translucidum videtur, ac modicum ejus latiſſime per
cutem extenſum ſibi maneat continuum, celeriterque a cute
combibatur, id utique pro optimo ducendum, ac olei vir-
tute, quammaxime pollere, quale eſt Sabinum. Porro
quod oleum lotum minime omnium mordacitatem continet,
ſupra etiam dictum eſt. Caeterum quo potiſſimum modo
id probiſſime leves, in ſequenti tradam opere, quod inſcri-
betur de medicamentorum compoſitione, ubi et de Sicyonio
et ſi quod ejus generis praeterea oleum eſt agetur; nunc

Ed. Chart. XIII. [171.]   Ed. Baf. II. (82.)
περὶ τῶν ἁπλῶν διέξειμι καὶ προσθήσω ἤδη τὸν περὶ τῶν
ἄλλων ἐλαίων λόγον. ὀνομάζεται γὰρ δή τι καὶ κίκινον
ἔλαιον, ἐν Αἰγύπτῳ μάλιστα γιγνόμενον, ἐκ τοῦ καρποῦ τοῦ
κίκεως, καὶ ῥαφάνινον δὴ καὶ σησάμινον, ἀμυγδαλινόν τε καὶ
καρύϊνον, ἔτι τε σινάπινον, σχίνινον, δάφνινον, μελάνθινον,
τερμίνθινον, μαστίχινον, μύρσινον, βαλάνινον, ὑοσκυάμινον,
ἄλλα τε πρὸς τούτοις οὐκ ὀλίγα τῶν καρπῶν ἐκθλιβόμενα
πάντα. διαφέρει δ' ἀλλήλων ταῦτα τὰς αὐτὰς διαφορὰς
ἅσπερ καὶ οἱ καρποί. τὸ μὲν γὰρ κίκινον λεπτομερέστερόν
τε καὶ διαφορητικώτερόν ἐστιν, ὅμοιον μάλιστα τῷ ἐκ τῆς
ἐλαίας ἐλαίῳ τῷ παλαιῷ. διὸ καὶ χρηστέον ἔνθ' ἂν ᾖ κί-
κινον ἔλαιον γεγραμμένον ἔν τινι συνθέσει φαρμάκου, μὴ
παρόντος αὐτοῦ, τῷ κοινῷ ἐλαίῳ, καὶ μάλιστ' εἰ Σαβῖνον
εἴη. τὸ δὲ ῥαφάνινον ὅμοιον μὲν τἆλλα τῷδε, θερμότερον
δὲ, καὶ τούτου μᾶλλον ἔτι τὸ σινάπινον. ὅμοιον δὲ αὐτῷ
τὸ ἐκ τοῦ μελανθίου. ἔμπαλιν δὲ τούτοις τὸ μύρσινόν τε
καὶ σησάμινον, τὸ μὲν τῷ στύφειν, τὰ δ' ὅτι παχυμερῆ.

fermo mihi eft de fimplicibus, adjiciamque et de aliis olei
fpeciebus. Vocatur enim quoddam cicinum oleum, in
Aegypto maxime proveniens ex fructu ricini, tum rapha-
ninum, fefaminum, amygdalinum, caryinum, ad haec
finapinum, lentifcinum, laurinum, melanthinum, terebin-
thinum, maftichiuin, myrtinum, balaninum, hyofcyami-
num, nec pauca praeter haec ex fructibus expreffa omnia,
caeterum tantum inter fefe difcrepantia, quantum et fructus
ipfi a fe invicem diffident. Eft enim cicinum tum tennio-
rum partium tum ad difcutiendum potentius quam fimil-
limum oleo ex oliva vetufto. Quamobrem fiquando in
medicamenti compofitione cicinum oleum afcriptum fuerit,
fi ipfum non adfit, communi utendum oleo, maxime fi fuerit
Sabinum. Raphaninum autem caetera huic fimile eft, fed
calidius tamen, at hoc etiam calidius finapinum. Huic
fimile eft quod ex melanthio, hoc eft gith, conficitur.
Pugnant cum iftis myrtinum et fefaminum, tum quod
aftringant tum quod craffarum fint partium. Mixtae fa-

Ed. Chart. XIII. [171. 172.]   Ed. Baſ. II. (82.)

μικτῆς δέ ἐστι δυνάμεως τό τε σχίνινον καὶ τὸ τερμίνθινον καὶ τὸ μαστίχινον, οὐ γὰρ μαλάττει μόνον, ἀλλὰ καὶ στύφει. [172] τὸ δ᾽ ἀμυγδάλινον ἐπικρατοῦσαν μὲν ἔχει τὴν πικρότητα, μετέχει δέ τινος καὶ στύψεως, οὐ μὴν τό γε καρύϊνον, ἀλλ᾽ ἁπλῆς μάλιστα δυνάμεώς ἐστι τοῦτο τῆς διαφορητικῆς. θερμότερον δ᾽ αὐτοῦ καὶ διαφορητικώτερον ὑπάρχει τὸ δάφνινον, καὶ τούτου μᾶλλον ἔτι τὸ κέδρινον. ἐγγὺς δ᾽ αὐτῷ τὸ ἀπὸ τῆς ὑγρᾶς πίττης τὸ δάδινον, ἧττον μὲν τοῦ δαφνίνου θερμὸν, ξηραίνει δὲ μᾶλλον. τὸ δ᾽ ὑοσκυάμινον μικτῆς ἐστι δυνάμεως, μαλακτικῆς τε ἅμα καὶ ψυκτικῆς. τὸ δὲ κίκινον ἔλαιον ὑπάγει γαστέρα. τούτου δ᾽ ἔτι μᾶλλον τὸ ἐκ τοῦ κνιδίου κόκκου, καὶ τοσούτῳ γε μᾶλλον ὅσῳ ὁ κόκκος αὐτοῦ τοῦ κίκους καθαρτικώτερος ὑπάρχει. ἔστι δὲ καὶ τὸ ἐκ τῆς ἀγρίας ἐλαίας ἔλαιον οὐχ ἁπλῆς κράσεως, ἀλλὰ ῥυπτικόν τε ἅμα καὶ στυπτικόν. αὐχμηρότερον δ᾽ ὡς ἐν ἐλαίοις τοῦτο καὶ μετὰ τοῦτο τὸ Ἰστρικόν. ἐφεξῆς δ᾽ αὐτοῖς τὸ Σπανόν. λιπαρώτατον δὲ τό τε Λιβυκόν ἐστι καὶ τὸ Κιλίκιον, ἅμα δὲ λιπαρόν τε καὶ λεπτομερὲς τὸ

cultatis eſt lentiſcinum et terebinthinum et maſtichinum, non enim tantum emolliunt, ſed et aſtringunt. Amygdalinum porro amarorem exuperantem poſſidet, caeterum cujusdam etiam aſtrictionis eſt particeps, non tamen caryinum, ſed id vel maxime ſimplicis eſt digerendi facultatis. Calidius eo eſt ac magis digerens laurinum, et hoc etiam magis cedrinum. Proximum ei eſt quod ex nigra pice conficitur dadinum, minus quidem laurino calidum, verum valentius deſiccans. Hyoſoyaminum vero mixtae facultatis eſt, emolliendi videlicet et refrigerandi. Oleum porro cicinum ventrem ſubducit. Hoc vero magis quod ſit ex Cnidio grano, tanto nimirum quanto granum potentiorem purgandi vim obtinet quam ricinus. Jam quod ex agreſti oliva oleum exprimitur, non ſimplicem temperiem obtinet, ſed extergit ſimulque aſtringit. Squalidiſſimum id eſt ex omni olei genere, et poſt Iſtricum quoque, deinceps poſt illa eſt Hiſpanum. Pinguiſſimum eſt Libycum et Cilicium, ſimul

Ed. Chart. XIII. [172.]   Ed. Baf. II. (82)

Σαβῖνον. ἐν τῷ μέσῳ δὲ τῶν εἰρημένων ἁπάντων τό τε κατὰ
τὰς Κυκλάδας νήσους ἐστὶ καὶ τὴν Ἑλλάδα καὶ τὴν Ἀσίαν.
κρίνεται δὲ τὸ μὲν λιπαρὸν ἔλαιον τῇ γλισχρότητι, τὸ δὲ
λεπτομερὲς τῷ τε διαυγεῖ καὶ καθαρῷ, καὶ τῷ πλεῖστον
ἀλείφεσθαι τοῦ σώματος ὑπ' ἐλαχίστου καὶ τῷ πρὸς τοῦ
χρωτὸς ἀναπίνεσθαι ῥᾳδίως. ἐκ δὲ τῶν εἰρημένων ἔνεστί
σοι καὶ περὶ τῶν ἄλλων ἐλαίων, ὁπόσα τοῖς μύροις ὁμω-
νύμως λέγεται, γιγνώσκειν ἤδη, λέγω δὲ ῥοδίνου τε καὶ μη-
λίνου καὶ κρινίνου καὶ ὅσα τοιαῦτα καρπῶν ἢ ἀνθῶν ἢ
βλαστῶν ἢ φύλλων ἐναποβρεχομένων ἐν ἐλαίῳ γίγνεται. τού-
των γὰρ ἕκαστον, ὅταν ἅμα τοῖς ἀρώμασι σκευασθῇ, μύρον
ἀποτελεῖται. λεχθήσεται δ' ἐπιπλέον ὑπὲρ αὐτῶν ἐν τῇ περὶ
συνθέσεως φαρμάκων πραγματείᾳ. τὸ δ' εἰς τὸν παρόντα
χρήσιμον εἰπὼν ἀπαλλάξομαι. κατὰ φύσιν ἑκάστου τῶν
ἐμβληθέντων ἀλλοιωθήσεται τὸ ἔλαιον. ἐξ ὧν οὖν ὑπὲρ
ἑκάστου τῶν ἐμβαλλομένων ἐν τῷδε τῷ λόγῳ παντὶ καθά-
λου μανθάνεις, ἐκ τούτων ἂν εἴη σοι καὶ περὶ τοῦ καθέ-
καστον αὐτῶν ἐλαίου γιγνώσκειν.

autem pingue tenue Sabinum. In medio comprehenforum
omnium funt, tum id qu⌐d per Cyclades infulas nafcitur,
tum quod per Graeciam Afianique. Porro oleum pingue
aeftimatur judicaturque vifcofitate, tenue vero fi perluceat,
fi purum fit, fi plurimum a minima ejus portione inunga-
tur, fi facile a cute combibatur. Ex dictis cognofcere jam
liceat et de aliis olei generibus, quae aequivoce ipfis dicun-
tur unguentis, puta rofaceo, melino, liliaceo, et quaecun-
que id genus floribus, fructibus, germinibus, foliis in oleo
maceratis conficiuntur, Horum quodque ubi una cum aro-
matibus praeparantur, unguentum efficitur. De his copio-
fius dicetur in opere De componendis medicamentis. Porro
ubi quod in praefentia utile eft expofuero, definam. Pro
cujusque injectorum natura oleum variari contingit. Ex
iis ergo quae in toto hoc opere de quoque injiciendorum
univerfaliter difces, figillatim quoque confectum ex iisdem
oleum cognofcere dabitur.

Ed. Chart. XIII. [172. 173.]   Ed. Baf. II. (82.)

[ε΄. Περὶ ἐλατίνης.] Ἐλατίνη μετρίως ἐστὶ ψυκτική τε καὶ στυπτική.

[στ΄. Περὶ ἐλαφοβόσκου.] Ἐλαφόβοσκος θερμῆς καὶ λεπτομεροῦς ἐστι δυνάμεως καὶ διὰ τοῦτο καὶ ξηραντικῆς κατὰ τὴν δευτέραν που μάλιστα τῶν ἀποστάσεων.

[ζ΄. Περὶ Ἐλενίου.] Ἐλενίου τῆς πόας ἡ ῥίζα ἐστὶ μάλιστα χρήσιμος, οὐκ εὐθὺς κατὰ τὴν πρώτην προσβολὴν θερμαίνουσα, καὶ διὰ τοῦτο λεκτέον αὐτὴν οὐ θερμὴν καὶ ξηρὰν ἀκριβῶς, ὥσπερ τὸ μέλαν καὶ λευκὸν πέπερι, ἀλλὰ σὺν ὑγρότητι περιττωματικῇ, καὶ διὰ τοῦτο καὶ τοῖς ἐκλείγμασι τοῖς εἰς τὰς ἀναγωγὰς τῶν γλίσχρων καὶ τῶν παχέων ἐν θώρακι καὶ πνεύμονι χυμῶν ἐπιτηδείως μίγνυται καὶ φοινίσσουσιν αὐτῇ τὰ μόρια, ψυχροῖς καὶ χρονίοις ἐνοχλούμενα πάθεσιν, ὥσπερ ἰσχιάδες τέ τινές εἰσι καὶ ἡμικρανίαι καὶ συνεχεῖς ἄρθρων τινῶν ἐκπτώσεις δι᾽ ὑγρότητος.

[173] [η΄. Περὶ ἐλελισφάκου.] Ἐλελίσφακος θερμαντικῆς ἐναργῶς ἐστι κράσεως, ὑποστυφούσης ἀτρέμα.

[5. De Elatine.] Elatine modice tum refrigerat tum aſtringit.

[6. De Elaphoboſco.] Elaphoboſcus facultatis eſt calefactoriae et tenuium partium, ao proinde exiccatoriae ſecundo maxime exceſſuum ordine.

[7. De Elenio, enula campana.] Elenii herbae radix maxime eſt utilis, non primo ſtatim occurſu calefaciens, ac proinde dicenda eſt non calida et ſicca exacte, ceu piper tum atrum, tum candidum, ſed cum excrementitio humore. Quapropter eclegmatis, quae faciunt ad educendos ex pectore pulmoneque craſſos lentosque humores, convenienter commiſcetur. Rubrificant illa quoque partes frigidis ac diuturnis vexatas affectibus, cujusmodi ſunt nonnullae coxarum paſſiones, iſchiadas vocant, et hemicraniae aſſiduaeque articulorum quorundam prae humiditate procidentiae ac luxationes.

[8. De Eleliſphaco, ſalvia.] Salvia evidenter calefacit ac leviter ſubaſtringit,

(83) [θ'. Περὶ ἐλλεβόρου.] Ἐλλέβορος ἑκάτερος, ὅ τε
λευκὸς καὶ ὁ μέλας, ῥυπτικῆς τε ἅμα καὶ θερμαντικῆς εἰσι
δυνάμεως. διὸ καὶ πρὸς ἀλφοὺς καὶ λειχῆνας καὶ ψώρας καὶ
λέπρας ἁρμόττουσι, καὶ μὲν δὴ καὶ εἰς σύριγγα τετυλωμέ-
νην ὁ μέλας, καθιέμενος ἐν δύο που καὶ τρισὶν ἡμέραις
ἀφίστησιν αὐτῆς τὸν τύλον, καὶ ὀδόντας δὲ σὺν ὄξει δια-
κλυζόμενος ὀνίνησι. καὶ κείσθωσαν ἐν τῇ τρίτῃ τάξει τῶν
θερμαινόντων τε καὶ ξηραινόντων. ἔστι δὲ τῇ γεύσει θερ-
μότερος μὲν ὁ μέλας, ὑπόπικρος δὲ ὁ λευκός.
   [ι'. Περὶ ἐλξίνης.] Ἐλξίνη, ἔνιοι δὲ περδίκιον ὀνομά-
ζουσιν, ἄλλοι δὲ παρθένιον, ἄλλοι δὲ σιδηρίτιδα, εἰσὶ δ' οἳ
Ἡρακλείαν. δύναμις δ' αὐτῆς ῥυπτική τε καὶ ἀτρέμα στυ-
πτικὴ μεθ' ὑγρότητος ὑποψύχρου. ὅθεν ἰᾶται φλεγμονὰς
ἁπάσας ἐν ἀρχῇ τε καὶ ἐν ἀναβάσει μέχρι τῆς ἀκμῆς, καὶ
μάλιστα τὰς θερμάς. καὶ μὲν δὴ καὶ ἀρχομένοις φυγέθλοις
ἐπιπλάττεται. καὶ ὁ χυλὸς δ' αὐτῆς μετὰ ῥοδίνου πρὸς
ὤτων ἀλγήματα φλεγμαινώδη μετρίως ἥρμοκεν. ἀνακογχυ-
λίζονται δ' αὐτὴν ἔνιοι καὶ πρὸς παρίσθμια, καί τινες τῶν

[9. *De Elleboro, veratro.*] Elleborus uterque tum
albus, tum niger, extergentis eſt et calefacientis facultatis.
Quamobrem ad alphos, lichenas, pſoras, leprasque accom-
modi ſunt.   Quin etiam niger ſi in fiſtulam callo induratam
immiſſus fuerit duobus tribusve diebus, callum detrahit.
Dentibus prodeſt cum aceto colluentibus.   Sunt autem in
tertio ordine calefacientium et deſiccantium.   Porro niger
guſtu calidior eſt, candidus ſubamarus.
   [10. *De Helxine.*] Helxine.   Alii perdicium no-
minant, alii parthenium, alii ſideritin, ſunt qui heracleam
appellitent.   Caeterum facultas ei ineſt abſtergendi et levi-
ter conſtringendi cum hnmiditate ſubfrigida.   Quamobrem
phlegmonas omnes in initio et augmento ſanat usque ad
ſtatum, et maxime ſi calidae fuerint.   Quin etiam incipien-
tibus phygethlis cataplasmatis ritu illinitur.   Tum etiam ad
aurium dolores phlegmonoſos ſuccus ejus cum roſaceo me-
diocriter profuerit.   Gargarizandum item nonnulli exhibet
ad pariſthmia.   Sunt vero etiam ex medicis quidam, qui

ΤΩΝ ΑΠΛΩΝ ΦΑΡΜΑΚΩΝ ΒΙΒΛΙΟΝ Ζ. 875

Ed. Chart. XIII. [173.]   Ed. Baf. II. (83.)

ἰατρῶν τοῖς χρονίως βήττουσιν ἔδοσαν αὐτήν. τοῦ ῥύπτειν
δ' ἐναργῆ πεῖραν παρέχεται καὶ ἐπὶ τῶν ὑαλίνων σκευῶν.

[ια'. Περὶ ἑλξίνης μελαίνης.] Ἑλξίνη, ἡ καὶ κισσάμπε-
λος ὀνομαζομένη, δυνάμεώς ἐστι διαφορητικῆς.

[ιβ'. Περὶ ἐλύμου.] Ἔλυμος, καλεῖται δὲ καὶ μελίνη.
ἔστι μὲν ἐκ τῶν ὀσπρίων, ὅμοιον κέγχρῳ τήν τε ἰδέαν καὶ
τὴν δύναμιν, ὀλιγότροφόν τε καὶ ξηραντικόν. ἵστησί τέ τι
καὶ τὰ κατὰ γαστέρα ῥεύματα, καθάπερ καὶ ὁ κέγχρος. εἰ
δ' ἔξωθεν ἐπιπλασθείη, ξηραίνει τε καὶ ψύχει.

[ιγ'. Περὶ ἐμπέτρου.] Ἔμπετρον εἰς καθάρσεις μόνας
δοκεῖ χρήσιμον ὑπάρχειν ἄγον φλέγμα καὶ χολήν. ἔστι δὲ
ἁλυκὸν τῇ γεύσει, ὥστε καὶ εἰς ἄλλα χρήσαιτ' ἄν τις αὐτῷ
εἰς ἅπερ καὶ τὴν ἁλυκὴν οὐσίαν ἐδείκνυμεν δυναμένην· ὀνο-
μάζεται δὲ καὶ πρασοειδές.

[ιδ'. Περὶ ἐπιθύμου.] Ἐπίθυμον τῆς θύμου δυνάμεώς
ἐστιν ἰσχυρότερον, τὰ πάντα ξηραινούσης τε καὶ θερμαινού-
σης κατὰ τὴν τρίτην ἀπόστασιν.

iis, qui diutina tuffi vexantur, illam exhibuerint. Certe
evidens extergendi experimentum praebet et in vafis vitreis.

[11. *De Helxine nigra.*] Helxine, quae et ciffam-
pelos nuncupatur, digerendi facultatem obtinet.

[12. *De Elymo, panico.*] Panicum. Vocatur autem
et meline, ex leguminum genere eft, milio fpecie fimile,
facultate certe pauci nutrimenti et exiccatoria. Siftit quo-
que nonnihil ventris fluxus, ceu ipfum etiam milium. Si
vero foris illinatur, exiccat atque refrigerat.

[13. *De Empetro.*] Empetron ad folas purgationes
effe videtur commodum, bilem ac pituitam educens. Guftu
falfum eft, proinde ad alia quoque utaris licet, ad quae
pollere oftendimus fubftantiam falfam. Nominatur item
prafoeides.

[14. *De Epithymo.*] Epithymum thymi facultatem
habet, ad omnia efficacius. Exiccat et calefacit in tertio
gradu.

[174] [ιε'. Περὶ ἐπιμηδίου.] Ἐπιμηδίου ἡ δύναμις
ψυκτικὴ μετρίως ἐστὶ, μεθ' ὑγρότητος ὑδατώδους. οὐδεμίαν
γοῦν ἐπίσημον ἔχει ποιότητα, δύναται δὲ καταπλαττομένη
μαστοὺς ὀρθίους διαφυλάττειν, φασὶ δὲ καὶ ἀτόκιον εἶναι
πινομένην.
     [ιστ'. Περὶ ἐπιμήλιδος.] Ἐπιμηλίς· στρυφνὸν τοῦτο
τὸ φυτόν ἐστι καὶ ὡς ἄν εἴποι τις ἀγρία μηλέα. καλεῖται
δ' ὑπὸ τῶν κατὰ τὴν Ἰταλίαν ἀγροίκων οὐνέδων. πλεῖστον
δὲ ἐν τῇ Καλαβρίᾳ γίγνεται. ὁ καρπὸς δ' αὐτῆς στρυφνὸς
μὲν, κακοστόμαχος δὲ καὶ κεφαλαλγής. ἀναμέμικται γὰρ αὐ-
τῷ τις ἀλλόκοτος ποιότης.
     [ιζ'. Περὶ ἐρεβίνθου.] Ἐρέβινθος, ὀσπρίον φυσῶδες,
τρόφιμον, εὐκοίλιον, οὐρητικὸν, γάλακτος καὶ σπέρματος γεν-
νητικὸν, προτρέπει δὲ καὶ καταμήνια. εἰσὶ δ' οἱ κριοὶ κα-
λούμενοι τῶν ἄλλων οὐρητικώτεροι. τὸ δ' ἀφέψημα αὐτῶν
τοὺς λίθους τοὺς ἐν νεφροῖς θρύπτει. τὸ δ' ἕτερον γένος
τῶν ἐρεβίνθων καλοῦνται μὲν ὀροβίαι, τῆς δ' αὐτῆς ἐστι
δυνάμεως, ἐπισπαστικῆς, διαφορητικῆς, τμητικῆς, ῥυπτικῆς.

[15. De Epimedio.] Epimedii facultas eft moderate
refrigeratoria cum aquea humiditate, quare nullam habet
infignem qualitatem.   Uberibus illitum ea recta fervare
poteft.   Ajunt vero, fi potu hauriatur, fterilitatem parere.
     [16. De Epimelide, mefpilo, unedone.] Mefpilus.
Acerba haec planta eft, utque dixerit quispiam pomus fyl-
veftris.   Vocatur autem ab Italiae rufticis unedon.   Ingens
ejus in Calabria proventus.   Fructus ejus acerbus quidem
eft, nihilo minus tamen ftomacho ingratus et capitis movens
dolores.   Admixta fiquidem ei eft aliena quaepiam qualitas.
     [17. De Erebintho, cicere.] Cicer legumen eft fla-
tuofum, copiofi nutrimenti, alvo movendae habile, ciendae
urinae idoneum, lacti et femini generando aptum, projicit
vero et menfes.   Porro quod vocatur arietinum caeteris
efficacius urinam provocat.   Decoctum ejus calculos renum
confringit.   Reliquum autem cicerum genus, vocatur autem
orobiaeum, eadem vi pollet, puta, attrahendi, digerendi,

ΤΩΝ ΑΠΛΩΝ ΦΑΡΜΑΚΩΝ ΒΙΒΛΙΟΝ Ζ. 877

Ed. Chart. XIII. [174.]   Ed. Baf. II. (83.)
εἰσὶ γὰρ θερμοὶ μὲν καὶ μετρίως ξηροὶ, μετέχουσι δέ τι καὶ
τῆς πικρότητος, δι᾽ ἣν καὶ σπλῆνα καὶ ἧπαρ καὶ νεφροὺς
ἐκκαθαίρουσι, καὶ ψώρας καὶ λειχῆνας ἀποῤῥύπτουσι καὶ
παρωτίδας, καὶ διδύμους σκιῤῥουμένους διαφοροῦσι, καὶ τὰ
κακοήθη δὲ τῶν ἑλκῶν ἰῶνται μετὰ μέλιτος.

[ιη΄. Περὶ ἐρεβίνθου ἀγρίου.] Ἐρέβινθος ἄγριος ἰσχυ-
ρότερος εἰς πάντα τοῦ ἡμέρου, τοῦτ᾽ ἔστι θερμότερός τε καὶ
ξηραντικώτερος, ὅσον περ καὶ δριμύτερός τέ ἐστι καὶ πι-
κρότερος.

[ιθ΄. Περὶ ἐρείκης.] Ἐρείκη διαφορητικῆς ἐστι δυνά-
μεως. τῷ δ᾽ ἄνθει μάλιστα καὶ τοῖς φύλλοις αὐτῆς χρηστέον.

[κ΄. Περὶ ἑρπύλλου.] Ἕρπυλλος θερμαντικῆς εἰς το-
σοῦτόν ἐστι δυνάμεως, ὡς καταμήνιά τε καὶ οὖρα κινεῖν.
ἔστι δὲ καὶ πρὸς τὴν γεῦσιν ἱκανῶς δριμύς.

[κα΄. Περὶ ἐρυσίμου.] Ἐρυσίμου τὸ σπέρμα καθάπερ
τῇ γεύσει παραπλήσιον φαίνεται καρδάμῳ, οὕτω καὶ τῇ δυ-
νάμει πυρῶδές τε καὶ θερμαντικὸν ὑπάρχει. ἐπειδὰν δὲ ἐκ-
λείγματι δέῃ χρῆσθαι αὐτῷ, βέλτιόν ἐστιν ὕδατι προβρέξαν-
τας φῶξαι ἢ εἰς ὀθόνιον ἐνδήσαντας, εἶτα σταιτὶ περιπλά-

incidendi, extergendi. Sunt enim calidi et modice ficci,
participes item funt amaroris, cujus vi lienem et jecur et
renes expurgant, pforasque et lichenes extergunt, tum
abfceffus poft aures provenientes et teftes induratos difcu-
tiunt. Tum etiam ulcera maligna cum melle fanant.

[18. *De Erebintho cicere agrefti.*] Cicer agrefte ad
omnia efficacius domeftico eft, hoc eft tum calidius tum
ficcius, quanto et acrius et amarius.

[19. *De Erice.*] Erice digerendi per halitum facul-
tatem obtinet. Flore ejus potiffimum ac foliis utendum.

[20. *De Erpyllo, Serpyllo.*] Serpyllum usque adeo
calefacit ut et menfes et urinas moveat. Guftu multum
eft acre.

[21. *De Eryfimo.*] Eryfimi femen ficut guftu naftur-
tio apparet fimile, ita facultate igneum eft et calefactorium.
Porro ubi in eclegmate uti ex ufu eft, praeftat aqua ma-
ceratum refrigerare, aut linteolo involutum et crufta pifto-

σαντας ὀπτῆσαι. χρήσιμον δ᾽ ἐστὶ μετὰ τῶν ἐκλειγμάτων εἰς
τὰς τῶν κατὰ θώρακα καὶ πνεύμονα γλίσχρων τε καὶ πα-
χέων χυμῶν ἀναπτύσεις. ἀλλὰ καὶ παρωτίδας σκιῤῥουμένας
καὶ σκληρίας παλαιὰς ἐν μαστοῖς καὶ διδύμοις ὠφελεῖ. φησὶ
δὲ Διοσκουρίδης ὡς καταπλαττόμενον μεθ᾽ ὕδατος ἢ μέλι-
τος ὀνίνησι τοὺς κρυπτοὺς καρκίνους.

[175] [κβ´ Περὶ ἐρυθροδάνου.] Ἐρυθρόδανον. ἔστι
δὲ ἡ τῶν βαφέων ἐρυθρὰ ῥίζα στρυφνὴ καὶ πικρὰ τὴν γεῦ-
σιν, ὅθεν ὅσα περ εἴρηται κατὰ τὸ πρὸ τούτου γράμμα
ποιεῖν ἐς ταὐτὸν ἀλλήλαις αἱ τοιαῦται συνελθοῦσαι δυνά-
μεις, ἅπαντα σαφῶς ἐν τῇδε τῇ ῥίζῃ θεάσῃ. καὶ γὰρ καὶ
σπλῆνα καὶ ἧπαρ διακαθαίρει, καὶ οὖρα παχέα καὶ πολλὰ
καί ποτε καὶ αἱματώδη κενοῖ, καὶ δὴ καὶ καταμήνια προτρέ-
πει καὶ ἀποῤῥύπτει συμμέτρως, ὅσα δεῖται ῥύψεως. ἀλφοὺς
γοῦν λευκοὺς ὠφελεῖ μετ᾽ ὄξους ἐπαλειφόμενον. διδόασι δ᾽
αὐτήν τινες καὶ τοῖς ἰσχιαδικοῖς καὶ τοῖς παραλελυμένοις πί-
νειν μετὰ μελικράτου.

ria circumlitum torrere.   Utile eſt cum eclegmatis ad pro-
movendas craſſorum lentorumque pectoris pulmonisque
humorum expuitiones.   Quin et parotides induratas et du-
ritiem antiquam uberum et teſticulorum juvat.   Reſert
Dioſcorides, quod cum aqua et melle cataplasmatis in mo-
rem illitum occultis proſit cancris.

[22. *De Erythrodano, rubia paſſiva.*]   Erythroda-
num.   Eſt autem tinctorum rubia radix acerba guſtu et
ſubamara.   Itaque quaecunque agere dicta ſunt ſuperiore
libro, ubi in unum ejusmodi coiverint facultates, ea omnia
in hac radice luculenter couſpicies.   Quippe quum et lie-
nem et jecur expurget, et urinas craſſas multasque, ac
nonnunquam etiam ſanguinolentas vacuet.   Quin et men-
ſes ciet, et mediocriter quae exterſionem poſtulant ex-
tergit, proinde vitiligines albas cum aceto illita juvat.
Sunt qui eam iſchiadicis et reſolutis in potu cum melicrato
exhibeant.

Ed. Chart. XIII. [175.]   **Ed. Baf. II. (84.)**

(84) [κγ΄. Περὶ εὐπατορίου.] Εὐπατόριον ἡ πόα λε-
πτομεροῦς καὶ τμητικῆς καὶ ῥυπτικῆς ἐστι δυνάμεως, ἄνευ
θερμότητος ἐπιφανοῦς, ὅθεν καὶ τὰς καθ᾿ ἧπαρ ἐμφράξεις
ἐκκαθαίρει. μετέχει δὲ καὶ στύψεως βραχείας, δι᾿ ἣν καὶ τόνον
ἐντίθησι τῷ σπλάγχνῳ.

[κδ΄. Περὶ εὐφορβίου.] Εὐφόρβιον καυστικῆς ἐστι καὶ
λεπτομεροῦς δυνάμεως, ὁμοίως τοῖς ἄλλοις ὁποῖς.

[κε΄; Περὶ ἐφημέρου.] Ἐφήμερον οὐ τὸ δηλητήριον, ὃ
καὶ Κολχικὸν ὀνομάζουσιν, ἀλλὰ τὸ ἕτερον, ὃ δὴ καὶ ἶρις
ἀγρία καλεῖται. φύλλα μὲν καὶ καυλὸν ἔχει ὅμοιον κρίνῳ,
ῥίζαν δὲ μακρὰν οὐ στρογγύλην, ὥσπερ τὸ Κολχικόν. ἔστι
δὲ δακτύλου μὲν μάλιστα τὸ πάχος, στύφουσα δὲ καὶ εὐώ-
δης. ἐξ ὧν δῆλον ὡς μικτῆς ἐστι δυνάμεώς τε καὶ κράσεως
ἀποκρουστικῆς τε καὶ διαφορητικῆς. μαρτυρεῖ δὲ καὶ τὰ κατὰ
μέρος ἔργα. καὶ γὰρ ὀδονταλγίας ἐστὶν οὐκ ἄπρακτον ἤ γε
ῥίζα διάκλυσμα καὶ φυμάτων ἀναβάσεσί τε καὶ ἀκμαῖς ἀρ-

[23. *De Eupatorio.*] Eupatorium herba ipfa te-
nuium partium, incidendi extergendique facultatem citra
manifeftam caliditatem obtinet. Quocirca obftructiones
jecoris expurgat. Ineft itidem ei et aftrictio quaedam, per
quam robur vifceri addit.

[24. *De Euphorbio.*] Euphorbium caufticae, five
urentis facultatis eft et tenuium partium aliis fuccis fi-
militer.

[25. *De Ephemero.*] Ephemerum non illud lethale
ac deleterium, quod et Colchicum nominant, fed alterum,
quod et irin agreftem cognominant, folia et caulem lilio
fimilem obtinet, radicem oblongam non rotundam, ceu
Colchicum, digiti potiffimum craffitudine, aftringentem et
boni fuavisque odoris. Ex quibus palam fit facultatis tem-
perieique effe mixtae, nempe repellentis et per halitum
digerentis. Teftantur opera quae particulatim edit. Si-
quidem non inefficaciter radix ejus in dentium doloribus
colluitur. Tum phymatum augmento et ftatui folia con-

Ed. Chart. XIII. [175. 176.]　　　　Ed. Baf. II. (84.)

μόζει τὰ φύλλα. χρὴ δ᾽ ἕψοντας ἐν οἴνῳ, πρὶν ἐκπυῆσαι,
καταπλάττειν.

[κστ'. Περὶ ἐχίνου.] Ἐχίνου τῆς πόας ὁ καρπὸς στρυ-
φνὸς καὶ διὰ τοῦτο ἀποκρουστικὸς καὶ ξηραντικός. χρῶνται
δ᾽ αὐτῷ πρός τε τὰ τῶν ὀφθαλμῶν ῥεύματα καὶ πρὸς ὦτα.
Κεφ. στ'. [α'. Περὶ ζειᾶς.] Ζειὰ μεταξύ πώς ἐστι
τὴν δύναμιν ἅπασαν πυρῶν τε καὶ κριθῶν, ὥστ᾽ ἐξ ἐκείνων
γινωσκέσθω.

[β'. Περὶ ζιγγιβέρεως.] Ζιγγιβέρεως ἡ ῥίζα χρήσιμός
ἐστιν, ἥνπερ δὴ κομίζουσιν ὡς ἡμᾶς ἐκ τῆς βαρβάρου. θερ-
μαίνει μὲν οὖν ἰσχυρῶς, ἀλλὰ οὐ κατὰ τὴν πρώτην προσ-
βολὴν ὡς τὸ πέπερι. τούτῃ τοι καὶ λεπτομερέστερον ἧττον
αὐτὸ πεπέρεως ὑποληπτέον ὑπάρχειν. ἐλύετο γὰρ ἂν εἰς
λεπτὰ μόρια καὶ διὰ ταχέων ἐνεργείᾳ θερμὸν ἐγίγνετο, κα-
θάπερ ἐκεῖνο. φαίνεται γοῦν ἀκατεργάστου τινὸς ἔτι καὶ
παχυμερεστέρας οὐσίας μετέχον καὶ ταύτης [176] οὐ ξηρᾶς
καὶ γεώδους, ἀλλ᾽ ὑγρᾶς καὶ ὑδατώδους μᾶλλον. διὰ τοῦτό
γέ τοι καὶ τιτρᾶται ῥᾳδίως, ὅτι μέτεστιν αὐτῆς περιττωμα-

gruunt, oportet autem ea in vino decocta prius quam pus
moveas illinere.

[26. *De Echino herba.*] Echini herbae fructus acer-
bus eft, ac proinde repellentis et exiccatoriae facultatis.
Utuntur eo ad oculorum fluxiones et ad aures.

Cap. VI. [1. *De Zeia.*] Zeia univerfa fua facul-
tate quodammodo in medio eft tritici et hordei. Itaque ex
illis cognofcatur.

[2. *De Zingibere.*] Zingiberis radix utilis eft, uti-
que quam ex Barbaria ad nos convehunt. Calefacit valen-
ter, fed non primo ftatim occurfu velut piper, unde fane
et minus effe fubtilium partium quam piper exiftimandum,
fiquidem in tenues folveretur partes et celerrime actu, ut
illud, fieret calidum. Apparet enim illaborata et craffior
adhuc quaedam ei ineffe fubftantia, nec ea ficca et terreftris,
fed humida potius atque aquea. Quo fit ut facile perfo-
retur, quum fcilicet excrementitia infit humiditas; neque

Ed. Chart. XIII. [176.]   Ed. Baf. II. (84.)
τικῆς ὑγρότητος. οὐδὲν γοῦν τοῦτο πάσχει τῶν ἤτοι ξη
ρῶν ἀκριβῶς ἢ ὑγρῶν μὲν, ἀλλὰ τῶν κατειργασμένην τε καὶ
οἰκείαν ἐχόντων ὑγρότητα. ταὐτὸν τούτῳ καὶ τὸ μακροπέ
περι πεπονθὸς, καὶ διὰ τοῦτο παραμένει μέχρι πλείονος ἡ
ἀπὸ ζιγγιβέρεως καὶ μακροπεπέρεως θερμότης ἤπερ ἡ ἀπὸ
λευκοῦ τε καὶ μέλανος. ὡς γὰρ ἡ ἀπὸ τῶν ξηρῶν καλά
μων φλὸξ ἀνάπτεται μὲν ἅμα, καὶ πάντῃ σκίδναται τάχι
στα, κατὰ τὸν αὐτὸν τρόπον καὶ ἡ ἀπὸ τῶν ξηρῶν τῇ
δυνάμει φαρμάκων. ἡ δ᾽ ἀπὸ τῶν ὑγροτέρων ἀνάλογον τοῖς
χλωροῖς ξύλοις καὶ βραδύτερον ἐξάπτεται καὶ παραμένει
μέχρι πλείονος, ὅθεν καὶ ἡ χρεία διάφορος ἑκατέρου τῶν
φαρμάκων. ὅταν μὲν γὰρ τὸ πᾶν σῶμα ἐκθερμῆναι βου
λώμεθα διὰ ταχέων, ὅσα ταχέως μὲν ἐκθερμαίνει πλησιά
ζοντα τῷ τοῦ ζώου θερμῷ, ταχέως δὲ πάντῃ φέρεται δο
τέον. ἐπειδὰν δέ τι μόριον ἐψυγμένον ἐκθερμῆναι βουλη
θῶμεν, ἔμπαλιν πρακτέον, ὅσα βραδέως θερμαινόμενα μέχρι
πλείστου παραμένει, ταῦτα προσφέρονται. τὸ μὲν οὖν ζιγ
γίβερι καὶ τὸ μακροπέπερι, κἂν εἰ διαφέρει ταύτῃ τοῦ

enim quicquam eorum, quae aut plane ficca funt, aut humida, fed elaboratam et familiarem continent humiditatem,
tale aliquid patitur. Idem ufu venit piperi longo. Atque
hinc eft quod diutius perfeverat quae proficifcitur a zingibere aut pipere longo caliditas quam quae ab albo aut
nigro. Nam ficut ab aridis calamis flamma fimul celerrime
accenditur et undequaque difpergitur, eundem in modum
quae a ficcis poteftate medicamentis editur caliditas; at quae
prodit ab humidioribus, ceu ligna funt viridia, et tardius
accenditur et durat diutius. Ex quo fit ut utriusque medicamenti diverfus fit ufus. Siquidem ubi totum corpus
celeriter calefacere confilium eft, ea tunc exhibenda funt,
quae et celerrime a caloris noftri contactu incalefcant et
promptiffime undequaque ferantur. Verum ubi partem
quamvis refrigeratam calefacere ftudemus, contra agendum,
nimirum quae tarde calefcentia plurimo tempore perdurent,
ea praebendo. Caeterum licet zingiber et piper longum
hac ratione a nigro pipere differant, non magna tamen eft

μέλανος πεπέρεως, ἀλλ᾽ ἐπ᾽ ὀλίγον. κάρδαμον δὲ καὶ νᾶπυ
καὶ θαψία καὶ ὁ τῶν ἀγρίων περιστερῶν ἀπόπατος ἐν
χρόνῳ τε πλείονι τελέως ἐκπυροῦται καὶ μέχρι πλείστου
παραμένει.

[γ΄. Περὶ ζύθου.] Ζύθος δριμύτερός ἐστι τῶν κριθῶν
οὐ σμικρῷ, κακόχυμος, ὡς ἂν ἐκ σηπεδόνος γεγενημένος. ἔστι
δὲ καὶ φυσώδης, καὶ τὸ μέν τι δριμὺ καὶ θερμαῖνον ἔχον, τὸ
πλεῖστον δὲ ψυχρὸν ὑδατῶδες ὀξύ.

[δ΄. Περὶ ζύμης.] Ζύμη λεπτομερής μέν ἐστι καὶ με-
τρίως θερμή. διὰ τοῦτο τοίνυν ἀλύπως τε καὶ ἀδήκτως
ἐπισπᾶταί τε ἅμα τὰ ἐκ τοῦ βάθους καὶ διαφορεῖ. μέμι-
κται δὲ ἐξ ἐναντίων καὶ ἥδε δυνάμεων, ὥσπερ καὶ ἄλλα
πολλά. καὶ γὰρ ὀξύτητος μετέχει ψυχρᾶς καὶ σηπεδονώδους
θερμότητος καὶ προσέτι τῆς ἀπὸ τῶν ἁλῶν καὶ τῆς ἀπὸ
τοῦ ἀλεύρου κατὰ φύσιν.

Κεφ. ζ΄. [α΄. Περὶ ἡδυόσμου.] Ἡδύοσμον, ἔνιοι δὲ
μίνθην προσαγορεύουσιν. ἔστι γὰρ ἑτέρα τις οὐκ εἰώδης
μίνθη, ἣν καὶ καλαμίνθην καλοῦσι. δριμεῖαι δ᾽ εἰσὶ γενο-

differentia, at nafturtium, napy, thapfia et agreftium co-
lumbarum ftercus majori tempore perfecte accenduntur et
plurimo tempore perdurant.

[3. De Zytho.] Zythus acrior eft non paulo hordeo
et fucci pravi, utpote qui ex putredine proveniat, eft et
flatuofus, tum partim acris eft et calidus, partim vero plu-
rimum frigidus, aqueus, acidus.

[4. De Zyme fermento.] Fermentum tenuium eft
partium et mediocriter calidum. Proinde fane fine mo-
leftia ac mordacitate quae in profundo funt tum extrahit
tum digerit. Caeterum ex contrariis et ipfum facultatibus
temperatum eft, ficut aliæ multa. Particeps namque eft
aciditatis cujusdam frigidae et caliditatis putredinofae, cui
accidit et ea quae ex fale et farina provenit, quae fecun-
dum naturam eft.

Cap. VII. [1. De Hedyofmo, Mentha.] Hedy-
ofmus. Alii vero minthen odoratam nuncupant. Eft enim
et alia quaedam mnthe non odorata, quam calaminthen

ΤΩΝ ΑΠΛΩΝ ΦΑΡΜΑΚΩΝ ΒΙΒΛΙΟΝ Z.   883

Ed. Chart. XIII. [176. 177.]   Ed. Baf. II. (84.)
μένοις ἀμφότεραι καὶ θερμαὶ τὴν δύναμιν ἐκ τῆς τρίτης
που τάξεως τῶν θερμαινόντων. ἀσθενεστέρα μὴν ἡ εὐώδης
μίνθη τῆς καλαμίνθης ἐστὶ καὶ ἧττον θερμαντική. καθό-
λου γὰρ εἰπεῖν ἡ μὲν ὥσπερ ἀγρία τίς ἐστιν, ἡ δ᾽ ἥμερος,
ὥστε διὰ τὴν ἐκ τοῦ κηπεύεσθαι προσοῦσαν ὑγρότητα καὶ πρὸς
ἀφροδίσια παρορμᾷ μετρίως. ὑπάρχει δὲ τοῦτο κοινὸν ἅπασιν
οἷς μέτεστιν ὑγρότητος ἡμιπέπτου τε καὶ φυσώδους. διὰ
δὲ τὴν τοιαύτην τῆς πόας κρᾶσιν καὶ κατὰ τῶν ἀποστη-
μάτων ἐπιτιθέασιν ἔνιοι μετ᾽ ἀλφίτων αὐτήν, ὅπερ ἡ καλα-
μίνθη ποιεῖν οὐ δύναται τῷ σφοδρότερον ἢ τὰ τοιαῦτα
θερμαίνειν καὶ ξηραίνειν. ἔχει δέ τι καὶ πικρὸν καὶ στρυ-
φνὸν ἐν ἑαυτῇ, καὶ τῷ μὲν πικρῷ τὰς ἕλμινθας ἀναιρεῖ,
τῷ δὲ στρυφνῷ μετ᾽ ὀξυκράτου πινομένη τὰς προσφάτους
αἵματος ἀναγωγὰς ἐπέχει. λεπτομερὴς δ᾽ ἐστὶ τὴν οὐσίαν
εἴπέρ τις καὶ ἄλλη πόα.

[177] [β'. Περὶ ἡδυσάρου.] Ἡδύσαρον ἢ πελεκῖνος.
τούτου τοῦ θάμνου τὸ σπέρμα πυῤῥὸν μὲν τὴν χρόαν, ἀμ-
φίστομον δὲ καθάπερ οἱ πελέκεις· πικρὸν καὶ ὑπόστρυφνον

vocant. Utraque guftu acri et facultate calida eft, ex tertio
ordine calefacientium.   Infirmior tamen eft mentha odorata
quam calamintha et minus calefacit.   Ut enim in univer-
fum dicam, haec ceu fylveftris quaedam eft, illa ceu do-
meftica.   Quamobrem fane ob eam, quae ex cultu accedit
humiditatem, mediocriter item ad venerem excitat.   Id
quod omnibus commune eft, quae humiditatem femicoctam
et flatuofam continent.   Ob talem ipfius herbae temperiem
in abfceffibus ea quidem cum polenta mixta utuntur; id
quod in calamintha facere nequeas, propterea quod valen-
tius tum calefaciat tum deficcet quam id genus pofcant.
Habet vero etiam quoddam amarum in fe et acerbum, illo
quidem lumbricos interficit, acerbitate vero, fi cum oxy-
crato bibatur, recentes fanguinis rejectiones reprimit.
Subftantiae eft ut fiqua alia herba tenuium partium.

    [2. De Hedyſaro.] Hedyfarum aut pelecinus. Hu-
jus fruticis femen colore rufum eft, utrinque anceps uti
fecures.   Amarum et fubacerbum apparet. Quamobrem

φαίνεται, ὅθεν εὐστόμαχόν τ̓ ἐστὶ πινόμενον, ἐκκαθαίρει τε
τὰς ἐν τοῖς σπλάγχνοις ἐμφράξεις. οὕτω καὶ οἱ κλῶνες ὅλου
τοῦ θάμνου δρῶσιν.

[γ΄. Περὶ ἡμεροκάλλους.] Ἡμεροκάλλους ἡ ῥίζα παρα-
πλησία τῇ τοῦ κρίνου κατά τε τὴν ἰδέαν οὖσα καὶ κατὰ
τὴν δύναμιν ὠφελεῖ παραπλησίως ἐκείνῃ τὰ πυρίκαυτα.
καὶ γὰρ διαφορητικῆς ἀτρέμα δυνάμεώς ἐστι μετὰ τοῦ καὶ
ἀποκρουστικὸν ἔχειν τι.

(85) [δ΄. Περὶ ἡμιονίτιδος.] Ἡμιονῖτις στύψεως ἅμα
σὺν πικρότητι μετέχει, διὸ καὶ σπληνικοὺς ὠφελεῖ σὺν ὄξει
πινομένη.

[ε΄. Περὶ ἠριγέροντος.] Ἠριγέρων δύναμιν ἐπίμικτον
ἔχει, ψυκτικήν τε ἅμα καὶ μετρίως διαφορητικήν.

[στ΄. Περὶ ἠρυγγίου.] Ἠρύγγιον θερμότητι μὲν ἢ
βραχὺ τῶν συμμέτρων ἢ οὐδὲν ὑπερέχει, ξηρότητος δὲ λε-
πτομεροῦς οὐκ ὀλίγης μετέχει.

Κεφ. η΄. [α΄. Περὶ θαλιήκτρου.] Θαλίηκτρον κοριάννῳ
μὲν ἔχει τὰ φύλλα παραπλήσια, τὸν καυλὸν δὲ πηγάνου τὸ

potum gratum eſt ſtomacho et viſcerum obſtructiones ex-
purgat. Idem praeſtant totius fruticis germina.

[3. De Hemerocalle.] Hemerocalles radicem habet
lilii radici ſimilem non figura tantum, ſed et facultatibus.
Prodeſt non ſecus atque illa igni ambuſtis, quippe quae
leviter digerentem facultatem habeat et cum hoc nonnihil
repellentis.

[4. De Hemionitide.] Hemionitis ſimul et aſtrictio-
nem et amarorem poſſidet. Quamobrem cum aceto pota
lienoſis auxilio eſt.

[5. De Herigeronte.] Herigeron facultatem mixtam
obtinet, ſimul refrigeratoriam et modice digerentem.

[6. De Eryngio.] Eryngium caliditate aut parum,
aut nihil quod temperatum eſt ſuperat. Caeterum non
parvam habet ſiccitatem in tenui eſſentia conſiſtentem.

Cap. VIII. [1. De Thaliectro.] Thaliectrum folia
habet coriandro ſimilia, caulem craſſitudine rutae. Vis ei

Ed. Chart. XIII. [177. 178.]　　　　　Ed. Baf. II. (85.)

πάχος. ἡ δύναμις δ᾽ αὐτοῦ ξηραντικὴ χωρὶς δήξεως, ἐπου-
λοῖ γοῦν τὰ χρόνια τῶν ἑλκῶν.

[β΄. Περὶ Θαψίας.] Θαψία δριμείας ἐστὶ καὶ ἰσχυρῶς
θερμαντικῆς δυνάμεως σὺν ὑγρότητι. ἕλκεται γὰρ οὖν ἐκ
βάθους βιαίως καὶ αὐτὸ διαφορεῖ τὸ ἑλχθέν. χρόνῳ δὲ ἐρ-
γάζεται πλείονι ταῦτα, διὰ τὸ περιττωματικῆς ὑγρότητος
ἐμπεπλῆσθαι δαψιλοῦς, δι᾽ ἣν καὶ ταχέως διαφθείρεται.

[γ΄. Περὶ Θέρμου.] Θέρμος, ἐσθίεται μὲν ἑψηθείς τε
καὶ πολλαῖς ἡμέραις, ἐναποθέμενος ὕδατι τὴν πικρότητα,
καὶ γίνεται τηνικαῦτα τροφὴ παχύχυμος. ὡς φάρμακον δὲ
ὁ μὲν τοιοῦτος ἐκ τῶν ἐμπλαστικῶν ἐστιν, ὁ δὲ τὴν σύμ-
φυτον πικρότητα ἔχων ῥυπτικός τε καὶ διαφορητικὸς ὑπάρ-
χει. ἀναιρεῖ δὲ καὶ ἕλμινθας ἐπιπλαττόμενός τε καὶ μετὰ
μέλιτος ἐκλειχόμενος ἢ μετ᾽ ὀξυκράτου πινόμενος, οὐ μὴν
ἀλλὰ καὶ τὸ ἀφέψημα αὐτοῦ τὰς ἕλμινθας ἐκβάλλειν πέ-
φυκε. καὶ μέν γε καὶ καταντλούμενον ἔξωθεν ὀνίνησιν ἀλ-
φοὺς, ἀχῶρας, ἐξανθήματα, ψώρας, [178] γαγγραίνας, ἕλκη
κακοήθη, τὰ μὲν τῷ ῥύπτειν, τὰ δὲ τῷ διαφορεῖν καὶ

ineft exiccatoria citra morfum.　Itaque ulcera inveterata ad
cicatricem perducit.

[2. *De Thapfia.*] Thapfia acrem habet ac valen-
ter calefacientem facultatem cum humiditate conjunctam.
Quamobrem ex alto violenter extrahit et quod extraxit di-
gerit.　Verum plufculum ad ea efficienda tempus poftulat,
ut quae larga humiditate excrementitia impleta eft, cujus
vitio etiam fit ut celeriter corrumpatur.

[3. *De Thermo, lupino.*] Lupinus edi poteft coctus,
multis ante diebus per macerationem amarore in aqua de-
pofito.　Fitque tunc nutrimentum fucci craffi.　Caeterum
hic, ut medicamentum quidem, ex genere eft emplafticorum.
At ubi nativus etiamnum manet amaror, extergendi dige-
rendique vim obtinet.　Interficit lumbricos tum illitus
tum addito melle linctus tum ex pofca epotus.　Quin et
decoctum ejus lumbricos ejicere poteft, tum etiam foris iti-
dem perfufum vitiligines, achoras, puftulas, pforas, gan-
graenas, ulcera maligna juvat, partim extergendo, partim

Ed. Chart. XIII. [178.]   Ed. Baf. II. (85.)

ξηραίνειν ἀδήκτως. ἐκκαθαίρει δὲ καὶ ἧπαρ καὶ σπλῆνα,
μετὰ πηγάνου καὶ πεπέρεως ἡδονῆς ἕνεκα λαμβανόμενον.
ἐπισπᾶται δὲ καὶ καταμήνια καὶ ἔμβρυα, σὺν σμύρνῃ καὶ
μέλιτι προστιθέμενον. ἔστι δὲ καὶ τὸ ἄλευρον τῶν θέρμων
ἀδήκτως διαφορητικόν. οὐ γὰρ τὰ πελιδνὰ μόνον, ἀλλὰ καὶ
χοιράδας καὶ φύματα σκληρὰ θεραπεύει, ἐν ὄξει δ᾽ ἑψεῖν
αὐτὸ χρὴ τηνικαῦτα, ἢ ὀξυμέλιτι, ἢ ὀξυκράτῳ, κατά τε τὰς
κράσεις δηλονότι τῶν καμνόντων καὶ τοῦ πάθους τὴν δια-
φορὰν ἐξευρίσκοντα τὸ δέον. οὐκ ἔστι δὲ τῆς προκειμένης
νῦν ἡμῖν πραγματείας τὰ τοιαῦτα διαιρεῖσθαι. διαφορεῖ δὲ
καὶ τὰ πελιδνά· καὶ τἆλλα ὅσα πρόσθεν εἴρηται τὸ ἀφέ-
ψημα δρᾷν, πάντα καὶ τὸ ἄλευρον ἐργάζεσθαι πέφυκε. κατα-
πλάσσουσι δ᾽ ἔνιοι καὶ τοὺς ἰσχιαδικοὺς αὐτῷ.

[δ´. Περὶ θέρμου ἀγρίου.] Θέρμος ἄγριος πικρότερος
καὶ ἰσχυρότερος εἰς ἅπαντα τοῦ ἡμέρου ἐστὶ, τῆς αὐτῆς
ὑπάρχων αὐτῷ κατὰ γένος δυνάμεως.

[ε´. Περὶ Θλάσπεως.] Θλάσπι σπέρμα. δριμὺ καὶ τοῦτ᾽
ἔστι τὴν δύναμιν, ὥστε καὶ τὰ ἐντὸς ἀποστήματα ῥήσσει

citra mordacitatem digerendo ficcandoque. Expurgat jecur
et lienem cum ruta et pipere fuavitatis gratia affumptum.
Elicit menfes ac foetum cum myrrha et melle impofitum.
Porro lupinorum farina fine mordicatione digerit. Nec
enim livida tantum, fed et ftrumas et phymata dura curat,
fed tunc in aceto aut oxymelite, aut pofca coquatur oportet,
idque pro laborantium temperamento et affectus diverfitate,
quod ex ufu eft eligendo. Sed non eft praefentis inftituti
talia diftinguere. Digerit item quae livida funt. Et quae-
cunque modo diximus praeftare polfe decoctum, eadem
omnia efficit et farina. Sunt vero etiam qui eam ifchiadi-
cis cataplafmatis modo illinunt.

[4. *De Thermo, lupino agrefti.*] Lupinus agreftis
amarior eft et ad omnia valentior domeftico, ejusdem ge-
nere cum ipfo facultatis.

[5. *De Thlafpi.*] Thlafpi femen. Habet et ipfum
facultatem acrem, adeo ut internos abfceffus potum disrum-

ΤΩΝ ΑΠΛΩΝ ΦΑΡΜΑΚΩΝ ΒΙΒΛΙΟΝ Ζ. 887

Ed. Chart. XIII. [178.]   Ed. Baſ. II. (85.)

ποτιζόμενον καὶ καταμήνια κινεῖ καὶ ἔμβρυα κτείνει καὶ δι᾽
ἕδραν ἐνιέμενον ἰσχιάδας ὀνίνησιν αἱματώδη κενοῦν. ἔστι
γὰρ καὶ ἄλλως καθαρτικὸν ἄνω τε καὶ κάτω χολωδῶν,
ὀξυβάφου πλῆθος πινόμενον.

[στ΄. Περὶ Θρίδακος.] Θρίδαξ ὑγρὸν καὶ ψυχρὸν λά-
χανον, οὐ μὴν ἐσχάτως γε, οὐδὲ γὰρ ἂν ἐδώδιμον ἦν, ἀλλὰ
κατὰ τὴν τῶν κρηναίων ὑδάτων, ὡς ἂν εἴποι τις, μάλιστα
δύναμιν ἤτοι ψυχρότητα. διὰ τοῦτο πρὸς μὲν τὰς θερμὰς
φλεγμονὰς ἁρμόττει καὶ πρὸς τὰ μικρὰ καὶ κοῦφα τῶν
ἐρυσιπελάτων, οὐ μὴν τοῖς γε μείζοσιν ἐπαρκεῖν ἱκανή. ἔστι
δὲ καὶ ἄδιψον ἔδεσμα. τὸ δὲ σπέρμα πινόμενον ἐπέχει γο-
νοῤῥοίας, ὅθεν καὶ τοῖς ὀνειρώττουσι δίδοται. οὕτω καὶ τὸ
τῆς ἀγρίας, ἧς καὶ τὸν ὀπὸν ἀθροίζουσιν, ἄργεμά τε καὶ
ἀχλῦς ἀποκαθαῖρόν τε καὶ πρὸς τὰ ἐπικαύματα, μετὰ γυ-
ναικείου γάλακτος ὑπαλειφόμενον.

[ζ΄. Περὶ θύμου.] Θύμος τέμνει καὶ θερμαίνει σαφῶς,
διὰ τοῦτο καὶ οὖρα καὶ καταμήνια κινεῖ καὶ ἔμβρυα κατα-

pat. Menſes ciet et foetum necat. Per ſedem infuſum
ſanguinolenta evacuans iſchiadibus prodeſt. Eſt enim
alioqui tum ſuperne tum inferne bilioſorum humorum
evacuatorium oxybaphi menſura epotum.

[6. *De Thridace, lactuca.*] Lactuca humidum eſt
frigidumque olus, non tamen extreme, ſiquidem edendo
non foret, verum maxime ſecundum aquae, ut ſic dicam,
fontanae frigiditatem. Proinde ad calidas phlegmonas ac-
commodum eſt et ad parva et levia eryſipelata, non tamen
majoribus ſatisfacere idonea eſt. Eſt etiam edulium ſiti
adverſum. At ſemen potum geniturae profluvium cohibet,
quamobrem etiam iis qui libidinoſis ſomniis vexantur datur;
ſic et agreſtis lactucae femen, cujus colligitur ſuccus, ar-
gemas et caligines expurgans, tum ad aduſtiones cum lacte
mulierum inungi ſolitus.

[7. *De Thymo.*] Thymum incidit et calefacit vehe-
menter. Ob id et urinam et menſes provocat, foetum

Ed. Chart. XIII. [178. 179.]   Ed. Baf. II. (85.)

σπᾷ καὶ τὰ σπλάγχνα διακαθαίρει πινομένη, ταῖς τε ἐκ
θώρακος καὶ πνεύμονος ἀναγωγαῖς συναίρεται, καὶ τοίνυν
ἔν τε τῷ ξηραίνειν καὶ θερμαίνειν ἐν τῇ τρίτῃ τάξει θε-
τέον αὐτήν.

Κεφ. θ'. [α'. Περὶ ἰδαίας ῥίζης.] Ἰδαία ῥίζα καὶ
γευομένη μέν ἐστι σφόδρα στρυφνὴ καὶ τοῖς ἔργοις δὲ πει-
ρωμένῳ τὴν αὐτὴν ἐπιδείκνυται δύναμιν, αἱμοῤῥαγίας τε καὶ
κοιλίας ῥεύματα καὶ δυσεντερίας καὶ ῥοῦν γυναικεῖον καὶ ὅσα
τἄλλα τοιαῦτα θεραπεύουσα πινομένη τε καὶ ἔξωθεν ἐπι-
τιθεμένη.

[179] [β'. Περὶ ἰξοῦ.] Ἰξὸς ἐκ πλείστης μὲν ἀερώδους
τε καὶ ὑδατώδους οὐσίας θερμῆς, ἐλαχίστης δὲ γεώδους σύγ-
κειται. τὸ γοῦν δριμὺ πλέον ἐστὶν ἐν αὐτῷ τοῦ πικροῦ
καὶ τοίνυν καὶ τὰ ἔργα κατὰ τὴν οὐσίαν αὐτῷ. ἕλκει γὰρ
ἐκ τοῦ βάθους ἰσχυρῶς ὑγρότητας, οὐ τὰς λεπτὰς μόνον,
ἀλλὰ καὶ τὰς παχυτέρας, καὶ ταύτας διαχεῖ τε καὶ διαφο-
ρεῖ. ἔστι δὲ τῶν οὐκ εὐθὺς θερμαινόντων φαρμάκων, μετὰ
τὴν πρώτην ἐπίθεσιν, ἀλλὰ χρόνου δεομένων ὥσπερ ἡ θα-
ψία. τοῦτο δ' εἴρηται καὶ πρόσθεν, ὡς τοῖς θερμοῖς κατὰ

evellit, vifcera potum expurgat, educendis ex thorace et
pulmone confert. Itaque in calefaciendo exiccandoque in
tertio ordine ftatuendum eft.

Cap. IX. [1. De Idaea radice.] Idaea radix guftu
admodum acerba eft, ac fi opere periculum facias, eandem
vim praefert. Nimirum fanguinis profluvia, alvi fluxus,
dyfenterias, profluvium mulierum et quaecunque ejus funt
generis tum pota tum foris impofita curans.

[2. De Ivo, vifeo.] Vifcum ex plurima aërea et
aquea calida, pauciffima terrena fubftantia conftat. Nam
acrimonia in eo amarorem excellit. Itaque etiam effectus
ei fecundum effentiam infunt. Siquidem valenter ex alto
humores extrahit, nec eos tantum tenues, fed et craffiores,
eosque diffundit ac digerit. Eft autem ex eorum genere
quae non protinus admota calefaciunt, fed quae tempus
requirunt velut thapfia. Sed et fupra hoc commonuimus

Ed. Chart. XIII. [179.]   Ed. Baf. II. (85. 86.)
δύναμιν ὑπάρχει φαρμάκοις, ὅταν ὑγρότητα περιττωματι-
κὴν ἔχῃ δαψιλῆ.

[γ΄. Περὶ ἴου.] Ἴου τὰ φύλλα τὴν ὑδατώδη καὶ ὑπό-
ψυχρον οὐσίαν ἐπικρατοῦσαν κέκτηται, καὶ διὰ τοῦτο καὶ
καθ᾽ ἑαυτὰ καὶ μετὰ ἀλφίτων ἐπιπλαττόμενα, τὰς θερμὰς
φλεγμονὰς παρηγορεῖ. ἐπιτίθεται δὲ καὶ κατὰ τοῦ στόματος
τῆς γαστρὸς ἐκκαιομένου καὶ κατ᾽ ὀφθαλμῶν.

[δ΄. Περὶ ἱππούριδος.] Ἵππουρις σιυπτικὴν μετὰ πι-
κρότητος ἔχει ποιότητα, καὶ διὰ τοῦτο ξηραντικὴν ἰσχυρῶς
τε ἅμα καὶ ἀδήκτως. τραύ(86)ματα οὖν τὰ μέγιστα κατα-
πλαττομένη κολλᾷ, κἂν νεῦρα διατετμημένα τύχῃ καὶ τὰς
καλουμένας ἐντεροκήλας, ἀλλὰ καὶ πρὸς τὰς ἀναγωγὰς τοῦ
αἵματος, καὶ πρὸς ῥοῦν τὸν γυναικεῖον καὶ μάλιστα τὸν
ἐρυθρὸν, ἔτι τε δυσεντερίας καὶ τἄλλα τὰ κατὰ τὴν γαστέρα
ῥεύματα, γενναῖόν ἐστι φάρμακον ἡ πόα πινομένη δι᾽ ὕδα-
τος ἢ οἴνου. γράφουσι δ᾽ ὑπὲρ αὐτῆς τινες ὡς καὶ κύ-
στεως ἰάσατό ποτε καὶ τῶν λεπτῶν ἐντέρων τραύματα ὁ
χυλὸς αὐτῆς. αἱμοῤῥαγίας τε τὰς ἐκ ῥινῶν ὠφελεῖ καὶ κατὰ

ineffe calidis facultate medicamentis, ubi largum continent
humorem excrementitium.

[3. *De Io, viola.*]   Violae folia aqueam et fubfrigidam
fubftantiam fuperantem poffident.   Proinde tum per fe tum
cum polenta illita calidas phlegmonas mitigant.   Imponun-
tur et ori ventriculi aeftuanti et oculis.

[4. *De hippuride, cauda equina*]   Cauda equina
aftringentem cum amarore qualitatem poffidet, ac proinde
valenter fimulque citra mordacitatem exiccantem.   Itaque
vulnera, vel maxima illita conglutinat, etiamfi praefectos
effe nervos contigerit, praeterea vocatas enterocelas gluti-
nat.   Ad haec ad fanguinis rejectionem, ad profluvium
muliebre potiffimum rubrum, ad dyfenterias et reliquos
ventris fluxus ftrenuum ac generofum eft remedium herba
ipfa, aut ex aqua, aut ex vino epota.   Sunt qui de ea
fcriptum reliquerunt, quod nonnunquam etiam veficae ac
tenuium inteftinorum vulnera fanavit.   Ejus vero fuccus
prodeft etiam profluvio fanguinis prorumpenti e naribus,

τὴν γαστέρα ῥοώδη πάθη, σύν τινι τῶν αὐστηρῶν οἴνων
πινόμενος καὶ δι᾽ ὕδατος, ἂν πυρέττοντες τύχωσιν.
[ε΄. Περὶ ἱππομαράθρου.] Ἱππομάραθρον. ἅμα τῷ
μαράθρῳ περὶ τούτου ῥηθήσεται.
[στ΄. Περὶ ἰσάτιδος.] Ἰσάτις ἡ μὲν ἥμερος, ᾗ οἱ βα-
φεῖς χρῶνται, ξηραντικῆς ἰσχυρῶς ἐστι δυνάμεως, οὐδέπω
δακνούσης. ἔστι γὰρ πικρά τε ἅμα καὶ στυπτική. ταῦτά
τοι καὶ τὰ μεγάλα τραύματα τῶν σκληρῶν σωμάτων κολλᾷ,
κἂν ἐν ταῖς τῶν μυῶν ᾖ κεφαλαῖς, καὶ κατὰ τῶν αἱμοῤῥα-
γούντων ὠφελίμως ἐπιπλάττεται καὶ τοὺς οἰδηματώδεις
ὄγκους, θαυμαστῶς διαφορεῖ τε ἅμα καὶ προστέλλει καὶ πρὸς
πάντα τὰ κακοήθη ἕλκη θαυμαστῶς ἀνθίσταται, κἂν σήπη-
ται κἂν διαβιβρώσκηται. εἰ δέ ποτε τῆς τοῦ κάμνοντος
φύσεως ἰσχυρότερος φαίνοιτο, μιγνύναι χρὴ τοῖς φύλλοις
αὐτῆς λεανθεῖσιν ἢ ἄρτον ἢ κρίθινον ἄλευρον ἢ πύρινον ἢ
ἄλφιτα κατὰ τὴν ἐπικρατοῦσαν ἐν ἑκάστῳ διάθεσιν. ἡ δὲ
ἀγρία ἰσάτις ἔχει τι δριμὺ σαφὲς ἤδη κατά τε τὴν γεῦσιν
καὶ κατὰ τὴν ἐνέργειαν, καὶ διὰ τοῦτο τῆς ἡμέρου ξηραν-

tum fluxibilibus in ventre paffionibus ex aufterorum vino-
rum quopiam potus, ac fi febre teneantur, ex aqua.

[5. *De Hippomarathro.*] Hippomarathrum. Una
cum foeniculo et de ipfo differemus.

[6. *De Ifatide.*] Ifatis domeftica quidem, qua
utuntur tinctores, facultatis eft valenter exiccantis, nondum
tamen mordentis, eft enim fimul amara atque aftringens.
Proinde magna vulnera corporum durorum glutinat, etiamfi
in capitibus mufculorum fuerint, et fanguinis profluvio
laborantibus partibus utiliter illinitur. Tumores oedema-
todeis mirifice digerit fimul ac reprimit, et adverfus omnia
ulcera maligna mirabiliter refiftit, etiamfi putrefcant, etiamfi
exedantur ac erodantur. Quod fi quando quam pro la-
borantis natura valentior appareat, foliis ejus tritis mifcere
oportebit aut panem, aut hordeaceam farinam, aut tri-
ticeam, aut polentam, pro vincente nimirum in unoquoque
affectu. At ifatis filveftris manifefte jam acre quiddam
tum guftu tum actione praefert. Proinde quam domeftica

Ed. Chart. XIII. [179. 180.] Ed. Baf. II. (86)

τικωτέρα γενομένη πρὸς τὰς ὑγρὰς σηπεδόνας ἰσχυροτέρως
ἀνθίσταται, τὰ δ᾽ ἄλλα τὰ προειρημένα χείρων ἐστὶν, [180]
ἀμετροτέρως γὰρ ἤδη καὶ μετὰ τοῦ δάκνειν ξηραίνει. τὰ
τοιαῦτα δ᾽ ἐρεθίζεται καὶ φλεγμονώδη γίνεται. διὰ δὲ τὸ
ἰσχυρὸν τῆς δυνάμεως καὶ τοῖς σπληνικοῖς ὑπάρχει χρήσι-
μος, οὔπω τῆς ἑτέρας ὠφελούσης.

[ζ᾽. Περὶ ἰσοπύρου.] Ἰσόπυρον ἢ φασίολον σπέρμα
πικρὸν καὶ ὑπόστρυφνον ἔχει. ῥύπτει τοιγαροῦν καὶ τέμνει
τοὺς παχεῖς χυμοὺς, μετὰ τοῦ συνάγειν καὶ σφίγγειν τὰ σώ-
ματα, καὶ διὰ τοῦτο καὶ ταῖς ἐκ θώρακος ἀναπτύσεσι συναί-
ρεται, καὶ ἧπαρ ἐκκαθαίρει καὶ αἱμοπτυϊκοῖς οὐκ ἀντιπράτ-
τειν, ἀλλ᾽ ἔτι καὶ προσωφελεῖν πεπίστευται. διὰ γὰρ τὸ
μικτὸν τῆς κράσεως ἁρμόττειν δοκεῖ καὶ πρὸς τὰ ἐναντία.

[η᾽ Περὶ ἰτέας.] Ἰτέας χρήσαιτο μὲν ἄν τις καὶ τοῖς
φύλλοις εἰς τραυμάτων ἐναίμων κόλλησιν, οὐ μὴν ἀλλὰ τῷ
ἄνθει μάλιστ᾽ αὐτῆς ἅπαντες σχεδὸν οἱ ἰατροὶ χρῶνται πρὸς
ἐμπλάστρου ξηραινούσης σκευασίαν. ἔστι γὰρ ἡ δύναμις αὐ-
τῶν ξηραντικὴ καὶ ἄδηκτος, ἔχει δὲ καὶ στύψιν. ἔνιοι δὲ

valentius deficcans, valentius humidis etiam putredinibus
obfiftit. Ad caetera vero jam comprehenfa deterior, im-
moderatius enim jam mordaciterque deficcat, talia autem
irritantur hoc pacto et phlegmone gravari incipiunt. Cae-
terum ob facultatis robur lienofis quoque utilis fuerit, quum
altera nondum prodeffe poffit.

[7. De Ifopyro.] Ifopyrum aut phafiolum femen
habet amarum et fubacerbum. Extergit itaque et incidit
humores craffos, cum hoc ut corpora contrahat et conftrin-
gat. Quamobrem excreationibus pectoris conducit et jecur
expurgat, et fanguinem fpuentibus non eft adverfum, imo
etiam juvare creditur, nam propter temperiei mixtionem
contrariis etiam congruere videtur.

[8 De itea, falice.] Salicis foliis ad cruenti vulneris
glutinationem uti poffis. Verum floribus ejus maxime pro-
pe omnes utuntur medici ad exiccantis emplaftri praepara-
tionem, eft enim facultas eorum deficcatoria et morfus ex-
pers, habent vero etiam quandam aftrictionem. Sunt vero

καὶ χυλὸν ἐξ αὐτῶν ποιοῦντες, ἄδηκτον καὶ ξηραῖνον ἴσχουσι
φάρμακον εἰς πολλὰ χρήσιμον. οὐδὲν γάρ ἐστι πολυχρηστό-
τερον ἀδήκτου καὶ ξηραίνοντος φαρμάκου, στύφοντος ὀλί-
γον, ὡς κἂν τοῖς περὶ συνθέσεως τῶν φαρμάκων ἀκριβέστε-
ρον δειχθήσεται. καὶ ὁ φλοιὸς δὲ τοῦ δένδρου παραπλήσιος
ὑπάρχει τῇ τε τῶν ἀνθῶν καὶ τῶν φύλλων δυνάμει, πλὴν
ὅσα ξηρότερός ἐστι τὴν κρᾶσιν, ὥσπερ ἀμέλει καὶ πάντες οἱ
φλοιοί. ἀλλὰ τούτόν γε καίουσιν ἔνιοι καὶ χρῶνται τῇ τέ-
φρᾳ πρὸς ὅσα περ ἂν ἰσχυρῶς δέωνται ξηραίνειν. τοὺς
γοῦν καλουμένους ἥλους καὶ τύλους, ἔτι τε μυρμηκίας ἐξ-
αίρουσιν αὐτὴν δεύοντες ὄξει δριμεῖ. ἔνιοι δὲ κατὰ τὸν και-
ρὸν τῆς ἀνθήσεως ἐντέμνοντες τὸν φλοιὸν, ὀπὸν ἀθροίζουσί
τινα καὶ χρῶνται πρὸς τὰ ταῖς κόραις ἐπισκοτοῦντα, ῥυ-
πτικῷ τε ἅμα καὶ λεπτομερεῖ φαρμάκῳ. χρήσαιτο δ' ἄν τις
καὶ εἰς ἄλλα πολλὰ τοιούτῳ γε ὄντι αὐτῷ.

etiam qui fuccum ex eis expreffum medicamentum fervent
inordacitatis expers et exiccatorium, ad multas res utile.
Haud enim invenias quid ad plures res utilius medicamento
citra mordacitatem exiccante, quod paulum etiam aftringat,
ficut in opere de medicamentorum compofitione exactius
docebimus.　　Porro arboris cortex fimilem facultatem ob-
tinet tum floribus tum foliis, nifi quod temperiei fit fie-
cioris, velut omnes cortices.　　Sed hunc quidam comburunt,
ejusque cinere utuntur ad ea omnia quae valenter deficcare
oportet.　　Nam clavos quos vocant, callos, myrmecias
tollunt, aceto acri ipfum macerantes.　　Nonnulli autem
dum floret falix, corticem ejus incidunt et fuccum quendam
colligunt, utunturque ad ea quae pupillas offufcant exter-
gente videlicet fimulque tenuium partium medicamento.
Uti vero illo ad multa quis poffit, fiquidem talis fuerit.

Printed in the United States
By Bookmasters